全国名老中医药专家传承工作室建设成果概览

第一辑

国家中医药管理局　组织编写

中国中医药出版社
·北　京·

图书在版编目（CIP）数据

全国名老中医药专家传承工作室建设成果概览．第1辑／国家中医药管理局组织编写．—北京：中国中医药出版社，2016.1

ISBN 978-7-5132-3072-8

Ⅰ．①全…　Ⅱ．①国…　Ⅲ．①中国医药学　Ⅳ．① R2

中国版本图书馆 CIP 数据核字（2015）第 301495 号

中国中医药出版社出版

北京市朝阳区北三环东路 28 号易亨大厦 16 层

邮政编码　100013

传真　010 64405750

三河市同力彩印有限公司印刷

各地新华书店经销

*

开本 889×1194　1/16　印张 49.25　字数 1315 千字

2016 年 1 月第 1 版　2016 年 1 月第 1 次印刷

书号　ISBN 978-7-5132-3072-8

*

定价　390.00 元

网址　www.cptcm.com

如有印装质量问题请与本社出版部调换

社长热线　010 64405720

购书热线　010 64065415　010 64065413

微信服务号　zgzyycbs

书店网址　csln.net/qksd/

官方微博　http：//e.weibo.com/cptcm

淘宝天猫网址　http：//zgzyycbs.tmall.com

《全国名老中医药专家传承工作室建设成果概览（第一辑）》

编委会

主任委员　王国强　国家卫生和计划生育委员会副主任

　　　　　　　　　国家中医药管理局局长

副主任委员　于文明　国家中医药管理局副局长

　　　　　　马建中　国家中医药管理局副局长

　　　　　　王志勇　国家中医药管理局副局长

　　　　　　闫树江　国家中医药管理局副局长

主　　编　卢国慧　国家中医药管理局人事教育司司长

　　　　　王国辰　中国中医药出版社社长

编　　委（以姓氏笔画为序）

丁　霞　马　堃　王筱宏　乌　兰　付耕南

尼　玛　邢伯茹　毕明深　朱　岷　刘　璐

刘良绮　吴厚新　何清湖　张　洁　张立军

张欣霞　张重刚　张爱宁　阿不都热依木·玉苏甫

陈铁宏　林颖欣　罗　建　罗晓琴　金二澄

周　茜　郑　锦　郑名友　郝淑兰　姜　旭

洪　净　袁瑞华　贾表顺　郭翰林　黄　峰

崔庆荣　麻　虹　屠志涛　曾兴水　窦　颖

黎甲文

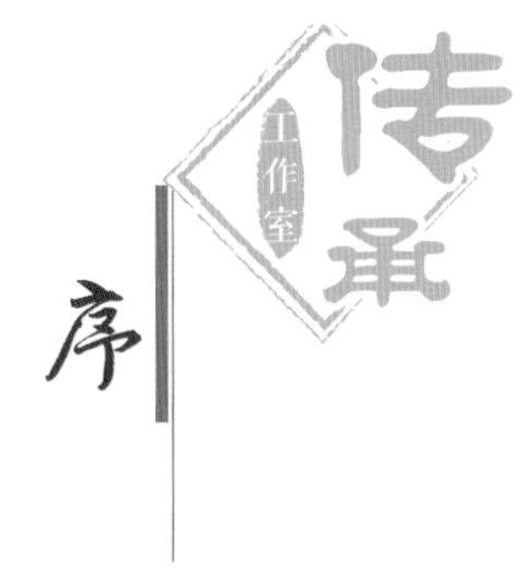

序

习近平总书记指出:“中医药学凝聚着深邃的哲学智慧和中华民族几千年的健康养生理念及其实践经验，是中国古代科学的瑰宝，也是打开中华文明宝库的钥匙。”中医药作为中国独特的卫生资源、潜力巨大的经济资源、具有原创优势的科技资源、优秀的文化资源和重要的生态资源，与人民群众的健康福祉息息相关，在经济社会发展全局中有着重要意义。在党中央、国务院的高度重视下，中医药取得了长足的发展，形成了中医药医疗、保健、教育、科研、产业、文化六位一体全面发展的新格局，在促进经济社会发展和保障人民群众健康中发挥了越来越重要的作用。

广大中医药工作者，尤其是大批爱岗敬业、医德高尚、医技精湛、学验俱丰的老中医药专家，悬壶济世，大医精诚，展示了中医药在维护健康中的独特魅力，赢得了广大人民群众的信任和爱戴。可以说，老中医药专家是中医药事业发展的宝贵财富。继承、推广、发展老中医药专家学术经验，发挥中医药特色优势，促进中医药人才队伍建设，是推动中医药发展的重要举措，意义深远。

国家中医药管理局高度重视老中医药专家学术经验传承，相继开展了全国老中医药专家学术经验继承、全国优秀中医临床人才研修等相关工作，并于2010年启动了全国名老中医药专家传承工作室建设项目。该项目遵循中医药学术经验师承授受的独特规律，传承老中医药专家学术经验，培养中医药优秀人才，建立了中医药学术经验传承研究、推广应用新模式，在行业内起到了良好示范和推动作用。

在全国名老中医药专家传承工作室建设项目（2010年）收官之际，我们将项目成果结集出版，供广大的中医药工作者学习和借鉴。该书既全面介绍了全国首届30位国医大师和181位老中医药专家传承工作室在3年建设周期内所取得的丰硕成果，也真实记录了他们数十年积累的宝贵实用学术思想和临床（实践）经验，是指导广大中医药工作者临床实践、学术研究的重要参考资料，对于广大中医药工作者提升中医药服务能力和学术水平，具有重要价值。

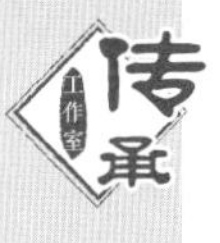

我相信，该书一定能为推进中医药学术经验传承发展发挥积极作用。我期待，广大中医药工作者紧紧抓住中医药事业发展前所未有的机遇，坚持继承创新，用中医药学这把钥匙打开中华文明宝库，让中医药为人类健康作出新的更大贡献。

国家卫生计生委副主任
国家中医药管理局局长　王国强

编写说明

在党中央、国务院的高度重视下，中医药近年来取得了长足的发展，在促进经济社会发展和保障人民群众健康中发挥着越来越重要的作用，尤其是全国各地一大批爱岗敬业、医德高尚、医技精湛、学验俱丰的老中医药专家，多年来奋战在中医药临床一线，为广大人民群众解决疾病痛苦，诠释了大医精诚，在全社会营造了信中医、爱中医、用中医的良好氛围。可以说，老中医药专家是中医药事业发展的坚实基础，是中医药事业的宝贵财富。为更好地继承老中医药专家的学术思想和技术专长，提高广大中医药人员的专业水平和服务能力，在中央财政的大力支持下，国家中医药管理局从2010年起，每年拨付专款，开展全国名老中医药专家传承工作室建设，截至2015年底，已为60位国医大师和全国956位名老中医药专家建立了工作室，建设成果显现，为推动中医药事业发展发挥了积极作用。

为全面真实地反映全国名老中医药专家传承工作室的建设成果，传承推广老中医药专家的学术思想和技术专长，国家中医药管理局人事教育司计划编撰《全国名老中医药专家传承工作室建设成果概览》系列丛书，于2014年启动了《全国名老中医药专家传承工作室建设成果概览（第一辑）》的编撰工作。《全国名老中医药专家传承工作室建设成果概览（第一辑）》

以2010年全国名老中医药专家传承工作室建设成果为主要内容，全面展示30位首届国医大师、181位名老中医药专家传承工作室建设所取得的成效，充分展现了国医大师、名老中医药专家宝贵的学术思想和技术专长，对广大读者具有较好的实用性和指导性。

全书分为上、下两篇，上篇介绍了30位首届国医大师传承工作室建设成果（以公布文件名单为序），下篇介绍了181位全国名老中医药专家传承工作室建设成果。本书在体例设计和内容上，强调与项目建设要求紧密结合，注重兼顾内容的实用性和指导性。

全书内容以每一个工作室为单元，每单元的内容分为以下三部分：

第一部分是名老中医药专家介绍。其中【个人简介】栏目对老中医药专家的基本情况、成才经历及所取得的成绩、传承人情况进行简要介绍，读者可以从中领略老中医药专家热爱中医药、勤求古训、博采众长、扎根临床、孜孜以求的求学精神和工作风范；【学术经验】和【擅治病种】栏目是本书精华所在、篇幅最多的部分，不仅简要介绍了老中医药专家具有个人特色的学术思想和观点，更重要的是以最简练的语言介绍了老中医药专家最实用的临床经验和技术专长，重点是疾病的诊疗思路、用方和用药经验。全书收集老中医药专家的自拟方（标注方剂主要组成）1000多首，是中医临床工作者最需要的“干货”。

第二部分是传承工作室建设成果。介绍了各工作室成员基本情况、学术成果、人才培养、成果转化、推广运用等相关情况。由于篇幅所限，仅简要介绍工作室负责人及主要成员、少量最有代表性的学术成果及论文。在【推广运用】栏目中重点介绍各工作室总结的行之有效的诊疗方案，对于广大读者具有较强的实用性和指导性。

第三部分是工作室依托单位简要介绍及联系电话。各依托单位对名老中医药专家传承工作给予了高度重视，为各工作室顺利运行提供最有利的基础性条件，是工作室取得建设成效的重要因素之一。联系电话则为广大读者提供了深入学习或寻医问药的联系途径。

全书篇幅较大，涉及30位国医大师和181位全国名老中医药专家，对每一个工作室的介绍显得篇幅拘谨，难以全面详尽地介绍名老中医药专家的学术经验精华，只好留下“挂一漏万”的遗憾，敬请各位老中医药专家和广大读者谅解！

对于广大读者而言，本书既是实用的工具书，同时又是学习名老中医药专家学术经验的指南，可以通过本书内容中所涉及的老中医药专家论文论著，进一步深入学习研究老中医药专家更多实用的学术思想和技术专长，更快更好地提高自身的中医药服务能力和业务水平。

在本书的编撰过程中，2010年全国名老中医药专家传承工作室的老中医药专家本人、成员及撰稿人均付出了辛勤的劳动，在此表示衷心的感谢！同时，在本书的体例设计、样稿撰写以及编撰组织过程中，国家中医药管理局、全国各省（区、市）中医药管理部门及各依托单位的领导、相关工作人员，均给予高度重视并进行了精心的安排，在此一并表示感谢！

由于涉及撰稿人员众多，内容涉及面广且细节冗繁，全国名老中医药专家各具特色，本书编撰体例难以做到完全适合体现每位名老中医药专家的学术经验精华，难免存在不足之处，希望广大读者阅读后提出宝贵意见，以便本书再版时不断完善。

本书编写委员会

2015年12月

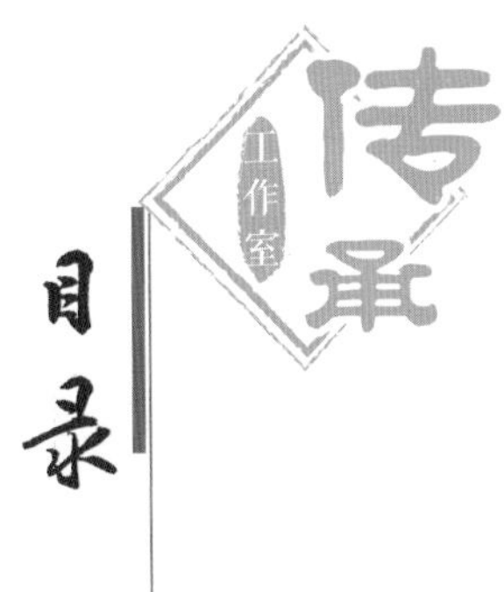

目录

上篇　首届“国医大师”传承工作室建设成果

王玉川　国医大师传承工作室 …… 3
王绵之　国医大师传承工作室 …… 7
方和谦　国医大师传承工作室 …… 10
邓铁涛　国医大师传承工作室 …… 14
朱良春　国医大师传承工作室 …… 18
任继学　国医大师传承工作室 …… 22
苏荣扎布　国医大师传承工作室 …… 26
李玉奇　国医大师传承工作室 …… 30
李济仁　国医大师传承工作室 …… 34
李振华　国医大师传承工作室 …… 38
李辅仁　国医大师传承工作室 …… 42
吴咸中　国医大师传承工作室 …… 46
何　任　国医大师传承工作室 …… 50
张　琪　国医大师传承工作室 …… 54
张灿玾　国医大师传承工作室 …… 58
张学文　国医大师传承工作室 …… 62
张镜人　国医大师传承工作室 …… 66
陆广莘　国医大师传承工作室 …… 71
周仲瑛　国医大师传承工作室 …… 75
贺普仁　国医大师传承工作室 …… 79
班秀文　国医大师传承工作室 …… 83
徐景藩　国医大师传承工作室 …… 87
郭子光　国医大师传承工作室 …… 91
唐由之　国医大师传承工作室 …… 95

程莘农　国医大师传承工作室 …… 99
强巴赤列　国医大师传承工作室 …… 103
裘沛然　国医大师传承工作室 …… 107
路志正　国医大师传承工作室 …… 111
颜正华　国医大师传承工作室 …… 116
颜德馨　国医大师传承工作室 …… 120

下篇　全国名老中医药专家传承工作室建设成果

·北京市·

裴学义　全国名老中医药专家传承工作室 …… 127
王嘉麟　全国名老中医药专家传承工作室 …… 131
柴嵩岩　全国名老中医药专家传承工作室 …… 134
陈彤云　全国名老中医药专家传承工作室 …… 137
钱　英　全国名老中医药专家传承工作室 …… 140
王宝恩　全国名老中医药专家传承工作室 …… 144
郁仁存　全国名老中医药专家传承工作室 …… 148

·天津市·

陈宝义　全国名老中医药专家传承工作室 …… 152
张大宁　全国名老中医药专家传承工作室 …… 156
黄文政　全国名老中医药专家传承工作室 …… 160
李少川　全国名老中医药专家传承工作室 …… 164
李　竞　全国名老中医药专家传承工作室 …… 167
石学敏　全国名老中医药专家传承工作室 …… 170

·河北省·

赵玉庸　全国名老中医药专家传承工作室 …… 174
李士懋　全国名老中医药专家传承工作室 …… 178
邢月朋　全国名老中医药专家传承工作室 …… 181
李英杰　全国名老中医药专家传承工作室 …… 185
陈益昀　全国名老中医药专家传承工作室 …… 189
王国三　全国名老中医药专家传承工作室 …… 193
姚希贤　全国名老中医药专家传承工作室 …… 197

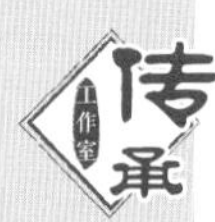

· 山西省 ·

原明忠 全国名老中医药专家传承工作室 …… 201
李　可 全国名老中医药专家传承工作室 …… 205
柴瑞霭 全国名老中医药专家传承工作室 …… 209
朱进忠 全国名老中医药专家传承工作室 …… 213
孙郁芝 全国名老中医药专家传承工作室 …… 217

· 内蒙古自治区 ·

朱宗元 全国名老中医药专家传承工作室 …… 220

· 辽宁省 ·

马　智 全国名老中医药专家传承工作室 …… 224
郭庆贺 全国名老中医药专家传承工作室 …… 227
周学文 全国名老中医药专家传承工作室 …… 231
查玉明 全国名老中医药专家传承工作室 …… 234
李寿山 全国名老中医药专家传承工作室 …… 238

· 吉林省 ·

胡永盛 全国名老中医药专家传承工作室 …… 242
黄永生 全国名老中医药专家传承工作室 …… 245
董克勤 全国名老中医药专家传承工作室 …… 248
刘柏龄 全国名老中医药专家传承工作室 …… 252
杨宗孟 全国名老中医药专家传承工作室 …… 255

· 黑龙江省 ·

孙申田 全国名老中医药专家传承工作室 …… 258
张　缙 全国名老中医药专家传承工作室 …… 262
陈景河 全国名老中医药专家传承工作室 …… 265
段富津 全国名老中医药专家传承工作室 …… 269
于致顺 全国名老中医药专家传承工作室 …… 273

· 上海市 ·

邵长荣 全国名老中医药专家传承工作室 …… 276
黄吉赓 全国名老中医药专家传承工作室 …… 281
王翘楚 全国名老中医药专家传承工作室 …… 285
张云鹏 全国名老中医药专家传承工作室 …… 289
胡建华 全国名老中医药专家传承工作室 …… 293

李国衡　全国名老中医药专家传承工作室 …… 296
钱伯文　全国名老中医药专家传承工作室 …… 300
朱南孙　全国名老中医药专家传承工作室 …… 303
蔡小荪　全国名老中医药专家传承工作室 …… 307
秦亮甫　全国名老中医药专家传承工作室 …… 310

·江苏省·

朱秉宜　全国名老中医药专家传承工作室 …… 314
夏桂成　全国名老中医药专家传承工作室 …… 317
谢昌仁　全国名老中医药专家传承工作室 …… 320
张志坚　全国名老中医药专家传承工作室 …… 324
王灿晖　全国名老中医药专家传承工作室 …… 328
干祖望　全国名老中医药专家传承工作室 …… 332
丁泽民　全国名老中医药专家传承工作室 …… 335

·浙江省·

李学铭　全国名老中医药专家传承工作室 …… 338
王永钧　全国名老中医药专家传承工作室 …… 342
吴良村　全国名老中医药专家传承工作室 …… 346
王会仍　全国名老中医药专家传承工作室 …… 349
俞尚德　全国名老中医药专家传承工作室 …… 352
蒋文照　全国名老中医药专家传承工作室 …… 355
葛琳仪　全国名老中医药专家传承工作室 …… 358

·安徽省·

徐志华　全国名老中医药专家传承工作室 …… 361
徐经世　全国名老中医药专家传承工作室 …… 365
马　骏　全国名老中医药专家传承工作室 …… 368
丁　锷　全国名老中医药专家传承工作室 …… 372
孔昭遐　全国名老中医药专家传承工作室 …… 375

·福建省·

杜　建　全国名老中医药专家传承工作室 …… 379
林求诚　全国名老中医药专家传承工作室 …… 383
张永树　全国名老中医药专家传承工作室 …… 387
杨春波　全国名老中医药专家传承工作室 …… 391
康良石　全国名老中医药专家传承工作室 …… 394

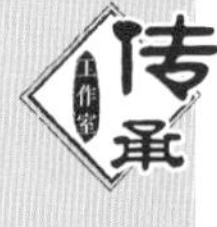

·江西省·

皮持衡　全国名老中医药专家传承工作室 …… 398

陈崑山　全国名老中医药专家传承工作室 …… 402

伍炳彩　全国名老中医药专家传承工作室 …… 405

周炳文　全国名老中医药专家传承工作室 …… 408

陈瑞春　全国名老中医药专家传承工作室 …… 412

许鸿照　全国名老中医药专家传承工作室 …… 415

汤益明　全国名老中医药专家传承工作室 …… 418

余鹤龄　全国名老中医药专家传承工作室 …… 422

·山东省·

丁书文　全国名老中医药专家传承工作室 …… 425

郑惠芳　全国名老中医药专家传承工作室 …… 429

焦中华　全国名老中医药专家传承工作室 …… 432

冯宝麟　全国名老中医药专家传承工作室 …… 435

王国才　全国名老中医药专家传承工作室 …… 439

尚德俊　全国名老中医药专家传承工作室 …… 442

张珍玉　全国名老中医药专家传承工作室 …… 445

张鸣鹤　全国名老中医药专家传承工作室 …… 448

朱惠芳　全国名老中医药专家传承工作室 …… 451

·河南省·

崔公让　全国名老中医药专家传承工作室 …… 455

袁海波　全国名老中医药专家传承工作室 …… 458

高体三　全国名老中医药专家传承工作室 …… 461

毛天东　全国名老中医药专家传承工作室 …… 465

郭维淮　全国名老中医药专家传承工作室 …… 469

张　磊　全国名老中医药专家传承工作室 …… 472

·湖北省·

梅国强　全国名老中医药专家传承工作室 …… 475

邵朝弟　全国名老中医药专家传承工作室 …… 479

徐升阳　全国名老中医药专家传承工作室 …… 483

管竞环　全国名老中医药专家传承工作室 …… 487

章真如　全国名老中医药专家传承工作室 …… 491

倪珠英　全国名老中医药专家传承工作室 …… 494

李培生　全国名老中医药专家传承工作室 …… 497

· 湖南省 ·
郭振球　全国名老中医药专家传承工作室 …… 500
欧阳恒　全国名老中医药专家传承工作室 …… 504
张崇泉　全国名老中医药专家传承工作室 …… 508
刘祖贻　全国名老中医药专家传承工作室 …… 512
谌宁生　全国名老中医药专家传承工作室 …… 515
谢剑南　全国名老中医药专家传承工作室 …… 518
谭新华　全国名老中医药专家传承工作室 …… 521
孙达武　全国名老中医药专家传承工作室 …… 524
贺执茂　全国名老中医药专家传承工作室 …… 527

· 广东省 ·
周岱翰　全国名老中医药专家传承工作室 …… 530
禤国维　全国名老中医药专家传承工作室 …… 533
陈全新　全国名老中医药专家传承工作室 …… 537
邱健行　全国名老中医药专家传承工作室 …… 540
丘和明　全国名老中医药专家传承工作室 …… 544
何炎燊　全国名老中医药专家传承工作室 …… 547
刘仕昌　全国名老中医药专家传承工作室 …… 551
靳　瑞　全国名老中医药专家传承工作室 …… 554

· 广西壮族自治区 ·
徐富业　全国名老中医药专家传承工作室 …… 557
黄鼎坚　全国名老中医药专家传承工作室 …… 560

· 海南省 ·
罗凌介　全国名老中医药专家传承工作室 …… 564

· 重庆市 ·
罗本清　全国名老中医药专家传承工作室 …… 568
郑　新　全国名老中医药专家传承工作室 …… 572

· 四川省 ·
孙同郊　全国名老中医药专家传承工作室 …… 575
廖品正　全国名老中医药专家传承工作室 …… 579
李孔定　全国名老中医药专家传承工作室 …… 582
王成荣　全国名老中医药专家传承工作室 …… 586

杨家林　全国名老中医药专家传承工作室 …… 590
吴康衡　全国名老中医药专家传承工作室 …… 594
王静安　全国名老中医药专家传承工作室 …… 597
邓亚平　全国名老中医药专家传承工作室 …… 601

·贵州省·

刘尚义　全国名老中医药专家传承工作室 …… 604
黄建业　全国名老中医药专家传承工作室 …… 608
丁启后　全国名老中医药专家传承工作室 …… 612

·云南省·

孟　如　全国名老中医药专家传承工作室 …… 615
刘复兴　全国名老中医药专家传承工作室 …… 619
康朗腊　全国名老中医药专家传承工作室 …… 622
张沛霖　全国名老中医药专家传承工作室 …… 626

·陕西省·

黄保中　全国名老中医药专家传承工作室 …… 630
张瑞霞　全国名老中医药专家传承工作室 …… 634
郭诚杰　全国名老中医药专家传承工作室 …… 638
谢远明　全国名老中医药专家传承工作室 …… 641

·甘肃省·

王道坤　全国名老中医药专家传承工作室 …… 644
曹玉山　全国名老中医药专家传承工作室 …… 649
王自立　全国名老中医药专家传承工作室 …… 652
王文春　全国名老中医药专家传承工作室 …… 656
郑魁山　全国名老中医药专家传承工作室 …… 659
于己百　全国名老中医药专家传承工作室 …… 663
周信有　全国名老中医药专家传承工作室 …… 666

·青海省·

郭焕章　全国名老中医药专家传承工作室 …… 669
陆长清　全国名老中医药专家传承工作室 …… 673

·宁夏回族自治区·

卢化平　全国名老中医药专家传承工作室 …… 676

· 新疆维吾尔自治区 ·

刘继祖　全国名老中医药专家传承工作室 …… 680
沈宝藩　全国名老中医药专家传承工作室 …… 684
金洪元　全国名老中医药专家传承工作室 …… 687

· 中国中医科学院 ·

谢海洲　全国名老中医药专家传承工作室 …… 690
陈可冀　全国名老中医药专家传承工作室 …… 693
马继兴　全国名老中医药专家传承工作室 …… 697
孙树椿　全国名老中医药专家传承工作室 …… 701
许建中　全国名老中医药专家传承工作室 …… 705
周霭祥　全国名老中医药专家传承工作室 …… 709
田从豁　全国名老中医药专家传承工作室 …… 712
周绍华　全国名老中医药专家传承工作室 …… 716
房定亚　全国名老中医药专家传承工作室 …… 719
刘志明　全国名老中医药专家传承工作室 …… 723
原思通　全国名老中医药专家传承工作室 …… 726

· 北京中医药大学 ·

刘弼臣　全国名老中医药专家传承工作室 …… 730
吕仁和　全国名老中医药专家传承工作室 …… 734
施汉章　全国名老中医药专家传承工作室 …… 739
王子瑜　全国名老中医药专家传承工作室 …… 742
孔光一　全国名老中医药专家传承工作室 …… 745
聂惠民　全国名老中医药专家传承工作室 …… 748

· 卫生部中日友好医院 ·

焦树德　全国名老中医药专家传承工作室 …… 751
许润三　全国名老中医药专家传承工作室 …… 755
张代钊　全国名老中医药专家传承工作室 …… 758
晁恩祥　全国名老中医药专家传承工作室 …… 761
李佩文　全国名老中医药专家传承工作室 …… 764

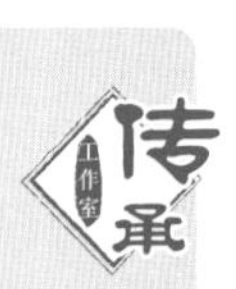

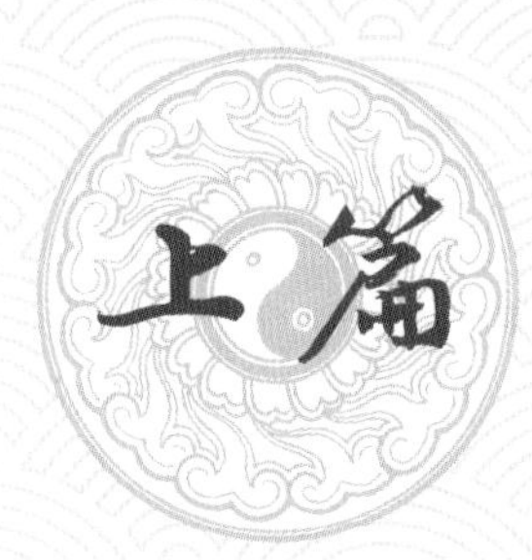

首届“国医大师”

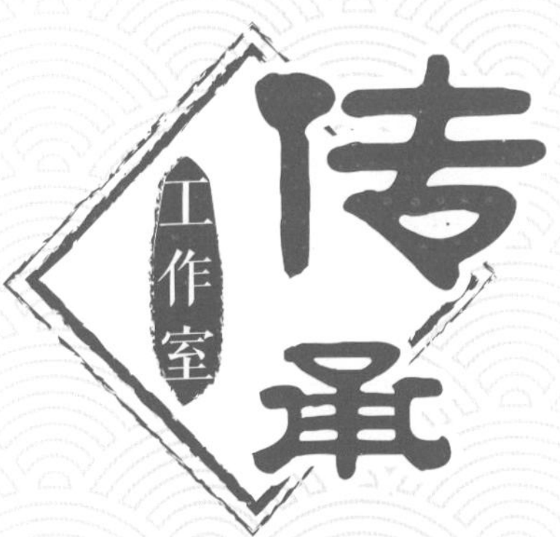

建设成果

王玉川

国医大师传承工作室

一、老中医药专家

【个人简介】

王玉川，1923年生，男，汉族，上海市奉贤县人。著名中医学家、中医教育家，北京中医药大学终身教授、顾问。1941年于戴云龙中医诊疗所学习中医，1943年在奉贤县开设门诊从事中医临床工作。1956年毕业于江苏省中医进修学校，1957年调入北京中医学院中医系，先后从事教学及行政管理工作。1984年至今任北京中医药大学顾问，享受国务院政府特殊津贴。2009年获全国首届“国医大师”称号。曾先后当选为中华医学会理事，中国中医药学会第一届常务理事，中国科协第二届委员，中国教育国际交流协会第一届理事，国务院学位委员会学科评议组成员，全国政协第五、六、七、八届委员会委员，北京市高等教育自学考试委员会委员，北京市高等学校教师职称评审委员会委员，中国中西医结合研究会名誉理事等职。在全国政协七届四次会议期间提出的“关于公费医疗费用不宜包干到医院管理的意见案”提案被评为优秀提案。

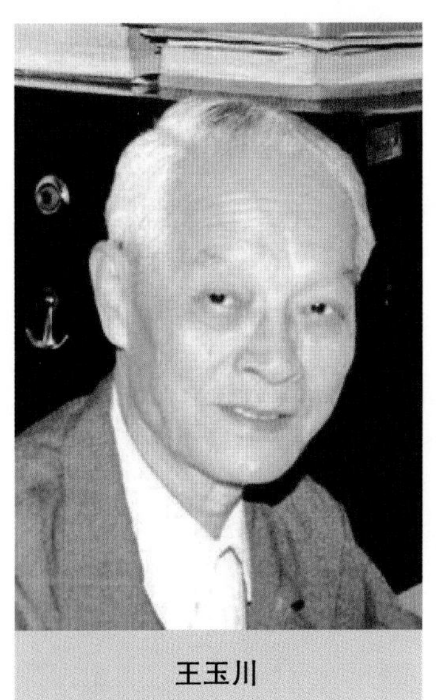
王玉川

主要编著有《中医养生学》《运气探秘》《内经讲义》（第一、二版）等；主审《黄帝内经素问校注》《汉英中医药学词典》《黄帝内经素问语译》《中国针灸学图解词典》等书；发表“‘新校正’误校五则”“‘同方异治’之我见”“关于‘辨证论治’之我见”“谈谈我对中医学术‘独立发展’的看法”等40余篇论文。

【学术经验】

（一）学术思想

1. 对“辨证论治”提出质疑

认为辨证论治体系具有局限性，其牺牲了中医“同方异治”的宝贵经验，在一定程度上禁锢了中医学理论的发展。辨证论治的方法在其他学科同样存在，并不是中医学的专利。

2. “方证相对”应让位于“方证相关”

所谓“方证相关”包含了“有是证用是方”的理论，同时也包含着“同证异方、同方异证”理论。其所探索的目标不是方剂单方面的作用，而是探索方证之间的关系，即方证双方在治疗中的相互作用。

3. “同方异治”应给予重视

同方异治是指用同一个方剂治疗各种不同的病证，这一现象在中医方书中较为普遍。同方异治的机制对中医现代化具有现实意义，应当给予充分的重视。

4. “三阴三阳”是理论创新的结果

三阴三阳是古代医家为了适应医疗的需要，

随着研究不断推进和发展的学说。“三阴三阳的性质和次序是不能变动的”“是死板的规定”的说法是不符合实际的。

（二）临床经验

1. 长于运用小方

认为历代中医方书中记载着一个方剂乃至一味中药治疗多种病症的大量宝贵经验，在阅读分析大量古代医籍的基础上，灵活运用小方治疗常见疾病。

2. 注重方剂的多样性功能

认为五苓散可以用来利水渗湿，又可发汗，还可用作涌吐剂，其在机体的不同状态下，可以呈现多样性功能。常以该方治疗水逆、消渴、水肿、呕吐泄泻、便秘、白发斑秃等诸多疾病，

【擅治病种】

擅治疑难病症，对心血管疾病、风湿病、血液病等颇有心得。其中对于心血管疾病的治疗，王玉川教授注重气血循环理论，即“真气”“经气”对血液的推动作用，并综合考虑呼吸之气与血液之间的关系。临床中擅用补气、调气之品治疗心血管疾病。

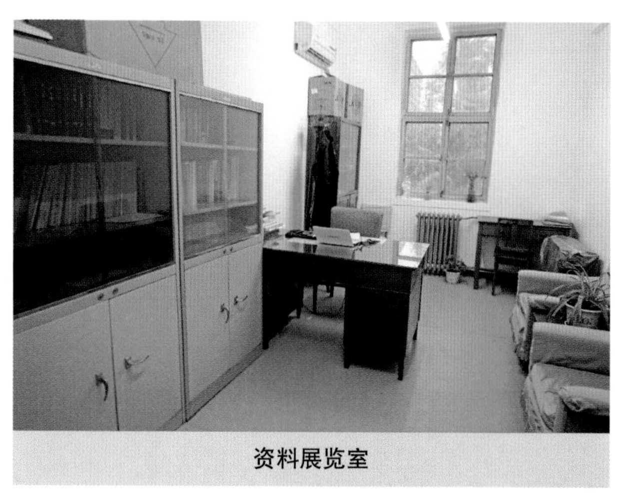

资料展览室

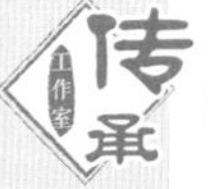

二、传承工作室建设成果

【成员基本情况】

1. 负责人

翟双庆，男，北京中医药大学内经专业，教授、主任医师。

2. 主要成员

钱会南，女，北京中医药大学内经专业，教授、主任医师。

马淑然，女，北京中医药大学中医基础理论专业，教授、主任医师。

贺娟，女，北京中医药大学内经专业，教授、主任医师。

郭霞珍，女，北京中医药大学中医基础理论专业，教授、主任医师。

靳振洋，男，北京中医药大学教育技术中心，主任。

【学术成果】

1. 论著

《王玉川古方求学笔记》，人民卫生出版社2014年出版，郭霞珍等整理。

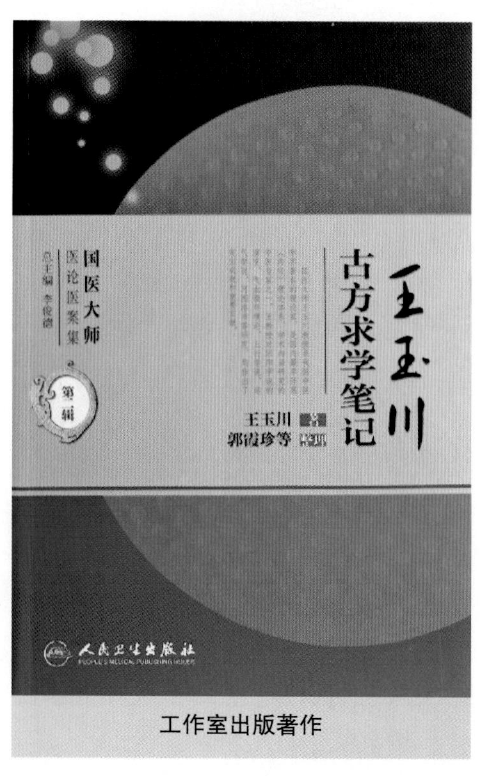

工作室出版著作

2. 论文

（1）陈子杰，等.编次分类法在《内经》学术研究中的作用与思考.中国中医基础医学杂志，2013，19（12）：1396～1398。

（2）陈子杰，等.《内经》学术研究方法评述.中华中医药学刊，2014，32（8）：1892～1895。

（3）于宁，等.《黄帝内经》之肝主生发.中华中医药杂志，2014，29（5）：1291～1293。

（4）刘晓峰，等."阳生阴长，阳杀阴藏"探析.吉林中医药，2014，9（28）：959～961。

（5）黄玉燕，等.《黄帝内经》以阴阳五行理论推断预后时间的应用范围.辽宁中医杂志，2012，39（4）：634～635。

【人才培养】

培养传承人6人；接受进修、实习4人。举办国家级中医药继续教育项目4次，培训235人次；举办省级中医药继续教育项目2次，培训326人次。

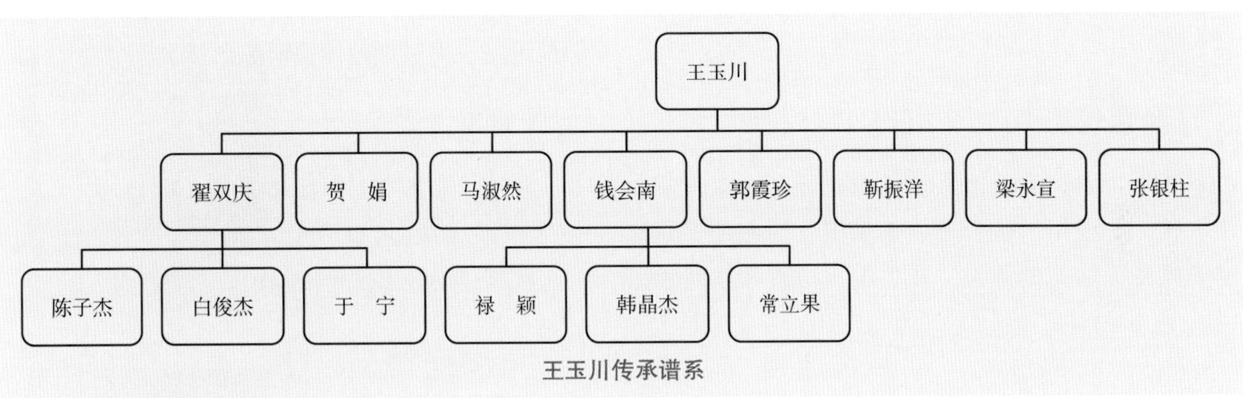

王玉川传承谱系

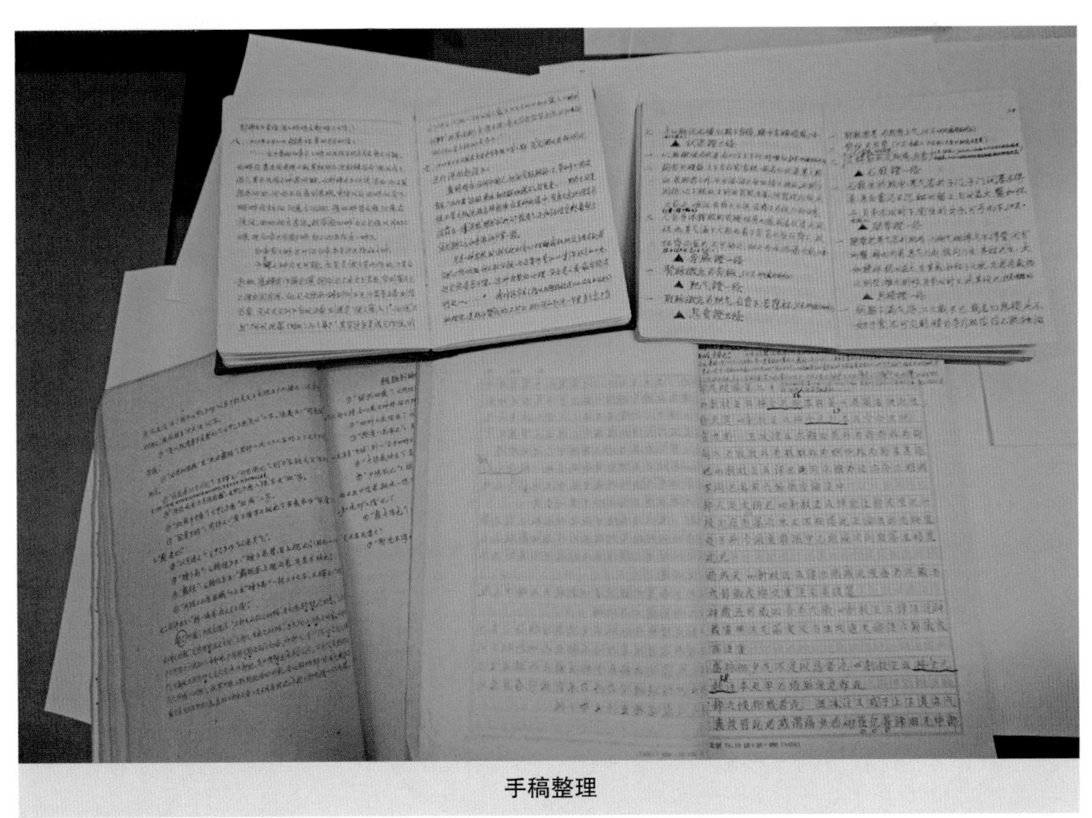

手稿整理

三、依托单位——北京中医药大学基础医学院

【依托单位简介】

北京中医药大学基础医学院是北京中医药大学历史最长、规模最大的教学科研单位，创建于1956年。1980年经卫生部批准成立了中医基础理论研究所，1985年更名为中医基础医学部，1996年经教育部批准正式改名为北京中医药大学基础医学院。

【特色优势】

学院的中医基础理论学科历经著名中医学家任应秋、王玉川、程士德、王洪图、刘燕池、烟建华教授等前辈的建设，在教学、科研和学科学术发展方面具有丰厚的文化内涵与学术沉淀。中医基础理论学科1993年成为国家中医药管理局重点学科，2001年成为教育部重点学科，是“211”重点建设项目，是国家第一批中医学硕士学位、博士学位授权点，并已建立博士后流动站，现有五个主要的研究方向——脏腑相关理论研究、五脏应时理论研究、五脏藏神理论研究、中医体质学说研究、中医理论体系研究。

【联系方式】

地址：北京市朝阳区北三环东路11号
电话：010-64287011
网址：www.bucm.edu.cn

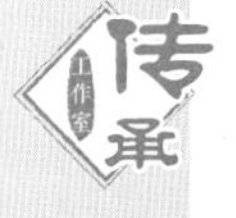

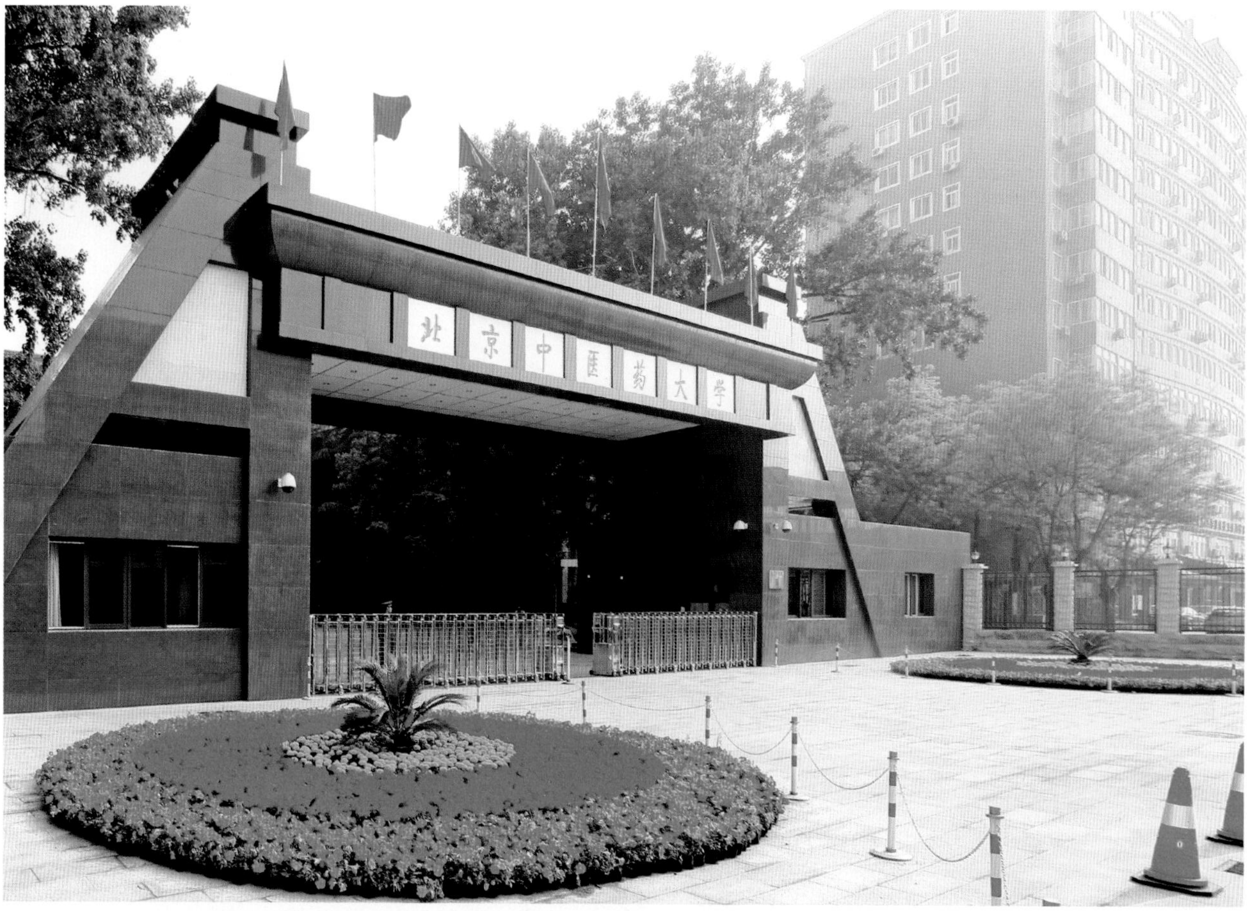

王绵之

国医大师传承工作室

一、老中医药专家

【个人简介】

王绵之（1923—2009年），男，汉族，江苏南通人。北京中医药大学终身教授，方剂学科创建人，博士生导师。早年师承其父王蕴宽业医。1942年取得中医师资格，悬壶故里。1955年考入江苏省中医进修学校，毕业后留校任教并兼门诊部负责人。1957年奉调至北京中医学院，任方剂教研室主任。1978年被评为教授，1984年被评为终身教授，1990年起享受国务院政府特殊津贴，曾担任第六、七、八届全国政协委员，医卫体专门委员会副主任。2007年被评为“国家级非物质文化遗产传承人”，2008年被北京市授予“首都国医名师”称号，2009年被人力资源和社会保障部、卫生部、国家中医药管理局联合授予首届“国医大师”称号。长期应聘为中央保健会诊专家，并获中央保健委员会颁奖状表彰。

王绵之

担任第一批全国老中医药专家学术经验继承工作指导老师。

继承人：①刘淑清，北京中医药大学方剂教研室，教授；②王煦，北京中医药大学中医临床专业，副主任医师；③黄秋阳，台湾省中医师。

主要编著有《中医学概论》《汤头歌诀白话解》《教学参考丛书·方剂学》等著作；发表“对

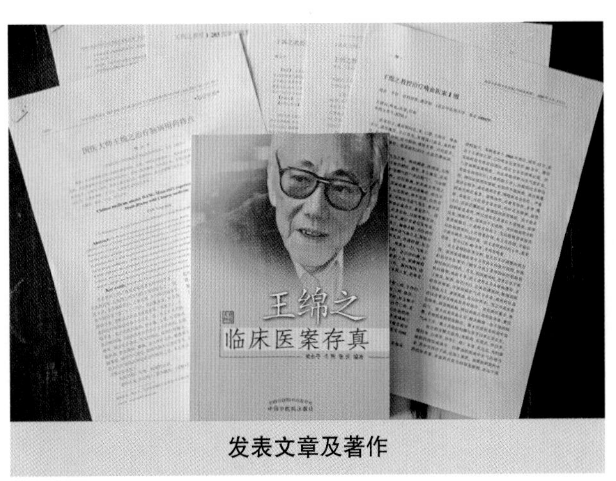

发表文章及著作

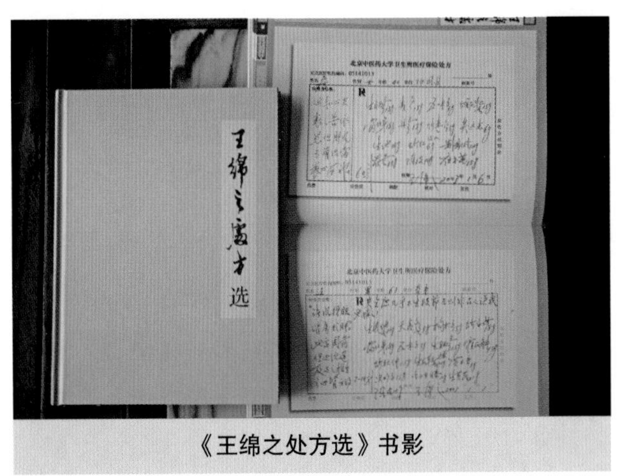

《王绵之处方选》书影

‘中医研究工作中的几个问题’的商榷”“关于五行学说的我见”“遣药组方的原则性和灵活性”等论文。

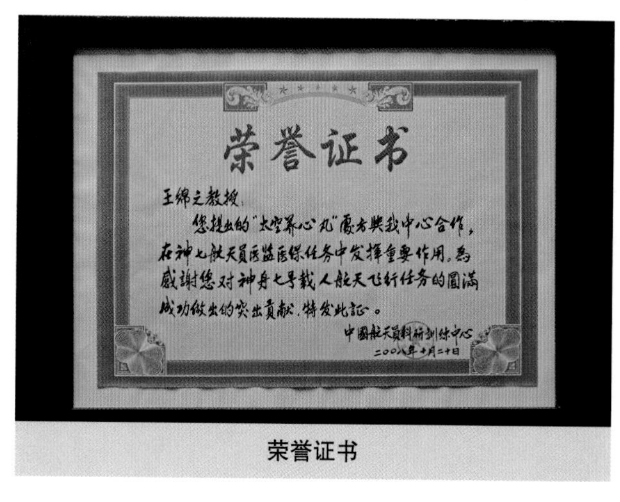
荣誉证书

王绵之教授：

您提出的“太空养心丸”處方與我中心合作，在神七航天員医监医保任务中发挥重要作用。為感謝您对神舟七号载人航天飞行任务的圓滿成功做出的突出貢獻，特发此證。

中国航天员科研训练中心
二〇〇八年十月二十日

荣誉证书

【学术经验】

（一）学术思想

1. 精通医理，圆机活法

中医之本，本于内、难；中医流派可谓“百家”，以内、难二经及仲景学说为本。对各家学说应不拘一格，择善而从，综合参悟，方得齐全，验之临床，胸有圆机活法，方能临证不乱，处经不变。

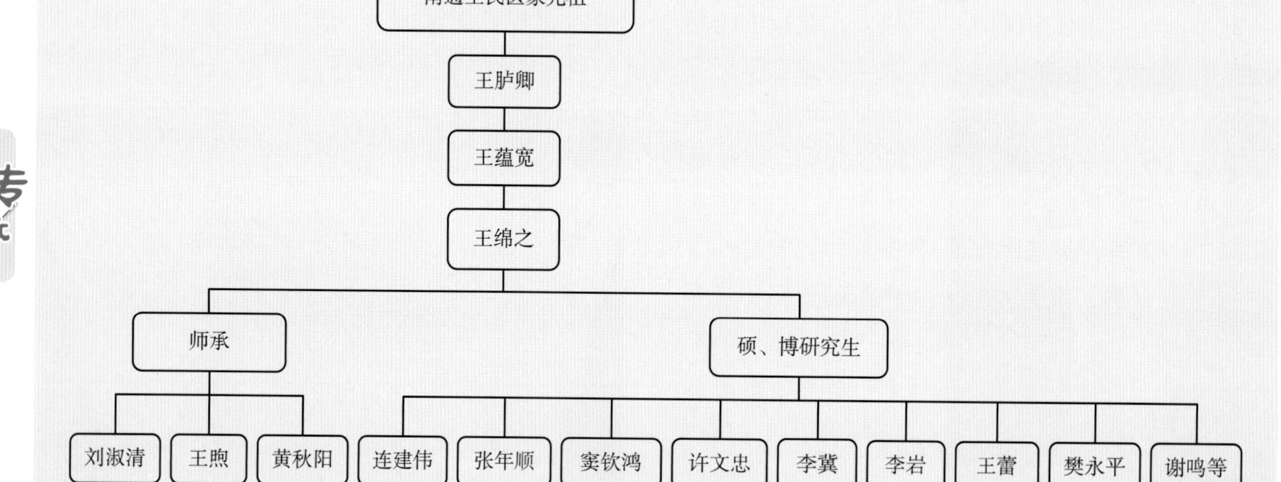

王绵之传承谱系

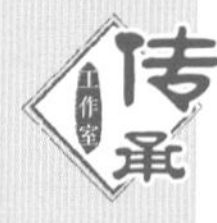

2. 注重四诊，尽见癥结

以望、闻、问、切“四诊”为手段，对病人做周密全面的观察了解，辨明病因、病机，再进行辨证论治，还应重视脉诊，传承先辈诊脉的精要，细心参悟，终能得心应手。

3. 洞悉药性，运用随心

药物的功用各有所长也各有所短，通过合理的配伍，调其偏性，增强其原本的功用，发挥其相辅相成或者相反相成的综合作用，使各具药性的群药连接成一个新的整体，以符合辨证论治的要求，更充分地发挥药物的作用。

（二）临床经验

1. 一贯煎治疗慢性肝炎

方选《柳州医话》，常用药物有生地黄、北沙参、麦冬、当归身、甘杞子、川楝子等。适用于慢性肝炎肝肾阴虚、血燥气郁而见胸脘胁痛，吞酸吐苦，咽干口燥，舌红少津，脉虚弦者。脾虚加山药、白术等；血瘀加丹参、赤芍等。

2. 地黄丸变方治疗耳鸣耳聋

地黄丸是治疗肝肾阴虚的祖方，历代医家对其加减变化，产生了许多类方，由六味地黄丸加磁石、竹叶、柴胡而成的“耳聋左慈丸”用于治疗肝肾阴虚的耳聋耳鸣及头晕目眩效佳，临床常推荐患者服成药以缓图。

【擅治病种】

1. 不孕症（冲任虚寒、血瘀血虚者）

温经散寒，祛瘀养血。常用药物有吴茱萸、当归、芍药、川芎、人参、桂枝、阿胶、丹皮、生姜、甘草、半夏、麦冬等。

2. 心律失常（气阴两虚者）

用生脉饮加味。或选用生晒参，或选用红参。可据证加活血之品如当归、丹参等。

二、传承工作室建设成果

【成员基本情况】

1. 负责人

王煦，男，北京中医药大学中医临床专业，副主任医师。

2. 主要成员

高琳，女，北京中医药大学方药系，副教授。

王坦，女，北京中医药大学方剂教研室，讲师。

王蕾，女，首都医科大学中医学院中医专业，教授。

樊永平，男，天坛医院中医科，教授。

刘仁权，男，北京中医药大学信息中心，研究员。

【学术成果】

1. 论著

《王绵之临床医案存真》，中国中医药出版社2014年出版，樊永平、王煦等编著。

2. 论文

（1）樊永平，等.王绵之教授治疗月经病的经验［J］.环球中医药，2013，6（12）：923～925。

（2）樊永平.国医大师王绵之治疗脑病用药特点［J］.中华中医药杂志，2013，28（7）：2020～2022。

（3）樊永平.王绵之教授治疗儿科疾病经验［J］.环球中医药，2013，11（6）：838～840。

【人才培养】

培养传承人3人，接受进修3人。

【推广运用】

（一）诊疗方案

1. 痛经（肝郁血虚证）

方药：舒尔经方（当归、白芍、赤芍、柴胡、益母草、元胡等）加减。

随证加减：气虚偏重，加生黄芪；寒湿偏重，加苍术、半夏；血瘀偏重，加红花、桃仁、鸡血藤。

2. 食积（脾虚积滞证）

方药：健脾消食丸方（白术、枳实、鸡内金、木香、荸荠粉等）加减。

随证加减：脾虚气弱，加太子参；积滞偏重，加炒莱菔子；兼见痰食内停，加杏仁、焦三仙等。

（二）运用及推广情况

以上两个诊疗方案用于北京中医药大学国医堂，并由第四批北京市学术继承人与各自基层医疗单位推广应用。

三、依托单位——北京中医药大学基础医学院（见第6页）

方和谦

国医大师传承工作室

一、老中医药专家

【个人简介】

方和谦（1923—2009年），男，汉族，山东烟台莱州人。首都医科大学附属北京朝阳医院中医内科专业（中医科）教授、主任医师。曾师承其父京城名医方伯屏；1942年考取医师资格，开方和谦诊所行医；1968年起在北京朝阳医院中医科任科主任、主任医师，兼任首都医科大学教授职务。1993年起享受国务院政府特殊津贴；2009年获首届“国医大师”、首届“首都国医名师”等荣誉称号；曾任北京中医药学会会长、北京市科协常务委员、《北京中医杂志》常务编委等职。

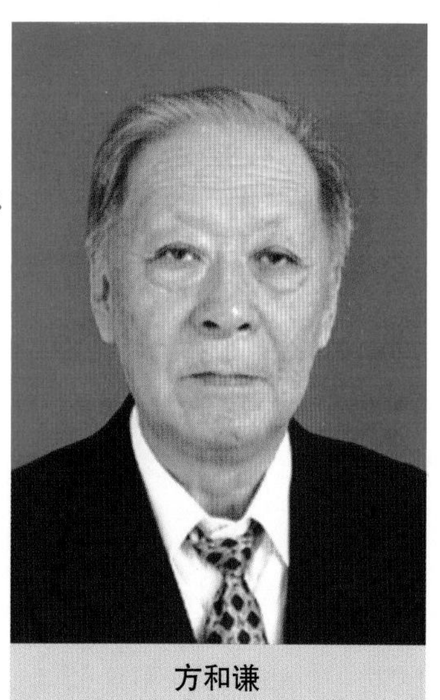

方和谦

先后担任第1～4批全国老中医药专家学术经验继承工作指导老师。

第一批继承人：①李文泉，北京朝阳医院中医内科心脑血管病专业，主任医师；②赵铁良，北京朝阳医院中医内科呼吸病专业，副主任医师。

第二批继承人：①崔筱莉，北京朝阳医院中医内科消化病专业，副主任医师；②范春琦，北京朝阳医院中医内科脾胃病专业，主任医师。

第三批继承人：①权红，北京朝阳医院中医内科呼吸病、脾胃病专业，主任医师；②高剑虹，北京朝阳医院中医内科、妇科专业，副主任医师。

第四批继承人：①曹锐，北京朝阳医院中医内科心脑血管病专业，主任医师；②刘新桥，北京安贞医院中医内科专业，副主任医师。

主要编著有《北京市流行脑炎治疗纪实》《临床中医内科学》《辨证施治纲要》等著作；发表“中风病防治”“流行性脑炎治疗体会”等论文。

【学术经验】

（一）学术思想

中医学为哲理医学，重视人和自然的统一，形成了“燮调阴阳，以平为期”的生理观；遵循治病求本的思想，强调正气为本、扶正以祛邪的治疗观。注重培补，尤以补后天之本为见长，形成了独具特色的以保胃气为核心、以整体思维方法为指导的脾胃病治疗体系。保胃气则脾胃健运，气血生化源源不断，以调养肺气，补益心气，和解肝气，充盈肾气，使五脏安康。

（二）临床经验

1. 长于运用补法

源于宫廷医学，重视先后天之本的理论，提出益气血重在补脾胃、补阴阳应当益肾的观点，自拟“滋补汤”（党参、白术、茯苓、甘草、熟地黄、白芍、当归、官桂、陈皮、木香、大枣）治疗五脏虚衰之证，具有气血双补、脾肾两滋之力，临床加减可以用于各种虚证的治疗。

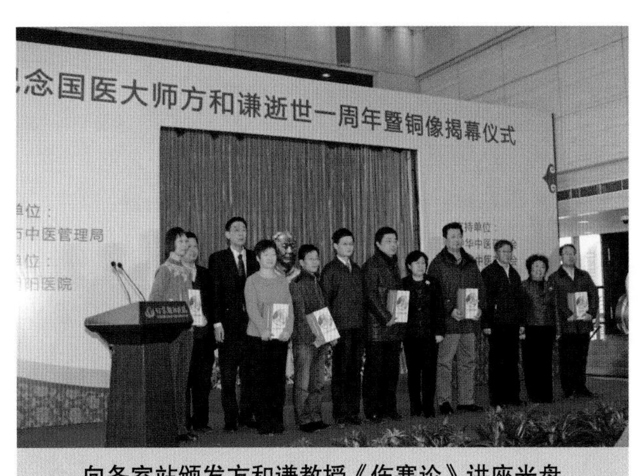

向各室站颁发方和谦教授《伤寒论》讲座光盘

2. 对“和解法”有独到见解

提出“和为扶正，解为散邪”的观点，深化了对“和解法”的认识，拓宽了和解法的应用范围，创制了“和肝汤”（当归、白芍、白术、柴胡、茯苓、生姜、薄荷、炙甘草、党参、苏梗、香附、大枣），广泛应用于肝脾气血不和之杂病。

3. 治疗脾胃病重在促进脾胃升降之功能

治疗脾胃病以辨证论治为要，制方遣药重在促进脾胃升降之功能，治疗原则是：气逆则降，气滞则通，气虚则补，气陷则升，使逆乱之气归复，至脾胃升降有序。

4. 制方遣药特点

药味清灵，理气适中，寒凉适度，辛热用慎，保胃防变；运用培补法时药力缓和，循序渐进，补而不滞，滋而不腻。

5. 治疗咳喘运用宣、燥、疏、补四法

外邪束肺重在宣（轻清宣肺法），痰湿犯肺重在燥（燥湿化痰法），气郁咳喘重在疏（疏肝理肺法），肾虚咳喘重在补（补肾敛气法）。

【擅治病种】

1. 呼吸系统疾病

擅用经方治疗咳喘，常用方剂有麻杏石甘汤、小青龙汤等。且治疗时强调肺气宜宣宜降，宣肺肃肺相结合，谓之“调和肺气”而使咳喘自止，常用方剂有止嗽散、方氏利肺汤（苏梗、杏仁、前胡、桔梗、白前、炙紫菀、炙百部、炙杷叶、陈皮、茯苓、麦冬、炙桑皮）。常用药物有“组药”：苏子（梗）、杏仁、前胡、桔梗，特点是辛开苦降联合应用。

2. 消化系统疾病

擅用“和法”。自拟“和法”代表方和肝汤治疗胃炎、功能性消化不良、便秘、溃疡性结肠炎等，效果显著。

3. 心脑系统疾病

从五脏论治，注重五行生克关系的运用，治疗脑梗死、冠心病等效果良好。常用方剂有滋补汤、补阳还五汤、炙甘草汤等。

二、传承工作室建设成果

【成员基本情况】

1. 负责人

范春琦，女，北京朝阳医院中医内科脾胃病专业，主任医师。

2. 主要成员

权红，女，北京朝阳医院中医内科呼吸病、脾胃病专业，主任医师，工作室联系人。

高剑虹，女，北京朝阳医院中医内科、妇科专业，副主任医师。

曹锐，男，北京朝阳医院中医内科心脑血管病专业，主任医师。

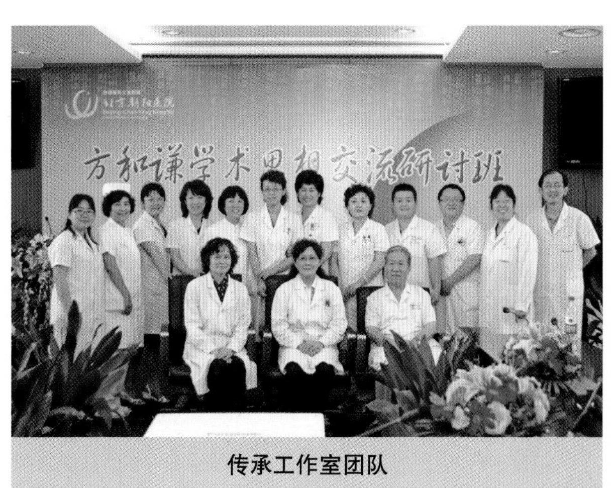

传承工作室团队

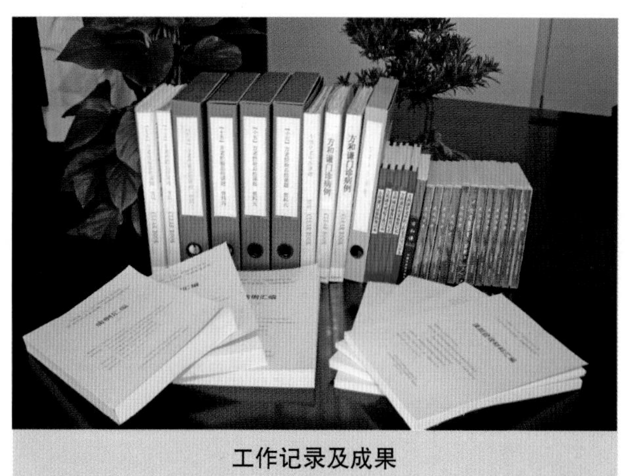
工作记录及成果

胡文忠，男，北京朝阳医院中医内科脑血管病、内分泌专业，副主任医师。

【学术成果】

1. 论著

（1）《国医大师临床研究》丛书之《方和谦论著集》，科学出版社2015年出版，权红主编。

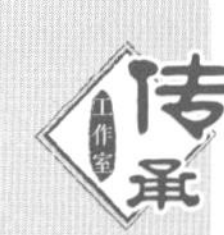

（2）《国医大师临床研究》丛书之《方和谦医案医话集》，科学出版社2015年出版，范春琦主编。

2. 论文

（1）李文泉.方和谦学术思想研究.中医杂志，2010，51（6）：491～494。

（2）权红.方和谦运用调和肺气法治疗咳嗽临床经验.北京中医药，2011，30（9）：662～663。

（3）曹锐.方和谦辨治咳嗽医案分析.北京中医药，2012，31（1）：26～27。

（4）高剑虹.方和谦治疗早期更年期抑郁症经验.中医杂志，2012，53（15）：1277～1278。

（5）高剑虹.方和谦治疗肝郁脾虚证中药配伍规律研究.北京中医药，2013，32（2）：95～98。

【人才培养】

培养传承人6人；接受进修、实习8人。举办国家级中医药继续教育项目1次，培训153人次；举办省级中医药继续教育项目2次，培训326人次。

【成果转化】

院内制剂：

1. 和肝舒郁颗粒（和肝汤）。功能主治：疏肝养血、解郁安神、健脾和胃，用于焦虑抑郁症属肝郁血虚证。

2. 扶正固本颗粒（滋补汤）。功能主治：补气养血、健脾益肾、理气和胃，用于肿瘤放化疗后引起的气血不足、脾肾两虚证。

【推广运用】

（一）诊疗方案

1. 感染后咳嗽（风邪犯肺，肺气不利证）

方药：方氏利肺汤加减。

随证加减：风寒偏盛，加荆芥、防风；风热偏盛，加菊花、薄荷、蝉衣；燥邪偏盛，加北沙参、百合等；痰湿偏盛，加半夏；痰热偏盛，加竹茹。

2. 胃脘痛

脾胃虚弱（虚寒）证用香砂六君子汤或黄芪建中汤加减；肝胃（脾）不和证用和肝汤加减；脾胃湿热证用藿朴夏苓汤或藿香正气散加减；胃阴不足证用一贯煎加减。

3. 抑郁证

方药：和肝汤加减。

（二）运用及推广情况

以上3个诊疗方案已在北京朝阳医院中医科、北京市垂杨柳医院中医科、北京市朝阳区高碑店社区卫生中心等医疗单位推广应用。

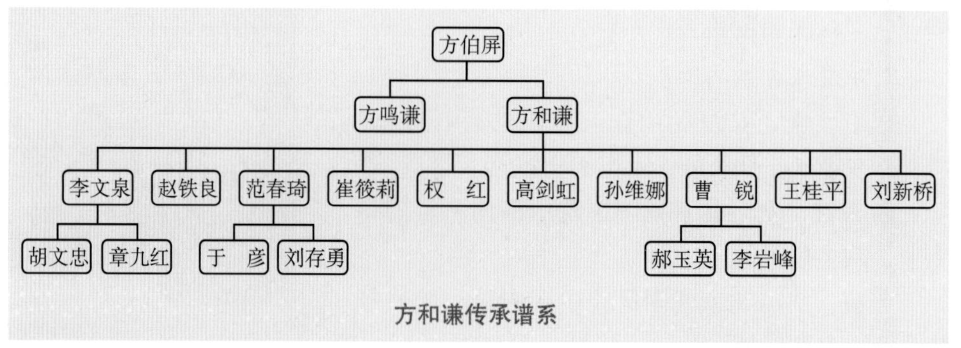

方和谦传承谱系

三、依托单位——首都医科大学附属北京朝阳医院

【依托单位简介】

三级甲等医院，首都医科大学第三临床医学院，北京市医疗保险A类定点医疗机构。医院现为一院两址（本部和西院），医院总占地面积10.28万平米，建筑面积21万平米，床位1900张，年门急诊量约373万人次，年收治住院病人7万余人次，手术约2.8万余例次。

【特色优势】

医院的呼吸病学学科是教育部国家重点学科；并有呼吸科、心血管内科、急诊医学科、麻醉医学科、危重症医学科、职业病科、护理学科、检验学科等8个国家临床重点专科；泌尿肾病中心、高压氧科等特色专科在北京乃至全国具有影响力。

呼吸病学科的优势领域：肺血栓栓塞症、胸膜疾病、呼吸衰竭与呼吸支持技术、慢性阻塞性肺病（COPD）与肺心病、间质性肺病、睡眠呼吸障碍与呼吸控制异常、戒烟与健康关系问题。

心脏病学科的优势领域：融心内科、心外科为一体，具有较强的心血管介入优势。对高血压发病机制有重要发现，对继发性高血压诊治达到新高度。

泌尿病学科的优势领域：以肾移植为重点，建有90台血透机的透析中心。治疗泌尿系肿瘤、泌尿系结石、前列腺疾病、排尿功能障碍、男科疾病。

【联系方式】

本部地址：北京市朝阳区工人体育场南路8号
联系电话：010-85231000
西院地址：北京市石景山区京原路5号
联系电话：010-51718999
网　　址：www.bjcyh.com.cn

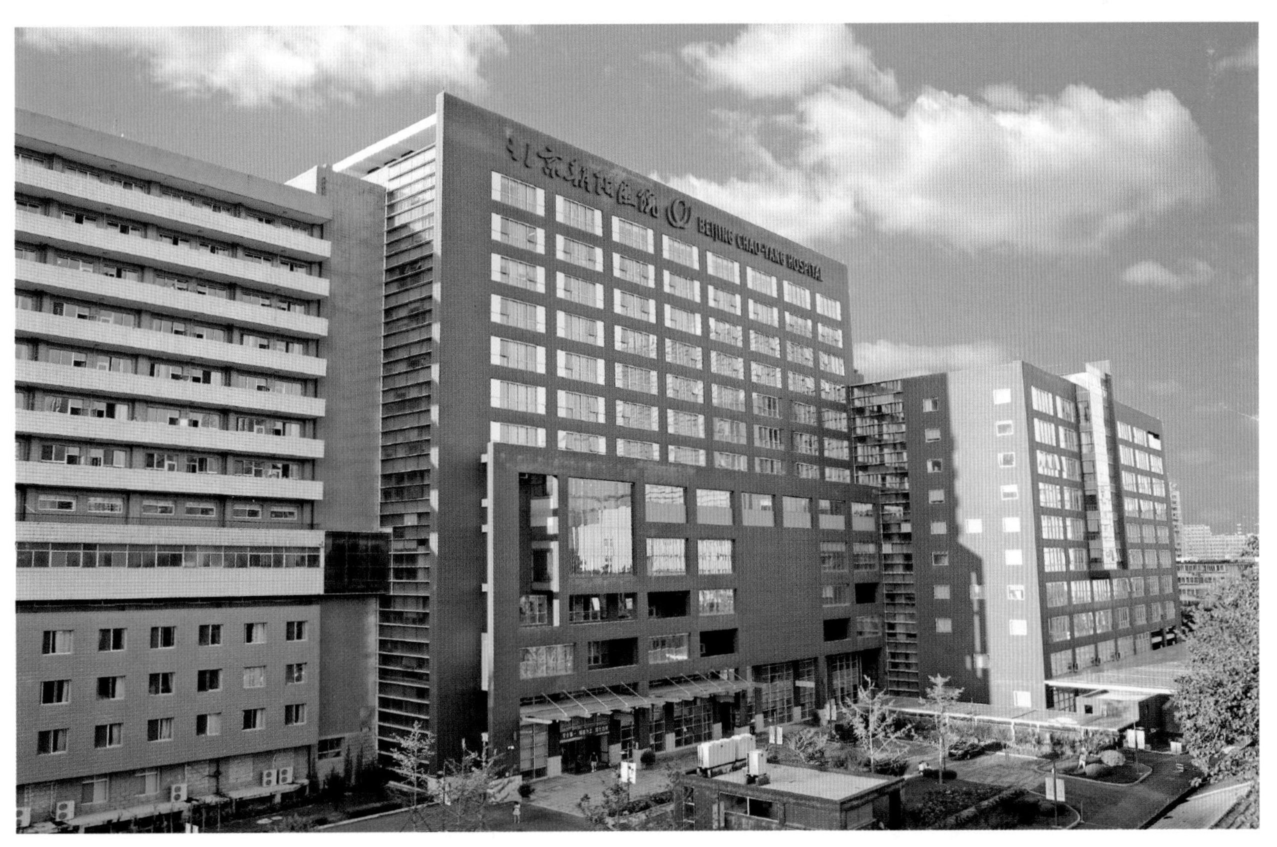

邓铁涛

国医大师传承工作室

一、老中医药专家

【个人简介】

邓铁涛，男，1916年出生，汉族，广东开平人。广州中医药大学终身教授。1932年就读于广东中医药专门学校，1938年正式从事中医医疗工作，1956年起在广州中医药大学工作至今。2005年受聘国家重点基础研究发展计划（973计划）首席科学家，2007年被遴选为首批国家级非物质文化遗产项目“中医诊法”代表性传承人，2009年获首届“国医大师”称号。现任中华中医药学会终身理事、国家中医药管理局中医药工作专家咨询委员会委员等职。

邓铁涛

先后担任第一、三批全国老中医药专家学术经验继承工作指导老师。

第一批继承人：①邓中光，广州中医药大学第一附属医院中医内科学专业，主任医师；②邱仕君，广州中医药大学第一附属医院中医内科学专业，主任医师。

第三批继承人：①吴伟康，中山大学附属第三医院中西医结合专业，主任医师；②邹旭，广东省中医院中医心血管病专业，主任医师；③吴焕林，广东省中医院中医心血管病专业，主任医师。

编著《学说探讨与临证》《中医诊断学》《Practical Diagnosis in Traditional Chinese Medicine》《中医近代史》等著作10余部；发表“评改造中医方案”“温病学说的发生与成长”等学术论文190多篇。

主持“重症肌无力临床与实验研究”“中医近代史研究”“中医基础理论整理与创新研究”等省部级以上科研课题，曾获1992年国家科技进步二等奖、2003年广东省科技进步二等奖、2009年广东省科技进步一等奖。

【学术经验】

（一）学术思想

1. 五脏相关

1961年提出“五脏相关学说”，认为五脏相关学说是基于中医基本理论，符合中医临床实践需求的应用理论学说。相比五行学说，五脏相关更加能够准确表达中医五脏关联，更加注重“中医五脏系统相关”在实践中的动态性、多维立体特点和临床特异性。

2. 寒温统一辨证论

认为伤寒学说孕育了温病学说，温病派是伤寒派的发展，倡导寒温融合以构建中医发热病学。

3. 气、血、痰、瘀相关

临证重视气血的调理和痰瘀的辨治，推崇王清任、王孟英、叶天士等医家学说。认为痰与瘀都是津液的病变，痰是瘀的早期阶段，瘀是痰的进一步发展，同时又都是致病之因素，常相互为患，因而提出了“痰瘀相关”的学术论点。

4. 提出“临床史观”

要求研究医史学者不可脱离临床，才能准确地分析史论和史料；要求临床家认真研究医史，才能从医史中汲取有益的经验教训，分辨理论、学说的长短，有所发明创新。

（二）临床经验

1. 补脾益损，重用黄芪治疗重症肌无力

黄芪甘温，能大补脾气，升发脾阳。治疗重症肌无力脾胃虚损证，成人一般从60g起用，常用90g；儿童一般为15~30g。

2. “点舌法”抢救昏迷、吞咽反射消失的危重病人

将安宫牛黄丸或紫雪丹、苏合香丸等，水溶后用棉签蘸药点于舌头上，不停地点；当丸药厚铺舌面，则用温开水点化之，化薄后继续点药，使药物从舌上吸收。对重症昏迷、吞咽反射消失的患者，能起到醒神、恢复吞咽的作用。

3. 临床经验方

用广东草药珍珠草、小叶凤尾草合四君子汤加桑寄生、百部，名为“珍凤汤”，有清热、利湿、通淋之功，对热淋、水肿（阳水）效尤佳。“胶七散（阿胶、炒田七末）”治上消化道出血，止血而不留瘀，活血而不耗血。田七末需干炒至老黄色为度。

【擅治病种】

1. 重症肌无力

补脾益损，调五脏治脾胃；常用经验方“强肌健力方”（黄芪、党参、白术、当归、五爪龙、升麻、陈皮、甘草等）；常用药物有杞子、首乌、菟丝子、桑椹、肉苁蓉、石斛、怀山药、苡仁、茯苓。

2. 冠心病

冠心病本虚标实，痰瘀相关；治当益气除痰祛瘀；常用经验方“温胆汤加参”（竹茹、枳壳、橘红、胆星、云苓、甘草、丹参或党参）；常用药物有胆星、桃仁、郁金等。

3. 高血压

肝阳上亢证宜平肝潜阳，用石决牡蛎汤（石决明、生牡蛎、白芍、牛膝、钩藤、莲子心、莲须）；肝肾阴虚证宜滋肾养肝，用莲椹汤（莲须、桑椹、女贞子、旱莲草、山药、龟甲、牛膝）；阴阳两虚证宜补肝肾潜阳，方用肝肾双补汤（桑寄生、首乌、川芎、淫羊藿、玉米须、杜仲、磁石、生龙骨）；气虚痰浊证宜健脾益气，用赭决九味汤（黄芪、党参、陈皮、法半夏、云苓、代赭石、草决明、白术、甘草）。

二、传承工作室建设成果

【成员基本情况】

1. 负责人

邓中光，男，广州中医药大学第一附属医院中医内科，主任医师。

2. 主要成员

冼绍祥，男，广州中医药大学第一附属医院，主任医师。

刘小斌，男，广州中医药大学第一附属医院内科，主任医师。

邱仕君，女，广州中医药大学第一附属医院内科，主任医师。

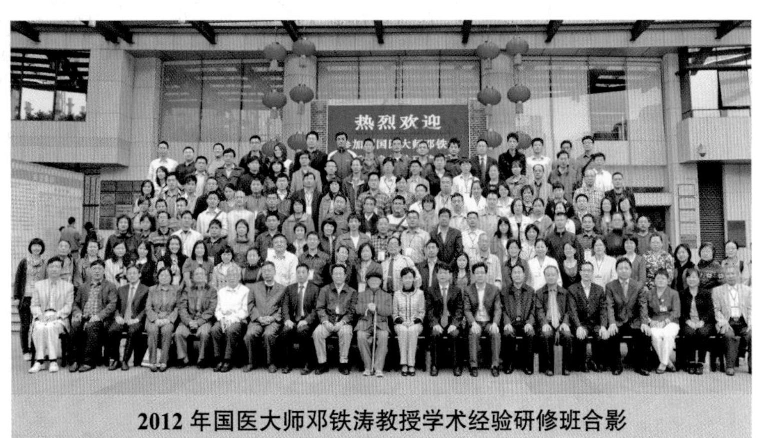

2012年国医大师邓铁涛教授学术经验研修班合影

刘凤斌，男，广州中医药大学第一附属医院内科，主任医师。

陈瑞芳，女，广州中医药大学第一附属医院内科，主任医师。

吴伟，男，广州中医药大学第一附属医院内科，主任医师。

【学术成果】

1. 论著

（1）《国医大师临床经验实录·国医大师邓铁涛》，中国医药科技出版社2011年出版，刘小斌、郑洪主编。

（2）《国医大师邓铁涛教授医案及验方·脾胃肌肉病篇》，中山大学出版社2013年出版，杨晓军、刘凤斌主编。

（3）《名老中医临床用药心得丛书·邓铁涛用药心得十讲》，中国医药科技出版社2012年出版，邱仕君主编。

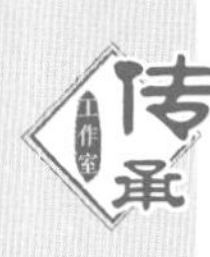

（4）《国医大师邓铁涛墨迹》，花城出版社2012年出版，陈安琳、邓中光、邱仕君等主编。

（5）《邓铁涛新医话》，中国医药科技出版社2014年出版，邓中光主编。

2. 论文

（1）刘小斌.邓氏温胆汤治疗“痰证”临床解读.湖北民族学院学报（医学版），2011，（04）：46～48。

（2）阳涛，等.邓铁涛教授函诊治疗重症肌无力用药特点浅析.新中医，2011，（04）：134～135。

（3）陈坚雄，等.邓铁涛中医发热病学学术构想分析.广州中医药大学学报，2012，（06）：716～718，724。

（4）李南夷，等.邓铁涛教授诊治高血压病的经验.中华中医药学刊，2014，（05）：974～977。

（5）陈凯佳，等.邓铁涛学术思想的传承与发展.广州中医药大学学报，2013，（02）：267～269，28。

【人才培养】

培养传承人16人；接受进修、研习11人次。

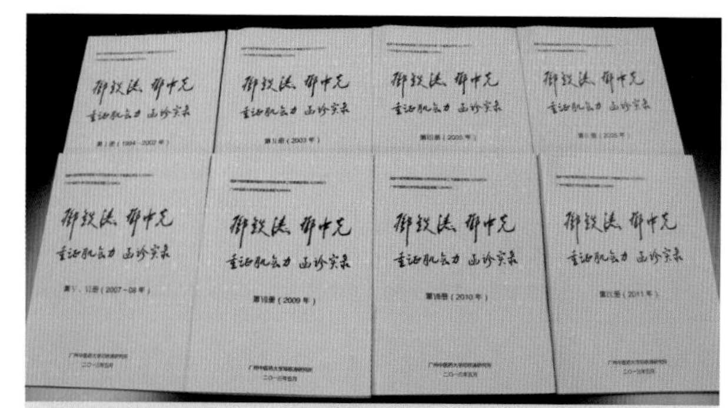

《邓铁涛、邓中光重症肌无力函诊临证实录》

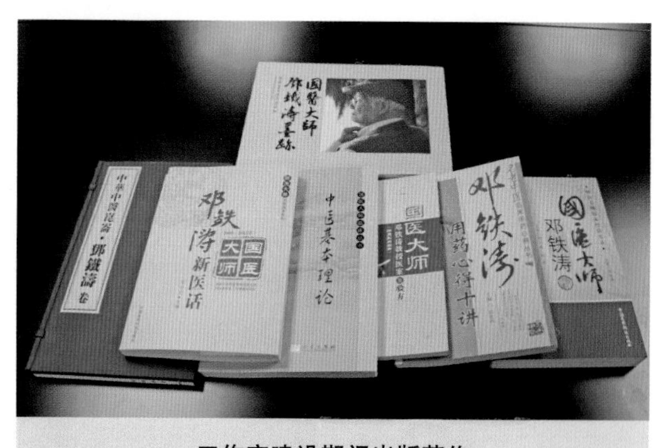

工作室建设期间出版著作

举办国家级、省级中医药继续教育项目各3次，培训430人次。

【成果转化】

院内制剂：

1.强肌健力合剂。编号：20140302；功能主治：补脾益气、强肌健力，主治重症肌无力等神经肌肉疾病。

2.强肌健力胶囊。编号：粤药制字Z20070849；功能主治：补脾益气、强肌健力，主治重症肌无力等神经肌肉疾病。

【推广运用】

基于邓铁涛学术经验的重症肌无力、冠心病、高血压病诊疗方案在广州中医药大学第一附属医院、广东省中医院、广东省第二中医院、广州市中医院、深圳市中医院、中山大学附属第三医院、广西中医药大学一附院等医疗单位推广应用。

三、依托单位——广州中医药大学第一附属医院

【依托单位简介】

广州中医药大学第一附属医院创建于1964年，为全国首批三级甲等中医医院、示范中医医院和首批广东省中医名院，是一所大型综合性中医医院。医院占地面积50940m²，现有建筑面积13万平米，编制病床1313张。2013年门急诊量突破300万人次，年收治住院病人超过4.7万人次。医院现有职工2400余人，其中高级职称的中医及中西医结合专家500多名。曾获“全国‘五一’劳动奖状”“全国卫生系统先进集体”“全国职业道德先进单位”“全国中医药应急工作先进集体”“全国中医医院优质护理服务先进单位”等称号。

【特色优势】

广州中医药大学第一附属医院拥有以我国首批“国医大师”邓铁涛以及欧明、王建华等为代表的一批全国知名中医专家。拥有国家中医药管理局批准的全国名老中医药专家传承工作室16个，第一批全国中医学术流派传承工作室2个。拥有卫生部国家临床重点专科7个、国家中医药管理局重点专科14个、省级重点专科27个。目前在研国家级、省部级科研项目160多项。获省部级以上科技奖励近50项，其中国家级9项，国家科技进步二等奖4项。医院拥有国家重点学科4个、国家中医药管理局重点学科8个及博士后流动站3个，拥有3门国家级精品资源共享课程、8门省级精品资源共享课程、3门省级研究生示范课程、1门省级精品视频公开课程，是全国同类院校中拥有国家级、省级精品课程最多的临床医学院。

【联系方式】

地址：广州市白云区机场路16号
电话：020-36591345
网址：http://www.gztcm.com.cn

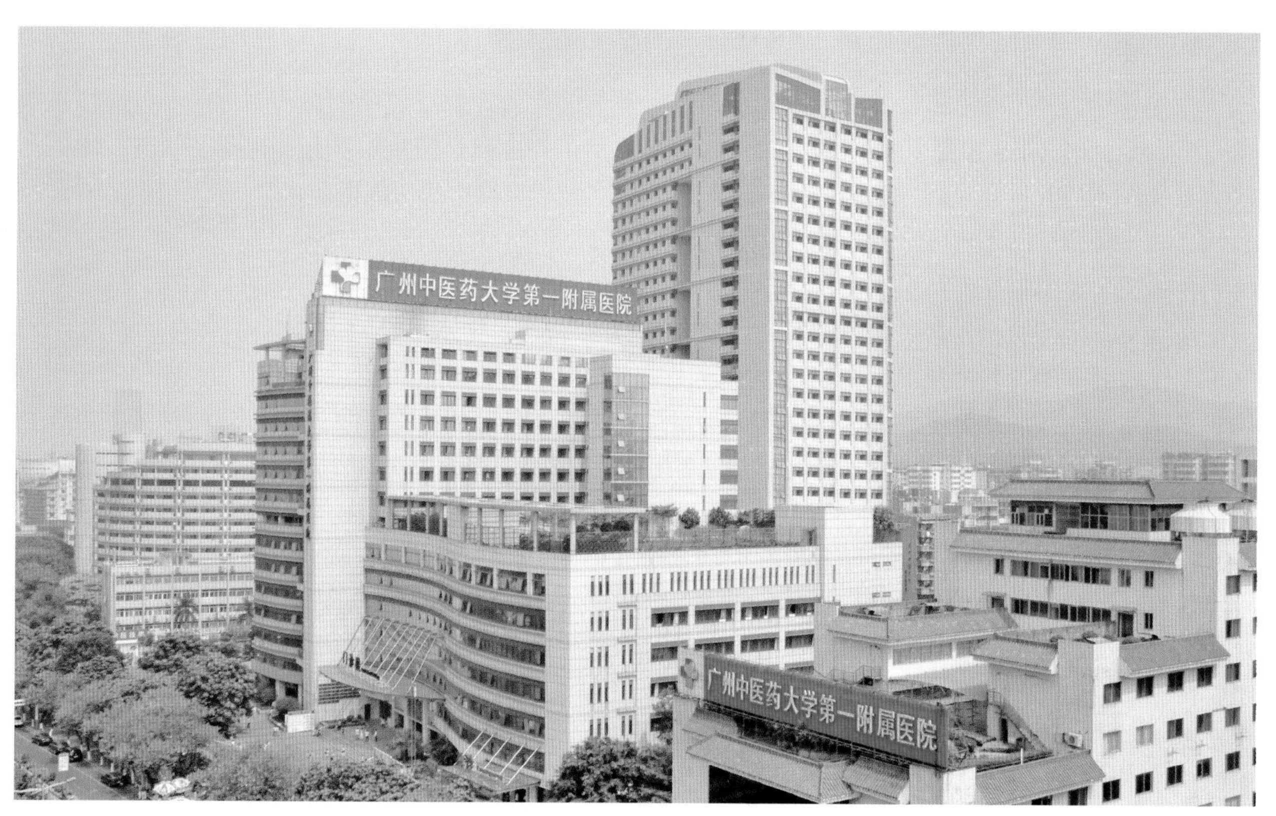

朱良春

国医大师传承工作室

一、老中医药专家

【个人简介】

朱良春（1917—2015年），男，汉族，江苏镇江市人。南通市中医院中医内科专业，主任医师，博士生导师。早年拜孟河御医世家马惠卿先生为师，后又师从上海章次公先生，1938年毕业于上海中国医学院。从医70余载，曾任南通市中医院首任院长，中华中医药学会终身理事，南京中医药大学终身教授、博士生导师，中国中医科学院学术委员会委员，全国500名老中医药专家学术经验继承工作指导老师。获全国卫生文明建设先进工作者、江苏省医师终身荣誉称号。1991年开始享受国务院政府特殊津贴，2009年获首届“国医大师”荣誉称号。

朱良春

先后担任第1批和第3～5批全国老中医药专家学术经验继承工作指导老师。

第一批继承人：朱建华，南通大学附属医院中医科，主任医师。

第三批继承人：吴坚，南通市中医院风湿病专业，主任医师。

第四批继承人：①钱小雷，南通市中医院内科老年病专业，主任医师；②李靖，南通市中医院肾病专业，副主任医师。

第五批继承人：①田华，南通市中医院脑病专业，主任医师；②朱金凤，南通市中医院肺病专业，副主任医师。

主要编著有《医学微言》《朱良春医集》《虫类药的应用》《章次公医案》等10余部著作；发表“《伤寒论》六经理论及临床应用”“辨证论治纵横谈”“从痹病三个主症谈用药经验”“益肾蠲痹丸治疗顽痹200例临床观察”等140多篇论文。

创制的“益肾蠲痹丸”治疗类风湿关节炎有显著疗效，曾获国家中医药管理局科技成果三等奖，并被列为国家中医药管理局“八五”中医药科技成果推广的“金桥计划”。

【学术经验】

（一）学术思想

1. 顽痹从肾论治

顽痹是指类风湿关节炎、强直性脊柱炎、骨性关节炎及皮肌炎、硬皮病等病程较长、病情顽缠、久治不愈的病症，顽痹具有久痛多瘀、久病入络、久痛多虚及久必及肾的特点，主张从肾论治，创益肾蠲痹法。

2. 急性热病之“先发制病”论

温热病起病急骤，变化迅速，其传变大多由表入里，由卫气到营血，治疗在于早期正确辨证，用通利疗法“截断扭转”，迅速排泄邪热毒素，可以缩短疗程，提高疗效。

3. 临证倡辨证辨病，中西结合

临证倡辨证辨病，中西结合，将中医辨证论治和西医学对相关病的认识结合起来，可以拓宽思路，能够在运用方药时更加全面。

4. 慢性杂病培补肾阳论

认为肾中真阳是人体生命活动的原动力，为人身生化之源。“培补肾阳”在慢性杂病治疗上起着重要作用，创基本方“培补肾阳汤”（淫羊藿、仙茅、怀山药、甘杞子、紫河车、甘草）。

5. 痛风之“浊瘀痹”论

痛风的发生是因为患者饮食不节，久则导致脏腑功能失调，升清降浊无权，痰湿滞阻于血脉之中，难以泄化，与血相结而为浊瘀，发为痛风。创制“痛风冲剂”（ 土茯苓、萆薢、泽泻、虎杖、秦艽、威灵仙、防己等）。

6. 从痰、瘀、虚着手治疗疑难病

疑难病人不同的发展阶段，其痰、瘀、虚又有轻重、缓急、主次之不同。在治疗神经、精神、痹证、心系等疾患时，病机上抓住痰、瘀、虚三大特点，就是抓住了重点和主线，抓住了治疗的关键。

（二）临床经验

1. 虫类药治疗疑难疾病

虫类药有攻坚破积、活血祛瘀、息风定惊、宣风泄热、搜风解毒、行气和血、壮阳益肾、消痈散肿、收敛生肌、补益培本十大功效。可以治疗风湿病、肿瘤、肝脏病等多种疑难病，常用全蝎、蜈蚣、地鳖虫、蜂房、乌梢蛇、水蛭、僵蚕、蝉衣、鹿角片等。

2. 扶正气，攻癌毒治疗肿瘤

重视扶正抗癌法则的应用，根据肿瘤患者的不同阶段、机体不同状况制定扶正攻癌力度，目的是为了调整机能状态，纠正邪正盛衰、平衡阴阳失调，从而达到治疗目的。创制“扶正消癥汤”（仙鹤草、黄芪、薏苡仁、半枝莲、蛇舌草等）。

3. 甘寒、甘凉、甘淡养阴治疗干燥综合征

辨治干燥综合征，强调清养肺胃、生津润燥。重在使用甘润、柔润之品，临证分型不可截然划分，注意随证加减，阴阳协调。常用穿山龙、生地黄、麦冬等。

4. 临床善用药对

临床善用药对，如桂枝、附子，青风藤、忍冬藤，土茯苓、萆薢，地龙、僵蚕，补骨脂、骨碎补，白芥子、制南星，黄芪、当归，淫羊藿、仙茅等。

5. 常用经验方

临床常用经验方如痹通汤、痛风方、益肾蠲痹丸、扶正消癥汤、培补肾阳汤、仙桔汤、复肝丸（胶囊）、蝎蚣胶囊、痹痛灵胶囊等。

【擅治病种】

1. 类风湿关节炎

以益肾壮督、蠲痹通络法调治，临床经验方为益肾蠲痹丸及痹通汤加减，由当归、鸡血藤、威灵仙、炙土鳖虫、炙僵蚕、乌梢蛇、地龙、蜂房、甘草等组成。

2. 强直性脊柱炎

用益肾蠲痹法治疗，常用药物有穿山龙、鹿衔草、金狗脊、淫羊藿、蜂房、当归、地鳖虫、甘草等。

3. 痛风

泄化浊瘀。常用药物为土茯苓、萆薢、生苡仁、泽泻、虎杖、秦艽、地龙、威灵仙、晚蚕砂、防己、甘草。

4. 慢性结肠炎

补脾敛阴，清化湿热。用仙桔汤，常用药物有仙鹤草、桔梗、乌梅炭、白槿花、炒白术、广木香、生白芍、炒槟榔、甘草等。

5. 肿瘤

主张扶正消癥，常使用“扶正消癥汤”加减，药物如仙鹤草、黄芪、蛇舌草等。

国医大师朱良春教授治疗风湿免疫性疾病的临证经验及学术思想研究

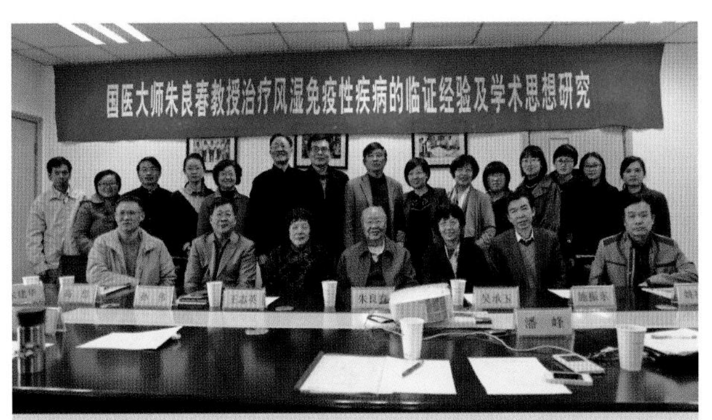

国医大师朱良春教授所带南京中医药大学潘峰博士生开题报告会

二、传承工作室建设成果

【成员基本情况】

1. 负责人

吴坚，男，江苏省南通市中医院风湿病专业，主任医师。

2. 主要成员

朱建华，女，江苏省南通市良春中医药临床研究所中医内科，主任医师。

高想，男，江苏省南通市中医院心血管专业，主任医师。

朱婉华，女，江苏省南通市良春中医医院院长，中医内科，主任医师。

【学术成果】

1. 论著

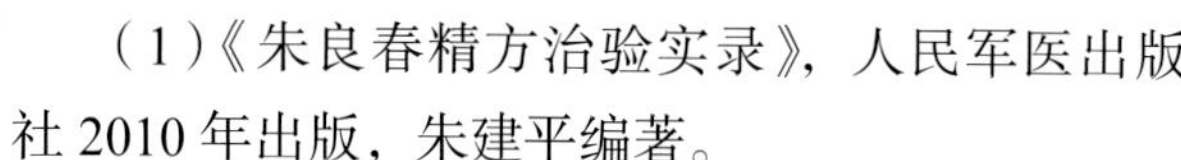

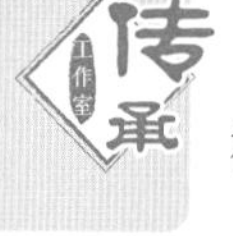

（1）《朱良春精方治验实录》，人民军医出版社 2010 年出版，朱建平编著。

（2）《国医大师朱良春临床经验实录》，中国医药科技出版社 2011 年出版，朱良春著。

（3）《国医大师朱良春治疗疑难危急重症经验集》，中国中医药出版社 2013 年出版，方邦江、周爽主编。

（4）《虫类药的应用》（增订本），人民卫生出版社 2013 年出版，朱良春主编。

2. 论文

（1）田华，等 . 朱良春教授治疗痛风性关节炎经验介绍 . 新中医，2010，42（9）：132 ～ 133。

（2）朱婉华，等 . 浊瘀痹——痛风中医病名探讨 . 中医杂志，2011，52（17）：1521 ～ 1522。

（3）吴坚，等 . 朱良春教授疑难病辨治思路及遣方用药规律浅析 . 中医学报，2012，27（166）：1 ～ 3。

（4）潘峰，等 . 朱良春膏方运用虫类药经验 . 中医杂志，2012，53（11）：912 ～ 913、919。

【人才培养】

培养传承人 12 人；接受进修、实习共 30 人次。举办国家级中医药继续教育学习项目 2 次，培训 325 人次。

【成果转化】

专利编号	名　称	发明人
ZL201210034528.1	减肥胶囊及其制作工艺	朱剑萍
ZL201110079346.1	治疗痛风病的膏药方法和用途	朱婉华
ZL201110318907.9	肠梗阻汤及其用途	朱剑萍
ZL 201110318910.0	脑瘤汤及其用途	朱剑萍
ZL 201110318906.4	龙鹿再生汤及其用途	朱建华
ZL 201110318951.X	健脑散及其用途	朱良春

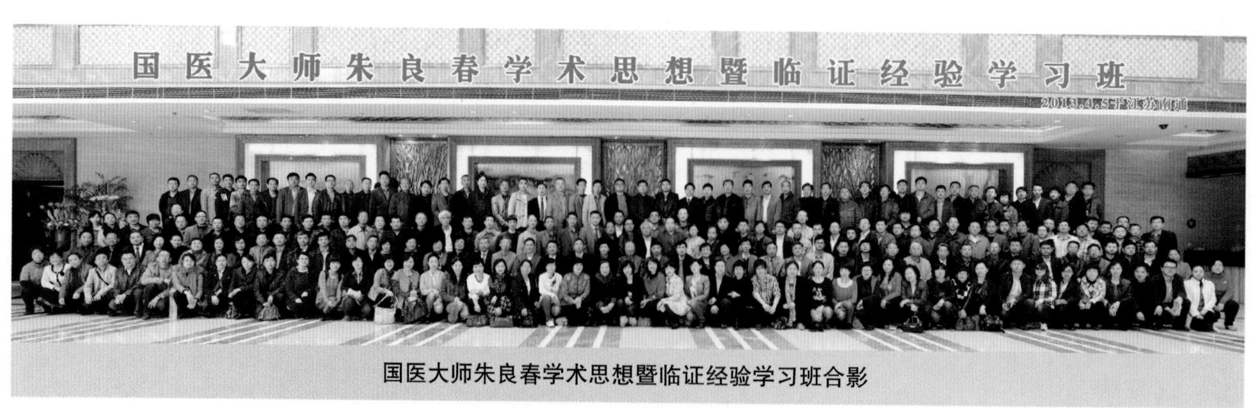

国医大师朱良春学术思想暨临证经验学习班合影

【推广运用】

（一）诊疗方案

1. 类风湿关节炎

益肾蠲痹法为主，方药如益肾蠲痹丸、痹痛灵、扶正蠲痹Ⅰ号、扶正蠲痹Ⅱ号、金龙胶囊。

2. 强直性脊柱炎

益肾蠲痹法为主，方药如益肾蠲痹丸、痹痛灵、金龙胶囊。

3. 痛风

泄浊化瘀为主，方药包括痛风冲剂、益肾蠲痹丸等。

（二）运用及推广情况

以上3个诊疗方案已经在南通市中医院、南通良春中医医院、南通良春中医药临床研究所等单位推广使用。

三、依托单位——南通市中医院

【依托单位简介】

南通市中医院是三级甲等中医院，南京中医药大学南通附属医院和南通大学附属中医院。共有一级临床和医技科室28个，二级临床科室14个，核定床位600张。先后获得“全国红旗单位”“全国医药卫生先进集体”“省文明医院”“江苏省五一劳动奖状”“省、市医院管理年活动先进单位”等称号。

【特色优势】

医院有国医大师1名，全国老中医药师承工作指导老师3人，博士生导师2名，硕士生导师7名，省名中医3人，市名中医7人，享受国务院专家特贴6人，全国优秀中医临床研修人才7名，省中医药领军人才1名，省333工程第三层次培养对象4名。外科为国家中医药管理局重点专科。脾胃病科为卫生部、国家中医药管理局重点专科建设单位。脾胃病科、骨伤科、妇科、呼吸内科、肾病科、风湿病科为江苏省中医药局重点建设专科。有南通市中医重点专科11个。在蛇伤救治及疮疡、脾胃病、肛肠病、肾脏病、内病外治、风湿病、妇科常见病中医药治疗方面具有较为明显的特色和优势。建院以来，获科研成果奖近80项，其中“季德胜蛇药片”“拔核疗法治疗瘰疬”“益肾蠲痹丸”“新药金荞麦”为国家级成果。出版著作33部。

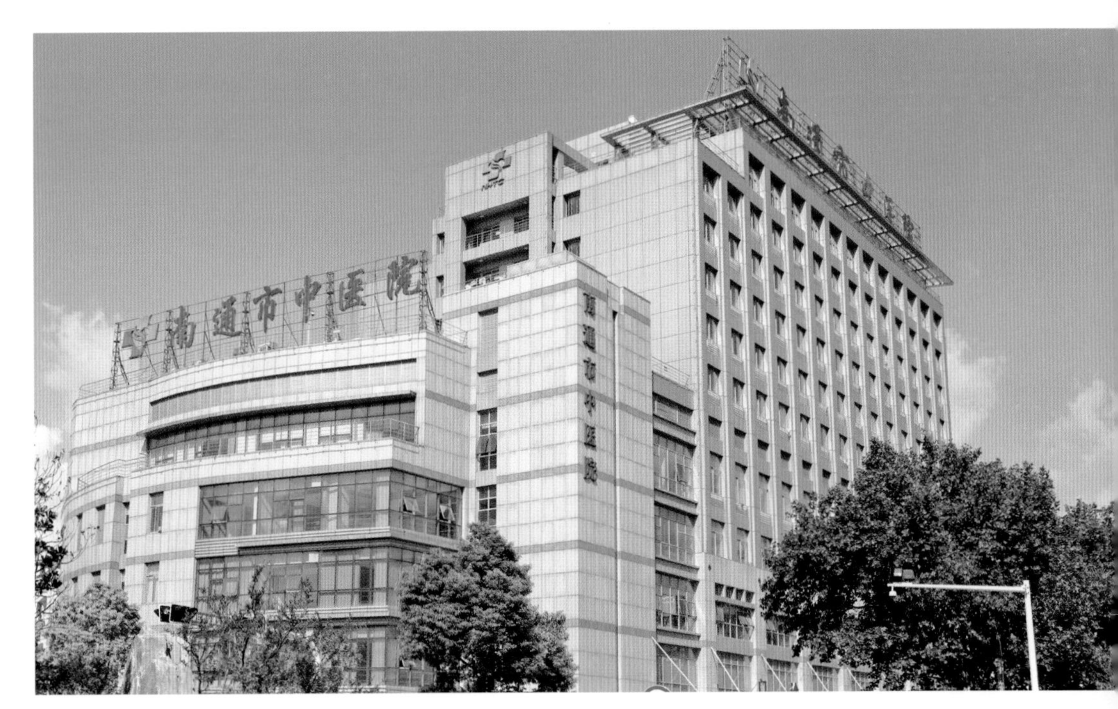

【联系方式】

地址：江苏省南通市建设路41号

电话：0513-85126061

网址：www.ntzyy.com

任继学

国医大师传承工作室

一、老中医药专家

【个人简介】

任继学（1926—2010 年），男，汉族，吉林省扶余县人。长春中医药大学中医内科专业教授、主任医师，博士生导师。自幼入私塾，熟读“四书”“五经”，15 岁业师当地名中医宋景峰老先生。1956 年选拔到吉林省中医进修学校（长春中医药大学前身）进修学习，毕业后留校任职，一直从事科研、临床、教学工作。历任长春中医学院内科教研室主任、博士生导师，中华中医药学会终身理事，北京中医药大学脑病研究室顾问，国家中医药管理局中医药工作专家咨询委员会委员，全国高等中医药教材建设专家指导委员会委员等职。2009 年被评为首届“国医大师”。

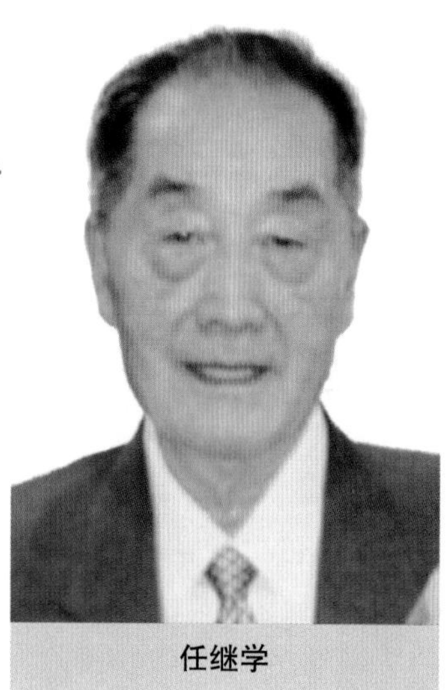
任继学

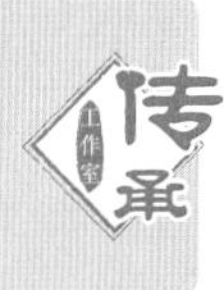

先后担任第 1 ～ 3 批全国老中医药专家学术经验继承工作指导老师。

第一批继承人：①王兰茹，长春中医药大学附属医院中医脑病专业，主任医师；②张孝，长春中医药大学附属医院中医脑病专业，主任医师。

第二批继承人：①盖国忠，长春中医药大学附属医院中医脑病专业，主任医师；②任喜洁，长春中医药大学附属医院中医脑病专业，主任医师。

第三批继承人：①宫晓燕，长春中医药大学附属医院中医肺病专业，主任医师；②任喜尧，吉林省人民医院中医内科专业，主任医师。

主要有《悬壶漫录》《任继学经验集》《中医急症学》等著作；发表“脑髓述要”“三谈中风病因病机与救治”“伏邪探微”等论文。

主持课题“破血化瘀、泄热醒神、化痰开窍治疗出血性中风的临床与实验研究”获国家科技进步三等奖、国家中医药管理局科技进步一等奖。

【学术经验】

（一）学术思想

1. 振兴中医，首在继承

认为振兴中医首在继承，一要熟读经典，领会真谛；二要理论和临床、科研实践结合。认为发展中医贵在创新，后人要敢于提出新问题，解决新问题。

2. 治疗中风出血可破血化瘀

治疗中风出血突破前人“见血止血”的观念，认为出血性中风“离经之血虽清血鲜血，亦为瘀血”，首次提出“破血化瘀、泻热醒神、化痰开窍”治疗出血性中风的观点。

3. 重视伏邪为病

认为许多疾病的发生、发展、转归都与伏邪有密切关系，主张对“杂病伏邪”要重视和干预治疗。

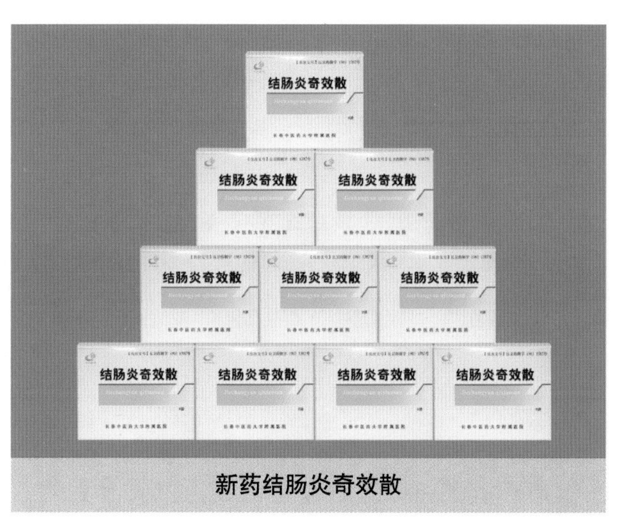

新药结肠炎奇效散

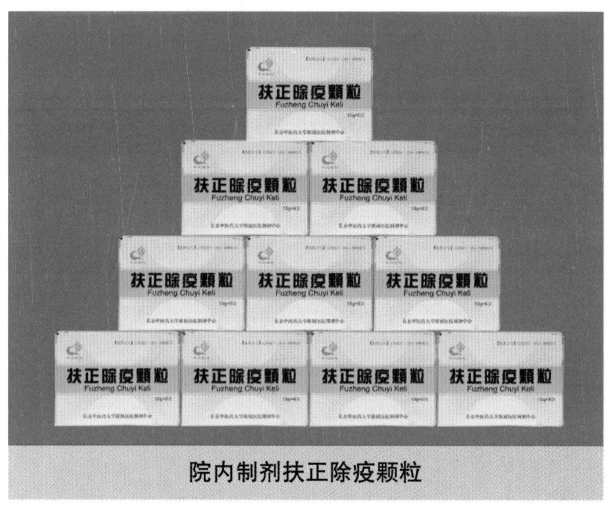

院内制剂扶正除疫颗粒

（二）临床经验

1. 以上制下治“肾风”

认为“肾风”的病机为“邪气久留盘踞于咽喉，邪毒久郁不除，沿经络进犯至肾，肾之体用俱损”。早期治疗应以利咽解毒、透经达络为主，方药选用金荞麦、马勃等。

2. 调补脑髓治痴呆

治痴呆重在填精补髓，创制“益髓活络膏”（女贞子、何首乌等）。

3. 治疗中风病系列方

益脑复健胶囊（赤芍、川芎等）主治急性缺血性和出血性中风所致的口舌歪斜、半身不遂等。醒脑健神胶囊（水蛭、牛黄等）主治急性出血性中风所致的神昏谵语、高热烦躁等症。中风脑得平（豨莶草、酒大黄等）主治出血性中风所致的半身不遂、肢体麻木等症。

4. 以味补之治疗水肿病

对于胸水、心包积液、肝硬化腹水，常以鲤鱼汤（鲤鱼、商陆、人参等）治疗。

【擅治病种】

1. 中风病

常应用“破血化瘀、泻热醒神、化痰开窍”法治疗缺血性中风及出血性中风。

2. 冠心病

治疗真心痛常选用四妙勇安汤、乌头赤石脂丸、心痛丸等加减。

3. 肾风病

“精不足者，补之以味”，选用千金鲤鱼汤加减，药用活鲤鱼、白胡椒、绿茶叶等。

4. 糖尿病

用“温化滋胰汤”（缫丝、生地等）治疗。

二、传承工作室建设成果

【成员基本情况】

1. 负责人

王之虹，男，长春中医药大学中医学专业，主任医师。

2. 主要成员

宫晓燕，女，长春中医药大学附属医院，中医肺病专业，主任医师。

王健，男，长春中医药大学附属医院，中医脑病专业，主任医师。

任喜洁，女，长春中医药大学附属医院，中医脑病专业，主任医师。

赵建军，男，长春中医药大学附属医院，中医脑病专业，主任医师。

童延清，男，长春中医药大学附属医院，中医肾病专业，主任医师。

兰天野，男，长春中医药大学附属医院，中

医脑病专业，主治医师。

【学术成果】

1. 论著

（1）《国医大师任继学》，中国医药科技出版社 2011 年出版，南征主编。

（2）《国医大师任继学医学全书（国医大师亲笔真传系列）》，中国医药科技出版社 2014 年出版，任继学著。

（3）《任继学医案精选》，科学出版社 2014 年出版，王之虹、宫晓燕、王健主编。

2. 论文

（1）刘艳华，等．国医大师任继学治疗杂病医案 4 则．中华中医药杂志，2010，1（25）：74 ～ 76。

（2）王健，等．国医大师任继学教授临证思路初探．中华中医药学刊，2013，8（31）：1579 ～ 1580。

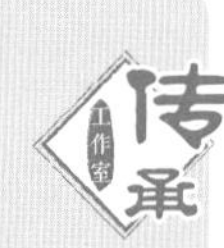

（3）任吉祥，等．脑出血急性期治疗述评．世界科学技术－中医药现代化，2013，6（15）：1457 ～ 1462。

【人才培养】

培养传承人 9 人；接受进修、实习 25 人。举办国家级中医药继续教育项目 2 次，培训 105 人次；举办省级中医药继续教育项目 2 次，培训 310 人次。

【成果转化】

1. 新药

结肠炎奇效散。编号：长卫药制字（96）1382；功能主治：益肾健脾、活络导滞，适用于急慢性结肠炎腹痛、腹泻或便脓血者。

2. 院内制剂

（1）扶正除疫颗粒。编号：吉药制字 Z03A00002 号；功能主治：提高和调节免疫功能，扶正除邪，清热透毒，能清除时疫病毒，使病毒不能在体内吸附，适用于预防时疫病毒侵入、春温病。

（2）中风回语胶囊。编号：长卫药制字（96）1397 号；功能主治：清热化瘀、涤痰宣窍、透脑清神、启神机，用于中风失语。

【推广运用】

1. 脑出血

诊疗方案：口服以破血化瘀为主要治法的中药颗粒剂，静脉滴注醒脑静注射液，结合针刺、推拿、康复训练、基础治疗及护理。

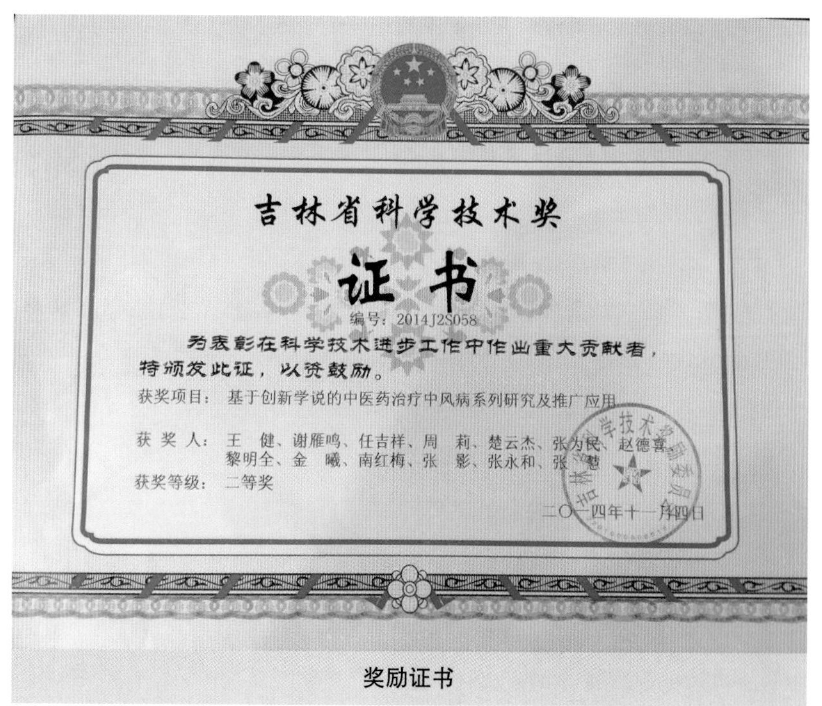

吉林省科学技术奖

证书

编号：2014J2S058

为表彰在科学技术进步工作中作出重大贡献者，特颁发此证，以资鼓励。

获奖项目：基于创新学说的中医药治疗中风病系列研究及推广应用

获奖人：王健、谢雁鸣、任吉祥、周莉、楚云杰、张为民、赵德喜、黎明全、金曦、南红梅、张影、张永和、张慧

获奖等级：二等奖

二〇一四年十一月四日

奖励证书

运用及推广情况：该方案已在长春中医药大学等 13 家大学附属医院推广应用。

2. 中风后吞咽功能障碍

诊疗方案：用针刺、推拿手法以及直接、间接康复，电刺激治疗等方法干预，以洼田饮水试验、洼田吞咽能力评定法来评定疗效。

运用及推广情况：该方案已在吉林省 11 家医院推广应用。

三、依托单位——长春中医药大学附属医院

【依托单位简介】

长春中医药大学附属医院为三级甲等医院，现设“两部两中心”，即总部、附属经开医院（二部），以及脑病康复中心、传统诊疗中心，总建筑面积13.3万平米，开放床位1635张。医院曾荣获全国医药卫生系统、援外医疗工作及中医护理先进集体荣誉称号。

【特色优势】

医院拥有国家中医临床研究基地1个（中风病、冠心病），卫生部国家临床重点专科（中医专业）7个，国家中医药管理局重点专科12个，国家临床急诊基地1个，国家中医药管理局重点学科15个。

脑病科为国家中医临床研究基地（中风病）单位、卫生部国家临床重点专科、国家中医药管理局脑病重点专科、国家中医药管理局重点研究室、吉林省教育厅伏邪创新团队、吉林省中医药管理局脑病研究室，建立了具有中医特色的中风病抢救、康复体系，形成了中医脑病诊疗模式，治疗优势病种还包括痿病、眩晕等。

心脏病学科针对冠心病急性心肌梗死，提出“以通为主，调整肝肾以治心”的方法，首创中医药非溶栓非介入抢救急性心肌梗死的常规方案。应用“芪苈养心汤”治疗慢性心衰取得较好疗效。

【联系方式】

本部地址：吉林省长春市红旗街工农大路1478号

联系电话：0431-86178018

二部地址：吉林省长春市二道区深圳街与海口路交汇

联系电话：0431-81953800

网　　址：www.jlhtcm.com

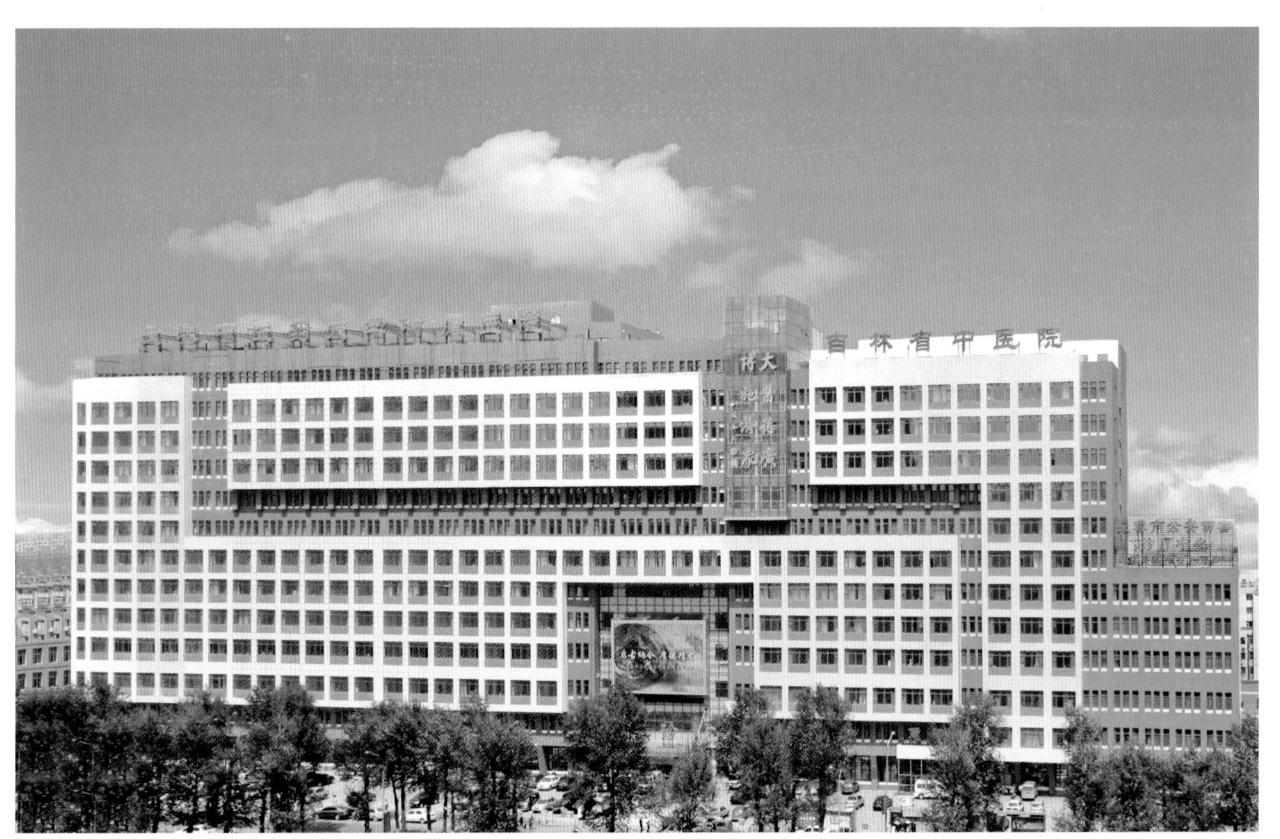

苏荣扎布

国医大师传承工作室

一、老中医药专家

【个人简介】

策·苏荣扎布（1929—2014年）男，蒙古族，内蒙古锡林郭勒盟镶黄旗人。内蒙古医科大学教授，蒙医博士、博士后指导老师。1943～1949年师从拉木扎布和巴瓦大师学习蒙医药学，1958～1984年在内蒙古医学院中蒙医系从事蒙医药教学、临床工作。先后担任内蒙古民族医学院副院长、院长等职务。曾任内蒙古自治区第5、6、7届人民代表大会代表、第7届全国人民代表大会代表，在第5届内蒙古自治区人代会上被选为内蒙古自治区革命委员会委员。是首届国医大师，享受国务院政府特殊津贴。

策·苏荣扎布

担任第一、四、五批全国名老蒙医药专家学术经验继承工作指老师。

第一批继承人：①斯琴巴特尔，国际蒙医医院风湿病专业，主任医师；②包长山，国际蒙医医院心脏病专业，主任医师。

第四批继承人：①毕力格，国际蒙医医院心脏病专业，主任医师；②宝音仓，内蒙古医科大学，副教授。

第五批继承人：①纳贡毕力格，国际蒙医医院心身医学专业，主任医师；②苏雅拉其其格，国际蒙医医院蒙医药专业，副主任医师；③松林，内蒙古医科大学，教授；④旭日，国际蒙医医院儿科专业，主任医师。

主编著作有《蒙医诊断学》《蒙医药学》等12部；发表“论治疗风湿性心脏病”“蒙医学六基症及其分类”等十余篇论文。

承担“蒙医、蒙药专业的建设与发展”等课题。

【学术经验】

（一）学术思想

归纳升华了蒙医学理论体系的重要特征——基于阴阳学的现代蒙医学整体观理论。这一新学说的提出为现代蒙医学理论体系的发展和完善做出了巨大贡献。同时，对诸多病种进行了进一步的分类和解释，提炼出现代蒙医药精微与糟粕之分解的新陈代谢理论，并采取辨证治疗的方法，在理论和临床上不断取得突破。

（二）临床经验

在临床实践中，依据气血运行中“精微与糟粕”的新陈代谢理论研制出多种新药，如冠心2号、吉如很希木吉乐、吉如和-1、益母丸、乌日塔拉9味散、檀香7味汤、赞丹11味、术沙7味、扎索11味、满纳嘎乌日勒等，在治疗心血管疾病方面疗效独特。其中治疗心脏病的七味广枣散被收录到《中国药典》(1985年版)中。

在治疗心脏病方面结合传统蒙医药辨证论治，每天早、中、晚服用的药物都会根据病人的体质、病情有所差异。如根据七味广枣散加减而成的心一号是早上服用，具有抑赫依、安神宁心的疗效；在中午使用由肉豆蔻、沉香、兔心、广枣、白云香、石膏等组成的心二号，能够清赫依热、凉血、安神；晚上服用珍宝丸，具有改善赫依、楚斯的运行、安神的作用。

【擅治病种】

1. 心激荡

早：吉如很希木吉乐、寒水石14味丸3g。午：新2号13粒；引子：义和汤和檀香7味汤3g。晚：额尔敦乌日乐13粒；引子：沉香35味散和白豆蔻4味汤3g。隔日：吉如和1号3g。

2. 心绞痛

早：吉如很希木吉乐、寒水石14味丸3g。午：新2号13粒；引子：义和汤和檀香3味汤3g。晚：额尔敦乌日乐13粒；引子：沉香35味散和白豆蔻4味汤3g。隔日：吉如和1号3g。

3. 心源性浮肿

早：吉如很希木吉乐、寒水石14味丸3g。午：新2号13粒；引子：广枣11味汤和檀香3味汤3g。晚：萨楚15散1.5g、额尔敦乌日乐7粒；引子：35味沉香散、白豆蔻4味汤3g。隔日：吉如和1号3g，用白开水送服。

4. 肾结石

早：火硝11味散和那仁满都拉3g。午：火硝11味散1.5g和新2号7粒；引子：蒺藜5味汤和义和汤3g。晚：火硝11味散1.5g和白豆蔻10味丸7粒；引子：沉香35味散和蒺藜5味汤3g。隔日：那仁满都拉3g。

5. 功能性子宫出血

早：白豆蔻7味散、止血红花散3g，用白开水送服。午：乌力吉乌日乐7粒、加三七的乌日塔拉9味散1.5g；引子：栀子7味汤、义和汤3g。晚：益母丸+乌日塔拉9味散3g；引子：35味沉香散+栀子7味汤3g。隔日：那仁满都拉1.5g+那如3味丸3粒，用白开水送服。

二、传承工作室建设情况

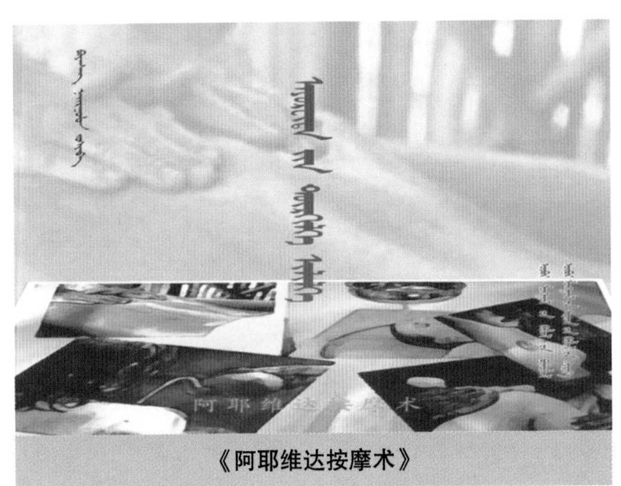

《阿耶维达按摩术》

【成员基本情况】

1. 负责人

毕力格，男，内蒙古自治区国际蒙医医院心脏病专业，主任医师。

2. 主要成员

斯琴巴特尔，男，国际蒙医医院风湿病专业，主任医师。

包长山，男，国际蒙医医院心脏病专业，主任医师。

宝音仓，男，内蒙古医科大学，副教授、副主任医师。

纳贡毕力格，男，内蒙古国际蒙医医院心身医学专业，主任医师。

【学术成果】

1. 论著

(1)《蒙医临床学》，内蒙古人民出版社2013年出版，苏荣扎布主编。

(2)《蒙医诊断学》，内蒙古人民出版社2013年出版，毕力格主编。

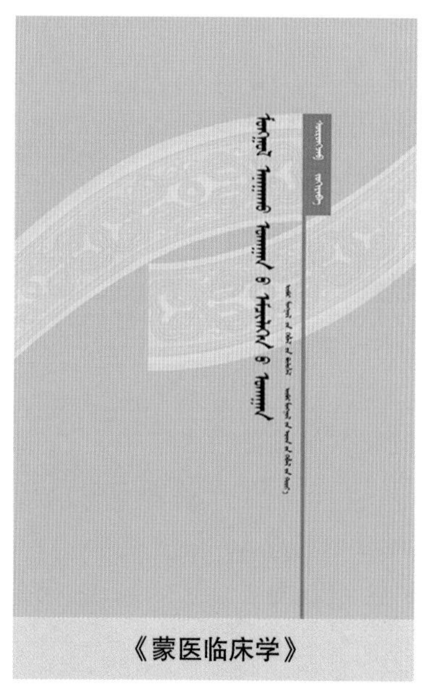
《蒙医临床学》

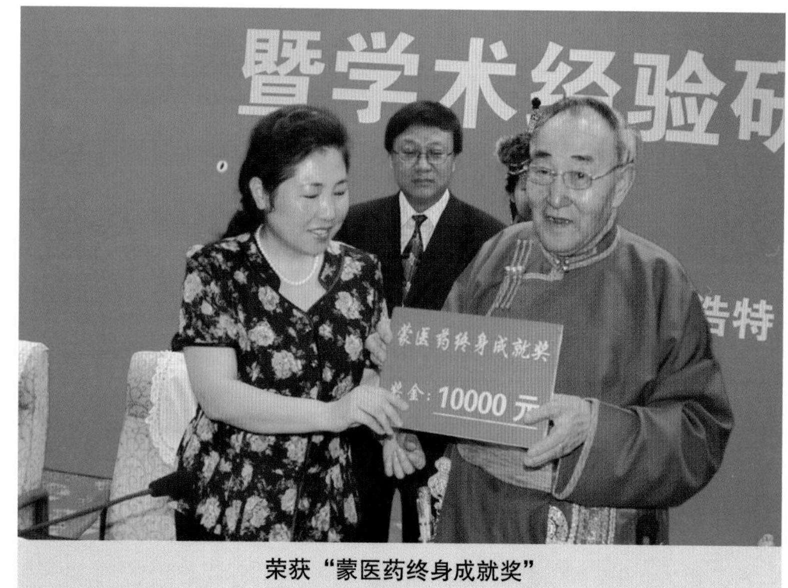

荣获“蒙医药终身成就奖”

（3）《蒙医基础理论》，内蒙古人民出版社 2013 年出版，宝音仓主编。

2. 论文

（1）包长山 . 论三体素的分布‘Ⅱ号’临床疗效观察 . 中国蒙医药杂志，2010，3。

（2）宝音仓，等 . 肾结石的诊疗体会 . 中国蒙医药杂志，2011，6。

（3）宝音仓，等 . 图来病的诊疗体会 . 中国蒙医药杂志，2011，12。

（4）宝音仓，等 . 苏荣扎布临床经验 . 内蒙古医科大学学报，2013，2。

（5）包长山 . 原发性高血压的资料与病理研究 . 中国蒙医药杂志，2013，9。

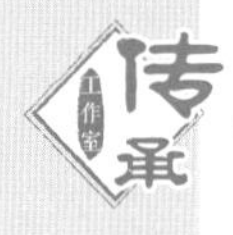

【人才培养】

培养传承人 9 人；接受进修、实习 100 多人次。举办省级蒙医药继续教育项目 2 次，共培训 800 多人次。

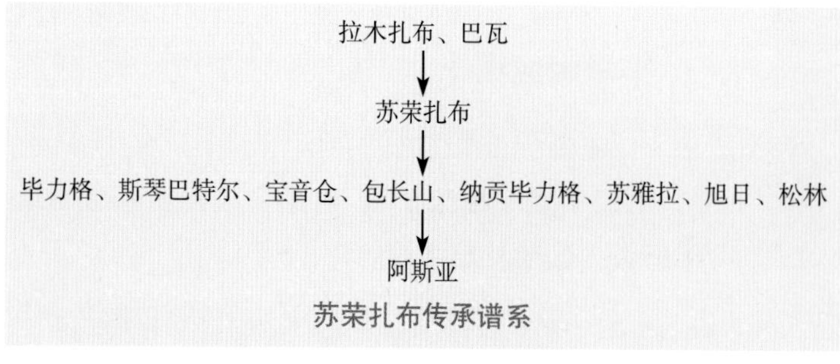

苏荣扎布传承谱系

【成果转化】

院内制剂：

1. 扫日申 –11；主治心悸、胸闷、胸及心刺痛、赫亦性失语、精神病等疾病。

2. 萨查古 –3；主治肺热、肺刺痛、肺性感冒、咽痛、声音嘶哑、鼻型感冒等疾病。

3. 尼木朱尔 –17；主治心源性、肾源性等各种浮肿、肾赫依寒、腰腿痛、肾结石、尿路感染等疾病。

4. 舍马 –5；主治各种原因引起的浮肿、尿路感染、尿路结石等疾病。

5. 苏格木勒 –4；主治心悸、胸憋、气短、睡眠不佳、头晕、耳鸣、慢性疲劳综合征、植物神经紊乱等疾病。

6. Ⅱ绍沙 –7；主治心悸、心律失常、心绞痛等疾病。

7. Ⅱ扫日申敖日布；主治头晕、耳鸣、吞咽困难、赫亦性失语、心悸、胸闷、心烦意乱、赫亦性刺痛等各种赫亦性疾病。

【推广运用】

治疗心激荡、心绞痛、心源性浮肿、功能性子宫出血的方案已在内蒙古自治区国际蒙医医院推广运用。

三、依托单位——内蒙古自治区国际蒙医医院

【依托单位简介】

内蒙古国际蒙医医院是目前国际上规模最大的三级甲等蒙医综合医院，是我国首家以蒙医药医疗为主的集医疗、科研、教学、预防、保健、康复、急救、制剂为一体的现代化蒙医综合医院，是国家民族医医院重点建设单位，国家蒙药制剂中心，国家级蒙医药文化宣传教育基地，八省区蒙医药医疗、科研、教学指导中心及蒙医药国际交流中心。

【联系方式】

地址：内蒙古自治区呼和浩特市赛罕区大学东路 83 号

电话：0471-5182038

【特色优势】

医院现有 6 个国家临床重点专科，1 个国家中医药重点研究室，9 个国家中医药管理局重点专科、4 个重点学科，1 个自治区级领先学科，2 个自治区级重点学科。医院云集了区内外众多德高望重、医术精湛的知名专家、学者和一批国内外引进的博士、硕士等中青年专业技术人才。医院先后荣获全国中医药（含民族医药）应急工作先进集体、国家民族医重点学科蒙医协作组组长单位、全国中医医院（含民族医医院）优质护理服务先进单位、中国和蒙古国贸易交流活动最佳组织奖等荣誉，连续两年被评为呼和浩特百姓最满意的品牌综合医院、百姓口碑金质奖。2010 年开始已有 7 个全国名老蒙医药专家传承工作室，逐渐形成了以名蒙医工作室为中心、全方位传承名老蒙医学术经验的传承平台。

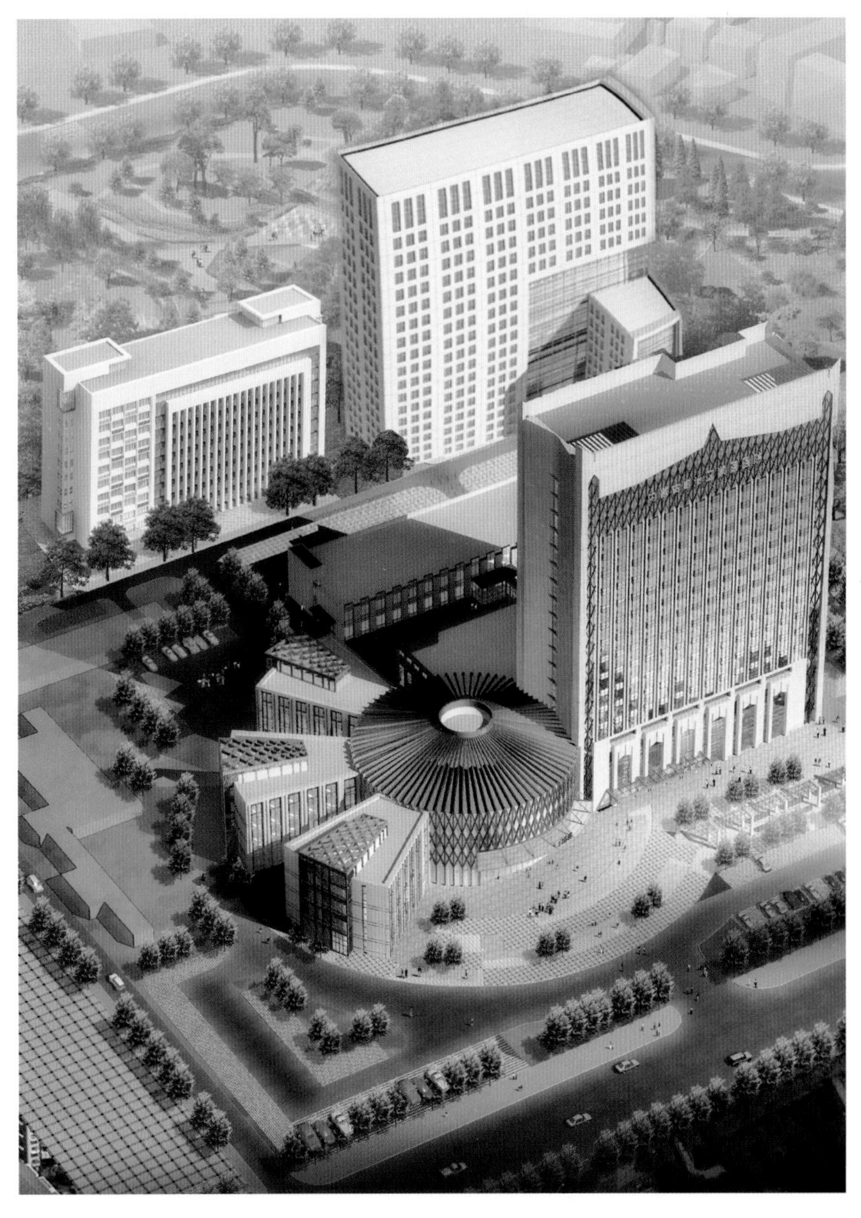

李玉奇

国医大师传承工作室

一、老中医药专家

【个人简介】

李玉奇（1917—2011年），男，汉族，辽宁铁岭人。辽宁中医药大学附属医院中医内科专业，教授、主任医师。他先后拜银州名医明星垣、丁乙青、姜弼臣三位先贤为师，28岁走向从医之路。1949年任吉林省辽源市市立医院院长，1955年任辽宁省卫生厅中医处处长，1977年任辽宁省肿瘤医院第一任副院长，1978年任辽宁中医学院附属医院院长。1991年起享受国务院政府特殊津贴。2009年获首届“国医大师”荣誉称号。曾任辽宁省药品评审委员会副主任委员，中华中医药学会辽宁省分会理事长等职。

全国著名中医教授：李玉奇先生

李玉奇

先后担任第1～2批全国老中医药专家学术经验继承工作指导老师。

第一批继承人：①周学文，辽宁中医药大学中医脾胃病专业，主任医师；②郭恩绵，辽宁中医药大学中医肾病专业，主任医师。

第二批继承人：①王垂杰，辽宁中医药大学中医脾胃病专业，主任医师；②姜树民，辽宁中医药大学中医急症专业，主任医师。

主要编著有《萎缩性胃炎以痈论治与研究》《脾胃病与胃癌癌前期病变研究》《医门心镜》《中国百年百名中医临床家丛书——李玉奇》等著作；发表“以痈论治萎缩性胃炎纵横谈”“中药冲剂治疗慢性萎缩性胃炎临床观察”等论文。

曾先后主持卫生部课题“萎缩性胃炎中医辨证论治的临床研究”，国家“八五”科技攻关计划“阻癌冲剂治疗胃癌前期病变的临床与实验研究”，辽宁省科技厅课题“治疗萎缩性胃炎中药剂型改革药理作用与临床研究”，研制出“养阴清胃颗粒（逆转乐冲剂）。

【学术经验】

（一）学术思想

提出“萎缩性胃炎以痈论治”的学术观点。认为胃痈之为病，乃胃阳之气不得宣发而受遏抑，胃之表证即寒气隔阳，胃的里证乃热聚于胃口。故萎缩性胃炎是由脾胃俱病而出现的寒热交错所诱发的瘤痈，故临床用药当以行气健脾，清热消痈为原则。

（二）临床经验

1. 重视脉象

脉诊作为中医诊断的一项重要诊查手段可以提示病情轻重。病势轻则脉来平和，病势重或是疾病急速进展期则脉来数、大、弦、实，示内有病邪欲与正气相搏之势。如临床中症见患者羸弱、乏力、消瘦，却反见洪大弦实之脉象，往往预示

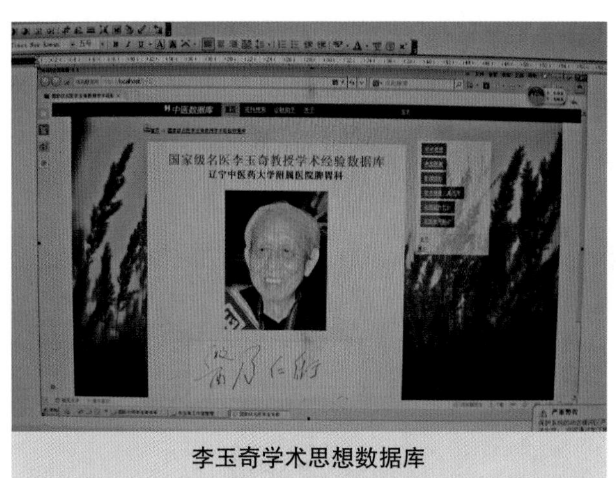

李玉奇学术思想数据库

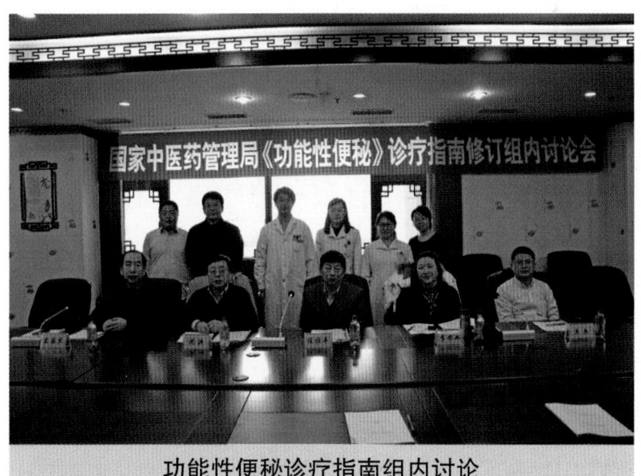

功能性便秘诊疗指南组内讨论

隐藏大疾，必当详查明确诊断，以免贻误病情。

2. 观舌识病

舌质与舌苔密不可分，苔可视为病象，亦可视为正气存在，有质无苔说明失去正气运作，有苔无质说明神根俱失。质从色深辨证，苔从根基反映病变。无苔说明病在血分，未在气分；有苔病在气分，少在血分。以舌质论之，舌质愈红愈无苔，病势发展愈快愈险恶，这在判断萎缩性胃炎进展过程中是一个极为关键的指征。

3. 用药经验

在遣方用药中常以苦参、黄连为先，此二味药性苦寒，然用于脾胃病的治疗却并无碍胃之弊。尤善用苦参治疗各类疾病，如治疗虫积，与黄连配伍治疗中毒性痢疾，与祛风药配伍治疗荨麻疹，伍用夏枯草治疗瘿瘤，并以此为君药组方抗癌、治疗厌食等症。还善于应用苦参治疗房颤，取其清心火、坚肾阴之故。

【擅治病种】

1. 消化系统疾病

擅用小柴胡汤加减治疗食管贲门失迟缓症；运用平胃散、胃苓汤、苏子降气汤、半夏泻心汤加减治疗萎缩性胃炎；补中益气汤加减治疗习惯性便秘；白头翁汤、芍药汤加减治疗溃疡性结肠炎。治疗脾胃病强调在健脾扶正、顾护胃气基础上加用清热活血化瘀消痈之药物，用于逆转萎缩及肠化生。

2. 呼吸系统疾病

擅用补肾纳气法治疗哮喘，运用蛤蚧、沉香等降气归元之药物。

3. 心脑系统疾病

擅于运用鼻饲水蛭粉治疗蛛网膜下腔出血，既可吮血止血，又可除瘀通络，祛瘀血而生新血。治疗冠心病房颤提出从补肾入手、补心先补肾的学术思想，运用苦参、人参、淫羊藿等补益肾气以充养心气。

二、传承工作室建设成果

【成员基本情况】

1. 负责人

王垂杰，男，辽宁中医药大学附属医院中医内科脾胃病专业，主任医师。

2. 主要成员

姜树民，男，辽宁中医药大学附属医院中医急症专业，主任医师。

白光，男，辽宁中医药大学附属医院中医内科脾胃病专业，主任医师。

汤立东，男，辽宁中医药大学附属医院中医内科脾胃病专业，主任医师。

王辉，女，辽宁中医药大学附属医院中医内

科脾胃病专业，副主任医师。

【学术成果】

1. 论著

（1）《国医大师李玉奇学术思想集》，科学出版社 2014 年出版，王垂杰主编。

（2）《国医大师李玉奇临证精华》，人民卫生出版社 2013 年出版，王垂杰主编。

2. 论文

（1）王辉．李玉奇教授以小柴胡汤治疗食管贲门失迟缓症验案 1 例．辽宁中医药大学学报，2010，12（2）：121 ～ 122。

（2）张泽．从肾论治冠心病．世界中西医结合杂志，2011，6（3）：250 ～ 251。

（3）张会永．国医大师李玉奇先生治疗消渴病临床经验．中华中医药杂志，2011，26（12）：2882 ～ 2884。

（4）王辉．李玉奇教授学术思想篇——多汗症临床证治．新中医，2012，44（9）：148 ～ 149。

（5）汤立东．李玉奇教授治疗溃疡性结肠炎经验．辽宁中医杂志，2013，40（2）：1 ～ 3。

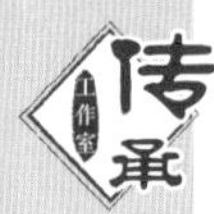

【人才培养】

培养学术继承人 2 人；接受进修、实习 13 人。举办国家级中医药继续教育项目 3 次，培训 600 余人次。

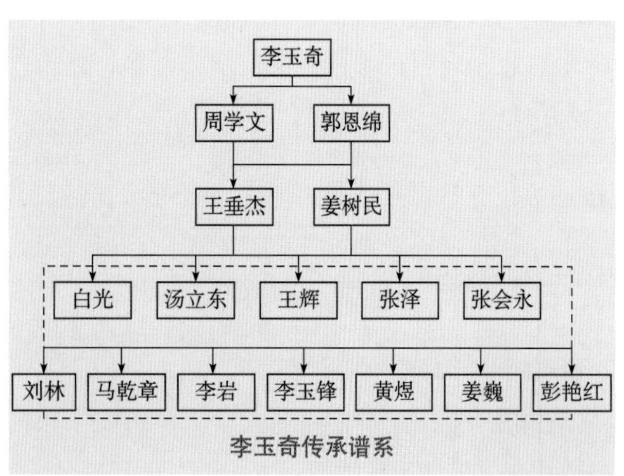

李玉奇传承谱系

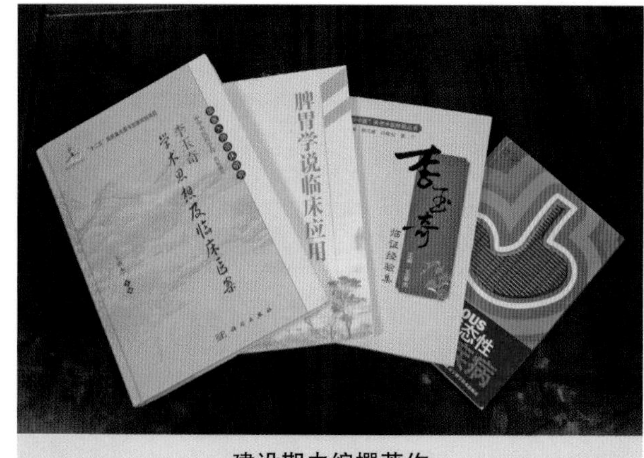

建设期内编撰著作

【推广运用】

（一）诊疗方案

1. 胃痛（慢性胃炎）

临床分为肝胃不和型、脾胃虚弱型、肝胃郁热型、胃阴不足型。以健脾和胃、清热化瘀消痈为原则。

2. 胃疡（消化性溃疡）

初期以行气疏郁为原则，中期以清热解毒为主，后期以健脾益气、托毒外出为法，并将中医外科的“消”“托”“补”法引入本病的治疗。

3. 便秘（功能性便秘）

临床分为脾约证及大肠瘀滞证，分别采用补中益气之法及健脾化湿、行气化滞、通里攻下之法。

（二）运用及推广情况

以上 3 个诊疗方案已在台安县中医院、朝阳市中医院等县市级医疗单位推广应用。

三、依托单位——辽宁中医药大学附属医院

【依托单位简介】

辽宁中医药大学附属医院暨辽宁省中医院，始建于1956年，现有“一院三区”，由医院主院区、慢病康复病区和沈本医院病区组成，为三级甲等综合性中医医院。医院占地面积3.7万平米，总建筑面积14.9万平米，编制床位1900张，开放床位2500张，固定资产净值6.5亿元。年门诊量达130万人次，出院人数3.75万人次，年收入7.8亿元。有院内制剂112种，中医特色疗法116种。

【特色优势】

医院现有国家临床重点专科6个；国家中医药管理局重点专科11个，国家中医药管理局重点学科14个，其中“十一五”重点学科5个，“十二五”重点学科9个；国家中医药管理局中医、中西医结合急诊建设基地1个。医院现有“国医大师”1人、国家级名医14人、省级名医41人、市级名医27人；全国“百千万人才工程”百人层次1人，辽宁省“百千万人才工程”百人层次17人、千人层次19人；全国老中医药专家学术经验继承工作指导老师14人；国家中医药管理局优秀中医临床研修人才24人。现有2个一级学科博士学位授权学科（中医学、中西医结合）、3个博士学位授权点。

依托于国家临床重点专科和国家中医药管理局重点学科建设，医院临床科研创新团队不断涌现。组建了小儿肺炎中医临床研究的顶尖团队以及全国小儿肺炎研究联盟。

【联系方式】

地址：辽宁省沈阳市皇姑区北陵大街33号
电话：024-31961512
网址：www.lntcm.com.cn

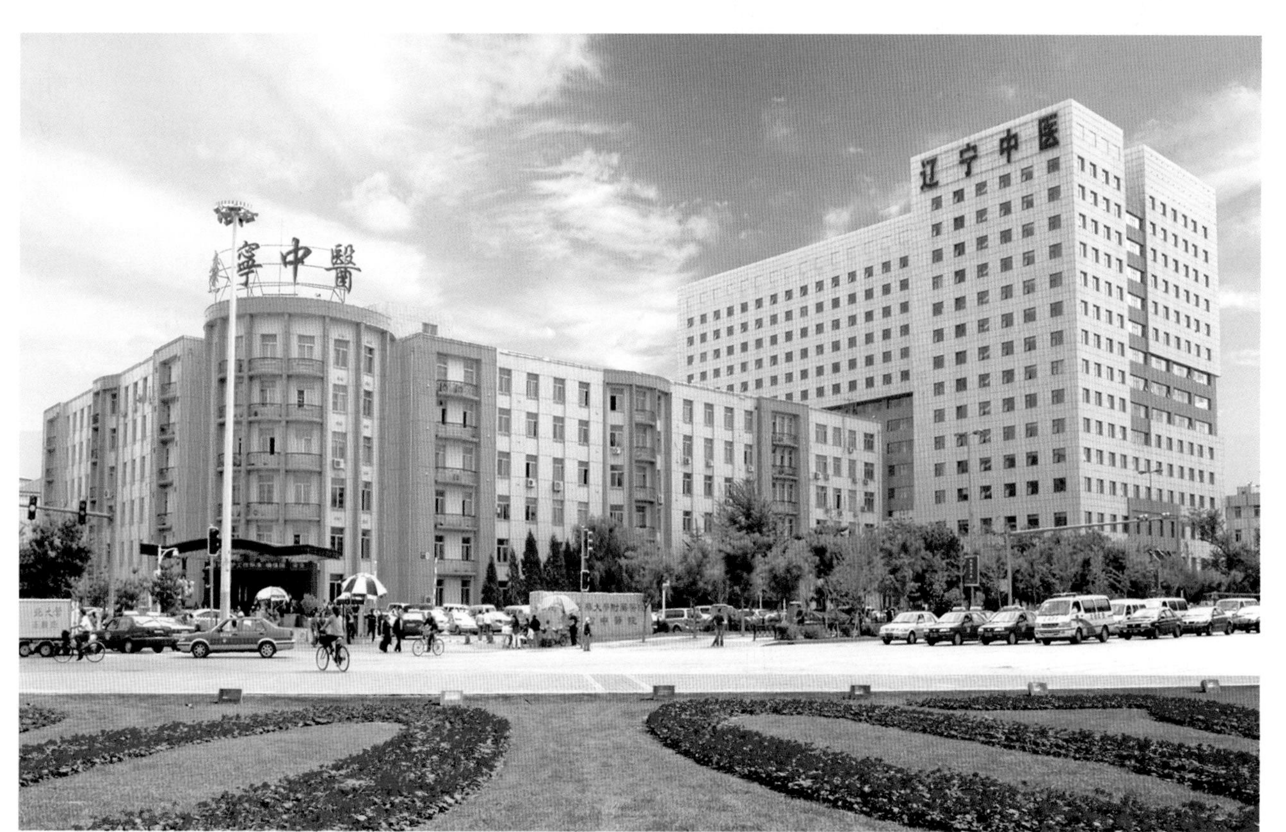

李济仁

国医大师传承工作室

一、老中医药专家

【个人简介】

李济仁，1930年生，男，汉族，安徽省黄山市歙县人。皖南医学院弋矶山医院中医科主任医师、终生教授。师承于新安名医“张一帖”内科十三代传人张根桂、汪润身。为首届“国医大师”、国家级非物质文化遗产“张一帖”内科第十四代传承人，全国首批500名老中医之一，首批国务院具有硕士学位授予权的硕士研究生导师，首批全国百年百名名老中医，首批国务院政府特殊津贴获得者。获中华中医药学会终身成就奖，中华中医药学会风湿病病分会“五老”之一。现任世界中医药学会联合会方药量效研究委员会会长；世界中医药学会联合会风湿病专业委员会名誉会长。

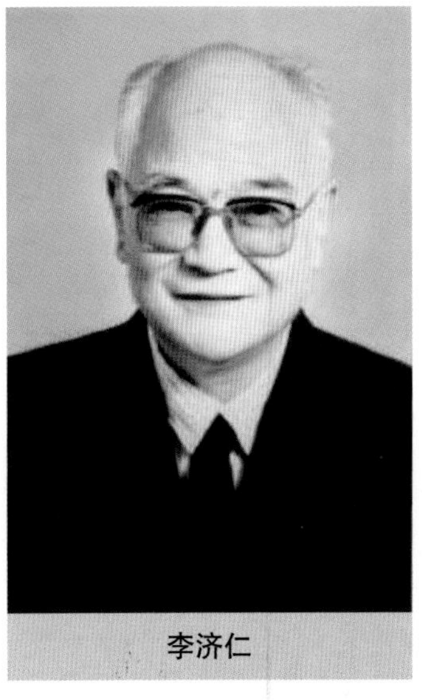
李济仁

担任首批全国老中医药专家学术经验继承工作指导老师。

继承人：①管世甫，皖南医学院弋矶山医院中医科，主任医师（已逝）；②李有伟，芜湖市中医院中医内科，主任医师。

主要著作有《济仁医录》《痹证通论》《新安名医考》《痿病通论》《大医精要——新安医学研究》等学术著作14部。发表论文共112篇。

主持的科研项目“新安医家治疗急危难重病症经验的研究”“新安名医考证研究”等多项课题获安徽省科学技术奖三项以及高校与卫生厅科学技术奖等五项科技奖励。

【学术经验】

（一）学术思想

在学术上创立“痹痿统一论”新说，治病注重“调补气血、培补肾本”辨治杂病，提出并制定了“选择方药剂型，重视作用特点”“强调服药时间，注重动静宜忌”“推崇数方并用，主张定时分服”等辨治纲领，处方熔经方、时方、新安医方于一炉而精心化裁。

（二）临床经验

1. 重视“寒热”之纲辨治痹病

痹病辨治先从寒热入手，然后再据此分为寒痹偏风型、偏湿型及单纯寒型；以及热痹偏风型、偏湿型、单纯热型等。

2. 创制治疗乳糜尿系列特效方

以苦参为主治疗乳糜尿，创立苦参消浊汤（苦参、熟地、山萸肉、山药、萆薢、石菖蒲、乌药、益智仁、车前子、炮山甲）、消浊固本汤（山萸肉、山药、丹皮、续断、熟地、黄芪、白术、甘草、苦参、射干）、乳糜食疗汤（薏苡仁、芡实、红枣、芹菜、山药、莲子）等消乳糜尿系列方。

3. 提倡“因时制宜”辨治杂病

提倡因时诊断与用药，根据疾病发作周期因时诊断，因季用药与施治，注重冬病夏治、冬病冬治的方法治疗痹病，治疗月经病时注意时间周期用药法。

4. 倡导“固本培元，重视脾肾”治疗肾病

治疗慢性肾衰竭提倡新安医学“固本培元”学说，临床以温补脾肾为主，本虚兼顾，运用新安医方治疗慢性肾衰竭，并创立益肾固本方（黄芪、党参、白术、云苓、川断、丹参、益母草等）等效验方。

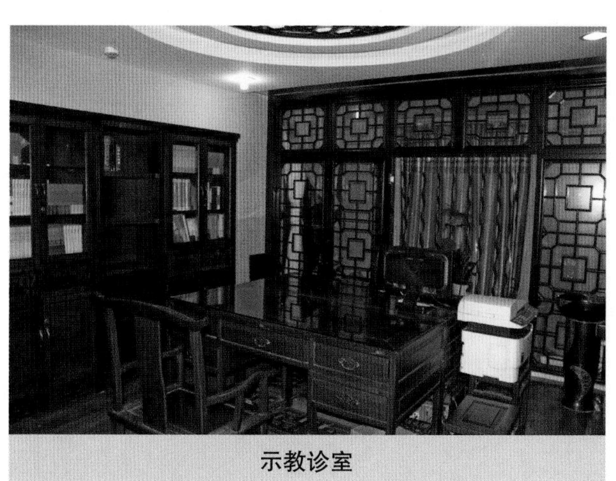

示教诊室

5. 治疗痿证详辨虚实病机

治疗痿证注重虚弱亏损为本或夹有标实等病机。临证注意辨别气血亏虚、肺阴亏虚、真精匮乏、肾阳虚衰、中土不足以及湿热浸淫、情志化火、瘀血内停、气机郁滞、积痰内伏、虚火内炽等虚实不同病机。

【擅治病种】

1. 痹病

临床常先辨别寒热，然后再据此分为寒痹偏风型、偏湿型及单纯寒型；以及热痹偏风型、偏湿型、单纯热型等分项治疗。治疗以自拟清络饮（苦参、黄柏、萆薢、青风藤等）、温络饮（桂枝、白术、附子、黄柏等）为主。并创立顽痹治疗四法。

2. 痿证

根据痿证肢体瘫痪、肢体麻木不仁、四肢瘦削、皮毛枯槁等不同表现，采用清金保肺法、清热利湿法、温化寒湿法、燥湿化痰法、补益肝肾法、添精补髓法等不同治则治法。治疗常用虎潜丸、李氏起痿汤（黄芪、桑寄生、千年健、补骨脂、木瓜、太子参、伸筋草等）。

3. 脾胃疾病

治胃病提出“和、降、温、清、消、养”六法分治的治疗原则。创立和胃消炎方（广木香、炒白术、云苓、佛手柑、台乌药、制香附等）。

4. 肾脏疾病

治疗慢性肾炎注重益气活血之法，治疗肾炎隐血采用养阴固肾之法，治疗慢性肾衰竭自创益肾固本方、化浊解毒方（黄芪、土茯苓、生大黄、丹参、川芎、甘草等）等，临床取得了较好的疗效。

二、传承工作室建设成果

【成员基本情况】

1. 负责人

李艳，女，皖南医学院弋矶山医院中医科，主任医师。

2. 主要成员

廖圣宝，男，皖南医学院，教授。

范为民，男，皖南医学院弋矶山医院中医科，主治医师。

李明强，男，皖南医学院弋矶山医院中医科，副主任医师。

胡怡芳，女，皖南医学院弋矶山医院中医科，主治医师。

谷绍飞，男，皖南医学院弋矶山医院中医科，主治医师。

【学术成果】

1. 论著

（1）《痹证通论》，人民军医出版社 2011 年出版，李济仁、仝小林主编。

（2）《痿病通论》，人民军医出版社 2011 年出版，李济仁主编。

（3）《国医大师临床经验实录——国医大师李济仁》，中国医药科技出版社 2011 年出版，李艳主编。

（4）《济仁医录》，中国医药科技出版社 2014 年出版，李济仁主编。

（5）《李济仁痹证研究传承集》，科学出版社 2014 年出版，李艳主编。

2. 论文

（1）李艳．国医大师李济仁治疗慢性蛋白尿经验．中华中医药杂志，2010，25（1）：83 ～ 86。

（2）李艳．国医大师李济仁辨治痹证经验集萃．中医药临床杂志，2010，2（9）：806 ～ 808。

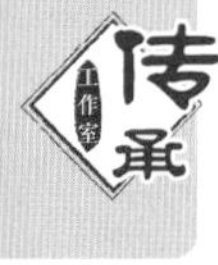

（3）李艳．国医大师李济仁学术思想及对新安医学的贡献．中医药临床杂志，2012，24（1）：11 ～ 14。

（4）李艳．国医大师李济仁辨治痹与痿学术思想与经验．中国中医基础医学杂志，2012，18（12）：1309 ～ 1310。

（5）范为民．李济仁教授辨治痹病学术经验撷要．风湿病与关节炎，2014，3（8）：40 ～ 42。

【人才培养】

国医大师工作室建设期间，成功获批国家首批中医药传承制博士后科研工作站设站单位，目前在站博士后 1 名。培养传承人 10 人；接受进修 12 人次。举办国家级中医药继续教育项目 2 次，培训 222 人次。

【成果转化】

已与安徽省中医院、安徽省医学科学研究院签订合同，院内制剂“清络饮”正在申报中。

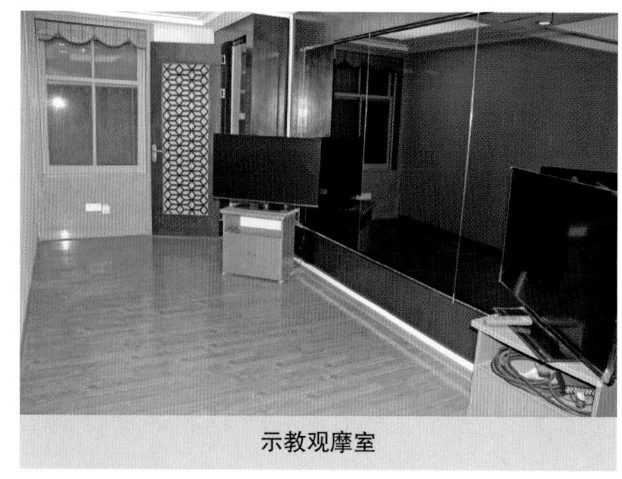

示教观摩室

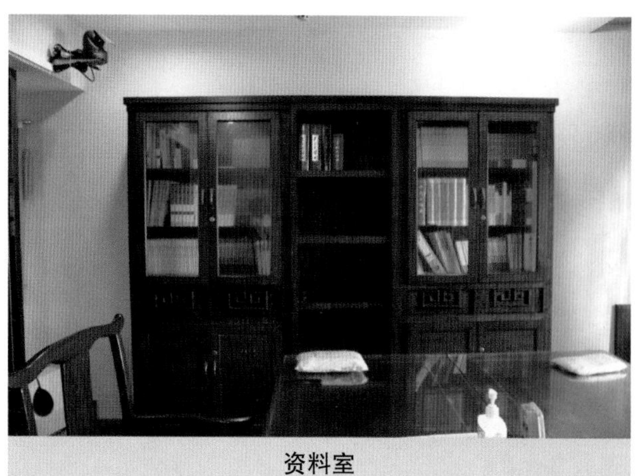

资料室

【推广运用】

（一）诊疗方案

1. 类风湿性关节炎

（1）风寒湿阻证：桂枝附子汤合防风汤加味。

（2）痰瘀互结证：益肾清络活血方（苦参、青风藤、蔓荆子、知母、炙黄芪、当归、活血藤、鸡血藤、乌梢蛇、蒲公英、川蜈蚣、雷公藤）加减。

（3）风湿热郁证：清络饮。

2. 慢性肾衰竭

（1）脾肾气虚证：固本培元方（黄芪、党参、白术、云苓、川断、丹参、益母草等）。

（2）浊毒证：化浊解毒经验方（黄芪、土茯苓、生大黄、丹参、川芎、甘草等）。

3. 慢性胃炎

治以和胃消炎方为主。

4. 痿证

（1）肝肾亏损证：虎潜丸加减。

（2）精弱髓亏证：李氏起痿汤加减。

（二）运用及推广情况

以上各诊疗方案已在皖南医学院弋矶山医院、安徽中医学院第三附属医院、铜陵市中医院等医疗单位推广应用，总有效率达 80% 以上。

三、依托单位——皖南医学院弋矶山医院

【依托单位简介】

皖南医学院弋矶山医院为皖南医学院第一附属医院。医院 1888 年由美国基督教会创立，是一家有着 127 年悠久历史的综合性医院，现为国家三级甲等医院，是皖南及皖江地区集医疗、教学、科研、预防、康复、急救等为一体的省级医学中心和医疗技术指导中心。国内著名医学专家吴绍青、沈克非、陈翠贞等人曾在此院工作，医院中医科李济仁教授荣膺首届“国医大师”称号。医院曾先后被评为全国爱婴医院、国家临床药物研究基地、安徽省药物临床评价中心、省园林式单位；“十二五”国家中医药管理局“中医痹病学”重点学科建设单位。曾先后被授予“全国卫生系统先进集体”“省级文明单位”“省首批诚信医院”以及省“十佳医院”等称号。

【特色优势】

医院收治疾病种类基本覆盖相关学科常见疾病。医院手术室、ICU、CCU 等规模及设施达到省内先进水平；心血管导管室、内镜中心等设施配置达到省内一流水平；血液净化中心规模及设备配置达到华东地区领先水平；中医科运用新安医学思想治疗痹证等已达国内先进水平并形成特色。医院还开展体外循环下各类心内直视手术、内镜下各类微创治疗、心脏介入检查及治疗等多科多项高难手术。在创伤和危重病人抢救、疑难病诊治方面经验丰富。对恶性肿瘤开展综合性治疗，包括手术、化疗、介入、放疗、中医及免疫疗法。

【联系方式】

地址：安徽省芜湖市镜湖区赭山西路 2 号

电话：0553–5738279

网址：http://www.yjsyy.com

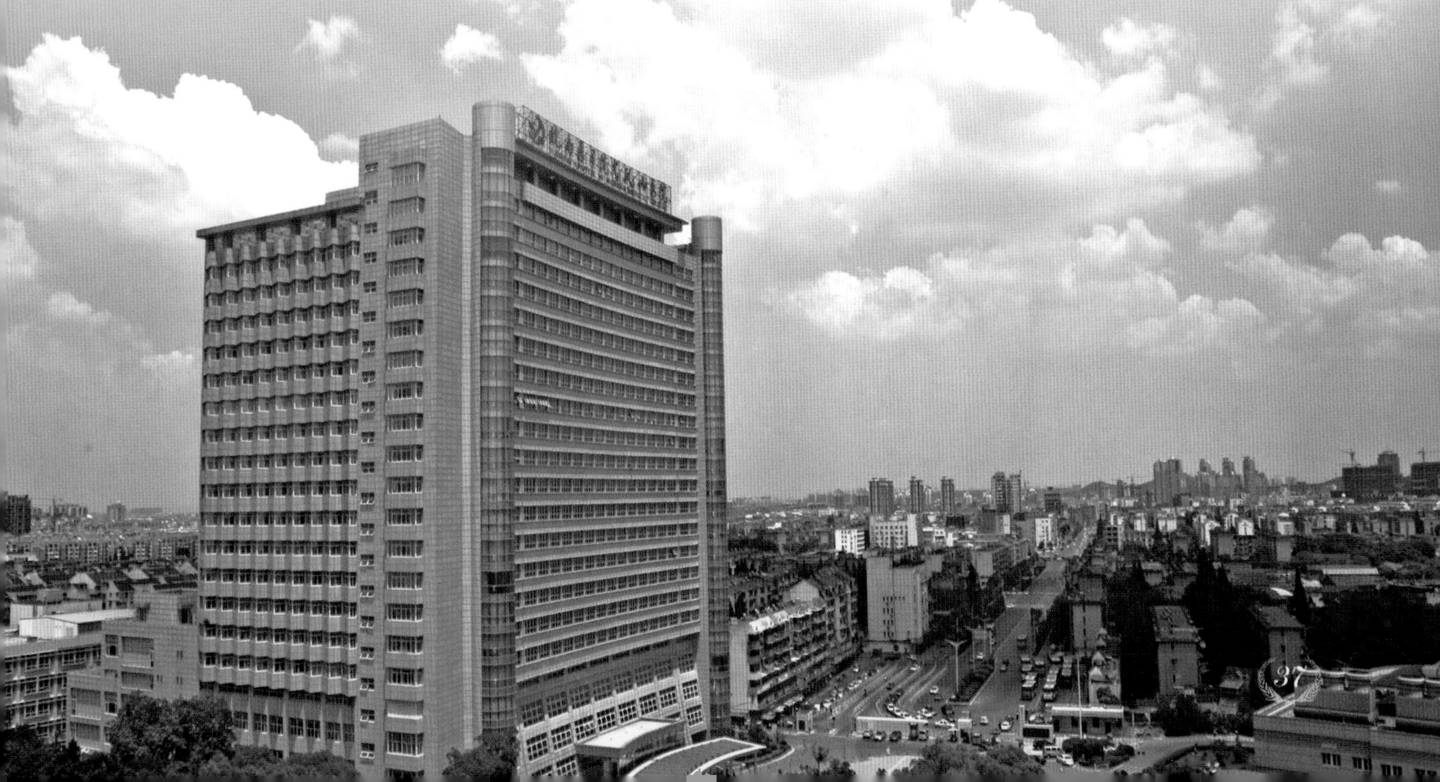

李振华

国医大师传承工作室

一、老中医药专家

【个人简介】

李振华，男，1924年生，汉族，河南洛宁人。

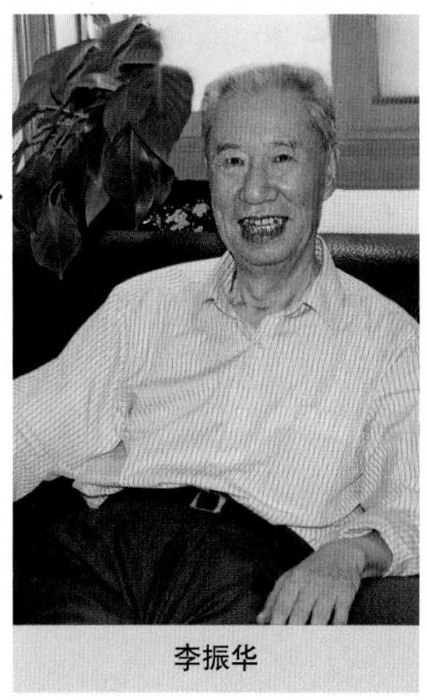
李振华

原河南中医药大学院长，主任医师。出身中医世家，1941年随父学医，1947年行医。1954年调至洛阳市中医师进修学校任教，1957年荣获卫生部西学中河南唯一“模范教师”称号。1958年调任河南省卫生厅中医处任职，1960年到河南中医药大学担任医疗教学工作，先后任中医教研室主任、一附院副院长、学院副院长、院长，是第七届全国人大代表。1992年起享受国务院政府特殊津贴，2009年获全国首届“国医大师”称号，并荣获全国首届中医药传承特别贡献奖、河南省中医事业终身成就奖。

担任第一批全国老中医药专家学术经验继承工作指导老师。

继承人：①李郑生，河南中医药大学第三附属医院中医内科学专业，主任医师；②高锡朋，河南中医药大学中医内科教研室，副主任医师。

主要有《中国传统脾胃病学》《中国现代百名中医临床家丛书——李振华》《李振华医案医论集》《国医大师临床经验实录——国医大师李振华》等十余部著作。

承担的“七五”国家科技攻关项目“慢性萎缩性胃炎脾虚证的临床及实践研究”荣获河南省科技进步成果二等奖。“名老中医学术思想与经验传承”“李振华学术思想及临证经验研究”课题获河南省中医药科学技术成果一等奖、河南省科学技术进步二等奖。

【学术经验】

（一）学术思想

提出脾胃学术思想，认为脾本虚证无实证，胃多实证；脾虚是气虚，甚则阳虚，脾无阴虚而胃有阴虚；治脾胃必须紧密联系肝；重视湿热互结的证治，用清热药宜中病即止，热势渐减宜及时加入健脾利湿之品，以治其本；对肝肾阴虚并有脾胃气虚者，用健脾胃之药宜淡渗轻灵平和，不宜过用芳香温燥之品，饮食有所好转时宜酌加养阴之品，但不宜过用滋腻；胃阴虚证用药宜轻灵甘凉。

（二）临床经验

1. 脾胃病治疗经验

自拟李氏香砂温中汤（白术、茯苓、陈皮、旱半夏、木香、砂仁、小茴香、乌药、桂枝、白芍、厚朴、香附、甘草）和萎胃方（炒白术、茯苓、陈皮、姜半夏、砂仁、醋郁金、北刘寄奴、乌药、桂枝、醋白芍、厚朴、醋香附、焦三仙），

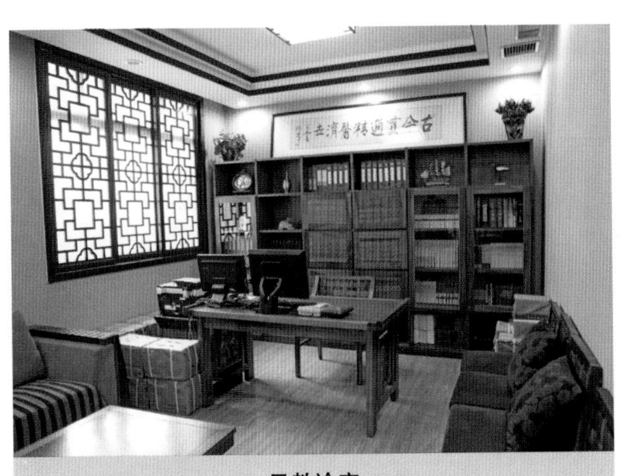
示教诊室

用于各种慢性脾胃病之脾胃气（阳）虚证。

2. 治疗急性热性传染病经验

初期以清热解毒、熄风透窍为法，用银翘散和白虎汤加减为主，忌辛温解表大汗；病入营血，以清热凉血、熄风透窍为法，用清瘟败毒饮加减为主。温热病注意湿邪，尤其暑温，暑易挟湿，注意用芳香化湿药，凉药宜减量。治温热病始终注意保存津液。治疗发热用葛根以清热生津；治疗神志不清甚至昏迷用安宫牛黄丸或紫雪丹以清热透窍。对于温热病后期因痰多易引起窒息死亡者，用白矾、葶苈子、川贝母，水煎约200毫升，用棉球浸药液滴入患者咽喉，可化痰而防止窒息。恢复期养阴和胃为主，方用沙参养胃汤加减，有后遗症者可随证加熄风通络透窍的虫类药物。

【擅治病种】

1. 消化系统疾病

用疏肝健脾和胃法，用自拟香砂温中汤治疗萎缩性胃炎、功能性消化不良等。

2. 神经系统疾病

从疏肝健脾入手，标本兼顾，以理气豁痰、清心透窍为主，创制了清心豁痰汤（白术、茯苓、橘红、半夏、香附、枳壳、小茴香、乌药、郁金、节菖蒲、栀子、莲子心、胆南星、琥珀、甘草）。本病恢复期可用丹栀逍遥散加减。

二、传承工作室建设成果

【成员基本情况】

1. 负责人

李真，男，河南中医药大学一附院中医内科专业内分泌方向，主任医师。

2. 主要成员

李郑生，男，河南中医药大学三附院中医内科专业消化病方向，主任医师。

郭淑云，女，河南中医药大学一附院中医内科专业消化病方向，主任医师。

李合国，男，河南中医药大学一附院中医内科专业消化病方向，主任医师。

郭文，男，河南省全民健康促进会，中文专业，高级记者。

【学术成果】

1. 论著

（1）《中医脾胃病学》，科学出版社2012年出版，李振华、李郑生主编。

（2）《走进国医大师李振华》，中国中医药出版社2011年出版，郭文、李郑生整理。

（3）《李振华学术思想与治验撷要》，人民军医出版社2012年出版，李郑生、郭淑云主编。

（4）《国医大师李振华学术传承集》，中国

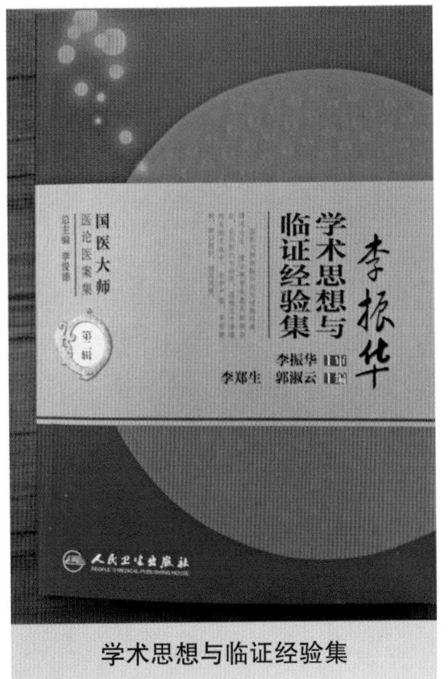

学术思想与临证经验集

中医药出版社2012年出版，李郑生、郭文、郭淑云主编。

（5）《国医大师李振华医学生涯70年》，中国医药科技出版社2012年出版，王海军、李郑生主编。

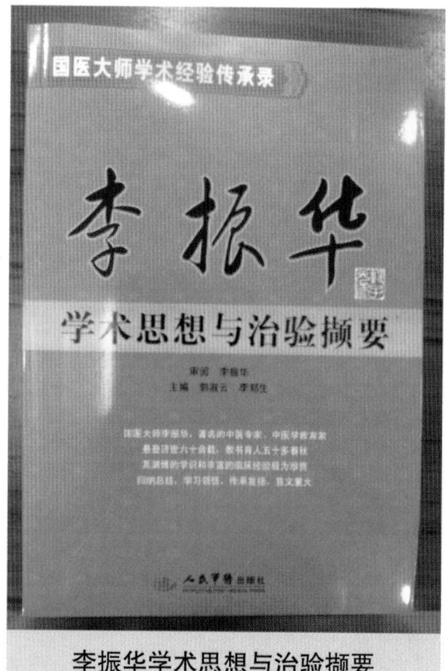

李振华学术思想与治验撷要

2. 论文

（1）郭淑云.李振华治疗慢性萎缩性胃炎的思路与方法.辽宁中医杂志，2010，37(10)：1883。

（2）郭淑云，等.李振华治疗湿热证临床经验.辽宁中医杂志，2011，38(9)：1748。

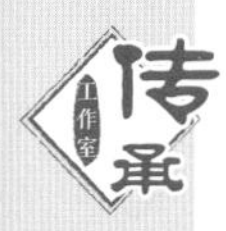

（3）郭淑云，等.李振华治疗水肿验案.辽宁中医杂志，2011，38(12)：2463。

（4）王海军等，李振华教授治疗内伤发热、失音经验.中医学报，2012，27(167)：413。

【人才培养】

培养传承人16人；接受进修、实习13人。举办省级中医药继续教育项目3次，培训500人次。

【成果转化】

中药新药：

1. 萎胃宁合剂：201310015581.1；功能主治：健脾益气、疏肝和胃，用于治疗慢性萎缩性胃炎。

2. 健脾补肾止泻合剂：201310015270.5；功能主治：健脾补肾止泻，用于治疗泄泻。

3. 清咽消梅合剂：201310015539.X；功能主治：清化痰热、养阴利咽，用于治疗咽炎。

4. 参红宁心胶囊：201310015510.1；功能主治：补气养阴、益心安神，用于治疗心悸。

5. 宁心合剂：201310015272.4；功能主治：疏肝健脾、清心豁痰，用于治疗脏躁。

【推广运用】

（一）诊疗方案

1. 慢性萎缩性胃炎（脾虚肝郁、胃失和降证）

香砂温中汤加减。食少胃脘胀甚加焦三仙、刘寄奴；嗳气加丁香、柿蒂；大便溏泻加泽泻、炒薏苡仁、苍术；胃胀消失、饮食增加可加党参。

2. 崩漏

脾胃虚弱证（中气下陷，血失统摄）用益气健脾止血汤（黄芪、当归、党参、白术、茯苓、醋白芍、远志、炒枣仁、醋柴胡、升麻、黑地榆、阿胶、广木香）；肝火亢旺证（血分热盛，迫血妄行）用清热止血汤（生地、金银花、连翘、玄参、淡竹叶、黄连、赤芍、黑地榆、黑柏叶、地骨皮、牡丹皮、仙鹤草）；肾阴不足证（虚火内炽，冲任不固）用养阴止血汤（党参、黄芪、白术、茯苓、山药、当归、白芍、熟地、黄精、枸杞、山茱萸、甘草）；血瘀证（瘀滞冲任，血不归经）用加味胶艾汤。

3. 心悸

气阴亏虚证用李氏养阴益心汤（红参、麦冬、五味子、枸杞、黄精、丹参、桂枝、茯神、酸枣仁、远志、节菖蒲、元胡、檀香、薤白、炙甘草）；痰浊扰心证用李氏豁痰宁心汤（白术、茯苓、橘红、半夏、香附、枳壳、小茴香、乌药、郁金、焦三仙、夜交藤、节菖蒲、炒栀子、莲子心、合欢皮、龙齿、白蔻仁、厚朴、琥珀）；肝郁伤神证用李氏理气安神汤（红参、麦冬、五味子、白术、茯苓、橘红、香附、砂仁、厚朴、枳壳、丹参、远志、节菖蒲、炒枣仁）。

4. 脏躁肝脾失调证

用清心豁痰汤加减。

（二）运用及推广情况

以上4个诊疗方案已在河南中医药大学第一附属医院、河南中医药大学第三附属医院等医疗单位推广应用。

三、依托单位——河南中医药大学第一附属医院

【依托单位简介】

河南中医药大学第一附属医院始建于1953年，是全国三级甲等中医院，是国家中医临床研究基地、卫生部临床药师培训基地、国家中医药国际合作交流基地、国家食品药品监督管理总局药物临床试验机构，是河南省建院最早的一所集医疗、教学、科研、预防、保健、康复为一体的省级综合性中医医疗机构。医院占地4.46万平米，总建筑面积13.94万平米；开设临床科室41个、病区44个、医技科室12个；开放诊室119个，年门诊量160余万；开设床位2108张，年收治住院病人4.56万人次。

【特色优势】

近年来，医院坚持以充分发挥中医特色优势为发展重点，形成以儿科、心血管科、肺病科、脑病科、肝胆脾胃病科、康复科、临床中药学优势学科为核心，多学科齐头并进、中西医结合共同发展的良好势头。医院现有国家中医药管理局中医药重点学科8个，国家临床重点专科（中医专业）建设单位7个，国家中医重点专科13个，全国名老中医药专家传承工作室11个。中医学、临床医学、中西医结合医学3个一级学科具有硕士授予权，有博士授予权学科1个，博士后工作站1个；有国家中医药管理局重点研究室1个，国家中医药管理局三级科研实验室4个，河南省重点实验室1个，SFDA临床试验机构专业数15个。医疗机构制剂达到185个，其中新增重点病种临床研究相关制剂14个。

医院目前拥有专业技术人员约1800人，其中“国医大师”1人，国家级有突出贡献专家9人，河南省名中医14人，河南省中医临床学科领军人才5人，高级职称人员305人，博士生导师18人，硕士生导师133人，逐渐形成了一支老中青结合、结构合理的高素质、临床研究型、创新型中医药人才队伍。

【联系方式】

地址：河南省郑州市人民路19号
电话：0371-66220903
网址：www.hnzhy.com

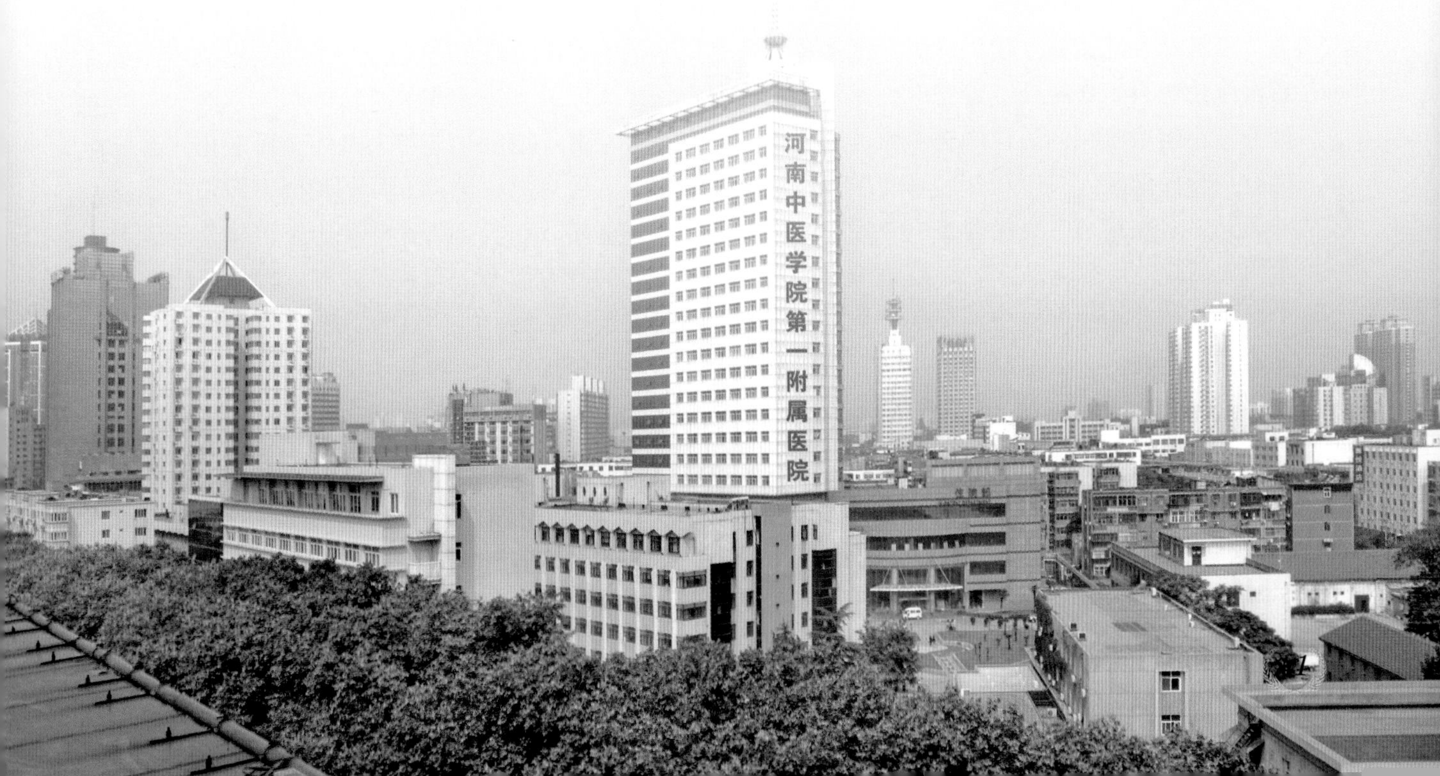

李辅仁

国医大师传承工作室

一、老中医药专家

【个人简介】

李辅仁，1919年生，男，汉族，北京人 。北京医院主任医师。1939年拜京城名医施今墨为师，就读于施今墨先生创办的华北国医学院，1941年毕业。1941年参加天津市中医统一考试，获中医师证书，此后开始中医师执业生涯。1942～1944年代理施今墨诊所诊务，1944年在北京建立辅仁诊所。1954年进入北京医院中医科工作至今。曾任中央保健委员会保健专家小组中唯一的一位中医专家，现为中央保健委员会保健顾问。1991年起享受国务院政府特殊津贴，多次获“中央保健杰出专家”称号，是中国人民政治协商会议第7～12届全国委员会委员。1998年获中央保健特殊贡献奖，2004年获中央国家机关“五一劳动奖章”，2005年获“全国先进工作者”荣誉称号，2008年获“首都国医名师”称号，2009年荣获中华中医药学会终身成就奖，并获首届“国医大师”称号。

李辅仁

担任第一、三、五批全国老中医药专家学术经验继承工作指导老师。

第一批继承人：①刘毅，北京医院中医科，主任医师；②殷曼丽，北京医院中医科，主任医师。

第三批继承人：张剑，北京医院中医科，主任医师。

第五批继承人：王小岗，北京医院中医科，主治医师。

【学术经验】

（一）学术思想

认为人与病长期共存是老年人的生存常态。许多临床表现如失聪、老视、关节退化、心脏瓣膜退行性改变、糖脂代谢能力下降、胃肠及肾功能减退、记忆力减退等，既是具有特定病理改变的不能治愈的老年疾病，又是具有特定生理基础的不可逆转的老化现象。

（二）临床经验

由于增龄，老年人机体全面老化，逐步形成了五脏虚衰、邪毒充斥的局面，即正虚邪盛、本虚标实。正气是否充盛决定了机体是否衰老、衰老的程度以及老年病的进展状况。因此应时刻注意顾护正气，维护脏腑功能，调节机体阴阳平衡，这是延缓衰老、维持生命的根本大法。在正虚基础上，老年人的病理状态往往不是单纯的阴阳偏胜或偏衰，不是机体的纯寒、纯热或纯虚、纯实，也不只涉及到一脏一腑，而是虚实夹杂、寒热互见，病情错综复杂，缠绵难愈。老年病内容庞杂，各种疾患集于一身，辨证治疗千差万别，对于药物的耐受力也极差，重点在于顾护正气，不随意攻伐劫夺。

【擅治病种】

1. 心血管病

补气活血、扶正祛邪、标本兼治，主要方药为丹参饮、生脉饮、瓜蒌薤白散等。

2. 高血压病

常用方药为杞菊地黄汤、天麻钩藤饮等。

3. 消化系统疾患

常用方药为旋覆代赭汤、平胃散、香砂六君子丸、保和丸、柴胡疏肝散、补中益气汤等。

4. 前列腺增生

常用方药有六味地黄汤、五苓散及五子衍宗丸等。

5. 糖尿病

养阴为主，常用方剂有地黄汤类、增液汤、沙参麦冬汤、生脉饮等。

二、传承工作室建设成果

【成员基本情况】

1. 负责人

李怡，男，北京医院中医科，主任医师、教授。

2. 主要成员

张剑，女，北京医院中医科，主任医师。

王小岗，男，北京医院中医科，主治医师。

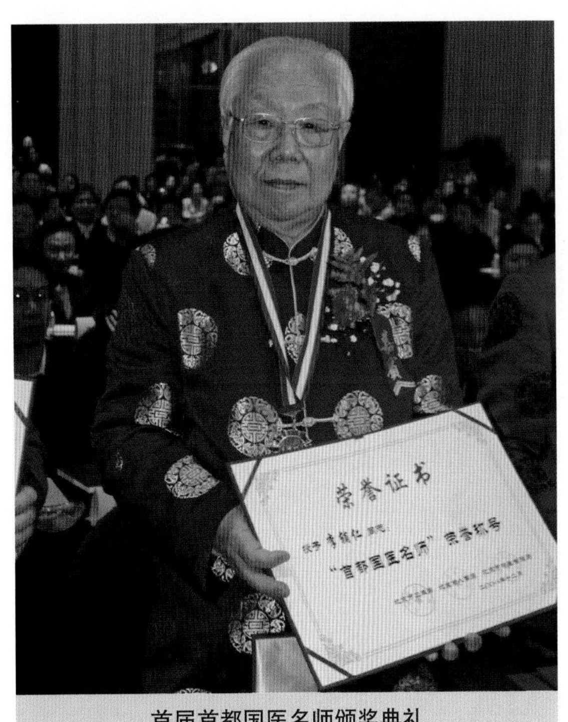

首届首都国医名师颁奖典礼

【学术成果】

1. 论著

（1）《伤寒选录校注》，学苑出版社 2015 年出版，王小岗主编。

（2）《金匮方论衍义校注》，学苑出版社 2014 年出版，王小岗主编。

2. 论文

（1）张剑．李辅仁老年保健学术思想介绍．中华中医药杂志，2009，24（4）：477 ～ 479。

（2）陈雪楠，等．国医大师李辅仁治疗老年咳嗽用药特点．北京中医药杂志，2013，32（8）：577 ～ 579。

【人才培养】

培养传承人 7 名。举办国家级继续教育项目 1 次，培训 200 人次；举办北京市级继续教育项目 2 次，培训 220 人次。

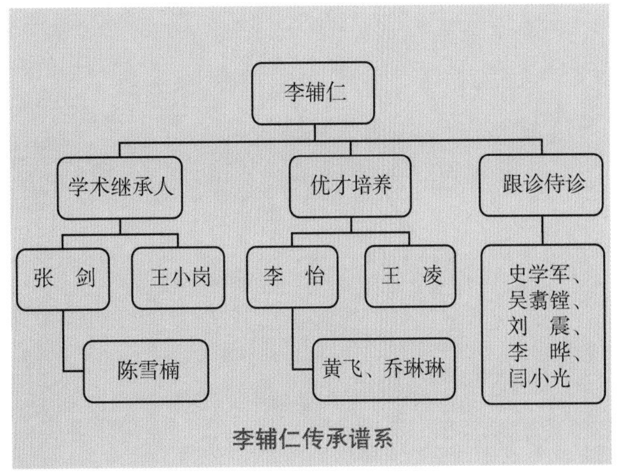

李辅仁传承谱系

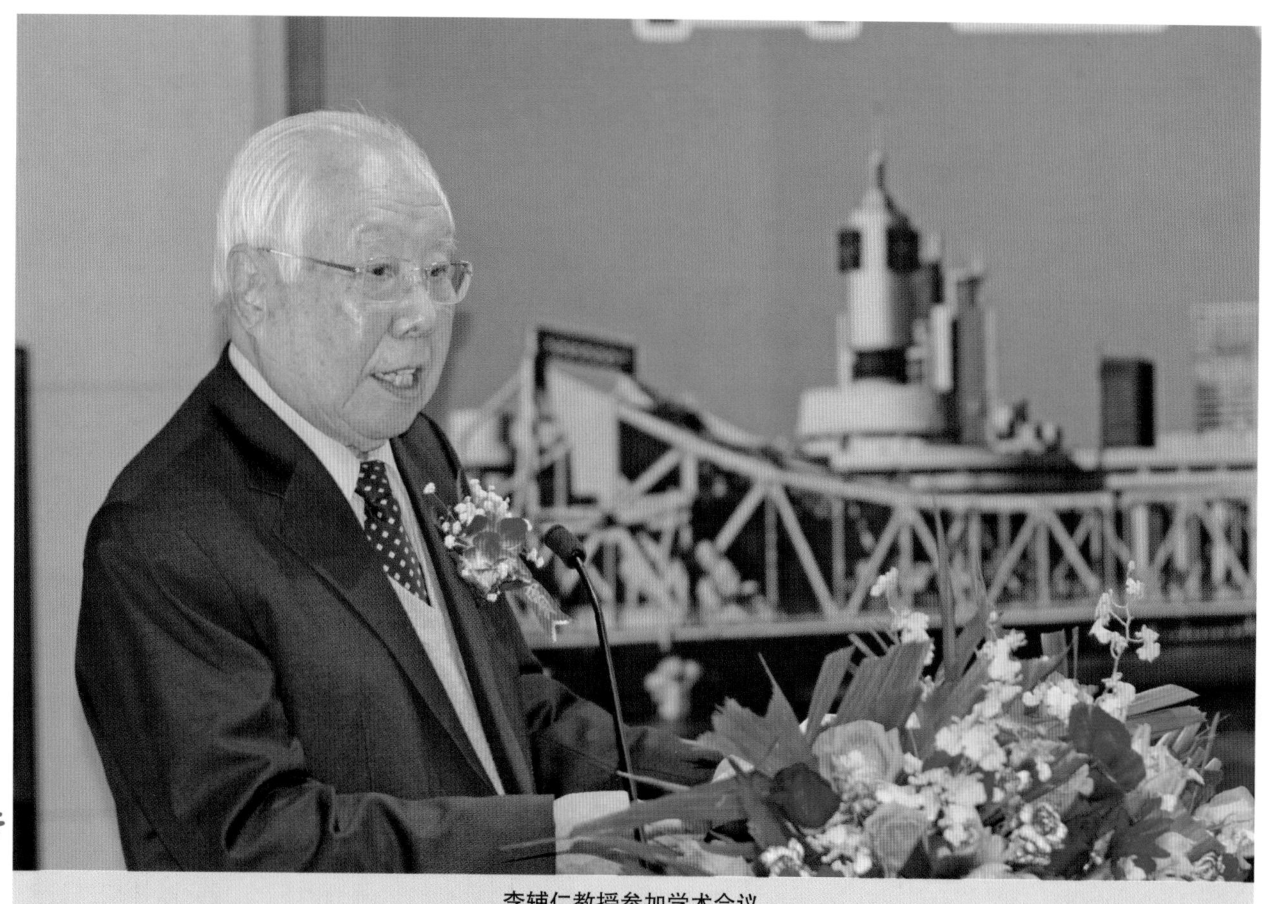
李辅仁教授参加学术会议

【成果转化】

院内制剂：

1. 益寿膏：补肾填精、健脾消导，用于老年人肾气虚弱、脾胃不和证。

2. 调冲膏：补气养血、调和冲任，用于女性月经不调、不孕等属气血不足、冲任失调证者。

【推广运用】

（一）诊疗方案

1. 老年虚衰（肾气虚弱、脾胃不和证）

方药：补肾健脾方加减。

随证加减：兼有食积，加莱菔子、焦山楂；兼有便结，加决明子、火麻仁；兼有水停，加猪苓、冬瓜皮；兼有痰浊，加竹茹、炒薏苡仁；兼有气滞，加厚朴花、苏梗。

2. 老年便秘（脾虚气滞、肠腑燥结证）

方药：润肠通便方加减。

随证加减：虚重结轻，重用健脾理气药味，辅以清热润肠之品；虚轻结重，重用清热润肠药味，辅以健脾理气之品。

（二）运用及推广情况

以上2个诊疗方案已在北京医院中医科、北京市公安医院中医科、北京市中西医结合老年医学研究所等医疗单位推广应用。

三、依托单位——北京医院

【依托单位简介】

北京医院的前身是德国医院，始建于1905年。现为国家卫生计生委直属的三级甲等医院，是中央的干部保健基地，是一所以高干医疗保健为中心、老年医学研究为重点 、向社会全面开放的融医疗、教学、科研、预防为一体的现代化大型综合医院。医院占地面积 55800m^2，建筑面积 227788m^2，现有床位 1300 张，职工 2810 人。

【特色优势】

医院具有正副主任医师、正副教授、研究员及相应职称的高级技术人员 469 人，博士、硕士 613 人。设有临床和医技科室 42 个。医院长期承担中央领导干部、司局级以上干部医疗保健任务，有大量承担国家大型活动、重要会议的医疗保健工作及外国元首医疗保健的经验。

医院拥有一批老一辈著名学术专家和保健专家，包括普外科专家吴蔚然教授（名誉院长），心血管病专家钱贻简教授（名誉院长），国医大师李辅仁教授，心血管病专家高润霖院士（名誉院长），神经内科专家蒋景文教授、许贤豪教授、栾文民教授，骨科专家黄公怡教授，放射学专家李果珍教授，核医学专家屈婉莹教授等。还拥有一批中青年学术带头人和技术骨干，在医院的学科建设中发挥着重要作用。

【联系方式】

地址：北京市东城区东单大华路 1 号

电话：010–85137950

网址：http://www.bjhmoh.cn

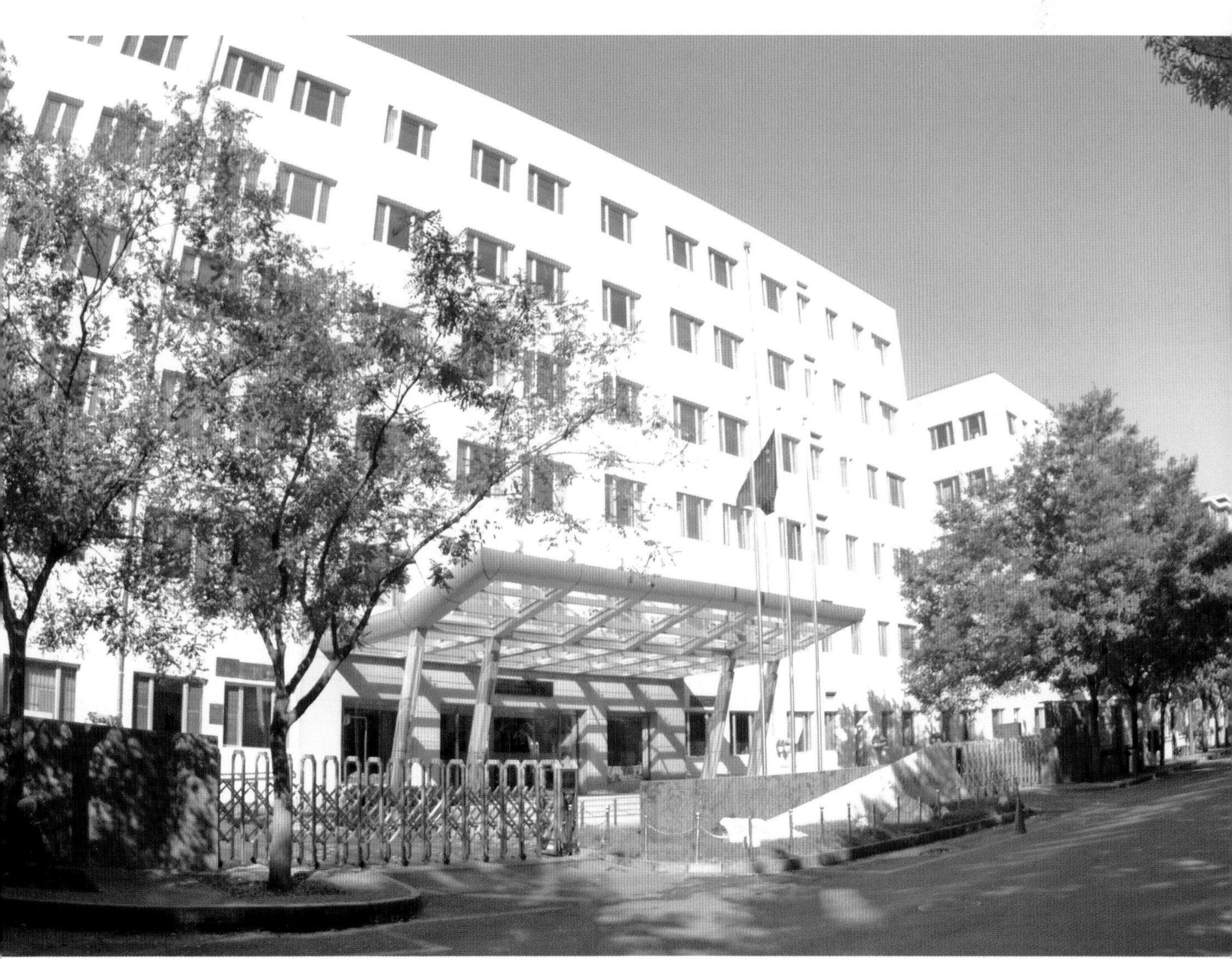

吴咸中

国医大师传承工作室

一、老中医药专家

【个人简介】

吴咸中，1925年生，男，满族，辽宁省新民县人。天津医科大学外科学教授，博士生导师。1948年沈阳医学院毕业后来天津市南开医院外科工作，1950年参加抗美援朝医疗队，1956年任外科副主任，1959年起参加西医离职学习中医班，由此走上中西医结合道路，成为我国中西医结合治疗急腹症的奠基者和中西医结合事业的卓越开拓者，曾被誉为中国中西医结合事业的“旗手”。1982年世界卫生组织认定中西医结合治疗急腹症为中国五项世界医学领先项目之一。曾任天津医学院院长和名誉院长、中华中医药学会副会长、中华医学会副会长和中国中西医结合学会会长等职。现任天津市中西医结合研究院院长、天津市中西医结合急腹症研究所所长、中国中西医结合学会名誉会长，是国家级重点学科带头人，中国工程院院士，首批国医大师。

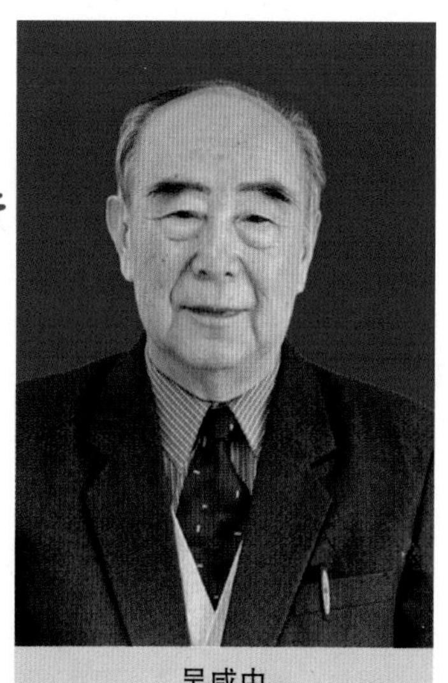
吴咸中

担任第一批全国老中医药专家学术经验继承工作指导老师。

继承人：①崔乃强，天津市南开医院中西医结合临床外科专业，主任医师；②秦鸣放，天津市南开医院中西医结合临床外科专业，主任医师；③周振理，天津市南开医院中西医结合临床外科专业，主任医师；④孔棣，天津市南开医院中西医结合临床外科专业，主任医师；⑤王兴民，天津市南开医院管理专业，研究员。

主要编著有《新急腹症学》《承气汤类方的现代应用与研究》等著作；发表“中西医结合治疗重症急性胰腺炎的沿革、现况与展望”“临床医生必须深深扎根于临床”“下法应用与研究源远流长——下法概述”等论文。

先后获得国家科技进步二等奖、天津市科技进步一等奖、天津市重大科技成就奖等重大奖项。

【学术经验】

（一）学术思想

认为外科急腹症病急症重，多因实邪致病，涉及胃、肠、肝、胆诸脏腑，郁结瘀厥多证互见。主张治宜通腑化瘀、解毒舒郁，以攻邪为要，早攻速攻，重症重剂，使邪去而正安，防生变证危证。

认为中西医结合治疗急腹症及外科危重症是两种医学的最佳结合点之一，通过辨病与辨证相结合、分型与分期相结合、中医疗法与手术疗法微创技术相结合，可显著降低手术率，提高治愈率，降低病死率。以通里攻下法干预肠道防治阳明腑实证是中西医结合的独特优势之一，是结合创新的重要标志。

（二）临床经验

1. 明确西医诊断基础上进行中医辨证分期分型，提出个体化治疗方案。

2. 确定手术和非手术适应证，确定中转手术条件。

3. 在中医治疗中运用六腑以通为用的学说，充分发挥下法祛邪的作用，并与其他疗法，如活血化瘀、理气开郁法合理配用，形成以通里攻下法为主的中医治疗八法。

4. 以通里攻下、清热解毒、活血化瘀、理气开郁为主，进行临床基础和药学研究，肯定疗效，摸索规律，探讨机制，改革剂型。

【擅治病种】

1. 急性胆管炎

同时投予清热解毒及通里攻下中药。内镜下鼻胆管引流术加活血清解剂现已成为常规治疗方法。

2. 急性胰腺炎

初期通里攻下，用大承气汤或清胰汤（柴胡、黄芩、木香、元胡、大黄等）；进展期清热解毒、活血化瘀，辅以通里攻下，用经验方清胰汤或清胰承气汤（柴胡、黄芩、木香、大黄、芒硝等）。

3. 急性阑尾炎、阑尾周围脓肿

用经验方阑尾清化汤（金银花、公英、丹皮、赤芍、川楝、大黄等）治疗。

4. 肠梗阻

根据局部病理改变分为痞结期、瘀结期、疽结期，用经验方大承气汤加减方（大黄、芒硝、枳壳、厚朴等）治疗。

二、传承工作室建设成果

【成员基本情况】

1. 负责人

崔乃强，男，天津市南开医院中西医结合临床外科专业，教授、主任医师。

2. 主要成员

秦鸣放，男，天津市南开医院中西医结合临床外科专业，教授、主任医师。

王兴民，男，天津市南开医院管理专业，研究员。

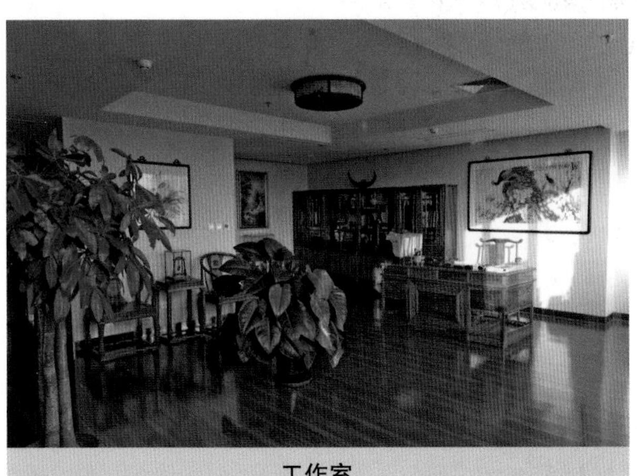

工作室

张楠，男，天津市南开医院中西医结合临床外科专业，副主任医师。

张晖，男，天津市南开医院中西医结合临床外科专业，副主任医师。

【学术成果】

1. 论著

（1）《承气汤类方现代研究与应用》，人民卫生出版社 2011 年出版，吴咸中主编。

（2）《攀登与感悟》，天津科学技术出版社 2011 年出版，李文硕等主编。

（3）《中华中医昆仑·吴咸中卷》，中国中医药出版社 2011 年出版，王兴民主编。

（4）《中国医学院士文库·吴咸中院士集》，人民军医出版社 2014 年出版，吴咸中主编。

2. 论文

（1）吴咸中，等 . 中西医结合治疗重症急性胰腺炎的沿革、现况与展望 . 中国中西医结合外科杂志，2012，（6）：543 ～ 546。

（2）崔志刚，等 . 慢性胰腺炎的中西医结合个体化阶梯性治疗．中国中西医结合外科杂志，2011，17（5）：451～454。

（3）崔乃强，等．重症急性胰腺炎局部并发症的中西医结合微创化治疗．中国中西医结合外科杂志，2014，（4）：343～345。

（4）崔云峰，等．重症急性胰腺炎中西医结合诊疗指南（2014年，天津）．中国中西医结合外科杂志，2014，（4）：460～464。

（5）李斌杰，等．重症急性胰腺炎并发胰腺感染的危险因素分析及防治措施．中国中西医结合外科杂志，2014，20（2）：111～113。

【人才培养】

培养继承人10人；接受进修生40人次。举办国家级和省级中医药继续教育项目9次，培训1400人次。

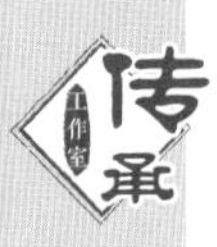

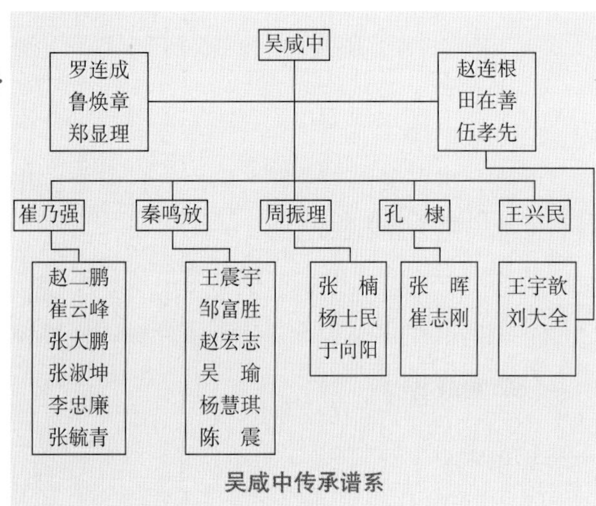

吴咸中传承谱系

【成果转化】

专利：

1. 吴咸中，等．提高大黄饮片中结合型蒽醌的原药材制备方法；专利号：ZL201110267135.0。

2. 崔乃强，等．腹诊辅助检测仪；专利号：ZL200920279150.5。

【推广运用】

（一）诊疗方案

1. 胆道感染

气滞型用清胆行气汤；湿热型用清热利湿汤；毒热型用清胆泻火汤。

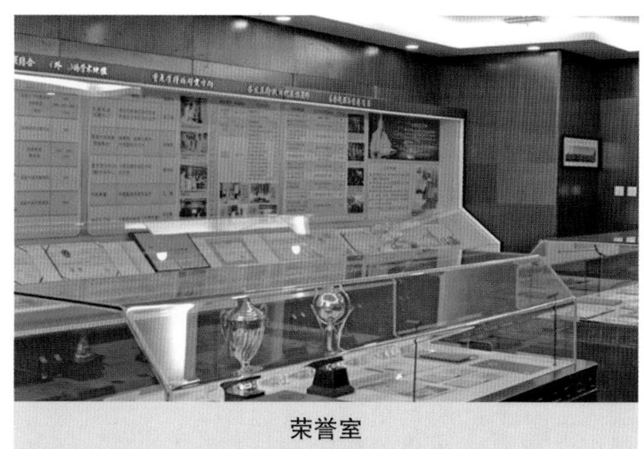
荣誉室

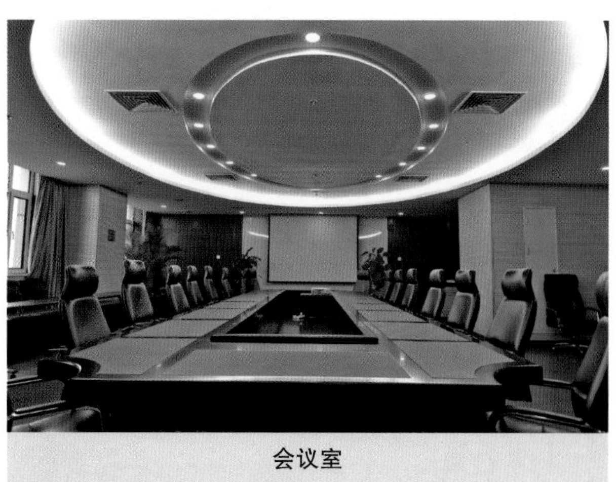
会议室

2. 急性胰腺炎

肝郁气滞与脾胃湿热型用清胰汤；脾胃湿热型治以疏肝理气、清热利湿。

3. 黏连性肠梗阻

采用中西医结合三阶段诊疗方案治疗，包括肠梗阻导管减压、实施肠排列手术、术后中药调理。

4. 急性阑尾炎

辨证分为瘀滞期、蕴热期、毒热期三期，采用中西医结合非手术方案分期治疗。瘀滞期用阑尾化瘀汤（金银花、连翘、川楝、桃仁、丹皮、大黄等），蕴热期用阑尾清化汤，毒热期用阑尾清解汤（金银花、公英、败酱草、丹皮、赤芍、大黄等）。

（二）运用及推广情况

上述诊疗方案已载入《黄家驷外科学》（第5～7版），并在全国广泛推广。

三、依托单位——天津市中西医结合医院

【依托单位简介】

天津市中西医结合医院是三级甲等医院，始建于1947年，现建筑面积近12万平米，设病床1100张。医院隶属于天津市卫生与计划生育委员会，为天津医科大学临床学院和天津中医药大学教学医院，附设有天津市中西医结合急腹症研究所，同时为天津市中西医结合研究院的挂靠单位。医院为国家中医药管理局确定的首批重点中西医结合医院。

【特色优势】

吴咸中院士领导的中西医结合临床（外科）学科为教育部和国家卫生和计划生育委员会的重点学科，是天津市高校“重中之重”学科，同时是国家“211工程”建设项目的建设单位。该学科分为胆胰疾病、胃肠疾病、微创外科、肿瘤诊疗、中医治则与药物研究等若干中西医结合专业研究方向。

医院的胆胰疾病、胃肠疾病、脑病、急症、妇产、护理6个专科为国家中医药管理局批准的重点专科；中西医结合临床外科、护理学为国家卫生计生委重点专科；微创外科、外科危重症、肿瘤科、心血管内科、妇产科、呼吸内科、儿科为天津市重点专科。这些重点专科成为医院发展中西医结合事业的骨干力量。

【联系方式】

地址：天津市南开区长江道6号
电话：022-27435001
网址：www.tjnkh.com

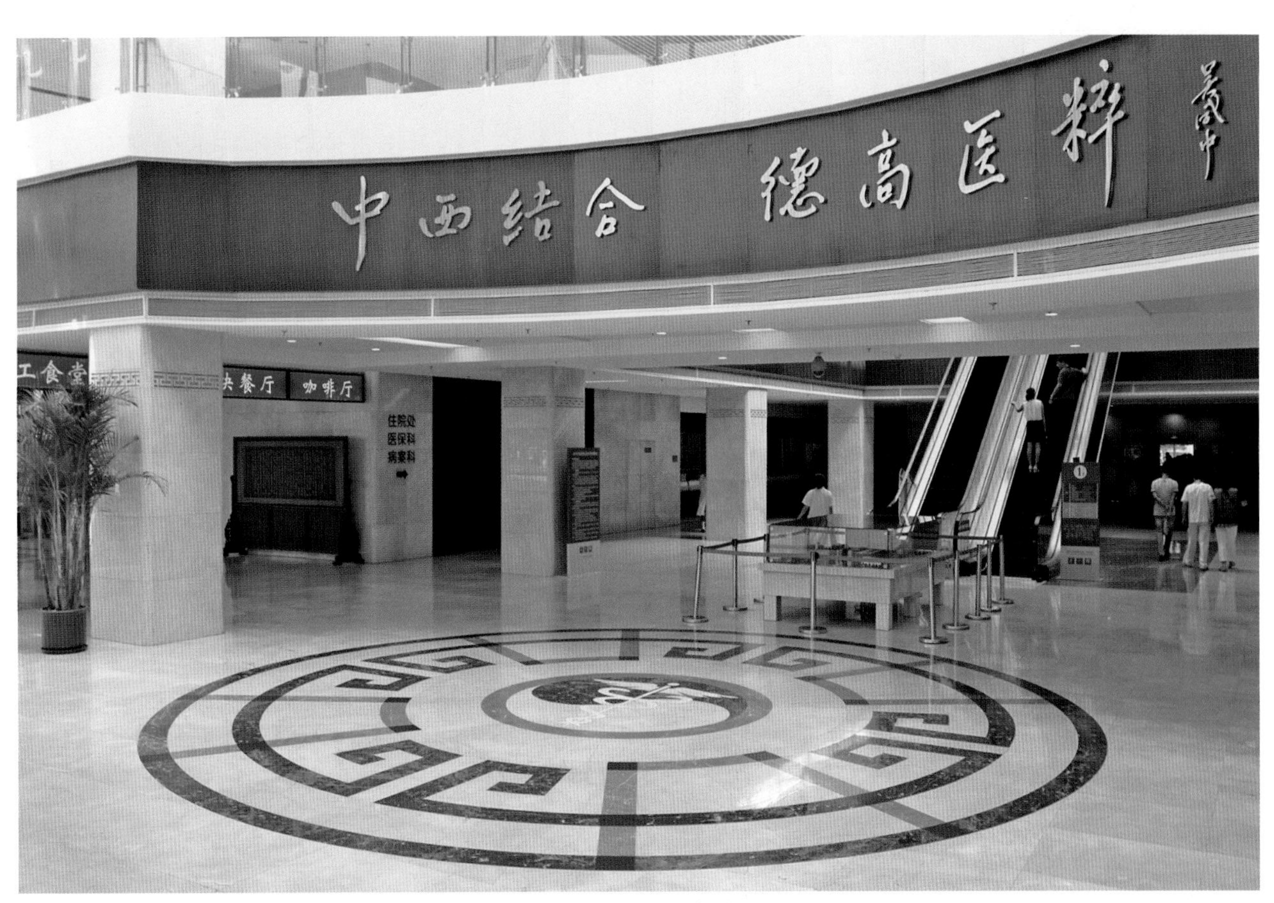

何　任

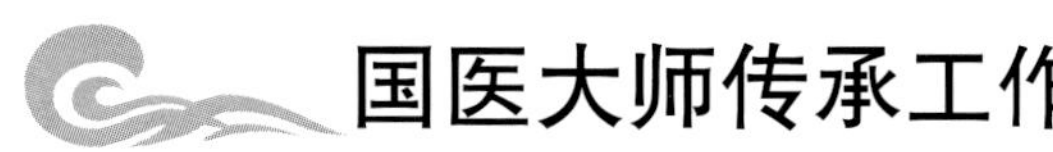

国医大师传承工作室

一、老中医药专家

【个人简介】

何　任（1921—2012年），男，汉族，浙江杭州人。浙江中医药大学终身教授、主任医师、博士生导师。出身中医世家，1941年毕业于上海新中国医学院，曾师从近代大医徐小圃、秦伯未、章次公等。先后担任中华中医药学会顾问、终身理事，浙江中医学院院长，浙江省中医药学会会长，浙江省名中医研究院名誉院长，浙江省中医院首席学术顾问，是全国首届国医大师、首届国务院特殊津贴获得者。

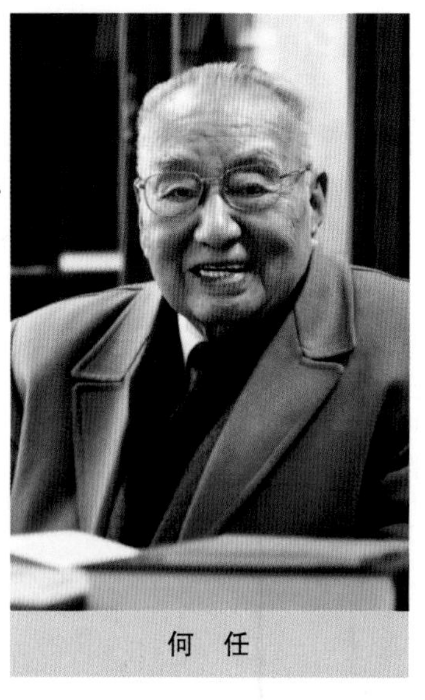

何　任

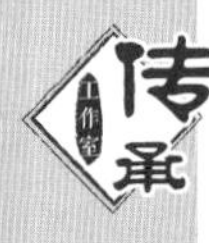

担任首批全国老中医药专家学术经验继承工作指导老师。

继承人：①何若苹，浙江中医药大学附属第三医院，主任医师；②金国梁，浙江中医药大学，主任医师。

编著《金匮要略通俗讲话》《金匮要略新解》《何任临床经验辑要》等著作21部；发表“论肿瘤的扶正祛邪治法”“脉诊纂要”“《金匮》燃犀录”等论文300余篇。

主编的《金匮要略校注》获国家中医药管理局科技进步二等奖（部级）。

【学术经验】

（一）学术思想

1. 倡导治未病

推崇中医经典及传统文化中“治未病”与“防患于未然”的思想，深刻领悟“无病养生”“未病先防”“既病防变”“瘥后防复”之理念，全力倡导“治未病”思想，身体力行，效果卓著。

2. 诊断重八纲

系统分析六经辨证、脏腑辨证、八纲辨证、气血津液辨证、卫气营血辨证、三焦辨证、经络辨证等方法，强调临证千头万绪应首重阴阳虚实，以八纲辨证为统率，执简驭繁，驾轻就熟。

3. 重视护正气

强调正气在保持身心健康上的根本作用，推重“正气存内，邪不可干”“邪之所凑，其气必虚”之思想，不论是在治未病之时，或在已病之后，均十分重视补益治法，或补脾肾，或益气血阴阳。

（二）临床经验

1. 扶正祛邪治肿瘤

提出“不断扶正，适时祛邪，随症治之”治疗肿瘤之十二字原则。不断扶正是指治疗自始至终要调整正气，培益本元；适时攻邪是指当患者在化疗或放疗时不一定再用中药抗癌药物，而当化疗等告一段落或结束之后在恢复期间可以适时

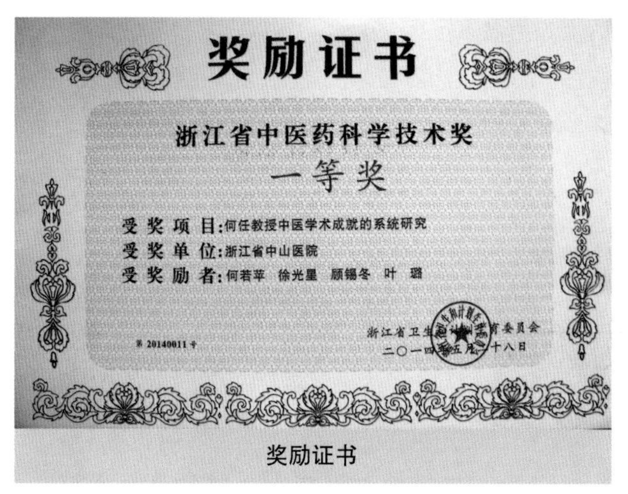

奖励证书

多用些抗癌中药。随症治之即在肿瘤治疗过程中要针对症状而用药。

2. 虚实痰瘀治杂病

提出“辨治杂病，须执简驭繁，重在分虚实，明脏腑，辨痰瘀，速愈顽疾”。

虚者辨脾肾。脾虚为主者多选用补中益气汤、参苓白术散、归脾汤、益气聪明汤等；肾虚为主者多选六味地黄汤为基础加减化裁。

实者辨痰瘀。化痰用黄连温胆汤、小陷胸汤、二陈汤、瓜蒌薤白汤化裁；活血选癫狂梦醒汤、桃红四物汤、血府逐瘀汤、补阳还五汤等加减。

【擅治病种】

1. 原发性肝癌

以益气和血、养阴柔肝、清热解毒、化瘀散结为基本治法。用经验方三参汤（生晒参、太子参、党参、黄芪、茯苓、灵芝、五味子、大枣、生地、枸杞子等）加减。

2. 十二指肠溃疡

以疏肝理气、和胃止痛为基本治法。用经验方脘腹蠲痛汤（陈皮、八月札、佛手片、绿萼梅、柴胡、枳壳、制香附、川楝子、沉香曲、白芍等）加减。

3. 排卵型功能失调性子宫出血

以疏肝理气、益肾调经为基本治法。用经验方定经汤（陈皮、柴胡、枳壳、制香附、沉香曲、白芍、当归、延胡索、生甘草、广木香等）加减。

二、传承工作室建设成果

【成员基本情况】

1. 负责人

范永升，男，浙江中医药大学，教授。

2. 主要成员

何若苹，女，浙江中医药大学附属第三医院中医内科，主任医师。

金国梁，男，浙江中医药大学中医内科，主任医师。

徐光星，男，浙江中医药大学中医临床基础专业，教授。

【学术成果】

1. 论著

（1）《何任金匮汇讲》，中国中医药出版社2012年出版，何若苹、徐光星整理。

（2）《何任医论集要》，中国中医药出版社2012年出版，何若苹、徐光星整理。

（3）《何任医话汇编》，中国中医药出版社2012年出版，何若苹、徐光星整理。

（4）《何任医案实录》，中国中医药出版社2012年出版，何若苹、徐光星整理。

（5）《何任疑难重症验案选析》，中国中医药出版社2012年出版，何若苹、徐光星、顾锡冬整理。

2. 论文

（1）何若苹，等.国医大师何任教授辨治月经不调经验.中华中医药杂志，2012，27（8）：2088～2089。

（2）范雁沙.国医大师何任治疗精神类疾病经验.中华中医药杂志，2011，26（1）：90～92。

（3）何若苹.国医大师何任活血化瘀治疗不孕不育经验探析.中华中医药杂志，2013，28（12）：

3559～3561。

（4）顾锡冬，等.何任“肺癌三问”和“随证治之”阐介.中医杂志，2013，54（22）：1902～1904。

（5）何若苹，等.国医大师何任辨治肠癌经验.上海中医药杂志，2014，46（9）：1～2。

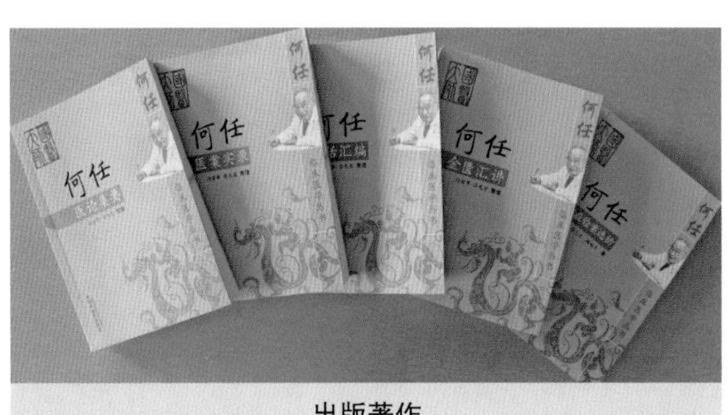

出版著作

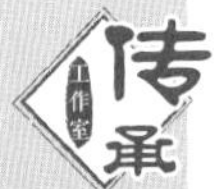

【人才培养】

培养传承人12人；接受外单位进修14人。举办国家级中医药继续教育项目4次，培训700余人次；举办省级中医药继续教育项目5次，培训500余人次。

【推广运用】

（一）诊疗方案

1.肺癌（肺积）

（1）气阴两虚证：益气养阴。方药：党参、生晒参、南沙参、北沙参、黄芪、茯苓、女贞子、枸杞子、猪苓。

（2）阴虚火旺证：降逆化痰止血，补血养阴。方药：旋覆花、代赭石、海浮石、仙鹤草、茜草、白茅根、蛤粉炒阿胶、藕节。

（3）痰热壅肺证：清热化痰，滋阴润肺。方药：玄参、麦冬、浙贝、银花、连翘、桔梗、百部、冬瓜子、野荞麦根、鱼腥草。

（4）肺癌变证：肺癌骨痛治以活血行气止痛，用延胡、白芍、生甘草、川楝子、蒲公英、沉香曲。肺癌咳嗽治以宣利肺气、疏风止咳，用桔梗、荆芥、紫菀、百部、白前、甘草、陈皮。肺癌胸水治以泻肺利水，用葶苈子、红枣。

2.胃癌术后（胃积）

（1）气阴两虚证：补益气阴。方药：太子参、黄芪、女贞子、猪苓、枸杞子、茯苓加味。正气尚可，加用三叶青、猫人参、蛇舌草；夜寐不安者，加甘麦大枣汤。

（2）气滞血瘀证：行气散瘀止痛。方药：延胡、白芍、生甘草、川楝子、蒲公英、沉香曲、乌药、制香附加味。瘀血重者加桃仁、红花。

（3）寒热错杂证：辛开苦降，消痞散结。方药：太子参、川朴、姜半夏、黄芩、黄连、生大黄、干姜加味。恶心呕吐者加半夏、竹茹。

（4）气虚血瘀证：益气活血。方药：丹参、黄芪、川芎、葛根、川牛膝、桃仁、红花加味。兼有湿气者加苍术、白术。

3.排卵型功能失调性子宫出血（月经先后无定期）

（1）肾阴亏虚证：滋阴益肾。方药：干地黄、茯苓、山萸肉、山药、炒丹皮、泽泻加味。筋脉不利，或为背痛，或为肩痛，加木瓜、威灵仙。

（2）气血两虚证：益气养血。方药：炒当归、鹿角霜、沙苑子、小茴香、淡苁蓉、炙龟板、阿胶珠、紫石英、补骨脂、党参加味。胸胁灼热疼

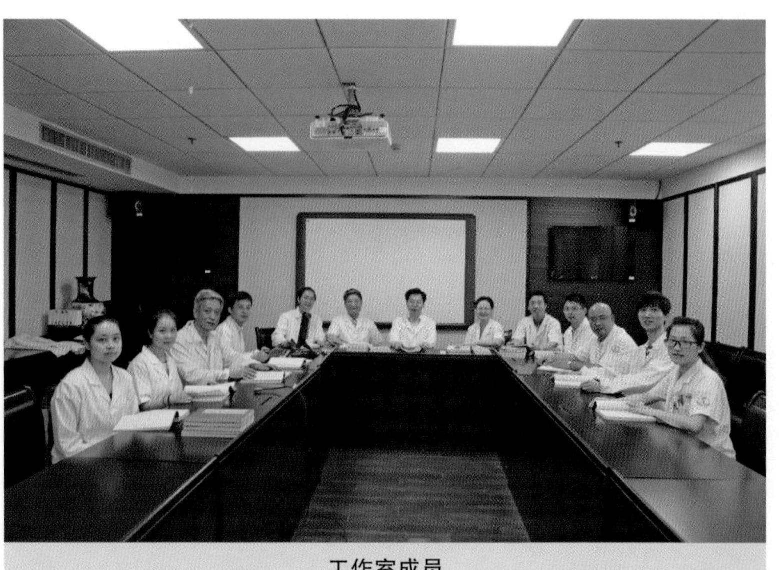

工作室成员

痛，加栀子豉汤；心血不足，加甘麦大枣汤；口干，加玄参、麦冬。

（3）肝郁血虚证：疏肝养血。方药：柴胡、当归、生地、赤芍、炒荆芥、茯苓、菟丝子、山药、制香附加味。乳房胀痛，加佛手片；烦恚，加茯神、远志、焦枣仁。

（4）气滞血瘀证：行气止痛，活血化瘀。方药：延胡、白芍、生甘草、蒲公英、沉香曲、乌药、制香附。脘腹胀痛，加九香虫、川楝子；带下黄浊，加苍术、黄柏。

（二）运用及推广情况

以上3个诊疗方案已在浙江省中山医院、浙江省中医院、浙江大学医学院附属第一医院、浙江大学医学院附属第二医院等医疗单位中医科及浙江名中医馆、方回春堂、万承志堂等推广应用。

三、依托单位——浙江中医药大学

【依托单位简介】

浙江中医药大学是以中医中药为主、医理工管文多学科协调发展的省属高校，是全国首批招收和培养中医药研究生、获得港澳台地区招生权、免试招收香港学生的高等中医药院校，浙江省属高校中首批获得博士学位授予权、博士后科研流动站和国家重点学科的高校，是国家中医药管理局中医师资格认证中心工作基地。下设12个学院，建有14个研究机构，拥有3所直属附属医院、18所非直属附属医院。

【特色优势】

浙江中医药大学拥有中医临床基础国家重点学科和中医学、中药学2个浙江省重中之重一级学科，中医学等5个国家级特色专业，中医学、中药学2个一级学科博士点和3个博士后科研流动站。学校重视中医经典传承教育，形成了注重医经典籍、苦练深厚内功的学术传统，《金匮要略》被列为国家精品课程，其研究处于全国领先水平。学校注重促进多学科交叉融合，布局一批医学学科范围内的、与医学学科相关的、与医学学科能交叉渗透的专业，如生物科学、听力与言语康复学等，打破单一学科办学模式，实现医理工管文的协同发展。

【联系方式】

地址：浙江省杭州市滨江区滨文路548号
电话：0571-86633077
网址：http://www.zcmu.edu.cn

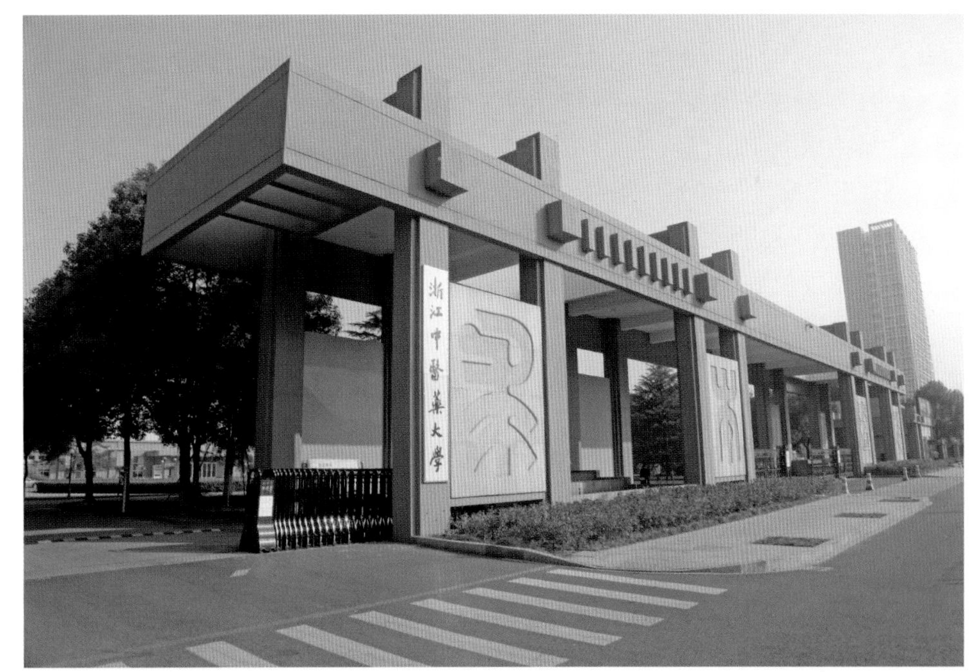

张　琪

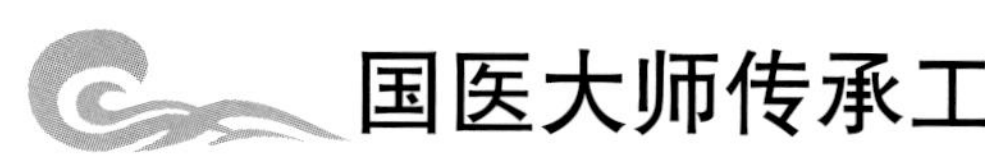

国医大师传承工作室

一、老中医药专家

【个人简介】

张琪，1922年生，男，汉族，河北乐亭人。黑龙江省中医药科学院教授、主任医师、研究员。出身于中医世家，1942年6月毕业于哈尔滨汉医讲习所，同年开始行医，1957年调入黑龙江省祖国医药研究所工作，任中医内科研究室主任。1983年获“全国卫生系统先进工作者”称号，1991年起享受国务院政府特殊津贴，2003年获“中华中医药学会成就奖”及“中华中医药学会终身理事”称号；2006年获中华中医药学会“首届中医药传承特别贡献奖”，被聘为中国中医科学院首届学术委员会委员；2009年获全国首届“国医大师”称号。

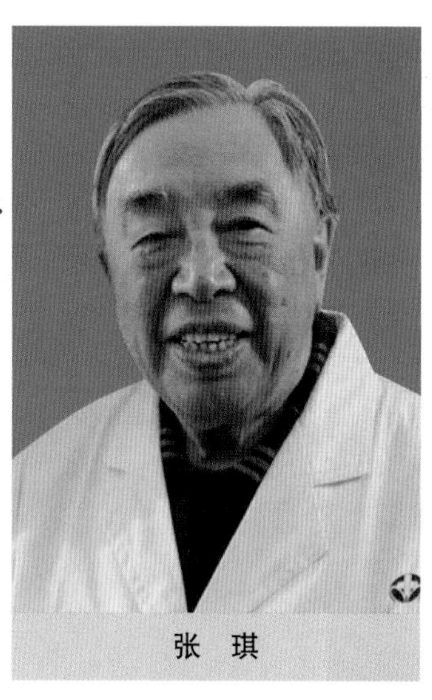

张　琪

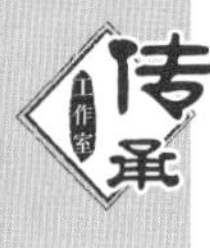

先后担任第1～5批全国老中医药专家学术经验继承工作指导老师。

第一批继承人：①张佩青，黑龙江省中医药科学院肾病专业，主任医师；②朱永志，黑龙江中医药大学附属一院针灸专业，主任医师。

第二批继承人：张少麟，黑龙江省中医药科学院中医内科专业，副主任医师。

第三批继承人：①张玉梅，黑龙江省中医药科学院中医内科专业，主任医师；②张雅丽，黑龙江省中医药科学院脾胃病专业，主任医师。

第四批继承人：①江柏华，黑龙江省中医药科学院肺病专业，主任医师；②孙伟毅，黑龙江省计划生育科学研究所，主任医师。

第五批继承人：①王立范，黑龙江省中医药科学院肾病专业，主任医师；②李淑菊，黑龙江省中医药科学院肾病专业，主任医师。

主要编著有《脉学刍议》《临床经验集》等；发表“谈《伤寒论》的辩证法思想”“伤寒六经的研究”等100余篇论文。

主持“著名老中医张琪治劳淋经验的临床和实验研究”等科研课题10余项。获省部级科技进步奖10余项。

【学术经验】

（一）学术思想

认为辨证抓主证是运用辩证法思想对中医辨证论治理论体系的阐发和升华，辨证论治的核心内容是抓主证。强调脏腑辨证，治疗慢性肾炎、慢性肾衰竭等重视脾肾两脏，提出调补脾肾理论。主张辨证辨病相结合。

（二）临床经验

1. 运用大方复治法治疗慢性肾衰竭

慢性肾衰竭的病机以脾肾两虚为本，水湿、湿热、血瘀、热毒为标。以补脾肾、化湿泻浊、解毒活血为法，用自拟化浊饮（醋炙大黄、黄芩、黄连、草果仁、藿香、苍术、紫苏、陈皮、半夏、生姜、茵陈、甘草)。

2. 按“劳淋”辨治复杂性尿路感染

将复杂性尿路感染归为“劳淋”，临证分三期论治，急发期以祛邪为主，方用八正散、龙胆泻肝汤；转化期扶正祛邪，方用清心莲子饮；恢复期以扶正固本为主，方用补中益气汤。

3. 过敏性紫癜肾炎证治经验

用三步论治法：毒热蕴结、迫血妄行者治以清热解毒、凉血止血，常用大青叶、板蓝根、生地、丹皮、黄芩、赤芍、小蓟等；血热内瘀、脉络损伤者治以清热利湿、凉血止血，常用白花蛇舌草、小蓟、白茅根、焦栀子、茜草、侧柏叶、生地、赤芍、大黄、桃仁等；气血不足、脾肾亏虚者治以健脾益肾、补气养血，并酌加收涩止血之品，常用六味地黄丸或知柏地黄丸加龟板、阿胶，或圣愈汤，加自制四味汤（龙骨、牡蛎、海螵蛸、茜草）。

4. 经验方

治疗慢性病毒性肝炎用自拟护肝汤（柴胡、白芍、枳实、甘草、白术、茯苓、黄芪、五味子、败酱草、茵陈、板蓝根、虎杖、公英、连翘）；软肝化癥煎（柴胡、白芍、青皮、郁金、人参、白术、茯苓、黄芪、山茱萸、枸杞子、炙鳖甲、茵陈、虎杖、黄连、公英）治疗肝炎后肝硬化、脾大。

【擅治病种】

1. 慢性肾脏病

补肾益气固摄法治疗血尿，补肾健脾固摄法治疗蛋白尿，温肾健脾法治疗肾源性水肿，脾肾双补治疗慢性肾衰竭，代表方分别为益气补肾固摄合剂（黄芪、太子参、石莲子、乌梅炭、金樱子、熟地、五倍子、龟板、儿茶、龙骨、牡蛎、山茱萸、茜草、地骨皮、赤石脂、甘草）、山药固下汤（生山药、芡实、莲子、黄柏、车前子、山茱萸、菟丝子、萆薢、益母草、甘草）、加味真武汤（附子、茯苓、白术、白芍、干晒参、麦冬、五味子、益母草、红花、桃仁、生姜、甘草）、脾肾双补方（黄芪、党参、白术、当归、远志、首乌、五味子、熟地、菟丝子、女贞子、山萸肉、淫羊藿叶、仙茅、枸杞子、丹参、山楂、益母草、山药）。用归芍六君子汤治疗肾性贫血。

2. 疑难杂症

运用柴胡加龙骨牡蛎汤治疗抑郁症、强迫症、神经官能症等；重用石膏治疗顽固性高热；重用黄芪治疗重症肌无力、过敏性紫癜、白塞氏病；旋覆代赭汤与小承气汤合用治疗急性肠梗阻；用地骨皮饮子治疗血小板减少性紫癜等。

二、传承工作室建设成果

【成员基本情况】

1. 负责人

张佩青，女，黑龙江省中医药科学院，中医肾病专业，主任医师。

2. 主要成员

迟继铭，男，黑龙江省中医药科学院中医肾病专业，教授、主任医师。

王今朝，女，黑龙江省中医药科学院中医肾病专业，教授、主任医师。

李淑菊，女，黑龙江省中医药科学院中医肾病专业，教授、主任医师。

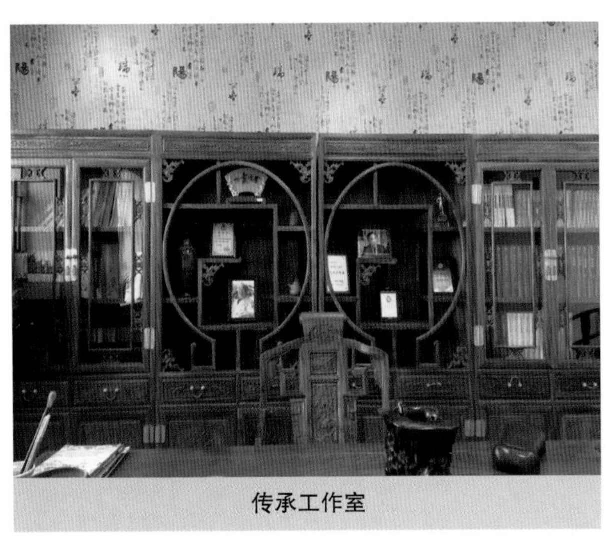
传承工作室

王立范，男，黑龙江省中医药科学院中医肾病专业，教授、主任医师。

刘　娜，女，黑龙江省中医药科学院中医肾病专业，副主任医师。

【学术成果】

1. 论著

（1）《国医大师临床经验实录·张琪》，中国医药科技出版社2011年出版，张佩青主编。

（2）《张琪医案选萃》，科学出版社2013年出版，张琪主编。

（3）《张琪学术思想探赜》，科学出版社2013年出版，姜德友、吴深涛主编。

（4）《张琪肾病论治精选》，科学出版社2014年出版，张佩青、李淑菊主编。

（5）《张琪诊治疑难病学术经验传真》，科学出版社2014年出版，王今朝主编。

2. 论文

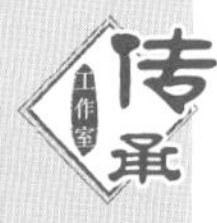

（1）张佩青，等．张琪教授对慢性肾衰竭的辨证论治规律研究．中医药信息，2010，27（5）：39～40。

（2）张佩青．张琪教授病证结合治疗慢性肾衰竭经验撷菁．新中医，2011，43（8）：171～173。

（3）李淑菊．张琪教授经方化裁治疗慢性肾脏病经验简介．新中医，2011，43（8）：170～171。

（4）潘洋，等．张琪治疗癫狂验案1则．中医杂志，2013，54（15）：1276～1277。

【人才培养】

培养传承人9人；接收进修实习人员22人次。举办国家级中医药继续教育项目1次，省级中医药继续教育项目2次，培训520人次。

【成果转化】

院内制剂：茯薏痛风丸；功能主治：清热除湿、通络、补肾活血，适用于尿酸性肾病辨证属于肾虚、湿热流注于关节、久病入络者。

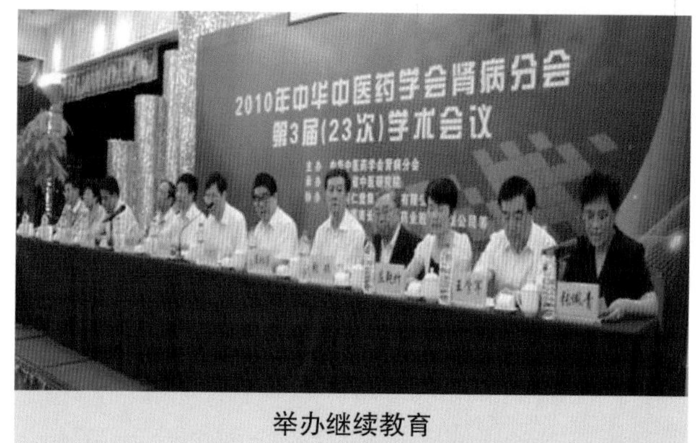

举办继续教育

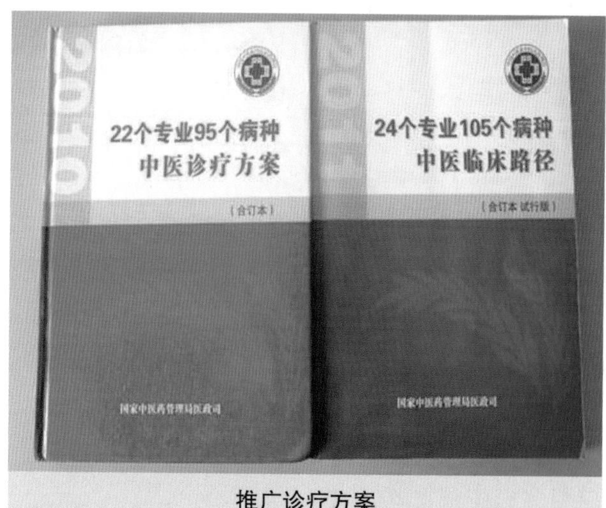

推广诊疗方案

【推广运用】

1. 过敏性紫癜性肾炎

诊疗方案：根据辨证选用犀角地黄汤加减、清心莲子饮加减等。

运用及推广情况：全国中医院运用推广，临床痊愈率12.12%，好转率87.9%。

2. 劳淋（再发性尿路感染）

诊疗方案：分为急性期和慢性期，根据辨证分别选用八正散、龙胆泻肝汤、清心莲子饮、知柏地黄丸及肾气丸加减治疗。

运用及推广情况：在全国7家中医院推广运用，临床效果良好。

三、依托单位——黑龙江省中医药科学院

【依托单位简介】

黑龙江省中医药科学院（黑龙江省中医医院）是三级甲等医院，前身是成立于1957年的黑龙江省祖国医药研究所，现已发展成为集医疗、科研和研究生教育于一体的综合性中医院。医院占地面积5万平米，建筑面积9万平米，分3个院区，床位1398张。先后荣获“全国卫生系统先进集体”和“全省小康建设先进集体”等荣誉称号。

【特色优势】

医院现有人员1600多人，具有正、副高级职称专家255人，其中享受国务院特殊津贴和省政府专家33人，国家级名中医和省级名中医26人，并拥有国医大师张琪教授，世界针灸非物质文化遗产传承人张缙教授，全国著名中医药专家郭文勤教授、王铁良教授、吴秉纯教授、张佩青教授等一大批优秀的中医药人才。

医院中医特色鲜明，目前拥有国家临床重点专科4个，国家中医药管理局重点学科和重点专科16个，国家中医药管理局重点研究室1个，国家中医药管理局科研三级实验室5个，省政府重点学科领军人才梯队8个，省重点实验室1个。同时医院下设中药、中医临床、针灸、中西医结合、中医基础理论等5个研究所。

建院以来，共研制出中药新产品43个投放市场，其中包括“刺五加”“满山红”“双黄连粉针剂”等具有里程碑意义的名牌产品，和“宁神灵”“骨筋丹”“丹王颗粒”“葛根芩连微丸”“芩百清肺浓缩丸”等具有自主知识产权的中药新产品，为黑龙江省医药工业和中药产业化发展提供了强有力的科技支撑。

【联系方式】

地址：黑龙江省哈尔滨市香坊区三辅街142号
电话：0451-55653086
网址：http://www.hljtcm.com.cn

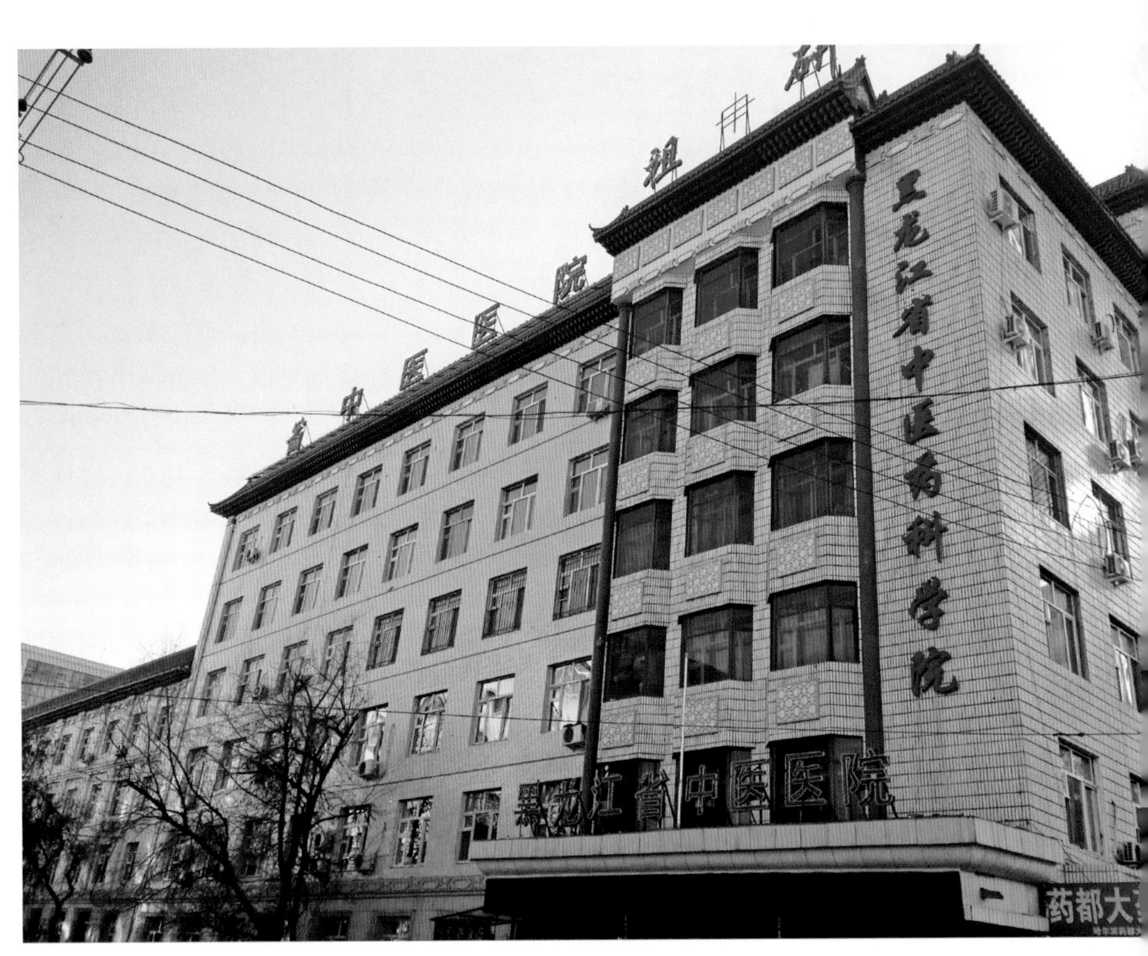

张灿玾

国医大师传承工作室

一、老中医药专家

【个人简介】

张灿玾，1928年生，男，汉族，山东威海荣成人。山东中医药大学终身教授、博士生导师。1943年师承其祖父及父亲学医，1948年开始独立应诊，1955年在崂山区联合诊所任所长，1956年调崂山区卫生所任中医师。1958年在山东省中医进修学校及南京中医学院教学研究班学习，1959年结业后调山东中医学院工作至今。曾任山东中医学院院长等职，兼任中华中医药学会委员及文献分会常委与仲景学说专委会顾问、全国高等中医药教材建设专家委员会委员、山东中医药学会副理事长等职。1993年起享受国务院政府特殊津贴，2003年被授予“山东省有突出贡献的名老中医药专家”及“山东省名中医药专家”称号，2009年获首届“国医大师”荣誉称号。

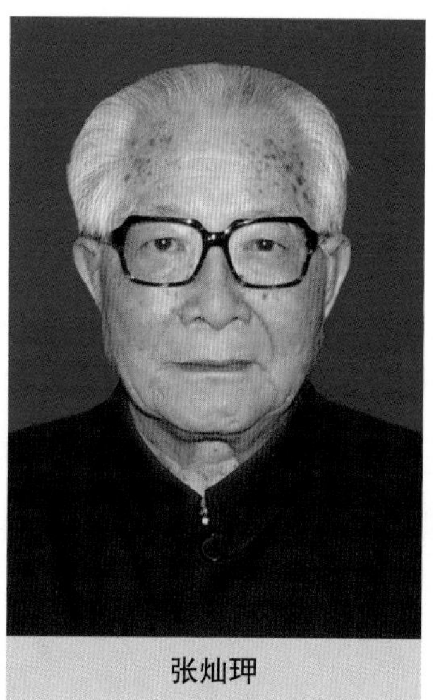
张灿玾

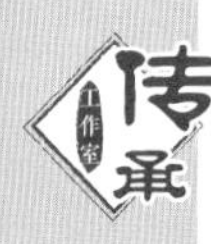

出版学术著作10余部，其中《针灸甲乙经校释》《素问校释》于1989年分别获国家中医药管理局科技进步二等奖、三等奖；《针灸甲乙经校注》于1997年获国家中医药管理局科技进步二等奖；《中医古籍文献学》获山东省教委科技进 步一等奖。发表论文100余篇。

【学术经验】

（一）学术思想

认为基本功的培养与训练是从医的重要基础，临床实践是体验中医理论和建立中医信念的关键，集临床、理论、文献于一体是加深掌握中医学的需要，医文并重是中医学的一大特色，博览群书、兼容并蓄是学术水平不断提高的源头活水，坚持继承发扬是立于不败之地的指导方针。

（二）临床经验

1. 辨证宜多面化，临证宜个性化，不可固守一方，应灵活辨证施治。

2. 用药须注重双向及多向配伍，注重辛苦升降的平衡，注重补中有泻、泻中有补，散中有敛、敛中有散，辛开苦降并用，寒热补泻兼施。

3. 治病善治人，应详细询问病人的病情，注意对病人情志的疏导。

【擅治病种】

1. 内科病

擅用经方治疗感冒、咳嗽、胃脘痛等内科疾病，常用方药如银翘散、麻黄桂枝汤、桑菊饮、止嗽散、小建中汤、四逆散等。

2. 月经不调

以虚实寒热辨证治疗月经不调，常用四物汤、逍遥散、胶艾四物汤、归脾汤等方。

3. 疮疡

通过辨别阴阳、肿溃治疗疮疡。常用仙方活命饮、四妙汤等方。

4. 小儿外感

长于治疗小儿外感发烧，常用银翘散、桑菊饮、藿香正气散等。

二、传承工作室建设成果

【成员基本情况】

1. 负责人

朱毓梅，女，山东中医药大学中医文献研究所图书与文献信息研究专业，副教授。

2. 主要成员

王振国，男，山东中医药大学中医文献研究所，教授。

米鹂，女，山东中医药大学中医文献研究所，教授。

李玉清，女，山东中医药大学中医文献研究所，副教授。

张鹤鸣，男，张灿玾国医大师传承工作室，学术助理。

【学术成果】

1. 论著

（1）《国医大师张灿玾临床经验实录》，中国医药科技出版社 2011 年出版，张灿玾主编。

（2）《中华中医昆仑·张灿玾》，中国中医药出版社 2011 年出版，张镜源主编。

（3）《走进中医大家张灿玾》，中国中医药出版社 2012 年出版，李玉清、张鹤鸣整理。

（4）《张灿玾医论医话集》，科学出版社 2013 年出版，张灿玾主编。

（5）《中医古籍文献学》（修订版），科学出版社 2013 年出版，张灿玾主编。

（6）《实用温病学》，中国医药科技出版社 2014 年出版，张灿玾主编。

（7）《感证治法与类方》，中国医药科技出版社 2014 年出版，张灿玾主编。

（8）《黄帝内经文献研究》，科学出版社 2014 年出版，张灿玾主编。

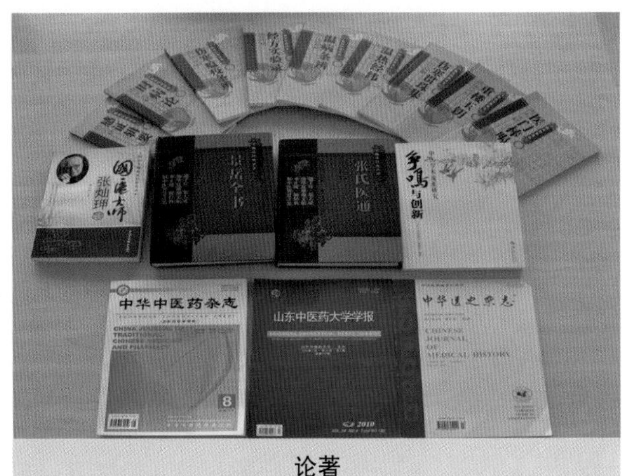

论著

2. 论文

（1）朱毓梅. 利用《中国丛书综录》查询中医药古籍. 长春中医药大学学报，2012，6：952 ～ 953。

（2）李玉清. 张灿玾教授成才之路. 山东中医杂志，2013（10）：57。

（3）朱毓梅.《神农本草经》与宋本《伤寒论》“枳实”考异. 时珍国医国药，2013，2：177 ～ 178。

（4）朱毓梅. 关于中医古籍文献信息化利用思考. 中国中医药图书情报杂志，2013，5：

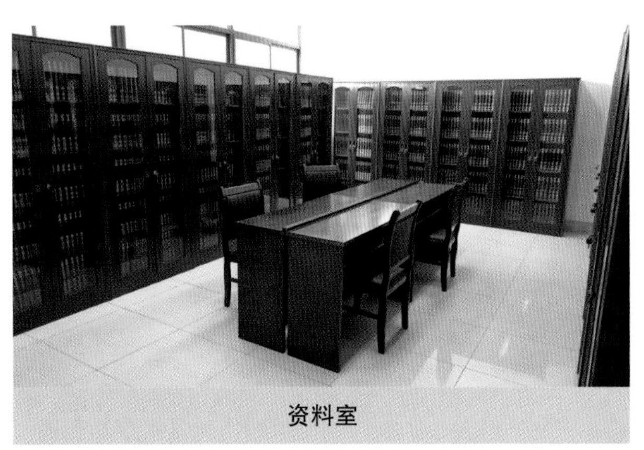
资料室

国医大师张灿玾八十五诞辰暨从医七十周年学术思想座谈会

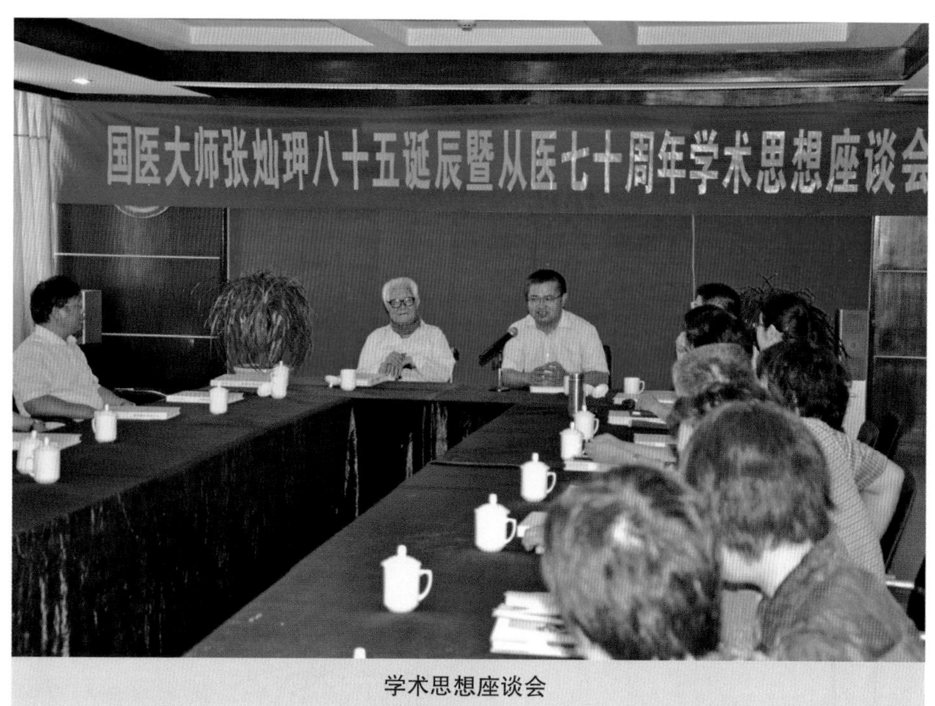

学术思想座谈会

41～44。

（5）朱毓梅．丁甘仁对张仲景六经辨证思想的发挥．中医杂志，2013，5：34～36。

（6）王振国，等．齐派医学与脉学流派．中华中医药杂志，2011，26（8）：1663～1665。

（7）卢星，等．汉画像石中龟的阴阳交通意象．医学与哲学（人文社会医学版），2011，32（6）：76～77。

（8）李玉清．蔡京之沉浮与国子监医学的三置三罢．中华医史杂志，2011（2）：23～24。

传
承

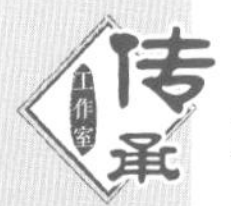

【人才培养】

举办国家级中医药继续教育项目3次，培训500人次；举办省级中医药继续教育项目2次，培训326人次。

【成果转化】

总结整理出版了“中医古籍整理规范（ZYYXH\T362-371-2012）”，为中医古籍整理的第一个国家行业标准。

【推广运用】

（一）诊疗方案

1. 感冒

风寒感冒表实证用麻黄汤加减，表虚证用桂枝汤加减；风热感冒用银翘散加减；暑湿感冒用藿香正气散加减。

2. 胃脘痛

脾胃阳虚证用小建中汤加减；肝气犯胃证用四逆散加减；湿热阻滞证用藿香正气散加减；寒气伤脾证用理中汤加减。

3. 月经不调

血瘀证用血府逐瘀汤加减；血虚证用八珍汤加减；寒证用温经汤加减；热证用丹栀逍遥散加减。

（二）运用及推广情况

以上3个诊疗方案已在山东中医药大学校医院等医疗单位推广应用。

三、依托单位——山东中医药大学

【依托单位简介】

山东中医药大学创建于1958年，1978年被确定为全国重点建设的中医院校，1981年成为山东省重点高校，是山东省唯一一所独立设置的医药科大学、山东省首批五所应用基础型人才培养特色名校之一，是科技部认定的“国家科技成果重点推广项目技术依托单位”“国家中药现代化、产业化规范种植项目承担单位”。现有教职医护员工3300余人，占地1829亩。

【特色优势】

学校在山东省的省属高校中拥有国家级重点学科最多，最早获得硕士、博士学位授予权，最早设立博士后科研流动站，硕士点数量位居全国同类院校前列。学校有13个二级学院，3所直属附属医院、11所非直属附属医院、22所教学医院、50余处临床教学基地和10家山东省研究生联合培养基地。有博士生导师76人，硕士生导师370人。3人先后荣获“国医大师”“国医楷模”荣誉称号，有国家“973”项目首席科学家1人，全国杰出专业技术人员1人，全国优秀教师8人，享受国务院政府特殊津贴43人，山东省教学团队6个，山东省十大优秀创新团队1个。

学校注重科技创新驱动，打造一流科研平台，设有1个教育部重点实验室，6个国家中医药管理局三级重点实验室，2个国家中医药管理局重点研究室，2个山东省重点实验室，3个山东省工程技术研究中心，1个山东省工程实验室和6个山东省高校重点实验室，并立项牵头1个山东省高等学校协同创新中心。

【联系方式】

地址：山东省济南市长清区大学科技园大学路4655号

电话：0531–89628060

网址：http://www.sdutcm.edu.cn

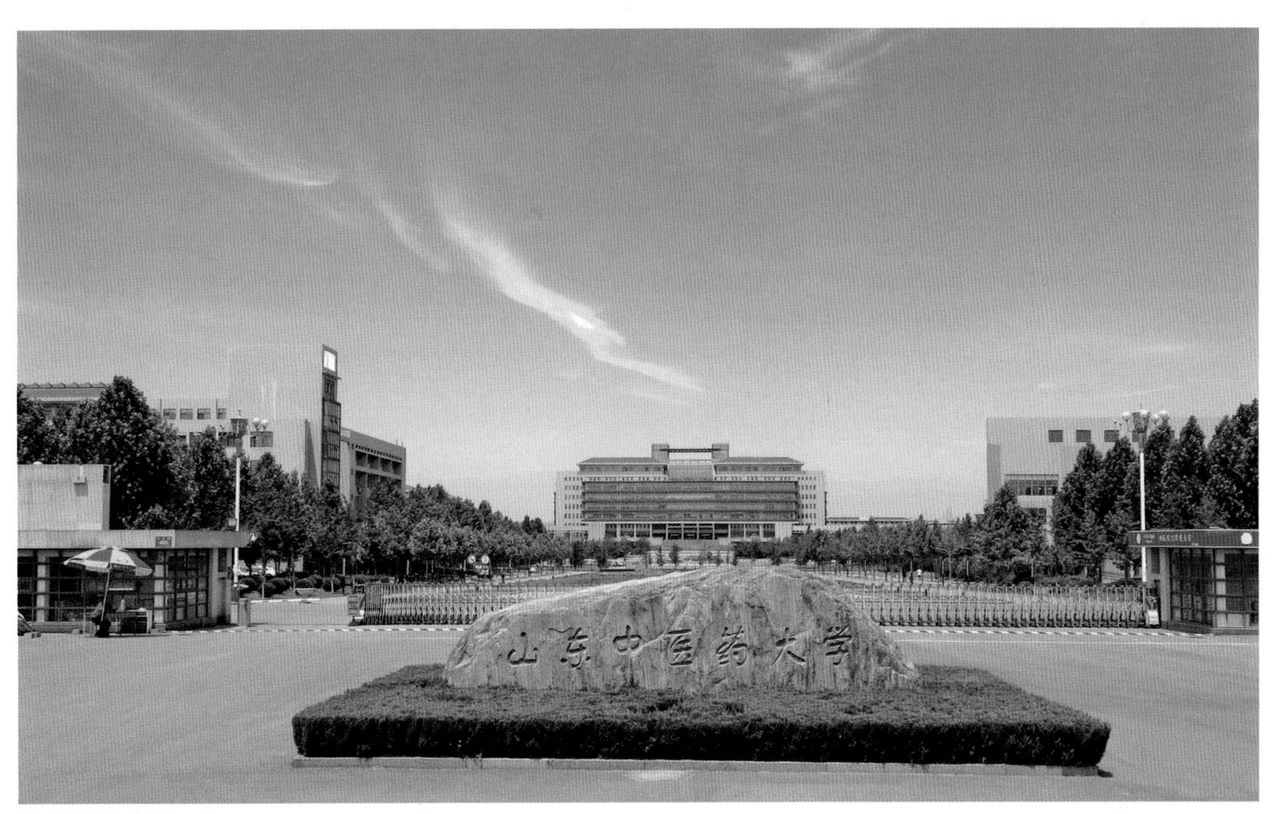

张学文

国医大师传承工作室

一、老中医药专家

【个人简介】

张学文，1935年生，男，汉族，陕西汉中人。陕西中医药大学终身教授、主任医师、学校专家咨询委员会主任委员。出生于中医世家，15岁起随父临证诊病、辨识药材。1953年经原南郑县政府考试合格即正式开始进行中医临床工作。1956～1959年先后在“汉中中医进修班”、陕西省中医进修学校（陕西中医药大学前身）中医师资班、卫生部委托南京中医学院举办的全国首届温病师资班学习，结业后留陕西中医药大学从事教学、临床、科研、行政工作，历任陕西中医药大学内科教研室主任、医疗系主任、院长。现任北京中医药大学外聘博士生导师，中华中医药学会终身理事，中华中医药学会内科分会顾问、陕西省中医药学会顾问，国家中医药管理局中医药重点学科建设专家委员会副主任委员，国家中医药管理局重大科技成果评审委员。1991年起享受国务院政府特殊津贴，是陕西省有突出贡献专家，中国中医科学院首届学术委员会委员，陕西省中医药研究院首席研究员。2009年被评选为首届“国医大师”。

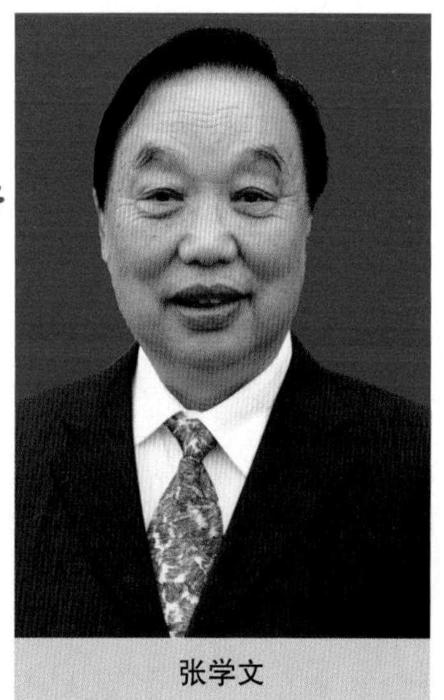
张学文

先后担任第一、三、五批全国老中医药专家学术经验继承工作指导老师。

第一批继承人：①李军，陕西中医药大学中医内科专业，主任医师；②王景洪，陕西中医药大学中医内科专业，教授、主任医师。

第三批继承人：①孙景波，广东省中医院中医内科专业，主任医师；②符文彬，广东省中医院中医内科专业，主任医师。

第五批继承人：①周海哲，陕西中医药大学中西医结合内科专业，副教授；②王永刚，陕西中医药大学中西医结合内科专业，副教授。

主要编著有《瘀血证治》《张学文医学求索集》等10余部；发表“卫气营血辨证在临床的应用”“活血化瘀法的临床应用”等论文70余篇。

【学术经验】

（一）学术思想

1. 温病发病重视“毒”

认为温病的病理变化主要表现为人体卫气营血及三焦所属脏腑的功能或实质损害，内外毒邪是造成这种病理变化的重要因素。毒主要通过发热劫津、耗气伤阴、动血腐肉、损伤脏腑经络四个方面导致温病的发生、发展和变化。

2. 脑当为脏论

认为脑当为脏，为元神之官，生命之主宰，协调五脏六腑，统辖四肢百骸，脑之经脉为督脉而统帅诸阳。并提出脑的病理生理特点为“诸阳之会”

阳易亢、“清灵之窍”窍易闭、“元神之府”神易伤、“诸髓之海”髓易虚、“诸脉之聚”脉易损。

（二）临床经验

1. 治怪疾擅于祛痰浊

许多疑难病无明显痰证表现，如见神志恍惚或抑郁、厌油腻厚味、肌肉松软如绵等，可从痰论治，分别选用燥湿化痰、清热化痰、温阳化痰、理气化痰、软坚化痰、搜风化痰、逐瘀化痰等方法。

2. 顽病痼疾施虫剂

疑难病久治无效时，可利用虫类药来通络剔邪、化瘀止痛。常用者如全蝎、蜈蚣、僵蚕、地龙、水蛭、土元、虻虫、蝉蜕、乌梢蛇、蟾酥、斑蝥、蜚虫、蜣螂、穿山甲、蛴螬、蝼蛄、蟋蟀等。须适当配合扶正养阴之品，如补气之党参、白术，养阴补血之当归、生地、麦冬之类，以纠其偏性和烈性；应用时多要依法炮制，用量上应严格掌握，不要求速而猛浪从事。

3. 临床擅用药对

郁金和白芍，鬼箭羽、天花粉和桑白皮，桃仁和红花，制首乌、月季花和玫瑰花，石菖蒲和郁金，酸枣仁和柏子仁，丹参和当归，木香和香附，胆南星和天竺黄，莱菔子和肉苁蓉，黄连和黄芩，杏仁和桔梗，僵蚕和全蝎。

4. 常用经验方

康泰汤（乌梢蛇、蜈蚣、白花蛇舌草、黄芪、灵芝、白芍、白术）治疗肿瘤，脑清通汤（草决明、川芎、丹参、地龙、水蛭、赤芍、天麻、生山楂、磁石、菊花）治疗高血压，脑窍通汤（丹参、桃仁、红花、茯苓、川牛膝、白茅根、川芎、赤芍、水蛭、麝香）治疗脑积水等，舒心通络汤（黄芪、丹参、川芎、红花、水蛭、姜半夏、全瓜蒌、薤白、三七、石菖蒲、远志）治疗冠心病心绞痛，四参安心汤（西洋参、丹参、苦参、玄参）治疗心肌炎，通脉舒络汤（黄芪、地龙、桂枝、红花、川牛膝、山楂、川芎、丹参）治疗中风后遗症，益肾活血汤（黄芪、菊花、天麻、黄精、鬼箭羽、天花粉、桑白皮、葫芦巴、枸杞、麦冬、石斛、丹参、五味子）治疗糖尿病等，变通天麻钩藤饮（天麻、钩藤、磁石、菊花、川牛膝、地龙、川芎、生龙骨、草决明、杜仲）治疗高血压，绿豆甘草解毒汤（绿豆、甘草、丹参、石斛、连翘、白茅根）治疗药食中毒等。

【擅治病种】

1. 高血压

从肝热血瘀论治，以清肝化瘀法治疗，用天麻钩藤汤加减或脑清通汤加减。

2. 胸痹

多辨为胸阳不振、血行不畅，以瓜蒌薤白半夏汤、丹参饮加减，宽胸散结，活血止痛。

3. 肿瘤

多辨为毒瘀内聚，正气不足，以康泰汤解毒化瘀、补益正气。

4. 中毒

辨为毒瘀交夹，气阴两伤，以绿豆甘草解毒汤解毒益阴，兼顾心肾。

二、传承工作室建设成果

【成员基本情况】

1. 负责人

李军，男，陕西中医药大学中医内科专业，主任医师。

2. 主要成员

闫咏梅，女，陕西中医药大学中医内科专业，教授、主任医师。

王亚丽，女，陕西中医药大学中医内科专业，主任医师。

周海哲，女，陕西中医药大学中西医结合内科专业，副教授。

袁有才，男，陕西中医药大学中西医结合内科专业，副教授、副主任医师。

【学术成果】

1. 论著

（1）《中华中医昆仑·张学文卷》，中国中医药出版社 2010 年出版，李军主编。

（2）《玉鼎集·国医大师张学文学术思想鉴赏》，第四军医大学出版社 2014 年出版，李军主编。

2. 论文

（1）李军，等. 张学文教授从气虚痰瘀交结论治冠心病心绞痛. 国际中医中药，2011，33（8）：758。

（2）李军，等. 国医大师张学文教授治疗头痛医案探析. 国际中医中药，2010，32（5）：475。

（3）闫咏梅，等. 张学文教授辨治中风颅脑水瘀证经验探析. 北京中医药大学学报，2012，（4）：9～10。

（4）周海哲，等. 国医大师张学文教授诊治过敏性紫癜思路探讨. 中医杂志，2012，（9）：733～735。

（5）王永刚，等. 张学文治疗稳定性心绞痛经验. 中医杂志，2012，（11）：1909～1910。

【人才培养】

培养传承人 9 人；接受外单位进修学习人员 16 人。举办国家级中医药继续教育项目 3 次，培训 552 人次。

【成果转化】

院内制剂：

1. 脑清通颗粒；功能主治：清肝活血、涤痰通络，用于眩晕、头痛、中风先兆、中风等表现为肝热痰瘀证者。

2. 舒心通络丸；功能主治：益气活血、化痰通络，用于胸痹。

【推广运用】

（一）诊疗方案

1. 冠心病心绞痛（气虚痰瘀交结证）

方药：舒心通络汤加减。

随证加减：伴阳虚证者加制附子（先煎）、鹿角霜、淫羊藿，并去全瓜蒌；因迎风受寒而发或感寒痛甚伴形寒肢冷、脉沉迟或沉紧者，加桂枝、细辛。

2. 高血压病（肝热痰瘀证）

方药：脑清通颗粒。

3. 帕金森病

方药：止颤汤（龟板、鹿角胶、白芍、水蛭、胆南星、丹参）加减。

4. 郁证

肝郁气滞证用加味柴胡疏肝散，心脾两虚证用归脾汤合丹参饮加减，气结痰阻证用逍遥散合元麦甘桔汤加减，气结痰阻证用附子理中丸合金匮肾气丸，肝郁化火证用脑清通颗粒。

（二）运用及推广情况

以上诊疗方案已在陕西中医药大学附属医院、陕西中医药大学第二附属医院等医疗单位推广应用。

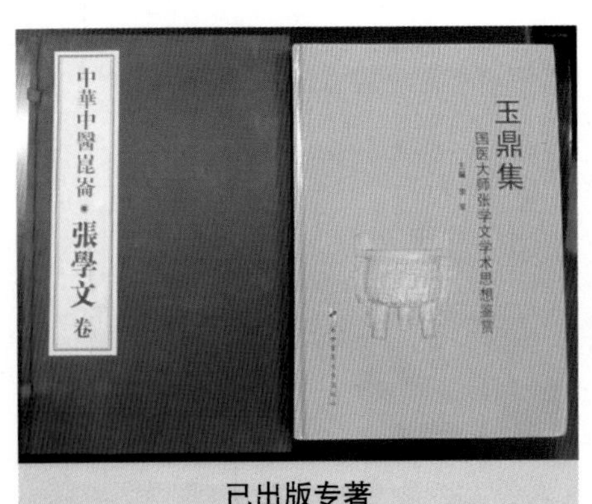

已出版专著

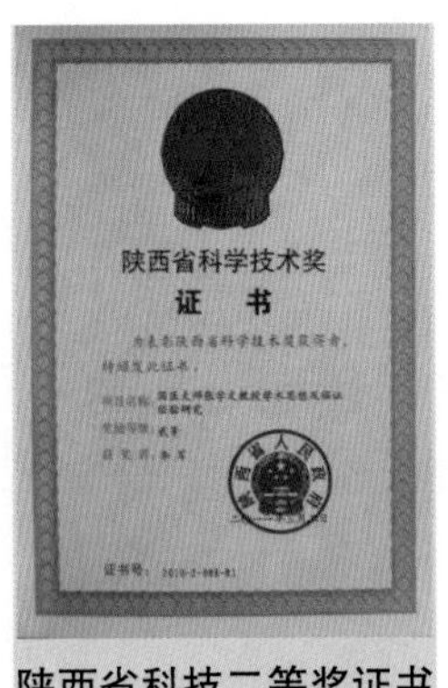

陕西省科技二等奖证书

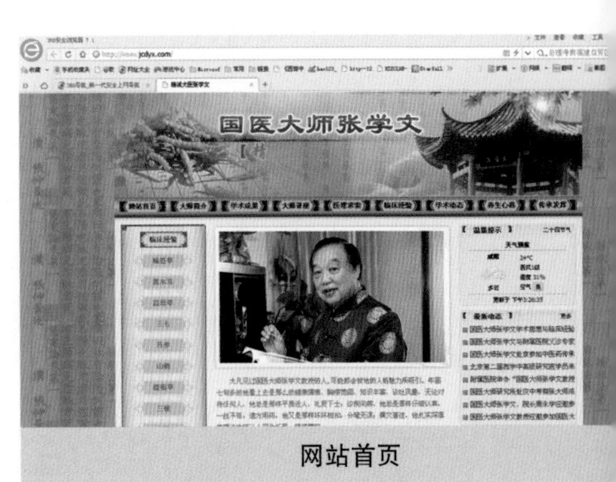

网站首页

三、依托单位——陕西中医药大学附属医院

【依托单位简介】

陕西中医药大学附属医院是西北地区建立最早的一所中医特色突出，综合实力雄厚，集医疗、教学、科研、预防、保健、康复为一体的国家三级甲等医院，是咸阳市医疗保险A类定点医疗机构。医院总占地面积156亩，建筑面积11.3万平米，床位1800张，设有临床科室46个，医技科室12个，专科专病门诊53个。医院现有职工1500余人，拥有国家级、省级名老中医32位，享受国务院政府特殊津贴14人，国家级名老中医专家学术经验指导老师19人，拥有以“博士后创新基地”等为代表的9个教学科研基地。

【特色优势】

医院的肿瘤学科是国家卫生计生委临床重点专科，并有脑病科、骨伤科、脾胃病科、妇科、皮肤学科、耳鼻喉学科、心病学科、针灸科、肾病科、脑外科等10个国家临床重点专科。

脑病学科总结出一套中西医结合治疗方案，对中风病的预防、治疗、康复方面有一定优势，在卒中后抑郁症、血管性痴呆的治疗方面具有优势。骨伤学科充分发挥中医学辨证施治的特色和优势，对四肢闭合性骨折、腰椎间盘突出症、膝关节骨性关节炎具有较好的临床疗效。妇科开展良性、恶性肿瘤手术及宫腔镜、腹腔镜微创治疗，运用中西医结合方法诊治妇科炎症、月经病、不孕症、更年期综合征等，在本地区具有较高的声誉。

【联系方式】

地址：陕西省咸阳市渭阳西路副2号

电话：029-33320926

网址：www.szfy120.com

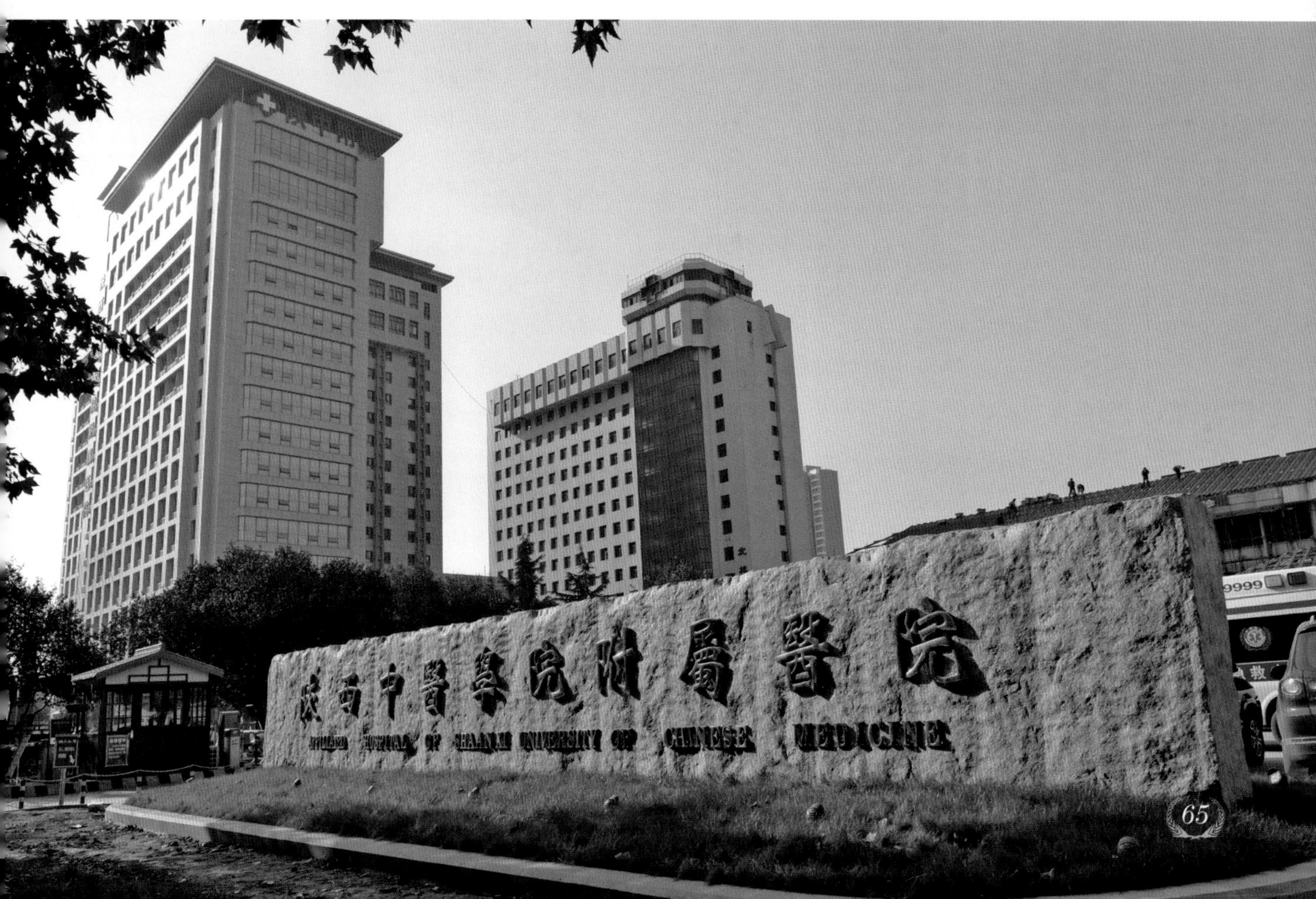

张镜人

国医大师传承工作室

一、老中医药专家

【个人简介】

张镜人（1923—2009年），男，汉族，上海人。上海市第一人民医院主任医师，终身教授。为沪上张氏内科第12代传人，幼承家业，未及弱冠，悬壶沪上。1954年任上海市卫生局医疗预防处中医科副科长，成为沪上中医界加入公共医疗机构第一人。1978年调任上海市第一人民医院中医科主任。1981年任上海市卫生局副局长，兼上海市第一人民医院中医科主任。历任中国中医药学会副会长、名誉顾问、终身理事以及内科学会副主任委员，上海中医药学会理事长、名誉理事长等。1991年起享受国务院政府特殊津贴，1994年获首届“上海市医学荣誉奖”，1995年获首届“上海市名中医”称号，2009年获首届“国医大师”称号。

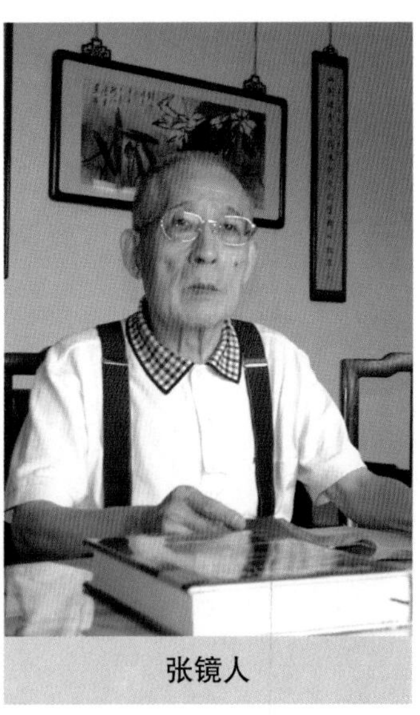
张镜人

担任第一批全国老中医药专家学术经验继承工作指导老师。

继承人：①石蕴玉，上海市第一人民医院中医科中医肾病专业，主任医师；②张存钧，上海市第一人民医院中医科中医脾胃病专业，主任医师。

主要编著有《辞海》中医分科、《中医治疗疑难杂病秘要》《中医古籍选读》等著作20余部，发表论文100余篇。

先后获国家中医药管理局重大成果甲级奖、国家科技进步三等奖等各级科研奖励10余项。

【学术经验】

（一）学术思想

奉仲景、东垣及温病诸家学说，重视脾胃后天，衍运五行生克制化，临证用药品味多而药量轻，圆通活变，以平为期。

主张“宏观以辨证，微观以借鉴”，宏观一定结合微观，“借助微观检测手段，为我所用”，但不受西医病名局限。辨证论治从整体出发，遵循“持脉有道，虚静为保”，三部九候，反复推敲，脉证相合，重脉重舌，各有所主。

主张“气血不和，百病乃变化而生”，特别是疑难病的治疗，尤重活血化瘀。临证灵活与行气、补气、散寒、清热、化痰等法相结合。

（二）临床经验

1. 外感热病重视“表、透”祛邪，擅用豆豉

治外感热病，祛邪为主，“表”与“透”贯穿始终，用药尤推崇豆豉一味。如邪在卫分，葱豉汤加减；若表邪较重，出现发热、头痛、骨楚等，速拟表散，佐入柴胡、干葛、桑叶、杭菊等品。邪留气分，栀豉汤加味；如表邪犹重，合柴胡、牛蒡、荆芥；里热较盛，加知母、连翘、芦根等。邪入营分或血分者，黑膏方加减，常用生

地、豆豉同捣，结合凉血散血、熄风、清热祛痰之品。上方中均有豆豉，无汗取豆豉，有汗取豆卷，热甚取生地，津伤取石斛，邪热内炽、劫夺津液并取生地、石斛。

2. 慢性胃病分阶段论治

浅表性胃炎从气滞热郁辨治，清热和胃为主治疗，用柴胡、黄芩、白芍、炙甘草、苏梗、香附、连翘、铁树叶、白花蛇舌草等为基本方药加减。萎缩性胃炎从气虚血瘀辨治，调气活血为主，药用孩儿参、白术、白芍、甘草、制香附、陈皮、丹参、徐长卿、血竭等加减，肠化生及异型增生者佐以白花蛇舌草、白英、蛇莓等。创“治胃病十法”，在辨病分阶段论治的基础上，或一法独用，或数法合参。

3. 慢性肾病结合微观指标用药

对慢性肾炎、肾功能不全等分期分阶段辨证治疗，在此基础上根据微观的化验指标进行药物的增减。如血尿，选用炒生地、旱莲草补肾养阴，配伍炒赤芍、炒丹皮、荠菜花、乌蔹莓、小蓟草、白茅根、仙鹤草、藕节炭等清热止血。蛋白尿用黄芪、山药、山萸肉、莲须、芡实健脾固肾，配合米仁根、大蓟根、石韦等化湿清热。管型尿选用扦扦活、益母草等祛瘀利水。白蛋白偏低选用黄芪、党参、山药、黄精、黑大豆等健脾补肾。高血胆固醇选用苍白术、茯苓、制半夏、生米仁、炒陈皮、晚蚕砂、泽泻等健脾化湿、除痰泄浊。邪浊内盛、上格下关的尿毒症，常配合中药保留灌肠以导滞泄浊，药用生川军、生牡蛎、六月雪、徐长卿、皂荚子等。

【擅治病种】

1. 高脂血症、脂肪肝、肥胖

健脾化痰，消积导滞，活血化瘀。用宁脂方（太子参、白术、制半夏、陈皮、泽泻、丹参、山楂、玄明粉、荷叶等）加减。

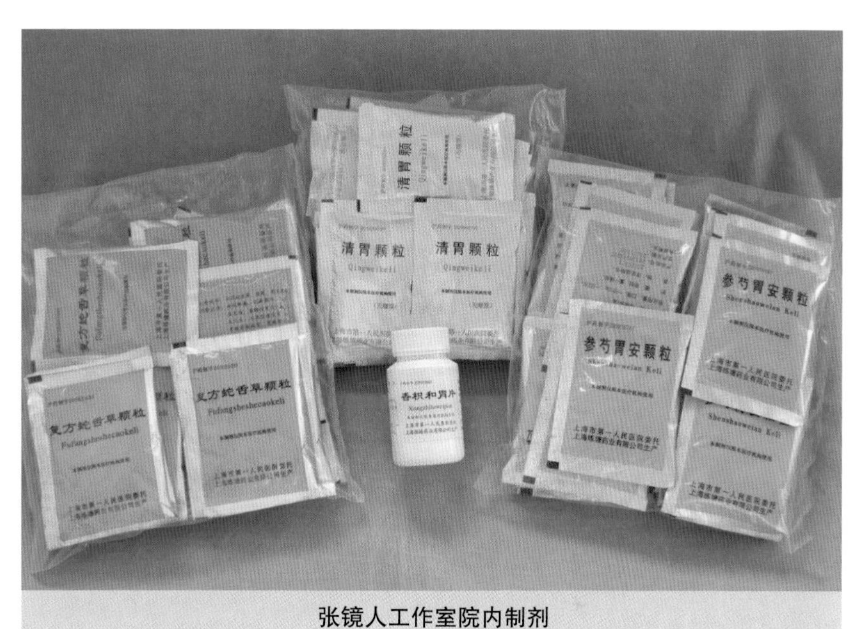

张镜人工作室院内制剂

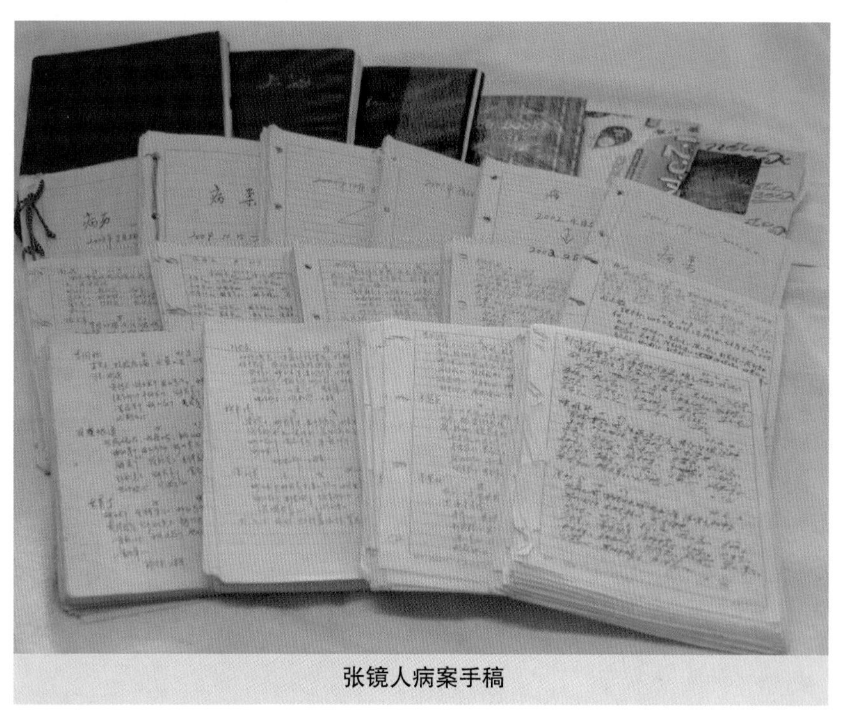

张镜人病案手稿

2. 慢性胃病见痞满

健脾益气、疏肝和胃，消痞散结。用地白合剂（地枯蒌、生白术、苏梗、元胡、川芎、枳壳、砂仁、黄芩等）加减。

3. 消化道肿瘤及术后

健脾补肾，解毒消积。用至精方（太子参、炒当归、灵芝、制黄精、怀山药、炒杜仲、白花蛇舌草、蜀羊泉等）加减。

4. 病毒性心肌炎心律失常

益气养阴，清热活血，安神宁心。用复方四参饮（孩儿参、丹参、南沙参、苦参、水炙甘草、炒枣仁、水炙远志、广郁金、莲子心等）加减。

二、传承工作室建设成果

【成员基本情况】

1. 负责人

王松坡，男，上海市第一人民医院中医科脾胃病专业，主任医师。

2. 主要成员

张存钧，男，上海市第一人民医院中医科脾胃病专业，主任医师。

徐国缨，女，上海市第一人民医院中医科脾胃病专业，主任医师。

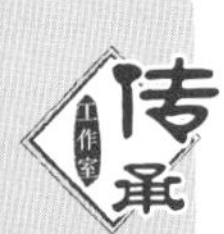

刘巧丽，女，上海市第一人民医院中医科脾胃病专业，主治医师。

朱凌云，男，上海市中医医院脾胃病科，主任医师。

张雯，女，上海市曙光医院脾胃病科，副主任医师。

【学术成果】

1. 论著

（1）《国医大师临床经验实录·张镜人》，中国医药科技出版社 2011 年出版，王松坡主编。

（2）《跟名医做临床——内科难病（四）》，中国中医药出版社 2011 年出版，张亚声等主编。

2. 论文

（1）王松坡，等. 调气活血中药治疗萎缩性胃炎的疗效评价及对胃黏膜血流的影响. 上海中医药大学学报，2010，24（4）：42 ～ 44。

（2）王松坡，等. 香枳和胃片治疗功能性消化不良临床研究. 中国中医药信息杂志，2010，17（12）：12 ～ 13。

（3）陈志霞，等. 香枳和胃片对胃黏膜损伤保护的实验研究. 中华中医药学刊，2011，29（7）：1619 ～ 1620。

（4）张旭，等. 至真方对人大肠癌多药耐药细胞株 HCT–8/VCR 中核因子 –kB 及 P 糖蛋白表达的影响. 中国中西医结合消化杂志，2011，19（6）：389 ～ 393。

（5）蔡松柏，等. 至真方含药血清对人大肠癌多药耐药细胞 HCT–8/VCR 中核因子 kB 活性及 P 糖蛋白表达与功能的抑制作用. 中西医结合学报，2011，9（12）：1353 ～ 1359。

【人才培养】

培养传承人 8 人；接待进修医师 14 名，住院医师规范化培养生每年 12 ～ 15 人次，培养研究生 10 名。举办国家级中医药继续教育项目 4 次，培训 739 人次。

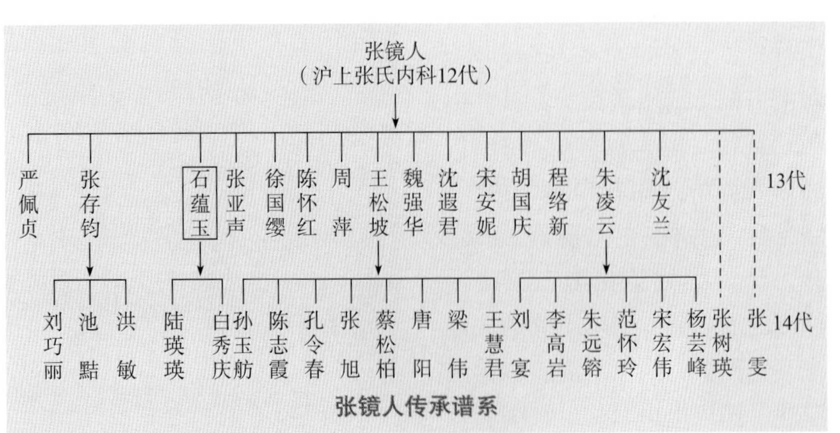

张镜人传承谱系

【成果转化】

1. 院内制剂

（1）清胃颗粒；功能主治：理气疏肝、清热和胃，用于各种慢性胃炎、消化性溃疡病等属于气滞热瘀证者。

（2）香枳和胃片；功能主治：疏肝理气、和胃畅中，用于各种慢性胃病见痞满者。

（3）参芍胃安颗粒；功能主治：益气和中、清热化瘀，用于慢性萎缩性胃炎。

（4）至真方；功能主治：健脾补肾、化浊通络、清热解毒，用于胃肠肿瘤及术后的辅助治疗。

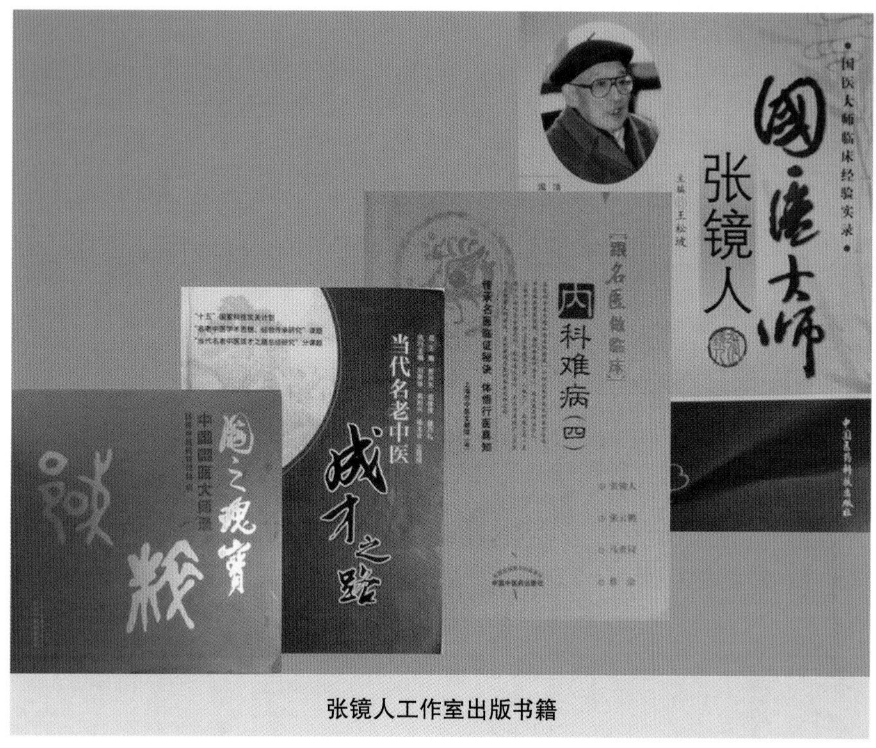

张镜人工作室出版书籍

2. 专利

朱凌云.一种治疗胃食管反流病的药物及其应用；专利号：ZL200210262822.8。

【推广运用】

（一）诊疗方案

1. 萎缩性胃炎

参芍胃安颗粒（太子参、麸炒白术、丹参、赤芍、炒黄芩、木蝴蝶、白芍、柴胡、徐长卿、平地木、水线草、山药、血竭等），或调气活血方（太子参、炒白术、赤芍、丹参、柴胡、八月札、香附、黄芩、徐长卿、白花蛇舌草等）加减。

2. 功能性消化不良

香枳和胃片（制香附、木蝴蝶、连翘、枳壳、柴胡、紫苏梗等），或地白合剂（地枯萝、生白术、苏梗、元胡、川芎、枳壳、砂仁、黄芩等）加减。

3. 反流性食管炎

清胃颗粒（徐长卿、旋覆花、连翘、制香附、醋制元胡索、蜜炙甘草、赤芍、代赭石、丹参等），或抗反流方（柴胡、黄芩、旋覆花、代赫石、香橼、连翘、铁树叶、象贝母、炒麦芽等）加减。

（二）运用及推广情况

以上3个诊疗方案已在上海市第六人民医院中医科、上海市新华医院中医科、上海市第四人民医院、上海市第一人民医院吴淞分院、上海松江中心医院、上海青浦区莲塘镇医院、昆山市第三人民医院等相关单位推广应用。

三、依托单位——上海市第一人民医院

【依托单位简介】

上海市第一人民医院建于1864年，2002年加冠名上海交通大学附属第一人民医院，是全国首批三级甲等综合性医院。

医院设北部（虹口区海宁路100号）和南部（松江区新松江路650号），占地29.5万平米，核定床位1580张，实际开放床位1902张。2013年门急诊310万人次，出院8.8万人次，住院病人手术5.8万人次。

【特色优势】

医院拥有教育部重点学科1个（心血管病学），国家临床重点专科建设项目8个（耳鼻喉科、眼科、泌尿外科、普通外科、呼吸内科、肿瘤科、妇科、临床药学科），卫生部内镜培训基地4个（消化科、普外科、泌尿外科、妇科），上海市临床医学中心2个（器官移植临床医学中心、视觉复明临床医学中心），上海市急救中心3个（创伤急救中心、心脏病急救中心、危重孕产妇会诊急救中心），上海市医学领先重点学科3个（眼科、泌尿外科、麻醉科），上海市重点实验室2个（眼底病重点实验室、胰腺疾病重点实验室），上海市医疗质量控制中心2个（肝移植质控中心、麻醉质控中心）。医院中医科创建于1956年，是一个综合性中医临床学科，年门诊量21万余人次，为“上海市综合性医院示范中医科”“全国综合医院中医药工作示范单位”。

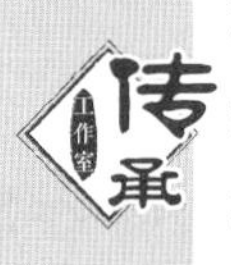

【联系方式】

虹口北院地址：上海市虹口区海宁路100号
联系电话：021-63240090
松江南院地址：上海市松江区新松江路650号
联系电话：021-63240090
网址：http://www.firsthospital.cn

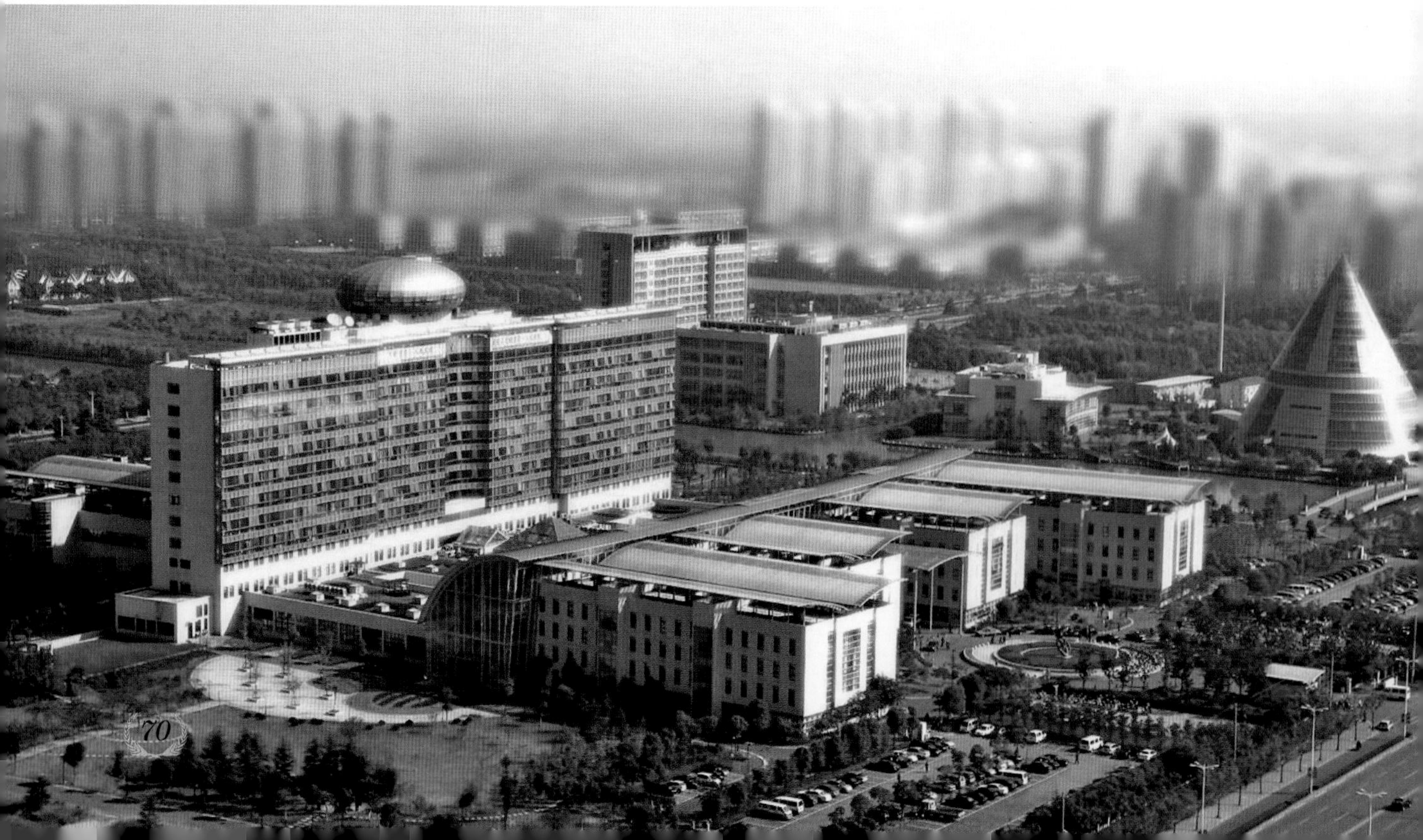

陆广莘

国医大师传承工作室

一、老中医药专家

【个人简介】

陆广莘（1927—2014 年），男，汉族，江苏省松江县人。中国中医科学院中医基础理论研究所研究员、主任医师。1945 年学习中医，先后从师上海陆渊雷、丹徒章次公、武进徐衡之。1948 年毕业行医，1952 年应考中央卫生部中医药研究人员，录取后入北京大学医学院医疗系学习西医 5 年。毕业后分配至人民医院从事中医科研、临床、教学工作。1983 年奉调至中国中医研究院，1985 年组建中医基础理论研究所并任业务副所长。1992 年起享受国务院政府特殊津贴，2009 年评选为首届“国医大师”。曾任第八、九届全国政协委员，国家中医药管理局专家咨询委员，中华中医药学会终身理事，中西医结合学会常务理事等职。

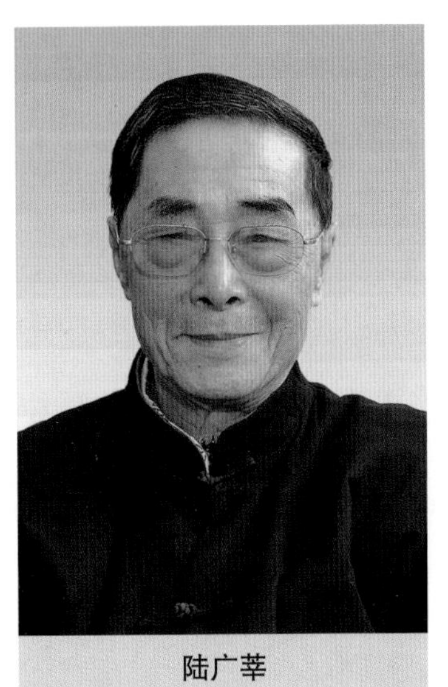
陆广莘

代表著作《中医学之道——陆广莘论医集》；发表“论王履的医学思想及其对明清医学的影响”“命门学说源流考”等论文百余篇。

【学术经验】

（一）学术思想

认为中医学是“循生生之道，助生生之气，用生生之具，谋生生之效”的健康医学。

1. 天地之大德曰生——中医学的哲学基础

认为“天地之大德曰生”，中华民族是一个重“生”的民族，由此形成有机生成论世界观、尊生贵命的价值观，使中医学术具有以人为本强调实践优位、研究着重整体性和自发性、建立解释功能关系的理论模型等特色。

2. 天人合德，生态共演——中医学的目的

认为人的生命具有自选择、自清除、自组织、自演化、自适应、自调节、自稳定功能。中医学的目的在于发展人的生命的主体性，即自调节、自稳定的能力，自我抗病和自我痊愈能力，从而“万物并育而不相害”“天人合德，生态共演”。

3. 参赞天地之化育——中医学的方法

认为中医学的认识源于“参赞天地之化育”的实践，而辨证论治的诊疗方法则是实践中获效的关键。对于对抗性治疗，中医学并未全面否定和抛弃，而是予以约束并包容于自身，提高到为人的健康能力服务即创生的高度。

4. 养生保健治病必求于本——中医学的对象

认为“本”是关于对象本质的观点或理论模型。“生之本，本于阴阳”，“阴阳自和”是“本”，是名符其实的“生”的本源。“养生莫若知本”“治病必求于本”，这个“本”是正气存内的“正”。

5. 厚德载物——中医学的发展

认为医学现在面临着一个划时代的重大学术思想转折，就是由疾病医学向健康医学转化，生物医学向人类医学转化，对抗医学向生态医学转化。而中医学恰恰是健康医学，因此回归到健康医学是中医学的发展方向。

（二）临床经验

1. 扶“正祛邪”，疏通气血津液

辨证论治是扶“正祛邪”。“正祛邪”是机体的一种自我能力，辨证论治的本质是帮助病人提高这种能力。人体的气血津液是抗病反应的基础，中医学的治疗手段在于使气、血、津液流通分布

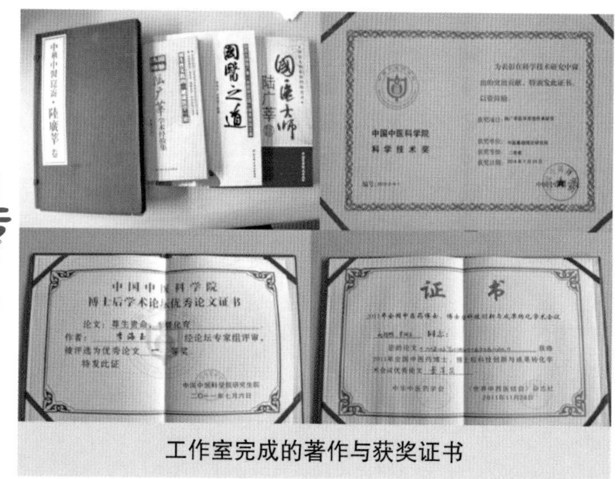

工作室完成的著作与获奖证书

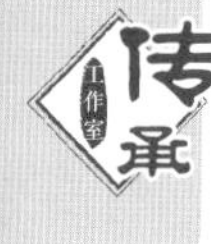

的“反常”向“常守”实现转化。对于邪实，汗、吐、下、消法着眼于“通”；温法和清法旨在全面改善血气供求关系。对于正虚，或补之而血气方行，或调其失衡，或补其不足；涩法旨在减少气血津液过度耗散。

2. 莫不为利，莫不危害

推崇《吕氏春秋》中“天下万物，莫不为利，莫不为害”论，认为生命具有极大的自主能动性，因此事物对人体的利、害当通过人体自身反应来具体判断，不能断定该事物本身就是利或害。治病的目的在于帮助机体自稳调节的正常化，而非替代机体的功能。因此在审查病机基础上力求少用药，或不用药，达到“四两拨千斤”之效。

【擅治病种】

1. 肝病

强调减轻肝脏的负担，提倡少量服药，调节情志。常用补中益气汤、大柴胡汤、柴胡疏肝散、加味逍遥丸、防风通圣丸、乌鸡白凤丸、龟龄集、归脾汤等。

2. 肾病

强调判断西医治疗后出现的假象。常用瓜石汤、温经汤、阳和汤、过敏煎、排脓散、温胆汤、四妙丸等。

3. 自身免疫性疾病

强调帮助分解与排除体内过多的抗体。常用玉屏风散、过敏煎、补中益气汤、逍遥散、防风通圣丸、生脉饮、透脓散、右归丸、八珍汤、痛泻要方、甘麦大枣汤等。

4. 心脑血管疾病

强调心脏、脑部的血液供应，调节身体各部的血液分布。常用补阳还五汤、炙甘草汤、血府逐瘀汤、六味地黄丸等。

二、传承工作室建设成果

【成员基本情况】

1. 负责人

李海玉，女，中国中医科学院中医基础理论研究所，中医基础理论专业，副研究员。

2. 主要成员

刘理想，男，中国中医科学院中医基础理论研究所，中医文献专业，副研究员。

陈曦，男，中国中医科学院中医基础理论研究所，中医基础理论专业，副研究员。

卢红蓉，女，中国中医科学院中医基础理论研究所，中医基础理论专业，副研究员。

【学术成果】

1. 论著

（1）《国医大师陆广莘学术经验集》，北京科学技术出版社2012年出版，李海玉主编。

（2）《中华中医昆仑. 陆广莘卷》，中国中医药出版社2011年出版，李海玉、海霞主编。

（3）《国医之道：国医大师陆广莘"中医学之道"学术论坛文集》，北京科学技术出版社2012年出版，李海玉、刘理想主编。

（4）《国医大师陆广莘》，中国医药科技出版社2011年出版，李海玉整理。

2. 论文

（1）李海玉，等.中医学"病因"概念探讨.中华中医药杂志，2010，25（7）：980～982。

（2）李海玉，等.参悟精微，务本论道——记国医大师陆广莘主要学术观点，中国中医基础医学杂志，2011，（6）：589～590。

（3）刘理想，等.关于中医"身世"问题及其评判的点滴思考，中国中医药现代远程教育杂志，2011，9（18）：4～7。

（4）刘理想，等."九方皋相马"等对中医学发展的启示，世界中西医结合杂志，2011，（11）：107～111。

（5）李海玉，等.尊生贵命·参赞化育——记国医大师陆广莘临证诊疗特点，辽宁中医杂志，2012，（5）：804～806。

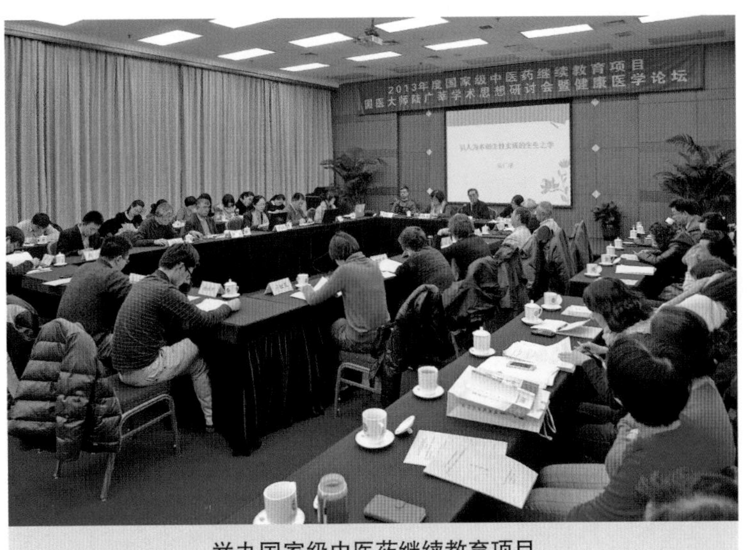

2013年度国家级中医药继续教育项目
国医大师陆广莘学术思想研讨会暨健康医学论坛
举办国家级中医药继续教育项目

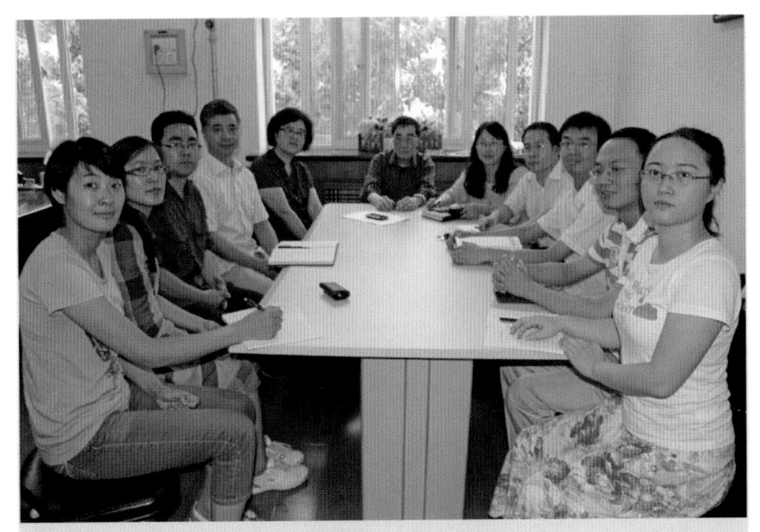

陆广莘与工作室成员

【人才培养】

培养传承人2人。举办国家级中医药继续教育项目3次。

【推广运用】

通过开展国家级继续教育、主办学术会议（2011年12月举办"国医大师陆广莘'中医学之道'学术论坛"、2012年举办"中医理论研究与发展论坛"6次、2013年6月举办"以人为本，健康生态的中医科学"论坛），推广"陆广莘生命健康医学思想"，传播健康医学理念，产生了一定影响。

三、依托单位——中国中医科学院中医基础理论研究所

【依托单位简介】

中国中医科学院中医基础理论研究所是目前唯一专门从事中医基础理论研究的国家级科研院所，总占地面积1280m²，建筑面积8901m²。研究所成立以来，始终以继承与创新有机结合、理论研究服务于临床实践、基础研究面向国家重大需求为基本方针，努力建设队伍精干、优势突出、特色鲜明，能胜任中医理论继承与创新研究任务，代表中医基础理论研究国家水平的研究所，努力成为高水平的国家中医基础理论研究中心、中医基础理论研究重大项目的组织中心、中医基础理论研究的学术交流中心，继承和发展中医学理论体系，促进中医药学术进步，为建立具有中国特色的卫生保健体系提供理论支撑。建所以来发表学术论文2034篇，出版学术著作133部，获部局级以上科技成果奖48项，获院级成果奖49项，获新药证书6项，获国家发明专利7项、实用新型专利8项，获软件著作权3项。

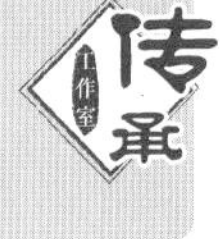

【特色优势】

研究所中医基础理论学科为国家中医药管理局“十五”“十一五”“十二五”重点学科，中西医结合基础学科为国家中医药管理局“十二五”重点学科。中医理论体系结构与内涵研究室为国家中医药管理局重点研究室，病理实验室、分子生物学实验室、中药质量分析实验室、中医药生物安全实验室为国家中医药管理局三级实验室。《中国中医基础医学杂志》是研究所主办的、面向国内外发行的国家级双核心科技期刊，在中医基础研究领域具有广泛的学术影响。

【联系方式】

地址：北京市东直门内南小街16号
电话：010-64013896
网址：www.ibtcm.ac.cn

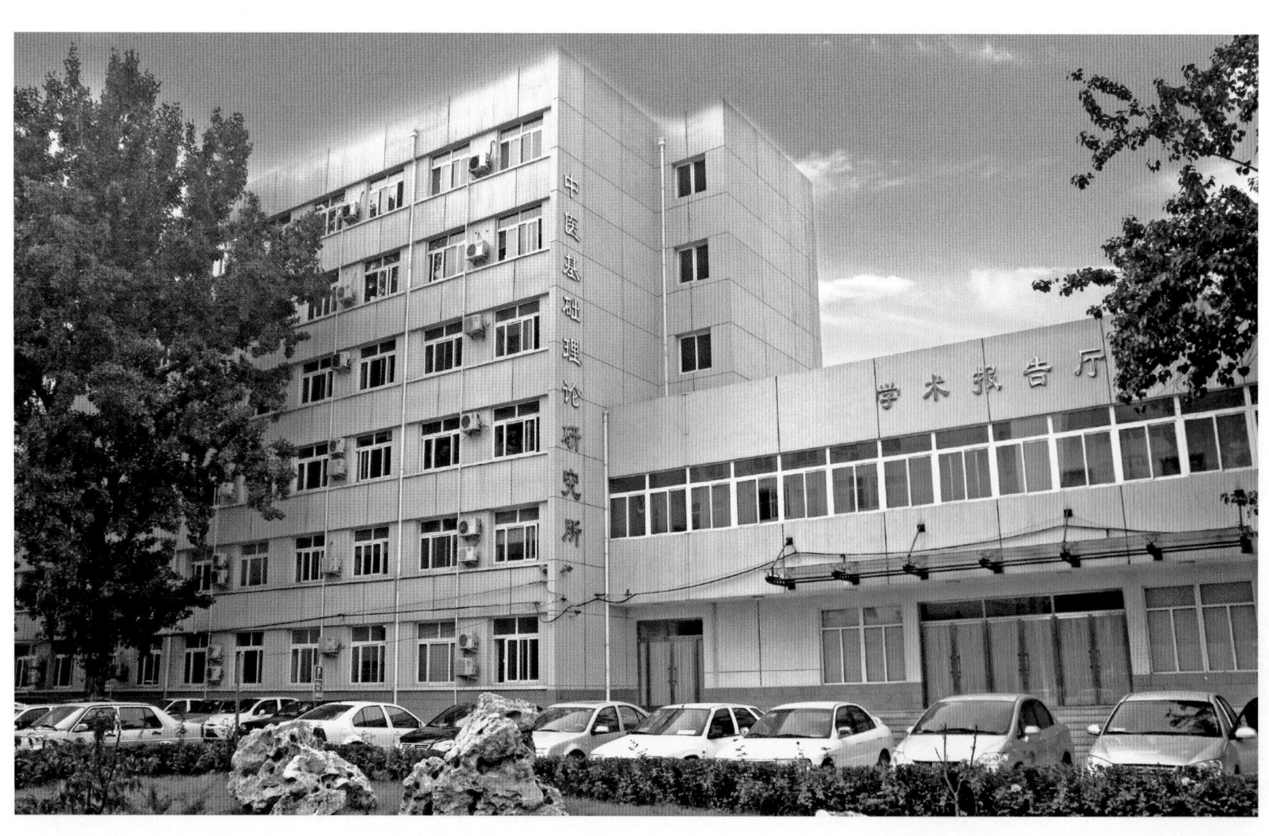

周仲瑛

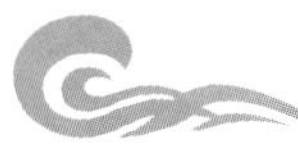

国医大师传承工作室

一、老中医药专家

【个人简介】

周仲瑛，1928年生，男，汉族，江苏如东人。南京中医药大学教授、主任医师、博导。出身中医世家，自幼随父周筱斋习医。1948年始从事中医临床工作，1956年进入南京中医学院附属医院工作，1983年任南京中医学院院长。享受国务院政府特殊津贴，获全国老中医药专家学术经验继承工作优秀指导老师等荣誉称号，是第一批国家级非物质文化遗产项目“中医诊法”代表性传承人、首届“国医大师”。

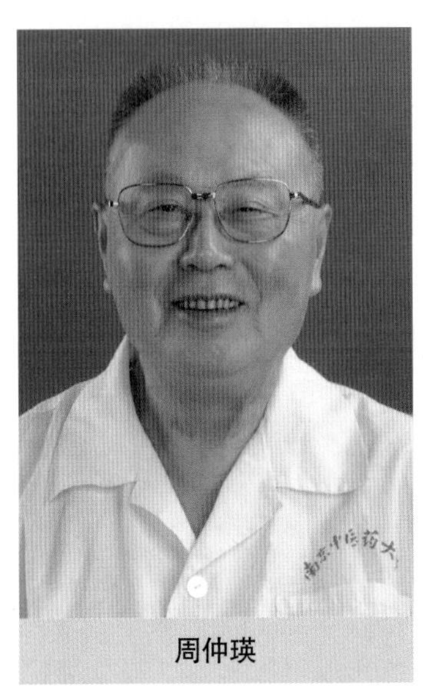

周仲瑛

先后担任第一、三、四、五批全国老中医药专家学术经验继承工作指导老师。

第一批继承人：①唐蜀华，江苏省中医院，主任医师；②李七一，江苏省中医院，主任医师。

第三批继承人：①林琳，广东省中医院，主任医师；②罗翌，广东省中医院，主任医师。

第四批继承人：①郭立中，南京中医药大学，教授；②陈四清，江苏省中医院，主任医师。

第五批继承人：①董筠，江苏省中医院，主任医师；②杨月艳，江苏省中医院，主任医师。

先后主编《中医内科学》《中医病机辨证学》等著作38部；发表学术论文164篇。

主持国家、部省级课题36项，取得科研成果26项，获科技进步奖24项。

【学术经验】

（一）学术思想

首次提出“瘀热”是多种内科难治病的主要复合病机之一，研究并创立了瘀热病机新理论。提出临床辨证须首重“病机”，倡导以病机为核心、以病机证素为单元构建辨证论治新体系，提倡以病理因素为主导、病机证素为条目、症状体征为依据、病性病位为核心，抓纲带目，创建了“风病善变、寒多阴伏、火热急速、湿性缠绵、燥胜伤津、气病多郁、血病多瘀、痰证多怪、水饮同源、虚多久病、毒多凶顽、疫为戾气、多因复合（复合病机）”等十三个病机条目，系统论述了以病机为核心构建辨证论治新体系的学术思想，达到活化辨证的目的。

此外，先后提出流行性出血热“病理中心在气营”和“三毒论”（热毒、瘀毒、水毒）、肝病“湿热瘀毒论”、糖尿病“三热论（燥热、湿热、瘀热）”以及肿瘤“癌毒学说”、内伤杂病“伏毒学说”等。

（二）临床经验

1. 擅长“病机辨证”

强调审证求“机”是辨证论治的关键环节，

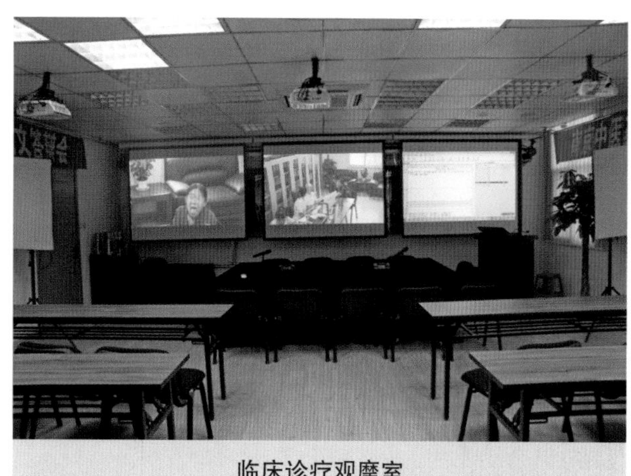
临床诊疗观摩室

主张病机辨证。首先辨别病理因素（常见风、寒、火、燥、湿、痰、瘀、毒、郁等），其次辨别脏腑病位（涉及内外表里、脏腑经络、营卫气血等），再从病性（主要指阴阳、寒热、虚实）和病机转化方面整体辨析，然后确立选方用药。如肺痈的主要病机为邪热郁肺，蒸液成痰，热痈血瘀，血败肉腐，成痈化脓。

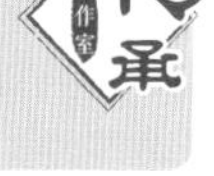

2. 提倡“复法制方”

认为“复合病机是内科急难病证共性特征”，提倡“复法制方”治疗多种疑难杂症。常以病机辨证为前提，基于病理因素和脏腑病机，采用相应治法复合应用，但不同治法之间的组合应主次分明，组合有序，选药力求精当，或一药兼数功。此外，还强调“轻灵不是隔靴搔痒，重剂不能诛伐太过，独行必须药证相符，大方不能杂乱无章”。如肿瘤治疗中常常抗癌解毒法、清热化湿法、化痰祛瘀法、疏理气机法、益气养阴法等多法并用。

【擅治病种】

精通内科，旁及妇儿，对中医内科的各种常见病尤其是急难病症具有丰富的诊疗经验。

1. 流行性出血热

流行性出血热的病因是感受温邪疫毒，进而酿生热毒、瘀毒、水毒，“三毒”几乎贯穿病变的整个过程。针对“三毒”研制成具有泻下通瘀、滋阴利水功效的泻下通瘀合剂（大黄、芒硝、桃仁、生地等）。

2. 出血性中风

瘀热升腾、直冲犯脑、络伤血溢、清窍闭阻是出血性中风急性期基本病机；瘀热阻窍是中心病理环节，风、火、痰、虚皆因瘀热而起；凉血散瘀是出血性中风急性期的治疗大法；代表方药是凉血通瘀方（大黄、水牛角片、黑山栀、生地、赤芍、地龙等）加减。

二、传承工作室建设成果

【成员基本情况】

1. 负责人

郭立中，男，南京中医药大学中医内科专业，教授、主任医师。

2. 主要成员

赵智强，男，南京中医药大学中医内科专业，教授、主任医师。

叶放，男，南京中医药大学中医内科专业，教授、主任医师。

王志英，女，南京中医药大学中医内科专业，教授、主任医师。

【学术成果】

1. 论著

（1）《中医病机辨证学》，中国中医药出版社2013年出版，周仲瑛、周学平主编。

（2）《周仲瑛实用中医内科学》，中国中医药出版社2013年出版，周仲瑛、薛博瑜主编。

（3）《凉血化瘀方治疗急难症医案选·国医大师周仲瑛瘀热新论实践经验录》，中国中医药出版社2011年出版，周仲瑛、叶放主编。

（4）《中国百年百名中医临床家丛书·国医大师卷：周仲瑛》，中国中医药出版社2011年出版，周仲瑛主编。

（5）《从瘀热论治内科难治病》，人民卫生出

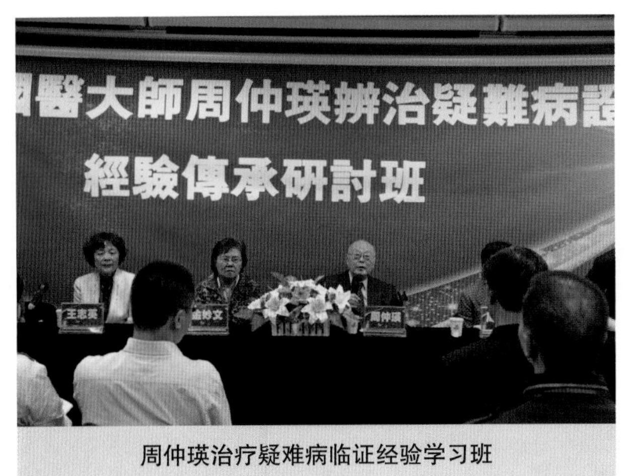

周仲瑛治疗疑难病临证经验学习班

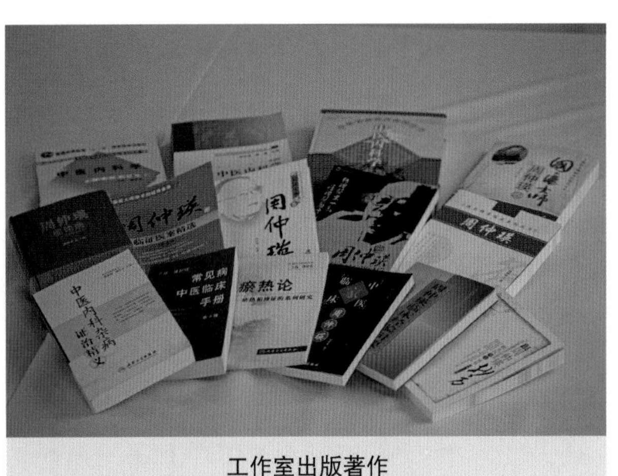
工作室出版著作

版社 2010 年出版，周仲瑛、周学平主编。

2. 论文

（1）叶放，等. 周仲瑛教授应用犀角地黄汤临床经验要素数据挖掘分析. 中华中医药杂志.2010，10：1577 ～ 1579。

（2）周学平，等. 以病机为核心构建中医辨证论治新体系——国医大师周仲瑛教授学术思想探讨. 中医杂志.2011，32 (18)：1531 ～ 1534。

（3）郭立中，等. 周仲瑛教授防治病毒感染性疾病学术思想探析. 南京中医药大学学报.2011，27(1)：1 ～ 3。

（4）叶放，等. 周仲瑛从瘀热辨治妇科杂症经验. 中医杂志.2012，12：999 ～ 1001。

（5）赵智强，等. 周仲瑛辨治消化系统恶性肿瘤学术思想探讨. 中医杂志.2013，14：1186 ～ 1188。

【人才培养】

培养传承人 13 人；接受进修、实习 67 人。举办国家级中医药继续教育项目 1 次，培训 85 人次；举办省级中医药继续教育项目 1 次，培训 70 人次。

【成果转化】

专利：

1. 周仲瑛、吴勉华、金妙文等；一种治疗出血性中风的中药复方制剂及其制备方法和应用；专利号：ZL200910264139.6。

2. 王旭、周仲瑛等；一种具有治疗糖尿病作用的中药复方及其制备方法和应用；专利号：ZL201010183273.6。

【推广运用】

（一）诊疗方案

1. 支气管哮喘

肺肾气虚、寒痰内伏证用温养化痰方（黄芪、山萸肉、仙灵脾、姜半夏、冬花等）加减。肺肾阴虚、痰热内蕴证用清养化痰方（北沙参、麦冬、山萸肉、知母、竹沥、半夏等）加减。

2. 出血性中风

瘀热阻窍证用凉血通瘀方加减。

（二）运用及推广情况

以上 2 个诊疗方案已在南京中医药大学附属门诊部、江苏省中医院、南京市中医院、河南省中医院等医疗单位推广应用。

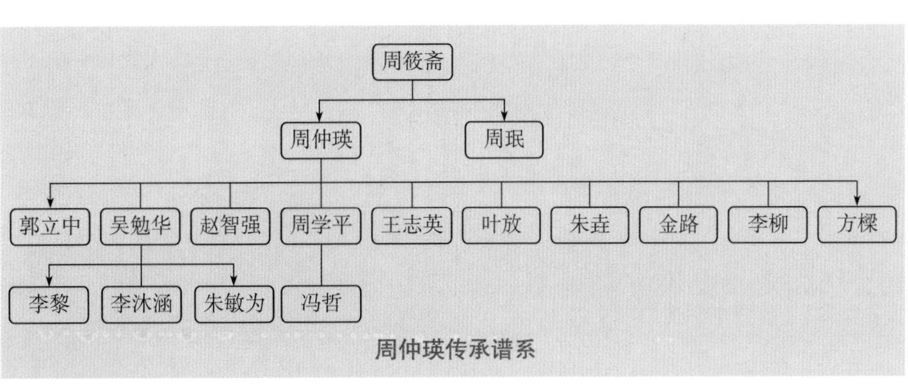

周仲瑛传承谱系

三、依托单位——南京中医药大学

【依托单位简介】

南京中医药大学始建于1954年，是中国最早的高等中医药院校之一，是江苏省重点建设高校、江苏省与国家中医药管理局共建高校、世界卫生组织（WHO）传统医学合作中心、国家卫生部确定的国际针灸培训中心、全国中医师资进修教育基地、临床药理基地、中国中医文献检索中心分中心。

【特色优势】

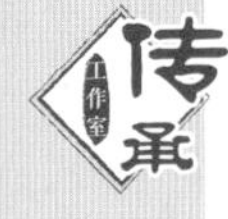

学校建有2个江苏高校协同创新中心、1个省部共建重点实验室、1个科技部国家中药临床试验研究（GCP）中心、1个教育部工程研究中心、1个江苏省中医药研究与新药创制中心、3个国家中医药管理局重点研究室、5个江苏省（高校）重点实验室、8个国家中医药管理局三级实验室、5个省级工程研究中心（工程实验室）、2个市级工程技术研究中心、2个校级重点实验室和1个SPF级实验动物中心。

学校有5位"国医大师"（周仲瑛、徐景藩、朱良春、干祖望、夏桂成），7人先后荣获"国家级教学名师""全国模范教师""全国先进工作者""全国师德先进个人""国家级突出贡献中青年专家"等多项国家级荣誉称号，3人被列为国家人事部"百千万人才工程"培养对象，45人先后享受国务院政府特殊津贴，数十人被评为"江苏省名中医""江苏省中西医结合专家"、"江苏省有突出贡献中青年专家"等荣誉称号，近百人先后进入江苏省"333工程"和"青蓝工程"等人才培养梯队。

【联系方式】

地址：江苏省南京市仙林大学城仙林大道138号

电话：025-85811001

网址：http://www.njutcm.edu.cn

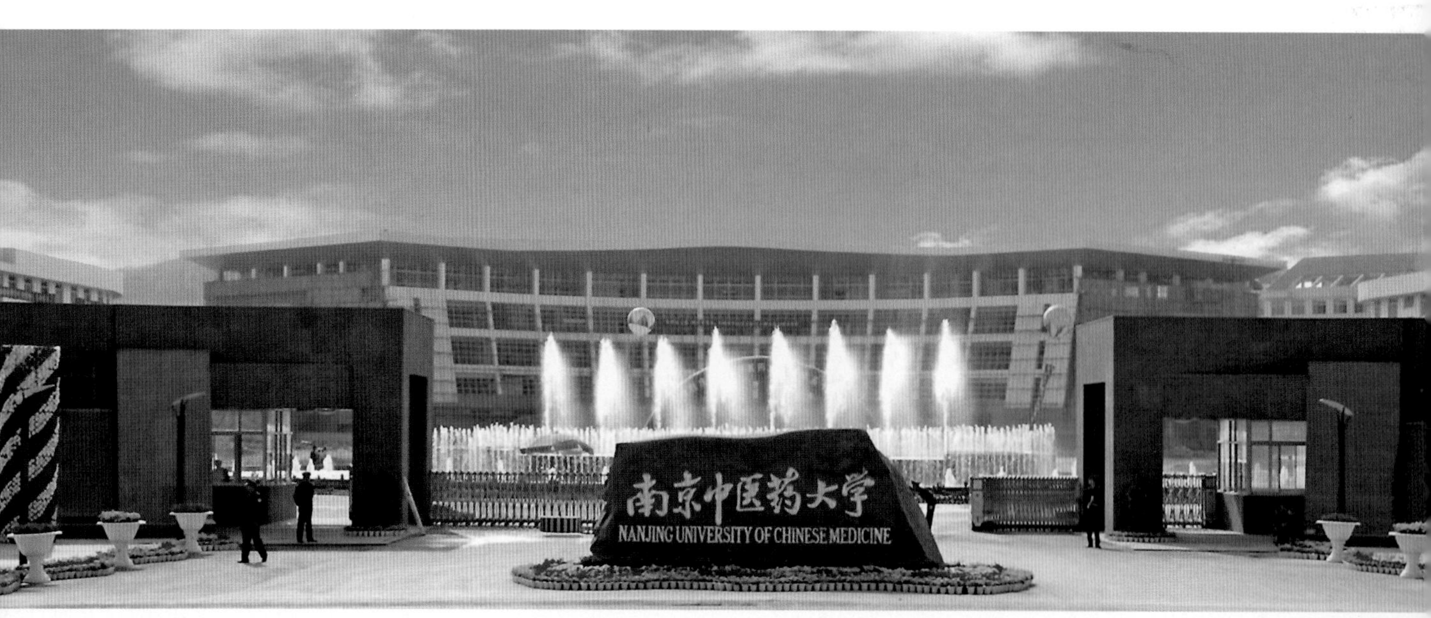

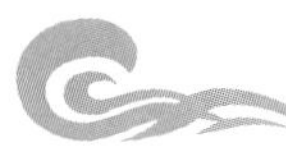

贺普仁

国医大师传承工作室

一、老中医药专家

【个人简介】

贺普仁，1926年生，男，汉族，河北省涞水县石圭村人。首都医科大学附属北京中医医院主任医师，教授。自幼师从京城针灸名家牛泽华，22岁悬壶应诊，1956年调入北京中医医院任针灸科主任。是针灸三通法的创始人，曾任全国科协委员、中国针灸学会副会长、北京针灸学会会长等职。1990年获得“全国名老中医”称号；2008年被授予“国家级非物质文化遗产针灸代表性传承人”；2009年获得首届“国医大师”及首届“首都国医名师”荣誉称号。

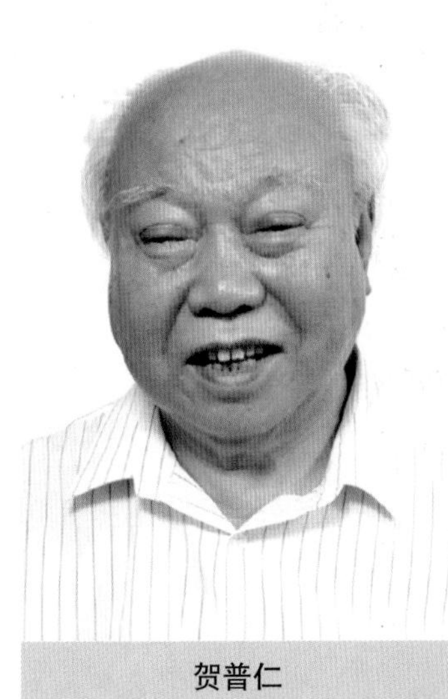
贺普仁

先后担任第1～3批全国老中医药专家学术经验继承工作指导老师。

第一批继承人：①王京喜，北京中医医院针灸专业，主任医师；②徐春阳，北京中医医院针灸专业，主任医师。

第二批继承人：①程海英，北京中医医院针灸专业，主任医师、教授；②张晓霞，北京中医医院针灸学、老年病专业，主任医师。

第三批继承人：①王桂玲，北京中医医院针灸专业，主任医师；②谢新才，北京中医医院针灸专业，主任医师。

主要编著有《国医大师贺普仁》《普仁明堂示三通》等著作。发表“贺普仁治疗皮肤病验案举隅”“贺普仁治疗妇科病验案举隅”等论文。

【学术经验】

（一）学术思想

创立了独具特色的针灸治疗学体系——“贺氏针灸三通法”，提出“病多气滞，法用三通”的学术思想。认为针灸治病具有独特性，疾病发生的主要病机是经脉阻滞不通，称为“病多气滞”。而针灸治病的原则就是通过治疗使得经脉通畅，称之为“法用三通”。三通法在理论研究、治疗手段、适应证选择、操作手法以及针具等方面多有创新，尤其对火针疗法的认识较古人更深入、更全面，扩大了针灸治疗的适应证；同时，制订了火针操作规范，归纳了注意事项和禁忌证，独创贺氏火针针具。

（二）临床经验

1. 以“通”体现针灸治病的根本原理

针灸治疗的关键在于通经络、行血气。微通法重在调和，温通法取其温之，强通法在于决血调气，根本宗旨是“通”。选择适当的针灸方法，通过不同的渠道，疏通经络、调理气血，以通为用，则是针灸之所以治病的根本原理。

2. 重视多种疗法有机结合

针灸治疗方法众多，《内经》提到针具有九针，治疗方法有针、灸、刺络放血等不同，当代针灸的治疗方法更是层出不穷。对不同疗法应重视，而非独用毫针，应注重针灸治疗方式的灵活性。

3. 精妙在“术”

将数十种针灸疗法的精髓凝练为“三法”，并制定详细操作规范，简化了学习掌握的难度，也为深入掌握“三通法”奠定了基础。

【擅治病种】

采用三通法治疗的病种涉及内、外、妇、儿等各科疾病67种，包括中风、面瘫、偏头痛、颈椎病、肩周炎、膝骨关节病、急性腰扭伤、痤疮、带状疱疹、静脉曲张、子宫肌瘤、痛经、慢性盆腔炎、附件炎、外阴白斑、风湿及类风湿性关节炎、小儿发育迟缓、股外侧皮神经炎等。

二、传承工作室建设成果

【成员基本情况】

1. 负责人

王麟鹏，男，北京中医医院针灸学专业，主任医师、教授。

2. 主要成员

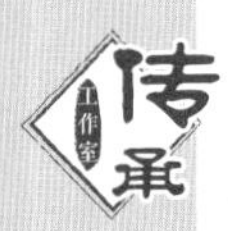

程海英，北京中医医院针灸专业，主任医师、教授。

王桂玲，北京中医医院针灸专业，主任医师。

谢新才，北京中医医院针灸专业，主任医师。

刘红，北京中医医院针灸专业，主任医师。

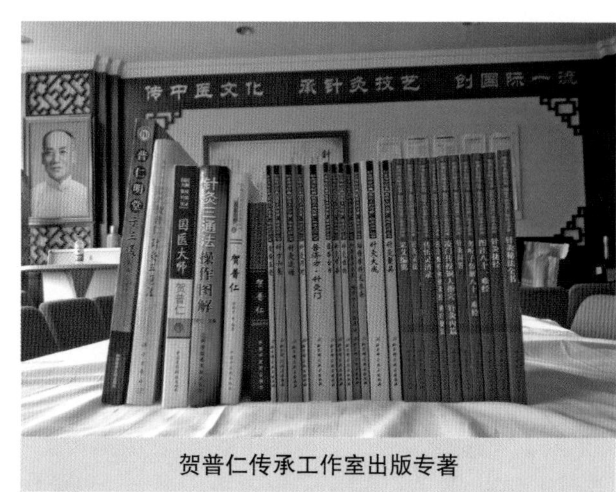

贺普仁传承工作室出版专著

【学术成果】

1. 论著

（1）《贺普仁针灸三通法》，科学出版社2014年出版，贺普仁主编。

（2）《中国百年百名中医临床家丛书·国医大师卷·贺普仁》，中国中医药出版社2011年出版，谢新才主编。

（3）《国医大师贺普仁》，中国医药科技出版社2011年出版，谢新才主编。

（4）《中国现代百名中医临床家丛书——贺普仁》，中国中医药出版社2007年出版，谢新才主编。

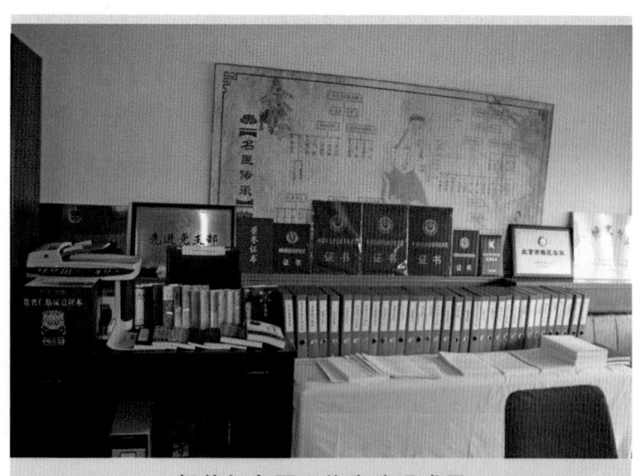

贺普仁名医工作室建设成果

2. 论文

（1）王麟鹏，等.针刺治疗缓解期无先兆偏头痛疗效观察.中国针灸，2005，25（10）：679。

（2）谢新才，等.贺氏针灸三通法治疗肩周炎80例临床观察.中国中医药信息杂志，2005，12（4）：69。

（3）王麟鹏，等.贺氏三通法对缺血性中风患者神经功能缺损的影响：多中心随机对照研究.中国针灸，2006，26（5）：309。

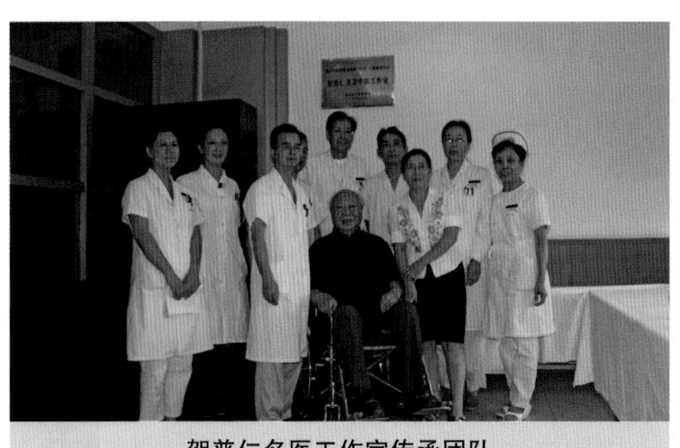
贺普仁名医工作室传承团队

【人才培养】

培养学术继承人8名；接纳进修学习96人。举办国家级中医药继教项目4次，主讲国家级继教项目6次，举办省级中医药继教项目19次。

【成果转化】

主持制定国家标准——火针针具技术操作规范。

【推广运用】

（一）诊疗方案

1. 中风（脑梗死）

（1）中脏腑取穴：闭证取四神聪（放血）、曲池、合谷、足三里、阳陵泉、太冲、中脘、天枢、丰隆。脱证隔盐灸神阙。

（2）中经络取穴：风火上扰证取百会（三棱针放血）、四神聪、曲池、合谷、太冲；风痰阻络证取金津、玉液、曲泽、委中（三棱针放血）、四神聪、中脘、曲池、天枢、合谷、丰隆、太冲；痰热腑实证取百会、曲池、合谷、中脘、天枢、丰隆、公孙、太冲；阴虚风动证取百会、风池、合谷、关元、三阴交、太溪、太冲；气虚血瘀证取百会、气海、曲池、合谷、阳陵泉、足三里、太冲。

（3）对症配穴：昏蒙嗜睡甚至昏迷，血压正常者针刺人中；血压高者十二井放血、十宣放血交替使用。躁扰、失眠、乱语者配本神。失语者配通里、照海、哑门。眩晕者急性期四神聪放血，血压高者灸神庭。头痛者配合谷、太冲。目失灵动、视物成双者配臂臑。饮水反呛、吞咽困难者配天突、内关。牙关紧闭者配下关、地仓、颊车。舌强语謇或伸舌歪斜者配金津、玉液放血。舌体萎缩或卷缩者配风府、风池、哑门。流涎者配丝竹空。上肢不遂配条口；下肢不遂配环跳；足内收配绝骨、丘墟；强痉用火针局部取穴；抖颤难自止配少海、条口、合谷、太冲；麻木者十二井放血。大便秘结者配支沟、丰隆、天枢；小便癃闭者配关元、气海；大、小便自遗者灸神阙。

（4）刺法：急性期除气虚血瘀型外均用强通法，百会、四神聪、金津、玉液、十宣、十二井放血均采用三棱针速刺法；曲泽、委中采用三棱针缓刺法；余穴用毫针刺。恢复期、后遗症期诸穴以细火针点刺，之后毫针留针治疗。穴取患侧为主。

2. 肩痹（肩关节周围炎）

取条口、听宫，患侧条口穴深刺，可直透承山。因劳损导致症状加重者，缪刺法加刺健侧相对应痛点。局部组织粘连等病情顽固者取阿是穴（痛点或肌肉僵硬处）、膏肓，用中粗火针散刺2～6针。男性顽固患者取关元艾灸。兼有风寒湿外感者取大椎、阿是穴用拔罐法。

3. 蛇串疮（带状疱疹）

取龙眼、阿是穴、支沟、阳陵泉。发于手臂、颈项者加合谷穴。常规消毒后用三棱针沿皮损边缘点刺放血，以闪火法在其上拔罐；用三棱针点刺龙眼穴，出血3～5滴后擦净。

4. 筋瘤（下肢静脉曲张）

在患肢找较大的曲张的血管，常规消毒，再将中粗火针烧红，以散刺法迅速准确地刺入血管中，随即拔出，待血止后用干棉球擦拭针孔。再以毫针刺血海。

（二）运用及推广情况

以上4个诊疗方案已在延庆中医院、通州中医院、昌平中医院、平谷中医院、顺义中医院、门头沟中医院、房山中医院等推广使用。

三、依托单位——首都医科大学附属北京中医医院

【依托单位简介】

北京中医医院始建于1956年，是北京市唯一的一所市属综合性、现代化三级甲等中医医院。医院占地面积2.7万平米，总建筑面积5.3万平米，实际开放床位610张，日平均门诊量8000余人次，中医专病门诊70余个，开展中医诊疗技术项目89项。

【特色优势】

医院拥有国医大师1人，国家级名老中医30人、市级名老中医19人、全国优秀中医临床人才8人、享受政府特殊津贴21人、北京市中医药人才（125计划）47人。拥有赵炳南皮肤病研究中心、脾胃病中心、肿瘤医疗中心及针灸中心等4个临床诊疗中心。设有中医皮肤科、中医心血管科、中医脾胃病科、针灸科、中医儿科、中医妇科及中医治未病中心7个北京市中医特色诊疗中心。设有肝炎、风湿病、银屑病、红斑狼疮、湿疹等70多个中医专台。

【联系方式】

地址：北京市东城区美术馆后街23号
电话：010-52176677
网址：www.bjzhongyi.com

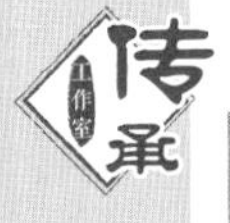

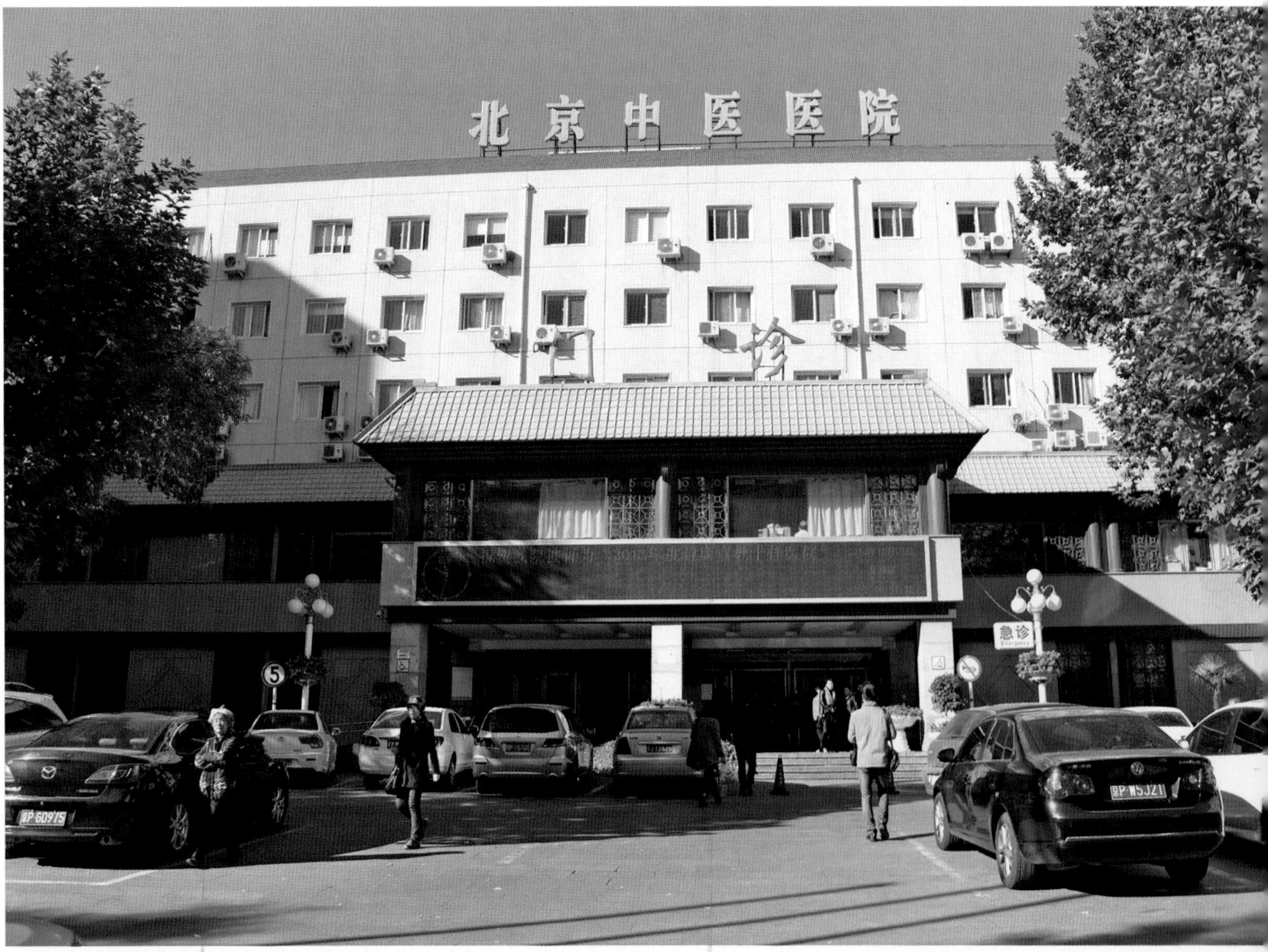

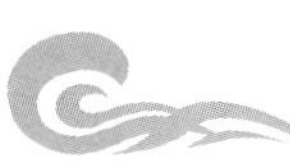

国医大师传承工作室

一、老中医药专家

【个人简介】

班秀文（1920—2014年），男，壮族，广西平果人。广西中医药大学教授。1940年毕业于广西省立南宁医药研究所，师从广西著名老中医刘惠宁、刘六桥。毕业后曾自开诊所并在广西民族卫生工作队工作。1957年至广西中医学院执教，1978年任副教授，1982年晋升广西中医学院第一批教授。先后担任全国中医妇科专业委员会委员、广西中医妇科专业委员会主任委员等职，是首批国家级名老中医专家。1991年被聘任为澳大利亚自然疗法学院客座教授，1992年起享受国务院政府特殊津贴，2009年获全国首届“国医大师”称号。

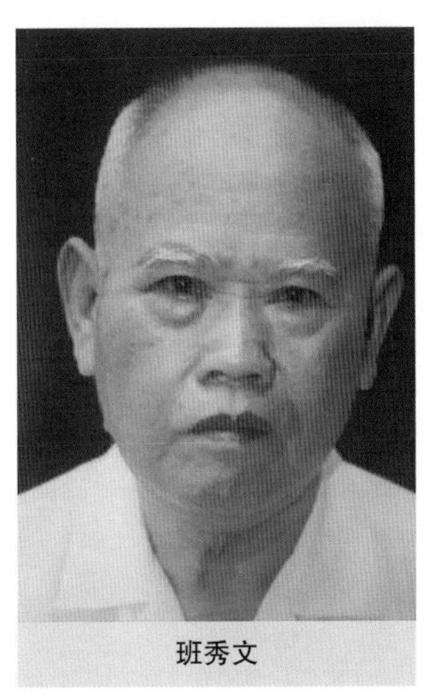
班秀文

担任第一批全国老中医药专家学术经验继承工作指导老师。

继承人：①李莉，广西中医药大学附属瑞康医院，中医妇科，主任医师；②卢慧玲，广州市妇婴医院，中医妇科副主任医师；③钟以林，广西中医药大学壮医药研究所，研究员。

出版《班秀文妇科医论医案选》《妇科奇难病论治》《班秀文学术经验辑要》等专著，发表“六经辨证在妇科病中的临床运用”“试述子宫肌瘤的治疗”等论文。

【学术经验】

（一）学术思想

治疗妇科疾病尤为注重治血，强调肾、肝、脾三脏功能的调理。在辨证精准的前提下，以方证相合为目的选药遣方，临床用药主张以冲和为贵、寒温相宜。

（二）临床经验

1. 妇科必治血，治血必论瘀

妇科病治血之法既要着眼于阴血的濡养，又要考虑阳气的温煦，立法遣方以甘平或甘温之剂为宜，常用四物汤、当归芍药散、异功散、逍遥散等方加减。在治血过程中强调治血不忘治瘀，选用治血化瘀又不伤血之品，如鸡血藤、丹参、泽兰、玫瑰花等。

2. 经带并治，治湿不离化瘀

提出经带并病、经带并治之说。实证以治带为主，从带治经；虚证以治经为主，从经治带。湿能致瘀，瘀能致湿，湿瘀胶结，病情缠绵，故治湿又需化瘀，使湿瘀俱化，带下悉除，常用药：苏木、泽兰、马鞭草、茜草根、土茯苓、鸡冠花。

3. 制方遣药特点

主张用药以冲和为贵，寒温相宜。治疗崩漏常予平和调养之剂。凡属血热引起的出血，常用甘凉之品，如鲜茅根、鲜荷叶、旱莲草、益母草、生地、麦冬之类；肾气虚弱者，辨别其偏于阴虚或阳虚，选用左归丸（饮）或右归丸（饮）之类；瘀血所致的出血病变，采用鸡血藤、益母草、田七等，祛瘀不伤正，止血不留瘀。

【擅治病种】

1. 月经病

以调养脾胃、滋补肾气为基础，同时注意疏肝、化瘀；选用养血调经汤（鸡血藤 20g、丹参 15g、当归 10g、川芎 6g、白芍 10g、熟地黄 15g、续断 10g、益母草 10g、炙甘草 6g）加减。

2. 滑胎

未孕之前应着重于肾气的调养，用人参养荣汤加减；受孕之后针对孕妇禀赋的厚薄，用调肝汤或泰山磐石散加减；如出现胎动不安、胎漏先兆，肾气亏虚证用安胎防漏汤（菟丝子 20g、覆盆子 10g、杜仲 10g、白芍 6g、熟地黄 15g、党参 15g、白术 10g、棉花根 10g、炙甘草 6g）加减，血热证用两地汤加减，血瘀证用当归补血汤加减。

3. 带下病

治疗强调祛湿化瘀、调肾治水。寒湿凝滞证用异功散加减；湿热蕴盛证用清宫解毒饮（土茯苓 30g、槟榔 10g、苦参 15g、忍冬藤 15g、车前草 15g、地肤子 12g、甘草 6g）加减；脾肾阳虚证用完带汤加减；肾阳虚证用附子汤合缩泉丸加减；肾阴虚证用知柏地黄汤合芍药甘草汤加减。

二、传承工作室建设成果

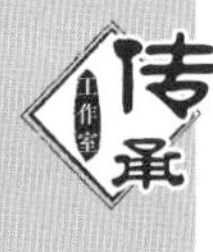

【成员基本情况】

1. 负责人

林忠，女，广西中医药大学附属瑞康医院中西医结合妇科专业，主任医师。

2. 主要成员

李莉，女，广西中医药大学附属瑞康医院中医妇科专业，主任医师。

戴铭，男，广西中医药大学中医学专业，教授。

林寒梅，女，广西中医药大学第一附属医院中医妇科专业，主任医师。

黎敏，女，广西中医药大学附属瑞康医院中医妇科专业，主治医师。

【学术成果】

1. 论著

（1）《国医大师班秀文学术经验集成》，中国中医药出版社 2010 年出版，李莉主编。

（2）《桂派名老中医・班秀文卷》，中国中医药出版社 2011 年出版，李莉主编。

（3）《国医大师临床经验实录——班秀文》，中国医药科技出版社 2011 年出版，班胜、黎敏、李莉主编。

（4）《中华中医昆仑・班秀文卷》，中国中医药出版社 2011 年出版，班胜、黎敏主编。

（5）《班秀文医学文集》，科学出版社 2012 年出版，戴铭主编。

2. 论文

（1）杨美春 . 国医大师班秀文教授治疗崩漏经验总结 . 时珍国医国药，2011，22（6）：1485 ～ 1486。

（2）班胜，等 . 国医大师班秀文运用温法治疗月经病举隅 . 辽宁中医药，2012，39（6）：1151 ～ 1152。

（3）李莉 . 壮药班氏抗炎 1 号保留灌肠治疗盆腔炎性疾病后遗症临床观察 . 新中医，2013，45（1）：100 ～ 102。

（4）李永亮，等 . 班秀文教授治疗妇科疾病学

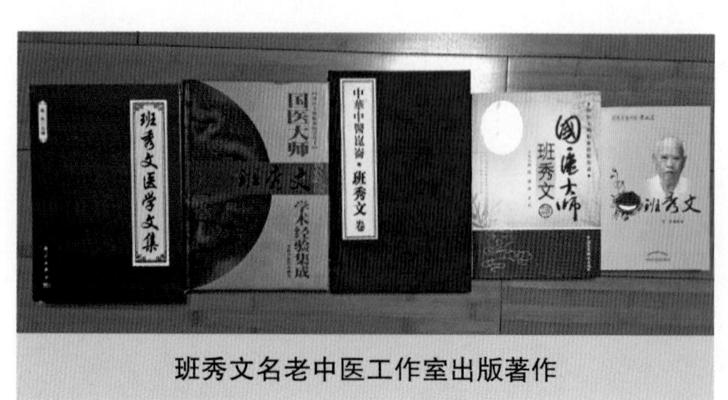

班秀文名老中医工作室出版著作

术思想探析[J]. 中华中医药杂志，2011，26（4）：730～732。

（5）林寒梅. 从肾虚血瘀论治多囊卵巢综合征伴月经过少[J]. 新中医，2010，42（2）：117～118。

【人才培养】

培养传承人10人；接受进修、实习35人。举办国家级中医药继续教育项目1次，培训153人次；举办省级中医药继续教育项目3次，培训456人次。

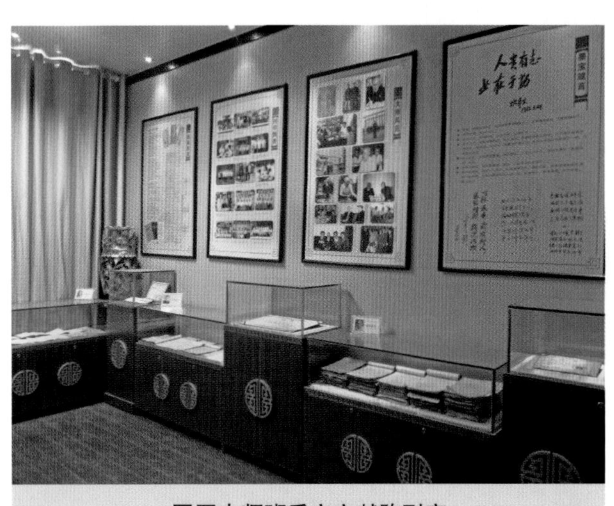

国医大师班秀文文献陈列室

【成果转化】

院内制剂：

1. 妇阴净；功能主治：清热解毒、杀虫止痒，用于妇女滴虫性阴道炎、阴道假丝酵母菌病等湿热虫毒证。

2. 调经胶囊；功能主治：养血益气、补肾调经，用于崩漏、闭经、经期延长、月经后期。

3. 盆炎清胶囊；功能主治：清热解毒、凉血化瘀，用于急性盆腔炎、阴道炎属湿热瘀结证。

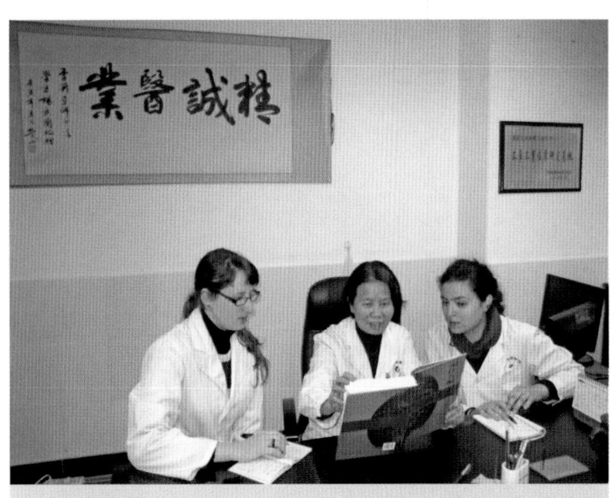

继承人李莉向外国学生介绍国医大师班秀文

【推广运用】

（一）诊疗方案

1. 不孕症（输卵管阻塞性）

气血虚弱证用圣愈汤加减，湿热下注证用四妙散加减，痰湿瘀滞证用苍附导痰丸加减，寒湿瘀滞证用少腹逐瘀汤加减，气滞血瘀证用柴胡疏肝散加减。

2. 不孕症（排卵障碍性）

肾阳虚证用调经种子1号方(菟丝子30g、熟地黄10g、覆盆子10g、当归10g、川芎6g、仙茅10g、仙灵脾10g、艾叶6g、甘草3g)加减，肾阴虚证用调经种子2号方（菟丝子30g、熟地黄10g、当归10g、白芍15g、女贞子10g、枸杞子10g、旱莲草10g、甘草3g）加减。

3. 癥瘕

痰瘀互结证用当归芍药散加减，瘀热互结证用四妙散加减，寒凝血瘀证用桂枝茯苓丸加减，气虚血瘀证用当归补血汤加减。

4. 异位妊娠

包块性用消癥散（鸡血藤20g、丹参15g、桃仁10g、红花6g、当归10g、川芎5g、穿破石20g、赤芍10g、路路通10g、皂角刺15g、香附10g、水蛭6g、炙甘草6g）加减，未破损期用宫外孕Ⅱ号方加减，已破损期不稳定型用宫外孕Ⅰ号方加减。

（二）运用及推广情况

以上诊疗方案已在广西中医药大学附属瑞康医院、广西中医药大学第一附属医院、广西扶绥县中医院等医疗单位推广应用。

三、依托单位——广西中医药大学附属瑞康医院

【依托单位简介】

广西中医药大学附属瑞康医院是广西壮族自治区唯一以中西医结合为特色的综合性三级甲等医院，是省级教学医院、国家中医药管理局国际交流合作基地，现开放床位1338张。医院始终坚持“中医为主，中西医并举”的办院方针，立足西南，辐射东南亚。

【联系方式】

地址：广西南宁市兴宁区华东路10号
电话：0771-2188018 0771-2335098
网址：http://www.gxrkyy.com

【特色优势】

医院中医特色鲜明，在中医药治疗妇科病、不孕不育症、恶性肿瘤、骨病、肾病、风湿病、脑病、脾胃病、肝病等方面疗效显著。目前拥有国医大师1人，全国名老中医11人，桂派中医大师9人，广西名老中医及名中医31人，博士研究生导师5人，硕士研究生导师126人，正高级职称107人，副高级职称223人，博士后4人，博士86人。拥有国医大师传承工作室1个，全国名老中医传承工作室4个，国家临床重点专科（中医）5个，国家中医药管理局重点学科7个，国家中医药管理局重点专科4个，国家中医药管理局重点建设/培育专科5个，国家中医药管理局重点研究室1个。

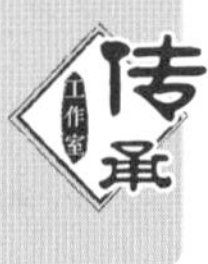

医院坚持“人才强院、科技兴院”的发展战略，经过多年建设，已拥有“八桂名师”“八桂学者”各1名，承担科研课题共812项，其中国家级课题21项。获中国中西医结合学会科学技术奖一等奖1项，中华中医药学会科学技术奖二等奖2项，广西科技进步二等奖3项。

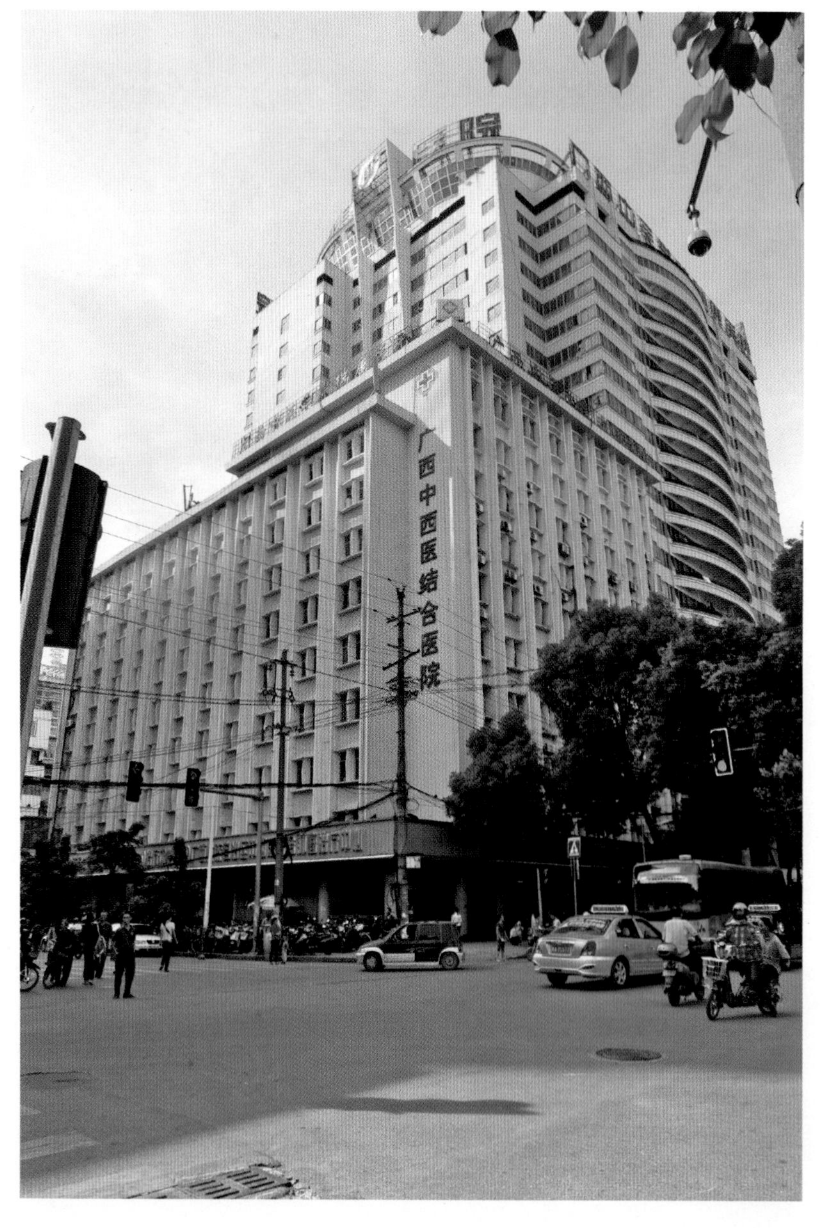

徐景藩

国医大师传承工作室

一、老中医药专家

【个人简介】

徐景藩（1927—2015年），男，汉族，江苏吴江人。江苏省中医院脾胃病科教授、主任医师。出身中医世家，1941年随父学医，1944年拜师江浙名医朱春庐，1947年行医，1957年毕业于北京医学院。1992年起享受国务院特殊津贴，1995年获全国卫生系统先进工作者称号，1996年获全国白求恩奖章，2009年获全国首届“国医大师”称号。

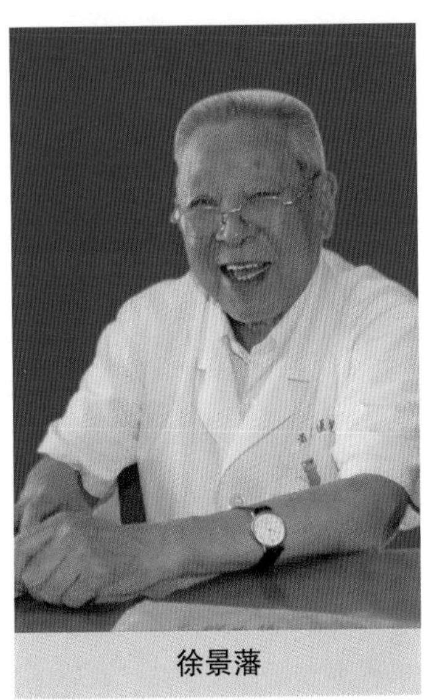

徐景藩

先后担任第1～3批全国老中医药专家学术经验继承工作指导老师。

第一批继承人：①单兆伟，江苏省中医院脾胃病专业，主任医师；②刘沈林，江苏省中医院中医内科学专业，主任医师。

第二批继承人：①周晓波，江苏省中医院脾胃病专业，主任医师；②邵铭，江苏省中医院肝胆病专业，主任医师。

第三批继承人：①徐丹华，江苏省中医院脾胃病专业，主任医师；②陆为民，江苏省中医院脾胃病专业，主任医师。

主要编著有《徐景藩脾胃病临证经验集粹》《徐景藩临证百案按》等；发表“徐景藩脾胃病诊治歌括·脾病证治随咏”“徐景藩脾胃病诊治歌括·胃疾随咏”等140余篇论文。

主持“连脂清肠汤加灌肠治疗慢性结肠炎的临床和实验研究”等科研课题10余项。

【学术经验】

（一）学术思想

1. 脾胃生理病理论

脾主运化、统血、裹血藏营；脾为之卫，与抗病功能有关；脾主涎和意；胃主纳，能磨谷；体阳用阴，多气多血；上清下浊，主降宜和；胃气为本，喜润喜燥。

脾阴虚的基础是脾气虚，脾气虚久不复，脾阴随之亏虚，或由脾气虚导致脾阳虚，由阳虚而发展到阴虚，方剂如慎柔养真汤。胃阴不足，胃失濡养，治疗以甘凉为主，滋胃用而养胃体，方剂如益胃汤及沙参麦冬汤。

2. 脾胃病治法论

将脾胃病治法归纳为升降、润燥、消补、清化八字。在调治脾胃时，参用疏肝理气治法。立方遣药常刚柔兼顾，两者须善配伍，刚中配柔、柔中配刚。

3. 脾胃病用药特点

临床用药恪守“多药伤胃”和“胃喜为补”；组方遣药灵活采用汤剂、散剂、冲剂、袋茶剂等不同剂型。

（二）临床经验

1.“糊剂卧位服药法”治疗食管病

治疗食管病主张调升降、宣通、润养，创“糊剂卧位服药法”。若胃镜检查食管有炎症、糜烂，甚则溃疡，则在药糊中加入参三七粉、白及粉各2.5g，每日2次。

2. 三型论治慢性萎缩性胃炎

治疗慢性萎缩性胃炎主张三型论治，即中虚气滞证、肝胃不和证、胃阴不足证，分别处以自拟调中理气汤（党参、白术、黄芪、山药、茯苓、炙甘草），疏肝和胃汤（柴胡、苏梗、白芍、枳壳、佛手、郁金、鸡内金、甘草），养胃理气汤（麦冬、沙参、石斛、白芍、生地、乌梅、山药、甘草），对兼寒、夹湿、郁热、血瘀等分而治之。

3. 内外合治慢性结肠炎

以泄泻为主症的慢性结肠炎，自拟“连脂清肠汤”（黄连、补骨脂、白术、茯苓、白芍、甘草）内服，加“菖榆煎”（石菖蒲、地榆）保留灌肠。

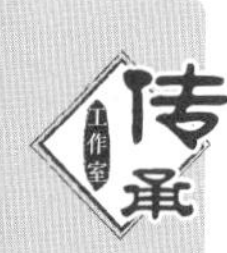

4. 驱风药物治泄泻

久泻脾虚，运化水湿失常，既有湿邪，治当祛湿。因风药多燥，燥能胜湿，故多用驱风药物治疗泄泻，常用药物如防风、羌活、葛根、白芷、藁本、秦艽等。

5.“残胃饮”治疗残胃疾患

创“残胃饮”（炒白术、炒枳壳、炒白芍、制香附、五灵脂、石见穿、刀豆壳、柿蒂）治疗残胃疾患，全方具有益气和胃、疏利降逆（降胆）、行气化瘀的功用。

【擅治病种】

1. 胃食管反流病

理气调升降，参以化痰散结、清热或活血化瘀。常用鹅管石、娑罗子等宣通食管。总结出“糊剂卧位服药法”，利于药达病所。

2. 腹泻型肠易激综合征

抑肝健脾。常用方为痛泻要方。常用药物有炒白术、炒白芍、炒陈皮、炒防风、太子参（或党参）、蝉衣、乌梅、黄连、煨木香、云茯苓等。

3. 餐后不适综合征

醒脾开胃。常用药物有佩兰、川石斛、陈皮、石菖蒲、炒谷芽、甘草等。

二、传承工作室建设成果

【成员基本情况】

1. 负责人

方祝元，男，江苏省中医院，中医内科专业，教授，博导，主任医师。

2. 主要成员

沈洪，男，江苏省中医院，中医脾胃专业，教授、主任医师。

徐丹华，女，江苏省中医院，中医脾胃专业，主任医师。

陆为民，男，江苏省中医院，中医脾胃专业，主任医师。

【学术成果】

1. 论著

（1）《徐景藩脾胃病临证经验集粹》，科学出版社2010年出版，徐景藩主编。

（2）《徐景藩临证百案按》，人民卫生出版社2014年出版，徐丹华主编。

2. 论文

（1）徐景藩. 关于诊治胃食管反流病的几点管见. 江苏中医药，2010，42（1）：1～2。

（2）徐景藩. 徐景藩脾胃病诊治歌括·胃疾随咏. 江苏中医药，2013，45（1）：1～5。

（3）徐景藩. 徐景藩脾胃病诊治歌括·食管之疾随咏. 江苏中医药，2013，45（2）：1～3。

【人才培养】

培养继承人26人次。其中，第1～3批全国名老中医药专家学术经验继承人6人；全国第1～2批优秀中医临床人才8人。接受进修、实习生66人次。举办国家级和省级中医药继续教育项目3次，培训150人次。

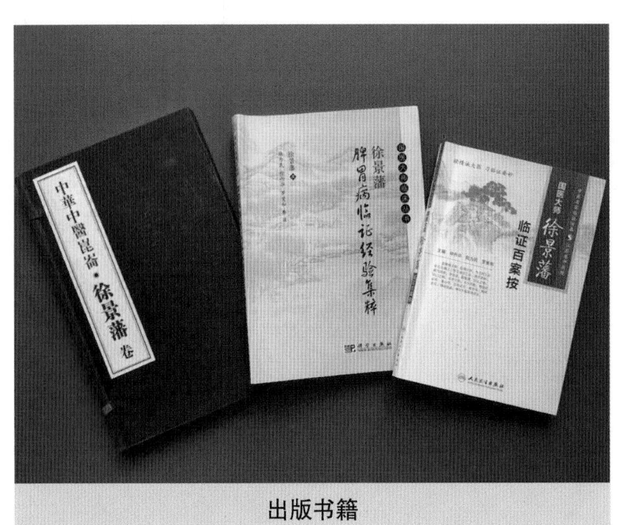

出版书籍

【成果转化】

院内制剂：温脾实肠颗粒；编号：苏药制字Z20100006；功能主治：温肠健脾、调运中焦，用于慢性结肠炎、肠易激综合征等证属久泻脾虚者。

中药新药：益气和胃胶囊；编号：国药证字Z20090050；功能主治：健脾和胃、通络止痛，用于慢性非萎缩性胃炎脾胃虚弱兼胃热瘀阻证。

专利：陆为民、徐丹华、徐景藩．黄芪香参胶囊及其制备方法和应用，专利号：ZL201010501376.2。

【推广运用】

1. 胃食管反流病

诊疗方案：辨证分气郁证、肝胃郁热证、痰气交阻证等，方药分别选解郁合欢汤、济生橘皮竹茹汤、半夏厚朴汤等。

运用及推广情况：江苏省中医院、高邮中医院、安徽天长中医院运用推广，94例患者治愈18例（占19.1%），显效14例（占14.9%），有效44例（占46.8%），无效18例（占19.1%），总有效率为80.9%。

2. 慢性萎缩性胃炎

诊疗方案：①中虚气滞证：调中理气汤加减；

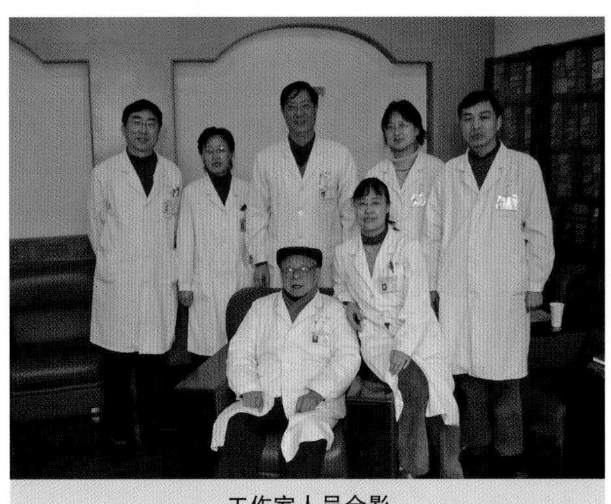

工作室人员合影

②肝胃不和证：疏肝和胃汤加减；③胃阴不足证：养胃理气汤加减。

运用及推广情况：江苏省中医院、高邮中医院、安徽天长中医院运用推广，入组90例患者，中虚气滞证总有效率为96.7%，肝胃不和证总有效率为90.0%，胃阴不足证总有效率为70.0%。

3. 腹泻型肠易激综合征

诊疗方案：治法以抑肝健脾为主，方药选用痛泻要方加减。

运用及推广情况：江苏省中医院、高邮中医院、安徽天长中医院运用推广，治疗120例患者，1个疗程后治愈率10%，总有效率达98.33%。

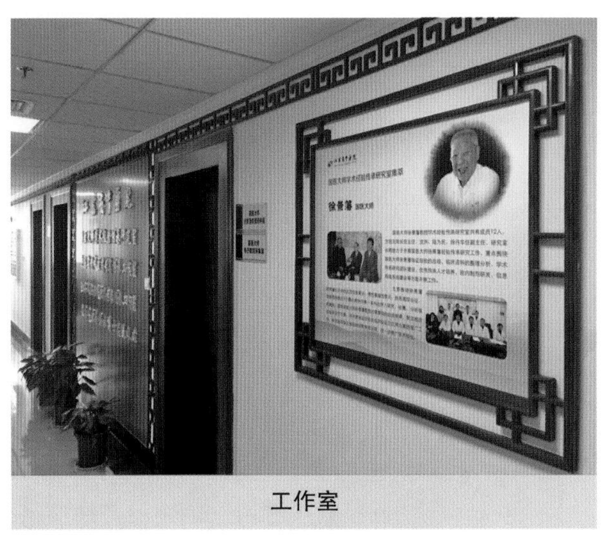

工作室

三、依托单位——江苏省中医院

【依托单位简介】

江苏省中医院是三级甲等中医医院，创建于1954年10月，被确定为国际针灸培训中心、世界卫生组织传统医学合作中心临床基地、国家药品临床研究基地（中药）中心（GCP）和国家中医临床研究基地（脾胃病）。

【特色优势】

医院开设病区58个，病床2500张。现有在职职工2700多名，国医大师4名，白求恩奖章获得者2名，享受政府特殊津贴专家36人。开设临床及医技科室43个，其中国家临床重点专科4个，教育部重点学科1个，国家中医药管理局重点学科12个、国家临床重点专科建设单位4个，国家中医药管理局重点专科及建设单位14个，国家中医急诊基地建设单位1个，省级中医示范专科5个，省级重点专科及建设单位19个，“十二五”重点专科建设及培育项目5个，拥有国家级三级重点实验室3个和国家药品临床基地及国家科技部“中药GCP中心”。医院伦理委员会为国内首批、中医系统首家通过认证的机构，检验科为华东地区首家通过国家认可委ISO15189认证的医学实验室，临床药理实验室为全国中医系统第一家通过认证的临床药理实验室。

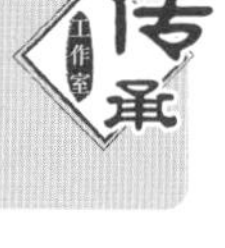

医院坚持中医药的特色优势，同步提高综合医疗服务能力，2013年医院门急诊量突破400万人次，连续13年年门诊量全省第一，已成为受百姓欢迎的具有中医特色的大型综合性中医院。

【联系方式】

地址：江苏省南京市秦淮区汉中路155号
电话：025-86617141
网址：www.jshtcm.com

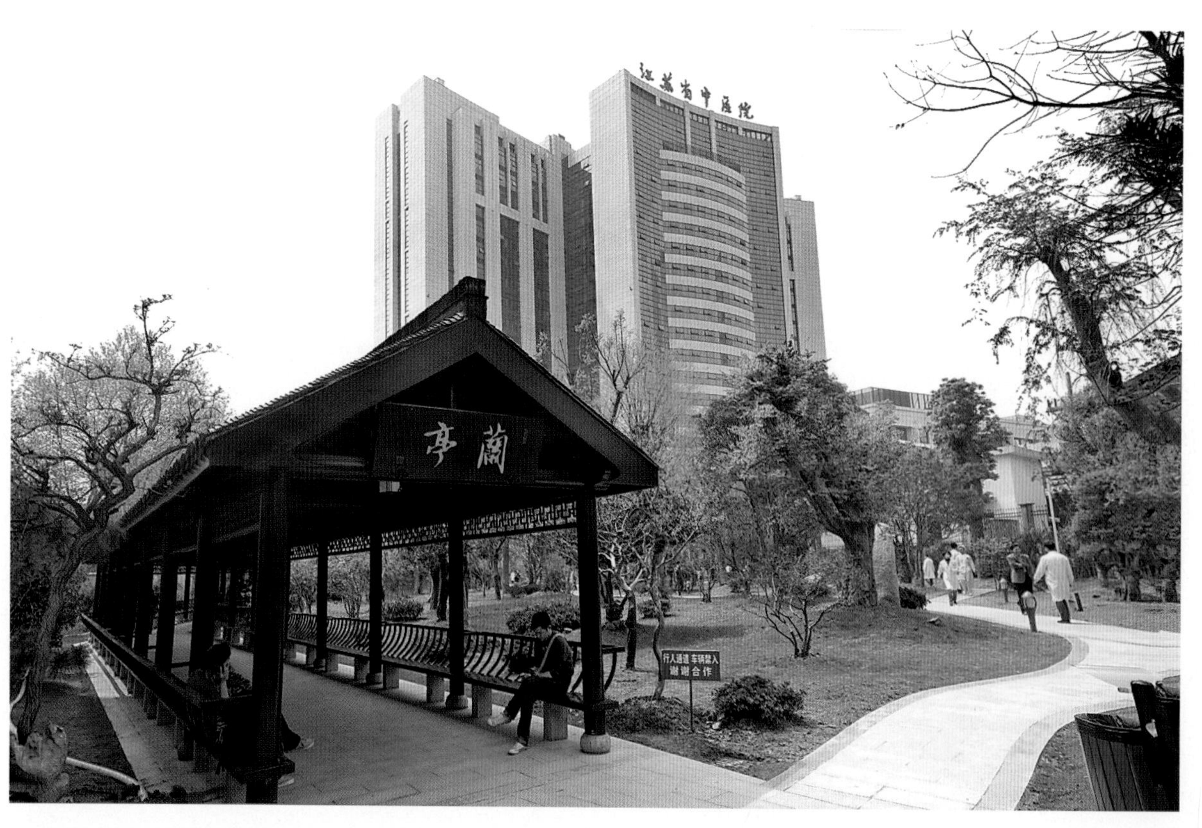

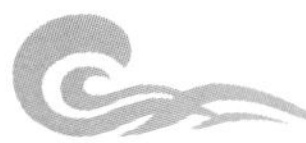

郭子光

国医大师传承工作室

一、老中医药专家

【个人简介】

郭子光，1932年出生，男，汉族，重庆人。成都中医药大学中医专业教授、博士后导师。16岁侍诊其舅父济安先生，1953年考入西南军政委员会卫生部中医进修学校专修班进修一年，1956年考入成都中医学院医学系本科，1960年提前毕业留校任教至今。曾担任中华中医药学会终身理事，享受国务院政府特殊津贴，被授予四川省首批学术技术带头人等荣誉称号，获四川省康复医学会颁发的“学科发展杰出贡献奖”、中华中医药学会“终身成就奖”，获全国首届“国医大师”称号。

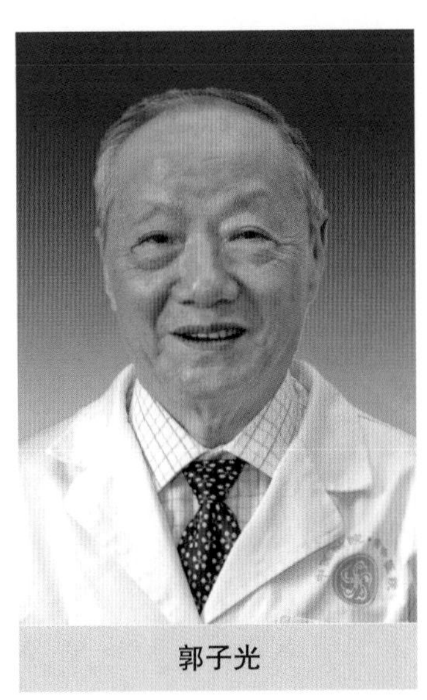

郭子光

担任第三批全国老中医药专家学术经验继承工作指导老师。

继承人：刘杨，成都中医药大学中医临床基础专业（伤寒论），教授。

主要编著有《现代中医治疗学》《伤寒论汤证新编》《日本汉方医学精华》等近20种著作；发表论文160多篇。

主持“十五”科技攻关计划、国家中医药管理局等科研课题。其科研成果曾获四川省科技进步二等奖。

【学术经验】

（一）学术思想

1. 发挥仲景辨证论治思想，提出“人－症－病－证”结合的辨证论治完整体系

强调辨证论治的核心为辨明病机，随机立法处方用药。不仅要明辨证型病机，做到同病异治，突出个性，还要明辨疾病共性病机，做到大异小同，突出共性。

2. “寒温合法”体现中医临床辨治优势

从中医辨证来看，疾病往往体现为寒热夹杂、虚实共存，因此治疗应紧扣病机寒温错杂特点，治疗寒温合法，才能真正体现中医辨证论治精髓。

3. 致力《伤寒论》研究，提出伤寒新说

提出“病理反应层次”学说，解释六经方论，还提出创立“六经辨证新体系”作为发展伤寒学说的远景目标。

4. 丰富中医病因发病学

提出“三因鼎立”学说，认为疾病的发病公式为“原因＋诱因＋素因→疾病”，原因即一切致病的因素，中医学将它统称为邪气；诱因就是诱使致病原因发挥致病能力的因素；素因就是人体的禀赋素质，包括人体自身所具备的天然的抵抗疾病的能力。

（二）临床经验

1. 治疗冠心病心绞痛重视益气活血

气虚血瘀为冠心病心绞痛共性病机，而其中又以气虚为本，所以设“心甦”经验方，重用黄芪（30 ～ 50g），轻用川芎、丹参（各 10 ～ 15g），强调益气重于活血。

2. 治疗早中期慢性肾功能衰竭

治疗早中期慢性肾功能衰竭重视补益肺、脾、肾三脏之气以固“精”，祛瘀通络活血以畅气血运行。

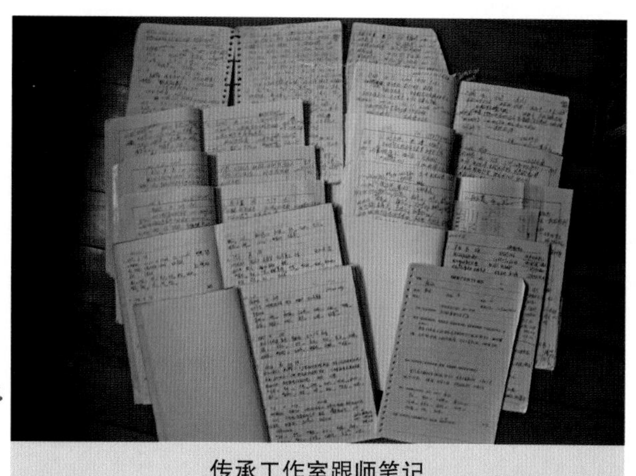
传承工作室跟师笔记

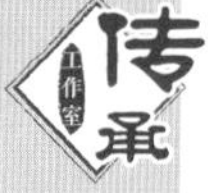

3. 治疗疑难杂症善用虫药

注重“久病入络”在疾病论治过程中的指导作用，在临床上擅长运用通络法，且通络以虫类药为主，自创“三虫汤”（清全蝎、地龙、僵蚕），治疗多种疑难杂症。

【擅治病种】

1. 冠心病心绞痛

治疗思路为益气活血，侧重益气；常用经验方“心甦”（黄芪、川芎、葛根、丹参、制何首乌、薤白、水蛭、延胡索）；常用药物有：黄芪、川芎、丹参、葛根、制首乌、法夏、瓜壳、薤白等。

2. 早中期慢性肾功能衰竭

治疗思路为补益肺、脾、肾三脏之气以固“精”，祛瘀通络活血以畅气血运行；常用经验方“肾甦”（黄芪、白术、防风、怀山药、水蛭、蝉蜕、柴胡）；常用药物有：黄芪、白术、防风、僵蚕、地黄、怀山药、车前子、牛膝等。

二、传承工作室建设成果

【基本情况】

1. 负责人

江泳，女，成都中医药大学中医临床基础专业，教授。

2. 传承团队

刘渊，男，成都中医药大学中医各家学说专业，教授。

宋英，男，成都中医药大学附属第一医院药剂科，主任中药师。

杨俐，女，四川省中医药科学院中医专业，教授。

李炜弘，女，成都中医药大学中医诊断专业，教授。

郭尹玲，女，成都中医药大学中医临床基础专业，讲师。

【学术成果】

1. 论著

（1）《中华中医昆仑·郭子光卷》，中国中医药出版社 2011 年出版，刘杨主编。

（2）《郭子光伤寒临证精要》，人民军医出版社 2011 年出版，江泳主编。

（3）《郭子光各家学说临证精要》，人民卫生出版社 2011 年出版，刘渊主编。

（4）《国医大师郭子光》，中国医药科技出版社 2011 年出版，杨俐、李翔主编。

2. 论文

（1）江泳，等 . 基于“肾甦”方的国医大师郭子光治疗慢性肾衰竭思路探析 . 时珍国医国药，2014，25（6）：1493 ～ 1494。

（2）江泳 . 全国首届国医大师郭子光验方赏析之一——抗旱搏方 . 成都中医药大学学报，2013，

36（3）：19～20。
（3）江泳，等.论辨证论治的完整体系：人－症－病－证.中医杂志，2011，52（17）：1447～1450。
（4）刘渊.郭子光从肺肾虚损辨治早中期慢性肾衰竭经验.上海中医药杂志，2011，45（9）：4～5。
（5）杨俐.郭子光辨治冠心病心绞痛经验.中医杂志，2010，（11）：63～65。

【人才培养】

培养传承人15人；接受进修、实习40人次。举办国家级中医药继续教育项目1次，培训85人次；举办省级中医药继续教育项目1次，培训70人次。

【成果转化】

院内制剂：

1.心甦颗粒（黄芪20g，川芎10g，粉葛15g，丹参10g，薤白10g）；功能主治：益气活血、宽胸止痛，用于心肌缺血、冠心病心绞痛、心律失常。

2.感甦合剂（竹叶柴胡20g，防风15g，生石膏40g，粉葛20g，羌活15g，金银花30g，板蓝根20g，黄芩15g）；功能主治：解表退热，用于外感发热。

【推广运用】

（一）诊疗方案

1.冠心病心绞痛

以“心甦”方为主方，分单纯型（分偏阳虚、偏气阴两虚、夹气郁、夹痰湿）、胃心不和、胆心不和、肝心同病、肺心同病各型，以基础方结合分型进行治疗。

2.早中期慢性肾功能衰竭

以“肾甦”方（黄芪50～90g，白术15～20g，防风15～20g，怀山药20～30g，水蛭8～10g，蝉蜕10～15g，柴胡10～15g）为主方，分阳虚、阴虚、湿浊瘀滞三型，结合阳济生方[制附片（先煎60分钟，以不麻口为度）20g，淫羊藿30g，生地黄15g，山茱萸15g，茯苓20g，川牛膝15g，丹皮10g，车前子15g，石韦20g]、阴济生方（黄柏15g，知母15g，生地黄20g，山茱萸15g，茯苓20g，川牛膝15g，牡丹皮15g，石韦20g，车前子15g）及外用肠道透析方[制附片（先煎60分钟）30g，丹参30g，大黄30g，牡蛎30g]进行治疗。

（二）运用推广情况

以上两种诊疗方案目前在四川、广东、重庆运用推广。

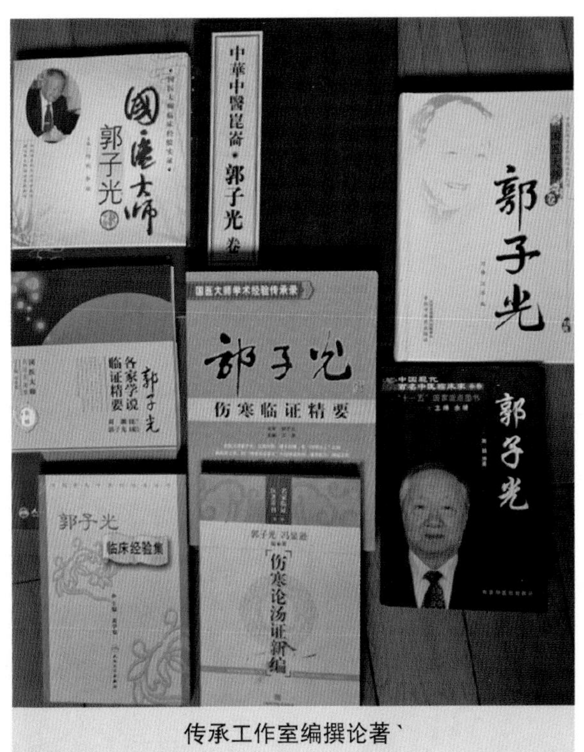

传承工作室编撰论著`

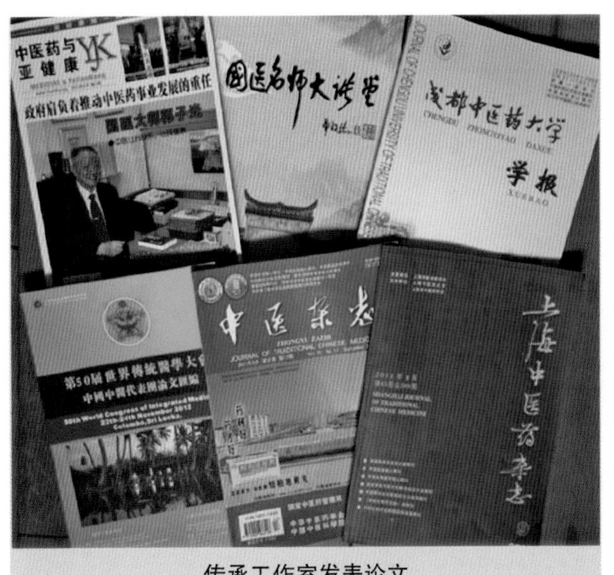

传承工作室发表论文

三、依托单位——成都中医药大学附属医院

【依托单位简介】

成都中医药大学附属医院是三级甲等医院，创建于1957年，是我国最早成立的四所中医药高等院校附属医院之一。占地面积8万余平方米，建筑面积20万余平方米，编制病床2000张，现有临床科室30个，医技科室9个，中医特色病区8个。

【特色优势】

拥有3个国家级重点学科（中医五官科学、中医妇科学、针灸推拿学），2个卫生部重点学科（中医眼科学、中医急诊学），6个国家中医药管理局重点学科（中医眼科学等），6个国家中医药管理局重点专科/专病（中医眼科等），2个国家中医药管理局中医、中西医结合临床基地（急诊科、传染病），6个四川省重点学科（中医眼科等），5个省级重大疾病防治中心（眼科防治中心、糖尿病防治中心等）。

【联系方式】

地址：四川省成都市金牛区十二桥路39号

电话：028-87769902

网址：http://www.sctcm120.com

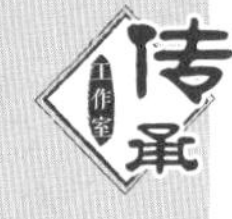

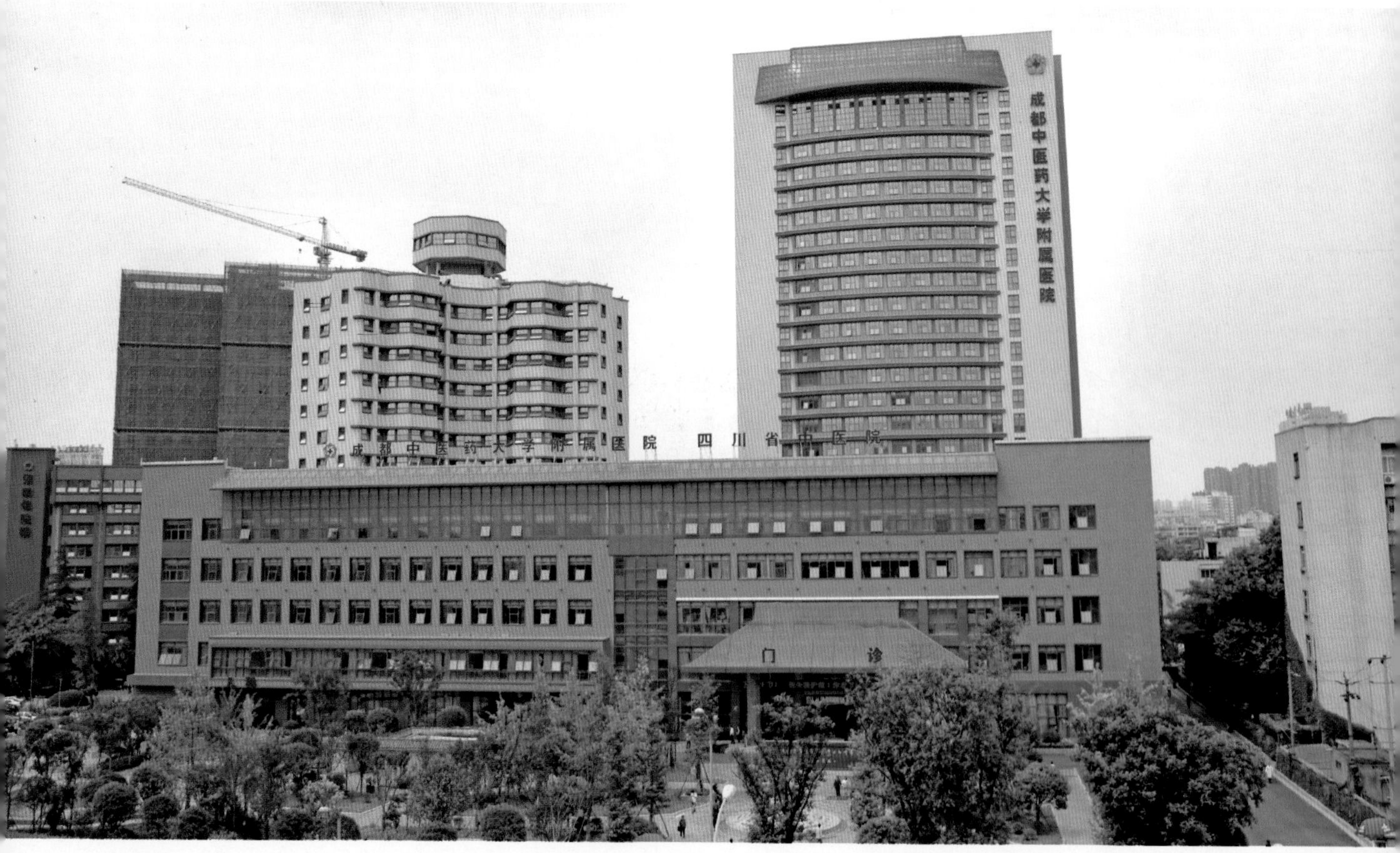

唐由之

国医大师传承工作室

一、老中医药专家

【个人简介】

唐由之，1926年出生，男，汉族，浙江杭州人。中国中医科学院研究员，主任医师，博士生导师，中国中医科学院名誉院长兼眼科医院名誉院长。1942年跟随沪上名医陆南山学习中医眼科，1947年独立开设眼科诊所，1952年考入北京医学院，1957年毕业到中国中医研究院工作至今。1996年荣获“何梁何利基金科学技术进步奖”，享受国务院政府特殊津贴。先后荣获“国医楷模”“首都国医名师”“国医大师”“五一劳动奖章”等荣誉称号。曾多次获得国家科学技术进步二等奖及多项省部级科研奖。

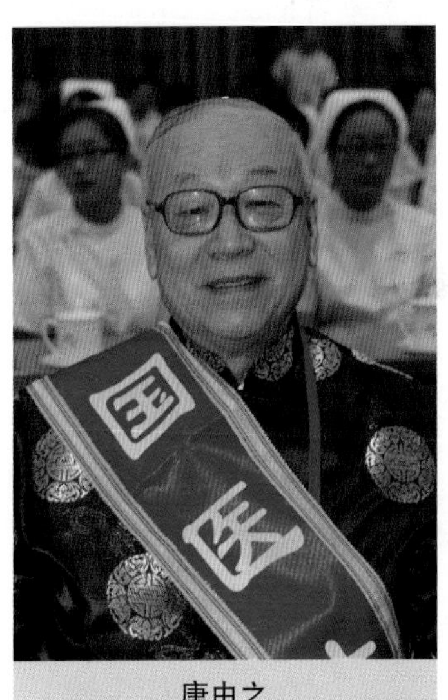

唐由之

先后担任第三、五批全国老中医药专家学术经验继承工作指导老师。

第三批继承人：①巢国俊，中国中医科学院眼科医院内障眼病科，主任医师；②邱礼新，北京同仁医院眼科中心，副主任医师。

第五批继承人：①梁丽娜，中国中医科学院眼科医院中西医结合眼科学专业，研究员；②郝晓凤，中国中医科学院眼科医院中西医结合眼科学专业，主治医师。

主要编著有《中国医学百科全书·中医眼科学分册》《中医眼科全书》《眼科手册》《年龄相关性黄斑变性（湿性）中医临床实践指南》等；发表“中医对白内障的认识与金针拨白内障手术的初步研究”等论文100余篇。

主持“精制双秦眼用凝胶开发研究”“中医药治疗湿性老年黄斑变性临床研究”等课题10余项。

【学术经验】

（一）学术思想

1. 提出以睫状体平坦部作为内眼手术的切口部位，论证了睫状体平坦部切口的科学性。

2. 继承并改进古代金针拨障术，研究成功现代化的“白内障针拨术”和“针拨套出术”。

3. 重视气血辨证，认为气血与眼底病变密切相关，气血失调是贯穿眼底病整个病程的基本矛盾。提出了眼底病辨证以气血理论为依据、辨证与辨病相结合的中西医结合诊治模式。

（二）临床经验

1. 补肾明目方治疗视神经萎缩

采用补肾明目、益气活血通络等方法，以自拟补肾明目方（何首乌、黄精、熟地黄、山萸肉、枸杞子、黄芪）为基础方，灵活选用清热、凉血、滋阴、温阳、补血、活血、利水、明目等方法。

2. 凉血化瘀方治疗渗出性年龄相关性黄斑变性

本病属本虚标实，采用凉血化瘀方（蒲黄、姜黄、当归、川芎、丹参、浙贝母、昆布等）为基础方，凉血化瘀治其标，养阴固肾治其本，既能预防眼底出血的反复发生，又能使眼底症状得到改善。

3. 健脾利湿方治疗中心性浆液性视网膜脉络膜炎

本病常由过劳所致，早期宜健脾胃固护正气，疏风清热利水，祛内外之邪。自拟健脾利湿方（茯苓、白术、车前子、牛膝、防风、栀子、黄芪等）治疗，全方具有健脾利湿、疏风清热之功效。

【擅治病种】

1. 渗出性年龄相关性黄斑变性

凉血化瘀治其标，养阴固肾治其本。常用药物有蒲黄、姜黄、当归、川芎、丹参、浙贝母等。

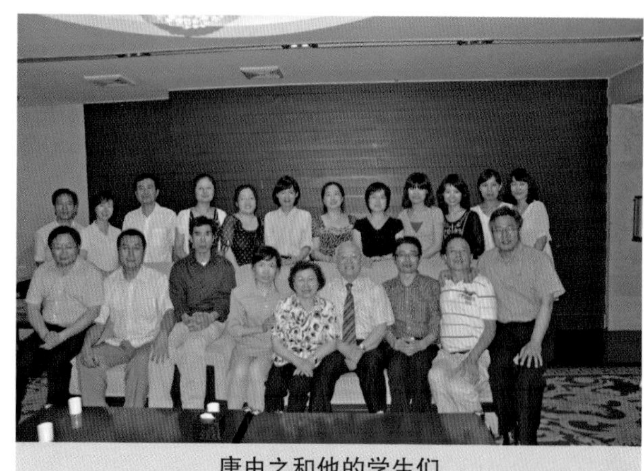
唐由之和他的学生们

2. 视神经萎缩

由视神经炎引起者，早期常偏重于清热凉血，选用黄连、黄芩、槐花、连翘、牡丹皮；晚期炎症表现不明显，则侧重于滋肾明目。由缺血性视神经病变引起者，要加大活血化瘀药物的应用，选用桃仁、红花、川芎、丹参等。对于青光眼长期高眼压导致视神经萎缩者，应采取药物或手术方法尽量使眼压降到“目标眼压”。

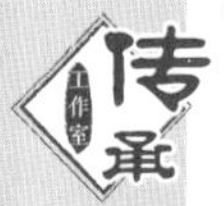

二、传承工作室建设成果

【成员基本情况】

1. 负责人

巢国俊，男，中国中医科学院眼科医院内障眼病科，中西医结合眼科学专业，主任医师。

2. 主要成员

冯俊，男，中国中医科学院眼科医院目系眼病科，中西医结合眼科学专业，主任医师。

梁丽娜，女，中国中医科学院眼科医院，中西医结合眼科学专业，研究员。

王慧娟，女，中国中医科学院眼科医院圆翳内障科，中西医结合眼科学专业，主治医师。

周尚昆，男，中国中医科学院眼科医院圆翳内障科，中西医结合眼科学专业，主治医师。

【学术成果】

1. 论著

（1）《年龄相关性黄斑变性（湿性）中医临床

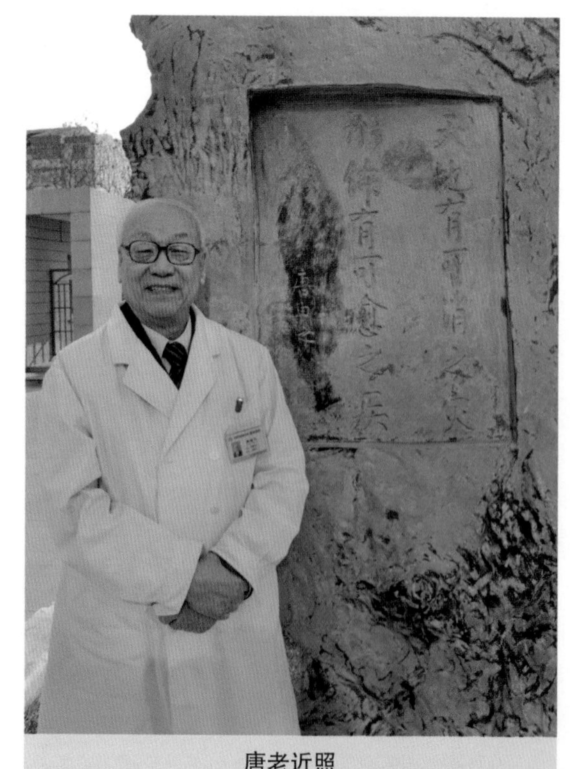
唐老近照

实践指南》，中国中医药出版社 2011 年出版，唐由之等主编。

（2）《中医眼科全书》（第 2 版），人民卫生出版社 2011 年出版，唐由之、肖国士主编。

（3）《国医大师临床经验实录——国医大师唐由之》，中国医药科技出版社 2011 年出版，邱礼新、巢国俊、王影主编，唐由之主审。

（4）《中华中医昆仑·唐由之卷》，中国中医药出版社 2011 年出版，张镜源主编。

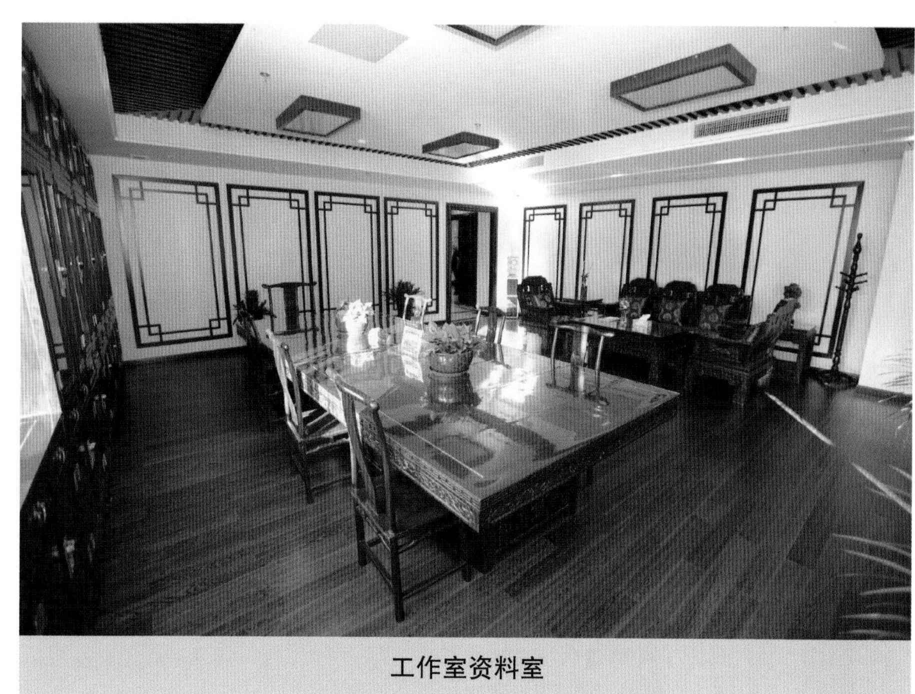

工作室资料室

（5）《花开花落两由之》，新华出版社 2011 年出版，杨启平主编。

（6）《为毛泽东做眼科手术的医生》，人民出版社 2011 年出版，卢春宁主编。

2. 论文

（1）唐由之 . 睫状体平坦部滤过术房水引流途径的研究，中国中医眼科杂志，2011，21（4）：187 ～ 190。

（2）梁丽娜 . 中药明睛颗粒对激光诱发 CNV 后骨髓来源细胞在脉络膜趋化黏附作用的影响 . 中华眼底病杂志，2013，29（1）：52 ～ 57。

（3）周尚昆 . 唐由之治疗视神经萎缩经验 . 中医杂志，2011，52（1）：16 ～ 17。

（4）詹文捷 . 骨髓来源细胞在脉络膜新生血管形成中的作用研究进展 . 眼科新进展，2012，32（1）：87 ～ 89。

（5）梁丽娜 . 双秦眼用凝胶对家兔眼部刺激性及抗单疱病毒性角膜炎作用 . 中国实验方剂学杂志，2013，19（22）：236 ～ 239。

【人才培养】

培养传承人 23 人次；接受进修 3 人。举办国家级中医药继续教育项目 4 次，培训 600 人次。

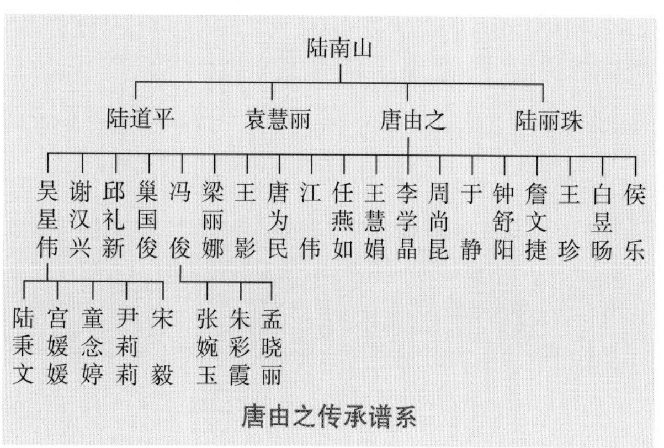

唐由之传承谱系

【推广运用】

（一）诊疗方案

治疗湿性老年性黄斑变性（视瞻昏渺）分痰瘀互结证、阴虚火旺证、瘀血内阻证等，主要选药：半夏、浙贝母、昆布、海藻、生地、丹皮、败酱草、侧柏叶、大蓟、小蓟、生黄芪、生蒲黄、姜黄、车前子、地肤子、丹参等。

（二）运用及推广情况

已在中国中医科学院眼科医院推广运用。

三、依托单位——中国中医科学院眼科医院

【依托单位简介】

中国中医科学院眼科医院是三级甲等中医医院，始建于1994年，隶属于中国中医科学院，是世界中医药学会联合会眼科专业委员会挂靠单位。医院门诊设有眼科、口腔科、内科、针灸科、骨科、急诊内科等科室，住院部设有5个眼科病区，1个内科病区，开放病床300张。目前，医院已经发展成为中医特色鲜明、技术力量雄厚、设备先进、服务优良、中西医并举、疗效显著、在国内外享有较高声誉的全国唯一一所中西医结合三级眼科专科医院。

【特色优势】

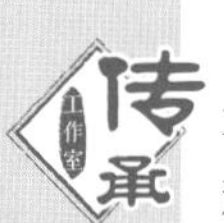

医院中医眼科是卫生部重点专科建设单位，是国家中医药管理局“十五”“十一五”重点专科（专病）建设单位，其中眼底病、眼表疾病、糖尿病视网膜病变、青光眼神经眼科是国家中医药管理局“十二五”重点专科建设项目。新开设的“国际眼科会诊中心”荟萃近40名北京及国外知名眼科研究所专家，为疑难眼病患者进行会诊；还开设了“京西国医馆”，聘请近50名北京知名中医专家，为患者提供包括心血管内科、消化内科、呼吸内科、肾内科、神经内科、内分泌科、风湿免疫科、肿瘤科、外科、妇科、儿科、骨科、耳鼻喉科、皮肤科等各专科常见病及疑难病种诊疗在内的一流的多学科中医特色诊疗服务，提升了医院区域服务能力水平，让广大患者受益。

【联系方式】

地址：北京市石景山区鲁谷路33号
电话：010-68688877
网址：http://www.ykhospital.com.cn

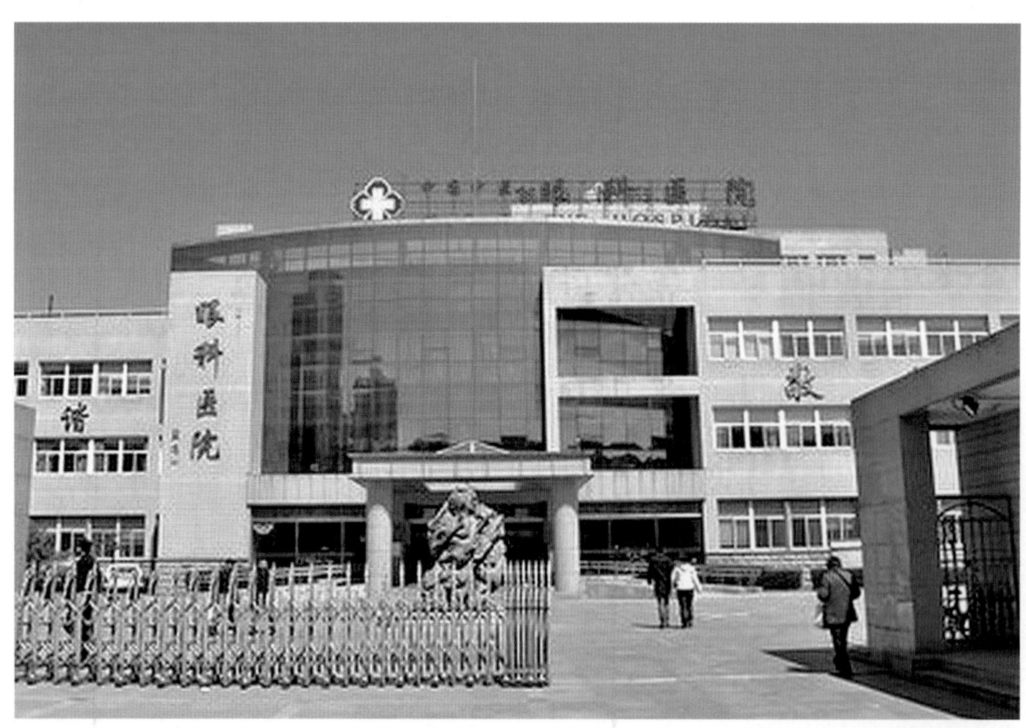

程莘农

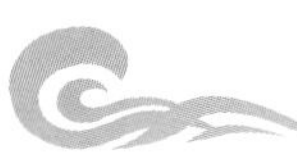

国医大师传承工作室

一、老中医药专家

【个人简介】

程莘农（1921—2015），男，汉族，江苏淮安人。中国中医科学院针灸研究所教授、主任医师。师从民国温病大家陆幕韩，19岁独立悬壶应诊。1947年获得医师证书，1954年入江苏省中医进修学校（南京中医药大学前身）医学本科进修班学习，毕业后留校任教。1957年调至北京中医学院针灸教研组工作，1975年调入中医研究院针灸研究所工作至今。历任研究室主任、中国中医科学院专家委员会副主任委员，中国北京国际针灸培训中心副主任，中国针灸学会副会长，世界针灸联合会副主席等职，是第六、七、八届全国政协委员。1994年当选为中国工程院首批医药与卫生工程学部院士，1998年被聘为中央文史研究馆馆员，2008年被评为首届“首都国医名师”，2009年被评为首届“国医大师”，2010年被推荐为“中医针灸”入选人类非物质文化遗产代表作名录代表性传承人。

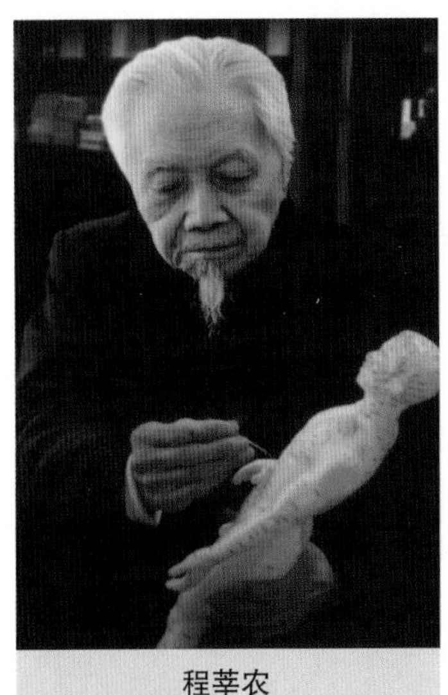
程莘农

担任第一批全国老中医药专家学术经验继承工作指导老师。

继承人：①杨金生，中国中医科学院针灸研究所，研究员；②王莹莹，中国中医科学院针灸研究所，副主任医师。

主要编著有《中国针灸学》《中国针灸学概要》《难经语译》等；发表“有关五输的几个问题”“对交经八穴交合问题的初步探讨”等20余篇论文。

担任国家攀登计划“经络研究”的首席科学家，主持“循经感传和可见的经络现象”等课题，获卫生部科技二等奖、国家中医药管理局科技进步乙等奖、北京科学技术二等奖等。

【学术经验】

（一）学术思想

重视经典文献，追根溯源，探究经络腧穴理论，归纳了《内经》针灸处方特点和十二经病候证治规律，总结了历代文献中五输穴、八会穴理论的演变规律。发挥《内经》针灸处方和病候治疗规律。认为《灵枢》成书早于《素问》。重视中医理论指导临床，创立理、法、方、穴、术的针灸辨证施治体系。强调得气至上以提高针灸临床疗效，简化针刺手法，总结了“改良三才针法”。完善病候部位和经脉循行相结合的归经辨证取穴原则，确定痛症诊治法则，分清部位归经，主张虚实、寒热、气血六纲活用，提炼针灸治疗痛症的临床指导原则。

（二）临床经验

1. 重视中医基础理论对针灸临床的指导作用

在临床、教学和科研中重视中医基础理论对针灸临床的指导作用，尤其是经络辨证。总结了依据经脉循行的归经辨证，据证立补泻、温清、升降六法，依法定君臣佐使、大小缓急奇偶复，明性配穴，循章施术的辨治体系。

2. 据症取穴

在临床上总结了许多据症取穴的经验，如“一窍开，百窍开，窍闭不开取百会”“大凡风症取风池”“迎风流泪，目闭不利取睛明”“头目昏胀取攒竹”“镇痛诸穴，刺宜泻法”等。

3. 三才针法

在70余年的临床实践中形成了自己独特的针刺方法——三才针法，包括三才配穴、动手探穴、指实腕虚持针法、三才进针法、震颤补泻法和飞旋行气法，三才一体，得气为先，疗效显著。应用时要辨证确定三才针刺深浅，灵活掌握针刺方向，通过提插、捻转和振颤三种手法的配合，实现补泻，气至病所。

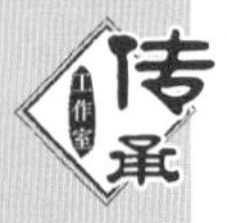

【擅治病种】

1. 中风病

中风在脑，必用百会；倡用四关，调理气血；善用对穴，调整阴阳；辨证取穴，风火痰瘀虚，重风痰阻络。初起多阳经取穴，阳主动，意在恢复肢体功能；后期治疗取配阴经腧穴，协调阴阳，阴平阳秘，精神乃治，多以百会、神庭、风池、丰隆、公孙、内关、中脘、列缺为主穴。

2. 痛痹

强调寒邪致病，多选阳经穴位；以痛取穴，重视阿是穴的运用。基本处方为：百会、风池、大椎、三阴交，按疼痛部位和辨证加减取穴。

3. 痛经

虚实为纲，首辨气血。重用灸法，择时而针。实证以中极、三阴交、地机、次髎为主，配合辨证取穴；虚证以关元、气海、三阴交、足三里为主，配合辨证取穴。

二、传承工作室建设成果

【成员基本情况】

1. 负责人

杨金生，男，中国中医科学院针灸研究所，中医专业，研究员。

2. 主要成员

王莹莹，女，中国中医科学院针灸研究所，针灸专业，副主任医师。

王宏才，男，中国中医科学院针灸研究所，针灸专业，主任医师。

【学术成果】

1. 论著

（1）《中国中医科学院著名中医药专家学术经验传承实录·程莘农》，中国医药科技出版社2014年出版，杨金生主编。

（2）《北京非物质文化遗产丛书——中医针灸》，文化艺术出版社2013年出版，杨金生、张立剑主编。

（3）《程莘农国医大师临床经验实录》，中国医药科技出版社2011年出版，杨金生主编。

（4）《程莘农院士集》，人民军医出版社2013年出版，程莘农主编。

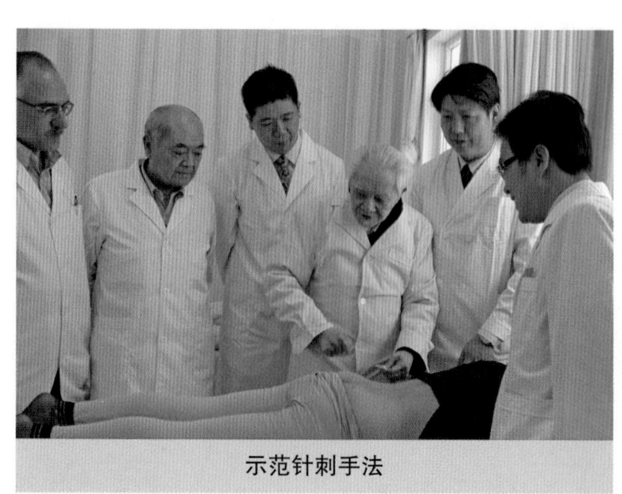

示范针刺手法

2. 论文

（1）王莹莹，等. 国医大师程莘农三才针法精要. 中国中医基础医学杂志，2013，19（9）：1068 ～ 1070。

（2）王莹莹，等. 程莘农学术思想和成才之路探源. 北京中医药，2013，32（8）：631 ～ 635。

（3）杨金生，等. 著名中医药专家学术思想和临床经验传承研究之管见，北京中医药大学学报，2012，12（12）：201 ～ 204。

（4）杨金生，等. 国医大师程莘农针灸临床三要 [J]. 中国针灸，2010，30（1）：61 ～ 65.。

（5）杨金生，等. 程莘农针灸治疗痛症的临床经验 [J]. 北京中医，2012，（4）：271 ～ 274。

【人才培养】

培养传承人和继承人 30 名。举办国家级中医药继续教育项目程莘农学术思想传承班 4 次，培训 600 人次。

【推广运用】

（一）诊疗方案

1. 中风

基本处方为百会、神庭、风池、丰隆、公孙、内关、中脘、列缺。肝风加风池、风府、风市、翳风、风门；痰重加丰隆；瘀阻加膈俞、血海、三阴交；火盛加行间、侠溪；虚甚加足三里、关元、太溪、肾俞。对于四肢瘫痪用对穴，上肢取内关、外关，曲池、少海，中府、肩贞，下肢取梁丘、血海，阳陵泉、阴陵泉，阳交、三阴交，申脉、照海。

2. 痛证

基本处方为百会、风池、大椎、三阴交。疼痛部位为全身加后溪、申脉；颈部加后溪、合谷；肩部加肩髃、肩髎、肩内陵；腰部加腰俞、秩边、次髎；上肢加肩髃、外关；下肢加环跳、承山。

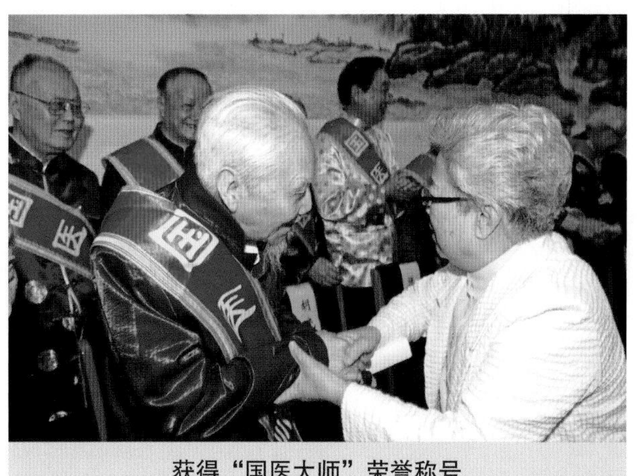

获得“国医大师”荣誉称号

3. 郁证

以督脉百会、任脉巨阙、阳维与足少阳交会穴风池和八脉交会穴内关为主穴，根据临床证型辨证加减。肝郁脾虚加足三里、三阴交、太冲、血海；气滞血瘀加合谷、太冲、血海；心脾两虚加神门、大陵、三阴交、足三里；脾肾阳虚加太溪、太白、足三里、三阴交。

（二）运用及推广情况

以上诊疗方案在中国中医科学院针灸医院推广运用，效果良好。

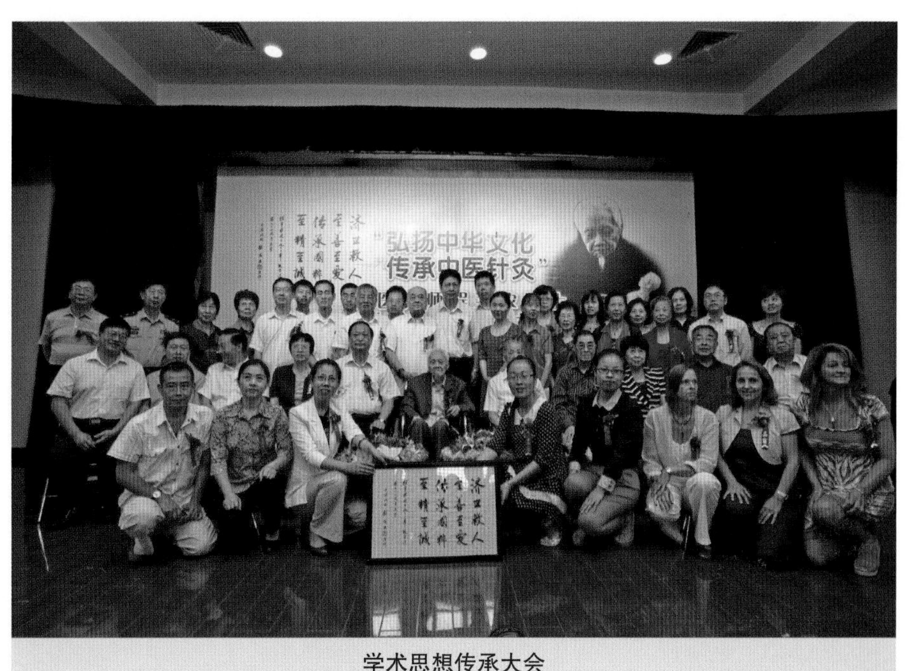

学术思想传承大会

三、依托单位——中国中医科学院针灸研究所

【依托单位简介】

中国中医科学院针灸研究所创建于1951年，是世界卫生组织传统医学合作中心，是目前我国最大的针灸科研单位，下设中国中医科学院针灸医院和中国北京国际针灸培训中心，建有中国针灸博物馆；主办国家级的《中国针灸》和《针刺研究》杂志，与世界针灸学会联合会主办《World Journal of Acupuncture and Moxibustion》杂志（世界针灸杂志）。

【特色优势】

针灸研究所创新体系部分设有针灸基础理论研究室、针灸机能研究室、针灸形态研究室、针灸生化及分子生物学研究室和医学工程研究室；另设针灸标准和评价中心、经络研究中心和期刊中心，承担国家973项目、支撑计划、国家中医药行业专项、国家自然科学基金等国家科研项目数十项。

【联系方式】

地址：北京市东直门内南小街16号
电话：010-86617141
网址：www.acuworld.net

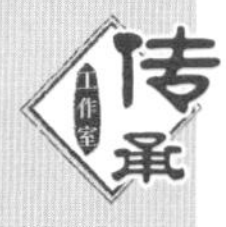

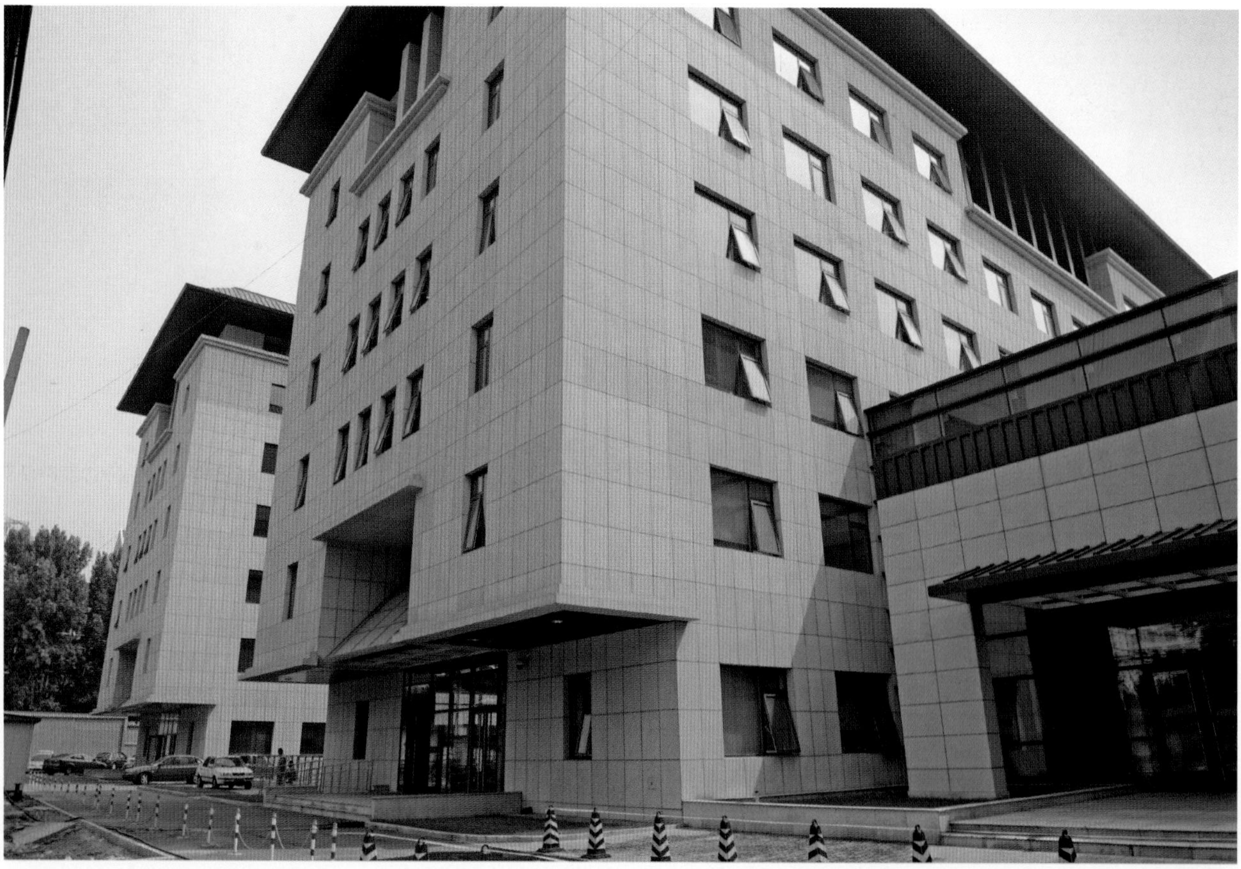

强巴赤列

国医大师传承工作室

一、名老藏医药专家

【个人简介】

强巴赤列（1928—2011年），男，藏族，西藏拉萨人。西藏自治区藏医院主任医师、教授。是藏医世家第三代传人，5岁开始接受启蒙教育。1949年毕业于西藏拉萨藏医天文历算学院（拉萨门孜康），同时留校任教。1951年开始在西藏自治区藏医院工作，1980年晋升主任医师，兼任教授职务。1992年起享受国务院政府特殊津贴。2009年获首届“国医大师”称号以及首届“西藏国医名师”称号。1986年获得卫生部科技进步三等奖；1989年被国务院批准授予“国家级专家”称号；1990年获得两项西藏自治区科技进步一等奖，同年被卫生部授予“全国医院优秀院长”称号；2010年被授予中医药终身成就奖，同年获得“中国藏学珠峰”一等奖等奖励和光荣称号。历任西藏藏医院副院长、院长、西藏藏医学院院长、西藏自治区卫生厅副厅长、西藏自治区科协主席，曾任西藏自治区人大代表、西藏自治区政协常委、中国科协副主席、第六届和第七届全国人大代表、第七届全国政协委员等。

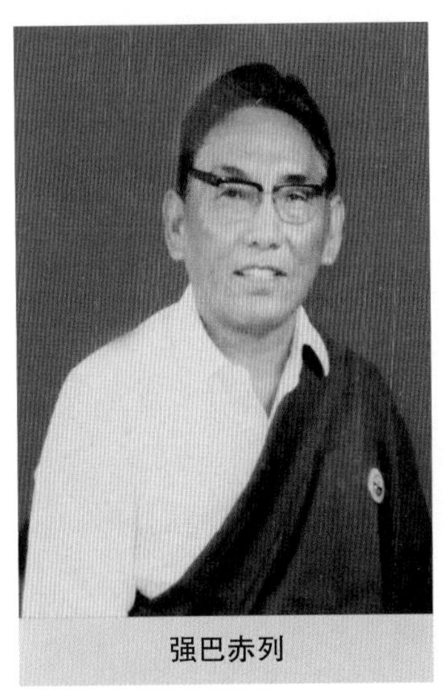
强巴赤列

先后担任第1～4批全国老中医药专家学术经验继承工作指导老师。

第一批继承人：次仁巴珠，西藏自治区藏医院，主任医师。

第二批继承人：次旦久美，西藏自治区藏医院研究所，副主任医师。

第三批继承人：梅朵央金，西藏自治区藏医院研究所，副主任医师。

第四批继承人：巴桑，西藏自治区藏医院胃病专科，主治医师。

主要编著有《四部医典系列挂图全集》《四部医典形象论集》《西藏历代名医略传》《藏医诊治学》等20多部医学著作以及《内科学》等13部藏医教科书；撰写“师徒论”“藏医对胚胎学的贡献和历史”等100多篇藏医药学学术论文。

【学术经验】

（一）学术思想

国医大师强巴赤列早年就读于藏医星算学院，毕业后得到当代名医、该院总教师钦绕诺布的指点，逐成该师的得意门生。后任该院院长，潜心研究医学，其研究学科包括藏医学星算学理论、藏医学史、藏医历史人物研究、医学流派研究、内科、儿科临床与研究等，在前人的著书立说之精华的基础上，力争有所发现、有所提高、有所创新。

（二）临床经验

黄疸症在藏医学多部著作中有较详细的论述，它作为一种疾病发展变化中的外在表现，藏医学

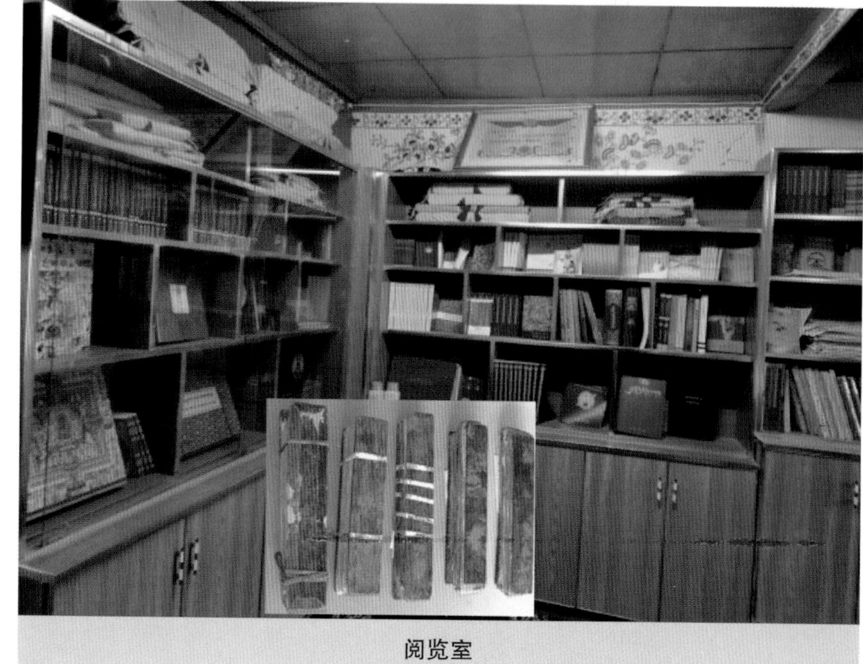
阅览室

将黄疸症分为目黄症、肤黄症、赤巴窜脉症、赤巴恰亚症四种基本类型。强老认为，历代医学家编著的医学著作中记载治疗黄疸症的方法和方药繁多，后世对其方药亦有筛选和发挥，但还未形成或未筛选出方法简单、疗效确切、众所公认的方剂。医家们习用有治疗肝热症、胆热症、黄疸症的药物玉宁尼阿丸，虽对病势发展慢者疗效缓慢而持久，但对于病势发展快、病情重危者，药性不够猛烈，起效不够迅速，退黄作用较弱，故不适用于赤巴窜脉症等赤巴瘟疫症的治疗。牛黄青鹏散最初为先师钦绕诺布习用方剂，强老配制此方用于防治甲肝，体会到此方药效猛烈，起效迅速，临床症状消失快，退黄作用强，作用广，凡瘟疫症引起的所有临床症状均有效，且不败胃，无需更多加减，遂感本方为治疗赤巴窜脉症较理想的方药。后来经过临床研究，广泛而多次筛选了治疗方药，证明了许多既往使用的方药只能作为佐药，而不能作为主药或首选药物。同时，强老根据历代医家云："赤巴其性热毒，应按毒论治"的思路，提出肝胆热证其本质为赤巴热毒，治疗本病应清肝热、解赤巴之毒邪；又提出治疗赤巴病重在泻胆的治疗原则，制定了清热解毒、泻胆疏肝的治疗方案，疗效显著提高，治疗重度黄疸、重症肝炎屡屡获效。

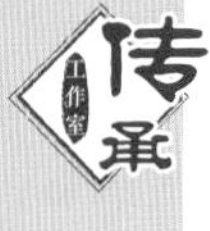

【擅治病种】

1. 高原红细胞增多症

早期高原红细胞增多症可服用姜汤或婆婆纳汤或余甘子汤以及二十五味余甘子丸和十八味檀香丸、七味血病丸、谷吉久松、嘎罗、唑姆阿汤、玉妥红汤等交替进行治疗，合并肝脏的病症时服用秘诀清凉丸、七味红花殊胜丸、九味牛黄丸等。此外，根据病情可服用十五味沉香丸、二十味沉香丸以及果渣、十味乳香丸等。

还可用外治疗法，临床上首先内服放血疗法特定的（三果）汤剂来分解血液成分，然后在特定的穴位进行放血治疗，最后以控制血容量的增加为重要的措施进行治疗。

2. 腰椎间盘突出症

口服藏药石榴日轮丸、二十四味诃子丸、十味诃子丸，按早、中、晚服用。好转后早上用十八味诃子丸，中午用如意珍宝丸，晚上用二十味沉香丸，次日黎明服用二十五味珍珠丸。

3. 吉尼洒酷（糖尿病）

吉尼洒酷是长期过食味咸甜、性凉、沉食物及久居潮湿之地，安逸生活引起。因咸、甜二味由五源中的水、土、火组成，而肾脏属水土性，过食咸甜食物使肾脏（膀胱）水土过盛而引起糖排泄障碍。吉尼洒酷必须以降脂、降糖、促培干吸收为治疗原则。早上口服吉尼阿如觉结丸，中午用察琼丸，晚上用吉琼丸。

4. 宁屈病（窦性心动过缓）

宁屈病主症为心慌、气短、胸背痛、口干。主要治疗措施为调节气血，改善循环，提高心脏机能并安神。用方为自制的色曲奇汤，每次 1 袋，每天 2 次（每袋 3g），口服；加用其美阿杰，每次 2g，每天 1 次口服。

二、传承工作室建设成果

【成员基本情况】

1. 负责人

次旦久美，男，西藏自治区藏医院研究所，副主任医师。

2. 主要成员

梅朵央金，女，西藏自治区藏医院研究所，副主任医师。

达瓦，男，西藏自治区藏医院研究所，副主任医师。

格旦尼玛，男，西藏自治区藏医院研究所，主管药师、医师。

德吉措姆，女，西藏自治区藏医院研究所，主管药师、医师。

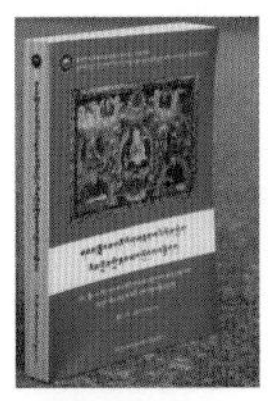
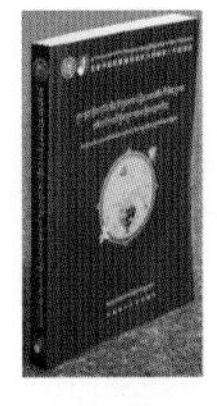
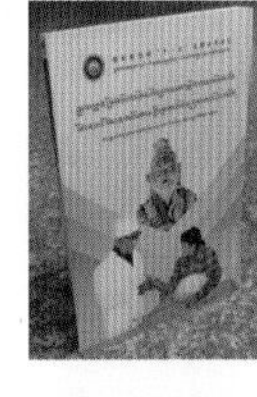
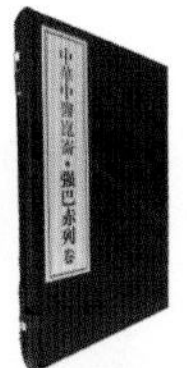
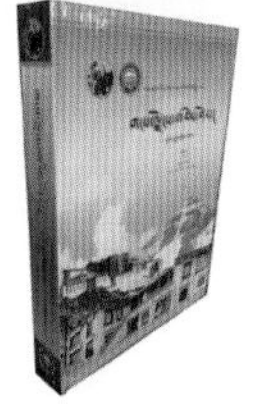
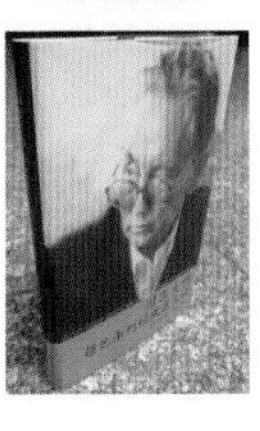
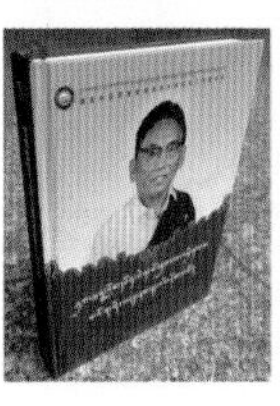
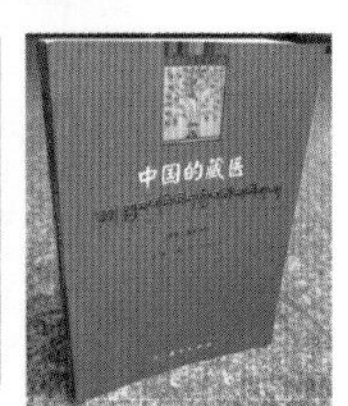

工作室成果

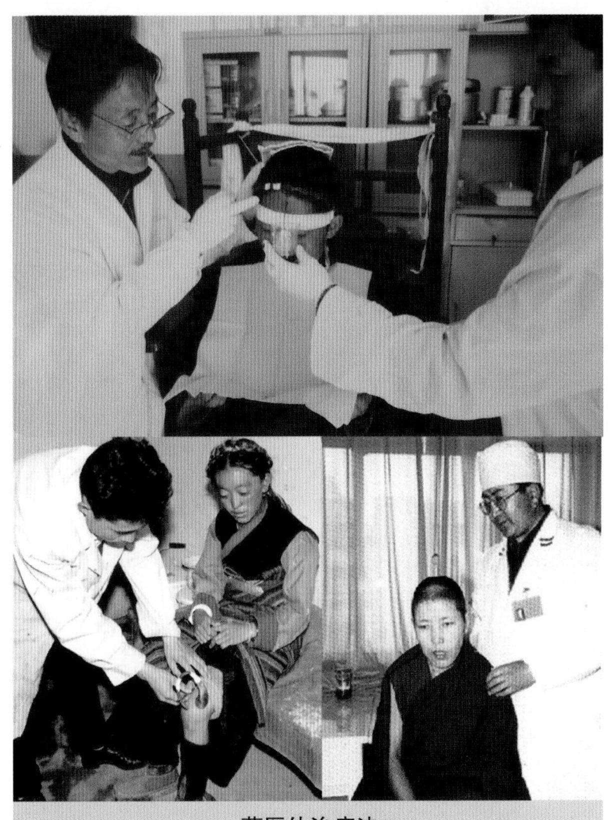

藏医外治疗法

【学术成果】

1. 论著

（1）《国医大师强巴赤列藏医生涯》（汉文版），中国藏学出版社 2010 年出版，次旦久美撰稿。

（2）《藏医名医略传》（藏文版），西藏人民出版社 2011 年出版，汉文版由中国藏学出版社 2009 年出版。强巴赤列撰稿，次旦久美主编。

（3）《中华中医昆仑 -- 强巴赤列卷》（汉文版），中国中医药出版社 2012 年出版，次旦久美撰稿。

（4）《国医大师强巴赤列疑难杂病诊治》（藏文版），西藏人民出版社 2012 年出版，强巴赤列著、次旦久美整理。

（5）《国医大师强巴赤列藏医读本》（藏文版），西藏藏学古籍出版社 2013 年出版，次旦久美主编。

2. 论文（目录）

论文名称	刊物名称	作者
考证藏医药历史渊源	2012 年雪域藏医药杂志	次旦久美
国医大师强巴赤列经验处方“肝益康”研究研制的心得	2014 年雪域藏医药杂志	次旦久美
纪念国医大师强巴赤列	2011 年雪域藏医药杂志	次旦久美

【人才培养】

培养传承人 8 人；接受外单位进修学习 15 人。举办国家级继续教育项目 3 次，培养 60 多人。

【成果转化】

院内制剂：

1.“肝益康”；养肝润肝、保肝健胃，适用于乙肝、脂肪肝、酒精肝以及食欲不振者，可提高免疫力、畅通血液循环。

2.“木乃贡觉”；适用于子宫肌瘤。

【推广运用】

（一）诊疗方案

1. 萎缩性胃炎

方药：色朵阿巴丸、达门久阿丸、珠朵日嘎丸。

2. 精神分裂症

方药：桑诺丸、阿嘎杰巴丸、阿嘎尼秀丸。

3. 乙肝

方药：甘青青兰、婆婆纳、藏红花等研制的“肝益康”。

（二）运用及推广情况

以上 3 个诊疗方案已在西藏自治区藏医院、西藏各地区藏医院等医疗单位推广应用。

三、依托单位——西藏自治区藏医院

【依托单位简介】

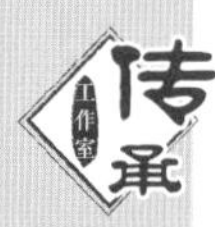

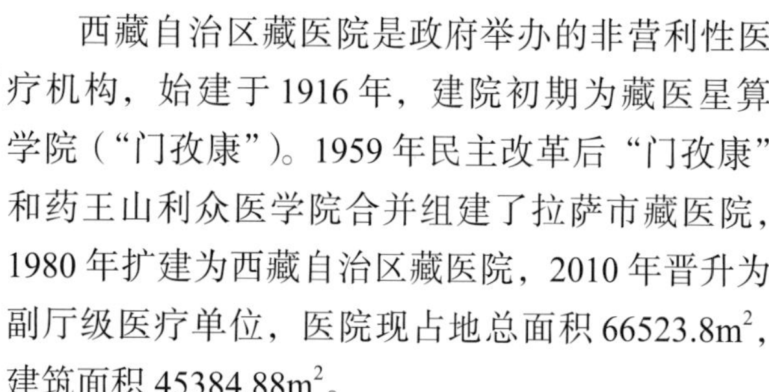

西藏自治区藏医院是政府举办的非营利性医疗机构，始建于 1916 年，建院初期为藏医星算学院（“门孜康”）。1959 年民主改革后“门孜康”和药王山利众医学院合并组建了拉萨市藏医院，1980 年扩建为西藏自治区藏医院，2010 年晋升为副厅级医疗单位，医院现占地总面积 66523.8m^2，建筑面积 45384.88m^2。

医院现有职工 800 余人（包括研究院和药厂），在职人员中有 26 名研究生，卫生技术人员占 75%，高级技术人员占 12%（博士生 3 名，硕士研究生导师 23 名，国医大师 2 名，国家级专家 1 名，自治区级专家 5 名，西藏自治区名医 12 名），中级技术人员占 36.4%。

西藏自治区藏医院现已成为全区规模最大，集医疗、科研、藏药生产为一体的全国唯一的综合性三级甲等藏医医院。

【特色优势】

医院藏医药特色鲜明，设有 9 个职能部门、11 个临床科室、5 个医技科室、15 个专科诊断室、1 个研究院、1 个药厂。医院总编制床位 500 张，实际开放床位 501 张。年门诊量 35 万人次，入院 5238 人次。医院胃肠科、心脑血管科、肝病科、骨伤科是特色藏医专科，外治科被国家中医药管理局列为特色专科进行建设。根据医院性质和专业发展的需要，医院还开设了反映藏医特色的外科、妇科、眼科、口腔科、外治科、耳鼻喉科、儿科、肛肠科、保健科以及肝病、胃肠病、心脑病、糖尿病、肾病、高血压等专科专病门诊和专家门诊，配备了放射、B 超、检验、CT 等医技科室，开设了藏医药研究院和藏药厂。

【联系方式】

地址：西藏拉萨市娘热路 26 号

电话：13518983315

网址：http://www.xzzzqzyy.com

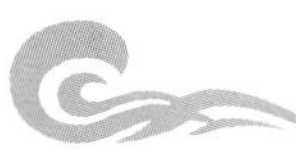

裘沛然

国医大师传承工作室

一、老中医药专家

【个人简介】

裘沛然（1916—2010年），男，汉族，浙江慈溪市人。上海中医药大学终身教授、博士生导师。曾师承叔父裘汝根学习针灸，1934年毕业于上海中医学院，毕业后在浙江慈溪、宁波及上海开业行医。1958年起在上海中医学院工作，曾先后担任针灸、经络、内经、中医基础、各家学说等教研室主任，以及基础部主任、校专家委员会主任等职务。1979年被评为上海市劳动模范，1988年担任上海市政协医卫体委员会副主任，1991年起享受国务院政府特殊津贴，1995年被评为上海市名中医，2003年获中华中医药学会成就奖，2008年获第五届上海市医学荣誉奖，2009年获首届“国医大师”称号。

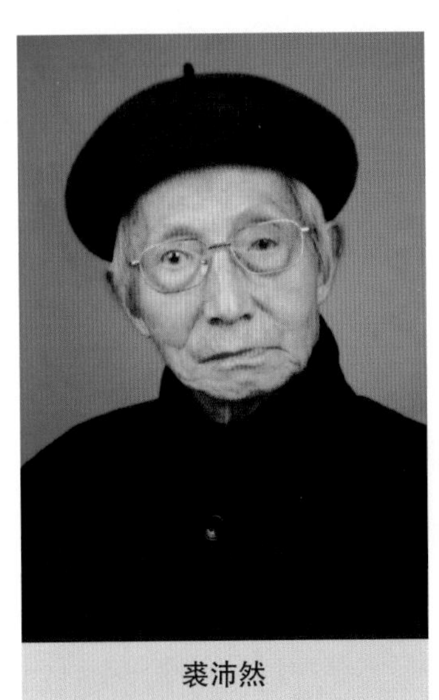
裘沛然

担任第一批全国老中医药专家学术经验继承工作指导老师。

继承人：王庆其，上海中医药大学中医内科专业，教授、主任医师。

主编著作40余部，代表著作有《壶天散墨》《裘沛然选集》《裘沛然医论医案集》《裘沛然医案百例》《辞海》等。

【学术经验】

（一）学术思想

指出天人合一是中医学的基本学术理念，中医学是自然科学与人文科学的综合学科，其内涵是科学技术与中华文化的结合体。提出伤寒温病一体论，经络理论是机体联系的学说，“澄心、息虑、全神”的养生观，认为保持健康的关键在于“全神”，“神”是人生命的内核，治病的关键是治神。

（二）临床经验

擅长治疗疑难杂病，提出疑难病证治疗八法。

1. 养生徐图法

本法是应用调养扶助正气，使正气得充而驱邪有力的一种方法。认为在病程迁延的某些疾患，因正气偏虚，一时制邪无力，而治疗又急切难图者，无论外感或杂病均可采用此法。

2. 反激逆从法

本法是增强药物作用的一种奇妙的方法，如在热盛火炎的病证用大剂寒凉的方中加入少量温通之品，或者在寒盛阳微的病证应用温热重剂中加少量苦寒药，峻补方中略加消导，攻泻方中又加入补正之药等，取其药性之相逆相激而发挥更大的作用。

3. 大方复治法

本法是广集寒热温凉、气血攻补之药于一方

的治法，对于疑难杂症有出奇制胜的功效。

4. 内外贯通法

外科学的许多名方也可应用于内科疾患，用之得当往往获显效。如阳和汤治疗阴证伤寒，犀黄醒消丸治疗肝肿大、肝硬化，复元活血汤治癥结，四妙勇安汤治疗斑疹，夏枯草膏治疗梅核气，五味消毒饮治疗病毒感染性发热等。

5. 培补脾肾法

某些疾病之所以缠绵难愈，很重要的因素是正不胜邪。本法着重于脾肾，如用补中益气汤、归脾汤配合六味地黄丸或八味肾气丸数方治愈众多疑难病。

6. 斩关夺隘法

疑难病久延不愈，在邪气盛实、正气未衰的情况下，可应用本法。当见有痰饮盘踞、水气泛滥、瘀血阻塞、积滞凝固等证者，峻厉祛邪的方药可以果敢应用。如用十枣汤、舟车丸攻逐水气（如脑水肿等），抵当汤及王清任逐瘀三方攻破瘀血，用三生饮散风痰，用控涎丹逐饮止痛，用三物备急丸攻下冷积等。

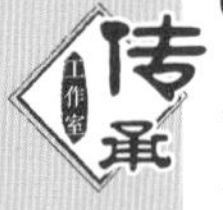

7. 随机用巧法

随机用巧法是医者运用巧思，投药紧扣病机以取捷效的一种治法。如遇冠心病，前医用活血化瘀及养阴法均无效，即给胸闷胸痛病人服仲景治少腹瘀血的抵当汤。

8. 医患相得法

本法首先要求医生对病人具有高度责任感，从而使病人对医生产生坚定的信心。医生认真负责的态度使病人精神得到安慰，并对医生的治疗充满信心。

【擅治病种】

治疗慢性肾炎、慢性肾功能不全表里合治、寒热兼施、利涩同用、补泻并投。治疗慢性萎缩性胃炎用药崇尚辛散苦泄、甘缓和中或加酸收。治疗慢性肝炎、肝硬化选用一贯煎、大黄䗪虫丸、当归六黄汤等方剂。治疗肿瘤采用调整人体脏腑气血阴阳的“扶正法”，重点调整气血阴阳及培补脾肾。

二、传承工作室建设成果

【成员基本情况】

1. 负责人

王庆其，男，上海中医药大学中医内科脾胃专业，教授、主任医师。

2. 主要成员

李孝刚，男，上海中医药大学中医内科，研究员。

邹纯朴，男，上海中医药大学中医内科，副教授。

梁尚华，男，上海中医药大学中医内科，副教授。

王少墨，男，上海中医药大学附属龙华医院肿瘤科，副主任医师。

裘世轲，男，上海中医药大学附属龙华医院内科，主治医师。

【学术成果】

1. 论著

（1）《裘沛然医论医案集》，人民卫生出版社

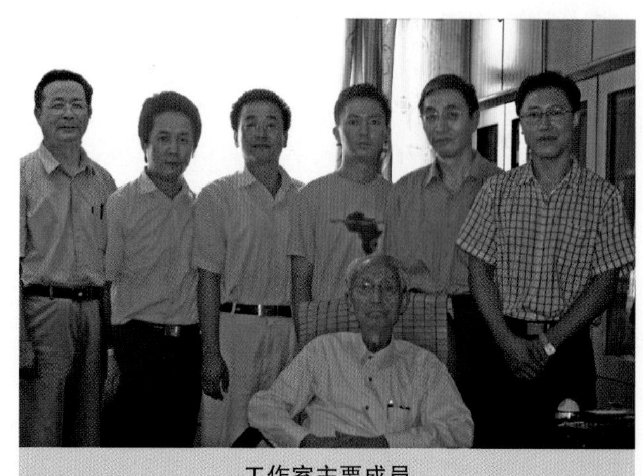

工作室主要成员

2011 年出版，王庆其等编。

（2）《国医大师裘沛然学术经验研究》，中国中医药出版社 2014 年出版，王庆其主编。

（3）《国医大师裘沛然人学思想研究及诗文赏析》，中国中医药出版社 2014 年出版，王庆其主编。

（4）《中华中医昆仑·裘沛然卷》，中国中医药出版社 2011 年出版，工作室整理。

2. 论文

（1）王庆其，等．裘沛然治疗咳喘病的经验．上海中医药杂志，2010，（1）：1。

（2）邹纯朴，等．裘沛然教授咳喘病诊疗方案的临床效果评价．中华中医药杂志，2013，（7）：2025。

（3）王庆其，等．国医大师裘沛然之诊籍（1～12）．浙江中医杂志，2011，（1～12）。

【人才培养】

培养传承人 8 人；接受进修学习 17 人；举办国家级继续教育项目 2 次，培训近 200 人。

【成果转化】

院内制剂：复方芩麻颗粒；适用于老年性慢性支气管炎、哮喘性支气管炎等。

【推广运用】

（一）诊疗方案

1. 咳喘病

适用于慢性支气管炎，喘息型支气管炎，肺气肿，肺原性心脏病。外感引动伏饮用小青龙汤变法，阴虚湿痰内盛用金水六君煎化裁，阳虚水泛凌肺用真武汤加减。

2. 肝硬化

湿热内阻证用当归六黄汤合茵陈蒿汤或中满分消丸变法，肝脾血瘀证用大黄䗪虫丸加减，肝郁脾虚证用柴胡疏肝散加减，脾虚湿盛证用胃苓汤加减，脾肾阳虚证用附子理中丸合济生肾气丸加减。

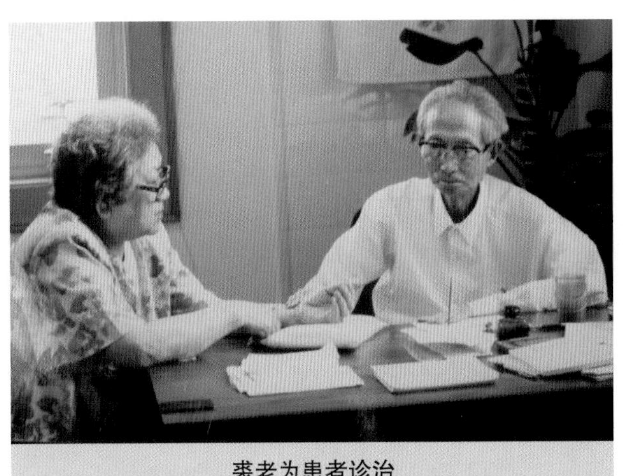

裘老为患者诊治

3. 慢性肾炎

风热伤络、表里夹杂证用羌活、白芷、蝉蜕、黄芪、黄柏等；肾气不足、精微不固证用黄芪、白术、茯苓、补骨脂、菟丝子等；肾气不足、湿邪留滞证用黄芪、巴戟肉、黄柏、黑大豆、牡蛎、土茯苓等；肾虚血瘀、浊邪弥漫证用黄芪、党参、巴戟肉、仙灵脾、炮附块、黄柏、生大黄、白花蛇舌草、桃仁等。

4. 慢性萎缩性胃炎

肝气犯胃证用柴胡疏肝散加减，肝胃郁热证用化肝煎合左金丸加减，脾胃湿热证用黄连温胆汤加减，脾胃虚弱证用六君子汤加减，胃阴不足证用益胃汤加减，胃络瘀阻证用丹参饮合失笑散加减。

5. 肠癌

脾肾阳虚证用黄芪、党参、炒白术、补骨脂、肉豆蔻、干姜、附子等；肝肾阴虚证用知母、黄柏、熟地黄、山茱萸、鳖甲、牡蛎、丹皮、茯苓、当归等；气血两亏证用生晒参、太子参、白术、茯苓、甘草、当归、川芎、熟地、白芍等；痰瘀

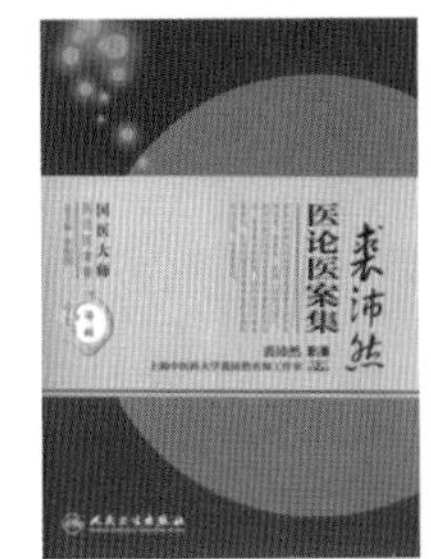

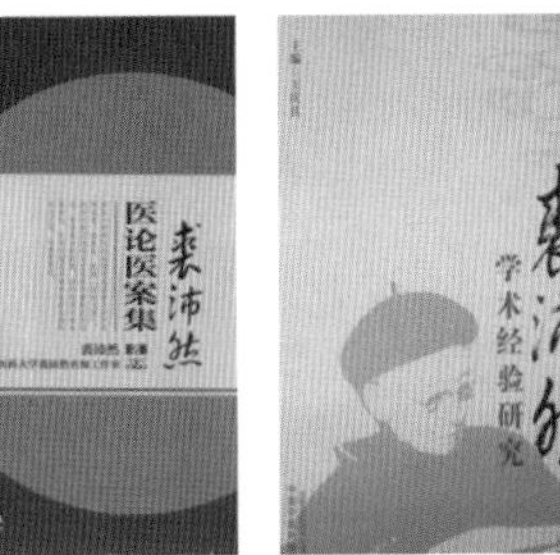

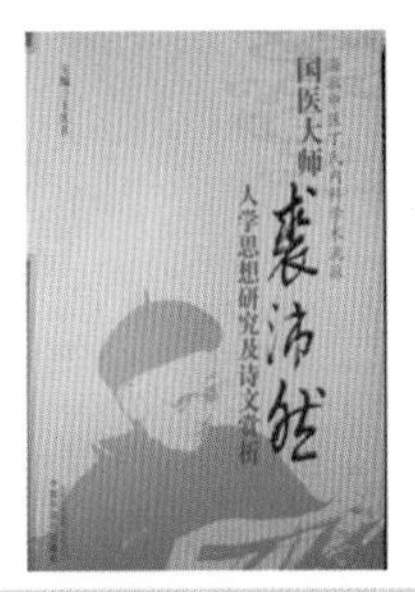

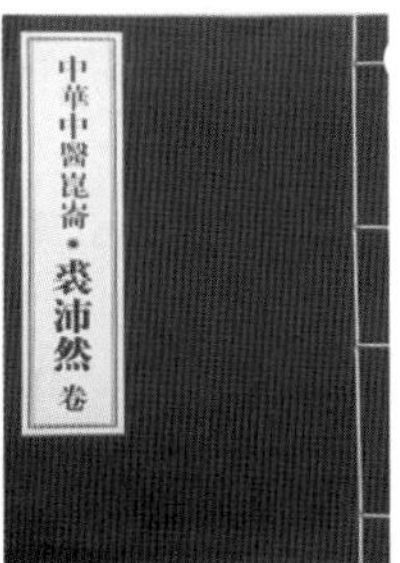

工作室主要成果

毒内结证用半夏、陈皮、土茯苓、炮山甲、葛根、黄芩、黄连、桃仁、丹皮、元胡、枳壳等。

（二）运用及推广情况

以上诊疗方案在上海中医药大学附属龙华医院、曙光医院、岳阳医院部分科室及嘉定区中医医院、慈溪市中医医院等推广运用。

三、依托单位——上海中医药大学

【依托单位简介】

上海中医药大学是新中国成立后国家首批建立的四所中医药高等院校之一。学校位于上海浦东张江高科技园区科研教育区内，占地500余亩，为上海市人民政府与教育部、国家卫生计生委、国家中医药管理局共建高校。学校拥有600多名专家和教授，2名院士，5名全国老中医药专家学术经验继承工作指导老师，60名上海市名中医，综合实力位居全国中医院校前列。

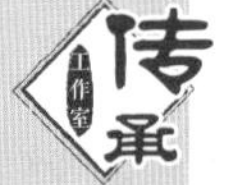

【特色优势】

学校有14个二级学院及部门和中心，3所直属附属医院，2所非直属附属医院，20个附属及共建研究所，13个研究中心，成立了由上海19家中医机构组成的医教研联合体，有3个教育部基地。学校是国家教育部“人才培养模式创新实验区”和“特色专业点”建设高校，有中医学、中西医结合医学、中药学3个一级学科博士点，15个二级学科博士点，23个硕士点，3个博士后流动站，博士学位授予专业覆盖全部中医药学科。在2010年的全国博士后流动站评估中，中药学科被评为全国唯一的中药一级学科“优秀”流动站。现有中医外科、中药学、中医内科及中医骨伤科学4个国家重点学科，另有中医医史文献学、针灸推拿学2个国家重点学科（培育），国家重点学科数居全国中医院校第二、上海地方高校之首。学校有38个国家中医药管理局重点学科，6个上海市重点学科，5个上海市教委重点学科；有1个教育部工程研究中心，3个教育部重点实验室，2个上海市重点实验室，7个国家中医药管理局重点研究室，2个上海市高校E-研究院。

【联系方式】

地址：上海市蔡伦路1200号
电话：021-51322028
网址：http://www.shutcm.com

路志正

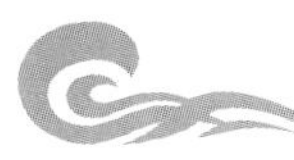

国医大师传承工作室

一、老中医药专家

【个人简介】

路志正，1920年出生，男，汉族，河北藁城人。现任中国中医科学院广安门医院中医内科教授、主任医师。1939年毕业于河北中医专科学校，师从伯父路益修、山西名医孟正己，1952年调卫生部中医司技术指导科工作，1973年起在中国中医科学院广安门医院从事临床工作至今。2005年被授予中央保健工作优秀个人称号，2008年被评为国家级非物质文化遗产传统医药项目代表性传承人，2009年获首届“国医大师”称号及中华中医药学会终身成就奖，2013年获中国中医科学院唐氏中医药发展奖。曾任全国政协第六、七、八届委员，中华中医药学会风湿病专业委员会主任委员及心病专业委员会副主任委员等职。

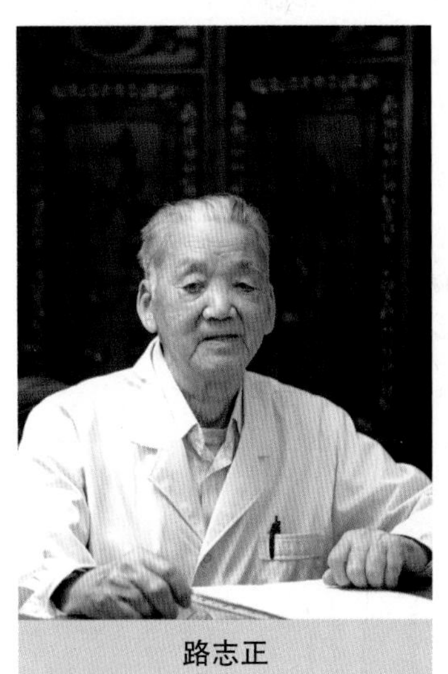

路志正

先后担任第一、三、四批全国老中医药专家学术经验继承工作指导老师。

第一批继承人：①路喜素，北京老年病医院中医内科，主任医师；②李锡涛，河南淮阳县人民医院中医内科，主任医师。

第三批继承人：①路洁，北京路志正中医药研究院中医内科，副主任医师；②张华东，中国中医科学院广安门医院风湿病科，主任医师；③边永君，中国中医科学院广安门医院呼吸科，主任医师；④王秋风，中国中医科学院广安门医院综合内科，副主任医师。

第四批继承人：①姜泉，中国中医科学院广安门医院风湿病科，主任医师；②尹依艰，中国中医科学院广安门医院综合内科，副主任医师。

主要编著有《路志正医林集腋》《中医湿病证治学》《实用中医风湿病学》《实用中医心病学》等；发表“中医对大面积灼伤的辨证论治”等百余篇论文。

主持国家中医药管理局课题“路志正调理脾胃法治疗胸痹经验的继承整理研究”、国家“973”科技计划项目课题“化浊祛湿通心方的药物配伍规律及其作用机理研究”，前者荣获国家中医药管理局中医药基础研究二等奖。

【学术经验】

（一）学术思想

1. 创建调理脾胃的系统观

遵循中医整体恒动观和辨证论治的原则，崇尚脾胃学说，提炼出“持中央，运四旁，怡情志，调升降，顾润燥，纳化常”的调理脾胃系统学术思想。

2. 百病多从湿论治

重视湿邪致病的特点，强调因人、因时、因

地制宜。病因有天、地、人之分，辨证有寒、热、虚、实之异，治有通、化、燥、渗四法之别。通法有宣通三焦气机、宣肺疏肝、调理升降；化法有芳香化湿、通阳化湿、清热化湿；燥法有苦温燥湿、运脾燥湿；渗法有甘淡渗湿、清热利湿等。

（二）临床经验

1. 从三焦分治风湿病

灵活地将吴塘辨治湿温病从三焦论治的思路运用于风湿病，处方遣药喜选用炒苦杏仁、桔梗、荷梗开肺气以行水之上源；炒薏苡仁、白豆蔻、炒苍术健脾气以祛生湿之源；防己、六一散、泽泻等渗利水湿以使湿从小便而去。

2. 调理脾胃论治冠心病

饮食失调导致脾胃损伤、湿浊阻滞是胸痹发生的关键因素，创制“化浊祛湿通心方”（藿香、厚朴、郁金、枳实、杏仁、茵陈等）治疗。

3. 针药并用治疗干燥综合征

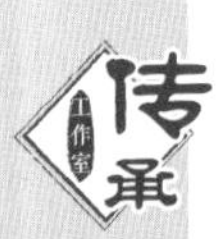

对气阴两虚的干燥综合征患者，以益气养阴法调其内，针刺足少阴、厥阴治其外，调理脾胃贯穿始终，穴必取阳明。虚寒者健脾益气、温经散寒通脉，用四君子汤合当归四逆汤化裁。

4. 善用代茶饮

根据不同疾病，善用清轻芳香之花蕾、梗、叶作为代茶饮，辅助主方提高疗效。如肝郁气滞虚烦不眠者，选绿萼梅或白梅花、合欢皮或合欢花；肝阳化火之头晕、目赤者，选野菊花、槐花、

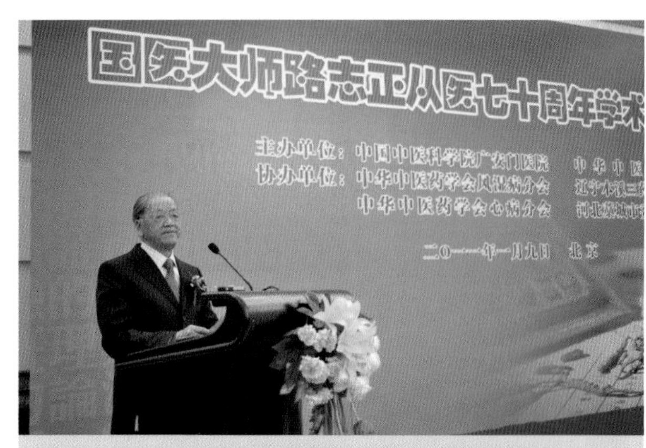

国医大师路志正从医七十周年学术研讨会

白茅根；心阴亏虚者，选小麦、百合、甘草；心移热于小肠而口舌生疮、小便赤涩，选莲子心、竹叶、六一散。

5. 对药及经方运用

喜用对药，如风湿病疼痛较剧选片姜黄、海桐皮；肌肉酸楚选防风、防己；中焦湿寒选干姜、草果等。治疗胸痹心痛痰瘀阻滞者，多以橘枳姜汤合小半夏加茯苓汤化裁；痰瘀互结者，多以丹参饮合失笑散、金铃子散化裁；阳微阴盛者，多以瓜蒌薤白白酒汤合桂枝瓜蒌薤白汤合用。

6. 用药注重引经报使

在辨证论治的前提下选用合适的归经药物。下焦湿热著者多用防己、生薏苡仁；颈项僵硬常用葛根、防风、蔓荆子；下肢疼痛多选肝肾经药，如独活、木瓜、怀（川）牛膝、鹿衔草、伸筋

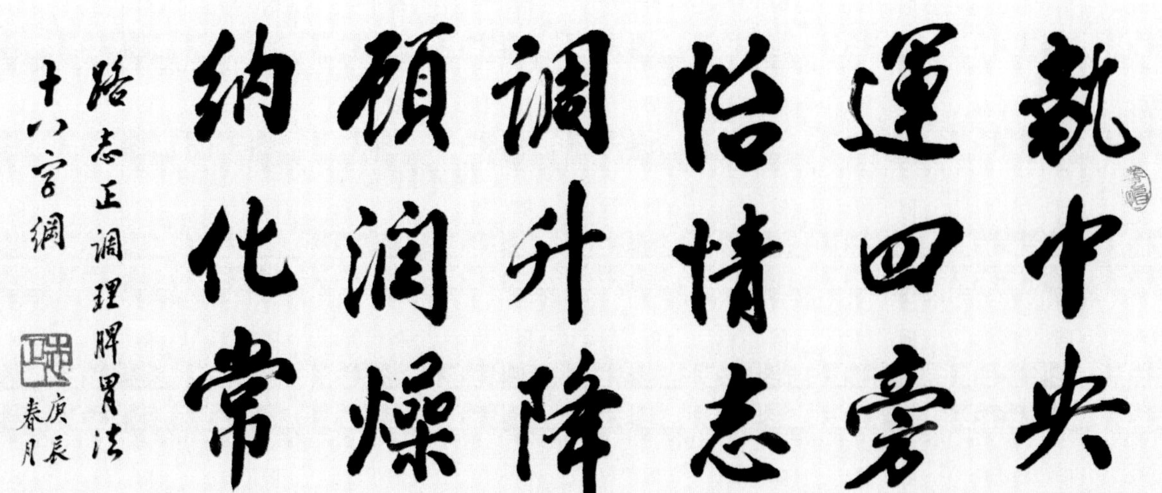

路志正调理脾胃法十八字诀

草等。

【擅治病种】

1. 类风湿关节炎

从湿论治类风湿关节炎，创建“三阶梯”的健脾和胃经验用药法，注重内外合治和生活调摄。方用白虎加苍术、四妙丸、当归拈痛汤、宣痹汤等化裁，常用药物有苍术、白术、薏苡仁、金银花、土茯苓、萆薢等。

2. 干燥综合征

从脾论治干燥综合征，创制“路氏润燥汤”（太子参、麦冬、石斛、葛根、炒山药、丹参、赤芍、乌蛇肉等）。

3. 冠心病心绞痛与血脂异常（异病同治）

治以化浊祛湿通脉，创制“化浊祛湿通心方”，药物有藿香、厚朴、郁金、枳实、杏仁、茵陈。

二、传承工作室建设成果

【成员基本情况】

1. 负责人

姜泉，女，中国中医科学院广安门医院风湿病科，教授、主任医师。

2. 主要成员

高荣林，男，中国中医科学院广安门医院中医内科，教授、主任医师。

路洁，女，北京路志正中医药研究院中医内科，副主任医师。

胡元会，男，中国中医科学院广安门医院心血管病专业，教授、主任医师。

杨凤珍，女，中国中医科学院广安门医院中医内科，副主任医师。

【学术成果】

1. 论著

（1）《中医湿病证治学》（第 2 版），科学出版社 2010 年出版，路志正主编。

（2）《路志正诗画墨迹选》，中国中医药出版社 2010 年出版，王阶整理。

（3）《无病到天年》，云南科学技术出版社 2012 年出版，路志正主编。

2. 论文

（1）姜泉，等. 路志正临床整体辨证思维探讨. 中医杂志，2011（19）：1633 ～ 1634。

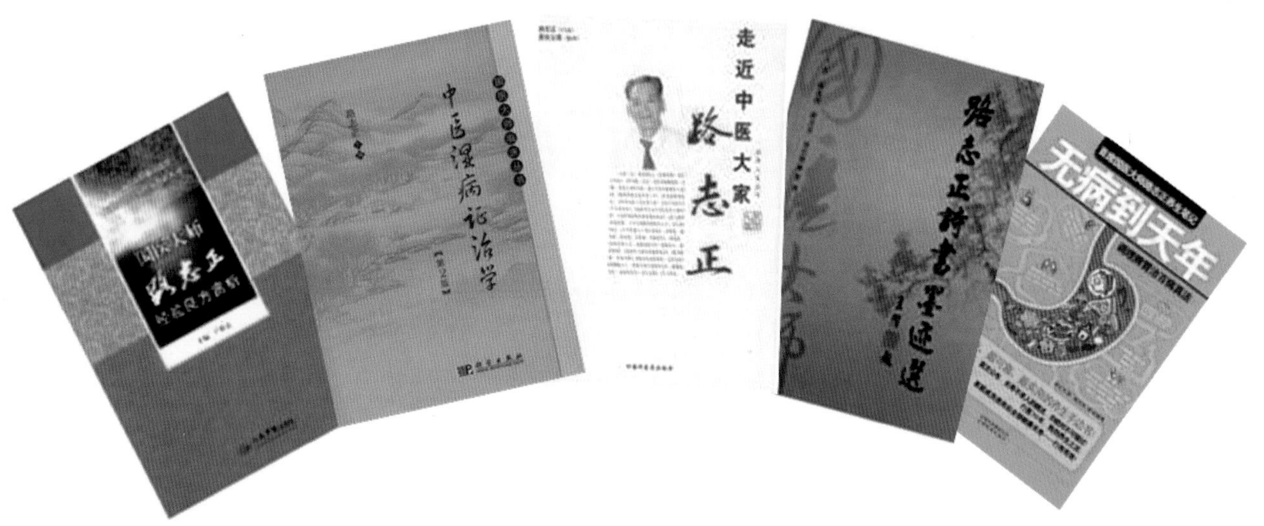

工作室出版书籍

（2）冯玲．路志正教授调理脾胃法的润燥思想．中华中医药杂志，2010（12）：294 ～ 297。

（3）张维骏，等．路志正教授调升降学术思想之治湿调升降法初解．世界中西医结合杂志，2012（11）：931 ～ 933。

【人才培养】

培养继承人 8 人次；接受进修、实习生 30 人次。举办国家级和省级中医药继续教育项目 3 次，培训 700 人次。

【成果转化】

牵头制定了尪痹（类风湿关节炎）中医临床路径及诊疗方案，2010 年由国家中医药管理局医政司颁布。创建了中医燥痹、产后痹病名，被纳入国家中医药管理局风湿病重点专科优势病种。

【推广运用】

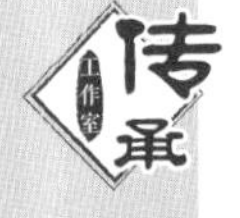

1. 类风湿关节炎

诊疗方案：清热活血方药治疗活动期类风湿关节炎。

运用及推广情况：在全国 15 家重点专科进行临床验证，共观察病例 212 例，结果证明具有降低本病活动度、改善病情的作用。

2. 益气养阴法治疗干燥综合征

诊疗方案：以路氏润燥汤加减。

运用及推广情况：在中国中医科学院广安门医院进行了 182 例的临床验证，证明中药能改善口干、眼干等主要症状，并具有降低 IgG 等免疫指标的作用。该方案被纳入国家中医药管理局颁布的中医药治疗燥痹（干燥综合征）的临床路径及诊疗方案，在全国重点专科进行推广。

第一代 路益修 → 第二代 路志正 →（第三代 → 第四代）

- 1978年－1990年 →
  - 高荣林 → 章　波等
  - 李连成
  - 李方洁 → 郭小玉等
  - 胡兆垣
- 1991年－2000年 →
  - 路喜素
  - 李锡涛
  - 路喜善
  - 路京华
  - 路京达
  - 路　洁 → 郑　昭瀛
- 2001年－2012年 →
  - 边永君 → 杜　颖等
  - 王秋风
  - 胡镜清 → 姚飞翔等
  - 胡元会 → 褚瑜光等
  - 刘宗莲 → 高祖涛等
  - 姜　泉 → 周新尧等
  - 张华东 → 丁志谋等
  - 冯　玲 → 程路涵等
  - 尹倚艰
  - 提桂香
  - 魏　玮
  - 杨凤珍等

路志正传承谱系

三、依托单位——中国中医科学院广安门医院

【依托单位简介】

中国中医科学院广安门医院创建于 1955 年，是国家中医药管理局直属的集医疗、教学、科研和预防保健为一体的三级甲等中医医院。是中央干部保健基地，全国“示范中医医院”，ISO9001 质量管理认证单位，保柏（BUPA）质量认可医院，国际医疗服务贸易“先行先试”单位。目前医院本部建筑面积 71329.1m^2，现有职工 1413 人，有“国医大师”2 名，“首都国医名师”6 名。目前医院开放病床 650 张，2013 年门急诊总量（含南区）400 余万人次。

【特色优势】

医院以中药、针灸、推拿、康复训练、药治等中医传统治疗方法为主，辅之以现代化诊疗手段，在治疗恶性肿瘤、风湿病、心脑血管病、糖

尿病、甲亢、肾病、老年病、萎缩性胃炎、胃及十二指肠反流等消化系统疾病及内科系统疑难病症，以及子宫内膜异位症、盆腔炎、子宫肌瘤、儿童抽动秽语综合征等妇科、儿科常见病等方面，均有丰富的经验和独特的疗效。

医院拥有卫生部重点专科6个，分别为肿瘤科、心血管科、风湿病科、皮肤科、内分泌科和护理学；国家中医药管理局重点专科建设项目14个，包括肿瘤科、内分泌科、肛肠科、心血管科、风湿病科等；培育项目2个，分别为预防保健科和护理学。

【联系方式】

地址：北京市西城区北线阁5号

电话：010-88001229

网址：www.gamhospital.ac.cn

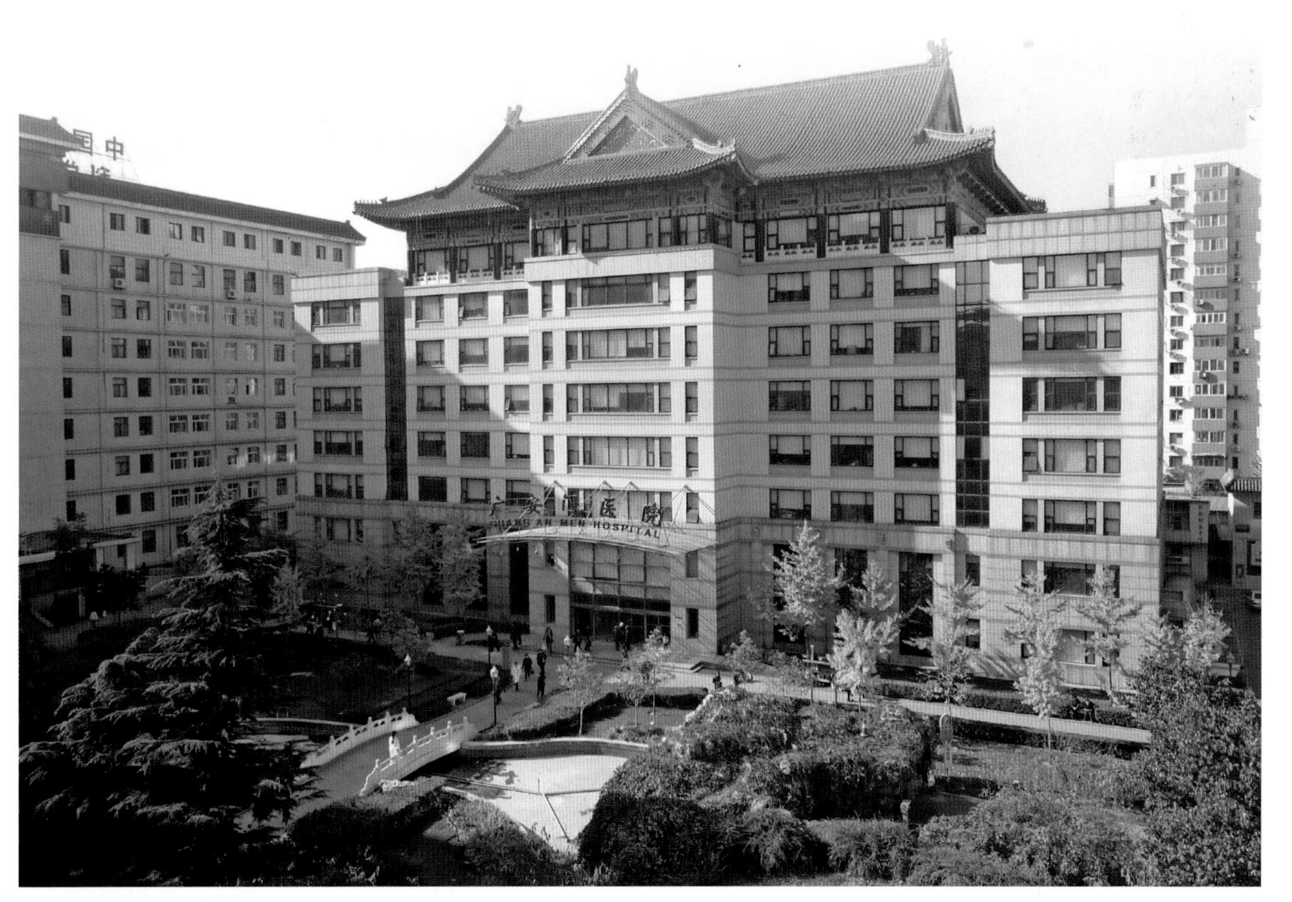

颜正华

国医大师传承工作室

一、老中医药专家

【个人简介】

颜正华，1920年生，男，汉族，江苏丹阳市人。北京中医药大学终身教授，首届国医大师，首都国医名师，国家级非物质文化遗产代表性传承人，中华中医药学会终身理事。曾担任国务院学位评定委员会委员，国家教委科技委员会医药组成员，中国药典委员会委员，全国药品评审委员会委员，卫生部医学科学委员会委员等职。

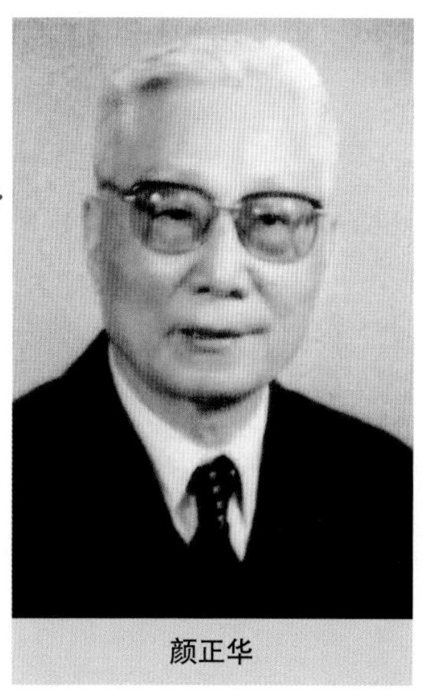
颜正华

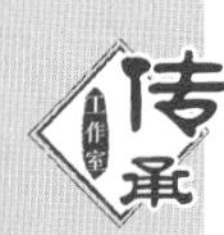

先后担任第一、三批全国老中医药专家学术经验继承工作指导老师。

第一批继承人：①高云艳，北京中医药大学临床中药系，教授；②常章富，北京中医药大学临床中药系，教授。

第三批继承人：①张冰，北京中医药大学临床中药系，教授；②邓娟，北京市中医药学会，主任医师。

主编《中药学》（第一版）、《高等中医院校教学参考丛书·中药学》《临床实用中药学》等著作23部。曾发表论文20余篇。

【学术经验】

（一）学术思想

1. 釜底抽薪，通腑为用

在临诊中注重患者腑气之通畅，并将通腑导滞作为许多治疗方法的辅助措施。认为排便情况不仅是腑气的直接反映，而且是五脏功能状态、脏腑阴阳升降的体现，施治中勘察便秘之有无，辨审其与主症之间的相互关系，具有重要的临床意义。

2. 填精化瘀，通补益肾

认为精血不足、血脉瘀滞是引起衰老的主要原因，老年人功能活动低下是因为物质基础不足。主张在论治老年病，特别是老年心血管疾病时，以“填精活血、化瘀益智”为主要治则。

（二）临床经验

1. 顾护脾胃，贯穿始终

十分推崇“脾胃为后天之本，气血生化之源”之说。临证非常注重调护脾胃，将调护脾胃思想贯穿于诊治疾病的全过程。调护脾胃思想具体表现在三个方面：①诊察疾病必问脾胃；②辨证立法不忘脾胃；③遣药组方考虑脾胃。所谓诊察疾病必问脾胃，即指问诊时必询问与脾胃有关的情况，如纳食多少，有无嗳气吞酸，胃中是否有灼热嘈杂感，喜热食还是喜凉食，食后是否腹胀，既往是否患过胃肠疾患等，以此作为辨证立法的重要参考。所谓辨证立法不忘脾胃，即指无论对胃肠病还是对其他脏腑的疾病，也无论对何种病

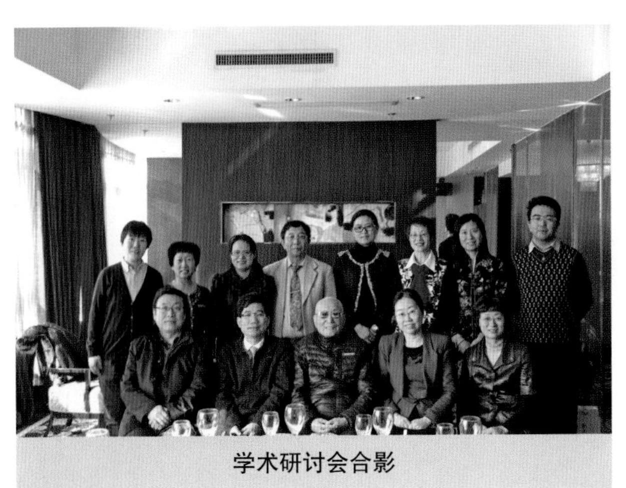
学术研讨会合影

机，或内伤，或外感，或寒热，或虚实，均须辨析疾病的发生发展是否与脾胃有关。而对久病不愈体弱者，脾胃或多或少均有损伤，辨证立法尤当重视脾胃。所谓遣药组方考虑脾胃，即指临证用药须时时牢记顾护脾胃。若脾胃功能正常，药物成分易被充分吸收，预期疗效可达；若脾胃功能紊乱，药物成分不易被充分吸收，则预期疗效难达。

2. 扶正祛邪，善用平和药

医生用药以增强正气、祛除疾病、促进机体康复为主要目的，绝不能因用药而损伤正气或造成机体新的紊乱。主张临证多选用药性缓和之品，认为合理使用平和药物，既能调节脏腑功能而不致出现新的紊乱，又能祛邪而不伤或少伤正气。如治疗便秘一病，多选用决明子、全瓜蒌等平和之品，较少用大黄等性猛之药。有时也会根据临床情况，适当选用附子、肉桂、细辛、牵牛子等药力峻猛之品，然一般只用小剂量，药力亦随之变缓，取药平和之意，已寓其中。

【擅治病种】

1. 胃脘痛

胃痛证属肝胃不和者，喜用香苏饮加减，气郁化热者可加金铃子散；返酸烧心者可加左金丸；便秘者可酌用当归、郁李仁、火麻仁、全瓜蒌、决明子；嗳气重者可酌选代赭石、旋覆花、沉香、乌药、苏梗；纳呆者可用麦芽、谷芽、神曲、山楂；气窜痛胀闷甚者可选用佛手、绿萼梅等。肝郁化热化火者，可用化肝煎、加味逍遥合左金丸、金铃子散。热伤胃阴者可用六味地黄丸加减，或以滋水清肝饮化裁。

2. 胸痹

临证治疗胸痹善用瓜蒌薤白汤加减，并在此基础上凝练自拟方宽胸保心颗粒。方中薤白温阳散结、行气导滞，瓜蒌清气化痰、宽畅胸膈，两药合用有温阳化气、活血化痰通络之效。

3. 眩晕

治疗眩晕证属肝阴不足、肝阳上亢者，用自创处方潜降汤（熟地黄、白芍、生石决明、生牡蛎、茯苓、丹参、益母草、怀牛膝、夜交藤、白菊花等）。

二、传承工作室建设成果

【成员基本情况】

1. 负责人

张冰，女，北京中医药大学，教授，主任医师。

2. 主要成员

常章富，男，北京中医药大学，教授，主任医师。

邓娟，女，北京市中医药学会，主任医师。

吴嘉瑞，男，北京中医药大学，副教授。

钟赣生，男，北京中医药大学，教授，主任医师。

郑虎占，男，北京中医药大学，教授，主任医师。

高承琪，女，中科院研究生院门诊部，主任医师。

【学术成果】

1. 论著

（1）《中国百年百名中医临床家国医大师卷·颜正华》，中国中医药出版社 2011 年出版，

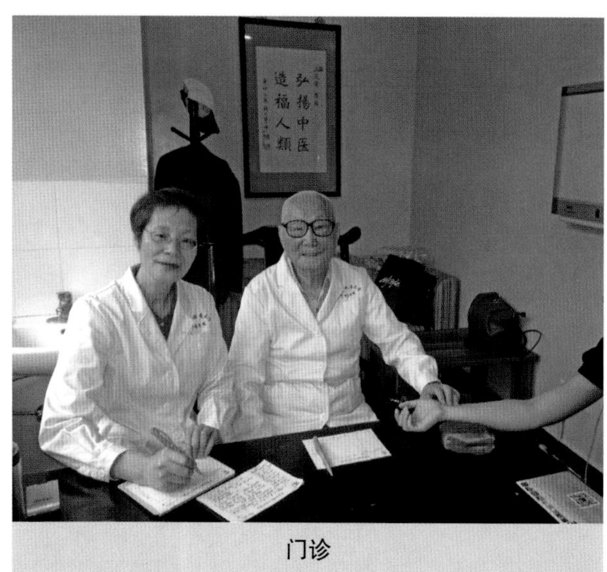

门诊

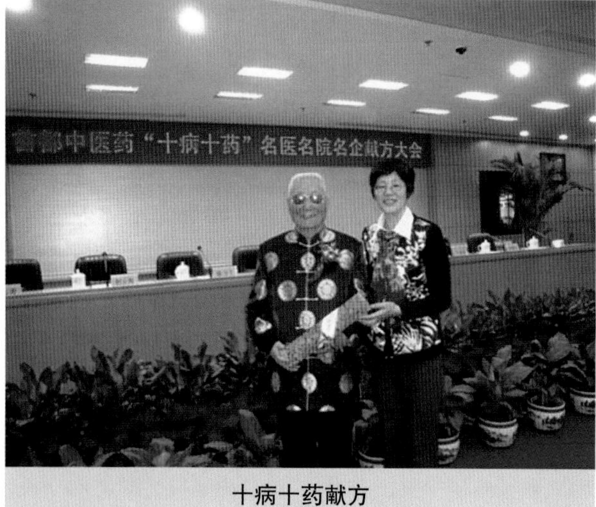

十病十药献方

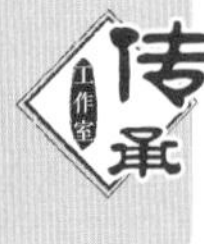

张冰主编。

（2）《国医大师颜正华学术经验全集》，中国中医药出版社 2012 年出版，常章富主编。

（3）《国医大师颜正华临床经验实录》，中国医药科技出版社 2011 年出版，吴嘉瑞、张冰主编。

2. 论文

（1）吴嘉瑞，等．基于关联规则和复杂系统熵聚类的颜正华教授治疗胃脘痛用药规律研究．中国实验方剂学杂志，2012，18（20）：1～5。

（2）吴嘉瑞，等．国医大师颜正华教授益气活血法诊疗中风经验．中华中医药杂志，2012，27（3）：634～636。

（3）吴嘉瑞，等．基于关联规则和熵聚类算法的颜正华治疗便秘用药规律研究．中国中医药信息杂志，2013，20（2）：27～30。

（4）吴嘉瑞，等．基于数据挖掘的国医大师颜正华含陈皮处方用药规律研究．中国中药杂志，2014，39（4）：618～622。

【人才培养】

培养传承人 4 人；带教学生 300 余人，进修生 4 人。举办 3 次颜正华教授学术思想研讨会。

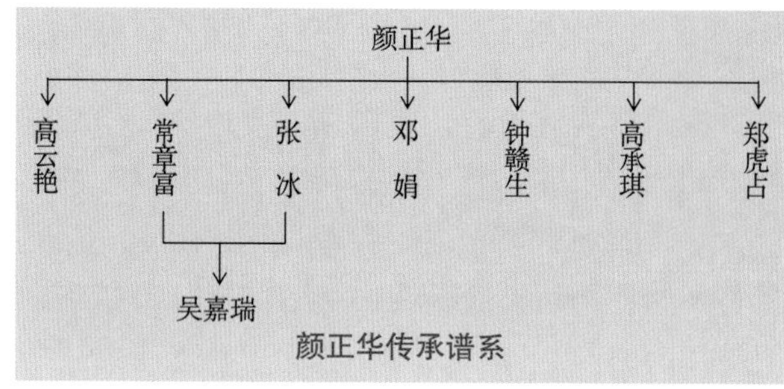

颜正华传承谱系

【成果转化】

工作室整理的经验方宽胸保心颗粒被列入首都中医药“十病十药”项目，并与扬子江药业签订转让协议。

【推广运用】

（一）诊疗方案

1. 肝肾阴虚、肝阳上亢证

自拟潜降汤，具有滋阴潜阳，平肝降逆之功，随证加减运用。

2. 老年冠心病

自拟填精补血化瘀方（熟地黄、制首乌、黄精、枸杞子、当归、川芎、丹参、蜂蜜），具有补肾精、养心血、化瘀滞、通脉络之功，随证加减运用。

3. 冠心病

自拟宽胸保心颗粒（全瓜蒌、薤白、丹参、赤芍、川芎、红花、降香、佛手），具有理气活血、疏通心络之功，随证加减运用。

（二）运用及推广情况

以上各方案在北京中医药大学国医堂使用，取得了良好的效果。

三、依托单位——北京中医药大学

【依托单位简介】

北京中医药大学创建于1956年，是我国最早成立的高等中医药院校之一，是唯一一所进入国家“211工程”建设的高等中医药院校，是教育部直属的重点大学。全校占地面积共计25.3万平米，教学区总建筑面积达27.7万平米。学校主要任务是培养德、智、体全面发展的高层次创新型中医药人才和管理人才。学校在办学层次、学科门类、科学研究、医疗水平、办学效益、对外合作等方面居于全国中医药院校的前列，是中国培养高层次中医药人才、解决中医药重大科技问题、防治重大疾病和现代难治病的重要基地，是一所在国内外享有盛誉的集教学、科研、医疗、产业四位一体的高等中医药学府。

【特色优势】

北京中医药大学现设有中医学、中药学、中西医结合3个一级学科和社会医学与卫生事业管理学科。目前拥有中医学、中药学、中西医结合3个一级学科博士学位授予权，其中硕士学位学科授予点16个，博士学位学科授予点15个，有中医学、中药学、中西医结合3个博士后科研工作流动站。学校现有国家重点学科6个，国家中医药管理局重点学科10个，北京市重点学科3个，为全国高等中医药院校中拥有国家和部局级重点学科数量最多、涵盖学科面最广的院校。

【联系方式】

地址：北京市朝阳区北三环东路11号
电话：010-84738606
网址：http://www.bucm.edu.cn

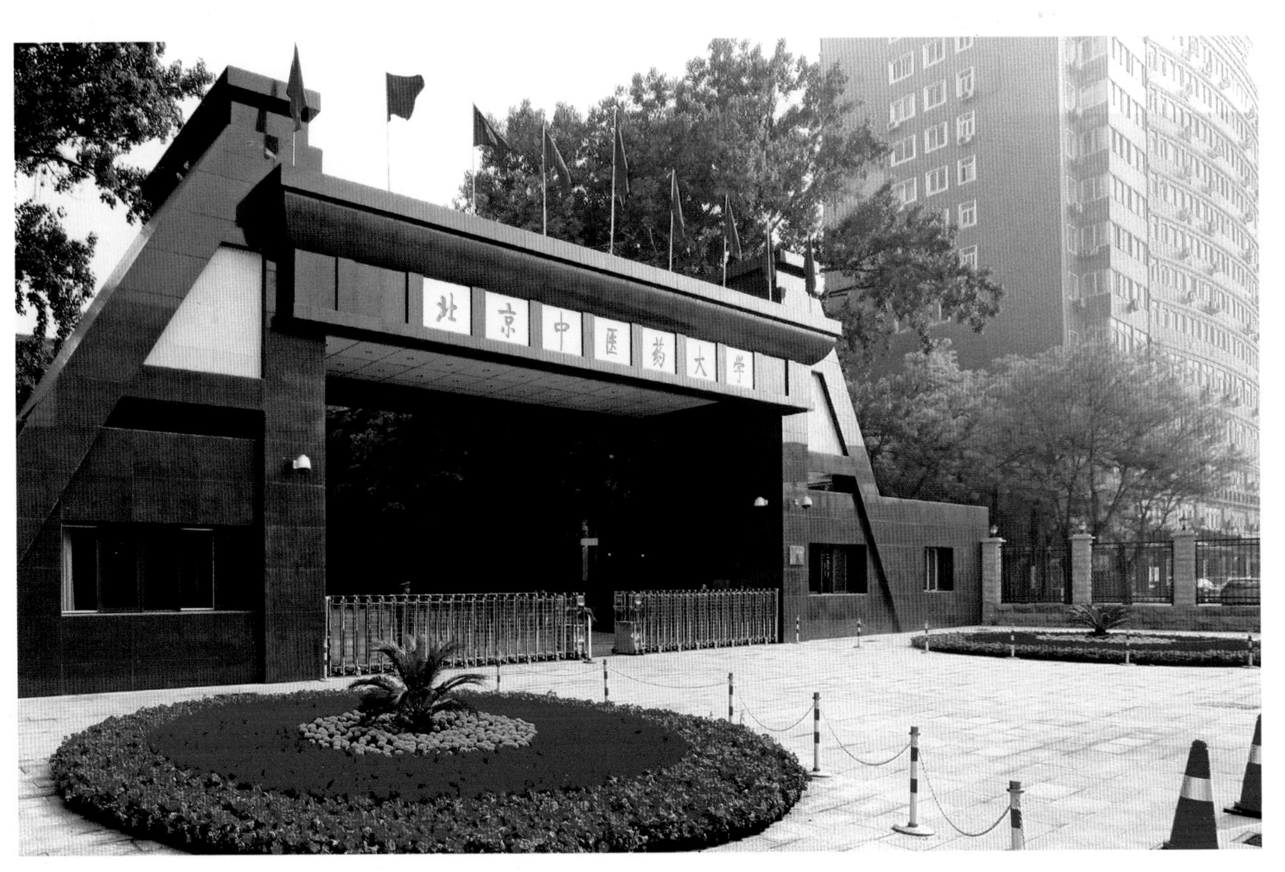

颜德馨

国医大师传承工作室

一、老中医药专家

【个人简介】

颜德馨，1920年生，男，汉族，祖籍山东，出生于江苏丹阳中医世家。上海市第十人民医院主任医师，教授，博士生导师。幼师从其父颜亦鲁，1939年毕业于中国医学院，后投身医林，从医七十余年。获得“上海市名中医”“全国名老中医”、第三届“上海市医学荣誉奖”等多项荣誉称号。2003年被中华中医药学会授予终身成就奖，并聘为终身理事。2004年获中国医师协会首届“中国医师奖”及“中国铁道学会铁道卫生学科带头人”称号，2009年获得国家首届“国医大师”荣誉称号。

颜德馨

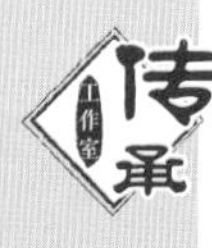

先后担任第1～3批全国老中医药专家学术经验继承工作指导老师。

第一批继承人：①颜乾麟，上海市第十人民医院中医内科，主任医师；②魏铁力，上海市第十人民医院中医内科，主任医师；③屠执中，原铁道部戚墅堰机车车辆工厂医院中医内科，副主任医师。

第二批继承人：①俞关全，上海市第十人民医院中医内科，副主任医师；②章日初，上海普陀区中医医院中医内科，主任医师。

第三批继承人：①颜新，同济大学中医研究所，主任医师；②夏韵，上海市第十人民医院中医内科，主任医师；③吴鸿洲，上海中医药大学，主任医师。

主要编著有《活血化瘀疗法临床实践》《颜德馨膏方真迹》等著作多部，发表“活血化瘀治则的理论探讨”“气虚血瘀是人体衰老的主要机制”等论文数十篇。

主持“衡法新药调节血脂的临床与实验研究”项目，获2003年上海市科学技术进步三等奖。主持“中医气血学说防治心脑血管病体系的建立与应用”项目，获2013年上海市科学技术进步三等奖、教育部2013年度高等学校科学研究科技进步奖二等奖及第四届上海中医药科技奖特别奖。

【学术经验】

（一）学术思想

认为气血病变是临床辨证的基础；气血不和，百病乃变化而生；久病必有瘀，怪病必有瘀。对于疑难病证，擅以气血学说为纲，以通畅、平衡气血为手段，达到“气通血活，何患不除”的治疗目的。

受孟河马派医家影响，临证注重脾胃，倡导“脾为生化之本，亦为百病之源”，善用“脾统四脏”学说，认为许多疾病可以通过调治脾胃而获效机。且大凡慢性病日久，或老年体衰，或术后

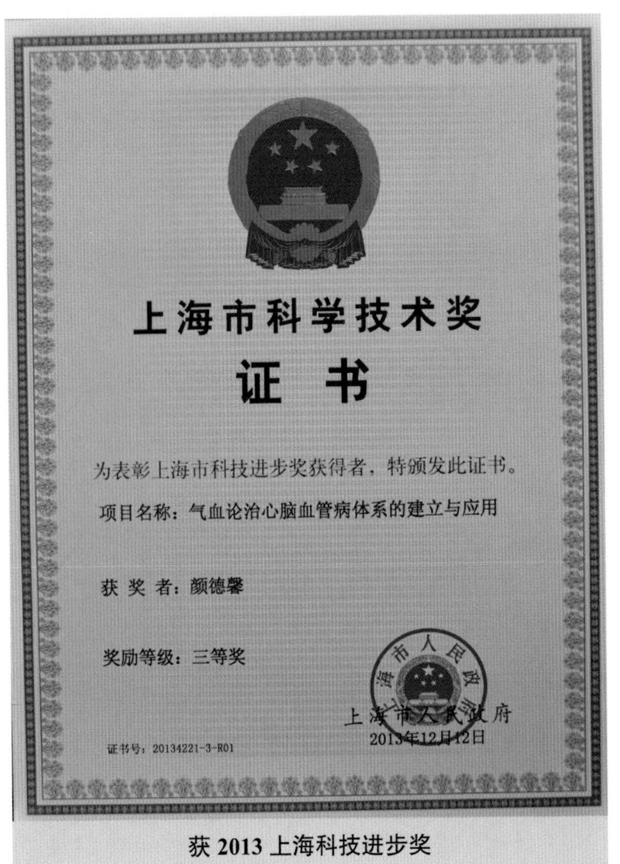

上海市科学技术奖

证书

为表彰上海市科技进步奖获得者，特颁发此证书。

项目名称：气血论治心脑血管病体系的建立与应用

获 奖 者：颜德馨

奖励等级：三等奖

上海市人民政府
2013年12月12日

证书号：20134221-3-R01

获 2013 上海科技进步奖

体虚，用药尤需顾护脾胃之气，药量宜轻，宁可再剂，不可重剂。

（二）临床经验

1. 诊治难病从瘀着手

提倡“久病必有瘀，怪病必有瘀”，习用桃红四物汤出入治疗血小板减少症、再障；血府逐瘀汤化裁治疗心脑血管病、精神病；膈下逐瘀汤加减治疗肝炎、溃疡性结肠炎；少腹逐瘀汤为主治疗不孕、流产等。

2. 活血化瘀延缓衰老

认为“虚”仅仅是衰老的现象，而“瘀”才是衰老的本质。延缓衰老主要用活血化瘀疗法，采用活血化瘀、调补气机、化痰软坚等药物。

3. 健脾益气扶正法则的运用

常用健脾益气、升提中气、温中健脾、补益心脾、温补脾肾、燥湿健脾、健脾化痰、清热和胃、消食导滞等法。如治汗，不论自汗、盗汗，凡舌苔厚腻者，认为应从“饮”论治，多究于脾之运化失职，立法多以五苓或苓桂术甘加茅术为治，不止汗而汗自止。

4. 重视阳气在疾病发生发展中的作用

重视温补肾阳，不拘疾病之不同，每在辨证论治的基础上灵活应用温阳益气之法，如取附子加入滋肾通关丸治肾盏结石，合以生脉散治冠心病心绞痛，配以苓桂术甘汤防治支气管哮喘，伍入补中益气汤治重症肌无力，佐以六味地黄丸治尿毒症、肝硬化腹水等。

【擅治病种】

1. 心脑系统疾病

以调气活血为基本治法。常用益心汤（黄芪、党参、丹参、葛根、川芎、赤芍、决明子、生山楂、石菖蒲、降香）治疗稳定型心绞痛，调脂方（黄芪、生蒲黄、丹参、海藻、苍术、虎杖）治疗高脂血症，复方蒲黄颗粒（生蒲黄、通天草、水蛭、葛根、石菖蒲、海藻）治疗脑梗死。

2. 呼吸系统疾病

降气肃肺常用麻杏石甘汤加葶苈子，温肺化饮用小青龙汤，消食化痰常用三子养亲汤加山楂、枳实、茯苓。化痰止咳不忘祛瘀，常选用赤芍、桃仁、丹参等活血而不燥烈之药。

3. 消化系统疾病

治脾胃病常用苍白二术。如湿热并重，伤及胃阴者，可与石斛、麦冬、元参同用；肝阳挟湿，目糊便燥者，可与黑芝麻同用；气虚挟湿者，可与黄芪同用；湿温口甜者，用苍术煎汤代茶饮之。

二、传承工作室建设成果

【成员基本情况】

1. 负责人

颜乾麟，男，上海市第十人民医院中医内科专业，主任医师。

2. 主要成员

颜新，女，同济大学中医研究所中医内科专

业，主任医师。

韩天雄，男，上海市第十人民医院中医内科专业，副主任医师。

屠执中，男，原铁道部戚墅堰机车车辆工厂医院中医内科，副主任医师。

颜琼枝，女，上海市第十人民医院中医内科专业，主治医师。

【学术成果】

1. 论著

（1）《颜德馨临床医学丛书》，中国中医药出版社2010年出版，颜乾麟主编。

（2）《国医大师——颜德馨》，中国医药科技出版社2011年出版，颜乾麟主编。

（3）《颜德馨心脑血管病医论医案选》，科学出版社2011年出版，颜乾麟主编。

（4）《百年守望》，中国医药科技出版社2014年出版，刘珍主编。

2. 论文

（1）颜琼枝，等.颜德馨教授对冠脉介入术后再狭窄的病机认识.中国中医急症，2010，19（1）：85～86。

（2）李露露，等.颜德馨教授诊治疑难病临证思维的研究.浙江中医药大学学报，2012，36（1）：11～13。

（3）韩天雄，等.国医大师颜德馨教授辨治糖尿病经验.浙江中医药大学学报，2012，36（10）：1067～1069。

（4）潘新，等."颜氏清脑2号方"治疗急性脑梗死临床观察.中国中医急症，2013，22（5）：705～707。

（5）张琪.颜德馨膏方治则特色探析.中医杂志，2014，55（9）：736～737。

【人才培养】

培养传承人6人；接受进修、实习30人。举办国家级和省级中医药继续教育项目5次，培训522人次。

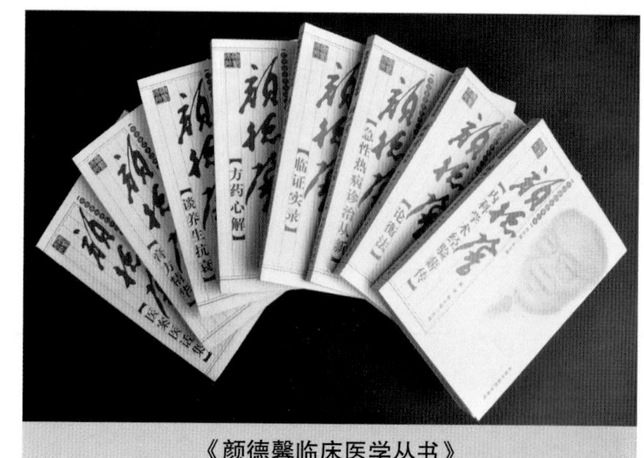

《颜德馨临床医学丛书》

【推广运用】

（一）诊疗方案

1. 稳定型心绞痛

方药：颜氏益心方加减。

随证加减：瘀阻心脉，胸痛剧烈者，加参三七粉、血竭粉，每服1.5g；胸部窒闷者，加枳壳、牛膝各4.5g；汗出肢冷者，加人参9g，附子6g；气阴两亏，口干苔少者，加麦冬、玉竹各12g，五味子5g。

2. 脑梗死

方药：复方蒲黄颗粒加减。

随证加减：气虚明显者，加黄芪15g，党参9g；瘀阻心脉者，加三七粉1g或降香3g；痰壅气

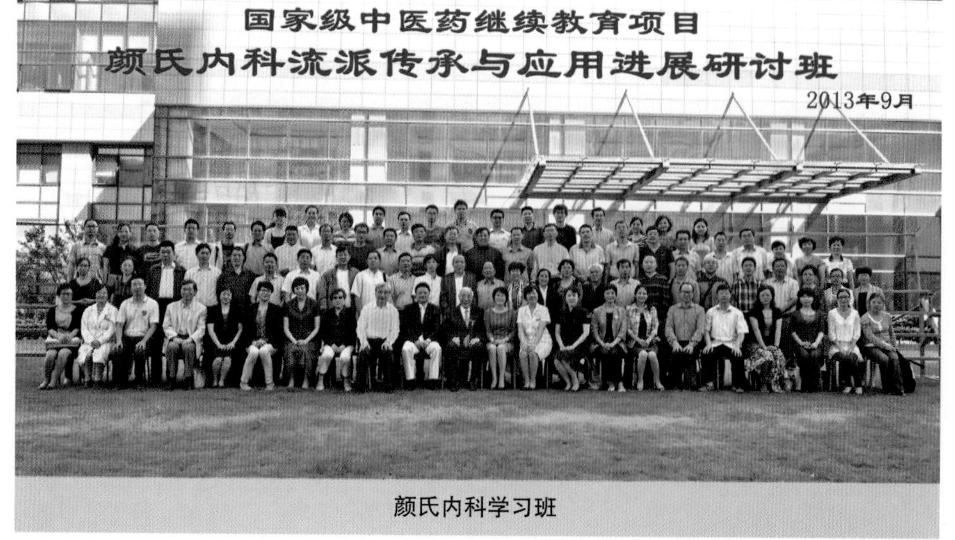

颜氏内科学习班

滞者，加瓜蒌 15g，白芥子 9g，陈皮 9g；气阴两虚者，加麦冬 9g，生地黄 9g。

3. 血脂异常（脾虚痰瘀证）

方药：降脂方加减。

随证加减：痰浊中阻者，加半夏 9g，陈皮 9g，茯苓 15g；瘀阻心脉者，加三七粉，每次 2g 冲服；便秘不通者，加决明子 15g，枳壳 9g；湿热较甚者，加藿香 9g，佩兰 9g。

（二）运用及推广情况

以上 3 个诊疗方案已在上海曙光医院、同济医院以及常州市中医医院、广东省中医院等医疗单位推广应用。

三、依托单位——上海市第十人民医院

【依托单位简介】

上海市第十人民医院是国家卫生计生委首批三级甲等综合性医院，实际开放床位 1860 张，2013 年门急诊人次 237.95 万，出院人次 6.66 万，手术人次 5.25 万。

【特色优势】

医院拥有国家临床重点专科 3 个，上海市重中之重临床重点学科 1 个，上海临床医学中心 2 个，上海市创伤急救中心 1 个，上海市护理质控中心 1 个，上海市骨肿瘤研究所 1 个，上海市脑卒中防治中心（北区）1 个。中医科拥有上海市中医心脑血管病临床医学中心、颜德馨全国名老中医传承工作室、颜乾麟全国名老中医传承工作室、海派中医“颜氏内科流派”传承研究基地等项目。

医院引进与培养了一批在国内外具有显著专业特色和学术地位的学科带头人，形成了一批优势学科，如复杂性骨肿瘤手术治疗，脊柱疾病微创手术，冠心病和房颤介入治疗，微创玻璃体视网膜手术，炎症性肺病的诊治，消化道肿瘤早期诊断与微创治疗，中医活血化瘀抗衰老研究，护理流程优化设计及专科护理建设，泌尿系疾病微创治疗，脑部肿瘤的外科手术，脑血管疾病的微创治疗，糖尿病强化治疗及甲状腺疾病的诊治等。

【联系方式】

地址：上海市延长路 301 号

电话：021-66300588

网址：http://www.shdsyy.com.cn

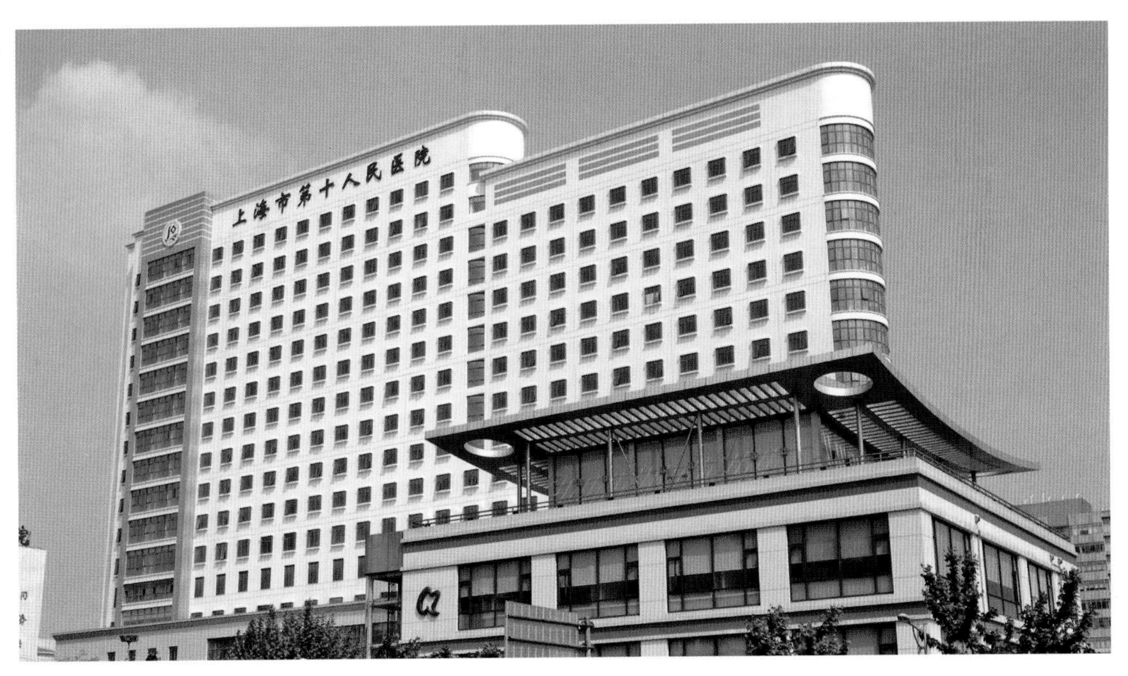

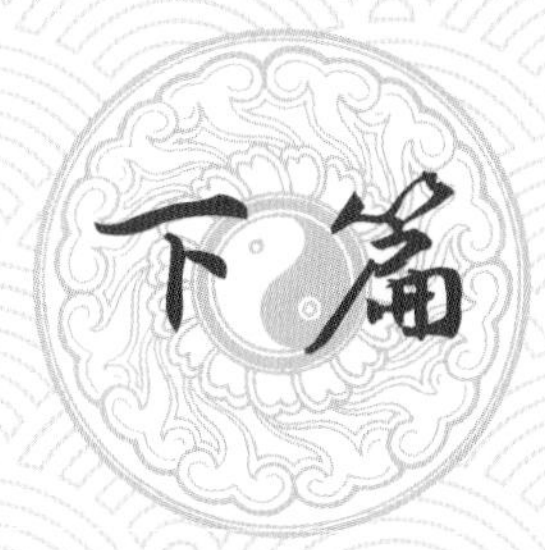

全国名老中医药专家

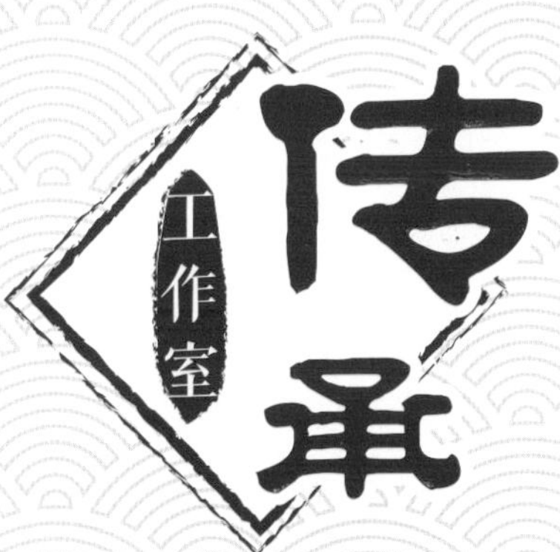

建设成果

裴学义

全国名老中医药专家传承工作室

一、老中医药专家

【个人简介】

裴学义，1926年生，男，汉族，北京市人。首都医科大学附属北京儿童医院中医科教授、主任医师。1944年毕业于北平国医学院医科班。毕业后正式拜北京四大名医孔伯华先生为师，为孔师之关门弟子，随师研习11年，深得其真传，以擅长治疗温热病、疑难杂证而闻名。20世纪50年代初期曾任东城区联合诊所第一任所长，协助传染病医院、北京儿童医院治疗各种瘟疫杂病，成绩卓著，并因此受当时北京儿童医院诸福棠院长之聘，到北京儿童医院工作至今。享受国务院政府特殊津贴。

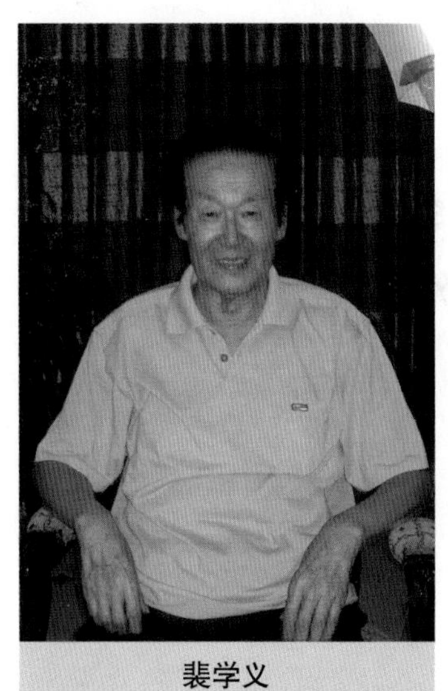
裴学义

担任第2～3批全国名老中医药专家学术经验继承工作指导老师。

第二批继承人：①柳静，首都医科大学附属北京儿童医院中医科主任医师；②胡艳，首都医科大学附属北京儿童医院中医科主任医师。

第三批继承人：①幺远，首都医科大学附属北京儿童医院中医科主任医师；②裴胜，首都医科大学附属北京中医医院儿科副主任医师。

主编《孔伯华医案》《裴学义临床经验集》，发表学术论文数十篇。

【学术经验】

（一）学术思想

1. 用药辛凉，清利湿热

认为小儿为纯阳之体，生机蓬勃，发育旺盛，感邪之后多见热性病。虽病种不同，但多见厚腻苔、滑数脉等一派湿热之象，提出“芳香化湿、苦温燥湿、苦寒清热、淡渗利湿”四法，用药多辛凉，以达到开上、宣中、渗下、清热化湿、宣畅气机的效果。

2. 调脾胃以安五脏

提出了“伤于脾胃、困于湿热，乃生小儿之疾”的理论，在清利湿热的同时，注重调护脾胃，处处体现调中州、斡旋四旁的原则。

3. 善用辛凉药物，注重顾护阴液

主张临床用药注重保护阴液，顾护脾胃。善用辛凉剂治疗小儿热性病，慎用苦寒药，既可清透热邪，又不损伤脾胃，不劫伐阴液。

（二）临床经验

1. 化瘀通络、利湿退黄辨治乳儿黄疸

根据小儿生理病理特点，结合乳儿黄疸的临床表现，研制出“金黄利胆冲剂”“益肝降酶冲剂”（生麦芽、茵陈、金钱草、穿肠草、通草、黄柏、败酱草等），用于治疗乳儿黄疸、CMV肝炎等。

2. 善用对药、生药、藤类药

治疗小儿肾病浮肿、血尿、蛋白尿时善用石

韦配苦参，凤尾草配倒扣草；在治疗咳嗽时善用前胡配杷叶。生药取其原有药性，因作用不同，用法有别。无论外感热病还是内伤杂病，常选用生药。藤类药在治疗小儿风湿痹证中经常选用。

3. 妙用生石膏

对于小儿各种发热性疾病，根据四诊，尤其是舌象，妙用生石膏（15 ～ 30g）以清热解毒，特别适用于外感发热性疾病。

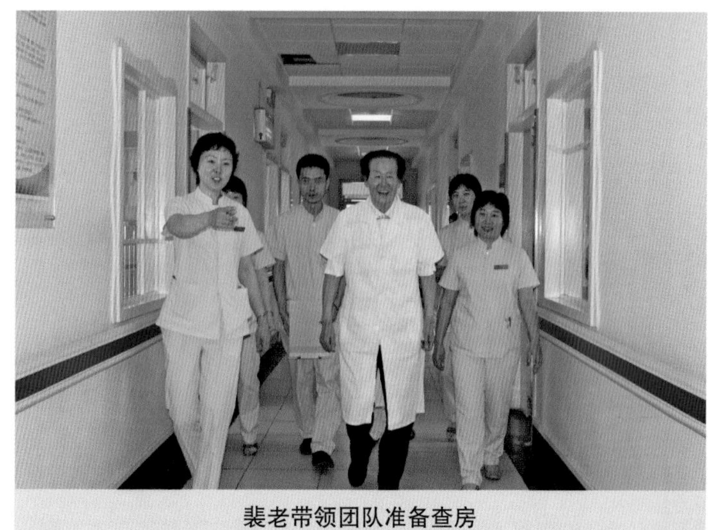

裴老带领团队准备查房

【擅治病种】

1. 乳儿肝炎综合征

“化瘀通络，利湿退黄”为治疗乳儿黄疸的法则，药用以生麦芽、茵陈、金钱草、穿肠草、通草等为代表，辨证加用青黛、血竭、琥珀、明矾四种药末。

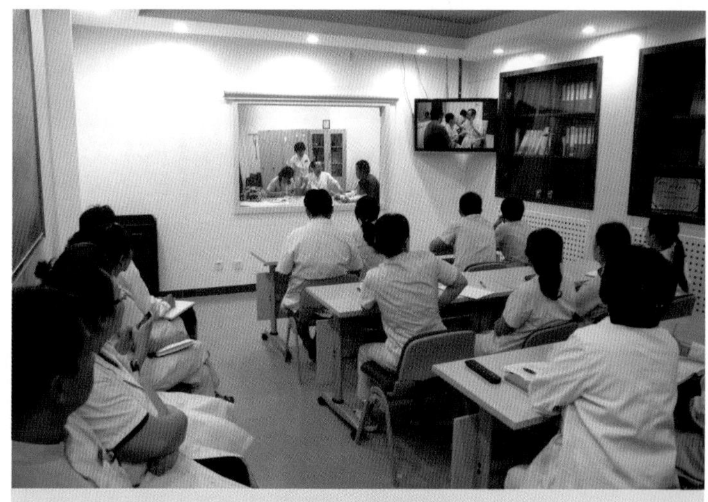

裴老示教观摩

2. 小儿肾病

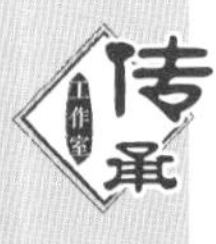

依照肾病发病规律，将肾病分为水肿期、蛋白尿期和恢复期，分别采用宣肺健脾利水、清热祛湿补肾、滋阴培补下焦等治疗方法。药用抽葫芦、甘遂、凤尾草、倒扣草等。

3. 各种发热性疾病

善于运用辛凉法治疗小儿发热性疾病，用辛凉六法佐以补益之品扶正祛邪，散清而不伤正，祛邪而不伤其胃。善用生石膏、薄荷、鲜芦根、鲜茅根、黄芩等辛凉、甘寒之品。

二、传承工作室建设成果

【成员基本情况】

1. 负责人

幺远，女，首都医科大学附属北京儿童医院中医科儿童风湿病专业，主任医师，硕士生导师。

2. 主要成员

胡艳，女，首都医科大学附属北京儿童医院中医科儿童风湿病专业，主任医师，硕士生导师。

柳静，女，首都医科大学附属北京儿童医院中医科小儿妇科专业，主任医师，科主任。

裴胜，首都医科大学附属北京中医医院中医儿科，副主任医师。

潘宇琛，女，首都医科大学附属北京儿童医院中医科小儿妇科专业，副主任医师。

【学术成果】

1. 论著

《裴学义临证百案按》，人民卫生出版社 2013 年出版，胡艳主编。

2. 论文

（1）幺远，等. 裴学义儿科临证用药特色. 中华中医药杂志，2010，25（12）：2016 ~ 2018。

（2）胡艳，等. 裴学义儿科临证经验. 中国中医药信息杂志，2009，16（11）：81 ~ 82。

（3）幺远，等. 裴学义从肝论治儿科疾病. 北京中医药，2011，30（10）：740 ~ 743。

（4）胡艳，等. 裴学义治疗婴儿肝炎综合征经验. 中国中医药信息杂志，2012，19（2）：87 。

【人才培养】

培养继承人 4 人。在三年的建设中，传承队伍不断扩大，先后共有 25 人参加工作室的工作。组织市级继续教育学习班 3 次。

【推广运用】

1. 乳儿肝炎综合征

诊疗方案：黄疸期以清利湿热、活血祛瘀、利胆退黄为原则，予清肝利胆汤（生麦芽、茵陈、通草、金钱草、泽兰、黄柏、丹参等）；黄疸消退、转氨酶升高期以祛湿解毒、活血通络、疏肝散结为主，选用益肝降酶方（青黛、紫草、紫花地丁、生薏米、败酱草、土茯苓、贯众、马齿苋、生铁落、白花蛇舌草等）。

运用及推广情况：在北京儿童医院中医科门诊及内、外科各病房广泛推广，每年诊治乳儿黄疸及肝炎病人千余例，疗效显著。并在北京市各中医儿科门诊予以推广应用。

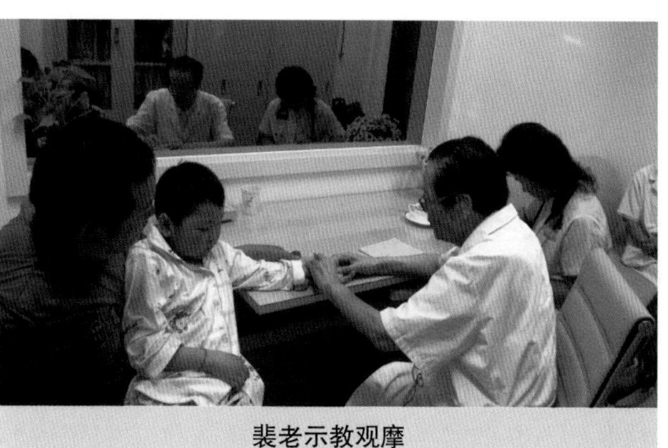

裴老示教观摩

2. 小儿肾病

诊疗方案：水肿期治以宣肺健脾利水，蛋白尿期治以健脾补肾、清解下焦湿热，恢复期治以滋养肾阴，兼清下焦余热。

运用及推广情况：在北京儿童医院中医科门诊、病房及肾内科病房广泛推广应用。

3. 过敏性紫癜肾炎

诊疗方案：风热伤络夹瘀证用银翘散合小蓟饮子加减；血热妄行、瘀血阻络证用犀角地黄汤合茜根散加减；湿毒内蕴证用四妙散加减；肝肾阴虚证用知柏地黄汤合血府逐瘀汤加减；脾肾阳虚证用五皮饮合金匮肾气丸。

运用及推广情况：在北京儿童医院中医科门诊、病房及肾内科病房广泛推广应用。

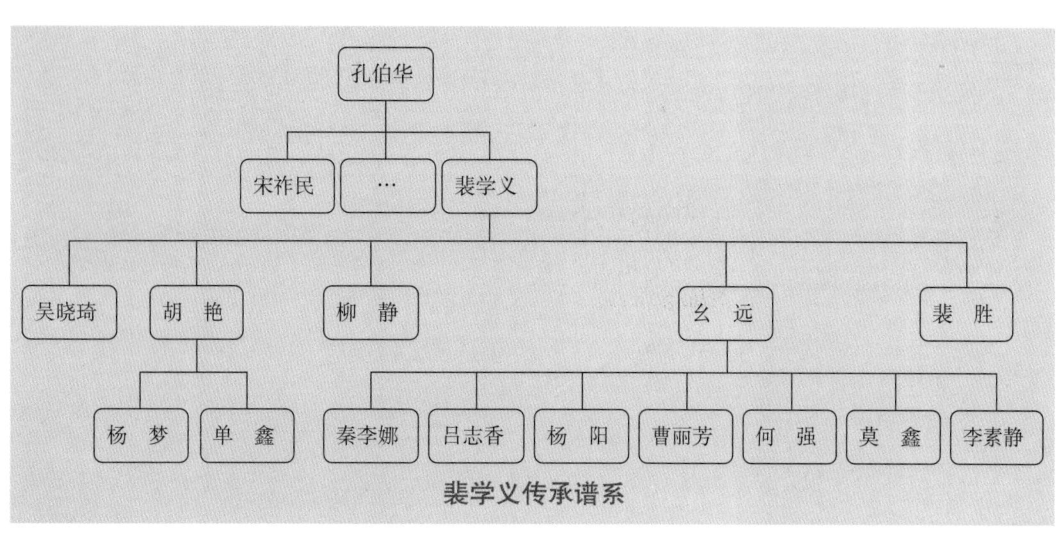

裴学义传承谱系

三、依托单位——首都医科大学附属北京儿童医院

【依托单位简介】

首都医科大学附属北京儿童医院是集医疗、科研、教学、保健于一体的三级甲等综合性儿科医院。编制病床970张，年门诊量近300万人次，住院病人6.2万余人次。医院先后获得“首都文明单位标兵”“首都文明服务示范窗口”“最受欢迎专科医院”“双十佳人民满意医院”“北京最受欢迎三甲医院”等荣誉称号及“首都劳动奖状”“全国五一劳动奖状”。

【特色优势】

北京儿童医院设备先进，设施完善，技术力量雄厚，科室齐全，设有呼吸科、泌尿外科、重症医学科、血液肿瘤中心等35个临床和医技科室。医院拥有国家呼吸系统疾病临床医学研究中心，儿科重症、小儿呼吸、中西医结合儿科、小儿外科和临床护理等5个国家临床重点专科建设项目，还拥有儿童白血病分子分型、小儿耳鼻咽喉头颈外科、儿科呼吸感染等3个北京市重点实验室，北京市儿童外科矫形支具工程技术研究中心以及小儿先天性心脏病治疗中心、小儿实体瘤治疗中心、儿童睡眠疾病中心等16个市级医疗中心。在小儿复杂先心病的手术治疗、各类脊柱畸形的矫正、小儿泌尿畸形矫正、腹胸腔镜治疗、急腹症及创伤治疗以及神经、呼吸、内分泌、肾病、血液透析、耳鼻喉、纤维支气管镜、影像技术等疾病诊断治疗技术及设备方面居国内领先地位，并率先在国内将儿科就诊年龄扩大到18岁。

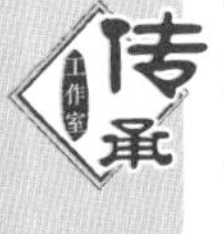

【联系方式】

地址：北京市西城区南礼士路56号
电话：010–59616161
网址：httP://www.bch.com.cn

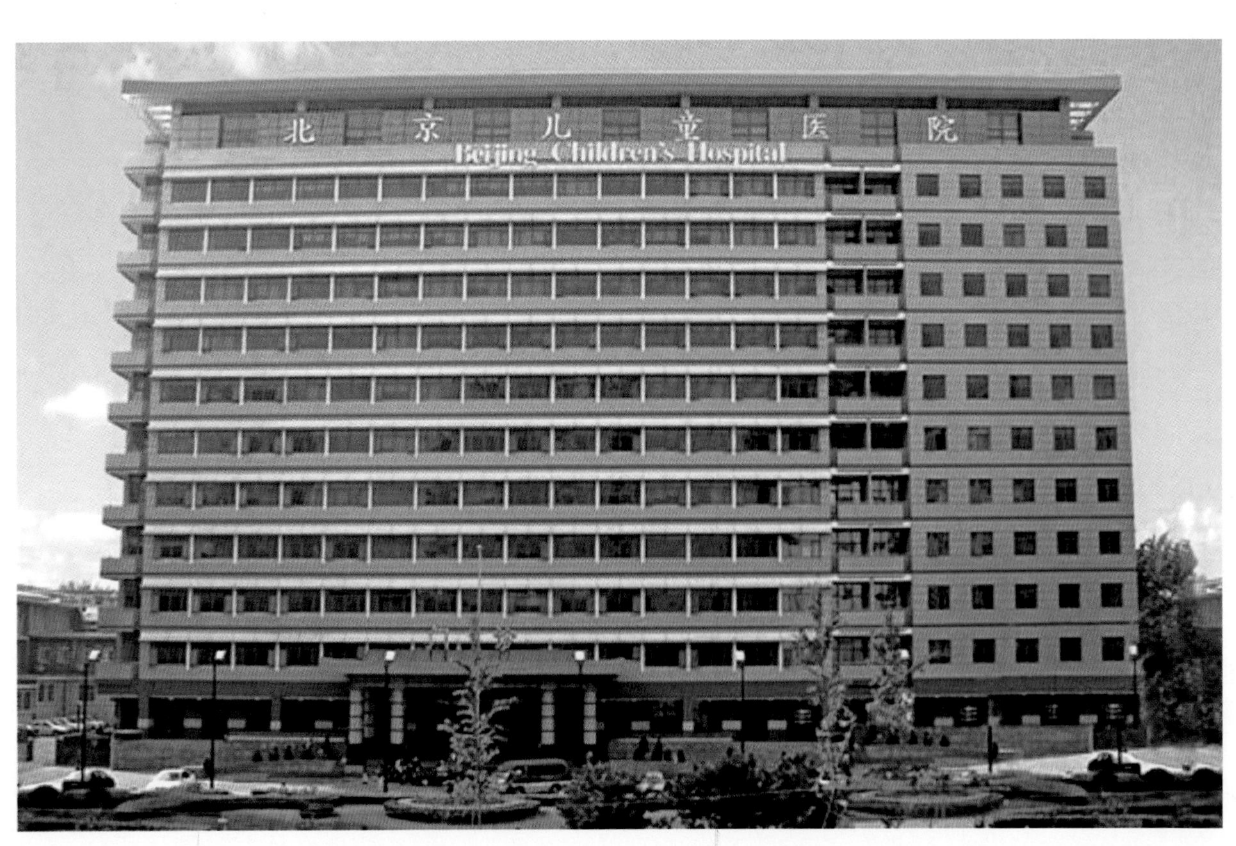

王嘉麟

全国名老中医药专家传承工作室

一、老中医药专家

【个人简介】

王嘉麟（1924—2014年），男，汉族，北京人。首都医科大学附属北京中医医院肛肠科主任医师。出生于中医世家，1942年始随父、兄习医，1947年起独立行医，1948～1949年先后师从名医陈慎吾、赵锡武。1951～1953年在卫生部为中医举办的进修学校学习。1956～2014年在北京中医医院外科、肛肠科工作。1990年被评选为全国第一批名老中医，2013年被评为首都国医名师。曾担任中华中医药学会外科分会委员、北京中医学会肛肠分会副主任委员、北京中医学会肛肠分会顾问等职。

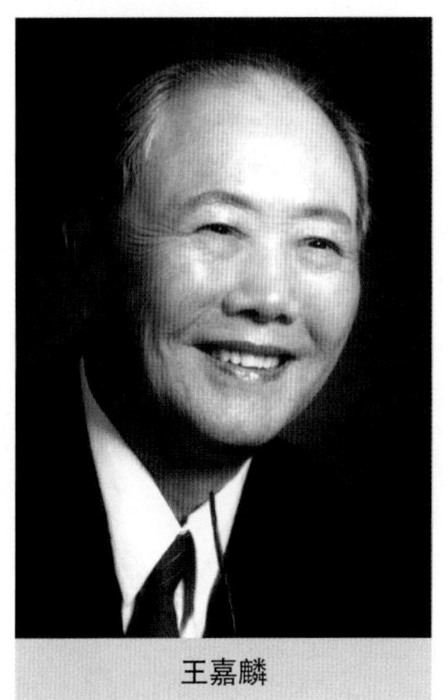

王嘉麟

先后担任第1～4批全国老中医药专家学术经验继承工作指导老师。

第一批继承人：①荣文舟，北京中医医院肛肠专业，主任医师；②杨志生，北京中医医院肛肠专业，主任医师。

第二批继承人：①陈誩，北京中医医院脾胃病专业，主任医师；②许山鹰，北京中医医院肛肠专业，主任医师。

第三批继承人：温小一，北京中医医院肛肠专业，主任医师。

第四批继承人：韩义红，北京中医医院肛肠专业，主治医师。

主编著作有《痔瘘中医治疗经验》《中西医结合临床外科手册》等；发表"长麻Ⅱ号用于肛门手术止痛效果观察"等论文。

主持的"长效麻醉剂Ⅱ号用于肛门手术止痛效果观察"1988年获北京市卫生局科技成果二等奖。

【学术经验】

（一）学术思想

1. 攘外安内，辨证施治成体系

在肛肠外科的临床实践中始终注重对患者的全身辨证治疗，形成了一套独特的外病内治、内外同治的理法方药体系。

2. 循古创新，结扎挂线有改革

对传统中医"结扎""挂线"疗法有细致、透彻的研究，能继承并发展。如环状痔"结扎加后位肛管内括约肌部分切断法"较好地解决了结扎术后肛门狭窄的弊病；又提出"麻醉须到位、勒线勿过紧、切开宜充分"的手法要领，使挂线术后患者疼痛明显减轻。

3. 西技中用，注射枯痔创新法

筛选有效而无毒的药物制成枯痔油，首创中药枯痔注射液和枯痔注射法，并把此法扩展到直肠黏膜脱垂的治疗中，是西技中用的成功范例。

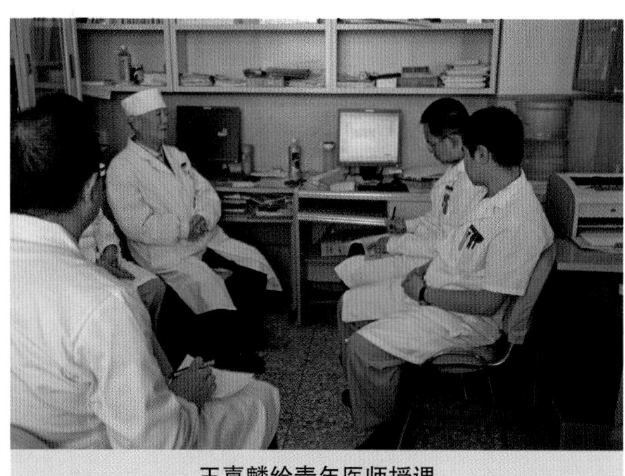

王嘉麟给青年医师授课

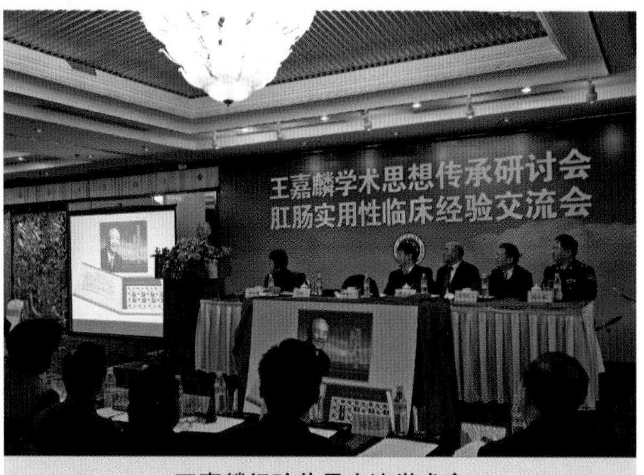

王嘉麟经验传承交流学术会

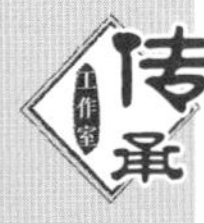

（二）临床经验

1. 治泻“一、二、三、四”原则与用药十法

对泄泻病“一个认识”：泄泻之根，无不源于脾胃；“两种疗法”：内治与外治并举；“三个辨证分型”：湿热、脾虚、阳虚；“四个用药原则”：益气扶正贯穿始终，挟实挟虚增减斟酌，涩肠止泻审时度势，清、利、温、理佐使不离”。用药十法：基础药（党参、白芍、黄连、木香）为首，补益、清解、化滞、祛湿、固涩、温里、理气、治血、食药涵盖个体化。

2. 古法今用，西法中用行手术

在现代镇痛理念下应用长效麻醉剂，将传统古法之结扎、挂线、化腐、搔爬疗法广泛运用到痔疮、肛瘘、肛裂、直肠息肉、肛窦炎的手术中。

3. 注射方法范围广

将中药硬化注射剂的临床适用病种范围扩充，即不仅用于内痔的注射，也用于直肠黏膜脱垂、慢性肥厚型肛窦炎、外痔结扎后促萎缩的注射及肛肠局部手术创面渗血的点状止血注射等。

4. 小儿肛肠手术创新

对于小儿肛肠病的手术另辟蹊径，采用无麻下肛周脓肿十字切开术、直肠黏膜脱垂肛内注射术、肛瘘直接挂皮线术等。

【擅治病种】

1. 痔、肛瘘、肛裂

灵活运用注射、结扎、挂线法治疗痔、肛瘘、肛裂病。治疗环状混合痔提出“结扎加后位肛管内括约肌部分切断法”，防止术后肛门狭窄；对挂线术提出“麻醉须到位、勒线勿过紧、切开宜充分”的手法要领。

2. 肛肠科松弛、脱出型疾病

对痔性脱垂、直肠黏膜脱垂、直肠前突，针对不同年龄、不同性别、不同身体状况，采用不同浓度硬化剂注射治疗。

3. 慢性泄泻

运用治泻“一、二、三、四”与用药十法个体化的原则治疗慢性泄泻，认为泄泻之脓血乃内痈之外现，故创造性地将泻心汤（黄芩、黄连、大黄）用作局部灌肠药治疗，每有奇效。

4. 耳前瘘管

切开搔爬术治疗耳前瘘管，术后采用中药化腐生肌开放式换药。

二、传承工作室建设成果

【成员基本情况】

1. 负责人

许山鹰，女，北京中医医院肛肠科，主任医师。

2. 主要成员

韩义红，女，北京中医医院肛肠科，主治

医师。

陈誩，女，北京中医医院脾胃病专业，主任医师。

李建平，男，北京中医医院肛肠科，主任医师。

【学术成果】

1. 论著

《中药饮片临床应用与辨析》，中国中医药出版社2014年出版，陈誩主编。

2. 论文

（1）许山鹰. 130例慢性腹泻患者治疗用药情况的初步分析. 中国医疗前沿，2011，6（18）：31。

（2）韩义红. 王嘉麟治疗溃疡性结肠炎经验. 中国中医基础医学杂志，2012，18（3）：279～288。

（3）李建平. 蓝罗液肛周皮下封闭术治疗肛周湿疹的临床研究. 中国医药指南，2012，10（31）：268～269。

【人才培养】

培养传承人6人；接受进修15人次、实习61人次（肛肠科）。举办国家级中医药继续教育项目1次，培训260余人次。

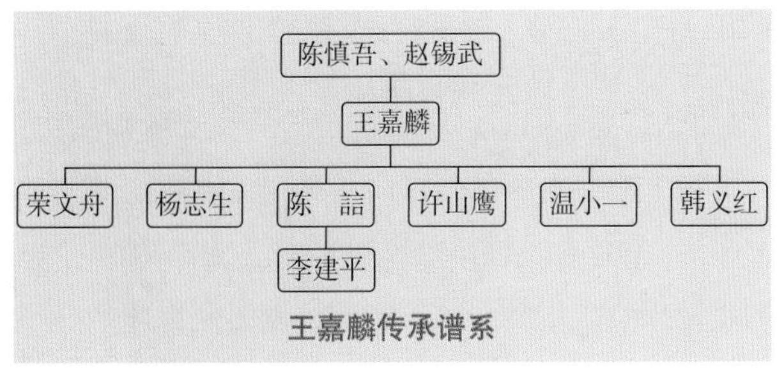

王嘉麟传承谱系

【推广运用】

（一）诊疗方案

1. 溃疡性结肠炎

辨证治疗溃疡性结肠炎，湿热下注常用黄连、黄柏、白头翁等；补气常用党参、黄芪、太子参等；脾肾阳虚常用补骨脂、干姜、肉桂等；止血常用地榆炭、侧柏炭等；利湿常用茯苓、苍术、白术等；补血常用当归、白芍等。

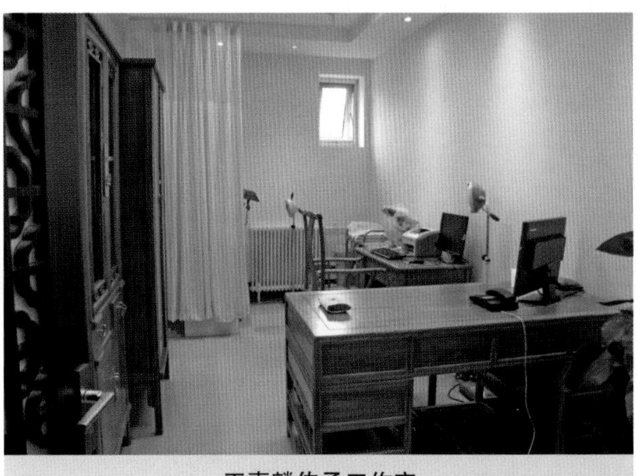
王嘉麟传承工作室

2. 痔疮

运用注射、结扎等手术方法治疗，术后采用红纱条换药，外用院内制剂痔疮洗剂、黄连膏、化毒散膏等。同时按照辨证用中药内服。

3. 肛瘘

运用低位切除术、高位挂线术治疗，术后化腐清创用红纱条换药，外用院内熏洗剂、化毒散膏、铁箍散膏等，同时按照辨证用中药内服。

4. 肛周脓肿

采用切开引流术治疗，术后红纱条化腐清创，外用院内熏洗剂、芙蓉膏、化毒散膏等，同时按照辨证用中药内服。

5. 肛裂

运用扩肛术、挂线术治疗，术后红纱条化腐清创，外用院内熏洗剂、定痛膏等，同时按照辨证用中药内服。

（二）运用及推广情况

以上5个诊疗方案已在首都医科大学附属北京中医医院肛肠科、北京顺义中医院肛肠科、河北内丘县中医院肛肠科广泛推广使用，疗效确切。

三、依托单位——首都医科大学附属北京中医医院（见第82页）

柴嵩岩

全国名老中医药专家传承工作室

一、老中医药专家

【个人简介】

柴嵩岩，女，1929 年生，汉族，辽宁辽阳人。首都医科大学附属北京中医医院妇科教授、主任医师。1948 年拜师伤寒大家陈慎吾，1957 年毕业于北京医学院（现北京大学医学部）全国首届中医药专门研究人员班。1950 年考取中医师资格。1957 年在首都医科大学附属北京中医医院妇科从事医、教、研工作。1993 年起享受国务院政府特殊津贴，2010 年获北京中医药学会“从事中医药工作 60 年特殊贡献奖”，2013 年获中华中医药学会“中华中医药学会妇科名师”，2013 年获“首都国医名师”，2015 年获中国福利会“宋庆龄樟树奖”等荣誉称号。曾任卫生部药品审评委员会委员，北京中医药学会妇科专业学会主任委员、《北京中医》杂志编辑委员会编委等职。

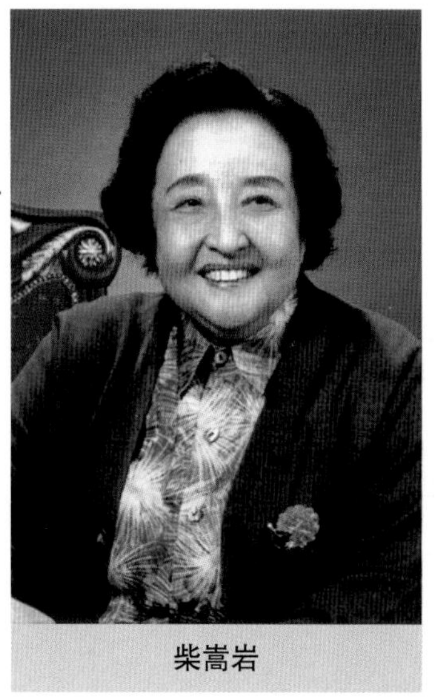
柴嵩岩

先后担任第 2 ～ 4 批全国老中医药专家学术经验继承工作指导老师。

第二批继承人：①许昕，北京中医医院中医妇科学专业，主任医师；②华苓，北京中医医院中医妇科学专业，主任医师。

第三批继承人：①濮凌云，北京中医医院中医妇科学专业，主任医师；②滕秀香，北京中医医院中医妇科学专业，主任医师。

第四批继承人：①黄玉华，北京中医医院中医妇科学专业，副主任医师；②王伏生，北京中医医院疮疡外科专业，主任医师；③丁毅，北京中医医院疮疡外科专业，主任医师。

主要编著有《柴嵩岩妇科思辨经验录》《中医谈食物保健》《中华中医昆仑·柴嵩岩》等；发表“闭经病的中医治疗”“用‘制癌粉’治疗宫颈癌的治疗体会”“临床治疗面部黄褐斑 247 例的体会”“从几例治验谈临床辨证体会”等论文。

【学术经验】

（一）学术思想

以柴嵩岩月经生理理论、“肾之四最”理论学说、“二阳致病”理论学说、“妇人三论”理论学说为理论核心，以顺应周期规律、顾护阴血津液、用药轻柔以克刚、调整气化功能、补肺启肾为临证思辨特点，以舌诊、脉诊经验为特色辨证技巧，形成“柴嵩岩中医妇科学术思想及技术经验知识体系”。

（二）临床经验

1. 顺应周期规律

倡导“天人相应”思想。认为月经产生如海之潮汐、月之盈缺，是一个由阴转阳，由静至动，周而复始，循环不休的系统。任何因素均不应干扰这一完整的生物轴链，否则将导致月经周期失常。遣方用药时亦不可打乱这一自然规律。

2. 顾护阴血津液

女子“阴常不足，阳常有余”。不仅要考虑妇女一时一段的病证，还要兼顾妇女病后长久的月经周期程序，治则始终贯以顾护阴血津液之基本原则，用药以不破血、不鼓动、不耗散、不滋腻为原则。

3. 用药轻柔以克刚

处方避免大辛大热、大苦大寒，具有用药轻柔之特点。轻可去实、柔可克刚，贵在一个“和”字。机体内部之动态平衡是“和”之最好体现，“和”则气血宣行，“和”则月事应时而下，“和”则有子。

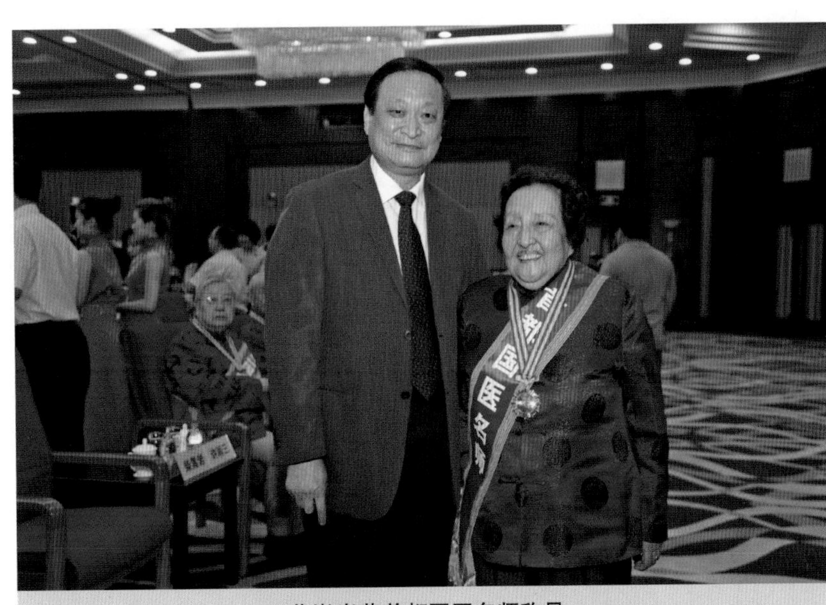

柴嵩岩获首都国医名师称号

4. 调整气化功能

气化乃人之生理动力。对妇科病的治疗，亦应注重对肾、脾、肺三脏气化功能的调整。

5. 补肺启肾

对于阴虚内热体质的闭经患者，善于利用五行生克关系，常以北沙参、百合、黄芩、桔梗等润肺宣肺之品，从肺入手，启动肾水，补肺而启肾，从而缓慢达到补肾目的。

【擅治病种】

1. 多囊卵巢综合征

以温肾养血除湿汤治疗多囊卵巢综合征肾虚湿阻证。君以菟丝子温补肾阳，当归补血活血，温肾养血并举；臣以杜仲、蛇床子助菟丝子温肾调经，川芎、益母草、月季花助当归活血调经；佐夏枯草、车前子、薏苡仁、白术清热、通利、健脾燥湿。

2. 卵巢早衰

以温肾健脾填冲汤治疗卵巢早衰脾肾阳虚证。君以菟丝子、白术补肾健脾；臣以杜仲、熟地黄、阿胶、当归、续断、枸杞子温补肝肾、养血填精；佐以茜草、车前子、郁金、香附活血行血、疏肝解郁；以川芎为使，引诸药入血海。全方补而不燥，养而不腻，动静结合，共奏健脾补肾、养血调经之功。

3. 高泌乳素血症

以菊兰清热益肾汤治疗高催乳素血症热毒侵淫、冲任失调证。君以金银花、菊花清热解毒；臣以葛根、钩藤、川贝母、香附调整气机，以杜仲、牛膝、桑寄生益肾调经；佐以泽兰入血分；使以川芎引药效直达病所。

二、传承工作室建设成果

【成员基本情况】

1. 负责人

许昕，女，北京中医医院中医妇科学专业，主任医师。

2. 主要成员

滕秀香，女，北京中医医院中医妇科学专业，主任医师。

濮凌云，女，北京中医医院中医妇科学专业，

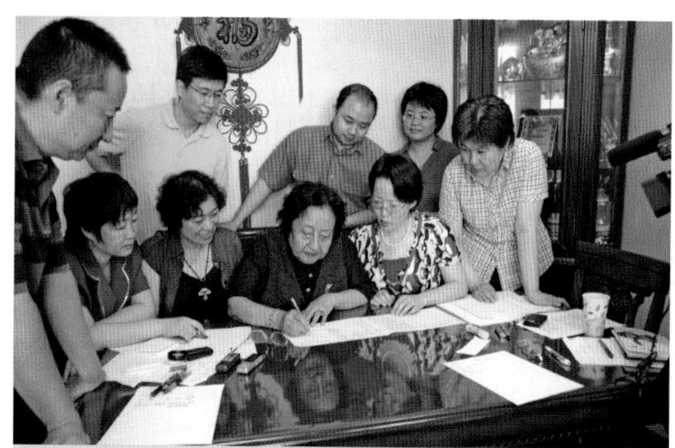
柴嵩岩向学生授课

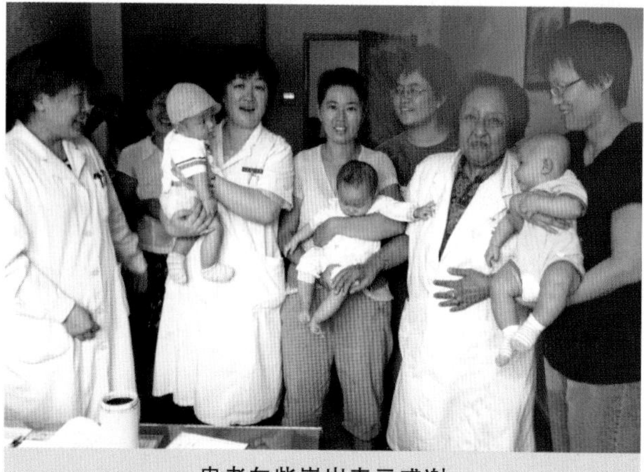
患者向柴嵩岩表示感谢

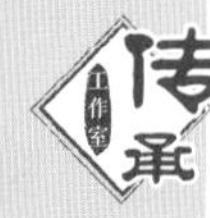

主任医师。

华苓，女，北京中医医院中医妇科学专业，主任医师。

黄玉华，女，北京中医医院中医妇科学专业，副主任医师。

【学术成果】

1. 论著

（1）《柴嵩岩妇科思辨经验录》，人民军医出版社 2009 年出版，滕秀香主编。

（2）《中华中医昆仑·柴嵩岩卷》，中国中医药出版社 2011 年出版，张镜源主编。

2. 论文

（1）滕秀香 . 柴松岩女性月经生理理论及“肾之四最”之学术思想 . 中华中医药杂志，2014，29（11）：149 ～ 151。

（2）黄玉华，等 . 基于关联规则的柴嵩岩治疗多囊卵巢综合征用药规律研究 . 中国中医药信息杂志，2012，19（5）：23 ～ 26。

（3）滕秀香 . 柴嵩岩辨治卵巢早衰用药规律的回顾性研究 . 中国中医药信息杂志，2009，16（8）：98 ～ 99。

（4）丁毅，等 . 柴嵩岩辨证治疗闭经用药规律探析 . 中国临床医生，2012，40（10）：66 ～ 67。

（5）濮凌云，等 . 柴嵩岩以自拟温肾养血除湿汤治疗多囊卵巢综合征的经验 . 北京中医药，2011，30（11）：813 ～ 814。

【人才培养】

培养继承人 10 人次。接受进修、实习生 70 人次。举办国家级和省级中医药继续教育项目 4 次，培训 1000 人次。

【推广运用】

（一）诊疗方案

1. 多囊卵巢综合征（肾虚湿阻证）

方药：温肾养血除湿汤加减（菟丝子、当归、杜仲、蛇床子、川芎、益母草、月季花、夏枯草、车前子、薏苡仁、白术、香附）。

2. 卵巢早衰

（1）肝肾阴虚证：益肾疏肝汤（桑寄生、续断、枸杞子、熟地黄、白芍、山萸肉、枳壳、月季花、鸡内金、桃仁、合欢皮）加减。

（2）脾肾阳虚证：温肾健脾填冲汤（菟丝子、云苓、杜仲、太子参、蛇床子、桃仁、当归、川芎、女贞子、月季花、百合、远志、益智仁）加减。

（二）运用及推广情况

以上诊疗方案已在首都医科大学附属北京中医医院妇科、北京中医药大学东方医院妇科等医疗单位推广应用。

三、依托单位——首都医科大学附属北京中医医院（见第 82 页）

陈彤云

全国名老中医药专家传承工作室

一、老中医药专家

【个人简介】

陈彤云，女，1921年生，回族，北京人。首都医科大学附属北京中医医院皮肤科主任医师。1944年毕业于辅仁大学，曾师从陈树人、哈锐川、秦伯未、任应秋、陈慎吾、宗维新、杨树谦、赵炳南等名医。曾获“第二届首都国医名师”“北京市科学技术协会最佳理事长”“北京中医药学会中医药工作贡献奖”“北京中医杂志第二届编委会委员贡献奖”“北京中医药学会老中医药专家特别贡献奖”等。

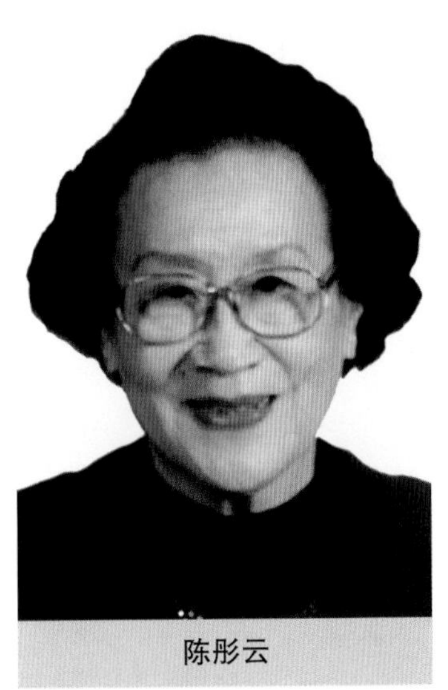
陈彤云

先后担任第三、四批全国老中医药专家学术经验继承工作指导老师。

第三批继承人：①曲剑华，北京中医医院皮肤科中医皮肤病专业，主任医师；②陈勇，北京朝阳医院中医科中医皮肤病专业，主任医师。

第四批继承人：①马一兵，北京中医医院皮肤科中医皮肤病专业，主任医师；②刘清，北京中医医院皮肤科中医皮肤病专业，副主任医师。

著有《燕山医话》《简明中医皮肤病学》《北京市老中医经验选编》《常见皮肤病性病的中西医防治》等9部著作。发表“玫瑰痤疮临床治疗”“健脾益气法在临床上的应用”“脾胃学说在皮科病证中的应用”“中西医并重，发展中医药”等论文。

主持“十一五”国家科技支撑计划“陈彤云名老中医临床经验、学术思想研究”“燕京赵氏皮科流派传承工作室”等5项。1993年获北京市中医管理局科技成果一等奖。

【学术经验】

（一）学术思想

强调皮肤病多“源于内，发于外”，完善从热从湿从血论治皮肤病辨证体系。提出“从血论治银屑病”“从湿论治皮肤病”“清解调治皮肤病”等辨治思路，为损美性皮肤病开创新的防治领域。四诊合参，尤重舌诊，主张察舌质的变化来区分热、燥、津伤的程度及脏腑气血的盛衰。重视辨证论治与中草药的现代药理研究成果相结合，常根据文献报道改进用药。

（二）临床经验

1. 色素性皮肤病治疗经验

本病病位在肝、脾、肾三脏。肝郁气滞者，治疗宜疏肝理气调经；脾失统摄者，治疗宜补中益气、摄血调经；脾失健运者，治疗宜健脾益气、养血调经；肾阴虚者，治疗宜补肾养血、填精益髓；肾阳虚者，治疗宜温肾助阳、化瘀消斑。无论病在何脏，都注意运用活血化瘀、益气活血、养血活血等方法治疗，强调“治斑不离血”。常用当归、川芎、红花、桃仁、赤芍、泽兰、坤草、莪术、香附、郁金等活血化瘀的中药。

2. 湿疹的治疗经验

湿疹的外用药总的原则是“干对干，湿对湿”。无渗出者，外扑止痒粉或松花粉等；糜烂渗出者，以马齿苋水剂或龙葵水剂湿敷，然后以植物油调祛湿散（川黄连、川黄柏、黄芩、槟榔）或新三妙散（黄柏、寒水石、青黛）外用。湿疹的治疗要点是注重脾胃调理，使用“引经药”。如头面部者用菊花、藁本、川芎；发于乳房者用茵陈、柴胡、龙胆草；发于手掌、肘窝者用片姜黄；发于小腿者用牛膝、木瓜；四肢俱重者用忍冬藤、桑枝；发于腰背部者用杜仲。

【擅治病种】

1. 痤疮

善用清热之法，常用自拟方（大黄、生石膏、黄连、黄芩、生地黄、蒲公英等）。

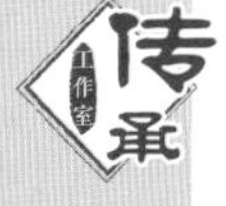

2. 黄褐斑

注重肝、脾、肾三脏的治疗，皆加活血化瘀药，常用自拟方调肝化瘀汤（柴胡、茯苓、僵蚕、当归、川芎、白芍、熟地黄、桃仁、红花）。

荣誉证书

兹授予 陈彤云 名老中医工作室

北京中医药薪火传承优秀奖

北京市中医管理局

二〇一一年四月

陈彤云名老中医工作室优秀奖

3. 银屑病

强调“从血论治”银屑病的辨证论治思路，治以凉血解毒、养血解毒、活血解毒为法，分别予凉血活血汤（生槐花、紫草根、赤芍、白茅根、生地黄、丹参、鸡血藤）、养血解毒汤（鸡血藤、当归、土茯苓、生地黄、山药、威灵仙、蜂房）、活血散瘀汤（苏木、赤芍、白芍、红花、桃仁、鬼箭羽、三棱、莪术、木香、陈皮）加减。

二、传承工作室建设成果

【成员基本情况】

1. 负责人

曲剑华，女，北京中医医院皮肤科，主任医师。

2. 主要成员

陈勇，男，北京朝阳医院，主任医师。

马一兵，男，北京中医医院皮肤科，主任医师。

刘清，女，北京中医医院皮肤科，副主任医师。

杨岚，女，北京中医医院皮肤科，副主任医师。

【学术成果】

1. 论著

（1）《陈彤云治疗痤疮经验》，人民军医出版社2010年出版，曲剑华、刘清主编。

（2）《脾胃论·刘涓子鬼遗方译注》，中国人民大学出版社2010年出版，陈彤云、王庆其主编。

（3）《中华中医昆仑·陈彤云卷》，中国中医药出版社2011年出版，张镜源主编。

（4）《中国现代百名中医临床家丛书·陈彤云》，中国中医药出版社2013年出版，曲剑华主编。

2. 论文

（1）曲剑华，等．陈彤云治疗损容性皮肤病医案4则．北京中医药，2010，29（9）：705～707。

（2）李珊，等．痤疮清热合剂治疗肺胃蕴热型

痤疮临床疗效观察 . 中国美容医学，2012，（21）2：304 ～ 306。

（3）马一兵 .“淘砌”疗法治疗皮肤溃疡 1 例 . 北京中医药，2013，32（9）：702 ～ 703。

（4）蓝海冰，等 . 中药面膜治疗黄褐斑的临床疗效观察 . 中国美容医学，2013，21（12）：2253 ～ 2254。

（5）杨岚，等 . 痤疮清热合剂治疗肺胃蕴热型痤疮的临床研究 . 中华中医药杂志，2014，29（1）：308 ～ 310。

【人才培养】

培养主要传承人员 14 人；每年接纳 10 ～ 20 名外单位人员进修学习。举办国家级中医药继续教育项目 4 次，培训 600 人次。

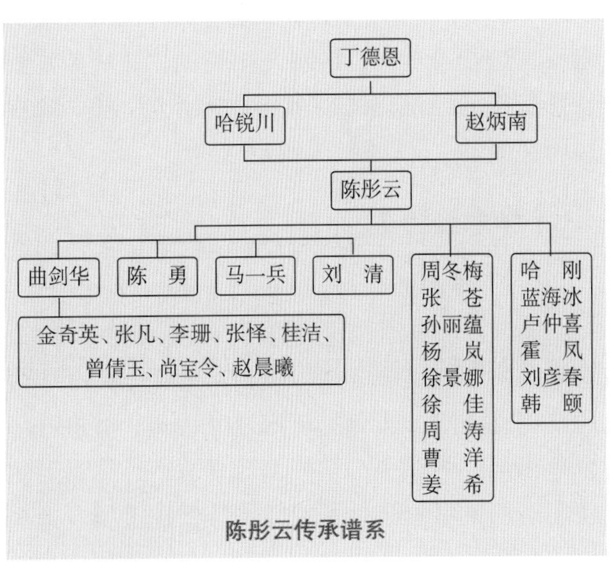

陈彤云传承谱系

【成果转化】

院内制剂：

1. 痤疮清热合剂。功能主治：清肺胃热、凉血解毒，用于痤疮的肺胃蕴热证。

2. 陈彤云品牌疗效型化妆品清爽系列（洁面乳、爽肤露、面膜）。功能主治：清洁、消炎、控油、保湿，用于油性肤质、易生痤疮或颜面皮炎等。

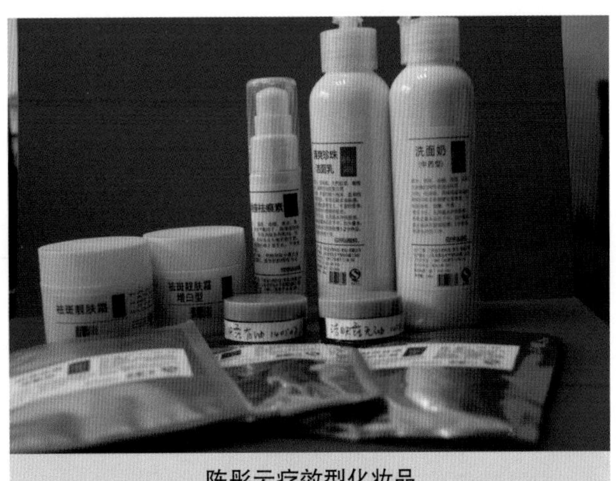
陈彤云疗效型化妆品

【推广运用】

（一）诊疗方案

1. 银屑病

分血热证、血燥证、血瘀证，选用凉血解毒汤、养血解毒汤、活血解毒汤。

2. 痤疮

分为肺经风热证、湿热蕴结证、痰湿凝结证、冲任不调证等，选用痤疮清热合剂或枇杷清肺饮、痤疮除湿合剂或清脾除湿饮合五味消毒饮、化瘀散结丸、柴胡疏肝散合四物汤等加减。

3. 黄褐斑

分肝郁气滞证、脾失统摄证、脾失健运证、肾阴虚证、肾阳虚证，选用逍遥散、补中益气汤、归脾汤、归肾丸合六味地黄丸、金匮肾气丸等加减。

（二）运用及推广情况

以上 3 个诊疗方案已在北京中医医院、北京鼓楼中医医院、护国寺中医医院、延庆县中医医院等医疗单位推广应用。

三、依托单位——首都医科大学附属北京中医医院（见第 82 页）

钱　英

全国名老中医药专家传承工作室

一、老中医药专家

【个人简介】

钱英，1937年出生，男，汉族，天津市人。首都医科大学教授、主任医师、博士生导师，为首都国医名师。1962年毕业于北京中医学院，曾任北京中医医院内科主任、副院长、北京联合大学中医药学院副院长。现任中华中医药学会肝胆病专业委员会主任委员、北京市中医肝病重点学科带头人，享受国务院政府特殊津贴。

钱　英

先后担任第3～5批全国老中医药专家学术经验继承工作指导老师。

第三批继承人：①李秀惠，北京佑安医院中西医结合肝病专业，主任医师；②付修文，首都医科大学校医院内科肝胆病专业，副主任医师。

第四批继承人：①张秋云，首都医科大学中医药学院伤寒论专业，副教授；②杨华升，北京佑安医院生物物理治疗科，主任医师。

第五批继承人：①杜宇琼，首都医科大学中医药学院温病学专业，副教授；②靳华，北京佑安医院中西医结合肝病专业，副主任医师。

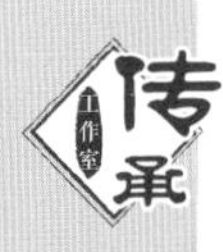

主编《肝炎论治学》《肝病预防和食疗100法》《肝病中医治疗合理用药与常用中药肝损伤》等专著；发表论文60余篇。

“关幼波肝病电子计算机诊疗程序研究”获北京科技进步一等奖，1996年主持的“软肝煎治疗乙肝及抗肝纤维化的临床及实验研究”获国家中医药管理局科技进步三等奖。

【学术经验】

（一）学术思想

强调古为今用、西为中用，经方与时方通用，辨病与辨证相结合，组方灵活，随证施治，中西药要相互照应，避免重复或过度用药。重视肝病合理用药，强调用药精当、药量适中，尽量避免使用有明确肝肾毒性药物。治疗慢性重型肝炎提出“截断逆挽法”。

（二）临床经验

1.“体用同调法”治疗慢性肝病

治疗慢性肝病不仅要补益肝阴和肝血之物质基础，还应加强肝阳和肝气的机能作用，包括疏肝理气和补益肝气、肝阳。代表方有“调肝颗粒剂”（槲寄生、生黄芪、莪术、水红花子、白花蛇舌草、苦参）。

2.“肝病固肾”治疗肝病

依据“乙癸同源，肾肝同治”的观点提出“肝病固肾”的治法。代表方如Ⅲ类新药“乙肝养阴活血冲剂”（地黄、北沙参、麦冬、女贞子、北五味子、白芍等）和内部制剂“软肝煎”（黄芪、女

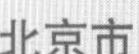

贞子、鳖甲、郁金、北沙参、百合等）。

3.“扶正解毒消积”法辨治原发性肝癌

认为“虚损生积、毒瘀内结”为原发性肝癌（HCC）最重要、最基本的病理变化，治法当以扶正解毒消积为主，用经验方“槲芪散”（槲寄生、生黄芪、莪术、水红花子、白花蛇舌草等）。

4. 灵活运用治疗黄疸三法

关幼波教授治疗黄疸“化痰、解毒、活血”三法必须灵活运用。如黄疸早期多有瘀热，应以凉血活血为主，药选赤芍、紫草、茜草等；中期多因虚致瘀，应以养血活血为宜，药用川芎、三七、泽兰等；晚期则多沉寒痼瘀，当温通活血，用桂枝、苏木、鸡血藤等。

【擅治病种】

1. 慢性肝病

善以体用同调、滋肾柔肝法治疗慢性肝炎、肝硬化，所创调肝颗粒剂、软肝煎、乙肝养阴活血冲剂为代表方。

2. 慢性重型肝炎

创“截断逆挽法”治疗该病，并创“截断逆挽方”（苦味叶下珠、瓜蒌、金钱草、生黄芪、槲寄生、三七、莪术、丹参、生地黄、黑附片）为基础方。

3. 肝硬化腹水（水鼓）

倡气化三焦、调气和血法治疗水鼓，活用五苓散、真武汤、猪苓汤、十枣汤化裁，重用生黄芪补气利水。

4. 原发性肝癌

善用扶正解毒消积法辨治肝癌，所创槲芪散

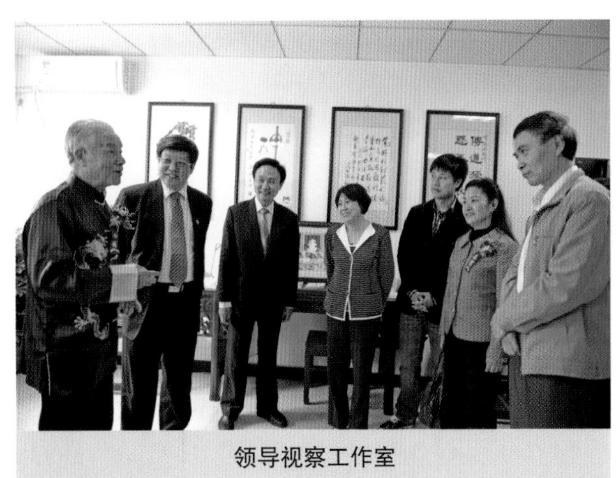
领导视察工作室

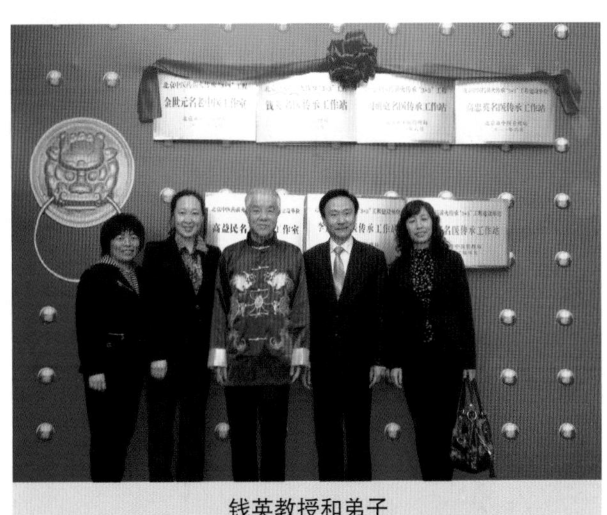
钱英教授和弟子

为代表方。

5. 慢性泌尿系感染（劳淋）

认为劳淋的基本病机为肾虚膀胱有热，拟补肾清热法治疗，代表方为知柏地黄丸。

二、传承工作室建设成果

【成员基本情况】

（1）负责人

车念聪，男，首都医科大学中医药学院温病学专业，教授。

李秀惠，女，北京佑安医院中西医结合科，教授、主任医师。

（2）主要成员

张秋云，女，首都医科大学中医药学院伤寒论专业，副教授。

高连印，女，首都医科大学中医药学院伤寒论专业，副教授。

杨华升，男，北京佑安医院生物物理治疗科，主任医师。

杜宇琼，女，首都医科大学中医药学院温病学专业，副教授。

付修文，男，首都医科大学校医院，副主任医师。

【学术成果】

（1）张秋云，等.钱英辨治肝癌术后临床经验.北京中医药，2010，29（12）：15～16。

（2）张秋云，等.钱英教授辨治慢性病毒性肝病黄疸的经验.中国中医药信息杂志，2010，17（12）：1～3。

（3）杜宇琼，等.钱英教授“养血柔肝法”治疗肝纤维化经验初探.中西医结合肝病杂志，2012，22（6），366～367。

（4）杨华升，等.钱英思辨特点.中国中医基础医学杂志，2008，14（06）：456～457。

（5）杨华升，等.钱英成才之路.世界中医药，2009，4（3）：172～174。

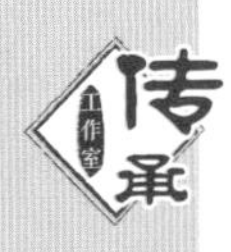

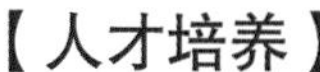

【人才培养】

培养传承人6人；接受进修、实习12人。举办国家级中医药继续教育项目1次，培训112人次；举办省级中医药继续教育项目1次，培训89人次。

【成果转化】

专利。钱英，王学江，等.药物组合槲芪散及其再制备用于阻断肝癌前病变、治疗肝癌或病毒性肝炎的药物中的应用，专利号201310693350.6。

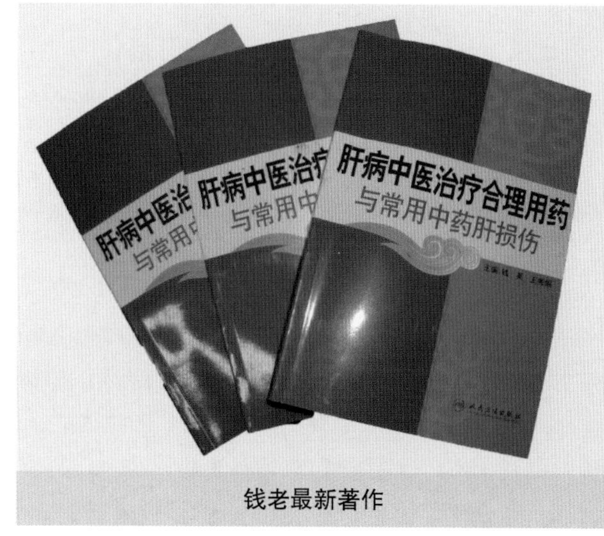

钱老最新著作

【推广运用】

（一）诊疗方案

1.慢性重型肝炎

辨证分阳毒内盛证、阴毒内盛证、阴毒阳兼证。内服中药基础方为截断逆挽方。阳毒内盛证用灌肠1号方（大黄、厚朴、枳实、生地黄、蒲公英）灌肠；阴毒内盛证用灌肠2号方（黑附片、干姜、茯苓、炙甘草、桂枝）灌肠。

2.肝癌

正气不足、毒瘀内结为主，用槲芪方随证加减。

3.肝性脊髓病

肝肾阴阳两虚兼瘀血阻络为主。用调补肝血、滋养肾阴、温补命门、强督通阳法治疗，代表方地黄饮子。

（二）运用及推广情况

以上3个诊疗方案已在首都医科大学附属北京佑安医院、北京同仁堂中医医院、首都医科大学东城中医门诊部推广应用。

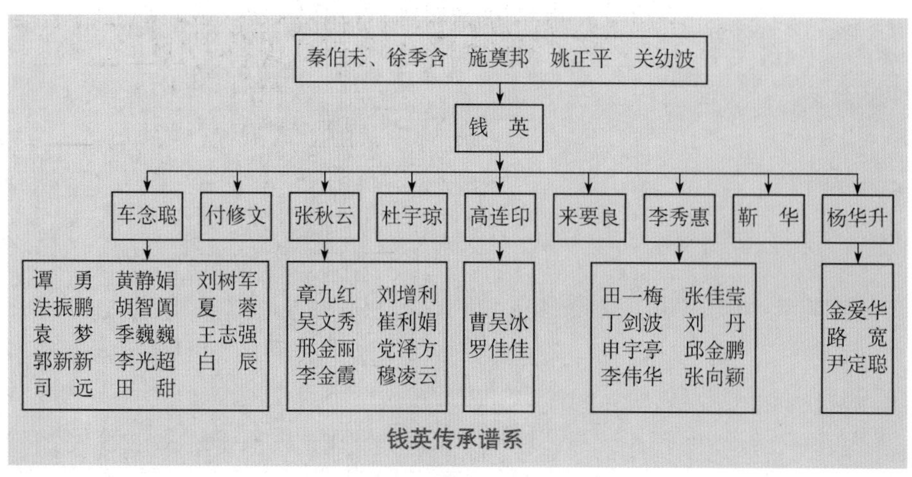

钱英传承谱系

三、依托单位——首都医科大学

【依托单位简介】

首都医科大学建校于1960年，为北京市属重点大学，有全日制在校学生10123人。近五年学校获得教育教学国家特等奖1项、二等奖2项，北京市特等奖1项、一等奖6项、二等奖10项，获专利297项。

【特色优势】

学校有10所学院和1所研究院，19所临床医学院暨附属医院，还设有37个临床专科学院、专科学系。有8个一级学科博士学位授权点和11个一级学科硕士学位授权点。学校科研力量雄厚，有国家重点学科8个，重点培育学科2个，56个国家重点专科，14个国家中医药管理局重点培育学科，4个北京市重点一级学科，6个北京市重点二级学科；有教育部、国家卫生计生委"卓越医师教育培养计划"试点项目4个，7个国家级特色专业，10个北京市特色专业，7门国家级精品课程和18门北京市精品课程。神经生物学、细胞生物学、基础免疫学、医学图像处理、生物信息检测与处理、神经内科、神经外科、心脏内外科、呼吸内科、肾移植、消化内科、口腔生物学、眼科、耳鼻喉科、小儿血液科在国内外享有较高声誉。学校充分发挥基础与临床相结合的优势，依托北京市中医肝病重点学科，建立了肝病研究中心，中医药学院与附属北京佑安医院共同承担钱英全国名老中医药专家传承工作室的建设任务。

【联系方式】

地址：北京市丰台区右安门外西头条10号
电话：010-83911638
网址：http://www.ccmu.edu.cn

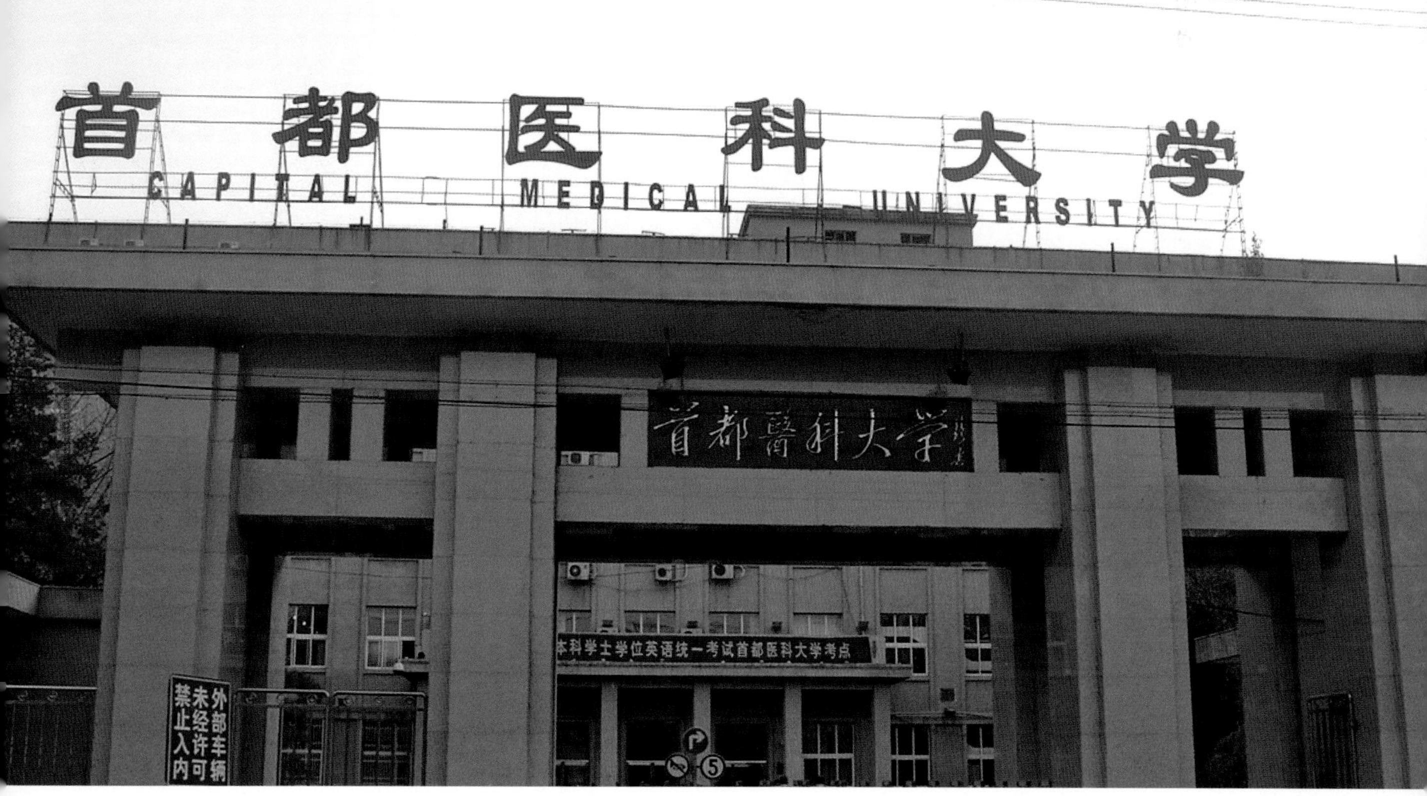

王宝恩

全国名老中医药专家传承工作室

一、老中医药专家

【个人简介】

王宝恩（1926—2014年），男，汉族，河北唐山人。首都医科大学附属北京友谊医院内科学专业，教授、主任医师、博士生导师。1948年毕业于北京大学医学院，20世纪60年代与名医郗沛龄合作抢救成功一位产后重症感染伪膜性肠炎患者，从此他自学中医，边学习边实践，应用中西医两法治疗了大量病人。曾获北京市"首都国医名师"、全国百名优秀医生等荣誉称号。曾担任中华医学会常务理事及内科学分会、消化学分会、肝病学分会主任委员，国际肝病学会、美国肝病学会会员及亚太肝病学会执行委员，中国中西医结合学会肝病专业委员会主任委员、中西医结合急救医学专业委员会副主任委员。

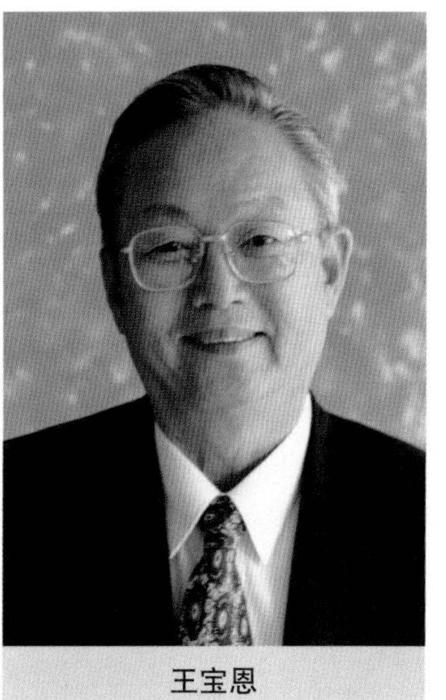
王宝恩

担任第二批全国老中医药专家学术经验继承工作指导老师。

继承人：王红，首都医科大学附属北京友谊医院感染内科，教授、主任医师。

主要编著有《现代肝脏病学》《急性肠功能衰竭》《内科学感染性疾病的中西医结合治疗》等7部；撰有"活血化瘀中药复方对实验性肝纤维化的防治效果""重症感染并发多脏器功能衰竭的诊治及其病理生理基础——附100例临床分析"等360篇论文。

主持中医药防治肝纤维化研究、多器官功能障碍综合征中西医结合诊治降低病死率研究等科研课题9项。获卫生部科技进步二等奖、北京市科技进步奖等科研奖励。

【学术经验】

（一）学术思想

在学术界首次提出肝纤维化是可以逆转的，中西医结合治疗疗效好，并经研究证实中药复方861制剂联合抗病毒药物确能逆转临床病人的肝纤维化和早期肝硬化。总结出感染性多脏器功能衰竭的动态、分期诊断标准和主要中医证型、治则和方剂，在西医进行脏器功能支持、抗感染治疗的基础上，辅以中医中药治疗，显著降低了本病的病死率。

（二）临床经验

感染性MODS多属温病范畴，发病的早期大多存在微循环障碍，出现血液流变学及血液凝固学的异常。临床上一旦出现典型的瘀血与出血等血瘀证的表现时，已进入弥漫性血管内凝血的晚期，治疗起来十分困难，死亡风险接近100%。对重症感染患者的血瘀证应进行早期的实验室监测，一旦出现凝血功能障碍，即开始使用活血化瘀的中药，采用以大黄为主通里攻下的通腑治疗方案，用自组方“通腑颗粒”（厚朴、大黄、枳实、黄芪、白术、当归）治疗。

【擅治病种】

1. 肝硬化、肝纤维化

在应用西医治疗肝硬化、肝纤维化病因（例如乙肝者抗病毒治疗）的同时，应用中药活血化瘀、养血柔肝。常用经验方为复方861制剂（丹参、黄芪、陈皮、香附、鸡血藤等），又名“丹芪和肝冲剂”。

2. 重症感染并发多器官功能不全综合征

在西医进行脏器功能支持、抗感染治疗的同时，给予中医药辨证施治，通过中西医结合诊治提高疗效。分为实热证、血瘀证、腑气不通证和厥脱证，治以清热解毒、活血化瘀、理气消胀、泻热通腑，常用经验方为通腑颗粒（厚朴、大黄等）、芪参活血颗粒（黄芪、当归、川芎、丹参、赤芍、红花）、复方清热颗粒（蒲公英、败酱草、虎杖、半枝莲、黄芪、大黄）。

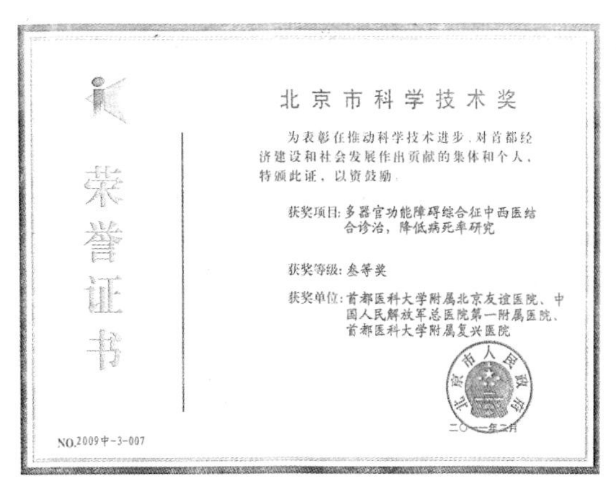
荣誉证书

北京市科学技术奖

为表彰在推动科学技术进步，对首都经济建设和社会发展作出贡献的集体和个人，特颁此证，以资鼓励。

获奖项目：多器官功能障碍综合征中西医结合诊治，降低病死率研究

获奖等级：叁等奖

获奖单位：首都医科大学附属北京友谊医院、中国人民解放军总医院第一附属医院、首都医科大学附属复兴医院

北京市人民政府

二〇一一年二月

NO.2009中-3-007

北京市科学技术奖

二、传承工作室建设成果

【成员基本情况】

1. 负责人

王红，女，首都医科大学附属北京友谊医院感染内科，主任医师、教授。

2. 主要成员

张淑文，女，首都医科大学附属北京友谊医院感染内科，主任医师、教授。

齐文杰，女，首都医科大学附属北京友谊医院感染内科，主任医师、副教授。

贾继东，男，首都医科大学附属北京友谊医院肝病科，主任医师、教授。

李丽，女，首都医科大学附属北京友谊医院中医科，主任医师、教授。

王超，男，首都医科大学附属北京友谊医院感染内科，副主任医师、副教授。

【学术成果】

1. 论著

（1）《实用感染科查房医嘱手册》，北京大学医学出版社2012年出版，王红主编。

（2）《实用重症医学科查房医嘱手册》，北京大学医学出版社2012年出版，李昂主编。

（3）《病毒性肝炎防治》，科学出版社2011年出版，贾继东主编。

2. 论文

（1）苏艳丽，等．中药通腑颗粒治疗脓毒症肠衰竭的疗效及机制探讨（英文）．首都医科大学学报，2015，36（3）：497～500。

（2）苗彬．Cajal细胞在脓毒症所致胃肠动力障碍中的形态改变及厚朴酚干预的实验研究．首都医科大学学报，2013，34（2）：163～170。

（3）任东伟．复方清热颗粒对病毒感染机体免疫功能的影响．临床和实验医学杂志，2013，12（23）：1935～1938。

（4）李丹．中药复方通腑颗粒对抗生素相关性肠炎大鼠肠黏膜微生态屏障损伤的保护作用．首都医科大学学报，2012，33（3）：315～321。

（5）齐文杰．Research on the Relationship between Thick Greasy Tongue Fur Formation and Vascular Endothelial Cell Permeability with the Protein

中華醫學會
CHINESE MEDICAL ASSOCIATION
证 书
王宝恩教授
为感谢在中华医学会肝病学分会
创立和发展中所作出的贡献特授予
终身贡献奖
中华医学会肝病学分会

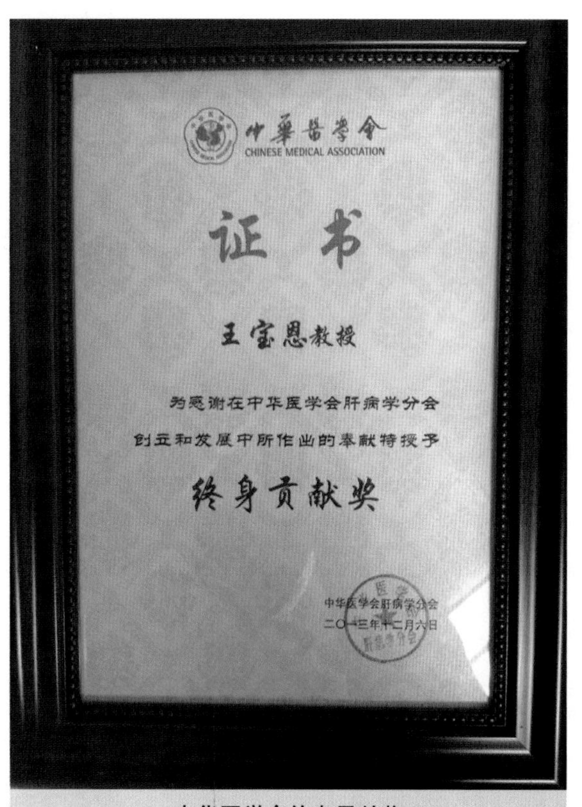

中华医学会终身贡献奖

中国中西医结合学会
CAIM
中国中西医结合学会科学技术奖
证 书
为表彰中国中西医结合学会科学技术奖
获得者，特颁发此证书。
项目名称：多器官功能障碍综合征（MODS）中西医结合
诊治降低病死率的研究
奖励等级：二 等
获奖单位：首都医科大学附属北京友谊医院 中国人民
解放军总医院第一附属医院 首都医科大学
附属复兴医院
中国中西医结合学会
2009年12月
证书号：2009-1-4B

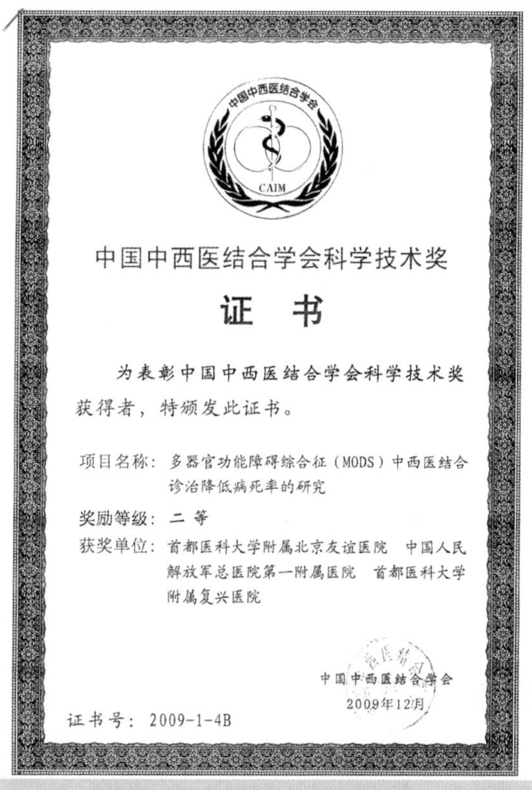

中国中西医结合学会科学技术奖

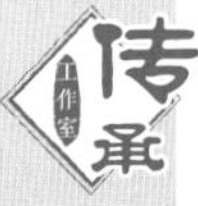

Expression of Zonula Occludens-1.Chinese Journal of Integrative Medicine，2011，17（7）：510 ～ 516。

【人才培养】

培养传承人 11 人；接受进修、实习 159 人次。举办国家级中医药继续教育项目 5 次，培训 1251 人次。

【成果转化】

专利：

1. 王宝恩，张淑文；一种治疗多脏器功能不全综合征时血瘀症的中药组合物及其制剂；专利号：ZL200710122531.8。

2. 王宝恩，张淑文；一种治疗多脏器功能不全综合征胃肠衰竭的中药组合物及其制剂；专利号：ZL200710122532.2。

3. 王超，张淑文，王红，王宝恩；病情评估医用计算器；专利号：ZL201220081717.X。

【推广运用】

制订的多器官功能障碍综合征中西医结合诊疗方案已经在北京市部分三级甲等医院推广应用。

三、依托单位——首都医科大学附属北京友谊医院

【依托单位简介】

首都医科大学附属北京友谊医院原名北京苏联红十字医院，为三级甲等医院，是首都医科大学第二临床医学院，始建于 1952 年。医院占地面积 9.4 万平米，建筑面积 19.4 万平米，现有编制床位 1256 张。全院现有职工 2800 余人，其中具有高级职称人员近 400 人。医院设有临床及医技科室 43 个，日门诊量 8000 人次左右，年出院 5 万人次左右。

【特色优势】

胃肠肝胆胰疾病诊治、泌尿系统疾病诊治和肾移植、热带病和寄生虫病诊治以及中西医结合是医院的四大专业特色。内科学（消化系病）是国家重点（培育）学科；消化内科、临床护理、地方病（热带医学）、普通外科、重症医学科、老年病科、检验科、病理科获批国家临床重点专科。医院还被确定为北京市消化内镜质量控制和改进中心、北京市护理质量控制和改进中心、北京市重症医学质量控制和改进中心、北京市麻醉质量控制和改进中心及北京市血液净化质量控制和改进中心。在保持综合优势的基础上，医院突出特色，打造优势学科群，在北京市卫生系统率先成立了跨学科、跨专业的疑难病综合会诊中心；发挥强强联合优势，成立了以消化内科、普外科、肝病中心为龙头的北京市消化疾病中心，在诊治消化系统急危疑难重症方面处于国内领先水平；成立了心血管内、外科合并模式的心血管疾病诊治研究中心，开辟了挽救急性心肌梗死患者生命的绿色通道。

【联系方式】

地址：北京市西城区永安路95号
电话：010-63014411
网址：http://www.bfh.com.cn

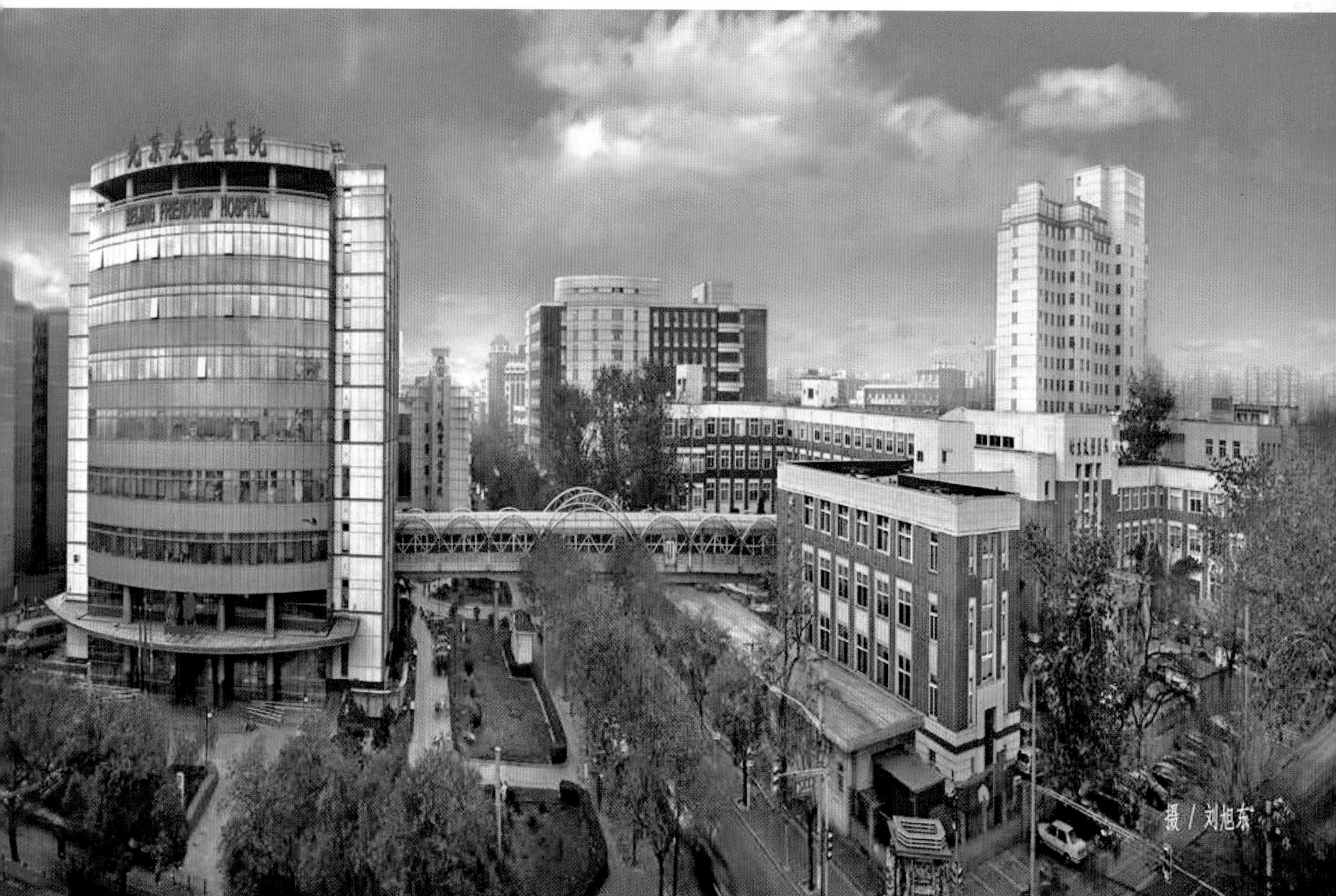

郁仁存

全国名老中医药专家传承工作室

一、老中医药专家

【个人简介】

郁仁存，1934年生，男，汉族，浙江绍兴人。首都医科大学附属北京中医医院肿瘤中心名誉主任，教授，博士生导师，主任医师。1955年毕业于江西医学院医疗系。1959年至1961年参加北京市第一届西医离职学习中医班系统学习中医三年，毕业后在北京中医医院从事中西医结合临床研究工作，创建肿瘤科。1992年起享受国务院政府特殊津贴；历任中国抗癌协会1～5届理事、中国中西医结合学会肿瘤专业委员会顾问、中国癌症基金会传统医学委员会副主任委员、中国医师协会中西医结合分会肿瘤学科专家委员会名誉主任委员、北京中西医结合学会肿瘤专业委员会名誉主任委员等职。2013年获第二届“首都国医名师”荣誉称号。

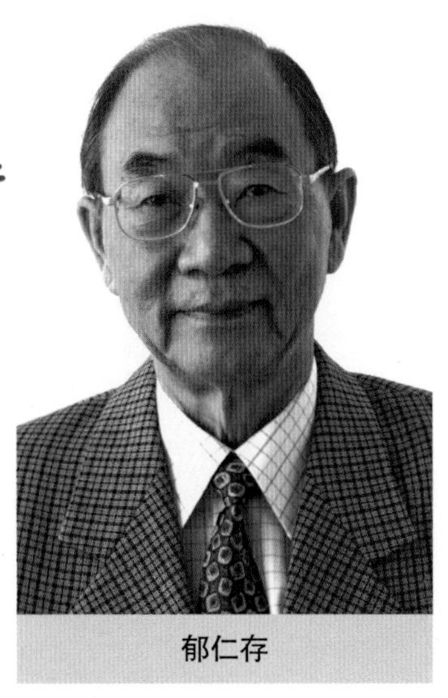
郁仁存

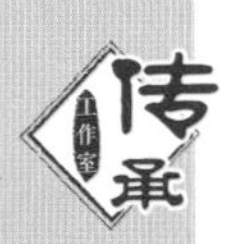

担任第3～5批全国老中医药专家学术经验继承工作指导老师。

第三批继承人：①唐武军，北京中医医院肿瘤科中医肿瘤专业，主任医师；②徐咏梅，北京中医医院肿瘤科中医肿瘤专业，副主任医师。

第四批继承人：①胡凤山，北京中医医院肿瘤科中医肿瘤专业，副主任医师；②于洁，北京中医医院肿瘤科中医肿瘤专业，副主任医师。

第五批继承人：①张青，北京中医医院肿瘤科中医肿瘤专业，主任医师；②富琦，北京中医医院肿瘤科中医肿瘤专业，主任医师。

主要著作有《中医肿瘤学》《癌症诊治康复350问》《中国现代百名中医临床家丛书·郁仁存》《郁仁存中西医结合肿瘤学》《中医肿瘤学英文版》等。发表论文百余篇，获部（省）、市、局级科研成果奖及科技进步奖20项。

【学术经验】

（一）学术思想

1. 提出肿瘤发病“内虚”学说。即机体内的阴阳、脏腑、气血、经络等的失调和紊乱，导致机体侮外能力减退，外界致癌因素作用于机体而产生肿瘤。

2. 提出肿瘤治疗的中西医结合原则、途径和方法，提出辨证与辨病相结合、扶正与祛邪相结合、局部与整体相结合、短期治疗与长期维持相结合的四大原则。

3. 提出肿瘤发病的中医六大病机——气滞、血瘀、痰凝、湿聚、热毒、正虚，并提出扶正培本、理气导滞、活血化瘀、化痰祛湿、软坚散结、清热解毒、以毒攻毒等肿瘤治疗大法及相应的辨证施治方药。

（二）临床经验

1. 重视平衡

提出中西医结合治疗肿瘤的“平衡学说”。在治疗过程中，对于机体患病所见的阴阳、气血、脏腑失衡以及治癌手段（手术、放疗、化疗、生物治疗等）引致新的失衡，要用中医药予以有效的调整，使患者达到新的平衡，特别是邪与正达到相对的平衡，延长患者生存期。

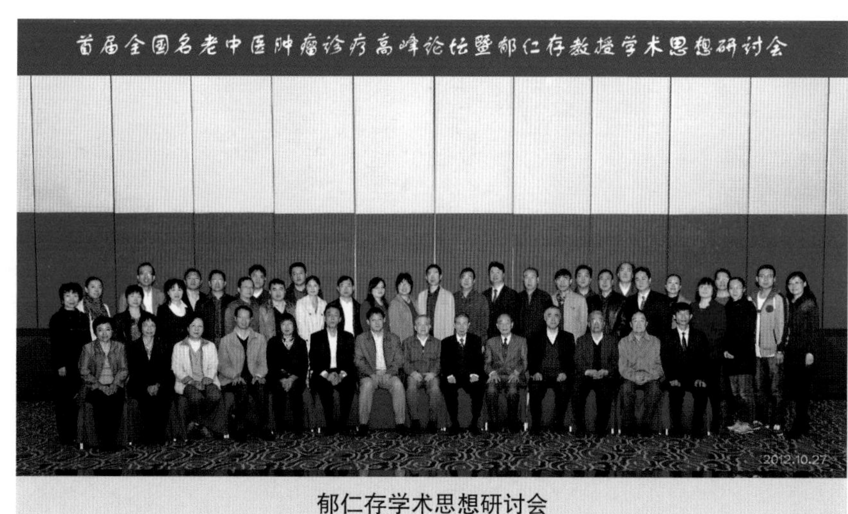

郁仁存学术思想研讨会

2. 益气活血法治肿瘤

肿瘤患者气虚血瘀证多见，其本质是同时出现血液流变学及免疫功能低下，是一种与肿瘤发生、发展、复发、耐药等现象存在密切关联的病理状态。倡导益气活血法治疗肿瘤，并在临床实践中开发出固本抑瘤系列方等有效方剂。

3. 治肿瘤重视健运脾胃

在治疗肿瘤的过程中，无论处于什么阶段，如手术前、手术后、放化疗中以及长期的中药调理阶段，都应顾护好脾胃之气。遣方用药时尽量选用药性平和之品，避免使用大辛大热、大苦大寒或滋腻之味，以防伤及脾胃功能。常在辨证论治的基础上配伍使用生黄芪、党参、茯苓、白术、焦三仙、内金、砂仁等。

4. 制方遣药特点

既要符合中医辨证特点，又与现代药理研究的成果相吻合，如选择经现代科学研究证明有提高细胞免疫功能及调理脏腑功能的补益类药物；攻邪药物选择已证明对肿瘤细胞有抑制作用且对免疫系统功能无明显抑制的药味。

【擅治病种】

1. 肺癌

益气活血解毒是肺癌最常用治法。肺癌的用药多用养阴止咳之品，解毒抗癌类药物更多选择金荞麦、浙贝母、冬凌草等。

2. 消化系统肿瘤

健脾补肾、解毒化瘀为消化道肿瘤的最主要治法。健脾补肾药物应用更为频繁，解毒抗癌类药物中白花蛇舌草、拳参使用减少，而更倾向使用白英、龙葵、蛇莓、藤梨根、土茯苓。

3. 与放化疗配合

放疗期间当以益气养阴、生津润燥、调理脾胃、滋补肝肾以及清热解毒、活血化瘀等法则来治疗，化疗期间以健脾补肾方药效果最好。

二、传承工作室建设成果

【成员基本情况】

1. 负责人

王笑民，男，北京中医医院肿瘤科中医肿瘤专业，主任医师。

2. 主要成员

徐咏梅，女，北京中医医院肿瘤科中医肿瘤专业，副主任医师。

杨国旺，男，北京中医医院肿瘤科中医肿瘤专业，主任医师。

富琦，女，北京中医医院肿瘤科中医肿瘤专业，主任医师。

张青，男，北京中医医院肿瘤科中医肿瘤专

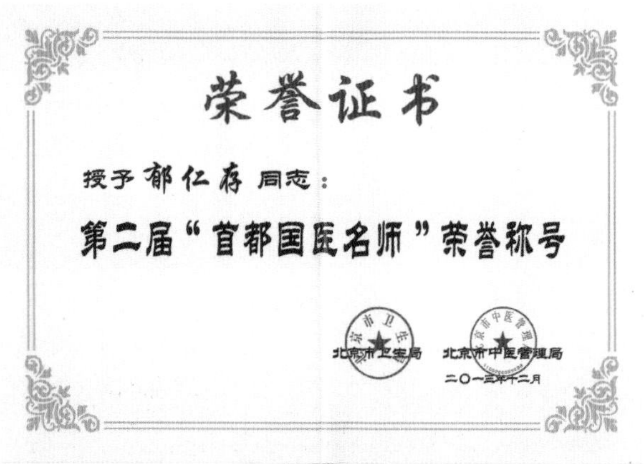

获评首都国医名师

业，主任医师。

【学术成果】

1. 论著

（1）《实用中西医结合肿瘤内科学》，中国中医药出版社2014年出版，王笑民主编。

（2）《CANCER MANAGEMENT WITH CHINESE MEDICINE》，新加坡科学世界出版社2012年出版，郁仁存主编。

2. 论文

（1）于洁，等．郁仁存教授健脾补肾治肿瘤经验总结．中医药导报，2010，16（12）：18～20。

（2）徐咏梅，等．益气活血法治疗肿瘤经验．中医杂志，2010，51：110～111。

（3）胡凤山，等．郁仁存治疗非小细胞肺癌经验探析．中国中医药信息杂志，2010，17（11）：89～90。

（4）胡凤山，等．基于“治未病”理论的“肿瘤内虚学说”．中医杂志，2011，52（19）：1630～1632。

（5）于明薇，等．化瘀丸对小鼠Lewis肺癌生长及血栓形成相关因子的干预作用．中国实验方剂学杂志，2011，11（11）：163～166。

【人才培养】

培养传承人6人；接受进修医生40人、护士11人。举办国家级中医药继续教育项目3次，累计培训662人次；举办省部级中医药继续教育项目7次，累计培训1283人次。

【推广运用】

（一）诊疗方案

1. 肺癌

（1）肺脾气虚证：治以补肺健脾、益气化痰，玉屏风散合四君子汤加减。

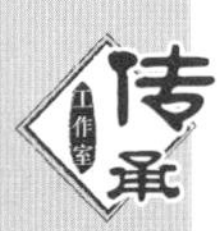

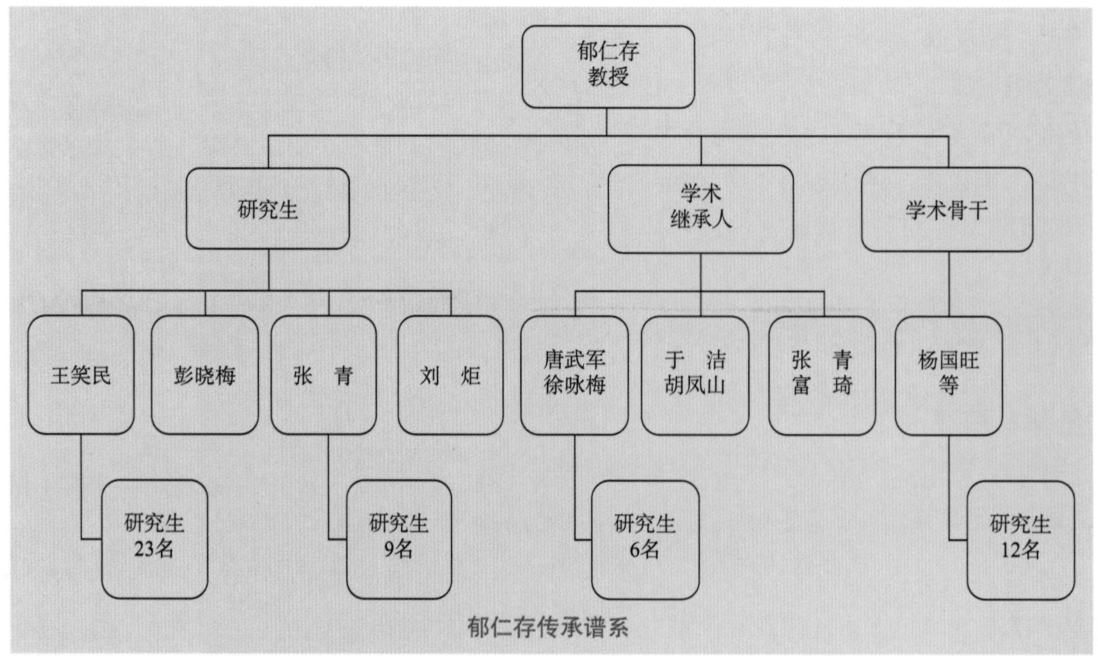

郁仁存传承谱系

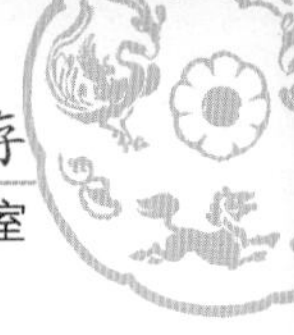

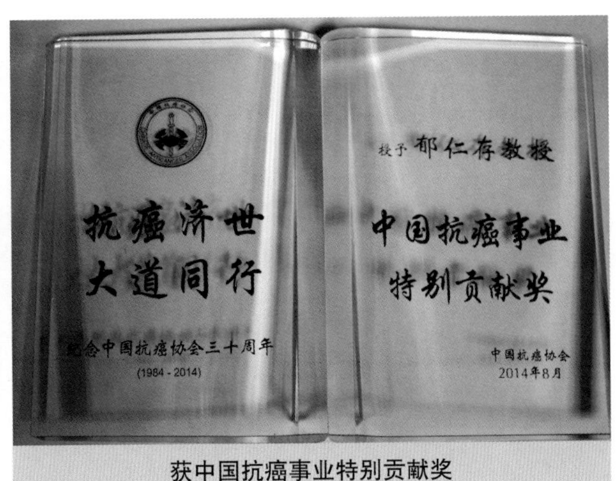

抗癌济世
大道同行
纪念中国抗癌协会三十周年
(1984 - 2014)
授予郁仁存教授
中国抗癌事业
特别贡献奖
中国抗癌协会
2014年8月
获中国抗癌事业特别贡献奖

（2）气阴两虚证：治以益气养阴，清燥救肺汤合沙参麦冬汤加减。

（3）痰浊阻肺证：治以化痰散浊，二陈汤加减（加瓜蒌、金荞麦、鱼腥草、半枝莲、白花蛇舌草等）。

（4）气虚血瘀证：治以益气活血，固本抑瘤2号方加减（生芪、党参、生白术、枸杞、莪术、草河车、夏枯草、鸡血藤等）。

（5）邪毒内聚证：治以解毒散结，解毒散结方（露蜂房、全蝎、蜈蚣、夏枯草、木鳖子、白英、半枝莲、白花蛇舌草）加减，咯血用仙鹤草、藕节炭，咳喘痰多用前胡、杏仁、苏子，纳少用焦三仙、砂仁、鸡内金，恶心呕吐用半夏、竹茹、陈皮，胸水用葶苈子、桑白皮、地骨皮，脑转移用山萸肉、补骨脂，胸痛用徐长卿、元胡、白屈菜。

2. 乳腺癌

（1）肝郁气滞证：疏肝理气、化痰散结，柴胡疏肝散加减。

（2）肝肾阴虚证：滋补肝肾、调理冲任，六味地黄丸合四物汤加减。

（3）毒热蕴结证：解毒化瘀、扶正祛邪，龙蛇羊泉汤（龙葵、蛇莓、白英、土茯苓）加减。

（4）气血两虚证：益气活血、健脾补肾，生血汤（生黄芪、黄精、鸡血藤、枸杞子、菟丝子）加减。

（5）正虚邪陷证：扶正培本、兼以祛邪，十全大补汤。

对症加减法：自汗明显者加浮小麦。患侧上臂肿胀加络石藤、桑枝、路路通。眠差者加夜交藤、炒枣仁。

3. 放化疗期间

以健脾补肾、益气活血和血为法。用郁氏健脾补肾方（黄芪、党参、茯苓、白术、女贞子、枸杞子、菟丝子、鸡血藤、山萸肉、焦三仙、鸡内金、砂仁）。

（二）运用及推广情况

以上诊疗方案已在北京中医医院肿瘤科、北京市朝阳中医院肿瘤科、北京市顺义中医医院肿瘤科等医疗单位推广应用。

三、依托单位——首都医科大学附属北京中医医院（见第82页）

陈宝义

全国名老中医药专家传承工作室

一、老中医药专家

【个人简介】

陈宝义，1940年生，男，汉族，天津市人。

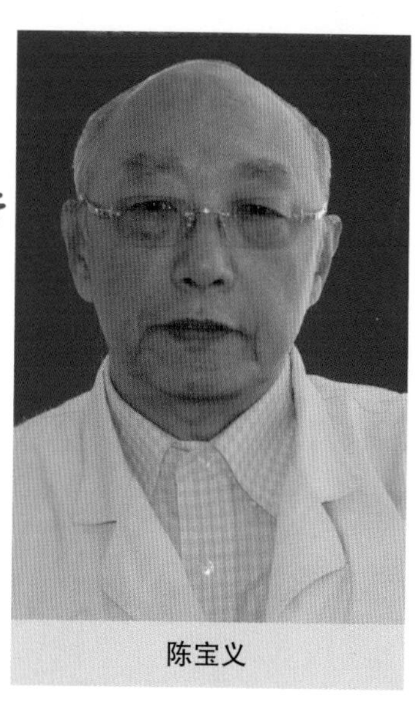
陈宝义

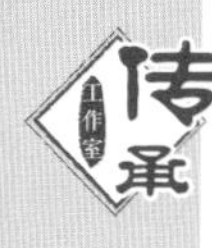

天津中医药大学第一附属医院儿科教授、主任医师。1957～1962年在天津中医学院学习，毕业后留校从事儿科临床工作，师从著名儿科专家李少川教授。后组建儿科，历任儿科组副组长、儿科主任兼任儿科教研室主任。曾担任天津市中医学会常务理事、副秘书长以及儿科分会主任委员等职。

担任全国第二批名老中医药专家学术经验继承工作指导老师。

继承人：①胡思源，天津中医药大学第一附属医院临床药物试验机构儿科专业，教授、主任医师；②刘虹，天津中医药大学第一附属医院儿科，主任医师。

编著有《病毒性心肌炎的中西医诊断与治疗》《中医纲目·儿科》等3部著作；发表“病毒性心肌炎临床辨治心得”“暑热宁的实验研究”等51篇论文。

主持承担“益气养阴、活血化瘀法治疗小儿病毒性心肌炎”课题，荣获国家中医药管理局科技进步成果三等奖。

【学术经验】

（一）学术思想

1. 完善小儿病毒性心肌炎的温热疫毒致病学说，认为气阴损伤是心肌炎的病机核心，心脉瘀阻是心肌炎的病理转归，“本虚标实”概括了心肌炎的基本特征。

2. 认为经方配伍严谨，药专效速，但辨证识病时贵在准确，做到“有是证，用是药”。并强调经方的活用，“观其脉证，知犯何逆，随证治之”。

3. 不拘于小儿纯阳之说，擅用温药。强调“非热即寒”，但要温而毋燥，要掌握尺度，中病即止，并配以养阴药物，制其温燥，补阴以配阳。

（二）临床经验

1. 七味白术散治疗小儿腹泻

小儿腹泻责之于脾虚和湿盛，采用钱乙七味白术散随证加减化裁治疗。初起去参、术，加芩、连清热利湿、和中止泻。腹泻迁延，佐以干姜，防苦寒伤胃，助健脾之功；加防风、白芷，取其“风能胜湿”，振兴脾气。久泻不愈，以西洋参、补骨脂健脾益肾，常配石榴皮涩肠止泻。

2. 常用经验方

通脉方（当归、三七、姜黄、降香、赤芍、山楂），用于心肌炎心脉瘀阻证；心复康方（丹参、川芎、地黄、炙黄芪、太子参、麦冬、炙甘草、淫羊藿），用于心肌炎气阴两虚证；暑热宁方

（藿香、香薷、滑石、金银花、豆豉、黄芩、黄连、生石膏、大青叶、葛根、半夏、厚朴、炙甘草），用于夏令感冒；安心律方（当归、鳖甲、地黄、桂枝、羌活、苦参），用于血虚风动所致早搏；温阳复脉饮（生麻黄、炮附子、细辛、淫羊藿、杭萸、熟地、丹参、川芎、太子参、炙甘草），用于缓慢型心律失常等。

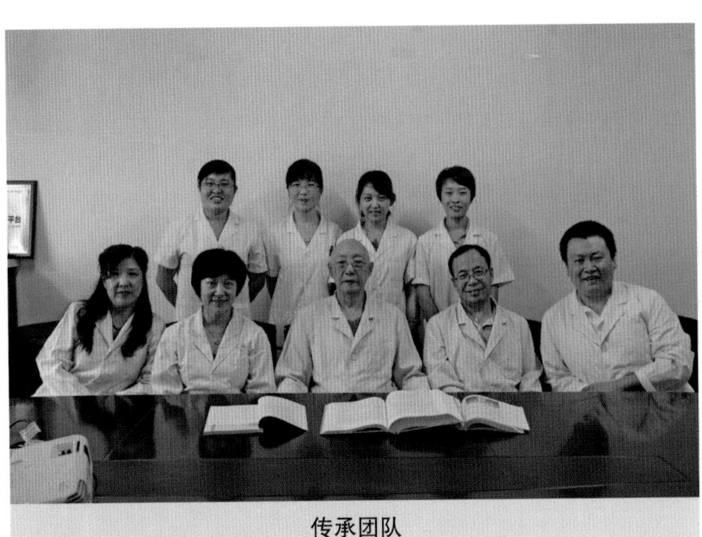
传承团队

【擅治病种】

1. 病毒性心肌炎

益气养阴、活血化瘀；常用经验方清心解毒汤（银花、连翘、野菊花、贯众、苦参、虎杖、赤芍、丹皮、丹参、生地、麦冬、黄芪、炙甘草）、舒气宽胸方（苏梗、半夏、云苓、厚朴、甘草、丹参、降香、川芎、瓜蒌皮、沉香、大枣）等；常用药物有野菊花、黄芪、丹参等。

2. 急性上呼吸道感染

区分主证和兼证，治以散寒解表、疏风清热、清暑化湿、益气解表。常用经验方为消食退热方（柴胡、黄芩、荆芥穗、知母、青蒿、水牛角粉、牡丹皮、槟榔、厚朴、大黄）、暑热宁方。

3. 哮喘

从痰饮辨治小儿哮喘，发作期治以温肺散寒、豁痰平喘，或清肺化痰定喘；缓解期治以温化痰饮、培土固肺法。常用方为清肺方（鱼腥草、麻黄、黄芩、桔梗、苦杏仁、瓜蒌、前胡、葶苈子、枳壳、射干、青黛、甘草）、小儿止嗽方（芦根、知母、前胡、葶苈子、桔梗、枳壳、旋覆花、桃仁、瓜蒌仁、苏子、莱菔子）；常用药物有麻黄、苏子、葶苈子、半夏、地龙。

4. 抽动症

从肝脾论治儿童抽动症，用缓肝理脾汤（桂枝、羌活、杭芍、川芎、僵蚕、木瓜、伸筋草）健脾化痰、熄风镇痉。

二、传承工作室建设成果

【成员基本情况】

1. 负责人

胡思源，男，天津中医药大学第一附属医院儿科，教授、主任医师。

2. 主要成员

刘虹，女，天津中医药大学第一附属医院儿科，主任医师。

【学术成果】

1. 论著

《陈宝义儿科临床经验辑要》，人民卫生出版社 2014 年出版，胡思源、刘虹、魏剑平主编。

2. 论文

（1）贺爱燕，等．陈宝义教授对小儿病毒性心肌炎的中医理论认识和辨治经验．陕西中医，2010，31（2）：204 ～ 206。

（2）胡淑萍，等．陈宝义治疗小儿发热经验．辽宁中医杂志，2011，37（11）：2103 ～ 2104。

（3）魏剑平，等．陈宝义教授治疗抽动－秽语综合征经验简介．新中医，2012，44（4）：158 ～ 159。

（4）孔秀路，等．陈宝义教授治疗小儿呕吐的临床经验．四川中医，2014，32（4）：24 ～ 26。

【人才培养】

培养传承人12人；接受外院进修13人。举办国家级中医药继续教育项目5次，培训573人次。

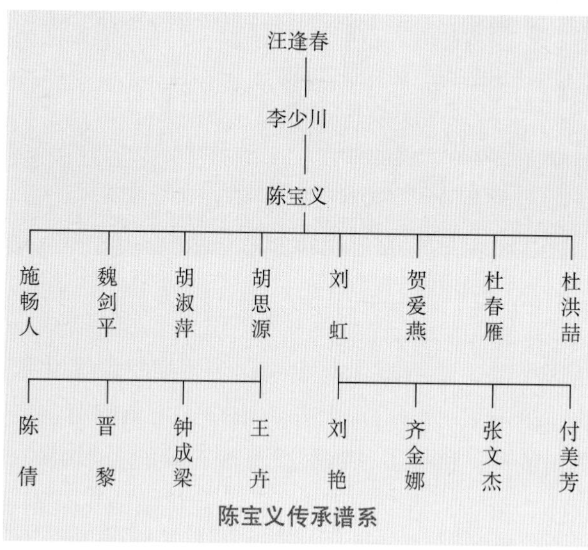

陈宝义传承谱系

【成果转化】

专利：马融、胡思源、陈宝义，等；治疗儿童急性上呼吸道感染的中药组合物及其制备方法与应用；专利号：CN102293883A。

【推广运用】

（一）诊疗方案

1. 病毒性心肌炎

风热犯心证用银翘散加减；湿热侵心证用葛根黄芩黄连汤加减；气阴两虚证用生脉散合炙甘草汤加减；心阳不足证用保元汤加减；心脉瘀阻证用血府逐瘀汤加减。

2. 中成药治疗小儿急性上呼吸道感染

风寒感冒发热为主者用荆防颗粒，咳嗽为主者用杏苏止咳颗粒；风热感冒发热为主者用银翘解毒片，咽痛为主者用抗病毒合剂；暑湿感冒用暑热宁合剂；表里俱热证用黄栀花口服液；外寒内热证用小儿柴桂退热颗粒；风热夹滞证积滞重者用消食退热糖浆，表热重者用小儿豉翘清热颗粒；气虚风热证用馥感啉口服液。

3. 咳嗽变异性哮喘

治则与基本方：祛风化痰，解痉止咳。生麻黄、蝉衣、紫菀、款冬花、地龙、钩藤、百部、杏仁、枇杷叶、桑白皮、乌梅、五味子、甘草。

随证加减：偏风热，加秦皮、徐长卿、牛蒡子、金荞麦、蚤休；偏风寒，加金沸草、辛夷、苏叶、白芷；痰盛，加半夏、紫苏子、瓜蒌、前胡、葶苈子；咳甚，加代赭石、生石膏、紫石英；气虚，加玉屏风散。

4. 功能性便秘

方药：小儿通便方（炒白术、制首乌、芒硝、火麻仁、焦六神曲、焦麦芽、焦山楂、连翘、炒莱菔子、厚朴、枳壳、炙甘草）加减。

随证加减：兼里热者，易首乌为大黄，或芦荟，或决明子；兼气滞者，重用枳壳、厚朴，加焦槟榔；兼食积者，重用莱菔子，加鸡内金、砂仁；兼气虚者，加黄芪、党参；兼血虚者，加当

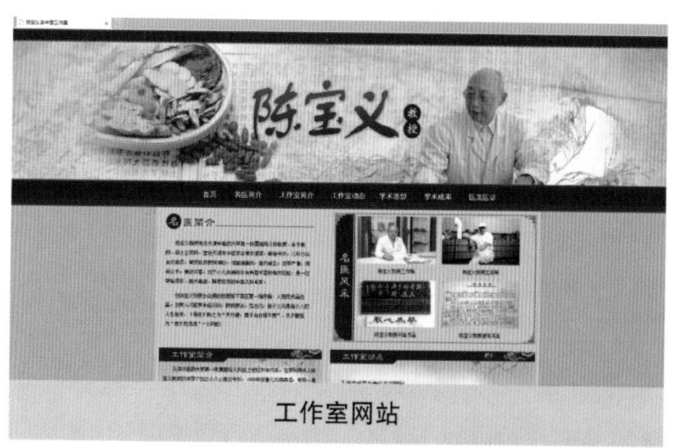

工作室网站

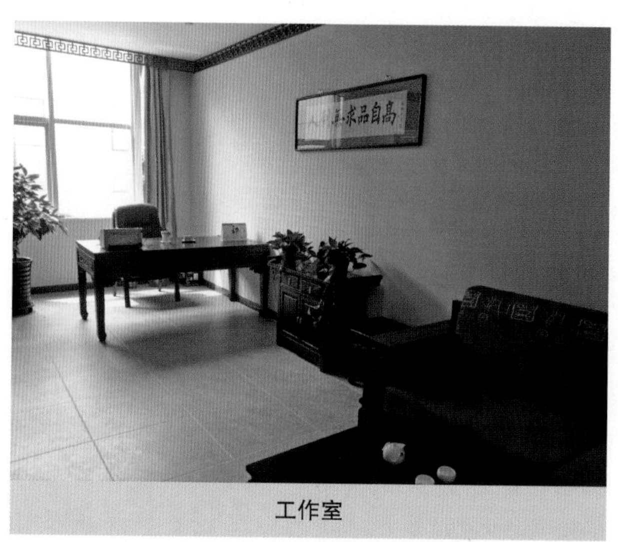
工作室

归、生地黄、玄参；兼腹痛，加白芍、佛手。

（二）运用及推广情况

以上诊疗方案在天津市蓟县中医院、宝坻中医院等多家基层医院得到广泛推广应用。

三、依托单位——天津中医药大学第一附属医院

【依托单位简介】

天津中医药大学第一附属医院始建于1954年，现有南、北两个院区，总建筑面积26万平米，设有临床和技术科室42个，103个专病门诊，在职员工2300余人，床位2600张。为全国省级示范中医院，百佳医院，百姓放心示范医院，天津市三级甲等医院，全国中医文化建设示范单位和国家中医临床研究基地。

【特色优势】

医院拥有中国工程院院士2名，国医大师2名，国家有突出贡献中青年专家5名，享受国务院政府特殊津贴专家12名，天津市人民政府授衔专家5名，博士生导师24名，天津市名中医23名。有国家教育部重点学科2个，国家中医药管理局重点学科11个，国家卫生计生委临床重点专科4个，国家中医药管理局重点专科13个，国家中医药管理局中医、中西医结合急诊临床基地1个，教育部创新团队2个，全国名老中医药专家传承工作室13个，天津市名中医工作室6个。近五年来医院共获各级立项科研课题205项，取得科技成果鉴定93项，获各级科技奖励42项。

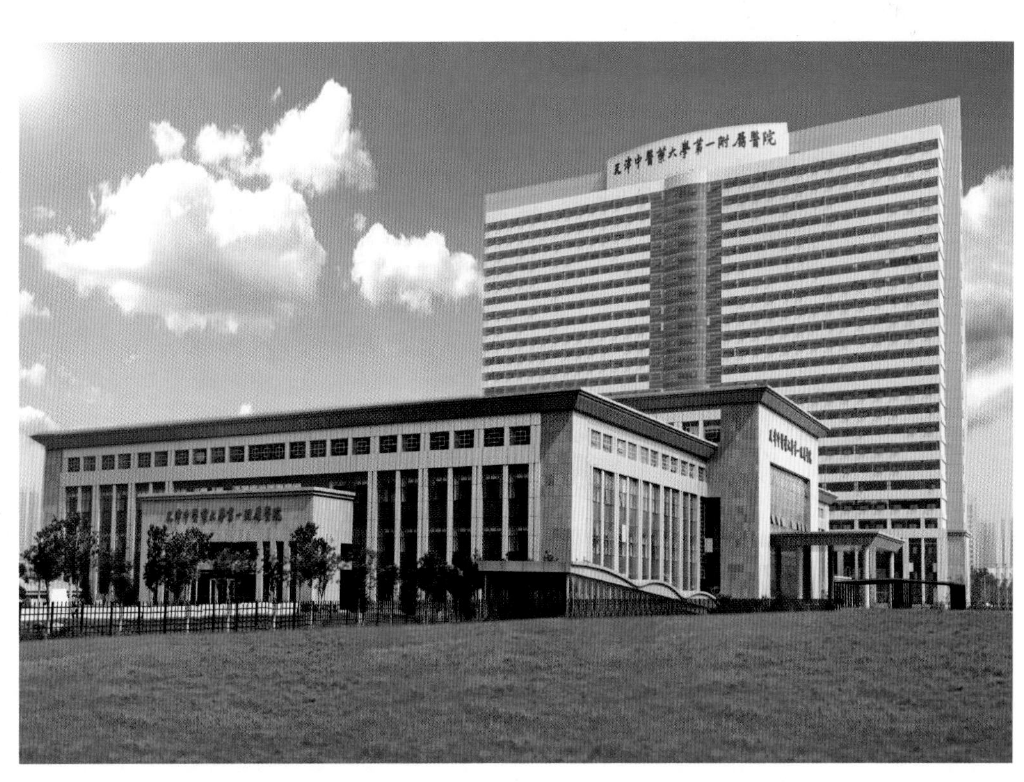

多年来，医院坚持发挥中医优势，突出针灸特色，坚持“五专”模式，着力打造一个中心（中国针灸中心）、两个基地（中风病和冠心病两个研究基地）、四个分中心（中西医结合肿瘤、中西医结合肾病、中西医结合儿科、中西医结合骨伤专科诊疗中心）的医疗、科研综合体系，努力把医院建设成为人民群众满意的、中医特色鲜明的现代化中医医院。

【联系方式】

北院地址：天津市南开区鞍山西道314号

联系电话：022-27432233

南院地址：天津市李七庄街昌凌路88号

联系电话：022-27987000

网址：http://www.tjtcm.cn

张大宁

全国名老中医药专家传承工作室

一、老中医药专家

【个人简介】

张大宁，1944年生，男，汉族，天津市人。天津市中医药研究院附属医院肾病专业，主任医师、教授、博导。1966年毕业于天津中医学院。1994年起享受国务院政府特殊津贴，2004年被评为全国卫生系统先进工作者，2010年获“全国优秀科技工作者”荣誉称号，2013年被聘为中央文史研究馆馆员，2014年获“国医大师”称号。

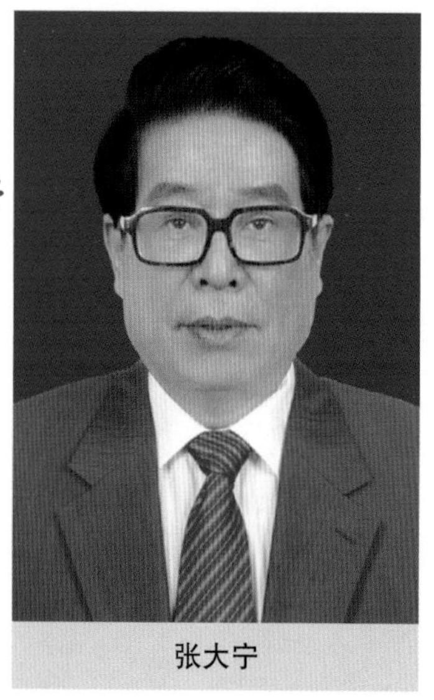

张大宁

先后担任第3～5批全国名老中医药专家学术经验继承工作指导老师。

第三批继承人：①张宗礼，天津市中医药研究院附属医院肾病专业，主任医师；②车树强，天津市中医药研究院附属医院肾病专业，主任医师。

第四批继承人：①徐英，天津市中医药研究院附属医院肾病专业，主任医师；②张文柱，天津市中医药研究院附属医院肾病专业，主任医师。

第五批继承人：①李立，天津市中医药研究院附属医院肾病专业，副主任医师；②焦剑，天津市中医药研究院附属医院肾病专业，副主任医师。

主要编著有《实用中医肾病学》《中医肾病大辞典》《中医补肾活血法研究》等；发表“论肾与心－肾轴心系统学说”等论文100余篇。

主持“肾衰系列方治疗慢性肾功能衰竭的临床与实验研究”等十余项课题，先后荣获国家科技进步奖等十余项科技成果奖及多项发明专利。

【学术经验】

（一）学术思想

1. 创心－肾轴心系统理论学说

提出“心－肾轴心系统学说”，表示在以心为主导的条件下，心肾之间相互促进、相互制约的平衡关系是维持人体健康、阴阳平衡及各脏腑正常生理功能的最基本、最重要的保障。

2. 肾虚血瘀论、补肾活血法

认为临床上出现的肾虚与血瘀不是孤立存在的，肾虚必兼血瘀。肾虚是本，血瘀是标；肾虚为因，血瘀为果。肾虚血瘀作为一种病理改变是产生多种疾病的根本病理基础，是疾病的非特异性表现，是疾病的共性。补肾活血法是将补肾法与活血法有机结合、高度统一，两者相互协同，达到改善肾虚血瘀的病理变化，使机体阴阳平衡、邪祛正存的一种治疗大法。

（二）临床经验

1. 补肾活血法治疗难治性水肿

水肿多与正气虚损、脾肾俱虚有关，治疗难治性水肿可使用大剂量补肾活血药物，如生黄芪、川芎、三棱、莪术、白术等，使肾气充足、脾气旺盛、气血通畅，气行血行、血行水行，达到消除水肿的目的。

2.“炭类药”及茵陈失笑散对慢性肾衰的特异性治疗

治疗肾衰主张多种途径给药（口服、灌肠相结合），擅用炭类药，如大黄炭、生芪炭、海藻炭等，同时将茵陈失笑散（茵陈、五灵脂、蒲黄炭）作为特异性治疗慢性肾衰的药物。

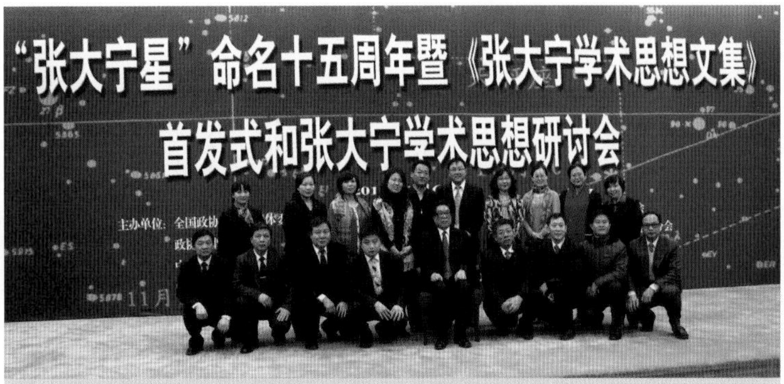

学术继承人与导师合影

3. 中药脱钾技术

慢性肾衰易合并高钾血症，限制了中药汤剂的使用。可在制作治疗肾衰的成药制剂时增加一道工艺，以离子交换的方法脱钾，使制剂中不再含钾。

4. 肾病用药特点

用药遵循阴阳并调，攻补兼施。补肾法中以平补为基础，偏于补气，用冬虫夏草、生黄芪、白术、补骨脂等；活血法中以辛温为主，用丹参、川芎、五灵脂、蒲黄等；排毒法中以降逆祛湿排毒为主，用大黄、大黄炭等。使用汤剂治疗的同时，还采用灌肠、冲剂、代茶饮等多种途径。

【擅治病种】

1. 慢性肾炎

以活血化瘀、补肾健脾、清热利湿为治法，常用药物有生黄芪、冬虫夏草、丹参、川芎、蒲公英等。

2. 慢性肾功能衰竭

总体治疗原则为“补肾活血以治本、降逆排毒以治标”，做到整体局部相结合、理证治病相结合、多种治法相结合，常用药物有黄芪、川芎、大黄炭、茵陈、蒲黄炭等。

3. 糖尿病肾病

治疗上重用补肾活血祛浊之品，补肾注重脾肾双补，善用虫草和大剂量生黄芪，活血善用三棱、莪术等，祛浊排毒善用炭剂（生芪炭、蒲黄炭、大黄炭、海藻炭）。

4. 尿酸性肾病

以补肾活血、利湿化浊为治法，常用药物有生黄芪、土茯苓、败酱草、白术、丹参、川芎、半枝莲、蒲公英等。

5. 血尿

以补虚、止血、泻火为治法，强调局部与整体相结合，创立“止血基本方”，药用女贞子、墨旱莲、仙鹤草、茜草、野菊花、蒲公英、大小蓟等。

二、传承工作室建设成果

【成员基本情况】

1. 负责人

徐英，女，天津市中医药研究院附属医院肾病专业，主任医师。

2. 主要成员

张勉之，男，天津市中医药研究院附属医院肾病专业，教授、主任医师。

张宗礼，男，天津市中医药研究院附属医院肾病专业，主任医师。

车树强，男，天津市中医药研究院附属医院肾病专业，主任医师。

张文柱，男，天津市中医药研究院附属医院肾病专业，主任医师。

【学术成果】

1. 论著

（1）《张大宁学术思想文集》，天津科学出版社 2013 年出版，张勉之主编。

（2）《张大宁谈肾病与肾保健》，中国医药科技出版社 2013 年出版，张勉之主编。

2. 论文

（1）樊威伟，等．茵陈失笑散延缓慢性肾功能不全进程的临床研究，天津中医药，2010，27（2）：103 ～ 104。

（2）孙亚南．张大宁教授治疗肾性血尿经验简介．新中医，2012，44（8）：206 ～ 207。

（3）周世芬，等．肾衰系列方药对慢性肾衰患者血透间隔时间的影响．天津中医药，2013，30（7）：398 ～ 400。

（4）樊威伟，等．糖肾康胶囊对糖尿病肾病血管内皮保护作用的临床观察．中国中医基础医学杂志，2013，19（4）：426 ～ 428。

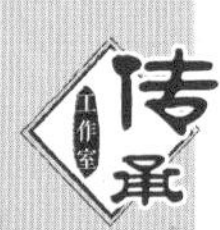

（5）焦剑．张大宁教授治疗肾性血尿的经验．天津中医药，2014，31（3）：132 ～ 134。

【人才培养】

培养传承人 12 人；接受进修生 12 人次。举办国家级和省级中医药继续教育项目 3 次，培训 320 人次。

【成果转化】

1. 院内制剂

（1）补肾扶正胶囊；编号：津药制字 Z20070160；功效：补肾健脾、扶助正气，用于各种慢性肾病症见腰酸、浮肿、气短乏力者。

（2）肾衰排毒胶囊；编号：津药制字 Z20070258 号；功效：补肾扶正、活血化瘀、降浊排毒，用于肾衰、尿毒症以及配合血透加强治疗效果。

2. 专利

（1）张大宁、张勉之；一种治疗慢性肾功能衰竭的中药；专利号：ZL00136905.9。

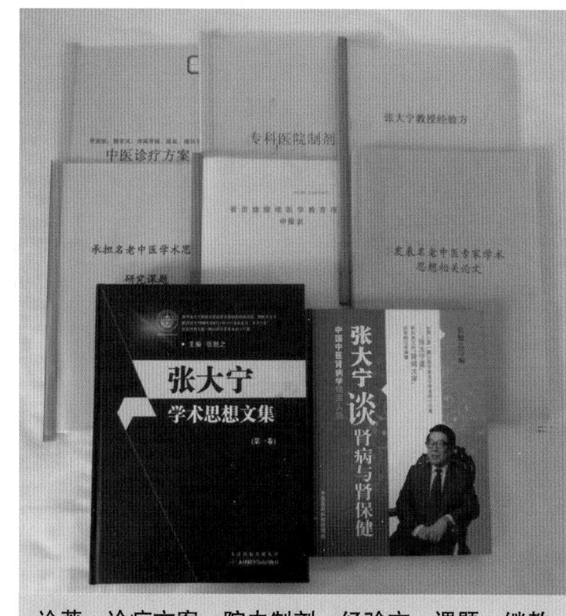

论著、诊疗方案、院内制剂、经验方、课题、继教

（2）张大宁、张勉之；一种治疗慢性肾小球肾炎的中药组合物；专利号：ZL00136904.0。

（3）张大宁、张勉之；一种具有补肾活血功能的中药组合物；专利号：ZL00136903.2。

【推广运用】

（一）诊疗方案

1. 肾衰

辨证分脾肾气虚（阳虚）、肝肾阴虚、气阴两虚证，方药分别选肾衰方（生黄芪、丹参、大黄炭、茵陈、土茯苓、蒲黄炭等）合健脾补肾汤、肾衰方合滋补肝肾汤、肾衰方合生脉散等。

2. 慢肾风

肺肾气虚证用肾炎 1 号（生黄芪、土茯苓、丹参、川芎、三棱、蒲公英、白术等）方合玉屏

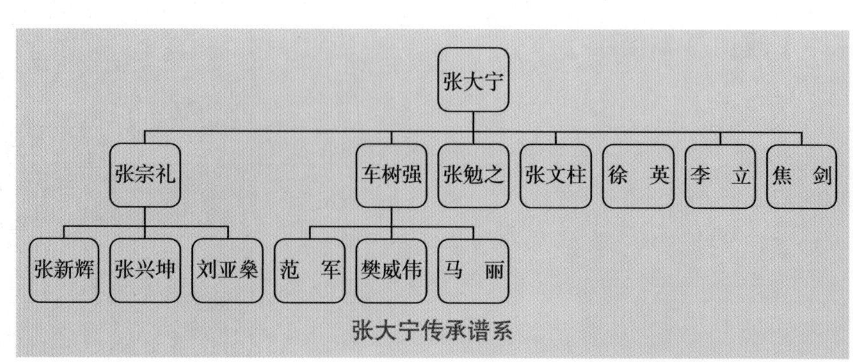

张大宁传承谱系

风散加减；脾肾气虚证用肾炎1号方合参苓白术散加减；气阴两虚证用肾炎1号方合二至丸加减。

3. 消渴肾病

肝肾阴虚证用糖肾1号方（生黄芪、白术、补骨脂、丹参、川芎、蒲公英、败酱草、石斛、苦丁茶等）合二至丸；气阴两虚（气阴虚血瘀）证用糖肾1号合生脉散；脾肾阳虚（阳气虚血瘀）证用糖肾2号方（糖肾1号方加地骨皮、煅牡蛎）合二仙汤。

（二）运用及推广情况

以上诊疗方案在天津市中医药研究院附属医院、天津市塘沽中医院、天津市蓟县中医院、开封市中医院、山西省中西医结合医院、山西省长治医学院附属医院、辽宁阜新市中医院等单位运用推广。

三、依托单位——天津市中医药研究院附属医院

【依托单位简介】

天津市中医药研究院及附属医院成立于1991年，是全国六大中医药研究机构之一。2003年根据天津市卫生资源调整总体规划，原天津市中医药研究院及附属医院、天津市中医医院、长征医院四家单位组成了新的天津市中医药研究院及附属医院。医院是三级甲等中医院，共占地51亩，建筑面积75704m^2，现开放病床550张，日均门诊量4000余人次。

【特色优势】

全院在职职工1184人，其中244人具有高级职称。拥有一批全国乃至国际著名的中医专家，其中津门首届名老中医7名（张大宁、高金亮、栗锦迁、李竞、武成、张曾譻、李振华），5个国家名中医传承工作室（张大宁、高金亮、李竞、栗锦迁、张曾譻），天津市首批中青年名中医4名（张宗礼、张智龙、刘华一、车树强），享受政府特贴及授衔专家25人，博士研究生导师4人，硕士研究生导师56人，博士研究生25人，硕士研究生242人。医院在创新中发展，坚持走精品医院之路，承担国家科技支撑计划3项，国家自然基金课题3项，取得科研成果63项，专利29项，出版著作22部，发表论文2000余篇，其中SCI论文6篇。医院近五年共承担各级科研课题70余项，获科技进步奖26项，拥有国家卫生计生委临床重点专科4个（皮肤科、肾病科、针灸科、临床药学），其中皮肤科为国家中医药管理局重点学科。拥有国家中医药管理局重点专科7个，天津市重点专科6个。医院注重发挥中医药特色，拥有各类院内制剂172种。

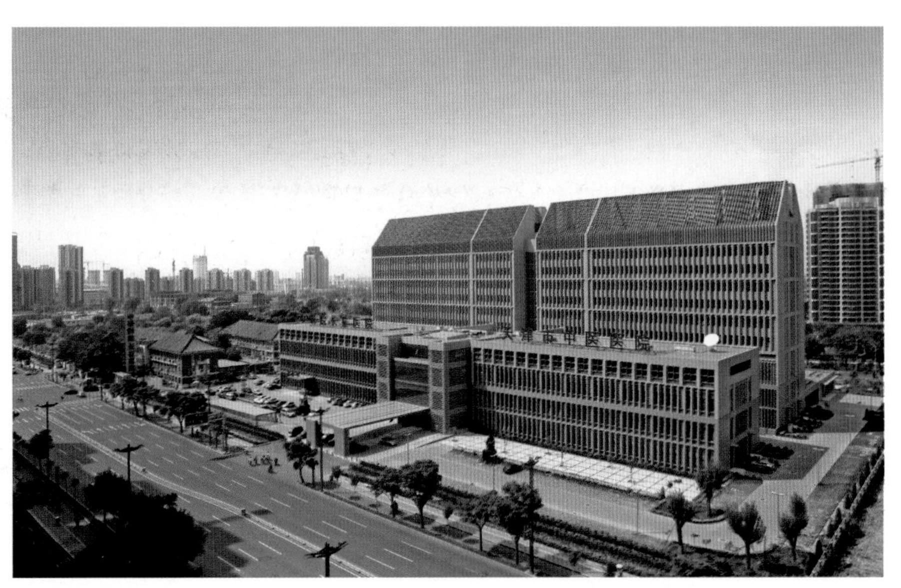

【联系方式】

地址：天津市红桥区北马路354号
电话：022-27285928
网址：http://zyyfushu.com

黄文政

全国名老中医药专家传承工作室

一、老中医药专家

【个人简介】

黄文政，1941年出生，男，汉族，天津市人。天津中医药大学第一附属医院中医内科主任医师、教授、博士生导师。1962年毕业于天津中医学院，曾向董晓初、张翰清、柴彭年、顾小痴等名老中医学习。曾任天津中医学院第一附属医院副院长、内科主任，中华中医药学会肾病专业委员会副主任委员，世界中医药学会联合会肾脏病专业委员会主任委员，国家中医药管理局“优秀中医临床人才研修项目”指导教师。1992年起享受国务院政府特殊津贴，2009年被天津市政府授予“天津市名中医”称号。

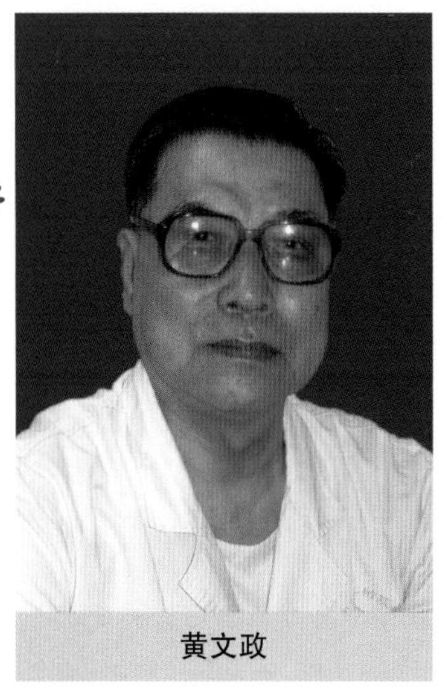
黄文政

先后担任第二、四、五批全国老中医药专家学术经验继承工作指导老师。

第二批继承人：何永生，天津中医药大学第一附属医院，主任医师，教授。

第四批继承人：①王耀光，天津中医药大学第一附属医院，主任医师，教授；②赵菁莉，天津中医药大学第一附属医院，副主任医师。

第五批继承人：①邢海涛，天津中医药大学第一附属医院，副主任医师；②李静，天津中医药大学第一附属医院，副主任医师。

参编《中西医结合临床内科学》；发表“肾小球硬化中肾小管间质细胞表型转化及肾疏宁的干预作用”等百余篇论文。

主持完成省部级科研项目8项，其中“肾炎3号治疗慢性肾炎的临床及实验研究”获2000年天津市科技进步二等奖。另获天津市科技进步三等奖5项，中华中医药学会科学技术三等奖2项。完成国家自然科学基金项目2项。

【学术经验】

（一）学术思想

认为三焦是一个协调脏腑经络功能和信息传导的庞大而又复杂的网络系统，主张对慢性肾脏病的治疗以“疏利少阳三焦”为大法。认为肾衰竭的病机不外精气亏损和浊邪弥漫两端，主张治疗以固肾泻浊为法。

（二）临床经验

1. 慢性肾炎治疗经验

总结多年临床经验，提出治疗慢性肾炎十法，即淡渗利水法、健脾益气法、补肾益精法、收涩固精法、清热解毒法、清热利湿法、祛风胜湿法、活血化瘀法、疏利少阳法、虫蚁搜剔法。

2. 肾病综合征的治疗经验

激素治疗阶段可存在阴虚火旺，宜滋阴降火，方用大补阴丸、知柏地黄丸等；亦可见湿热蕴结或湿毒壅盛之证，又当清利湿热或清热解毒，方用萆薢分清饮、五味消毒饮。激素撤减阶段容易出现不同程度的复发或反跳，患者常表现为脾虚气弱或肾阳不足，治以益气健脾或温阳补肾，方用四君子汤合金匮肾气丸。常用朱丹溪之六郁汤治疗肾病综合征使用激素出现的副作用。

3. 慢性肾功能衰竭治疗经验

脾肾亏虚、浊邪不减为其总病机，扶正祛邪是其总治则，调理脾胃是其权宜之计，通腑泻浊、活血化瘀为祛邪关键。治疗用扶正祛邪、调理脾胃、通腑泻浊、活血化瘀四法，并重视对慢性肾衰可逆因素的挽治。

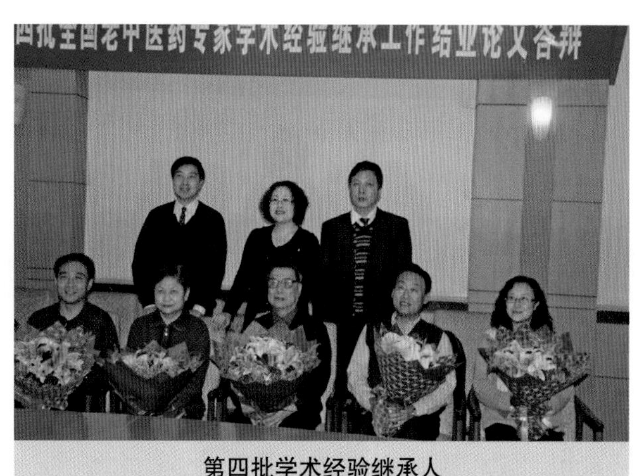

第四批学术经验继承人

【擅治病种】

1. IgA 肾病、系膜增生性肾炎

以疏利少阳三焦为治疗大法，方用“肾炎3号方”（生黄芪、太子参、麦冬、柴胡、丹参、萹蓄等）。

2. 糖尿病肾病

用益气养阴、活血化瘀通络法治疗，常用参芪地黄汤合桃核承气汤加味治疗，注重虫类搜剔之药、络虚通补之品及引经药的应用。

3. 慢性肾功能不全

治疗上融合扶正祛邪、调理脾胃、通腑泻浊、活血化瘀四法，创制扶肾液系列（扶肾液1号方：吴茱萸、黄连、半夏、陈皮、土茯苓、大黄等；扶肾液2号方：太子参、玉竹、仙灵脾、丹参、酒军等）。

二、传承工作室建设成果

【成员基本情况】

1. 负责人

王耀光，男，天津中医药大学第一附属医院，主任医师，教授。

2. 主要成员

杨洪涛，男，天津中医药大学第一附属医院，主任医师、教授。

何永生，男，天津中医药大学第一附属医院，主任医师、教授。

赵菁莉，女，天津中医药大学第一附属医院，副主任医师。

李静，女，天津中医药大学第一附属医院，副主任医师。

林燕，女，天津中医药大学第一附属医院，副主任医师。

【学术成果】

1. 论著

（1）《中国现代名中医医案精粹（第5集）》，人民卫生出版社2010年出版，黄文政参编。

（2）《中西医结合临床内科学》，人民卫生出

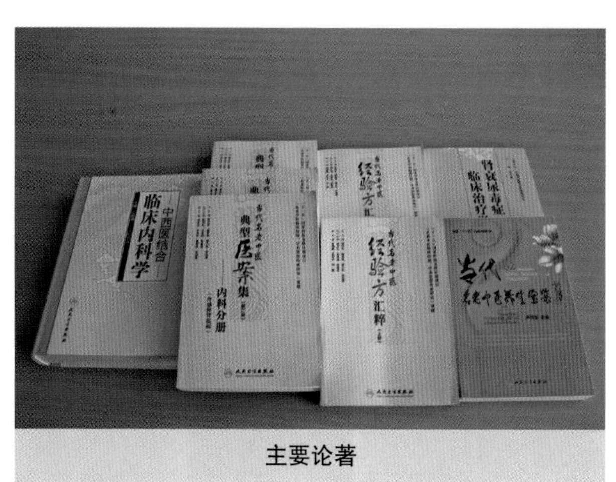

主要论著

版社 2012 年出版，黄文政副主编。

（3）《当代名老中医经验方汇粹》，人民卫生出版社 2014 年出版，黄文政参编。

（4）《当代名老中医典型病案集》（第二辑内科分册），人民卫生出版社 2014 年出版，黄文政参编。

2. 论文

（1）黄文政，等 . 疏利少阳标本兼治法对 IgA 肾病相关作用机制的研究 . 天津中医药，2013，（06）：384。

（2）黄文政，等 . 三焦理论与慢性肾炎临床实践 . 世界中医药，2013，（09）：1010 ～ 1014。

（3）王耀光，等 . 黄文政教授三焦学术思想论治肾病探讨 . 中医药通报，2012，（05）：24 ～ 27。

（4）郭敏，等 . 黄文政治疗慢性肾功能衰竭经验 . 中医杂志，2012，（16）：1369 ～ 1371。

（5）林燕，等 . 肾络宁治疗 IgA 肾病的临床疗效及安全性评价 . 中国中西医结合肾病杂志，2010，（08）：700 ～ 703。

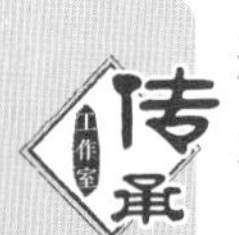

【人才培养】

共培养传承人 22 人；接受外单位进修 12 人。举办国家级继续教育项目 2 次，天津市继续教育项目 1 次，共培训 700 人次。

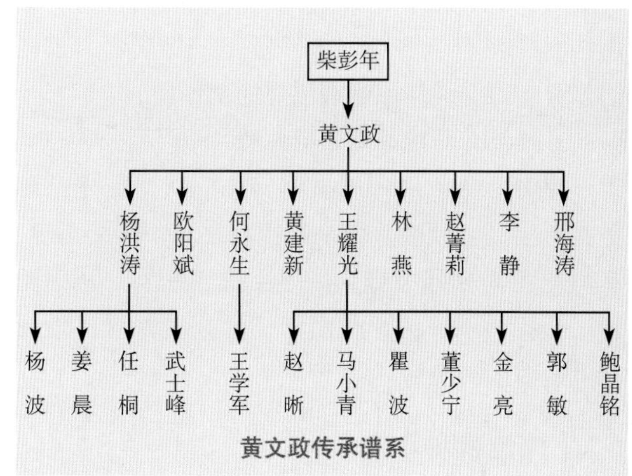

黄文政传承谱系

【成果转化】

1. 院内制剂

（1）清音茶；编号：津药制字 Z0194；功能主治：清凉解热、生津止渴，用于慢性咽炎，咽喉肿痛。

（2）扶肾颗粒；编号：津药制字 Z20130941；功能主治：益气养血、和中降浊、活血解毒，用于慢性肾功能衰竭。

天津2011 · 黄文政教授临床经验学术思想传承研修班 2011.12.11
传承研修

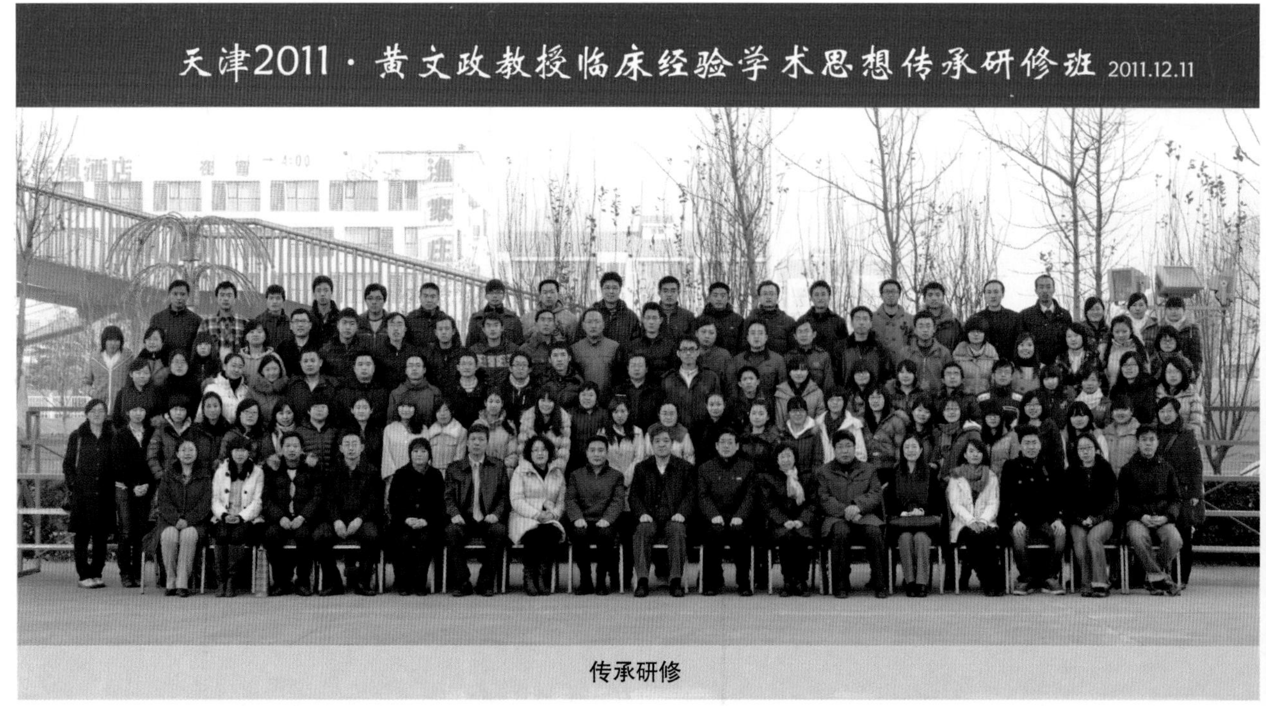

（3）肾康宁合剂；编号：津药制字 20070744；功能主治：益气养阴、和解清热、利湿通络，用于慢性肾小球肾炎、肾病综合征。

2. 专利

杨洪涛；用于慢性肾功能衰竭和腹膜纤维化的药物组合物；专利号：201210393838.2［P］.2014-03-25。

【推广运用】

（一）诊疗方案

1. 慢性肾小球肾炎

气阴两虚证用玉屏风散合参芪地黄汤加减，气阴两虚、湿热内蕴证用肾炎 3 号方，脾肾气虚、水湿内停证用真武汤合五苓散，风邪犯肺、热毒壅盛证用银翘散或越婢加术汤，湿热壅盛证用萆薢分清饮，瘀水交阻证用当归芍药散加减。

2. 糖尿病肾病

阴虚热盛证用玉女煎加减，脾虚不摄证用参苓白术散加减，气阴两虚证用参芪地黄汤、大补元煎加减，脾肾阳虚证用真武汤加减，阴阳两虚证用金匮肾气丸、济生肾气丸、秘元煎加减。兼证中水不涵木、肝阳上亢证用天麻钩藤饮、扶桑丸加减；血瘀证用桃红四物汤、大黄䗪虫丸或桃核承气汤加减；湿热证用四妙散或小柴胡汤合苏叶黄连汤加减。

3. 系统性红斑狼疮性肾炎

在西医激素、免疫抑制剂等治疗基础上，联合应用中药。热毒炽盛证用犀角地黄汤合清营汤加减，气阴两虚兼毒瘀互结证用四妙勇安汤合沙参麦门冬汤加减，气阴两虚证用四君子汤合归芍地黄汤加减，肝肾阴虚证用知柏地黄汤合归芍地黄汤加减，脾肾阳虚证用右归丸合金匮肾气丸加减。

（二）推广运用

以上诊疗方案均在天津中医药大学第一附属医院肾病科，第二附属医院肾病科，天津市静海县中医院中医科以及天津市河东区春华街社区卫生服务中心推广运用。

三、依托单位——天津中医药大学第一附属医院（见第 155 页）

李少川

全国名老中医药专家传承工作室

一、老中医药专家

【个人简介】

李少川（1923—2006年），男，汉族，河北辛集市人。天津中医药大学第一附属医院儿科教授、主任医师。为李氏儿科第四代传人，又师从北京四大名医汪逢春先生，深得其传。1944年悬壶津门，1954年调入天津市中医门诊部工作，为天津中医药大学第一附属医院儿科创始人之一。曾任天津中医学院教务处长、副院长，天津市科协常委，卫生部新药审评委员会委员，国家中药品种保护评审委员会委员，天津中医药学会名誉会长等职。为全国首批500位名老中医之一，享受国务院政府特殊津贴。

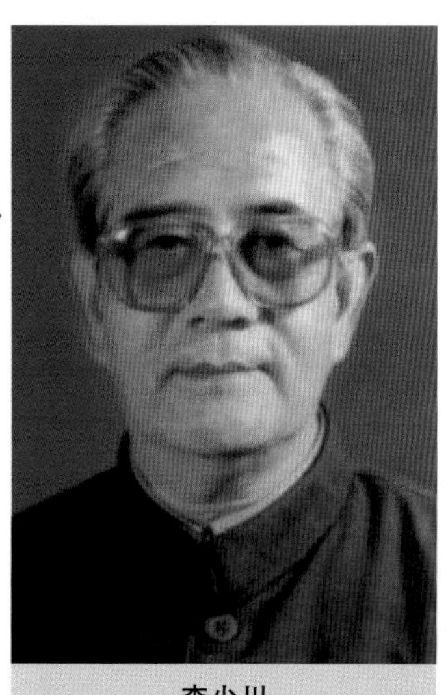

李少川

担任第一批全国老中医药专家学术经验继承工作指导老师。

继承人：①马融，天津中医药大学第一附属医院儿科专业，主任医师；②李新民，天津中医药大学第一附属医院儿科专业，主任医师。

主编著作有《肾病综合征》《扶正固本与临床》《当代名医临证精华》《中医学解难》；发表"儿科证治传心录""抗痫胶囊治疗小儿癫痫930例临床观察"等62篇论文。获天津市科技进步奖5项。

【学术经验】

（一）学术思想

1. 扶正祛痰治童痫

认为小儿癫痫以正虚为本，痰气逆乱为标，脾虚痰伏、痰气上逆为其主要病理机制，提出扶正健脾、顺气豁痰法治疗小儿癫痫，并据此研制小儿抗痫胶囊。

2. 健脾利湿治肾病

认为小儿肾病长期应用皮质激素必耗气伤阴而加重脾虚之证，即所谓"壮火食气"。脾虚湿困为小儿肾病主要病变基础，水湿、湿热、热毒、瘀血为主要病理因素，少阳枢机不利加重水肿与瘀血形成。提出疏解清化（疏利少阳、清热解毒、活血化瘀）、健脾利湿的治疗法则，据此研制"肾病合剂"。

3. 疏解清化治复感

认为当今小儿反复呼吸道感染多因喂养不当，恣食肥甘生冷而致脾胃损伤引起，其病机关键在于肺脾气虚，升降枢机不利，三焦气化不畅，从而导致营虚卫弱，失于调和而致。因此提出"脾虚宜健不宜补，肺虚宜疏不宜固"的学术思想，临床治疗以疏解清化、调理脾胃为主，据此研制抗感至宝合剂。

（二）临床经验

1. 治疗小儿咳喘经验

治疗小儿咳喘“勿惑于炎症，滥施寒凉；审寒热虚实，辨证治之”。咳喘初期以感受风寒为多，宜微苦微辛以疏风散寒为上，临床多以杏苏散化裁，体弱之儿则仿人参败毒散之意扶正祛邪。里热壅盛，治以清肺平喘，常以麻杏石甘汤加味。咳喘反复发作迁延不愈者，治宜益气养阴、收敛肺气为主。

2. 治疗发热“八法”

包括表里双解法、开达膜原法、清热解毒法、扶正祛邪法、甘温除热法、滋阴清热法、清利湿热法、清肝泻热法。

3. 小儿腹泻治疗经验

脾虚湿盛是小儿腹泻的病理基础，风寒暑食是外因。健脾利湿为治疗常法，临床上常以平胃散、四苓散配伍而收效；病情迁延难愈，用渗利祛湿法效果不著，常以益气健脾而收功，方选钱氏白术散；脾虚泻久，脾阳不振，肾阳不足，命门火衰，亟予回阳救逆，以化险为夷，常以固真汤为治。

【擅治病种】

1. 癫痫

益气健脾，豁痰熄风。常用方为涤痰汤。常用药为石菖蒲、茯苓、胆南星、清半夏、党参、陈皮、青果、琥珀、枳壳、川芎等。

2. 肾病

肾病治脾，贵在健脾化湿。常用方为胃苓汤。常用药为苏梗叶、炙厚朴、广陈皮、炒白术、云茯苓、抽水葫芦、枳壳、猪苓、泽泻等。

3. 小儿反复呼吸道感染

疏解清化，调理脾胃。常用方为天保采薇汤。常用药为藿香、厚朴、羌活、独活、柴胡、前胡、枳壳、陈皮、半夏、升麻、葛根等。

二、传承工作室建设成果

【成员基本情况】

1. 负责人

马融，男，天津中医药大学第一附属医院儿科专业，教授、主任医师。

2. 主要成员

李新民，男，天津中医药大学第一附属医院儿科专业，教授、主任医师。

任勤，女，天津中医药大学第一附属医院儿科专业，主任医师。

张喜莲，女，天津中医药大学第一附属医院儿科专业，主任医师。

杨常泉，男，天津中医药大学第一附属医院儿科专业，副主任医师。

【学术成果】

1. 论著

（1）《李少川儿科经验集》，人民卫生出版社2013年出版，马融主编。

（2）《当代名老中医成才之路》，人民卫生出版社2011年出版，马融编委。

2. 论文

（1）马融，等. 小儿反复呼吸道感染证候规律及中医药治疗方案规范研究. 天津中医药，2012，（5）：519。

（2）戎萍，等. 从肾论治小儿癫痫的临床研究. 天津中医药大学学报，2012，（3）：140～143。

（3）李新民，等. 熄风胶囊对氯化锂–匹罗卡品癫痫大鼠皮质和海马多药耐药相关蛋白1表达影响的研

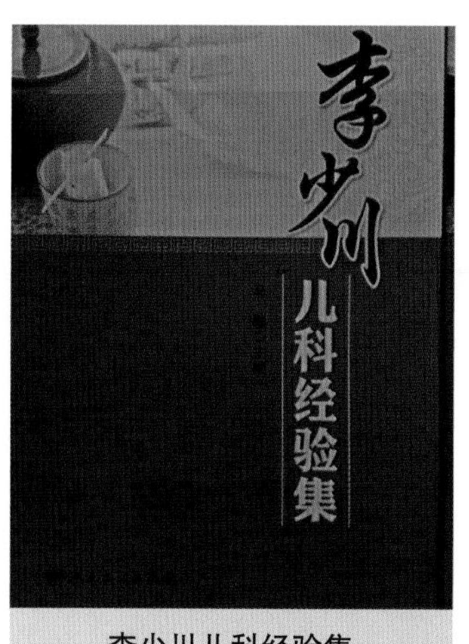

李少川儿科经验集

究. 天津中医药，2012，（2）：162。

【人才培养】

培养传承人 10 人；接受进修、培训 18 人。举办国家级中医药继续教育项目 3 次，培训 426 人次。

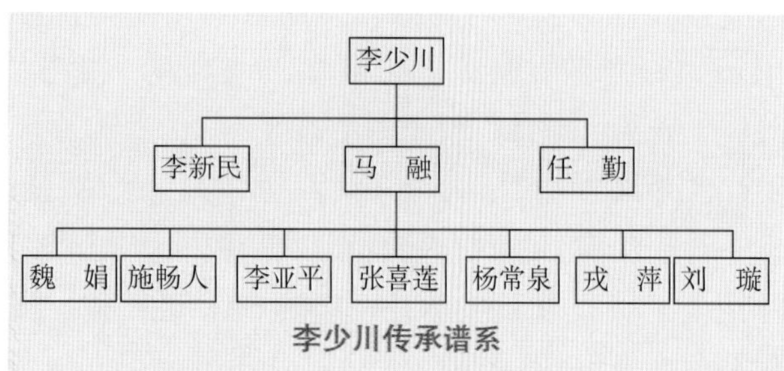

李少川传承谱系

【成果转化】

1. 院内制剂

（1）小儿豉翘清热颗粒；编号：国药准字 Z20050154；功能主治：疏风解表、清热导滞，用于小儿风热感冒挟滞证。

（2）小儿抗痫胶囊；编号：津药制字 Z20070759 号；功能主治：益气安神、豁痰镇惊，用于小儿癫痫及一般惊风抽搐。

（3）肾病合剂；编号：津药制字 Z20070738 号；功能主治：疏解清化、健脾利湿，用于小儿肾病。

（4）抗感至宝合剂；编号：津药制字（2001）Z 第 0264 号；功能主治：疏解清化、调理脾胃，用于体弱易感，消瘦厌食，腹胀发枯以及营养紊乱、脾胃功能失调造成的慢性疾患。

2. 新药研发

暑热宁合剂；编号：2010ZX09102-201；主治：儿童急性上呼吸道感染暑湿兼寒证。

3. 发明专利

马融、杜春雁；一种治疗儿童脾胃虚寒的熨烫剂及其制备方法和用途；专利号：200810154758.5。

【推广运用】

（一）诊疗方案

1. 小儿癫痫

惊痫证用镇惊丸，痰痫证用涤痰汤，风痫证用定痫丸，瘀血痫证用通窍活血汤，脾虚痰盛证用集成定痫丸，脾肾两虚证用河车八味丸。

2. 小儿惊风

（1）急惊风：风热动风证用银翘散，气营两燔证用清瘟败毒饮，湿热疫毒证用黄连解毒汤合白头翁汤，惊恐惊风证用琥珀抱龙丸，邪陷心肝证用羚角钩藤汤。

（2）慢惊风：脾虚肝亢证用缓肝理脾汤，脾肾阳衰证用固真汤合逐寒荡惊汤，阴虚风动证用大定风珠。

3. 小儿反复呼吸道感染

肺脾气虚证用玉屏风散加减，气阴两虚证用玉屏风散合沙参麦冬汤加减，肺胃积热证用凉膈散加减。

（二）运用及推广情况

以上 3 个诊疗方案已由国家中医药管理局、中华中医药学会颁布并在全国 20 余家协作单位推广运用。

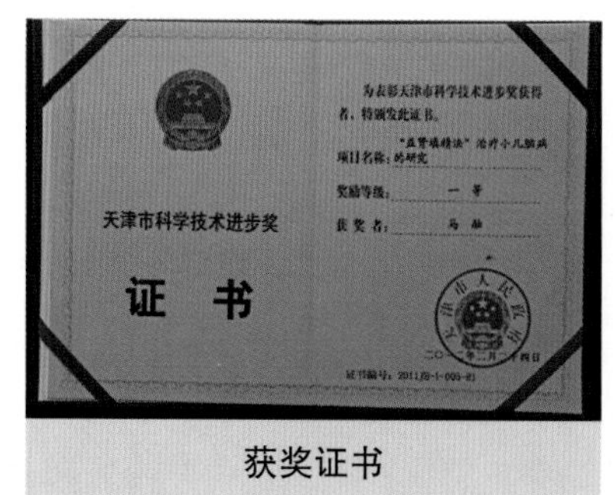

获奖证书

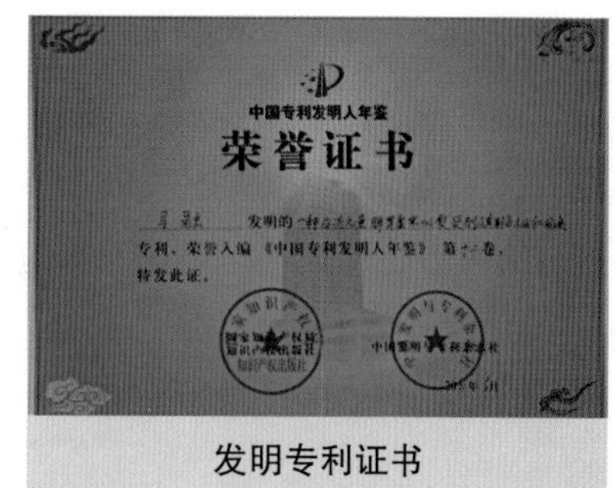

发明专利证书

三、依托单位——天津中医药大学第一附属医院（见第 155 页）

李　竞

全国名老中医药专家传承工作室

一、老中医药专家

【个人简介】

李竞，1925年生，男，汉族，河北丰润人。天津市中医药研究院疮疡研究所所长，主任医师。1953年毕业于河北医科大学医疗专业，1961年毕业于天津医科大学第一届西学中班。曾随张雁庭、房士洪等老中医学习中医外科，1961年开始从事中西医结合疮疡疾患治疗的研究。1985年率先在天津创立了全国第一所专门从事中西医结合疮疡研究的科研机构——天津市中西医结合疮疡研究所。1991年组建中国中西医结合学会疡科专业委员会，并担任第一、二届主任委员，现为首席顾问。1993年起享受国务院政府特殊津贴。

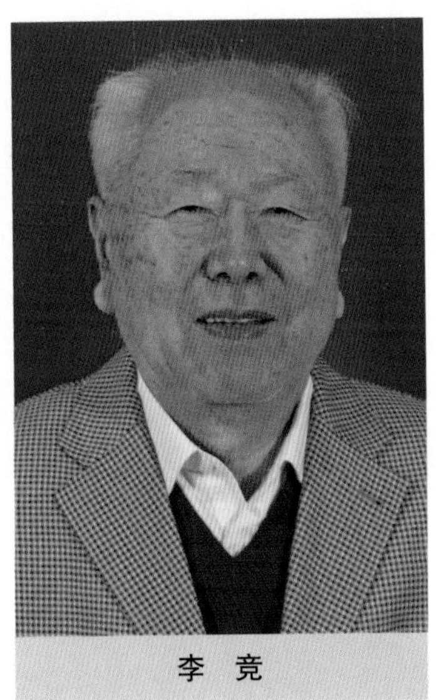
李　竞

担任第二、四批全国老中医药专家学术经验继承工作指导老师。

第二批继承人：①王建平，天津中医药研究院疮疡专业，主任医师；②李兰青，天津中医药研究院疮疡专业，主任医师。

第四批继承人：①张朝晖，天津中医药大学第二附属医院糖尿病足科，主任医师；②马静，天津中医药大学第二附属医院糖尿病足科，主任医师。

主要著作有《疡科大全》《疮疡外治法》等；主要论文有“论肛瘘无高位”等。

主持“祛腐生肌法治疗皮肤溃疡”“洞式切开法治疗急性脓肿”等科研课题，先后获得国家中医药管理局、天津市科技进步奖。

【学术经验】

（一）学术思想

1. 提出皮肤溃疡愈合规律

提出皮肤溃疡的愈合规律是“腐去肌生”“肌平皮长”。“腐去肌生”是指任何皮肤溃疡在坏死组织未脱落以前不会有可见的肉芽组织；“肌平皮长”是指在肉芽组织与创周皮肤持平时，最有利于上皮组织的生长。

2. 提出“给邪出路”的疡科大法

根据疮疡疾病的特点，把外科之“邪”归纳为两大类：无形之邪与有形之邪。其中，凡可消散的属于无形之邪；不能消散的属于有形之邪，如血肿、脓腐、死骨等失活的组织，以及污染的线结和异物等。提出在治疗中必须给有形之邪以出路，否则病情不会缓解，甚至加重。

3. 提出肛瘘无高位的假说

认为真正的高位瘘应该是内口在肛管直肠环平面或环以上，开口于直肠，管道行经内、外括约肌间或其外。对于内口在齿线的所谓低位伴窦腔瘘，可按低位瘘敞开管道，对窦腔扩大下口，

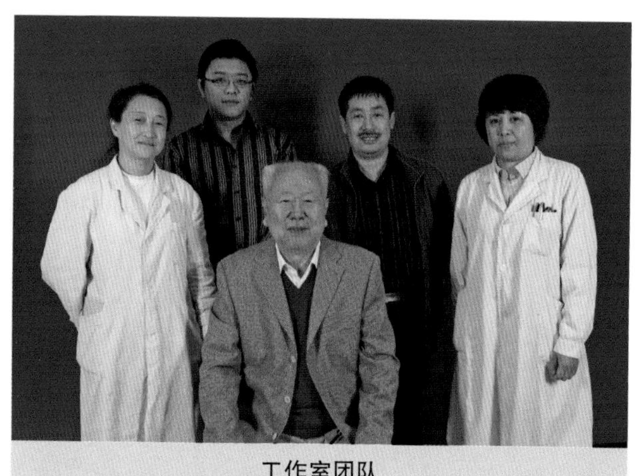
工作室团队

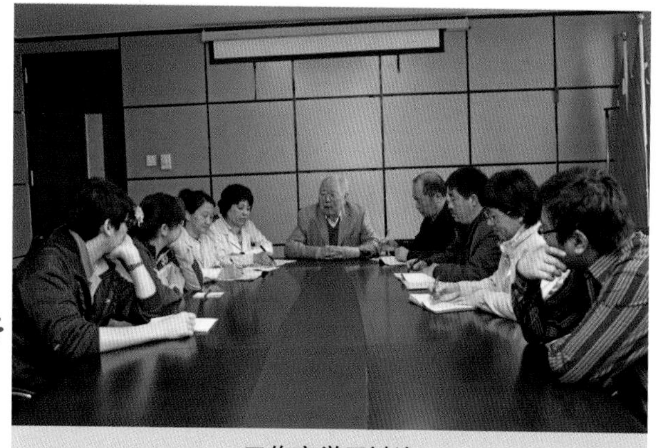
工作室学习讨论

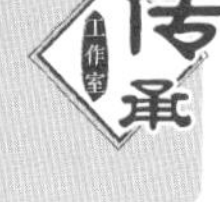

按照祛腐生肌法换药治疗，直至伤口愈合。切忌盲目自窦腔顶端刺破直肠，造成人工内口。

（二）临证经验

1. 内治善用“消”法

提倡疮疡初起“以消为贵”。对阳证肿疡以行气活血、清热解毒、消肿止痛为主，注重大剂清热解毒，用金银花、蒲公英、野菊花、夏枯草、半枝莲等，适当配合活血药以助消散，用牛膝、红花、赤芍、桃仁等。对阴证肿疡以温经通络、理湿化痰为主，内治常用方剂为阳和汤。

2.“给邪出路”的治疗经验

在疮疡外治法方面注重“给邪出路”，如“祛腐生肌法”治疗各种皮肤溃疡；“洞式切口”中药捻引流治疗急性脓肿；术后感染早期扩开伤口预防感染加重，去除污染线结治疗窦道形成；糖尿病足肌腱早期处理预防感染扩散；肛肠手术延长外切口以利引流等。

【擅治病种】

1. 肿疡

各种疖、痈、无名肿毒、丹毒、淋巴结炎等，采用消法内治，配合中药箍围外用。

2. 脓疡

对痈、疽、乳痈、深部脓肿、肛旁脓肿、肠痈、肝痈等，常用洞式切开引流、置管引流法治疗。

3. 溃疡

自拟祛腐生肌散 1～5 号 (1 号：红升丹 60g，轻粉 15g，乳香、没药各 4.5g，血竭 4.5g，冰片 1.5g；2 号：红升丹 60g，轻粉 9g，乳香、没药各 9g，血竭 9g，儿茶 9g，煅石膏 15g，冰片 1.5g；3 号为 2 号加煅龙骨 30g、珍珠母 30g；4 号为 3 号红升丹减半，加象皮 18g；5 号为 4 号去红升丹、轻粉）、酶制剂、生肌膏等治疗各种皮肤溃疡。冲洗灌注法治疗各种窦道瘘管。

二、传承工作室建设成果

【成员基本情况】

1. 负责人

李兰青，女，天津市中医药研究院附属医院，疮疡外科专业，主任医师。

2. 主要成员

董庆才，男，天津市中医药研究院附属医院，疮疡外科专业，副主任医师。

张朝晖，男，天津中医药大学第二附属医院，中医外科专业，主任医师。

马静，女，天津中医药大学第二附属医院，中医外科专业，主任医师。

周涛，男，天津化工局医院，疮疡外科专业，主治医师。

宗洋，男，天津市南开医院，疮疡外科专业，主治医师。

【学术成果】

1. 张朝晖 . 糜蛋白酶对糖尿病足伤口靶向祛腐的临床研究［J］. 中医外治杂志，2011，20（4）：10 ～ 11。

2. 刘现周 . 改良负压封闭引流联合中药化腐生肌法在慢性溃疡治疗中的应用［J］. 北京中医药大学学报，2011，18（4）：14 ～ 15。

3. 李品川 . 糜蛋白酶对红升丹在糖尿病足溃疡清创中的疗效比较［J］. 天津医科大学学报，2013，10（4）：11。

4. 田影 . 菠萝蛋白酶联合生肌膏在糖尿病足创面床准备中的应用［J］. 中国中医药信息杂志，2012，19（7）：69 ～ 70。

5. 马静 . 李竞教授应用致新丹清创经验 . 河北中医，2012，33（12）：1769 ～ 1770。

【人才培养】

培养传承人 12 人；接受进修生 8 人。组织全国性学术交流活动 2 次，全市学术交流 1 次，国家级继教及适宜技术推广班 1 次，总参加人数 300 余人。

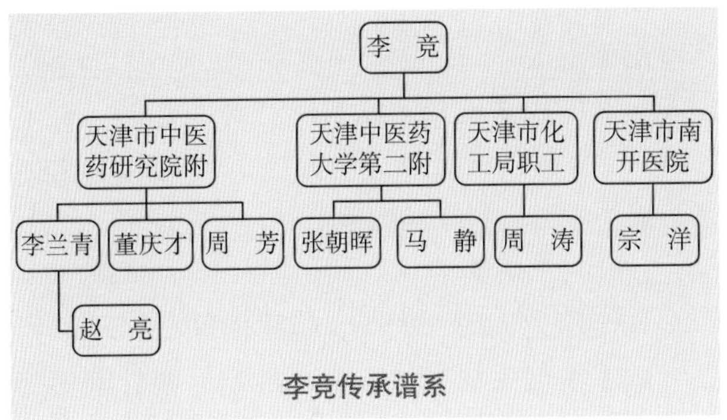

李竞传承谱系

【成果转化】

院内制剂：

1. 芙蓉膏；编号：津药制字 Z20070016 号；功效主治：清热解毒、消肿止痛，主治阳性肿疡。

2. 生肌象皮膏；编号：津药制字 Z20070041 号；功效主治：生肌长皮，主治皮肤溃疡。

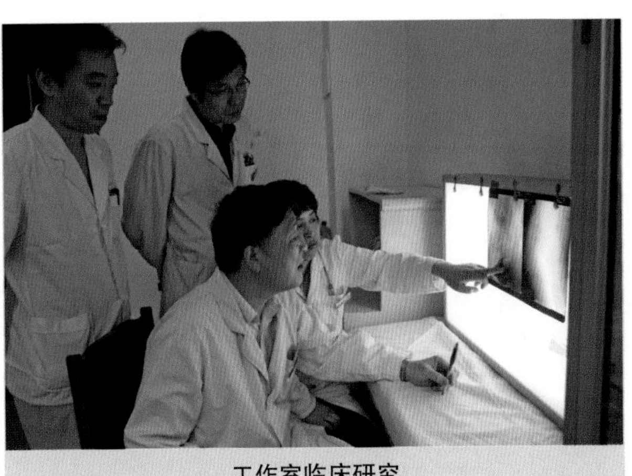
工作室临床研究

3. 丹毒宁；编号：津药制字 Z20070167 号；功效主治：清热解毒、利湿消肿，主治下焦湿热之下肢肿胀。

4. 血脉通 1 号胶囊；编号：津药制字 Z20070272 号；功效主治：活血破血、通脉，主治脱疽、筋瘤。

【推广运用】

（一）诊疗方案

1 脱疽

以给邪出路为原则，主要外用为酶制剂加生肌膏，合并感染的患者及时采用洞式切开引流、蚕食清创、肌腱近切远剥。内治采用清热利湿、益气活血、温阳通脉等法，以三妙丸、阳和汤、补阳还五汤加减。

2 臁疮

按祛腐生肌法辨证换药；内治以温阳通脉、解毒利湿活血为主，代表方用三妙丸、阳和汤。

3 痔病

用中药外用熏洗、内痔注射法、肛肠治疗仪治疗，外切口延长防止术后伤口假愈合。

（二）运用及推广情况

以上诊疗方案在天津市中医药研究院附属医院，天津中医药大学第二附属医院，南开医院，化工局职工医院等推广运用。

三、依托单位——天津市中医药研究院附属医院（见第 159 页）

石学敏

全国名老中医药专家传承工作室

一、老中医药专家

【个人简介】

石学敏，1938年生，男，汉族，天津人。天津中医药大学第一附属医院主任医师、教授、博士生导师，中国工程院院士，国医大师。1962年毕业于天津中医学院，1965年毕业于卫生部针灸高级培训班。在天津中医药大学第一附属医院工作至今，曾任院长及名誉院长。是国家有突出贡献专家，享受国务院政府特殊津贴。

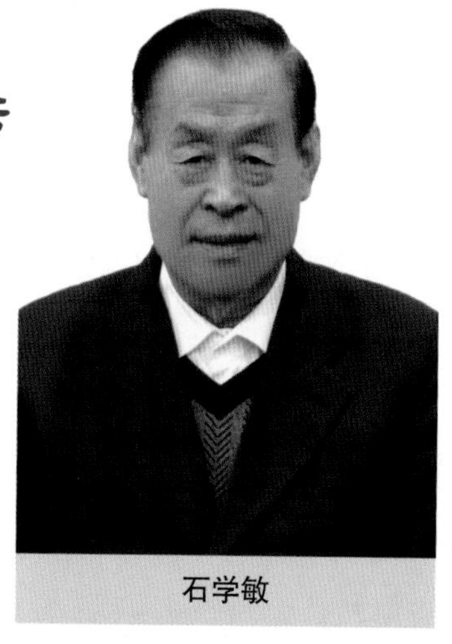
石学敏

担任第1～4批全国老中医药专家学术经验继承工作指导老师。

第一批继承人：李金波，天津中医药大学第一附属医院针灸学专业，主任医师。

第二批继承人：李澎，天津中医药大学第一附属医院针灸学专业，主任医师。

第三批继承人：①杜宇征，天津中医药大学第一附属医院针灸学专业，主任医师；②田晓芳，天津中医药大学第一附属医院针灸学专业，副主任医师。

第四批继承人：①蔡斐，天津中医药大学第一附属医院针灸学专业，主任医师；②戴晓矞，天津中医药大学第一附属医院针灸学专业，主任医师。

主编《中医纲目》《石学敏临证实验录》《针灸治疗学》《石学敏针刺手法》等40部著作；发表“从针刺人迎穴降压谈针灸学的原始创新”“针灸临床适应病证与未来展望”等论文300余篇。

【学术经验】

（一）学术思想

1. 创立“醒脑开窍”针刺法，开辟中风病治疗新途径

明确中风病的根本病机为“窍闭神匿，神不导气”，构建“醒脑开窍”针法的理论和技术体系，成为中医脑科学的典范。

2. 针刺手法量学

对作用力方向、大小、施术时间、间隔时间等针刺手法四大要素进行科学界定，使针刺治疗由定性上升到定量水平。

3. 规范治疗方案

将数十个中医病证归纳整理，总结基本病机，制定规范性治疗方法，为针灸治疗开辟了规范化、科学化的方案。

4. 创立经筋刺法

根据经筋病候和选穴特点创立“经筋刺法”，该法汲取中医学“经筋理论”的精华，具有丰富的思想内涵及学术价值。

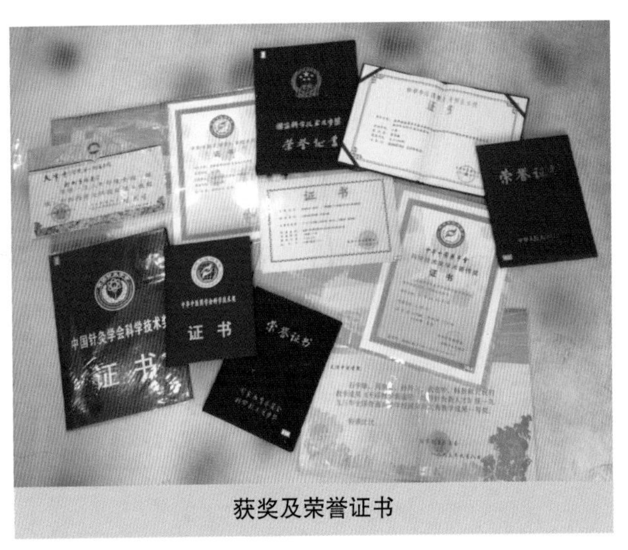

获奖及荣誉证书

（二）临床经验

1. 刺络疗法

是刺血术与拔罐法的结合。在穴位或病灶处放血，再行拔罐，达到疏通经络、祛瘀生新的目的。治疗哮喘、面瘫、痛证、丹毒、急性乳腺炎、带状疱疹等取得显著的疗效。

2. 针刺治疗急症

针刺治疗急性心梗合并心律失常、针刺复苏导管起搏抢救 AMI 合并严重心律失常及针刺治疗病态窦房结综合征，均取得了良好的效果。

3. 针刺降压

诠释“气海”理论的核心，创立以人迎为主穴，有着规范明确手法量学标准和量效关系的针刺降压方法。

4. 疑难病症治疗经验

“醒脑开窍”针刺法用于脑外伤或脑手术后恢复期、多发性硬化症、锥体外系病变、周围神经病变等疑难病，在脑病针灸治疗中独具特色。

【擅治病种】

1. 中风病

创立“醒脑开窍”针法，取内关和水沟，主要用于心神昏聩、意识丧失及某些疾病的急性期；取上星、印堂、百会、内关、三阴交，用于中风病的恢复期和后遗症期。

2. 高血压病

“气海”失司是高血压病的主要病机，以气海的营运之输人迎为主穴，辅以曲池、合谷、足三里、太冲，并有明确的手法量学操作标准。

3. 心身疾病

治以调神启闭，疏解肝郁。主穴：内关、水沟。活血化瘀加血海；平肝熄风加太冲、三阴交；祛痰加丰隆、阴陵泉；健脾胃加足三里等。

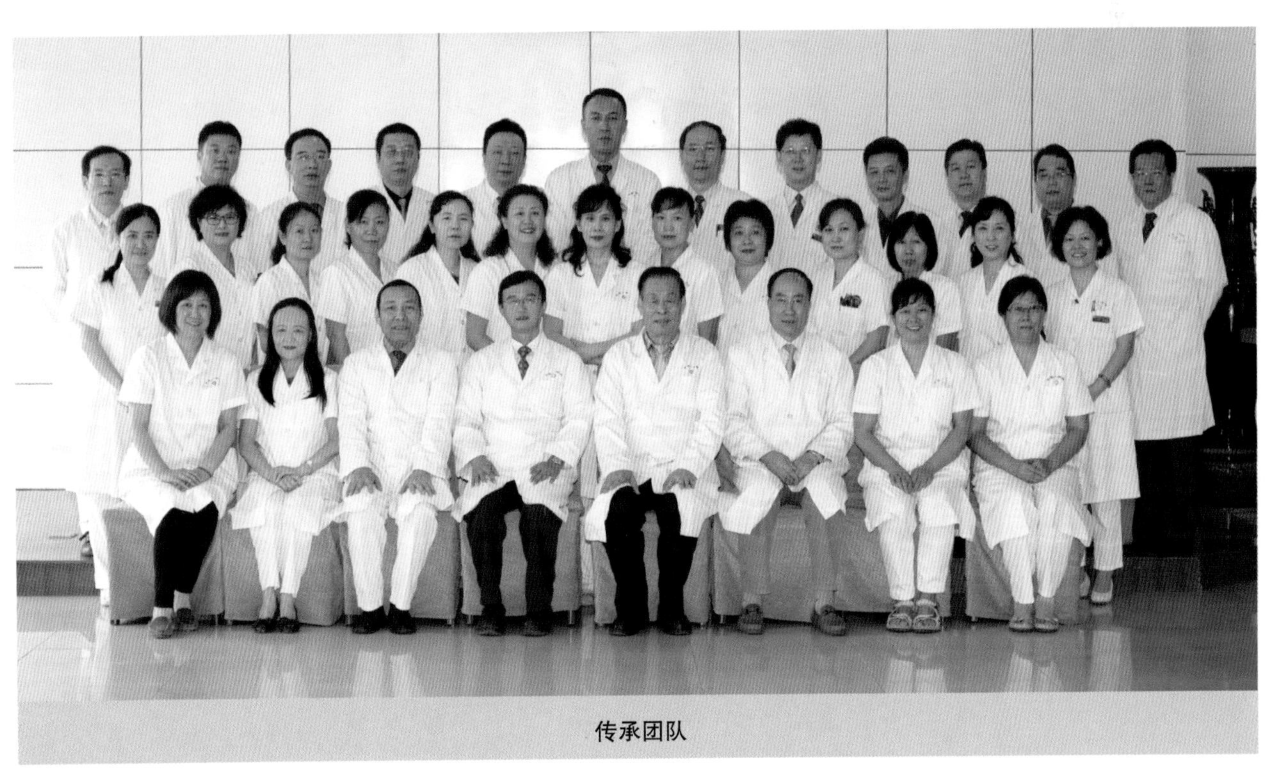

传承团队

4. 痛证

以水沟、内关作为治疗各种痛证的基本方，重在调神，以神导气，疏理气机，使气行痛止。根据疼痛部位，循经取穴和局部取穴，调神为主，通经为辅。如血管性头痛，治以水沟、内关调神理气，风池、天柱、太阳通经活络；坐骨神经痛治以水沟、内关调神理气，环跳、阳陵泉、委中通经活络等。

二、传承工作室建设成果

【成员基本情况】

1. 负责人

申鹏飞，男，天津中医药大学第一附属医院特需针灸，主任医师。

2. 主要成员

王舒，男，天津中医药大学第一附属医院针灸研究所，主任医师。

孟智宏，男，天津中医药大学第一附属医院针灸部，主任医师。

张春红，女，天津中医药大学第一附属医院针灸部，主任医师。

樊小农，女，天津中医药大学第一附属医院针灸研究所，主任医师。

杜宇征，男，天津中医药大学第一附属医院针灸部，主任医师。

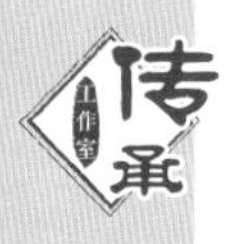

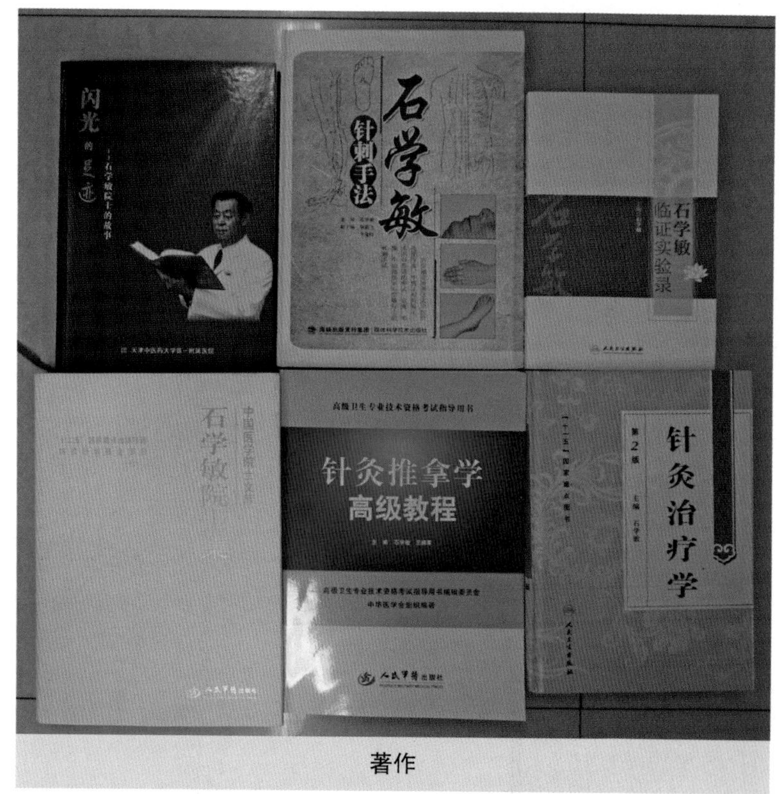

著作

【学术成果】

1. 论著

（1）《石学敏临证实验录》，人民卫生出版社2012年出版，石学敏主编。

（2）《针灸治疗学（2版）》，人民卫生出版社2011年出版，石学敏主编。

（3）《石学敏针刺手法学》，福建科学技术出版社2010年出版，石学敏主编。

（4）《针灸推拿学高级教程》，人民军医出版社2014年出版，石学敏主编。

（5）《石学敏院士集》，人民军医出版社2012年出版，石学敏主编。

2. 论文

（1）杜宇征．石学敏院士针刺治疗急症、疑难病症学术思想浅析．中国针灸，2010，30（12）：1025～1028。

（2）申鹏飞．石学敏经筋刺法临证经验浅析．辽宁中医杂志.2010，37（1）：20～21。

（3）张春红，等．石学敏治疗高血压病经验．中医杂志.2011，52（20）：1729～1730。

（4）杜宇征，等．石学敏院士对《灵枢·经脉》“厥”内涵的研究．中国针灸.2012，32（1）：43～46。

（5）杨阿根．石学敏针刺补泻手法量学切入点浅析．上海中医药杂志，2011，45（11）：32～34。

【人才培养】

培养传承人36人；年接待外地数百名进修人员。举办继续教育项目14次，国家级9次，市级

5次，总人数达2986人。

【成果转化】

中风病（脑梗死）、中风后痉挛性瘫痪、周围性面瘫、肩凝证的中医临床路径均成为行业标准。

【推广运用】

（一）诊疗方案

1. 中风病

治则：醒脑开窍。

取穴：内关、水沟、三阴交（患侧）、极泉（患侧）、尺泽（患侧）、委中（患侧）。

2. 吞咽障碍

治则：调神导气，滋补三阴，通关利窍。

取穴：风池、翳风（完骨）、三阴交、内关、水沟。

3. 郁证

治则：调神疏肝。

取穴：百会、风府、印堂、四神聪、太冲。

4. 血管性痴呆

治则：调神益智，平肝通络。

取穴：水沟、百会、四神聪及双侧内关、风池、太冲、丰隆。

5. 高血压病

治则：活血散风，调和肝脾。

取穴：人迎、曲池、合谷、足三里、太冲。

（二）运用及推广情况

以上诊疗方案已在48个全国针灸临床研究分中心推广。

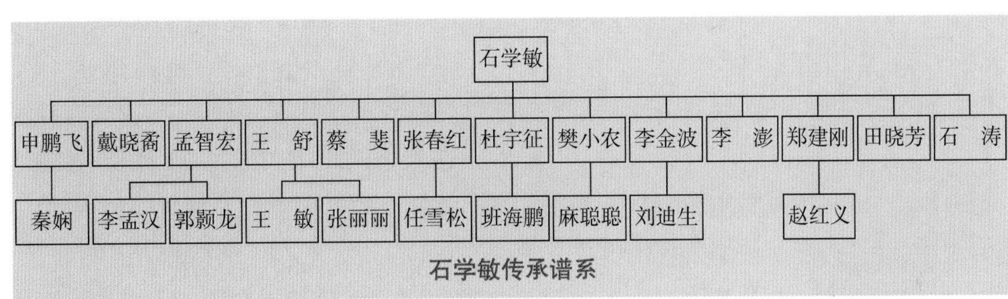

石学敏传承谱系

三、依托单位——天津中医药大学第一附属医院（见第155页）

赵玉庸

全国名老中医药专家传承工作室

一、老中医药专家

【个人简介】

赵玉庸，1940年出生，男，汉族，天津市人。河北中医学院中医内科学教授、主任医师、博士生导师。1962年毕业于天津中医学院，曾师承郭霭春、田乃庚、马新云等教授。曾任河北中医学院附属医院内科主任、中西医结合系主任、中西医结合医院院长、中西医结合学院内科教研室主任等职务。1992年起享受国务院颁发的政府特殊津贴。2009年获首届“河北省十二大名中医”荣誉称号。曾任中华中医药学会理事、内科及肾病分会委员，河北省中医药学会副会长、秘书长、内科及肾病专业委员会主任委员等职。

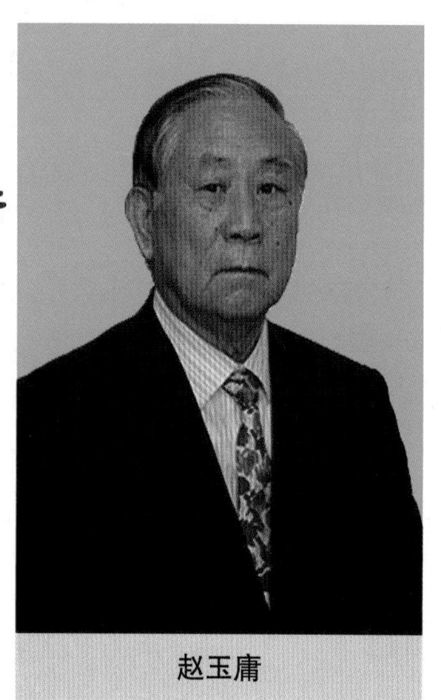

赵玉庸

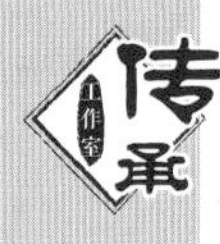

先后担任第2～5批全国老中医药专家学术经验继承工作指导老师。

第二批继承人：①董尚朴，河北中医学院基础医学院，教授；②赵红，河北医科大学附属第二医院中医科，主任医师。

第三批继承人：①檀金川，河北省中医院肾病科，主任医师；②段慧杰，河北省中医院心血管科，主任医师。

第四批继承人：①王月华，河北医科大学附属第三医院中西医结合肾病科，主任医师；②董绍英，石家庄市中医院肾病科，副主任医师。

第五批继承人：①潘莉，河北中医学院中西医结合学院，副教授；②魏华娟，石家庄市中医院肾病科，副主任医师。

主编《中西医结合内科学》《内科临床指南》《中国现代百名中医临床家丛书·赵玉庸》等著作20余部；发表“略论中医痛证病理”“肾络瘀阻病机学说及临床意义”等论文50余篇。

主持多项课题，研究成果获河北省科技进步奖。

【学术经验】

（一）学术思想

认为邪气犯络或久病入络可出现血行不畅、络脉失养、气滞、湿阻、痰结、热毒蕴结等病理变化，导致“肾络瘀阻”，阻碍全身气化功能，可致肾体受损，肾用失司。因此提出“肾络瘀阻”是慢性肾脏病病变核心和关键，治疗上倡导采用化瘀通络治法。

（二）临床经验

1.长于化瘀通络法治疗慢性肾脏病，善用虫类药

治疗慢性肾脏病时，在益气、活血、祛湿、清热等常规治法基础上，重视化瘀通络类药的应用。以益气活血通络为法，用虫类药为主，组成

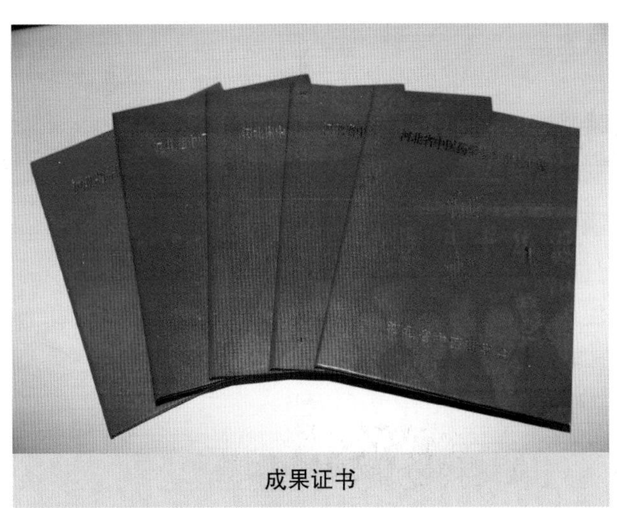
成果证书

了“肾络通”方剂（黄芪、丹参、川芎、当归、蝉蜕、地龙、僵蚕、乌梢蛇、龟板等），可用于治疗多种慢性肾脏病。

2. 分阶段治疗肾病综合征

糖皮质激素是治疗肾病综合征的主要药物，为“纯阳”之品，大剂量、长期服用可出现“阴虚内热”之象。在服用激素时，分阶段配合中药，既可提高激素的治疗效果，又能减轻副作用。起始足量阶段，治疗上应养阴清热，用六味地黄丸、知柏地黄丸加减；减量阶段，治以养阴解毒，用六味地黄汤加银花、连翘、地骨皮等；小剂量维持阶段，气阴两虚者用参芪地黄汤补益气阴，肾阳亏虚者以金匮肾气丸加减温阳补肾。

3. 慢性肾衰倡导大方复治，攻补兼施

慢性肾衰为本虚标实之证，本虚病变虽以脾肾为主，可伴有肺、肝、膀胱、三焦等脏腑功能失常；标实常以湿浊毒邪、瘀血为主，兼夹水邪、湿热、气滞、痰凝、外邪等病理因素。往往气、血、水同病，寒热并见，虚实夹杂，加之其病邪深痼，单一治法或小方难以奏效。故遣方用药集数法于一方，熔攻补于一炉，主张气血水同治、寒热兼施、通补结合，常将健脾补肾、益气补血、解毒利水、化瘀通络、清热祛湿、通腑泄浊、和胃降逆等治法有机组合。

【擅治病种】

1. 慢性肾炎、肾病综合征

擅用化瘀通络法治疗慢性肾炎、肾病综合征，常用自拟方剂有“肾络通”“慢肾消”（黄芪、元参、银花、土茯苓、当归、地龙、蝉蜕、龟板等）等。重视使用化瘀通络类药物，尤其虫蛇壳甲类通络药物，如蝉蜕、僵蚕、龟板、地龙、乌梢蛇、鳖甲、地鳖虫等。

2. 慢性肾衰竭

在泄浊解毒、健脾和胃等治法的基础上，主张化瘀通络贯穿疾病治疗始终。自拟肾毒清（黄芪、焦术、茯苓、猪苓、水牛角丝、土茯苓、当归、大黄、鬼箭羽等）和癸水清（水牛角丝、焦术、茯苓、土茯苓、积雪草、六月雪、龟板、蝉蜕、乌梢蛇、地龙、大黄等）等方剂。

二、传承工作室建设成果

【成员基本情况】

1. 负责人

陈志强，男，河北省中医院中医内科专业，主任医师。

2. 主要成员

郭登洲，男，河北省中医院中医内科专业，主任医师。

许庆友，男，河北中医学院中医内科专业，教授。

檀金川，男，河北省中医院肾病科，主任医师。

丁英钧，男，河北中医学院中医内科专业，教授。

【学术成果】

1. 论著

（1）《中国现代百名中医临床家丛书·赵玉庸》，中国中医药出版社2010年出版，许庆友、丁英钧主编。

（2）《中西医结合内科学》，中国中医药出版社2012年出版，陈志强、蔡光先主编。

（3）《中西医结合肾病学》，河北科学技术出版社2012年出版，檀金川、魏晓娜、张芬芳主编。

2. 论文

（1）王筝，等．肾络通对梗阻性肾病大鼠炎性介质及血清糖皮质激素诱导蛋白激酶1表达的影响．中医杂志，2014，01：53～56。

（2）王蕊，等．肾络通对梗阻性肾病大鼠氧化应激和细胞凋亡的影响．中医杂志，2014，09：778～781。

（3）丁英钧，等．赵玉庸治疗慢性肾衰竭经验．中医杂志，2012，13：1098～1100。

（4）董绍英，等．赵玉庸教授治疗局灶性阶段性肾小球硬化症的经验．中华中医药杂志，2011，07：1523～1525。

（5）王月华，等．赵玉庸辨治慢性肾衰竭经验．中医杂志，2011，12：1000～1001。

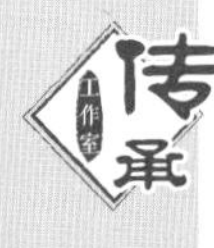

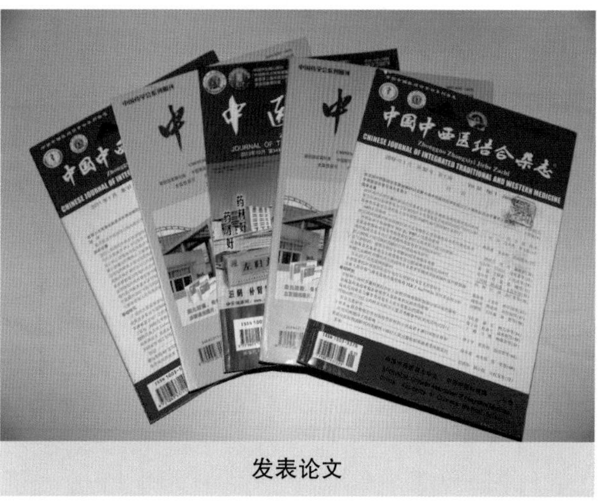

发表论文

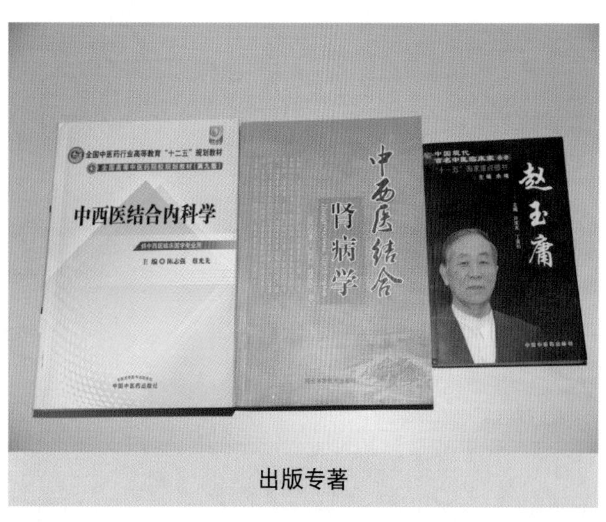

出版专著

【人才培养】

培养继承人15人次；接受硕士、博士、进修生、本科实习生300人次。举办国家级中医药继续教育项目3次，培训690人次。

【成果转化】

院内制剂：

1. 芪芍胶囊；功能主治：益气养阴，健脾补肾，活血通络。用于气阴两虚、脾肾不足、瘀血阻滞所致的面部及下肢浮肿，尿频量多，夜尿多，尿浑浊、有泡沫等症，属糖尿病肾病、糖尿病下肢血管病变等并发症而见上述证候者。

2. 肾络通胶囊；功能主治：益气养血，活血通络。用于慢性肾脏病、糖尿病肾病以蛋白尿为主要表现者。

【推广运用】

1. 肾病综合征

诊疗方案：辨证分肺肾气虚证、脾肾阳虚证、肝肾阴虚证、气阴两虚证，以肾络通为基础方，分别以玉屏风散合六味地黄丸、济生肾气丸合真武汤、知柏地黄丸、参芪地黄汤等辨证加减。

运用及推广情况：在河北省中医院运用推广，入组478例患者，完全缓解278例（占58.16%），部分缓解119例（占24.90%），有效58例（占12.13%），无效23例（占4.81%），总有效率为95.19%。

2. 慢性肾衰竭

诊疗方案：辨证分脾肾气虚证、气阴两虚证、脾肾阳虚证、肝肾阴虚证、阴阳两虚证，以肾络通为基础方，分别以香砂六君子汤、参芪地黄汤、实脾饮、六味地黄汤、金匮肾气丸等辨证加减。

运用及推广情况：在河北省中医院运用推广，入组576例患者，显效195例（占33.83%），有效201例（占34.96%），稳定106例（占18.42%），无效 74 例（占 12.79%），总有效率为 87.21%。

3. 糖尿病肾病

诊疗方案：据病情发展的不同阶段，分为早、中、晚期，以气虚、血虚、阴虚、阳虚、血瘀、痰湿、湿浊为基本证型，以肾络通为基础方辨证加减。

运用及推广情况：在河北省中医院运用推广，入组 264 例患者，显效 100 例（占 38.09%），有效 116 例（占 43.81%），无效 48 例（占 18.10%），总有效率为 81.90%。

三、依托单位——河北省中医院

【依托单位简介】

河北省中医院创建于 1979 年，为河北中医学院临床医学院，是集医疗、教学、科研于一体的综合性三级甲等中医院，国家药物临床研究机构（GCP），全国中医住院医师规范化培养基地。医院开设临床及医技科室 42 个，病区 16 个，病床 810 张。

【特色优势】

医院现有在职职工 975 名，其中高级职称 230 人，博士、硕士生导师 61 人，国医大师 1 名，享受国务院政府特殊津贴专家 6 人，省管优秀专家 4 人，河北省有突出贡献中青年专家 5 人，全国优秀中医临床人才 7 人。医院有国家临床重点专科 4 个，国家中医药管理局中医重点专科 8 个，国家中医药管理局中医重点学科 7 个，省级重点专科 12 个，国家及省级重点实验室、研究室 4 个，国家名老中医传承工作室 6 个。

医院坚持特色兴院，在中医药治疗脾胃病、肾病、肛肠病、心脑血管病、肺病、妇科病、周围血管病、骨关节病、眼病等方面特色鲜明，疗效显著。

【联系方式】

地址：河北省石家庄市中山东路 389 号

电话：0311-69095114

网址：http://www.hbszyy.cn

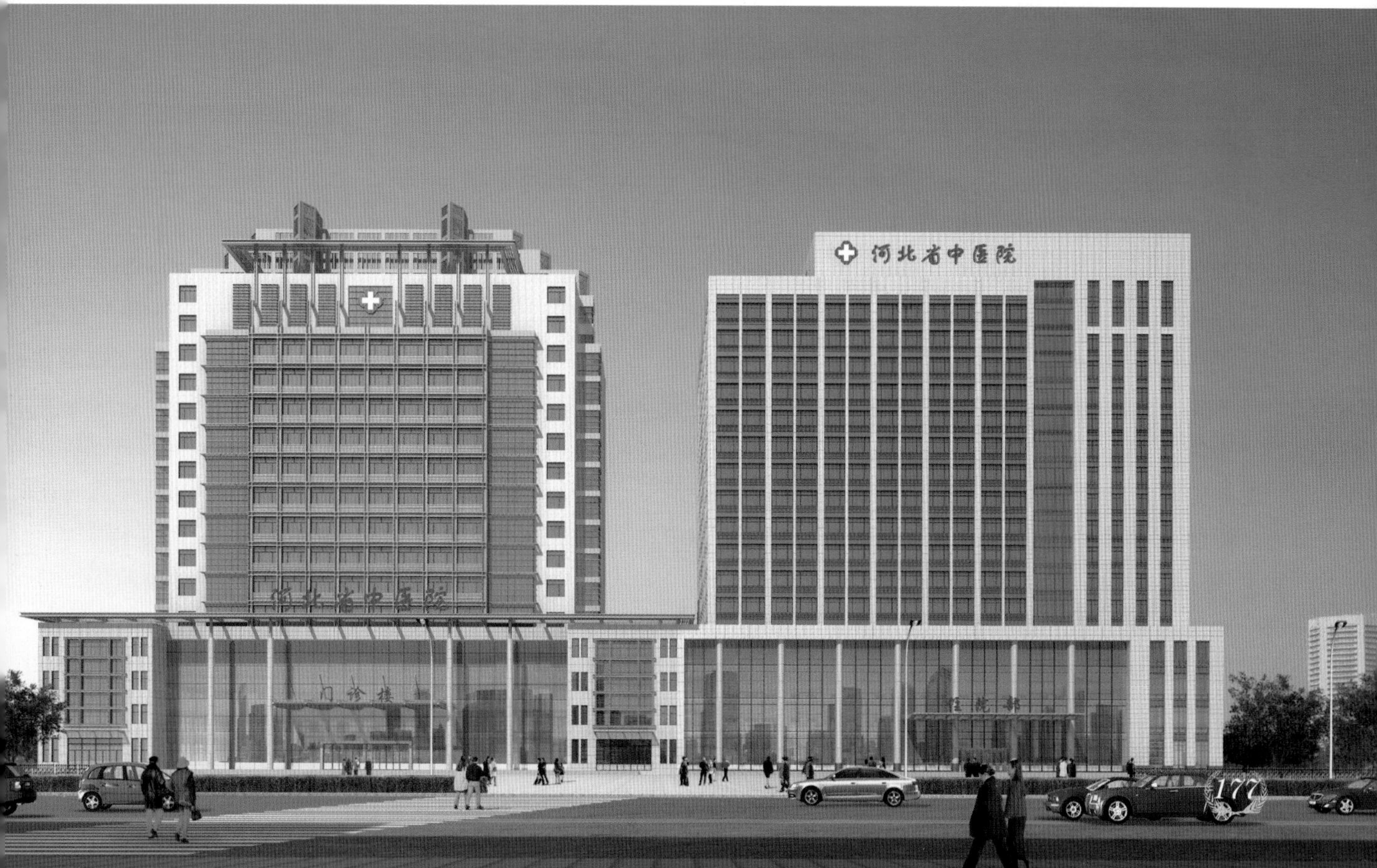

李士懋

全国名老中医药专家传承工作室

一、老中医药专家

【个人简介】

李士懋（1936—2015 年），男，汉族，山东黄县人。河北中医学院教授，主任医师。1962 年毕业于北京中医学院。1962 ～ 1979 年在大庆油田总院工作，1979 年后一直任教于河北中医学院，从事教学、临床、科研工作。2008 年获“河北十二大名中医”称号，2014 年获全国第二届“国医大师”称号。

李士懋

先后担任第 2 ～ 5 批全国老中医药专家学术经验继承工作指导老师。

第二批继承人：①王金榜，河北省中医院骨科，主任医师；②国万春，现在意大利从事中医工作。

第三批继承人：①张再康，河北中医学院医史各家教研室，教授；②郝宪恩，海南医学院中医学院，副教授。

第四批继承人：①王强，石家庄市中医院中医内科心脑血管病专业，主任医师、教授；②吕淑静，石家庄桥西医院中医内科专业，副主任医师；③王雪红，易县中医院中医内科心脑血管专业，副主任医师。

第五批继承人：①牛广斌，涉县中医院中医内科肿瘤专业，主任医师；②周红权，易县中医院中医内科专业，副主任医师；③张素杰，石家庄市中医院中医内科风湿免疫病专业，主任医师；④于海，石家庄市新华区石岗街道办事处社区卫生服务中心，副主任医师；⑤张明泉，河北中医学院中医基础理论教研室，教授。

主编《脉学心悟》《濒湖脉学求索》等；发表“温病本质的探讨”等学术论文 114 篇。

主持“降脂胶囊的临床和实验研究”等科研课题 6 项。

【学术经验】

（一）学术思想

1. 创立“平脉辨证”思辨体系

在临床上建立了“以脉诊为中心的辨证论治体系”以定证，以脉解舌。认为脉无假，舌亦无假，每种脉象、舌象的出现均有其内在的生理、病理学基础。中医的望、闻、问、切只是诊断疾病的顺序，并非言其主次。主张在望、闻、问诊的基础上以脉诊为中心辨证论治，法无定法，方无定方。

2. 对温病理论提出新的见解

认为温病的本质是郁热，不论哪个阶段，只要有热邪存在，其本质概为郁热。温病只分温热与湿温两类即可。温病的传变只分气分、血分传变。温病的治疗原则是清、透、滋。

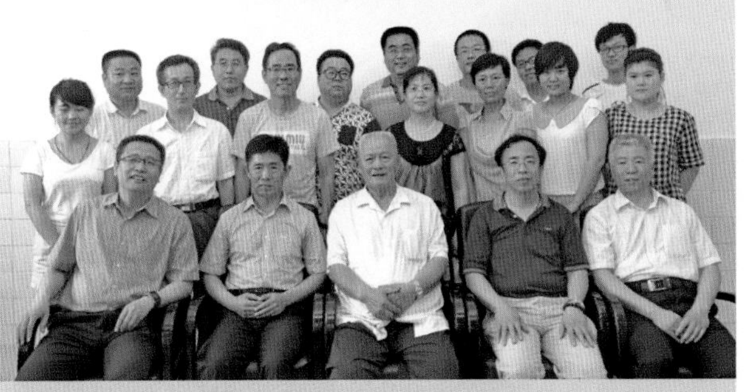

工作室参与十二五支撑课题

（二）临床经验

1. 息风止痉善用蜈蚣、全蝎

对于脉沉弦拘紧，即痉脉，或辨证属于风证，常加蜈蚣、全蝎息风止痉。

2. 治疗火郁证善用新加升降散

火郁证的特征是：①脉：典型的火郁脉为沉而躁数。②舌：轻者舌质可无改变，重者舌边尖红，舌尖起粟点、舌绛而少津，甚至绛紫干敛，或舌謇。③面色：红而滞。④神志：轻者心烦少寐，重则谵语、狂躁，甚至昏厥。⑤症：内呈一派热象，如渴喜冷饮，口秽喷人，气粗喘促，胸膈灼热，溲赤便结或下利臭秽等；外呈一派寒象，如恶寒肢厥，甚至通体皆厥，或脘腹冷、背冷等。

火郁证的治疗常用新加升降散（僵蚕、蝉蜕、姜黄、大黄、栀子、豆豉、连翘、薄荷）等。

3. "发汗法"不仅用于表证，也可以用于里证

发汗法有正汗、邪汗、辅汗三法（频服、温覆、啜粥），外邪袭表引起的表证当发汗以驱邪，使邪从汗解。对于里证，只要具备痉、寒、痛三个特征，发汗法概可用之，不为西医诊断所束缚。阳虚者温阳发汗，阴虚者滋阴发汗，气血两虚者益气补血发汗，阴阳两虚者阴阳双补发汗，若有兼邪者当相兼而治。

【擅治病种】

1. 心脑系统疾病

以脉诊为中心，平脉辨证治疗心脑系统疾病。常用方剂有黄连温胆汤、三甲复脉汤、血府逐瘀汤、真武汤等。

2. 肿瘤

对于肿瘤治疗首分虚实，平脉辨治。临床用药注重顾护正气，提倡"人瘤共存"。在平脉辨治基础上加西黄丸。

3. 发热

对于发热平脉辨证，审症求因，动态辨证治疗。常用方剂有新加升降散、达原饮、补中益气汤、理阴煎等。

二、传承工作室建设成果

【成员基本情况】

1. 负责人

王四平，男，河北中医学院中医内科专业，教授。

2. 主要成员

牛广斌，男，涉县中医院中医肿瘤专业，主任医师。

张素杰，女，石家庄市中医院中医内分泌专业，主任医师。

周红权，男，易县中医院中医内科专业，副主任医师。

杨阳，女，河北中医学院中医内科专业，副教授。

【学术成果】

1. 论著

（1）《平脉辨证三年跟师记》，中国中医药出版社 2013 年出版，王四平主编。

（2）《汗法临证发微》，人民卫生出版社 2011 年出版，李士懋、田淑霄主编。

（3）《溯本求源平脉辨证》，中国中医药出版社 2012 年出版，李士懋、田淑霄主编。

（4）《火郁发之》，中国中医药出版社 2012 年出版，李士懋、田淑霄主编。

2014 全国中医学派学术研讨会
主办单位：中华中医药学会　承办单位：河北中医学院河北中医学派研究室

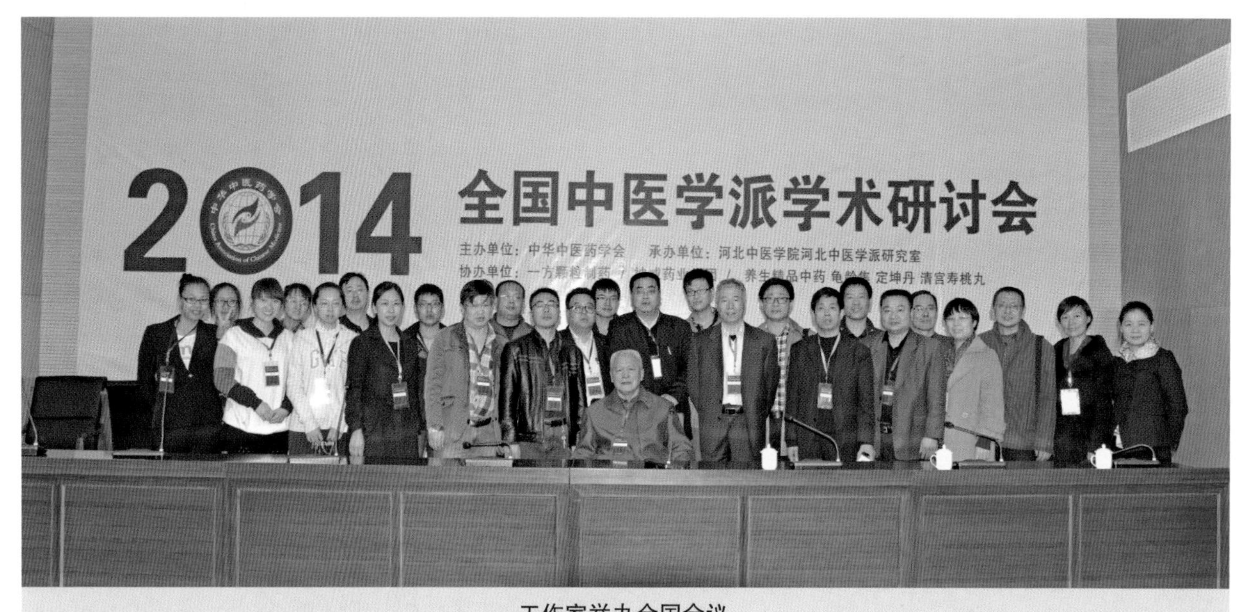

工作室举办全国会议

（5）《平脉辨证传承实录百例》，中国中医药出版社 2012 年出版，李士懋主编。

2. 论文

（1）王四平，等 . 李士懋论汗法，中医杂志，2013，54（4）：283 ～ 285。

（2）张腾，等 . 李士懋教授升降散运用举隅，新中医，2011，43（2）：175 ～ 176。

（3）路广林，等 . 李士懋教授应用益气养阴汤经验 . 北京中医药大学学报（中医临床版），2011，18（4）：26 ～ 28。

（4）李桂 . 李士懋经方应用经验体悟，中医杂志，2012，53（6）：464 ～ 465。

【人才培养】

培养继承人 12 人；接受进修、实习生 100 人次。举办国家级和省级中医药继续教育项目 1 次，培训 260 人次。

【推广运用】

（一）诊疗方案

治疗咳嗽，风寒犯肺证用小青龙汤加减，风热犯肺证用桑菊饮或银翘散加减，风燥伤肺证用桑杏汤加减，痰湿蕴肺证用二陈汤加减，痰热郁肺证用黄连温胆汤加减，木火刑金证用泻青丸加减，土不生金证用补中益气汤加减。

（二）运用及推广情况

该诊疗方案在河北省中医院以及基层医院推广运用，效果良好。

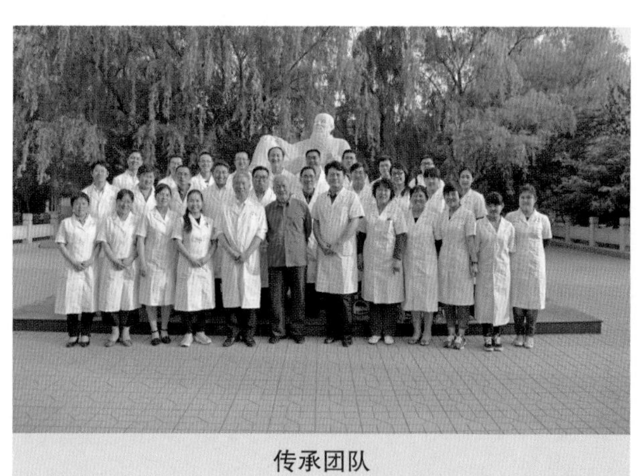

传承团队

三、依托单位——河北省中医院（见第 177 页）

邢月朋

全国名老中医药专家传承工作室

一、老中医药专家

【个人简介】

邢月朋（1940—2013），男，汉族，河北无极人。石家庄市中医院主任医师，教授，博士生导师。1959年开始在河北省中医进修学校附属医院学习中医，拜河北省著名中医胡东樵为师，1964年出师后一直在石家庄市中医院从事中医临床工作。是河北省首届名中医，曾担任石家庄市中医院副院长、石家庄市中医学会理事长等职务。

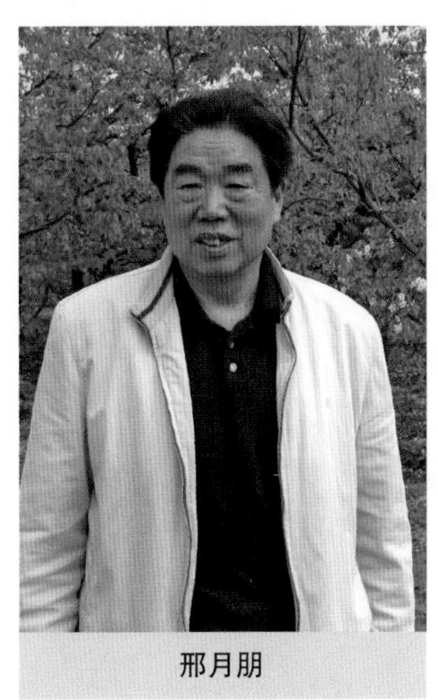
邢月朋

担任第2～5批全国老中医药专家学术经验继承工作指导老师。

第二批继承人：①于慧卿，石家庄市中医院心病专业，主任医师；②晏青，石家庄市中医院外科专业，主任医师。

第三批继承人：①李武卫，石家庄市中医院心病专业，主任医师；②郭秋红，河北中医学院，教授。

第四批继承人：①张建强，石家庄市中医院脉管病专业，主任医师；②唐静，石家庄市中医院心病专业，主任医师。

第五批继承人：①魏运湘，石家庄市中医院心病专业，副主任医师；②高慧，石家庄市中医院心病专业，副主任医师。

主编《内科临床指南》；发表"葶苈生脉五苓散治疗慢性充血性心力衰竭"" 养心定悸冲剂治疗快速性心律失常的临床研究"等10余篇论文。

主持"中药神支精胶囊治疗冠心病室性早搏的临床研究"" 大运丸治疗缓慢心律失常临床研究""等科研课题8项。

【学术经验】

（一）学术思想

倡导中医为体、西医为用的辨证论治观，强调精研医理，勤求古训，圆机活法；倡导辨证与辨病、辨证相结合，方证对应；辨证论治以气血为先，虚实为要；注重整体观念，五脏相关；倡导参融西学，体用有序；主张中医实践经验与科学实验相结合，以期实现中医理论的突破。

（二）临床经验

1. 补益宗气治疗善太息

宗气不足为善太息的病机根本，应调补宗气、畅达气机，创制益气升降汤（黄芪、党参、麦冬、五味子、枳实、桔梗、甘草、知母）治疗。

2. 益气活血、利水涤饮治疗心衰

心力衰竭证属本虚标实，气虚为本，瘀血、水泛为标，宗气亏虚为始发之根本，并贯穿全程。以葶苈生脉五苓饮（葶苈子、党参、麦冬、五味子、茯苓、猪苓、泽泻、白术、桂枝）为基本方治疗。

3. 治病求本，塞因塞用

强调治病求本，塞因塞用，如用李东垣之益气聪明汤益气升清开窍，治疗上窍闭塞之头昏、目障、鼻塞、耳鸣、耳聋症；益气升降汤补气固本、调畅气机，治疗上焦闭塞之善太息症；补中益气汤补气健脾升阳，以补为通，治疗便秘症；一贯煎治疗下焦肝肾不足、气机升降失常之腹胀；十全大补汤治疗闭经。

【擅治病种】

1. 冠心病

强调冠心病治疗应补益宗气，采用益气升降汤治疗。冠心病发病日久而气血亏乏、阴阳两虚，治疗以补气养血、温助心阳为法，方用十全大补汤加减。

2. 高血压

辨治高血压首先辨虚实，实证中肝火上炎型治以平肝潜阳、滋养肝肾，用夏枯草汤加减；痰浊中阻型治以燥湿祛痰，用半夏白术天麻汤为主；风入脑髓型治以祛风解表、清脑定眩，用祛风定晕汤为主。虚证中肝肾阴虚型治以滋补肝肾，用杞菊地黄丸；气血亏虚证治以补养气血，用十全大补汤；脾不升清型治以益气升清，用益气聪明汤加减；阴阳两虚型治以调补阴阳，用地黄饮子加减。

二、传承工作室建设成果

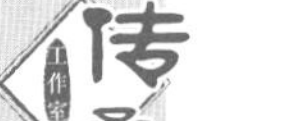

【成员基本情况】

1. 负责人

于慧卿，女，石家庄市中医院心病一科，主任医师。

2. 主要成员

晏青，男，石家庄市中医院外科，主任医师。

李武卫，男，石家庄市中医院心病二科，主任医师。

郭秋红，女，河北中医学院，教授。

张建强，男，石家庄市中医院脉管一科，主任医师。

唐静，女，石家庄市中医院心病二科，主任医师。

【学术成果】

1. 论著

（1）《先道易复——邢月朋临床经验学术思想辑要》，中医古籍出版社 2010 年出版，于慧卿、李武卫主编。

（2）《先道悟新——邢月朋临床经验学术思想传承辑要》，天津科技出版社 2014 年出版，张建强、于慧卿、李武卫主编。

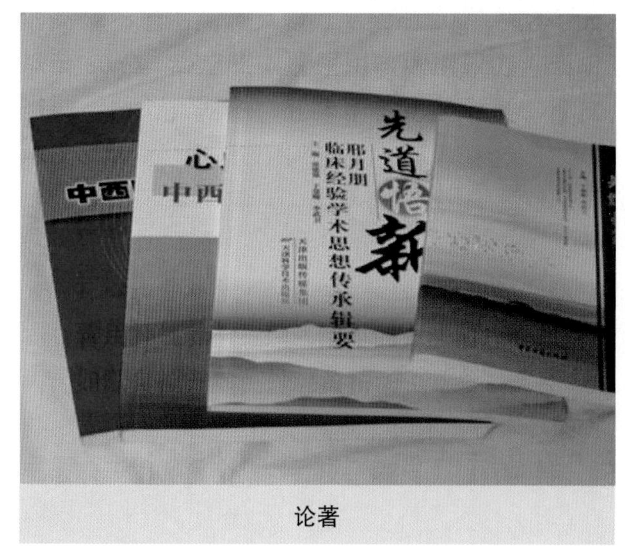

论著

2. 论文

（1）于慧卿．邢月朋分期治疗慢性心力衰竭经验．四川中医，2013，31（6）：6 ～ 7。

（2）李武卫．通心散治疗冠心病心绞痛疗效观察及机理研究．新中医，2013，45（7）：14 ～ 15。

（3）郭秋红．葶苈生脉方对心衰大鼠 Raas 及心肌组织 AT1mRNA 表达的影响．中华中医药杂志，2010，25(10)：1654 ～ 1656。

（4）张建强．邢月朋治疗眩晕经验．河北中医，2012，34（7）：967 ～ 969。

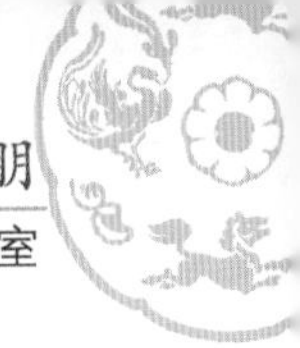

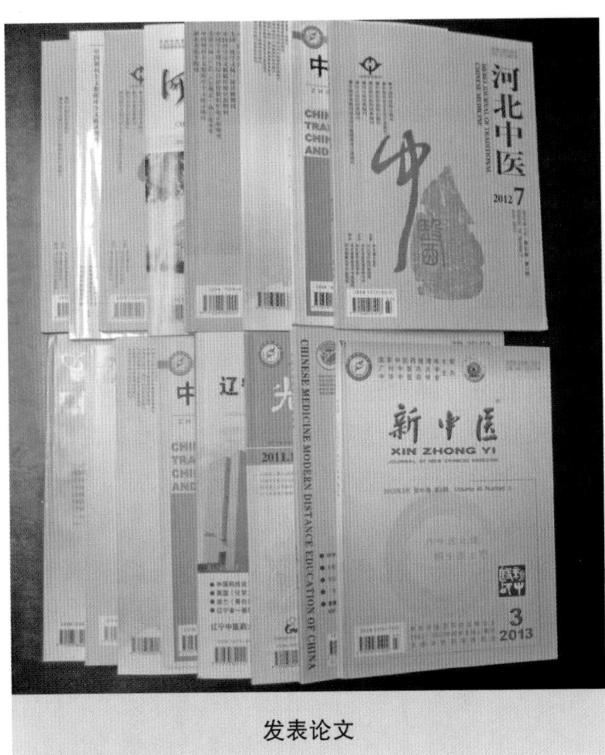

发表论文

（5）唐静．邢月朋辨治高血压病经验．辽宁中医药大学学报，2011，13（2）：18～19。

【人才培养】

培养传承人10人；接受进修、实习100多人次。举办省级中医药继续教育项目2次，培训350人次。

【推广运用】

（一）诊疗方案

1.慢性充血性心力衰竭

辨证分宗气亏虚、水泛心肺、气虚血瘀、阳虚水停等证型。方药选益气升降汤、葶苈生脉五苓饮、益气升降汤合桃红四物汤、真武汤合葶苈生脉五苓饮。

2.冠心病心绞痛

辨证分气滞血瘀、风阻血瘀、血瘀阳亢、痰湿壅盛、宗气不足、阴虚火旺、阴阳两虚、心脾两虚证型。方药选血府逐瘀汤、身痛逐瘀汤、血府逐瘀汤合夏枯草汤、瓜蒌薤白半夏汤、益气升降汤、地骨皮五参汤、十全大补汤、归脾汤。

3.高血压病

辨证分阴虚阳亢、痰浊中阻、瘀血阻窍、肝火上炎、气血亏虚、脾不升清型。方药选天麻钩藤饮、半夏白术天麻汤、桃红四物汤、夏枯草汤、归脾汤、益气聪明汤。

4.心律失常

辨证分宗气不足、心虚胆怯、心脾两虚、心肾阴虚、瘀血阻络、痰浊阻滞、邪毒犯心、寒热错杂等型。方药选益气升降汤、安神定志丸、归脾汤、养心定悸汤、血府逐瘀汤、导痰汤、银翘散、乌梅丸。

（二）运用及推广情况

以上4个诊疗方案已在石家庄市中医院及桥东区社区服务站推广应用。

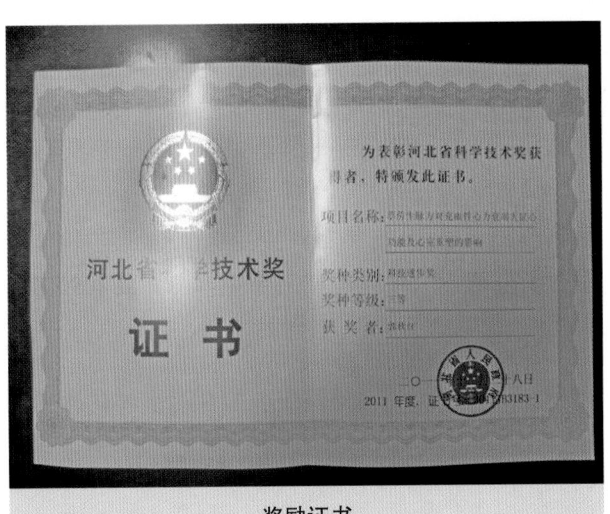

奖励证书

三、依托单位——石家庄市中医院

【依托单位简介】

石家庄市中医院始建于1956年，是集医疗、教学、科研、保健、产业、文化于一体的三级甲等中医院，是河北医科大学附属医院，国家中医药管理局重点中医院、重点研究室项目建设单位。医院占地22亩，建筑总面积近5万平米，编制床位714张，年门急诊量67万人次，年收住院1.9万人次。

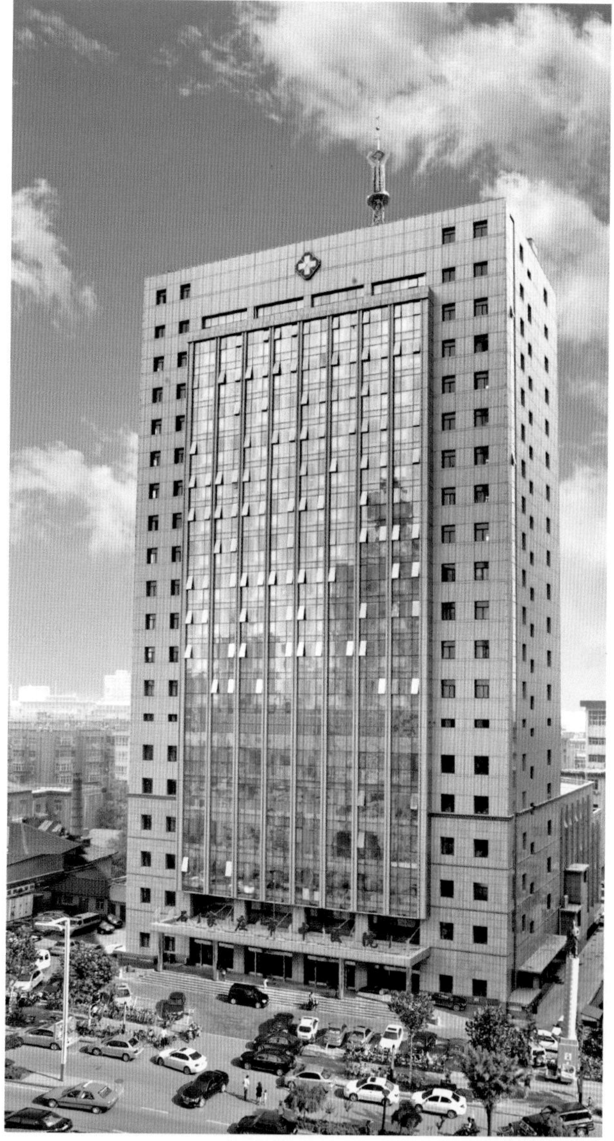

【特色优势】

医院有国家重点中医专科和重点学科建设单位5个（皮肤、针灸、脑病、护理、肛肠），河北省重点中医专科和省重点中医专科建设单位5个（胃肠病、心病、脑病、脉管病、肾病），石家庄市重点中医专科和重点发展学科6个。医院有全国老中医药专家学术经验继承工作指导老师2名，省、市级名中医33名，有博士学位者10人，有硕士学位者211人。医院在诊治疑难杂症、心脑血管病、皮肤病、肛肠病等方面具有一套独特的诊疗方法，在社会享有较高知名度。

【联系方式】

地址：河北省石家庄市中山西路233号
电话：0311-85511616
网址：www.sjzzyy.com

李英杰

全国名老中医药专家传承工作室

河北省

一、老中医药专家

【个人简介】

李英杰，1939年生，男，汉族，河北深州市人。衡水市中医医院主任医师。1966年北京中医学院毕业后分配到青海省黄南藏族自治州人民医院工作，1985年至今在衡水市中医医院工作，历任科主任、副院长、名誉院长。是河北省首届名中医。

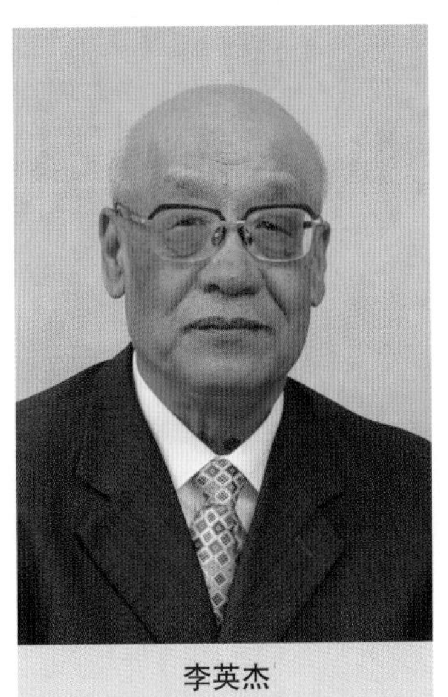
李英杰

担任第3～5批全国老中医药专家学术经验继承工作指导老师。

第三批继承人：①李萍，衡水市中医医院中医内科心血管病专业，主任医师。②刘银鸿，衡水市中医医院中医内科脾胃病专业，主任医师。

第四批继承人：曹清慧，衡水市中医医院中医内科糖尿病专业，副主任医师。

第五批继承人：①王振强，沧州市中西医结合医院中医内科脾胃病专业，主任医师。②贾卫华，衡水市中医医院针灸专业，副主任医师。

著有《李英杰医案》；发表论文“咽炎乐口服液治疗急性咽炎200例临床观察”等2篇；主持“香蔻汤治疗泄泻临床经验研究与新药开发”等课题。

【学术经验】

（一）学术思想

主张“万病祟脾”论，认为任何疾病的发生与发展，向愈与恶化，都与脾胃功能密切相关。主张临证辨别证候多从脾胃着手，治疗疾病多从脾胃论治，病后调理、养生之道亦以健脾为要。

（二）临床经验

1. 治疗脾胃病临床经验

治疗脾胃病以通为要，调畅气血，疏通气机。寒邪入中者用良附丸加减；食积者用保和丸加减；湿热者用香连丸、二陈汤、三仁汤加减；血瘀者用金铃子散、失笑散、丹参饮加减；胃阴不足者用一贯煎加减；胆胃不和者用自拟胃乐汤（白芍、元胡、佛手、吴茱萸、黄连、蒲公英、白花蛇舌草、三七、炙甘草）加减。

2. 治疗食管炎、胆汁反流性胃炎经验

强调食管炎、胆汁反流性胃炎的核心病机为胆胃不和，即胆火犯胃、气滞血瘀。治以疏肝利胆和胃、行气止痛。药用柴胡疏肝散、四逆散、金铃子散、左金丸加减。

3. 脾胃病用药特点

治疗消化系统疾病多以温和求之。脘腹胁胀多用柴胡疏肝、二陈、四君、理中、健中、温胆、逍遥、良附之辈；泄泻多施参苓白术、三仁、香连之属。乌附之品较少应用，大黄之量不过钱分，少用大辛大热、大苦大寒而施以温运和通。

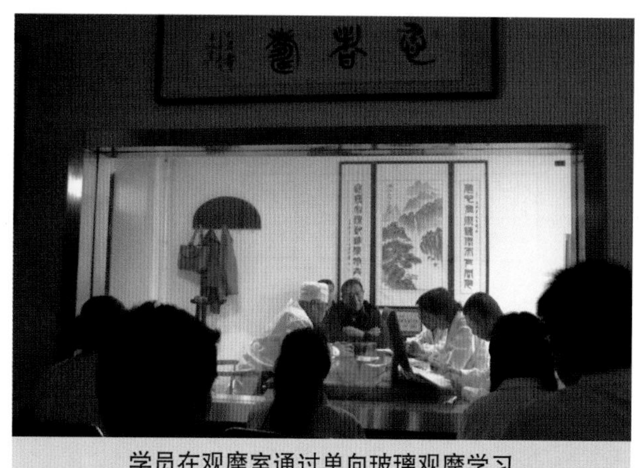
学员在观摩室通过单向玻璃观摩学习

4. 治疗冠心病临床经验

肝郁气滞型用柔肝解郁汤加减；心肾阴虚型用左归饮合黄连阿胶汤加减；心肾阳虚型用炙甘草汤合右归饮加减；痰湿中阻型用三仁汤加减；痰浊闭肺型用瓜蒌薤白半夏汤合苏子降气汤加减；痰火扰心型用黄连温胆汤加减。

5. 肝硬化治疗三原则

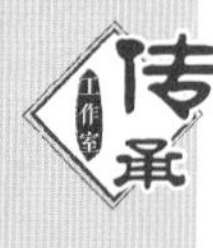

活血化瘀为治疗肝硬化的第一法则。选用性味平和之品，缓攻渐磨，尽量避免使用三棱、莪术等破血孟浪之品，善用桃仁、当归、丹参、赤芍、山楂等养血活血之品，祛瘀而不伤正气。若病程较长，肝脾肿大者，加用制龟板、醋鳖甲、牡蛎等软坚散结之品。益气健脾和胃为治疗肝硬化的第二法则，贯穿肝硬化治疗始终，常用太子参、黄芪、茯苓、陈皮、半夏、鸡内金、苏梗等，补气行气相结合，补而不滞。补益肝肾为治疗肝硬化的第三原则，并主张肝肾同治，阴阳并补，常用生地、麦冬、女贞子、仙灵脾、桑寄生、菟丝子等。

【擅治病种】

1. 胃脘痛

调畅气血，疏通壅滞。寒者用良附丸加减；食积者用保和丸加减；湿热者用香连丸加减；血瘀者用丹参饮合失笑散加减；胃阴不足者用一贯煎加减。

2. 胆瘅

柔肝利胆，消食和胃。治以胃乐胶囊（白芍、元胡、佛手、吴茱萸、黄连、蒲公英、白花蛇舌草、三七、炙甘草）。

3. 脾肾阳虚泄泻

温补脾肾，益火生土。治以香蔻汤（煨肉蔻、丁香、草蔻、白蔻、茯苓、淮山药、木香、木瓜、乌贼骨、甘草）。

二、传承工作室建设成果

【成员基本情况】

1. 负责人

马艳东，男，衡水市中医医院中医内科肺病、心血管病专业，主任医师。

2. 主要成员

李萍，女，衡水市中医医院心血管病科，主任医师。

刘银鸿，女，衡水市中医医院脾胃病科，主任医师。

王玉栋，男，衡水市中医医院肺病科，副主任医师。

曹清慧，女，衡水市中医医院糖尿病科，副主任医师。

贾卫华，女，衡水市中医医院针灸科，副主任医师。

【学术成果】

1. 论著

《李英杰医案》，中医古籍出版社 2011 年出版，马艳东、曹清慧主编。

2. 论文

（1）马艳东．李英杰万病崇脾治论．河北中医，2011，33（2）：165 ～ 166。

（2）马艳东．李英杰论治消化病思辨特点．河北中医，2011，33（3）：325 ～ 326。

（3）曹清慧．李英杰调理脾胃法在心血

管疾病中的应用.河北中医，2010，32（8）：1125～1127。

（4）刘银鸿.李英杰老师膈下逐瘀汤临床应用举隅.中国中医药现代远程教育，2011，8：92～93。

（5）田红军.李英杰老师调理脾胃法治疗眩晕经验.中国中医急症，2012，21（10）：1583～1586。

（6）曹清慧.李英杰主任医师从脾肾论治消渴经验.中国中医急症，2012，21（11）：1751～1753。

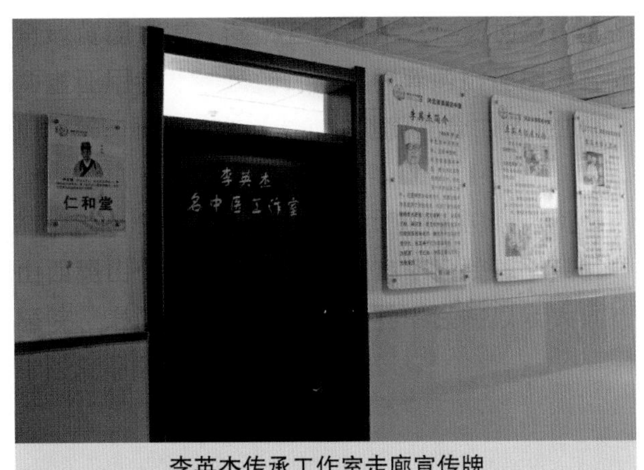

李英杰传承工作室走廊宣传牌

【人才培养】

培养继承人9人；接受进修、实习人员16人。

【推广运用】

（一）诊疗方案

1. 胆瘅

胆胃不和型用自拟胃乐汤加减，脾胃湿热型用藿朴夏苓汤加减，胃络瘀血型用失笑散合丹参饮加减，脾胃虚弱型用理中汤加减，胃阴不足型用沙参麦冬汤加减。

2. 胃脘痛

肝胃不和型用香苏饮合柴胡疏肝散加减，瘀血阻络型用四合汤、膈下逐瘀汤加减，脾胃虚寒型用理中汤加减，湿热中阻型用连朴饮加减，胃阴不足型用益胃汤加减。

3. 泄泻

脾胃虚弱型用参苓白术散加减，脾胃虚寒型用附子理中汤加减，脾气下陷型用补中益气汤加减，脾肾阳虚型用自拟香蔻汤加减，肝郁脾虚型用痛泻要方加减，脾虚湿盛型用三仁汤加减。

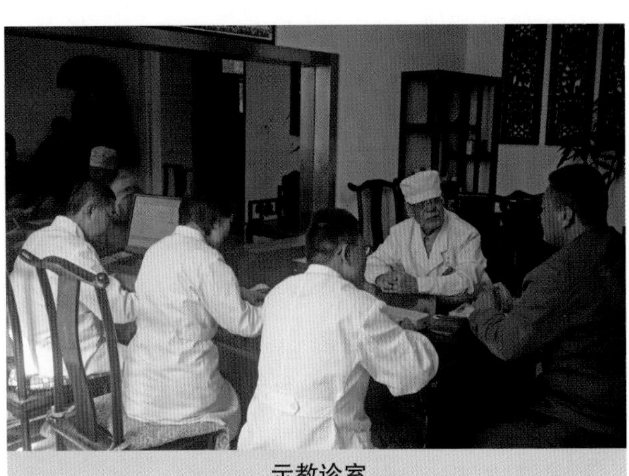
示教诊室

（二）运用及推广情况

以上诊疗方案已在衡水市中医医院脾胃科、衡水市中华办社区卫生服务中心推广应用。

三、依托单位——衡水市中医医院

【依托单位简介】

衡水市中医院始建于1983年，隶属衡水市卫生局。医院占地面积24亩，拥有临床科室20个，医技科室7个，开设床位260张，是一所集临床医疗、教学、科研于一体的二级甲等中医医院。

【特色优势】

医院现有职工354人，其中卫技人员296人，高级职称40人，中级职称45人，具有硕士学位者10人，国家、省级中医师带徒指导老师各1人，河北省名中医3人，衡水市名中医3人。医院有全国名老中医传承工作室1个，河北省名老中医传承工作室2个，国家重点中医专科1个，省级重点中医专科4个，省重点中医药研究室1个。

肺病科是国家重点中医专科，在中医药治疗COPD、支气管哮喘、支气管扩张、肺气肿、肺心病、肺部肿瘤、肺间质纤维化、反复感冒、顽固性咳嗽等方面积累了丰富的临床经验。

脾胃病科是省级重点专科，采用中药内服与特色疗法综合治疗胃痛、胃痞、腹胀、腹泻、便秘等疾病，收效甚佳，尤其是中药内服加灌肠治疗溃疡性结肠炎疗效显著。

心血管病科是省级重点专科，采用两步五法治疗慢性心衰，应用冠心止痛膏穴位敷贴治疗胸痹心痛，运用沐足疗法、耳穴贴敷、中药茶饮等治疗高血压病，效果显著。

脑病科是省级重点专科，开展“醒脑开窍”针刺法、“经颅超声溶栓”治疗中风病，疗效甚佳。

【联系方式】

地址：河北省衡水市胜利西路446号
电话：0318-2183630，0318-2685015
网址：http://www.hsszyyy.com

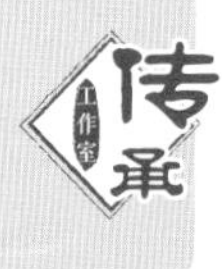

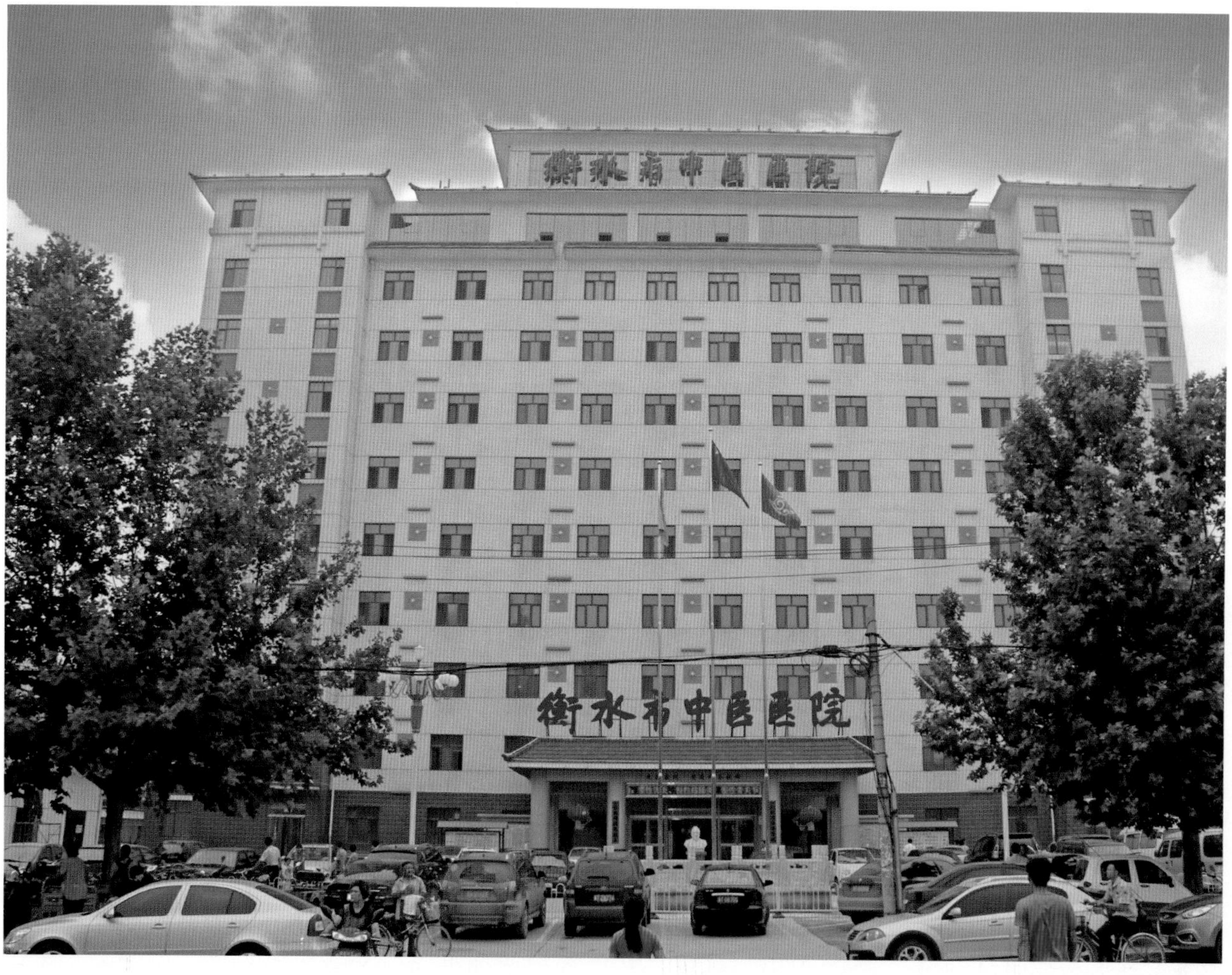

陈益昀

全国名老中医药专家传承工作室

一、老中医药专家

【个人简介】

陈益昀，1933年生，男，汉族，天津市静海县人。河北省保定市中医院主任医师、教授。出身中医世家，自幼随父学医，尽得其传，18岁独自悬壶，20岁名噪乡里。1953年参加河北省中医进修学校学习，1954年被分配到静海县医院工作。1957年考入河北中医学院，1962年毕业后分配到河北省中医研究院工作，后在保定地区中医院、保定市医训队、保定市妇幼保健院和保定市中医院从事医疗、教学、科研和管理工作。2009年获河北省“首届十二大名中医”称号。

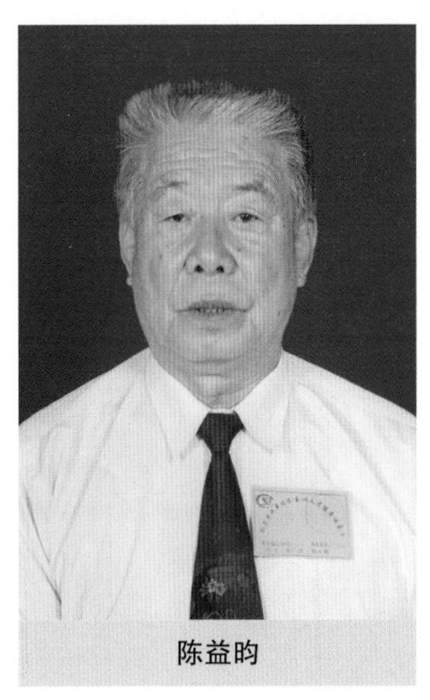
陈益昀

先后担任第2～4批全国老中医药专家学术经验继承工作指导老师。

第二批继承人：①米会平，河北省保定市中医院中医内科专业，主任医师；②韩晨钟，河北省保定市中医院中医内科专业，副主任医师。

第三批继承人：①赵玉清，河北省定州市人民医院中医内科专业，副主任医师；②王晓静，河北保定市恒兴中西医结合医院中医内科专业，副主任医师。

第四批继承人：张占玲，河北省保定市第一中医院中医儿科专业，主任医师。

主要编著有《中医临床验方》《中医晋升考试必读》等；发表“刘守真考”“试论肝脏与妇科病的关系”等40余篇论文。

主持“五子仙鹿丸治疗女性不孕症临床研究”等科研课题10余项。

【学术经验】

（一）学术思想

1. 遵循“百病生于气”

遵循古训“百病生于气”的发病观，提出“百病之起不离气病，百病之生气病为先”的学术观点。认为气机不畅、气化失司是病变之源；肝主疏泄，藏疏有度，为升降之枢。在临床上尤其重视肝、脾胃气机之升降。

2. 人工周期疗法

根据月经期、月经后期、排卵期、排卵后期人体脏腑气血、冲任阴阳的变化，主张用中药建立规律的人工周期，创中药人工周期疗法治疗不孕症新思路。

（二）临床经验

1. 重视气机升降

脏腑气机协调，气血津液流畅，升降出入有常，才可百病不生。临证重视脾胃气机之升降，常选柴胡、升麻、荆芥、羌活、防风等以升清，川朴、陈皮、晚蚕砂、蒲公英、何首乌等以降浊，临证每获良效。

2. 辨证准确则祛瘀勿虑过多

在治疗盆腔炎、宫外孕、痛经、功能性子宫出血时，不可因其经行量多而误用滋阴养血之品，只要见血色深有血块、腹痛拒按、血块下痛止、舌有瘀斑、脉象弦涩等气滞血瘀证者，均可酌加活血化瘀药，如桃红四物汤加减。

3. 温阳生精治疗男性不育症

温补脾肾、温阳生精治疗男性不育症，方用五子衍宗丸加减，常用药有何首乌、淫羊藿、菟丝子、枸杞子、五味子、覆盆子、桑椹、黄精、黄芪、当归、丹参、熟地黄、山药等。

4. 内外合治乳腺增生

自拟散结饮（夏枯草、海藻、浙贝母、瓜蒌、生牡蛎、鹿角霜、柴胡、郁金、当归、穿山甲、三棱、莪术、青皮）内服，自拟散结煎（乳香、没药、姜黄、艾叶、木瓜、黄柏、胆南星、蜈蚣、米醋）湿热敷。

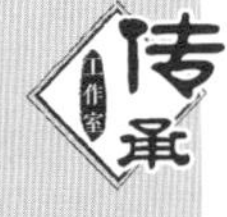

5. 三型论治盆腔炎

分为实热型、湿热郁结型和寒凝气滞型。分别处以自拟银翘汤（银花、连翘、红藤、板蓝根、赤芍、丹参、川楝子、香附、乳香、没药）、茵苓汤（猪苓、茵陈、川柏、银花、连翘、车前子、赤苓、桃仁、红花、香附、赤芍）、姜桂汤（肉桂、炮姜、当归、川芎、赤芍、乳香、没药、五灵脂、广木香、香附）加减，配合外敷和灌肠等方法综合治疗。

【擅治病种】

1. 崩漏

出血期重在补气养血、固冲止血，止血后重在补虚扶正、健脾益肾。常用固冲汤、归脾汤、六味地黄汤加减。

2. 人工周期疗法治疗不孕症

（1）月经期：活血化瘀，方用桃红四物汤加减。

（2）月经后期：滋养肾阴，培补气血，方用自拟促卵泡发育合剂（女贞子、何首乌、旱莲草、当归、枸杞子、肉苁蓉、山萸肉、菟丝子、龟板）。

（3）排卵期：培补肾元，活血调气，方用自拟促排卵汤（山萸肉、赤芍、川芎、山药、熟地黄、枸杞子、全当归、路路通、王不留行、醋香附、菟丝子）。

（4）排卵后期：以温补肾阳为主，佐以滋肾阴法，方用自拟促黄体汤（紫石英、菟丝子、鹿角胶、香附、枸杞子、仙灵脾、桑寄生、杜仲炭、狗脊）。

二、传承工作室建设成果

【成员基本情况】

1. 负责人

王延丰，男，河北保定市中医院内科专业，主任医师。

2. 主要成员

张会琴，女，河北省保定市中医院内科专业，主任医师。

王改仙，女，河北保定市中医院内科专业，主任医师。

李丽萍，女，河北保定市中医院内科专业，主任医师。

王久玉，男，河北保定市中医院内科专业，主治医师。

【学术成果】

论著

《当代名老中医典型医案集（妇科分册）》，人民卫生出版社 2009 年出版，王延丰编委。

2. 论文

（1）陈益昀．中药内服外用治疗老年性阴道炎 56 例．山东中医杂志，2010，4：249 ～ 250。

（2）陈益昀．艾灸结合中药治疗卵巢功能早衰．山西中医，2010，5：29 ～ 30。

（3）张占玲．陈益昀治疗青春期功能性子宫出

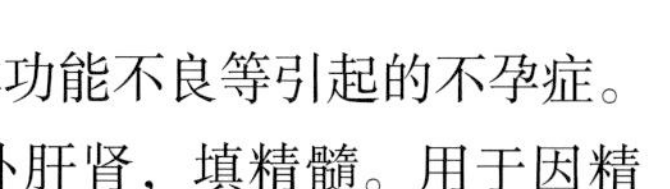

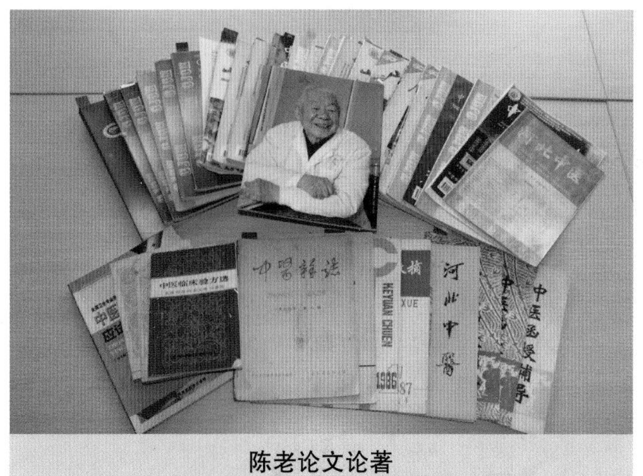

陈老论文论著

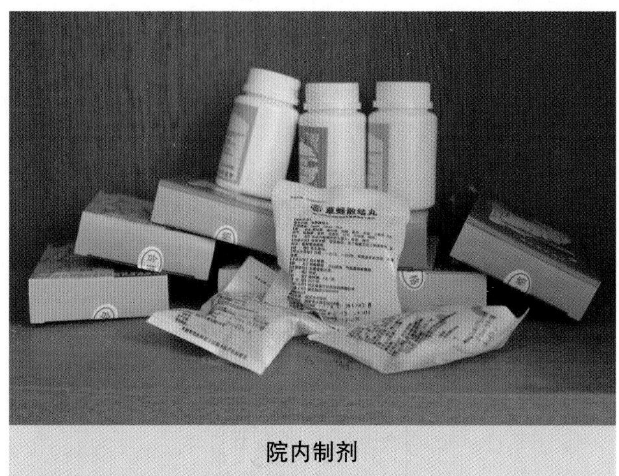

院内制剂

血的经验. 河北中医，2010，6：805 ～ 806。

（4）张占玲. 陈益昀治疗慢性萎缩性胃炎经验. 山东中医杂志，2011，1：57 ～ 58。

【人才培养】

培养继承人 7 人；接受进修 6 人。举办省级中医药继续教育项目 2 次，培训 312 人次。

【成果转化】

院内制剂：

1. 草蛭散结丸：活血化瘀，软坚散结。用于痰瘀互结之卵巢囊肿、盆腔炎、输卵管堵塞等。

2. 五子仙鹿丸：补益肝肾，养血活血，调理冲任。用于肝肾不足、血虚血瘀、冲任失调之子宫发育不全、输卵管堵塞、卵巢黄体功能不良等引起的不孕症。

3. 六子仙蓉丸：补肝肾，填精髓。用于因精子量少、精子活力差、精子畸形或不射精、精子液化时间延长、阳痿、早泄等所致的不育症，属肝肾不足、精髓亏虚者。

【推广运用】

（一）诊疗方案

1. 癥瘕（卵巢囊肿）

气滞证用香棱丸加减，血瘀证用桂枝茯苓丸加减，痰积证用苍附导痰丸加减，湿热证用清经调血汤加减。

2. 男性不育症

肾阳虚证用金匮肾气丸加减，肾阴虚证用五子衍宗丸加减，气血两虚证用人参归脾丸加减，湿热下注证用程氏萆薢分清饮加减，肝郁气滞证用龙胆泻肝汤加减。

3. 女性不孕症（中药周期疗法）

月经期用桃红四物汤加减，月经后期用促卵泡发育合剂加减，排卵期用促排卵汤加减，黄体期用促黄体汤加减。

（二）运用及推广情况

以上 3 个诊疗方案已在河北保定市中医院、保定市惠仁医院等医疗单位推广应用。

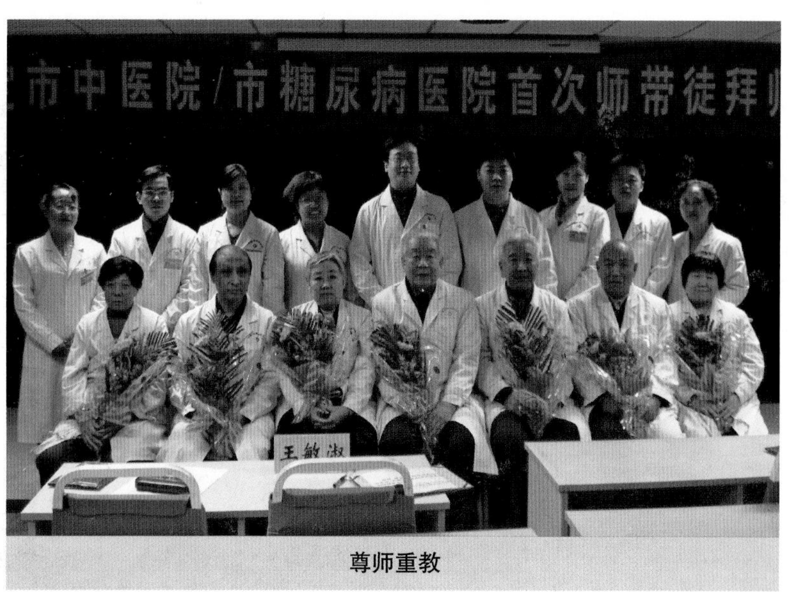

尊师重教

三、依托单位——河北省保定市中医院

【依托单位简介】

河北省保定市中医院成立于1984年，依托刘守真（刘完素）近千年历史的学术思想，坚持“名医、名科、名院”的发展战略，已发展成为集医疗、教学、科研、康复和预防等功能于一体的二级甲等中医院。2001年附名保定市糖尿病医院。医院现占地面积2.3万平米，分为本院、东院两部分，建筑面积2.5万平米，编制床位260张。医院为全国首个挂牌的中医药文化宣传教育基地，是全国重点中医院建设单位，全国十佳糖尿病医院。荣获河北省示范中医院、省文明单位、园林式单位、省卫生系统创先争优暨修医德、强医能、铸医魂先进集体等多项荣誉称号。

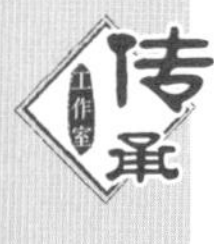

【特色优势】

医院中医特色鲜明，在中医药治疗糖尿病及相关并发症、心脑血管病、肝胆病、脾胃病、肾病、骨退行性病变、眼病、恶性肿瘤等方面疗效显著。目前拥有国家中医药管理局重点专科1个，国家级中医药文化宣传教育基地1个，国家糖尿病二级实验室1个，国家级名老中医传承工作室2个，省级重点专科建设项目4个，省级中医药重点研究室1个，国家级名中医2人，国家级优秀临床人才2名，省管专家1人，省级名中医2人，省级优秀临床人才10名，省“三三三”人才5人，保定市级名中医7人，有较合理的人才梯队。承担开展了国家“十五”“十一五”科技攻关课题及省、市级科研课题数十项。

【联系方式】

地址：河北省保定市天威东路538号
电话：0312-5050876

河北省保定市中医院

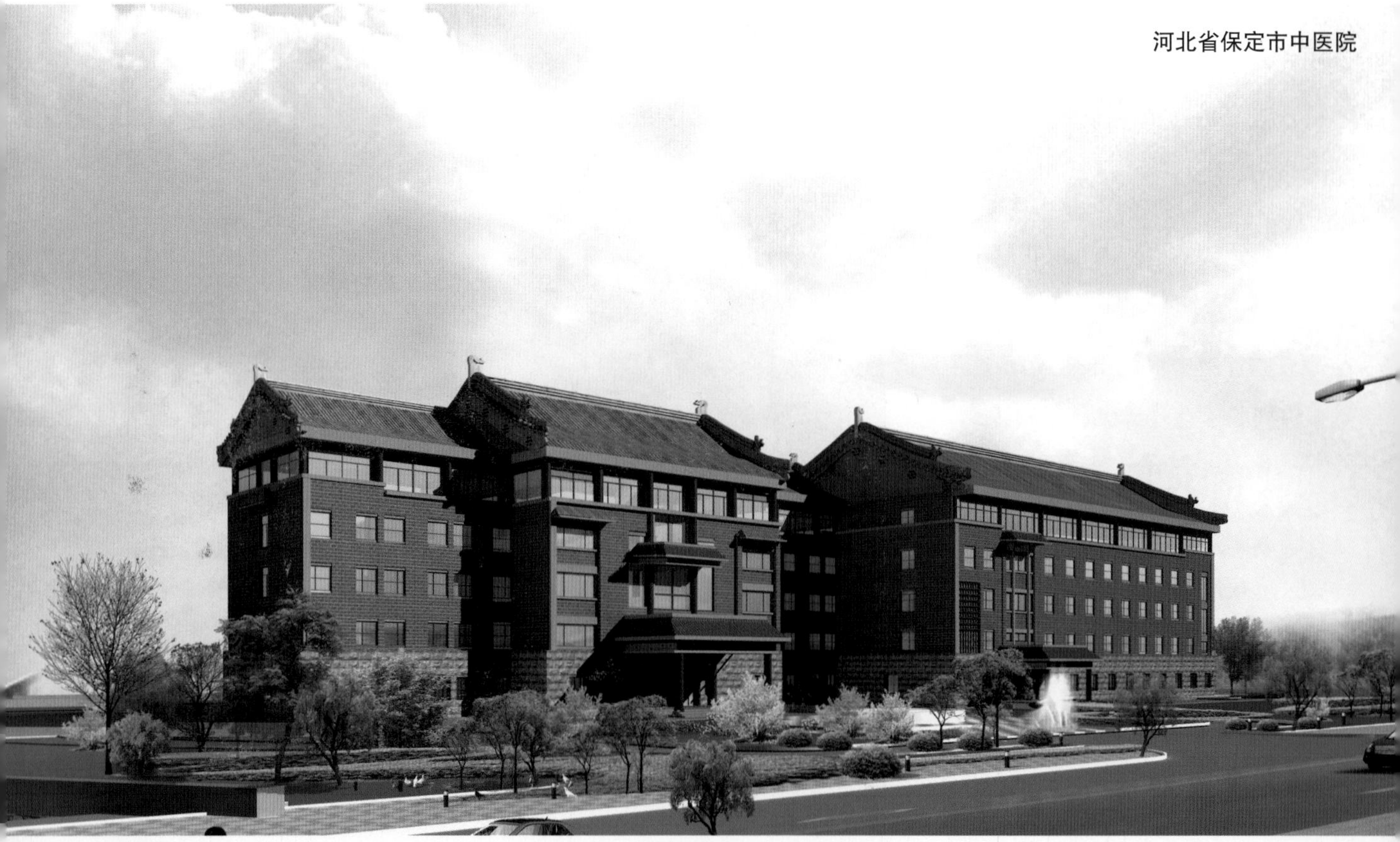

王国三

全国名老中医药专家传承工作室

一、老中医药专家

【个人简介】

王国三，1930年生，男，汉族，河北唐山人。唐山市中医医院教授、主任医师。1946年跟随乡里皇甫先生学习中医，1950年起追随当代著名中医学家岳美中先生学习，为岳老入室弟子。1954年于卫生部北京中医进修学校学习。1962年在中国中医科学院广安门医院、西苑医院学习，追随蒲辅周、赵锡武、郭士魁、徐季晗、王朴诚等当代名医学习、临证。是全国五百名名老中医之一，全国脾胃病专业委员会委员兼顾问，曾任唐山市中医医院院长、河北省政协委员、河北省中医药学会副理事长、唐山市人大代表、唐山市政协委员、唐山市科协副主席、唐山市中医药学会理事长。是享受国务院政府特殊津贴专家，天津中医药大学博士研究生导师。

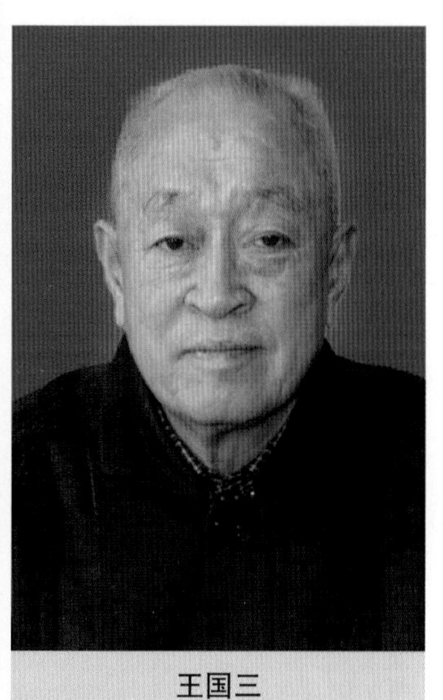
王国三

先后担任第一、二、四、五批全国老中医药专家学术经验继承工作指导老师。

第一批继承人：①任凤兰，唐山市中医医院心血管病专业，主任医师；②赵育才，唐山市妇幼医院中医内科，主任医师。

第二批继承人：①刘玉洁，唐山市中医医院心血管病专业，主任医师；②朱大会，唐山市中医医院中医内科，主任医师。

第四批继承人：①蔡春江，唐山市中医医院脾胃病专业，主任医师；②梁凤兰，唐山市中医医院心血管病专业，主任医师。

第五批继承人：①朱叶珊，唐山市中医医院脾胃病专业，副主任医师；②高巾裔，唐山市中医医院中医内科，主任医师。

主要编著有《自学中医阶梯》等4部著作；发表“介绍大灸疗法”等33篇论文。

获省部级科技成果奖及厅局级奖励10项。

【学术经验】

（一）学术思想

推崇叶氏久病入络理论及通络法并有发挥。主张采用辛润通络化喉瘤、辛温通络疗胃痛、搜剔通络驱顽痹、辛香通络治胸痹、滋润通络消胃痞。

对中风的治疗主张分四个阶段，分别是开关、重镇、清滋、腻补，四个阶段相互联系、相互关联。

认为大病理论源于《黄帝内经》，辨证救治理论形成于《伤寒杂病论》，主张临床取药性峻猛者治大病，取大剂药治大病，取大剂补法治大病。

（二）临床经验

1. 心气不虚不为痹

心气虚损是冠心病心绞痛发生的主要病机，

以益气养心为根本大法，兼以理气、活血、化痰、散寒，以自制补心合剂（党参、黄芪、当归、熟地黄、丹参、麦门冬、川楝子、龙眼肉、生龙骨、生牡蛎、焦三仙、远志）治疗。

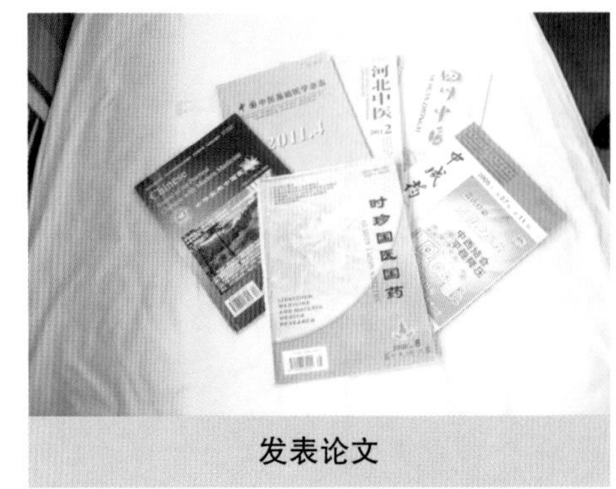

发表论文

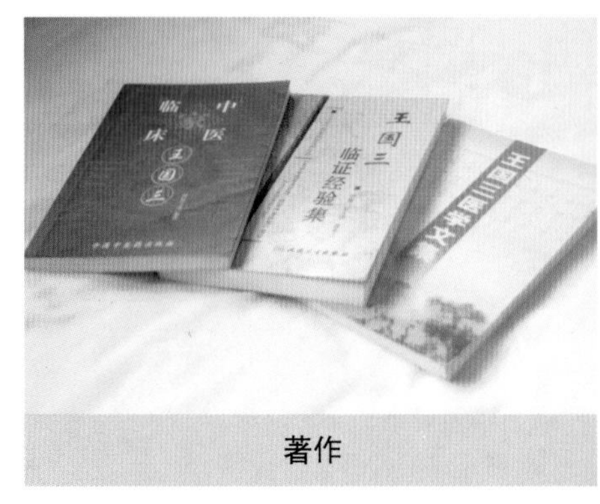

著作

2. 临床用药经验

生脉饮配当归、白芍，重在益气养心。金铃子散配片姜黄、郁金，旨在行气止痛。定志小丸配枣仁，意在养心安神。生脉散配麻黄附子细辛汤，阴阳并调。

3. 常用经验方

泻火散风汤（夏枯草、龙胆草、黄芩、苦丁茶、白芷、蒿本、竹叶、荷叶）治疗偏头痛；升陷揭盖汤（人参、黄芪、当归、桂枝、白术、陈皮、升麻、柴胡、炙甘草）治疗癃闭；金桂止痛汤（党参、桂枝、金铃子、元胡、白芍、炙甘草、焦三仙）治疗急慢性胃痛；固气止崩汤（黄芪、人参、当归、熟地、桂圆肉、柏子仁、地榆炭、侧柏炭）治疗功能性子宫出血；面瘫饮（天南星、防风、白附子、僵蚕、蜈蚣、全蝎）治疗面瘫等。

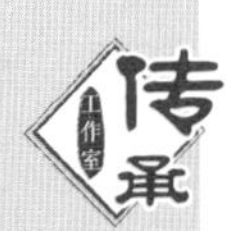

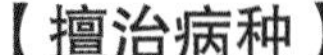

【擅治病种】

1. 胸痹（老年冠心病）

认为冠心病以本虚为主，亦常因虚致实，而又恒多兼证。治疗以补虚固本为主，并注重心肾并治及其所夹邪实的处理。分别采用益气温阳法、益气养阴法、阴阳并调法、补肾填精法、培补中气法，以益气温阳法应用最多。

2. 鼓胀（肝硬化腹水）

用消水汤（防已、牛膝、苍术、白术、女贞子、旱莲草）治疗肝肾阴虚兼有湿热中阻之鼓胀，益阴而不增液，除湿而津不伤。

3. 胃痞（萎缩性胃炎）

湿热胃痞治宜清热除痰、芳化利湿、调气祛瘀，用清胃饮（瓜蒌、黄连、清半夏、酒大黄、蒲公英、茵陈、藿香、通草、厚朴、丹参）。

气虚胃痞当补益中气、降浊升清、理气消食，用益胃汤加减（黄芪、太子参、茯苓、山药、清半夏、木香、砂仁、陈皮、生山楂、当归）。

阳虚胃痞当温阳益气健中，用温胃丹（炙黄芪、桂枝、陈皮、赤芍、白芍、炙甘草、高良姜、炙香附、大枣、饴糖）。

阴虚胃痞当养阴益胃，治用养胃合剂（白芍、甘草、山药、炒苡米、丹参、百合、佛手、枳壳、生山楂）。

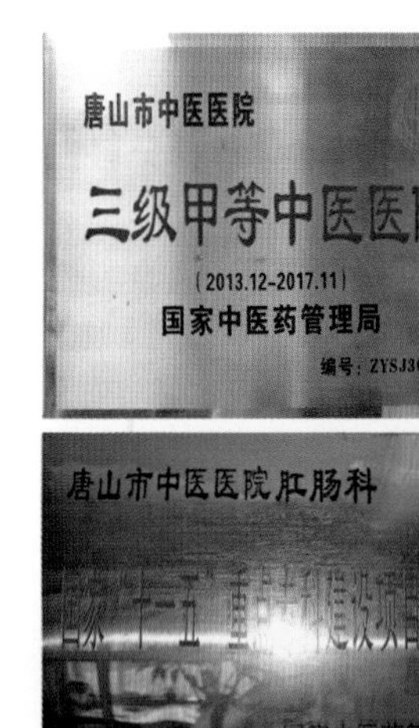

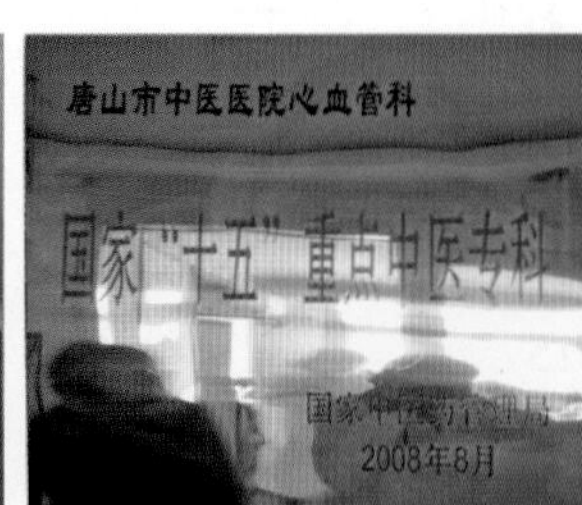

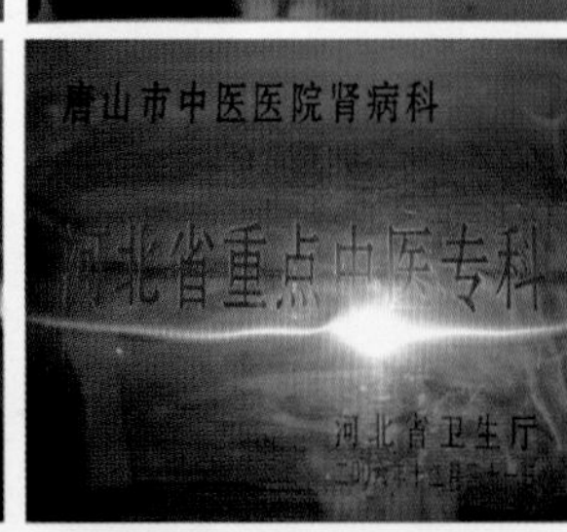

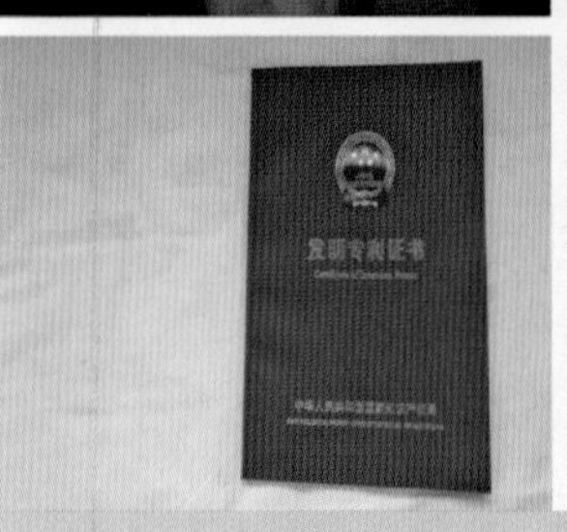

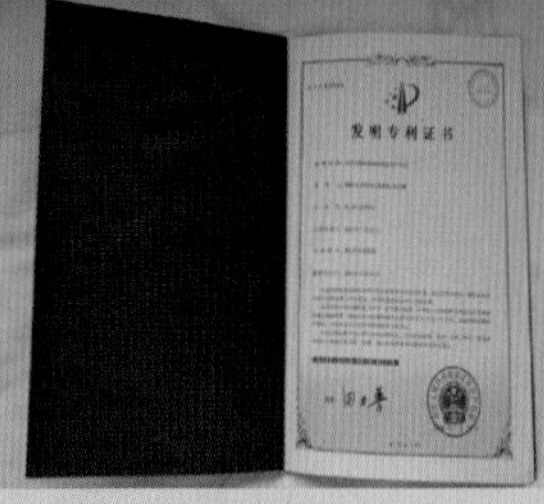

建设成果

二、传承工作室建设成果

【成员基本情况】

1. 负责人

蔡春江，男，唐山市中医医院脾胃病科，主任医师。

2. 主要成员

朱叶珊，女，唐山市中医医院脾胃病科，副主任医师。

王清贤，唐山市中医医院脾胃病科，副主任医师。

张磊，唐山市中医医院医教科，副主任医师。

李医芳，唐山市中医医院脾胃病科，主治医师。

【学术成果】

1. 论著

《王国三临证经验集》，人民卫生出版社2009年出版，刘玉洁、蔡春江主编。

2. 论文

（1）曹自新，等．王国三教授治疗泄泻七法．中国中医药现代远程教育，2010，8（24）：157～158。

（2）曹自新，等．王国三论治脂肪肝临床经验．河北中医，2011，33（2）：169。

（3）曹自新，等．王国三脾胃病常用对药经验．河北中医，2011，33（4）：492～493。

（4）赵立新，等．王国三治疗癫痫经验．中华中医药杂志，2011，26（6）：1324～1326。

（5）赵立新．王国三主任医师治疗失眠经验．中国中医药现代远程教育，2011，9（9）：13～14。

【人才培养】

培养传承人10人；接受进修、实习100多人次。举办河北省中医药继续教育项目3次，培训240人次。

【成果转化】

院内制剂：参术益肠胶囊；制剂号：z20050852；功能主治：健脾益肾、温中散寒、缓痛止泻，用于脾肾虚寒所致脘腹冷痛，肠鸣腹泻，或大便不畅，或便带黏液。

【推广运用】

1. 吐酸（胃食管反流病）

诊疗方案：肝胃郁热证用柴胡疏肝散合左金丸加减，胆热犯胃证用柴芩温胆汤加减，中虚气

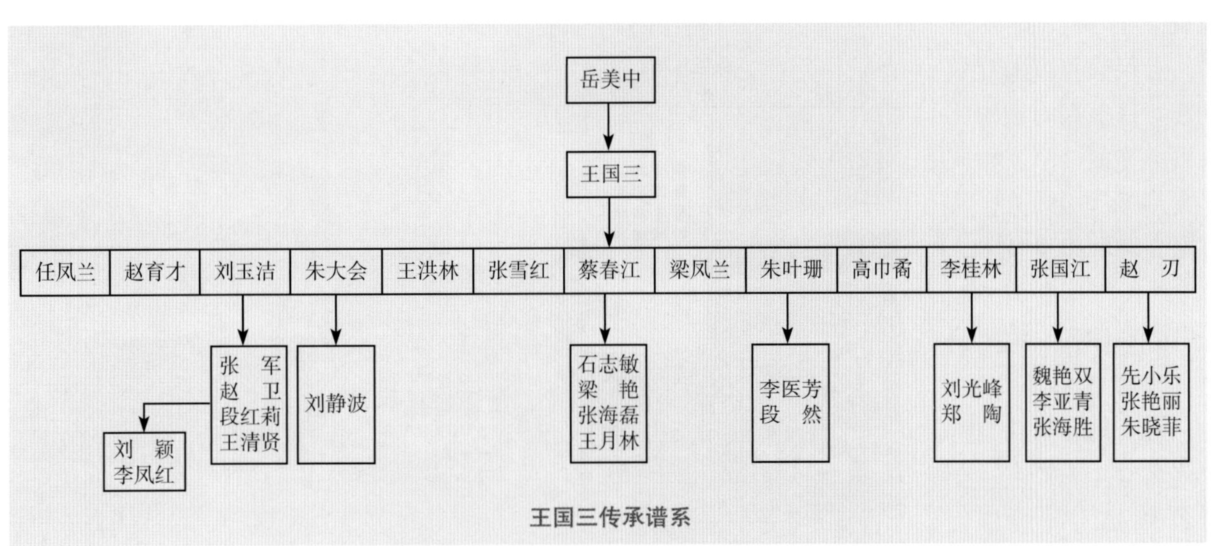

王国三传承谱系

逆证用六君子汤合四逆散加减，气郁痰阻证用旋覆代赭汤合半夏厚朴汤加减，瘀血阻络证用血府逐瘀汤加减。

运用及推广情况：在唐山市中医医院推广，2013年度共收治65例，平均病程10.52天，好转65例，无效0例，总有效率100%。

2. 胃脘痛（慢性胃炎）

诊疗方案：寒邪客胃证用良附丸加减，肝胃不和证用柴胡疏肝散加减，脾胃湿热证用黄连温胆汤加减，肝胃郁热证用加味左金丸加减，脾胃气虚证用香砂六君子汤加减、脾胃虚寒证用黄芪建中汤加减、胃阴不足证用沙参麦冬汤加减、胃络瘀阻证用丹参饮合失笑散加减。

运用及推广情况：在唐山市中医医院推广，2013年度共收治545例，平均病程15.45天，好转531例，无效14例，总有效率97.4%。

3. 胃疡（消化性溃疡）

诊疗方案：肝胃不和证用柴胡疏肝散加减，脾胃虚寒证用黄芪建中汤加减，胃阴不足证用沙参麦冬汤加减，肝胃郁热证用加味左金丸加减，瘀血停滞证用丹参饮合失笑散加减。

运用及推广情况：该方案在唐山市中医医院推广，2013年度共收治患者65例，平均病程28天，好转65例，无效0例，总有效率100%。

三、依托单位——唐山市中医医院

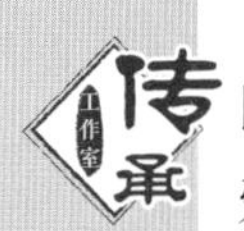

【依托单位简介】

唐山市中医医院始建于1972年，是一所集医、教、研、防为一体的三级甲等中医院。医院荣获“全国示范中医院”等荣誉称号，编制床位600张，开放床位750张。拥有临床一级学科15个，临床二级科室12个，中医专病门诊13个，社区服务站3个。

【特色优势】

医院中医特色鲜明，在中医药治疗肛肠病、心血管病、脾胃病、肾病、脑血管病、老年病等方面疗效显著。目前拥有国家临床重点专科2个。医院有在岗职工951人，具有副高职称以上技术人员137人，享有国务院政府特殊津贴、国家第一批师带徒名老中医1名，第三批、第四批师带徒名老中医2名，全国名中医2名，全国优秀中医临床人才5名，河北省名医4名，河北省优秀中医人才6名，唐山市名老中医3名和名中医8名，河北省中医药管理局“3515”培养人才24人，“三三三”人才工程4人。

【联系方式】

地址：河北省唐山市路北区文化路康庄道6号
电话：13613339968
网址：http://www.tszyyw.com

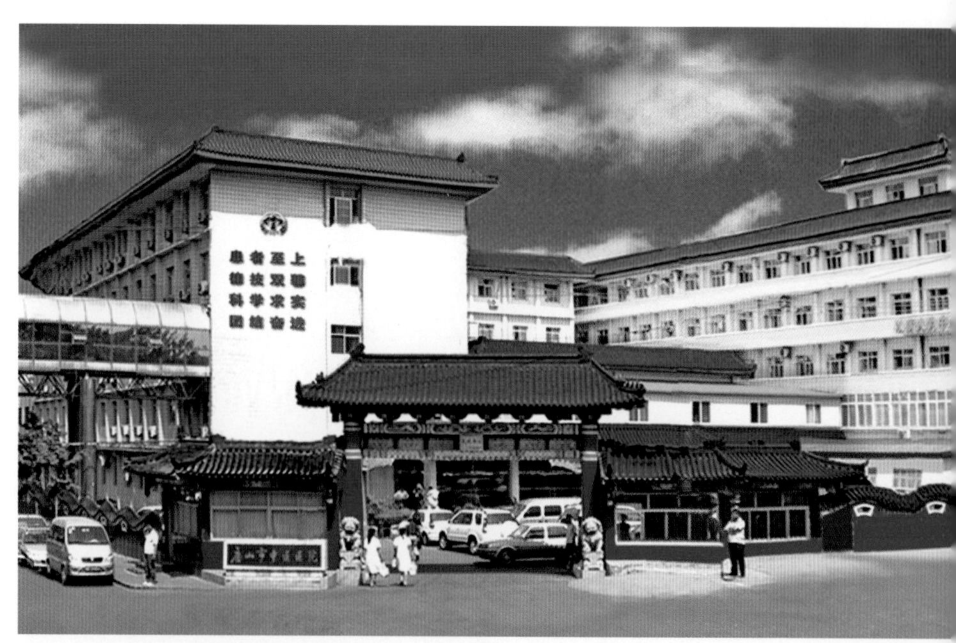

姚希贤

全国名老中医药专家传承工作室

一、老中医药专家

【个人简介】

姚希贤，1930年出生，男，汉族，河北衡水人。河北医科大学第二医院消化内科教授、主任医师，博士及博士后导师。自幼家传中医，1955年毕业于河北医学院，随河北名老中医李和从事临床诊疗工作，并在“西学中”班深造，后一直在河北医科大学第二医院消化内科从事中西医结合临床工作。荣获“全国百名优秀医生”“中西医结合贡献奖”等荣誉。为河北省十二大名中医之一、省管优秀专家，享受国务院政府特殊津贴。

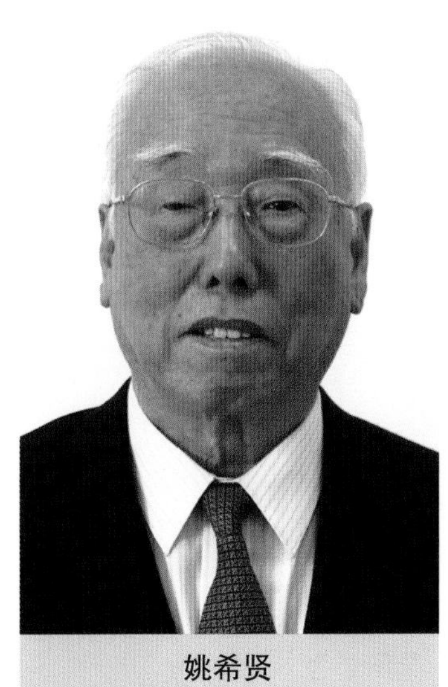
姚希贤

先后担任第二、三批全国老中医药专家学术经验继承工作指导老师。

第二批继承人：①崔东来，河北医科大学第二医院消化内科，主任医师；②孙玉凤，河北医科大学第二医院消化内科，主任医师。

第三批继承人：①杨倩，河北省中医院脾胃科，主任医师；②冯玉彦，河北省中医院脾胃科，主任医师。

主编《病毒性肝炎》《肝纤维化基础与临床》《临床消化病学》等著作；发表论文210余篇。

主持省自然科学基金课题“活血化瘀中药益肝康对慢性肝病肝纤维化的治疗”等科研课题10余项；获国家以及省部级科技进步二、三等奖16项，国家发明专利2项。

【学术经验】

（一）学术思想

临床主张中医、西医和中西医结合“三驾马车齐奔共跑”，相互帮助，依据病情选择应用。治疗慢性肝病主张一方面用西药抑制病毒复制和调节机体免疫力，另一方面以“瘀血证”立论辨证应用活血化瘀中药来治疗肝纤维化病变。慢性胃病治疗主张中药辨证施治的同时联合应用西药根除幽门螺杆菌，以提高疗效。

（二）临床经验

1.“活血化瘀法”治疗慢性肝炎（病）

应用所创制的中药“益肝康”（丹参、黄芪、归尾、赤芍、炒白术、云苓、鸡内金、厚朴、柴胡）辨证加减，重用丹参，同时加用活血化瘀药物如丹皮、生桃仁、红花、血竭、茜草或泽兰等，能恢复肝功能，有效降低肝纤维化指标。

2. 创用中药“灭HP四联疗法”

针对慢性胃炎萎缩性病变，研制出“胃忧康”（沉香、丹参、厚朴、乌梅、党参、炒白术、云苓、鸡内金、砂仁、白芍），与西药铋剂三联联合应用，提高了幽门螺杆菌（HP）根除率，使消化性溃疡愈合质量明显提高，对慢性胃炎、萎缩性

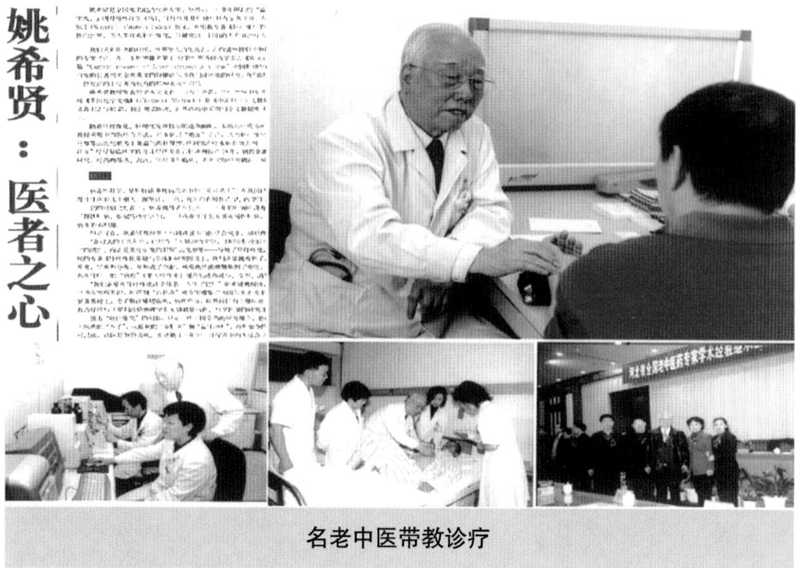

名老中医带教诊疗

病变具有良好作用。

3. 中西医结合治疗慢性肠炎

针对经久不愈且伴有肠道菌群失调的慢性肠炎，自创中药组方“肠炎煎剂”（黄连、赤芍、白芍、秦皮、肉桂、炒白术、云苓、陈皮、广木香、厚朴、藿香、鸡内金），与扶植益生菌的西药联合间隔按疗程系统用药，不仅疗效好，而且能减少细菌耐药和不良反应。

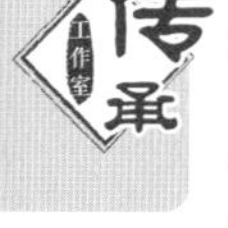

【擅治病种】

1. 慢性肝炎、肝硬化

活血化瘀，健脾益气；常用经验方为益肝康。根据辨证偏肝肾阴虚者加用熟地、山萸肉、枸杞子等滋补肝肾；偏于肝郁气滞者加用柴胡、郁金、姜黄等疏肝解郁；偏于热盛者加用板蓝根、银花、败酱草等清热解毒。

2. 慢性胃炎

从气论治，治法分为健脾益气、疏肝理气、养阴补气、活血理气；常用经验方为胃忧康、香砂六君子汤、柴胡疏肝散、一贯煎。

3. 肝硬化腹水

应用攻补兼施法，方药应用上注重顾及脾胃；常用方剂有健脾解毒、滋补肝肾、活血平肝的强肝丸（丹参、郁金、山楂、黄芪、黄精、党参、山药、生地、泽泻、秦艽、板蓝根、神曲、茵陈、甘草）行气活血化瘀、健脾解毒利胆的破瘀泻水丹（丹参、丹皮、生桃仁、柴胡、郁金、归尾、炒白术）。

二、传承工作室建设成果

【成员基本情况】

1. 负责人

孙玉凤，女，河北医科大学第二医院消化内科专业，主任医师。

姜慧卿，男，河北医科大学第二医院消化内科专业，主任医师。

2. 主要成员

赵丽梅，女，河北医科大学第二医院消化内科专业，副主任医师。

杨倩，女，河北省中医院脾胃专业，主任医师。

李振彬，男，白求恩和平医院中医专业，主任医师。

【学术成果】

（1）姚希贤．中药联合“三联疗法”治疗幽门螺杆菌感染．现代消化及介入诊疗，2010，15（2）：104～107。

（2）姚希贤．慢性肝炎肝纤维化中西医结合治疗问题．临床肝胆病杂志，2013，29（4）：245～248。

（3）姚希贤．中西医结合对幽门螺杆菌感染治疗价值的研究．医学与哲学（B），2012，33（5）：14～16。

（4）姚希贤．慢性乙型肝炎的抗病毒治疗问题．现代消化及介入诊疗，2012，18（5）：276～278。

【人才培养】

培养传承人培养传承人5名，博士12名，研究生33名；接受进修、实习200多人。举办国家及省级继续教育项目9次，培训近2000人次。

【成果转化】

专利：

1. 姚希贤．一种治疗肝纤维化和肝硬化的药物组合物及其制备方法；专利号：ZL 02 1 55218.5。

2. 姚希贤．一种治疗消化性溃疡和慢性胃炎的药剂及制备方法；专利号：ZL 03 1 11750.3。

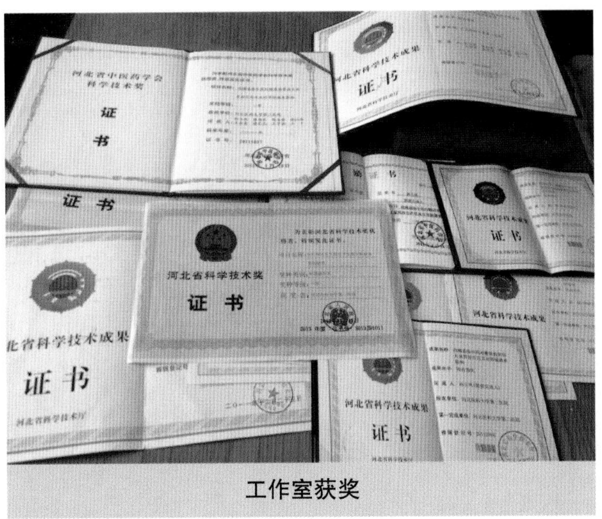

工作室获奖

【推广运用】

（一）诊疗方案

1. 慢性肝病

（1）肝郁气滞证：丹栀逍遥散合柴胡疏肝散加减。

（2）肝脾（胃）不和证：逍遥散合香砂六君子汤加减。

（3）气滞血瘀证：益肝康加减。

（4）肝肾阴虚证：一贯煎合滋水清肝饮加减。

（5）肝郁胆热证：龙胆泻肝汤加汤。

2. 慢性胃病

（1）脾胃虚寒证：香砂六君子汤加减。

（2）肝气犯胃证：柴胡疏肝散加减。

（3）胃热阴虚证：益胃汤加减。

（4）气滞血瘀证：胃忧康加减。

（5）饮食停滞证：保和丸加减。

3. 慢性肠炎

（1）感风寒湿证：小建中汤加减。

（2）感受暑湿证：芍药汤加减。

（3）食滞肠胃证：消食导滞丸加减。

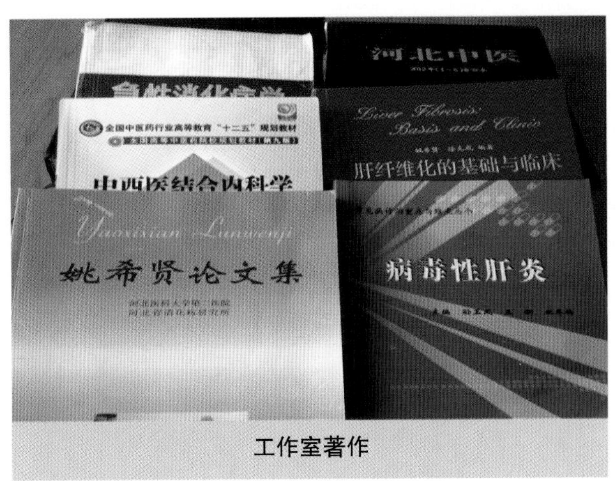

工作室著作

（4）肝气乘脾证：痛泄要方加减。

（5）脾胃虚弱证：参苓白术散加减。

（6）肾阳虚弱证：四神丸加减。

（二）运用及推广情况

以上3个诊疗方案已在河北医科大学第二医院、河北省中医院等医疗单位推广应用。

三、依托单位——河北医科大学第二医院

【依托单位简介】

河北医科大学第二医院是河北省内最大的综合性三级甲等医院，始建于1918年，目前是亚洲国际救援会员单位、首批全国百姓放心示范医院、国家药物临床试验机构、卫生部腔镜培训基地、卫生部冠心病介入治疗培训基地。医院分为一院两址（本部和东院），本部占地面积85亩，开设医疗、医技科室72个，床位2440张；东院占地面积9.54亩，开设医疗、医技科室25个，床位709张。

【特色优势】

医院有固定资产11.08亿元，拥有3.0 MRI、256排CT、电子腹腔镜、V7彩超、双波长激光仪等先进医疗设备。现有职工4101名，其中有中国工程院院士1人，河北省院士后备人才1人，博士生导师19人，河北省管优秀专家、突出贡献专家、享受政府特殊津贴专家74人。医院有16个专业为博士学位、33个为硕士学位培养点，年门急诊量139.47万人次，年出院病人95120人次，手术25297例。医院有心血管内科、心脏大血管外科、神经内科、眼科、呼吸内科、急诊科、麻醉科和临床护理专业8个国家重点临床专科，河北省强势特色学科1个，省级重点学科3个，省级医学重点学科15个，省部共建重点实验室1个，省级重点实验室3个。荣获国家科技进步二等奖1项，河北省科技进步一等奖3项。承担国家自然基金项目16项，国家863子课题2项，“十一五”“十二五”国家科技支撑计划子课题14项。

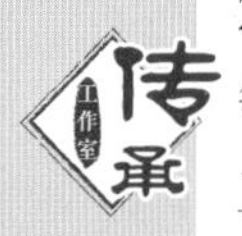

【联系方式】

地址：河北省石家庄市和平西路215号
电话：0311-87046901
网址：www.hb2h.com

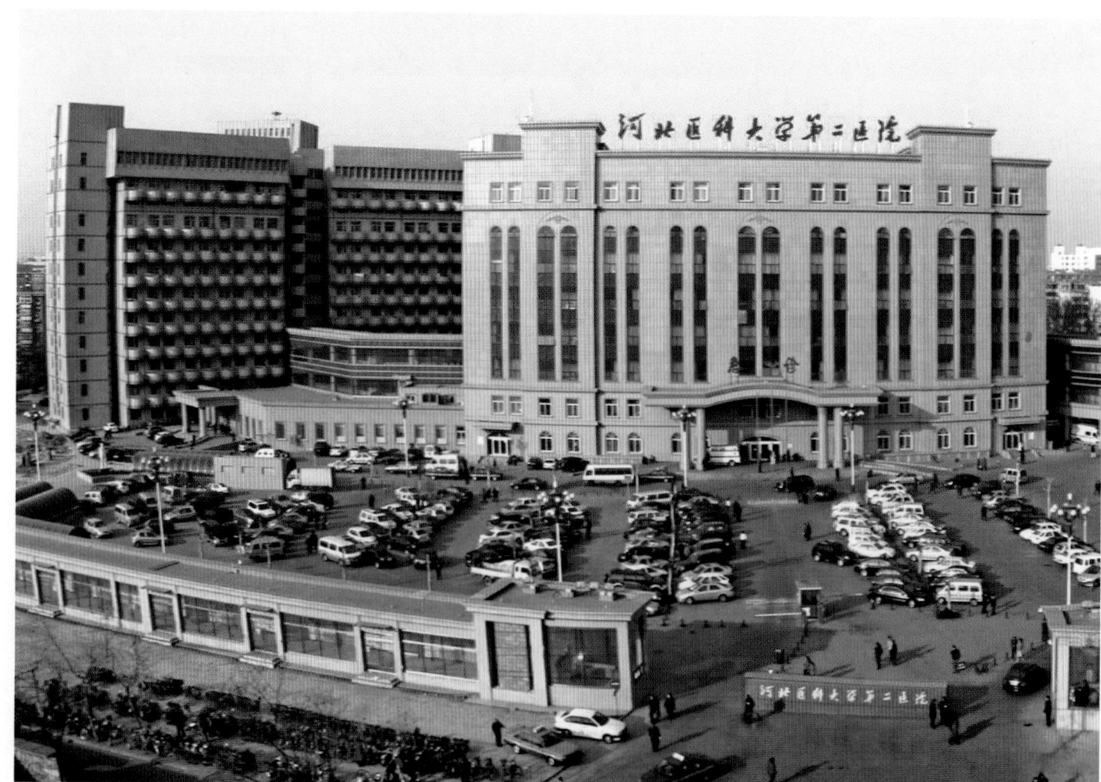

原明忠

全国名老中医药专家传承工作室

一、老中医药专家

【个人简介】

原明忠（1924—2010年），男，汉族，山西晋城人。山西省人民医院中医科，主任医师、教授。1949年毕业于晋城时街中医学校，在翼城设诊室行医。1955年在山西中医进修学校学习后到内蒙古支边，在内蒙古自治区医院中医科、内蒙古干部保健所工作30年。1984年调山西省人民医院中医科任科主任。曾获“全国卫生系统模范工作者”“全国首届中医药传承特别贡献奖”“中华中医药学会成就奖”等，并被授予中华中医药学会终身理事，享受国务院政府特殊津贴。曾担任山西省中医药学会常务理事、内科分会副主委、山西省新药评审委员、《山西中医》编委、《中医药研究》常务编辑等。

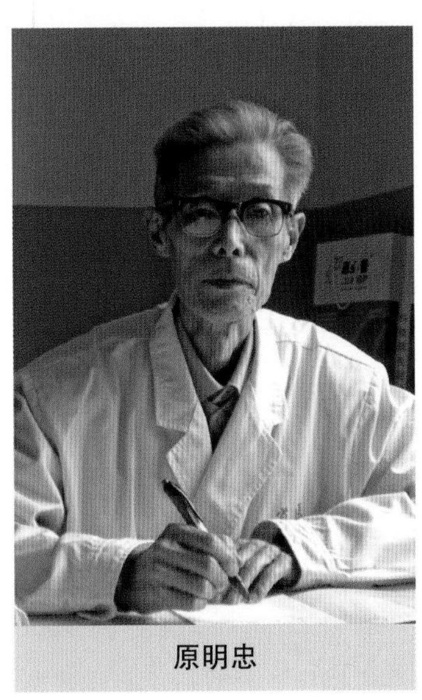

原明忠

担任第一、二批全国老中医药专家学术经验继承工作指导老师。

第一批继承人：马晓云，山西省人民医院中医专业，主任医师。

第二批继承人：①张永康，山西省人民医院中医科，主任医师；②原道昱，山西省中医院内科，副主任医师。

著有《冠心病证治》《中医内科学讲义》等。发表“217例心律失常证治分析”等论文50余篇。

主持的“益气通脉冲剂治疗冠心病心绞痛（气虚血瘀证）255例临床研究”获山西省科技进步三等奖。

【学术经验】

（一）学术思想

认为人体生理活动虽应体现阳升阴降，但在人体动态平衡中必须阴升阳降。只有阴升，肾水才可上润肝阳，使肝阳不至过旺；阳降则肝阳下降，潜藏于肾水，肾水才不至过寒而形成阳浮于上、阴寒盛于下的形势。

（二）临床经验

1. 痿证治疗注重肝肾为本

认为补肝肾、强筋骨乃治痿之“本”。临床常用加味金刚丸（萆薢、杜仲、肉苁蓉、菟丝子、牛膝、木瓜、川断、补骨脂）治疗痿证。

2. 治疗注重补气

临证善用气血关系，注重补气，治疗血瘀证常加补气行气之品，如以益气通脉汤（党参、麦冬、五味子、生蒲黄、红花、川芎、赤芍、木香、郁金、首乌、丹参）治冠心病，重用党参可至30g，气虚明显者加人参10g。

【擅治病种】

1. 胸痹（冠心病心绞痛）

补益气血阴阳、行气活血化瘀。常用经验方有益气通脉汤、滋潜通脉汤（首乌、生地、豨莶草、女贞子、木香、菊花、红花、郁金、川芎、赤芍、丹参）、宣痹通脉汤（瓜蒌、丹参、薤白、郁金、灵脂块、木香、蒲黄、川芎、赤芍、红花）、温阳通脉汤（党参、附子、麦冬、五味子、红花、当归、川芎、赤芍、丹参、黄芪）、化瘀通脉汤（木香、蒲黄、五灵脂、郁金、川芎、红花、赤芍）、温胆汤加减、血府逐瘀汤加减、归脾汤加减、附子理中汤加减。

2. 心衰

心、肺、脾、肾同治，益气强心、活血利水。常用经验方为益气强心汤（党参、麦冬、丹参、葶苈子、茯苓、泽泻、猪苓、黄芪、白术、肉桂）、益气温阳汤（党参、人参、制附子、肉桂、茯苓、泽泻、五味子、葶苈子、白术、赤芍）、茯苓四逆汤合五苓散加减、真武汤合五苓散加减。

3. 心悸

益气养心、活血复脉。常用经验方为益气复脉汤（党参、丹参、苦参、炙甘草、桂枝、炒枣仁、麦冬、五味子、生姜、大枣）加味、人参四逆汤合麻附阳汤加味（党参、制附子、干姜、炙甘草、麻黄、红人参、辽细辛、丹参、川芎、赤芍）。

二、传承工作室建设成果

【成员基本情况】

1. 负责人

张永康，男，山西省人民医院中医科，主任医师。

2. 主要成员

原道昱，男，山西省中医院内科，副主任医师。

魏孟玲，女，山西大医院中医科，主任医师。

冯浩丽，女，山西省人民医院中医科，副主任医师。

赵燕，女，山西省人民医院中医科，副主任医师。

霍华英，女，山西省人民医院中医科，副主任医师。

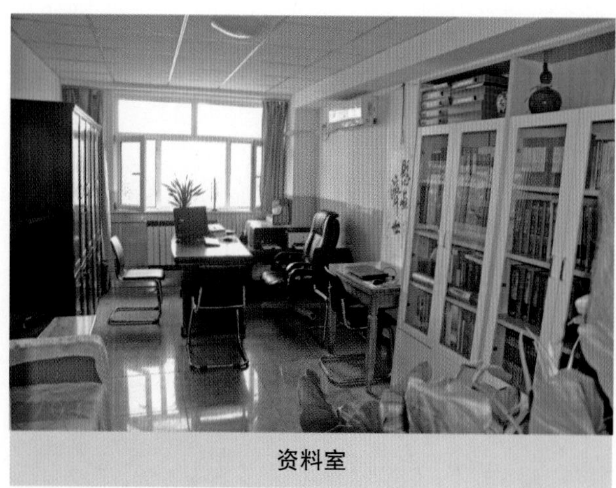

资料室

【学术成果】

1. 论著

《原明忠经验选粹》，山西科学技术出版社2014年出版，张永康、原道昱编著。

2. 论文

（1）张永康，等.原明忠治疗心律失常经验.山西中医，2011，27（4）：7～8。

（2）张永康.原明忠先生临床经验应用举隅.中国中医急症，2012，21（6）：899～900。

（3）张智，等.原明忠经验方加味金刚丸临证应用体会.山西中医，2013，29（4）：6～8。

（4）张永康，等.原明忠同病异治咽喉发紧症.中华中医药杂志，2013，28（8）：2338～2340。

（5）魏梦玲，等.原明忠教授治疗急慢性心力衰竭经验拾萃.中国中医急症，2014，23（3）：451～452。

【人才培养】

培养传承人 3 人；接受进修人员 11 人（中医科）；举办省级中医药继续教育项目 5 次，培训 1000 人。

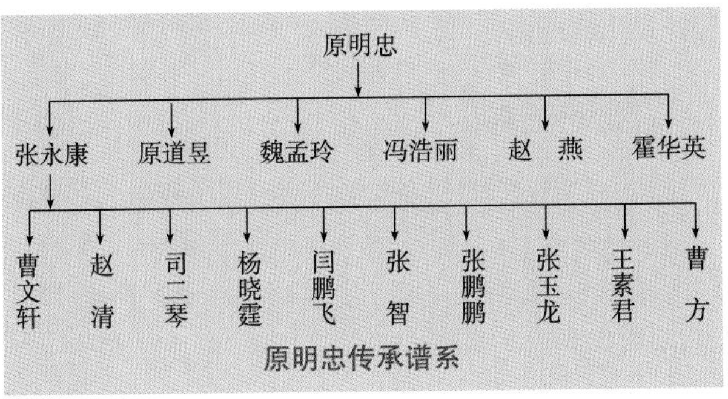

原明忠传承谱系

【成果转化】

院内制剂：

1. 感冒宁颗粒剂；功能主治：祛风散寒、解表发汗、清热解毒，用于四时感冒的风热证及风寒化热证。

2. 益气通脉颗粒剂；功能主治：益气养阴、活血通脉，用于冠心病心绞痛的心气虚、心脉瘀滞证。

3. 滋潜通脉颗粒剂；功能主治：滋阴潜阳、行气活血、疏通脉络，用于冠心病心绞痛阴虚阳亢、心脉瘀滞证。

4. 加味金刚丸颗粒剂；功能主治：补肝肾、强筋骨、起痿软，用于下肢痿痹肝肾亏虚证。

5. 益气复脉颗粒剂；功能主治：益气阴、强心力、复心脉，用于冠心病心绞痛心气虚、心脉瘀滞证。

6. 益气强心颗粒剂；功能主治：益气强心、活血利水，用于心肺气衰、水饮凌心证。

【推广运用】

（一）诊疗方案

1. 胸痹（冠心病心绞痛）

胸阳不振、心脉瘀滞证用宣痹通脉汤；阴虚阳亢、心脉瘀滞证用滋潜通脉汤；心气阴虚、心脉瘀滞证用益气通脉汤；心气阳虚、心脉瘀滞证用温阳通脉汤；气滞血瘀、心脉瘀滞证用化瘀通脉汤；胃气上逆、心脉瘀阻证用温胆汤合化瘀通脉汤加减；肝气郁滞、心脉郁滞证用血府逐瘀汤；心脾两虚、心脉瘀滞证用归脾汤加减；脾阳不振、心脉瘀滞证用附子理中汤加味。

2. 心衰

心肺气衰证用益气强心汤；心肺阳衰、血瘀证用益气温阳汤；心脾阳衰证用茯苓四逆汤合五苓散加减；心肾阳衰证用真武汤合五苓散加减。

3. 心悸

心气阴虚证用益气复脉汤；心气虚、心脉瘀滞证用益气通脉汤加味；心阳虚证用人参四逆汤合麻附阳汤加味。

（二）运用及推广情况

以上 3 个诊疗方案已在山西省人民医院中医科等推广应用。

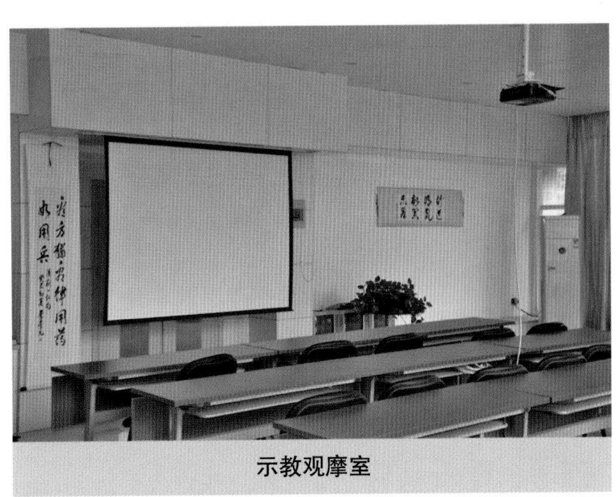
示教观摩室

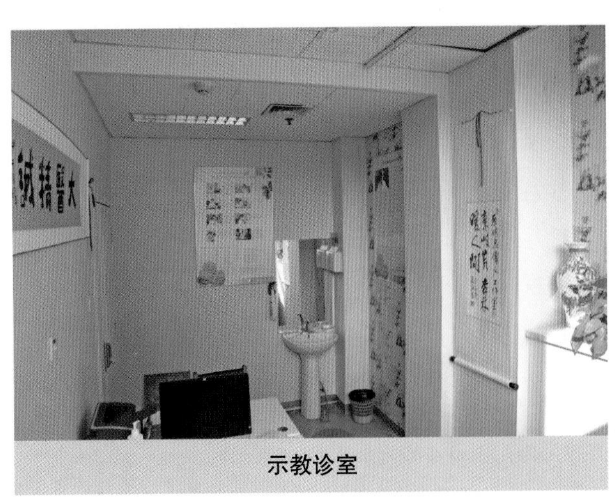
示教诊室

三、依托单位——山西省人民医院

【依托单位简介】

山西省人民医院是直属于山西省卫生计生委的综合三甲医院，是山西医科大学附属人民医院，山西中医学院教学医院，全国综合医院中医工作示范单位。医院占地面积5.8万平米，总建筑面积14.5万平米，床位1500张。年门、急诊病人80多万人次，出院病人4.1万人，手术病人1.7万例，健康体检1.9万人。

【特色优势】

医院的护理学科为国家级临床护理重点专科。普外科、消化科、口腔科、神经外科等4个学科为省级重点学科，内分泌科、检验科为山西省重点发展学科，乳腺病科、血管外科是省卫生计生委“特色专科”。肛肠外科是省内的肛肠病综合诊治中心。

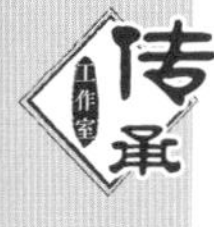

医院消化科擅长常见病及各种急危重症及疑难病例诊治，消化内镜中心是国家卫生计生委消化内镜中心培训基地、中华医学会消化内镜培训基地。神经外科对神经系统疾病诊治达国内领先水平。口腔科拥有口腔显微镜等先进的医疗设备，治疗水平达到国内先进水平并和国际接轨。中医科是“国家中医重点专科培育项目老年病科”“全国中医特色护理优秀科室”，对老年病、疑难重症的中西医结合治疗有独特之处，并开设有针灸、火罐、按摩、药物熏蒸、脐贴等特色疗法。

【联系方式】

地址：山西省太原市双塔寺街29号

电话：0351-4960130

网址：www.sxsrmyy.com

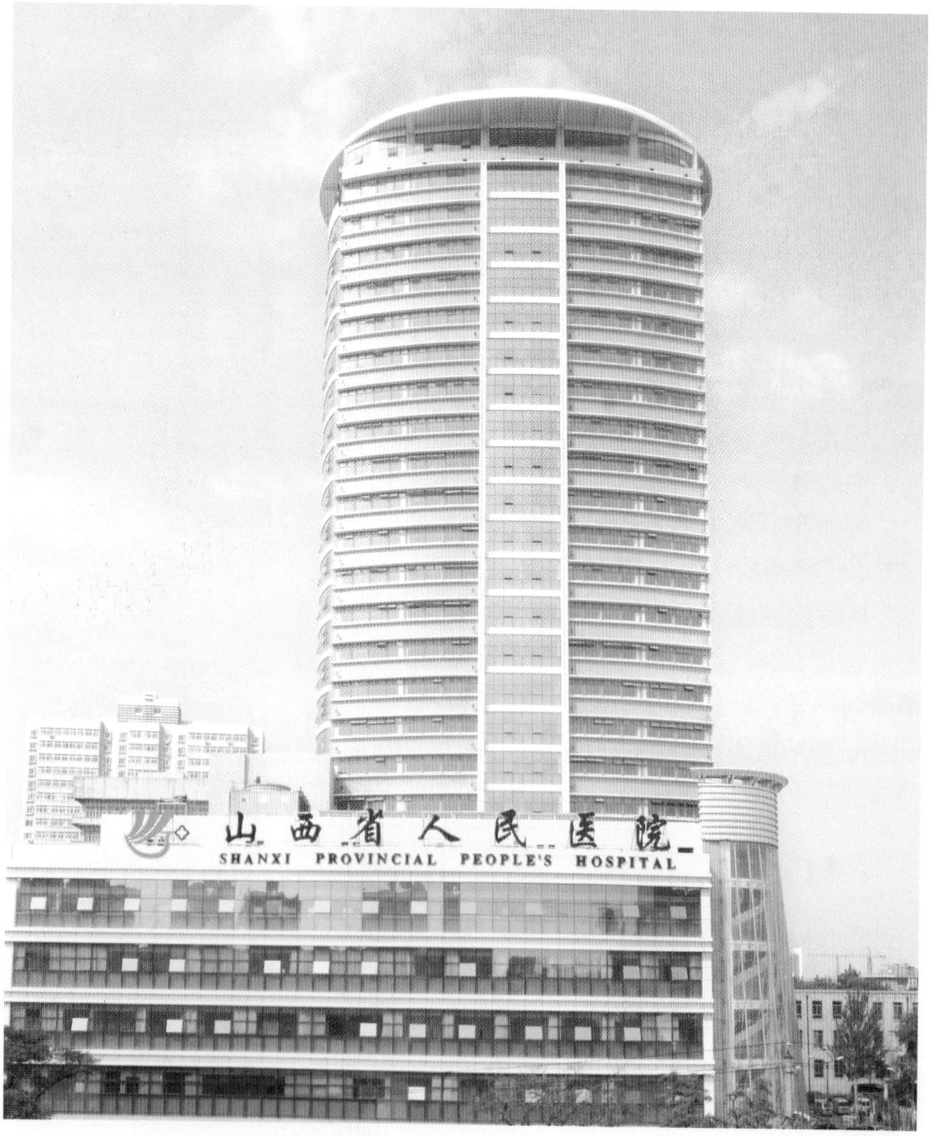

李 可

全国名老中医药专家传承工作室

一、老中医药专家

【个人简介】

李可（1930—2013年），男，汉族，山西省灵石县人。16岁从军，从事文艺、新闻工作。1949年被推荐入西北艺专文学部学习，后到甘肃地方工作，在"反胡风运动"中蒙冤入狱，逆境中自学中医，1963年成为全国第一批赤脚医生；1978年经全国统考录用为中医师；1983年主持创办了灵石县中医院，任院长近9年。曾任山西中医学院荣誉教授、山西中医学院附属中西医结合医院特约专家、广西中医学院客座教授及经典中医临床研究所首席顾问、广东省中医院特聘心血管病变急症首席顾问及经典临床师徒传承导师。

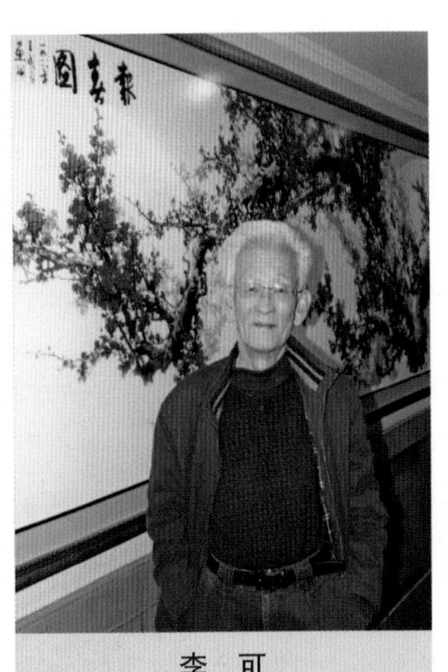

李 可

著有《李可老中医急危重症疑难病经验专辑》。

【学术经验】

（一）学术思想

1. 生命宇宙整体观

认为临证思辨的关键在于能正确把握人与天地的关系，医道就是要体悟人与自然的关系，只有把握好天、地、人的关系，才能提升疗效、看好病。认为应该将生命宇宙整体观贯穿于临床思维的整个过程中，确立正确的世界观对提高临证思辨水平、提高临床治疗水平具有十分重要的意义。

2. 创立以阳气为主导的治疗体系

认为阳气一处不到就是病，是最大的病机。阴阳的关系不是对等的，阳主阴从，阳能统阴，阳气对人体的健康有着决定性的作用，有阳气则生，无阳气则死。认为现代人阳虚之人十之八九，阴虚之人百不见一。因此在治疗过程中以人为本，顾护脾肾元气为先，时时顾护阳气，注重温阳、潜阳、敛阳、扶阳、补阳、回阳，创立了以阳气为主导的治疗体系，发扬了《伤寒论》六经辨证体系，广泛应用于内、外、儿、妇、五官、皮肤各科。

3. 提出独具特色的学术观点

立足先天之本提出"万病不治，求之于肾"；立足后天之本提出"三阴统于太阴"及"有胃气则生，无胃气则死"；针对顽固性疾病提出"表是邪之入路，亦是邪之出路"，开创了扶阳托透法；以及"重视季节时辰发病规律""无苔舌不尽属阴虚""捉心如焚例同浮阳外越""骨蒸劳热并非阴亏""治皮肤病关键在脾胃肾"等重要理论。

（二）临床经验

1. 恢复经方用量，急危重症必用大剂

认为以往对药物剂量1两按1钱（3g）计算的认识有误，使经方的用量减少五分之四，认为经方的1两相当于今之15.625g。该认识不仅恢复了经方的用量，还倡导急危重症必用大剂。临证应用时将1两折为15g，经方1升按200mL计，在面临急危重症时，常破格加大剂量，如附子的用量，治疗心衰等急危重症时，倡用大剂附子，一般都在100～200g之间，且日夜连续进服，24小时服用1～3剂，总量在500g左右。经临床验证，垂死病人有24小时用附子500g以上并未出现中毒现象者。经考察发现当今附子的毒性主要是炮制中胆巴盐超量，优质附子规范加工是安全用药的保证。

2. 创制破格救心汤

创制破格救心汤用于心衰等急危重症的治疗，具有独到的疗效。此方由《伤寒论》四逆汤合参附龙牡救逆汤、来复汤加减而来，方中破格重用附子、山萸肉加麝香而成，可回阳救逆、敛阴固脱，挽垂绝之阳，救暴脱之阴。方剂组成为：附子30～200g，干姜60g，炙甘草60g，高丽参10～30g(另煎浓汁兑服)，生山萸净肉60～120g，生龙牡粉、活磁石粉各30g，麝香0.5g(分次冲服)。病势缓者加冷水2L，文火煮取1L，5次分服，2小时1次，日夜连服1～2剂；病势危急者开水武火急煎，随煎随喂，或鼻饲给药，24小时内不分昼夜频频喂服1～3剂。

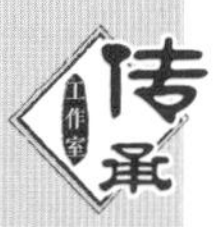

【擅治病种】

1. 心衰

回阳救阴；常用方为破格救心汤；常用药物为附子、干姜、炙甘草、红参、生山萸肉、生龙骨、生牡蛎、磁石等。

2. 皮肤病

养血活血，祛风通络；常用方为乌蛇荣皮汤；治疗思路：治风先治血，血行风自灭。皮肤病治疗内在调理重在脾、胃、肾。

3. 癌症

寒凝血瘀痰阻聚而成病，当以温药治之。常用方：攻癌夺命汤、五生饮等。

二、传承工作室建设成果

【成员基本情况】

1. 负责人

严芳，女，山西中医学院，副教授。

赵杰，男，山西省中西医结合医院，主任医师。

2. 主要成员

彭涛，男，山西省中西医结合医院，副主任医师。

李洪渊，男，山西中医学院，讲师。

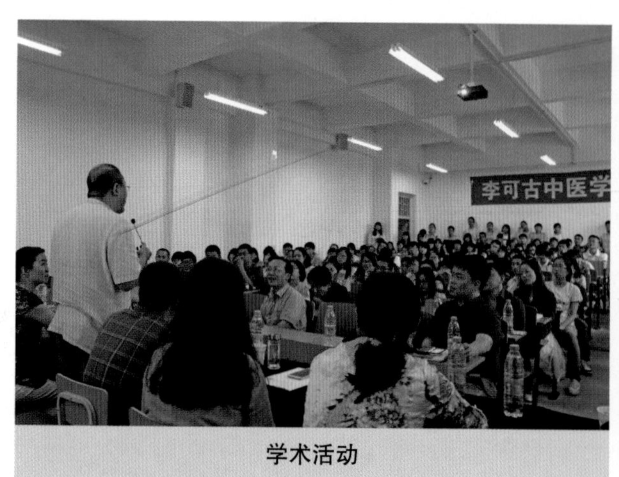

学术活动

【学术成果】

1.《当代名老中医典型医案集》，人民卫生出版社2014年出版。

2.《当代名老中医经验方汇粹》，人民卫生出版社2014年出版。

3.《圆运动的古中医学（续）》，中国中医药出版社2010年出版。

【人才培养】

培养传承人22人；接受进修、实习30多人次（名医工作室）。成立“古中医学堂”师承制自主学习服务支撑平台，并举办四届培训班，培训200余人次。

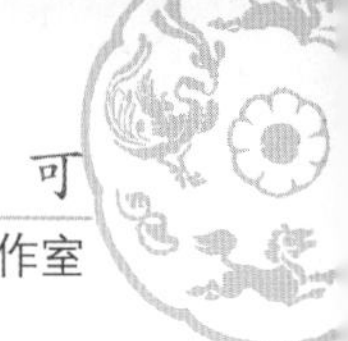

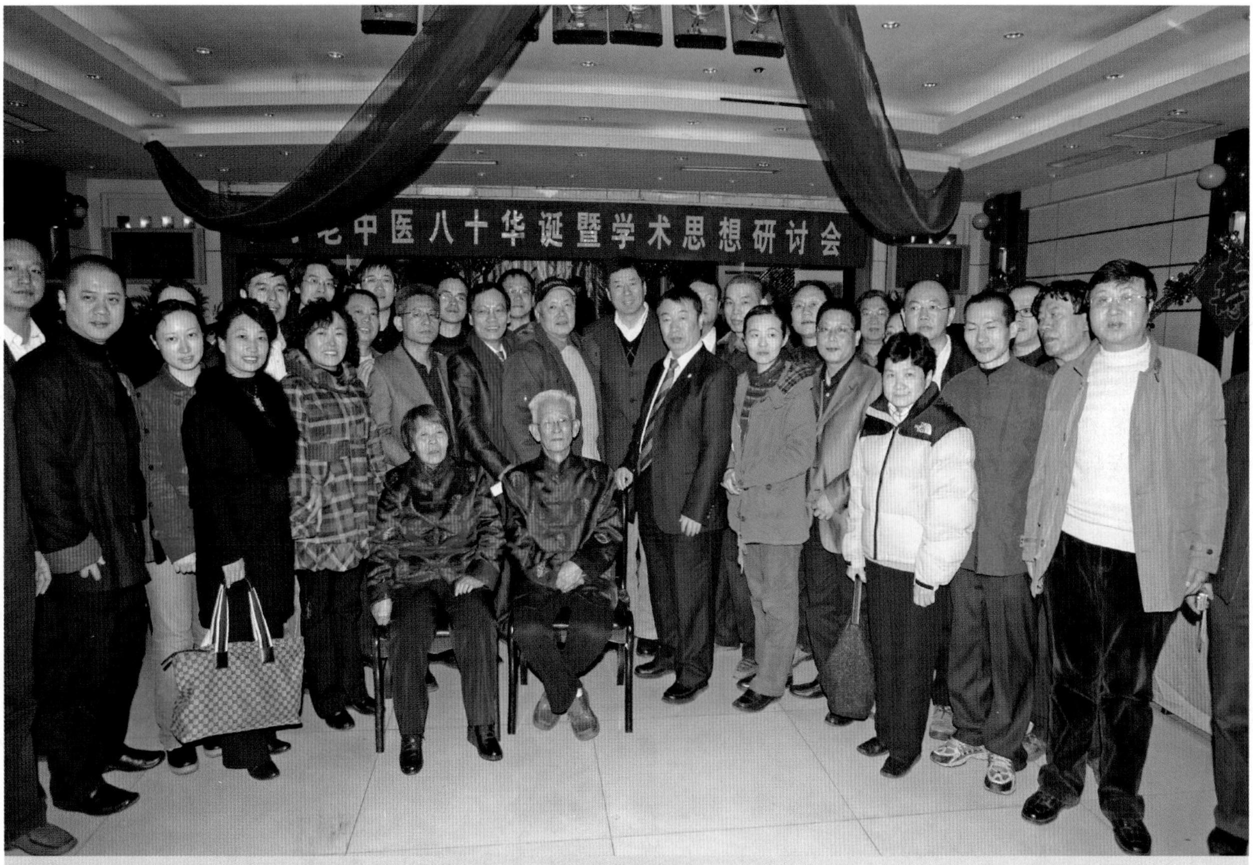

学术交流会

【推广运用】

1. 病名

广义的心衰包括心衰（心力衰竭）、血脱（失血性休克）、液脱（脱水、失液性休克）、心厥（心源性休克）、真心痛（心肌梗死）、胸痹（缺血性心脏病）等，均属亡阳证范畴。

2. 辨证分型

主证为亡阳证，兼见证分为四型：兼痰蒙心窍；兼内伏寒饮，复感外寒证；兼肾虚水泛证；兼气滞血瘀证。

3. 治则治法

亡阳者多由其他病渐重而来，不单是纯属阳虚而来，痰、瘀、寒、虚皆可为患，而阳不统阴是其主要的病理机制。阳主阴从，阳占有主导地位；阴阳互根，亡阳与阴竭常并见。回阳兼救阴才可两全，以挽垂绝之阳，救暴脱之阴。

4. 方药

以破格救心汤为基本方加减。

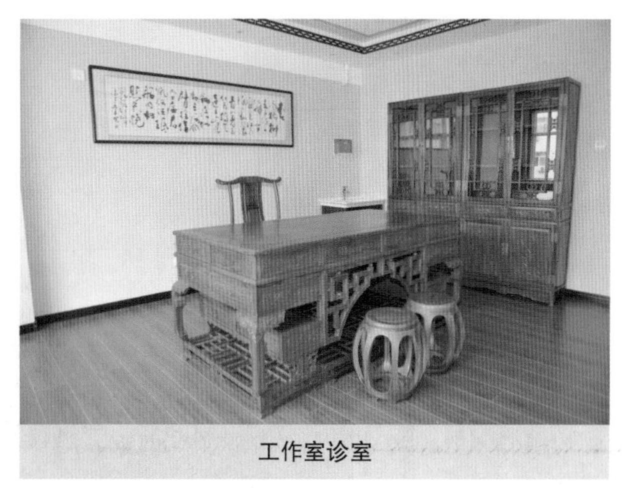

工作室诊室

5. 运用及推广情况

召开了全国性的“李可学术思想研讨会”推广李老学术思想，课题组制定了心衰、胆结石、消渴、痛经、克罗恩病等诊疗规范，重点推广大剂回阳救阴法治疗心衰等危重急症方案，在山西中医学院附属中西医结合医院及弟子所在医疗机构推广运用。

三、依托单位——山西省中西医结合医院

【依托单位简介】

山西省中西医结合医院成立于 1939 年，是以中西医结合为特色的省直公立三级甲等医院，隶属于山西中医学院，由山西省卫生厅直管。现有编制床位 1000 张，设置职能科室 22 个，专业委员会 10 个，医技科室 10 个，临床专业科室 42 个，附属社区卫生服务中心 4 个。

【特色优势】

医院集医疗、教学、科研、预防保健、社区服务为一体，以山西中医学院专家、技术为依托，大力发展中医药，建设以名老中医药专家为核心的中医药技术创新团队，建成了一批以“名医工作室”为龙头的中西医结合特色专科。

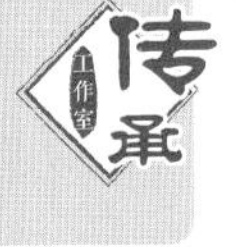

国家级重点学科有中西医结合临床、中医肾病学、中医治疗技术工程学、中医药信息学。国家临床重点专科有肺病科、脑病科、外科。国家中医药管理局重点专科有肺病科、脾胃病科、外科、重症医学科、预防保健科。国家级重点研究室有国家中医药管理局中医药防治传染病重点研究室。山西省中西医结合重点学科有肿瘤内科、泌尿外科、普外科。中西医结合特色专科有妇科、产科、内分泌科、神经内科、心血管内科、呼吸内科、消化内科、神经外科、骨外科、心胸外科、疼痛科、肝病科、风湿科。

【联系方式】

地址：山西省太原市杏花岭区府东街 13 号
电话：0351–3172466，18636809697
网址：http://www.lkgzy.com

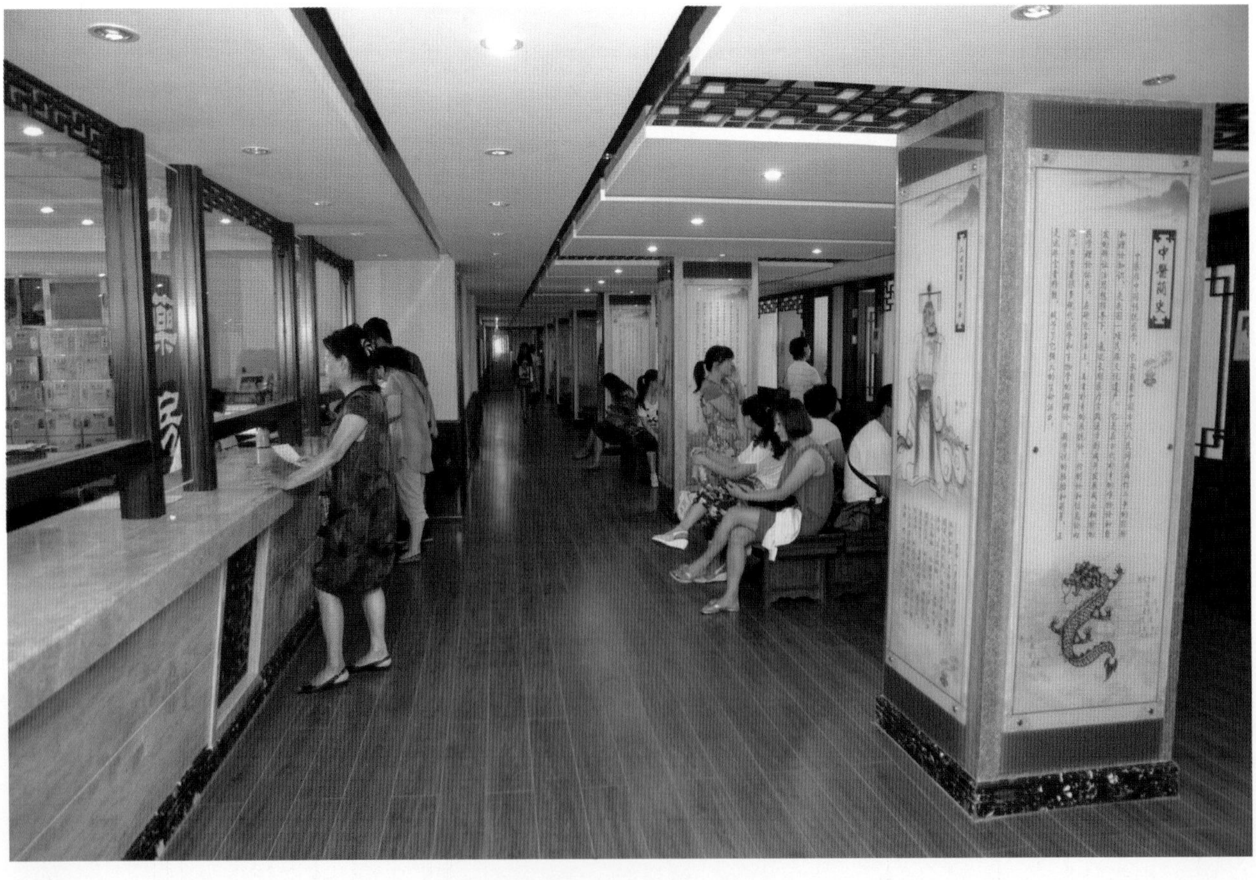

柴瑞霭

全国名老中医药专家传承工作室

一、老中医药专家

【个人简介】

柴瑞霭，1950年出生，男，汉族，山西万荣人。山西省运城市中医药研究院主任医师。出身中医世家，1962年考入山西省统招中医学徒班，师从全国名老中医柴浩然先生。1966年毕业后从事临床，先后在北京市中医师资班进修、北京中医学院深造，历任运城市中医医院院长、运城市中医药研究院院长。现任中华中医药学会理事、《国医》杂志专家顾问、山西省中医药学会副理事长、运城市中医药学会理事长。曾当选山西省第八、九届人大代表和山西省第九、十届政协常委。获山西省优秀中医院长、山西省五一劳动奖章、山西省劳动模范等荣誉称号。

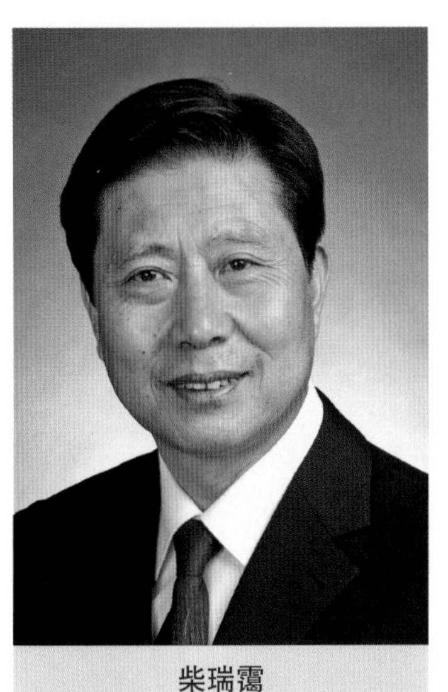

柴瑞霭

担任第三批全国老中医药专家学术经验继承工作指导老师。

继承人：①柴巍，山西省运城市中医药研究院中医内科学专业，主任医师；②柴昆，山西省运城市中医药研究院中医内科学专业，主治医师。

主要著作有《中国现代百名中医临床家丛书·柴瑞霭》《全国名老中医柴瑞霭临床经验集萃》等6部；发表论文"《伤寒论》栀子豉汤类方得吐机理探讨""试论'魄门亦为五脏使，水谷不得久藏'的临床意义"等60余篇。

指导和主持"十一五"国家科技支撑计划名老中医临证经验、学术思想传承研究项目"柴瑞霭临床经验、学术思想传承研究"等课题。

【学术经验】

（一）学术思想

认为中国医学与中国哲学、人文科学密不可分，重视人与自然的统一，强调人体以五脏为核心和治病求本的思想。主张急危重病随证应变，致力知常达变；外感热病，因势利导，坚守祛邪务尽；温热疾病，顾津护液，务必贯穿全程；内伤杂病，脾胃为本，先审脾胃虚实；疑难、顽、怪病，着眼痰、瘀，倡导审因仔细，辨证入微；妇科疾病，肝为先天，重调肝，善补肾。

（二）临床经验

1. 急危重病，笃信仲景，推崇经方之骠悍迅猛，药专力宏

疫毒痢肠腑热结用小承气汤；肠梗阻腑气不通用大承气汤；少阴寒中，邪陷心阳，用桂枝去芍药加附子汤。

2. 外感热病用经方之简洁与时方之轻灵，同炉共冶

如湿热中阻，升降失司，自拟加减泻心汤（马尾连、黄芩、清半夏、枳实、炒杏仁、陈皮、

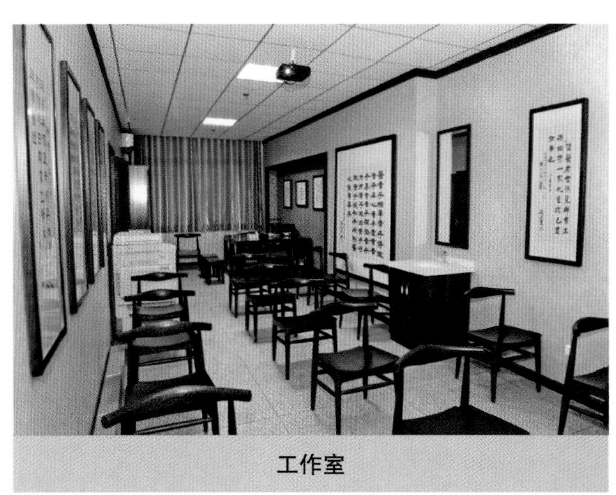
工作室

生神曲）；如暑热入气，热迫营阴，常佐自拟透热转气方（银花、连翘、竹叶、荷叶）加减。

3. 温热疾病务必全程养阴，顾津护液

如温热后期脾气阴虚，自拟养阴益胃汤（鲜山药、西洋参、白扁豆、北沙参、霍石斛、生谷芽、青荷叶）；热病伤阴，兼有水肿，用清凉五皮饮（桑白皮、茯苓皮、冬瓜皮、西瓜皮、带皮丝瓜、车前子）。

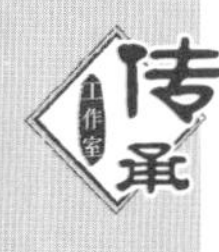

4. 内伤杂症，重养胃气，滋养运消，尤忌碍脾

如脾气虚弱，胃不磨化，用健脾养胃汤（山药、党参、白术、茯苓、陈皮、谷芽、鸡内金、荷叶）；如胃缓（胃下垂），脾虚胃痞，用自拟加味枳术汤（枳实、白术、茯苓、鸡内金、荷叶）。

5. 疑难、顽、怪病从痰、瘀论治

如顽固不寐，瘀血内阻，方用血府逐瘀汤重加炒枣仁；如嗜寐症，脾虚痰蒙，用太无神术散加茯苓、砂仁、佩兰、荷叶。

6. 妇科疾病注重调肝，亦重补肾调摄冲任

如血虚肝郁，化热伤阴，用自拟养血悦肝汤（当归、生白芍、郁金、北沙参、佛手花、绒仙花、玫瑰花）；如卵巢早衰，冲任虚损，用自拟益肾补冲汤（熟地、淮山药、续断、菟丝子、杜仲、桑寄生、枸杞、肉苁蓉、鹿角霜、当归、何首乌、生黄芪、茯苓、太子参、砂仁、紫河车粉）。

【擅治病种】

1. 卑惵

治则宜养心血，化痰浊，通心气，畅神机；方用十味温胆汤加龙齿、郁金、合欢花等。

2. 胃缓

治宜健脾强胃，益气升陷，行气消痞，以复升降；方用自拟益气扶脾消痞汤（生黄芪、太子参、炒枳实、生白术、炒谷芽、鸡内金、荷叶）。

3. 顽固不寐

治宜宁心神、养肝血等；方用自拟宁心安神汤（茯神、合欢花、菖蒲、炒远志、当归、炒枣仁、夜交藤、柏子仁、甘草）。

二、传承工作室建设成果

【成员基本情况】

1. 负责人

柴巍，山西省运城市中医药研究院中医内科学专业，主任医师。

2. 主要成员

柴昆，山西省运城市中医药研究院中医内科学专业，主治医师。

柴岩，山西省运城市中心医院中医内科学专业，主治医师。

李鹏涛，山西省运城市中医医院中医脾胃病专业，主治医师。

宋瑞芬，山西省运城市中医药研究院中医妇科专业，主治医师。

范星霞，山西省运城市同德医院中医内分泌专业，副主任医师。

【学术成果】

1. 论著

（1）《全国名老中医柴瑞霭临床经验集萃》，科学出版社 2011 年出版，柴瑞霭著。

（2）《著名中医学家柴浩然墨迹》，中国中医药出版社 2011 年出版，柴瑞霭主编。

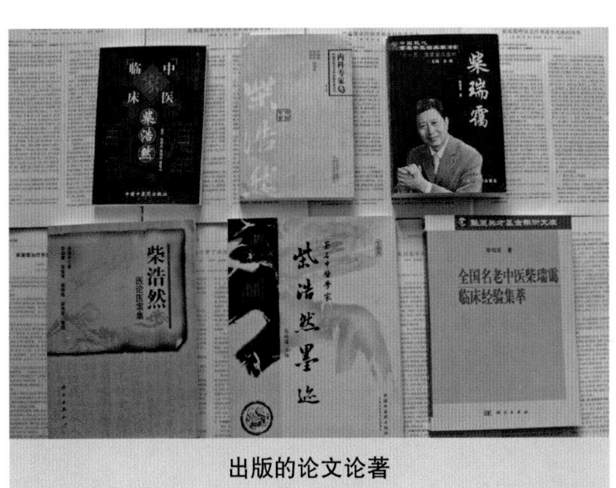

出版的论文论著

（3）《柴浩然医论医案集》，科学出版社 2013 年出版，柴浩然著。

（4）《中国现代百名中医临床家丛书·柴瑞霭》，中国中医药出版社 2014 年出版，柴瑞霭著。

2. 论文

（1）柴岩．柴瑞霭治疗卑惵症的临床体会．中国民间疗法，2012，20（6）：14 ～ 15。

（2）柴岩．柴浩然治疗带下病经验举隅．山西中医，2012，28（4）：6 ～ 9。

【人才培养】

培养传承人 20 人；接受进修、实习 12 人。举办国家级中医药继续教育项目 1 次，培训 120 人次。

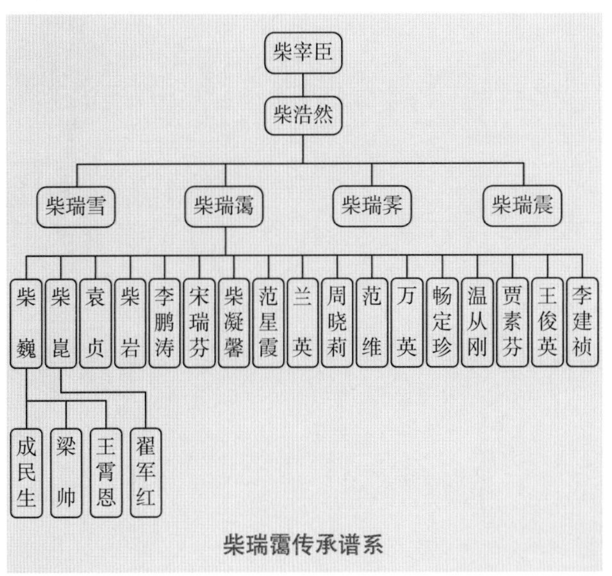

柴瑞霭传承谱系

【成果转化】

院内制剂：龙虎解毒胶囊；功能主治：清热利湿，健脾化痰；用于急慢性肝炎属湿热郁结、痰湿中阻证。

【推广运用】

（一）诊疗方案

1. 卑惵

痰浊内阻证用十味温胆汤加减；心胆气虚证用安神定志丸加减；心血不足证用四物安神汤加减；心肾阳虚证用桂枝去芍药加蜀漆龙骨牡蛎救逆汤。

2. 胃缓

脾胃虚弱、水饮痞结证用枳术汤；胃气虚馁、升降失司证用甘草泻心汤；脾胃虚弱、中气下陷证用补中益气汤；脾虚胃痞、痰饮内留证用苓桂术甘汤；脾虚胃痞、运迟化弱证用枳术丸。

3. 顽固不寐

心脾两虚证用归脾汤加减；胃气不和证用平胃散合半夏秫米汤加减；痰热内扰证用清火涤痰汤；血虚肝郁证用丹栀逍遥散加减；肝血不足证用酸枣仁汤加味；心肾不交证用黄连阿胶汤加减；肝胆实火证用龙胆泻肝汤加减；瘀血内阻证用血府逐瘀汤重加酸枣仁。

（二）运用及推广情况

以上 3 种诊疗方案在运城市中医药研究院附属医院及学生、进修医生所在的省、市各医院推广应用。

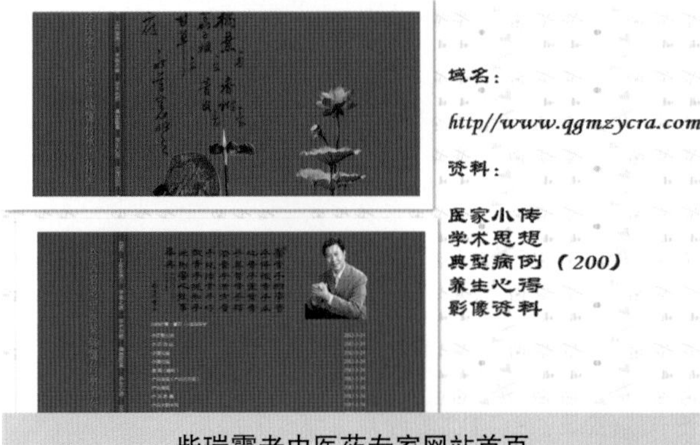

柴瑞霭老中医药专家网站首页

三、依托单位——运城市中医药研究院

【依托单位简介】

运城市中医药研究院为运城市政府批准成立的全民所有制事业单位，下设附属医院，是一所由政府举办的集中医药理论研究、中医药临床应用研究及适用技术推广、中药方剂研究与开发、中医药人才培养、中医中药学术交流与国际合作于一体的科研机构。

【特色优势】

建院以来，在国家级名老中医药专家柴瑞霭带领下，涌现出一支优秀的中医药科研人才队伍。医疗技术骨干分工合作，用中医的科学思维方法分别在以下领域进行总结研究，并形成诊疗方案：内科方面对卑惵、嗜寐、迟脉、胃缓、顽固不寐等；外感热病方面对肠伤寒、登革热等；妇科方面对卵巢早衰、更年期综合征、不孕症等；外科方面对肝癌、胃癌及各种癌症化疗反应、非手术治疗肠痈等；儿科方面对小儿发热、小儿遗尿等；皮肤病对黄褐斑、痤疮、风隐疹等。作为河东柴氏中医流派传承研究基地，近 10 年完成国家级科研课题 3 项、省级科研课题 2 项、市级科研课题 4 项；研究实施省级新药品种 12 个；获市科技进步一等奖 3 项；发表相关名老中医临床经验、学术思想论文 40 余篇。

【联系方式】

地址：山西省运城市盐湖区学苑路运城市中医药研究院

电话：0359-2669719

网址：http://www.qgmzycra.com

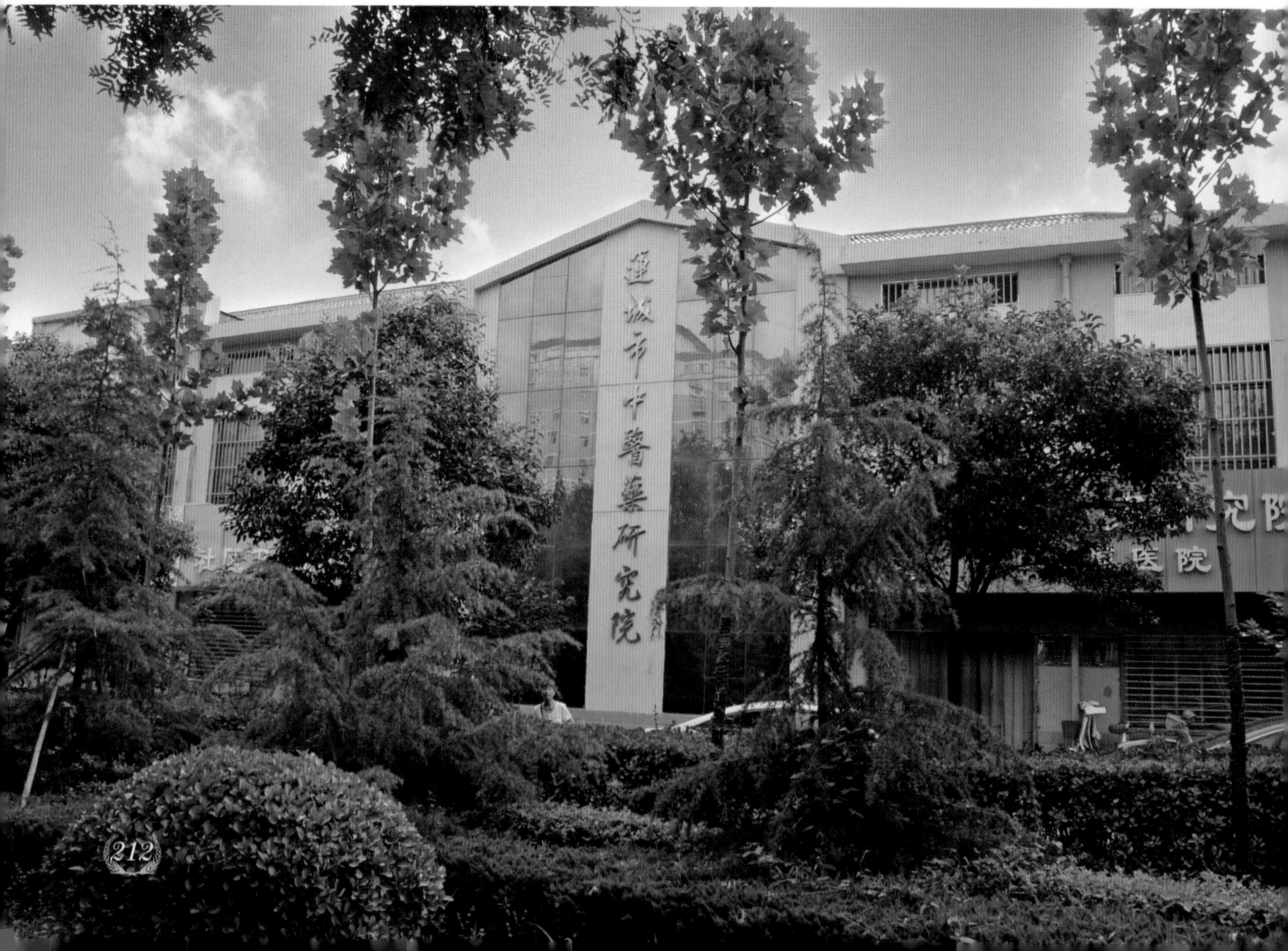

朱进忠

全国名老中医药专家传承工作室

一、老中医药专家

【个人简介】

朱进忠（1933—2006年），男，汉族，河北定州人。山西省中医院中医内科教授、主任医师、硕士研究生导师。出身中医世家，1943年随父学医，1962年毕业于北京中医学院，曾先后师承刘渡舟、方药中、李翰卿等著名中医学家。1992年起享受国务院特殊津贴。1999年获“全国德艺双馨医护工作者”称号。曾任山西省中医药学会常务理事、学术委员会副主任、内科专业委员会主任委员，《中医药研究》《光明中医》杂志编委，《山西中医》副主编。

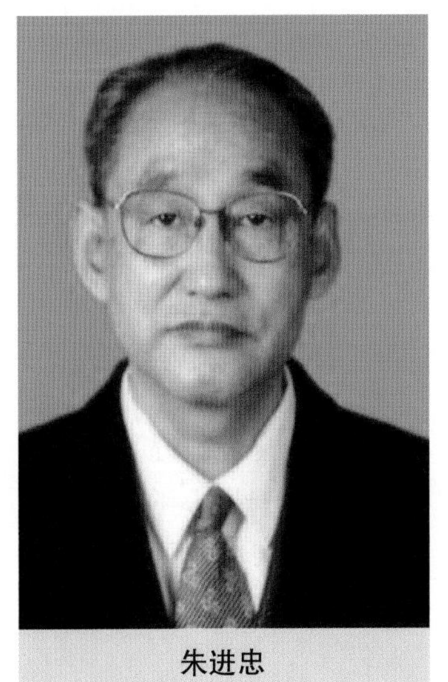
朱进忠

担任第二批全国老中医药专家学术经验继承工作指导老师。

继承人：①胡兰贵，山西省中医院中医内科，主任医师；②李庭凯，山西省中医院中医内科，主任医师。

主编著作有《中医内科证治备要》《天人相应与辨证论治》等27部；发表“疑难杂病重脉诊”“疑难疾病的形成和应对措施”等论文。

主持“宝宝一贴灵防治小儿急慢性腹泻”科研课题，并研发为新药丁桂儿脐贴，在全国率先采用现代工艺制造贴脐剂治疗内、儿科疾病。研发新药“疏风清热胶囊”“肾康灵胶囊”。“朱进忠学术思想及临证经验研究”“中药罗布麻化学、药剂学及药理学研究”获省部级科技成果奖2项。

【学术经验】

（一）学术思想

1. 治病以“和谐”为纲

《内经》有云：“因而和之，是为圣度”，认为“和谐”是中医问题的核心，辨证论治和整体观仅仅是中医理论的一个部分，它的纲是“和谐”。太过就要抑制，不及就要加以扶持，这才是中医的核心。

2. 辨证论治“以脉为根”

《伤寒论》有云：“观其脉证，知犯何逆，随证治之”，在临床过程中始终把脉作为辨证的依据，随时根据脉证的变化，调整治法和方药。

3. 疑难病从肝论治

认为疑难疾病是指久治不愈的疾病或前人缺乏恰当治疗方法的疾病，并认为肝在疑难疾病的发生发展中起着举足轻重的作用，在治疗时只要抓住肝这个环节，常常可以使久治不愈的疾病获得转机，甚或彻底痊愈。

（二）临床经验

1. 脉是决定疾病性质的关键

有的疾病在症状表现上既有寒，又有热，既

有虚，又有实，可波及多个脏腑，通过脉象就可确定主次。如胸胁、胃脘满胀者，脉沉则为肝气郁结，治宜柴胡疏肝散；脉弦紧则为肝胃不和，寒湿不化，治宜柴平汤；若脉兼涩者，为寒多，治宜柴平汤加肉桂、干姜；脉濡缓者，为脾虚木乘，治宜香砂六君子汤加柴胡、白芍、当归；左脉沉弦细涩尤甚于右脉者，为脾胃虚寒，木邪来乘，治宜小建中汤；两脉弦者，为肝脾不和，治宜逍遥散。

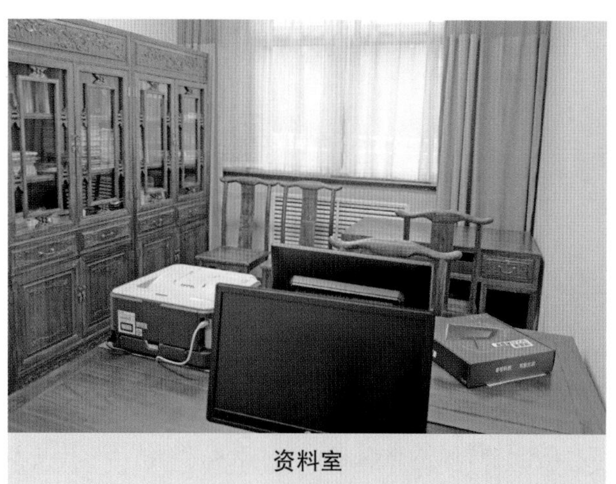
资料室

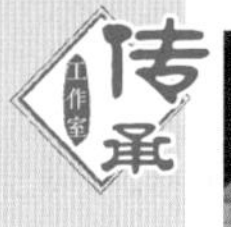

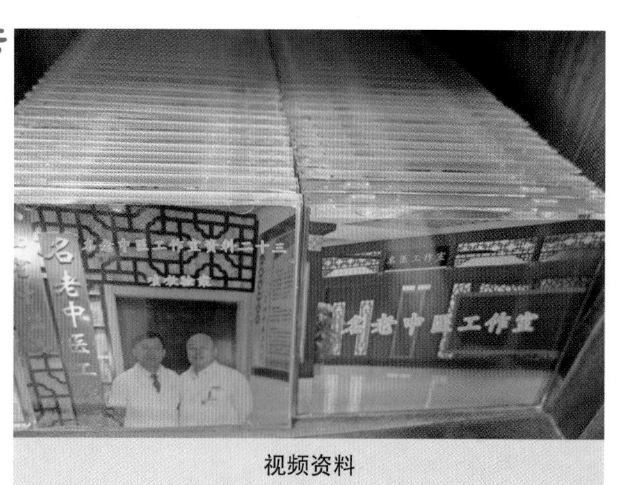

视频资料

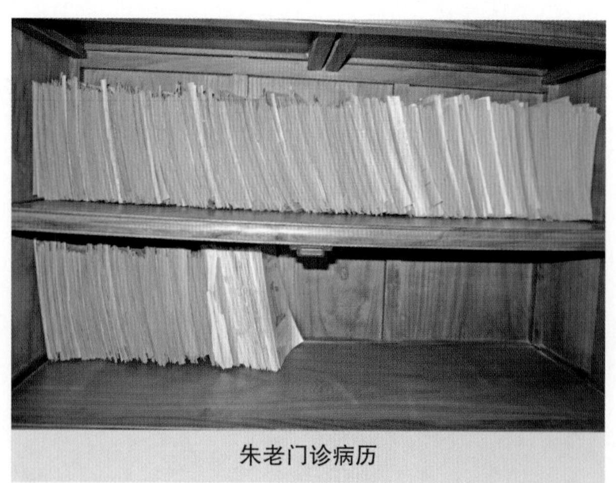
朱老门诊病历

2. 疑难病症从肝论治

肝在生化气血、协调脏腑、抵御外邪方面起着重要作用，并与疑难疾病的形成密切相关。如治疗经期感冒常用逍遥散取效，治疗顽固性失眠用自拟十四味温胆汤（黄芪、当归、党参、麦冬、五味子、陈皮、半夏、茯苓、甘草、竹茹、枳实、菖蒲、远志、生地）取效。

3. 治疗验方

临床治疗鼻炎特别强调升清降浊法，采用李东垣的清暑益气汤。治疗乳蛾（急性扁桃体炎）常用自拟疏风清热汤（蝉蜕、片姜黄、僵蚕、元参、大黄、薄荷）。治疗邪入膜原、痰热阻滞引起的高烧不退用高烧灵验方（柴胡 20g、黄芩 10g、瓜蒌 60g）。治疗咳嗽遗尿用咳嗽遗尿方（柴胡、当归、白芍、麦冬、五味子、党参半夏、青皮、陈皮、紫菀、黄芩、款冬花）。

【擅治病种】

1. 心血管疾病

善用补气养血、理气活血的方法治疗心血管疾病，如以自拟方参芪丹鸡黄精汤（党参、黄芪、丹参、黄精、生地、当归、薄荷、白术、苍术、柴胡、三棱、莪术、夜交藤、青皮、陈皮）治疗心悸、胸痹等。

2. 顽固性失眠

《内经》有云：“凡十一脏皆取决于胆也”，认为不论何种失眠，均可从胆论治，以自拟十四味温胆汤（黄芪、当归、党参、麦冬、五味子、陈皮、半夏、茯苓、甘草、竹茹、枳实、石菖蒲、远志、生地）为主。

3. 泌尿系疾病

善用补气养阴、除湿清热的方法，以自拟芪脉地黄汤（黄芪、麦冬、五味子、党参、生地、茯苓、泽泻、牡丹皮、苍术、当归、肉桂、黄连、防己）治疗蛋白尿。

山西省

二、传承工作室建设成果

【成员基本情况】

1. 负责人

胡兰贵，男，山西省中医院内科，主任医师。

2. 主要成员

李庭凯，男，山西省中医院内科，主任医师。

胡娜，女，山西省中医院肝病科，住院医师。

朱彦欣，女，山西省进忠中医研究所，主治医师。

郭晓霞，女，山西省中医院肝病科，副主任医师。

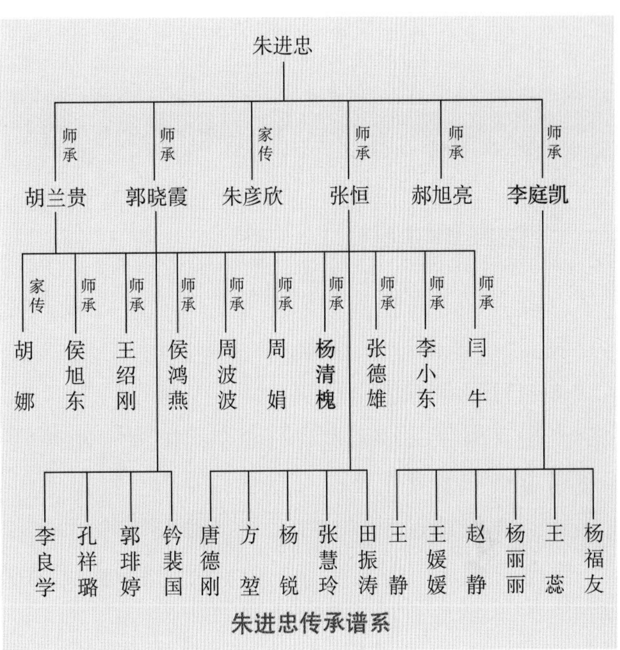

朱进忠传承谱系

【学术成果】

1. 论著

《朱进忠临床经验传承》，科学出版社 2013 年出版，胡娜主编。

《中医升降学说疏要》，学苑出版社 2012 年出版，张恒主编。

2. 论文

（1）胡娜．胡兰贵教授应用经方治疗疑难病的经验．环球中医药，2011，4（6）：467 ～ 468。

（2）周娟．胡兰贵教授用清暑益气膏治疗慢性单纯性鼻－鼻窦炎的经验．世界中医药，2014，9（2）：207 ～ 208。

（3）周波波．胡兰贵教授应用小柴胡汤临床经验．中医文献杂志，2011，31（4）：38 ～ 41。

（4）杨清槐．胡兰贵运用越鞠保和汤治疗泥沙样胆囊结石经验．中医文献杂志，2014，32（4）：47 ～ 48。

（5）张德雄．胡兰贵教授治疗风湿病的经验．光明中医，2014，29（8）：1600 ～ 1602。

【人才培养】

培养传承人 31 人；接受进修、实习 100 多人次；举办国家级中医药继续教育项目 7 次，培训 2100 人次。

【成果转化】

1. 院内制剂

清暑益气膏；编号：20110313005-2；功能主治：补气养阴、除湿清热，用于鼻渊、汗证、虚劳等属于气阴两虚、湿热郁滞证者。

2. 中药新药

丁桂儿脐贴（宝宝一贴灵）；编号：国药准字 B20020882；功能主治：健脾温中，散寒止泻，适用于小儿泄泻、腹痛的治疗。

【推广运用】

（一）诊疗方案

1. 不寐

气阴两虚证用补阴益气汤。三焦运化失职证用柴胡加龙骨牡蛎汤。气阴两虚、痰湿郁滞证用十四味温胆汤。

2. 心悸（随脉选方）

脉沉者用参芪丹鸡黄精汤，脉弦者用小柴胡加瓜蒌汤，脉濡缓者用十四味温胆汤。

3. 痞证（随脉选方）

脉弦涩不调者用柴平汤，脉弦滑者用越鞠保和汤，脉沉弦滑者用木香顺气汤。

（二）运用及推广情况

以上3个诊疗方案已在内蒙古锡林浩特市武警边防医院中医科、山西中医学院第三中医院、太原市中医院、山西省临县人民医院中医科等医疗单位推广应用。

三、依托单位——山西省中医院

【依托单位简介】

山西省中医院为三级甲等中医院，设有2个分院、1个科研中试基地，7个非直属附属医院，57个临床及医疗辅助科室，特色专科专病门诊74个。拥有国家临床重点专科5个，国家中医药管理局重点实验室1个、重点学科6个、重点专科10个，省级重点专科13个、重点学科8个，国家中医药管理局三级实验室3个。医院占地面积10万平米，建筑面积6万平米，总资产7亿元，床位编制1058张。

【特色优势】

中医肿瘤病学是卫生部临床重点专科，国家中医药管理局重点学科，设有专科门诊、两个住院病区、肿瘤放疗中心、肿瘤介入中心及肿瘤超声聚焦治疗中心，是山西省中医、中西医结合肿瘤临床、教学、科研基地。

中医肾脏病学是国家中医药管理局重点专科，省级重点学科，设有门诊、病房、血液透析室、腹膜透析室、结肠透析室和实验室。

中医妇科病学是卫生部临床重点专科，省级重点学科。开展腹腔镜、宫腔镜、阴道镜、输卵管介入、无痛人流等新技术。开展中西医治疗不孕症、外阴白色病损、子宫肌瘤、盆腔炎等病证，研制出祛白系列、保胎冲剂、盆炎灵、调经孕卵胶囊等20余种中药制剂。

中医脾胃病学科是卫生部临床重点专科、国家中医药管理局重点专科，省级重点学科。开展炎症性肠病、功能性消化不良、消化道癌前病变、非酒精性脂肪肝等多种疾病的中西医结合诊疗。开展多项内镜下诊疗。

【联系方式】

地址：山西省太原市并州西街16号
电话：0351-4668222
网址：http://www.sxzyy.com

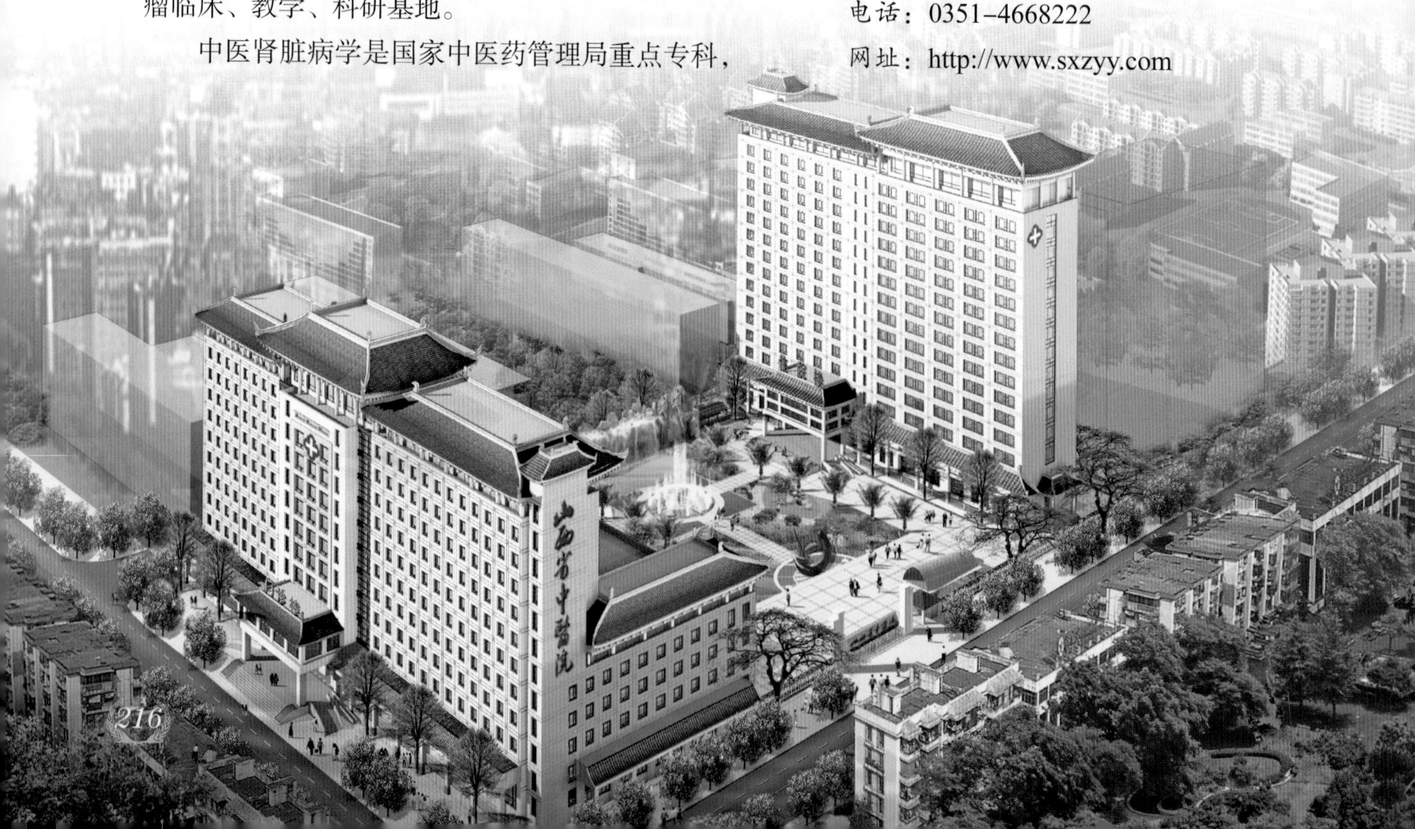

孙郁芝

全国名老中医药专家传承工作室

一、老中医药专家

【个人简介】

孙郁芝，1930年生，女，汉族，辽宁省沈阳市人。山西省中医院主任医师。1954年大连医学院本科毕业，1956～1959年参加全国首批（武汉）西学中班。1959～1963年在山西医学院西学中班任教兼临床工作，1963年至今在山西省中医院从事临床、科研、教学工作。曾先后任山西省中医院内科主任、肾病科主任，现任山西省中医药管理局高级顾问。1979年获全国三八红旗手荣誉称号。

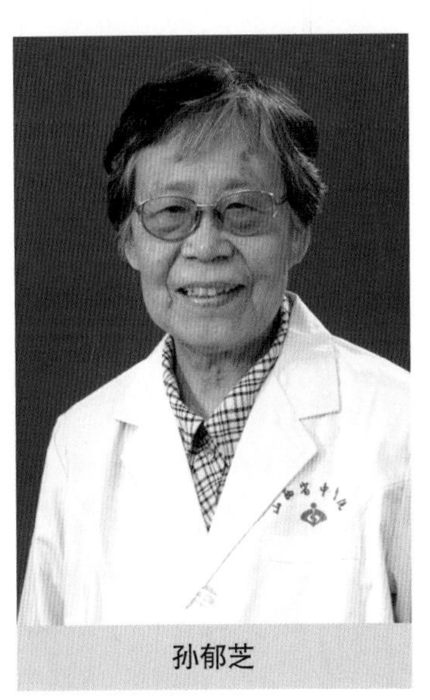
孙郁芝

先后担任第一、二批全国老中医药专家学术经验继承工作指导老师。

第一批继承人：米彩云，山西省中医院中医肾病专业，主任医师。

第二批继承人：①高继宁，山西省中医院中医肾病专业，主任医师；②高艳霞，山西省中医院中医肾病专业，主任医师。

主要编著有《中华名医特技集成》《医苑英华》等著作；发表“活血化瘀，清热解毒疗法——益肾汤治疗慢性肾小球肾炎的实验研究”“重用活血化瘀、清热解毒药物——以益肾汤为主治疗慢性肾炎64例报告”等论文。

【学术经验】

（一）学术思想

提出肾病多瘀论，重视活血化瘀法论治慢性肾脏病；认为脾肾气虚是慢性肾脏病发生、发展的基本病因病机，主张培元固本、健脾补肾为论治慢性肾脏病之基法。同时认为，在慢性肾脏病的发生、发展过程中，湿、热、浊、毒既是其诱发因素，又是其缠绵难愈、引起肾病进展的主要病理因素，主张以清热利湿、解毒化浊法作为治疗慢性肾脏病的核心。

（二）临床经验

1. 慢性肾炎治疗经验

重用活血化瘀、清热解毒药物治疗慢性肾炎，代表方益肾汤（当归、赤芍、川芎、红花、丹参、桃仁、益母草、银花、白茅根、板蓝根、紫花地丁）。

2. 肾性血尿治疗经验

肾性血尿多见“热、瘀、虚”，治疗上当以养阴清热、凉血活血为治则。创制血尿停方（生地、丹皮、赤芍、丹参、紫草、茜草、银花、连翘、益母草、石韦）。

3. 内外治结合治疗慢性肾衰竭

内治法注重健脾补肾、活血化瘀、化浊解毒；外治予中药保留灌肠泄浊解毒。自制结肠透析液，

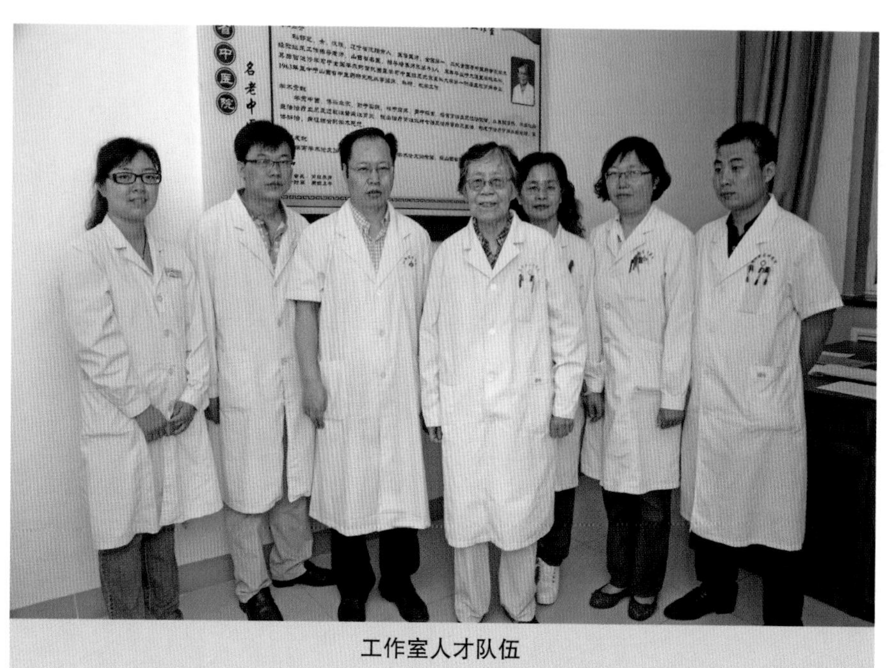
工作室人才队伍

组方为大黄、芒硝、公英、牡蛎、侧柏叶、制附子。

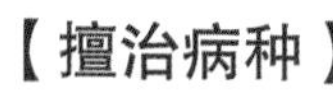

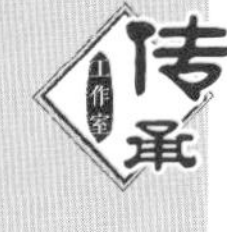

【擅治病种】

1. 慢性肾小球肾炎

针对肾病多瘀、湿热普遍存在的特点，予清热利湿、活血化瘀法治疗血尿、蛋白尿。

2. 慢性肾衰竭

健脾补肾、调和阴阳是治疗的根本，活血化瘀、化浊解毒是治疗的关键。常用方剂为参芪地黄汤加减。

3. 过敏性紫癜性肾炎

初期热毒深重，清热解毒为当务之急，从肺论治的偏用祛风之药，如银花、连翘、蝉衣等；从脾胃论治的偏用清热解毒燥湿之品，如黄连、黄柏等，并在此期加用透热凉血之药，如生地、丹皮、赤芍等，使邪从表而去。后期病久，邪毒渐去，气阴耗伤，治疗以益气养阴为主，佐以清热解毒之品，活血化瘀治疗当贯穿始终。

二、传承工作室建设成果

【成员基本情况】

1. 负责人

刘光珍，男，山西省中医院中医肾病专业，主任医师。

2. 主要成员

王世荣，女，山西省中医院中医肾病专业，主任医师。

高艳霞，女，山西省中医院中医肾病专业，主任医师。

钱雅玉，女，山西省中医院中医肾病专业，副主任医师。

【学术成果】

1. 王世荣．孙郁芝教授治疗慢性肾小球肾炎经验撷要．中国民间疗法，2014，22（11）：12 ～ 14。

2. 刘光珍．孙郁芝治疗尿血经验举隅．山西中医，2014，30（6）：6 ～ 7。

3. 刘光珍．孙郁芝治疗尿路感染临证经验举隅．山西中医，2014，30（7）：8 ～ 9。

【人才培养】

培养继承人 4 人；接受进修、实习生 66 人次。举办国家级和省级中医药继续教育项目 3 次，培训 414 人次。

【成果转化】

1. 院内制剂

（1）复方小蓟胶囊：清热养阴、凉血止血，用于肾炎或泌尿系统感染引起的血尿。

（2）复方茅根胶囊：清热凉血，用于急慢性肾炎、紫癜性肾炎等各类肾炎所致的血尿。

（3）固本止血胶囊：益气固卫、解毒消斑、凉血止血，用于紫癜性肾炎。

（4）降浊解毒胶囊：益气活血、和胃降浊，用于慢性肾衰竭、氮质血症及尿毒症早期属气虚血瘀、湿毒内阻证者的辅助用药。

（5）二参益气补肾胶囊：益气补肾，用于慢性肾衰。

（6）结肠透析液：通腑泻浊、温补脾肾，用于慢性肾衰竭尿毒症。

2. 专利

（1）刘光珍 . 治疗慢性肾脏病湿热壅盛型的药物；专利号：ZL201110269394.7。

（2）刘光珍 . 治疗慢性肾脏病肾虚瘀阻型的药物；专利号：ZL201110269167.4。

（3）刘光珍 . 治疗慢性肾脏病血热、湿热酿毒证的药物；专利号：ZL201210520337.6。

【推广运用】

（一）诊疗方案

1. 慢性肾小球肾炎

辨证分脾肾气虚证、肺肾气虚证、气阴两虚证、脾肾阳虚证、肝肾阴虚证、水湿证、湿热证、血瘀证、湿浊证等。方药分别选异功散、益气补肾汤、参芪地黄汤、附子理中丸（或济生肾气丸）、杞菊地黄丸、五皮饮、龙胆泻肝汤、血府逐瘀汤、胃苓汤等。

2. 慢性肾衰竭

脾肾气虚证用香砂六君子汤加减；脾肾阳虚证用实脾饮合肾气丸加减；气阴两虚证用参芪地黄汤加减；肝肾阴虚证用六味地黄汤合二至丸加减；阴阳两虚证用金匮肾气丸合二至丸加减。

3. 过敏性紫癜性肾炎

风热搏结证用清营汤加减；热毒内炽证用犀角地黄汤加减；湿瘀互结证用三仁汤加减；气阴两虚证用参芪地黄汤加减；脾肾两虚证用大补元煎加减；肝肾阴虚证用知柏地黄丸合二至丸加减。

（二）运用及推广情况

以上 3 个诊疗方案已在太原市类风湿病医院、山西稷山骨髓炎医院、孝义市中医院、平遥县中医院、寿阳县中医院、翼城县中医院以及大同市中医院等医疗单位推广应用。

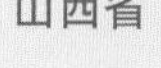

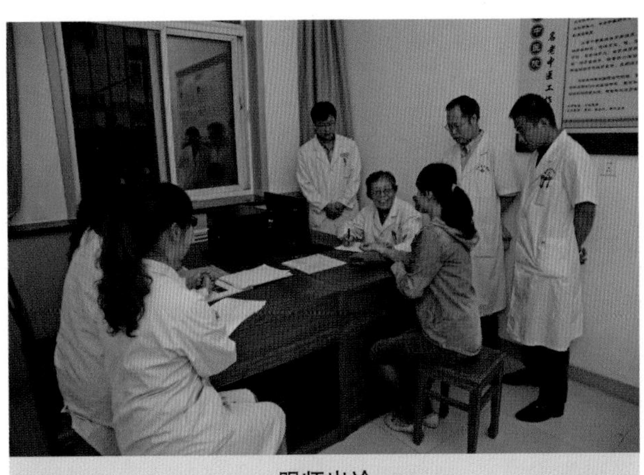

跟师出诊

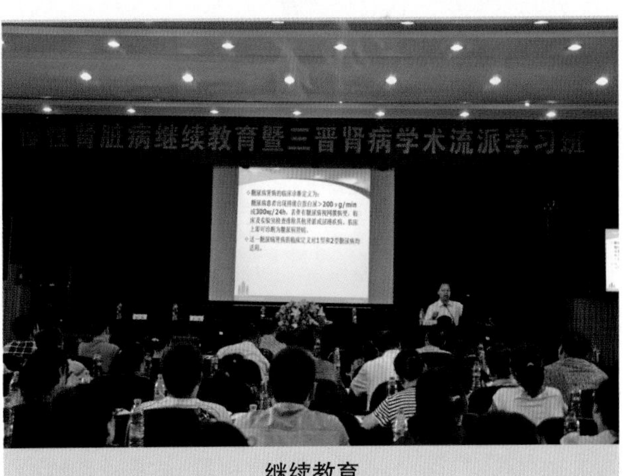

继续教育

三、依托单位——山西省中医院（见第 216 页）

朱宗元

全国名老中医药专家传承工作室

一、老中医药专家

【个人简介】

朱宗元，1937年生，男，汉族，江苏南京人。内蒙古医科大学中医学院中医基础理论专业教授、主任医师。1956年考入上海中医学院，1962年毕业后作为首批支援边疆少数民族地区医学事业的知识分子来到建院初期的内蒙古医学院中蒙医系工作至今。1993年起享受国务院政府特殊津贴，荣获内蒙古自治区优秀教师称号，曾任内蒙古医学院中蒙医系主任、全国中医高等教育委员会委员、内蒙古中医药学会副秘书长、内蒙古政协委员等。

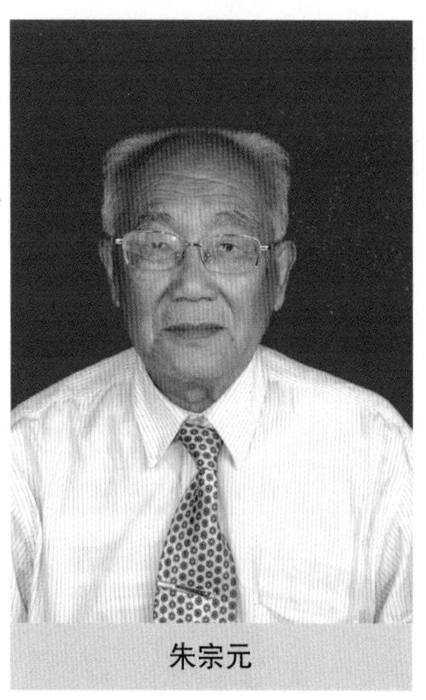
朱宗元

担任第四批全国老中医药专家学术经验继承工作指导老师。

继承人：①董秋梅，内蒙古医科大学中医学院中医内科专业，教授、主任医师；②孙萍，内蒙古自治区中医医院中医内科专业，主任医师。

主要著作有《阴阳五行学说》《中医基础理论纲要》等；发表"'肝之余气溢入于胆、聚而成精'小议""中医学中关于'气'的理论""'心生血'的临床意义"等论文。

【学术经验】

（一）学术思想

禀承"用量宁小勿大"的原则，注重药物合理配伍和配比，惯于把功效相似、相佐的药物进行合理搭配形成药物组合，繁而不杂，层次清晰。擅用东垣之甘温方药，药量轻而药味多，补益先后天之本；重视叶天士之"久病入络"学说，常用虫类药物活血化瘀、通经活络，以起沉疴。

（二）临床经验

1.“培本、澄源、截流”治疗肾系病证

补益脾肾、活血化瘀、祛除诱因，兼以补肾固精止蛋白尿，凉血止血养血以止血尿，以调节开阖、调整免疫功能的过敏煎结合临床经验加味组方。

2. 复升降、调寒热气血治疗脾胃系统病证

治疗脾胃系统病证以恢复脾升胃降、助人体气机升降为关键，临床明辨寒热虚实之分、在气在血之别，常用半夏泻心汤、黄芪建中汤等加减治疗。

3. 循经论治颈椎病

以颈部有督脉、膀胱经等数条经脉通过为理论基础，以通络活血、补肾固督为法，常用葛根汤合斑龙丸加减，循经而治颈椎病。

4. 通阳活血、养心安神治疗心系病证

依据心属火、主血脉的生理特性，以温通复振心阳、活血化瘀为法，以自拟心脏方（黄芪、桂枝、桃仁、红花、川芎、葛根、地龙、党参、

麦冬、五味子、炒枣仁、生龙骨、生牡蛎、补骨脂、水蛭胶囊、土鳖虫胶囊、炙甘草）加减治疗。

【擅治病种】

1. 慢性肾小球肾炎

调理开阖、健脾益肾、活血通络为主。用过敏煎合补脾肾、活血通络之品，常用乌梅、防风、柴胡、五味子、金钱草、黄芪、升麻、巴戟天、桑螵蛸、桃仁等。

2. 颈椎病

通络活血，补肾固督。常以葛根汤合斑龙丸为基本方，配以细辛、通草、天麻、钩藤、威灵仙、海风藤等药物。

3. 慢性萎缩性胃炎

温中补虚，化瘀通络。常以黄芪建中汤化裁，佐以少量巴戟天、补骨脂等温肾之品，配以失笑散化瘀通络。

4. 慢性咽炎

滋阴润燥，清热利咽。以增液汤加味组方，常配以山豆根、马勃、木蝴蝶、蝉蜕等。

5. 过敏性紫癜

健脾益肾，凉血活血。以调整免疫之过敏煎合补中益气汤、犀角地黄汤等加减，常配以熟地、巴戟天、坤草、炒枣仁、仙鹤草、墨旱莲等药。

二、传承工作室建设成果

【成员基本情况】

1. 负责人

董秋梅，女，内蒙古医科大学中医学院中医内科专业，教授、主任医师。

2. 主要成员

杨广源，男，内蒙古自治区中医医院中医内科专业，主任医师。

孙萍，女，内蒙古自治区中医医院心病专业，主任医师。

杨巧芳，女，内蒙古医科大学中医学院中医内科专业，副教授、副主任医师。

李永乐，男，内蒙古医科大学中医学院中医基础理论专业，讲师、主治医师。

【学术成果】

1. 论著

（1）《朱宗元教授临证精要》，中医古籍出版社2014年出版，董秋梅、朱宗元编著。

（2）《当代名老中医养生宝鉴》，人民卫生出版社2013年出版，董秋梅、杨巧芳参编。

2. 论文

（1）杨巧芳，等．朱宗元教授治疗颈椎病经验．中华中医药学刊，2010，28（10）：2057～2058。

（2）杨巧芳，等．朱宗元治疗慢性肾炎临证思

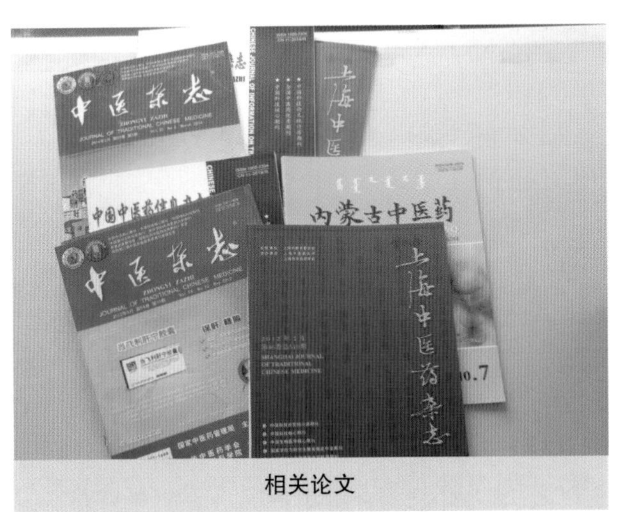

相关论文

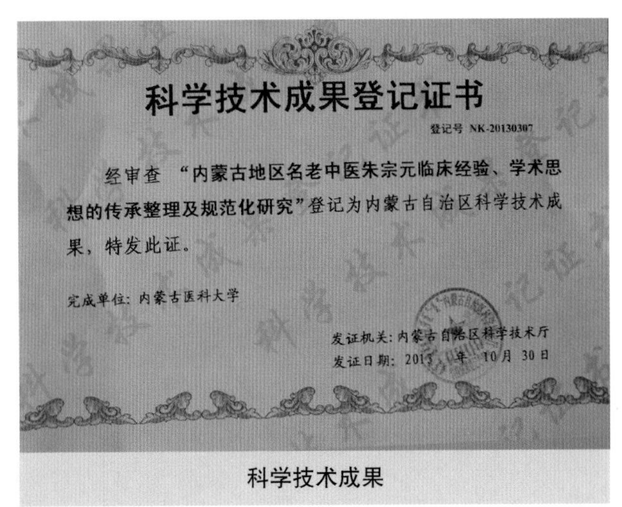
科学技术成果登记证书

登记号 NK-20130307

经审查 “内蒙古地区名老中医朱宗元临床经验、学术思想的传承整理及规范化研究”登记为内蒙古自治区科学技术成果，特发此证。

完成单位：内蒙古医科大学

发证机关：内蒙古自治区科学技术厅

发证日期：2013 年 10月 30日

科学技术成果

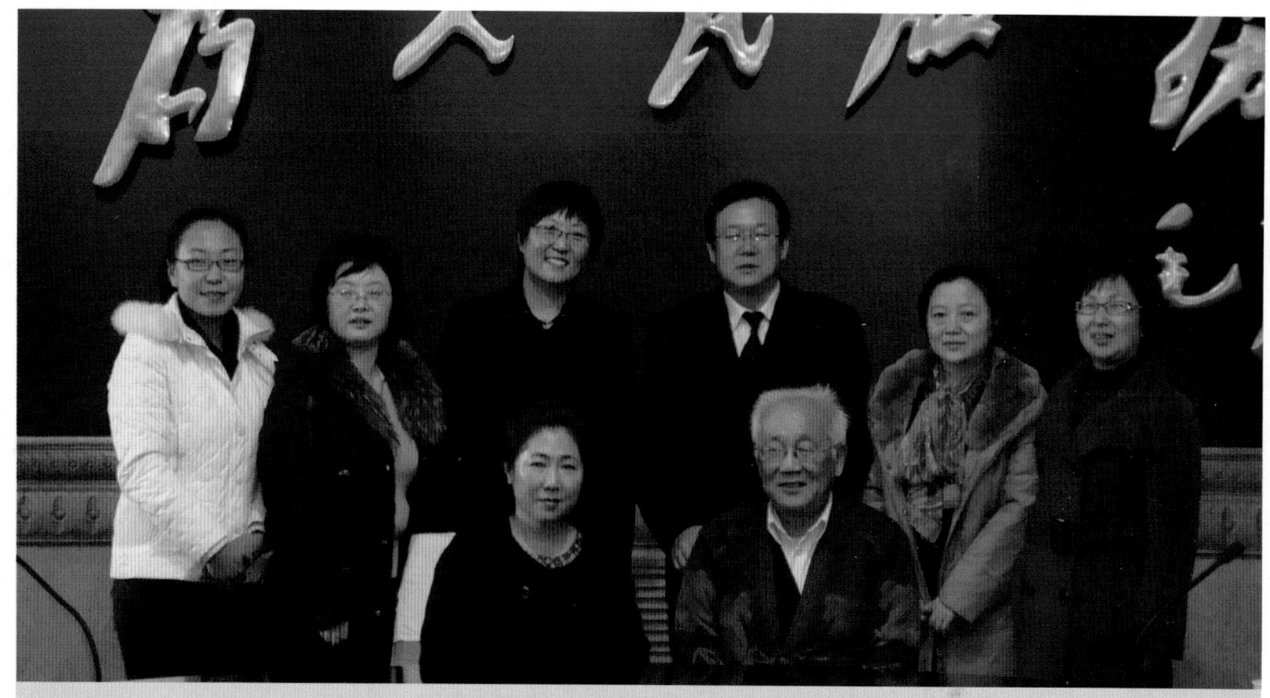

朱老与内蒙古自治区蒙中医药管理局领导及工作室成员

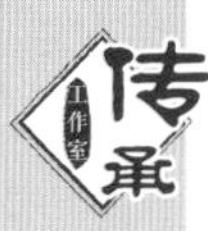

辨特点探析 [J]. 中国中医药信息杂志，2010，17（11）：86 ～ 87。

（3）董秋梅，等 . 朱宗元培本、澄源、截流治疗肾病经验 [J]. 中医杂志，2011，52（21）：1816 ～ 1817。

（4）董秋梅，等 . 朱宗元循经论治颈椎病临床经验探析 [J]. 上海中医药杂志，2012，46（7）：64 ～ 65。

（5）李永乐，等 . 朱宗元治疗慢性萎缩性胃炎经验 [J]. 中医杂志，2013，54（10）：823 ～ 824。

【人才培养】

培养传承人 2 名；接受进修人员 12 名。

【推广运用】

（一）诊疗方案

1. 慢性肾病

过敏煎结合临床经验加味化裁。兼咽不适、咳嗽，合增液汤加减；鼻部不适，合苍耳子散加减；腹泻或大便不成形，合香连丸加减；兼女性月经不调、白带增多、阴痒或男性尿频、尿痛、尿不尽等，合薏苡附子败酱散加减。

2. 颈椎病

葛根汤合斑龙丸加减。兼手足凉、面部肿胀感、全身疼痛，加细辛、通草、吴茱萸、荜茇；上肢疼痛、麻木严重，加桑枝、片姜黄；眩晕，甚或伴呕吐，加天麻、钩藤、僵蚕；疼痛甚，伴足跟痛、腿软，加威灵仙、海风藤、徐长卿、补骨脂、骨碎补。

3. 慢性胃炎

黄芪建中汤合良附丸、失笑散加减，配以温补肾阳、疏肝理气和胃、降逆止呃、制酸止痛之品。

4. 慢性咽炎

增液汤结合临床经验加味组方，治以滋阴润燥、清热利咽。

5. 妇科炎症

薏苡附子败酱散加减。兼有外阴瘙痒，加藿香、黄精、地肤子；带下量多、清稀，加扁豆、山药、芡实；月经不调，加香附、川楝子、青皮、桃仁、红花；月经量过多，加仙鹤草、墨旱莲、藕节。

（二）运用及推广情况

以上 5 类常见疾病诊疗方案在内蒙古自治区中医医院、内蒙古医科大学附属中蒙医医院推广。

三、依托单位——内蒙古自治区中医医院

【依托单位简介】

内蒙古自治区中医医院始建于1958年，前身为内蒙古自治区中蒙医医院，2013年正式更名，是一所集医疗、科研、教学、康复、保健、制剂为一体的大型综合性三级甲等中医医院，是广州中医药大学附属内蒙古中医医院和内蒙古医科大学中医附属医院、中医临床医学院。医院先后获得“全国百佳医院”“全国百姓放心示范医院”“全国卫生系统先进集体”“全国民族团结先进集体”等荣誉称号。

【特色优势】

医院贯彻“大医精诚、惠泽百姓”精神，坚持发挥中医药优势，形成以治疗肛肠病、肾病、心病、内分泌病等为特色的专科优势。现设有临床科室23个，医技科室5个，病区11个。拥有国家中医药管理局“十一五”重点专科2个（肛肠科、心病科），国家中医药管理局“十二五”重点专科建设项目2个（内分泌科、肾病科），国家中医药管理局重点学科建设项目2个（肛肠科、急诊科），国家卫生计生委中医临床重点专科建设项目2个（肛肠科、肾病科），内蒙古自治区卫生厅重点学科2个。医院有全国名老中医药专家学术经验继承工作指导老师6名，国家名老中医传承工作室4个，自治区名中医4名及名老中医学术经验继承工作导师5名。

【联系方式】

地址：内蒙古自治区呼和浩特市新城区健康街11号

电话：0471-6921696

网址：www.nmgzyyy.com

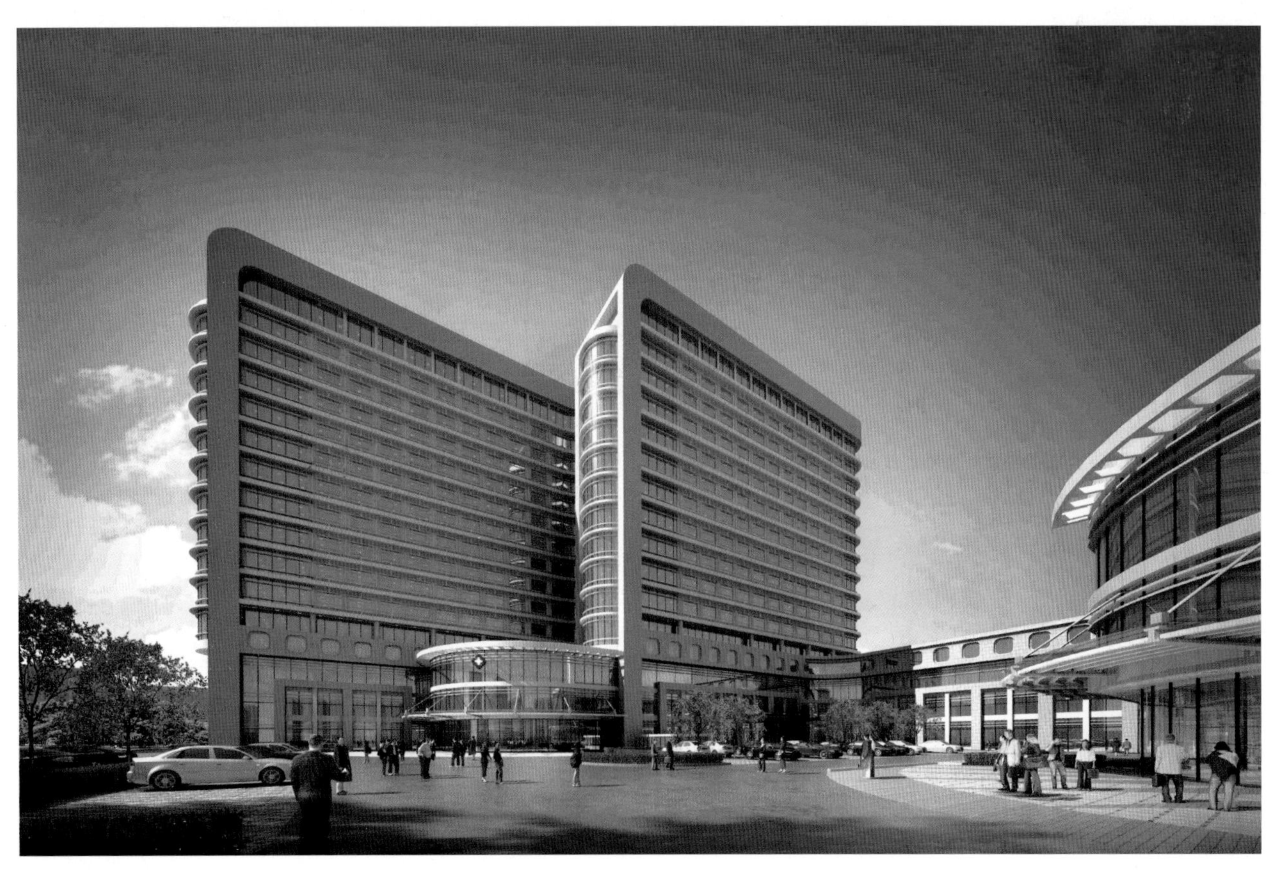

马　智

全国名老中医药专家传承工作室

一、老中医药专家

【个人简介】

马智，男，1940年出生，汉族，辽宁阜新人。辽宁中医药大学附属医院呼吸和心脑血管科教授、主任医师。出身医学世家，自幼随父行医，1965年毕业于辽宁中医学院，毕业后于辽宁中医药大学附属医院从事医疗、教学和管理工作至今。1999年起享受国务院特殊津贴；2005年被聘为辽宁省“优秀中医临床人才培养项目”专家指导委员会指导专家。

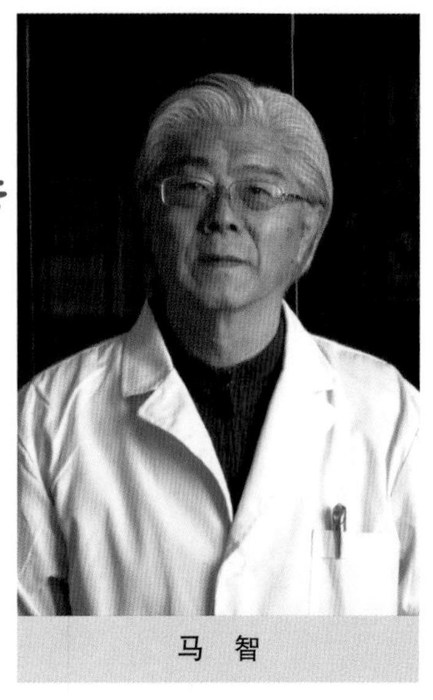
马　智

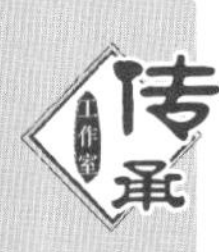

担任第3～5批全国老中医药专家学术经验继承工作指导老师。

第三批继承人：曲妮妮，辽宁中医药大学附属医院呼吸专业，主任医师。

第四批继承人：①王镁，辽宁中医药大学附属医院内分泌专业，主任医师；②邢玉庆，辽宁中医药大学附属医院肿瘤专业，主任医师。

第五批继承人：①王丽，辽宁中医药大学附属医院内分泌专业，副主任医师；②王玲，辽宁中医药大学附属医院风湿专业，主任医师。

主编著作有《中医临证指南》《实用中医临床手册》2部；发表“肺胀方治疗慢性肺源性心脏病疗效评价及机理探讨”“益肺降纤方对减轻实验性大鼠矽肺纤维化的作用”等96篇论文。

主持“清肺微丸治疗上呼吸道感染及肺内炎症的临床与实验研究”等省部级科研课题6项。

【学术经验】

（一）学术思想

认为“气病百病生”“无痰不作病”“久病难病从瘀治”（言瘀即言血），痰、瘀、气、血为内科杂病的重要辨证论治要素，形成“化痰瘀，调气血”的内科杂病六字心法，以此执简御繁，指导临证。

（二）临床经验

1. 从风、痰论治眩晕

认为眩晕常有肝风挟痰型以及阴虚阳亢型或兼血瘀型之分，遣方用药时根据不同证型，予以化痰泄浊、平肝潜阳、益气养血、熄风之方药。

2. 治疗风温肺热经验

本病初期邪在肺卫，宜辛凉解表、疏风清热，予银翘散、桑菊饮加减。但卫分证在风温肺热病患者中很少见，或见证甚短，旋即入气分，故临床就诊患者绝大多数表现为卫气同病，治当宣肺泻热、化痰止咳，方用自创之清肺消炎饮（麻黄、石膏、杏仁、甘草、黄芩、黄连、金银花、大青叶、鱼腥草）。疾病后期邪热内陷，深入营血，予清宫汤送服安宫牛黄丸、至宝丹、紫雪丹等；如

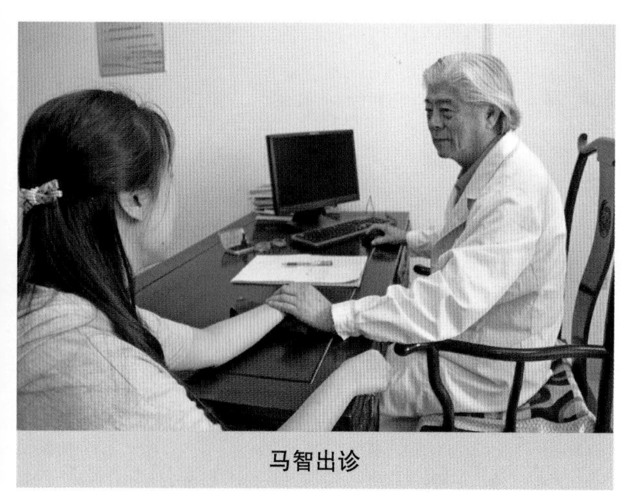
马智出诊

兼见内闭外脱证候者，予生脉散或参附汤送服安宫牛黄丸、至宝丹、紫雪丹。

3. 治疗不寐当以调肝脾、安心神为根本

认为不寐的发病“肝为起病之源，心为病传之所”，病机实质为肝郁气滞，痰湿内生，痰热内蕴，心气耗伤，心失所养，神失所藏。肝气郁结者以疏肝解郁为主，心脾两虚者以补益心脾为主，其余证型也均辅以调和肝脾之方药。

4. 治疗郁证应重视疏肝、清肝之法

认为郁证的治疗以调理气机为主，治疗关键在于肝，应疏肝、清肝。在治疗中还应注意肝脾的关系，注意气血的关系。治疗时多用柴胡、白芍、当归、川楝子、郁金、香附等疏肝、柔肝之品。

【擅治病种】

1. 眩晕

肝风挟痰者治以息风化痰、降浊止眩，常用自拟方眩得康（泽泻、白术、半夏、天麻、钩藤、茯苓、炙甘草、陈皮、葛根）。若兼气虚者，加补气汤（黄芪、太子参、白术、茯苓、炙甘草）加减；若肝郁化火，则用清热化痰方（双花、大青叶、鱼腥草、杏仁、石膏、炙甘草、川贝、款冬花）加减；阴虚阳亢者，常用天麻钩藤饮加减。另有难治性眩晕，常加用活血化瘀之药。

2. 咳嗽

痰热郁肺者，应及早用清热解毒之品截断病邪，清热存阴，常用自拟清肺消炎饮(双花、黄芩、黄连、大青叶、鱼腥草、川贝、款冬花、麻黄、杏仁、石膏、炙草)；阴虚肺热者，常用自拟滋阴润肺饮（沙参、炙草、枇杷叶、石膏、阿胶、杏仁、麦冬、桑叶、川贝、款冬花）。

3. 不寐

常以自拟方解郁安神汤（柴胡、白芍、当归、川楝子、郁金、香附、生龙齿、琥珀、茯苓、炙草、菖蒲、远志、炒枣仁、夜交藤）治疗肝气郁结型，加减承气汤治疗痰热腑实型，加减温胆汤治疗痰热扰神型，加减归脾汤治疗心脾两虚型。

4. 郁证

治疗关键在疏肝、清肝，同时还应注意气血的关系，常用解郁汤（柴胡、白芍、当归、川楝子、郁金、香附），若化火则加入清肝火之品，伴血瘀则加活血化瘀药。

5. 头痛

肝经风火为主者治疗上应采用平肝息风清热之法，用自拟头痛汤（川芎、天麻、蔓荆子、菊花、葛根）；寒邪上扰清空者，治以吴茱萸汤。

二、传承工作室建设成果

【成员基本情况】

1. 负责人

李小娟，女，辽宁中医药大学附属医院慢病一科，主任医师。

2. 主要成员

马冰松，女，辽宁中医药大学附属医院眼科，主任医师。

曲妮妮，女，辽宁中医药大学附属医院呼吸科，主任医师。

王哲，男，辽宁中医药大学附属医院急诊科，副主任医师。

庞立健，男，辽宁中医药大学附属医院呼吸科，主治医师。

【学术成果】

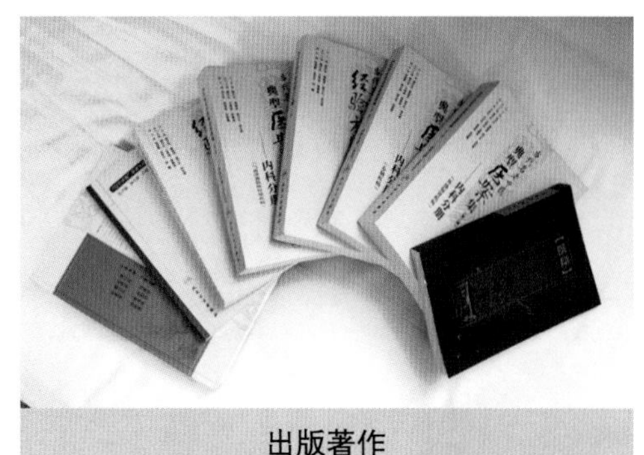
出版著作

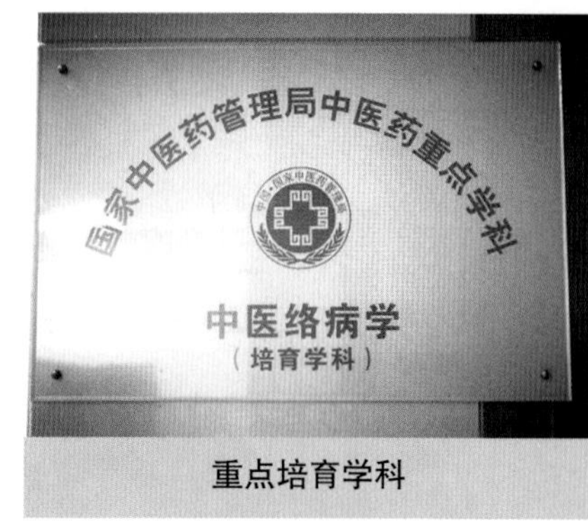

重点培育学科

1. 论著

（1）《悬壶撷英 -- 马智临证经验集》，人民卫生出版社 2013 年出版，李小娟主编。

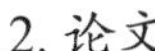

（2）《马智临证心得》，辽宁科学技术出版社 2011 年出版，李小娟主编。

2. 论文

（1）邢玉庆，等. 马智治疗不寐的学术思想及经验总结. 辽宁中医杂志，2011；38(8)：1507~1509。

（2）吕晓东，等. 参龙煎剂对博来霉素致肺纤维化大鼠肺组织基质金属蛋白酶 2 与金属蛋白酶组织抑制剂 1 表达的影响（英文）. 中西医结合学报，2010，8(10)：961~967。

（3）庞立建，等. 肺纤维化（肺痿）中医病机初探. 中华中医药学刊，2011，29(7)：1596~1597。

【人才培养】

培养传承人 19 人；接受进修、实习 112 人次；举办国家级中医药继续教育项目 4 次，培训 317 人次。

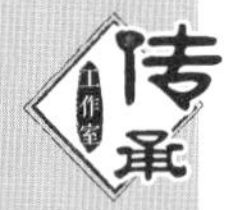

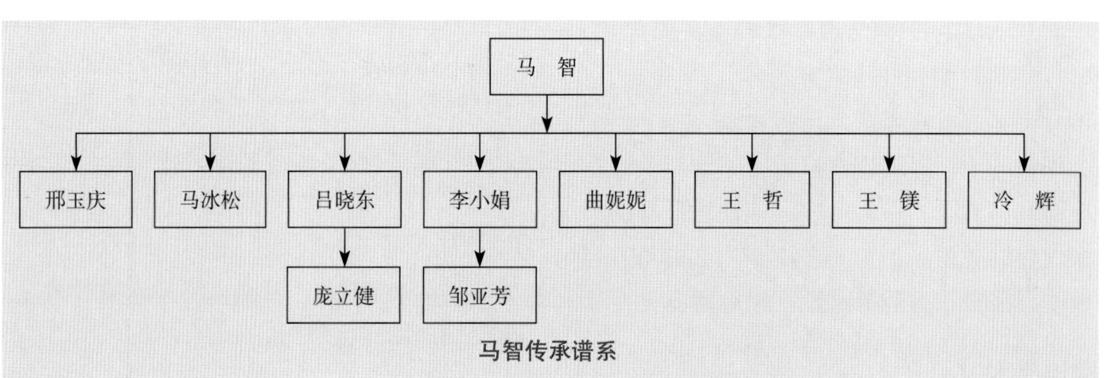

马智传承谱系

【推广运用】

（一）诊疗方案

1. 眩晕

辨证分肝风挟痰型、阴虚阳亢型、血瘀型，方药选眩得康、天麻钩藤饮加减等。

2. 咳嗽

辨证分痰热郁肺型和阴虚肺热型，方药选清肺消炎饮、滋阴润肺饮等。

3. 不寐

辨证分肝气郁结型、痰热腑实型、痰热扰神型、心脾两虚型等，方药选解郁安神汤、加减承气汤、加减温胆汤、加减归脾汤等。

4. 头痛

辨证分肝经风火型和寒邪上扰型，方药选头痛汤、吴茱萸汤等。

（二）运用及推广情况

以上方案在辽宁省、市、县级中医院进行推广应用，据不完全统计，2011 年度共收治相关患者 3000 余例，好转 2982 例，总有效率达 98%。

三、依托单位——辽宁中医药大学附属医院（见第 33 页）

郭庆贺

全国名老中医药专家传承工作室

一、老中医药专家

【个人简介】

郭庆贺（1937—2009年），男，汉族，辽宁鞍山人。曾任鞍山市铁东区中医院院长，主任医师。1961年毕业于鞍山市第一期中医学习班，1961～1965年分别在鞍山市铁东区业大和辽宁中医学院中医函授班学习，以优异成绩毕业。曾先后师承于鞍山市名老中医魏辅绅、马顶山和辽宁中医学院王文彦教授。曾任中国中医药学会糖尿病专业委员会副主任委员。为鞍山市知名中医专家，辽宁省名中医和国家级名中医。

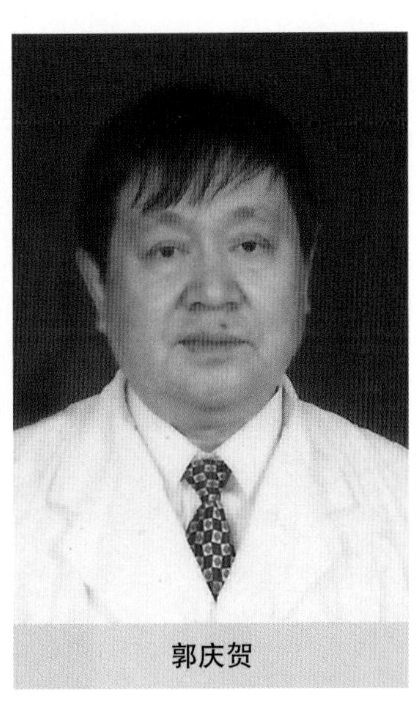

郭庆贺

担任第二、四批全国老中医药专家学术经验继承工作指导老师。

第二批继承人：①郭连川，铁东区中医院糖尿病治疗中心，主任医师；②郭叶楠，铁东区中医院糖尿病科，主治医师。

第四批继承人：①张欣，鞍山市中医院，主任医师；②高辉，铁东区中医院糖尿病科，副主任医师。

课题“自拟中药清障明目胶囊治疗糖尿病视网膜病变临床观察”2004年获鞍山市科技局科技进步一等奖，2005年获辽宁省科技成果奖三等奖。

【学术经验】

（一）学术思想

1. 倡导顾护人体阳气

崇尚重视人体阳气，认为阳气是人体一切生命活动的原动力，人体的生、长、壮、老、已的整个过程实际上是人体阳气生发、发展、壮大和逐渐衰落的过程，“阳强则寿，阳衰则夭”，主张临床治疗疾病一定要时刻注意不要损伤人体阳气，要固护人体阳气。

2. 提出“从脾论治消渴”的观点

认为2型糖尿病的发病多与脾的运化功能失调致湿热内蕴、耗伤阴液有关。后期多因脾虚失于运化，气血生化乏源，终致气虚血瘀、湿浊内盛而发生各种并发症。所以，倡导“从脾论治消渴病”，主张采取醒脾、运脾、健脾的方法。

3. 提出消渴病治疗方法

提出消渴病初期治疗重在升脾气，润肺金；中期治疗重在益气阴，滋肾水；后期治疗重在通经络，复气化。

（二）临床经验

1. 痹证治疗经验

寒邪是痹证形成和发展的重要因素。治疗痹证多用麻黄附子细辛汤、黄芪桂枝五物汤、乌头汤、蠲痹汤等加减，尤其是久治不愈的顽痹，更是喜用大剂附子加强温阳散寒力量。

2. 健脾化湿治疗消渴病

倡导“从脾论治消渴病”的观点，研制院内制剂降糖合剂1号（太子参、白术、麦冬、茯苓、知母、黄芩等）、降糖合剂2号（黄芪、太子参、麦冬、黄连、生地、熟地等）、降糖合剂3号（太子参、山药、黄芪、山萸肉、黄柏、龟板等）、“胰岛生胶囊”（太子参、黄芪、苍术、白术、茯苓、甘松等）。

3. 益肾健脾治疗1型糖尿病经验

认为1型糖尿病是由于“五脏皆柔弱”即先天之本不足所致，创益肾健脾法，运用其自制“降糖强身胶囊”（太子参、茯苓、山萸肉、山药、龟板、蛤蚧等）加减治疗。

4. 清肝明目、化瘀止血治疗“糖网病”

认为“糖网病”是由于消渴日久，肝肾亏虚，肝阳上亢，眼络瘀阻所致，创“清障明目胶囊”（白蒺藜、羚羊角、草决明、茺蔚子、谷精草、龙胆草等）化瘀止血、补益肝肾，兼清肝明目。

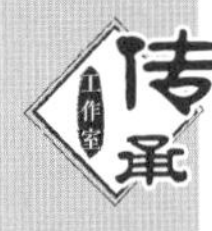

5. 补益脾肾、利水降浊治疗早期糖尿病肾病

糖尿病肾病是由于脾肾两虚，湿浊内生，终致湿聚、气滞、血瘀蓄聚成毒而成。早期采用补益脾肾、利水降浊法治疗，运用“糖肾胶囊”（山药、芡实、白术、莲子、太子参、黄芪等），有防止糖尿病肾病进展、缓解临床症状的作用。

【擅治病种】

1. 糖尿病及其各种并发症

1型糖尿病健脾益肾，2型糖尿病从脾论治。运用“降糖合剂1～3号”“消渴降糖丸”（生地、

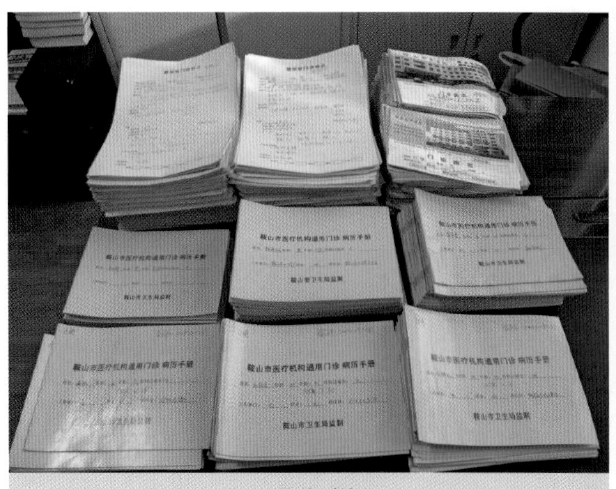

工作室病例

天花粉、太子参、山萸肉、山药、黄连等）“降糖强身胶囊”“胰岛生胶囊”“糖肾胶囊”“三七止痛胶囊”（三七、延胡索、水蛭、穿山甲、乌梢蛇、蜈蚣）“清障明目胶囊”“愈足胶囊”（鹿角胶、龟板胶、黄精、白芍、丹参、三七等）等治疗。

2. 各种慢性肾病

健脾温肾，化气利水。用肾炎1号（黄芪、炒白术、金樱子、芡实、鸡内金、茯苓等）、肾炎2号（巴戟天、大芸、肉桂、茯苓皮、炒白术、黄芪等）、肾炎3号（附子、干姜、桑白皮、大腹皮、茯苓皮、益母草等）治疗。

3. 各种风湿和类风湿性疾病（痹证）

以温阳散寒为主，兼以化湿通络、养血活血。治疗痹证多用麻黄附子细辛汤、黄芪桂枝五物汤、乌头汤、蠲痹汤等加减；对于久治不愈的顽痹，可用大剂附子加强温阳散寒力量。

二、传承工作室建设成果

【成员基本情况】

1. 负责人

张兴中，男，鞍山市铁东区中医院副院长，主任医师。

2. 主要成员

刘玉坤，女，鞍山市铁东区中医院糖尿病科，主任医师。

杨凤珍，女，鞍山市铁东区中医院糖尿病科，副主任医师。

高辉，女，鞍山市铁东区中医院副院长，副主任医师。

【学术成果】

1. 论著

《郭庆贺临证经验采菁》，黑龙江科学技术出版社2008年出版，郭连川、寇幼敏、张欣、张兴中主编。

2. 论文

（1）张兴中，等．消糖益肾合剂配合西药治疗早期糖尿病肾病临床观察．新中医，2010，42（9）：29～30。

（2）王颖．自制三七胶囊治疗糖尿病合并末梢神经炎临床观察．实用中医内科杂志，2009，23（2）：60。

（3）郭敬姝．自拟养胃胶囊治疗幽门螺杆菌相关性慢性胃炎疗效评价．中国冶金工业医学杂志，2010，27（3）：353～354。

（4）王颖．丹红注射液治疗2型糖尿病合并腔隙性脑梗死50例．现代中西医结合杂志，2009，18（4）：437。

（5）王颖．百令胶囊治疗糖尿病肾病临床观察．中国冶金工业医学杂志，2011，28（2）：214～215。

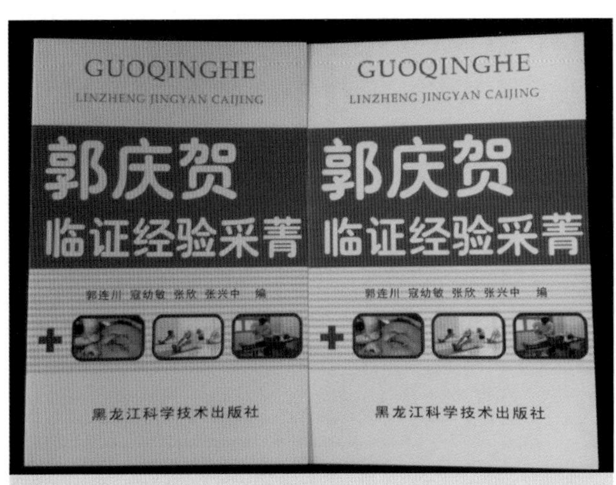

著作

工作室论文成果

【人才培养】

培养传承人3人，接受进修、实习10余人次；举办省级医学继续教育项目1次，院内培训70余次。

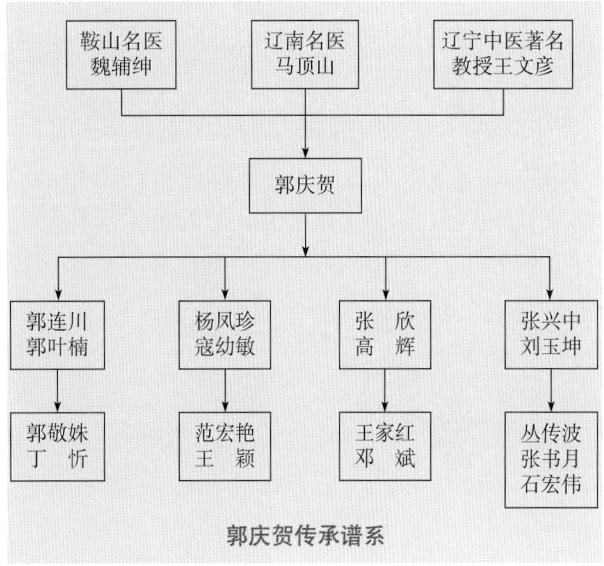

郭庆贺传承谱系

【推广运用】

（一）诊疗方案

1. 消渴病（2型糖尿病）

辨证分为阴虚热盛证、胃肠结热证、肝郁化热证、气阴两虚证。分别选用自拟消渴方1～4号加减治疗。

2. 消渴病目病（糖尿病视网膜病）

运用自制中药“清障明目胶囊”化瘀止血、补益肝肾，兼清肝明目。

3. 多种慢性肾病

初期辨证脾肾阳虚，水湿内停；后期辨证阳虚水泛，肾络瘀阻。采用肾炎1～3号治疗。

4. 各种风湿和类风湿性疾病

重用温阳散寒，兼以化湿通经，选用麻黄附子细辛汤或乌头汤合黄芪桂枝五物汤加减。

（二）运用及推广情况

以上诊疗方案在鞍山市铁东区中医院、鞍山市中医院、鞍山市万良糖尿病医院、鞍山市老年康复病医院推广运用。

三、依托单位——辽宁省鞍山市铁东区中医院

【依托单位简介】

辽宁省鞍山市铁东区中医院成立于1986年12月，为国有二级甲等中医医院，现有职工188人，其中医技人员153人，有研究生6人，本科生53人，大中专以上学历的医技人员占职工总数的94.6%。医院有病床210张，日门诊量500余人次，建筑面积7500平方米，固定资产900余万元。

多年来，医院坚持以发展“大专科，小综合”为宗旨，以中医为主，走中西医结合的道路，以国家糖尿病重点专科为龙头，带动青木眼科和外科齐头并进，共同发展。医院设有糖尿病科、青木眼科、马氏儿科以及心病科、脑病科、外科、骨科等十余个科室。

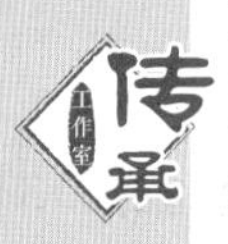

【特色优势】

医院糖尿病科为国家中医药管理局“十五”和“十一五”重点专科，老院长郭庆贺主任医师为辽宁省名中医、国家级名中医，且为国家中医药管理局第二批和第四批名老中医药专家师承指导老师。糖尿病科坚持突出中医特色，运用中医理论探讨糖尿病及其各种并发症的病因病机，“勤求古训，博采众方”，借鉴古今圣贤治疗消渴病的临床经验，探索出一套独特的治疗糖尿病及各种并发症的治疗方法。“青木眼科”采取中西医结合的方法治疗各种眼病，尤其对糖尿病并发的眼底疾病具有很好的疗效。“马氏儿科”早在清朝末年就享誉辽南地区，运用独特的中药散剂治疗小儿脾胃病，如消化不良、小儿腹泻、疳积以及呼吸系统疾病等，都具有良好的疗效。

【联系方式】

地址：辽宁省鞍山市铁东区山南街54号

电话：0412-2617589

网址：http://www.astdqzyy.com

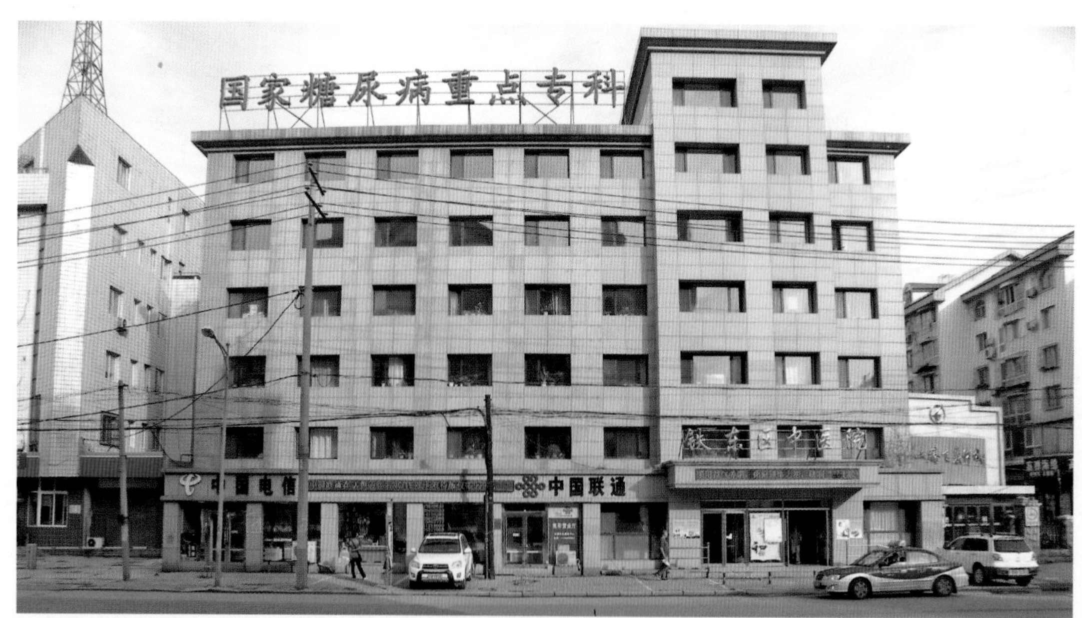

周学文

全国名老中医药专家传承工作室

一、老中医药专家

【个人简介】

周学文，男，1938年出生，汉族，辽宁省辽阳市人。辽宁中医药大学附属医院脾胃病专业教授、主任医师。1959年就读于辽宁中医学院，1965年获得学士学位，毕业后工作于辽宁中医学院附属医院，先后任内科主任及内科教研室主任。1992年起享受国务院政府特殊津贴。2003年被评为国家名医。曾任国家药品监督管理局药审委员，中华中医药学会内科学分会副主任委员，中华中医药学会内科学分会脾胃病专业委员会副主任委员、中国中药临床药理学会副主任委员。

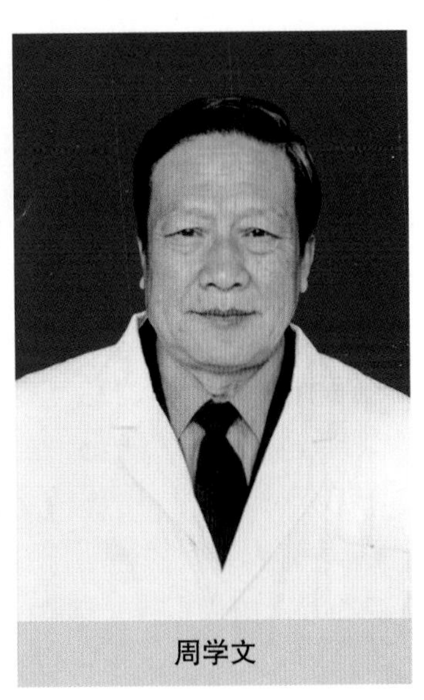

周学文

先后担任第3～5批全国老中医药专家学术经验继承工作指导老师。

第三批继承人：白光，辽宁中医药大学附属医院，主任医师。

第四批继承人：①陈民，辽宁中医药大学附属医院，主任医师；②汲泓，辽宁中医药大学附属医院，主任医师。

第五批继承人：①周天羽，辽宁中医药大学附属医院，副主任医师；②张雪梅，辽宁中医药大学附属医院，副主任医师；

主要编著有《回春锦囊·周学文临证经验集》《胃癌前状态性疾病》《中医胃肠病学》等著作；发表“胃溃疡活动期的中医证治”“慢性萎缩性胃炎中医证治旨要”“以脾论治内清外柔治疗动脉粥样硬化”等60余篇论文。

主持863课题“中药新药临床试验关键技术及平台建设”，973项目“基于‘以痈论治’胃癌前状态性疾病（活动期）‘毒热’病因创新研究”等国家科技攻关、国家中医药管理局、辽宁省课题共8项。获得奖励多项。

【学术经验】

（一）学术思想

1. 以痈论治消化性溃疡

创新性提出消化性溃疡的“毒热病因”理论，认为本病的关键病机为毒热蕴结不解，毒热易伤气血，易生疮疡，故引入外科“消”“托”“补”三法。

2. 以脾论治、内清外柔

针对血脂异常及动脉粥样硬化的治疗，提出“以脾论治、内清外柔”学术思想。以脾论治可以采用补脾益气、芳香醒脾、健运脾气、温运脾阳等法。“内清”即清除多余的浊脂，即痰浊和血瘀；“外柔”是指柔和血脉、通利脉道，可以采用化湿、降浊、活血、化瘀、化痰、通络、理气等治法。

（二）临床经验

1. 脾胃病当重视舌诊

在脾胃病的诊断过程中当重视舌诊。在舌诊中候胃气之舌苔尤为重要，舌苔反映病情的轻重及累及的脏腑，舌苔变化情况反映疾病的进退。

2. 善用清热解毒之品，祛邪与扶正并举

基于毒热病因理论，治疗消化性溃疡、萎缩性胃炎、胆汁反流性胃炎等多种脾胃系统疾病常用清热解毒之品，使用过程中辅以黄芪等扶助正气，祛邪而不伤正，祛邪与扶正并举。

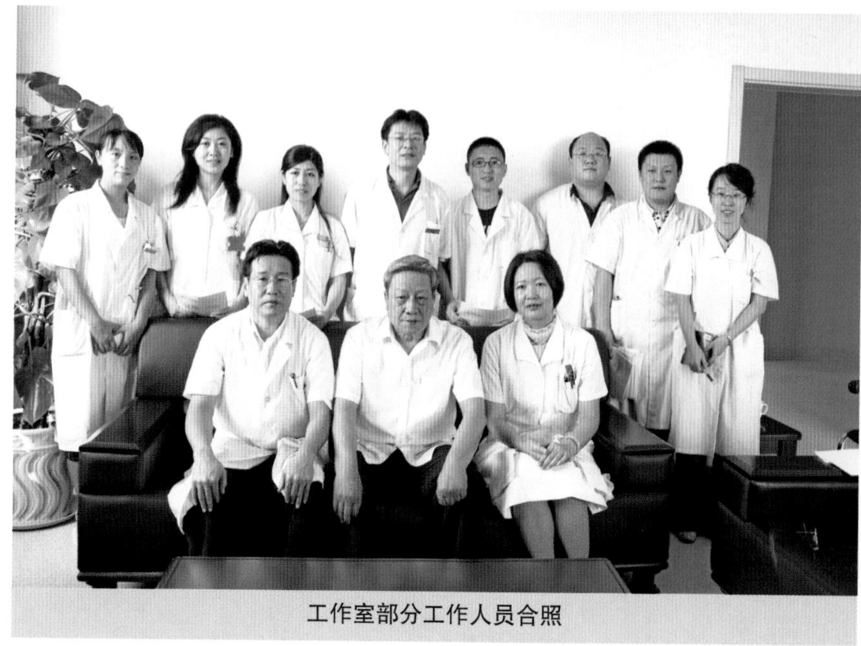
工作室部分工作人员合照

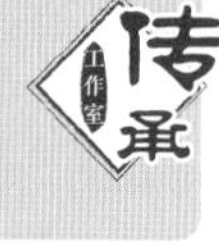

【擅治病种】

1. 消化性溃疡急性期

基于“毒热”病因，认为消化性溃疡急性期以胃脘毒热为主，采用清热解毒、消痈生肌的方法治疗，组方消痈溃得康（黄连、黄芪、浙贝母、白及、三七、甘草等）治疗。

2. 慢性萎缩性胃炎

认为慢性萎缩性胃炎以脾胃虚弱、肝胃郁热为主。治以疏肝清热和胃，自拟处方（黄芪、黄连、苦参、浙贝母、海螵蛸）治疗。

3. 血脂异常

认为脾脏是血脂异常发生的关键脏腑，痰瘀互结、阻于脉络是血脂异常发生的关键病机，采用“以脾论治、内清外柔”的方法治疗血脂异常，用复方血脂络欣（黄芪、党参、丹参、沙棘、陈皮、山楂等）。

4. 溃疡性结肠炎

认为脾胃虚弱和肠道湿热是本病的主要病机，治以清热除湿、固本益肠，用自拟方（黄芪、黄柏、黄芩、生甘草、地榆炭、侧柏炭、槐花、血余炭、防风、苦参等）治疗。

5. 胆汁反流性胃炎

治以疏肝解郁、清热利湿，用自拟方（柴胡、川楝子、延胡索、苍术、厚朴、白芍、牡丹皮、栀子、黄连等）治疗。

二、传承工作室建设成果

【成员基本情况】

1. 负责人

姜树民，男，辽宁中医药大学附属医院中医脾胃病专业，主任医师。

2. 主要成员

陈民，女，辽宁中医药大学附属医院中医内科，主任医师。

汲泓，女，辽宁中医药大学附属医院中医内科，主任医师。

张雪梅，女辽宁中医药大学附属医院中医内科，副主任医师。

周天羽，男，辽宁中医药大学附属医院中医内科，副主任医师。

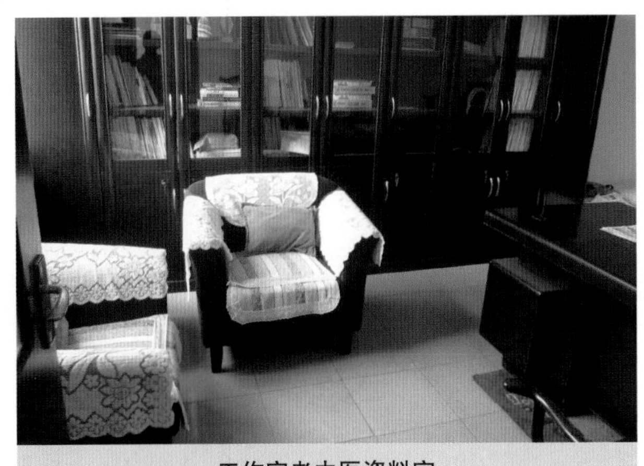

工作室老中医资料室

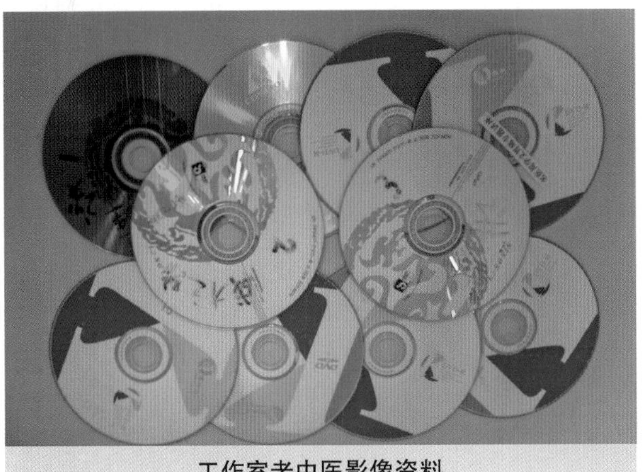

工作室老中医影像资料

【学术成果】

1. 论著

（1）《回春锦囊·周学文临证经验集》，人民卫生出版社 2013 年出版，陈民、姜树民主编。

（2）《胃癌前状态性疾病》，辽宁科学技术出版社 2010 年出版，王垂杰主编。

2. 论文

（1）石绍顺，等．周学文教授诊治胆汁反流性胃炎的经验简介．新中医，2010，42（11）：134～136。

（2）石绍顺，等．周学文教授“以痈论治”思想治疗消化系统疾病的临床应用，新中医，2010，42（6）：130～131。

（3）汲泓．周学文教授治疗便秘经验浅谈．亚太传统医药，2010，6（2）：36～37。

【人才培养】

培养继承人 20 人。接受进修 12 人次、实习生多名。举办国家级和省级中医药继续教育项目 4 次，培训 200 人次。

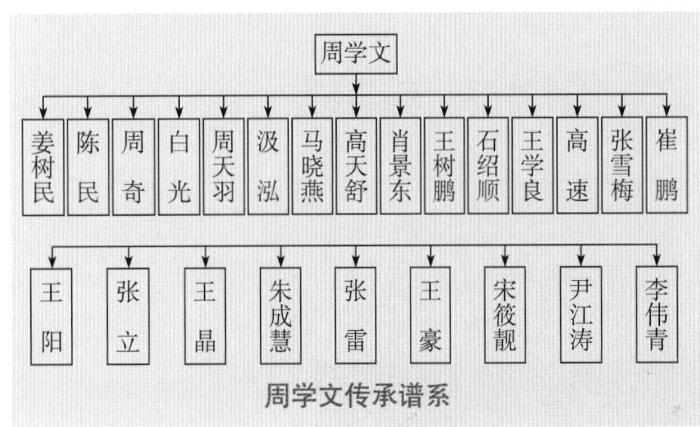

周学文传承谱系

【成果转化】

专利：陈民．一种治疗血脂异常及动脉粥样硬化的中药，专利号：ZL200810012164.0。

【推广运用】

1. 血脂异常

诊疗方案：用“以脾论治、内清外柔”法治疗，使用中药复方血脂络欣。

运用及推广情况：应用于辽宁中医药大学附属医院，临床研究证实，血脂络欣的降血脂总有效率为 79.55%，中医证候疗效的总有效率为 95.45%。

2. 消化性溃疡

诊疗方案：辨证属胃脘毒热证者采用清热解毒、消痈生肌法治疗，用消痈溃得康。

运用及推广情况：应用于辽宁中医药大学附属医院，临床研究证实，入组 270 例患者，消痈溃得康组治疗的痊愈率为 72.26%，总有效率为 97.97%。

三、依托单位——辽宁中医药大学附属医院（见第 33 页）

查玉明

全国名老中医药专家传承工作室

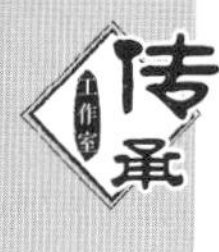

一、老中医药专家

【个人简介】

查玉明（1918—2015），男，回族，辽宁省新民市人。辽宁中医药大学附属第二医院主任医师、教授。16岁师从盛京中医世家老中医杨耀泰先生门下学习中医。1941年考入奉天汉医学讲习会第一期学习班，1942年考取汉医行医资格，行医于沈阳地区。新中国成立后曾先后任沈阳市北市区中西医医院祠堂街卫生所所长，沈阳市第三人民医院中医科副主任，沈阳市中医研究所理论研究室主任，辽宁省中医药研究院主任医师、教授。享受国务院政府特殊津贴，荣获全国“首届中医药传承特别贡献奖”。曾任辽宁省及沈阳市中医学会理事、沈阳市政协委员、《辽宁中医》杂志编委等职。

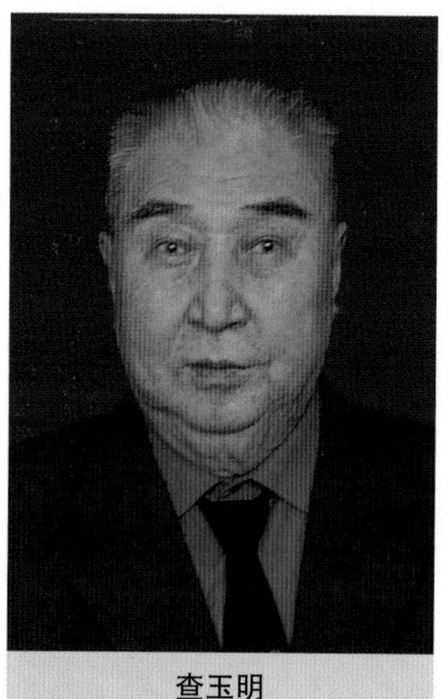

查玉明

担任全国第一、二批老中医药专家学术经验继承工作指导老师。

第一批继承人：张德福，辽宁中医药研究院，主任医师。

第二批继承人：①尹远平，辽宁中医药研究院，主任医师；②查杰，辽宁中医药研究院，主任医师。

主编《中国百年百名中医临床家丛书·查玉明》，参编著作20部；发表论文14篇。

获得辽宁省科研成果1项，新药1种。

【学术经验】

（一）学术思想

宗东垣脾胃之新说，强调后天之本；法丹溪滋阴之法，重视先天之源；参清任化瘀之玄机，善用活血之法。

（二）临床经验

1. 治疗消渴病经验

肝肾阴虚是其本，肺胃燥热是其标，气阴两虚是其常，湿热寒湿是其化，瘀浊阻络是其变，火湿浊瘀是其因，阴阳衰竭是其果。自拟抗饥消渴汤（西洋参、麦冬、黄柏、龟板、生地、熟地、五味子、玉竹、枸杞、黄连、天花粉、知母）养阴益气、润燥止渴。

2. 治疗高脂血症、高黏滞血症经验

高脂血症治以健脾益气、利湿化浊，采用导痰汤加减；高黏滞血症治以活血化瘀、行滞通络，采取丹参桃红四物汤化裁；高脂血症、高黏滞血症兼而有之，治以活血化瘀、利湿祛痰，方用二陈汤合桃红四物汤。

3. 巧配药对

大黄与黄芪配合用于肾功能不全，人参与附子配合用于慢性肾功能衰竭，黄芪、大黄、人参、

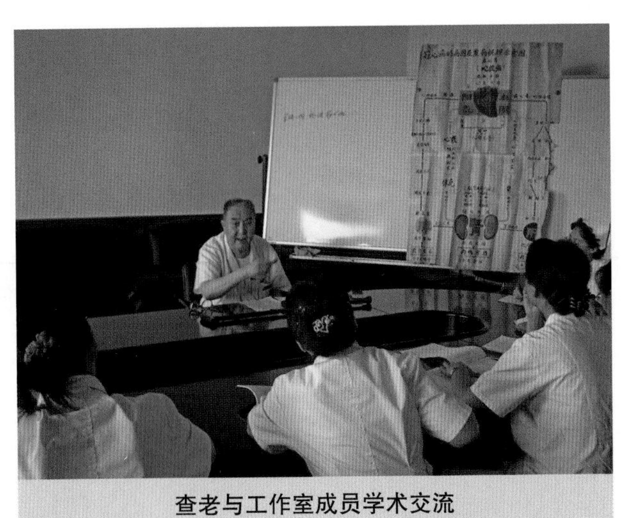
查老与工作室成员学术交流

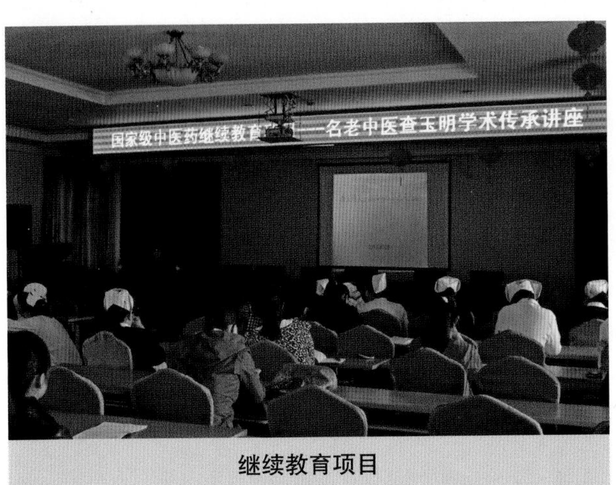

继续教育项目

附子配合用于尿毒症，附子与白术配合用于脾肾阳虚、湿浊凝聚、水湿内停所致尿少不利、肢体浮肿之水气病。

4. 验方

治疗不寐之明志汤（石决明、草决明、远志、生牡蛎、川芎、菊花、蒺藜、蝉蜕、百合、五味子、荷叶）；治疗前列腺肥大、尿闭之通闭汤（黄芪、车前子、甘草、升麻、怀牛膝、淫羊藿、滑石）等。

【擅治病种】

1. 消渴病

常用黄连解毒汤、白虎汤、四君子汤、二仙汤、肾气丸、麦门冬汤等加减。常用药有麦冬、葛根、花粉等。

2. 消渴病痹证

常用桃红四物汤加减；常用药有桂枝、细辛伍西洋参、天花粉、全蝎、怀牛膝等。

3. 慢性肾炎

以“水肿尿少从肾治，无肿虚衰益脾源”为临证思辨特点。自拟九龙汤（当归、熟地、枸杞、金樱子、山萸肉、芡实、莲肉、莲须、茯苓）治之。

4. 慢性心衰

运用温阳利水、益气化湿的治疗方法，以真武汤为主，自拟温肾救心汤（炙附子、白术、茯苓、白芍、黄芪、五加皮、细辛、桂枝、五味子、甘草、生姜），重在温补化气。

5. 病毒性心肌炎

毒热内蕴者以清热解毒、养阴益心为法，用清营解毒汤；气阴两虚者以益气养阴、宁心复脉为法，用复脉汤化裁；气血亏损者益气血、和营卫、复化源、固本培正，方用生脉散加强益气复脉之功，合当归补血汤滋阴养营、大补气血。

二、传承工作室建设成果

【成员基本情况】

1. 负责人

江红，女，辽宁中医药大学附属第二医院糖尿病科，主任医师。

2. 主要成员

尹远平，女，辽宁中医药大学附属第二医院糖尿病科，主任医师。

臧天霞，女，辽宁中医药大学附属第二医院糖尿病科，主任医师。

姜春梅，女，辽宁中医药大学附属第二医院临床药理基地，主任医师。

姚祈，女，辽宁中医药大学附属第二医院糖尿病科，主治医师。

【学术成果】

1. 论著

《名医查玉明临证经验集》，人民卫生出版社2014年出版，尹远平主编。

2. 论文

（1）臧天霞.查玉明教授治疗糖尿病神经病变二则例析.实用中医内科杂志，2010，24（2）：14～15。

（2）江红.金匮要略治未病思想举隅.实用中医内科杂志，2010，24（12）：10～11。

【人才培养】

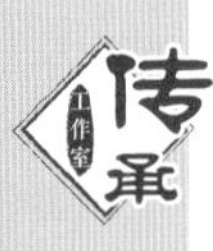

培养传承人11人；接受进修、实习10人。举办国家级中医药继续教育项目1次，培训120人次；举办省级中医药继续教育项目3次，培训338人次。

【成果转化】

院内制剂：补肾汤；功能主治：益肾健脾、活血利水，主治糖尿病肾病脾肾阳虚型。

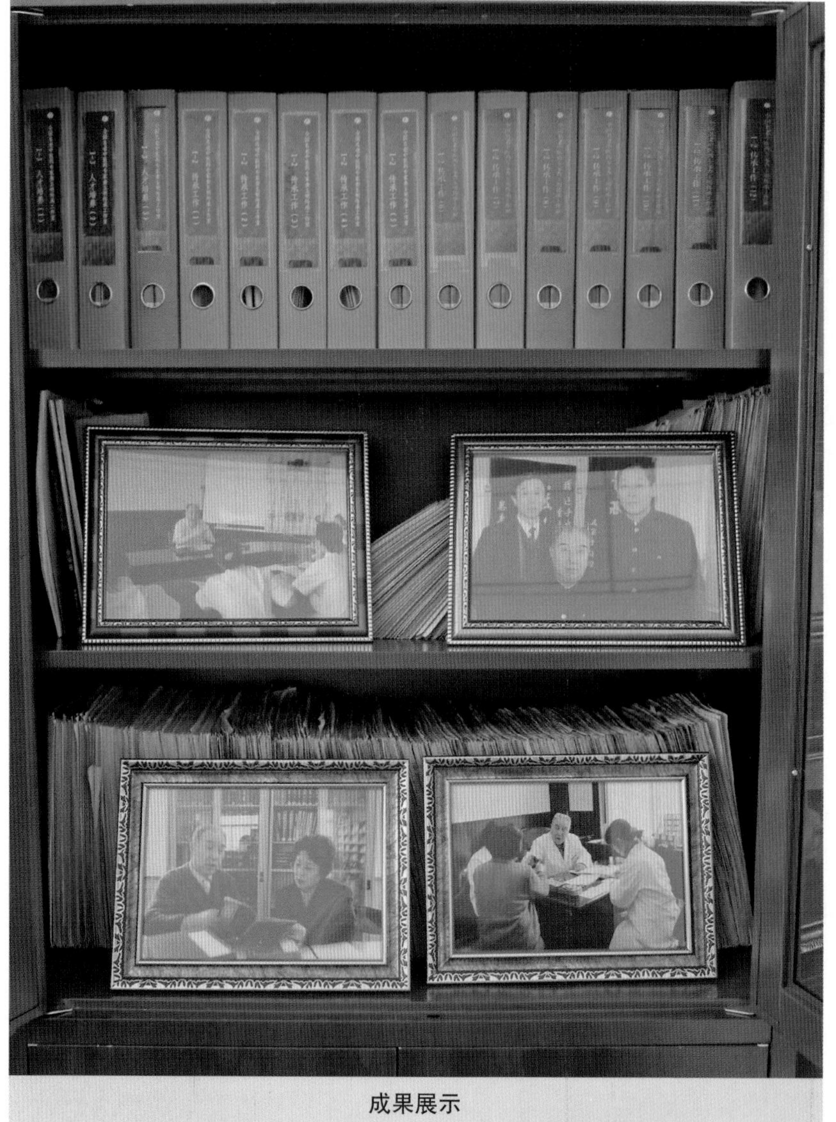

成果展示

【推广运用】

（一）诊疗方案

1. 消渴

辨证分燥热伤肺、胃燥津伤、阴虚火旺、气阴两虚、气阴两虚兼血瘀等证型，用糖尿病1号方（天花粉、黄连、生地、麦冬、山萸肉、天冬、知母、白芍）、2号方（党参、黄芪、龟板、鳖甲、山药、玄参、葛根、麦冬、生地）、3号方（黄芪、地龙、当归、山药、玄参、生地、川芎、丹参、牛膝）等加减运用。

2. 消渴病痹证

采用桃红四物汤促进血运，使经络畅通；佐桂枝、细辛温经止痛；伍西洋参、天花粉补气益血、生津润燥；配鸡血藤、钩藤舒筋活络；加全蝎、怀牛膝解挛止痛、引药下行，使麻痛可除。配合协定方通脉足浴汤（川椒、红花、苍术、防风、独活、羌活、桂枝、艾叶、威灵仙、透骨草、丹参、桑枝、桑寄生、牛膝、丝瓜络、川芎）外用。

3. 消渴病肾病

分为脾肾阳虚、肝肾阴虚、阴阳两虚证。选用补肾汤加减化裁。

（二）运用及推广情况

以上3个诊疗方案已在辽宁中医药大学附属第二医院糖尿病科推广应用。

三、依托单位——辽宁中医药大学附属第二医院

【依托单位简介】

辽宁中医药大学附属第二医院（辽宁省中医药研究院）创建于1978年，为三级甲等中医医院，是一所集医疗、科研、教学、康复、保健于一体的中医医院。2007年被国家中医药管理局确定为全国重点中医院建设单位，2011年被评为国家中医药管理局中医药文化建设先进集体，2012年被评为国家中医药管理局全国中医药应急工作先进集体。医院占地面积4.7万平米，建筑面积5万平米，编制床位650张。

【特色优势】

医院现有一级临床科室16个，2个治疗中心（辽宁省中医软伤治疗中心和传统疗法中心），有1100 m^2的手术室，具有2个百级层流手术间，3个万级层流手术间，设有电检科、检验科、影像科、麻醉科、病理科、体检科等医辅科室。现有国家临床重点专科3个，国家中医药管理局重点专科6个，国家中医药管理局重点学科3个，国家级名老中医传承工作室7个，国家中医药管理局三级实验室3个。

历经30余年的发展，医院拥有了一支结构合理、适应医学发展需要的专业人才梯队。现有职工近千人，有高级职称者146人，博士、硕士生导师34人，硕士以上学历182人；有国家级名老中医4名，辽宁省名医11名，沈阳市名医6名，校级名医4名；享受国务院特殊津贴专家8名；国家中医药管理局优秀中医临床人才9名；辽宁省“百千万人才工程”百人层次3人。

【联系方式】

地址：辽宁省沈阳市皇姑区黄河北大街60号
电话：024-86803318
网址：http://www.lnpatcm.com

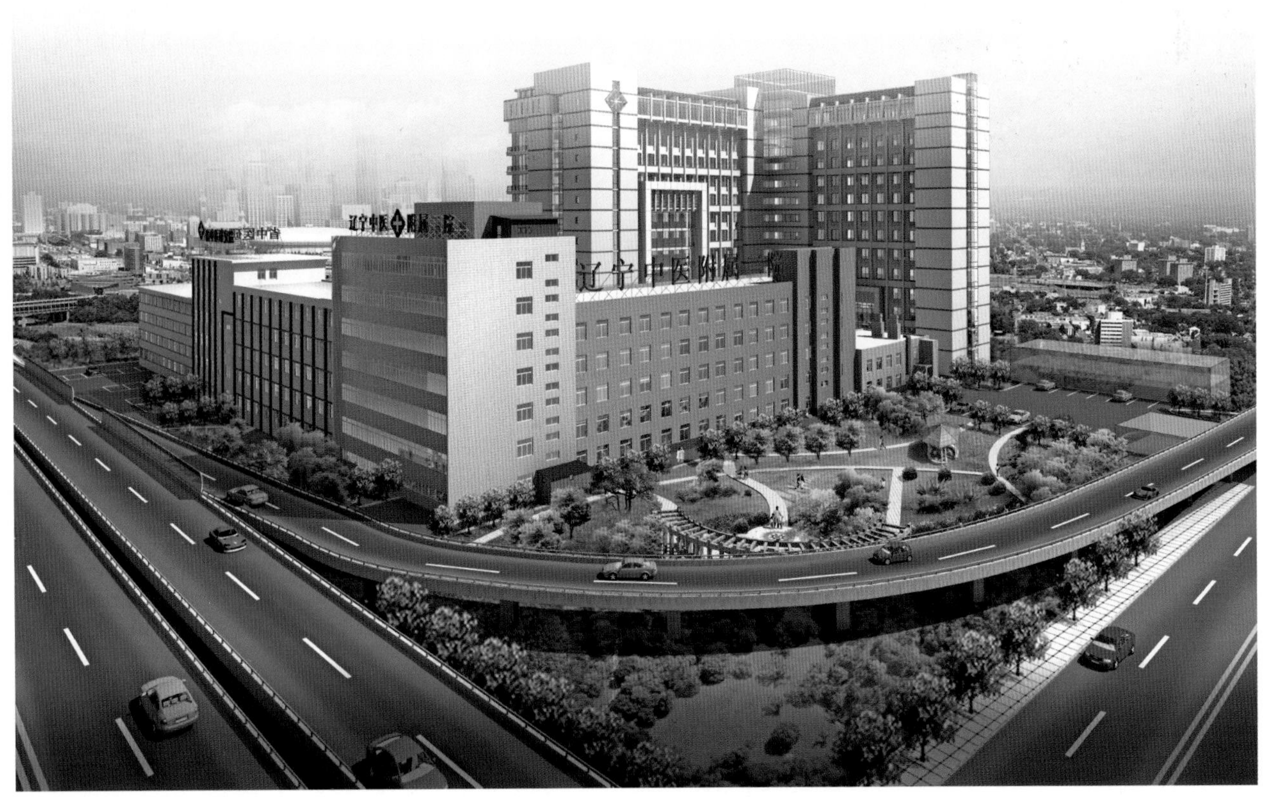

李寿山

全国名老中医药专家传承工作室

一、老中医药专家

【个人简介】

李寿山（1922—2013 年），男，汉族，山东平度人。大连市中医医院内科专业主任医师。出身于中医世家，1938 年考取汉医证书。1956 年在辽宁省中医进修学校师资班深造。1961 年起在大连市中医医院任副院长、院长。1992 年开始享受国务院颁发的政府特殊津贴。曾兼任辽宁中医学会副会长，大连市中医药学会理事长，大连市政府科技顾问等职。2003 年获中华中医药学会“最高成就奖”和终身理事称号。

李寿山

先后担任第 1 ～ 2 批全国老中医药专家学术经验继承工作指导老师。

第一批继承人：①白长川，大连市中医医院中医内科专业，主任医师；②李小贤，大连铁路医院中医内科专业，副主任医师。

第二批继承人：①于家军，大连市中医医院中医脾胃病专业，主任医师；②李志民，大连李氏诊所中医内科专业，副主任医师。

主要著作有《李寿山医学集要》《中医临证指南》《中医药治疗癌症临证精方》《中医消化病证治准绳》《中国百年百名中医临床家丛书——李寿山》；发表论文 50 余篇。

主持“辨证治疗胃痞（萎缩性胃炎）的临床及微机研究”等 7 项课题，获省部级科技成果奖 3 项。

【学术经验】

（一）学术思想

1. 理清脾胃学说渊源

脾胃学说发源于《内经》，继承于仲景，形成于东垣，充实于叶桂，发展于现代。遵循了古为今用，洋为中用，推陈出新的当代中医发展之路。

2. 创新脾胃理论应用

调理脾胃治疗脾胃病，以“通”“运”“补”“和”为法，从“痞”论治慢性胃炎，从“痈”论治消化性溃疡，从“痢”论治溃疡性结肠炎。

调理脾胃治疗疑难重病，以保胃气，存津液，兼安五脏为法，培生生之气，修复内损，异病同治。

3. 重视舌下络脉诊法

观察舌下络脉，可补充和扩大舌诊的应用范围，为运用活血化瘀法治疗疑难病提供了直观依据。

（二）临床经验

1. 通运之法调理脾胃

治胃以通为补，以调气、疏肝、活血、通腑为法；理脾以运为健，以健运、升运、温运、滋运、疏运、导运、通运、和中助运为法。

2. 慢性胃炎从“痞”论治

慢性胃炎主要表现为上腹部痞满、胀闷等，腹部柔软，触之无形，属中医痞满范畴，当从“痞”论治。创制补中消痞汤（党参、黄芪、白术、枳实、炒白芍、桂枝、丹参）、和中消痞汤（党参、姜半夏、黄连、干姜、蒲公英、炒白芍、炙甘草）、清中消痞汤（太子参、麦冬、制半夏、柴胡、生白芍、炒栀子、丹皮、青皮）等三消痞汤分而治之。

3. 消化性溃疡从“痈”论治

消化性溃疡的病位及症状与胃脘内痈极相似，其病机“由寒气格阳，热聚胃口，寒热不调，故血肉腐坏”。创制理气调胃汤（柴胡、枳实、白芍、香附、郁金、浙贝母）、建中调胃汤（党参、白术、制半夏、陈皮、降香、公丁香、乌贼骨、甘草）、温中调胃汤（黄芪、党参、桂枝、炒白芍、生麦芽、乌贼骨、炙甘草、生姜、大枣）辨治消化性溃疡。

4. 从“痢”论治慢性结肠炎

腹痛、腹泻、黏液或脓血便为溃疡性结肠炎的主要特征，属久痢范畴。故创制疏肝和脾汤（柴胡、白芍、枳壳、薤白、秦皮、木香、酒军炭、生地榆、白芍）、温中和脾汤（党参、白术、炮姜、黄连、木香、山药、乌梅、酒军炭、炙甘草）。方中常用木香宽中调气而理肠，酒军炭导滞清热而收敛，二药相伍为用，为治疗久痢之良药。

5. 调理脾胃治疗慢性病

对临床常见的诸虚劳损，如贫血、肥胖、恶性肿瘤、慢性肾炎、慢性肝炎等病患，属脾虚不运、生化无源者，治以健运；属脾虚气陷，统摄无权者，治以升运；属脾阳不振，寒湿内困者，治以温运；属脾阴亏虚，燥热内伤者，治以滋运。常用方药如黄芪、党参、白术、升麻、炒谷麦芽、当归、熟地、枸杞子、桂枝、肉苁蓉、炙甘草等。

6. 调理脾胃用药心得

补脾胃者甘味为主，酸味次之；泻脾胃者苦味为主，辛味次之。根据药物归经、性味特点明其补泻之用。

临床用药要注意苦寒败胃、甘味药滞中、辛散耗气的问题。做到补而勿滞，通而勿伐，滋而勿腻，清而勿寒，温勿过燥，保持机体生化冲和，刚柔相济，升降和调。

【擅治病种】

1. 慢性胃炎

从“痞”论治，拟补中消痞汤治疗中虚气滞之痞，和中消痞汤治疗寒热错杂之痞，清中消痞汤治疗阴虚胃热之痞。

2. 消化性溃疡

临床常见肝胃气郁、脾胃虚滞、脾胃虚寒三型，拟理气、健中、温中三调胃汤，从“痈”论治。

3. 溃疡性结肠炎

从“痢”论治。分肝脾不和、气滞湿郁痢证，治以疏肝理气、和脾化湿法，方用疏肝和脾汤；脾虚湿盛、寒热夹杂痢证，治以温运脾湿、调和寒热法，方用温中益脾汤。

二、传承工作室建设成果

【成员基本情况】

1. 负责人

于家军，男，大连市中医医院脾胃病专业，主任医师。

2. 主要成员

李薇，女，大连市中医医院脾胃病专业，主任医师。

迟伟，女，大连市中医医院脾胃病专业，副主任医师。

李戈，男，大连市中医医院肿瘤专业，主任医师。

张有民，男，大连市中医医院脑病专业，主任医师。

【学术成果】

1. 论著

（1）《当代名老中医成才之路·李寿山卷》，人民卫生出版社2011年出版，贺兴东等主编。

（2）《中华中医昆仑·李寿山卷》，中国中医药出版社2012年出版，张镜源主编。

2. 论文

（1）李薇．运用李寿山教授经验治疗肠易激综合征．中国中医急症，2011，20（4）：574。

（2）迟伟．盗汗不尽属阴虚．辽宁中医药大学学报，2013，15（1）：135～136。

（3）迟伟．李寿山主任医师治疗消化性溃疡经验．光明中医，2013，28（3）：460～461。

（4）迟伟．李寿山治疗胃下垂（胃缓）经验．光明中医，2013，28（4）：665～666。

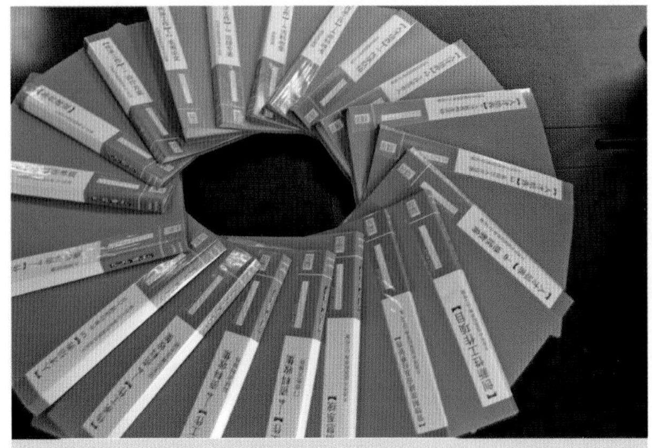

研究资料展示

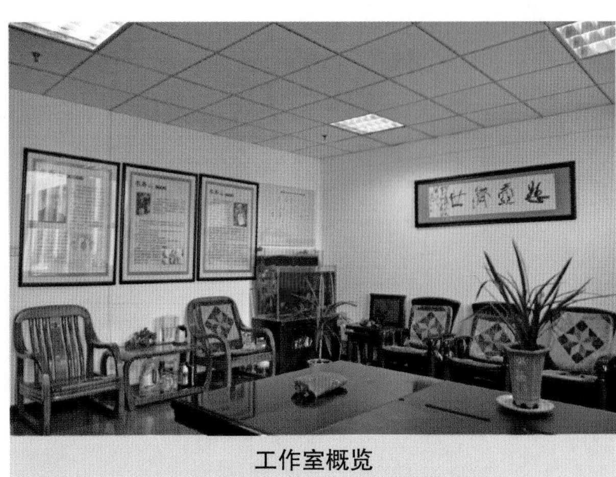

工作室概览

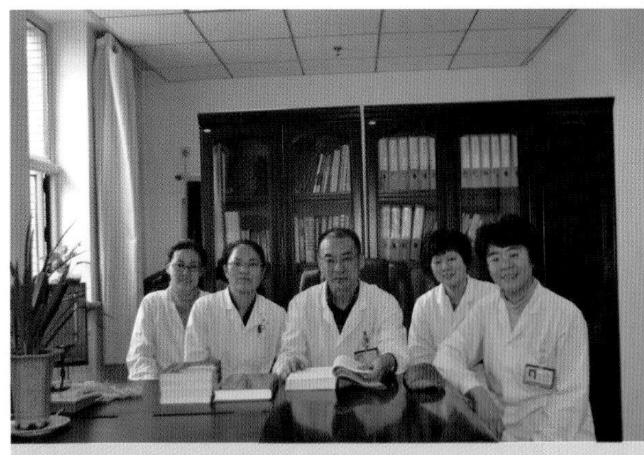

传承团队建设

【人才培养】

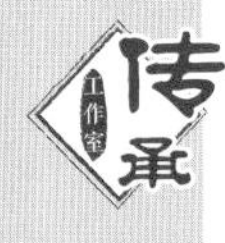

培养继承人10人，全国优秀中医临床人才1人。接受进修12人次。举办省级中医药继续教育项目1次，培训50人次。

【成果转化】

院内制剂：

1. 胃康复益气健胃颗粒；再注册批件号：2012R42205；功能主治：益气健胃，祛瘀生新；用于慢性胃炎、消化性溃疡属脾胃气虚证。

2. 胃康复和中健胃颗粒；再注册批件号：2012R0858；功能主治：和中健胃，清热化湿；用于慢性胃炎、消化性溃疡寒热错杂证。

3. 舒肝和胃颗粒；再注册批件号：2012R0861；功能主治：舒肝和胃；用于肝气不舒之消化不良、胃痛、胁痛等。

【推广运用】

（一）诊疗方案

1. 慢性胃炎

①肝胃气滞证：柴胡疏肝散。②肝胃郁热证：化肝煎合左金丸等。③脾胃湿热证：李氏和中消痞汤。④脾胃气虚证：李氏补中消痞汤。⑤脾胃虚寒证：黄芪建中汤合理中汤等。⑥胃阴不足证：李氏清中消痞汤。⑦胃络瘀阻证：丹参饮合失笑散等。

2. 消化性溃疡

①肝胃不和证：李氏理气调胃汤。②脾胃气虚证：李氏健中调胃汤。③脾胃虚寒证：李氏温

中调胃汤。④肝胃郁热证：化肝煎。

3. 溃疡性结肠炎

①湿热泄泻：葛根黄芩黄连汤。②脾胃虚弱：李氏温中益脾汤。③脾肾阳虚：附子理中汤合四神丸。④肝脾不调：李氏疏肝和脾汤。

（二）运用及推广情况

以上诊疗方案在大连市中医医院脾胃病病房推广应用。

三、依托单位——大连市中医医院

【依托单位简介】

大连市中医医院为三级甲等医院，成立于1961年，是大连市规模较大、科室设置齐全、中医特色突出、教学实力强的集医疗、教学、科研、预防、保健、康复于一体的中医医院。医院定编病床600张，开设了脑病科、心血管病科、肺病科、消渴病科、脾胃病科、肿瘤病科、中医康复中心、肾病科等30多个专科。

【特色优势】

医院在发展上始终坚持中医药特色，不断探索和创新。以传统专科优势群为龙头，脑病科、心血管病科、肿瘤病科和护理学科被国家中医药管理局确定为国家级重点专科建设单位；骨伤科、皮肤病科为辽宁省重点专科建设单位；推拿科为大连市二级重点专科建设单位。脾胃病病房创建于2007年，设置病床41张，科室诊疗技术全面，中医特色突出，既强调继承，又重视发展，把名老中医专家验方与现代诊疗技术相结合，总结出一套行之有效的中医与西医结合、局部与整体结合、内治与外治结合等方法。

医院已初步形成了“院有专科、科有专病、人有专长”和中医为主、中西医并举的办院特色。医院先后荣获“全国卫生系统先进集体”“全国中医药系统创先争优活动先进集体”等称号。

【联系方式】

地址：大连市中山区解放路321号
电话：0411-82681738
网址：www.dalian-tcm.com

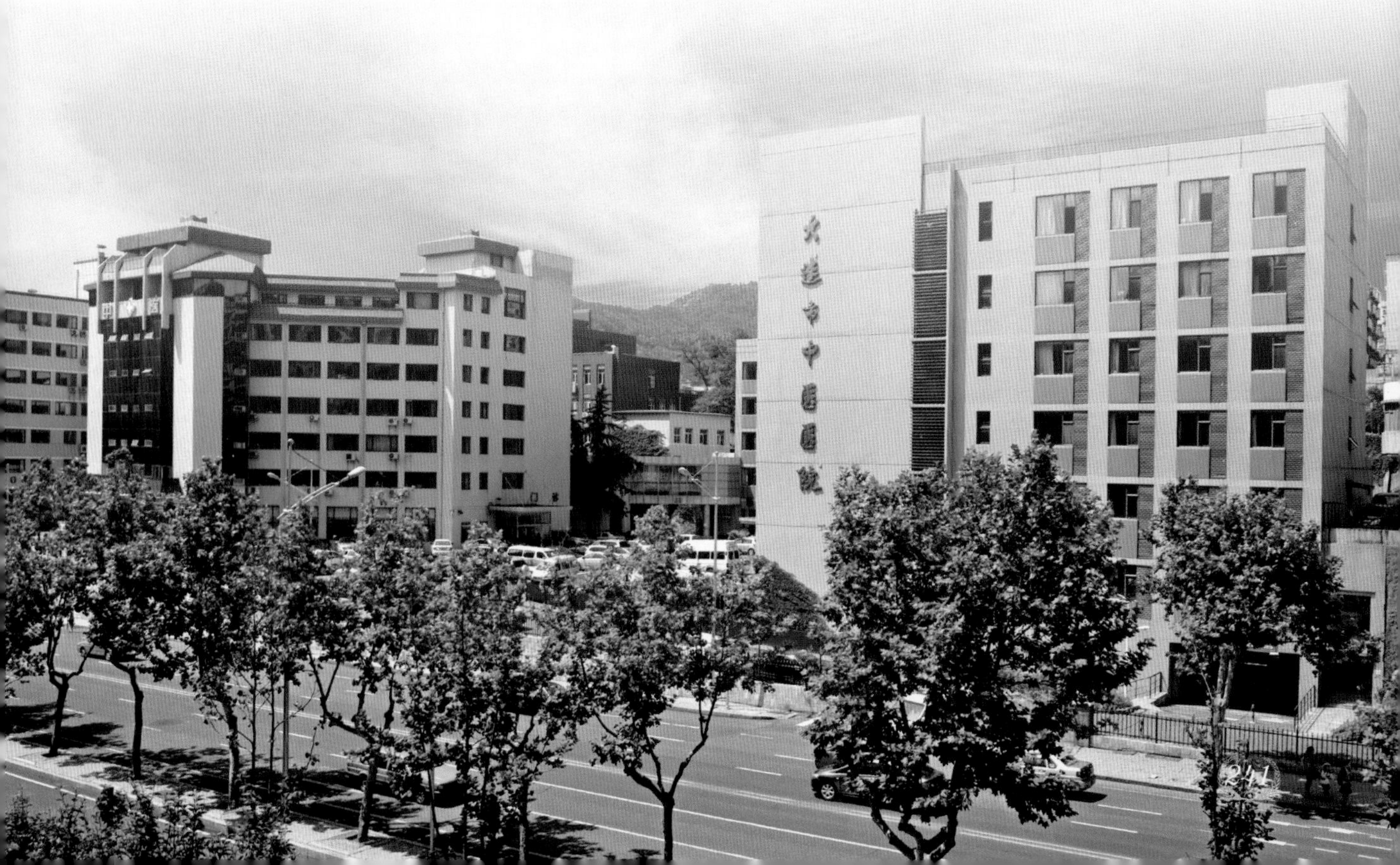

胡永盛

全国名老中医药专家传承工作室

一、老中医药专家

【个人简介】

胡永盛，1926年出生，男，汉族，吉林省吉林市人。长春中医药大学教授，主任医师。曾师承吉林名医盖受益，1949年考取医师资格，在吉林市河南街第八联合诊所任内科主任；1954年奉调长春中医学院任教，从事方剂学、中医各家学说的教学工作至今。1992年起享受国务院颁发的政府特殊津贴。

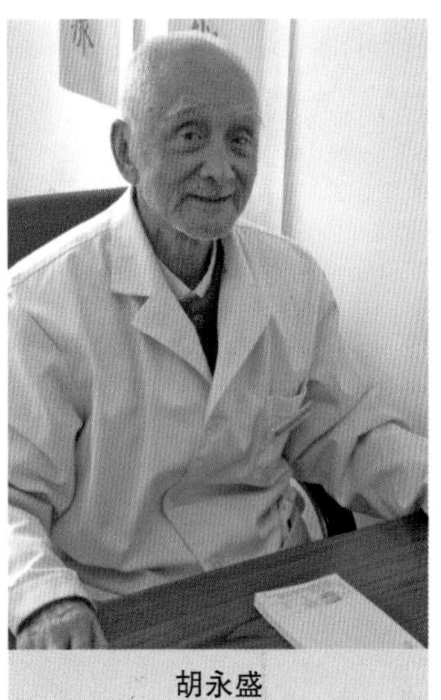
胡永盛

担任第五批全国老中医药专家学术经验继承工作指导老师。

继承人：①贾秋颖，长春中医药大学附属医院中医内科老年病专业，副主任医师；②张海波，长春恒康中医院中医内科风湿病专业，主治医师。

主要编著有《中药方剂学讲义》《串雅内编选注》《新编中成药》《民间医方传心录》《民间偏方奇效方》等；发表"我的事业我的路""癫痫小识""高热痉厥治验举隅"等学术论文近30篇。

【学术经验】

（一）学术思想

遵循治病求本的思想，强调顾护正气、脾胃为本的治疗观，形成了独具特色的以培补脾胃、斡旋中焦为核心，从而整体治疗的临证思维。脾胃强健则气血生化有源，脏腑不失其养，中焦斡旋有力，则升降出入如常，以此为中心兼顾其他四脏，整体观念自然寓于其中。

（二）临床经验

1. 调补脾胃注重先天

临床中常常在调补脾胃的同时温补肾阳，一方面先后天同补同调；另一方面依《金匮要略》中"见肝之病，知肝传脾，当先实脾"之法发挥，防止脾病传肾。处方中常用党参、白术、砂仁、白蔻仁调补脾胃，又常常佐以淫羊藿温肾阳以自强，亦可以助脾阳运化，使"釜底有燃"。

2. 善用组药

常用三味药为一组治疗专科疾病，例如葛花、枳椇子、土茯苓解酒毒；香附、远志、大贝疏肝理气；藿香、佩兰、砂仁醒脾化湿；天麻、桑叶、菊花清火止眩。

3. 专病专药

特定病用特定药，如肝炎用枸杞，乳腺疾病用蒲公英，调节血压用天麻，癌症用半枝莲。

【擅治病种】

1. 消化系统疾病

善于治疗胃肠功能紊乱性疾病，常用方剂有

保和丸、百合乌药汤、增液汤等。治疗时强调在健脾益胃的同时一定要理气化湿，使补而不留滞；在行气导滞的同时也要增补津液，使下而不伤正。

2. 肿瘤

治疗肿瘤时强调正气的重要性，多以补益药为主，对肺癌、卵巢癌的治疗以及放化疗后的调理都有显著疗效。

3. 心脏类疾病

对冠心病、心肌缺血、心肌炎等常用通心方（瓜蒌、薤白、山药、山萸肉、丝瓜络、通草、枳壳等）。

二、传承工作室建设成果

【成员基本情况】

1. 负责人

赵德喜，男，长春中医药大学附属医院中医内科脑病专业，主任医师。

2. 主要成员

贾秋颖，女，长春中医药大学附属医院中医内科老年病专业，副主任医师。

张海波，女，长春恒康中医院中医内科风湿病专业，主治医师。

刘立明，男，长春中医药大学附属医院中医内科脑病专业，医师。

张丽秀，女，长春中医药大学附属医院中医内科肺病专业，副主任医师。

【学术成果】

1. 论著

（1）《〈串雅内编〉选注》，人民卫生出版社2014年出版，胡永盛主编。

（2）《胡永盛临证经验采撷》，中国中医药出版社2014年出版，王迪主编。

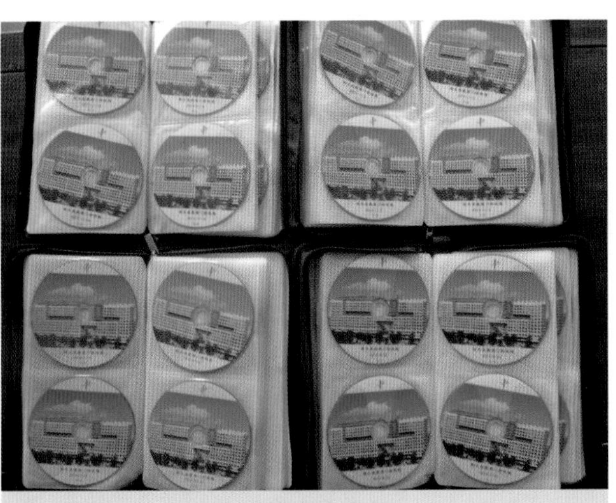

胡永盛出诊光盘

2. 论文

（1）马长春，等.胡永盛辨治脾胃病临床经验.上海中医药杂志，2010，44（10）：1～2。

（2）王迪，等."精津一体论"学术思想探讨及验案举隅.中国中医基础医学杂志，2010，16（12）：1145。

（3）粟栗.胡永盛运用和胃理脾汤治疗胃脘痛经验.上海中医药杂志，2012，46（7）：16～17。

（4）付玉娟.胡永盛从脾胃辨治杂病验案3则.上海中医药杂志，2013，47（7）：18～19。

（5）付玉娟.胡永盛教授"宣湿化浊，通心降火"法治疗复发性阿弗他溃疡经验.中华中医药杂志，2014，29（5）：1502～1505。

【人才培养】

培养传承人2人；接受进修、实习10人。举办国家级中医药继续教育项目1次，培训150人次；举办省级中医药继续教育项目5次，培训510人次。

【成果转化】

1. 院内制剂

（1）温肺逐饮颗粒；功能主治：温肺散寒化饮、除湿散瘀通痹，用于肺痹急性发作、弥漫性实质性肺疾病、间质性肺炎、肺纤维化。

（2）温肺止咳颗粒；功能主治：温肺（脏）散寒、宣肺止咳，用于感冒后久咳不愈、急性气

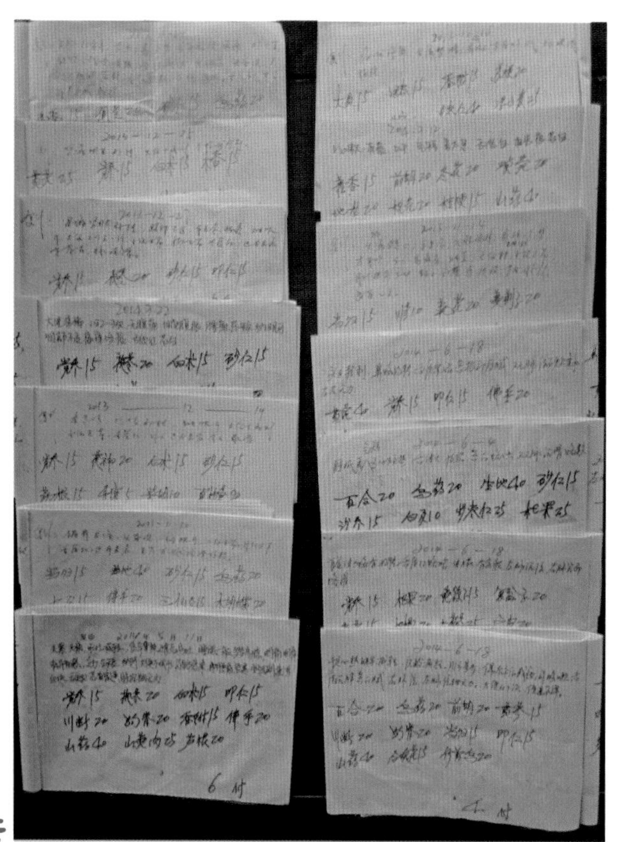

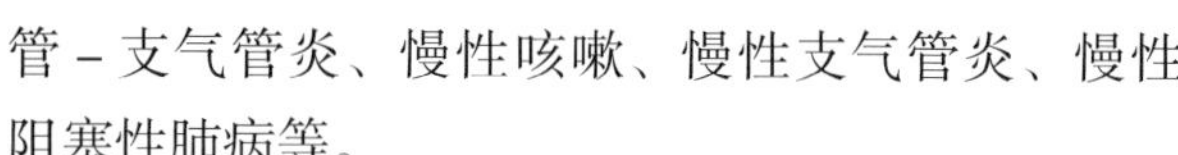

胡永盛亲笔处方

管－支气管炎、慢性咳嗽、慢性支气管炎、慢性阻塞性肺病等。

2. 发明专利

赵德喜. 一种治疗偏头痛的中药制剂；专利号：ZL 2013 1 0214688.9。

【推广运用】

（一）诊疗方案

1. 咳嗽

痰热郁肺、复感风邪证用宽气饮加减；痰湿内蕴化热证用二陈汤合黄连温胆汤加减；外寒里饮、肺中虚冷证用小青龙汤加减。

2. 胃脘痛

多以自拟“和胃汤”（四君子汤加木香、红花）加减治疗。虚寒者加干姜、吴茱萸；气滞者减红花，加砂仁、白蔻仁、乌药；火郁者加大

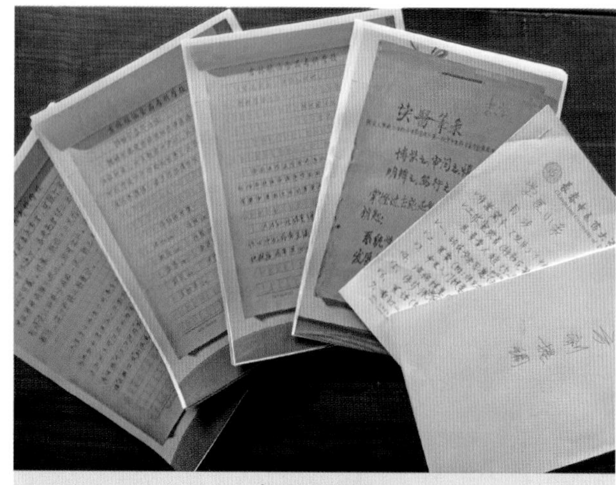

胡永盛手稿

黄、黄连；食积者加三仙、莱菔子、连翘。湿阻者不宜“和胃汤”，当以藿香、佩兰、砂仁、白蔻仁、乌药之组药为基础，随症加减；阴虚者亦不宜“和胃汤”，当以一贯煎加山药、乌药、竹茹为基础，随症加减。

3. 眩晕

风阳上扰证用天麻钩藤饮加减；痰浊上蒙证用半夏白术天麻汤加减；气血亏虚证用圣愈汤加减；肝肾阴虚证用左归丸加减。

4. 口疮

胃火炽盛证用清胃散加减；心脾积热证用导赤散合泻黄散；脾胃虚寒证用连理汤加减；胃热阴虚证用玉女煎加减；心脾两虚、湿热内蕴证用藿香、佩兰、砂仁、石斛、石菖蒲、炒枣仁为主，随症加减。

5. 泄泻

脾虚湿盛证用胃苓汤加减；肝胆湿热证用葛花、枳椇子、土茯苓三味组药为基础，随症加减；肠胃湿滞证用三仁汤加减，或以藿香、佩兰、砂仁三味组药为基础方，随症加减；脾胃虚弱证用四君子汤或以玉屏风散为基础方，随症加减。

（二）运用及推广情况

上述诊疗方案已在长春长中风湿骨病医院、长春恒康中医院推广应用。

三、依托单位——长春中医药大学附属医院（见第 25 页）

黄永生

全国名老中医药专家传承工作室

一、老中医药专家

【个人简介】

黄永生，1942年生，男，汉族，吉林省长春市人。长春中医药大学终身教授，主任医师。1963年考入长春中医学院中医医疗系，大学期间得陈玉峰、云鹏老中医指导。1970年调往集安市人民医院，担任临床及西学中教学工作。1975年调回长春中医学院附属医院，跟随任继学教授承担中医内科临床、教学、科研工作。1994年起享受国务院政府特殊津贴。1995年批准为吉林省名中医。2003年受聘为国家师带徒名老中医。曾任长春中医药大学中医内科、心血管内科主任，学科带头人，现任学术带头人。兼任国家中医药学名词审定委员会委员、世界中医药联合会内科分会副会长，曾任中华中医药学会心病分会副主任委员。获得国家中医药管理局医政司颁发的“有突出贡献”证书。

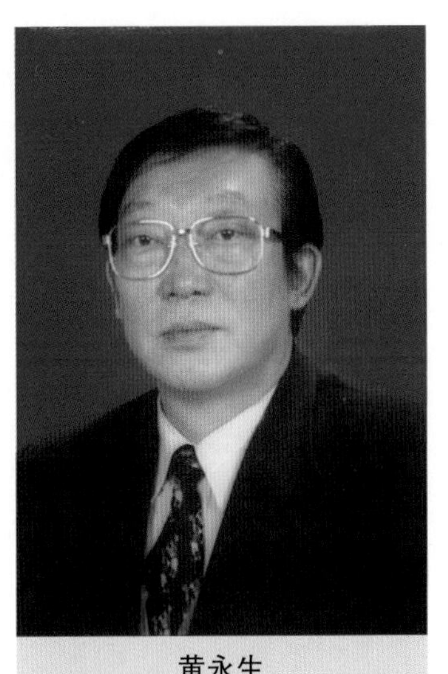
黄永生

先后担任第3～5批全国老中医药专家学术经验继承工作指导老师。

第三批继承人：①刘爱东，吉林省中医院，主任医师；②刘静秋，吉林省中医院，主任医师。

第四批继承人：①黄晶，吉林省中医院，副主任医师；②陈颖，吉林省中医院，主任医师。

第五批继承人：①田宇丹，吉林省中医院，副主任医师；②王月，吉林省中医院，副主任医师。

主编、副主编国家规划教材及著作10余部。发表论文71篇。

主持参与国家“十二五”科技部重大专项课题、973课题等科研项目10余项。获吉林省科技进步二等奖、省自然科学学术成果一等奖等10余项奖项。

【学术经验】

（一）学术思想

1.“先天伏寒”理论

“男女媾精，阳气不足，寒伏于内”为先天伏寒理论的核心。“先天伏寒”主症为足凉、疲乏、善太息、口干、心烦，次症见纳呆、不寐、胃痛、便溏，舌淡青、脉沉弦细或沉弦缓。证候特点为“气虚气滞，瘀血阻络，寒热错杂”。治疗以益气养阳、理气通络、辛开苦降、平和阴阳为原则，解决了先天伏寒体质病人的根本问题。

2.“瘀能化水”理论

对动脉粥样硬化性疾病的治疗提出“瘀能化水”的创新理论，制定了化痰泄浊、化瘀通络的基本治疗原则，体现在对冠状动脉粥样斑块的动态治疗，逐渐使胶结于冠状动脉之瘀血痰浊（日久坚凝之斑块脂质）软化消散，化瘀成水，浊邪外清，解决冠心病的根本问题。

吉林省

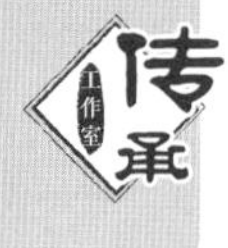

（二）临床经验

1. 急性心肌梗死中医药抢救

创立“急性心肌梗死中医药抢救常规方案”，救治原则为以通为主，兼顾正气。一旦确诊，立即吸氧，绝对卧床，保持情绪稳定，饮食清淡，保持大便通畅，防止褥疮，舌下含服芳香温通药物，静脉点滴参麦注射液、复方丹参注射液。急煎中药口服或鼻饲，以通脉、镇痛、稳心为原则。腑气不通而大便干结者及时通便，肺气郁滞、痰热蕴肺者选用清热解毒、化痰止咳中药制剂静滴。本方案对急性心肌梗死的急诊抢救、并发症的防治及改善预后起到了指导性作用。

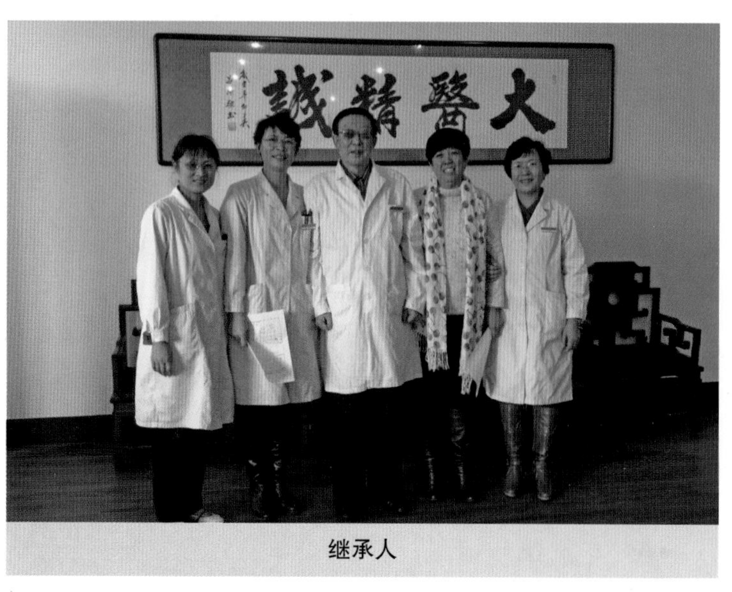

继承人

2. 冠心病心绞痛治疗经验

冠心病心绞痛以肝气郁滞为疾病共性，“治病不知治肝，非其治也”，总结出“阴虚气滞”“气虚气滞，瘀血阻络，寒热错杂”“气血两虚，肝气郁滞”“痰瘀互结”四证，创立了相应的“稳心1号（生地、熟地、山茱萸、枸杞子等）、2号（当归、知母、黄柏、仙灵脾、仙茅等）、3号（当归、白芍、柴胡、薄荷等）、4号（丹参、砂仁、檀香、水蛭等）”用于临床治疗。

3. 病毒性心肌炎治疗经验

提出“毒邪侵犯咽喉或胃肠，繁衍聚毒，渗入营血，直犯心体”为其病机关键。恢复期心肌炎以补阴为主，益气温阳为其次，贯彻治疗之始终。

【擅治病种】

1. 先天伏寒

先天伏寒表现为气（阳）虚气滞、寒热错杂的证候，兼见痰、瘀等证。治疗上以养阳益气为首要任务；还要应用辛开苦降之法，引阳归阴，恢复少火生气的生理状态；疏肝理气法要贯彻治疗的始终；在临证时针对具体的兼见证候给予相应的祛痰、化瘀、利水之法。方用伏寒方（当归、知母、黄柏、仙灵脾、仙茅、巴戟天、砂仁、清半夏、枳壳、青皮、黄芪、白术等）。

2. 冠心病心绞痛

阴虚气滞者以稳心1号养阴疏肝、理气通络；气虚气滞、瘀血阻络、寒热错杂者以稳心2号补阳益气，辛开苦降，疏肝理气，平和阴阳；气血两虚、肝气郁滞者以稳心3号健脾养血、疏肝止痛；痰瘀互结者以稳心4号豁痰泄浊、通络止痛。

二、传承工作室建设成果

【成员基本情况】

1. 负责人

姜丽红，女，长春中医药大学附属医院中医心病专业，教授、主任医师。

2. 主要成员

刘爱东，男，长春中医药大学附属医院中医心病专业，教授、主任医师。

陈颖，女，长春中医药大学附属医院中医心病专业，主任医师。

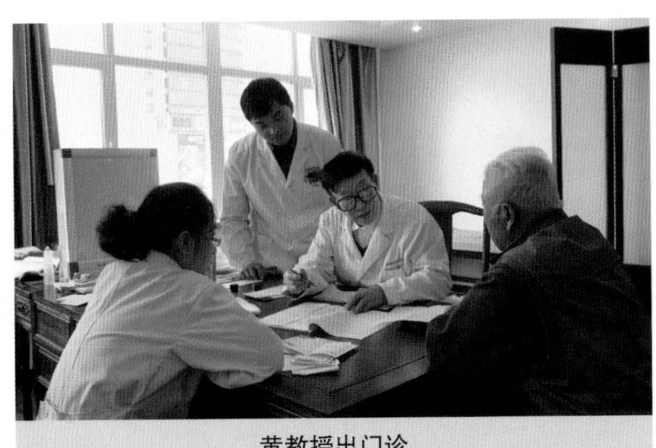
黄教授出门诊

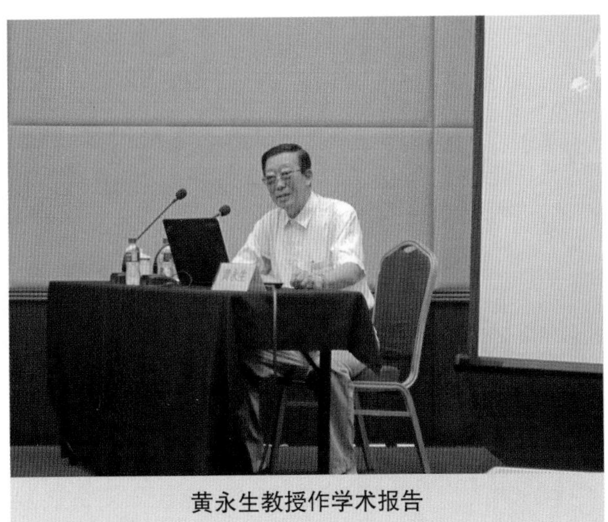
黄永生教授作学术报告

郭家娟，女，长春中医药大学附属医院中医心病专业，副主任医师。

【学术成果】

1. 论著

（1）《黄永生临床经验辑要》，吉林科学出版社 2011 年出版，刘静秋、刘爱东主编。

（2）《黄永生教授创新学术思想研究》，吉林人民出版社 2013 年出版，姜丽红、郭家娟、崔英子主编。

2. 论文

（1）姜丽红．“先天伏寒”病因假说理论探微．中华中医药杂志，2014，29(1)：41 ～ 43。

（2）崔英子，等．从先天伏寒论治冠心病心绞痛 126 例临床观察．中医杂志，2010，51(6)：516 ～ 519 。

（3）魏岩，等．基于核磁共振的冠心病心绞痛先天伏寒证的代谢组学研究．中华中医药杂志，2013，28(12)：3556 ～ 3558。

（4）靳宏光．黄永生教授治疗复发性口腔溃疡验案举隅．中国实用医药，2013，8(23)：169。

【人才培养】

培养继承人 8 人；接受进修、实习生 50 人次。举办国家级和省级中医药继续教育项目 5 次，培训 600 余人次。

【成果转化】

1. 院内制剂：伏寒颗粒；编号：吉药制字 Z2013A004；功能主治：补肾阳、健脾、疏肝理气，用于肾脾虚、肝郁气滞所致手足凉、腰膝酸软、疲乏气短、口干心烦、善太息。

2. 中药新药：芪冬颐心口服液；编号：国药证字 Z10950050；功能主治：用于治疗肝肾不足、气血亏虚所致的心悸，胸闷，胸痛，气短乏力，失眠多梦，自汗，盗汗，心烦。

3. 专利：王之虹、黄永生等．一种治疗冠心病的药物组合物，专利号：ZL201010274948.8。

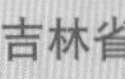

【推广运用】

（一）诊疗方案

冠心病阴虚气滞证用稳心 1 号；冠心病先天伏寒证用稳心 2 号；冠心病气血两虚、肝气郁滞证用稳心 3 号；冠心病心绞痛、冠心病心肌梗死、冠心病支架术后、冠心病搭桥术后、冠心病心衰痰瘀互结证用丹蛭饮和稳心 4 号。

（二）运用及推广情况

该诊疗方案已在吉林省中医院、吉林省中医药科学院等中医院运用推广。

三、依托单位——长春中医药大学附属医院（见第 25 页）

董克勤

全国名老中医药专家传承工作室

一、老中医药专家

【个人简介】

董克勤，1940年出生，女，汉族，吉林长春人。吉林省中医药科学院中医妇科专业主任医师，客座教授，博士生导师。1957年开始行医，1965年毕业于长春中医学院，毕业后分配到吉林省中医中药研究所（现为吉林省中医药科学院）妇科工作。曾师承中医妇科终身教授杨宗孟，中医妇科学家马志，曾拜著名中医药学家张继有为师。1993年起享受国务院特殊津贴，1995年获"吉林省名中医"称号，2010年被国家中医药管理局确定为全国名老中医药传承工作建设项目专家。曾担任国家自然科学基金评委，国家中医药科技进步奖妇科评委，全国中西医结合妇科学会理事，吉林省中医妇科专业委员会副主任委员，吉林省妇联执委。

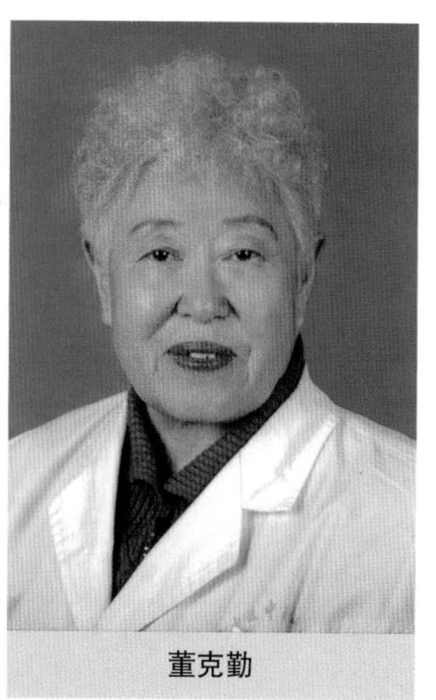

董克勤

先后担任第二、五批全国老中医药专家学术经验继承工作指导老师。

第二批继承人：①张红，中国中医科学院广安门医院中医妇科专业，主任医师；②王英，长春市中医院中医妇科专业，主任医师。

第五批继承人：①刘震坤，吉林省中医药科学院中医妇科专业，副主任医师；②金影，吉林省中医药科学院中医妇科专业，副主任医师。

主要编著有《功能性子宫出血》等著作；发表"妇炎康治疗慢性盆腔炎临床观察与实验研究""海藻玉壶汤加减治疗乳腺增生病的临床观察"等30余篇论文。

主持"妇炎康的研究""潮安的研究""治糜灵栓的研究"等科研课题15项，有12项科研成果通过省级以上鉴定，获省部级科技进步奖7项，取得妇炎康、治糜灵栓等4个新药证书。

【学术经验】

（一）学术思想

1. 治疗功能性子宫出血塞流、澄源、复旧治则与调整月经周期和卵巢功能相结合的医疗思想

认为肾虚是功能性子宫出血的致病之本，脏腑功能失调、冲任脉不固是其主要病机。治疗原则上采用"塞流""澄原""复旧"三法，参考西医学知识，提出止血、调经、恢复月经周期、促进排卵相结合等治则，收到较好的治疗效果。

2. 调理气血虚实、脏腑盛衰的医疗思想

认为人体脏腑、经络、气、血、精、津和情志发生病理性改变时，主要是由于人机体的生理平衡失调，"阴平阳秘"的内环境受到干扰和破坏，人与自然相适应、天人合一的能力下降。因而在临床时只针对疾病治疗是不够的，重要的是

注重调理，妇女以血为主，尤其要重视调理气血盛衰，调理脏腑功能。

（二）临床经验

1.“乳癖”治疗经验

提出“行气、解郁、豁痰”法治疗乳癖。认为本病发生主要是肝郁痰凝、冲任失调。肝郁痰凝证常用海藻玉壶汤酌加郁金、莱菔子、川楝子、合欢皮、白芍、柴胡。冲任失调证常用海藻玉壶汤酌加仙茅、淫羊藿、杜仲、桑寄生。

2.“虚寒性痛经”治疗经验

提出病因病机为脾肾阳虚为本，寒凝血瘀为标。其治疗以温经散寒、祛瘀止痛为主，温肾助阳为辅。常用温经汤为基本药物随证加减。

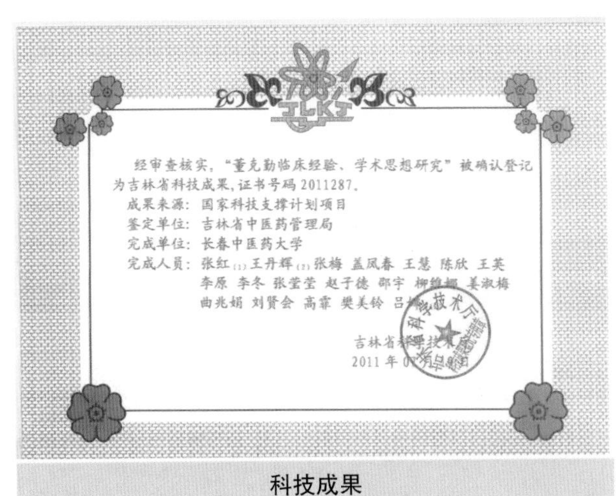

经审查核实，“董克勤临床经验、学术思想研究”被确认登记为吉林省科技成果，证书号码 2011287。

成果来源：国家科技支撑计划项目

鉴定单位：吉林省中医药管理局

完成单位：长春中医药大学

完成人员：张红(1) 王丹辉(2) 张梅 盖凤春 王慧 陈欣 王英 李原 李冬 张莹莹 赵子德 邵宇 柳[illegible] 姜淑梅 曲兆娟 刘贤会 高霏 樊美铃 吕[illegible]

吉林省[illegible]

2011 年 [illegible]

科技成果

【擅治病种】

1. 功能性子宫出血

治疗上重视平阴阳、固冲任、止血调经。常用止血丹（女贞子、旱莲草、当归、丹皮、生地、香附炭、蒲黄炭、侧柏炭）、止血丸（女贞子、旱莲草、丹参、当归、黄柏炭、蒲黄炭、侧柏炭、党参、白术），具有止血作用；血止后投女宝丹（仙茅、淫羊藿、女贞子、旱莲草、菟丝子、枸杞子、阿胶）、女宝丸（何首乌、女贞子、旱莲草、生地、阿胶、淫羊藿）补肾阴。患者经治疗后血止，但并没有完全治愈，还必须因病而异，调整月经周期，促进排卵，改善黄体功能，才能最终治愈本病。

2. 痛经

治以活血行气、祛瘀止痛。常用方琥珀散，适用于经行腹痛。常用三棱、莪术破血行气、消积止痛；当归养血活血、补血调经；刘寄奴、丹皮、延胡索活血、通经止痛；白芍、甘草养血敛阴、缓急止痛；三七、血竭化瘀活血定痛；乌药行气止痛。

3. 多囊卵巢综合征

治以补脾益肾、养血通经。常用当归、熟地、川芎、山药、黄芪、葛根、枸杞子、丹参、红花、延胡索、川楝子、香附等。

二、传承工作室建设成果

【成员基本情况】

1. 负责人

董杰，女，吉林省中医药科学院中医妇科专业，主任医师。

2. 主要成员

王丹辉，男，吉林省中医药科学院中西医结合专业，主任医师。

金影，女，吉林省中医药科学院中医妇科专业，副主任医师。

刘震坤，女，吉林省中医药科学院中医妇科专业，副主任医师。

【学术成果】

1. 论著

《董克勤中医妇科集锦》，吉林科学技术出版社 2014 年出版，王丹辉等编著。

2. 论文

（1）王丹辉，等. 董克勤教授成才之路及妇科临床经验研析. 中华中医药学刊，2009，27（11）：2271 ～ 2274。

（2）王丹辉，等. 林蛙油治疗绝经后骨质疏松症的临床研究. 中医正骨，2014，26（1）：27 ～ 30。

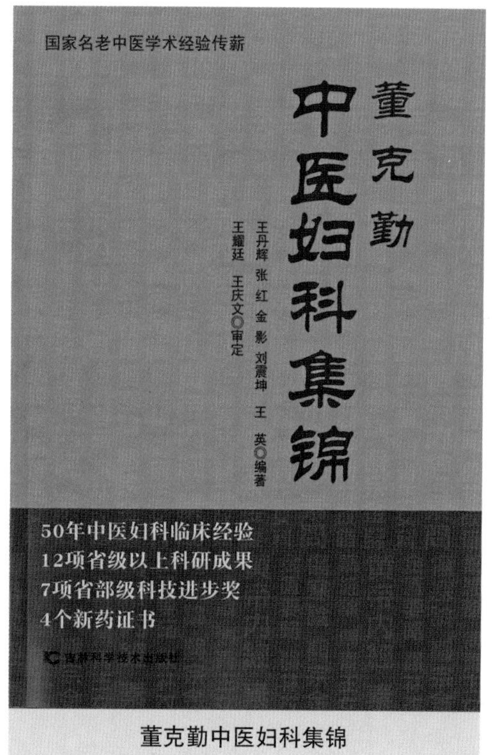

董克勤中医妇科集锦

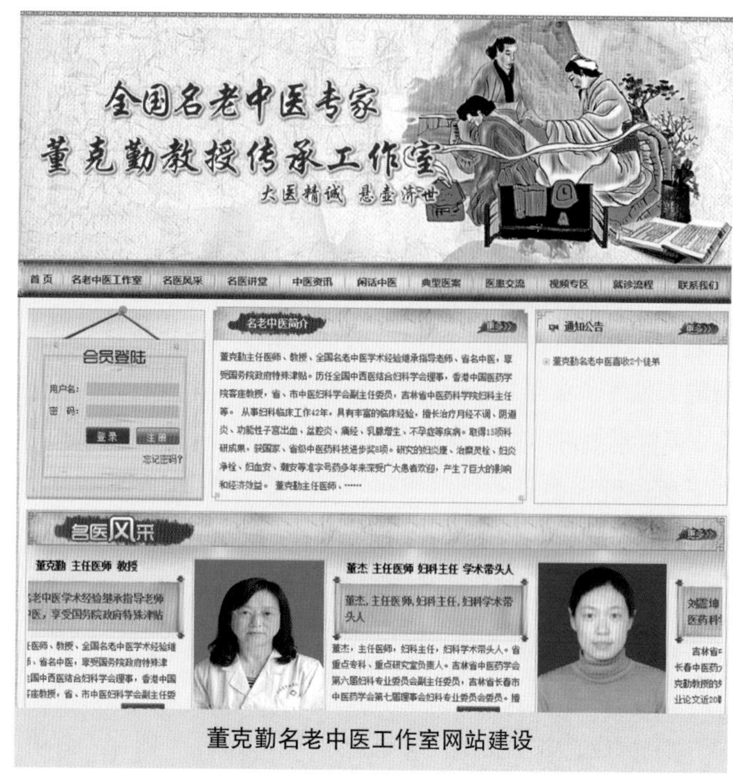

董克勤名老中医工作室网站建设

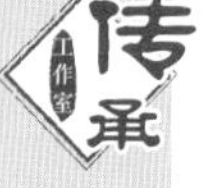

（3）王丹辉，等.Effect of oviductus ranae and oviductus ranae eggs on bone metabolism and osteoporosis. Chin J of Integr Med，2013，19（7）：532～538。

（4）刘震坤，等.董克勤经验方治疗卵巢早衰的实验研究.中国妇幼保健，2013，28：5528～5529。

（5）金影，等.董克勤教授治疗虚寒性痛经的经验点滴.中国中医药现代远程教育，2013，11（22）：114～115。

【人才培养】

培养继承人4人；接受进修、实习生16人次。

【推广运用】

（一）诊疗方案

1. 崩漏（功能失调性子宫出血）

辨证分型包括肾阴虚证、血热证、血瘀证、脾虚证等。临证常选用妇血安片随症加减治疗。妇血安片由《医方集解》“二至丸”化裁而来，由女贞子、旱莲草二药组成，功能为补益肝肾、滋阴止血。

2. 痛经（子宫内膜异位症、子宫腺肌病）

辨证分型包括寒凝血瘀证、气滞血瘀证、肝肾亏损证、湿热瘀阻证、气血虚弱证。临证多选用金匮温经汤为基本方随症加减。若腹痛伴呕吐者，加姜半夏、干姜；盆腔有下坠感者，加枳壳；腹胀者，加香附、木香；月经量多者加茜草、乌贼骨。若腰部冷痛，自觉寒风不断袭入，甚至四肢冷痛者，加制附子、鹿角片。

（二）运用及推广情况

以上2个诊疗方案已在吉林省中医药科学院、长春市中医院等医疗单位推广应用。

三、依托单位——吉林省中医药科学院

【依托单位简介】

吉林省中医药科学院始建于1958年8月，目前已发展成为吉林省最大的以中医药科学研究为主，集科研、医疗、教学、生产为一体的重要基地。是全国7所重点中医药研究基地之一，卫生部中药临床药理基地，国家中药化学重点实验室和吉林省中药新药研究开发中心，吉林省首批博士后创业基地。吉林省中医药科学院整体规模横跨长春市三大区域，院区格局呈南区（科研院区）、中区（总院）、北区（附属医院）三点一线跨越式分布，拥有650张开放床位，规模不断扩大，医疗实力不断增强，学术地位不断提高。

【特色优势】

吉林省中医药科学院以充分发挥中医药特色为主导，积极为百姓提供“方便、廉价、安全”的医疗服务。近年来在医疗技术实力不断提升、医疗服务水平日益加强的同时，取得了经济效益和社会效益的双丰收。医院现有的4个国家级重点学科（中药化学、中药药理、老年病、风湿病）建设已形成明显的学科优势，6个重点专科（老年病、儿科、肺病、风湿病、中风、肾病）等领域形成显著优势，占据省内的领先地位，11个省级重点专科在中医肺病、儿科病、老年病、心血管病、肾病、脑病和针灸按摩等重点领域形成显著优势。

【联系方式】

地址：吉林省长春市工农大路1745号
电话：0431-86816801
网址：http://www.jlszyykxy.com

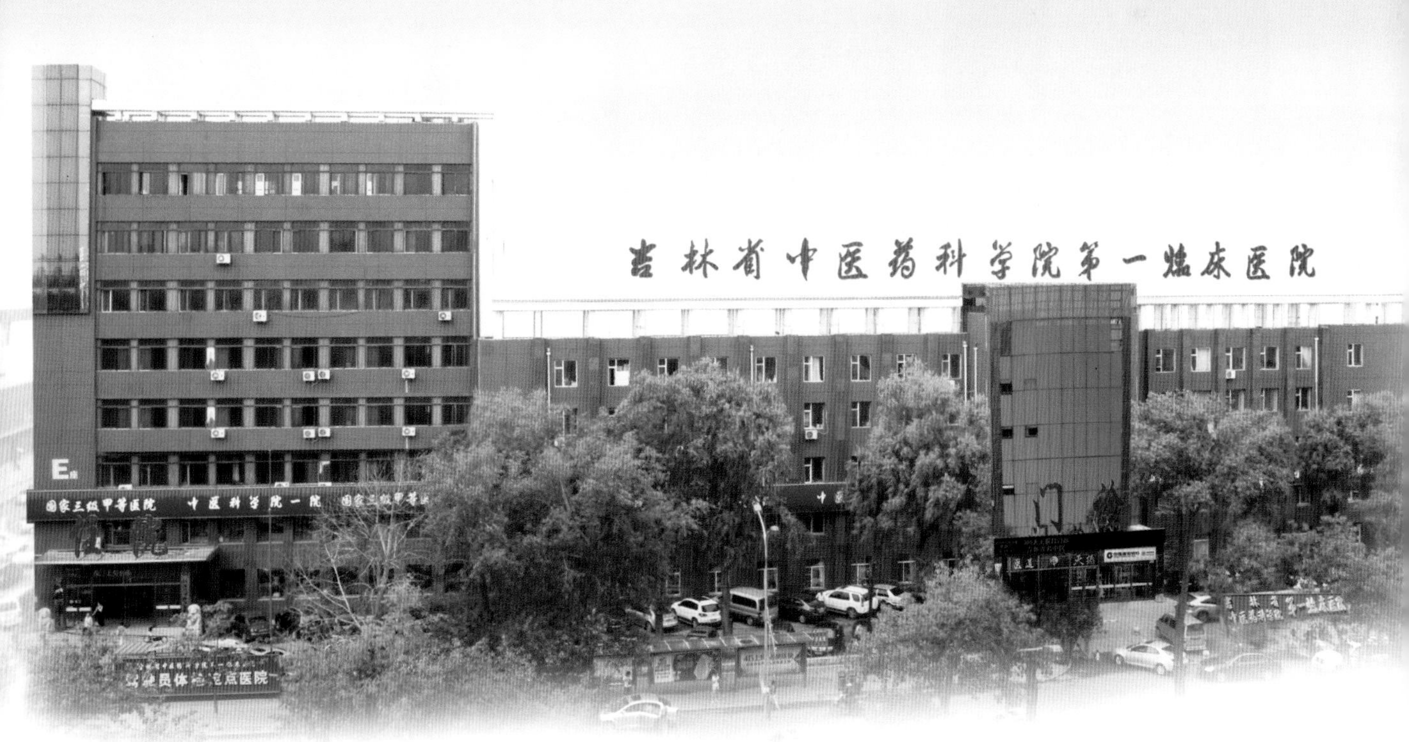

刘柏龄

全国名老中医药专家传承工作室

一、老中医药专家

【个人简介】

刘柏龄，1927年生，男，汉族，吉林省扶余人。长春中医药大学附属医院主任医师，博士生导师。曾师承其叔父刘秉衡，1958年长春中医学院成立即留院工作，同年被选送北京中医学院学习，1960年毕业后回长春中医学院工作至今。是全国首届“中医骨伤名师”，吉林省中医终身教授，享受国务院政府特殊津贴，获“20世纪中国接骨学最高成就奖”。2014年获“国医大师”称号。受聘为中国中医科学院客座研究员，任中华中医药学会终身理事，中华中医药学会骨伤科分会副会长，全国高等中医院校骨伤教育研究会常务副会长。

刘柏龄

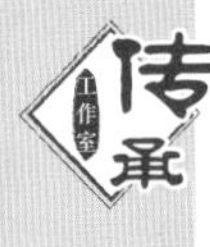

先后担任第1～5批全国老中医药专家学术经验继承工作指导老师。

第一批继承人：赵文海，长春中医药大学附属医院骨科，教授。

第二批继承人：①李志刚，长春中医药大学附属医院骨科，副主任医师；②谭振刚，长春市第二人民医院骨科，副主任医师。

第三批继承人：李成刚，长春中医药大学附属医院骨科，主治医师。

第四批继承人：①李绍军，长春中医药大学附属医院骨科，主治医师；②黄丹奇，长春中医药大学附属医院骨科，主任医师。

第五批继承人：①刘忠华，长春中医药大学附属医院骨科，主治医师；②刘鹏，长春中医药大学附属医院二部骨科，主治医师。

出版《中国骨伤科学·治疗学》《中医骨伤科各家学说》等23部著作。发表“运用中医肾主骨理论治疗骨质增生病的体会”“中老年骨质增生及其防治”等学术论文40余篇。

【学术经验】

（一）学术思想

崇尚“肾主骨”理论，提出“治肾亦即治骨”的学术思想。主张先天肾精不足者当以调养脾胃为先，强健筋骨而疗诸病；年长因肾精不足而引起的诸骨疾病以补肾益精的方法为治；骨折后肾精不足难以愈合时必须用补肾之法。

（二）临床经验

1. 二步十法治疗腰椎间盘突出症

二步十法治疗腰椎间盘突出症为北派代表手法。第一步运用按、压、揉、推、滚五个轻手法；第二步运用摇、抖、搬、盘、运五个重手法。

2. 针刺人中穴治疗急性腰扭伤

针刺人中穴治疗急性腰扭伤，起效快，治疗效果好，同时充分体现传统医学“简、便、验、廉”的特点，适宜基层推广应用。

3. 骨质增生止痛丸治疗骨性关节炎

治疗骨性关节炎用“二补一健一通法”，即补肝肾、健脾胃、通经络，并研制药物“骨质增生丸”。

【擅治病种】

1. 颈椎病

神经根型颈椎病治以通督舒颈、蠲痹止痛，常用方剂黄芪桂枝五物汤加减。椎动脉型颈椎病治以清眩止晕、舒颈止痛，常用方剂天麻钩藤饮加减。

2. 腰椎间盘突出症

治以补肾壮骨、通督壮腰。自拟腰痛1号加减，常用药物有鸡血藤、肉苁蓉、仙灵脾、巴戟天、熟地黄等。

3. 膝关节半月板损伤

治以活血化瘀、舒筋展痹。常用经验方薏苡化瘀汤加减，方中常用薏苡仁、苍术、泽泻、桃仁、红花、补骨脂、乌贼骨等。

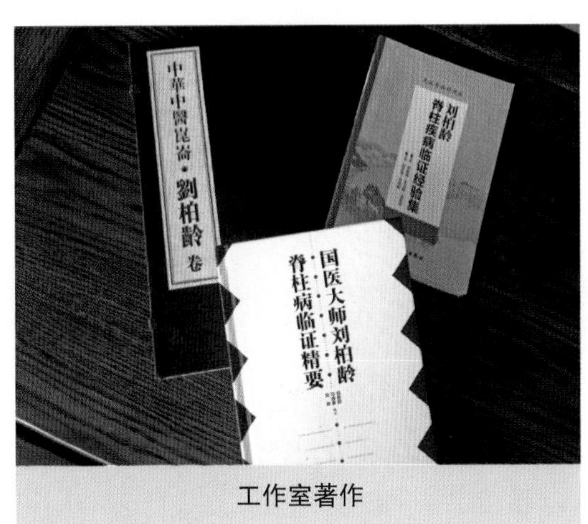

工作室著作

4. 股骨头无菌性坏死

治以益肾健骨、活血通经、补肾复肢、舒筋止痛。研制的复肢胶丸临床疗效满意，方中用熟地黄、淫羊藿、骨碎补、肉苁蓉、丹参、当归、桃仁、藏红花、龙骨、麝香等。

二、传承工作室建设成果

【成员基本情况】

1. 负责人

赵文海，男，长春中医药大学附属医院骨科，主任医师。

2. 主要成员

冷向阳，男，长春中医药大学附属医院院长，骨伤专业，主任医师。

李新建，男，长春中医药大学附属医院骨科，主任医师。

闻辉，男，长春中医药大学附属医院骨科，主任医师。

李振华，男，长春中医药大学附属医院骨科，主任医师。

刘茜，女，长春中医药大学附属医院骨科，医师。

【学术成果】

1. 论著

（1）《刘柏龄脊柱疾病临证经验集》，人民卫生出版社2013年出版，赵文海、冷向阳主编。

（2）《中华中医昆仑·刘柏龄卷》，中国中医药出版社2011年出版，刘茜撰稿。

（3）《国医大师刘柏龄脊柱病临证精要》，北京科学技术出版社2014年出版，刘柏龄、马晓春、刘茜主编。

2. 论文

（1）赵长伟，等．中药外敷治疗腰椎间盘突出症的疗效分析．中医正骨，2010，12：21～22。

（2）黄丹奇．运用中医肾主骨理论治疗膝骨性关节炎临床研究．中国临床医生，2011，39：63～64。

（3）高文香．刘柏龄教授治疗骨关节炎辨证用药特点．中医临床研究，2011，3：95～96。

（4）李绍军．补益肝肾、养血舒筋法治疗跟痛症85例．当代医学，2011，17：156。

（5）黄丹奇．颈痛胶囊对椎动脉血流量变化影响的临床研究．中国临床医生，2012，40：64～65。

【人才培养】

培养传承人9人；接受进修、实习27人。举办国家级中医药继续教育项目3次，培训376人次。

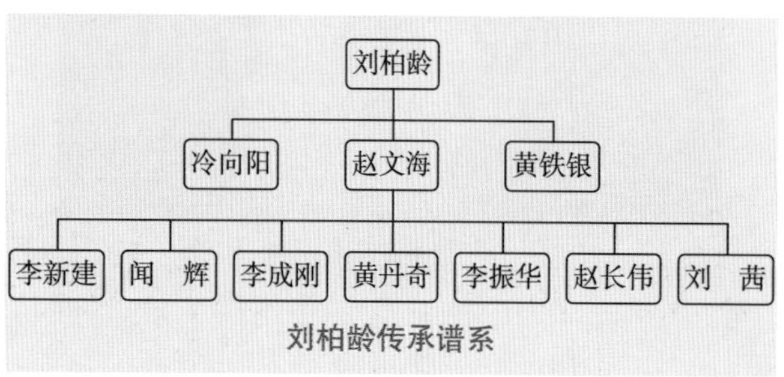

刘柏龄传承谱系

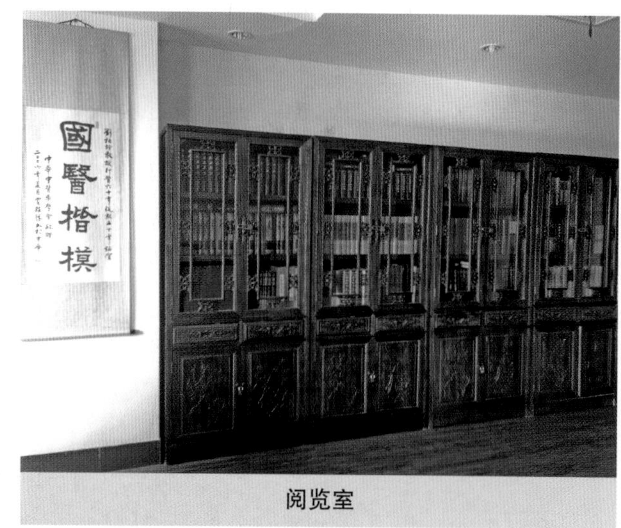

阅览室

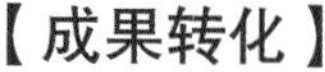

【成果转化】

院内制剂：

1. 活血胶囊；编号：20130165；功能主治：散瘀活血、消肿止痛、镇惊安神，用于跌打损伤之瘀血肿胀、筋骨疼痛。

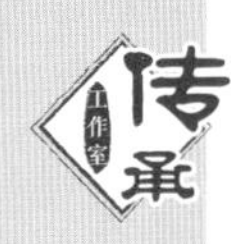

2. 熏洗Ⅱ号；编号：20130179；功能主治：化瘀散结、舒筋展痹，用于骨刺作痛、关节挛痛、组织硬化、腱鞘炎等。

3. 舒筋片；编号：20130131；功能主治：通经活络、祛风散寒、舒筋散结，用于跌打损伤、瘀血肿痛、风湿骨痛、神经痛等。

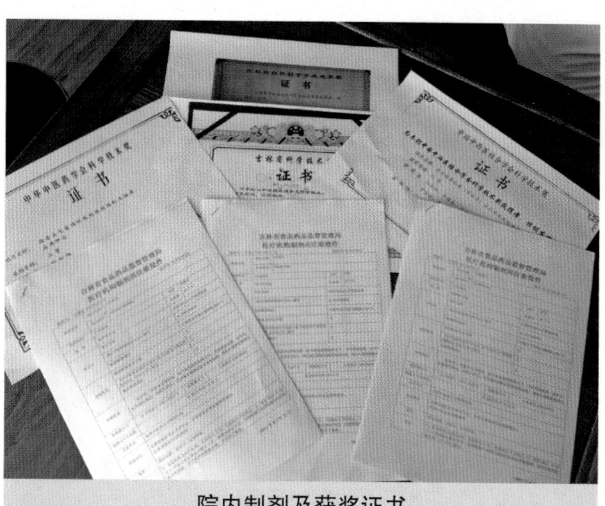

院内制剂及获奖证书

【推广运用】

1. 腰痛（腰椎间盘突出症）

诊疗方案：辨证分为血瘀气滞、寒湿痹阻、湿热痹阻、肝肾阴虚等证型，治疗分别用身痛逐瘀汤、独活寄生汤、大秦艽汤、右归丸加减，配以刘氏“二步十法”。

运用及推广情况：“二步十法”在我国北方广泛应用，并制作“刘柏龄治疗腰病手法”DVD光盘，供推拿专业学习应用。

2. 股骨头缺血性坏死

诊疗方案：辨证分为血瘀气滞、肾虚血瘀、痰瘀蕴结等证，治以行气活血、化瘀止痛、补骨生髓、祛痰化湿，用复肢胶囊。

运用及推广情况：该诊疗方案在长春中医药大学附属医院广泛应用，收治患者1200例，好转1180例，治愈18例，无效2例。

3. 膝痹病（膝关节骨性关节炎）

诊疗方案：分为风寒湿痹、风湿热痹、瘀血痹阻、肝肾亏虚等证型，治疗分别以薏苡化瘀汤、大秦艽汤、身痛逐瘀汤、补肾壮骨汤加减。

运用及推广情况：本治疗方案在长春中医药大学附属医院广泛应用。

三、依托单位——长春中医药大学附属医院（见第25页）

杨宗孟

全国名老中医药专家传承工作室

一、老中医药专家

【个人简介】

杨宗孟（1927—2012年），女，汉族，江西省泰和县人。长春中医药大学附属医院中医妇科专业终身教授、主任医师、博士生导师。1956年参加全国首届西学中研究班，曾师从于吉林省名医马志教授，1961年转入长春中医学院工作，已在长春中医学院辛勤工作50年，坚持从事妇产科临床医疗、教学、科研工作，取得了令人瞩目的成就。获吉林英才奖章。曾任吉林省中医药学会妇科专业委员会名誉主任委员，享受国务院特殊津贴，是全国500名名老中医之一。

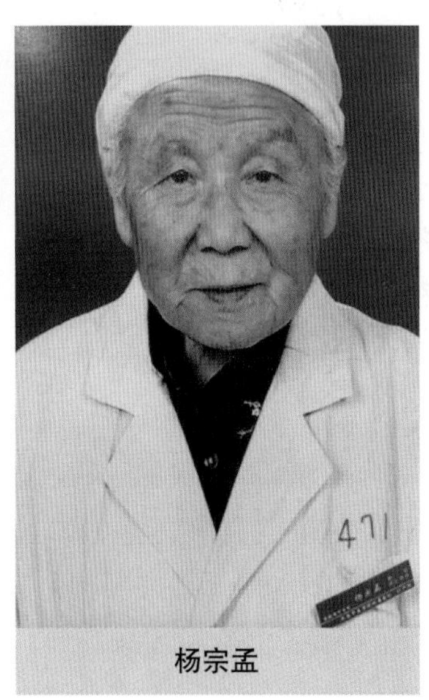

杨宗孟

先后担任第1～4批全国老中医药专家学术经验继承工作指导老师。

第一批继承人：①张海莹，长春中医药大学附属医院中医妇科专业，主任医师；②李淑君，长春中医药大学附属医院中医妇科专业，副主任医师。

第二批继承人：①陈立怀，长春中医药大学附属医院中医妇科专业，主任医师；②陈丽文，长春中医药大学附属医院中医妇科专业，副主任医师。

第三批继承人：①凌霞，长春中医药大学附属医院中医妇科专业，主任医师；②姚淑华，长春中医药大学附属医院中医妇科专业，副主任医师。

第四批继承人：①王慧，长春中医药大学附属医院中医妇科专业，主治医师；②刘丽敏，长春市中医院中医妇科专业，主治医师。

有《杨宗孟学术思想》《女性不孕症百问》2部论著。

开发研究的新药曾获吉林省科技进步三等奖、吉林省中医药管理局科技进步一等奖。

【学术经验】

（一）学术思想

创造性地提出“妇女疾患皆赖肾虚”，认为肾中阴阳失调为不孕不育症的病机关键，创立了“诸证皆从肾治”的治疗原则，并予以“调整肾中阴阳”兼顾“健脾益气，养血疏肝”的具体治疗方法。并推崇周学海诊脉八法。强调望诊，重视舌诊，诊病内与外相结合。

（二）临床经验

1. 治疗崩漏经验

本着“急则治其标，缓则治其本”的原则，采用塞流、澄源、复旧三法治疗崩漏，但更重视复旧，即调整月经周期，治疗因月经不调甚则崩漏所致的不孕以调经为主，即“种子先调经”。

2. 治疗闭经经验

认为治疗闭经独用中药或西药均不能达到预期的效果，必须辨病与辨证相结合，中、西药合用方奏效明显，并创立“652汤”（熟地黄、山药、山茱萸、泽泻、茯苓、丹皮、枸杞子、菟丝子、覆盆子、五味子、车前子、女贞子、墨旱莲）治疗性腺功能低下之闭经。

3. 治疗先兆流产经验

认为只有先兆流产阶段才有治疗的可能和希望，特别重视此时的治疗，临证时多以寿胎丸合胶艾汤加减。

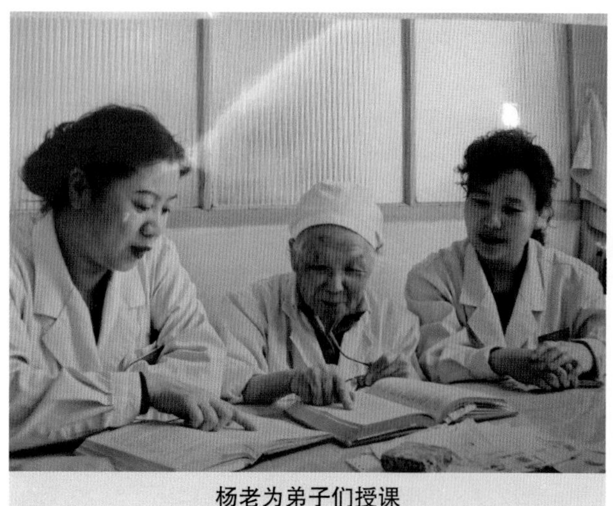

杨老为弟子们授课

【擅治病种】

1. 崩漏（功血）

分为常见的肝肾阴虚和脾肾气虚证，分别用功血Ⅰ号方（生地榆、女贞子、旱莲草、炙军炭）、功血Ⅱ号（补骨脂、黄芪、赤石脂、生白术）。血瘀者出血多时加丹参、益母草、蒲黄，淋漓不断时加丹参、桃仁、香附、三七；热瘀者加黄芩、黄柏、丹皮、侧柏；寒瘀者加肉桂、艾叶炭；气郁者加柴胡、香附、白芍；湿郁者加土茯苓、茵陈、薏苡仁。

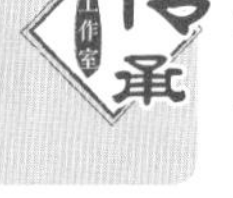

2. 妇人腹痛（盆腔炎性疾病后遗症）

以调气、补气、行气等为主，补虚化瘀。外用中药（党参、黄芪、山药、桃仁、莪术、败酱草、薏苡仁、牛膝、车前子、蜈蚣、土虫、鸡血藤）保留灌肠；症状严重者用中药基本方（丹参、赤芍、丹皮、知母、黄柏、桃仁、莪术、败酱草、薏苡仁、牛膝、车前子、蜈蚣、土虫、鸡血藤、甘草）内服。

3. 闭经

多囊卵巢综合征引起的闭经以柏子仁丸（柏子仁、熟地、牛膝、续断、卷柏、泽兰叶、益母草、川贝、皂刺、甲珠、甘草）为基本方加减。痰湿壅盛者加胆南星、陈皮、半夏、茯苓、远志、菖蒲；阴虚火旺者加菟丝子、黄芩、黄柏、玄参、麦冬、生地。闭经-溢乳综合征所致的闭经，以瓜石汤（瓜蒌、石斛、茵陈、黄芩、黄柏、牛膝、车前子、益母草、麦芽、生地、玄参、麦冬、甘草）为基本方加减。性腺功能低下所致的闭经以二至丸、六味地黄丸、五子衍宗丸合用加减。

二、传承工作室建设成果

【成员基本情况】

1. 负责人

凌霞，女，长春中医药大学附属医院中医妇科，主任医师。

2. 主要成员

陈欣，女，长春中医药大学附属医院中医妇科，副主任医师。

王慧，女，长春中医药大学附属医院中医妇科，副主任医师。

王艳萍，女，长春中医药大学附属医院中医妇科，副主任医师。

【学术成果】

1. 论著

（1）《杨宗孟妇科临床经验集》，吉林科学技术出版社2009年出版，杨宗孟主编。

（2）《杨宗孟妇科临证精华》，中国中医药出版社2015年出版，凌霞主编。

2. 论文

（1）凌霞. 杨宗孟教授学术思想及崩漏治验. 中华中医药学刊，2012，30（5）：997～998。

（2）凌霞. 杨宗孟教授临床用药探析. 中华中医药学刊，2012，30（9）：1994～1995。

【人才培养】

培养传承人 8 人；接受进修、实习 13 人。举办国家级中医药继续教育项目 1 次，培训 100 人次；举办省级中医药继续教育项目 2 次，培训 166 人次。

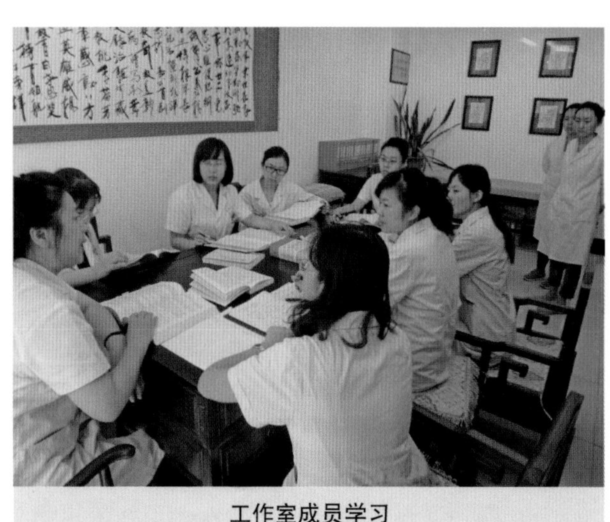
工作室成员学习

【成果转化】

院内制剂：

1. 康乐宁片；编号：吉药制字 Z05A00022；功能主治：清热解毒、活血化瘀、杀虫除湿、通淋，用于男女泌尿生殖道由于解脲支原体和衣原体感染引起的各种炎症疾患。

2. 毓麟丹；编号：长卫药制字（96）1379 号；功能主治：温肾健脾、调经种子，用于脾肾阳虚型经、带、胎、产杂病。

3. 盆腔炎丸；编号：吉药制字 Z20130123；功能主治：活血祛瘀、消癥止痛，用于盆腔瘀血所致慢性盆腔炎、慢性附件炎、痛经、陈旧性宫外孕等。

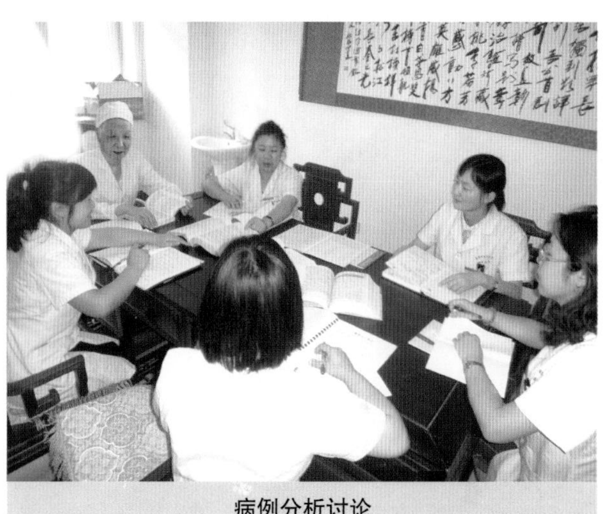
病例分析讨论

【推广运用】

（一）诊疗方案

1. 崩漏

肝肾阴虚者用功血Ⅰ号方，脾肾气虚者用功血Ⅱ号方。

2. 闭经

以二至丸、六味地黄丸、五子衍宗丸合用加减，特别强调注重滋补先天肾，以改善卵巢功能，促使月经恢复。

3. 胎漏、胎动不安

以补肾为主，益气养血、固冲安胎。基本方：熟地、菟丝子、当归、白芍、桑寄生、白术、黄芩、山药、续断、阿胶、艾炭、甘草。

（二）运用及推广情况

以上诊疗方案已在长春中医药大学附属医院妇科、吉林省东丰县中医院中医科及省内多家基层医疗单位推广应用。

三、依托单位——长春中医药大学附属医院（见第 25 页）

孙申田

全国名老中医药专家传承工作室

一、老中医药专家

【个人简介】

孙申田，男，1939年出生，汉族，黑龙江呼兰人。黑龙江中医药大学附属第二医院针灸推拿学专业教授、主任医师。1961年毕业于黑龙江中医学院。1972年组建了黑龙江中医学院第一个针灸神经内科病房。1992年起享受国务院特殊津贴，1994年被评为首届“黑龙江省名中医”，1995年被教育部评为全国优秀教师。曾担任中国针灸学会理事，全国中医中风防治中心主任等职。

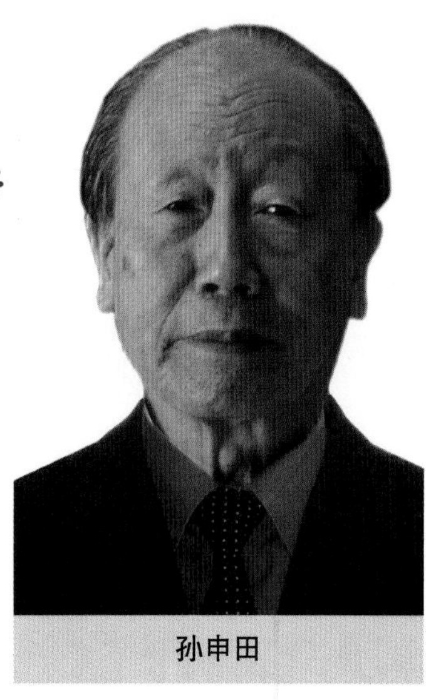

孙申田

先后担任第1～5批全国老中医药专家学术经验继承工作指导老师。

第一批继承人：王新华，哈尔滨医科大学附属第一医院，主任医师。

第二批继承人：孙远征，黑龙江中医药大学附属第二医院，主任医师。

第三批继承人：①张瑞，黑龙江中医药大学附属第二医院，主任医师；②王曼苏，广州市越秀区第一人民医院，主任医师。

第四批继承人：①王东岩，黑龙江中医药大学附属第二医院，主任医师；②张淼，黑龙江中医药大学附属第二医院，副主任医师。

第五批继承人：①刘波，黑龙江中医药大学附属第二医院，副主任医师；②黄亮，黑龙江中医药大学附属第二医院，主治医师。

主编著作有《孙申田针灸医案精选》《孙申田针灸治验》等9部；发表114篇论文。

主持国家自然科学基金“针刺对脊髓损伤再生修复的基础与临床研究”等科研课题。获国家级、省部级及厅局级奖励13项。

【学术经验】

（一）学术思想

认为经络辨证是以经络学说为理论基础，用以指导针灸选穴配方的主要辨证方法，是针灸临床辨证论治体系的核心和主体。在治疗诸如痛证等针刺穴位的选择上，常以单穴或循经首尾两穴相应。针灸施术之时，尤其是在头针的施术中，特别强调针刺的刺激频率、刺激强度及刺激时间等参数。根据大脑机能定位与头皮表面投影关系选穴配方，首次大胆提出应用头针治疗周围神经损伤性（顽固性面瘫、面肌痉挛）疾病。

（二）临床经验

1. 经颅重复针刺法治疗中风

按照大脑机能定位与头皮表面投影关系选穴，拟定头针刺激区11个（运动区、感觉区、情感区、足运感区、晕听区、语言二区、舞蹈震颤区、平衡区、运用区、视区、胃区），用“经颅重复针刺法”治疗中风。

2. 治痛效方

阳明型肘痹：合谷、迎香对侧；太阳型肘痹：腕骨或后溪；少阳型肘痹：中渚、丝竹空；太阴型肘痹：鱼际；厥阴型肘痹：劳宫；阳明型膝痛：四白；少阳型踝痛：瞳子髎；太阳型踝痛：攒竹；阳明型踝痛：四白；胁痛：支沟；腹皮痛：鸠尾；腰痛：人中、养老。

3. 神志病治疗经验

依据“凡刺之法，必本于神”“用针之要，无忘其神”之理论，倡导防病治病先调其神。调神益智、安神定志是基本治疗原则，创立调神益智方（百会、印堂、情感区及“腹一区”）。

4. 孙氏腹针疗法

以腹脑学说和脑肠肽理论为基础，把腹部看作是大脑的全息影像，参考西医学大脑皮层机能定位理论在腹部选取穴（区），对大脑相应部位进行对应性的调节，创立孙氏腹针八区。

【擅治病种】

1. 神经系统疾病

擅用“经颅重复针刺法”。应用在头针疗法中，要求连续捻转 3 ～ 5 分钟，每分钟达到 200 次左右的频率，治疗脑及周围神经病变。

2. 痛证

擅用“运动针法”。应用经络辨证循经取穴，在行针过程中让病人做对抗性运动，用于各种痛证及运动功能障碍疾病治疗。

3. 神志病

重在治神，强调以调神为本。擅用“经颅重复针刺法”“调神益智方”。

二、传承工作室建设成果

【成员基本情况】

1. 负责人

孙忠人，男，黑龙江中医药大学，主任医师。

2. 主要成员

金泽，男，黑龙江中医药大学附属第二医院针灸五科，主任医师。

王东岩，女，黑龙江中医药大学附属第二医院针灸三科，主任医师。

王玉琳，女，黑龙江中医药大学附属第二医院针灸四科，副主任医师。

【学术成果】

1. 论著

（1）《孙申田针灸医案精选》，中国中医药出版社 2012 年出版，孙忠人、王玉琳、张瑞主编。

（2）《孙申田针灸治验》，人民卫生出版社 2013 年出版，孙申田主编。

2. 论文

（1）王玉琳 . 孙申田教授临证配穴经验撷要 . 上海针灸杂志，2012，31（9）：628 ～ 630。

（2）李贞晶 . 孙申田教授针刺治疗重症肌无力眼肌型的临床体会 . 针灸临床杂志，2012，28（3）：58 ～ 59。

（3）王玉琳 . 孙申田教授治疗肌张力障碍验案三则 . 中医药信息，2013，30（1）：48 ～ 50。

（4）徐金巧 . 孙申田教授临证治验 2 则 . 中医临床研究，2013，2（5）：92。

（5）王玉琳 . 孙申田教授治疗运动障碍疾病验案举隅 . 上海针灸杂志，2013，32（5）：401 ～ 402。

【人才培养】

培养传承人 12 人；接受进修、实习 72 人次（针灸科）；举办国家级中医药继续教育项目 1 次，培训 66 人次。

【推广运用】

（一）诊疗方案

1. 中风恢复期

11个头针刺激区施以经颅重复针刺法。

2. 面瘫

（1）初期：翳风、下关、攒竹、阳白、四白、迎香、地仓、颊车、合谷。

（2）中期：百会及运动区下2/5（取健侧）施以经颅重复针刺法，四白穴施以“滞针提拉法”。

（3）末期：百会、神庭；运动区下2/5、率谷透角孙（均取健侧）；下关、迎香（均取健侧）。

3. 头痛

辨证分阳明型、少阳型、太阳型、厥阴型、混合型。穴取内庭、合谷，阳白、印堂，足临泣、外关，丝竹空透太阳，昆仑、后溪，风池、天柱，太冲、内关，百会等。

4. 项痹

辨证分阳明型、太阳型、少阳型、混合型。穴取合谷、迎香对侧，后溪，中渚、丝竹空等。

5. 肩凝证

辨证分手阳明型、手太阳型、手少阳型、手太阴型、混合型。穴取合谷、迎香对侧，腕骨或后溪，中渚、丝竹空，鱼际等。

（二）运用及推广情况

以上5个诊疗方案已在黑龙江中医药大学附属第二医院、黑龙江中医药大学附属第一医院、大庆市中医院等医疗单位推广应用。

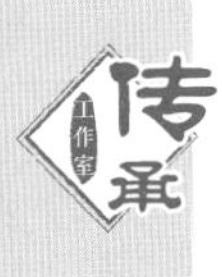

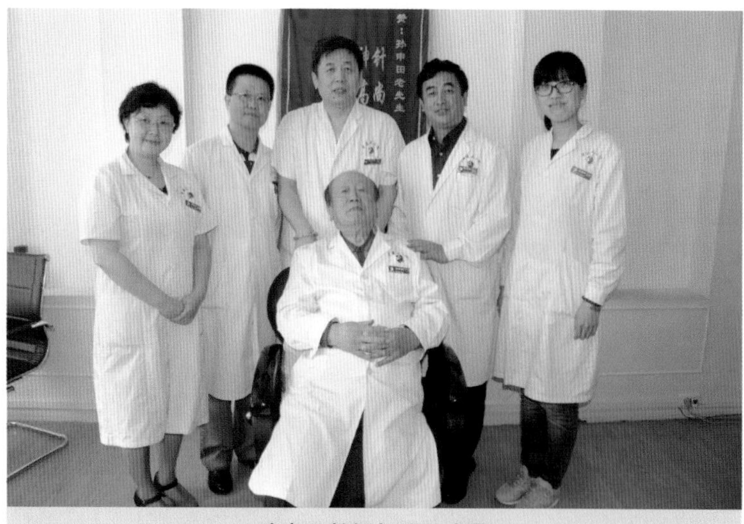

孙申田教授与团队成员

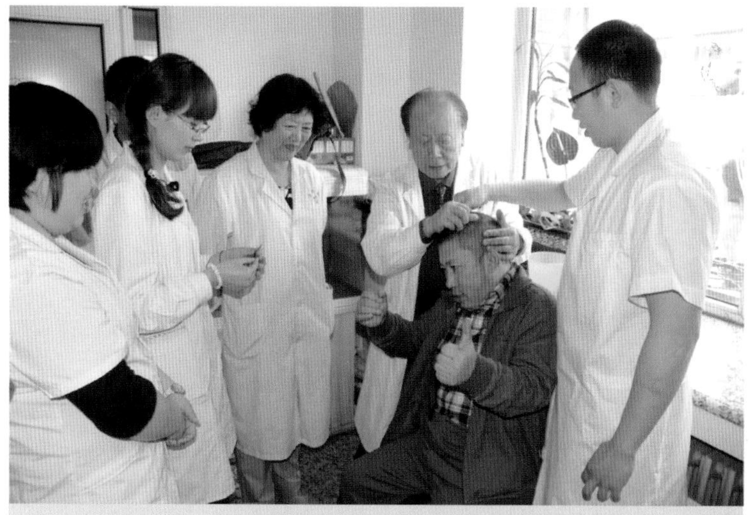

孙申田教授诊治中风患者

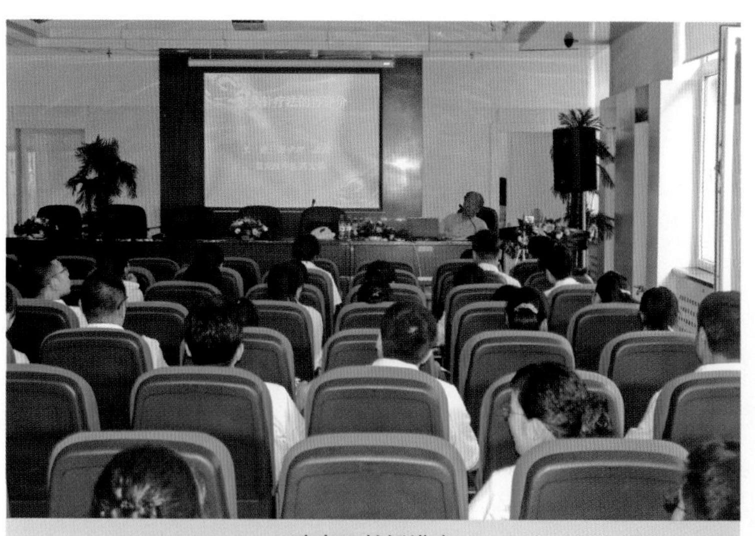

孙申田教授讲座

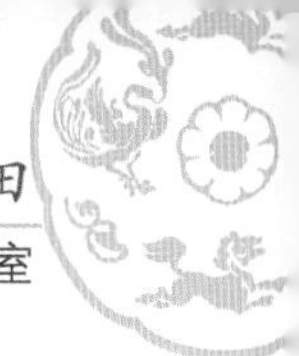

三、依托单位——黑龙江中医药大学附属第二医院

【依托单位简介】

黑龙江中医药大学针灸推拿学院、康复医学院暨附属第二医院为三级甲等医院，成立于1992年，开放床位1233张，是一所集医疗、教学、科研于一体，突出针灸、推拿、康复特色的综合性三级甲等中医医院，是国家首批重点中医院（现代化中医医院）建设单位，全国中医中风病医疗中心建设单位，黑龙江省针灸推拿康复医疗中心。

【特色优势】

医院针灸、推拿、康复特色突出，设有针灸、推拿、康复、骨伤、内、外、妇、儿等28个病房、10个门诊科室、13个医技科室，康复中心、血液透析中心、体检治未病中心3个医疗中心、1个制剂中心，及1个分门诊，1个社区卫生服务中心。脑病科、康复科及妇科是国家临床重点专科；针灸学、中医康复学、推拿学、中医老年病学、中医预防医学学科为国家中医药管理局重点学科；有脑病科、康复科、妇科、骨伤科、针灸科等7个国家中医药管理局重点专科。有省级重点学科4个、省教育厅重点学科3个、省局级重点学科5个、省局级重点专科（专病）14个。建有于致顺、孙申田、高维滨、张金良四个全国名老中医药专家工作室。

医院有正高级职称61人，副高级职称103人；具有博士学位51人，硕士学位208人。有“百千万人才工程”国家级人选1人，第二届全国百名杰出青年中医1人，享受国务院特殊津贴7人、省政府特殊津贴1人，省级优秀中青年专家2人，德艺双馨省级名医2人，省级名中医19人，龙江学者特聘教授2人，省杰出青年基金获得者2人。

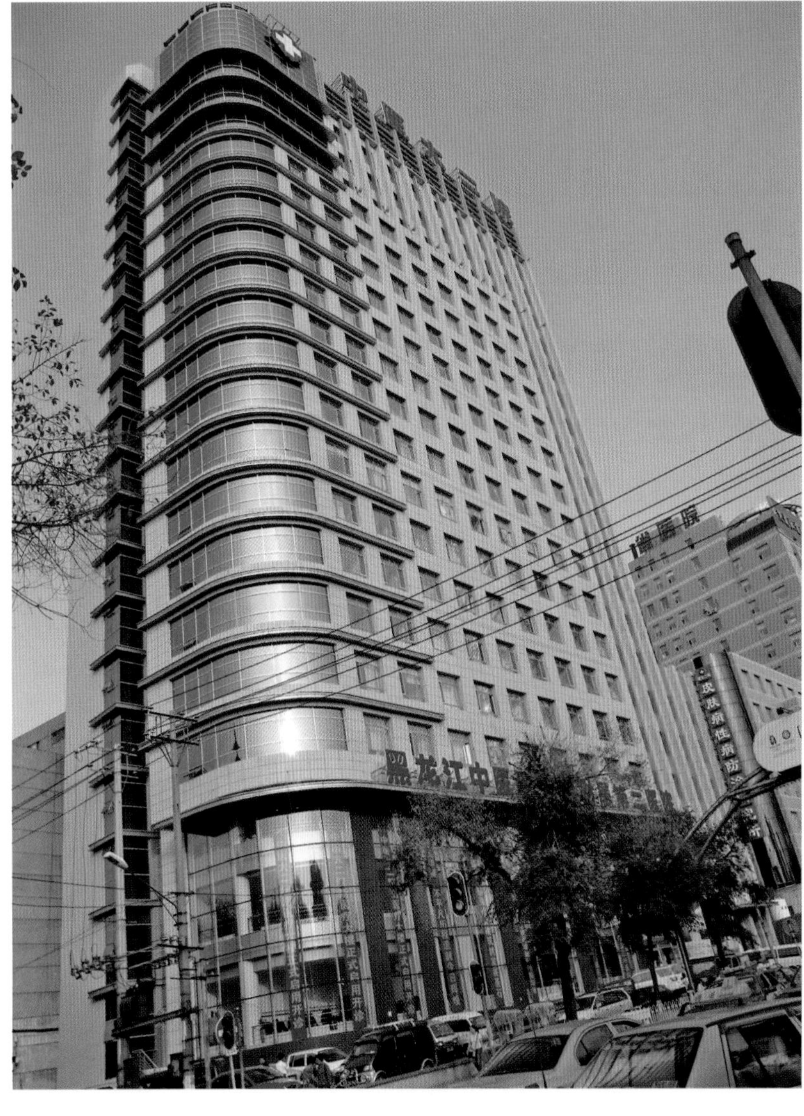

【联系方式】

地址：黑龙江省哈尔滨市南岗区果戈里大街411号

电话：0451–87093300

网址：http://www.hljtcm.com

黑龙江省

张　缙

全国名老中医药专家传承工作室

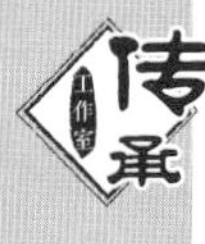

一、老中医药专家

【个人简介】

张缙，1930年出生，男，汉族，辽宁省黑山县人。现任黑龙江省中医研究院主任医师、研究员，黑龙江中医药大学教授、博士生导师。1951年中国医科大学四十期医学本科毕业，先后在卫生部全国高等医学院校针灸师资班、黑龙江省祖国医药研究所西医学习中医班学习。1956年参加了黑龙江省祖国医药研究所的建所工作，1985年又主持了该所扩建为黑龙江省中医研究院和黑龙江省非药物治疗中心工作。是人类非物质文化遗产中医针灸代表性继承人、全国针法灸法学科带头人，享受国务院政府特殊津贴。曾任国家科委中医专业组成员，卫生部医学科学委员会委员，中国针灸学会顾问，全国毫针技术操作规范项目专家组首席专家，中国针灸学会针法灸法研究会理事长，中国东北针灸经络研究会会长，中国国际针灸考试委员会委员，国家自然科学基金委员会评审专家。

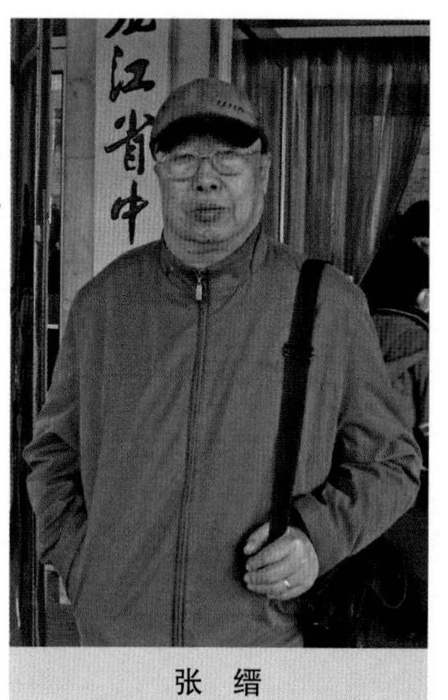

张　缙

先后担任第1、4、5批全国老中医药专家学术经验继承工作指导老师。

第一批继承人：周静玉，美国洛杉矶，针灸专业主治医师。

第四批继承人：①王顺，黑龙江省中医药科学院针灸专业，主任医师；②尚艳杰，黑龙江省中医药科学院针灸专业，主任医师。

第五批继承人：①梅成，黑龙江省中医药科学院针灸专业，主任医师；②谈太鹏，黑龙江省中医药科学院针灸专业，主治医师。

主编《针灸大成校释》《针方六集（校点本）》《中国针灸荟萃·刺灸学分卷》《针灸大成校释（第二版）》等8部著作；发表“止咳新药满山红的研究”“循经感传一般规律性的初步探讨——2107例循经感传现象的调查”等80篇论文。

主持古籍研究“针灸大成校释”“止咳新药满山红的研究”等科研课题；获省部级奖励12项。

【学术经验】

（一）学术思想

遵循经络辨证，擅用针刺手法烧山火、透天凉、飞经走气、气至病所等，以循经感传规律性的理论指导针灸临床，提出关于经络系统的双循行体系理论，即“井合流注”和“肺肝流注”，以枢机启动学说调气，对进针法、单式手法、复式手法、针刺补泻等均有独到见解。

（二）临床经验

1. 重视针刺手法基本功训练

倡导“守神练针”，做到“四练”（练气、练指、练意、练巧）、“三合”（力与气合、气与意合、意与指合）、“三寓”（寓动于静、寓快于稳、寓巧于微）。

2. 针刺手法经验

行针刺手法时四种进针法：投针速刺法、弹针速刺法、推针速刺法和推按针速刺法。针灸临床中应迅速得气，使“气至病所”，分候气、催气、守气、行气、调气、辨气等。

搓法是单式手法中最重要的手法之一，可“实搓”“虚搓”相结合，达到“提之不出”“插之不入”“捻之不转”“气满自摇”。

龙虎大段通经接气手法是指青龙摇尾法和白虎摇头法，在经气滞涩于关节时行此法。

【擅治病种】

1. 眼病

辨明眼病的寒热虚实以及所属经络部位，选取适当的穴位，利用针刺与艾灸，或补或泻，使经络通畅，气血调和，正复邪除，退赤消肿，收泪止痛，退翳明目。

2. 妇科病

通过中汲取热气至病所结合循摄手法，以用力加取热，使针感循任脉患区（病所），然后送热至病所。

3. 脾胃病

临床上通过足三里取热气至病所结合循摄手法，以用力加取热，使针感循足阳明胃经达脾胃（病所），然后送热至脾胃。

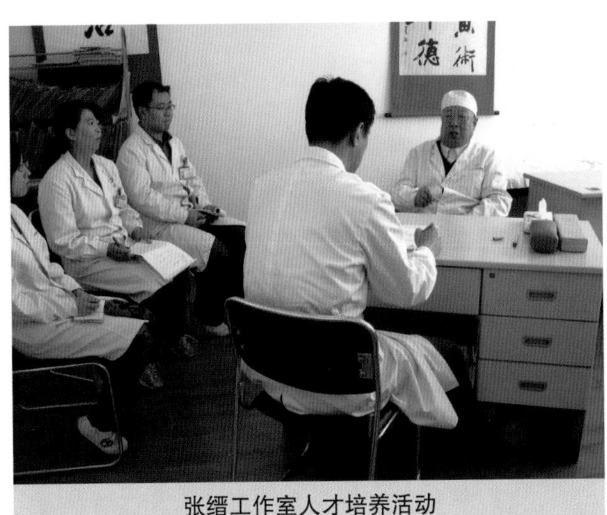

张缙工作室人才培养活动

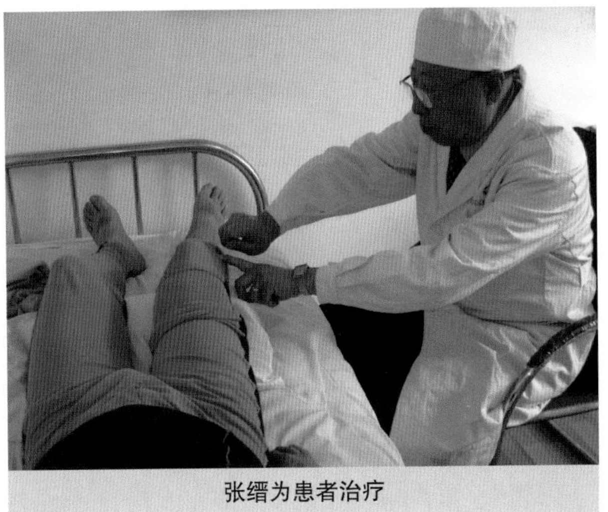

张缙为患者治疗

二、传承工作室建设成果

【成员基本情况】

1. 负责人

王顺，男，黑龙江省中医药科学院针灸科，主任医师。

2. 主要成员

刘军，男，黑龙江省中医药科学院风湿病科，副主任医师。

尚艳杰，女，黑龙江省中医药科学院针灸科，主任医师。

梅成，男，黑龙江省中医药科学院针灸科，主任医师。

谈太鹏，男，黑龙江省中医药科学院针灸科，主治医师。

【学术成果】

1. 论著

（1）《张缙针刺手法学术思想精粹》，中国中医药出版社 2010 年出版，王顺主编。

（2）《张缙临床医案精选》，中国中医药出版社 2010 年出版，王顺主编。

（3）《针灸大成校释（第2版）》，人民卫生出版社2009年出版，张缙主编。

2. 论文

（1）王顺．张缙教授论针刺补泻．长春中医药大学学报，2012，28（4）：629。

（2）尚艳杰．针灸结合康复治疗中风后肩手综合征近三年的研究现状．黑龙江医药，2011，24（3）：467～468。

（3）尚艳杰．飞经走气针刺法治疗肩周炎的疗效观察（英文）．世界针灸杂志，2012，22（2）：17～18。

（4）尚艳杰．张缙教授针刺单式手法精要．中国针灸，2010，30（10）：853～854。

【人才培养】

培养传承人11人；接受进修、实习、研修101人次（针灸科）；举办国家级中医药继续教育项目2次，省级项目1次，培训260人次。

【推广运用】

1. 胞轮振跳

诊疗方案：此病或因心脾两虚，或肝脾血虚，在辨证取穴基础上，采用风池取气至病所手法，随证寒热以补泻，局部按摩或梅花针点刺亦可应用。

运用及推广情况：该诊疗方案在黑龙江省中医医院针灸科门诊推广，2013年度共收治患者256例，平均病程12.4天，好转240例，无效16例，总有效率93.8%。

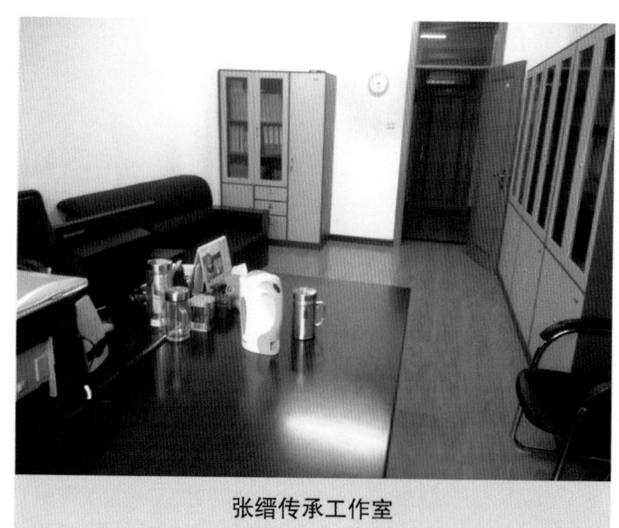
张缙传承工作室

2. 痛经

诊疗方案：在辨证配穴的基础上，用中汲取气至病所手法，随证寒热以补泻。

运用及推广情况：该诊疗方案在黑龙江省中医医院针灸科门诊推广，2013年度共收治患者247例，平均病程5.8天，好转238例，无效9例，总有效率96.4%。

3. 胃脘痛

诊疗方案：和胃止痛。选取足阳明经、手厥阴经、相应募穴为主，通过足三里取热气至病所结合循摄手法，以用力加取热，使针感循足阳明胃经达脾胃，送热至脾胃。

运用及推广情况：该方案在黑龙江省中医医院针灸科门诊推广，2013年度共收治患者319例，平均病程6.5天，好转302例，无效17例，总有效率94.7%。

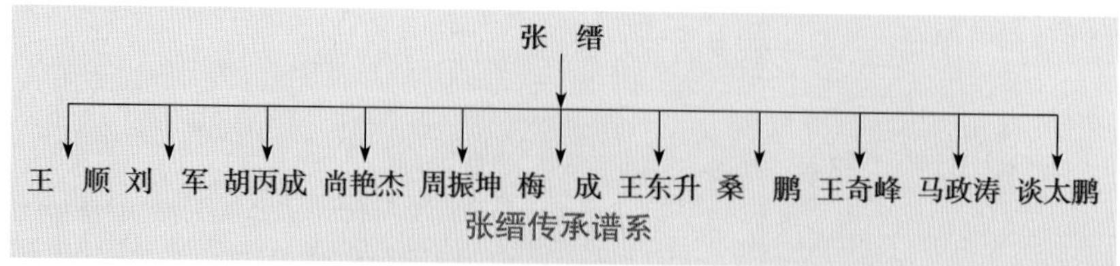

张缙传承谱系

三、依托单位——黑龙江省中医药科学院（见第57页）

陈景河

全国名老中医药专家传承工作室

一、老中医药专家

【个人简介】

陈景河，1917年出生，男，汉族，黑龙江齐齐哈尔人。自幼习医于当地知名中医贺绍武门下。1938年独立行医。后以优异成绩通过汉医考试，成为正式中医师。1952年组建齐齐哈尔市联合中医院并任院长。联合中医院归并于市中医院后，陈景河曾先后任门诊部及病房主任、技术副院长和院长等职。曾任齐齐哈尔市卫生工作者协会副主任、齐齐哈尔市中医学会理事长、齐齐哈尔市第八届人民代表大会常务委员会委员。1991年被确定为全国继承老中医药专家学术经验指导老师。1994年获“黑龙江省名老中医”，2000年获“1999/2000世纪名医”荣誉称号。2000年获共和国名医专家成就贡献金奖，荣入《共和国名医专家大典》中药史册。2006年被国家中医药管理局授予“国医楷模”称号，并获得中华中医药学会首届中医药传承特别贡献奖。

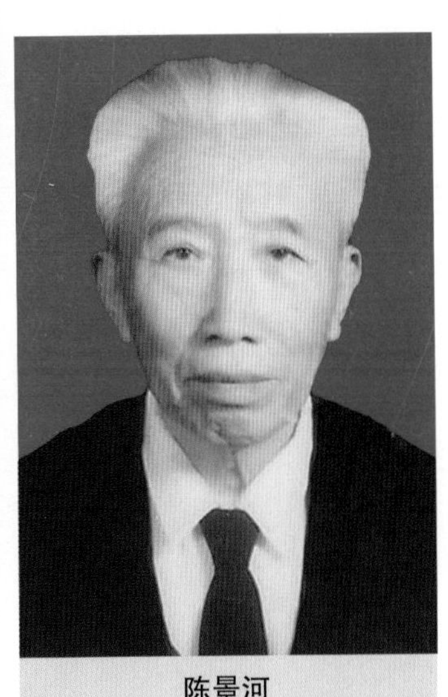
陈景河

先后担任第1～2批全国老中医药专家学术经验继承工作指导老师。

第一批继承人：于万贵，齐齐哈尔市中医医院院级名老中医工作室指导老师，国医堂专家，主任医师。

第二批继承人：①刘彬，齐齐哈尔市中医医院中医专业，主任医师；②陈知行，齐齐哈尔市中医医院中医专业、主任医师。

主要著作有《医疗心得集》等；发表论文50多篇。

主持科研课题“微机模拟陈景河治疗肝病的研究”获1987年黑龙江省中医管理局科技成果二等奖。

【学术经验】

（一）学术思想

1. 辨证上强调“整体观”

主要辨证思路及出发点强调人体本身的统一性、完整性及其与自然界的相互关系。因此非常注重发病节气、时间、主症、兼症。

2. 治疗上重视“全面观”

治疗过程除了充分体现对阴阳的重视，但也结合气、血、精、津的变化特点。方法师古而不泥古、考虑周全、切中病机、灵活变化。

3. 组方上突出“巧用药”

在组方用药上，法“七方十剂”，别创新意，法外求法，方外求方，经方、时方、专方并重，临证化裁，巧妙组方。

（二）临床经验

1. 温通理气治疗胃脘痛

临床诊治胃脘痛注重胃气虚、胃失冲和之气、胃失和降的病机。受李东垣“胃不可不温”的理论启发，确立了温通理气的治疗大法，自拟胃痛通用方（党参、黄芪、高良姜、香附、郁金、砂仁、檀香）加减。

2. 清补兼施，治疗肾病

认为治疗肾病应补虚为主，清利排毒为辅，重在疏通肾气，佐以活血化瘀。自创肾炎清补方（萹蓄、瞿麦、玉米须、黄芪、当归、浙贝母、天花粉、生椿根皮、白及、菟丝子、乳香、没药）加减治疗慢性肾炎。

3. 心悸从肝治疗

临床常见一些患者因恼怒后出现失眠、心悸等不适，称之为“肝郁性心悸”，乃由肝气上逆影响心神不宁所致。故治疗上注重疏肝解郁、平冲镇悸，自拟疏肝镇悸方（柴胡、白芍、香附、川芎、神曲、磁石）治疗。

4. 补肾生髓大法治疗脱髓鞘病

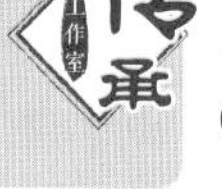

拟补肾生髓之大法，以益阴潜阳、涩精固气为主要治则，选用桑螵蛸散加减而成补肾生髓汤（桑螵蛸、太子参、生龙骨、龟甲、石菖蒲、远志、益智仁、当归、金樱子、楮实子、玉竹、葛根）治疗。

5. 痹证的舌诊辨证

在诊断痹证时重视舌下络脉诊法。认为舌下络脉粗者为瘀血，多实；细者为营气不充，多虚；色暗紫青多为痰湿血瘀；色红紫光亮多为营分湿热；色黄为湿浊内郁；色白滑多为寒湿。治疗以温经祛湿为主，随证加减用药，每见奇效。

【擅治病种】

1. 脱髓鞘病

补肾生髓、益阴潜阳、涩精固气；常用经验方为补肾生髓汤；常用药物有桑螵蛸、太子参、石菖蒲、益智仁、当归。根据辨证，初始阶段偏重养阴，用沙参、生地、龟甲、天冬、麦冬等；在疾病后期加用虫类及活血化瘀药物，如全蝎、蜈蚣、穿山甲、僵蚕、川芎、丹皮等。

2. 慢性肾炎

以利水为主，兼顾肾阳，使水毒无蓄积之弊；常用经验方为肾炎清补方、通癃汤（黄芪、阿胶、白茅根、猪苓、泽泻、太子参、白术、茯苓、桑白皮、威灵仙、丹参）等；常用药物有萹蓄、瞿麦、浙贝母、天花粉、皂角刺、生椿根皮、白及、三七、白茅根、猪苓、泽泻等。

二、传承工作室建设成果

【成员基本情况】

1. 负责人

刘彬，女，齐齐哈尔市中医医院中医专业，主任医师。

2. 主要成员

陈知行，男，齐齐哈市中医医院中医专业，主任医师。

陈素玉，女，齐齐哈市中医医院中医专业，主任医师。

王　瑛，女，齐齐哈市中医医院中医专业，主任医师。

曲玉芳，女，齐齐哈市中医医院中医专业，主治医师。

【学术成果】

1. 论著

（1）《中医内科学》，黑龙江教育出版社 2010 年出版，刘彬参编。

（2）《中医儿科学》，黑龙江教育出版社 2010 年出版，王瑛、刘彬参编。

（3）《乡村中医实用技术》，黑龙江教育出版社 2011 年出版，陈知行参编。

2. 论文

（1）陈知行 . 清白胶囊联合清白药水治疗白癜风临床研究 . 中国当代医药，2010，17（11）：58。

（2）刘彬，等 . 疏肝理气、健运脾胃法治疗小儿厌食（脾虚肝旺型）50 例疗效观察 . 中国中西医结合儿科学，2010，2（5）：439 ～ 441。

（3）戴晓霞，等.益肾利浊法治疗维持性血液透析者微炎症状态和营养不良临床研究.中医药信息，2011，28（6）：52～54。

（4）刘彬.自拟通脉降压饮治疗阴虚阳亢夹瘀型高血压病126例临床研究.云南中医中药杂志，2013，34（8）：15～16。

（5）刘彬.陈景河治疗小儿多动症经验举隅.山西中医，2012，28（10）：4～9。

【人才培养】

培养传承人8人；接受进修、实习11人次。举办国家级中医药继续教育项目1次，培训81人次；举办省级中医药继续教育项目1次，培训116人次。

【推广运用】

（一）诊疗方案

1. 心悸

辨证分为心血不足证、阴虚火旺证、心脉瘀阻证、水饮凌心证、心虚胆怯证等。方用补心调律汤（何首乌、黄芪、黄精、党参、炙甘草、麦冬、五味子、葛根、柴胡、生龙骨、生牡蛎、紫石英）随症加减。

2. 眩晕

辨证分为阴虚阳亢证、痰湿上扰证、气血亏虚证、气虚血瘀证、肾精不足证等。方用降压息风汤（川芎、益母草、葛根、杜仲、泽泻、代赭石、何首乌）随症加减。

3. 胸痹

辨证分为心血瘀阻证、气滞心胸证、痰浊痹阻证、气阴两虚证、心肾阳虚证等。方用益气活心方（黄芪、黄精、何首乌、葛根、瓜蒌、薤白、半夏、郁金、川芎）随症加减。

4. 胃疡

辨证分为肝胃不和证、脾胃气虚证、脾胃虚寒证、肝胃郁热证、胃阴不足证等。方用陈氏胃疡通用方（党参、黄芪、高良姜、香附、木香、檀香、川楝子、蒲黄、五灵脂）随症加减。

5. 臌胀

辨证分为气滞湿阻证、湿热蕴结证、气滞血瘀证、肝脾血瘀证、气虚血瘀证等。方用养正疏肝汤（黄芪、人参、白术、沙参、柴胡、石斛、香附、三棱、莪术）随症加减。

（二）运用及推广情况

以上5个中医诊疗方案已在齐齐哈尔市中医

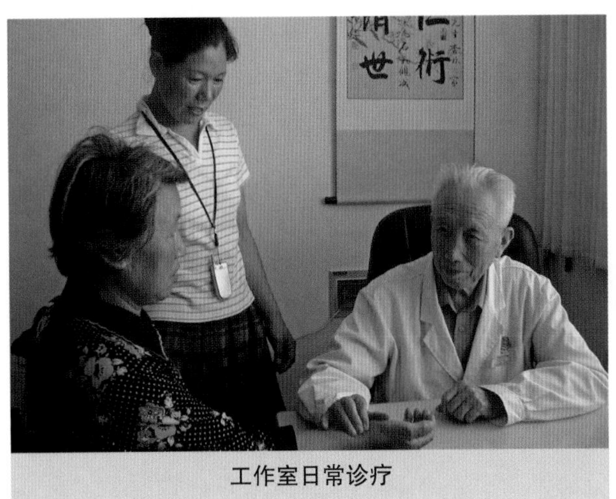

工作室日常诊疗

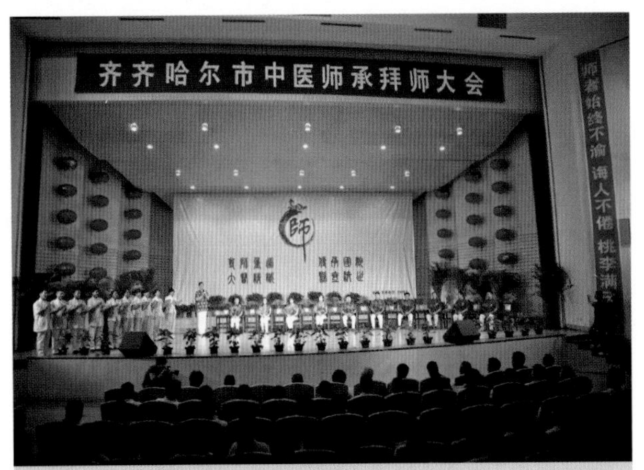

陈景河名老中医工作室成立暨师承大会

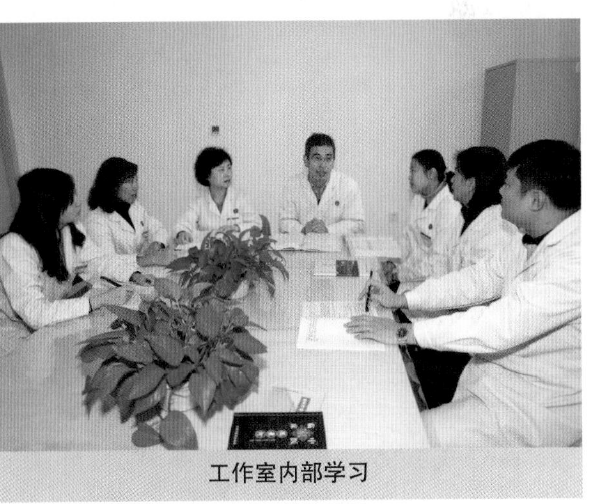

工作室内部学习

医院国医堂门诊、齐齐哈尔富裕县中医院内科、齐齐哈尔泰来县中医院内科等5家县区级中医院进行推广运用，效果显著。

三、依托单位——齐齐哈尔市中医医院

【依托单位简介】

齐齐哈尔市中医医院始建于1953年，是三级甲等中医医院，黑龙江中医药大学临床医学院，齐齐哈尔市中医医疗集团核心单位，是黑龙江省西部地区现代化大型综合性中医医院。医院占地面积共20万平米，设开放床位1300张，临床及医技科室共100余个。医院自1992年以来获得“全国卫生系统先进单位”“全国模范职工之家”“省劳模大会模范单位”“省级文明单位标兵”“省行风建设先进单位”“省医德医风示范医院”等50余项荣誉称号。

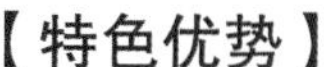

【特色优势】

医院按照“突出中医中药特色、发挥专科专病特长、体现科技时代特点”的“三特”办院方针，倾全力加强人才培养，梯队建设已成规模，拥有国家级名老中医、“国医楷模”陈景河，省级名中医14名，“鹤城名中医”43名，硕士以上学历者共150余名，省、市级专业委员会主任委员、副主任委员及学科带头人30余人。

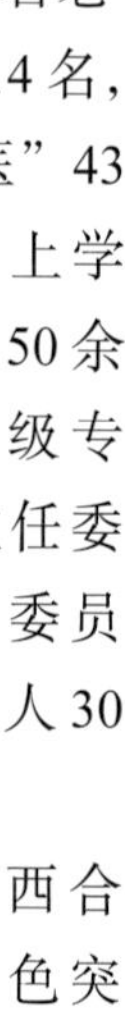

医院中西合璧，专科特色突出，儿科、肛肠科、急诊内科、肾病科、预防保健科（治未病专科）是国家级重点专科；另有骨伤科等8个省级中医重点专科及29个市级中医重点专科，14个市级中医重点专病，是黑龙江省中医药优势学科继续教育基地、农村中医药知识与技能培训示范基地、城市社区中医药知识与技能培训示范基地。

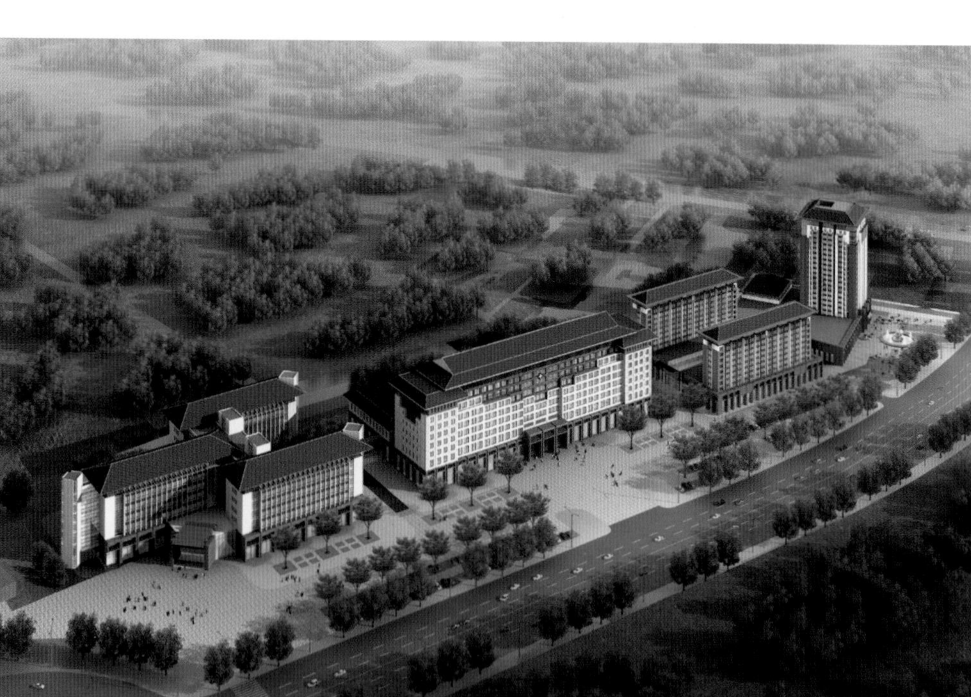

2010年国家级“陈景河名老中医工作室”建设项目获得批复，开始运行“名老中医工作室”的传承模式。现已成立多个院级名老中医工作室，与多家县区级中医院合作，中医药传承工作已全面进入规范化、规模化阶段。

【联系方式】

地址：齐齐哈尔市龙沙区德龙路33号
电话：0452-6021342
网址：http://www.qqhrszyyy.cn

段富津

全国名老中医药专家传承工作室

一、老中医药专家

【个人简介】

段富津，男，1930年生，汉族，吉林怀德人。黑龙江中医药大学博士生导师、教授。1943、1947年分别师从肇东县名医李子芳及曲培文。1950年起在肇东县独立行医，1958年至今任教于黑龙江中医药大学。首届国家级教学名师，全国优秀教师，全国师德先进个人，享受国务院政府特殊津贴；是国家重点学科方剂学学科奠基人，国家中医药管理局及黑龙江省重点学科带头人。2014年获第二届“国医大师”荣誉称号。

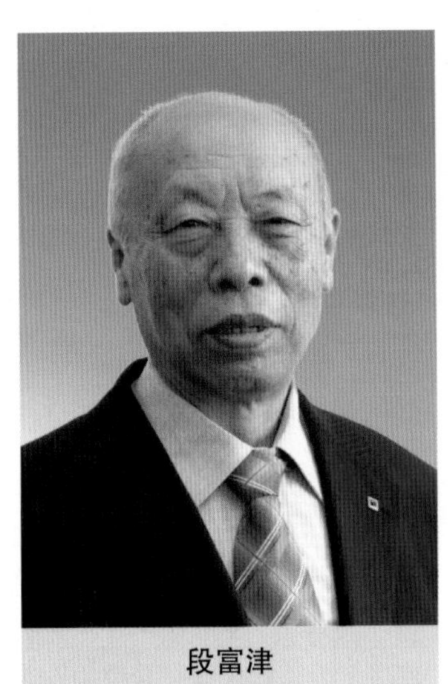

段富津

先后担任第2～5批全国老中医药专家学术经验继承工作指导老师。

第二批继承人：段凤丽，黑龙江中医药大学附属第一医院肾病专业，主任医师。

第三批继承人：吴茜，黑龙江中医药大学保健科中医内科专业，副主任医师。

第四批继承人：①李晓宁，黑龙江中医药大学附属第二医院针灸专业，主任医师；②陈宝忠，黑龙江中医药大学基础医学院方剂学专业，教授。

第五批继承人：①梁雪，黑龙江中医药大学教学实验中心，实验师；②孔菲，黑龙江中医药大学附属第二医院针灸专业，主治医师。

主要编著有《金匮要略方义》《方剂学》《段富津方剂学讲课实录》《中国百年百名中医临床家丛书·段富津》等著作；发表“主辅佐使在中医方剂中的指导作用”“辨肾气丸”“浅谈方剂学与辨证施治”“中医方剂学的逻辑推理教学法”等论文。

【学术经验】

（一）学术思想

衷于辨证论治，特别注重正气，认为正气是维持生命的原动力。正气不仅能御邪，而且能祛邪，也能促进康复。提出“正气运药”的学术思想，强调药物治病要依赖正气的运化而发挥功效。因此，在治疗上特别注重保护和恢复正气，注重调理脏腑功能。

在处方上，十分强调配伍，认为配伍的核心是君臣佐使，君臣佐使的核心是药力的大小，药力的大小决定于药量。首次明确提出“药量是标识药力的”，并首创药力判定公式：药力＝药性＋用量＋配伍＋用法。这种“唯药力论”思想强化了处方的严谨性。

（二）临床经验

1. 治疗眩晕经验

风痰上扰证治以半夏白术天麻汤加减。呕吐频繁，加代赭石、竹茹；脘闷、纳呆、腹胀者，加白蔻仁、砂仁；肢体沉重、苔腻者，加藿香、佩兰、石菖蒲。阴虚阳亢证治以镇肝熄风汤加减。舌红少苔，脉细数较为明显，加生地、麦冬、玄参、首乌、生白芍；眩晕、头痛较甚，耳鸣、耳聋暴作，目赤，口苦，舌红苔黄燥，脉弦数，加龙胆草、丹皮、菊花、夏枯草。肝火上炎证治以天麻钩藤饮加减。便秘加大黄、芒硝；眩晕剧烈，恶呕，手足麻木或震颤者，加珍珠母、生龙骨、生牡蛎、羚羊角。

2. 治疗痹证经验

风湿痹证用羌活胜湿汤加减，风湿血瘀证用身痛逐瘀汤加减，风湿表虚证用防己黄芪汤加味，风湿久痹证中的肝肾两虚、气血不足证用独活寄生汤加减，气虚证用升阳益胃汤加减，风寒湿痹证用蠲痹汤加减。

3. 治疗癌症术后经验

认为癌瘤的发生发展与人体正气衰弱、抗病能力低下密切相关。手术虽切除了病灶，却损伤了正气。主张治疗当从虚劳论治。肝郁脾虚证用逍遥散加减，脾虚气滞证用枳实消痞丸加减，肺卫气虚证用玉屏风散、牡蛎散加减，肺阴虚损证用百合固金汤、沙参麦冬汤加减，心血虚少证用养心汤加减，气血两虚证用八珍汤加减，气阴两虚证用生脉散、麦门冬汤加减，气虚血瘀证用血府逐瘀汤加减。

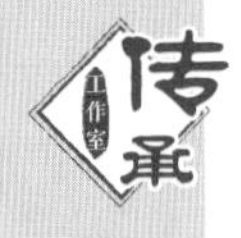

4. 治疗淋证经验

淋证之治，当密切联系脏腑，恰当运用虚补实泻法。湿热蕴脬，小水淋沥作痛，用八正散加减；火移小肠，湿热下渗净府，用导赤散加减；肝气怫郁，疏泄不及州都，用龙胆泻肝汤加减；肺失宣降，膀胱气化失司，用五苓散加减；脾虚气弱，湿浊下流膀胱，用四君子汤、补中益气汤加减；肾失气化，水府开阖失度，用六味地黄丸加减；正虚邪恋，小便淋沥不宣，用自拟方芪舌煎（黄芪、白术、茯苓、山药、山茱萸、瞿麦等）。

5. 治疗瘾疹经验

风湿血热证治以消风散加减，可加薏苡仁、地肤子、白鲜皮；湿甚者，加陈皮、茯苓；血热甚者，加牡丹皮、生地黄。表虚风盛证治以玉屏风散加减，血虚者合四物汤；瘙痒者，加苦参、

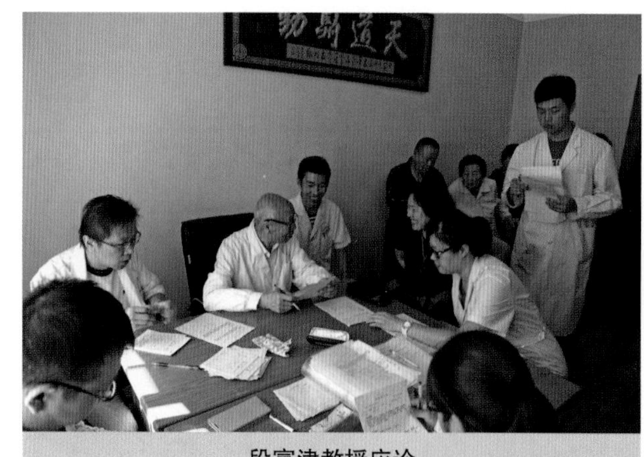

段富津教授应诊

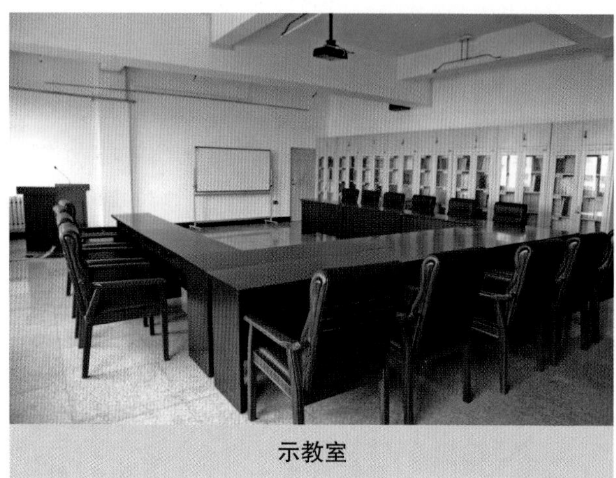

示教室

白鲜皮。血虚风燥证治以当归饮子，瘙痒者加牛蒡子、蝉蜕、白鲜皮；有热者，加丹皮、连翘。脾虚湿盛证治以升阳益胃汤，恶心、呕吐者加竹茹；腹胀、腹痛者，加大腹皮、白芍；烦痒难忍者，加蝉蜕、白鲜皮。

【擅治病种】

1. 胸痹心痛

认为虚证有气虚、血虚、阴虚、阳虚，实证有气滞、血瘀、痰阻。虚证以气虚为多，实证以血瘀为最。常用方剂有养心汤、生脉散等。

2. 痛风

急性发作时红肿热痛，以湿热辨之，治以清热利湿化瘀。缓解期以湿浊伏邪内蕴为主，以调节脏腑功能、固护正气、祛湿化浊为主。常用方剂有宣痹汤、当归拈痛汤等。

3. 消渴

证型有气阴两虚、肺胃燥热、肝肾阴虚等，以气阴两虚为多。临证当审证求因，据证施方，随证化裁。常用方剂有金匮肾气汤、自拟方芪药消渴汤（西洋参、山药、黄芪、五味子、天花粉等）等。

二、传承工作室建设成果

【成员基本情况】

1. 负责人

姜德友，男，黑龙江中医药大学基础医学院，教授。

2. 主要成员

李冀，男，黑龙江中医药大学，教授。

段凤丽，女，黑龙江中医药大学附属第一医院，主任医师。

陈宝忠，男，黑龙江中医药大学基础医学院，教授。

高长玉，男，黑龙江中医药大学基础医学院，教授。

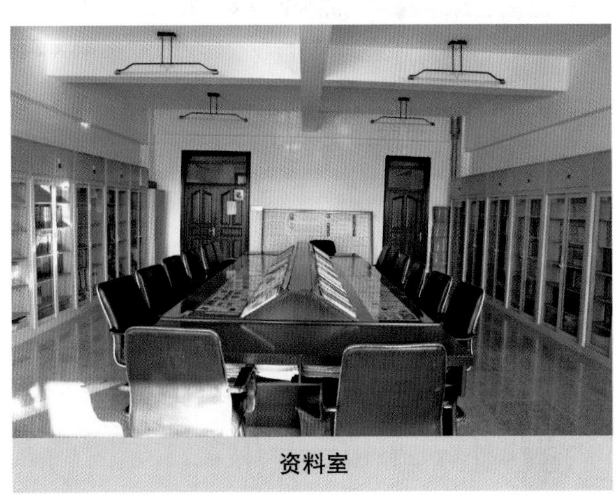

资料室

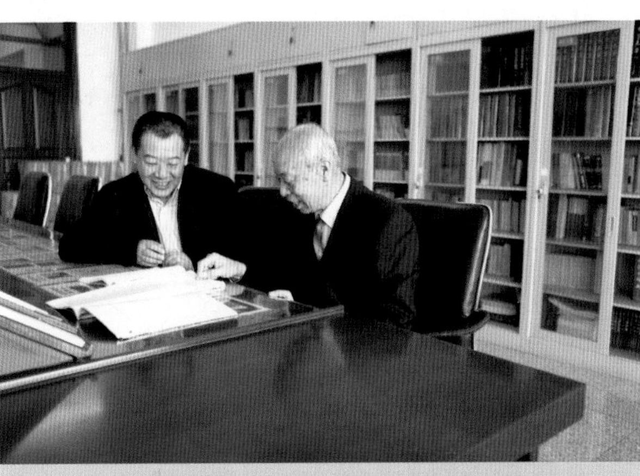

段富津教授与李冀教授探讨学术问题

【学术成果】

1. 论著

（1）《段富津方剂学讲课实录》，科学出版社2013年出版，段富津主编。

（2）《段富津方剂学讲课实录·第2版》，科学出版社2015年出版，段富津主编。

（3）《段富津医案精编》，科学出版社2015年出版，段富津主编。

2. 论文

（1）梁慧.段富津教授治疗痛经验案举隅.中医药信息，2013，30（2）：33～34。

（2）陈宝忠.段富津教授治疗癃闭验案举隅.中医药信息，2011，28(4)：18～19。

（3）赵雪莹.段富津教授运用金铃子散辨治胃脘痛验案举隅.中医药信息，2011，28（3）：28～29。

（4）胡晓阳.段富津教授治疗不寐验案四则.中医药学报，2010，38（3）：55～56。

（5）赵雪莹.段富津活用经方辨治消渴验案2则.辽宁中医杂志，2010，37（6）：1132。

【人才培养】

培养传承人6人；接受进修、实习52人次。举办省级中医药继续教育项目2次，培训268人次。

【成果转化】

院内制剂：

1. 麻杏枇杷颗粒；编号：黑药制字Z20141013；功能主治：发汗解表、宣肺平喘，用于外感风寒、咳嗽气喘证，急性支气管炎及慢性支气管炎的急性发作。

2. 三参丹颗粒；编号：黑药制字 Z20141012；功能主治：益气养血、活血化瘀，用于胸痹心痛气虚血瘀证，适用于冠心病心绞痛。

【推广运用】

（一）诊疗方案

1. 胸痹心痛

心气虚弱证用养心汤加减，心血亏虚证用四物汤加味，心阴虚少证用生脉散加味，心阳不足证用参附汤合桂枝去芍药汤加减。心血瘀阻证用血府逐瘀汤加减，心胸气滞证用瓜蒌薤白白酒汤合橘枳姜汤加减，痰阻心脉证用瓜蒌薤白半夏汤加减。

2. 不寐

痰热内蕴证用黄连温胆汤，肝血亏虚证用酸枣仁汤，肝虚胆怯证用仁熟散，脾胃不和证用六君子汤，气血两虚证用养心汤，阴虚火旺证用黄连阿胶汤，心肾不交证用交泰丸。

3. 胁痛

肝气郁滞证用柴胡疏肝散，瘀滞肝络证用膈下逐瘀汤，肝胆湿热证用龙胆泻肝汤，虫扰胆膈证用乌梅丸，肝阴虚证用一贯煎。

（二）运用及推广情况

该诊疗方案已在黑龙江中医药大学附属第一医院、黑龙江中医药大学国医堂等推广，效果反映良好。

三、依托单位——黑龙江中医药大学基础医学院

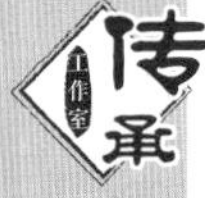

【依托单位简介】

黑龙江中医药大学基础医学院始创于 1972 年。学院由中医基础系列、西医基础系列、外语系列、体育部四大部分组成，并于 2009 年创建黑龙江中医药大学国医堂，现有下属教研室 24 个，教职工 158 人。学院连续多年被学校评为“文明单位标兵”称号，荣获“黑龙江省教育系统先进集体”等多项荣誉。

【特色优势】

学院拥有国家级重点学科 1 个、国家中医药管理局重点学科 4 个，省级重点学科 5 个，国家中医药管理局三级重点实验室 2 个，国家中医药管理局重点研究室 1 个，国家中医药管理局名老中医工作室 1 个，省级 A 类重点实验室 1 个。具有博士学位授予权学科 5 个、硕士学位授予权学科 7 个，国家级优秀教学团队 1 个、省级优秀研究生导师团队 1 个，国家级精品课 3 门、省级精品课 9 门、校级精品课 16 门。共获得国家级教学成果一等奖 1 项、二等奖 4 项，省级优秀教学成果一等奖 5 项，省高教学会教学成果奖近百项，国家霍英东教育基金（教学类）三等奖 4 项。学院教师任全国统编教材和新世纪规划教材主编 7 部、主审 3 部、副主编 16 部、编委 28 部，主编全国“十二五”规划规划教材 6 部、案例式教材 1 部。

【联系方式】

地址：黑龙江省哈尔滨香坊区和平路 24 号
电话：0451-82193628
网址：http://www.hljucm.net

于致顺

全国名老中医药专家传承工作室

一、老中医药专家

【个人简介】

于致顺，1931年生，男，汉族，辽宁省大连市人。黑龙江中医药大学针灸学专业教授、博士生导师。1949年毕业于大连医学院，曾任黑龙江中医药大学针灸系主任，针灸研究所所长，附属医院副院长。1959年获卫生部突出贡献奖，1991年开始享受国务院特殊津贴，2000年被授予黑龙江省突出贡献奖。曾任国务院学位委员会学科评议组（中医学科）成员、黑龙江省学位委员会委员，兼任中国针灸学会理事、中国针灸学会腧穴研究会头穴研究组组长等。

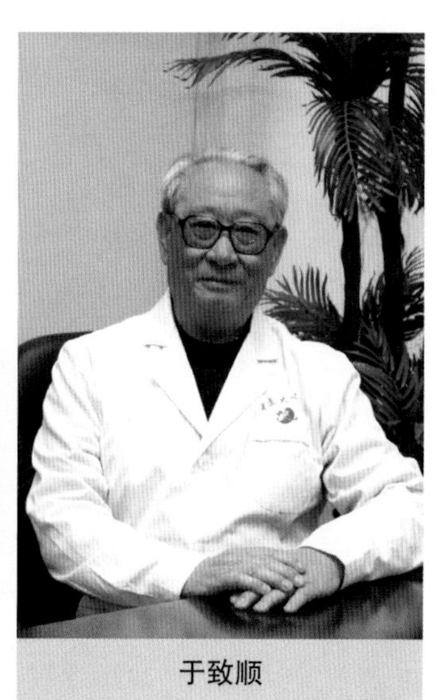
于致顺

主编著作有《头穴的基础与临床》等8部；发表“头针治疗脑血管病瘫痪100例报告”等56篇论文。

主持黑龙江省科技攻关项目“头部腧穴治疗脑血管病偏瘫及穴位特异性的研究”等。获黑龙江省科技进步二等奖1项，中国针灸学会科学技术奖1项。

【学术经验】

（一）学术思想

1. 头针新理论——针场学说

认为针刺头部穴位后，在所针刺处都形成一个场，该场通过传导系统（经络或神经）作用于身体相应的部位。同时，针刺主穴周围其他腧穴时，外周穴位所形成的场与主穴所形成的场相互作用并增强场的效应。

2. 头穴划分新方法——七区划分法

将头部划分成7个治疗区，即顶区、顶前区、额区、枕区、枕下区、颞区及项区，每一区有相应的部位、大脑皮层对应区及其治疗作用。

（1）顶区：百会透前顶，与左、右神聪，及再向外左、右各1寸向前透刺。主要应用于运动障碍、感觉障碍、二便障碍及癫、狂、痫等。

（2）顶前区：前顶透囟会，其两旁的通天透承光、正营透目窗。主要应用于运动障碍、不自主运动、肌张力的变化、植物神经功能障碍、木僵状态及书写不能等。

（3）额区：神庭透囟会，与其平行的曲差和本神向上透刺。主要应用于记忆力减退、表情淡漠、反应迟钝、缺乏自制、注意力不集中、智力障碍、性格改变、欣快易怒等，以及时间、地点、人物定向力障碍、睡眠障碍、癫、狂、痫和其他神志变化。

（4）枕区：强间透脑户，与其平行的旁开1寸向下透刺。主要应用于视力障碍及眼病。

（5）枕下区：脑户透风府，玉枕透天柱。主

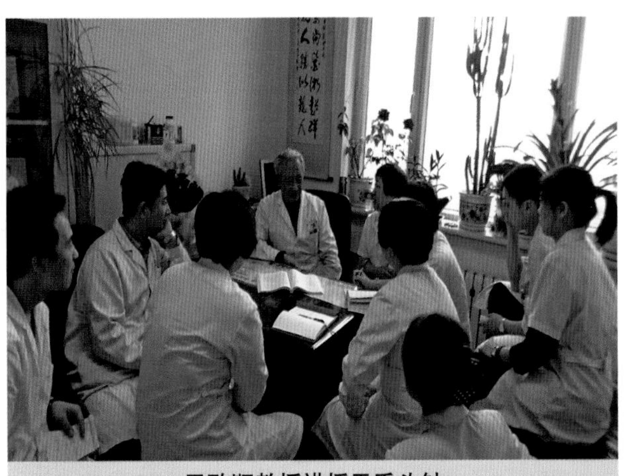
于致顺教授讲授于氏头针

要应用于小脑疾病。

（6）颞区：头维、承灵及二者之间，向下刺入1寸半。主要应用于各种语言障碍、听力障碍、眩晕等。

（7）项区：风府、风池及两穴之间。其直下为延髓。主要应用于以吞咽困难、饮水返呛、声音嘶哑为主要症状的延髓麻痹，以及言语障碍等。

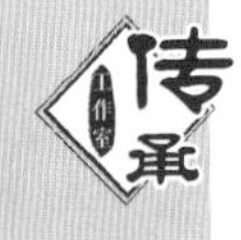

3. 头针新刺法——丛刺、长留针、间断捻转

丛刺是在其相应的刺激区，平行刺在帽状腱膜下1寸至1寸半，每区刺入35针，称为丛刺。长留针就是增加留针时间，一般留针6～10小时，从而达到足够的刺激量。间断捻转法是指半小时捻转头针一次，增加头针刺激量。

（二）临床经验

1. 头穴透刺治疗急性脑出血

临床倡导头穴透刺治疗急性脑出血，并形成一套完整方案，实现了中风急性期“禁针”到“可针”的突破，完成了针灸治疗中风从“后遗症期”到“急性期”的飞跃。

2. 头穴丛刺长留针治疗中风

取头穴七区划分法中相应刺激区，采用丛刺、长留针治疗中风，改变了以往头穴重复针刺的弊端，实现了头穴选取从“点”或“线”到“面”的飞跃，取穴简便，日针次数减少，针刺效应增强。

【擅治病种】

1. 中风病

针对中风后功能障碍，选择相应的头部刺激区，进行丛刺、长留针、间断捻转治疗，每隔半小时捻转1次，每分钟200转，留针6～8小时。

2. 痿病（脊髓损伤）

根据损伤部位经脉循行所过，选取督脉的穴位及夹脊穴针刺，将两个电针的电极分别连接两侧夹脊穴的最高点和最低点，痉挛性瘫以疏密波为主，弛缓性瘫以连续波为主。

3. 延髓麻痹

选择于氏头穴七区中项区，丛刺、长留针，配以供血、吞咽、治呛、发音、金津玉液等。

二、传承工作室建设成果

【成员基本情况】

1. 负责人

唐强，男，黑龙江中医药大学附属第二医院，教授、主任医师。

2. 主要成员

邢艳丽，女，黑龙江中医药大学附属第二医院康复科一病房，教授、主任医师。

王艳，女，黑龙江中医药大学附属第二医院康复中心，教授、主任医师。

张立，女，黑龙江中医药大学附属第二医院康复科一病房，副主任医师。

关莹，女，黑龙江中医药大学附属第二医院康复科一病房，主治医师。

朱路文，男，黑龙江中医药大学附属第二医院康复中心，主治医师。

【学术成果】

1. 论著

（1）《中医临床辨证论治丛书》，中国中医药出版社2014年出版，于致顺总主编。

（2）《针康法治疗中风病》，黑龙江教育出版社2012年出版，唐强主编。

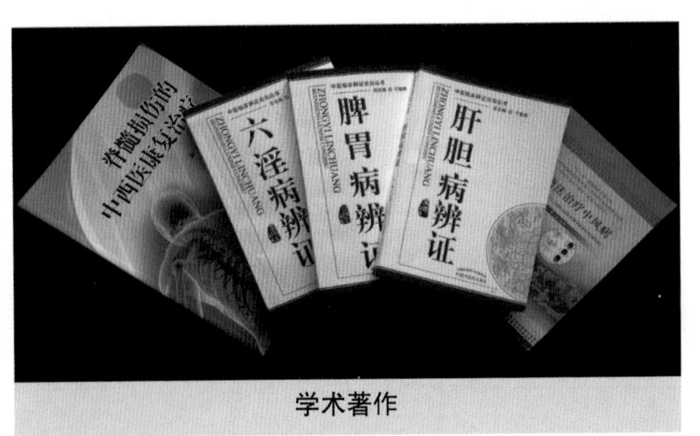

脊髓损伤的中西医康复治疗
六淫病辨证
脾胃病辨证
肝胆病辨证
学术著作

科学技术奖证书
为表彰在推动科技进步、促进我省经济和社会发展中做出贡献的科技工作者，特颁发此证书。
项目名称：于氏头穴丛刺针法的创立及治疗中风病的临床应用研究
奖励等级：一等（进步）
获奖者：唐强
证书号：2010-027-02
科学技术奖

（3）《脊髓损伤的中西医康复治疗》，科学出版社 2011 年出版，唐强主编。

2. 论文

（1）唐强．头穴丛刺与康复治疗的有机结合．中国康复理论与实践，2011，17（4）：301 ～ 303。

（2）邢艳丽，等．头穴丛刺结合康复治疗脑卒中研究进展．中国康复理论与实践，2011，17（4）：304。

（3）王艳，等．头穴丛刺结合康复技术对脑瘫患儿运动功能及智力的影响，中医药学报，2011，39（4）：85。

【人才培养】

培养传承人 10 人；接受进修、实习 104 人。举办国家级中医药继续教育项目 3 次，培训 700 余人次。

【成果转化】

1. 实用新型专利

电鍉针罐（CN202637566U），专利权人：于致顺，公开日期：2013 年 1 月 2 日。

2. 形成国家行业标准

主持制定《中风后手功能障碍中医康复诊疗方案》。参与制定《中风恢复期中医康复诊疗方案》《中风后言语功能障碍中医康复诊疗方案》《中风后认知功能障碍中医康复诊疗方案》。

【推广运用】

（一）诊疗方案

1. 中风病（恢复期）

采用于氏头穴七区丛刺，以顶区、顶前区为主。如伴有精神症状者，加刺额区；伴有语言、听力障碍者，加刺颞区；伴有视力障碍者，加刺枕区；伴有平衡障碍者，加刺枕下区；伴有延髓麻痹者，加刺项区。

2. 延髓麻痹

以于氏头穴七区丛刺为主要治疗手段，取刺激区以项区为主，配以供血、吞咽、治呛、发音、金津玉液等。

3. 中风后言语功能障碍

以于氏头穴七区丛刺为主要治疗手段，取穴以顶区、顶前区及颞区为主，再配合言语功能障碍训练治疗。

（二）运用及推广情况

以上方案均在国家中医重点专科康复协作组全体单位进行推广应用。

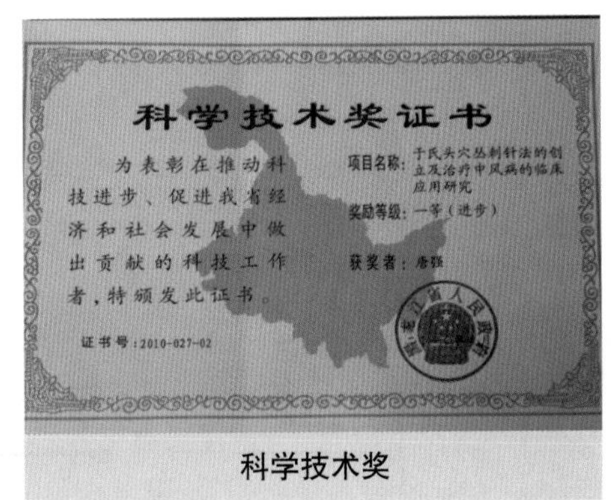

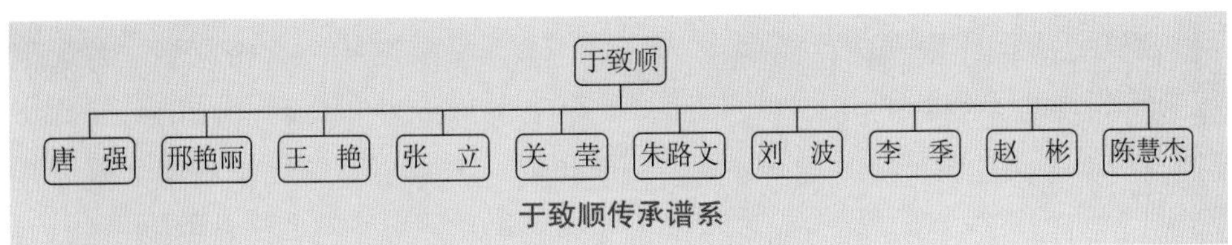

于致顺传承谱系

三、依托单位——黑龙江中医药大学附属第二医院（见第 261 页）

邵长荣

全国名老中医药专家传承工作室

一、老中医药专家

【个人简介】

邵长荣（1925—2013年），男，汉族，浙江慈溪人。上海中医药大学附属龙华医院肺病专业教授、主任医师。1951年毕业于同济医科大学。1959年毕业于上海中医药大学第一届西学中班。曾先后师承黄文东、张羹梅、钱九如等专家。上海市首届名中医，曾担任中国中西医结合学会呼吸病专业委员会、世界中医药学会联合会肺病专业委员会顾问，上海市中西医结合学会呼吸病专业委员会名誉主任委员等职。

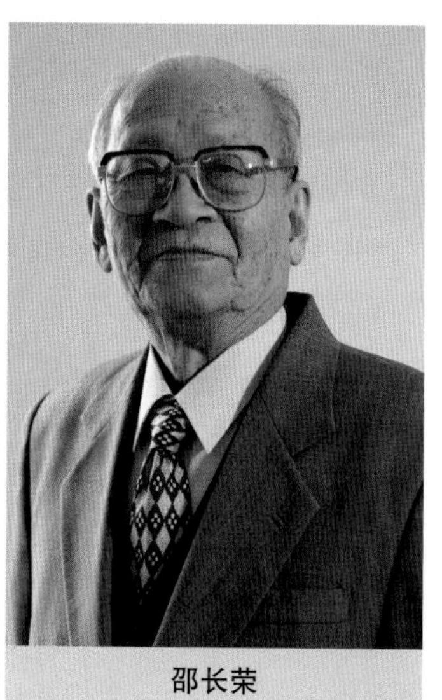
邵长荣

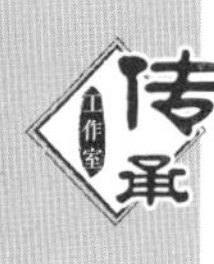

担任第二批全国老中医药专家学术经验继承工作指导老师。

继承人：①张惠勇，上海中医药大学附属龙华医院肺病专业主任医师；②郑敏宇，上海中医药大学附属龙华医院特需部主任医师。

主编著作有《邵长荣学术经验撷英》《邵长荣肺科经验集》等9部；发表“川芎平喘合剂防治支气管哮喘的临床及实验研究”“1000例肺结核病中西医辨证”等108篇论文。

主持上海市自然科学基金”川芎平喘合剂防治支气管哮喘的临床和实验研究”等科研课题。获全国科技成果奖等省部级奖励5项。

【学术经验】

（一）学术思想

1. 中西观——衷中参西，弘扬中医特色

熟悉中西医医学模式，主张中西医结合，扬长避短，优势互补；宏微两观互统，辨病辨证合参，药性药理相融。

2. 邪正观——扶正为先，阶段调整

因邪致虚者当先驱邪，邪去则虚体自复；若虚不耐攻或虚体受邪，方先补正。

3. 整体观——全面探索，提高疗效

坚持运用中医的整体疗法治疗肺系疑难杂症，主张“局部疾病勿忘全身情况，要处理好局部和整体的辩证关系”。

4. 诊治观——探本求源，治求突破

（1）审证求因，治病求本：诊病强调从客观病情出发，谨守病机，细审证候，灵机应变，各施其宜。

（2）反激逆从，双相调节：对疑难杂症采用性味、功效及作用趋势相反的药物配伍，从而相辅相成，突破单相治疗的局限，以双相调节的方式激发出新的更有效的治疗效应。

5. 脏腑观——肺疾责肺，非独肺也

分辨三脏补虚，重视疏肝解郁，推崇调心宁神。

（二）临床经验

1. 肺鼻同治法治咳嗽

临床诊治咳嗽时注重肺鼻同治，自拟通窍汤（黄芩、辛夷、路路通）加减。

2. 从肝论治咳嗽

遵循古训“五脏六腑皆令人咳，非独肺也”，提出“止咳不独治肺，重在治肝”的学术观点。创立柴胡清肺饮（柴胡、前胡、平地木、功劳叶、陈皮、青皮、姜半夏、姜竹茹、黄芩、蚤休、半边莲、佛耳草）加减。

3. 软坚化痰法治顽痰

治疗痰瘀胶结不解，咳痰味咸者，根据“咸能软坚”理论，创制三海汤（海浮石、海蛤壳、海藻）。

4. 从气论治稳定期慢性阻塞性肺疾病

以脏腑辨证理论为指导，治虚以补肺、健脾、纳肾为法，还参合疏肝气、利肺气，创制三桑肾气汤（桑椹子、桑寄生、桑白皮、白芍药、女贞子、补骨脂、黄精、杜仲、青皮、陈皮、菖蒲、胡颓叶、五味子）。

5. “喘肿”治疗经验

健脾利水是基本治疗原则，活血化瘀是提高疗效的关键。根据具体病证，分别配合宣肺通阳利水法、温阳化饮利水法、疏肝清肺利水法、健脾纳肾法。健脾利水选用陈葫芦、苍术、白术、猪苓、茯苓、防己、车前子、薏苡仁。活血化瘀选用川芎、丹参、赤芍。

6. 哮喘的治疗经验

提出了“治标不离肺，也不止于肺”的观点，制定了温肺化痰、清肺定喘、行气化瘀、醒脾悦胃治标四法。根据虚寒之体、痰湿之体、瘀郁之体，制定治本之法。代表方剂川芎平喘合剂（川芎、丹参、辛夷、细辛、黄荆子、赤芍、白芍、当归、胡颓叶、生甘草）。

7. 泻火行瘀法治疗肺结核

阴虚为肺结核基本病机，治疗上扶正与驱邪相辅相成，泻火可以存阴，所以治疗中强调清肺泻火；久病必瘀，肺结核日久肺部淋巴管、血管破坏，药物难以渗透，故治以活血化瘀。常用经验方为芩部丹，常用药物有黄芩、百部、丹参等。

8. 临床擅用药对

柴胡与前胡，赤芍与白芍，桑叶与桑白皮，射干与胡颓叶，猪苓与茯苓，青皮与陈皮，苍术与白术，细辛与杜蘅，炙麻黄与麻黄根，桃仁与杏仁，巴戟天与甘草，玉蝴蝶与蝉蜕，白茅根与芦根，板蓝根与山豆根，徐长卿与威灵仙等。

9. 常用经验方

柴胡清肺饮、三桑肾气汤、三海汤、三草片（鹿衔草、夏枯草、鱼腥草）、三参养肺汤（太子参、玄参、南沙参、桑叶、桑白皮、黄芩、紫菀、款冬、海蛤壳、胡颓叶）、保肺片（补骨脂、菟丝子、杜仲、川续断、熟地、当归、覆盆子、胡桃肉）、雪花片（七叶一枝花、白花蛇舌草）、芩部丹、平咳化痰合剂（苍术、白术、猪苓、茯苓、川朴、藿香、陈皮、半夏、菖蒲、黄芩、紫菀、山药、扁豆）、通窍汤、川芎平喘合剂等。

【擅治病种】

1. 肺结核

养阴清肺、泻火行瘀；常用经验方为芩部丹；常用药物有黄芩、百部、丹参。根据辨证，偏于阴虚者加用三参养肺汤益气养阴；偏于痰热者加用三草片清热化痰；偏于阳虚者加用保肺片温肺散寒。

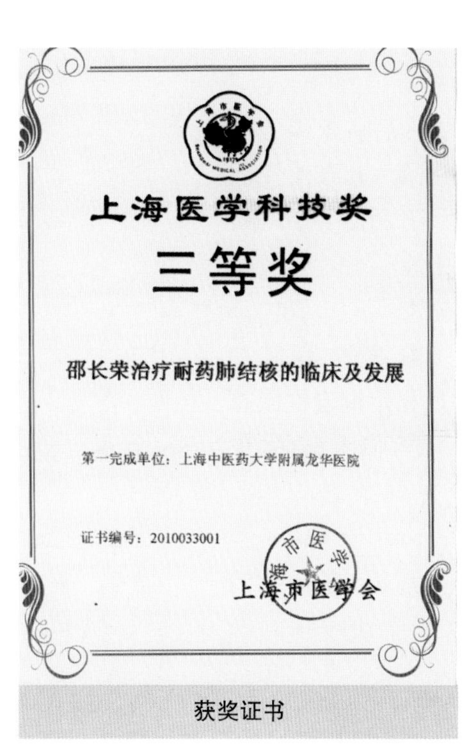
上海医学科技奖

三等奖

邵长荣治疗耐药肺结核的临床及发展

第一完成单位：上海中医药大学附属龙华医院

证书编号：2010033001

上海市医学会

获奖证书

2. 慢性阻塞性肺疾病

从气论治，治法分为补肺气、健脾气、纳肾气、疏肝气；常用经验方为三参养肺汤、平咳化痰合剂、三桑肾气汤、柴胡清肺饮。

3. 哮喘

温阳散寒、行气化瘀；常用方为川芎平喘合剂；常用药物有川芎、赤芍、白芍、当归、丹参、黄荆子、胡颓叶、细辛、辛夷。

4. 支气管扩张

清肺平肝；常用方为鹿衔芩连汤；常用药物有鹿衔草、黄芩、连翘、平地木、功劳叶。

二、传承工作室建设成果

【成员基本情况】

1. 负责人

郑敏宇，女，上海中医药大学附属龙华医院特需病房，主任医师。

张惠勇，男，上海中医药大学附属龙华医院肺病科，主任医师。

2. 主要成员

吴定中，男，上海中医药大学附属龙华医院肺病科，副主任医师。

薛鸿浩，男，上海中医药大学附属龙华医院肺病科，副主任医师。

张颖，女，上海同仁医院中医科，主任医师。

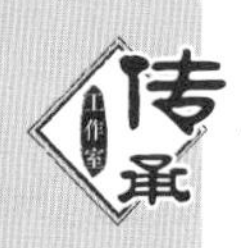

【学术成果】

1. 论著

《邵长荣临床经验及科研历程》，上海浦江教育出版社2013年出版，邵长荣主编。

2. 论文

（1）薛鸿浩 . 保肺功锻炼治疗稳定期慢性阻塞性肺疾病的临床观察 . 中国临床保健杂志，2013，16（2）：169 ～ 172。

（2）张颖 . 邵长荣治疗咳嗽变异性哮喘的经验 . 中医文献杂志，2011，5：40 ～ 42。

（3）高红勤 . 邵长荣治疗咳嗽经验 . 中医杂志，2011，52（13）：1098 ～ 1099。

（4）郑敏宇 . 邵长荣运用补肾活血法治疗COPD肺动脉高压经验 . 上海中医药杂志，2012，46（12）：1 ～ 2 。

【人才培养】

培养传承人25人；接受进修、实习300多人次（肺病科）；举办国家级中医药继续教育项目1次，培训120人次。

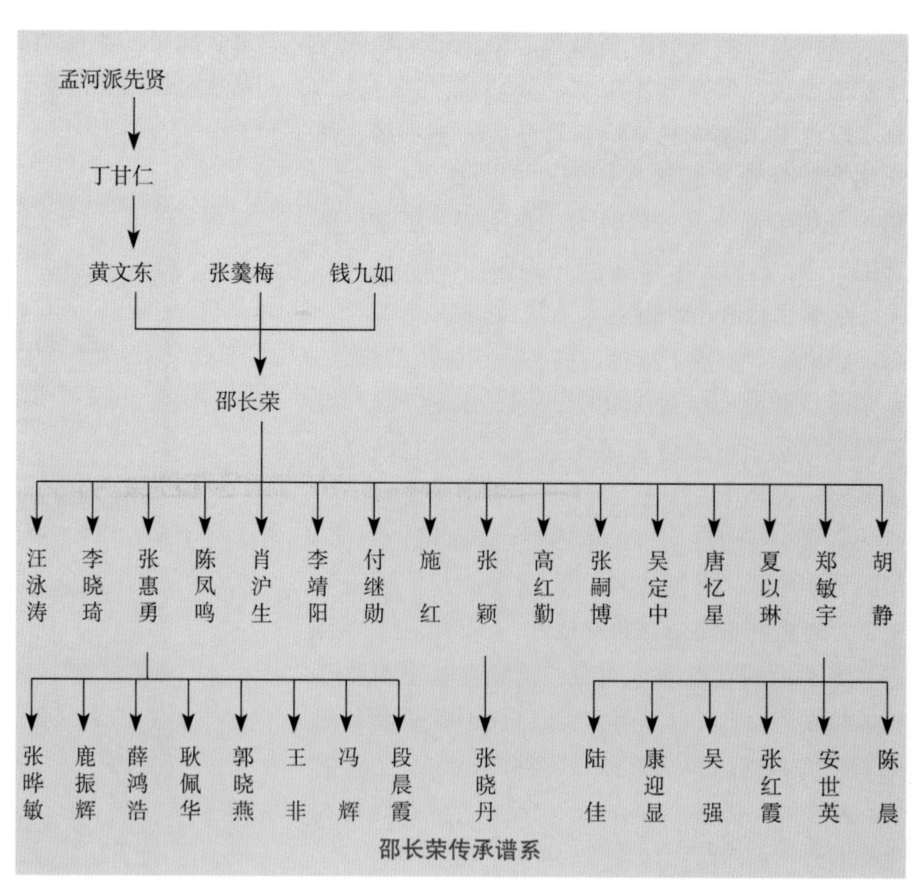

邵长荣传承谱系

【推广运用】

1. 肺结核

诊疗方案：辨证分气阴两虚、阴虚火旺、阳虚痰湿等证型，方药选芩部丹、三参养肺汤、三草片、保肺片。

运用及推广情况：中医药治疗耐多药肺结核在全国15个省市17家肺结核定点医院推广，共收集742例MDR-TB患者，中医辨证联合西医抗结核化学药物治疗MDR-TB较单纯使用抗结核化学药物效佳，可明显提高痰菌阴转率，改善患者生存质量。

2. 慢性阻塞性肺疾病

诊疗方案：从气论治慢性阻塞性肺病，即补肺气、健脾气、纳肾气、疏肝气、利肺气。

运用及推广情况：该诊疗方案在龙华医院肺病科推广，2013年度共收治患者643例，平均病程10.52天，好转618例，无效25例，总有效率96.1%。

3. 支气管哮喘

诊疗方案：急则治标，缓则治本，标实分为寒哮、热哮，本虚分为肺虚、脾虚、肾虚。

运用及推广情况：该方案在龙华医院肺病科推广，2013年度共收治哮喘患者57例，平均病程7.41天，好转57例，无效0例，总有效率100%。门诊收治慢性持续期哮喘病人204例，临床控制192例，部分控制12例，总有效率100%。

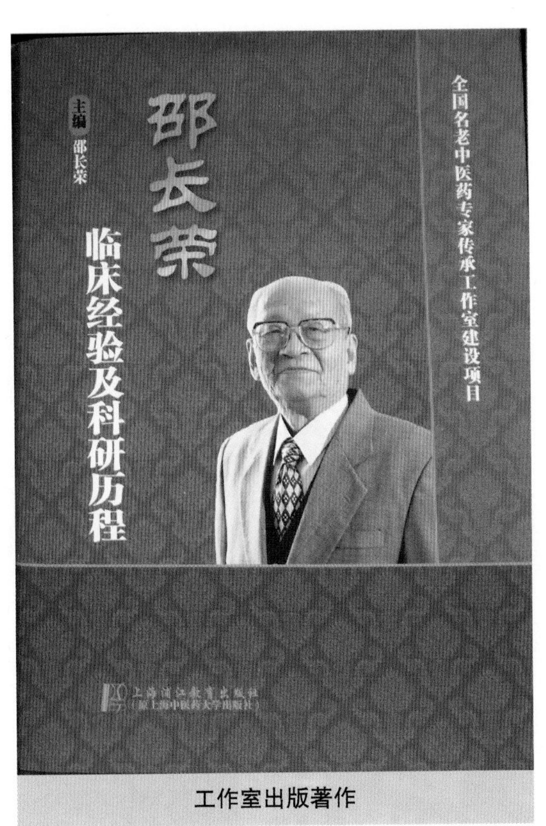

工作室出版著作

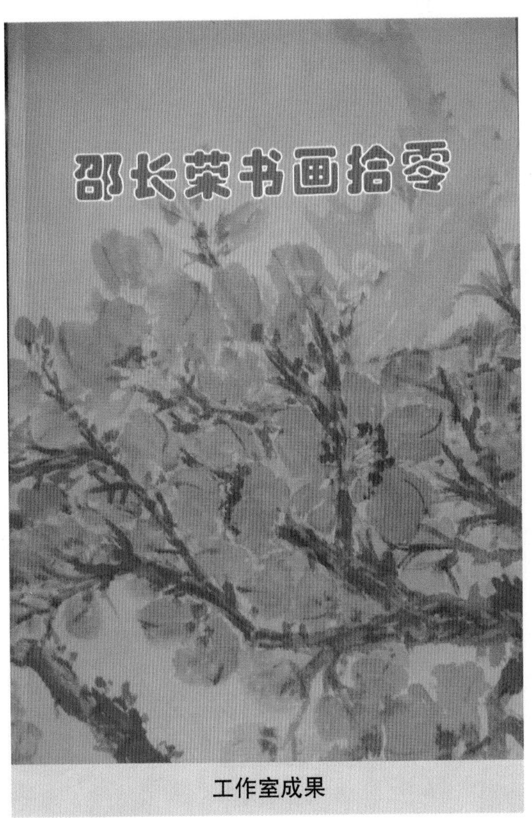

工作室成果

上海市

三、依托单位——上海中医药大学附属龙华医院

【依托单位简介】

上海中医药大学附属龙华医院成立于1960年7月，是全国最早建立的四大中医临床基地之一。医院坚持“名医、名科、名院”的发展战略，已成为集医疗、教学、科研为一体，中医特色鲜明和中医优势突出的全国著名中医医院、上海市三级甲等医院。总院和分院共占地78.65亩，核定床位数1250张。医院获得上海市文明单位“11连冠”；2007年被评为全国卫生系统先进集体；2008年被确定为国家中医临床研究基地建设单位；2012年在中医院等级复评审中位列全国三级中医医院首位。

【特色优势】

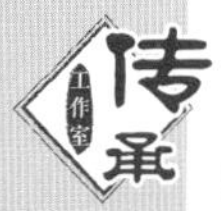

医院中医特色鲜明，在中医药治疗恶性肿瘤、骨退行性病变、肾病、胆石病、风湿病、眼病、乳腺病、肛肠病、脾胃病、肺病、疮疡病等方面疗效显著。目前拥有国家临床重点专科6个、重点学科3个；国家中医药管理局重点学科9个、重点专科及培育项目12个；上海市优势专科（专病）8个、上海市临床医学中心2个；全国老中医药专家学术经验继承工作指导老师28名、上海市名中医21名、博士生导师36名、国家973计划首席科学家1名。作为国家中医临床研究基地负责“中医药防治恶性肿瘤”和“中医药防治骨退行性病变”研究。作为海派中医流派传承研究主基地与分基地，共承担7项中医流派传承研究工作。

2001年首创“名老中医工作室”的传承模式，得到推广应用。成立了31个名中医工作室，其中13个入选全国名老中医药传承工作室建设项目，形成了“以名中医工作室为中心，全方位传承名老中医经验”的中医药传承平台。

【联系方式】

地址：上海市宛平南路725号
电话：021-64385700
网址：http://www.longhua.net

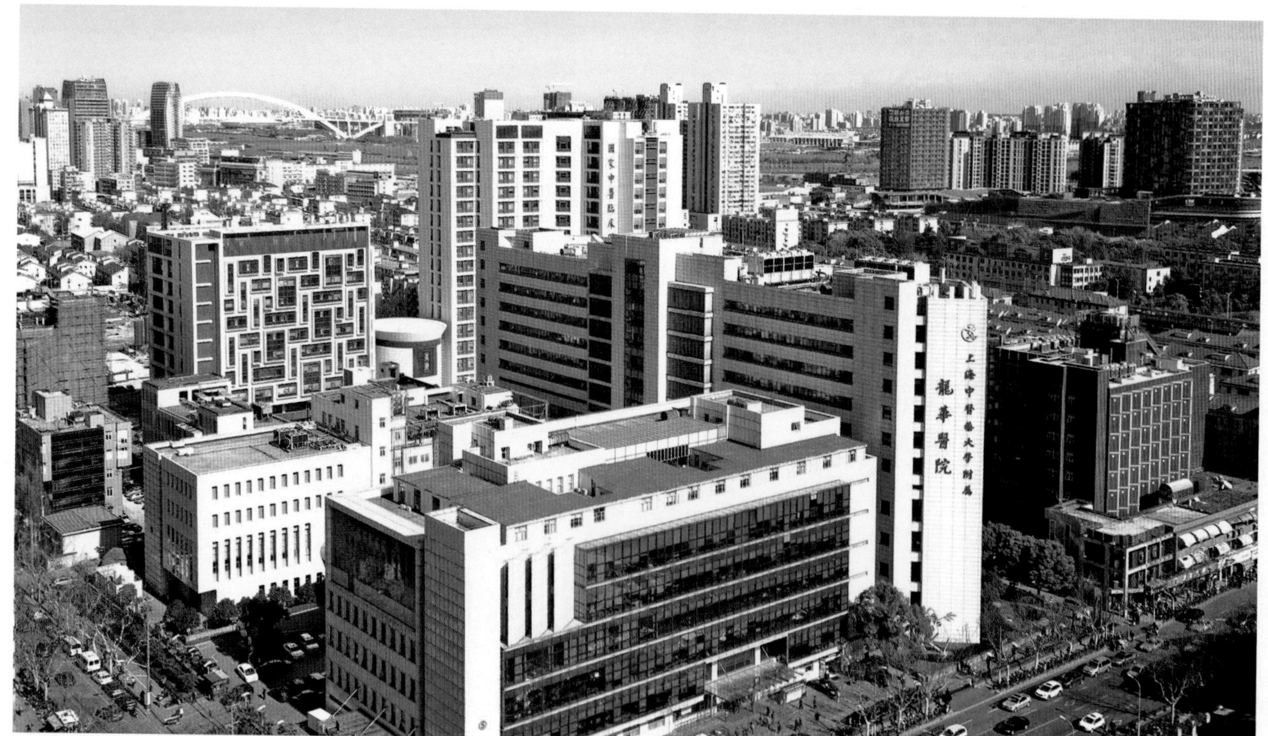

黄吉赓

全国名老中医药专家传承工作室

一、老中医药专家

【个人简介】

黄吉赓，1929年生，男，汉族，上海浦东人。上海中医药大学附属曙光医院肺病专业教授、主任医师。1949年上海中医学院毕业，1952年考入卫生部中医药研究人员进修班，进入北京医学院医疗系学习5年。1957年进入上海曙光医院工作，先后得到童少伯、黄文东、程门雪、张伯臾、张羹梅等中医前辈指导。现为上海市名中医，担任世界中医药学会联合会呼吸病专业委员会顾问，上海市中医药学会第七、八届内科分会呼吸专业委员会顾问，曙光医院传统中医诊疗中心、呼吸科顾问等职。

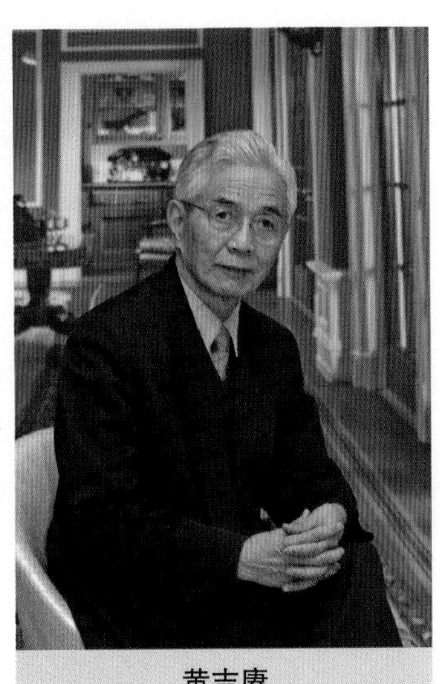

黄吉赓

担任第二批全国老中医药专家学术经验继承工作指导老师。

第二批继承人：①陈晓宏，上海中医药大学附属曙光医院老年病科呼吸病专业，主任医师；②王余民，复旦大学附属上海市第五人民医院中医科呼吸病专业，主任医师。

主要著作有《慢性肾炎的中医理论和治疗》《中医临床内科手册》等7部；发表“泽漆片的临床应用”“老年慢性气管炎的肾虚本质及补肾药的疗效”等30篇论文。

主持上海市科委“慢性支气管炎肾虚本质及补肾益气法的临床和实验研究”等课题。获全国科技成果奖等省部级奖励共3项。

【学术经验】

（一）学术思想

认为“痰饮伏肺”为肺系病发病的宿根，主张治疗重在调整肺、脾、肾和三焦气化功能，并提出“阴虚痰饮”辨治体系。认为肺系病往往邪实正虚并见，独创补肾益气法治疗久病咳喘。

（二）临床经验

1. 活用射干麻黄汤

该方适用于咳嗽、痰鸣、哮喘属于实证、寒证者，加炙苏子、泽漆以助化痰消饮之功；热证者去细辛加枳壳以理气活血；哮喘者加全蝎粉或蜈蚣粉吞服以通络平喘。

2. 虫类药治疗顽咳

对喉痒、干咳之久咳顽咳者，以蝉衣、僵蚕祛风止咳，配合小柴胡汤、止嗽散加减。

3. 补肾益气法治疗慢性咳喘（慢阻肺）

慢阻肺病人在本虚为主的迁延期和缓解期采用扶正固本治疗，可达到减轻和预防复发的目的，用“仙灵合剂（淫羊藿、锁阳、续断、功劳叶、黄芪、党参）”“地黄合剂（生地、女贞子、功劳叶、当归、续断、淫羊藿、黄芪）”。

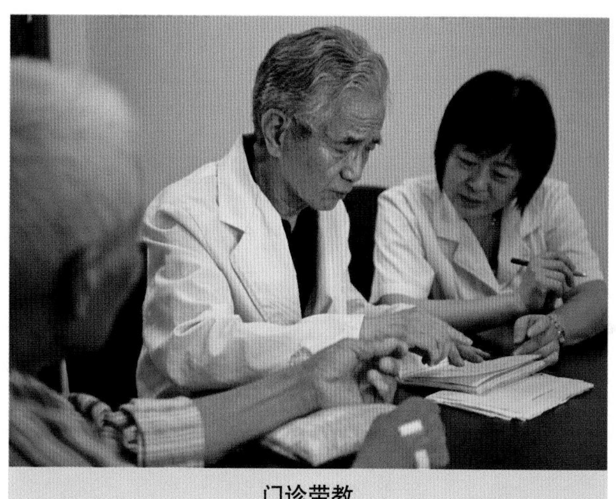
门诊带教

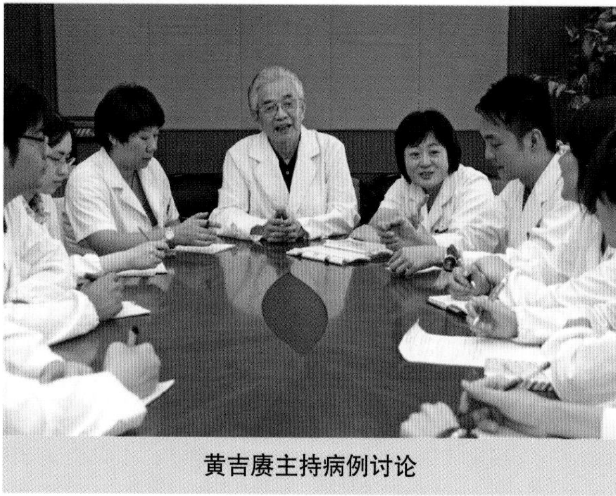
黄吉赓主持病例讨论

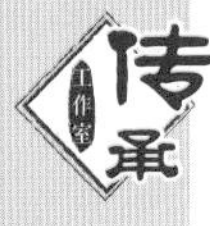

4. 常用经验方

蝉芩颗粒（小柴胡汤合止嗽散加减）治疗风痰恋肺、痰热内蕴之慢性咳嗽，息喘冲剂（射干麻黄汤合小柴胡汤加减）治疗痰热咳喘，排浊痰方（干芦根、冬瓜子、桃仁、生米仁、败酱草、黄芩、柴胡、枳壳、桔梗、生甘草）治疗痰浊互结于气道、瘀血内停之肺痈，阴虚痰饮方（麦冬、太子参、半夏、泽漆、黄芩、柴胡、紫菀、白前、甘草）治疗痰饮日久、肺肾阴虚、虚火上燔之咳喘，复方龙星片（地龙、黄芩、胆南星）治疗痰热蕴肺、清肃失司之喘咳，泽漆片（泽漆）治疗寒痰蕴肺之痰饮病。

【擅治病种】

1. 顽固性咳嗽

用清化止咳方（小柴胡汤合止嗽散加蝉衣、僵蚕）清宣肺气、疏散风热，治疗外感风热见喉痒、咳嗽、咽喉肿痛、哮喘者。

2. 慢性阻塞性肺疾病（肺胀）

急性加重期以标实为主；慢性迁延期本虚标实，分清痰湿、痰热、瘀血；缓解期本虚为主，兼及痰瘀水饮。常用泽漆化痰汤（泽漆、半夏、陈皮、黄芩、紫菀、款冬花、白前、柴胡、枳壳、桔梗、甘草）、阴虚痰饮方、仙灵合剂、地黄合剂治疗。

3. 支气管哮喘（哮病）

发作期大多为寒热错杂之证，缓解期要定脏腑亏损。常用平喘定哮方（射干、炙麻黄、半夏、桑白皮、黄芩、紫菀、款冬花、柴胡、前胡、枳壳、桔梗、甘草）加减使用。

二、传承工作室建设成果

【成员基本情况】

1. 负责人

余小萍，女，上海中医药大学附属曙光医院内科，主任医师。

2. 主要成员

窦丹波，男，上海中医药大学附属曙光医院传统中医科，主任医师。

孙玄厷，男，上海中医药大学附属曙光医院传统中医科，副主任医师。

张平，女，上海中医药大学附属曙光医院传统中医科，副主任医师。

季杰，男，上海广德中医门诊部，主治医师。

【学术成果】

1. 论著

（1）《黄吉赓肺病临证经验集》，上海科学技术出版社 2011 年出版，余小萍主编。

（2）《跟名医做临床·内科难病六》，中国中医药出版社 2011 年出版，余小萍主编。

2. 论文

（1）何大平，等. 黄吉赓论治哮证的经验. 辽宁中医杂志，2010,（1）：23 ～ 24。

（2）何大平，等. 黄吉赓治疗肺系病证用药经验探析. 江苏中医药杂志，2010,（4）：22 ～ 24。

（3）吴昆仑，等. 黄吉赓辨治肺系病组方浅析. 上海中医药杂志，2011,（7）：13 ～ 14。

（4）陆颖佳，等. 孟河学派传人黄吉赓的传承经验. 中医文献杂志，2012,（3）：33 ～ 35。

（5）涂雅丹，等. 名老中医黄吉赓教授临床教学经验集萃. 上海中医药大学学报，2012,（5）：99 ～ 101。

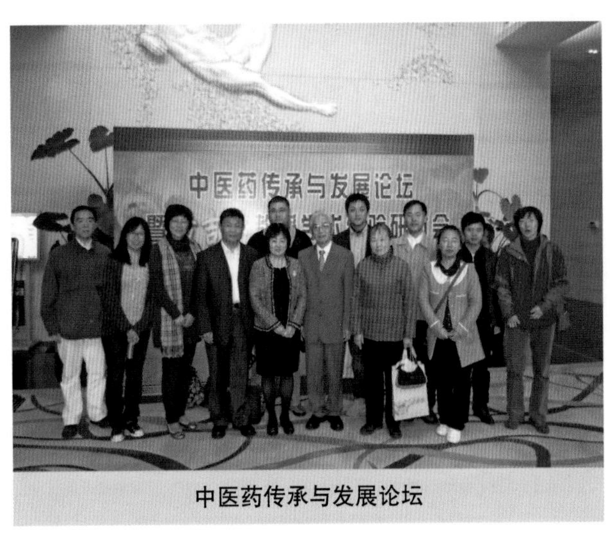

中医药传承与发展论坛

【人才培养】

培养传承人 9 人；接受进修医师 17 人，实习医师 500 多人次（传统中医科、肺病科）。举办国家级中医药继续教育项目 4 次，培训 212 人次。

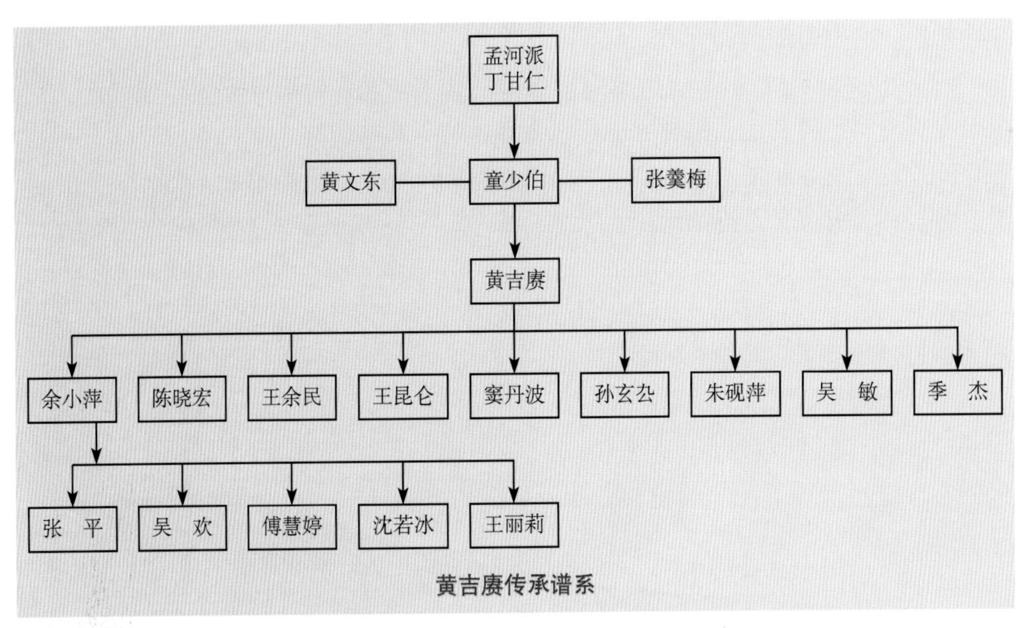

黄吉赓传承谱系

【推广运用】

（一）诊疗方案

1. 顽固性咳嗽

辨证分为风寒、风热、风痰等证型。方药选用止咳二方（蝉蜕、僵蚕、杏仁、前胡、白前、紫菀、半夏、射干、柴胡、黄芩、枳壳、桔梗、甘草）、蝉苓颗粒、止嗽散加减。

2. 哮病

常用射干麻黄汤配伍全蝎、地龙、僵蚕、蜈蚣等虫类药。发作期以寒饮、痰热、久病及肾辨治为主，缓解期以补益肺、脾、肾为主，特别重视补肾益气。

3. 肺胀

遵循急则治其标、缓则治其本的原则。痰饮伏肺证用射干麻黄汤合泽漆汤加减；燥邪恋肺证用麦门冬汤合止嗽散加减；痰热壅肺证用小柴胡汤合千金苇茎汤加减，配合复方龙星片；肺脾气虚证用六君子汤合生脉饮加减；肺肾气虚证用苏子降气合二仙汤加减。

（二）运用及推广情况

以上诊疗方案在曙光医院传统中医科、肺病科、第五人民医院中医科、上海市公利医院中医科、上海市广德中医门诊部等多家单位推广应用，效果良好。

三、依托单位——上海中医药大学附属曙光医院

【依托单位简介】

上海中医药大学附属曙光医院是一所沪上百年老院，是三级甲等综合性中医院、全国示范中医院，先后荣获"全国百佳医院""全国卫生系统先进集体""全国精神文明建设工作先进单位""上海市文明单位"等荣誉称号，位列上海十大综合性医院之一，是全国首家通过ISO9001质量管理体系认证的中医医院。医院拥有东、西二部，核定床位1200张，开放床位1320张。

【特色优势】

医院中医特色显著，优势突出，现拥有国家教育部重点学科3个，国家中医药管理局重点学科6个，卫生部临床重点专科6个，国家中医药管理局重点专科12个。中医急诊科是国家中医药管理局急诊基地，制剂室是全国中药制剂和剂改基地。

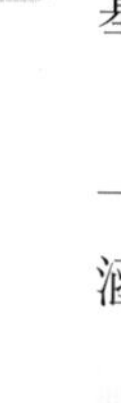

医院开设的70余个专病专科各具特色，独树一帜，享誉全国。近年来，医院坚持加强中医内涵建设，相继成立了"名医诊疗中心""传统诊疗中心""治未病中心""石氏伤科""柏氏肛肠科""蔡氏书屋"等科室。医院为切实做好名老中医药专家学术思想传承工作，建立了7个全国名老中医药专家传承工作室，12个上海市名中医工作室。

曙光临床医学院是全国中医院校中最先成立的临床医学院之一，是世界卫生组织传统医学合作中心的临床基地，现有教研室18个，博士研究生培养点7个，硕士研究生培养点11个，博士后流动站3个，每年承担800人次以上的各类学生的临床带教工作。

医院以"大医德泽，生命曙光"为核心理念，在全国首创"伦理查房"，锻造具有鲜明特色的曙光文化。

【联系方式】

地址：上海市浦东新区张衡路528号
电话：021-20256332
网址：http://www.sgyy.cn

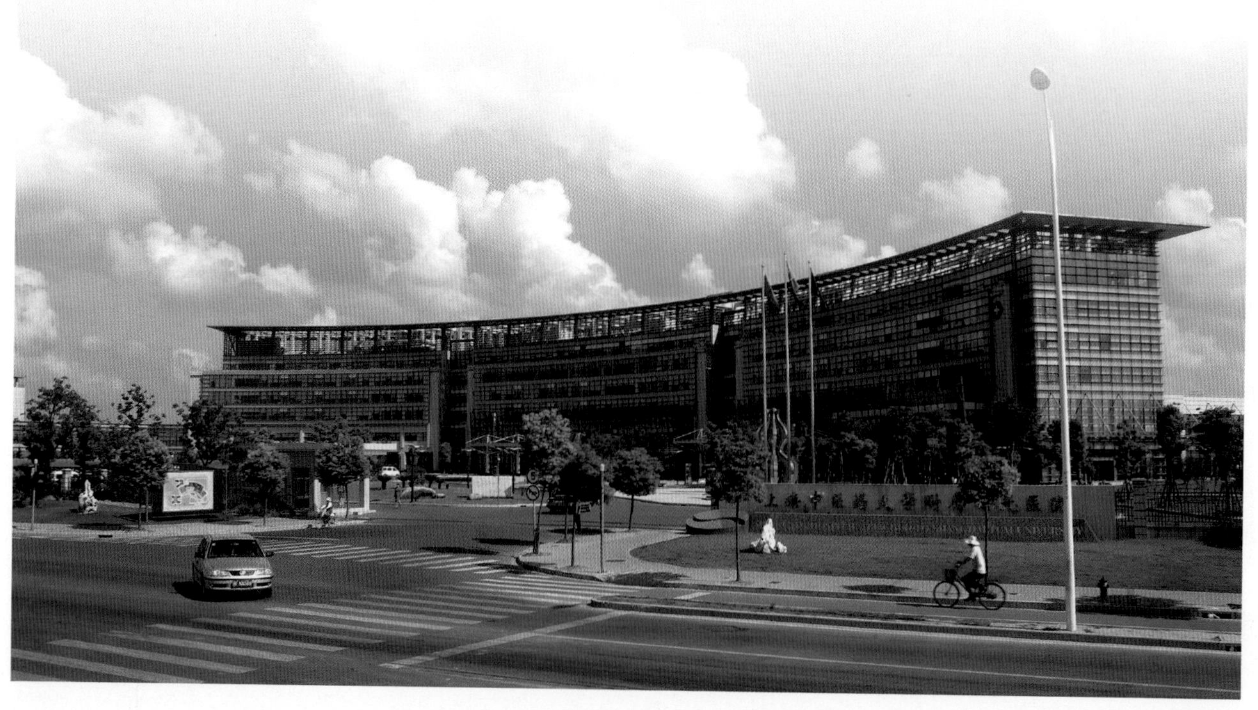

王翘楚

全国名老中医药专家传承工作室

一、老中医药专家

【个人简介】

王翘楚，1927年生，男，汉族，江苏海安人。现任上海中医药大学附属市中医医院神志病（睡眠疾病）专科终身教授、主任医师。1944年拜师江苏南通名医陈树森，1947年开始行医，1948年9月获得中医师证书。1954年毕业于上海市医学进修班。曾任上海市徐汇区第二联合诊所所长、上海市第六人民医院分院（徐汇医院）外科住院医师、中医科主治医师、原上海市卫生局科研处副科长、中医处副处长、副主任医师，以及原上海市卫生局调研员、上海市中医文献馆馆长、主任医师，是中医睡眠疾病优势专科创始人、学术带头人，中医睡眠疾病研究所名誉所长。1993年起享受国务院政府特殊津贴，1995年获上海市名中医称号。

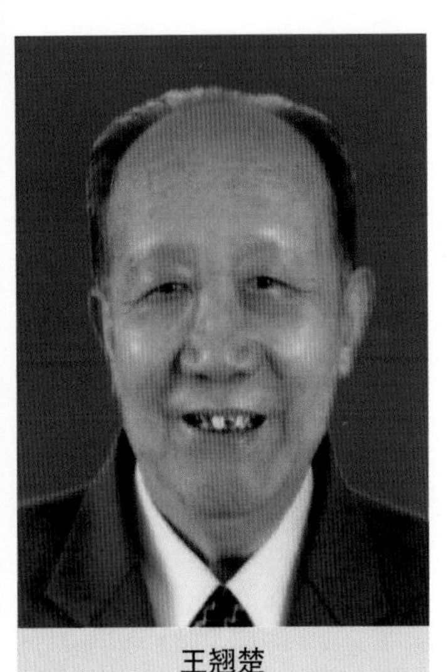
王翘楚

先后担任第二、三批全国老中医药专家学术经验继承工作指导老师。

第二批继承人：许良，上海中医药大学附属市中医医院睡眠疾病专业，主任医师。

第三批继承人：①许红，上海中医药大学附属市中医医院睡眠疾病专业，主任医师；②苏泓，上海市黄浦区中心医院中医内科专业，副主任医师。

主编著作有《中医科技管理学》《中医药科研方法》等6部；发表论文有"'上工治未病'的继承发展在睡眠疾病康复预防的应用""论病中求证、证中求病的由来与发展""睡眠疾病的临床实践与理论创新"等。

主持"落花安神合剂治疗失眠症临床和实验研究""花丹安神合剂临床前和Ⅱ、Ⅲ期临床研究"等科研课题10余项。获上海市人民政府科技进步奖、上海中医药科技奖等省部级奖励4项。

【学术经验】

（一）学术思想

1. 应用"天人相应"理论指导睡眠疾病临床诊治规律

认为自然界阴阳相长规律与人体"入夜则寐、入昼则寤"同步，对当今睡眠疾病临床诊治规律具有重大指导意义。强调在睡眠疾病的诊治、预防过程中运用"天人相应，体脑并用，精神乃至"的阴阳消长规律。提出人体睡眠和醒寤与落花生枝叶"昼开夜合"可能存在共同物质基础的设想（假说），经20多年系统研究证实落花生枝叶确实存在一类促睡眠物质，临床治疗睡眠疾病确有较好疗效。

2. 提出治疗睡眠疾病关键在脑、肝、心的观点

认为睡眠疾病均源于脑的正常生理活动功能

上海市

受到干扰，因情志而诱发，其临床症状、证候多表现于肝，再波及于心或其他相关脏腑，以致多脏腑功能失调，气血紊乱。其治疗通过疏肝或平肝、活血安神，多见良效。

3. 创“五脏皆有不寐”观，立“从肝论治”法

古人对不寐病多认为与心、肝、脾、肾相关，尚未有提及肺者。通过临床调查发现，当今失眠症无不从肝而起，再波及其他脏腑，甚至多脏腑功能紊乱，故提出“五脏皆有不寐”的新观点。治疗上主张“从肝论治”，以“治肝”为中心，兼顾调整其他四脏，能收良效。

（二）临床经验

1. 落花生枝叶制剂治疗失眠症

以“天人相应”理论指导发现花生叶有“昼开夜合”的现象，与人体“入夜则寐，入昼则寤”同步，可能与人体一样有类似的促睡眠物质基础，从而制成落花安神合剂，作为院内制剂使用。

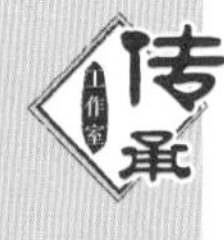

2. 用方用药经验

单纯性不寐从肝论治，基本方用加味柴胡龙牡汤（柴胡、龙骨、牡蛎、天麻、钩藤、葛根、川芎、郁金、菖蒲、焦山栀、黄芩、赤芍、白芍、丹参、合欢皮）加减。不寐伴有郁病，常用甘麦苦参汤（淮小麦、甘草、苦参、蝉衣、僵蚕、柴胡、龙骨、郁金、菖蒲、焦山栀、芦根、黄芩、赤芍、白芍、丹参、合欢皮）加减。嗜睡症伴头痛用桑叶白芷汤（桑叶、白芷、天麻、葛根、川芎、当归、合欢皮）加减。高血压合并失眠症者，常用二白降压汤（桑白皮、白蒺藜、怀牛膝、石决明、天麻、钩藤、合欢皮）加减。以不寐为主症的围绝经期综合征用仙地汤（淫羊藿、地骨皮、柴胡、龙骨、牡蛎、天麻、葛根、合欢皮）加减。临床治疗胸痹症见不寐伴有心悸，常用瓜蒌薤白苦参汤（全瓜蒌、薤白头、苦参、延胡索、麦冬、柴胡、龙骨、郁金、菖蒲、焦山栀、丹参、远志等）加减。治疗慢性胃炎用疏肝或平肝和胃之剂加减，主要药物有柴胡、龙骨、牡蛎、乌贼骨、瓦楞子、八月札、蒲公英、焦山栀、芦根、黄芩、赤芍、白芍等。

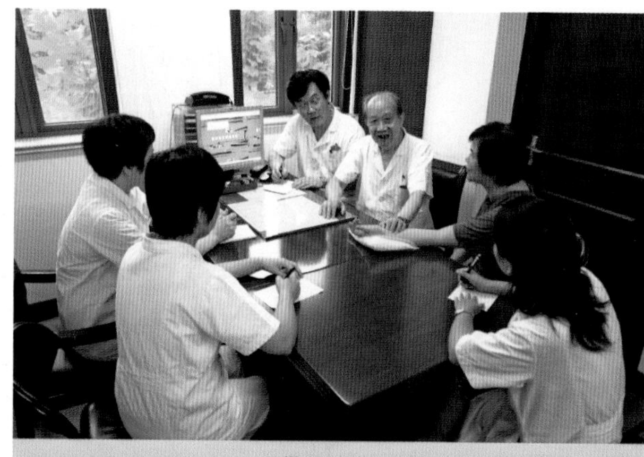

带教学生

【擅治病种】

1. 不寐（失眠症）

从肝论治，以加味柴胡龙牡汤为基本方治之，同时配合应用落花安神口服液。

2. 郁病（焦虑症、抑郁症）

常用甘麦苦参汤，同时配合解郁Ⅱ号（萱草花、郁金、白芍）。

3. 嗜睡症、鼾症（睡眠节律紊乱、阻塞性呼吸暂停、发作性睡病）

常用桑叶白芷汤。

4. 头晕、头痛（高血压、血管性头痛）

常用二白降压汤或桑叶白芷汤。

5. 经断前后诸症（更年期综合征、尿道综合征）

常用仙地汤合补肾缩尿方（黄芪、菟丝子、金樱子、桑寄生、芡实）。

二、传承工作室建设成果

【成员基本情况】

1. 负责人

张雯静，女，上海中医药大学附属市中医医院神志病专业、睡眠疾病专科，副主任医师。

2. 主要成员

徐建，男，上海中医药大学附属市中医医院

神志病专业、睡眠疾病专科，主任医师。

许良，男，上海中医药大学附属市中医医院神志病专业、睡眠疾病专科，主任医师。

许红，女，上海中医药大学附属市中医医院神志病专业、睡眠疾病专科，主任医师。

王惠茹，女，上海中医药大学附属市中医医院神志病专业、睡眠疾病专科，副主任医师。

严晓丽，女，上海中医药大学附属市中医医院神志病专业、睡眠疾病专科，副主任医师。

【学术成果】

1. 论著

（1）《从肝论治失眠症——王翘楚学术经验撷英》，上海中医药大学出版社 2009 年出版，许红、苏泓主编。

（2）《全国名老中医王翘楚传承工作室论文集》，科学出版社 2013 年出版，全国名老中医王翘楚传承工作室编著。

（3）《脑统五脏理论研究与临床应用》，上海科学技术出版社 2013 年出版，招萼华、徐建主编。

（4）《王翘楚情志病医案经验集》，上海科学技术出版社 2014 年出版，严晓丽编著。

（5）《睡眠疾病中医论治》，上海科学技术出版社 2015 年出版，徐建、招萼华主编。

2. 论文

（1）严晓丽、王翘楚．王翘楚教授不眠治疗经验．中医临床（东洋学术出版社），2014 年 6 月通卷 137 号：16 ~ 19。

（2）王惠茹．浅析“天人相应”与失眠症．河北中医，2013，35（7）：1008 ~ 1009。

（3）许良，等．平肝活血方结合落花安神合剂对失眠症伴记忆力减退患者事件相关电位的影响．上海中医药杂志，2012，46（11）：7 ~ 8。

（4）徐建．平肝活血方对改善镇静催眠药依赖失眠的临床观察．陕西中医，2011，32（7）：831 ~ 832。

（5）许红．王翘楚辨治失眠症学术思想和临证经验．上海中医药大学学报，2010，44（6）：12 ~ 14。

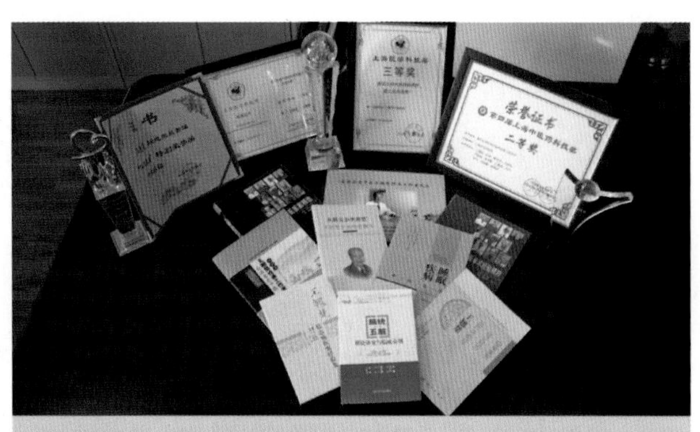

奖项、书籍

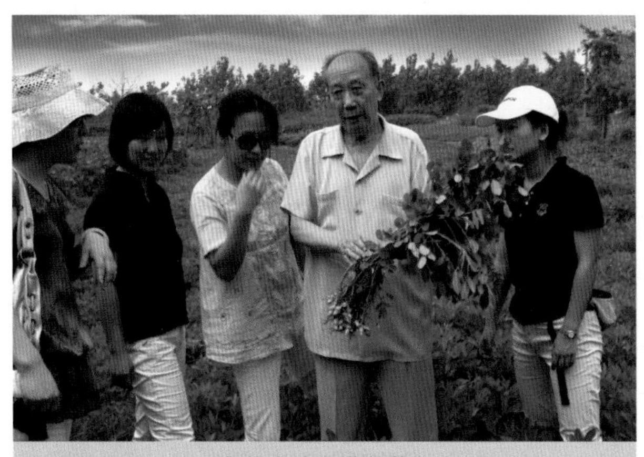

在花生地中讲解药材

【人才培养】

培养传承人 14 人；接受进修、考察 30 多人次。举办国家级中医药继续教育项目 7 次，培训 400 人次。

【成果转化】

专利

1. 王翘楚、许红；一种抗抑郁药的中药组合物及其制备方法和应用（解郁Ⅱ号）；专利号：201110139179.5。

2. 严晓丽、王翘楚；一种治疗失眠症的中药组合物及其应用；专利号：201410236956.1。

3. 王国华、王翘楚、温立新；叶下珠在失眠症的用途；专利号：201410238174.1。

【推广运用】

1. 失眠症

诊疗方案：辨证分肝阳上亢、肝郁瘀阻、肝

郁化火等证型，用加味柴胡龙牡汤加减。

运用及推广情况：在上海市中医医院神志病科、东方医院中医科、上海市第五人民医院中医科、上海市中西医结合医院神志病科、上海市闸北区中医医院、浙江省余姚市第三人民医院、余姚市中医院、温州市中医院推广，有效率91.0%。

2. 广泛性焦虑症

诊疗方案：辨证分肝郁犯胃（横逆）、肝郁犯心等证型，方药选甘麦苦参汤加减。

运用及推广情况：在上海市中医医院神志病科、东方医院中医科、上海市第五人民医院中医科、上海市中西医结合医院神志病科、上海市闸北区中医医院、浙江省余姚市第三人民医院、余姚市中医院、温州市中医院推广，有效率86.67%。

3. 抑郁症

诊疗方案：辨证分肝郁脾虚、肝郁肾虚等证型，方药选甘麦苦参汤加减，配合解郁Ⅱ号。

运用及推广情况：在上海市中医医院神志病科、东方医院中医科、上海市第五人民医院中医科、上海市中西医结合医院神志病科、上海市闸北区中医医院、浙江省余姚市第三人民医院、余姚市中医院、温州市中医院推广，有效率76%。

三、依托单位——上海市中医医院

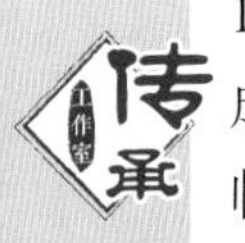

【依托单位简介】

上海市中医医院是三级甲等中医医院，始建于1954年，1979年确定为上海市中医医院，2006年成为上海中医药大学附属市中医医院，为国家药物临床试验机构，承担上海市中医临床研究基地（神志病）建设项目。医院共有2个院区，总建筑面积4.4万平米，床位530张，有28个临床科室。

【特色优势】

医院拥有卫生部国家临床重点专科3个；国家中医药管理局重点学科2个，重点专科6个；上海市优势专科2个；上海市传统医学示范中心1个及上海市中医预防保健示范单位1个。医院的中药饮片量使用在全市中医院位居第一。年门急诊人次达182万，年出院16134人次。

医院以师承教育为平台、培养新一代中医“名医”。目前有全国老中医传承工作室建设3项，上海市名老中医学术经验研究工作室建设6项；上海中医药大学老中医工作室建设2项，院级老中医工作室建设5项。医院拥有全国及上海市名中医3人，享受国务院特殊津贴14人，全国老中医药专家学术经验继承导师4人，博士后合作导师2人、博士生导师7人、硕士生导师84人，有正、副高级职称158人。

医院拥有市级研究所1个，院级研究所（室）5个，国家中医药管理局三级实验室1个，是国家食品药品监督管理局GCP基地。医院承担国家自然基金、国家中医药管理局、国家教育部等各类各级别科研项目多项，获得国家中医药管理局、国家教育部等各类各级别科研奖励多项。

【联系方式】

地址：上海市芷江中路274号

电话：021-56639828

网址：http://szy.sh.cn

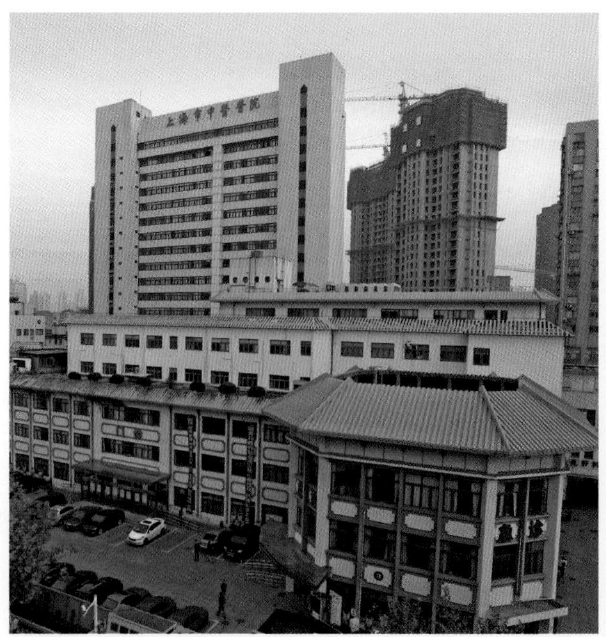

张云鹏

全国名老中医药专家传承工作室

一、老中医药专家

【个人简介】

张云鹏，1930年生，男，汉族，籍贯江苏。上海市中医文献馆主任医师、学术委员会顾问，上海中医药大学兼职教授、博士生导师。曾在上海市中医内科进修班、上海中医学院中医进修班深造。曾获陈大年、章次公及吴安庆、姚揖君、顾渭川、曹惕寅等名医指导。先后供职于上海市公费医疗第五门诊部、上海市公费医疗医院、华东医院、昆明市延安医院、昆明市中医医院、上海市中医文献馆。1992年起享受国务院政府特殊津贴。1995年获首届“上海市名中医”称号，2006年12月获“全国首届中医药传承特别贡献奖”，2008年获国家中医药管理局“全国老中医药专家学术经验继承工作优秀指导老师”光荣称号。

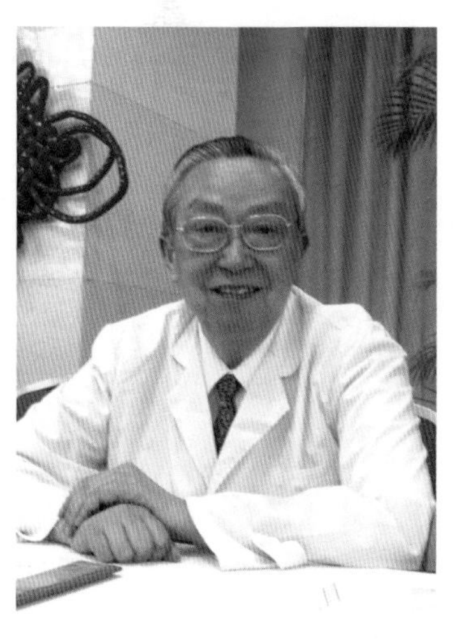

张云鹏

先后担任第2～4批全国老中医药专家学术经验继承工作指导老师。

第二批继承人：①杨悦娅，上海市中医文献馆，主任医师；②陈理书，上海市中西医结合医院，主任医师。

第三批继承人：①徐瑛，上海市中医医院，主任医师；②陈晓蓉，复旦大学附属公共卫生临床中心，主任医师。

第四批继承人：①王见义，上海中医药大学附属曙光医院，副主任医师；②张雯，上海中医药大学附属曙光医院，副主任医师。

主编有《中国历代中医格言大观》《中国中医独特诊断大会》《张云鹏内科经验集》等10余部；发表“伤寒论要义”“急性发热的辨证施治探讨”等论文50余篇。

参与部局级以上科研课题多项，先后获得各级科技成果奖10余项。

【学术经验】

（一）学术思想

1. 伤寒温病统一融合论

认为《伤寒论》是温病学说的基础，温病学说是《伤寒论》的发展与补充，在临床实践中主张把伤寒学说与温病学说统一起来，综合运用。

2. 重视系统观念，主张多元辨证

主张多元辨证，包括辨人、辨时、辨地、辨病位、辨病因、辨病态、辨病机等，全面审察。

3. 阐发毒邪之源，倡立解毒为先

建立了“毒损肝络”之说，认为无论是外侵机体的湿毒、热毒、疫毒、酒毒、药毒，还是由内而生的痰毒、瘀毒、秽毒、浊毒，都会影响脏腑经络机能。主张祛邪清源为先。

（二）临床经验

1. 清解疫毒、调控免疫治疗乙型肝炎

认为乙肝病机演变是湿热疫毒隐伏血分，伤

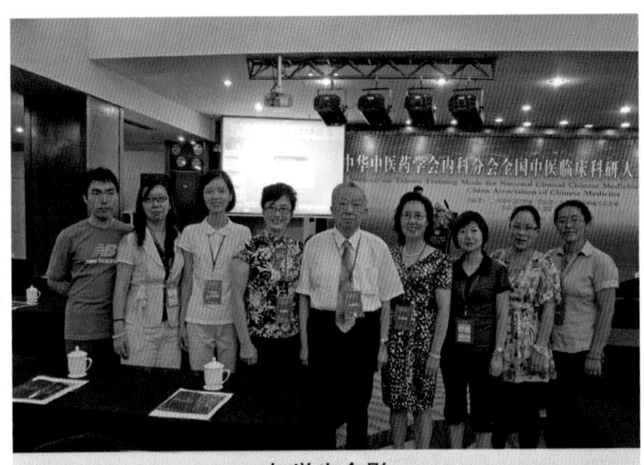

与学生合影

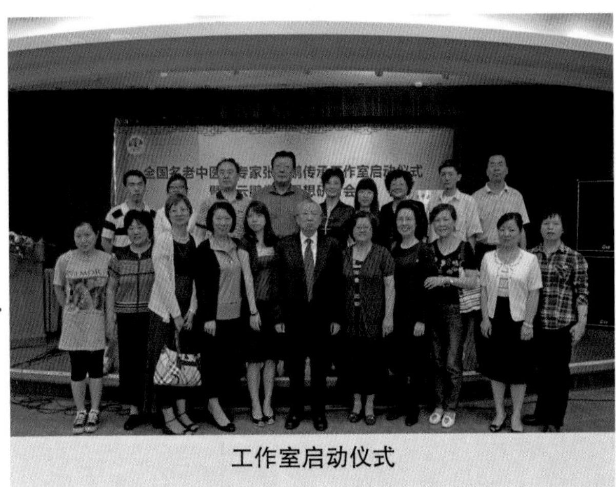

工作室启动仪式

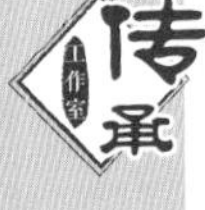

及肝络，同时病毒及炎症降解物引发一系列免疫反应导致肝脏组织的损伤。因此，提出“清解疫毒与调控免疫相结合”是治疗本病大法。

2. 善用攻法救危急

病有内实，必先祛其实、挫其势。大凡温病、温疫，多为时行疫毒、温热、湿浊，或痰瘀互阻，或脏腑壅塞，先期亟予驱邪，遵循吴又可“急症急攻”的主张，大胆地采取“数日之法，一日行之”的紧急措施。

【擅治病种】

1. 高血压

原发性高血压的发生与肝肾关系密切，病变在肝，发源在肾，阴虚为本，阳亢为标，日久可由气及血。“育阴潜阳，平衡气血”为治疗大法。继发性高血压与机体代谢失调有关，除与肝肾关系密切外，还涉及心脾之脏。

2. 冠心病

冠心病是以“心脏为发病场所，肾虚为发病基础”，病机以“心肾功能低下是本，而痰凝、气滞、血瘀则为病之标”，治疗上益气活血与补肾养心相结合。

二、传承工作室建设成果

【成员基本情况】

1. 负责人

杨悦娅，女，上海市中医文献馆中医内、妇科专业，主任医师。

2. 主要成员

周晴，女，上海市中医文献馆中医内科消化专业，副主任医师。

余恒先，女，上海市中医文献馆中医内科脾胃病专业，副主任医师。

徐燎宇，男，上海市中医文献馆中医内科肿瘤专业，副主任医师。

郑宜南，女，上海市中医文献馆中医妇科专业，主治医师。

【学术成果】

1. 论著

（1）《张云鹏论膏方与临床实践》，上海交通大学出版社 2013 年出版，杨悦娅主编。

（2）《养肝病自除》，上海科学技术出版社 2014 年出版，杨悦娅主编。

（3）《养肺病自除》，上海科学技术出版社 2014 年出版，周晴主编。

（4）《养心病自除》，上海科学技术出版社 2014 年出版，卓鹏伟主编。

2. 论文

（1）杨悦娅，等 . 张云鹏学术思想介绍 . 世界中医药，2010，(2)：98 ～ 100。

（2）周晴，等 . 张云鹏解毒为先治疗肝病的临证思辨特点．辽宁中医杂志，2010，37(7)：1216 ～ 1218。

（3）余恒先，等．降脂理肝汤治疗非酒精性脂肪肝 70 例．江苏中医药，2010，42(9)：29 ～ 30。

（4）王见义．张云鹏临床妙用附子经验撷萃．中华中医药杂志，2011，26(2)：300 ～ 301。

【人才培养】

培养传承人 11 人；接受进修人员 11 人。举办国家级继续教育培训班 5 次，共培训 500 余人。

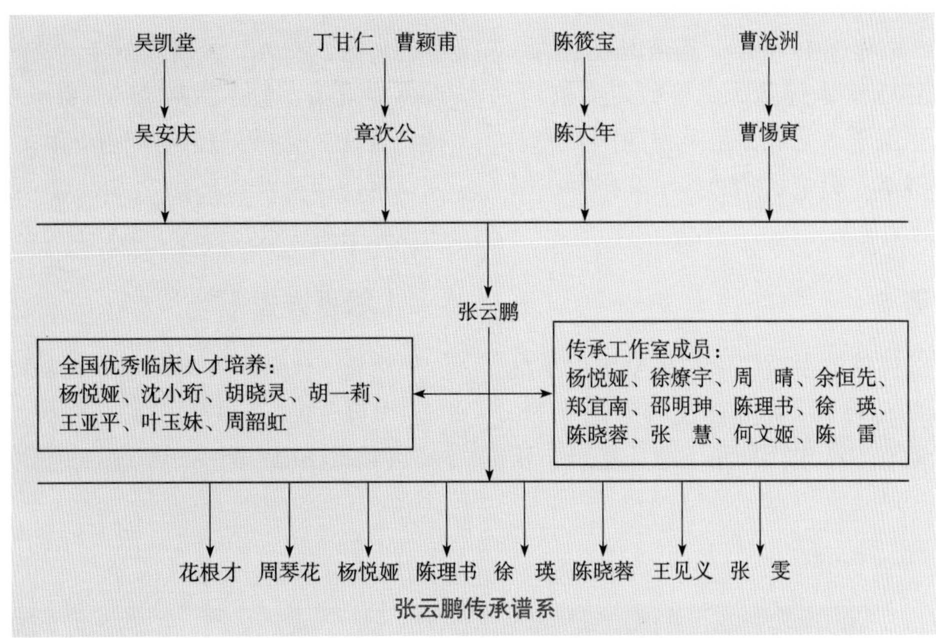

张云鹏传承谱系

【推广运用】

（一）诊疗方案

1. 脂肪肝（肝痞）

多向调节，综合施治，化痰清源以降低血脂，活血化瘀，疏肝通络以消肝痞。用降脂理肝汤（泽泻、决明子、丹参、郁金、海藻、荷叶）。

2. 慢性乙型病毒性肝炎（胁痛）

以清热解毒为先，配合诸法调节免疫力，抑制病毒，控制炎症，修复肝细胞。用解毒扶正方（白花蛇舌草、丹参、郁金、生黄芪、叶下珠）。

3. 肝硬化腹水（臌胀）

治以扶正逐水并举，消瘀散结兼顾，使水湿分消走泄。用丹参、生黄芪、葶苈子、黑白丑、沉香曲、腹水草等组方。

4. 高血压（头痛、眩晕）

常用天麻钩藤饮加黑芝麻、枸杞子、桑椹子、制首乌、女贞子、丹参、地龙。

5. 冠心病（胸痹、心痛）

治以活血化痰、益气补肾为治疗法则。用加味丹参饮（《时方歌括》）。

（二）运用及推广情况

以上诊疗方案在复旦大学附属公共卫生临床中心、上海中医药大学附属岳阳中西医结合医院、上海市徐汇区中心医院、上海市普陀区人民医院、上海市浦东新区光明中医医院、浦东新区社区卫生服务中心以及浙江省长兴中医医院、广东省中医医院等以举办讲座、临床教学、指导等形式得到推广运用。

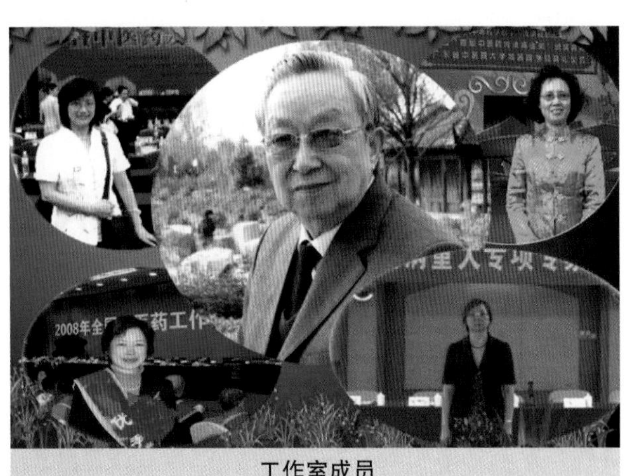
工作室成员

三、依托单位——上海市中医文献馆

【依托单位简介】

上海市中医文献馆是上海市卫生计划生育委员会直属单位，成立于1956年，是全国较早的一个以研究名老中医学术经验为宗旨的研究机构，是上海市名老中医学术之家，是上海地区开展老中医学术思想继承、疑难病症的诊治和民间医药研究及交流的活动基地。

【特色优势】

上海市中医文献馆中医门诊部是全国最早继承老中医经验的门诊部，汇萃了上海市的名家、名流。目前已拥有包括朱氏妇科、蔡氏妇科、丁氏内科、董氏儿科、祝氏内科等近80人的流派传人和名医队伍，形成心脑血管、肝胆、妇科、儿科、失眠、针灸、骨伤等20余个特色专科，并增设冬病夏治、敷贴、割治、耳针、头针等中医药特色疗法。通过年轻医师临床跟师，医案总结研究，推广应用流派名家学术思想、特色技术，不断提高临床疗效，得到了患者的高度评价。

【联系方式】

地址：上海市黄浦区瑞金二路156号
电话：021-64371481
网址：http://www.zywxg.com

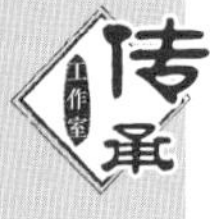

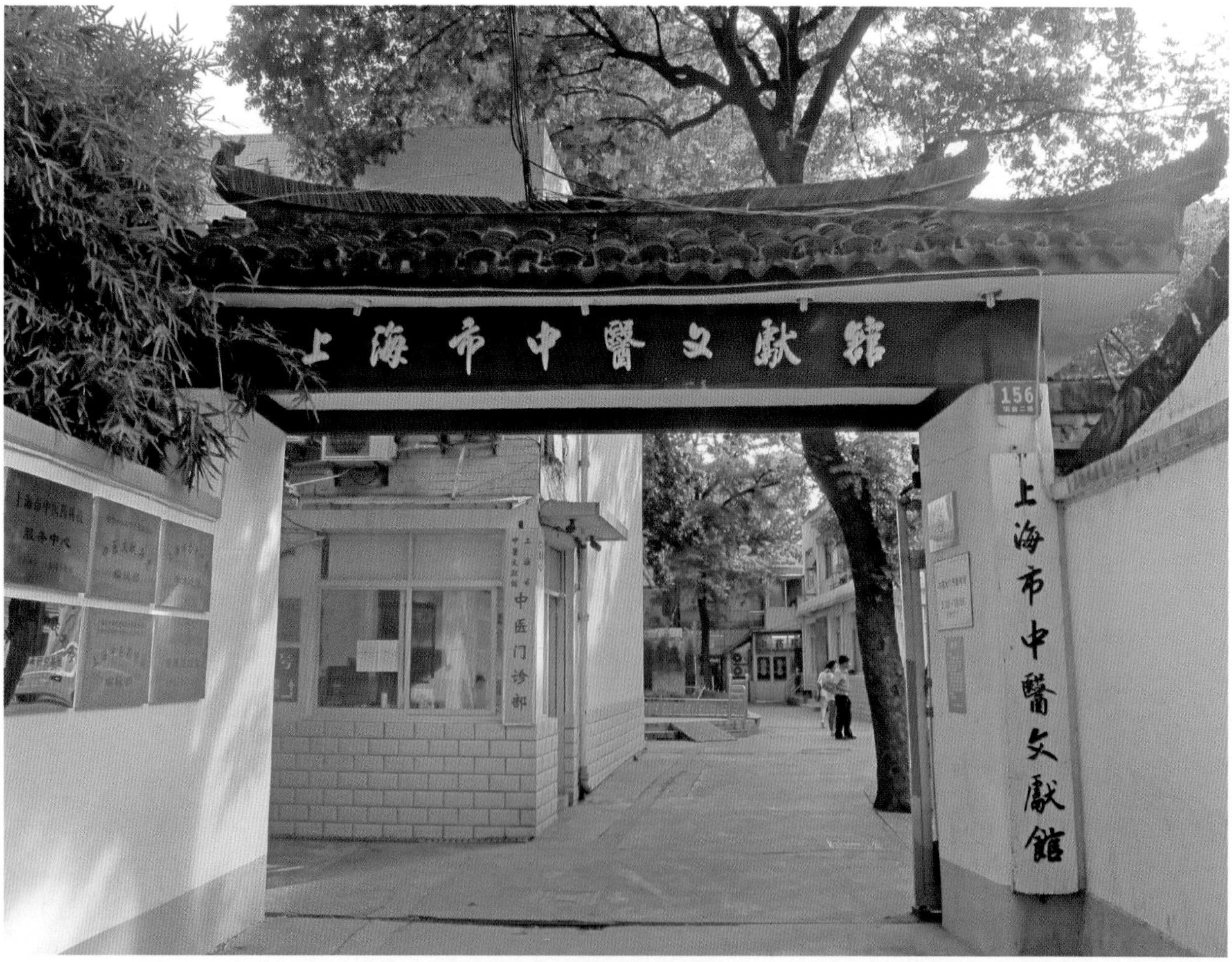

胡建华

全国名老中医药专家传承工作室

一、老中医药专家

【个人简介】

胡建华（1924—2005 年），男，汉族，浙江省鄞县人。1945 年毕业于私立上海中医学院，先后师承丁济万、程门雪、黄文东先生。曾任上海中医药大学教授、上海中医药大学附属龙华医院主任医师、上海中医药大学及上海市中医药研究院专家委员会委员、上海中医药大学附属龙华医院专家委员会主任。1993 年被聘为上海市名老中医学术经验继承班导师，1995 年被评为首批上海市名中医。

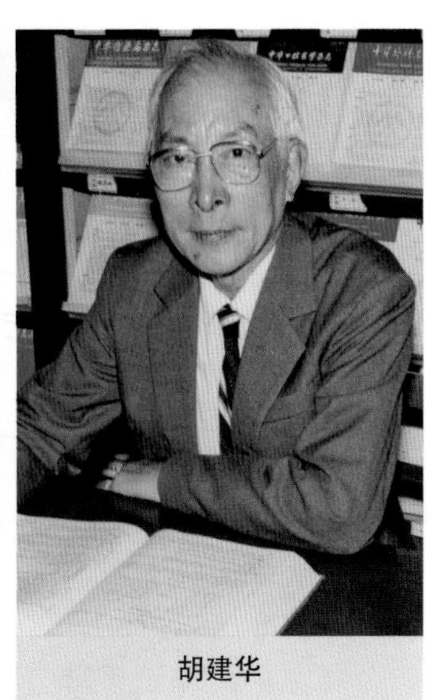
胡建华

担任第三批全国名老中医药专家学术经验继承工作指导老师。

继承人：①龚雨萍，上海中医药大学附属龙华医院，主任医师；②张慧，上海徐汇区中心医院，主任医师。

主要编著有《中医膏方经验选》《黄文东医案》《医案选编》《进补与养生》等，发表学术论文“熄风豁痰法治疗痫证 148 例的临床分析与药理实验”“育阴定风珠治疗震颤麻痹临床及实验研究”等 118 篇。

主持的课题“熄风豁痰法治疗癫痫”荣获上海市卫生局 1987 年度中西医结合科技成果三等奖；“活血平肝祛痰法治疗血管性头痛研究”荣获上海市卫生局 1993~1994 年度科技成果三等奖；“育阴定风珠治疗震颤麻痹”获得 1995 年度上海市卫生局重大临床医疗成果三等奖。

【学术经验】

（一）学术思想

1. 凡病皆重胃气，临证需顾根本

认为调护脾胃是临证治病之前提，祛邪即护胃，邪除胃气自然和降；胃虚者，调养脾胃，使后天滋生有源，中气斡旋得复，疾病始有转机。故五脏不论何脏有疾，皆宜调养脾胃；脾胃本脏有病，从脾胃论治，他脏有病亦应注意脾胃之气调和。

2. 神经病变多以“肝风”论治

认为风性之特点与临床所见神经系统疾病症状特点相符，肝风内生责之肝肾阴亏，故临证以平肝熄风为主要治法。

3. 精神病变多从“心”论治

认为心血为神明的物质基础，所以治疗精神病变当养心血、益心气，从而安心神、定心志。

（二）临床经验

1. 治疗面瘫着眼于“风”

面瘫多见于急性面神经炎，该病乃患者正气亏虚，表卫不固，风邪乘虚入侵，以致气血痹阻、经络失和所致。治疗以加味四虫汤（天麻、钩藤、僵蚕、地龙、全蝎、蜈蚣）为基础，同时加防风、板蓝根、蒲公英等祛风解毒，急性期加仙灵脾、肉苁蓉、生地，阴阳相配，提高机体免疫力。

2. 治疗癫痫突出“痰”

癫痫与痰浊内蒙密切相关，临证治疗在加味四虫汤基础上予以菖蒲、远志、生南星等化痰开窍。

3. 治疗血管性头痛抓住“瘀”

血管性头痛患者病势缠绵，反复发作，久病入络，久病必瘀。临证在加味四虫汤基础上加桃仁、红花、川芎、莪术等活血化瘀止痛。

4. 治疗震颤麻痹围绕“虚”

震颤麻痹的病因为肝肾亏虚，气血不足，阴不敛阳，阳亢风动。治疗以加味四虫汤为基础，加熟地黄、山茱萸、仙灵脾、狗脊、杜仲、白芍等益肾养肝。

【擅治病种】

1. 癫痫

治疗以平肝熄风、豁痰化瘀定痫为主，常用加味四虫汤加白芍、生南星。

2. 血管性头痛

治疗以平肝潜阳、化痰通络、活血止痛为主，常用加味四虫汤加川芎、白芷、莪术、生南星。

3. 帕金森病

治疗以祛邪扶正为主，常用益肾养肝、滋补精血、活血通络解毒法，常用协定处方熟地平颤汤（熟地、山茱萸、莪术、枸杞、杜仲、丹参、天麻、钩藤、白芍、生南星、全蝎、蜈蚣）。

4. 失眠

治疗以养心安神、化痰宁志为主，常用加味甘麦大枣汤（甘草、大枣、淮小麦、丹参、菖蒲、远志）。

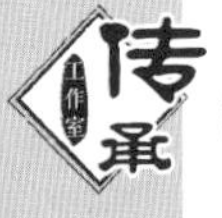

二、传承工作室建设成果

【成员基本情况】

1. 负责人

袁灿兴，男，上海中医药大学附属龙华医院脑病科，主任医师。

2. 主要成员

王秀薇，女，上海中医药大学附属龙华医院中医脑病科，副主任医师。

顾明昌，男，上海中医药大学附属龙华医院中医脑病科，副主任医师。

李俊，女，上海中医药大学附属龙华医院中医脑病科，副主任医师。

【学术成果】

1. 论著

（1）《胡建华临证治验录》，上海科学技术出版社 2013 年出版，袁灿兴主编。

（2）《中医膏方经验选》，人民卫生出版社 2010 年出版，胡建华主编。

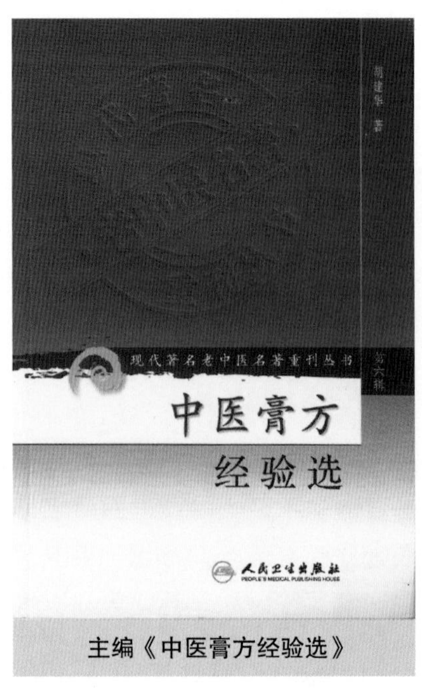

主编《中医膏方经验选》

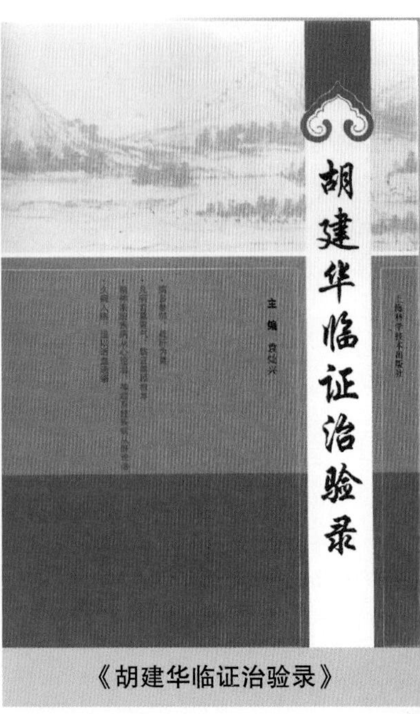

《胡建华临证治验录》

2. 论文

（1）王秀薇，等 . 胡建华辨治精神及神经病经验 . 上海中医药杂志，2013，47：1.

（2）叶青，等 . 镇惊泻火合剂治疗广泛焦虑症临床研究 . 上海中医药杂志，2012，46：69。

（3）叶青，等 . 袁灿兴治疗头痛经验撷英 . 江苏中医药，2014，46：16。

（4）周洁，等 . 熟地平颤汤治疗帕金森氏病的随机对照研究 . 中华中医药学刊，2014，32：1395。

（5）顾超，等 . 熟地平颤汤协同左旋多巴对帕金森病非运动症状的影响 . 上海中医药杂志，2011，（3）：29~31。

【人才培养】

培养传承人 7 人；接受进修、实习人员 6 人。举办国家级中医药继续教育项目 1 次，培训 100 人。

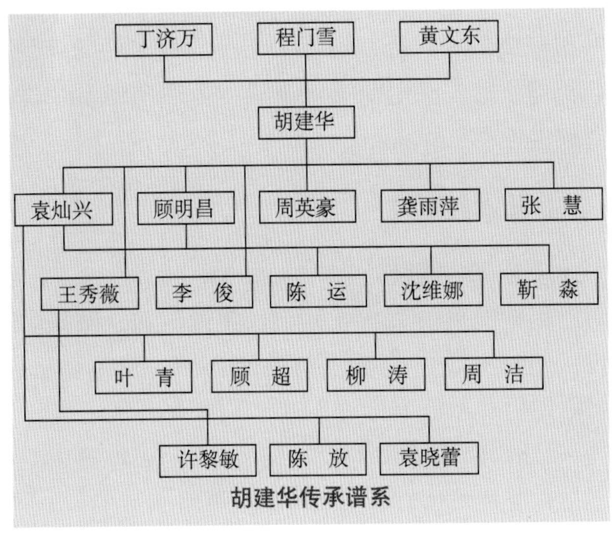

胡建华传承谱系

【推广运用】

（一）诊疗方案

1. 失眠症

治法：养心安神，化痰解郁。

主方：加味甘麦大枣汤。

院内制剂：镇惊定志合剂，镇惊泻火合剂。

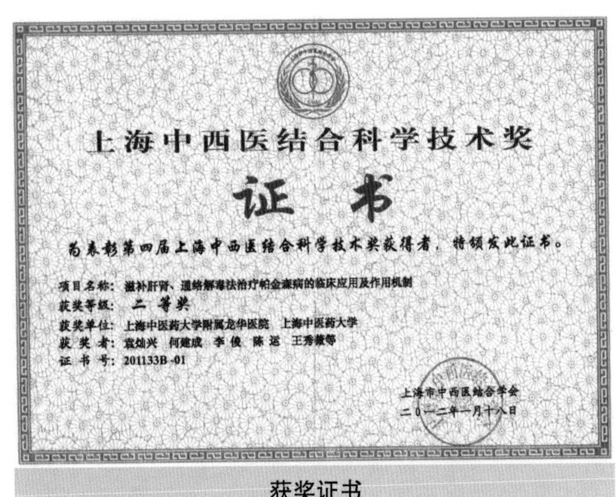

上海中西医结合科学技术奖

证 书

为表彰第四届上海中西医结合科学技术奖获得者，特颁发此证书。

项目名称：滋补肝肾、通络解毒法治疗帕金森病的临床应用及作用机制
获奖等级：二 等奖
获奖单位：上海中医药大学附属龙华医院 上海中医药大学
获 奖 者：袁灿兴 何建成 李俊 陈运 王秀薇等
证 书 号：201133B-01

上海市中西医结合学会
二〇一二年一月十八日

获奖证书

随症加减：肝气不舒，加柴胡、郁金；神志恍惚，多梦，加枳实、竹茹；脾气暴躁，加知母、百合。

2. 癫痫

治法：平肝熄风，化痰定痫。

主方：加味四虫汤。

院内制剂：固本定痫镇痛合剂，祛瘀定痫镇痛合剂。

随症加减：腹痛型癫痫或伴疼痛症状明显者，加白芍；癫痫发作与月经周期有关者，加仙茅、仙灵脾；属于精神运动性发作者，加甘草、大枣、淮小麦。

3. 帕金森病

治法：益肾养肝，滋补精血，活血通络。

主方：熟地平颤汤。

4. 血管性头痛

治法：平肝潜阳，化痰通络。

主方：安颅镇痛煎（天麻、丹参、红花、川芎、赤芍、白芍、菖蒲、桃仁、僵蚕、生南星等）。

（二）运用及推广情况

以上诊疗方案在上海中医药大学附属龙华医院、曙光医院、岳阳医院、江苏省泰州中医医院推广使用。

三、依托单位——上海中医药大学附属龙华医院（见第 280 页）

李国衡

全国名老中医药专家传承工作室

一、老中医药专家

【个人简介】

李国衡（1924—2005年），男，汉族，江苏扬州邗江方巷乡人。上海交通大学医学院附属瑞金医院终身教授，主任医师。14岁师从沪上名医魏指薪；1943年开设私人诊所，自1956年开始先后在上海仁济医院、瑞金医院从事医疗和教学工作，曾任上海市伤骨科研究所副所长，上海市第二医科大学附属瑞金医院伤科主任。1991年起享受国务院政府特殊津贴；1999年被评为上海市名中医；曾任中国医药学会第一届理事，中国中医药学会骨伤科分会副主任委员，中国中医药学会上海分会常务理事兼伤科学会主任委员。

李国衡

担任第一批全国老中医药专家学术经验继承工作指导老师。

继承人：①傅文彧，上海交通大学医学院附属瑞金医院伤科，主任医师；②李飞跃，上海交通大学医学院附属瑞金医院伤科，主任医师。

主编有《伤科常见疾病治疗法》《魏指薪治伤手法与导引》等8部著作；发表“腰椎退行性病变的成因和辨证施治”“髋关节脱位”等学术论文60多篇。

主持参与的《祖国医学治疗软组织损伤理论探索》课题1981年获卫生部奖励；负责完成的《魏氏伤科手法的临床应用》1981年获上海市卫生局中医、中西医结合科研成果二等奖；其与学生共同完成的《魏氏伤科手法治疗肘后血肿的疗效与机理研究》在1990年获国家中医药管理局中医药技术进步三等奖。

【学术经验】

（一）学术思想

从中医整体观出发，治伤重视气血，调摄脾胃，筋骨并重，临证强调内外合治，善施手法，辅以导引。

（二）临床经验

1. 首辨伤情，当明气血脏腑部位

辨伤强调“望、比、摸”。将损伤区分为硬伤、软伤、外伤或内伤，硬伤指骨折、脱位、骨错缝等，软伤指各种软组织损伤；外伤为皮肉破损出血、异物穿刺与汤烫火伤；内伤指脏腑气血、脑髓损伤等。强调辨别伤情首先需要辨明气血损伤情况，尤其损伤性瘀血需根据留血、瘀血、结血不同，选用不同用药及手法；损伤辨脏腑则注重肝、肾、脾辨证；损伤部位辨证则根据损伤在上、在下、在中不同部位以选方用药。

2. 临证用药善于内外合治

临证内治善于调气理血、固摄脾胃，认为脾

胃健运有助于祛瘀生新。损伤初期活血化瘀，健脾理气；损伤中期和营生新，补脾益胃；损伤后期补益肝肾，和胃调中。外治用药多用膏药、软膏、洗方、药水，创制中药湿热敷外治方法。

3. 疗伤愈疾推崇手法、导引

检查手法强调“轻摸皮，重摸骨，不轻不重摸肌筋”的独特经验。治疗手法强调常法、变法相结合，具体手法操作提出“点、面、线”结合；愈伤重视导引，包括活动肢体、动摇筋骨、自身按摩等多种形式。

【擅治病种】

1. 损伤性血瘀证

强调活血化瘀，消肿止痛。内服用药以魏氏复方四物汤（当归、生地、白芍、川芎、乳香、没药）、大活血汤为基础方；外治用药则以消肿散及四肢洗方（桑枝、桂枝、川牛膝、透骨草、川羌活、川当归、淫羊藿、川萆薢、乳香、没药、独活、补骨脂、川红花、伸筋草、川木瓜、落得打）为主加减。对陈旧损伤血瘀结滞黏连者用挤压研磨、旋转屈伸手法治之。

2. 腰椎间盘突出症

从辨病与辨证结合的角度出发，将本病分为急性发作期、突出梗阻期、症状后缓解期、基本恢复期等论治。内治用药擅长理气活血、通络止痛，并结合辨证予以加减；外治用药多配合“蒸敷方”应用，同时施以“三步七法”手法；后期配合导引。

3. “骨错缝”“筋出槽”

针对“骨错缝”“筋出槽”，总体治疗以手法整复、合骨舒筋为主，同时局部以活血止痛、舒筋通络中药应用。内服中药善用自拟“加味复方四物汤”（生地、当归、白芍、川芎、牛膝、丹参、乌药、延胡索）加减运用，后期外用则多选用魏氏胸腰脊洗方（乳香、没药、落得打、川乌、草乌、秦艽、鸡血藤、千毛姜、当归、川断、海桐皮、土鳖虫、羌活、独活、防风）。

4. 骨质疏松症

治则为健脾滋肾、补益肝肾、调理气血、固督止痛。常用方为健脾滋肾汤加减，常用药物有黄芪、党参、生白术、茯苓、黄精、杜仲、川断、牡蛎、枸杞子、千年健、延胡索等，同时配合改良魏氏督脉经手法治疗。

二、传承工作室建设成果

【成员基本情况】

1. 负责人

李飞跃，男，上海交通大学医学院附属瑞金医院伤科，主任医师。

2. 主要成员

奚小冰，男，上海交通大学医学院附属瑞金医院伤科，主任医师。

张昊，男，上海交通大学医学院附属瑞金医院伤科，副主任医师。

【学术成果】

1. 论著

（1）《魏氏伤科－李国衡》（现代骨伤流派名家丛书），人民卫生出版社2007年出版，李飞跃主编。

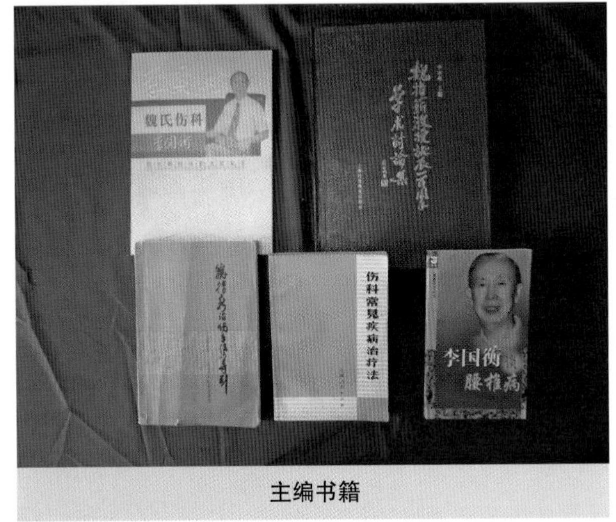

主编书籍

（2）《李国衡学术论文集》，世界图书出版社

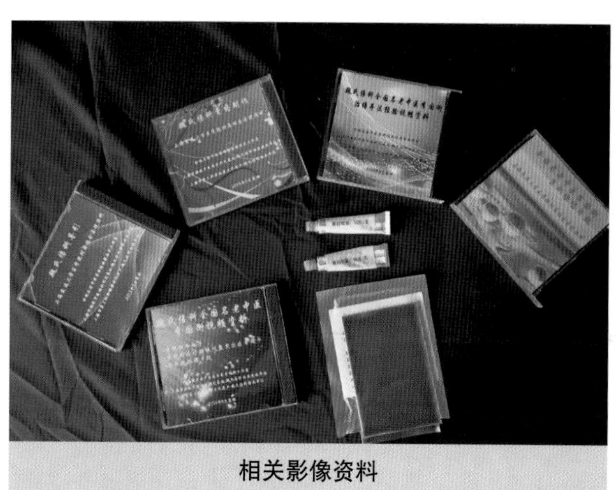
相关影像资料

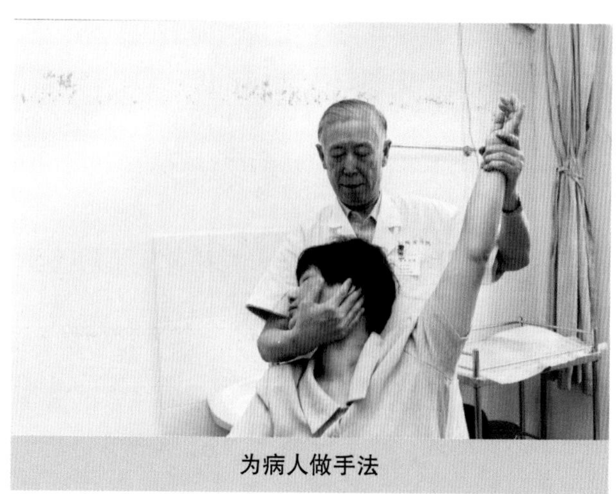
为病人做手法

2014年出版，李飞跃整理。

（3）《魏氏伤科外治法》，中国中医药出版社2015年出版，李飞跃主编。

2. 论文

（1）奚小冰，等. 魏氏伤科验方消肿散改良方（巴布膏剂型）治疗97例急性软组织损伤多中心临床研究. 中华中医药杂志，2011，26（10）：2463～2466。

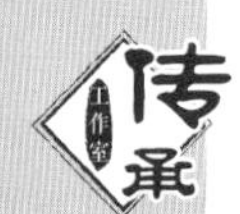

（2）罗仕华，等. 魏氏督脉经手法治疗腰椎间盘突出症临床研究. 上海中医药杂志，2013，47（5）：64～66。

（3）李飞跃，等. 魏氏伤科治疗踝关节功能障碍的临床疗效研究及三维步态分析评价. 中国中医骨伤杂志，2014，22（8）：9～11。

【人才培养】

培养传承人5人；接受进修、实习6人次（中医骨伤科）。举办国家级中医药继续教育项目2次，培训110人次。

【推广运用】

1. 腰椎间盘突出症

诊疗方案：辨证分气滞血瘀、血瘀阻络、湿邪阻络等证型。方药选“行气二地汤”（青皮、陈皮、枳壳、生地、川芎、当归、丹参、白芍、地龙、地鳖虫、延胡索、川牛膝、甘草）、“伸筋活血汤”（伸筋草、川牛膝、制狗脊、左秦艽、西当归、桑寄生、川木瓜、杭白芍、川断炭、乳没炭、炒杜仲、甘草）加减。

运用及推广情况：该诊疗方案已在上海瑞金医院伤科、上海东方医院、上海浦东上钢社区卫生中心等医疗单位推广应用。

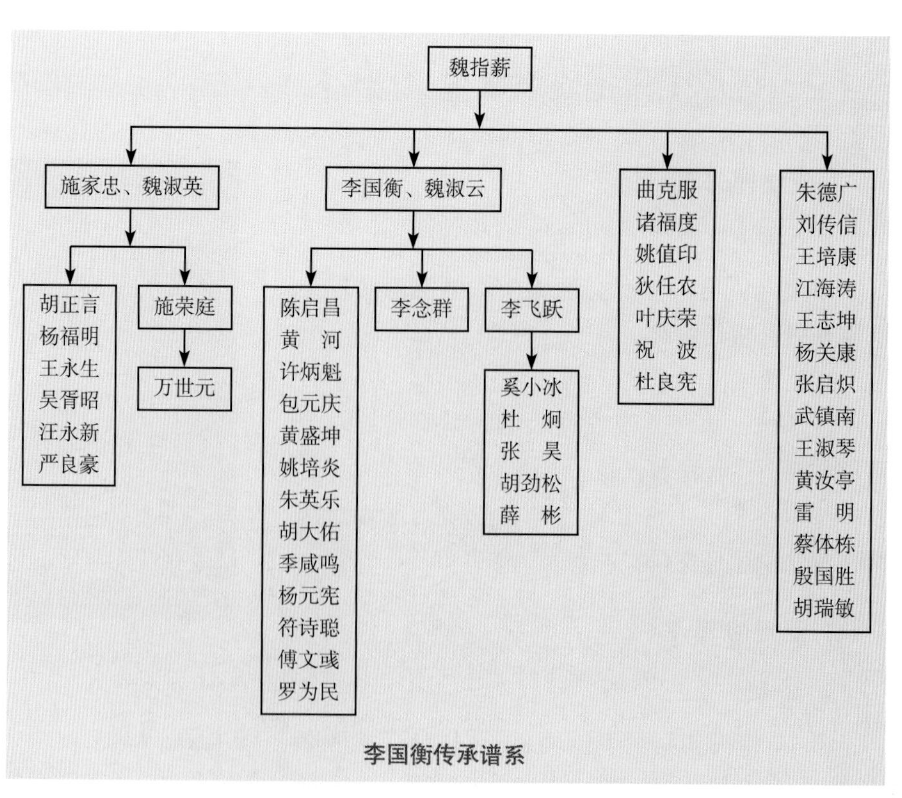

李国衡传承谱系

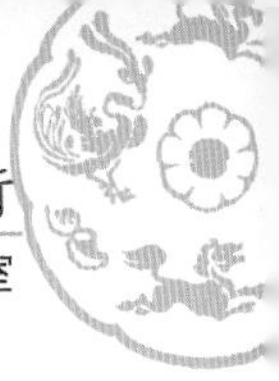

2. 神经根型颈椎病

诊疗方案：辨证分为风寒湿型、气滞血瘀、痰湿阻络、肝肾不足、气血亏虚等证型，方药选羌活胜湿汤、麻桂温经汤、理气活血止痛汤（橘络、枳壳、佛手、生地、归尾、白芍、炙杷叶、地鳖虫、乳香、没药、参三七、香谷芽、甘草）、温胆汤、六味地黄汤、二仙汤、八珍汤合四子散（枸杞子、女贞子、桑椹子、功劳子）等加减。

运用及推广情况：该诊疗方案已在上海瑞金医院伤科、上海东方医院、上海浦东上钢社区卫生中心等医疗单位推广应用。

3. 膝骨关节炎

诊疗方案：以补益肝肾、益气养血为主，同时兼顾活血、祛风、散寒、除湿。

运用及推广情况：该诊疗方案在上海瑞金医院伤科推广，2013 年度共收治患者 116 例，平均病程 10.45 天，好转 98 例，无效 18 例，总有效率 84.5%。

三、依托单位——上海交通大学医学院附属瑞金医院

【依托单位简介】

上海交通大学医学院附属瑞金医院建于 1907 年，原名广慈医院，是一所集医疗、教学、科研为一体的三级甲等综合性医院。医院占地面积 12 万平米，建筑面积 22.1 万平米，核定床位数 1693 张。医院秉持“广博慈爱，追求卓越”的精神，全面倡导“以优质的医疗使病人放心、以一流的服务使病人称心、以优美的环境使病人舒心”的服务理念，连续三次获全国文明单位称号，并获得全国五一劳动奖状、全国卫生系统先进集体、全国模范职工之家、全国三八红旗集体、全国文明巾帼岗、全国青年文明号、上海市文明单位等诸多荣誉。

【特色优势】

瑞金医院作为综合性西医医院，西医临床、科研实力雄厚，有国家临床重点专科项目 18 个，上海市重点学科“重中之重”1 个，上海市优势学科 2 个，上海市特色学科 1 个，上海市重点学科 2 个，上海市教委及卫生局重点学科 6 个。

瑞金医院中医特色鲜明，现为海派中医魏氏伤科流派传承研究基地，承担该流派传承研究工作。拥有全国老中医药专家学术经验继承工作指导老师 2 名，上海市名中医 1 名。

【联系方式】

地址：上海市瑞金二路 197 号
电话：021-64370045 转 666096
网址：http://www.rjh.com.cn

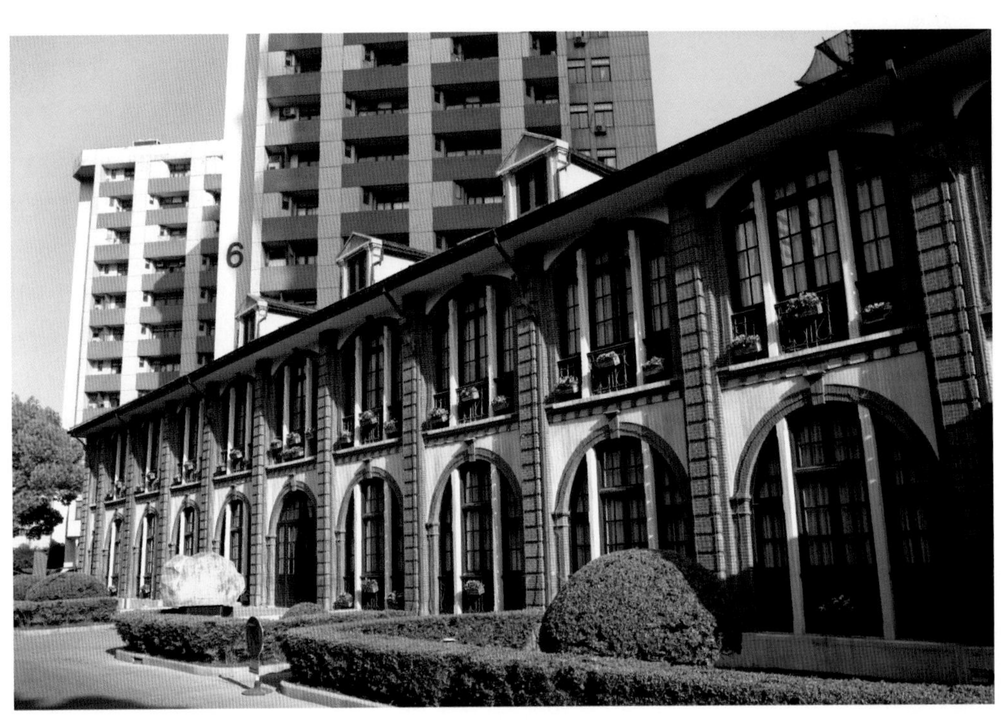

钱伯文

全国名老中医药专家传承工作室

一、老中医药专家

【个人简介】

钱伯文（1917—2015年），男，江苏无锡人。上海中医药大学终身教授。1938年毕业于上海新中国医学院。曾任中华人民共和国药典委员会委员，上海中医研究所肿瘤研究室主任，上海中医学院中药系副主任，上海中医药大学专家委员会副主任委员，上海市中医药研究院专家委员会副主任委员，上海康复食疗协会名誉会长，中华中医药学会外科学肿瘤专业委员会顾问，上海中药学会顾问，上海中医药学会肿瘤学专业委员会负责人，上海广慈医院特约会诊专家等职。是全国首届500位名老中医药专家学术经验研究班导师。1992年起享受国务院政府特殊津贴，1995年被评为上海市名中医。

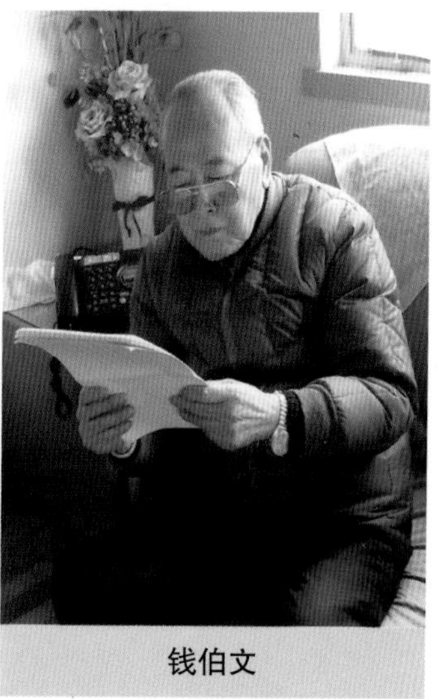

钱伯文

担任第一批全国老中医药专家学术经验继承工作指导老师。

继承人：①钱力兰，上海中医药大学附属岳阳医院副主任医师；②朱国福，上海中医药大学中药教研室，教授。

主编著作有《抗癌中药的临床效用》《肿瘤的辨证施治》《抗癌人生》《中国食疗学》《养生指南》《抗衰老中药与食物》等，并组织编写《中药学》《方剂学》等教材，参加《辞海》中药部分的编写工作。发表学术论文80余篇。

主持上海市省部级及厅局级科研课题多项。曾先后获得上海市卫生局科技进步一、二等奖，第二届世界传统医学优秀成果奖。

【学术经验】

（一）学术思想

1. 扶正祛邪观

认为扶正与祛邪的辨证应用是治疗疾病取得疗效的关键。根据病情的标本虚实，轻重缓急，恰当选择攻与补，或是攻补兼施，或是先攻后补，或是先补后攻。同时注意补中兼通，攻而不伐。

2. 整体观

认为人体的各种生理活动是人体内部对立统一的矛盾运动，这种生理性的矛盾运动遭到破坏是引起疾病的根本原因。因此，掌握整体与局部的对立统一关系，是治疗肿瘤不可忽视的重要环节。

（二）临床经验

1. 气机失调是癌肿之重要病机，理气散结乃治癌之基本方法

肿瘤的发病与气机失调有着密切的关系，尤应责之于脾胃气滞和肝气郁结。在治疗癌肿时常用的理气药有橘皮、橘叶、枳壳、香附、川楝子、大腹皮、佛手、八月札、枸橘李、香橼、青皮、

广木香、九香虫、绿萼梅等。在使用理气药时，常根据病情兼夹的不同，予以适当的配伍，收效甚佳。

2. 治疗癌肿消坚散结，坚者必削之

癌肿到了中、晚期，肿块已十分明显时，消坚散结是常规治法；软坚散结法可在癌肿的早期应用。消坚散结有丰富的内涵，应灵活地针对病因，采用各种相适应之消坚散结法，如祛瘀消坚、化痰消坚、清热解毒消坚以及攻毒消坚法等。用消瘰丸加减治疗多种实质性肿块临床疗效显著。

3. 扶正着重脾、胃、肾

癌症属本虚标实，运用好补法为治疗的关键，扶正着重在脾、胃、肾三者，尤应首重补脾胃。常以异功散、六君子汤、参苓白术散、逍遥散等方加减应用。这些方剂药力平稳和缓，对晚期癌症较为适宜。

【擅治病种】

1. 胃癌

主张从调理气机着手，配合软坚散结、扶助正气，选用一些疏调气机的药物，如枳壳、广木香、佛手片、枸橘李、川楝子、郁金、青陈皮等药。胃癌晚期注重补益脾胃之气，常用异功散、六君子汤、参苓白术散、逍遥散等方加减应用。

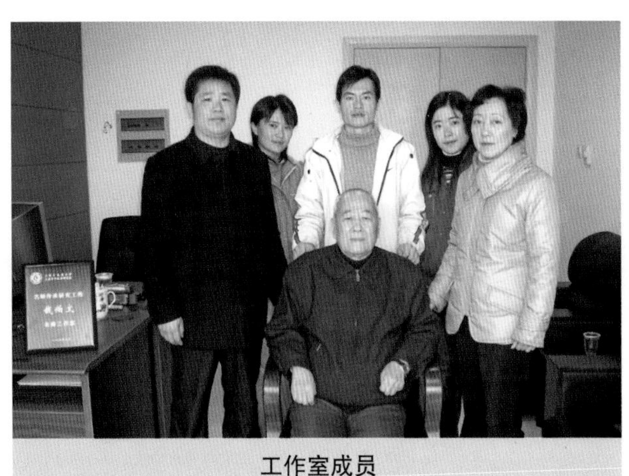
工作室成员

2. 脑瘤

将脑瘤辨证归纳为痰湿内阻、肝胆实热、肝肾阴虚、气血郁结等证型，采用化痰开郁、健脾燥湿、消肿软坚、清肝泻火、滋补肝肾、活血化瘀等治法，辨证选方如温胆汤、导痰汤、指迷茯苓丸、龙胆泻肝汤、一贯煎、杞菊地黄丸等。

二、传承工作室建设成果

【成员基本情况】

1. 负责人

朱国福，男，上海中医药大学中药学专业，教授。

钱力兰，女，上海中医药大学附属岳阳医院，副主任医师。

2. 主要成员

金文，女，中山医院肿瘤治疗中心，副主任医师。

张慧卿，女，第二军医大学长海医院，主治医师。

杨延龙，男，第二军医大学长海医院，讲师。

郭晨旭，女，上海中医药大学，主治医师。

张贵彪，男，上海中医药大学，主治医师。

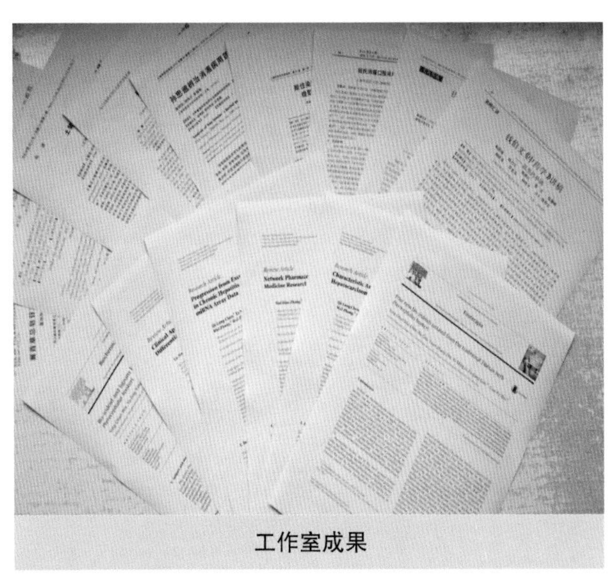
工作室成果

【学术成果】

1.《抗癌人生》，上海中医药大学出版社 2006 年出版，钱伯文主编。

2.《跟名师做临床：肿瘤科难病》，中国中医药出版社 2011 年出版，朱国福主编。

3.《中药学》，清华大学出版社 2012 年出版，朱国福主编。

【人才培养】

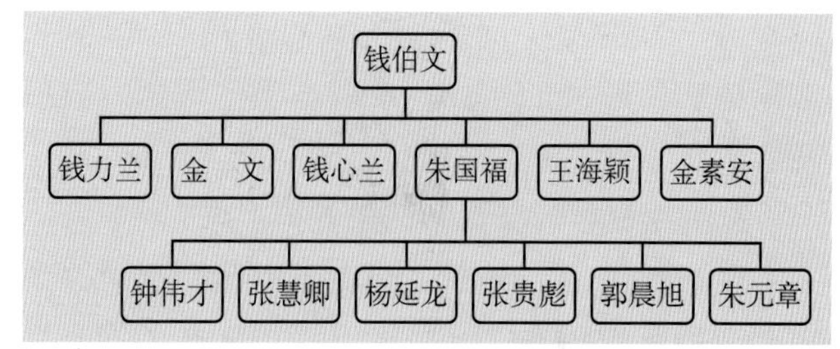

培养传承人 12 人；接受进修学习人员 10 人。举办省部级中医药继续教育项目 1 次，培训 100 余人次。

【推广运用】

（一）诊疗方案

1. 胃癌

辨证分胃阴不足、脾胃虚弱、气滞血瘀等证型，方药选益胃汤、参苓白术散、海藻玉壶汤等加减。

2. 脑瘤

辨证分痰湿内阻、肝胆实热、肝肾阴虚、气血郁结等证型，采用化痰开郁、健脾燥湿、消肿软坚、清肝泻火、滋补肝肾、活血化瘀等治法，方药选温胆汤、导痰汤、龙胆泻肝汤、一贯煎、血府逐瘀汤、补阳还五汤等加减。

（二）运用及推广情况

以上诊疗方案在工作室成员所在单位的门诊推广应用，疗效显著，产生了一定的社会影响力。

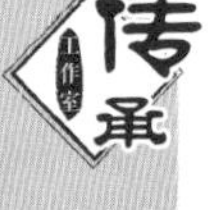

三、依托单位——上海中医药大学（见第 110 页）

朱南孙

全国名老中医药专家传承工作室

一、老中医药专家

【个人简介】

朱南孙，1921年生，女，汉族，祖籍江苏。上海中医药大学附属岳阳中西医结合医院妇科教授、主任医师。是朱氏妇科第三代传人，深得祖父南山公钟爱，取名“南孙”，寄望她继承家学，弘扬祖业。1942年毕业于新中国医学院，毕业前就随父襄诊，初涉医林。1952年随父同入上海市卫生局开办的中医门诊所（上海中医药大学附属岳阳中西医结合医院的前身）工作至今。1995年被评为上海市首批名中医，是国家中医药管理局首批中医妇科重点专科带头人，国家临床重点专科学术顾问，上海市医学重点学科带头人，上海市重点学科（中医妇科学科）学术顾问。

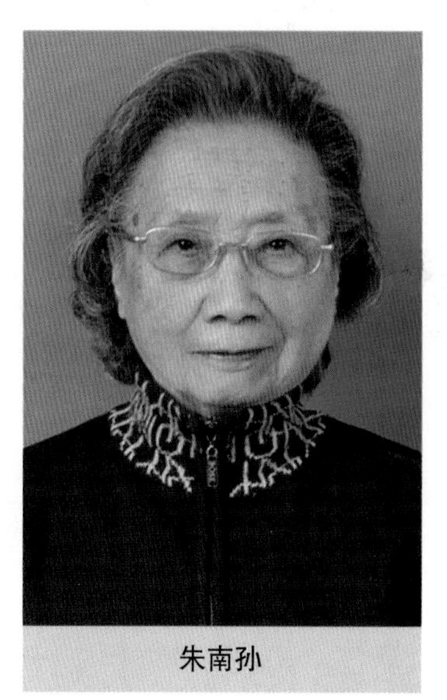

朱南孙

先后担任第一、二批全国老中医药专家学术经验继承工作指导老师。

第一批继承人：①胡国华，上海市中医医院，主任医师；②王采文，上海中医药大学附属岳阳中西医结合医院，副主任医师。

第二批继承人：夏融，新加坡余仁生医疗集团中医专家门诊部。

主编审著作有《朱南孙膏方经验选》《全国中医妇科流派研究》《海派中医妇科流派研究》等5部；发表“朱氏妇科从肾论治多囊卵巢综合征”等46篇论文。

主持国家中医药管理局流派传承研究工作室—朱氏妇科流派等科研课题。获中国中西医结合学会科技进步三等奖、上海市科技进步三等奖、上海市中西医结合学会科技进步三等奖各1项。

【学术经验】

（一）学术思想

1. 注重冲任，以通为盛

系统论述冲任理论并将补充冲任和疏利冲任药物分类组合，施用于月经周期不同阶段以治疗不孕症。认为任通冲盛则育麟有望。

2. 从合守变，燮理阴阳

认为女子疾患多隐微深奥，变化难测。以运动学纵观妇女一生，是一个动与静相对平衡的矛盾运动的过程，应当审其动静之偏向而使之恢复平衡之常态，临床运用分“从、合、守、变”四个方面来掌握。

（二）临床经验

1. 不孕症的治疗经验

治疗排卵障碍性不孕，经后期滋补肝肾、养血调经；在氤氲期温肾促孕，创制调经促孕方（参芪四物汤酌加石楠叶、石菖蒲等）。对输卵管阻塞性不孕，采用清热利湿、疏利冲任治法，代

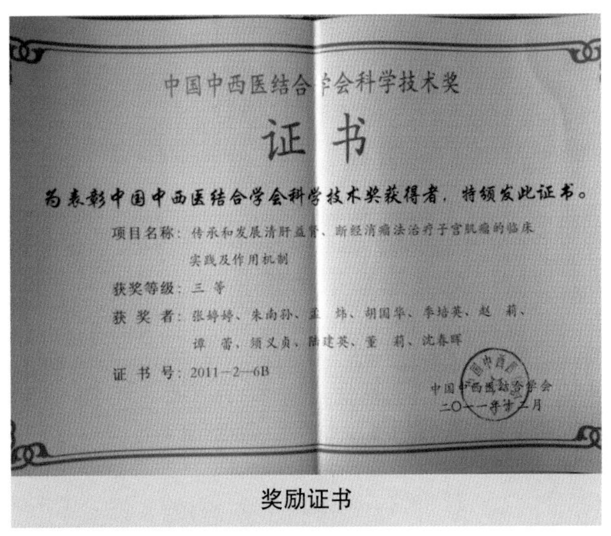

中国中西医结合学会科学技术奖

证 书

为表彰中国中西医结合学会科学技术奖获得者，特颁发此证书。

项目名称：传承和发展清肝益肾、断经消瘤法治疗子宫肌瘤的临床实践及作用机制

获奖等级：三等

获 奖 者：张婷婷、朱南孙、孟 炜、胡国华、李培英、赵 莉、谭 蕾、须义贞、陆建英、董 莉、沈春晖

证 书 号：2011—2—6B

中国中西医结合学会
二〇一一年十二月

奖励证书

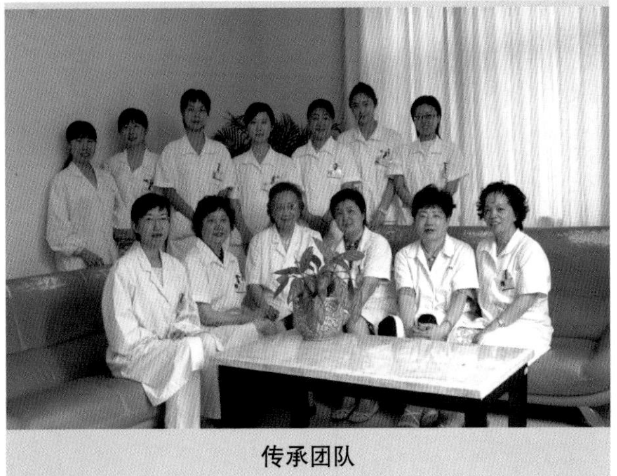

传承团队

表方剂蒲丁藤酱消炎汤（蒲公英、红藤、地丁草、败酱草、生蒲黄、延胡索、川楝子、三棱、莪术、刘寄奴）。

2. 痛经的治疗经验

以活血化瘀为治疗大法，常用经验方加味没竭汤（生蒲黄、三棱、莪术、炙乳香、没药、生山楂、青皮、血竭粉）。偏寒者加小茴香、艾叶、炮姜；热瘀互结者加蒲公英、地丁草、败酱草、延胡等。

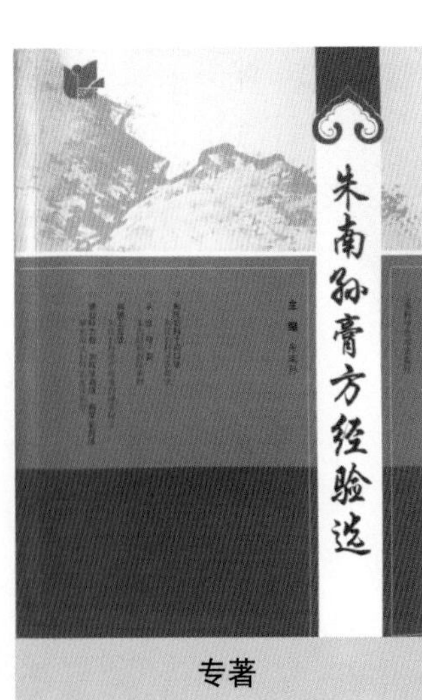

专著

3. 常用经验方

加味没竭汤主治妇女痛经，尤其是膜样痛经和子宫内膜异位症、盆腔炎等引起的痛经。将军斩关汤（蒲黄炭、大黄炭、炮姜炭、茜草、益母草、仙鹤草、桑螵蛸、海螵蛸、三七末），主治虚中夹实血瘀之崩漏。怡情更年汤（女贞子、旱莲草、桑椹子、巴戟天、肉苁蓉、紫草、玄参、首乌藤、合欢皮、淮小麦、炙甘草），主治更年期综合征属肾虚肝旺证者。紫蛇消瘤断经汤（紫草、白花蛇舌草、生牡蛎、夏枯草、寒水石、石见穿、旱莲草、大小蓟），主治围绝经期子宫肌瘤属肝旺肾虚证者。

4. 乙癸同源，肝肾为纲

提出“治肝必及肾，益肾须疏肝，肝肾为纲，肝肾同治”的观点，创制了健壮补力膏（太子参、菟丝子、覆盆子、金樱子、桑寄生、五味子、石龙芮、仙鹤草）、怡情更年汤（女贞子、旱莲草、桑椹子、巴戟天、肉苁蓉、紫草、玄参、首乌藤、合欢皮、淮小麦、炙甘草）、调经促孕汤（潞党参、生黄芪、全当归、大熟地、巴戟天、仙灵脾、菟丝子、覆盆子、石楠叶、石菖蒲），均为滋补肝肾之良方，广泛应用于治疗月经失调、不孕症等。

【擅治病种】

1. 痛经

活血化瘀，理气止痛；常用经验方为加味没竭汤；常用药物有生蒲黄、三棱、莪术、炙乳香、没药、生山楂、青皮、血竭粉，经前乳房胀痛者可酌加青陈皮、制香附、川楝子。

2. 不孕症

从肾论治，治以补益肾气；创制调经促孕方；常用药物有党参、黄芪、当归、熟地、巴戟天、仙灵脾、石楠叶、石菖蒲等。

3. 盆腔炎

清热利湿，疏利冲任；常用方为蒲丁藤酱消炎汤；常用药物有蒲公英、地丁草、红藤、败酱草、刘寄奴、丹参、丹皮、赤芍等。

4. 更年期综合征

更年期综合征属肾虚肝旺者常用方为怡情更年汤；常用药物有女贞子、旱莲草、桑椹子、巴

戟天、肉苁蓉、紫草、玄参、首乌藤、合欢皮、淮小麦、炙甘草等。

二、传承工作室建设成果

【成员基本情况】

1. 负责人

张婷婷，女，上海中医药大学附属岳阳中西医结合医院妇科，主任医师。

2. 主要成员

王采文，女，上海中医药大学附属岳阳中西医结合医院妇科，副主任医师。

董莉，女，上海中医药大学附属岳阳中西医结合医院妇科，主任医师。

赵莉，女，上海中医药大学附属岳阳中西医结合医院妇科，副主任医师。

陆建英，女，上海中医药大学附属岳阳中西医结合医院妇科，主任医师。

【学术成果】

1. 论著

（1）《朱南孙膏方经验选》，上海科学技术出版社 2010 年出版，朱南孙主编。

（2）《10000 个科学难题（医学卷）》，科学出版社 2011 年出版，“10000 个科学难题”医学编委会主编。

（3）《妇产科中西药物治疗案例评析》，人民卫生出版社 2012 年出版，张婷婷、王采文主编。

（4）《江南中医妇科流派膏方精选》，中国中医药出版社 2014 年出版，胡国华主编。

2. 论文

（1）李宛璇，等．朱南孙教授运用加味没竭汤治疗子宫内膜异位症痛经验案 3 则．四川中医，2014，32（4）：138 ～ 139。

（2）陶金红，等．朱氏妇科从肾论治多囊卵巢综合征．新中医，2013，45（2）：179 ～ 181。

（3）严培琦，等．朱南孙治疗产后汗证验案 2 则．江苏中医药，2012，44（5）：43 ～ 44。

（4）董莉，等．朱南孙中医药干预 IVF-ET 的诊疗思路．江苏中医药．2012，44（4）：7 ～ 8。

【人才培养】

培养传承人 13 人；接受外院进修医生 9 名，香港进修医师 5 名。举办国家级中医药继续教育项目 3 次，培训 95 人次。

【成果转化】

院内制剂：加味没竭片（沪药制字 Z05050329）；功能主治：行气破滞、活血化瘀、消积定痛，适用于妇女功能性痛经、膜样痛经及子宫内膜异位症、盆腔炎等引起的痛经。

【推广运用】

1. 输卵管阻塞性不孕

诊疗方案：辨证分湿热瘀结、寒湿凝滞、气滞血瘀等证型，其中湿热瘀结证选用蒲丁藤酱消炎汤。

运用及推广情况：运用蒲丁藤酱消炎汤治疗湿热瘀结型输卵管阻塞性不孕在全国 7 个省市推广应用，总有效率 74.63%。

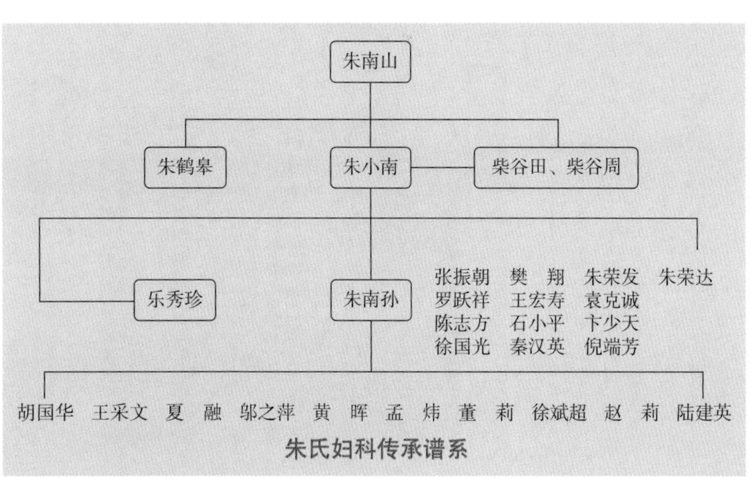

朱氏妇科传承谱系

2. 痛经、子宫内膜异位症

诊疗方案：从瘀论治痛经、子宫内膜异位症，以活血化瘀、理气止痛为治疗大法。

运用及推广情况：该诊疗方案在国内多省市推广，并且传播至香港地区以及美国、日本等国家。加味没竭片治疗气滞血瘀型痛经总有效率98.3%。

3. 崩漏

诊疗方案：辨证分血热、血瘀、气虚证，其中血瘀证选用朱南孙教授经验方将军斩关汤。

运用及推广情况：该方案主要在岳阳医院妇科推广，并在新疆、云南、台湾等地推广，用于治疗虚实夹杂之崩漏，观察56例，总有效率96.4%。

三、依托单位——上海中医药大学附属岳阳中西医结合医院

【依托单位简介】

上海中医药大学附属岳阳中西医结合医院创建于1976年，是集医疗、教学、科研为一体的三级甲等中西医结合综合性公益性医院，同时也是上海市唯一一所国家中医药管理局评定的全国重点中西医结合医院，2012年以全国三级甲等中西医结合医院榜首的成绩率先通过国家中医药管理局三级中西医结合医院等级复评审。医院总占地面积67.27亩，建筑面积7.88万平米，床位900张，年门急诊量约233万人次，年收治住院病人2.8万余人次。

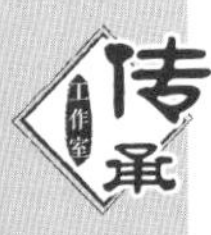

【特色优势】

医院拥有国家教育部重点培育学科1个，国家中医药管理局重点学科7个，卫生部中医临床重点专科5个，国家中医药管理局重点专病专科8个，上海市重点学科2个，上海市中医特色专科6项，上海市中医临床优势专科8个，上海市重点中西医结合病种2个，上海市临床医学中心1个。拥有全国名老中医传承工作室6个，上海市名中医工作室7个。医院还建立了流派临床传承研究中心，设立流派临床传承研究室和工作室，进行临床传承跟师计划。颈性眩晕、慢性再生障碍性贫血、痛风、溃疡性结肠炎、女性更年期综合征、痔病、压力性尿失禁等多个优势病种的疗效已达到国内和上海市先进水平。

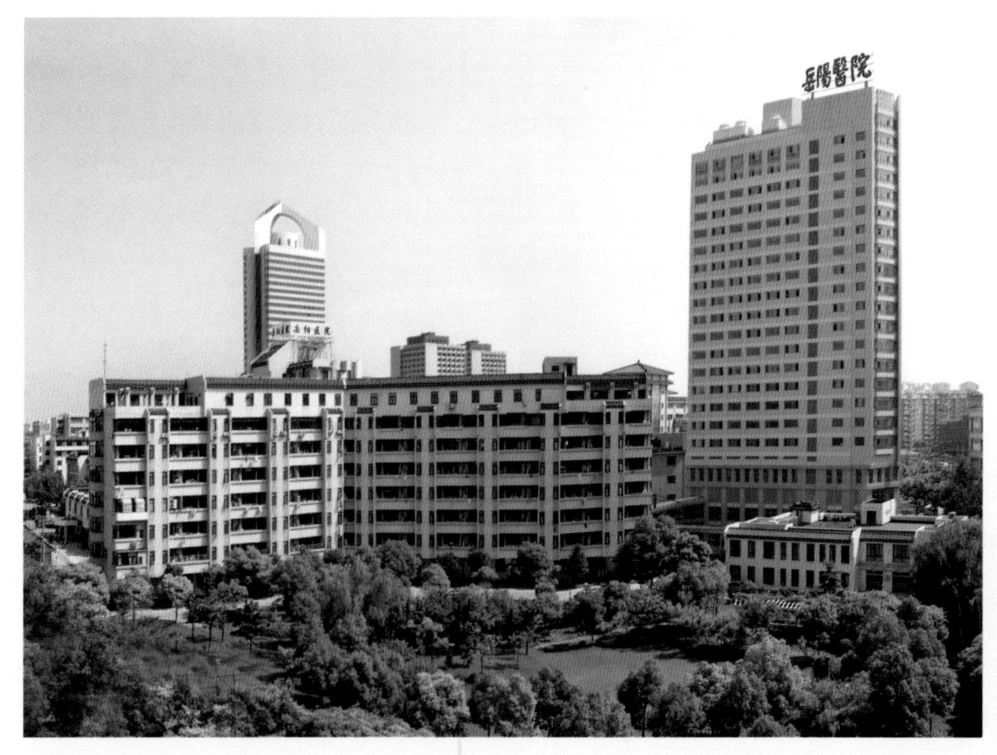

【联系方式】

联系地址：上海市甘河路110号

电话：021-65161782

网址：www.yueyangyy.com

蔡小荪

全国名老中医药专家传承工作室

一、老中医药专家

【个人简介】

蔡小荪，1923年生，男，汉族，上海人。上海市第一人民医院主任医师、教授、博士生导师、上海江湾蔡氏妇科第七代传人。12岁开始在家中学医，14岁进入中国医学院学习，16岁毕业后即随父襄诊，20岁独立应诊。1952年创办新城区联合诊所，1959年起受聘上海第二医科大学附属广慈医院（瑞金医院）、仁济医院、中国福利会国际和平妇幼保健院任顾问，参加查房会诊，并为全科医师讲授中医妇科。1980年开始在上海市第一人民医院从事临床、教学工作。1984年当选全国中医学会妇科委员会副主委。1992年起享受国务院政府特殊津贴。1995年被评为“上海市名中医”。

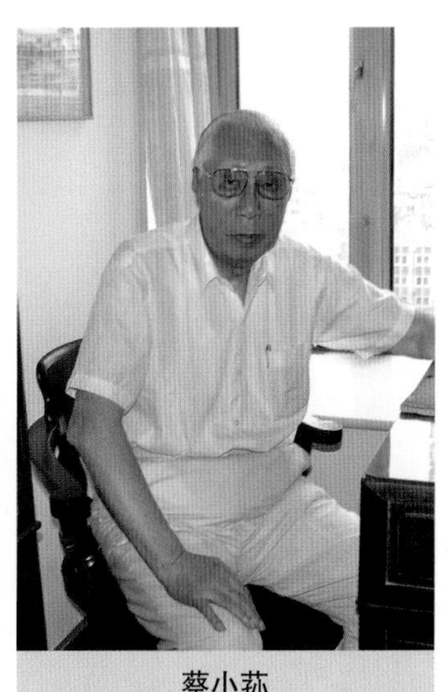

蔡小荪

担任第1～4批全国老中医药专家学术经验继承工作指导老师。

第一批继承人：蔡庄，目前在美国行医。

第二批继承人：①黄素英，上海市中医文献馆，主任医师；②莫惠玉，上海市黄浦区中心医院，副主任医师。

第三批继承人：①付金荣，上海中医药大学附属龙华医院，主任医师；②王隆卉，上海市中医医院，主任医师。

第四批继承人：①张婷婷，上海中医药大学附属岳阳中西医结合医院，主任医师；②翁雪松，上海市第一人民医院，主治医师。

主编《中华名中医治病囊秘·蔡小荪卷》《蔡小荪谈妇科病》等著作；发表“痛经辨证论治述异”“110例不孕症治验分析”等学术论文。

【学术经验】

（一）学术思想

主张因时制宜，周期调治。月经期（经水来潮至经净）常用疏调、通下、固摄诸法调治经期、经量、经色及经味异常；经后期（经净至排卵前）是调经、种子、消癥的基础阶段；经间期（排卵期，即下次月经前14天左右）交接合时有受孕可能；经前期（排卵后到经潮前）是调治月经前后诸疾及经期诸疾的关键时期。

（二）临床经验

1. 治崩漏首别阴阳，塞流勿使留瘀

治崩漏首别阴阳。阳崩出血量多，色鲜红或紫，经来先期，质较浓或稠，治法以清热凉血为主。阴崩经来似崩，色较淡而稀，面色苍白少华，畏冷肢清，常用党参、生黄芪、炒当归、焦白术、牛角腮、陈艾炭、仙鹤草、熟附子、炮姜、阿胶等。

2. 治疗闭经的经验

以调为主，养血为先，理气为要。对原发性闭经以育肾养血为主，参血肉有情之品；对继发性闭经属于肾虚不足、冲任失充者，运用周期疗法，首先予以育肾通络，继用育肾培元。药后如基础体温呈现双相者，当属好转之象，用四物汤加理气活血催经剂，月事可下。

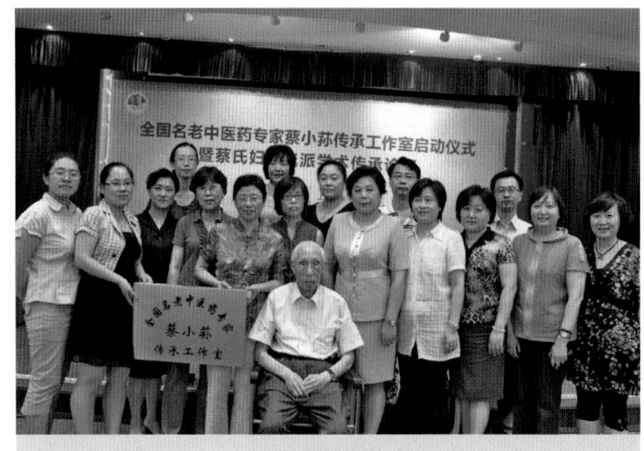

工作室集体

【擅治病种】

1. 不孕症

主要采用周期疗法进行治疗。经净后服孕Ⅰ方（云茯苓、生熟地、怀牛膝、路路通、炙甲片、公丁香、仙灵脾、石楠叶、制黄精、桂枝等）7剂育肾通络。排卵期换服孕Ⅱ方（云茯苓、生熟地、石楠叶、紫石英、狗脊、仙灵脾、仙茅、胡芦巴、鹿角霜、苁蓉等）12～14剂育肾培元。

2. 痛经

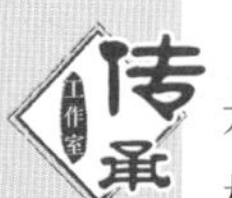
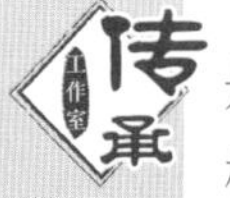

基本方药：当归、川芎、牛膝、香附、元胡、丹参、红花、白芍。瘀甚，加没药、失笑散；膜样痛经，加花蕊石、没药、失笑散；子宫内膜异位症腹痛难忍者，在膜样痛经方中加血竭、苏木。

3. 崩漏

阳崩以清热凉血为主，药用炒当归、丹皮炭、侧柏叶、白芍、炒地榆、旱莲草、生地炭等。阴虚可增龟板或固经丸；气阴两虚加太子参或党参、煅牡蛎、阿胶。阴崩常用党参、生黄芪、炒当归、焦白术、牛角腮、陈艾炭、仙鹤草、熟附子、炮姜、阿胶等。如舌淡薄而舌质偏红，可加生地炭、煅牡蛎，或用龟鹿二仙胶。

二、传承工作室建设成果

【成员基本情况】

1. 负责人

黄素英，上海市中医文献馆，主任医师

2. 主要成员

毕丽娟，上海市中医文献馆，副主任医师。

王春艳，上海市中医文献馆，副主任医师。

王海丽，上海市中医文献馆，副主任医师。

张利，上海市中医文献馆，副主任医师。

苏丽娜，上海市中医文献馆，主治医师。

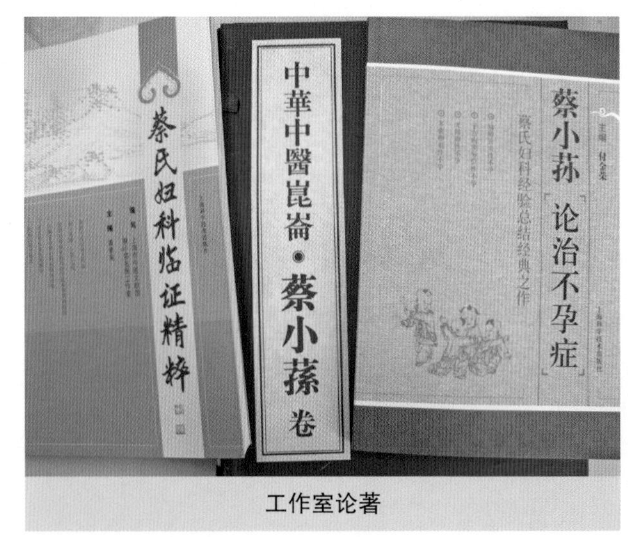

工作室论著

【学术成果】

1. 论著

（1）《蔡氏妇科临证精粹》，上海科学技术出版社2010年出版，黄素英主编。

（2）《中华中医昆仑·蔡小荪卷》，中国中医药出版社2011年出版，黄素英撰稿。

（3）《蔡小荪论治不孕症》，上海科学技术出版2013年出版，付金荣主编。

2. 论文

（1）张利，等.蔡氏妇科“二期四步法”辅助

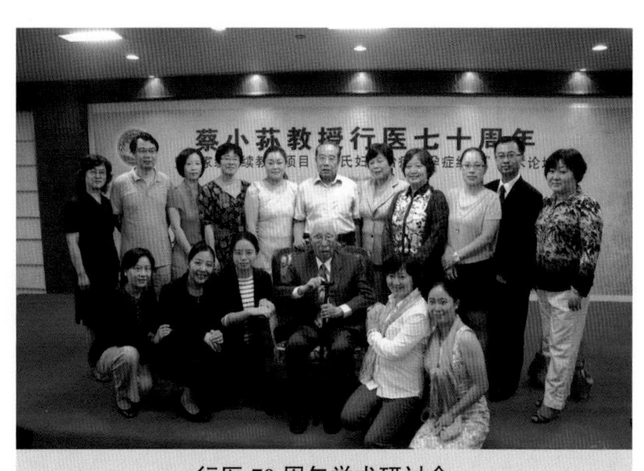

行医 70 周年学术研讨会

治疗体外受精－胚胎移植的思路和方法.山西中医，2013，9：7～9。

（2）翁雪松，等.蔡氏痛经贴治疗气滞血瘀型原发性痛经疗效观察.上海中医药杂志，2011，(10)：53～55。

（3）黄素英.蔡小荪辨治妇科疾病的创新思维.上海中医药大学学报，2011，(5)：1～3。

（4）张婷婷.蔡小荪教授治疗排卵障碍性不孕症临床经验.四川中医，2011，(2)：15～16。

（5）毕丽娟.蔡小荪教授育肾助孕周期调治法治疗不孕症的思路和经验.山东中医杂志，2013，(11)：836～838。

【人才培养】

培养传承人 8 人；接纳进修、实习 8 人。举办国家级继续教育项目 3 次，培训 200 多人次。

【推广运用】

（一）诊疗方案

1. 不孕症

（1）经后期：育肾通络，以孕Ⅰ方加减。痰湿瘀滞型可用苍附导痰汤加减；亦可守前法，去黄精、熟地等腻滞之品，选加石菖蒲、白芥子、制南星、半夏等。

（2）经前期：滋肾填精、育肾培元，以孕Ⅱ方加减。气虚者加党参、黄芪；血虚者加黄芪、当归；阴虚者加炙龟板；腰酸者加杜仲、川断、狗脊；乳张者加青陈皮。

（3）经期：活血清热、理气通络，以四物调冲汤（当归、川芎、大生地、芍药、制香附、牛膝、陈皮）加减。实热内盛者，加赤芍、丹皮、生地榆等；阴虚内热，加地骨皮、麦冬、熟女贞、旱莲草等；寒凝气滞者，加艾叶、吴茱萸、桂枝等；脾虚失摄，加生黄芪、炒潞党、云茯苓、淮山药、炒白术等。

2. 多囊卵巢综合征

（1）药物疗法：多囊方（黄芪、皂角刺、白芥子、制南星、当归、炒白芍、川芎、仙茅、仙灵脾、巴戟天、炙鳖甲等）加减治疗。

（2）运动疗法：有氧运动（慢跑、游泳、骑自行车等），每次时间持续 30～60 分钟，每周 5 次以上。

（3）饮食控制：采用低热量饮食疗法。

3. 子宫内膜异位症

（1）经期：以痛症为主，用内异Ⅰ方（当归、丹参、川芎、川牛膝、制香附、元胡、赤芍、血竭、制没药、苏木、失笑散）加减治疗；以经量过多为主，用内异Ⅱ方（炒当归、丹参、赤芍、白芍、生蒲黄、血竭、三七末、怀牛膝、制香附、震灵丹）加减治疗。

（2）平时（非经期）：无生育要求者，用内异Ⅲ方（当归、丹参、制香附、桃仁泥、血竭、莪术、炙甲片、桂枝、皂角刺、地鳖虫、川牛膝）加减治疗；有生育要求者，先按上述诊疗方案治疗 3～6 个月，待症状明显好转后，在非经期改用孕Ⅰ、孕Ⅱ方。

（二）运用及推广情况

以上 3 个诊疗方案已在龙华医院、岳阳中西医结合医院、上海市中医医院等 8 家医疗单位推广应用。

三、依托单位——上海市中医文献馆（见第 292 页）

秦亮甫

全国名老中医药专家传承工作室

一、老中医药专家

【个人简介】

秦亮甫，1924年生，男，汉族，江苏省武进人。上海第二医科大学附属仁济医院教授、主任医师。1958年进入上海第二医科大学附属仁济医院从事医、教、研工作，历任中医科主任、中医学研究室主任。曾任上海市高等学校教师高级职务评审委员会中医学科组长，中国针灸学会理事，上海针灸学会常务理事，上海中医药学会理事，上海中医药大学、上海市中医研究院专家委员会名誉委员，澳大利亚维多利亚中国医药针灸联合会高级顾问，法国路易斯巴士德大学医学院客座教授，获“依堡卡特”奖章。是全国首批500名名老中医专家之一，1995年被评为“上海市名中医”，享受国务院政府特殊津贴。

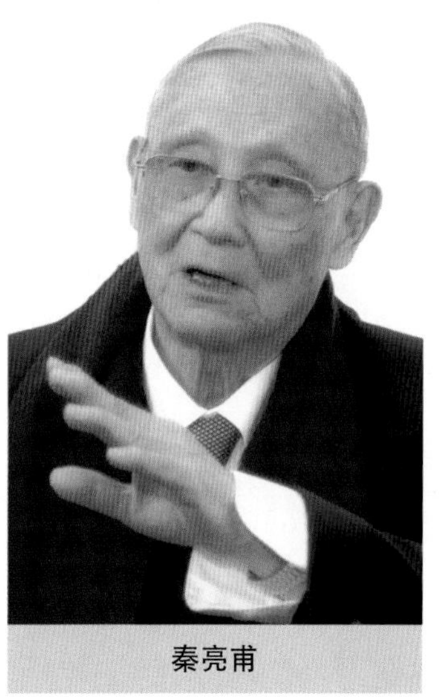

秦亮甫

先后担任第1～4批全国老中医药专家学术经验继承工作指导老师。

第一批继承人：①卢锦花，上海交通大学医学院附属仁济医院中医针灸专业，主任医师；②任秋华，上海交通大学医学院附属仁济医院中医针灸专业，主任医师。

第二批继承人：①张学亮，上海中医药大学附属市中医医院针灸专业，副主任医师；②刘华，上海交通大学医学院附属仁济医院针灸专业，副主任医师。

第三批继承人：①洪钰芳，上海中医药大学附属市中医医院针灸专业，主任医师；②李虹虹，华东医院针灸专业，副主任医师。

第四批继承人：①何东仪，上海中医药大学附属光华医院中西医结合专业，主任医师；②崔花顺，上海中医药大学附属曙光医院针灸专业，主任医师。

主要编著《秦亮甫督脉病经验荟萃》《秦亮甫中医外科治疗法》《秦亮甫临床经验集萃》《跟名医抄方丛书·跟秦亮甫抄方》等著作；发表“经络学说与辨证施治”“中药活血化瘀方治疗大鼠创伤性窒息脑损害的实验研究”等论文。

课题“针刺麻醉在体外循环心内直视手术中的研究”获国家中医药管理局中医药科学技术进步一等奖。“针麻心脏手术心肺保护作用及机制研究”获中国针灸学会科学技术二等奖。

【学术经验】

（一）学术思想

强调脏腑辨证与经络辨证相结合的观点，重视奇经八脉的应用，尤其推崇督脉理论，提出“主取督脉，以治杂病”“从肾论治老年病”“从脾论治肥胖病”的治疗学观点。在针刺手法上强调无痛进针、针感适度；施行补泻应因人因症；治疗上注重针刺配穴，强调针药结合、内服外治、刺灸并重相结合的多种治疗手段。

（二）临床经验

在治疗过程中，十分重视奇经八脉的应用，尤其是督脉，倡导“主取督脉，以治四肢疾病”，针刺督脉，培补真阳，疏通经气，取督补肾，使上下贯通，阳气通达而使四肢疾病可愈，其疗效优于局部取穴。并“主取督脉，以治杂病”，用于治疗外感、高血压、支气管哮喘、头痛、不寐、眩晕、强直性脊柱炎、多发性硬化、慢性泄泻以及过敏性皮肤疾病。

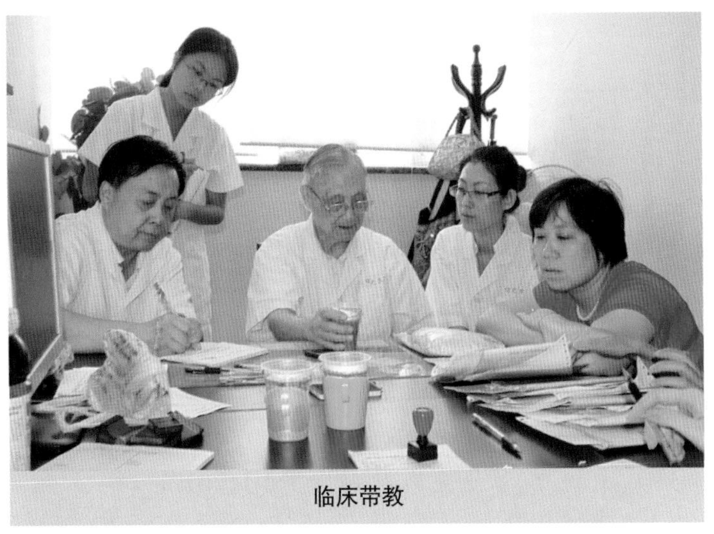
临床带教

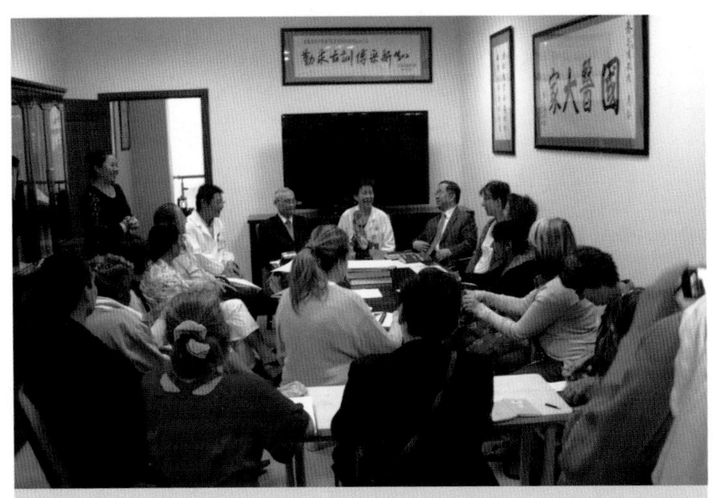
工作室活动

【擅治病种】

1. 哮喘

秦氏哮喘敷贴方循经敷贴，配合自拟方（麻黄、细辛、白芥子、延胡索、附子、桂枝、黄芩）中药内服，治疗支气管哮喘、慢性阻塞性肺疾病，可改善Treg细胞功能，提高患者生活质量。

2. 头痛

用秦氏头八针（百会、印堂、率谷、头临泣、风池等）治疗慢性头痛，可减少发作次数，减轻头痛程度。

3. 多发性硬化

以秦氏头八针为主，结合首乌益髓汤（首乌、天麻、枸杞子、石决明、太子参、炙黄芪、制黄精、丹参、川芎、白芷、羌活、独活、当归、熟地、牛膝、桑枝）治疗多发性硬化，可改善临床症状，提高EDSS功能评分。

4. 强直性脊柱炎

外用秦氏消痹膏，结合自拟方（豨莶草、马齿苋、防己、黄连、黄柏、生石膏、大黄、芒硝、延胡索）中药内服，治疗强直性脊柱炎。

二、传承工作室建设成果

【成员基本情况】

1. 负责人

李鹤，上海交通大学医学院附属仁济医院中医针灸专业，主任医师，副教授。

2. 主要成员

李祎群，上海交通大学医学院附属仁济医院中医针灸专业，副主任医师。

何东仪，上海中医药大学附属光华医院中西医结合专业，主任医师。

崔花顺，上海中医药大学附属曙光医院针灸专业，主任医师。

程玲，同济大学附属东方医院针灸专业，副

主任医师。

【学术成果】

1. 论著

《秦亮甫督脉病经验荟萃》，上海交通大学出版社 2015 年出版，李鹤主编。

2. 论文

（1）洪钰芳 . 针药结合治疗原发性三叉神经痛临床观察 . 中成药，2011，33（5）：754 ～ 756。

（2）祁宏，等 . “秦氏头八针”治疗慢性每日头痛临床研究 . 长春中医药大学学报，2012，28（12）：990 ～ 991。

（3）陈申旭，等 . 电针评价周围性面瘫程度与预后评测的临床研究 . 上海针灸杂志，2014，33（2）：100 ～ 102。

（4）丁忱欢，等 . 电针下关穴改善犬迟发性脑血管痉挛的机制研究 . 上海中医药大学学报，2012，26（4）：95 ～ 97。

（5）李璟，等 . 秦亮甫“督脉为要”之临证经验 . 江苏中医药，2014，46（7）：14 ～ 16。

【人才培养】

培养传承人 7 人；接受进修、实习 3 人。举办国家级中医药继续教育项目 2 次，培训 57 人次；举办省级中医药继续教育项目 1 次，培训 38 人次。

【成果转化】

专利：秦亮甫；秦氏“铁箍散”，专利号：201410352679.0。

【推广运用】

（一）诊疗方案

1. 哮喘

急性期辨证注重寒与热，分别采用射干麻黄汤、定喘汤、麻杏甘石汤化裁。缓解期辨证重视脏腑，对于肺、脾、肾虚损分别采用玉屏风散、六君子汤和金匮肾气丸出入，并在内服药物基础上配合中药循经敷贴外治。

2. 头痛

辨证分为肝阳上亢、气血亏虚、痰浊上犯、瘀血阻滞等证型。以秦氏头痛方（天麻、羌活、柴胡、白芷、川芎、藁本、蔓荆子等）为基本用药，配合辨证加减应用。在内服药物的同时用针灸治疗，采用秦氏“头八针”。

3. 湿疹

按照皮肤损害程度与伴随症状分为湿热浸淫、脾虚湿蕴、血虚风燥三类，分别采用龙胆泻肝汤、除湿胃苓汤、当归饮子为基础方，配合皮病外洗中药（地肤子、白鲜皮、蛇床子、浮萍、山豆根、土荆皮、豨莶草、香樟木、芙蓉叶、马齿苋、苦参、野菊花、蚕砂、冰片、枯矾、明矾、火麻仁）联合治疗。

（二）运用及推广情况

以上诊疗方案分别在上海仁济医院、龙华医院、曙光医院、岳阳医院、东方医院和上海市中医医院等单位推广，并形成秦氏特色的专科专病门诊。

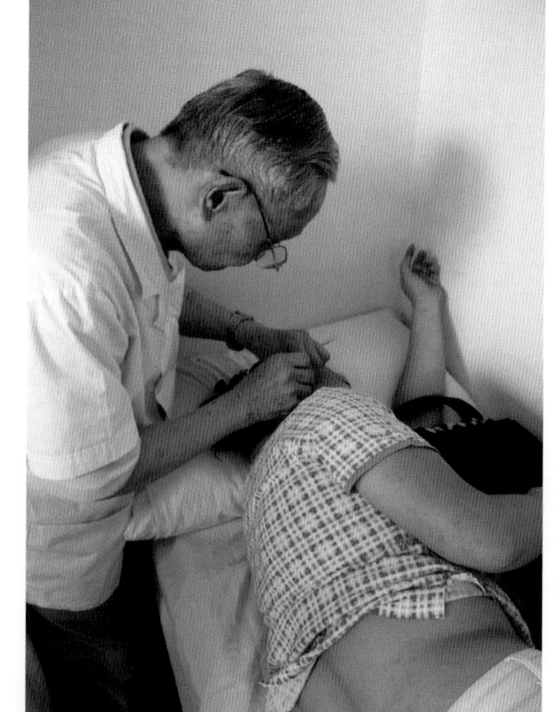

针灸操作

三、依托单位——上海交通大学医学院附属仁济医院

【依托单位简介】

上海交通大学医学院附属仁济医院建于1844年，是一所学科门类齐全，集医疗、教学、科研于一体的综合性三级甲等医院，总核定床位超过2000张，拥有正、副高级职称专家328名，博士生导师57名，硕士生导师148名。

【特色优势】

医院有教育部重点学科、卫生部重点实验室1个（消化内科）、教育部重点学科组成单位1个（内科学），教育部重点学科培育学科组成单位1个（神经外科学），“十五211工程”重点学科（专业）3个（消化内科学、风湿病学、外科学），上海市重点学科2个（消化疾病学、风湿病学），上海市教委重点学科2个（风湿病学、妇产科学），上海市临床医学中心2个（消化疾病、风湿疾病），上海市医疗质控中心3个（血透、消化内科、激光），市级研究所3个（消化疾病、风湿疾病、男性疾病），以及上海市唯一的人类精子库、上海市危重孕产妇会诊抢救中心等。医院2013年科研经费达1.48亿元，还获得多项国家科技进步奖、中华医学科技奖、高等学校科技进步奖等，先后有几百人次入围各级人才培养计划，包括973首席科学家、长江学者特聘教授、卫生部有突出贡献中青年专家、国家杰出青年、上海市领军人才等。医院与国外20多所医学院校建立了学术交流和友好合作关系。

【联系方式】

地址：上海市浦建路160号

电话：021-58752345

网址：http://www.renji.com

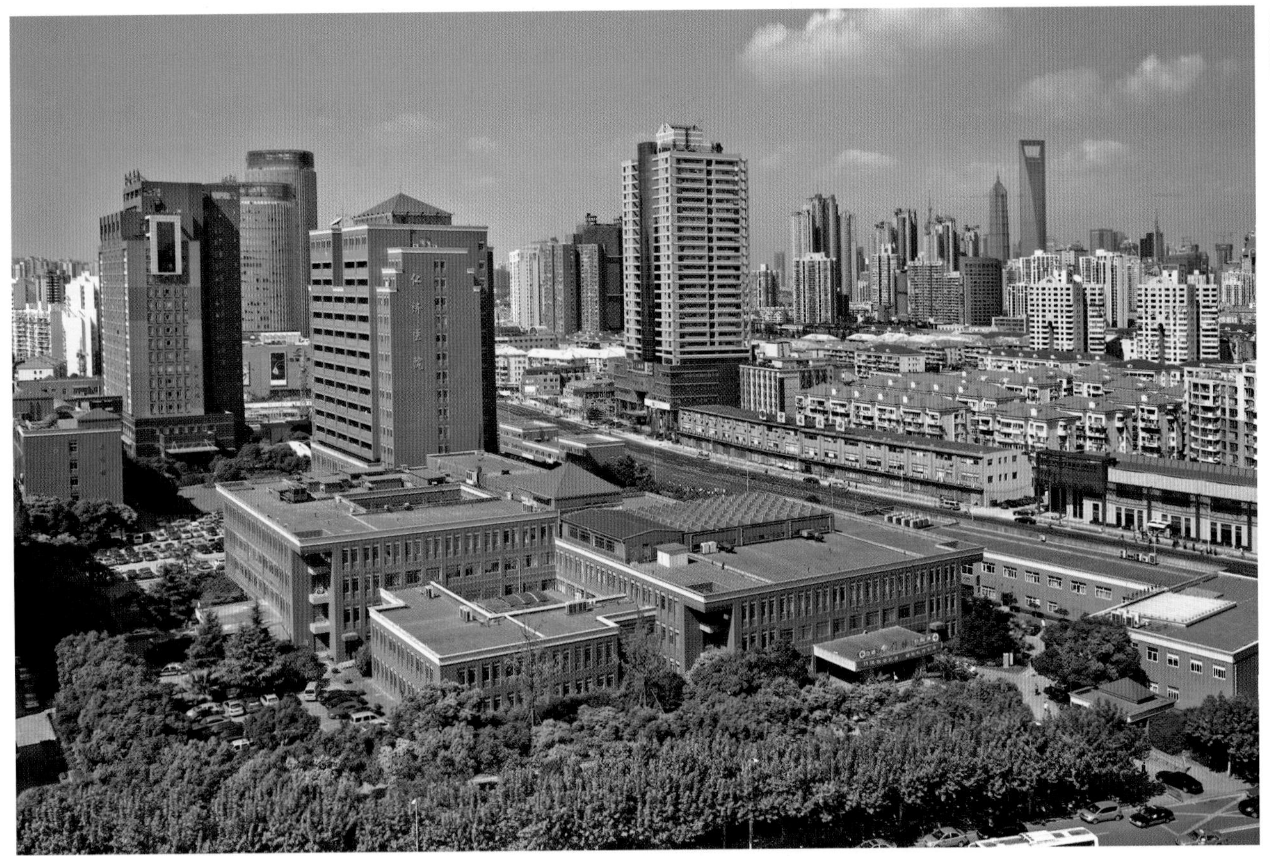

朱秉宜

全国名老中医药专家传承工作室

一、老中医药专家

【个人简介】

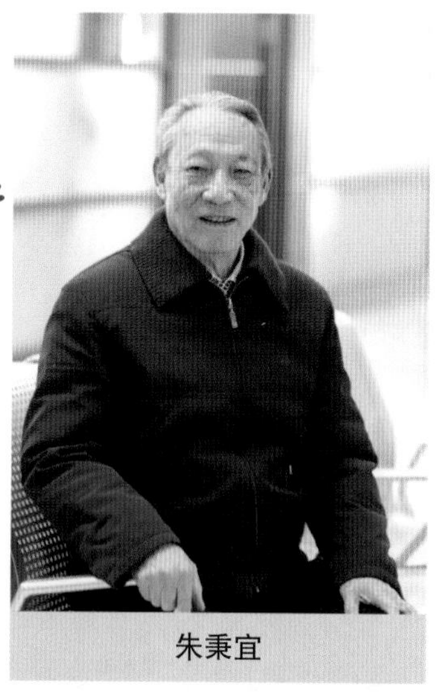
朱秉宜

朱秉宜，1930年生，男，汉族，江苏苏州人。江苏省中医院肛肠科教授、主任医师。自幼随其父亲朱竹云先生学习中医基础知识和经典理论，15岁时拜清代外科名医王洪绪传人王寿康先生为师，学习中医内、外科。19岁时在苏州开业行医，从事中医内科和外科。1950年参加苏州市卫生局举办的中医进修班，系统学习西医知识。1954年被苏州市中医诊所（苏州市中医院的前身）聘为特约医生。1955年被调往江苏省中医院参与筹建痔科并工作至今。曾任江苏省中医院肛肠科主任，中国中医药学会肛肠分会理事、江苏省中医学会肛肠专业委员会副主任委员。1992年起享受国务院政府特殊津贴，是江苏省名中医，1987年被卫生部授予"全国卫生文明建设先进工作者"称号。

先后担任第1～5批全国老中医药专家学术经验继承工作指导老师。

第一批继承人：谷云飞，江苏省中医院肛肠科，主任医师。

第二批继承人：史仁杰，江苏省中医院肛肠科，主任医师。

第三批继承人：①陈玉根，江苏省中医院肛肠科，主任医师；②李国年，江苏省中医院肛肠科，主任医师。。

第四批继承人：①钱海华，江苏省中医院肛肠科，主任医师；②何文玉，江苏省中医院肛肠科，主任医师。。

第五批继承人：①孙桂东，江苏省中医院肛肠科，主任医师；②杨柏林，江苏省中医院肛肠科，主任医师。。

编著有《实用中医肛肠病学》《常见病中医临床手册》等著作；发表学术论文30余篇。

曾指导省级课题4项。主持的"消痔液注射疗法及其原理研究"曾获江苏省人民政府科技成果四等奖。

【学术经验】

（一）学术思想

在肛门及大肠疾病的治疗中，主张在重视辨证施治的同时，尤重于清热调血顺气。并认为肛门与大肠作为身体的一个组成部分，必然与全身其他的脏腑组织器官互相依存、互相制约，在肛肠疾病的治疗中提倡内治与外治相结合。

（二）临床经验

1. 效大禹治水，创"消痔"新说

虽然痔的成因是血脉不行、气滞血瘀，现有的治疗多以阻断痔血流为法，似治理大水，以

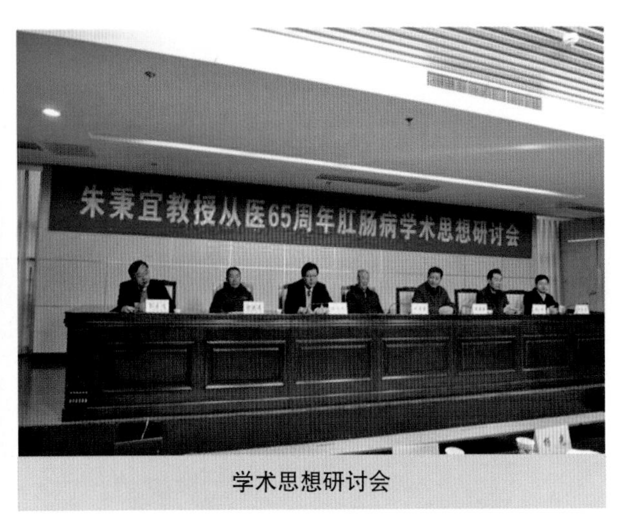

朱秉宜教授从医65周年肛肠病学术思想研讨会
学术思想研讨会

“堵”为法，决非上策。应采用疏通之法，首创以松弛肛管平滑肌、改善局部血液循环为主要治疗机理的消痔液注射疗法。

2. 治疗环状混合痔“四法并用”

对于环状混合痔，根据此病有痔组织已经纤维性变的特征，可应用结扎、切割、药物注射和缝合“四法并用”的综合疗法，可发扬各种单一方法的长处，克服单一疗法的不足，对病变组织清除较彻底，较好地保护肛门功能。

3. 扬“挂线”特色，为现代所用

运用挂线疗法治疗高位肛瘘时，如肛管直肠环已纤维化（临床表现为肛管直肠环僵硬），予一次紧扎，使其在 5 ～ 7 天内脱线；对尚未纤维化者，挂线的日程应在 2 周左右较为适宜。对于低位肌间、高位肌间、坐骨直肠窝、骨盆直肠窝的复杂性肛瘘或多间隙肛周脓肿患者，将与内口相应的主管道浅部作放射状切开，清除内口及原始感染病灶，对主管道的高位部分以及支管脓腔不作广泛切除或切开，只根据引流需要作几个小放射状切开，潜行搔刮瘘管腔内坏死组织，然后在相应的切口之间瘘管内挂入呈松弛状态的橡皮筋（即被挂线部分不予紧扎），利用橡皮筋作为引流物作对口引流。术后也不需要在管腔内放置引流条，只须顺橡皮筋放入去掉针头的小儿头皮针，用生理盐水或抗生素药液将管腔内的污物冲洗干净。等到管腔或脓腔缩小长平，主管道切开之创口接近愈合时，拆除所挂的松弛的橡皮筋，继续冲洗支管、脓腔 3 ～ 5 天，支管或脓腔就会逐渐闭合而愈合。

【擅治病种】

1. 便秘

燥热内结型用增液承气汤加减；阴虚津亏型用麻仁丸或五仁汤；血虚肠燥型用四物汤合润肠丸加减；气虚内结型用黄芪汤加减，便结者加火麻仁、郁李仁；阳虚便结型用济川煎。便秘伴有的腹胀、腹痛，常用炒枳（实）壳、槟榔、莱菔子、陈皮、台乌药、玄胡索等；肝郁脾虚所致的腹痛，多用白芍、玄胡索、青皮、香橼、陈皮；虚寒性腹痛多用炮姜、台乌药、淡吴萸、煨木香、甘草等；兼有瘀滞者用赤芍、当归等，还喜用乌梅 10g 加入方中以起活血通脉之功。慢性结肠炎以便秘为主症者，治疗应健脾助运与清热导滞并施，用生白术（多用至 20g）、决明子、莱菔子、枳实（壳）、生山楂、生熟军、白芍等。

2. 结肠炎

脾胃虚弱型用参苓白术丸加减；湿热脾虚型用葛根芩连汤合参苓白术散加减；脾肾阳虚型用附子理中汤合四神丸加减；肝郁脾虚型用痛泻要方加减。若里急后重较甚者加槟榔，腹痛甚者加玄胡，嗳腐吐酸者加焦三仙。

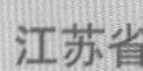

二、传承工作室建设成果

【成员基本情况】

1. 负责人

谷云飞，江苏省中医院肛肠病专业，主任医师、教授。

2. 主要成员

史仁杰，男，江苏省中医院肛肠专业，主任医师。

李国年，男，江苏省中医院肛肠专业，主任

医师

陈玉根，男，江苏省中医院肛肠专业，主任医师。

钱海华，男，江苏省中医院肛肠专业，主任医师。

何雯玉，女，江苏省中医院肛肠专业，主任医师。

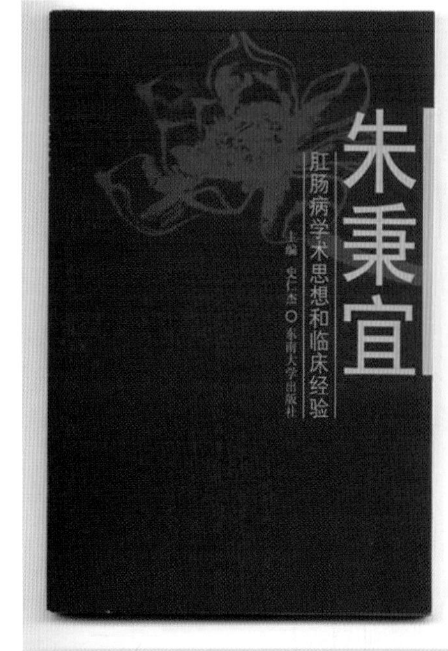

著作

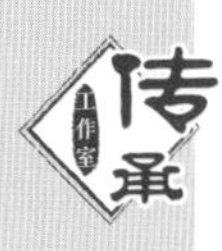

【学术成果】

1. 论著

（1）《朱秉宜肛瘘诊治实践与创新》，人民卫生出版社 2014 年出版，谷云飞主编。

（2）《朱秉宜肛肠病学术思想和临床经验》，东南大学出版社 2010 年出版，史仁杰主编。

2. 论文

（1）史仁杰，等. 朱秉宜痔病诊治经验. 江苏中医药杂志，2011，43（1）：17 ～ 18。

（2）钱海华，等. 朱秉宜治疗慢传输型便秘的经验. 江苏中医药杂志，2012，44（7）：8 ～ 9。

（3）颜帅，等. 养阴润肠汤治疗慢传输型便秘 54 例. 南京中医药大学学报，2013，29（4）：335 ～ 337。

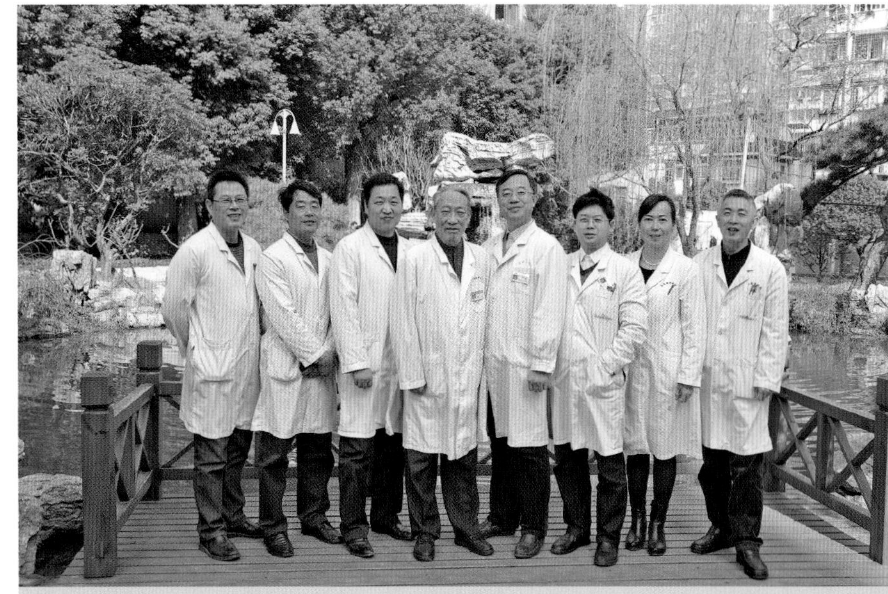
工作室团队

【人才培养】

培养传承人 8 人；接受进修、实习 70 多人次（肛肠科）。举办国家级中医药继续教育项目 4 次，培训 200 余人次。

【推广运用】

TST 联合硬化注射治疗脱垂性痔病方案在全国 10 余个省市 14 家定点医院推广。该诊疗方案安全有效，而且具有降低并发症、微创性、尽可能保护生理结构特点的优势。

三、依托单位——江苏省中医院（见第 90 页）

夏桂成

全国名老中医药专家传承工作室

一、老中医药专家

【个人简介】

夏桂成，1931年生，男，汉族，江苏江阴人。江苏省中医院中医妇科教授、主任医师、博导。1955年毕业于南京中医进修学校，曾先后师承夏奕钧、黄鹤秋等名老中医。荣获2005年中国医师奖，2007年度全国卫生系统先进工作者，2009年全国中医妇科名师，2012年全国"白求恩奖章"，2014年"国医大师"等称号。

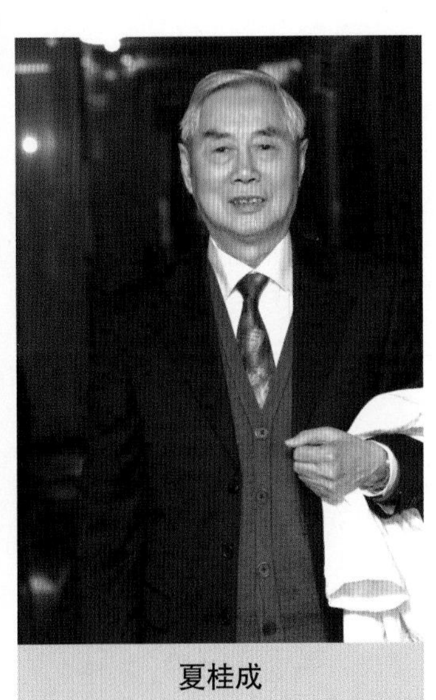

夏桂成

先后担任第2～4批全国老中医药专家学术经验继承工作指导老师。

第二批继承人：赵可宁，江苏省中医院妇科，主任医师。

第三批继承人：①钱菁，江苏省中医院妇科，主任医师；②殷燕云，江苏省中医院生殖医学科，副主任医师。

第四批继承人：①李瑾，江苏省中医院妇科，副主任医师；②周云，江苏省中医院妇科，副主任医师。

主要编著有《夏桂成实用中医妇科学》《中医妇科理论与实践》等20种著作；发表"月经周期与调周法""论经间排卵期的生理、病理及治疗特点"等100余篇论文。

指导科研课题20余项，获2011年江苏省科学技术进步一等奖。

【学术经验】

（一）学术思想

1.创建"经间期"学说

在诊治经间期出血疾病时，发现经间期阴阳转化具有"重阴必阳"的特征，虽然短暂，但这一时间节点关联了周期各个阶段，使之连贯成整体。主张深究其中动静、升降的运动形式，以及所产生气血变化、病理产物的复杂现象，确立治疗方案。

2.确立中医药调整月经周期节律法，深化调经的"治本"大法

总结月经周期演变阴阳转化的规律，创制独特的夏氏月经周期调节法（简称调周法），揭示了阴阳气血的活动在女性体内的有序性，为治疗妇科的"已病""未病"奠定基础，形成中医药调治月经病的特色。

3.创立"心－肾－子宫轴"学说

创造性地提出"心－肾－子宫轴"学说，即认为人体阴阳气血调节之关键在于心两脏的水火既济作用，调节阴阳平衡，月经节律调整是以后天坎离八卦为动力，坎离既济，心肾交合，才有可能推动阴阳消长转化运动的发展，结合肝脾疏

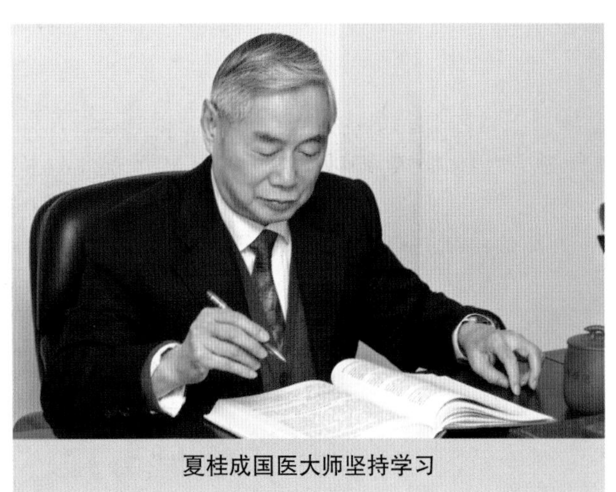
夏桂成国医大师坚持学习

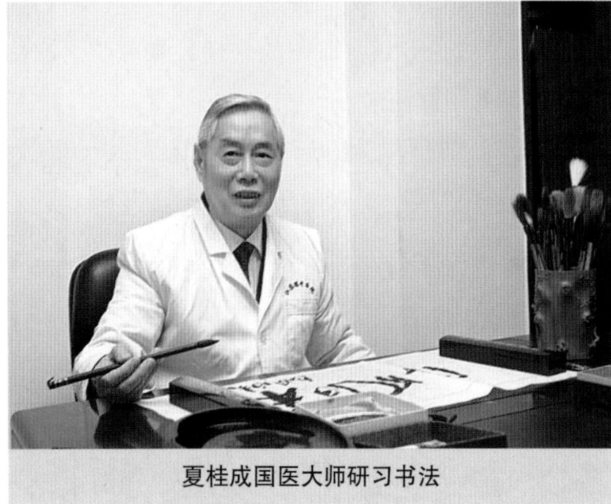
夏桂成国医大师研习书法

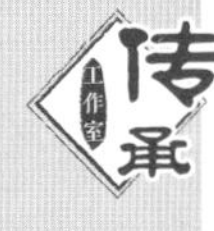

泄功能，司子宫藏泻，共同调节月经周期变化。

（二）临床经验

1．治疗不孕症及月经失调类疾病注重周期分节论治

行经期“通调”为要，运用调经的方药排除陈旧的应泄经血，达到新的相对性平衡。经后期“补虚”固本，以养血而养阴、养阴而养精（卵）作为治疗的关键。养阴必须与经后初、中、末3个时期相结合，促进阴长，促进精卵发育成熟。经间期“促排”为关键，常用的促排卵方法有活血化瘀、滋阴宁神稍佐活血、养血补肾佐以活血等。经前期标本需兼治。经前期已接近月经周期演变的结束阶段，以助阳理气为先。

2. 治疗更年期综合征注重心肾合治

更年期综合征治以清心滋肾、燮理阴阳，以清心滋肾汤（钩藤、莲子心、黄连、紫贝齿、淮山药、山茱萸、太子参、茯苓、合欢皮、熟地）为基本方加减，结合心理学疏导和生活调摄，燮理阴阳，使得水火既济，有效缓解和控制更年期综合征的发生。

【擅治病种】

1. 不孕症

运用补肾调周法，经后期用归芍地黄汤、滋肾生肝饮、补天五子种玉丹等；经间期用补肾促排卵汤（炒当归、赤白芍、淮山药、熟地、丹皮、茯苓、山萸肉、川断、菟丝子、鹿角片、五灵脂、红花）；经前期用毓麟珠、补肾助孕汤（丹参、赤芍、白芍、山药、炒丹皮、茯苓、紫石英、川断、菟丝子、紫河车、柴胡、绿萼梅）等；行经期用五味调经散等。

2. 更年期综合征

治疗思路为清心滋肾法；常用经验方为清心滋肾汤。

3. 先兆流产

治疗思路为益肾宁心安胎法；常用经验方为益肾宁心安胎方（白芍、山药、山萸肉、茯苓、川断、杜仲、桑寄生、菟丝子、苎麻根、钩藤、莲子心、子芩）。

二、传承工作室建设成果

【成员基本情况】

1. 负责人

谈勇，女，江苏省中医院生殖医学科，主任医师、教授。

卢苏，女，江苏省中医院妇科，主任医师、教授。

2. 主要成员

赵可宁，女，江苏省中医院妇科，主任医师。

钱菁，女，江苏省中医院妇科，主任医师。

任青玲，女，江苏省中医院妇科，主任医师。

胡荣魁，男，江苏省中医院生殖医学科，主治医师。

【学术成果】

1. 论著

（1）《中华中医昆仑·夏桂成卷》，中国中医药出版社 2011 年出版，谈勇主编。

（2）《坤壶撷英》，人民卫生出版社 2014 年出版，谈勇主编。

2. 论文

（1）谈勇，等.中医女性生殖节律理论创新.[J]南京中医药大学学报，2014，04：301 ～ 305。

（2）任青玲，等.略谈夏桂成经后卵泡期“复阴”的辨治特色.江苏中医药，2011，43（9）：10 ～ 11。

（3）钱菁，等.夏桂成诊治子宫腺肌病痛经的临床经验.江苏中医药，2012，44（12）：11 ～ 12。

（4）殷燕云，等.经方和补肾调周法相结合治疗卵巢早衰之探索.辽宁中医杂志，2012，39（12）：2371 ～ 2373。

【人才培养】

培养传承人 14 人；接受进修、实习医师百余人次。举办国家级中医药继续教育项目 30 余次。

【成果转化】

院内制剂：乌鳖返春口服液；编号：苏药制字 Z04001287；功能主治：滋阴养血、补肾奠基，治疗卵巢功能低下及卵巢早衰。

【推广运用】

1. 不孕症

诊疗方案：中药调整月经周期调节法（调周法）。

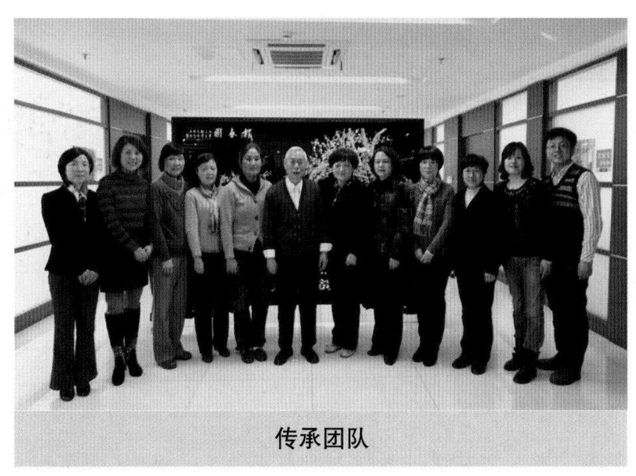
传承团队

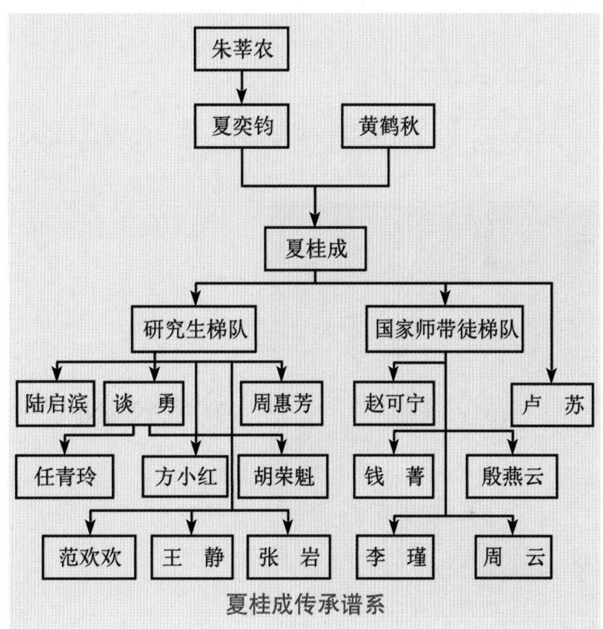

夏桂成传承谱系

运用及推广情况：自上世纪九十年代在国内 15 所中医药院校附属医院、三甲医院及国外得到了推广应用。求治患者覆盖国内 25 个省市及港、澳、台地区，国外涉及东南亚、欧美、非洲等诸多国家，取得了较大的社会和经济效益。

2. 更年期综合征

诊疗方案：清心滋肾法。

运用及推广情况：“十一五”国家科技支撑计划“更年期综合征中医治疗方案”研究结果显示临床总有效率 87.61%，与激素治疗的疗效相当，治疗方案直接应用推广于基层医院。

三、依托单位——江苏省中医院（见第 90 页）

谢昌仁

全国名老中医药专家传承工作室

一、老中医药专家

【个人简介】

谢昌仁（1919—2008年），男，汉族，江苏南京人。南京市中医院主任医师。1935年进入张简斋创办的国医传习所学习，因抗战爆发被迫中止。1946年国医传习所恢复，完成学业。1951～1953年在南京中医进修学校深造，1954年任南京市玄武区联合诊所所长，1956年开始在南京市中医院内科工作。1991年获得国务院颁发的荣誉证书和政府特殊津贴，后被授予“江苏省名中医”称号。先后担任江苏省中医药学会理事、江苏省中医学会内科分会副主任委员、急诊学术研究会主任委员等职务。

谢昌仁

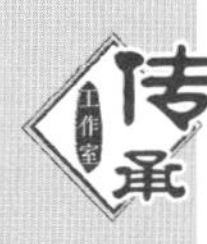

先后担任第1～3批全国老中医药专家学术经验继承工作指导老师。

第一批继承人：张钟爱，南京市中医院老年病专业，主任医师。

第二批继承人：徐蕾，南京市中医院风湿病专业，主任医师。

第三批继承人：①程彬彬，南京市中医院脾胃病专业，副主任医师；②赵霞，南京市中医院肾病专业，副主任医师。

主要编著有《谢昌仁临床医学经验》等；发表“通腑法的临床运用”“中风病治疗510例小结”“胃脘痛治疗经验”等论文30多篇。

【学术经验】

（一）学术思想

承袭金陵医派顾护脾胃的思想，重视脾胃气机升降，强调治脾宜调其气、行其滞、补其虚；治胃宜通不宜滞，宜和不宜逆，用药忌壅滞或寒凉之品。反对中医药只能治疗慢性病的观点，提倡运用经方治疗急症，并大胆进行探索。提倡腑以通为用，创通腑十法。

（二）临床经验

1. 擅用下法

下法为急性温热病热毒炽盛、实邪内结、病在中焦的重要治则，可存阴保津、泄热防陷。临床诸多疾病与通腑有关，宜驱除多余，减轻负担，吐故纳新。在临床运用上多数是兼用通腑法，用药时不机械地选用某一种通便药，而要根据个人不同的情况选择用药。

2. 选方用药顾护脾胃

临床经常询问患者食欲、食量及大便情况，选方用药顾护脾胃，以苦降辛通为大法，调畅气机、和胃降逆，尤推崇加味连苏饮合温胆汤加减。同时认为虚实夹杂证较为常见，虚者有气阴两虚、中焦虚寒，实者多为气滞、食积、血瘀、湿毒互结。治疗上采用益气养阴或温中缓急为大法，配合理气活血、清热化湿、消食导滞等，做到通补结合。

3. 擅用经方治疗急症

用葛根芩连汤治疗细菌性痢疾、急性肠炎；用四逆散治疗急性胆囊炎、急性阑尾炎；用麻黄连翘赤小豆汤治疗急性荨麻疹、急性黄疸型肝炎等。

【擅治病种】

1. 糖尿病

清热滋阴。方用人参白虎汤合六味地黄汤，加沙参、麦冬养肺胃津液，加鸡内金以助脾胃强健。

2. 慢性阻塞性肺病

发作期着重治肺，方用三拗汤合杏苏二陈汤，外寒重者加细辛、桂枝。慢性迁延期标本兼治，湿痰内蕴用六君子汤、平胃散合参；脾肾两虚兼有痰浊者以麦味地黄汤合杏苏二陈汤加减。

3. 脑梗塞

此病与风、火、痰、瘀关系密切。临床分为三期（急性期、偏瘫期、恢复期）四法（清肝开窍法、化痰通络法、益气活血法、滋肾养肝法）治疗。强调掌握主要矛盾，集中药力先行解决，更强调通腑、活血、清热三法在中风治疗的运用。如对急性期昏迷者，治疗以清肝熄风、化痰开窍为主，予羚角钩藤汤合桑蒺温胆汤（桑叶、蒺藜、决明子、甘菊花、连翘、橘皮、姜半夏、炒竹茹、枳实、甘草、大黄）治疗；偏瘫期重在活血通络，予补阳还五汤合桃红四物汤加减；恢复期强调滋养肝肾，予地黄饮子加减。

二、传承工作室建设成果

【成员基本情况】

1. 负责人

张钟爱，女，南京市中医院老年病专业，主任医师。

2. 主要成员

骆天炯，女，南京市中医院老年病专业，主任医师。

顾宁，男，南京市中医院心血管病专业，主任医师。

谢晓枫，女，南京市中医院脾胃病专业，副主任医师。

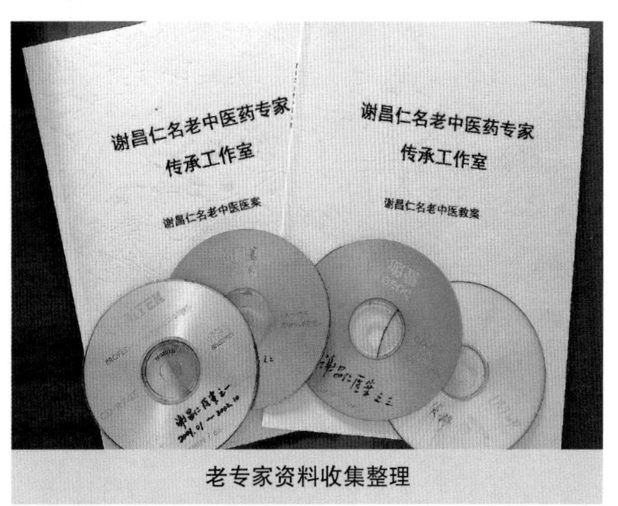

老专家资料收集整理

【学术成果】

1. 论著

1《名医谢昌仁》，江苏科学技术出版社 2012 年出版，张钟爱主编。

2《百年金陵名医》，南京出版社 2013 年出版，张钟爱副主编。

2. 论文

（1）赵乐天.谢昌仁运用温胆汤化裁治疗脑病验案 4 则.江苏中医药，2012，44（12）：52 ～ 54。

（2）赵乐天.张钟爱运用通腑法验案 3 则.中医药导报，2012，18（11）：10 ～ 11。

（3）施明.中西药联合治疗肝阳痰火型老年高血压病 60 例临床研究.江苏中医药，2011，43（4）：29 ～ 30。

（4）顾宁.冠心病与中医气虚血瘀相关性初探.中国中医急症，2013，22（12）：2074 ～ 2075。

【人才培养】

培养继承人2人，接受进修46人。举办国家级中医药继续教育项目3次，培训481人次；举办省级中医药继续教育项目1次，培训61人次。

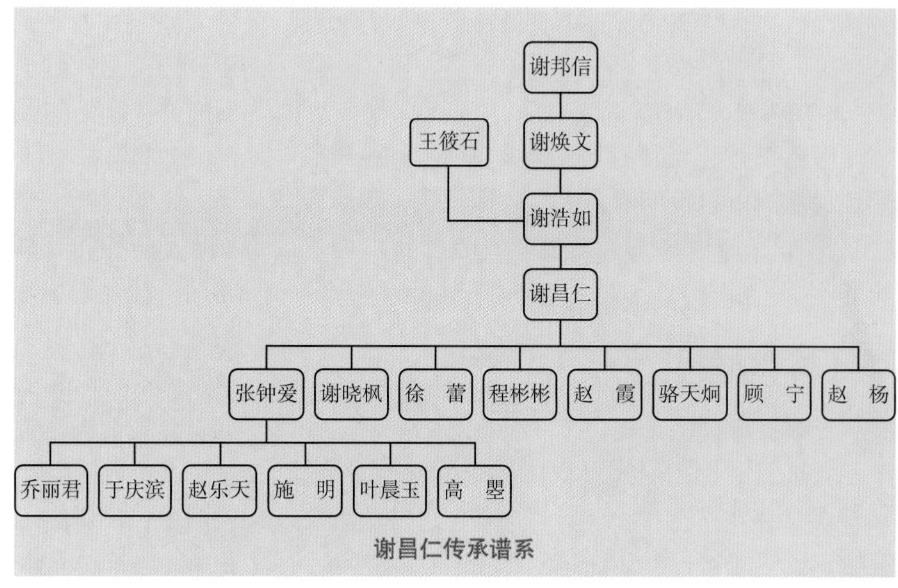

谢昌仁传承谱系

【推广运用】

（一）诊疗方案

1. 消渴

阴虚燥热证用人参白虎汤合六味地黄汤加减；阳明热盛证用三黄（大黄、黄芩、黄连）、调胃承气汤加减；脾虚气弱证用七味白术散、参苓白术散加减；肾阳不足证用桂附八味丸加减。

2. 食管痹

肝胃郁热证用左金丸加减；肝胃不和证用柴胡疏肝散加减；脾虚气滞证用四逆散合六君子汤加减；脾胃虚寒证用理中汤加减；气虚血瘀证用启膈散加减。

传
工作室
承

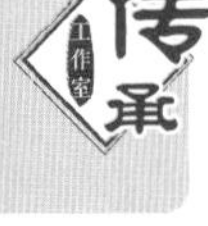

3. 中风

（1）中经络：风痰瘀血痹阻脉络用桃红四物汤合涤痰汤加减，肝阳暴亢、风火上扰用天麻钩藤饮加减，痰热腑实、风痰上扰用大承气汤加减，气虚血瘀用补阳还五汤加减。

（2）中腑脏：阳闭用羚角钩藤汤加减，阴闭用涤痰汤加减，脱证用参附汤加减。

（二）运用及推广情况

以上3个诊疗方案已在南京市中医院内科推广应用，均取得良好疗效。

2012年继教项目

心血管疾病中西医结合干预策略暨心血管疾病中医护理新进展学习班
2013年继教项目

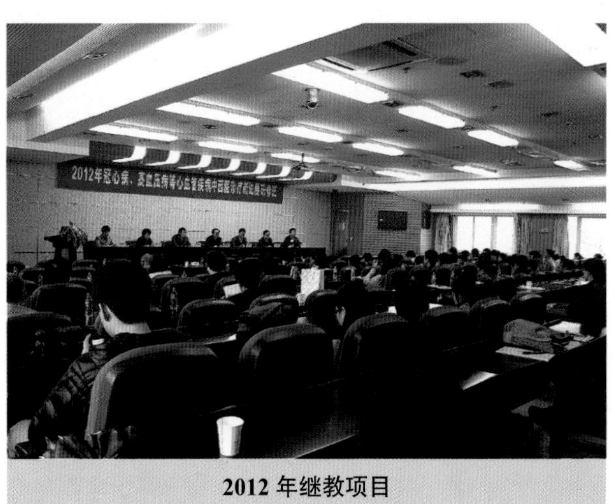

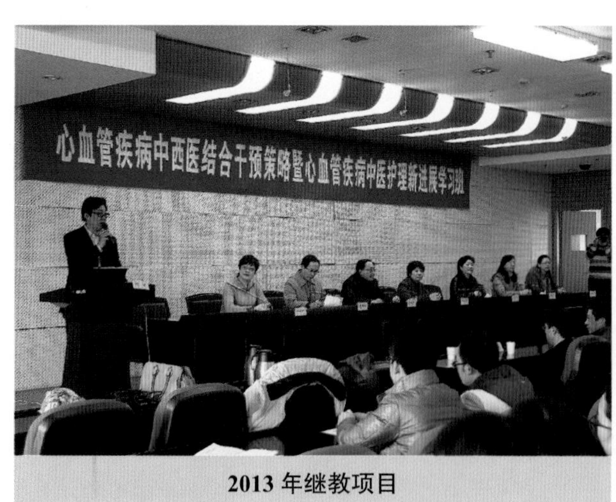

三、依托单位——南京市中医院

【依托单位简介】

南京市中医院创建于1956年，是三级甲等综合性中医医院，南京中医药大学第三附属医院。医院占地面积19300m²，医疗用房44000m²，编制床位700张，年门诊量73万人次，出院病人1.8万人次。医院被确定为国家药物临床试验机构、国际中医药教育实习培训基地、国际针灸培训中心临床基地、中华中医药学会肛肠分会副会长单位。

【特色优势】

医院拥有国家级名老中医药专家传承工作室5个，全国名老中医药专家学术经验继承工作指导老师6名，江苏省名中医、名中西医结合专家15名，南京市名中医、名中西医结合专家29名，南京中医药大学兼聘教授、副教授、讲师226人，博士、硕士生导师37人。

医院有国家级中医重点专科3个（肛肠科、脑病科、妇科），国家级中医重点专科建设项目2个（心血管科、肿瘤科），国家级重点专科培育项目2个（护理学、临床药学），江苏省中医重点专科2个，江苏省中医重点专科建设单位2个，南京市中医重点专科4个，南京市中医重点专科建设单位2个。其中，国家级中医重点学科（专科）肛肠科，继国家“十五”“十一五”以及江苏省“135”重点学科之后，再次成为国家卫生计生委新一轮中医重点学科，也是国家中医药管理局中医重点专科。医院还拥有江苏省中西医结合结直肠肿瘤诊疗中心、盆底中心、炎性肠病诊疗平台等相关疾病诊疗平台，设有中医药研究所、结直肠病研究所及南京市医学重点实验室。

【联系方式】

地址：江苏省南京市秦淮区金陵路1号
电话：025-52276220
网址：www.njszyy.cn

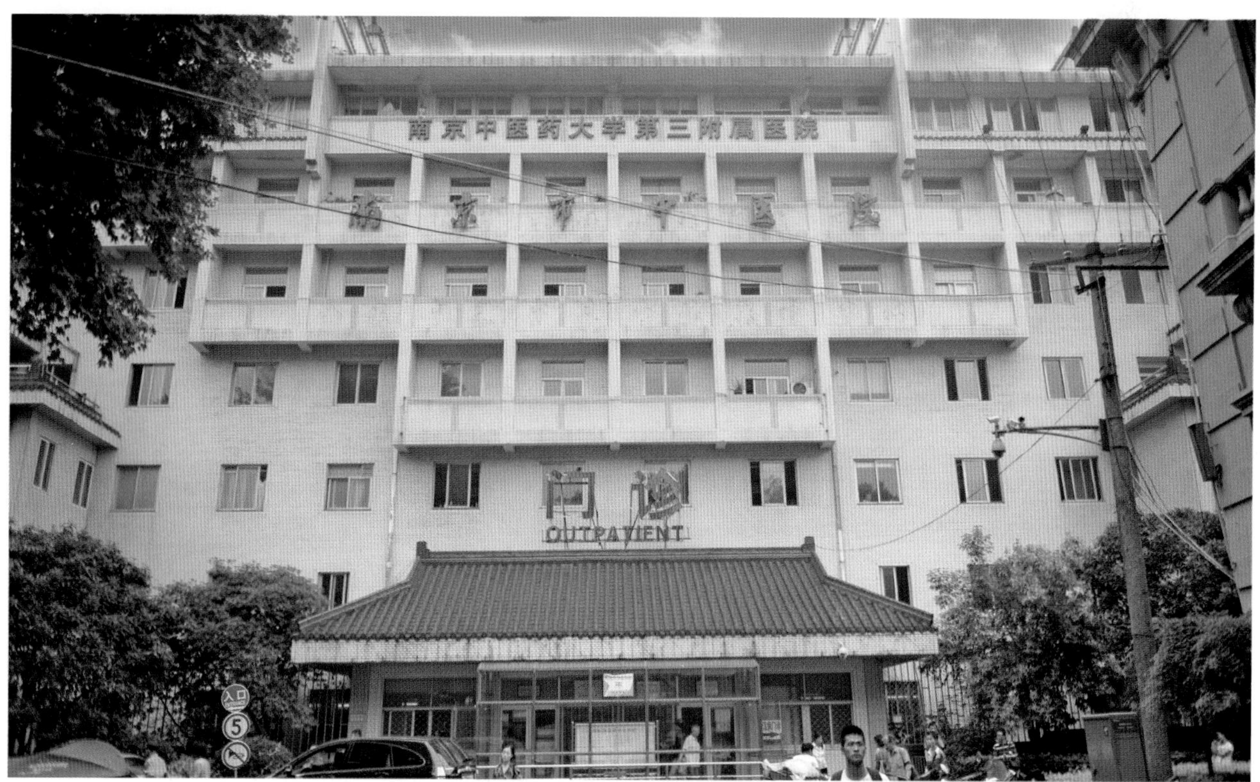

张志坚

全国名老中医药专家传承工作室

一、老中医药专家

【个人简介】

张志坚，1930年生，男，汉族，江苏江阴人。南京中医药大学附属常州市中医医院肾病科专业教授、主任医师。1948年从武进国医专科学校肄业；1957年结业于江苏省中医学校医科师资班，先后在河北中医学院、天津中医学院任教，1966年调入常州市中医医院从事临床工作至今。1985年荣获中华全国总工会“五一”劳动勋章，1989年获全国卫生系统先进工作者称号，1993年起享受国务院政府特殊津贴。

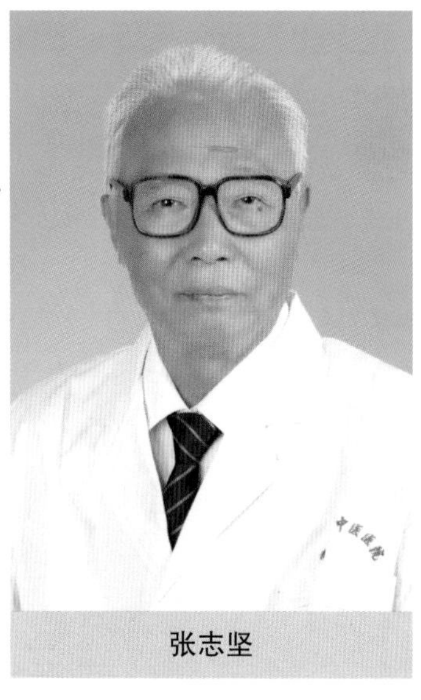

张志坚

担任第四批全国老中医药专家学术经验继承工作指导老师。

继承人：①王身菊，常州市中医医院肾病科副主任医师；②赵敏，常州市中医医院肾病科副主任医师。

主要编著有《肾脏病患者如何生活得更好——著名中医张志坚谈肾脏病的调养》；发表“宣肺法治疗肾炎蛋白尿的体会”“中医治疗123例麻疹临床观察”等37篇论文。

主持省级科研课题“保元液治疗慢性肾功能衰竭的临床与实验研究”。

【学术经验】

（一）学术思想

1. 肾脏病三因致病学说

提出肾脏病素因、主因及诱因学说，认为肺、脾、肾虚损常为慢性肾病的素因，尤以肾虚最为常见；风、湿、浊、瘀、毒为发病之主因；外邪、饮食、劳累、情志为发病之诱因。

2. “期平致和”治肾病

主张治肾病以护肾为中心，以燮理阴阳为要点，以和为期为原则；保证睡眠食欲，以调养心脾为基础；关注精神情绪，以疏肝解郁为手段；观察感染情况，以宣肺散邪为重；视病程长短，以通络祛瘀为变通。

（二）临床经验

1. 首创“宣肺法”治疗慢性肾炎

治疗慢性肾炎着眼于宣肺以洁水源，祛风以孤水势，辛以散邪，凉以泄热，因势利导。常用银花、连翘、荆芥、牛蒡子、僵蚕、净蝉衣、桔梗、鸡苏散、佛手片、紫背浮萍等。

2. 药对治疗慢性肾病

治疗慢性肾病的药对常用：生地、丹皮；猫须草、猫爪草；肾炎草、河白草；六月雪、土茯苓；蝉衣、僵蚕。

【擅治病种】

1. 肾风病（慢性肾炎）

滋肾补气、祛风清化；常用药物有生黄芪、生白术、防风、生地、丹皮、山萸肉、僵蚕、蝉衣、白花蛇舌草、广郁金、徐长卿、青风藤等。

2. 虚劳病（慢性肾衰）

益气养阴、化瘀泄浊；常用黄芪、党参、白术、白茯苓、黄精、何首乌、鸡血藤、丹参、赤芍、土茯苓、六月雪、制大黄等。

3. 淋证（尿路感染）

清化下焦湿热。湿重于热用三仁汤；热重于湿用龙胆泻肝汤；湿热并重用八正散。

4. 更年期综合征

燮理阴阳；常用经验方妇更饮（紫草、仙灵脾、生地、当归、香附、白芍等）。

5. 颈椎病

益气升清。常用经验方益气聪明汤；常用药物有黄芪、党参、葛根、蔓荆子、白芍、黄柏、升麻、炙甘草、鹿含草等。

二、传承工作室建设成果

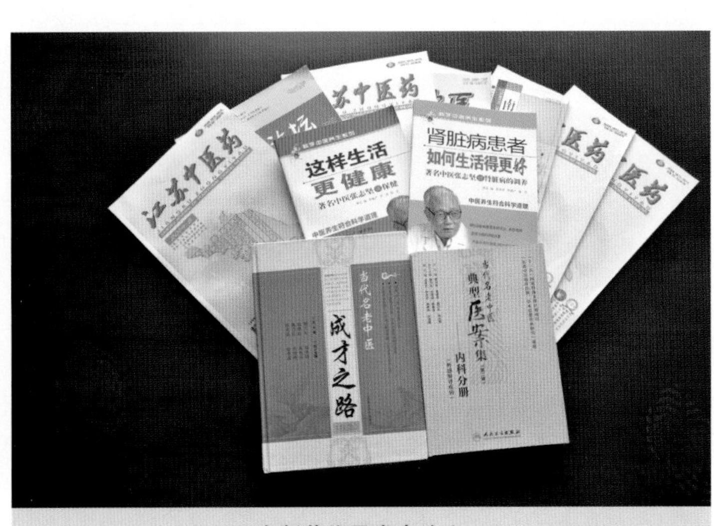

出版著作及发表论文

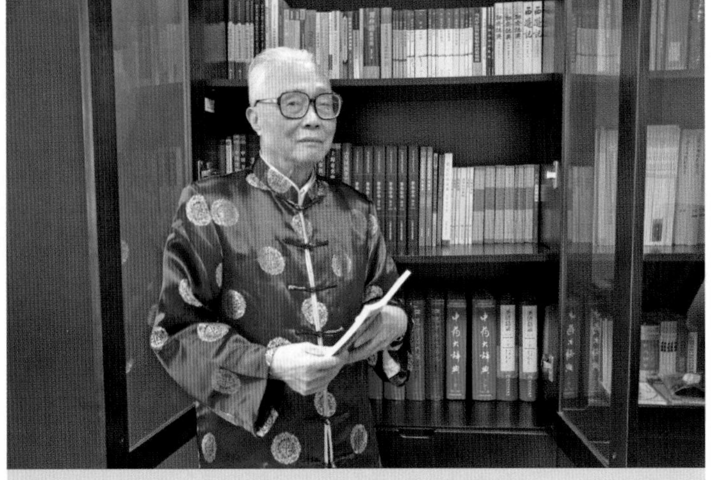

张志坚教授在名医工作室

【成员基本情况】

1. 负责人

陈岱，男，常州市中医医院肾病科，主任医师。

2. 主要成员

张福产，男，常州市中医医院肾病科，副主任医师。

王身菊，女，常州市中医医院肾病科，副主任医师。

赵敏，女，常州市中医医院肾病科，副主任医师。

【学术成果】

1. 论著

（1）《江苏当代名中医临证精萃》，江苏科学技术出版社 2013 年初出版，陈岱任编委。

（2）《当代名老中医成才之路》，人民卫生出版社 2014 年出版，陈岱任编委。

（3）《当代名老中医典型医案集——内科分册（第二辑）》，人民卫生出版社 2014 年出版，陈岱任编委。

（4）《这样生活更健康——著名中医张志坚谈保健》，江苏科学技术出版社 2012 年出版，陈岱主编。

（5）《肾病患者如何生活得更好——著

名中医张志坚谈肾病的生活调理》，江苏科学技术出版社 2013 年出版，陈岱主编。

2. 论文

（1）朱美凤，等 . 中西医结合延缓 2 ～ 3 期慢性肾脏病进展的临床研究 [J]. 江苏中医药，2011，1：27 ～ 28。

（2）王身菊，等 . 宣肺祛风、扶正清化法治疗慢性肾小球肾炎 32 例临床研究 [J]. 江苏中医药，2011，3：23 ～ 24。

（3）赵敏，等 . 张志坚老中医应用膏方经验总结 [J]. 国医论坛，2011，5：16 ～ 17。

（4）王身菊，等 . 从风论治慢性肾小球肾炎概况 [J]. 河北中医，2011，6：939 ～ 941。

（5）王身菊，等 . 张志坚从风论治肾炎的临床经验 [J]. 江苏中医药，2011，9：12 ～ 14。

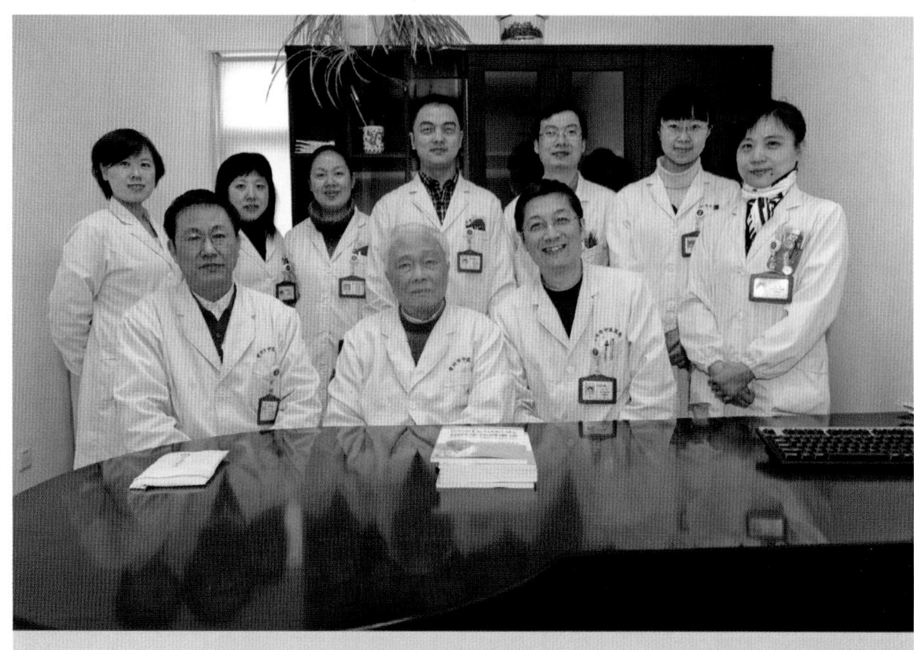

张志坚名医工作室成员

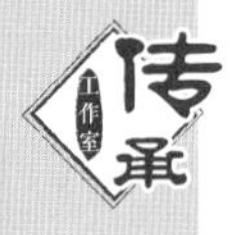

【人才培养】

培养传承人 10 人；接受进修、实习 16 人。

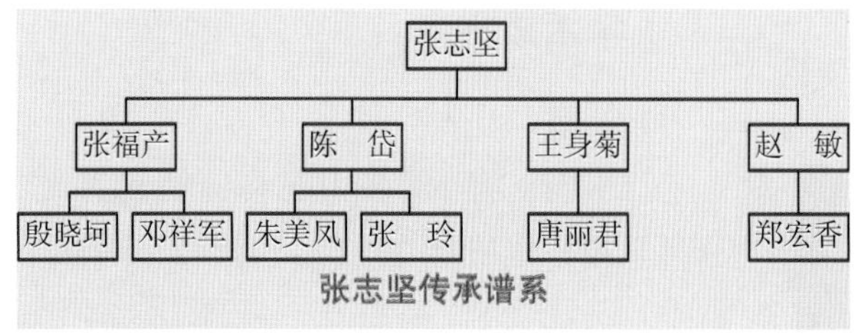

张志坚传承谱系

【成果转化】

院内制剂：

1. 保元排毒丸；编号：苏药制字：Z0400283；功能主治：益肾固本、化瘀排毒，用于慢性肾炎、慢性肾功能衰竭。

2. 三黄肾乐冲剂；编号：苏药制字：Z04000739；功能主治：清热解毒、利湿通络、益气养阴，用于慢性肾炎、紫癜性肾炎、肾病综合征。

3. 龙凤清合剂；编号：苏药制字：Z0400289；功能主治：清热利湿、理气通络，用于肾盂肾炎、膀胱炎、尿道综合征。

【推广运用】

（一）诊疗方案

1. 水肿（慢性肾炎）

风水相搏证用宣肺靖水饮，湿毒侵淫证用麻黄连翘赤小豆汤合五味消毒饮加减，脾虚湿困证用五皮饮合胃苓汤。可用自制制剂三黄肾乐冲剂。

2. 虚劳（慢性肾衰）

脾肾气（阳）虚证用六君子汤或真武汤加减；肝肾阴虚证用六味地黄（丸）汤、二至丸加减；气阴两虚证用参芪地黄汤、大补元煎加减；阴阳两虚证用全鹿丸加减。可用自制制剂保元排毒丸。

3. 淋证（尿路感染）

湿热下注证用八正散加减；肾虚湿热证用知柏地黄汤加减；脾肾两虚证用补中益气汤加减。可用自制制剂龙凤清合剂。

（二）运用及推广情况

以上诊疗方案在常州市中医院运用推广，效果良好。

三、依托单位——南京中医药大学附属常州市中医医院

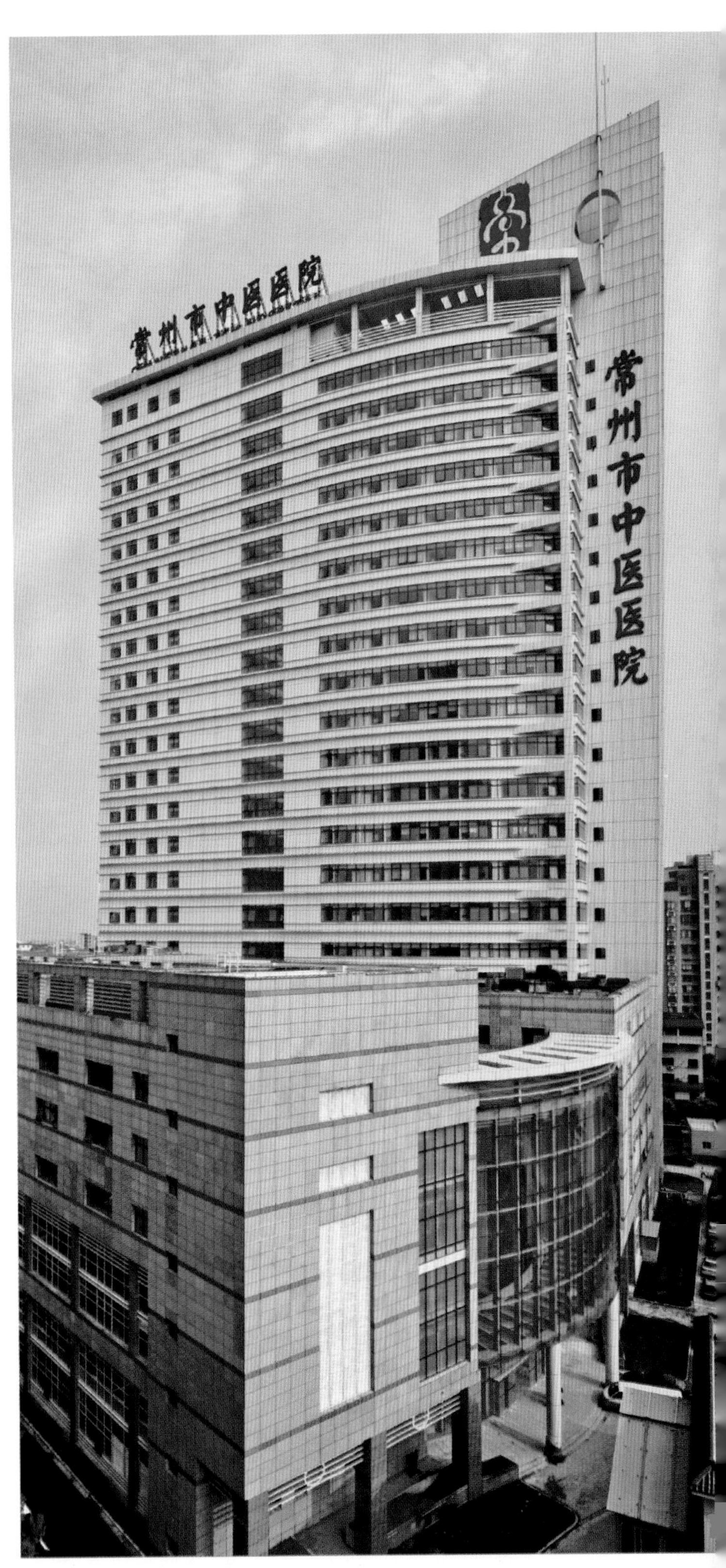

【依托单位简介】

南京中医药大学附属常州市中医医院是三级甲等综合性中医医院，始建于1956年，是国家级孟河医派传承基地，国家中医药传统知识保护研究江苏分中心，南京医科大学、澳门科技大学等18所高等院校的教学实习基地。医院设总部、南院、常州市口腔医院和常州市孟河医派研究所，同时拥有牙都义齿加工有限公司及五个社区卫生服务站，开设临床及医技科室73个，实际开放床位1000张。

【特色优势】

医院现有职工1570人，有研究生导师26人，全国名老中医3人，省名中医4人，市名中医10人，江苏省医师终身成就奖1人，江苏省医学领军人才1名，省“333”人才7名，孟河医派传承人70名。医院有国家级、省级名老中医工作室5个，国家卫生计生委重点专科1个，国家中医重点临床专科2个，江苏省中医临床重点学科2个，省级中医重点临床专科7个，医学中心1个，市级中医重点临床专科11个。

医院坚持发挥中医药特色，致力于孟河医派学术思想的传承与创新，积淀了“精诚守和”的核心价值文化，推崇知行合一的核心价值实践，是全国中医药文化宣传教育基地。

【联系方式】

地址：江苏省常州市天宁区和平北路25号

电话：0519-89896966

网址：http://www.czzyyzzj.com

王灿晖

全国名老中医药专家传承工作室

一、老中医药专家

【个人简介】

王灿晖，1937年出生，男，汉族，江苏如东人。江苏省第二中医院主任医师。出身中医世家，师从南通名医欧阳福保先生。1958年江苏省中医进修学校医科进修班毕业后留校任教，从事温病学的教学、科研和内科临床工作至今。曾任国家中医药管理局及江苏省政府重点学科温病学学科和中医临床基础学科带头人，国务院学位委员会中医学科评议组成员，国家中医药管理局研究生工作专家指导委员会成员，中华中医药学会感染病分会主任委员等。是第八届、第九届全国政协委员，享受国务院政府特殊津贴。

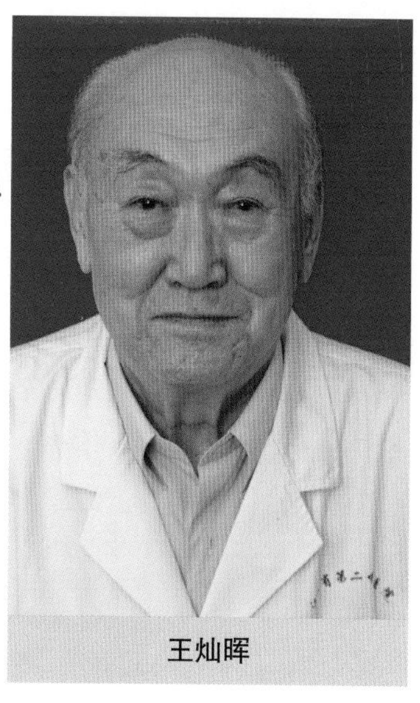
王灿晖

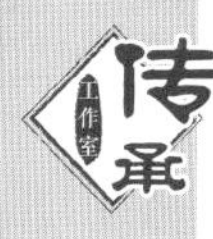

担任第二批全国老中医药专家学术经验继承工作指导老师。

继承人：①刘涛，南京中医药大学温病教研室，教授；②翟玉祥，南京中医药大学，教授；③王琦，江苏省人民医院中医科，主任医师。

主要编著有《温病学》等30余部；发表学术论文60余篇。

主持十多项国家级、省部级科研课题的研究工作。曾获江苏省科技进步奖、江苏省教育教学成果奖。

【学术经验】

（一）学术思想

认为温病病因的实质应为病原微生物，气候因素是通过影响人体机体防御机能及病原体的生长繁殖而发挥其间接致病作用。主张在认清病因的基础上明确具体病种类型，辨清温热与湿热属性，明确邪侵部位，提出分时审因、按因论病的温病辨证诊断过程。

（二）临床经验

1. 治疗温病应“立足祛邪，及时补阴”

温病治疗的首要任务当立足于有效地驱除病邪，以“汗”“清”“下”“化”四法最为常用。阴液耗损的程度与温病转归及预后的关系十分密切，必须最大可能地保护阴液，只有及时地补充阴液的亏虚，才能使正气抗邪有力。如治疗流行性出血热早用重用滋阴生津，对减轻病情和安全渡过难关有较好的效果。

2. 外感、内伤杂病在辨治上应互相贯通

外感热病与内伤杂病在辨治上应互相渗透贯通，温病治法同样可应用于内伤杂病的治疗，如凉血化瘀之生地黄、赤芍、元参、丹参配合滋阴熄风之龟板、牡蛎、鳖甲治疗脑动脉硬化伴多发性微血栓形成。

3. 辨病用药及用方经验

治疗病毒性疾患可以用黄连、黄芩、金银花、鸦胆子、板蓝根、鱼腥草、蚤休等具有抗病毒、诱生干扰素作用的药物；治疗百日咳可加用青皮、大蒜、黄连、猪胆汁等对百日咳杆菌有直接抑制作用的药物。创制新方“清气解毒汤”（鸭跖草、忍冬藤、半枝莲、板蓝根、连翘、柴胡、蝉衣），用于治疗病毒感染性高热，症见高热持续，朝轻暮重，有汗而热不解，或汗出热减旋又复热者。

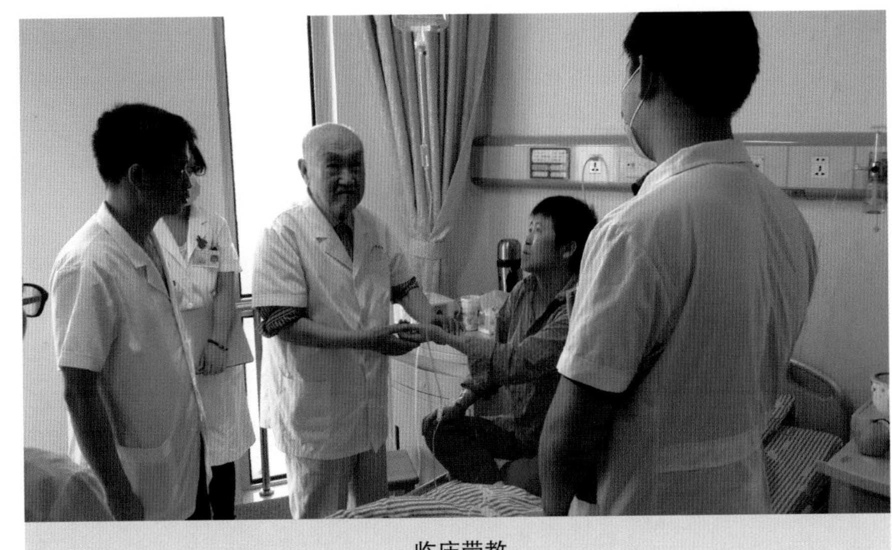

临床带教

【擅治病种】

1. 病毒感染性发热

治疗重在“清”与“透”。常用经验方为清气解毒汤。

2. 支气管哮喘

发作期清热化痰、祛风解痉、活血养神，缓解期以养阴生津、滋补肺肾为主。急性期清热化痰常用鱼腥草、金荞麦、桑白皮等；祛风解痉以荆芥、蝉衣、防风祛外风，炙地龙、钩藤止内风；久病成瘀者可配伍养阴活血利水药，如丹参、炒赤白芍、葶苈子等；情志不遂者可配伍合欢皮。缓解期常用药物有太子参、麦冬、五味子、巴戟天、肉苁蓉、菟丝子、防风等。

3. 慢性胃炎

补益与消运并行，滋养与化湿同施，通络与敛酸化合，疏肝与柔肝协同。健运脾胃用炒谷芽、焦神曲、鸡内金、枳壳、潞党参、黄芪、茯苓、焦白术；脘胁作胀，或见嗳气连连，甚或气郁化火，吞酸嘈杂，加用合欢花、陈佛手、绿萼梅、郁金、醋柴胡、杭白芍、女贞子、五味子等。

二、传承工作室建设成果

【成员基本情况】

1. 负责人

朱益敏，女，江苏省第二中医院肺病科，副主任医师。

刘涛，男，南京中医药大学温病教研室，教授。

2. 主要成员

翟玉祥，男，江苏省中医院，主任医师。

王琦，男，江苏省人民医院中医科，主任医师。

沈佳，男，江苏省第二中医院治未病中心暨预防保健科，副主任医师。

【学术成果】

1. 论著

《王灿晖温病学讲稿》，人民卫生出版社 2010 年出版，王灿晖编著，刘涛整理。

2. 论文

（1）赖明生，等．王灿晖教授运用经方治疗杂病验案三则．湖南中医杂志，2010，26（2）：97~98。

（2）赖明生，等．王灿晖应用三甲散治疗杂病临床举隅．河北中医，2010，32（3）：327~328。

（3）赖明生，等．王灿晖教授运用凉血活血法验案3则．南京中医药大学学报，2010，26（3）：164~165。

（4）王贾靖，等．王灿晖治疗神经性呕吐验案．辽宁中医杂志，2011，38（10）：2070~2072。

（5）刘涛．王灿晖教授治疗过敏性荨麻疹3则．南京中医药大学学报，2012；28（2）：192~194。

【人才培养】

培养继承人14人次；接受进修生15人次，实习生300余人。举办省级中医药继续教育项目1次，培训83人次。

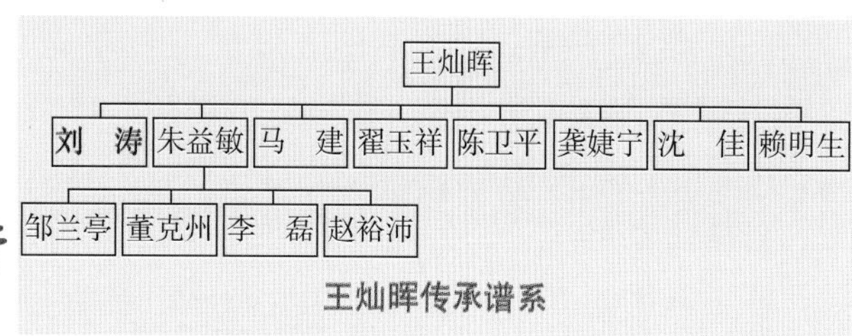

王灿晖传承谱系

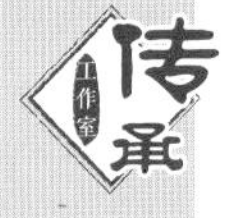

【推广运用】

1. 肺炎

诊疗方案：辨证分邪犯肺卫、痰浊阻肺、痰热壅肺、正虚邪恋等证型。

运用及推广情况：江苏省第二中医院肺病科2013年共收治风温肺热病患者367例，临床控制率达99%。

2. 支气管哮喘

诊疗方案：发作时清热化痰、祛风解痉、活血养神，分别从热、风、瘀、情志四个方面论治；缓解期以养阴生津、滋补肺肾为主。

运用及推广情况：该方案主要在江苏省第二中医院肺病科实施推广，为该科优势病种。2013年病区共收治支气管哮喘急性发作患者47例，好转率100%；门诊收治慢性持续期哮喘病人178例，临床控制率接近100%。

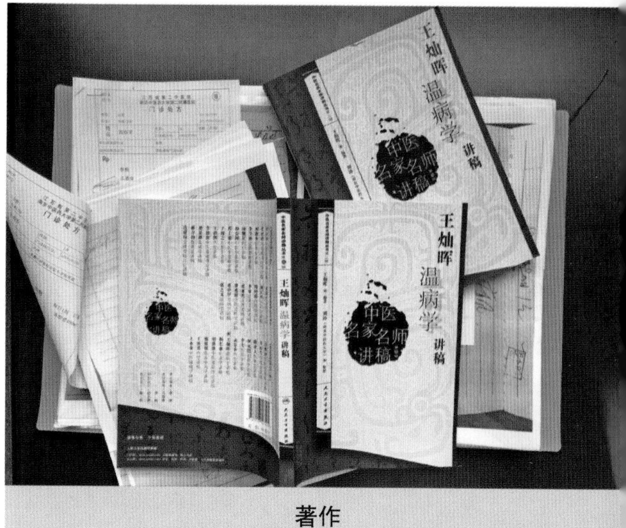

著作

王灿晖经验传承学习

3. 胃脘痛

诊疗方案：补益与消运并行，滋养与化湿同施，通络与敛酸化合，疏肝与柔肝协同。

运用及推广情况：该方案在江苏省第二中医院、南京中医药大学门诊部国医堂等医院推广，2011～2013年度共收治胃脘痛患者104例，总有效率100%。

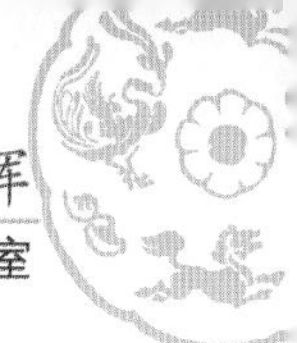

三、依托单位——江苏省第二中医院

【依托单位简介】

江苏省第二中医院是南京中医药大学直属附属医院，是一所融医疗、教学、科研、预防保健为一体的公立省级三级甲等中医院，为江苏省涉外教学医院。医院占地面积70亩，绿化覆盖率达45%，院内四季常青，鸟语花香，风光绮丽，环境宜人，是大都市中难得一觅的医疗康复佳所。

【特色优势】

医院临床科室齐全，临床医生实践经验丰富，各科专家多为研究生导师或在医疗学术团体担任职务。医院拥有副主任医师、副教授以上职称的专家100多人，在南京乃至全省都有一定影响。

目前开设的临床科室有心病科、肺病科、脾胃病科、脑病科、肿瘤科、肾病科、外科、肛肠科、骨伤科、妇科、儿科、针灸科、推拿科等，其中针灸科为江苏省中医重点临床专科，肺病科为国家中医药管理局中医重点临床专科建设单位，骨伤科、脾胃病科为省级中医重点临床专科建设单位，具有一定的诊疗特色和优势。

【联系方式】

地址：江苏省南京市南湖路23号
电话：025-86405066
网址：www.jssdezyy.com

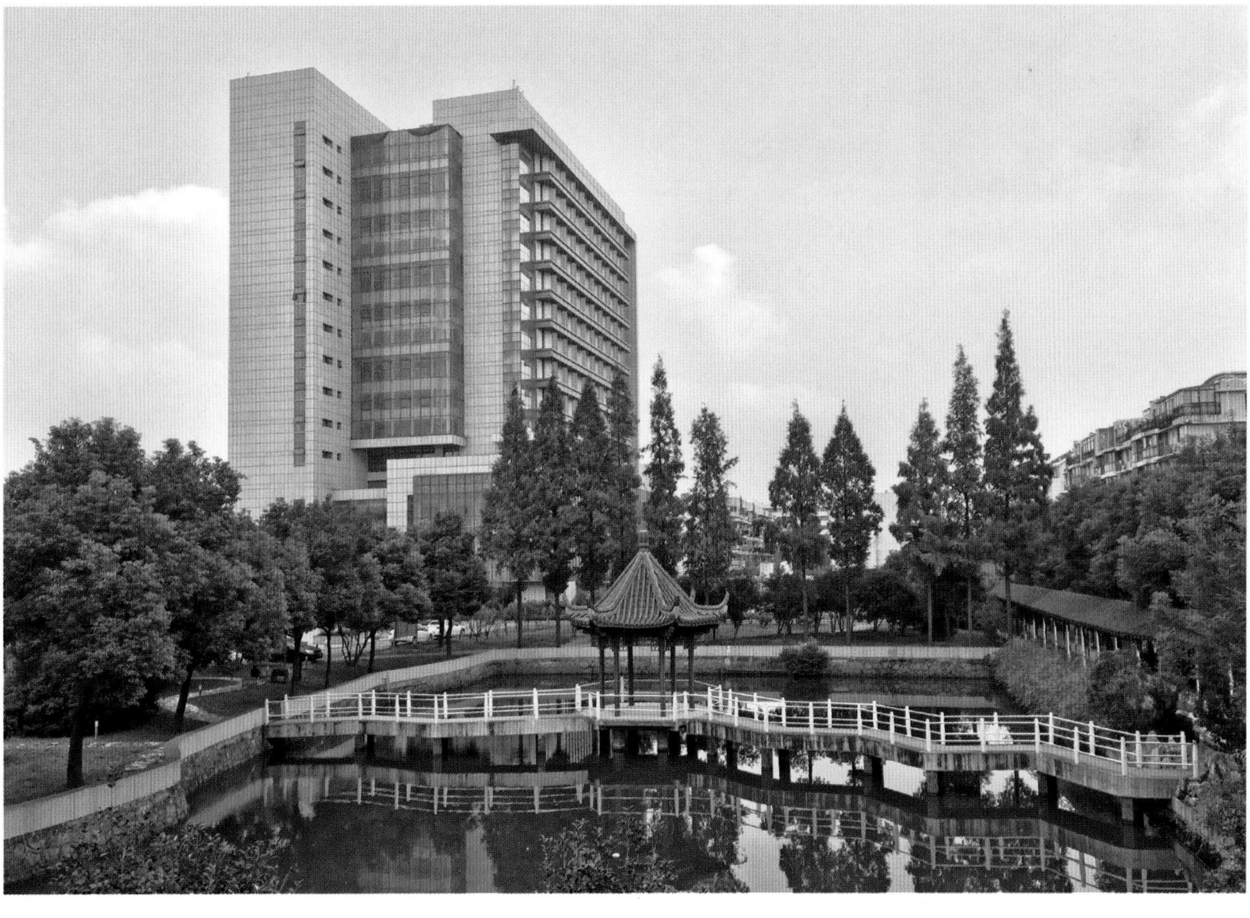

干祖望

全国名老中医药专家传承工作室

一、老中医药专家

【个人简介】

干祖望，1912年生，男，汉族，上海松江人。南京中医药大学教授，江苏省中医院耳鼻喉科主任医师。1929～1933年师从浙江名医钟道生，1933年在金山挂牌行医，首创中医耳鼻喉科，1953～1954年在中央机关直属第二医院耳鼻喉科进修。曾任中华中医药学会耳鼻喉科专业委员会主任委员、名誉主任委员，1985年被江苏省政府授予江苏省优秀教师奖，2003年被中华中医药学会授予终身理事称号，2006年被中华中医药学会授予首届中医药传承特别贡献奖，2009年被中华中医药学会授予全国先进名医工作室奖，2011年获江苏省医师终身荣誉奖。2014年获第二届国医大师称号。

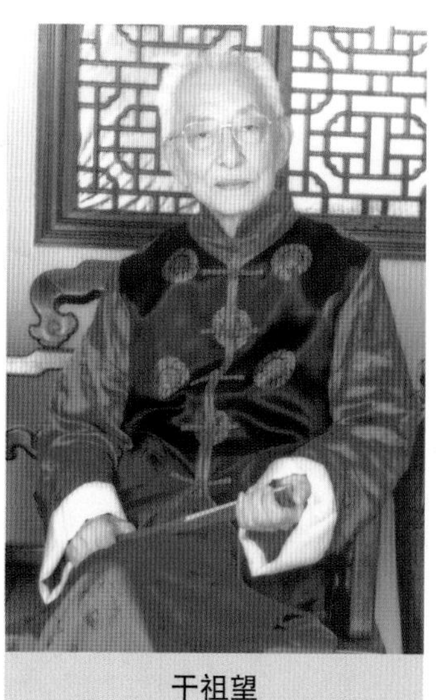
干祖望

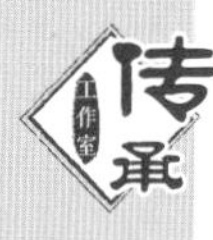

先后担任第一、二批全国老中医药专家学术经验继承工作指导老师。

第一批继承人：①陈国丰，江苏省中医院中医耳鼻喉科专业，主任医师；②徐轩，江苏省中医院中医耳鼻喉科学专业，副主任医师。

第二批继承人：①李云英，广东省中医院中医耳鼻喉科专业，主任医师；②廖月红，广东省中医院中医耳鼻喉科专业，主任医师。

主要编著有《干氏耳鼻咽喉口腔科学》《干祖望医话》《干祖望医书三种》《干祖望中医外科》《百岁儒医干祖望养生精华》等；发表论文、医话400余篇。

主持、指导完成国家自然科学基金课题1项、国家科技部课题2项、其他省部级课题6项，获省部级科技进步奖2项。

【学术经验】

（一）学术思想

1. 五诊学说

认为除望闻问切四诊外，增加耳鼻喉科“查诊”，成为具有特色的“五诊”。有利于辨病和辨证。

2. 耳鼻喉科脾胃学说

用补中益气汤治疗慢性咽炎，打破了“白术不入喉科”古训。还善用健脾益气法治疗鼻炎、中耳炎等。

3. 嗓音学说

提出“喉有五属：无形之气者，心为音声之主，肺为音声之门，脾为音声之本，肾为音声之根。有形之质者，声带属肝，得肺气之鼓舞而能震颤；室带属脾，得气血之濡养而能活跃；会厌、披裂属于阳明，环杓关节隶乎肝肾。”对嗓音医学很有指导意义。

4.“中介证”学说

把外感六淫侵犯人体而直接致病者列为一级

中介证；把内伤七情致病的证候、六淫致病后转化而生的证候（如风化燥、寒化热）以及继发致病因素（痰饮、瘀血）等致病者列为二级中介证；把病情重笃的证候列为三级中介证。

（二）临床经验

1. 治疗过敏性鼻炎

根据患者鼻涕清稀、遇寒加重等特点，提出温阳补肾法；根据鼻涕黄浊、黏膜红艳等，提出清肺脱敏法治疗过敏性鼻炎 。

2. 耳聋治肺、鼻塞治心

耳病治肾、鼻病治肺为常法。有些耳聋伴有鼻塞、流涕等症，用三拗汤有效，为“耳聋治肺”；用入心经的活血化瘀药治疗慢性肥厚性鼻炎，则称为“鼻塞治心”。

【擅治病种】

1. 慢性咽炎

健脾益气，升清利咽。常用太子参、山药、升麻、桔梗等。总结出“培土生金法”，利于药达病所。

2. 过敏性鼻炎

清肺脱敏。常用方如脱敏汤（茜草、紫草、旱莲草）、截敏汤（乌梅、防风、柴胡、五味子、甘草、蜂蜜）。常用药物有紫草、茜草、旱莲草、蝉衣、柴胡、乌梅、五味子等。

3. 喉源性咳嗽

滋阴降火，润肺止咳。常用药物有知母、黄柏、生地、当归、百合、大贝母、南沙参、桔梗、甘草等。

二、传承工作室建设成果

【成员基本情况】

1. 负责人

陈小宁，男，江苏省中医院耳鼻喉科，主任医师。

2. 主要成员

严道南，男，江苏省中医院耳鼻喉科，主任医师。

胡陟，男，江苏省中医院中医耳鼻喉科专业，主任医师。

马华安，男，江苏省中医院耳鼻喉科，主任医师。

【学术成果】

1. 论著

（1）《思辨中医——百岁名医干祖望医话品析》，人民军医出版社 2011 年出版，严道南、申琪主编。

（2）《医案中的辨证思想——百岁名医干祖望医案品析》，人民军医出版社 2011 年出版，严道南、黄俭仪、陈小宁主编。

（3）《百岁名医干祖望医案耳鼻喉科临证精粹》，人民卫生出版社 2014 年出版，陈小宁、严道南主编。

2. 论文

（1）严道南 . 干祖望对慢性咽炎的临证思辨方法 . 江苏中医药，2009，10（41）：14 ～ 15。

（2）严道南 . 干祖望对耳鸣的临证思辨方法 . 江苏中医药，2011，8（43）：11 ～ 13。

（3）严道南 . 干祖望对慢性咽炎的临证思辨方法 . 江苏中医药，2010，8（42）：4 ～ 8。

（4）黄俭仪，等 . 干祖望教授医案中的文学色彩 . 山东中医药杂志，2012，2（31）：141。

【人才培养】

院内跟师培养学习 6 人次，院外师带徒 3 人次，全国第 3 批优秀中医临床人才 1 人；接受进修 11 人次。举办国家级和省级中医药继续教育项目 3 次，培训 380 人次。

【成果转化】

院内制剂：还听丸；编号：苏药制字 Z04000517；功能主治：消痰化瘀、升清通窍复聪，用于以痰浊瘀滞证为主的突发性聋、感音神经性聋等。

【推广运用】

1. 突发性耳聋

诊疗方案：辨证分风邪外犯证、肝火上炎证、痰火郁结证、血瘀耳窍证、气血亏虚证等，方药分别选宣肺通窍汤、龙胆泻肝汤、清气化痰丸、通窍活血汤、归脾汤等。

运用及推广情况：在江苏省中医院、广东省中医院、广州中医药大学第一附属医院、辽宁中医药大学附属医院、安徽省中医院、浙江省中医院、贵阳中医学院第二附属医院、云南省中医院、成都中医药大学附属医院、陕西中医药大学附属医院、张家港市中医院、姜堰市中医院推广运用。

2. 梅核气

诊疗方案：辨证分肝气郁结证、痰气交阻证，方药分别选逍遥散加减、半夏厚朴汤等。

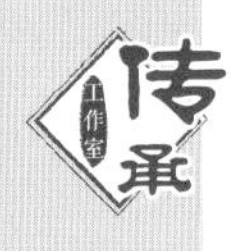

运用及推广情况：在江苏省中医院、广东省中医院、广州中医药大学第一附属医院、广东省中山市中医院、安徽省中医院、浙江省中医院、上海市中医医院、上海市岳阳医院、江西中医药大学附属医院、武汉市中西医结合医院、重庆市北碚区中医院、四川省中西医结合医院、海南省中医院、江苏淮安市中医院推广运用。

3. 喉咳

诊疗方案：辨证分风邪犯肺证、脾虚痰浊证、阴虚火旺证、禀质特异证，方药分别选喉科六味汤、六君子汤、百合固金汤、玉屏风合麻黄汤等。

运用及推广情况：被纳入教材推广运用。

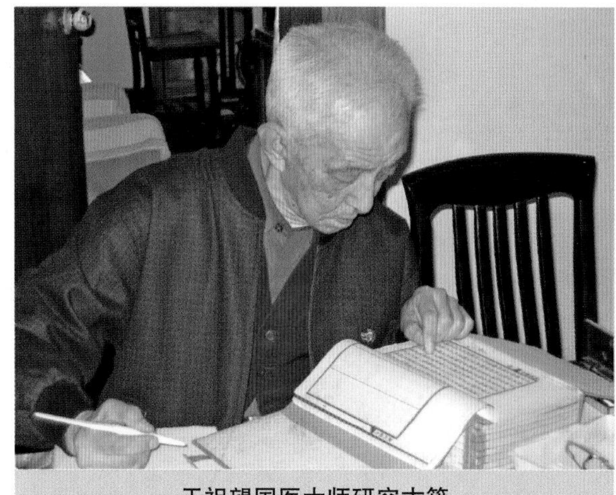

干祖望国医大师研究古籍

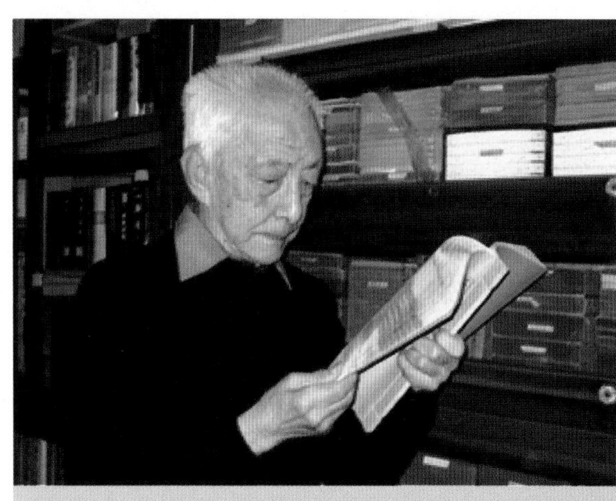

干祖望国医大师坚持学习

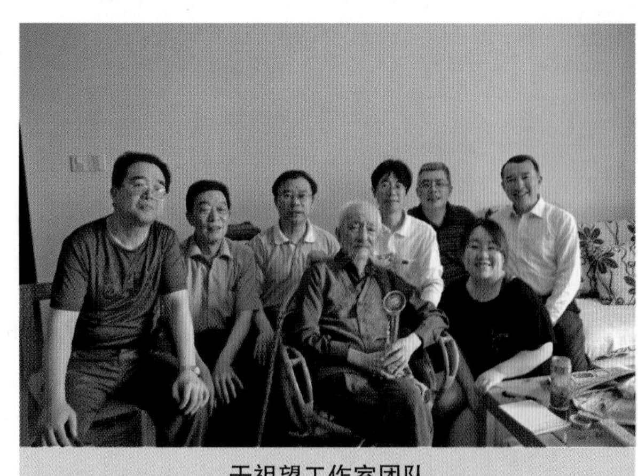

干祖望工作室团队

三、依托单位——江苏省中医院（见第 90 页）

丁泽民

全国名老中医药专家传承工作室

一、老中医药专家

【个人简介】

丁泽民（1919—2014年），男，汉族，江苏江都人。南京市中医院肛肠科教授、主任医师，国家级非物质文化遗产“丁氏痔科医术”第八代传人。幼承家学，1946年就读于南京国医传习所，1956年创立南京市中医院肛肠科。1982年创建中国中医药学会肛肠分会。1959年、1990年两次被评为全国劳动模范；1983年、1989年两次被评为全国卫生先进工作者；享受国务院政府特殊津贴；曾任第五、第七届亚太结直肠医师学会执行主席。

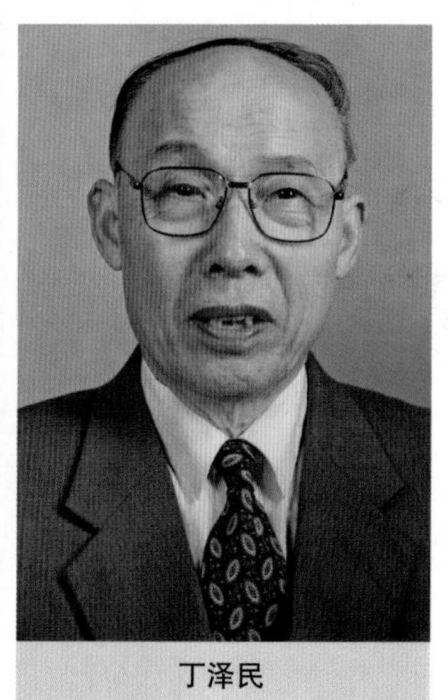

丁泽民

担任第一批全国老中医药专家学术经验继承工作指导老师。

继承人：丁义江，南京市中医院，主任医师。

主要撰写《丁氏痔科学》《丁氏肛肠病学》；发表“无砒枯痔液注射结扎法简介”“矾黄消痔液治疗内痔200例”等论文。

1958年因研制出无砒枯痔液受到卫生部嘉奖。

【学术经验】

（一）学术思想

1.“辨证论治”的整体观

认为肛肠病变虽多以局部表现为主，但人体内部气血、经络以及脏腑之间的关系，使肛肠局部与整体之间密不可分，相互影响。大肠肛门正常的生理功能离不开心神的清明、肺气的宣肃、肝气的畅达、脾气的运化和升提、肾气的蒸化和固摄，五脏之间协调有序，共司大肠肛门的正常功能。

2. 局部与整体辨证结合、内外兼治

主张治疗肛肠疾病应该整体与局部辨证相结合，扶正与驱邪相结合，内治与外治相结合。如对于炎性肠病并发的肛瘘，不可片面强调手术，而应内外兼治，尤其是药物灌肠。

3. 辨证施术，维护功能

强调治疗方法应“因人而宜”，对于肛门部良性疾病而言，没有好的功能恢复，就一定不是成功的治疗。如在肛瘘的诊治过程中，既重视准确找到、清除内口，又强调对肛门功能的维护，尽量不要破坏肛周括约肌的完整性，保护肛门形态功能。

4. 继承创新，衷中参西

在充分继承发扬传统专科医疗优势的基础上，应汲取诸家之长，引进现代医学专科新技术，以中医、西医、中西医结合等多种综合手段治疗肛肠疾病。如“丁氏痔科”祖传的“枯痔散”中的砒霜有一定的毒性，经过反复实验，在国内率先

江苏省

研制出“无砒枯痔液”。

（二）临床经验

1. 对传统术式开拓创新

针对环状混合痔、高位复杂性肛瘘等系列肛肠疑难疾病，创新古代结扎、枯痔、挂线疗法，创立了分段齿形结扎疗法、定向分段挂线法、切开挂线缝合旷置术，均已成为全国中医肛肠科的经典术式。

2.“温阳透热，健脾泄浊”治疗炎症性肠病

针对炎症性肠病，提出“温阳透热，健脾泄浊”法，研制了溃结灌肠液，并且创立了“气药灌肠法”，通过一定的压力可以将中药直达病所，弥散分布于结肠。

3.“扶阳固本，升清降浊”治疗功能性便秘

针对功能性便秘，创立了“扶阳固本，升清降浊”法，研制了润肠通便口服液，提出针药并用的方法。

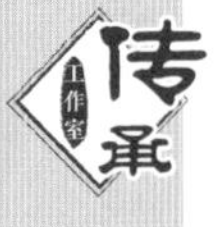

【擅治病种】

1. 痔病

（1）药物疗法：将含砒枯痔散改为无砒枯痔液，保持了传统疗法的优势，又避免了砒对人体的不良反应，并且研制了痔血合剂、消炎膏等内服外用的药物，使一些患者避免手术治疗。

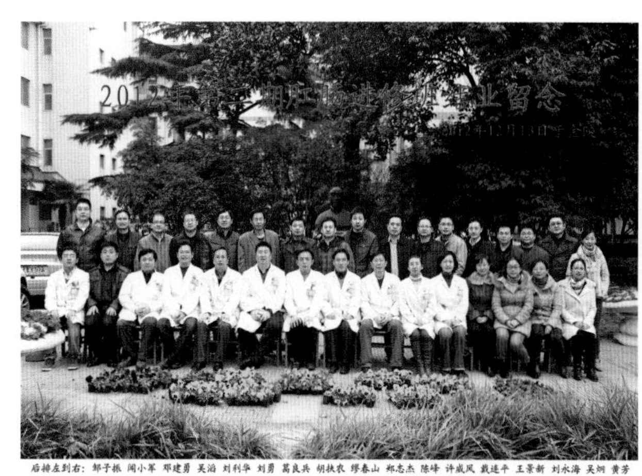

后排左到右：郝子振 闻小军 邓建勇 吴滔 刘利华 刘勇 葛良兵 胡扶农 缪春山 郑志杰 陈峰 许威风 戴建平 王景新 刘永海 吴炯 黄芳
前排左到右：张雁 卞瑞琪 姚航 王晓宏 郑雪平 金黑鹰 王业皇 丁义江 江滨 丁曙晴 吴崑岚 陈晓君 沈莉 牛新玲 孙燕

2012 年第二期肛肠进修班

（2）分段齿形结扎疗法：总结研究出分段齿形结扎疗法，解决了痔术后肛门狭窄等并发症。

2. 高位复杂性肛瘘

运用中医挂线疗法的长处，形成切开挂线缝合旷置术等保护肛门功能的治疗方法。

3. 功能性便秘

采用扶阳固本、升清降浊法，解决了一些慢性顽固性便秘。

二、传承工作室建设成果

【成员基本情况】

1. 负责人

丁义江，男，南京市中医院中医肛肠科，主任医师、教授。

2. 主要成员

王业皇，男，南京市中医院肛肠科，主任医师、教授。

丁曙晴，女，南京市中医院肛肠科，副主任医师、副教授。

【学术成果】

1. 论著

（1）《痔病微创治疗》，东南大学出版社 2011 年出版，王业皇主编。

（2）《便秘中医特色疗法》，人民军医出版社 2012 年出版，王业皇主编。

（3）《痔疮百问百答》，江苏科学技术出版社 2010 年出版，张苏闽主编。

2. 论文

（1）王业皇．丁泽民治疗功能性肛门直肠痛的经验．江苏中医药，2013，02：4 ～ 5。

（2）王业皇．丁氏痔科中位挂线改良紧线法治疗高位复杂性肛瘘的临床研究．时珍国医国药，2013，08：1943 ～ 1945。

（3）丁曙晴．分段齿形结扎皮桥整形加括约肌侧切术治疗环状混合痔 50 例．结直肠肛门外科，

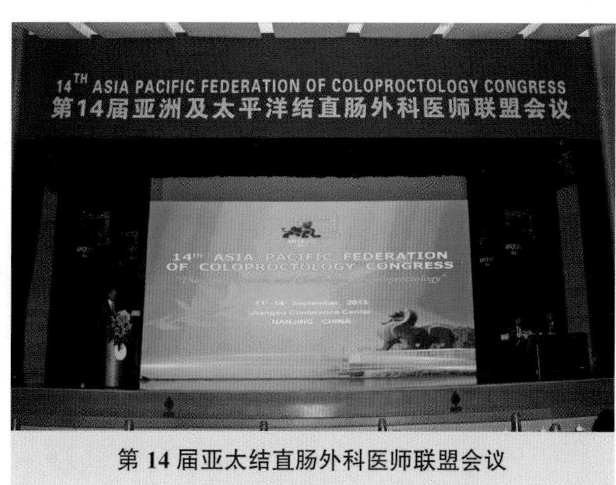

第 14 届亚太结直肠外科医师联盟会议

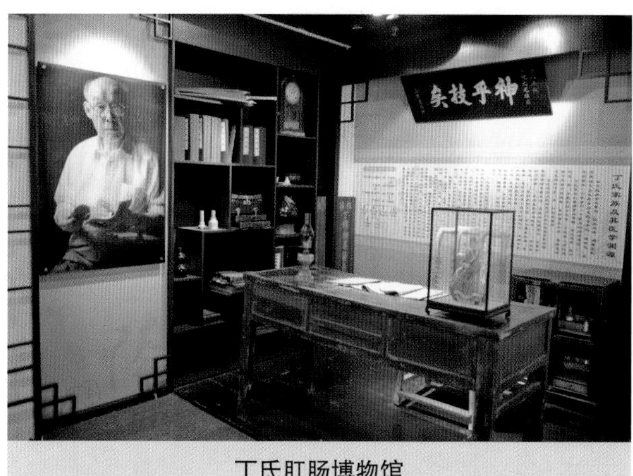

丁氏肛肠博物馆

2010，05：305 ～ 307。

（4）章阳 . 王业皇教授治疗慢性功能性便秘临证经验 . 中国中医药现代远程教育，2011，03：13 ～ 14。

【人才培养】

培养传承人 16 人；建设期内每年接受省内外进修人员达 30 余人，临床研究生带教 20 余人。举办国家级中医药继续教育项目 4 次，其中 2013 年举办国际会议；举办省级中医药继续教育项目 3 次，培训 800 人次。

【成果转化】

1. 院内制剂

温阳通便颗粒；功能主治：温通肾阳、养血润燥、润肠通便，用于治疗长期滥用泻药之脾肾阳虚型便秘。

2. 专利

（1）丁义江、丁曙晴 . 一种具有治疗脾肾阳虚型便秘的中药复方；专利号：ZL201310195938.9。

（2）丁义江、丁曙晴 . 肛门口径测量器；专利号：201310192806.0。

（3）丁义江、丁曙晴 . 痔标准信息管理系统 V1.0；计算机软件著作权；软著登记号 2010SR050142。

【推广运用】

（一）诊疗方案

1. 便秘

辨证分肠胃积热证、肝脾不调证、肺脾气虚证、肝肾阴虚证、脾肾阳虚证。方药分别选润肠丸、六磨汤合四逆散、黄芪汤、增液汤合六味地黄汤、济川煎。

2. 功能性肛门直肠痛

辨证分气滞血瘀证、肝脾不调证、湿热下注证、中气下陷证、阴虚火旺证。方药分别选失笑散合膈下逐瘀汤、柴胡疏肝散、萆薢渗湿汤、补中益气汤、滋水清肝饮。

（二）运用及推广情况

以上诊疗方案在南京市中医院、福建厦门市中医院、山西省肛肠医院、江苏无锡市中医院等 18 家医院运用推广，并上报国家中医药管理局医政司形成专病临床路径。

三、依托单位——南京市中医院（见第 323 页）

李学铭

全国名老中医药专家传承工作室

一、老中医药专家

【个人简介】

李学铭（1935—2012年），男，汉族，浙江鄞州人。浙江省中医院主任医师、教授、博士生导师。师从江浙名医叶熙春和史沛棠（姚梦兰一系），为叶氏内科传人。1962年满师后在浙江省中医院工作，历任浙江省中医院中医内科、肾内科主任，是第二批国家级名中医。曾担任浙江省中医肾病专业委员会副主任，浙江省中医药科技工作专家咨询委员会委员，浙江省农工民主党省委常委，浙江省政协常委等职。

李学铭

先后担任第2～4批全国老中医药专家学术经验继承工作指导老师。

第二批继承人：①郑慧文，浙江中医药大学附属第一医院肾病免疫专业，副主任医师；②马红珍，浙江中医药大学附属第一医院肾病免疫专业，主任医师。

第三批继承人：何灵芝，浙江中医药大学附属第一医院肾病免疫专业，主任医师。

第四批继承人：①范军芬，浙江中医药大学附属第一医院肾病免疫专业，副主任医师；②项晓骏，浙江中医药大学附属第一医院肾病免疫专业，主治医师。

撰写《舌诊心法再注》《内经浅注》，主编《医林汇萃·叶熙春专辑》，参与编写《医林汇萃·史沛棠专辑》等6部专著；发表“我治肾病水肿”“中医治疗慢性肾炎十法”等学术论文近40篇。

【学术经验】

（一）学术思想

1. 审证求因更倚重脉诊

常规治疗需审证求因，而诊治久病、重病患者，四诊中脉诊更真，宜仔细辨别，必要时从脉舍证。

2. 平衡是治疗疾病的大法

注重人体阴阳平衡，纠偏复正；重视药物四气五味的配伍，结合人体阴阳平衡，全面衡量，合理用药。

3. 内伤杂病治重阳明

慢性肾病多从中焦论治；治痿证（低钾血症）独取阳明，清湿热，补脾胃，慎用益精补髓等厚味之品，强调缓图；启用夏令膏方，补土运中。

（二）临床经验

创消瘀泄浊饮（黄芪、川牛膝、桃仁、地龙、制军、车前草）用于气虚夹瘀者，参芪地黄汤（黄芪、党参、生地黄、山茱萸、怀山药、茯苓）用于气阴两虚者，加味黄风汤（黄芪、防风、僵蚕）用于肺卫气虚者，加味四君子汤（党参、白术、怀山药、黄芪、防风、独活、制天虫、茯苓、甘草）用于肺脾气虚者，加味温胆汤（大黄、姜半夏、陈皮、竹茹、枳实、茯苓、车前草）用于湿热中阻、浊邪壅结者，加味当归六黄汤（当归、生地黄、熟地黄、黄芪、黄连、黄芩、制大黄、车前草）用于阴虚瘀浊内蕴者，一枝黄花汤（一枝黄花、大蓟、小蓟、茅根、浮萍、蝉衣、玉米须）用于热盛伤络者。

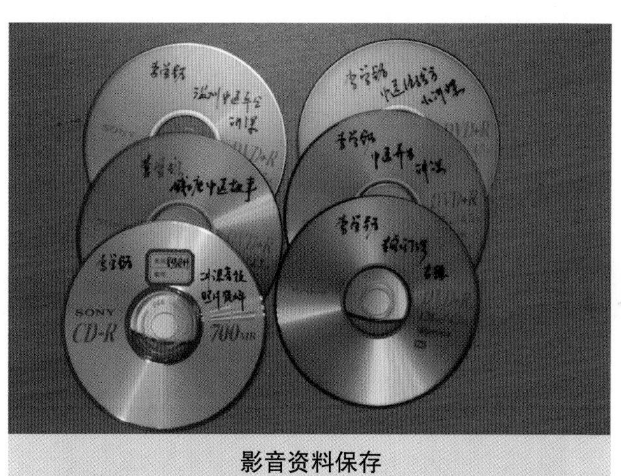

影音资料保存

【擅治病种】

1. IgA 肾病（慢性肾炎蛋白尿）

肺脾气虚证用加味四君子汤。兼瘀血内停者，加益智仁、石见穿、鬼箭羽、制军、红花、当归；中气不升者，予升麻、柴胡、当归、陈皮；中焦虚寒者，施香附、砂仁；外感后咽痛未消者，予银花、板蓝根、白英；疼痛者，酌加桔梗、苦丁茶、玉蝴蝶。气阴两虚证用参芪地黄汤。气虚者重用黄芪、党参；阴虚者加旱莲草、女贞子；瘀血明显者加川芎、川牛膝。

2. 慢性肾功能衰竭

气虚夹瘀证用消瘀泄浊饮。恶心者加陈皮、竹茹；苔腻加姜半夏、浙贝；苔黄腻加姜半夏、川连、瓜蒌皮；补虚加灵芝、绞股蓝。湿热中阻证用加味温胆汤。口苦、心内烦热，加黄连、淡豆豉；口燥舌干者，去半夏，加麦冬、天花粉；脘满胀痛较甚、有积滞者加制川朴、莱菔子、炒谷芽；明显水肿者，加冬瓜皮、泽泻、生米仁。阴虚瘀浊内蕴证用加减当归六黄汤。若内热不甚，去黄连；夏季可合用藿香、佩兰、米仁、芦根；秋季常加用陈皮、竹茹；冬主收藏，加香附、苏梗、干姜。

3. 肾病综合征

肾病水肿期用五皮饮、五苓散、实脾饮、真武汤加减，从肺脾肾治；水肿消退初期用金匮肾气丸、济生肾气丸，从温脾肾治，重用慎用附子；激素副反应期用知柏地黄丸滋阴清火，重时机选择；巩固阶段用参芪地黄汤合二至丸益气养阴、肺肾双补。

二、传承工作室建设成果

【成员基本情况】

1. 负责人

马红珍，女，浙江中医药大学附属第一医院肾病免疫专业，主任医师、教授。

2. 主要成员

何灵芝，女，浙江中医药大学附属第一医院肾病免疫专业，主任医师。

叶黎青，女，浙江中医药大学附属第一医院肾病免疫专业，主治医师。

范军芬，女，浙江中医药大学附属第一医院肾病免疫专业，副主任医师，。

陈红波，男，浙江中医药大学附属第一医院肾病免疫专业，副主任医师。

【学术成果】

1. 论著

（1）《古今中医肾病辨治精要》，人民军医出版社 2010 年出版，马红珍主编。

（2）《当代名老中医经验方荟萃》，人民卫生出版社 2014 年出版，贺兴东、翁维良、姚乃礼主编。

（3）《当代名老中医成才之路（续集）》，上海

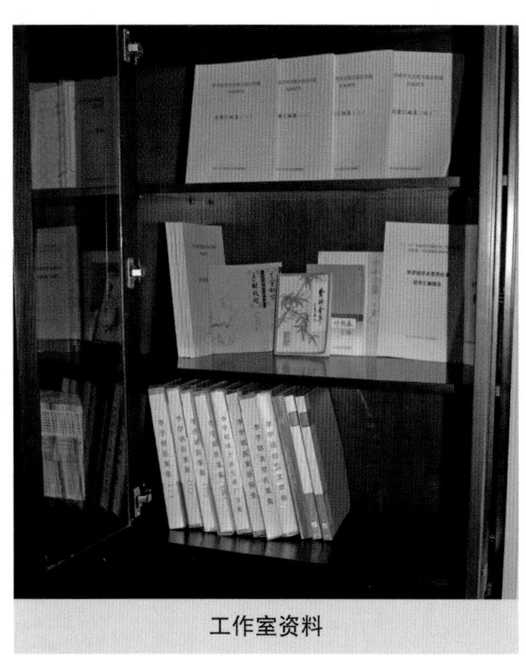
工作室资料

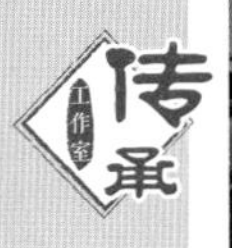

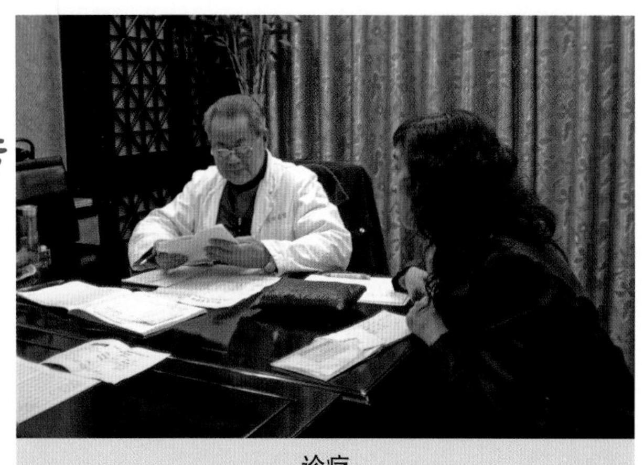
诊疗

科学技术出版社 2014 年出版，贺兴东、翁维良主编。

（4）《临证医案集萃》，2011 年出版，浙江科学技术出版社 2011 年出版，宋康主编。

2. 论文

（1）马红珍．李学铭诊治慢性肾病特色浅析．浙江中医杂志，2012，47（2）：88～89。

（2）范军芬．李学铭治疗 IgA 肾病临证经验撷菁．浙江中医杂志，2012，47（1）：10～11。

（3）叶黎青，等．李学铭加味四君子汤治疗肾病经验．中华中医药学刊，2011，29（8）：1727～1728。

（4）鲁科达，等．李学铭运用消瘀泄浊饮治疗肾病经验．中华中医药学刊，2011，29（8）：1745～1746。

（5）范军芬．李学铭治疗肾性血尿经验简介[J]. 山西中医，2011，27（6）：11、14。

【人才培养】

培养传承人 10 人；接受实习生、进修生 300 余人次（肾病科）。

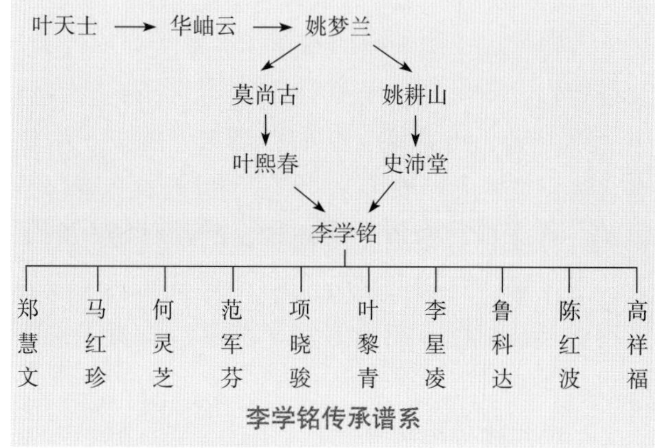

李学铭传承谱系

【推广运用】

（一）诊疗方案

1. IgA 肾病（慢性肾炎蛋白尿）

气阴两虚证用参芪地黄汤。肺脾气虚证用加味四君子汤。

2. 慢性肾功能衰竭

气虚夹瘀证用消瘀泄浊饮。阴虚瘀浊内蕴证用加减当归六黄汤。湿热中阻证用加味温胆汤。

3. 肾病综合征

水肿期用五皮饮、实脾饮、真武汤；水肿消退期予金匮肾气或济生肾气丸；激素副反应期用知柏地黄丸；巩固阶段予参芪地黄丸合二至丸。

（二）运用及推广情况

该方案在浙江省县市级五家中医院推广，疗效肯定。

三、依托单位——浙江省中医院

【依托单位简介】

浙江省中医院始建于1931年，是一所集医疗、科研、教学、保健、康复为一体，中西医各临床科室齐全，具有鲜明中医特色和中西医医疗优势的现代化综合性三级甲等医院。为浙江中医药大学附属第一医院、浙江中医药大学第一临床医学院。现有医疗用房10.2万平米，核定床位1500张。2008年被正式确定为国家中医临床研究基地（重点研究血液病）。

【特色优势】

医院秉持“注重人才队伍培养、拓展学科建设内涵、鼓励科学技术创新”的理念，不断推进医、教、研的可持续发展。现拥有国家卫生计生委重点专科5个（呼吸、血液、消化、皮肤、护理），国家中医药管理局重点学科9个（中医血液病学、中医肿瘤病学、中医脾胃病学、中医肺病学、中医骨伤学等），国家中医药管理局重点专科14个（血液病科、脾胃病科、肿瘤科等）。拥有浙江省级重点实验室1个，国家中医药管理局中医药科研三级实验室3个，浙江省中医药科研二级实验室1个，浙江省中医药重点实验室2个，是SFDA认证的卫生部国家药品研究机构。拥有全国老中医药专家学术经验继承工作指导老师24名，省级名中医30名，享受国务院特殊津贴专家2名。拥有博士后流动站2个，博士点3个，硕士点9个。

医院目前建有全国名老中医药专家传承工作室15个，中医学术流派传承工作室1个，省级名中医专家传承工作室7个。医院采取“分管院长总体负责－多个职能部门分工协作－工作室负责人具体执行”的管理模式，运行机制健全，管理制度完善，为名老中医药专家学术经验的传承和创新搭建了一个开放、协作、共享的平台。

【联系方式】

地址：浙江省杭州市邮电路54号
电话：0571-87068001
网址：http://www.zjhtcm.com

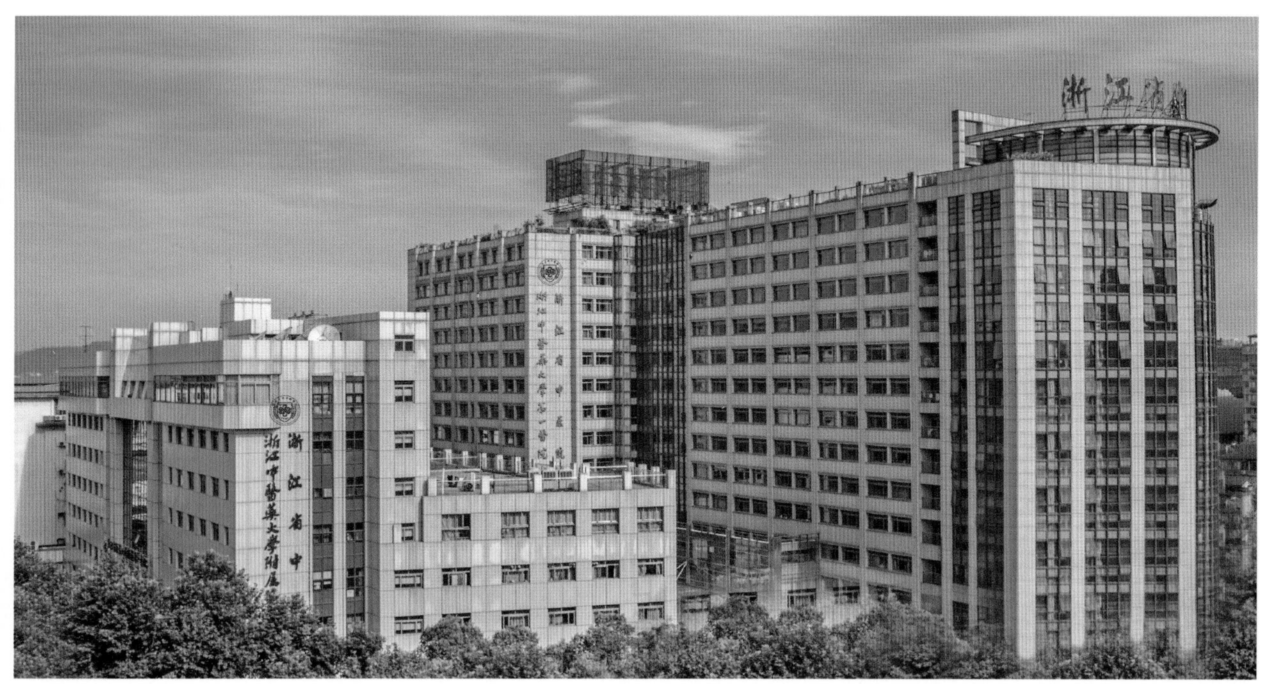

王永钧

全国名老中医药专家传承工作室

一、老中医药专家

【个人简介】

王永钧，1935年生，男，汉族，浙江杭州人。杭州市中医院肾病科主任医师，博士生导师。曾师从张硕甫、俞尚德等浙江名医学习中医，1966年毕业于浙江医科大学医疗系（函授）。现任浙江省名中医研究院副院长、研究员，世界中医药学会联合会肾病专业委员会名誉会长；曾任中华中医药学会及中国中西医结合学会肾病分会副主任委员及学术顾问、浙江省中医药学会副会长等职。

王永钧

先后担任第二、四批全国老中医药专家学术经验继承工作指导老师。

第二批继承人：朱彩凤，杭州市中医院肾病专业，主任医师。

第四批继承人：①俞东容，杭州市中医院肾病专业，主任医师；②张敏鸥，杭州市中医院肾病专业，副主任医师。

主要著作有《中医肾脏病学》《肾病门诊》等；发表“1148例IgA肾病中医证候学研究”“中药辨证组方联合苯那普利对CKD3期的肾保护作用”等200余篇论文。

主持“十一五”国家科技支撑项目“慢性肾脏病中医临床证治优化方案的示范研究”等多项课题研究。获省部级科技成果奖8项。

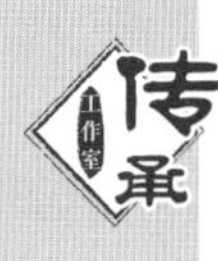

【学术经验】

（一）学术思想

1.“多读、善思、唯实、创新”的治学理念

主张治学要“多读”——熟知经典，博览群书；“善思”——方能知要、知常、知变；“唯实”——要以实践作为判断正确与否的标准；“创新”——只有创新，才能发展，才能开拓中医学学科。

2.“识病－辨证－治病（证）”的诊疗思维

主张病证结合，整合中医治证和西医识病的特色与优势，从“病”着手，借用现代科技手段，拓展“四诊”范围，并用中医理论诠释“四诊”获得的各种宏观及微观的病理现象，阐述病机，探究演变规律，进行治疗方案的最优化选择，以提高中医药的治疗效果。

3. 创新风湿致肾病理论

认为《内经》记载的“肾风病”是指现代的慢性原发性肾小球疾病以及部分由免疫炎症介导的继发性肾小球疾病，病因是风湿，在不同病期可呈现风湿扰肾、肾气阴（血）虚、肾络瘀痹、肝风内动、溺毒内留五证，优化了肾风病的辨证方案。

（二）临床经验

1. 治肾风病经验

根据四诊结果，结合微观证据，诊为肾风病风湿扰肾者，治以加减防己黄芪汤（汉防己、生黄芪、炒白术、防风、淫羊藿、茯苓）为主，并常选加豨莶草、青风藤、穿山龙等药，另加用雷公藤多苷片。

2. 治疗肾内微癥积经验

肾内微癥积为风湿与痰瘀相互胶结而成，肾病理微观辨证可见细胞外基质积聚、球囊粘连、局灶或节段性肾小球硬化、间质纤维化等形态学改变。早期应用复方积雪草方（生黄芪、当归、积雪草、桃仁、制军，其中制军宜间歇应用），可延缓病情进展。

3. 复方雷公藤胶囊治疗糖尿病肾病

糖尿病肾病在发展过程中存在风湿扰肾的病机，在控制血糖的同时，可应用复方雷公藤胶囊（院内制剂，由雷公藤提取物、虫草菌粉、生晒参、丹参、女贞子组成）治疗 2 型糖尿病肾病的微量蛋白尿，能改善症状，减少尿 Alb、尿 IgG 排出，并使 24 小时尿蛋白定量下降，肾功能亦获一定改善。

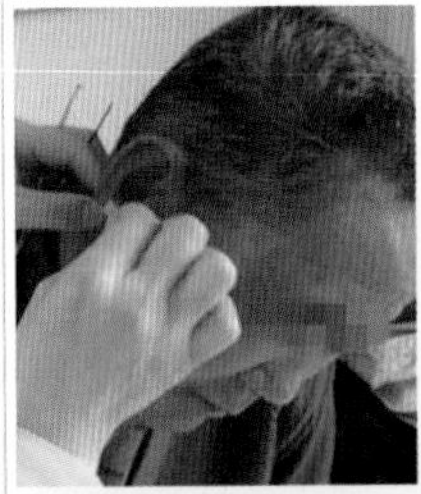
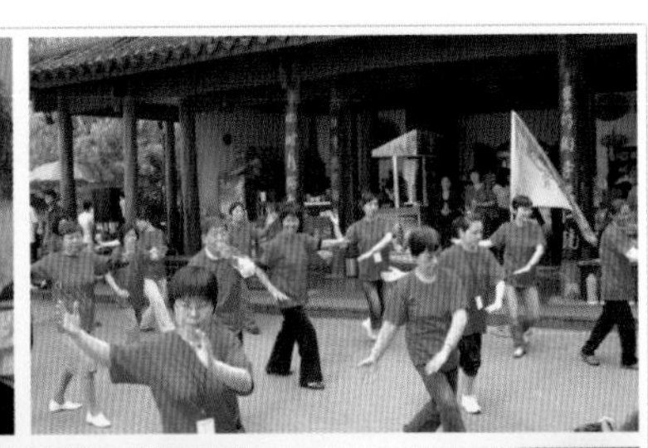
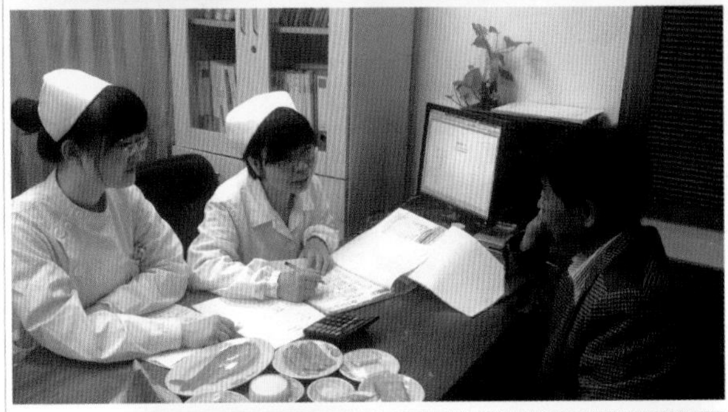
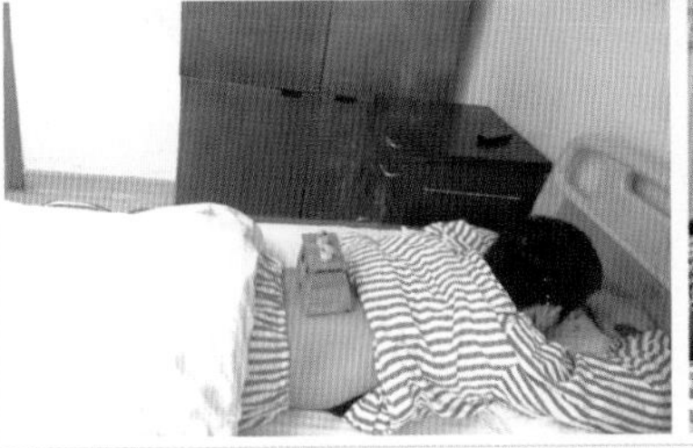
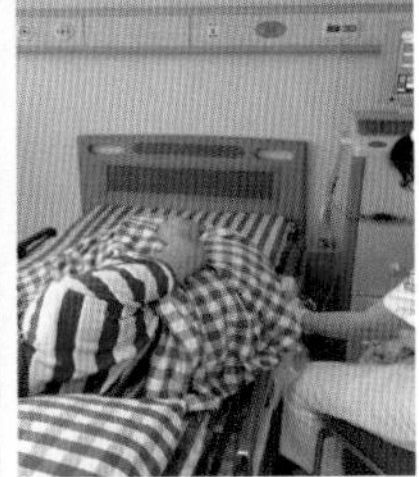

肾病康复门诊及科学研究

【擅治病种】

1. IgA 肾病

气阴（血）两虚证用黄芪二二四汤（生黄芪 + 二至丸 + 水陆二仙丹 + 四物汤）加减；肾络瘀痹证则分肾络不和、死血凝着、微癥积形成三个层次论治，分别选用益肾活血行瘀方（生黄芪、淫羊藿、当归、赤芍、桃仁、蒲黄、炒三棱、莪术）加水蛭粉吞服、复方积雪草方加减治之；风湿内扰证用加减防己黄芪汤。对中重型患者应用中西医联合序贯个体化治疗方案。

2. 肾病综合征

辨证为风湿气（阳）虚证、风湿阴虚证、风湿挟热证、风湿挟瘀证，辨证施治的同时可加用雷公藤制剂增强祛风湿之力。重症病例可根据病理联用糖皮质激素及免疫抑制剂，采用中西医结合的方法分阶段辨证论治。

二、传承工作室建设成果

【成员基本情况】

1. 负责人

陈洪宇，女，杭州市中医院中医肾病专业，主任医师。

2. 主要成员

俞东容，女，杭州市中医院中医肾病专业，主任医师。

张敏鸥，女，杭州市中医院中医肾病专业，副主任医师。

李涛，男，杭州市中医院中医内科专业，副主任医师。

张红梅，女，杭州市中医院中医护理专业，

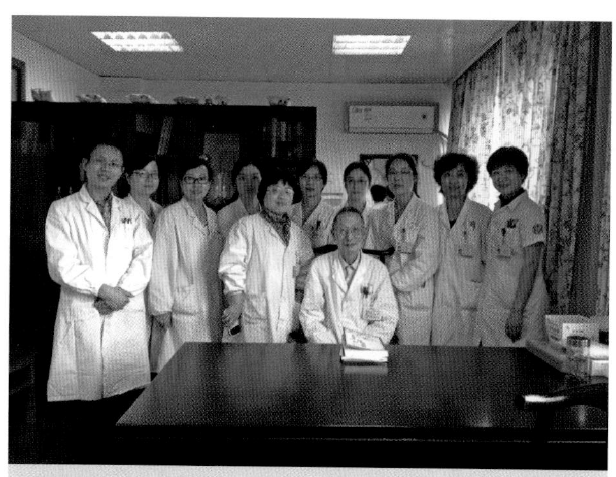

传承团队

主任护师。

【学术成果】

1. 论著

《王永钧治肾经验集》，浙江大学出版社 2015 年出版，陈洪宇主编。

2. 论文

（1）王永钧 .IgAN 肾病理的中医微观辨证 . 中国中西医结合肾病杂志，2011，12（2）：95 ～ 98。

（2）王永钧 .Optimized project of traditional Chinese medicine in treating chronic kidney disease stage 3：A multicenter double-blinded randomized controlled trial, Journal of Ethnopharmacology，139（2012）：757 ～ 764。

（3）王永钧 . 中药辨证组方对慢性肾脏病 3 期的肾保护作用——315 例多中心、前瞻性、双盲、随机对照试验 . 世界中医药，2013，（9）：1001 ～ 1005。

【人才培养】

培养传承人 10 名；接受外单位进修人员 12 名。举办国家级中医药继续教育项目 5 次，培训 740 人次。

【成果转化】

专利：王永钧，陈洪宇；一种治疗慢性原发性肾小球疾病的中药组合物及其应用；专利号：ZL 2011 1 0008591.3。

【推广运用】

1. IgA 肾病

诊疗方案：辨证为气阴（血）两虚、肾络瘀痹、风湿扰肾证，方药分别选用黄芪二二四汤、黄芪四物合下瘀血汤加减、加减防己黄芪汤。

运用及推广情况：该方案作为国家中医药管理局发布的中医诊疗方案之一在全国推广。

2. 慢性肾脏病 3 期

诊疗方案：结合中医四诊及现代检测手段，辨证分为肾虚证、瘀痹证、风湿证及湿热证，分别治以补益气阴（血）方（生黄芪、太子参、当归、女贞子）、肾络瘀痹方（积雪草、丹参、桃仁、制大黄）、祛除风湿方（雷公藤、汉防己、鬼箭羽）及清化湿热方（虎杖、川连、土茯苓、六月雪）。

运用及推广情况：该方案在 13 家单位多中心推广验证，综合疗效略优于苯那普利。

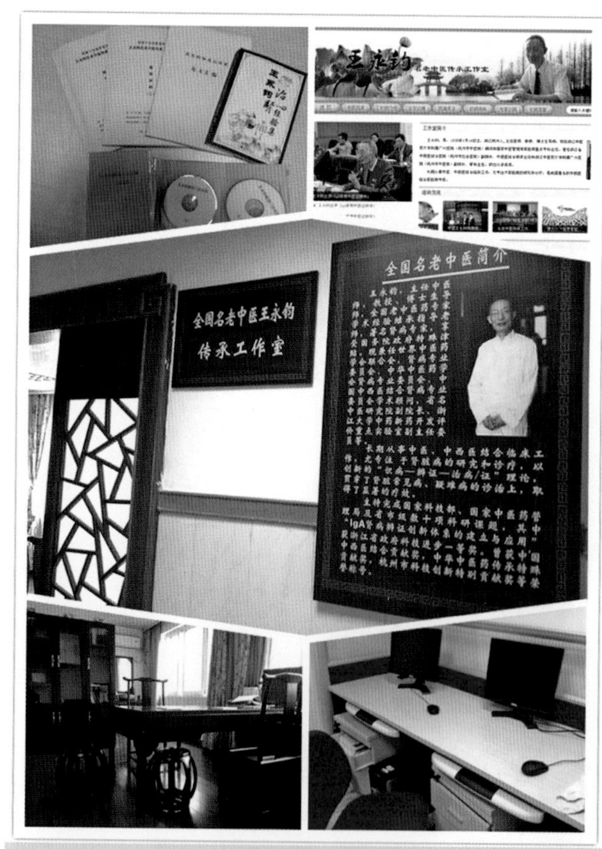

传承工作室成果

三、依托单位——杭州市中医院

【依托单位简介】

杭州市中医院又称浙江中医药大学附属广兴医院，创建于1952年，是全国首批综合性三级甲等中医院。医院本部占地面积20000m^2，另设有广兴堂国医馆、山水人家中医特色门诊部和中药制剂中心，并新增160多亩的丁桥新院区。医院科室设置齐全，设临床、医技科室40余个，开设病区31个，开放床位1000张，总资产11亿元。医院的综合实力、主要指标在全国中医院中名列前茅，为全国示范中医院、全国“重点中医院”建设单位，获评首批全国中医药科技推广先进集体。

【特色优势】

医院现有职工1200余人，其中高级职称人员300余人，国家、省、市级名中医30余人，博导、硕导60余人，博士、硕士300余人，浙江省“151”人才培养对象和杭州市“131”培养人员共计50余人，拥有各级名老中医学术继承人70余名。

医院拥有国家重点临床专科2个，国家中医药管理局重点学科2个，国家中医药管理局重点专科8个，国家三级实验室1个，国家重点研究室1个，全国中医学术流派传承工作室建设单位1个，国家中医药管理局名老中医药专家传承工作室4个，省级重点学科、专科7个，市级重点学科9个。

医院近年来先后承担和参与国家科技部“十一五”重大支撑计划、国家自然基金等多项重大科研项目，肾病科王永钧课题组课题获2010年度浙江省科学技术进步奖一等奖。

【联系方式】

地址：浙江省杭州市体育场路453号

电话：0571-85827888

网址：http://www.qzzyy.org.cn

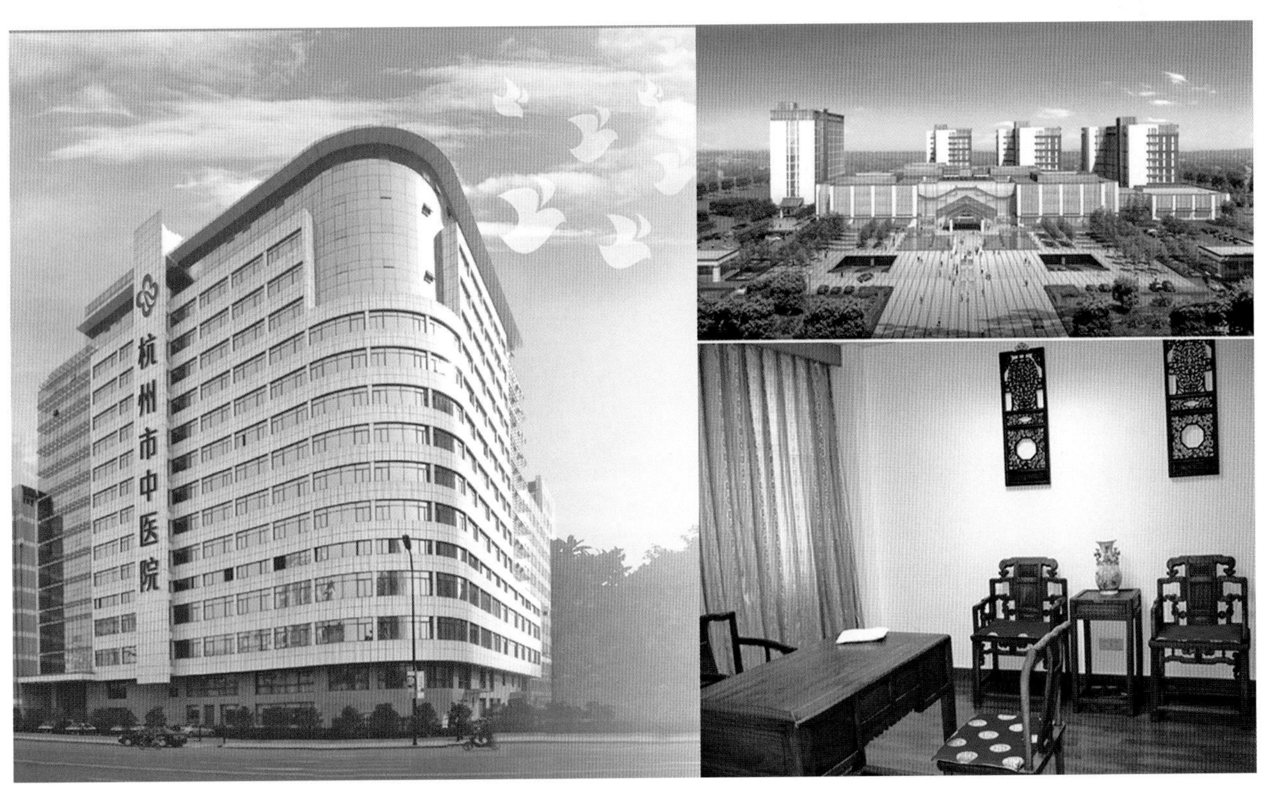

吴良村

全国名老中医药专家传承工作室

一、老中医药专家

【个人简介】

吴良村，男，1941年生，汉族，浙江永嘉人。主任医师、教授、博士生导师。1965年毕业于浙江中医学院中医系。享受国务院政府特殊津贴。现任中华中医药学会肿瘤分会顾问、中国抗癌协会传统医学委员会顾问、浙江省抗癌协会顾问、浙江省中医肿瘤研究会名誉顾问、杭州万承志堂名誉馆长。

吴良村

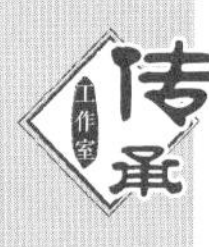

先后担任第二、五批全国老中医药专家学术经验继承工作指导老师。

第二批继承人：沈敏鹤，浙江省中医院肿瘤科中医肿瘤专业，主任医师。

第五批继承人：①王彬彬，浙江省中医院肿瘤科中医肿瘤专业，副主任医师；②王文成，浙江省新华医院肿瘤科中医肿瘤专业，副主任医师。

参加编写《肿瘤学基础与临床》等4部著作，发表“康莱特对肿瘤浸润淋巴细胞的体外扩增及抗肿瘤作用的研究”“中医药治疗原发性肝癌临床体会”等论文40余篇。

参加20余项省部级课题的研究工作，获省部级科研成果奖10项，其中国家“七五”“八五”攻关课题“康莱特注射液”研制成功，获国家二类新药证书，该成果获国家中医药管理局中医药科技进步一等奖、国家发明奖三等奖、国家科技进步二等奖。

【学术经验】

（一）学术思想

认为恶性肿瘤是一种消耗性疾病，正气不足是其发生发展的内因，而手术耗气伤血，放化疗犹如热毒之邪，伤阴耗血，故恶性肿瘤临床多以气阴两虚为基础。主张注重益气养阴，形成了独具特色的以益气养阴为本，佐以解毒消积，以“病证结合”为指导的恶性肿瘤治疗体系。益气以扶正培本，养阴以清热生津，从而达到配合放化疗、减毒增效的作用。

（二）临床经验

1. 肿瘤手术前后的中医治疗

（1）术前中医治疗以益气为主：术前通常注射参麦注射液，或根据辨证施以益气养血的中药方剂，如四君子汤、八珍汤、十全大补汤等。

（2）术后中医治疗以益气养阴、理气通腑为主：肿瘤病人术后多表现为气阴两虚、脾胃失调，以益气养阴、理气通腑的药物可促进脾胃功能的恢复，降低肿瘤的复发和转移，延长病人的生存期。

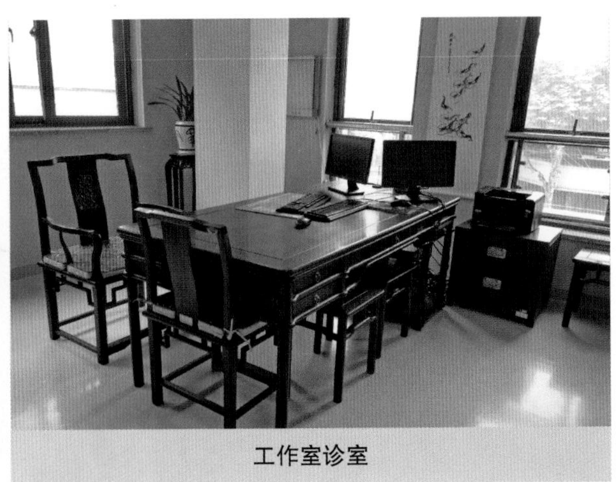
工作室诊室

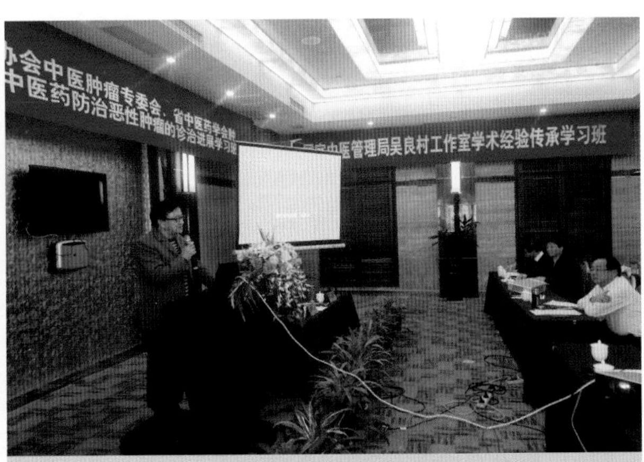

学术经验学习班

2. 中医中药对放化疗的增效作用

（1）放化疗前益气养阴，佐以活血：化疗、放疗前用益气养阴活血药物犹如西医的诱导治疗，让更多的肿瘤细胞从静止期向增殖期发展，利于化疗药物或放射线最大限度地杀灭肿瘤细胞。

（2）放化疗后治以益气养阴、和胃降逆，佐理气通腑：放化疗引起恶心呕吐时，使用和胃降逆的中药有利于后天之本的恢复；放化疗引起大便不通可以用调胃承气汤、五磨饮子等；引起大便泻下可以用痛泻要方、参苓白术散等。放化疗引起骨髓抑制，治以益气养血，酌情适量加用解毒活血药物如虎杖根、三叶青等治疗血小板减少。

3. 晚期肿瘤治疗扶正为主

晚期肿瘤病人由于肿瘤比较大或已经出现转移，治疗以扶正为主，益气养阴佐以解毒散结。

4. 肿瘤用药经验

（1）脑肿瘤：蛇六谷、全蝎等。

（2）鼻咽癌：辛夷、露蜂房、连翘、香白芷、鹅不食草等。

（3）肺癌：蛇六谷、白花蛇舌草、白英。腺癌加用山慈菇、山豆根；鳞癌加用干蟾皮、露蜂房等。

（4）肝癌：猫人参、猫爪草、三叶青、蜈蚣、天龙等。

（5）消化道肿瘤：藤梨根、水杨梅根、虎杖根等。

【擅治病种】

1. 肺癌

养阴清热，祛瘀消瘤。常用经验方安体优1号，用麦冬、沙参甘寒清润，以白花蛇舌草、白英、三叶青、山豆根清热解毒消积。

2. 肝癌

滋阴疏肝，解毒散结。常用方剂一贯煎，重用枸杞、石斛滋补肝肾、养阴清热；以北沙参、麦冬补肝体，育阴而涵阳；佐以白花蛇舌草清热解毒，全蝎解毒散结；加炒米仁、茯苓、绿萼梅、八月札、生麦芽等。

3. 大肠癌

健脾疏肝，清热化湿。手术、化疗后正气虚损，脾虚肝郁，湿邪内蕴，治以扶正健脾，方用四君子汤加味，佐以助运化湿之品。

二、传承工作室建设成果

【成员基本情况】

1. 负责人

沈敏鹤，男，浙江省中医院肿瘤科中医肿瘤专业，主任医师。

2. 主要成员

舒琦瑾，男，浙江省中医院肿瘤科中医肿瘤

专业，主任医师。

王彬彬，男，浙江省中医院肿瘤科中医肿瘤专业，副主任医师。

王文成，女，浙江省新华医院肿瘤科中医肿瘤专业，副主任医师。

阮善明，男，浙江省中医院肿瘤科中医肿瘤专业，主治医师。

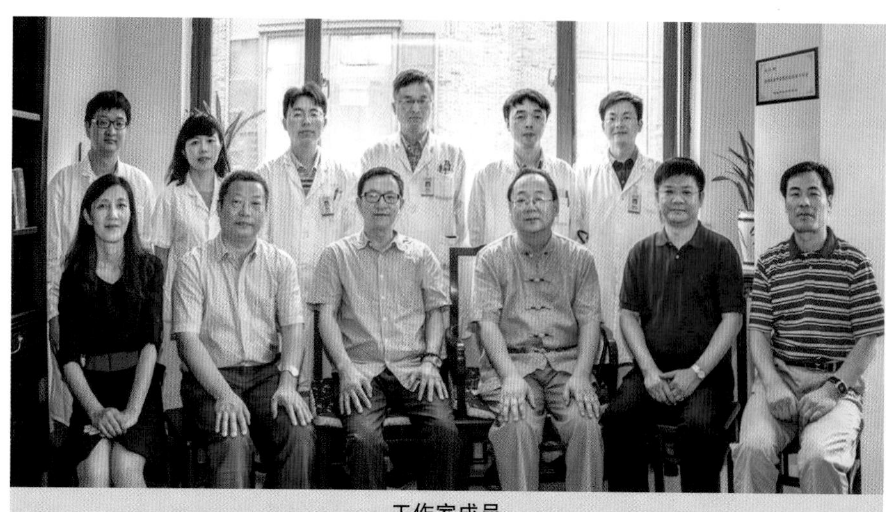
工作室成员

【学术成果】

（1）单飞瑜．吴良村教授"病症结合"诊治大肠癌脾虚证用药规律及疗效分析．中华中医药杂志，2014，29（1）：226～228。

（2）沈元良．吴良村教授从组方规律论治恶性肿瘤经验探析．中华中医药学刊，2011，29（8）：1720～1721。

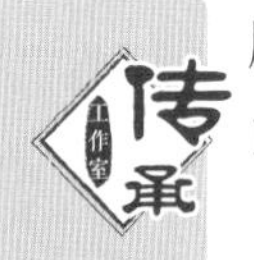

（3）叶晔．吴良村治疗肠癌经验撷菁．中华中医药学刊，2010，28（4）：732～734。

（4）宋巧玲．吴良村治疗胃癌经验撷菁．中华中医药学刊，2010，28（2）：263～265。

（5）王彬彬．吴良村论治胰腺癌临床经验探析．浙江中医杂志，2010，45（6）：391～392。

【人才培养】

培养传承人3人；接受进修25人；举办国家级中医药继续教育项目1次，培训360人次；举办省级中医药继续教育项目3次，培训300人次。

【成果转化】

发明专利：一种刺氟合剂的制备方法及应用，授权号：201310291979.8

【推广运用】

（一）诊疗方案

1. 肺癌

辨证分肺脾气虚证、肺阴虚证、气滞血瘀证、痰热阻肺证、气阴两虚证，分别用六君子汤加减、麦味地黄汤加减、四物汤加减、二陈汤加减、沙参麦冬汤加减。

2. 结直肠癌

辨证分脾肾阳虚证、肝肾阴虚证、气血两亏证、痰湿内停证、瘀毒内结证，分别用四神丸或附子理中汤加减、知柏地黄汤合清肠饮加减、八珍汤或归脾汤加减、二陈汤或葛根芩连汤加减、膈下逐瘀汤加减。

3. 肝癌

辨证分肝郁脾虚证、肝胆湿热证、肝热血瘀证、脾虚湿困证、肝肾阴虚证，分别用逍遥散合四君子汤加减、茵陈蒿汤加味、龙胆泻肝汤合下瘀血汤加减、四君子汤合五皮饮加减、一贯煎加味。

（二）运用及推广情况

以上3个诊疗方案已在浙江省中医院以及基层医疗单位推广应用。

三、依托单位——浙江省中医院（见第341页）

王会仍

全国名老中医药专家传承工作室

一、老中医药专家

【个人简介】

王会仍，1938年生，男，汉族，海南省琼海市人。浙江省中医院中医内科专业教授、主任医师。曾师承浙江省名中医黄叔文。1996年被评为浙江省名中医，同年被指定为第二批全国名老中医药专家学术经验继承工作指导老师（国家级名老中医），从事中医内科临床工作50余年。

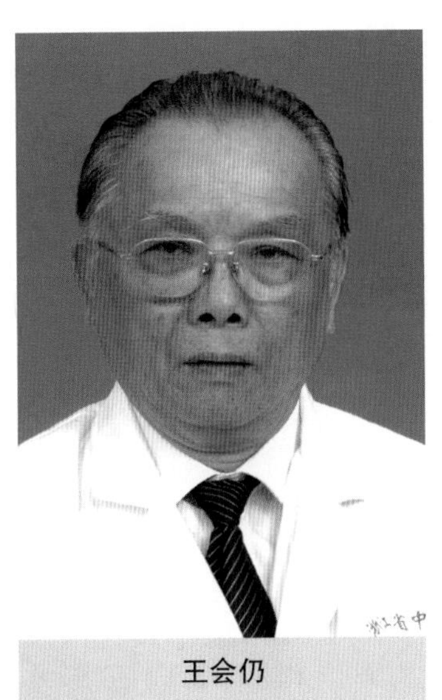

王会仍

担任第二批全国老中医药专家学术经验继承工作指导老师。

继承人：王真，浙江中医药大学，主任医师。

主要编著有《中西医结合内科研究》《实用中医内科手册》《健康之路 从肺开始》《慢性咳嗽常见病诊治——名老中医王会仍临床经验》等著作；发表学术论文60余篇。

【学术经验】

（一）学术思想

重视人和自然的统一，强调天人合一的整体观；在呼吸系统疾病诊治中，形成了以中医整体观为统领，辨证论治为指导，气血为纲，痰瘀相关为目，强调扶正祛邪、标本兼顾的治疗观；提倡在继承中提高、在创新中发展的学习继承观。

（二）临床经验

1. 提出治肺五大治疗原则

在肺系疾病的治疗实践中，针对肺的功能及生理特点，提出“清”“宣”“降”“润”“补”五大治疗原则，并以“清”为主导，贯穿始终。

2. 治肺用药勿忘“平和”

“肺为娇脏”，组方用药勿忘“平和”，不宜大苦、大寒、大温，治宜轻清之品，即使患有外感风寒而需用辛温发散之药，也应减量或短期使用。

3. 治肺勿忘“补气”

肺气虚或肺气壅塞导致聚津成痰，在清肺化痰的同时应加入适量的补气药如西洋参、太子参等，以鼓舞肺气，祛痰而出。

4. 中西医结合治疗肺病分期优化选择

在临诊中治疗肺病十分重视中西医方案的优化选择，以充分发挥中、西医各自的优势。在急性发作期和重症阶段，先以西药治疗为主，辅以中药如清肺化痰止咳等；随着病情控制，逐渐加强中药治疗力度，以祛邪扶正，为尽早撤离西药做好准备；在缓解期则重用中药扶正固本、增强机体防御能力，以预防复发。

【擅治病种】

1. 支气管哮喘

不论是发作期或是缓解期，主张气、痰、瘀

同治，且治疗专以祛痰为先。其自拟方定哮汤（炙麻黄9g，苦杏仁10g，黄芩12g，七叶一枝花12g，浙贝20g，苏子12g，川朴10g，炙枇杷叶15g，穿山龙15g，当归12g，蝉衣10g，地肤子12g，生甘草6g）是临床上治疗哮喘的基础方。

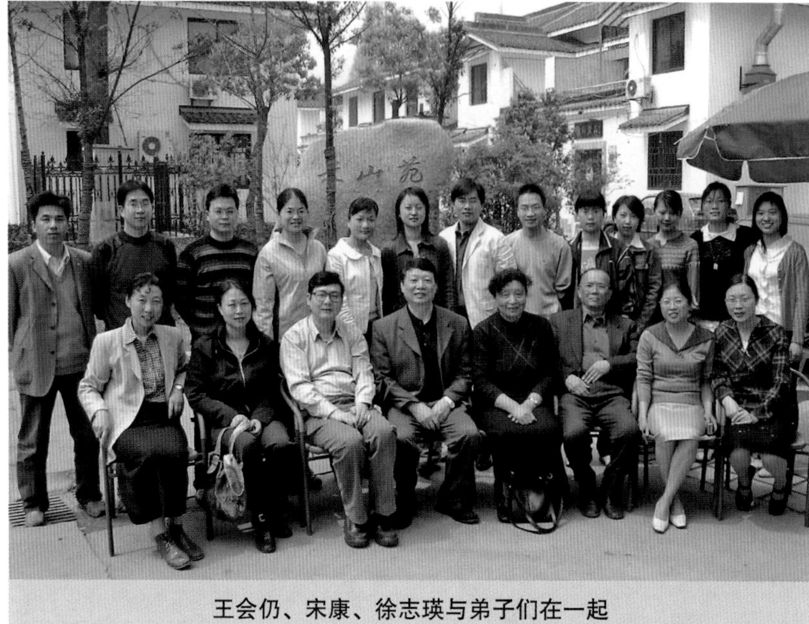

王会仍、宋康、徐志瑛与弟子们在一起

2. 慢性阻塞性肺病

临床治疗时将“通气道”“通水道”“通神窍”的治法贯穿整个过程。保肺定喘汤（党参15g，生黄芪15g，丹参10g，当归10g，麦冬10g，熟地黄10g，仙灵脾10g，地龙15g，桔梗6g，生甘草6g）是治疗慢性阻塞性肺病的常用自拟方。

3. 支气管扩张

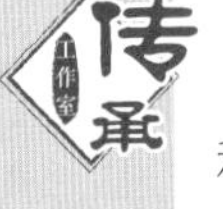

治疗支气管扩张善用清法，并适当加用通窍和平喘类药物如苍耳子、辛夷、蝉衣、地龙、佛耳草等。其自拟方王氏清肺化痰汤（桑白皮15g，地骨皮15g，黄芩12g，苦杏仁10g，竹沥10g，半夏12g，浙贝20g，天竺黄12g，鱼腥草30g，野荞麦根30g，肺形草15g，三叶青15g，鹿含草15g，生甘草6g）常用来治疗痰热蕴肺型。

二、传承工作室建设成果

【成员基本情况】

1. 负责人

王真，男，浙江省中医院呼吸科，主任医师。

2. 主要成员

蔡宛如，女，浙江中医药大学附属第二医院呼吸科，主任医师。

骆仙芳，女，浙江中医药大学中医内科，主任医师。

陈芳，女，浙江省中医院呼吸生理研究室呼吸专业，副主任医师。

徐婷贞，女，浙江省中医院呼吸内科，副主任医师。

【学术成果】

1. 论著

（1）《慢性咳嗽常见病诊治——名老中医王会仍临床经验》，中国中医药出版社2015年出版，陈芳、骆仙芳主编。

（2）《健康之路　从肺开始》，浙江科学技术出版社2014年出版，骆仙芳主编。

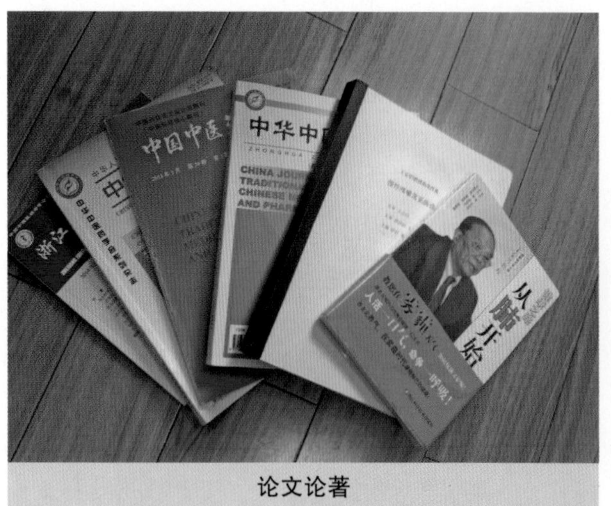

论文论著

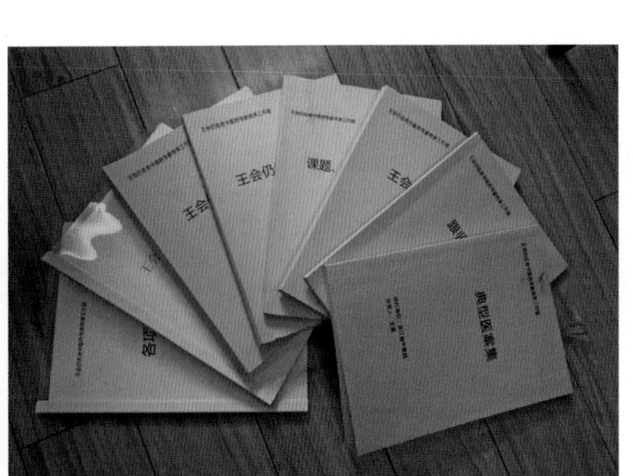

王老学术经验继承汇编

2. 论文

（1）徐俪颖．王会仍以穿山龙治疗肺系疾病的临床经验．中华中医药杂志，2014，2（29）：476～478。

（2）李晓娟．名老中医王会仍教授治疗肺系疑难杂症验案举隅．中华中医药杂志，2013，11（28）：3256～59。

（3）徐俪颖．王会仍治疗慢性阻塞性肺疾病经验．中医杂志，2012，10（53）：828～29。

（4）骆仙芳．王会仍应用“治未病”理论防治慢性阻塞性肺疾病的经验．中医杂志，2010，2（25）：242～44。

【人才培养】

培养传承人11人；接受进修、实习16人。举办国家级中医药继续教育项目3次，培训300余人次。

【推广运用】

（一）诊疗方案

1. 慢性阻塞性肺疾病稳定期（肺胀，肺肾两虚，气虚血瘀）

方药：保肺定喘汤加减。

2. 支气管哮喘发作期

方药：定哮汤加减

3. 支气管扩张痰热蕴肺证

方药：王氏清肺化痰汤。

（二）运用及推广情况

以上3个诊疗方案已在浙江省中医院中医内科、呼吸科，浙江中医药大学附属第二医院呼吸科，浙江中医药大学第二门诊部等医疗单位推广应用。

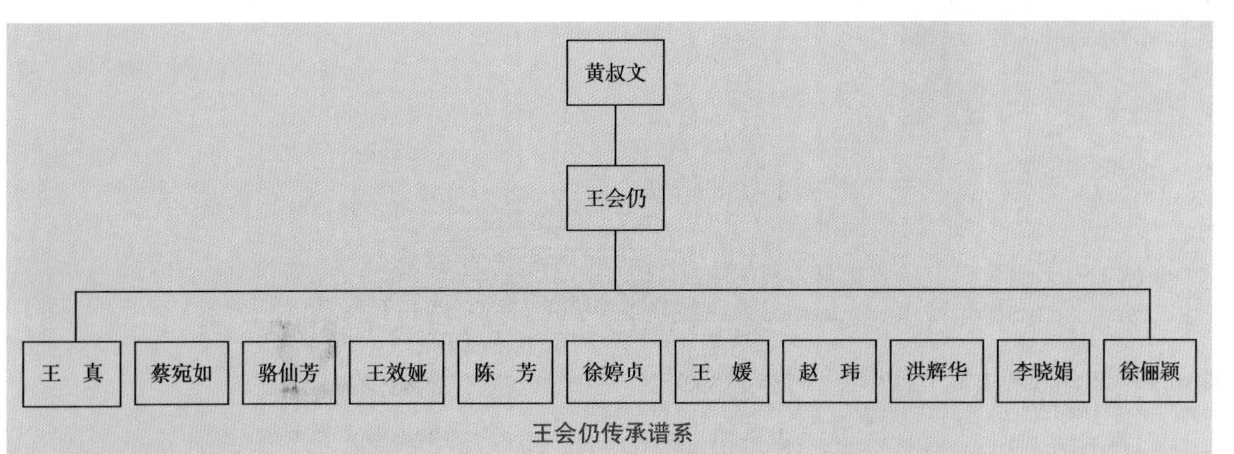

王会仍传承谱系

三、依托单位——浙江省中医院（见第341页）

俞尚德

全国名老中医药专家传承工作室

一、老中医药专家

【个人简介】

俞尚德，1919年生，男，汉族，浙江诸暨人。杭州市肿瘤医院中医科主任医师。师从上海名医蔡济平先生，历任杭州同春坊联合诊所副所长、杭州市第一医院中医科主任、杭州市第四医院中医科主任等职。曾任浙江省中医药学会理事、秘书长等职。

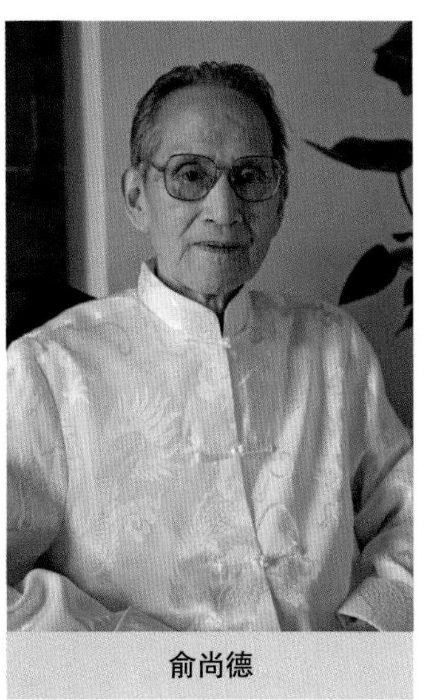
俞尚德

担任第二批全国老中医药专家学术经验继承工作指导老师。

继承人：①胡建鸣，杭州市肿瘤医院，主任医师；②邓建平，杭州市第三人民医院，主任医师；③俞文武，杭州市肿瘤医院，副主任医师。

主要编著有《消化系病证治》《中药不良反应防治》《俞氏中医消化病学》等；发表“对胃及十二指肠溃疡病的辨证及病因病机的研究”“脾胃学说再求正”“慢性痢疾治验”等论文。

【学术经验】

（一）学术思想

1. 倡导“审病－辨证－治病”的临证思维

主张运用西医学的技术与手段，确切诊断疾病，并理解其基本的发病机理；从“病”着手，撷取四诊资料，同时参考西医学检查的客观指标，综合证据（宏观和微观的），审慎辨证，以剖析疾病的不同病期、不同类型的证候表现与演变规律，进而阐述其病机；根据中医理法，结合中药现代研究的新认识来组方、选药、治病；治疗目标不仅关注证候，更重视疾病的痊愈、稳定与康复。

2. 消化性溃疡以内痈论治

认为消化性溃疡是在中气虚馁、痰饮阻滞气机的基础上，日久导致胃络瘀痹，最终形成溃疡。外科疮疡病的发病机理是由于正气虚弱，外邪侵袭，导致气滞血瘀，痰凝筋脉，肉腐成脓而化为痈疡。二者病机上具有一定程度的相同性，故主张消化性溃疡以内痈论治。

（二）临床经验

1. 巧用药对治疗消化系病证

①芍药－甘草：治腹痛。②吴茱萸－益智仁：治泛酸。③枳实－白术：治便秘。④苏木－枳壳：消腹胀。⑤羌活－神曲：化腻苔。⑥生姜－薄荷：除痞满。⑦白芍－诃子：除嗳气。

2. 消化性溃疡治疗经验

如见溃疡表面充血、水肿、渗出明显，为湿热；如见溃疡黏膜苍白、贫血样改变，为气血虚弱；如见陈旧性血痂、幽门或球腔变形，为瘀滞；如兼见胃内食糜附着，为食滞；如见较多胆汁斑附着，为肝胆气逆犯胃。对消化性溃疡的治疗以内痈理论为根据，在内科辨证论治的基础上，借鉴外科疮疡的治疗方法，将消、托、补三大法则融于本病的治疗。

【擅治病种】

擅治消化性溃疡，以补气养血、托疮生肌为治疗原则，自创俞氏补中生肌汤（黄芪、党参、炙甘草、赤芍、生白及、制乳香、当归、茯苓、海螵蛸、淡吴茱萸）以补益中气、温运脾胃阳气，兼以运化痰饮、通络行瘀。气滞加广木香、甘松；瘀痹明显加参三七粉、云南白药；寒甚加炙桂枝、干姜；郁热加酒制大黄、败酱草。

二、传承工作室建设成果

【成员基本情况】

1. 负责人

王小奇，男，杭州市中医院脾胃病科脾胃病专业，主任医师。

2. 主要成员

叶蔚，男，杭州市中医院脾胃病科脾胃病专业，主任医师。

来丽群，女，杭州市中医院脾胃病专业，副主任医师。

刘彬彬，女，杭州市中医院脾胃病科脾胃病专业，医师。

【学术成果】

1. 论著

（1）《〈内经知要〉选讲》，浙江大学出版社 2014 年出版，叶蔚、俞文武、王小奇编著。

（2）《俞氏中医消化病学》（第三版），浙江大学出版社拟 2016 年出版，俞尚德主编。

2. 论文

（1）叶蔚，等．俞尚德以内痈论治消化性溃疡的理论与临床实践．中华中医药学刊，2013，31（9）：1862 ～ 1863。

（2）刘彬彬，等．俞尚德巧用药对治疗消化系统疾病经验．浙江中医杂志，2015，50(01)：19 ～ 20。

（3）叶蔚，等．反流性食管炎不同中医证型幽门螺杆菌感染的研究．中华中医药学刊，2013，31（3）：531 ～ 532。

（4）叶蔚，等．反流性食管炎中医证候特点探析．中华中医药学刊，2013，31（7）：1570 ～ 1571。

（5）王小奇，等．理气化痰祛瘀方治疗非酒精

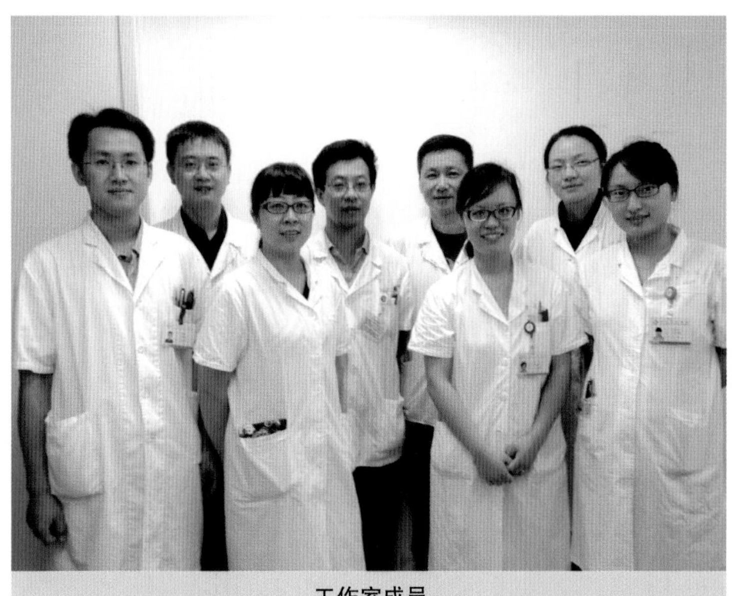

工作室成员

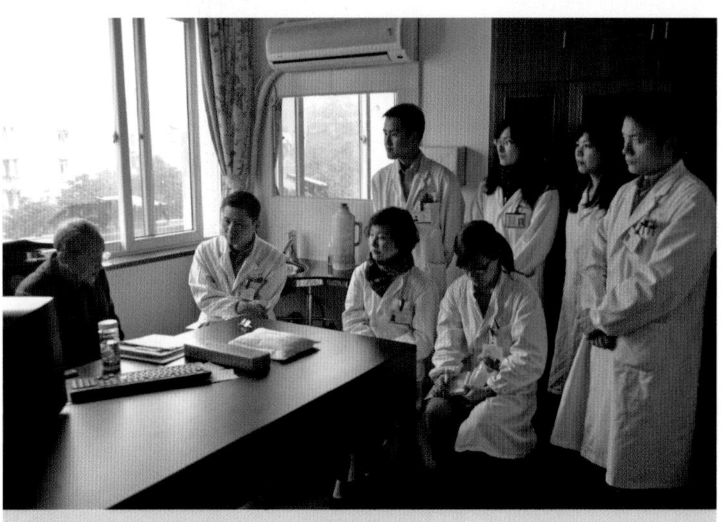

跟师学习

性脂肪肝 34 例临床研究 . 浙江中医杂志，2012，47（9）：637 ～ 638。

【人才培养】

培养传承人 9 人；接受进修 4 人。举办省级中医药继续教育项目 3 次，培训 393 人次。

【推广运用】

（一）诊疗方案

1. 胃脘痛

脾胃虚寒证用俞氏补中生肌汤或黄芪建中汤；肝胃不和证用柴胡疏肝散加减；瘀血停滞证用失笑散合丹参饮加减；胃阴亏虚证用一贯煎加减。

2. 吐酸

肝胃郁热证用四逆散合左金丸加减；气郁痰阻证用旋覆代赭汤合半夏厚朴汤加减；气虚血瘀证用启膈散加减。

3. 便血

湿热内蕴型用白头翁汤加减，同时以俞尚德经验方（蒲公英、黄芩、败酱草、半枝莲、半边莲、生薏仁、红藤、丹参）灌肠；气滞血瘀型用膈下逐瘀汤加减；脾肾两虚证用四神丸合四君子汤加减；阴血亏虚型用生脉散合六味地黄丸加减。

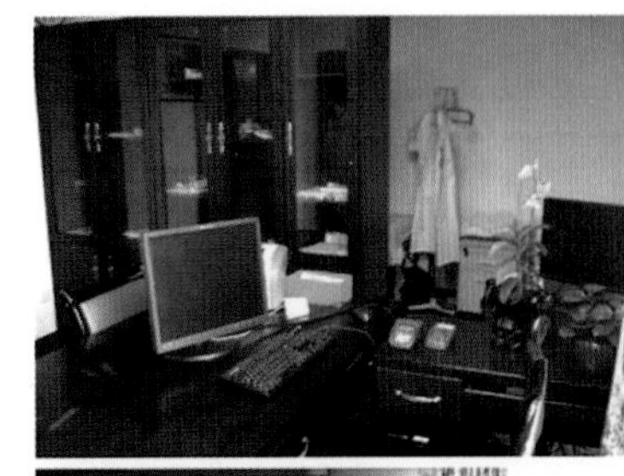

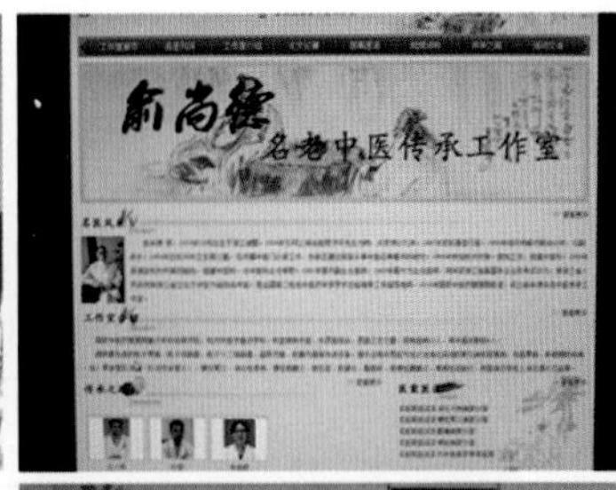

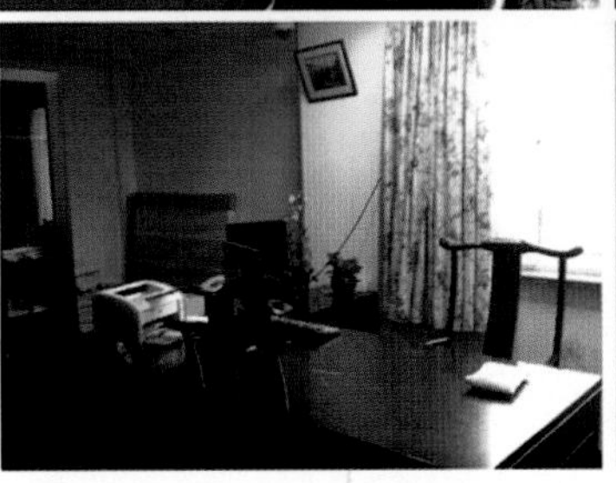

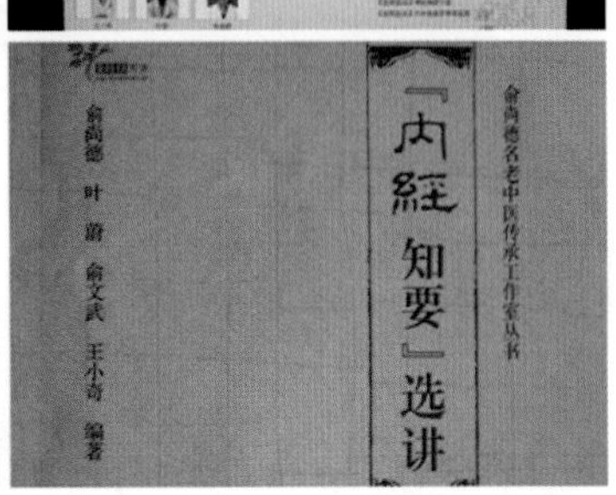

工作室内景及成果展示

4. 结肠息肉

湿瘀阻滞证用平胃散合地榆散加减；肠道湿热证用地榆散合槐角丸加减；气滞血瘀证用血府逐瘀汤加减；脾虚夹瘀证用四君子汤合化积丸加减。

5. 上消化道出血

胃热内盛证用泻心汤；肝火犯胃证用龙胆泻肝汤；脾不摄血证用归脾汤。

（二）运用及推广情况

以上 5 个诊疗方案已在杭州市中医院得到广泛应用。

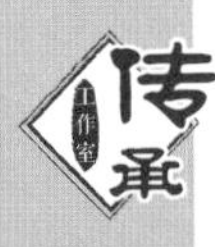

三、依托单位——杭州市中医院（见第 345 页）

蒋文照

全国名老中医药专家传承工作室

一、老中医药专家

【个人简介】

蒋文照（1925—2008年），男，汉族，浙江嘉善人。浙江中医药大学教授、主任医师。1944年师承嘉兴名医徐松全，1948年悬壶开业，1952年参加嘉善县天凝区联合诊所工作，任负责人。1956年保送至浙江省中医进修学校（浙江中医药大学之前身）师资班学习后留校任教，先后任中医系副主任、函授部副主任、《浙江中医学院学报》编辑部主任、校学术委员会副主任等职。曾担任浙江省中医学会常务理事、副秘书长，浙江省中医基础理论研究会主任委员，浙江省中医药高级技术职称评审委员会成员，浙江省第五届人大代表和第五届政协委员等职。1993年被国务院授予“具有突出贡献专家”证书，并享受政府特殊津贴。

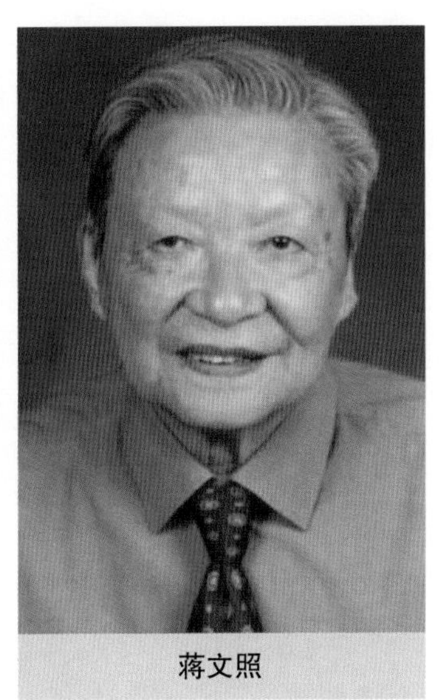
蒋文照

担任第一批全国老中医药专家学术经验继承工作指导老师。

继承人：①周亮，浙江中医药大学，副教授、副主任医师；②徐珊，浙江中医药大学，教授、主任医师。

编写了《内经》《金匮要略》《中医诊断学》《中医内科学》等著作。发表了“《难经》选释”“运气择述”等论文。

主持完成的“蒋文照、葛琳仪学术思想及临证经验研究”和“蒋文照教授诊治脾胃病经验特色研究”分别获浙江省中医药科学技术创新二等奖和浙江省中医药科学技术进步三等奖。

【学术经验】

（一）学术思想

1. 重视人体升降出入之功能

重视恢复与重建人体升降出入之功能，其中升降重于生长升发以扶养，出入在于邪有出路而祛除。

2. 强调顾护胃气

察病者，必先察胃气。治病，必本于脾胃，顾护胃气。法有化、理、调、和、养、补之不同。

3. 注重气之为病

诸般气分病证中，尤以气机郁滞之变最为常见。气郁之因有虚有实，故宜畅气机非限行破一端。

4. 倡言浊邪致病

认为湿停、痰壅、血瘀、食积多由气机郁滞不畅所致，而邪浊内阻每致气郁。无论外感疾病还是内伤杂证，常见浊阻气滞。

5. 重视运用和法

临证重视和解药之运用，相反药物协调组合，巧用扶正补虚药物，配伍调气和血之品。

（二）临床经验

1. 治胃脘疼痛疏肝为先

治胃脘疼痛注重疏肝和胃、调畅气机，药投辛香之品，如柴胡、香附、川朴、香橼、木香之辛温，佐川楝、郁金之苦寒，意欲不致过于温燥。疏肝和胃又有兼清热、兼化瘀之异，前者加蒲公英、左金丸等，后者增延胡索、失笑散等。

2. 肠道疾病化浊调气

化浊调气祛除肠道之病邪，恢复传化之功能。化浊多用红藤、薏苡仁、蒲公英、马齿苋、桃仁、山楂等药；调气则投木香、枳壳、佛手、香橼、绿萼梅等品。

3. 呕吐泛恶，治利咽喉

遇呕吐泛恶之症，每察其咽喉。因咽喉病痛而致呕恶者，施治主张肃肺利咽以祛病因，或利咽肃肺与和胃降逆并施。药选夏枯草、象贝、板蓝根、木蝴蝶、胖大海、甘草等化痰散结、利咽消肿以除病根。

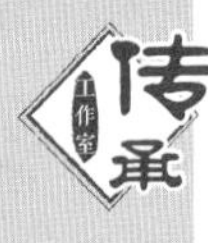

4. 治肺脏疾患首重宣化

治肺脏疾患选方用药多喜轻清宣透之品，不宜重浊厚实之物，临证常用杏苏散、桑菊饮、桑杏汤等。

5. 常用经验方

健脾胜湿汤（炒白术、制川朴、白蔻仁、广藿香、新会皮、石菖蒲、炒枳壳、神曲、炒薏苡仁、白茯苓、车前草、广木香）可健脾助运、分化湿浊，主治脘痞腹胀，食欲不振，泛恶欲吐，身倦困重或头身重痛，面浮肢肿，小便短少，大便溏泻，脉濡缓或濡数，舌质淡或红，苔白腻或

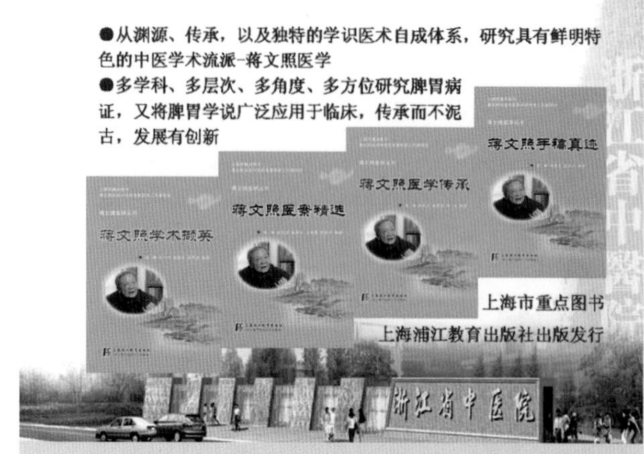

蒋文照医学丛书

黄腻。脘痛舒（川楝子、炒延胡、炒枳壳、炒白术、炒白芍、炒香附、广木香、郁金、蒲公英、炙甘草）可行气活血、和胃止痛，主治慢性胃炎，胃溃疡，十二指肠炎，十二指肠球部溃疡等表现为胃脘疼痛或脘腹疼痛者。

【擅治病种】

1. 慢性胃炎

以益气养阴、化浊行瘀、清热解毒为基本治则，药用黄芪、白术、黄精、玉竹等益气养阴；丹参、郁金、延胡索、三七等活血行瘀；蒲公英、香茶菜、白花蛇舌草等清热燥湿解毒。

2. 溃疡性结肠炎

从健脾胜湿、辛开苦降、寒热并治入手，方选健脾胜湿汤、半夏泻心汤加减。

3. 反流性食管炎

方选旋覆代赭汤加减。

二、传承工作室建设成果

【成员基本情况】

1. 负责人

徐珊，男，浙江中医药大学中医内科学专业，教授，主任医师。

2. 主要成员

杨季国，女，浙江中医药大学附属第三医院中医儿科专业，教授，主任医师。

刘云霞，女，浙江中医药大学附属杭州市第三医院中医内科专业，主任医师。

徐发莹，男，浙江中医药大学中医内科学专业，主治医师。

徐燕立，女，浙江中医药大学第二门诊部

（杭州泰仁堂中医门诊部）中医内科学专业，中医师。

【学术成果】

1. 论著

《蒋文照医学丛书》之《蒋文照学术撷英》《蒋文照医案精选》《蒋文照医学传承》《蒋文照手稿真迹》，上海浦江教育出版社 2013 年出版，徐珊主编。

2. 论文

（1）徐珊 . 医如其人，和为圣度 . 浙江中医杂志，2012，47（2）：83 ～ 84。

（2）徐珊 . 蒋文照医学的形成与特点 . 浙江中医药大学学报，2012，36（6）：624 ～ 625。

【人才培养】

培养传承人 2 人。指导带教“全国优秀中医临床人才”5 人；接受进修生 5 人，国外进修生临床学习 60 人次，国内学生临床学习 170 多人次。

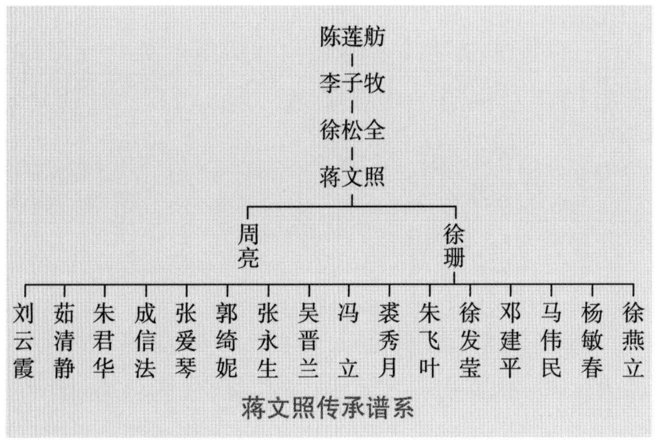

蒋文照传承谱系

【成果转化】

专利：徐珊；李范珠；张永生；陈民利；吴巧凤；朱飞叶 . 一种含大青叶的中药组合物及其应用；专利号：ZL200910153629.9。

【推广运用】

1. 慢性胃炎

诊疗方案：运用脘痛舒治疗。

运用及推广情况：治疗观察慢性胃炎 236 例，痊愈 133 例，好转 82 例，无效 21 例，总有效率为 91.1%。

2. 肠易激综合征

诊疗方案：运用经验方（柴胡、炒白芍、炒白术、茯苓、炒防风、陈皮、炒黄连等）治疗。

运用及推广情况：观察腹泻型肠易激综合征 35 例，显效 22 例，有效 10 例，无效 3 例，总有效率为 91.43%。

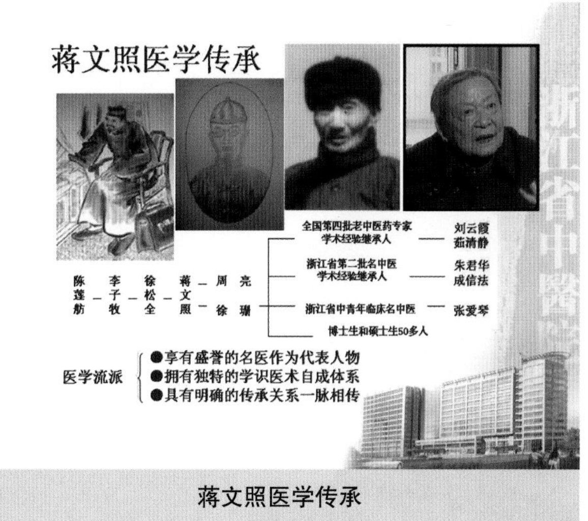

蒋文照医学传承

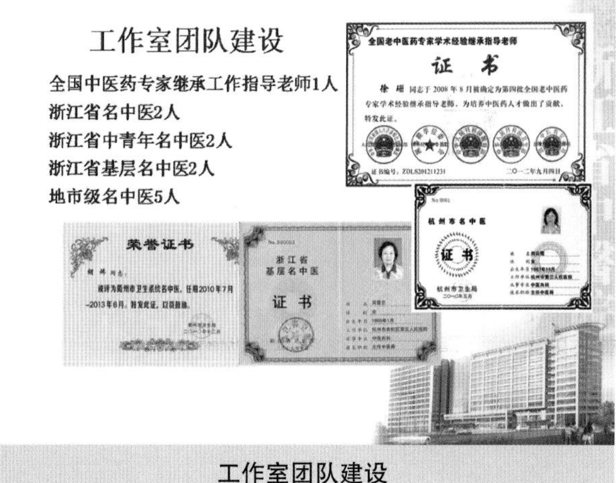

工作室团队建设

三、依托单位——浙江省中医院（见第 341 页）

葛琳仪

全国名老中医药专家传承工作室

一、老中医药专家

【个人简介】

葛琳仪，女，1933年生，汉族，江苏吴江人。浙江中医药大学教授、硕士生导师、主任医师。1956年考取上海中医学院，得程门雪、王文东、乔仰先等先生之器重；1962年毕业至浙江省中医院，师从吴士元、杨继荪等名医。1983年任浙江中医学院副院长兼浙江省中医院院长；1987年至1993年任浙江中医学院院长。1994年被评为省级名中医，并享受国务院政府特殊津贴，1996年荣获国家级名中医称号。曾任浙江中医学会副会长等职，现任浙江省名中医研究院院长、浙江老教授协会副会长。

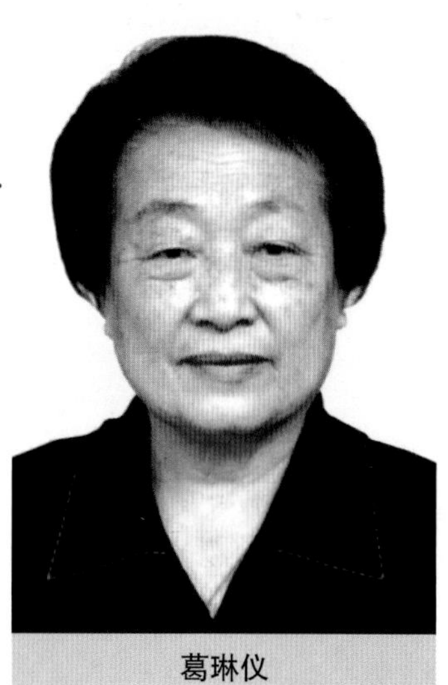

葛琳仪

担任第二批全国老中医药专家学术经验继承工作指导老师。

继承人：①魏佳平，浙江省中医院，主任医师；②夏瑢，浙江中医药大学，主任医师。

主要编著有《慢性气管炎中西医结合诊断分型》《心力衰竭的中医治疗》《慢性气管炎中西医结合科研资料汇编专辑》《中医临床内科学》等。

【学术经验】

（一）学术思想

临诊中倡导辨体质、辨病、辨证为一体，形成独特的葛氏“三位合一”辨证思维模式。其基本概念为临诊中运用中医四诊八纲，在明辨患者体质类型的基础上，结合西医学知识及检查手段，明确诊断，即“辨病”；再在辨明疾病的基础上进行审“病”辨“证”；通过对“病”的个性判断、“证”的共性综合及“体质”的类型归类，充分地探明机体与疾病的内在联系，即“正”与“邪”、“本”与“标”之间的关系。

（二）临床经验

治疗肺系疾病擅用“清”法。

1. 清宣法

温热之邪最易犯肺，临床可见发热、咽痛、鼻塞、咳嗽等症，此时的主要矛盾是热邪遏肺，肺之宣发功能失常。常用金银花、净连翘、黄芩、鱼腥草、桔梗、前胡、荆芥、防风、牛蒡子等清热宣肺之剂，以使邪热从表而解。

2. 清降法

当邪热壅肺，影响到肺的肃降功能为主时，可表现为气急，活动或咳嗽后尤甚，夜间不能平卧，咳嗽咯痰，大便干结等症。此时选用清降法，药选淡子芩、蒲公英、野荞麦根、沙氏鹿茸草、清炙麻黄、光杏仁、生石膏、牛蒡子、葶苈子、炒苏子、浙贝母等。如属哮证患者，则加入徐长卿、蝉衣、蔓荆子、露蜂房等。

3. 清化法

若患者肺卫素虚，正不胜邪，风热之邪由表入里，内合于肺，肺气壅塞，不能输布津液而聚成痰热；或素有痰饮宿疾之体，郁而化热，外感引发，痰热壅肺，肺失宣肃，出现咳嗽、痰多、苔腻等症。此时痰热胶着，当以清热化痰并进，痰不化则热难清。常用药选炒川朴、制苍术、莱菔子、象贝母、杏仁、姜半夏、陈皮、淡子芩、蒲公英、野荞麦根、七叶一枝花、炒米仁、猪苓、茯苓等；如时值江南多雨之季，则加入时令药藿香、佩兰。

4. 清润法

秋燥之气袭于肺，或热壅于肺，日久不解，每致灼伤肺津，气失清肃，发为干咳少痰。以《温病条辨》沙参麦冬汤意合五味子、野百合、桑白皮、野荞麦根、羊乳参、人参叶等清热润肺为治。

5. 清补法

肺病日久，肺之气阴两伤，甚则母病及子，累及于肾，但余邪未清之时，如一味清肺，或一味补虚，则易犯虚虚实实之忌。常采用南沙参、北沙参、麦冬、五味子、野百合、人参叶、羊乳参、甘杞子、制玉竹、补骨脂之味，拟清肺补虚。

【擅治病种】

1. 呼吸系统疾病

擅用经方治疗慢性阻塞性肺病，常用方剂有麻杏石甘汤等。且治疗时擅用“清”法贯穿始终。常用清肺药有七叶一枝花、野荞麦根、黄芩、鱼腥草。且强调疾病初期有表证时应用生麻黄配桂枝，表证既解而仍咳喘时则当用炙麻黄平喘。

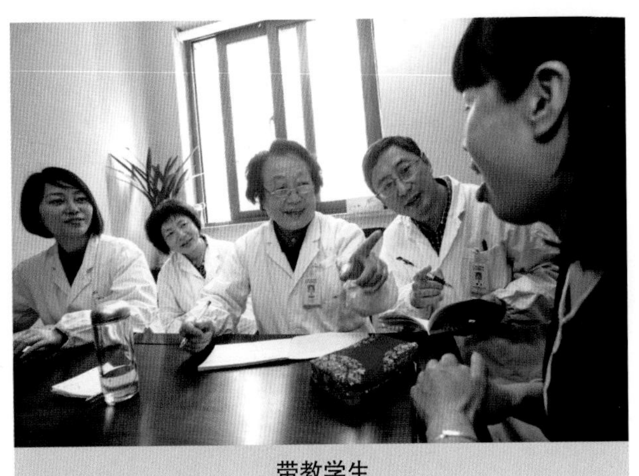
带教学生

2. 消化系统疾病

治疗慢性胃炎等方选四君合芍药甘草汤加减；理气和胃药则多选辛润之品，如佛手、合欢花、代代花等；若胃热偏盛，加黄芩、蒲公英、石菖蒲以清热和胃；恶心欲呕，加旋覆花、代赭石、姜半夏、陈皮；湿浊偏盛，加川朴、苍术、胆星、草果；偏脾胃阴亏，加沙参、麦冬、石斛等。治疗胃溃疡伴上消化道出血，则常用檵木合剂（檵木、紫珠草、蒲公英）。

二、传承工作室建设成果

【成员基本情况】

1. 负责人

魏佳平，女，浙江省中医院中医内科专业，主任医师。

2. 主要成员

夏瑢，女，浙江中医药大学基础医学院中医内科专业，主任医师。

黄平，男，浙江省中医院中医内科专业，主任医师。

袁晓，男，浙江省中医院中医内科专业，主治医师。

王东，男，浙江省中医院中医内科专业，主治医师。

姜宁，女，浙江省中医院中医脾胃病专业，主治医师。

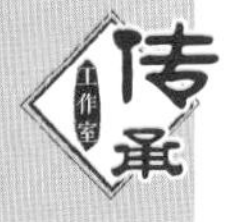

【学术成果】

1. 论著

《葛琳仪临证撷英》，浙江科学技术出版社 2014 年出版，魏佳平、黄平、夏瑢主编。

2. 论文

（1）杨敏春 . 葛琳仪教授盗汗治验举隅 . 中国中医急症，2012，21（5）：714。

（2）关昊 . 益气活血化浊法对代谢综合征大鼠 PPAymRNA 表达的影响 . 浙江中医杂志，2012，47（12）：910 ～ 911。

（3）袁晓 . 葛琳仪教授临证医案选析 . 中华中医药杂志，2013，28（12）：3580 ～ 3582。

（4）魏佳平 . 葛琳仪从肝论治内分泌疾病验案 . 浙江中医杂志，2013，48（1）：4 ～ 5。

（5）袁晓 . 葛琳仪医案四则 . 浙江中医药大学学报，2014，37（1）：20 ～ 21。

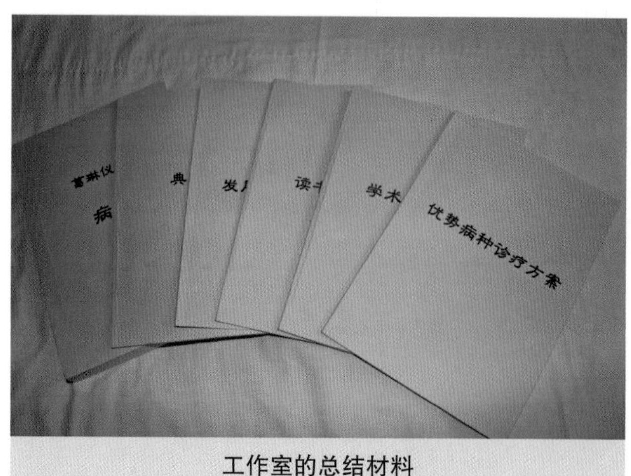

工作室的总结材料

工作室制作光盘

【人才培养】

培养传承人 11 人；接受全国各地进修医生 12 人。举办国家级中医药继续教育项目 1 次，培训 200 人次；举办省级中医药继续教育项目 2 次，培训 500 人次。

【推广运用】

（一）诊疗方案

1. 慢性阻塞性肺病

（1）急性加重期：风寒袭肺用三拗汤合止嗽散加减；外寒内饮用小青龙汤合半夏厚朴汤加减；痰热壅肺用麻杏石甘汤合贝母瓜蒌散加减；痰湿阻肺用半夏厚朴汤合三子养亲汤加减；痰蒙神窍用涤痰汤加减。

（2）稳定期：肺气虚用人参胡桃汤合人参养肺丸加减；肺脾气虚用六君子汤合黄芪补中汤加减；肺肾气虚用人参补肺饮加减；肺肾气阴两虚用保元汤合人参补肺汤加减。

2. 慢性胃炎、消化性溃疡

饮食停滞用保和丸或枳实导滞丸加减；肝胃不和用柴胡疏肝散合金铃子散加减；肝胃郁热用丹栀逍遥散合左金丸加减；脾胃湿热用黄连温胆汤加减；痰饮停胃用苓桂术甘汤合二陈汤加减；瘀血停胃用丹参饮合失笑散加减；胃阴亏耗用一贯煎合芍药甘草汤加减；脾胃虚寒用香砂六君子汤合黄芪建中汤加减。

（二）运用及推广情况

以上诊疗方案已在浙江省中医院及多家协作医疗单位推广应用。

三、依托单位——浙江省中医院（见第 341 页）

徐志华
全国名老中医药专家传承工作室

一、老中医药专家

【个人简介】

徐志华（1925—2012年），男，汉族，安徽省庐江县人。安徽中医药大学第一附属医院妇科主任医师、教授。是安徽中医妇科三大学术流派之一——徐氏妇科传人，出生于安徽庐江县徐氏中医妇科世家，13岁随先父学习中医，尽得家传。1958年考入安徽中医进修学校（安徽中医药大学前身）师资温习班学习，毕业后在附属医院妇科从事临床、教学工作，曾任妇科教研室主任、科主任，为安徽中医药大学妇科学科奠基人。曾任全国及安徽省药品评审委员会委员，安徽省卫生技术高级职务评审委员会委员，安徽省中医医疗事故鉴定委员会委员，享受国务院政府特殊津贴。

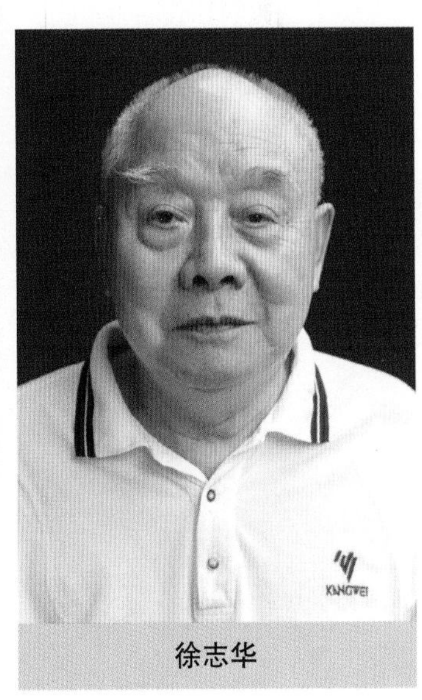
徐志华

主要编著有《长江医话》《中国百年百名中医临床家丛书·徐志华》等著作；发表“当归芍药散治疗妊娠病的体会”“妇科验方选”等20篇论文。

【学术经验】

（一）学术思想

妇科病重视从“瘀”论治；逐瘀为主，妙用桃红四物；攻补兼施，巧用八珍；主张周期用药，调经助孕；病证结合，中西贯通；认为病多情志不遂为因，治要疏肝解郁为先；临证注意言谈举止，寓心疗于药疗之中；主张屡验者拟固定处方，据病情设看家之药。

（二）临床经验

1. 灵活运用治崩三法

治疗崩漏坚持止血必须澄源，临证中掌握好补与清的主次、通与涩的适应证，标本兼治，灵活配伍。常用清化固经汤（生地黄、白芍、丹皮、生卷柏、紫草、红茜草、红蚤休、地榆、炒蒲黄、黄芩、黄柏、益母草）、逐瘀止崩汤（当归、川芎、三七、没药、五灵脂、丹皮炭、丹参、艾叶、阿胶、龙骨、牡蛎、乌贼骨）、固冲汤（党参、黄芪、炒白术、炒当归、炒白芍、生地黄、红茜草、煅乌贼骨、山萸肉、炒荆芥、炒地榆、仙鹤草、樗白皮）等，分别治疗崩漏血热证、血瘀证、气虚证。

2. 治疗胎漏、胎动不安重在补肾健脾

治疗胎漏、胎动不安在辨证论治的基础上，重在补肾健脾、固冲安胎。临床以安胎饮（川断、桑寄生、菟丝子、杜仲、太子参、黄芪、当归、白芍、生地黄、白术、黄芩、苎麻根）加减。

3. 分阶段论治输卵管性不孕症

从“湿、热、瘀”着手，首以自拟方墓头回方（当归、白芍、川芎、红藤、败酱草、三棱、莪术、鱼腥草、延胡索、土茯苓、墓头回、白花蛇舌草、蜀羊泉、椿白皮）清热利湿、活血化瘀；待湿渐去，临证表现瘀热为主，则续以经验方双阻汤（银花、连翘、红花、红藤、当归、白芍、莪术、三棱、紫花地丁、落得打、丹皮、石见穿、蜀羊泉、甘草、椿白皮、郁金）清热解毒、化瘀通络；湿热去，再续以血府逐瘀汤调和气血，则受孕可待。强调活血化瘀过程中兼顾正气，力求做到活血化瘀而不伤正、疏肝理气而不耗气。

【擅治病种】

1. 崩漏（血热证、血瘀证、气虚证）

从瘀热、气虚论治，或清热逐瘀，或益气固冲，常用清化固经汤、逐瘀止崩汤、固冲汤等分别治疗崩漏血热证、血瘀证、气虚证。

2. 胎漏、胎动不安

健脾肾、和气血为主，兼顾清热固摄、养血安胎。临床应用安胎饮治疗脾肾不足、气血亏虚之先兆流产。

3. 不孕症（湿热瘀结证）

从“湿、热、瘀”论治，治法分为清热利湿、活血化瘀、清热解毒。常用经验方墓头回方、双阻汤以及经方血府逐瘀汤。

二、传承工作室建设成果

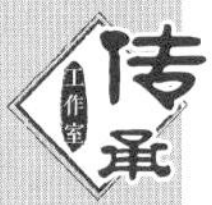

【成员基本情况】

1. 负责人

李伟莉，女，安徽省中医院妇科，主任医师。

2. 主要成员

徐经凤，女，安徽省中医药管理局，调研员。

徐云霞，女，安徽省中医院妇科，主治医师。

梁文珍，女，安徽省中医院妇科，主任医师。

李大剑，女，安徽省中医院妇科，主任医师。

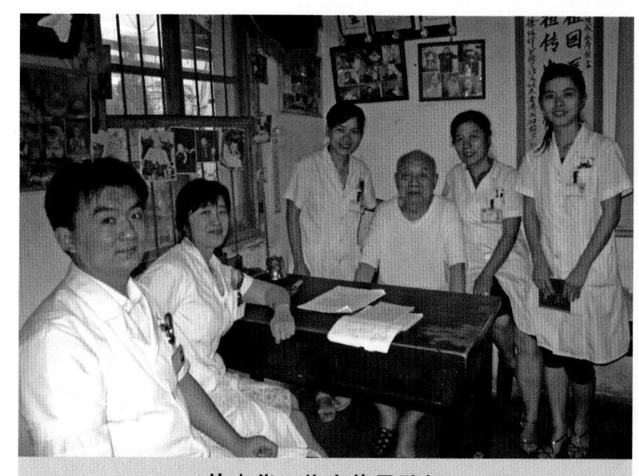

徐志华工作室传承队伍

【学术成果】

1. 论著

《徐志华妇科临证精华》，安徽科学技术出版社2014年出版，李伟莉主编。

2. 论文

（1）李伟莉，等. 徐志华治学方法初探. 安徽中医学院学报，2010，29（4）：19～21。

（2）万春艳，等. 桃红二丹四物汤治疗血瘀型功血的临床观察. 广州中医药大学学报，2011，28（1）：13～16。

（3）徐云霞，等. 徐志华治疗崩漏学术思想探析. 安徽中医学院学报，2012，31（3）：12～14。

（4）李伟莉，等. 补肾安胎冲剂对复发性

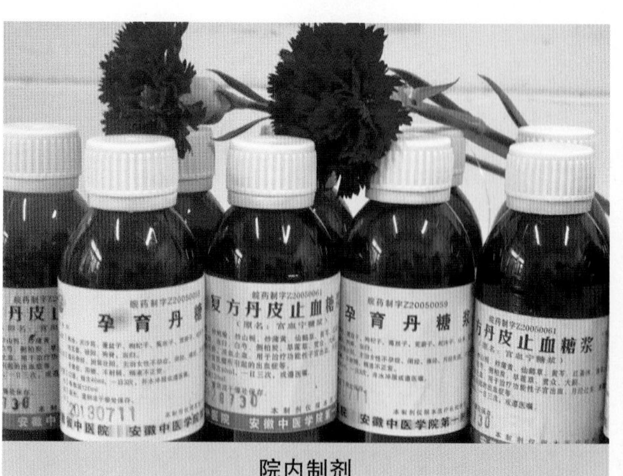

院内制剂

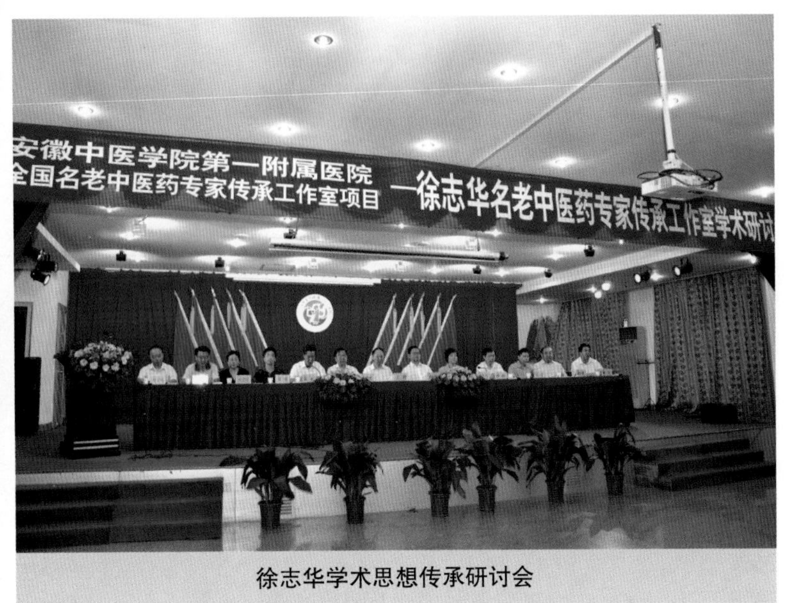

徐志华学术思想传承研讨会

流产患者血清血管内皮生长因子及其可溶性受体-1的影响.安徽中医学院学报，2013，32（1）：20～22。

（5）杨璇，等.徐志华治疗输卵管阻塞性不孕症60例总结.安徽中医学院学报，2014，33（3）：25～27。

【人才培养】

培养传承人4名；接受进修人员15人。举办省级中医药继续教育项目3次，培训312人次。

【成果转化】

院内制剂：

1. 复方红藤糖浆；编号：皖制0378号；功效主治：清热利湿、化瘀散结，主治盆腔炎湿热瘀阻证。

2. 孕育丹糖浆；编号：皖制0387号；功效主治：温补奇经、固肾壮阳，主治女性不孕症、闭经、月经失调、子宫发育不良等。

3. 复方丹皮止血糖浆；编号：皖制0372号；功效主治：清热化瘀、凉血止血，主治月经过多、崩漏。

【推广运用】

（一）诊疗方案

1. 输卵管阻塞性不孕症

湿热瘀阻证用双阻汤加减；瘀热证用墓头回方加减；血瘀证用血府逐瘀汤加减。

2. 胎漏、胎动不安

气血虚弱、脾肾两虚证用安胎饮加减。如阴虚血热，去艾叶，加旱莲草；如有外伤诱因，加砂仁。

3. 崩漏

瘀热证用固经汤加减。若有湿热，加连翘、茵陈；阴虚有热，加麦冬、地骨皮；出血淋沥日久，加三七。

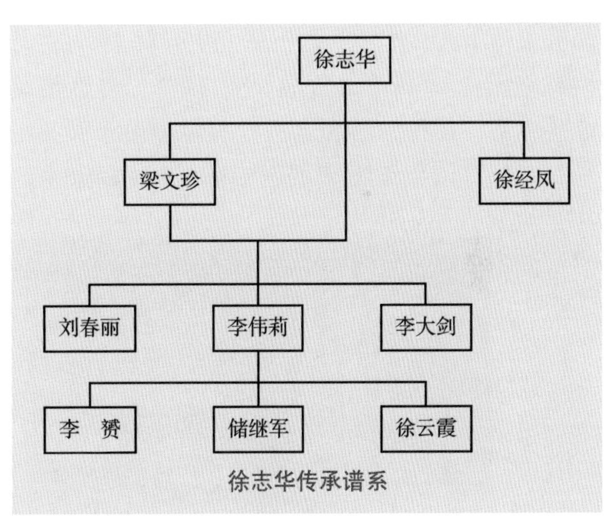

徐志华传承谱系

（二）运用及推广情况

以上3个诊疗方案已在安徽省中医院推广应用，临床疗效满意，取得良好的社会效益和经济效益。

三、依托单位——安徽中医药大学第一附属医院

【依托单位简介】

安徽中医药大学第一附属医院（安徽省中医院）1959年建院，现为安徽省规模最大的综合性三级甲等中医医院，承担着全省中医药医疗、教学、科研、预防和保健的重要任务，是国家中医临床研究基地和国家中药新药临床研究基地，是安徽省干部保健定点医疗机构。医院占地面积6.6万平米，开放床位1180张。医院先后荣获安徽省卫生系统先进集体、安徽省“文明单位”等荣誉称号，首批被命名为省级“诚信医院”，三次获得“全国医药卫生系统先进集体”荣誉称号。

【特色优势】

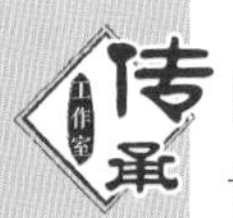

医院现有高级专业技术职称人员200余人，国医大师1人，博士、硕士研究生导师79人；开设有临床科室49个，医技科室13个，包括传统疗法中心、体检中心和名医堂等多个诊疗服务中心。医院有国家级临床重点专科6个，国家中医药管理局重点学科9个，国家中医药管理局重点专科、专病12个，安徽省重点专科13个，院内重点专病106个，国家中医药管理局三级实验室3个，重点研究室2个，8个临床学科拥有硕士学位授予权。拥有国家级名老中医传承工作室10个、省级名医工作室16个、全国中医学术流派传承工作室1个。医院伦理委员会为安徽省首家通过亚太地区（FERCAP）SIDCER和世界中医药联合会认证的机构，检验中心为安徽省首家通过国家认可委ISO15189认证的医学实验室。

医院坚持中医药的特色优势，不断提高综合医疗服务能力，已成为受百姓欢迎的、具有浓郁中医特色的大型综合性中医院。

【联系方式】

地址：安徽省合肥市梅山路117号
电话：0551-62838516
网址：www.azyfy.com.cn

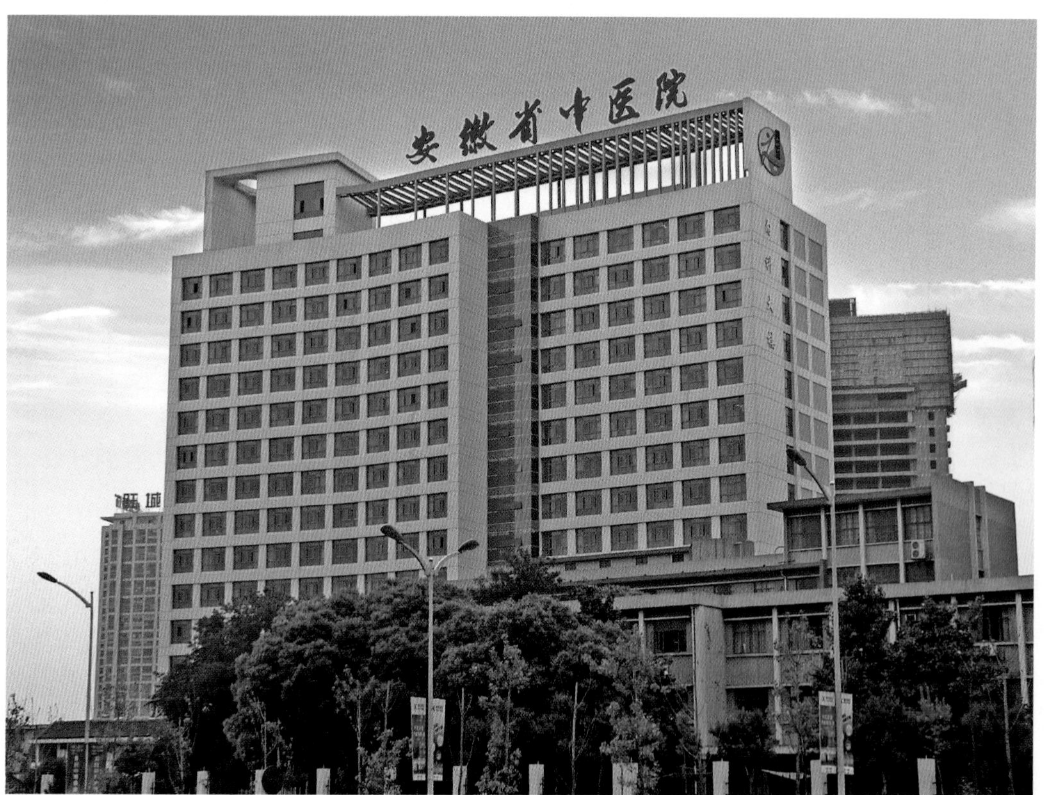

徐经世

全国名老中医药专家传承工作室

一、老中医药专家

【个人简介】

徐经世，1933年生，男，汉族，安徽巢湖人。安徽中医药大学主任医师、教授、硕导，博士后指导老师。1952年起跟随祖父学医行医，为徐氏内科第三代传人。担任中华中医药学会中医肝胆病专业委员会委员、安徽省中医肝胆病专业委员会主任委员、安徽省中医药学会常务理事，享受安徽省政府特殊津贴。2013年被安徽省卫生厅评为“安徽省国医名师”，2014年10月获第二届“国医大师”称号。

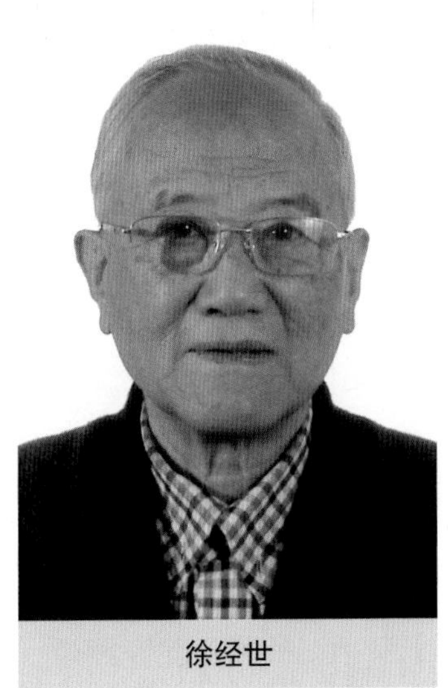
徐经世

担任第2～5批全国老中医药专家学术经验继承工作指导老师。

第二批继承人：陶永，安徽中医药大学第一附属医院心血管科，主任医师。

第三批继承人：杨升杰，安徽中医药大学第一附属医院内分泌科，副主任医师。

第四批继承人：①卓思源，安徽中医药大学第一附属医院口腔科，主任医师；②凡巧云，安徽中医药大学第一附属医院肿瘤科，主任医师。

第五批继承人：①张莉，安徽中医药大学第一附属医院体检中心，副主任医师；②徐升，安徽中医药大学第一附属医院呼吸科，副主任医师。

主要编著有《杏林拾穗——徐经世临证经验集粹》《徐经世内科临证精华》《当代名老中医成才之路（续集）》等著作。发表“肝胆湿热、脾胃虚寒病机理论发微”“徐经世‘肝胆郁热，脾胃虚寒’学术经验举要”等论文。

【学术经验】

（一）学术思想

主张明晰脏腑生理病理之常变，采用辩证思维，知常达变，选方用药以恢复人体生机之常为准；注重脏腑之间制化关系，强调临证察机，治病求本；提出了“杂病因郁，治以安中”的观点和“肝胆郁热，脾胃虚寒”病机理论，总结出调理脾胃“三原则，四要素”（即“护脾而不碍脾，补脾而不滞脾，泄脾而不耗脾”和“补不峻补，温燥适度；益脾重理气，养胃用甘平”），指导内科杂病的诊疗。

（二）临床经验

1. 总结出三十二字调肝法

结合历代医家理论及临床实践，总结出“疏肝理气，条达木郁；理脾和胃，和煦肝木；补益肾水，清平相火；活血化瘀，燮理阴阳”三十二字调肝法。组方分别以逍遥、四逆、温胆、一贯煎、归芍六君、芍药甘草汤、燮枢汤、三阴煎加减。

2. 对虚证治疗以滋阴为本

治虚证注重阴液的保养，选方常以一贯煎、

安徽省

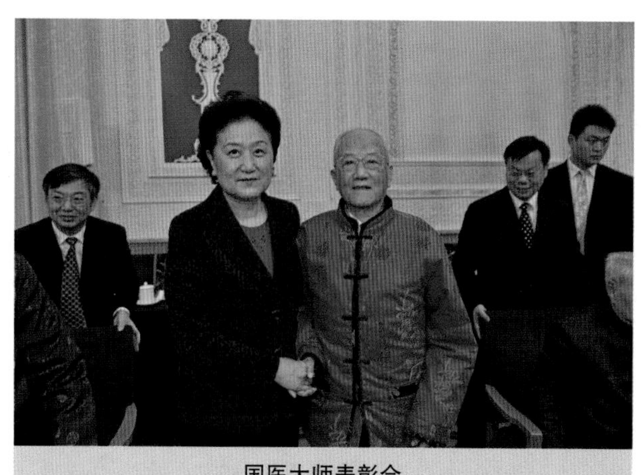

国医大师表彰会

二至丸、大补阴丸、六味丸之意合沙参、石斛、白芍、麦冬等凉润灵动之品。

3. 肿瘤术后调理以扶正为本

对于各种恶性肿瘤的术后调理以扶正为本，创“安中扶正汤”（生黄芪、仙鹤草、怀山药、橘络、石斛、灵芝、绿梅花、无花果、酸枣仁、姜竹茹、炒谷芽）；对消化系肿瘤秉承“六腑以通为用”的原则，用药时时注重腑气之通达。

安徽省科学技术奖
证　书
为表彰安徽省科学技术奖获得者，特颁发此证书。
项目名称：已故徐恕甫老中医临床经验总结
奖励等级：三等奖
获奖者：徐经世
证书号：2002-3-R1

安徽省科学技术奖

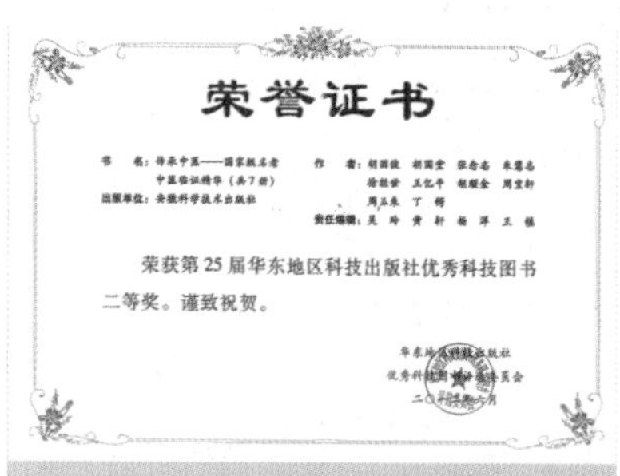
荣誉证书

荣获第25届华东地区科技出版社优秀科技图书二等奖。谨致祝贺。

优秀科技图书奖

4. 倡“尪痹非风”论，分期而治

认为尪痹的致病机制并非六淫之风，而是由于阳气衰惫、肝血亏损而致寒凝血滞、痰湿流注。治疗上早期注重调和气血，以桂枝汤为主方加减；后期犹重益养肝肾，以二至丸和六味丸化裁。

5. 临床用药尚“兼备平和”

临床常采取双向调节的法则，处以平和有效的方药，注重“因人、因时、因地”制宜，善用反佐。如黄连配红豆蔻止呕逆、吐酸；煨葛根配代赭石治胆汁反流性胃炎；远志配竹茹、石斛治失眠等。

【擅治病种】

1. 消化系统疾病

对胃脘痛、胆囊炎，本“六腑以通为用”原则，以利胆调腑、消炎止痛、健脾和胃为法，创制徐氏消化复宁汤（竹茹、苍术、柴胡、黄芩、枳壳、郁金、延胡索、白芍、山楂、蒲公英、车前草、谷芽）。

2. 肿瘤

临证治疗肿瘤犹重顾护阴液，不主张以毒攻毒之法，认为培护脾胃使正气内存乃治疗关键。故推崇“安中”之法，创安中扶正汤。

3. 失眠

从条达木郁、燮理阴阳入手，创徐氏解郁安眠方（炒白芍、姜竹茹、炒黄连、绿梅花、合欢皮、酸枣仁、远志、珍珠母、琥珀粉、淮小麦、生甘草）。

【成员基本情况】

1. 负责人

张国梁，男，安徽省中医院感染科主任，主任医师。

2. 主要成员

陶永，男，安徽省中医院心血管科，主任医师。

韩宁林，女，安徽省中医院急诊科，主任医师。

徐升，女，安徽省中医院呼吸科，副主任医师。

汪元，女，安徽省中医院肾内科，主任医师。

李艳，女，安徽省中医院感染科，住院医师。

二、传承工作室建设成果

【学术成果】

1. 论著

（1）《中国百年百名中医临床家丛书·徐恕甫》，中国中医药出版社 2001 年出版，徐经世主编。

（2）《徐经世内科临证精华》，安徽科技出版社 2011 年出版，徐经世著。

（3）《杏林拾穗—徐经世临证经验集粹》，中国中医药出版社 2013 年出版，徐经世主编。

2. 论文

（1）郑勇飞，等．徐经世教授论治肝胆病思路浅析．新中医，2012，40(7)：211 ～ 213。

（2）张莉，等．徐经世论治不寐经验举隅．辽宁中医杂志，2012，39(8)：1600 ～ 1602。

（3）李艳，等．徐经世治疗肿瘤术后诸证经验．安徽中医学院学报，2012，31(5)：29 ～ 30。

（4）张国梁，等．徐经世论治小儿奇病．天津中医药，2014，31(4)：196 ～ 198。

(5) 张国梁，等．应用数据挖掘技术分析徐经世诊治胃脘痛临床经验．中医杂志，2014，55(11)：912 ～ 915。

【人才培养】

培养传承人 23 人；接受进修、实习 15 人。举办国家级中医药继续教育项目 1 次，培训 70 人次；举办省级中医药继续教育项目 1 次，培训 100 人次。

【推广运用】

（一）诊疗方案

1. 胃脘痛

以徐氏消化复宁汤为主方。胃脘疼痛较甚者，加川楝子、佛手；口中泛酸者，加煅龙骨、牡蛎；嗳气频作、腹胀甚者，加厚朴、广木香；纳差或食后饱胀者，加鸡内金等。

2. 不寐

以徐氏解郁安眠方为主方。肝胃不和而见痞满、嗳气者，加用代赭石、枳壳、陈皮、半夏、绿梅花等；心火偏盛则宜取远志易川芎；阴虚火旺者加用女贞子、旱莲草、北沙参、石斛、干生地等。

3. 积证（肿瘤）

以安中扶正汤为主方。肠腑有变，大便阻滞不畅，可加杏仁、桃仁、大黄宽肠导滞，以通为顺；若便为溏泻，又当止泻，药用山药、莲子、山楂、川连、马齿苋、扁豆花、炒薏米之类，以固涩而通顺；若病位在上予以清宣肃降，滋养化源；病位在下亦当变通而清利下窍。

（二）运用及推广情况

以上诊疗方案已在安徽中医药大学第二附属医院、安徽医科大学第一附属医院、安徽省立医院中医科等医疗单位推广应用。

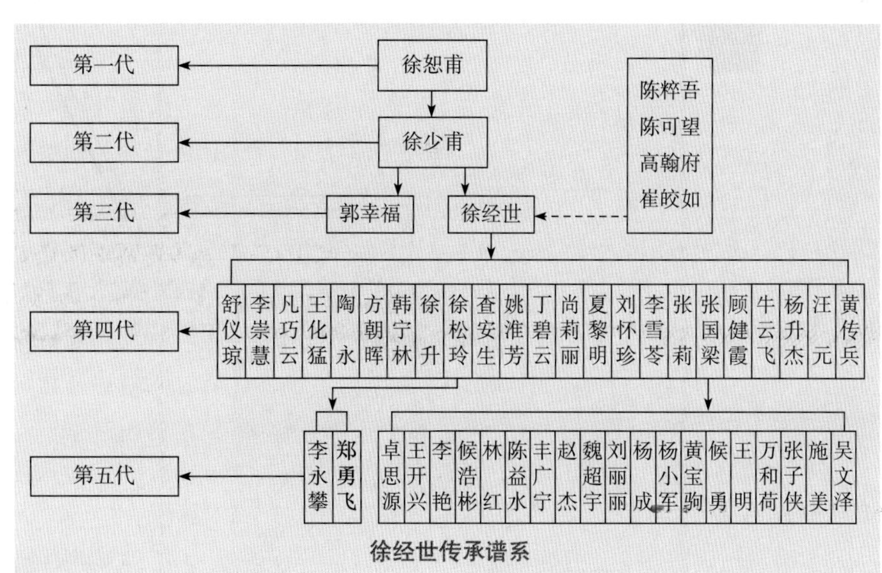

徐经世传承谱系

三、依托单位——安徽中医药大学第一附属医院（见第 364 页）

马　骏

全国名老中医药专家传承工作室

一、老中医药专家

【个人简介】

马骏，1940 年生，男，汉族，安徽六安人。安徽中医药大学教授、主任医师、博士生导师、全国优秀中医临床人才研修项目指导老师。1956 年起跟随六安名医王焕章学医行医，1973 ～ 1975 年在中国中医研究院广安门医院进修学习，接受蒲辅周、路志正等名家指导。曾任中华中医药学会脾胃病分会常务理事、顾问，安徽中医药学会脾胃病专业委员会主任委员、安徽省中医药学会常务理事，2014 年入选第二届“国医大师”候选人，同年被安徽省卫生厅评为“安徽省国医名师”。

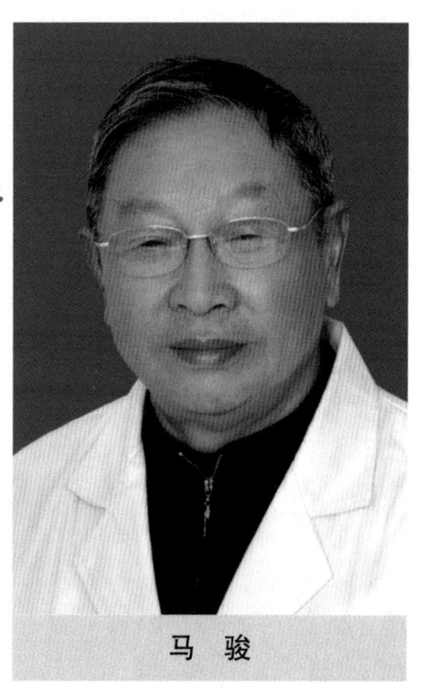
马　骏

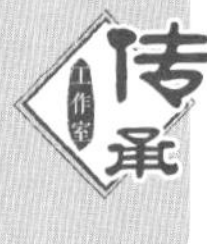

先后担任第 2 ～ 5 批全国老中医药专家学术经验继承工作指导老师。

第二批继承人：①储浩然，安徽中医药大学第二附属医院，主任医师；②张闻东，安徽中医药大学第二附属医院，主任医师。

第三批继承人：孔红兵，安徽中医药大学第二附属医院，副主任医师。

第四批继承人：①李学军，安徽中医药大学第二附属医院，主任医师；②俞红五，安徽中医药大学第二附属医院，副主任医师。

第五批继承人：①周婷，安徽中医药大学第二附属医院，副主任医师；②刘礼梅，安徽中医药大学第二附属医院，主治医师。

主要著作有《马骏临床治验》等 9 部；发表“痢疾验方治疗肠易激综合征 56 例”等相关学术论文 50 余篇。

以研究对象身份参与“十一五”科技支撑计划子课题“马骏学术思想、临床经验研究”，该项研究成果获 2014 年度安徽省科技进步三等奖。

【学术经验】

（一）学术思想

认为五脏六腑在人体生命活动中皆有举足轻重的作用，而脾胃为重中之重，强调脾胃在脏腑学说中的主导地位。并认为脾胃为气机升降之枢纽，气机升降失司的病理在脾胃病中主要表现为升降不及、升降反作、升降失调三个方面。主张脾胃病证治遵循“权衡、升降、润燥、通补”八字，提出脾胃病治疗十法（温、清、消、补、和、疏、润、升、降、通）以及同种药物不同部位、同种药物的不同炮制等合用的“调和致中”的学术思想。

（二）临床经验

1. 治疗胃病贵在平衡通顺

临床常用清热和胃、疏肝和胃、益气养胃、养阴益胃、清化郁热、调气活血、升降并调、化湿和中、寒湿相配、消导醒胃、辛甘通阳及散寒通阳十二法。

2. 除胃痞宜温清通补

临床治疗胃痞常用治法为：祛湿化痰，宽中理气；疏肝和胃，调运建中；寒温并用，和中消痞。

3. 治疗肠病肠胃同调

大肠的传导作用实际上是胃降浊作用的延伸，肠病论治要从调和入手，主张肠胃同治才谓得其要旨。

4. 久泻宜先消后补、以通为治

对久泻治疗宜先消后补，先投疏导通利之剂以调理中焦气机，涤除肠间积滞，待食纳渐增、大便爽利再予补胃健脾和中诸法。

【擅治病种】

多年从事中医内科疑难杂症的诊治，尤擅运用中医药治疗消化系统疾病。

1. 消化系统疾病

擅用“和中法”，自拟清胃和中汤（黄连、竹茹、莪术、吴茱萸、蒲公英、川楝子、延胡索、姜半夏、陈皮、茯苓、枳实、赤芍、白芍、甘草）治疗食管炎、胃炎及消化性溃疡；“马氏结肠宁”治疗慢性非特异性溃疡性结肠炎、直肠炎、慢性痢疾、肠功能紊乱等引起的腹泻；“十三味和中丸”（柴胡、枳壳、白芍、陈皮、川楝子、延胡索、酒黄芩、吴茱萸、砂仁、茯苓、姜半夏、生甘草等）治疗胃脘痛之肝胃不和及肝胃郁热证，已获得院内制剂批号并广泛运用于临床，疗效显著。

2. 呼吸系统疾病

灵活运用经方辨治急慢性咳喘，常用方剂为小青龙汤、止嗽散、苏子降气汤等。擅从“脾胃”论治慢性咳喘，辛开苦降并用以开脾胃气机、培土生金。

二、传承工作室建设成果

【成员基本情况】

1. 负责人

储浩然，男，安徽中医药大学第二附属医院脾胃病科，主任医师。

2. 主要成员

薛西林，男，安徽中医药大学第二附属医院脾胃病科，主任医师。

李学军，男，安徽中医药大学第二附属医院脾胃病科，主任医师。

俞红五，男，安徽中医药大学第二附属医院老年病科，副主任医师。

周婷，女，安徽中医药大学第二附属医院脑病科，副主任医师。

【学术成果】

1. 论著

（1）《马骏临床治验》，安徽科学技术出版社，2010 年出版，薛西林、储浩然、张闻东等主编。

（2）《当代名老中医养生宝鉴》，人民卫生出版社，2013 年出版，卢传坚主编。

（3）《当代名老中医成才之路（续集）》，人民卫生出版社 2014 年出版，贺兴东、翁维亮、姚乃礼等主编。

2. 论文

（1）储浩然等 . 马骏主任谈饮食养生与老年保健［J］. 名医精粹，2010，22（3）：212 ～ 214。

（2）俞红五，等 . 马骏教授经方治疗慢性胃炎

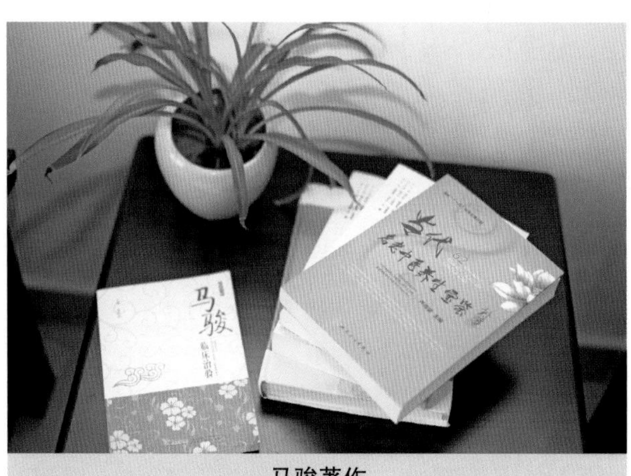

马骏著作

的经验［J］. 中国中医药现代远程教育，2010，8（2）：9～10。

（3）李学军. 马骏治疗脾胃病经验［J］. 中医杂志，2011，52（11）：914～915。

（4）李学军. 马骏学术经验举要［J］. 中医药临床杂志，2012，24（1）：14～16。

（5）“马骏学术思想及临证经验研究”课题组. 马骏成才经验——多学多问多临床，勤思善悟善总结［J］. 中医药临床杂志，2012，24（4）：283～286。

【人才培养】

培养传承人 19 人；接受进修 18 人。举办国家级中医药继续教育项目 3 次，培训 847 人次；举办省级中医药继续教育项目 1 次，培训 110 人次。

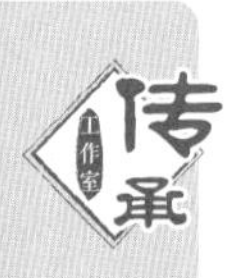

【成果转化】

院内制剂：

1. 十三味和中丸；编号：皖药制字 Z20130002；功能主治：疏肝理气、和胃止痛，用于治疗肝胃不和、肝胃郁热引起的脘胁胀痛，痞满纳呆，嗳气恶心，嘈杂反酸，口干口苦等症。

2. 马氏结肠宁；功能主治：健脾疏肝、固肠止泻，用于慢性腹泻，如慢性非特异性溃疡性结肠炎、直肠炎、肠结核、慢性肠炎、慢性痢疾、休息痢、肠功能紊乱、消化不良引起的腹泻等。

【推广运用】

（一）诊疗方案

1. 胃痞（功能性消化不良）

辨为脾虚气滞、肝胃不和、脾胃虚寒、脾胃湿热、寒热错杂等证型，方用香砂枳术丸、十三味和中丸、理中丸、连朴饮、半夏泻心汤加减。

2. 泄泻（腹泻型肠易激综合征）

辨为肝郁脾虚、脾胃虚弱、脾肾阳虚、脾虚湿盛等证型，方用痛泻要方、参苓白术散、四神丸、马氏结肠宁加减。

3. 吐酸（胃食管反流）

辨为肝胃郁热、胆热犯胃、中虚气逆、瘀血阻络、气郁痰阻等证型，方用十三味和中丸、柴芩温胆汤、四逆散、血府逐瘀汤、半夏厚朴汤加减。

（二）运用及推广情况

以上诊疗方案在安徽省黄山市黄山区中医院、铜陵市中医院使用，可显著改善患者临床症状，提高患者生活质量，取得了较好的社会效益。

全国名老中医马骏主任医师脾胃病临床
经验学习班暨脾胃病专业委员会换届工作会议
马骏脾胃病临床经验学习班

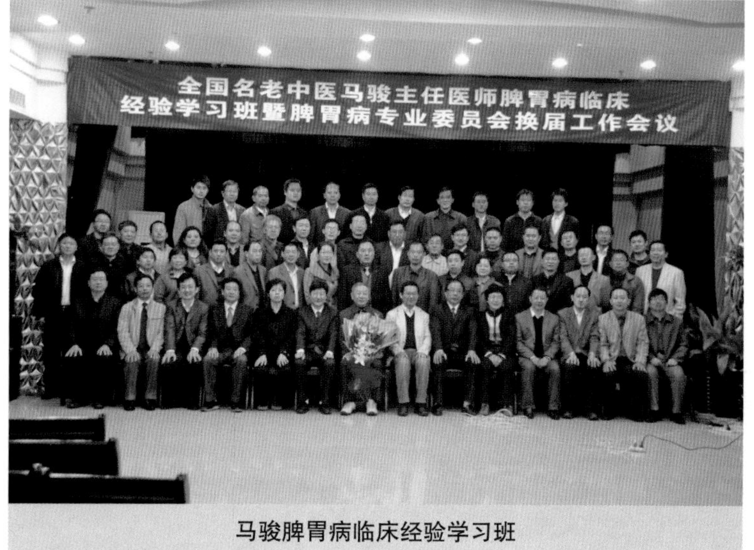

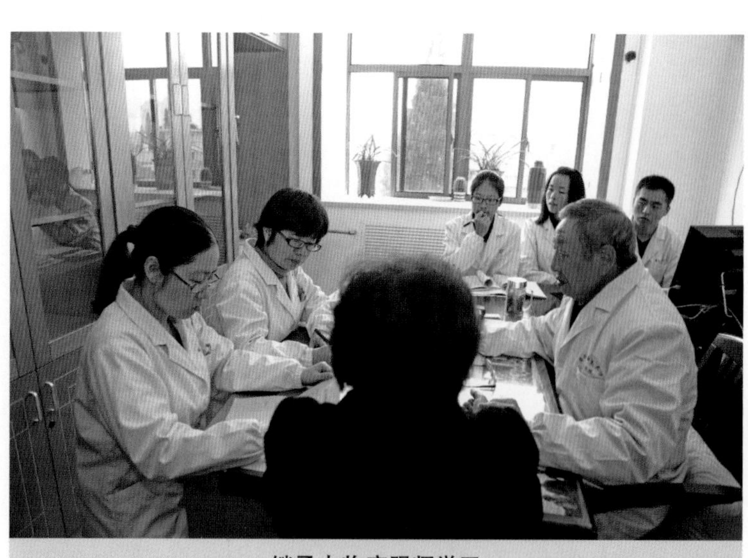

继承人临床跟师学习

三、依托单位——安徽中医药大学第二附属医院

【依托单位简介】

医院创建于 1985 年，是全国规模最大的三级甲等针灸专科医院，被确定为国家中医药管理局中医药国际合作基地、世界针灸学会联合会临床基地、中国针灸学会针灸标准化研究示范基地、国家中医药管理局中医药标准化研究推广基地。医院现有床位 1000 张，开设病区 25 个。

【特色优势】

医院现有职工 715 人，其中高级职称 63 人。拥有全国名老中医学术经验继承导师 4 人，全国中医药优秀临床人才指导老师 3 人，博士生、硕士生导师 23 人，安徽省“江淮名医”5 人，安徽省“国医名师”4 人，安徽省名中医 7 人，安徽省学术和技术带头人后备人选 2 人，安徽省中医药学术和技术带头人培养对象第一层次 8 人、第二层次 9 人，并聘请石学敏院士为安徽省中医药科学院针灸临床研究所名誉所长。

医院拥有 2 个国家中医药管理局重点学科、3 个国家中医临床重点专科，8 个国家中医药管理局“十二五”重点专科，4 个国家级名老中医传承工作室。

医院目前以针灸专科为龙头，以脑病科、骨伤科、老年病科、脾胃病科和康复科为主体，开展和应用各类特色针灸疗法，取得了较好的特色专科规模效应，已成为深受百姓欢迎的针灸专科医院。

【联系方式】

地址：安徽省合肥市庐阳区寿春路 300 号
电话：0551-62668820
网址：www.ahzjyy.com

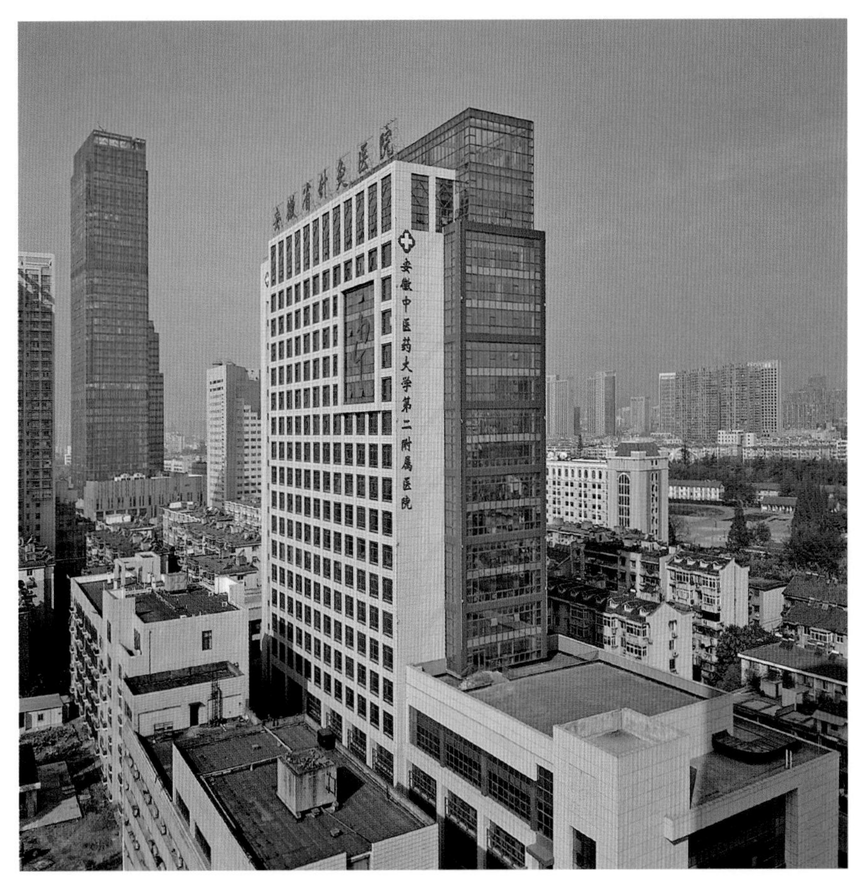

丁　锷

全国名老中医药专家传承工作室

一、老中医药专家

【个人简介】

丁锷，1934年生，男，汉族，安徽舒城人。1957年入安徽省中医进修学校师资班学习，毕业后留校任教；1959～1963年在河南平乐正骨学院专研中医骨伤，毕业后返回安徽中医学院从事骨伤科医教研工作；1975年创建安徽中医学院一附院骨伤科。是全国中医骨伤高等教育奠基人之一，安徽中医骨伤学科创始人，担任安徽省中医骨伤专业委员会主任委员。荣获中华中医药学会首批“中医骨伤名师”称号及“中医传承特别贡献奖”，是安徽省“国医名师”。

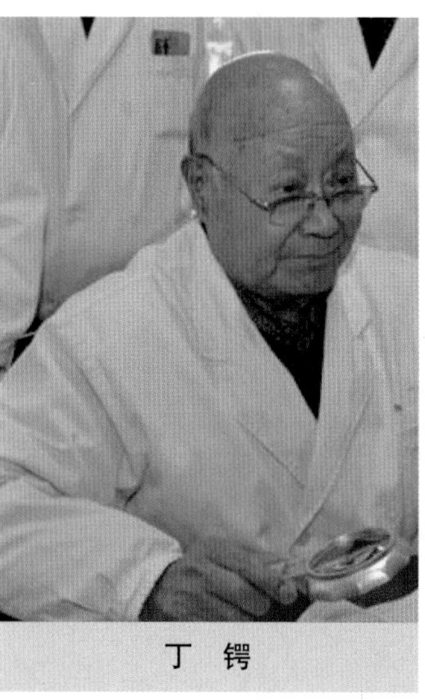

丁　锷

先后担任第二、四、五批全国老中医药专家学术经验继承工作指导老师。

第二批继承人：①刘安平，安徽中医药大学第一附属医院骨伤专业，主任医师；②王峰，安徽中医药大学第一附属医院骨伤专业，主任医师。

第四批继承人：①周正新，安徽中医药大学第一附属医院骨伤专业，主任医师；②张建华，安徽中医药大学第一附属医院骨伤专业，主任医师。

第五批继承人：①谌曦，安徽中医药大学第一附属医院风湿科，副主任医师；②唐昆，安徽中医药大学第一附属医院肾病科，副主任医师。

主要编著有《医苑薪火——丁锷骨科临证精华》和《名老中医风湿病诊疗经验》；发表72篇论文。

承担科研项目4项，2项获得省部级奖励。

【学术经验】

（一）学术思想

主张中西医结合，扬长避短，优势互补；宏微两观互统，辨病辨证合参，药性药理相融。治疗上主张“攻邪为先”，倡用活血化瘀、通络止痛法治疗骨伤疑难病症。

（二）临床经验

1.“三型施治”法治疗颈椎病

对颈椎病应用中药辨证施治，临床分为痹痛、眩晕、痉症三型施治，方用颈椎活血方（桂枝、白芍、甘草、葛根、生姜、大枣、羌活、当归、川芎）加减。

2. 破瘀化浊、通络止痛治疗腰椎间盘突出症

腰椎间盘突出症的急性期宜行气活血、破积散结、疏通经络为主，内服腰突散（炒枳壳、中川蚣、清全蝎、干地龙、土鳖虫、肉桂、广木香、玄胡索、三棱、莪术、姜黄、冰片）加减。

3. 分阶段治疗骨质疏松症

治疗骨质疏松症分为治痹与治痿两个阶段，分别以痿痹消（黄芪、当归、丹参、赤芍、地龙、三七、血竭、鹿角片、补骨脂、淡大芸、白花蛇舌草、生大黄、玄胡索、乌药）、龟鹿壮骨汤（龟

板、鹿角、仙灵脾、肉苁蓉、补骨脂、黄芪、白术、陈皮、党参、川芎、泽兰、地龙、龙骨、牡蛎）为主要方剂。

4. 温经通络法治疗膝关节骨关节炎

骨关节炎从“痹”论治。对有症状者根据临床表现分寒痹、热痹、湿痹三型辨证治疗。方以熏洗Ⅰ号方（花椒、五加皮、肉桂、丁香、乳香、没药）、消瘀接骨散（花椒、荜茇、五加皮、白芷、南星、肉桂、丁香、乳香、没药、血竭、姜黄、冰片）、骨疽拔毒散（白矾、芒硝、生南星、冰片）为主。

5. 养血祛风、活血通络治疗强直性脊柱炎

治疗强直性脊柱炎以养血益气、祛风通络为基本法则，以“强脊舒”［黄芪、当归、生地、熟地、川芎、白芍、雷公藤（去皮、根）、青风藤、海风藤、鸡血藤、忍冬藤、中川蚣、清全蝎、狗脊］和“脊舒散”［黄芪、当归、白芍、雷公藤（去皮、根）、青风藤、中川蚣、乌梢蛇、威灵仙、细辛、狗脊、肉桂、冰片］为主方。

【擅治病种】

1. 股骨头缺血性坏死

应早期诊断、早期治疗，方用骨蚀宁Ⅰ号（炮山甲、当归、川芎、中川蚣、全蝎、土鳖虫、地龙、水蛭、三棱、莪术、肉桂、冰片、三七）、骨蚀宁Ⅱ号（炮山甲、当归、川芎、土鳖虫、地龙、龟板、仙灵脾、鹿茸片、血竭、海星、肉桂、冰片、三七）。

2. 痛风性关节炎

健脾渗湿，通络泄热。急性发作期以利湿泄热为主，方选黄柏苍术散合五苓散加减（黄柏、苍术、白术、胆南星、桂枝、防己、桃仁、红花、泽泻、茯苓、猪苓、忍冬藤、川牛膝、车前子），局部外敷骨疽拔毒散；缓解期以健脾促运为主，方选苓桂术甘汤合参苓白术散加减（茯苓、桂枝、甘草、党参、白术、青皮、陈皮、薏仁、砂仁、谷麦芽、黄芪、炒枳壳、泽泻）。

3. 化脓性骨髓炎

发病3日内以消为主；5日以上消托并施，以托为主；后期托补同用，或先托后补。方药选用清热解毒汤（双花、地丁、蒲公英、蚤休、虎杖、赤芍、归尾、黄连、川芎、黄柏、桂枝）、五虫散（中川蚣、清全蝎、土鳖虫、广地龙、水蛭）、骨疽拔毒散。

4. 化脓性关节炎

湿热积聚期以清热解毒、化瘀利湿为主，内服清热利湿消肿汤（黄柏、大黄、双花、野菊花、蒲公英、三棱、莪术、土茯苓、茯苓皮、大腹皮、车前子、川牛膝），外敷骨疽拔毒散；湿热酿脓期以清热解毒利湿为主，内服清热利湿消肿汤（黄柏、大黄、双花、野菊花、蒲公英、三棱、莪术、土茯苓、茯苓皮、大腹皮、车前子、川牛膝）去三棱、莪术，加中川蜈蚣、全蝎，行关节腔穿刺抽液，并注入冰黄液（黄连、冰片、曲酒）冲洗，抽液后保护针孔，外敷骨疽拔毒散，患肢可作持续牵引；溃脓期以清热解毒、托里排脓为原则，内服银黄托毒排脓汤（金银花、生大黄、黄芪、川芎、炮山甲、皂刺、薏苡仁、太子参、当归）；关节穿刺抽脓后用冰黄液冲洗，或行手术切开排脓，脓腐不尽者可用冰黄液持续灌注冲洗。

二、传承工作室建设成果

【成员基本情况】

1. 负责人

刘安平，男，安徽省中医院中医骨伤专业，主任医师。

2. 主要成员

王峰，男，安徽省中医院中医骨伤专业，教授、主任医师。

周正新，男，安徽省中医院中医骨伤专业，教授、主任医师。

张建华，男，安徽省中医院中医骨伤专业，教授、主任医师。

唐昆，男，安徽省中医院肾病科专业，副主

任医师。

谌曦，女，安徽省中医院风湿科专业，副主任医师。

【学术成果】

1. 论著

（1）《丁锷骨科临证精华》，安徽科技出版社2011年出版，丁锷主编。

（2）《名老中医风湿病诊疗经验》，安徽科技出版社2013年出版，刘健主编。

2. 论文

（1）丁锷.类风湿关节炎中医治疗之我见［J］.中医药临床杂志，2010，22（9）：764～765。

（2）周正新，等.辨证应用骨蚀宁Ⅰ号、Ⅱ号方治疗股骨头缺血性坏死76例临床观察［J］.中医药临床杂志，2011，23（1）：38～39.

（3）周正新，等.骨蚀宁胶囊对激素性股骨头坏死患者凝血机制的影响［J］.中医正骨，2013，25（3）：31～34。

（4）陈斌，等.丁锷教授经验方治疗老年骨质疏松性椎体压缩骨折38例.中国民族民间医药，2012，10：27。

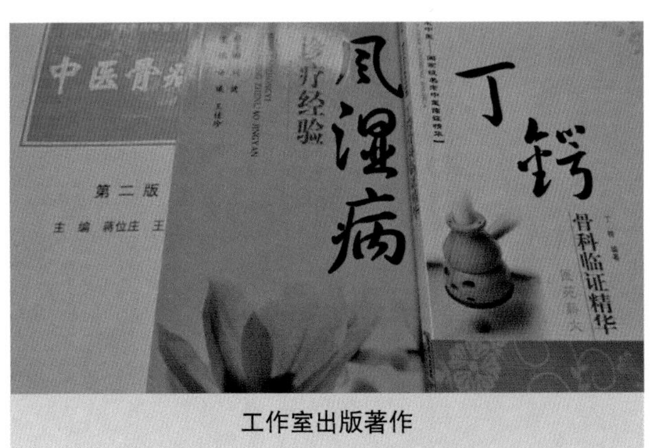

工作室出版著作

学术研讨会

（5）王正，等.丁锷分型论治颈椎病经验［J］.安徽中医学院学报，2011，2（1）：35～36。

【人才培养】

培养继承人8人次；接受进修12人次，实习生300多人次。举办国家级和省级中医药继续教育项目4次，培训200人次。

【推广运用】

（一）诊疗方案

1. 颈椎病

分为痹痛、眩晕、痉症三型施治，用颈椎活血方加减。

2. 骨性关节炎

分寒痹、热痹、湿痹三型辨证治疗，以熏洗Ⅰ号方、消瘀接骨散、骨疽拔毒散为主。

3. 股骨头缺血性坏死

用骨蚀宁Ⅰ号、骨蚀宁Ⅱ号。

（二）运用及推广情况

以上诊疗方案在安徽省中医院推广，效果良好。

三、依托单位——安徽中医药大学第一附属医院（见第364页）

孔昭遐

全国名老中医药专家传承工作室

一、老中医药专家

【个人简介】

孔昭遐，1934年生，女，汉族，浙江省宁波市人。安徽医科大学第一附属医院教授、主任医师。1955年中医学徒出师，1964年毕业于安徽医学院，曾先后师承于承淡安、陆善仲和邱茂良等著名中医专家。为安徽省首届名中医、国医名师。1992年起享受国务院政府特殊津贴。

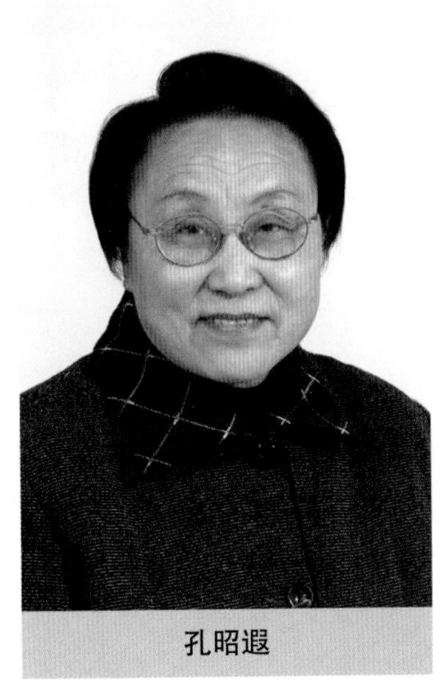
孔昭遐

担任第二、三批全国老中医药专家学术经验继承工作指导老师。

第二批继承人：王成华，安徽医科大学第一附属医院中医科，副主任医师。

第三批继承人：傅南琳，广东药学院附属一院中医内科专业，主任医师。

编著有《中西医结合治疗烧伤》《中国针灸治疗学》等著作9部。发表“中医辨治大面积烧伤撮要”“过敏性紫癜103例辨治体会”等论文60余篇。

主持“中西医结合治疗大面积烧伤”及“紫肾方治疗紫癜性肾炎”等科研课题。1978年获首届全国科学大会奖。

【学术经验】

（一）学术思想

提倡衷中参西，结合互补，辨证与辨病相结合，重视中药药理研究成果，并指导临床用药。强调“久病入络”“久病多瘀”在疾病发生发展机制中的重要性，擅用活络效灵丹、理冲汤、血府逐瘀汤等。重视正气盈亏，强调攻邪毋伤正，对于虚损性疾病常以膏方善后。

（二）临床经验

1. 对过敏性紫癜皮肤紫癜的辨治

紫癜的病因除热毒外，还兼夹风邪。治疗时必须在清热凉血药中加入具有抗过敏作用的祛风药，如蝉蜕、防风、刺蒺藜，才能提高疗效，缩短病程。

2. 处理好止血与活血之间的关系

出血性疾病治疗时必须处理好止血与活血之间的关系，要寓行血与止血之中，使血止而瘀去。活血化瘀药的选择当以凉血化瘀及化瘀止血药为宜，如丹皮、赤芍、参三七等。治疗消化道大出血常以10%白及胶浆或白及粉塞流止血，佐少许参三七粉以化瘀止血。

3. 治疗皮肤病经验

提出辨瘙痒（湿胜作痒、热胜作痒、虫淫作痒、血虚作痒）、辨斑疹（红斑、紫斑、白斑、黑斑）、辨鳞屑（余热未清、生风化燥、湿热过盛）、辨苔藓样变（血虚风燥、气血瘀滞）等，根据辨

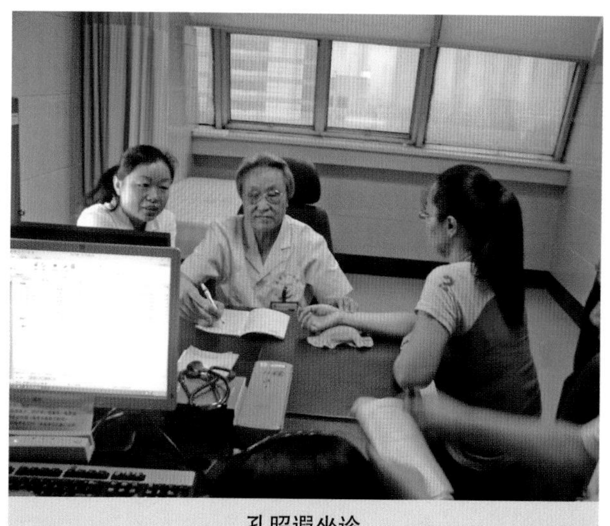
孔昭遐坐诊

证分别施治，同时配合溶液（湿敷法、熏洗法）、散剂、洗剂、浸剂等外治法。创制润肤止痒水（徐长卿、苦参、地肤子、白鲜皮）、消炎润肤膏（当归、白芷、黄芩、黄柏、紫草、甘草、蜂蜡、麻油）外敷治疗湿疹等皮肤病。

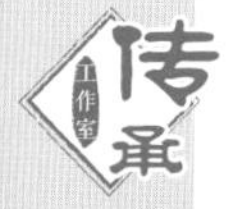

【擅治病种】

1. 过敏性紫癜性肾炎

用紫肾Ⅰ号方（净蝉衣、刺蒺藜、地肤子、连翘壳、淡黄芩、大生地、粉丹皮、西赤芍、紫草根、水牛角片、生大蓟、生小蓟、生甘草、）治疗紫癜性肾炎的肾炎型；用紫肾Ⅱ号方（生黄芪、潞党参、大熟地、山茱萸、沙苑子、川杜仲、桑寄生、淫羊藿、金樱子、苏芡实、福泽泻、全当归、东阿胶）治疗紫癜性肾炎的肾病型。

2. 外伤性硬脑膜下血肿或积液

用化瘀涤痰汤（全当归、粉川芎、西赤芍、紫丹参、桃仁泥、宣红花、干地龙、胆南星、天竺黄、制香附）合水蛭粉（每次3g，2～3次/日）治疗亚急性或慢性硬脑膜下血肿或积液。

3. 消化性溃疡

参考“外疡”病机，创制溃灵散（乌贼骨、白及、生黄芪、全当归、浙贝母、延胡索、炙乳香、炙没药、黄连、生甘草）治疗胃十二指肠溃疡病。

4. 卵巢功能减退的闭经

用圣愈汤补益气血，加淫羊藿、仙茅、补骨脂、巴戟天等补肾壮阳之品以改善卵巢功能，促进排卵；经期前一周予桃红四物汤加益母草、泽兰叶以活血通经，促进子宫内膜脱落，使月事能按时来潮。

二、传承工作室建设成果

【成员基本情况】

1. 负责人

王成华，男，安徽医科大学第一附属医院中医科，副主任医师。

2. 主要成员

干磊，男，安徽医科大学第一附属医院中医科，主任医师。

余晓琪，男，安徽医科大学第一附属医院中医科，副主任医师。

高庆华，男，安徽医科大学第一附属医院中医科，副主任医师。

余胜，男，安徽医科大学第一附属医院中医科，主治医师。

陈杨，男，安徽医科大学第一附属医院中医科，主治医师。

【学术成果】

1. 论著

（1）《新编实用针灸学（汉英对照）》，安徽科学技术出版社2012年出版，孔昭遐主编。

（2）《孔昭遐验案选粹》，上海科学技术出版社2012年出版，孔昭遐著。

（3）《孔昭遐辨治经验集萃》，西安交通大学出版社2014年出版，孔昭遐著。

2. 论文

（1）陈杨，等.孔昭遐辨治消化性溃疡经验.上海中医药杂志，2012，46（2）：10～11。

（2）陈杨，等.乳腺癌辨治分型与临床分期及分子标志物的相关性分析. 新中医，2012，44（9）：47～49。

（3）王成华，等. 化瘀涤痰方治疗慢性硬膜下血肿的临床研究. 新中医，2012，44（11）：39～41。

（4）干磊，等. 化瘀涤痰方对硬膜下血肿模型大鼠脑组织 SOD、MDA 及血清 PGI_2、TXA_2 含量影响的实验研究. 中医药临床杂志，2013，25（12）：1116～1118。

（5）唐勇等. 孔昭遐教授清热凉血法临床应用举隅. 浙江中医药大学学报，2014，38（3）：268～270。

【人才培养】

培养传承人 10 人；接受进修、实习 100 余人次。举办省级中医药继续教育项目 2 次，培训 260 人次。

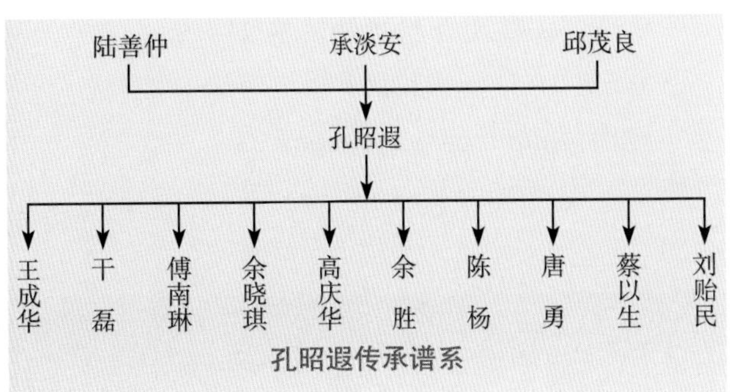

孔昭遐传承谱系

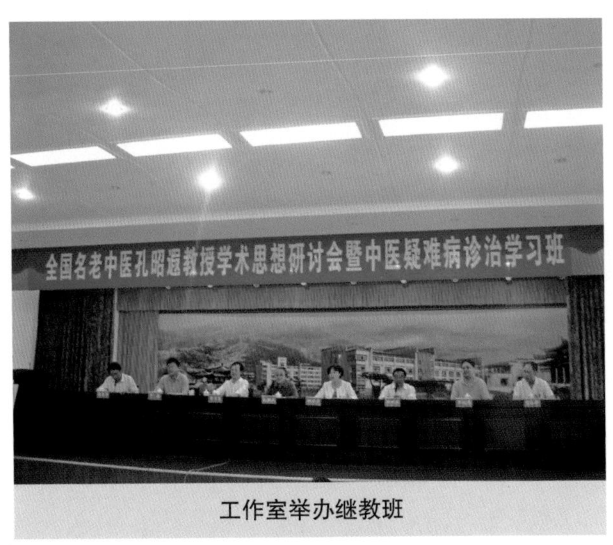

全国名老中医孔昭遐教授学术思想研讨会暨中医疑难病诊治学习班
工作室举办继教班

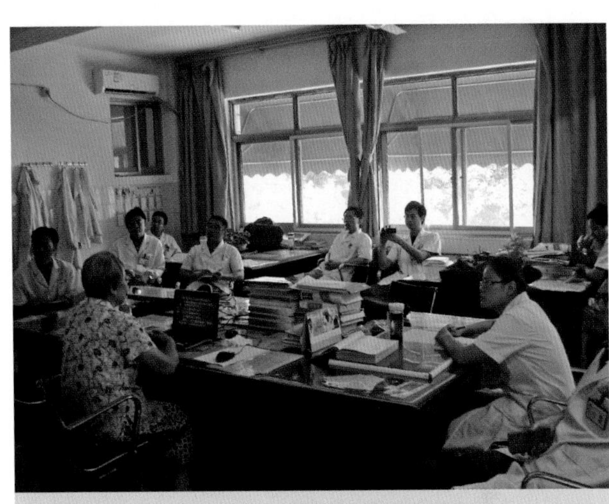

孔昭遐为工作室人员进行学术讲座

【推广运用】

（一）诊疗方案

1. 慢性肾小球肾炎

以补益脾肾为主，兼以祛邪。普通型用生黄芪、党参、熟地、山茱萸、沙苑子、杜仲、枸杞子、金樱子、芡实、怀山药、丹参、猪苓、茯苓、泽泻、黄芩、炙甘草加减；肾病型用生黄芪、党参、生白术、全当归、熟地、山茱萸、杜仲、桑寄生、制附片、桂枝、金樱子、芡实、大腹皮、泽泻、车前子、猪苓、茯苓、阿胶加减。

2. 消化性溃疡

脾胃虚寒证用黄芪建中汤加减；肝胃气滞证用柴胡疏肝饮加减；肝胃郁热证用左金丸加减；胃阴不足证用益胃汤加减；气滞血瘀证用失笑散、丹参饮加减。用自拟溃灵散改善症状并促进溃疡愈合。

3. 外伤性硬脑膜下积血（液）

用自拟化瘀涤痰汤加减。

4. 过敏性紫癜性肾炎诊疗方案

肾虚风热型用紫肾Ⅰ号方，脾肾两虚型用紫肾Ⅱ号方。

（二）运用及推广情况

以上诊疗方案在安徽医科大学第一附属医院、广东药学院附属一院、上海嘉定区中医院、合肥市第三人民医院、解放军第 105 医院等运用推广，效果良好。

安徽省

三、依托单位——安徽医科大学第一附属医院

【依托单位简介】

安徽医科大学第一附属医院是安徽省规模最大的综合性教学医院，前身为上海东南医学院附属东南医院，创办于1926年，1993年成为卫生部首批三级甲等医院。医院目前开放床位2825张，设临床科室41个，医技科室19个，临床教研室26个，年门诊量262余万人次，年住院病人11.7万人次，年手术4.25万台次。

【特色优势】

医院是临床医学一级学科科学和专业博士学位授权点，临床医学博士后科研流动站，硕士学位点覆盖所有的临床科室。拥有国家级重点学科1个，国家临床重点专科建设项目8个，安徽省临床重点专科建设项目15个；国家重点实验室培育基地1个，教育部重点实验室1个，省部共建重点实验室1个，省级重点实验室4个，学科综合实力位排全球百强。

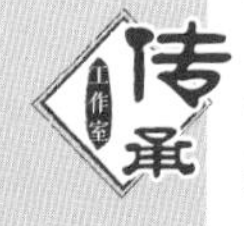

医院拥有博士生导师51人，副高职称以上专家700余人，博士和在读博士200余人，硕士380余人，享受国务院和省政府特殊津贴120人，担任省级以上医学学术团体负责人60多人，有6人入选全国“百千万人才工程”，6人被国家人事部、卫生部授予“有突出贡献的中青年专家”，1人入选安徽省首批“外专百人计划”，1人获“国家万人计划中组部青年拔尖人才”，省厅以上跨世纪学术技术带头人、骨干教师100余人，首届“江淮名医”15人，人才实力位居安徽省医疗机构第一。

【联系方式】

地址：安徽省合肥市绩溪路218号

电话：0551-62922114

网址：http://www.ayfy.com

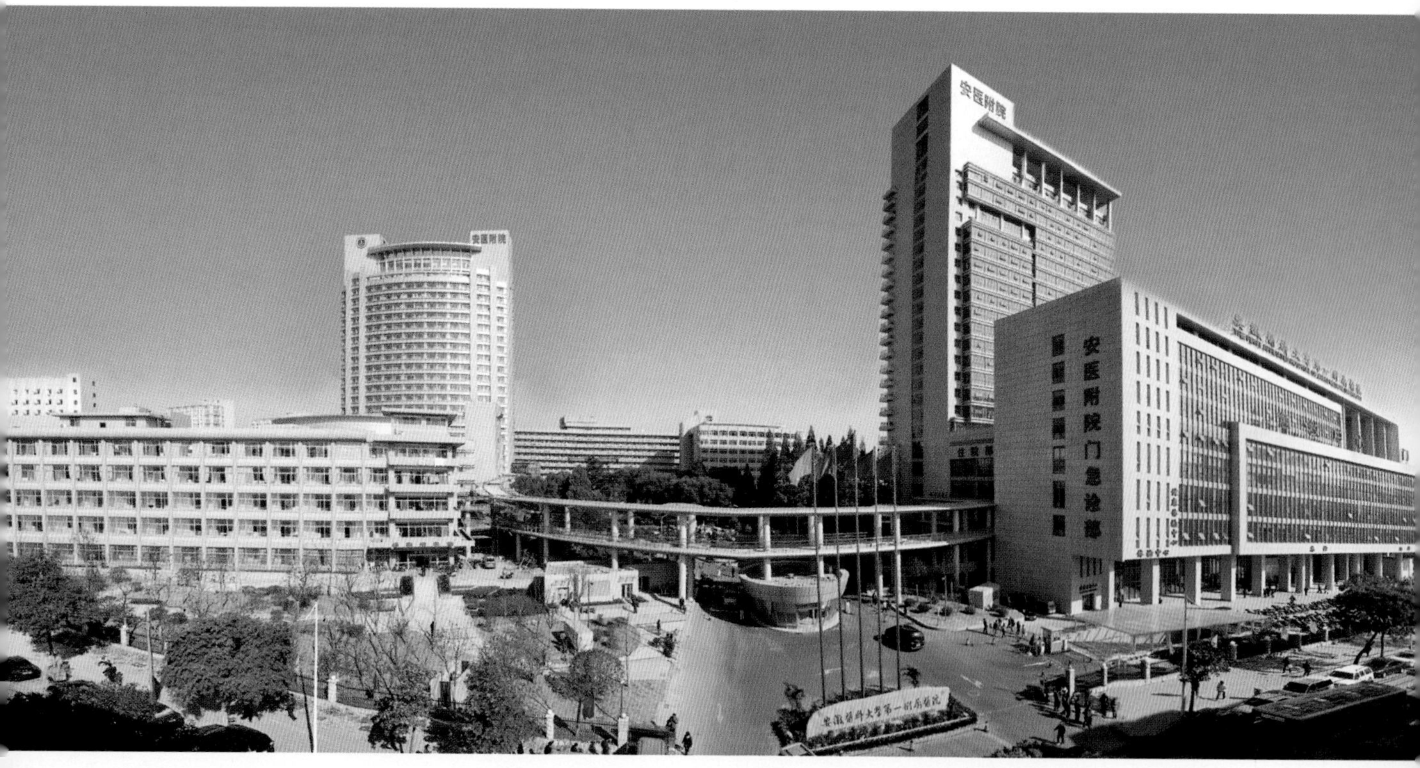

杜　建

全国名老中医药专家传承工作室

一、老中医药专家

【个人简介】

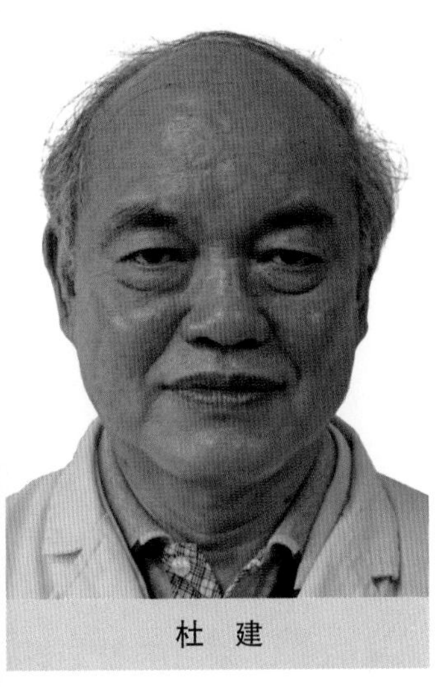
杜　建

杜建，1941年出生，男，汉族，江苏人。福建中医药大学教授、主任医师、博士生导师、博士后合作导师。出身医学世家，1965年毕业于福建中医学院，同年在学院任教，从事中医临床工作50年。曾任福建省第二人民医院院长、福建中医药大学校长。享受国务院政府特殊津贴，获国家发明专利2项。

先后担任第三、四批全国老中医药专家学术经验继承工作指导老师。

第三批继承人：陈立典，福建中医药大学，主任医师。

第四批继承人：①魏开建，福建中医药大学附属第二人民医院，副主任医师；②沈双宏，福建中医药大学，副教授。

主要编著有《中西医结合老年病学》等著作12部；发表论文100余篇。

主持科技部国际合作项目、国家重点基础研究发展计划（福建部分子课题）、福建省科技厅重点项目等29项。“康欣胶囊改善血管性痴呆智能的基础与临床研究”等项目获中国中西医结合学会科学技术一等奖、福建省科学技术一等奖、福建省级教学成果一等奖等13项。

【学术经验】

（一）学术思想

1. 秉承温病理论，并结合现代医学进展发挥独创，不断总结提炼老年病的病因病机、治法方药。以“热、毒、瘀、虚”概括认识老年病的病机特点；以补虚、祛邪，补虚不留邪、祛邪不伤正的原则指导临床，并以现代科学手段方法加以验证，形成了独具特色的老年病学术思想。

2. 认为慢性病多存在以正气不足为主要特点的病理状态；对于慢性病、老年病、恶性肿瘤等有功能障碍者的养生康复治疗和病后调养，提倡“食药并举”“重在食治”的养生康复方法。

（二）临床经验

1. 补肾健脾、养血活血法治疗血管性痴呆

认为血管性痴呆患者多虚多瘀，以肾虚血瘀为常见证型，制定补肾健脾、养血活血的治疗法则，用中药复方康欣胶囊治疗。

2. 扶正清解法辅助治疗消化道肿瘤

在消化道肿瘤辅助治疗方面，重扶正兼祛邪，制定扶正清解的基本治法，组方上重视培补正气的同时，寓补于清，配合清热解毒药物，标本同治，攻补兼施，达到防治消化道肿瘤的目的。

【擅治病种】

擅长老年心脑血管病、老年肿瘤等常见病及疑难病的治疗。

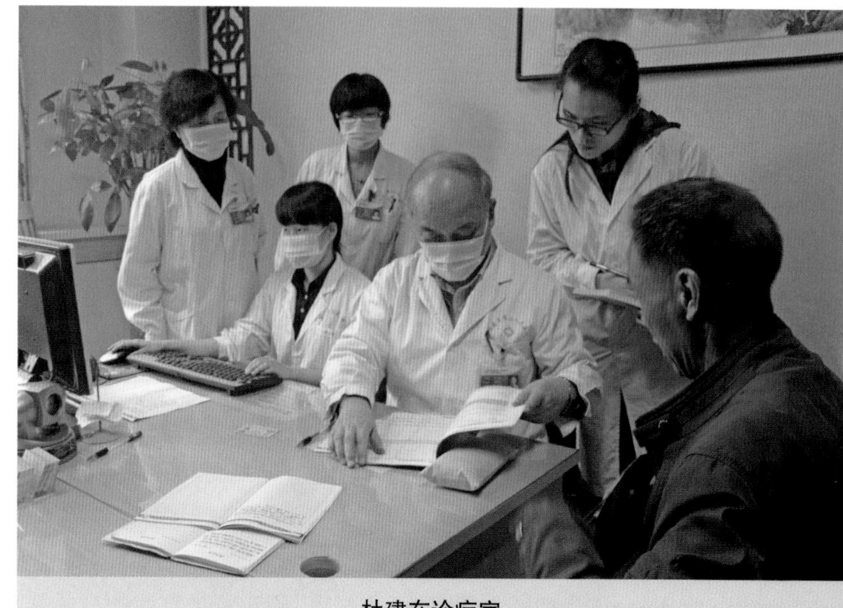
杜建在诊疗室

1. 呆病（血管性痴呆）

补肾健脾，养血活血。常用方“康欣胶囊方”（淫羊藿、女贞子、菟丝子、枸杞子、何首乌、黄精、黄芪、当归、丹参、酸枣仁、山楂、菊花、地骨皮等）。

2. 眩晕（高血压）

滋阴泻火，补益肝肾，重镇潜阳。常用方复方龙葵胶囊（龙葵、怀牛膝、杜仲、龙骨、牡蛎、生地、茯神、灵芝等）。

3. 胃脘痛（慢性胃炎）

对胃脘痛肝胃郁热证，治以泄热开痞，常用方半夏泻心汤加减（半夏、黄芩、黄连、大黄、干姜、厚朴、枳实、柴胡等）。

4. 恶性肿瘤

治以扶正清解。常用方扶正清解方（黄芪、女贞子、灵芝、山药、夏枯草、白花蛇舌草）。

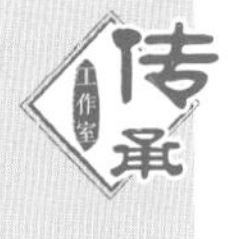

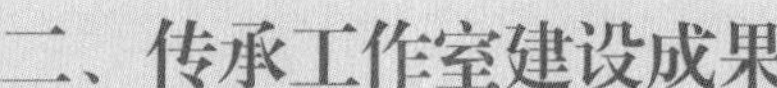

二、传承工作室建设成果

【成员基本情况】

1. 负责人

沈双宏，女，福建中医药大学中西医结合专业，副教授。

2. 主要成员

蔡晶，女，福建中医药大学中西医结合专业，教授。

魏开建，男，福建中医药大学附属第二人民医院中医外科专业，副主任医师。

曹治云，女，福建中医药大学中西医结合专业，讲师。

【学术成果】

1. 论著

（1）《中西医结合老年病学》，科学出版社2011年出版，蔡晶、杜建主编。

（2）《历代中医临床医论选》，中国中医药出版社2012年出版，林慧光、杜建主编。

（3）《老年病论治——杜建临证经验集粹》，人民卫生出版社2012年出版，蔡晶、黄守清主编。

2. 论文

（1）Xu-Zheng Chen，Zhi-Yun Cao，Tuan-Sheng Chen，You-Quan Zhang，Zhi-Zhen Liu，Yin-Tao Su，Lian-Ming Liao，Jian Du. Water extract of Hedyotis Diffusa Willd suPPresses Proliferation of human HePG2 cells and Potentiates the anticancer efficacy of low-dose 5-fluorouracil by inhibiting the CDK2-E2F1 Pathway.Oncology RePorts，2012，28（2）：742 ～ 748。

（2）魏开建，等.杜建教授临证从“瘀”论治举隅.福建中医药大学学报，2011，21（4）：

45～47。

【人才培养】

培养继承人3人；接受进修生12人次。举办省级中医药继续教育项目2次，培训260人次。

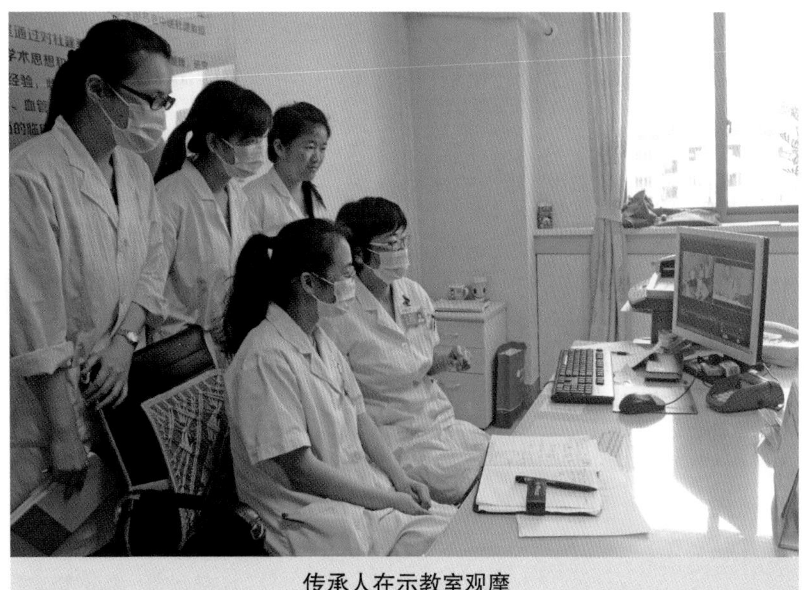
传承人在示教室观摩

【成果转化】

1. 院内制剂

（1）复方龙葵胶囊：编号：闽药制字z20110001；功能主治：滋阴泻火、补益肝肾、凉血通经、重镇潜阳，适用于阴虚阳亢型高血压病。

（2）芪灵扶正清解颗粒：编号：闽药制字z20120004；功能主治：益气养阴、清热解毒，适用于围手术期、放化疗期气阴两虚型恶性肿瘤。

2. 专利

杜建.治疗消化道肿瘤的扶正清解中药，专利号：ZL201010130786.0。

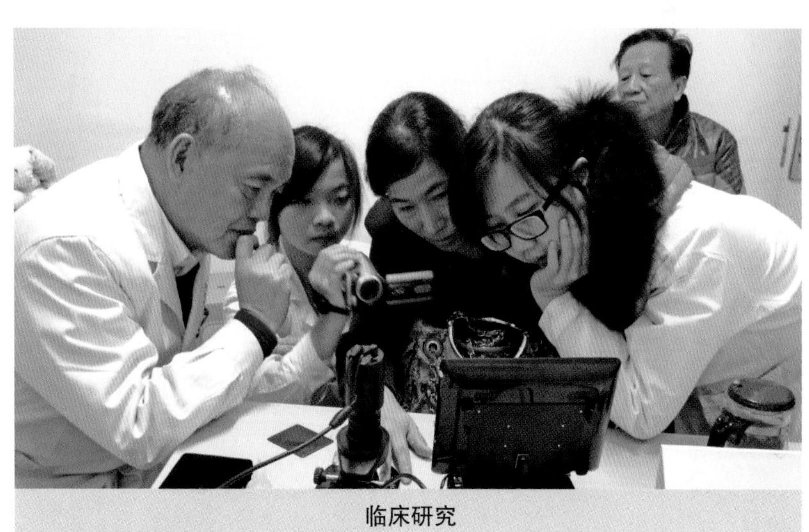
临床研究

【推广运用】

1. 眩晕（高血压病）

诊疗方案：辨证分阴虚阳亢证、痰湿中阻证、瘀血阻窍证，方药分别选复方龙葵胶囊、半夏白术天麻汤、通窍活血汤等。

运用及推广情况：在福建中医药大学附属第二人民医院、福建省国医堂等医院运用推广，总有效率为90.9%。

2. 呆病（血管性痴呆）

诊疗方案：辨证虚者为髓海不足、脾肾不足，实者为痰浊阻窍、瘀血内阻。治以补肾健脾、养血活血，用“康欣胶囊”。

运用及推广情况：在福建中医药大学附属第二人民医院、福建省国医堂及河北、山东等地医院运用推广，总有效率为89%。

3. 恶性肿瘤

诊疗方案：恶性肿瘤放化疗中出现气阴两虚证，治以扶正清解，常用扶正清解方。

运用及推广情况：在福建中医药大学附属第二人民医院、福建省国医堂等医院运用推广，能明显改善患者症状，获得良好的治疗效果。

三、依托单位——福建中医药大学附属第二人民医院

【依托单位简介】

福建中医药大学附属第二人民医院始建于1982年，是一所集医疗、教学、科研为一体的三级甲等综合性中医医院，是国家中医药管理局中医住院医师及中医类别全科医生规范化培训基地、福建省全科医学和内科住院医师规范化培训基地，同时还是福建省唯一一家国家中医药管理局基层中医药适宜技术推广基地。医院现有3个院区，分别为院本部、东二环院区、屏山院区（健康管理中心），开放床位701张，2013年门诊量163万，住院量逾2万人次，设有32个临床科室，16个病区。

【特色优势】

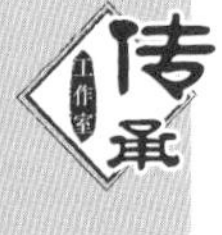

医院拥有3个国家临床重点专科建设单位；1个国家中医药管理局重点专科，5个国家中医药管理局重点专科建设单位；9个福建省中医重点专科（其中1个在建），2个福建省临床重点专科建设项目。医院近5年共中标各类科研课题299项，其中国家级10项，省部级46项；获福建省科技进步奖1项。医院现设有13个临床教研室，2个博士学位培养点和14个硕士学位培养点，每年承担大量临床理论课的课堂教学和临床实践教学任务。

【联系方式】

地址：福建省福州市湖东支路13号
电话：0591-87855333
网址：http://www.fjhospital.com

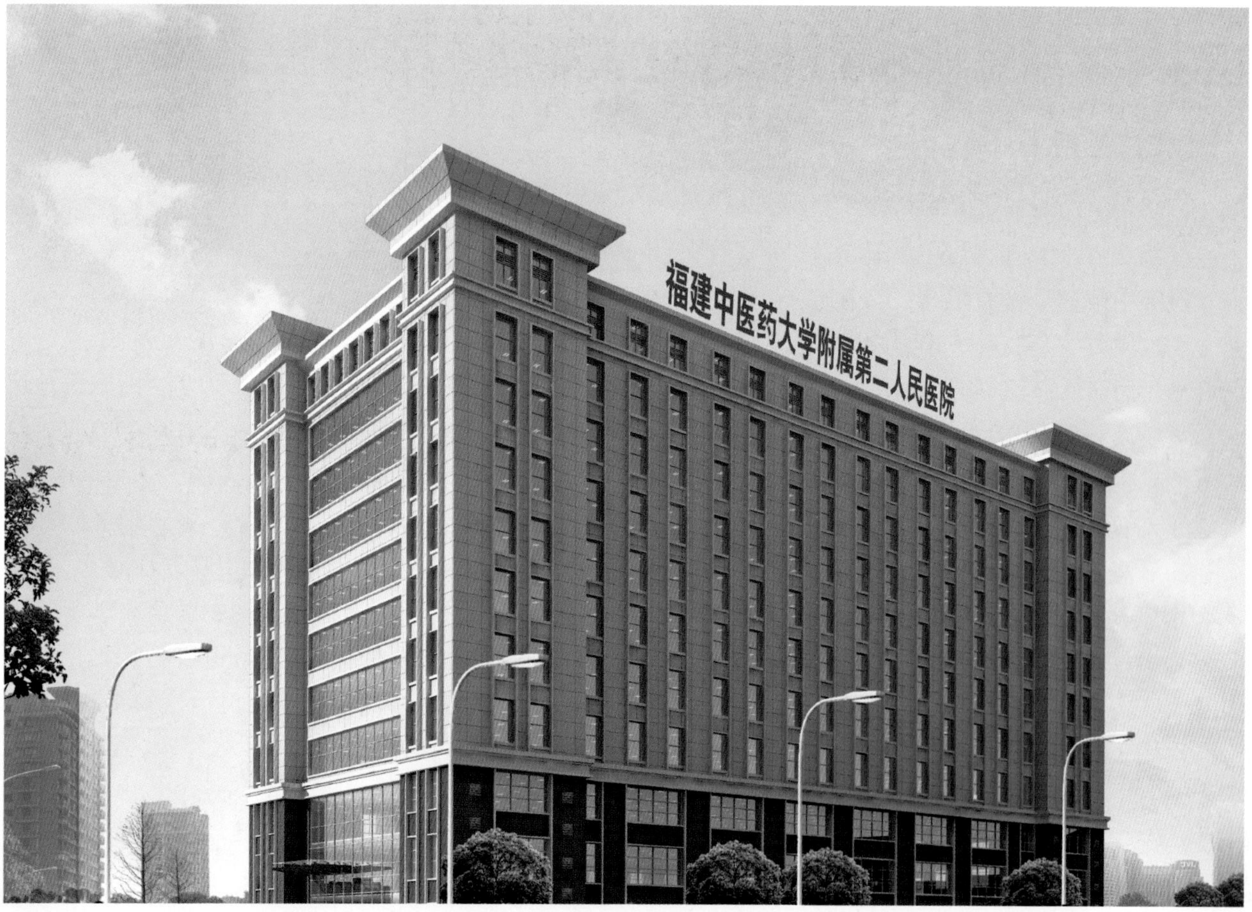

林求诚

全国名老中医药专家传承工作室

一、老中医药专家

【个人简介】

林求诚，1931年出生，男，汉族，福建莆田秀屿人。福建省中医药研究院研究员、教授、主任医师、博士生导师。1949年就读于福建医学院，1954年起在福建医学院附属协和医院从事医疗工作，1958～1961年参加西医离职学习中医班，1979年9月起在福建省中医药研究院工作至今。1992年起享受国务院政府特殊津贴，1992年获福建省优秀专家称号，为国家食品药品监督管理局新药评审委员、《中国中西医结合杂志》编委。

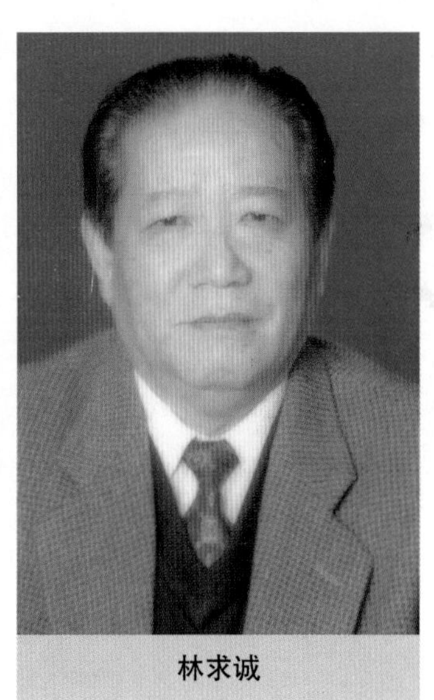
林求诚

担任第二批全国老中医药专家学术经验继承工作指导老师。

继承人：①陈志斌，福建中医药大学第二附属医院呼吸科，主任医师；②俞征宙，福建中医药大学第二附属医院康复科，主任医师。

主要编著有《实用医学统计》《中西医结合诊疗手册》《新编医生手册》《中西医结合急难重症诊治》等著作；发表“用现代科学的客观指标实现中医辨证的计量诊断”等论文279篇。

【学术经验】

（一）学术思想

主张西医的辨病与中医的辨证相结合，西医是“经”的诊断，中医是“纬”的诊断。首倡中医辨证计量诊断，用“电子计算机辅助诊断”来诊断中医证型，实现中医证的数量化，实现计量指标、计数指标及等级指标三者的混合运算。主张采用临床流行病学调查方法，进行中老年人常见疾病易患因素（包括中医和西医因素）的研究。

（二）临床经验

1. 益气解毒化湿法治疗慢性肺系疾患

以解毒化湿治疗标实，并认为气虚贯穿在慢性肺系疾患整个发病过程中，因此采用益气解毒化湿法治疗慢性肺系疾患，自拟方加味玉屏风散（黄芪、白术、防风、苍耳子、白芷、辛夷、鱼腥草、连翘、金银花、黄芩、蒲公英、藿香、佩兰、甘草）。

2. 慢性肺源性心脏病治疗经验

采用益气温阳固本、活血利水治标，自拟健心利水方（黄芪、党参、防己、麦冬、五味子、丹参、赤芍、茯苓、白术、猪苓、葶苈子、桂枝、大枣）、健心颗粒（黄芪、红参、蒲黄、丹参、桂枝、茯苓、白术、葶苈子）随证加减。

3. 从肾论治脑动脉硬化

认为此病为肾精不足、气血两虚引起，治以补肾、益气活血，采用软脉灵（人参、枸杞子、熟地、牛膝、何首乌、川芎、丹参、当归、大黄、芍药、淫羊藿）治疗。

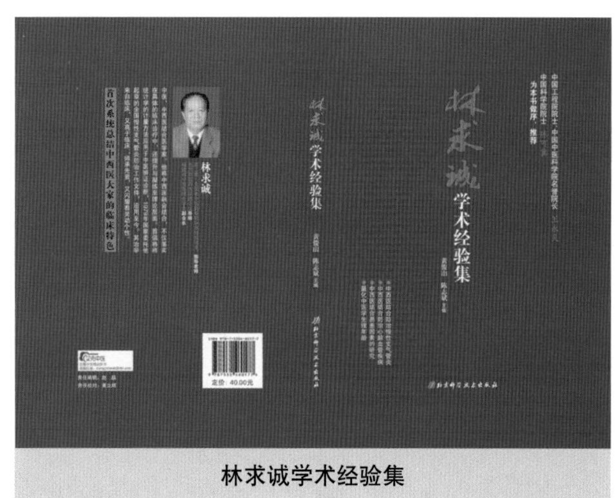
林求诚学术经验集

4. 中风治疗经验

（1）从心火论治脑出血急性期

指出急性期脑出血多数“心火暴甚”，治疗以泻心汤为基础方，及时降火通腑，配以凉血平肝、利水开窍。

（2）治疗急性脑梗死风痰阻络及气虚血瘀证经验

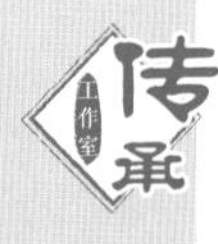

多采用祛风化痰益气活血法，自拟中风Ⅱ号方（黄芪、地龙、赤芍、当归、党参、钩藤、桃仁、红花、丹参、珍珠母、川芎、徐长卿、葛根）。

5. 血管性痴呆治疗经验

注重肝、脾、肾三脏和痰、瘀。治以益肾活血、豁痰开窍。自拟方清呆益智汤（瓜蒌、薤白、郁金、石菖蒲、赤芍、枸杞、巴戟天、桑椹、山茱萸、仙灵脾、半夏、天竺黄、丹参、党参、黄芪），元通胶囊（人参、黄芪、石菖蒲、郁金、红花、仙灵脾、枸杞、桃仁、川芎）。

6. 肝肾同补治消渴

补肝肾为首要，兼顾益气活血、生津止渴；自拟珍石消渴胶囊（女贞子、石斛、山茱萸、丹参、赤芍、川芎、黄芪），不论患病新久均可以用。

【擅治病种】

1. 慢性支气管炎

擅用清、泻、补三法，常用清金化痰汤、桑白皮汤、玉屏风散，自拟林氏清热化痰益气活血方（瓜蒌、薤白、半夏、黄芪、党参、丹参、赤芍、黄芩、连翘、蒲公英、紫花地丁、鱼腥草、甘草）。

2. 慢性肺源性心脏病

尤其重视痰瘀的祛除。治痰要活血，血活痰则化，配以扶正，权衡论治，常用经验方健心利水方、健心颗粒。

3. 中风

从心火论治脑出血急性期，急则治标，以泻心通腑为主，常用泻心汤加味。

4. 血管性痴呆

以益肾活血、豁痰开窍为主，用经验方清呆益智汤、元通胶囊为基础方灵活加减。

二、传承工作室建设成果

【成员基本情况】

1. 负责人

黄俊山，男，福建省中医药研究院睡眠研究中心，主任医师、教授。

2. 主要成员

陈志斌，男，福建省第二人民医院呼吸内科，主任医师。

叶盈，女，福建省第二人民医院心血管内科，主任医师。

吴松鹰，男，福建省第二人民医院神经内科，主任医师。

俞征宙，男，福建省第二人民医院康复科，主任医师。

【学术成果】

1. 论著

《林求诚学术经验集》，北京科技出版社 2012 年出版，黄俊山、陈志斌主编。

2. 论文

（1）黄俊山．林求诚治疗血管性痴呆学术思想．福建中医药大学学报，2012，22（4）：51～52。

（2）诸晶，等．林求诚主任应用“加味玉屏风散”经验拾萃．当代医学，2011，17（4）：1～2。

（3）张娅，等．原发性失眠肝郁证量化诊断方法学研究．中医杂志，2013，54（10）：858～860。

（4）张娅，等．围绝经期失眠症中医辨证规范化研究．中医杂志，2013，54（24）：2124～2127。

（5）曾雪爱，等．松郁安神方对 REM 睡眠剥夺大鼠认知功能及神经递质的影响．中国中医基础医学杂志，2012，18（4）：392～397。

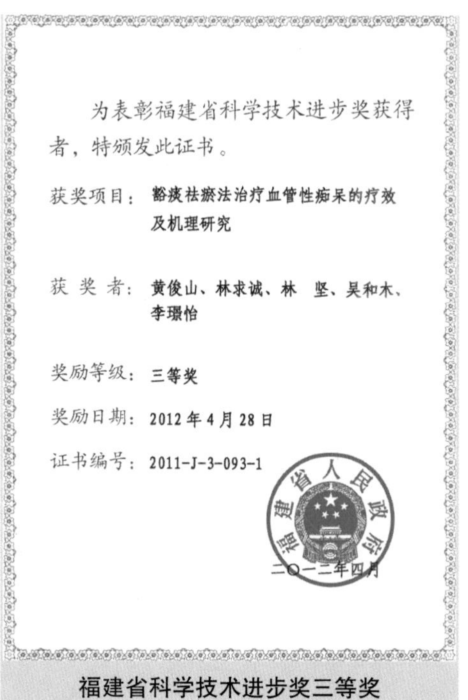

为表彰福建省科学技术进步奖获得者，特颁发此证书。

获奖项目：豁痰祛瘀法治疗血管性痴呆的疗效及机理研究

获 奖 者：黄俊山、林求诚、林 坚、吴和木、李璟怡

奖励等级：三等奖

奖励日期：2012 年 4 月 28 日

证书编号：2011-J-3-093-1

福建省人民政府

二〇一二年四月

福建省科学技术进步奖三等奖

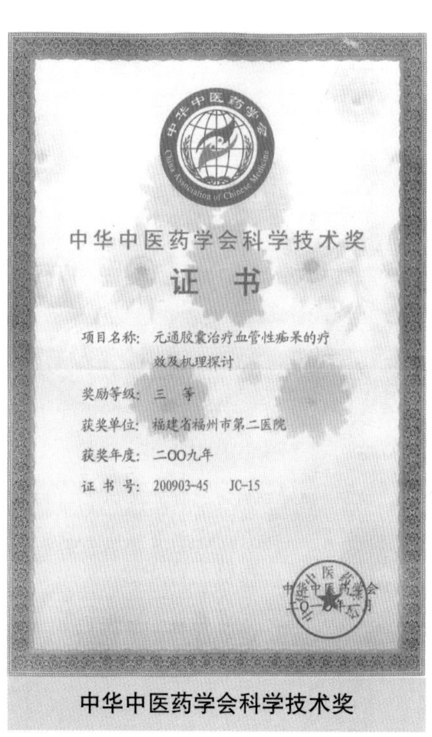

中华中医药学会科学技术奖

证 书

项目名称：元通胶囊治疗血管性痴呆的疗效及机理探讨

奖励等级：三 等

获奖单位：福建省福州市第二医院

获奖年度：二〇〇九年

证 书 号：200903-45 JC-15

中华中医药学会科学技术奖

【人才培养】

培养传承人 14 人；接受进修、实习 11 人。举办国家级中医药继续教育项目 1 次，举办省级中医药继续教育项目 4 次，培训 431 人次。

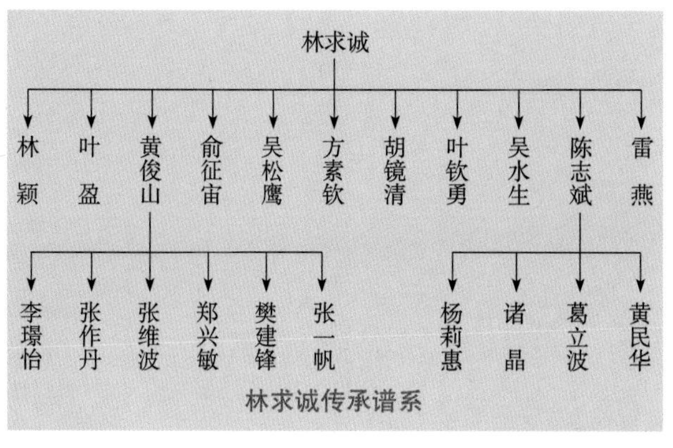

林求诚传承谱系

【成果转化】

院内制剂：

1. 健心颗粒；功能主治：益气活血、温阳利水，用于心气虚而血瘀水停证。

2. 中风Ⅱ号方；功能主治：益气活血、祛风化痰，用于急性脑梗死风痰阻络及气虚血瘀证。

【推广运用】

（一）诊疗方案

1. 久咳（单纯型慢性支气管炎）

方药：林氏清热化痰益气活血方。

随证加减：气阴不足加麦冬、五味子；痰浊明显加薏苡仁、石菖蒲；肾虚者加巴戟天、淫羊藿、桑寄生；血虚者加黄精、当归。

2. 痴呆（血管性痴呆）

方药：元通方（人参、黄芪、石菖蒲、郁金、红花、仙灵脾、枸杞、桃仁、川芎）加减。

（二）运用及推广情况

以上诊疗方案在福建省中医药研究院、福建省第二人民医院等医疗单位推广应用。

三、依托单位——福建省中医药研究院

【依托单位简介】

福建省中医药研究院创办于1957年，为福建省公益类中医中药科研机构。院内现设有经络研究所、基础研究所、睡眠研究中心、药物研究所、临床研究所、国家食品与药品监督管理总局临床药物试验机构、综合门诊部、三利得厂等11个业务科室。拥有国家中医药管理局重点研究室1个，福建省重点研究室5个，国家三级实验室1个，二级实验室6个。

【特色优势】

福建省中医药研究院开展中医药科研事业已有50余年的历史，在经络研究、睡眠（失眠）研究、中药研究开发等中医药研究领域有深厚的历史积淀。1964年被卫生部列为全国九个中医研究基地之一。自成立以来共完成科研课题600多项，取得168项科研成果，其中省部级以上成果68项；发表科研论文2000多篇，编写书籍160余部。

【联系方式】

地址：福建省福州市五四路282号

电话：0591-83570279

网址：www.fjzyy.org.cn

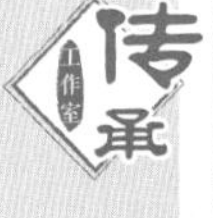

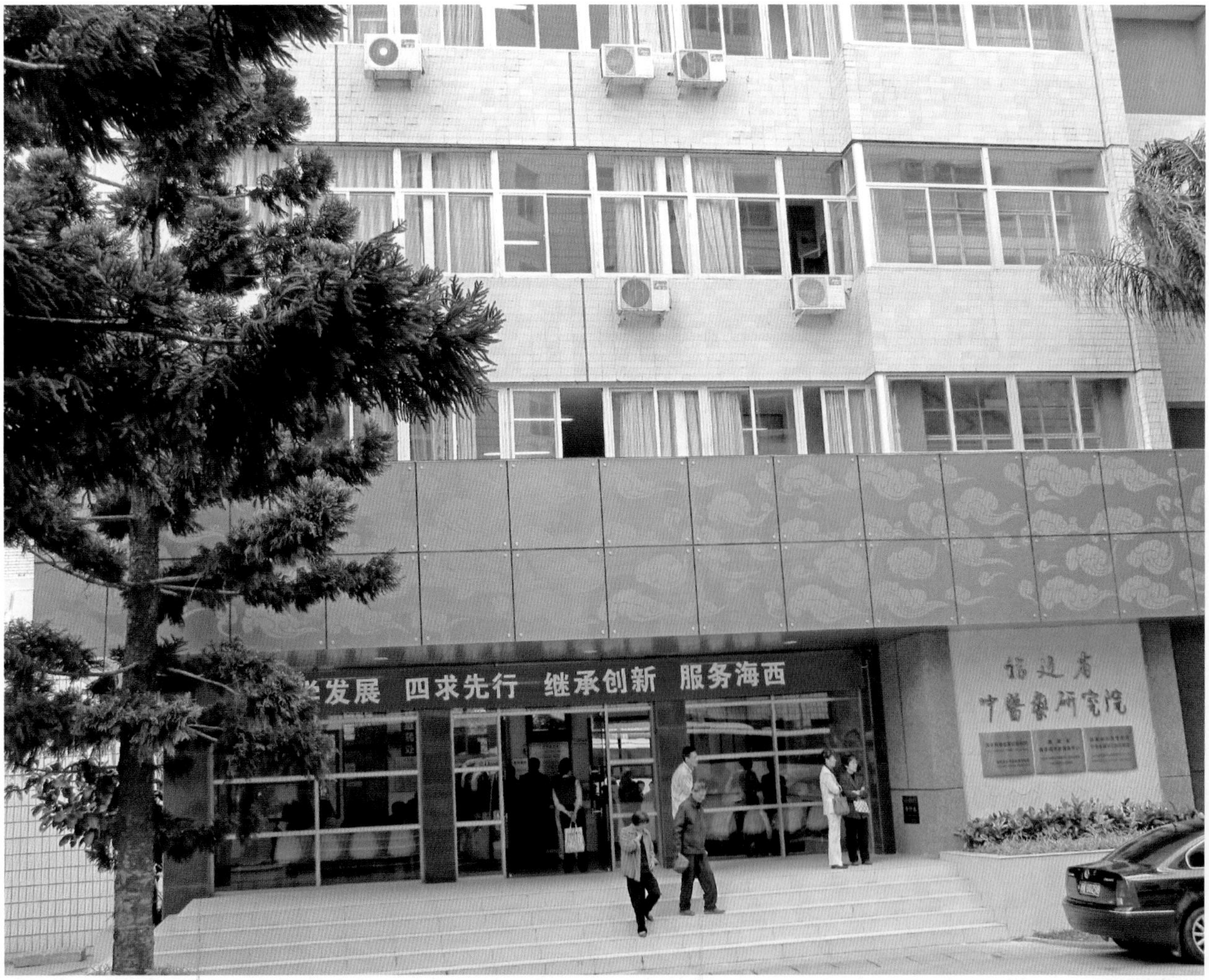

张永树

全国名老中医药专家传承工作室

一、老中医药专家

【个人简介】

张永树，1941年生，男，汉族，福建泉州市人。泉州市中医院针灸科主任医师。1961年以来先后师从近代针灸宗师承淡安亲传弟子、针灸名家留章杰、陈应龙、黄宗勗。1982年在福建中医学院针灸师资班深造。1999年评为主任医师，后为福建中医学院教授、硕士生导师。2006年荣获中华中医药学会中医药传承特别贡献奖。曾任中国针灸学会理事、福建省针灸学会副会长。现任中国针灸学会刺络与拔罐专业委员会高级顾问、美国中医药针灸学咨询委员会委员、福建省针灸学会名誉副会长，福建省中医药学会传承研究分会主任委员、泉州市历史文化中心顾问、泉州市级非物质文化遗产“泉州留章杰中医针灸”项目代表性传承人。

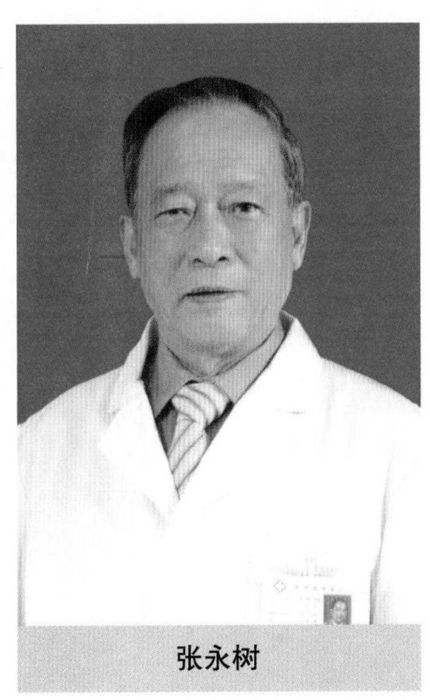
张永树

担任第三批全国老中医药专家学术经验继承工作指导老师。

继承人：①周文强，泉州市中医院针灸科，主任医师；②黎健，泉州市中医院针灸科，副主任医师。

发表“针刺、针药并治肝胆系结石111例临床总结”“针坛宗师承淡安历史地位和吾辈使命”等论文43篇。

承担“张永树临床经验、学术思想研究”等课题。

【学术经验】

（一）学术思想

创立“养阳育阴、通调督任、灸刺并重、针药结合”学术思想。认为唯调养阳气，阴精方能培育，方能敷布。在平秘阴阳之中养阳统领其中。阳气在于调养，不是单纯的补；阴精在于培育，不是片面的滋。先有阳气温煦，后有阴精的滋生，阳气的调节、补益、振奋、激发才能推动阴精布达。具体运用以通调督任为大法，灸刺并重为纲纪，针药结合为手段。

（二）临床经验

1. 针刺手法

进针法主要为单手捻转进针法和单手运气指压进针法（使用单穴时多用）。非常注重留针期间运针1～2次，以增强气感。临床最多用的是平补平泻法，以得气为关键，根据穴位的双向性调阴阳，进而调气血、表里、寒热、虚实。

毫针划法是治疗顽固性局限性皮肤病时常用的一种独创针法，是在皮损处用毫针反复划十字，与辨证取穴合用。棍针推拨法是用于治疗筋骨酸痛的一种特殊的治疗方法，棍针乃牛角制作，实

福建省

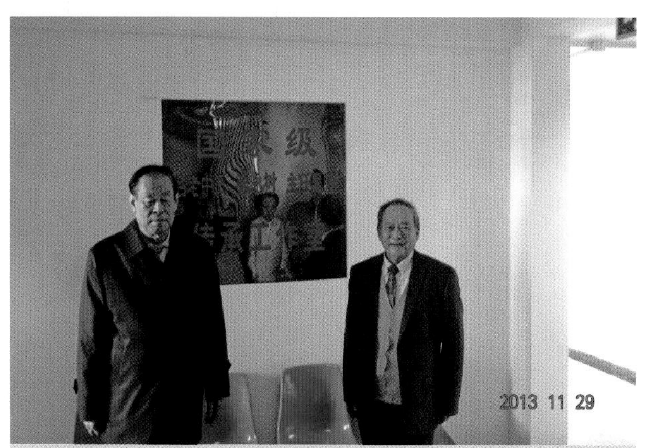

中国工程院石学敏院士（左）莅临工作室参观指导

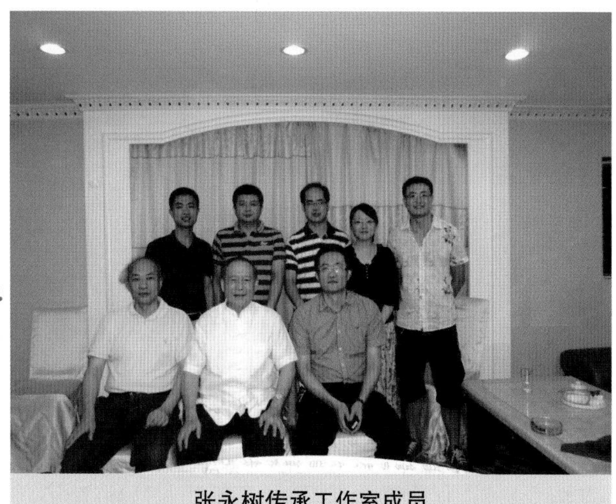
张永树传承工作室成员

为一种推拨按摩的工具。

2. 灸法

注重灸法的剂量，临床常以直接灸、灯心灸取效，主要用于治疗头面部疖肿、带状疱疹、崩漏、痛经、顽痹、高血压、腰椎间盘突出症等。

3. 针药结合

提倡以针为主，针药结合，临床善用经方，并注重收集运用民间验方。常用方剂有桂枝汤、小柴胡汤、小青龙汤、麻杏石甘汤、四逆散、四君子汤、归脾汤、补中益气汤、二陈类、六味地黄类等。用药以药之性味调病之阴阳，药味精少，剂量较大，多用温热药，每选用一类药中作用较强的数味，如温阳用附子、通络用蕲蛇、滋阴用龟板等。

【擅治病种】

1. 肺系病

（1）常用泉州民间八仙方治疗小儿咳喘，常用药物有防风、茯神、蝉蜕、蝉衣、神曲等。

（2）选用经方麻杏石甘汤、小青龙汤及补中益气汤等加减治疗咳嗽，以养阳育阴取得良效。

2. 脾胃病

擅用四君子汤治疗腹胀。若食后易饥，饭后腹胀者，以四君子汤加桑叶、山楂；腹胀不欲食者，取四君子汤加麦芽、谷芽、鸡内金。

3. 皮肤病

擅用灯心灸治疗头面疖肿、带状疱疹，毫针划法治疗局限性皮肤病，并自拟穴位组合“血海、丰隆、曲池”治疗诸多皮肤病。

4. 妇科病

以脾经之隐白穴直接灸，可振奋脾阳、健脾摄血，治疗崩漏、血证。

5. 疑难杂病

多以疏肝入手，理气解郁治疗癥瘕、脏躁等，穴位常用合谷、太冲“开四关”，中渚、肩井和解少阳，药方用四逆散加减。

二、传承工作室建设成果

【成员基本情况】

1. 负责人

周文强，男，泉州市中医院针灸康复科，主任医师。

2. 主要成员

黎健，女，泉州市中医院针灸科，副主任医师。

阮传亮，男，泉州市中医院针灸科，副主任医师。

杨冬岚，女，泉州市中医院针灸科，副主任医师。

黄志强，男，泉州市中医院针灸科，主治医师。

【学术成果】

1. 张永树．人才梯队的培育是针灸事业传承和创新的关键．中国针灸，2011，（31）增刊：11。

2. 戴秀萍．“养阳育阴”灸法临床运用体会．福建中医药，2013，44（4）：25。

3. 张永树．先师留章杰针灸技法临证经验．中医药通报，2014，13（3）：29。

4. 杨冬岚，等．针刺与艾灸对腰椎间盘突出症患者功能及表面肌电图影响的差异比较．中国针灸，2014，34（4）：341。

5. 李顺妹，等．36 例房颤患者针灸治疗分析．福建医药杂志，2013，35（2）：180。

【人才培养】

培养传承人 9 人；接受进修、实习 20 人。举办省级中医药继续教育项目 3 次，培训 512 人次。

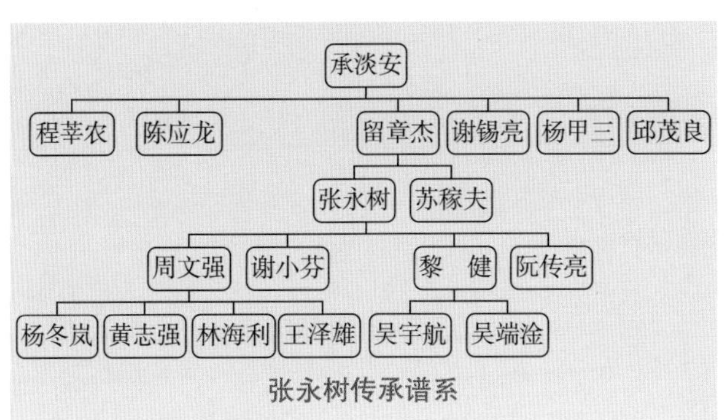

张永树传承谱系

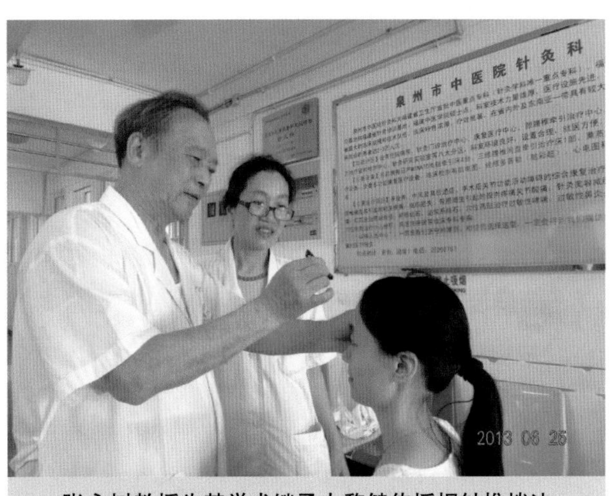

张永树教授为其学术继承人黎健传授棍针推拨法

【推广运用】

（一）诊疗方案

1. 灯心灸治疗带状疱疹

治疗时根据患者疮面的分布，以水平线寻找其病患的最高点（“蛇头”）、最低点（“蛇尾”），确定为施灸部位。医者持直径 1.5 ～ 2mm、长 4 ～ 5cm 的灯心草的一端，另一端以食用油蘸之，约浸 1.5cm，然后点燃，在紧靠“蛇头”“蛇尾”处迅速点灸，以发出“啪”的声响为度。每日 1 次，4 次为 1 个疗程。

2. 针药治疗肝胆结石

取双侧外关、胆囊穴（或阳陵泉）、胆俞、肝俞（病位在肝内胆管者）。耳穴贴压取肝、胆、三焦、胃（或上消化道区的阳性点）、神门、耳背对应点及耳迷根。中药自拟利胆排石汤（生白芍、银花、金钱草、茜草、枳壳、鸡内金等）随症加减。

3. 通调督任法治疗项痹证

基本处方：大椎、关元。风寒袭络者，加用风池、腰阳关、手三里；风寒湿阻者，加用风池、阴陵泉、血海；瘀血阻络者，加用膈俞、膻中、后溪；瘀痰内阻者，加用膈俞、丰隆、外关；肾元亏虚者，加用命门、肾俞、太溪。穴位可针可灸，手法可补可泻，根据实际寒热虚实情况选用。

（二）运用及推广情况

以上诊疗方案已在海内外尤其是泉州各县市中医针灸相关医疗单位推广应用，具有一定影响。

三、依托单位——福建省泉州市中医院

【依托单位简介】

福建省泉州市中医院创建于1953年，现有编制床位500张，实际开放床位800张，建筑面积110000m^2，现有在职员工820人。医院2013年被国家中医药管理局批准为三级甲等中医医院，连续多年被授予“泉州市文明共建”先进单位及泉州市文明单位称号。

【特色优势】

医院针灸科、中西医结合脑血管病专科被国家中医药管理局确定为“十二五”重点专科建设项目；针灸、中医妇科、中西医结合脑血管病专科、肾病专科是福建省重点专科；中医肛肠专科、中医骨伤专科是省级中医重点专科建设项目；康复科、男科、蛇伤病、脾胃病等4个市级中医特色专科专病已初具规模，致力做大做强传统特色专科。医院开设了特色浓厚的专科专病门诊30个，中医药服务能力逐步提升。

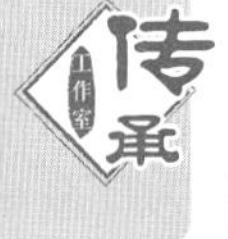

医院建立了2个全国名老中医传承工作室、4个省级名老中医传承工作室，主要从事名老中医学术思想、临床经验、学术渊源、成才要素等方面的研究，已形成传承工作的学术团队，推广名老中医的学术思想及临床经验。

【联系方式】

地址：福建省泉州市鲤城笋江路388号
电话：0595-22204875
网址：www.qzzyy.org.cn

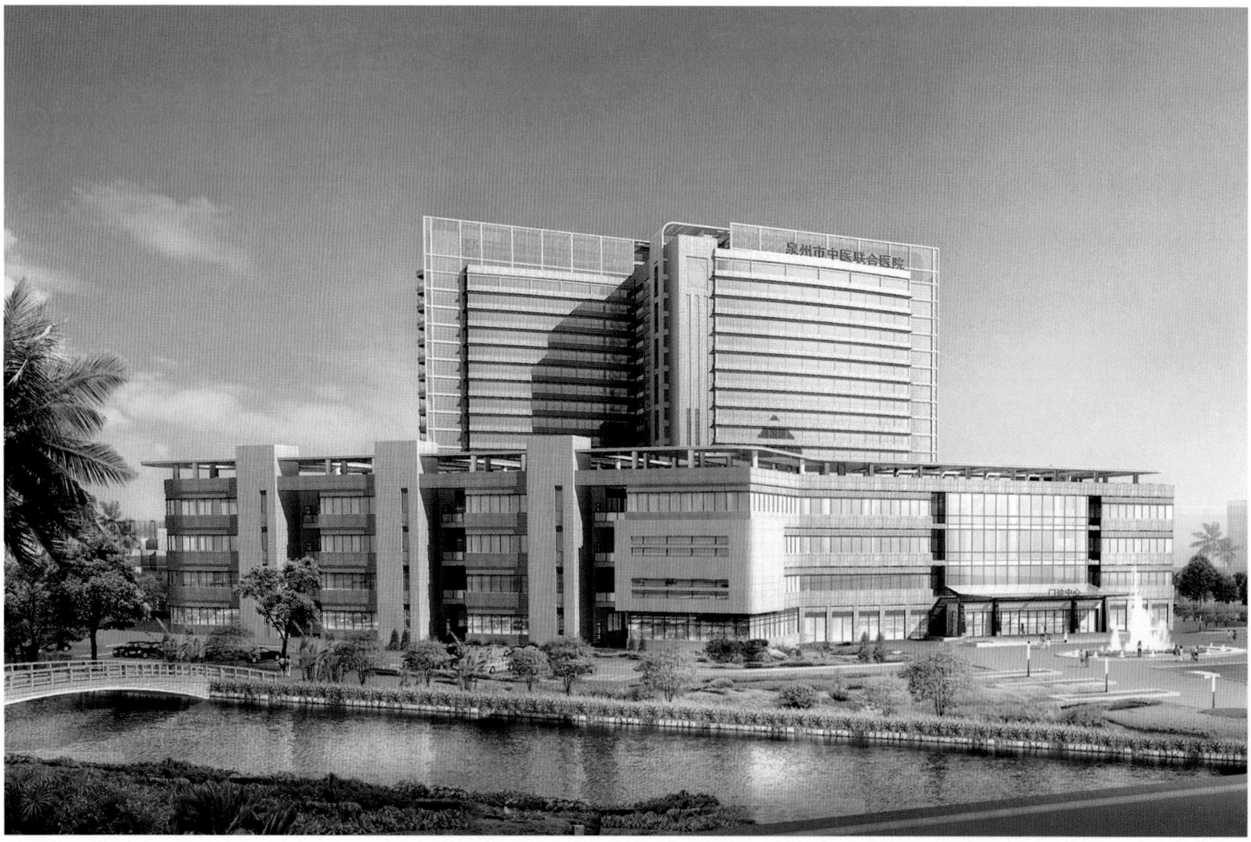

杨春波

全国名老中医药专家传承工作室

一、老中医药专家

【个人简介】

杨春波，1934年生，男，汉族，福建莆田人。福建中医药大学附属第二人民医院脾胃病科教授、主任医师。出身中医世家，1948年师从其四叔杨加端学习中医，1955年起在联合诊所从事中医内科工作；1958年毕业于福建省中医进修学校（福建中医学院前身），后在福建省中医药研究所、福建省第二人民医院从事科研、医疗、行政、教学工作，历任福建省第二人民医院院长、名誉院长。曾任世界中医药学会联合会消化病专业委员会会长、福建省中医药学会副会长、《世界中医药》编委会顾问以及《世界华人消化杂志》编委、总顾问等职。1992年起享受国务院政府特殊津贴，1992年获全国卫生系统模范工作者称号，2006年获中华中医药学会首届中医药传承“特别贡献奖”。

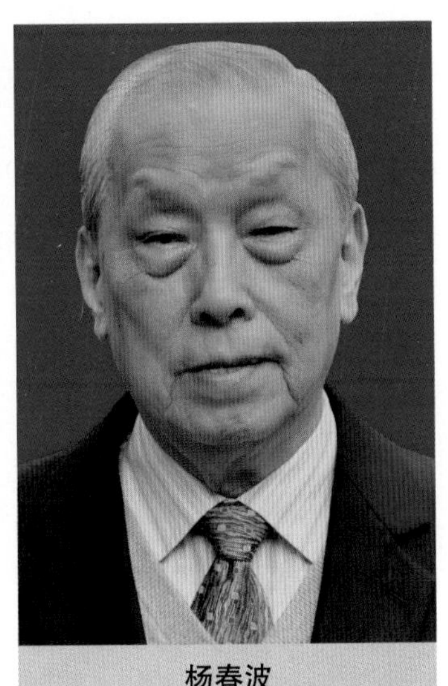

杨春波

先后担任第二、四批全国老中医药专家学术经验继承工作指导老师。

第二批继承人：①黄恒青，福建省第二人民医院脾胃病科，主任医师；②柯晓，福建省第二人民医院脾胃病科，主任医师。

第四批继承人：①王文荣，福建省第二人民医院脾胃病科，主任医师；②胡光宏，福建省第二人民医院脾胃病科，副主任医师。

主要编著有《现代中医消化病学》等著作；发表“温病分类的探讨”等论文。

主持“脾胃病‘脾胃湿热’证及其相关疾病研究”等科研课题，获省部级科技成果奖5项。

【学术经验】

（一）学术思想

提出温病首先应按临床发病的特点，分时温病（四时温病）、温疫、温毒三类；其次在每种温病下按病邪的性质分温热和湿热两类。提出温热病变以肺胃为中心，病理过程表现着卫、气、营、血的变化，治疗以卫气营血辨证为主，用清热为大法；湿热具阴阳二性，病变以脾胃为中心，治疗以三焦辨证为主，用清热和祛湿为总则。提出了“热入营，舌未必绛”“舌淡脉弱示变重”的观点，对古人的立论有新的补充。

（二）临床经验

1. 慢性胃炎证治

提出慢性胃炎以气虚与气阴虚、湿热与燥热为鉴别点，分气虚（脾肾）湿热（气滞血瘀）与气阴虚（胃肾）燥热（气滞血瘀）两个证型，创健脾益肾、清热祛湿、理气化瘀的胃炎Ⅰ号方（党参、黄芪、白术、仙灵脾、砂仁、黄连、枳实、莪术、甘草等）和养胃滋肾、清热润燥、消瘀理气的胃炎Ⅱ号方（北沙参、黄精、天花粉、山药、枸杞、丹皮、白芍、佛手干、五味子等），分别施治。中度以上的萎缩，伴有中度以上的上皮内瘤变或肠上皮化生，认为是痰凝、血瘀所致，当配消痰、祛瘀之品。

2. 治疗脾胃病“调”贯始终

认为脾胃位居中州，具有枢机之能，故其治不在补，不在泻，而在调。“调理”的思想贯穿于治疗的始终。

【擅治病种】

1. 慢性胃炎

慢性萎缩性胃炎气虚湿热者用胃炎Ⅰ号方；气阴虚燥热者用胃炎Ⅱ号方。慢性浅表性胃炎中医辨证以脾胃湿热者居多，用自拟清化饮（茵陈、黄连、厚朴、佩兰、赤芍、白扁豆、薏苡仁等）加减。

2. 慢性结肠炎

多采用内服加灌肠方法。内服用清化肠饮（茵陈、黄连、白豆蔻、佩兰、薏苡仁、厚朴、白扁豆、茯苓、赤芍、仙鹤草、地榆炭等）、乌梅丸等加减；灌肠治疗多用清热理气、化癖消痰等治法，用清肠液（鱼腥草、白蔹、黄连、浙贝、赤芍、冰片、陈皮、甘草等）。

3. 急慢性肝病

急性期主法为清化湿热，用萸苡饮（萆薢、生薏仁、白鲜皮、刺蒺藜、生谷芽等）。慢性期迁延型补脾益肾，用黄精健脾汤（制黄精、生谷芽、茯苓、白术、生黄芪、北沙苑、甘草等）；慢性期活动型用黄精益肝汤（黄精、枸杞、女贞子、生扁豆、白芍、密蒙花、北山楂、木蝴蝶等）。HBSAg、HBeAg 阳性者常配升降散；化热入营者用犀角地黄汤加减。

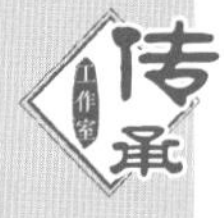

二、传承工作室建设成果

【成员基本情况】

1. 负责人

黄恒青，男，福建省第二人民医院脾胃病科，主任医师。

2. 主要成员

柯晓，男，福建省第二人民医院脾胃病科，主任医师。

王文荣，男，福建省第二人民医院脾胃病科，主任医师。

付肖岩，男，福建省第二人民医院脾胃病科，主任医师。

胡光宏，男，福建省第二人民医院脾胃病科，副主任医师。

骆云丰，男，福建省第二人民医院脾胃病科，主治医师。

【学术成果】

1. 论著

《杨春波论医集》，科学出版社 2014 年出版，黄恒青、柯晓、杨永昇主编。

2. 论文

（1）王文荣，等．杨春波主任治疗溃疡性结肠炎学术特点和经验总结．福建中医药，2011，42（2）：24～26。

（2）王文荣，等．杨春波主任治疗湿热蕴肠证溃疡性结肠炎临床经验探讨．福建中医药，2011，42（6）：23～25。

（3）胡光宏，等．杨春波教授妙用达原饮治疗胃肠病．中医药通报，2011，10（6）：25～26。

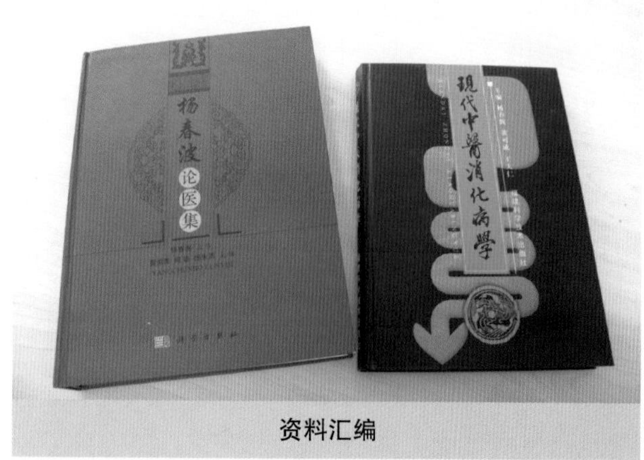

资料汇编

（4）胡光宏.杨春波论治胃肠道肿瘤化疗后皮肤瘙痒经验.中医药通报，2012，11（2）：24～25。

（5）骆云丰.杨春波治疗慢性胃病经验.世界中医药，2012，7（1）：23～24。

【人才培养】

培养传承人10人；接受进修、实习12人。举办国家级中医药继续教育项目1次，培训236人次；举办省级中医药继续教育项目2次，培训202人次。

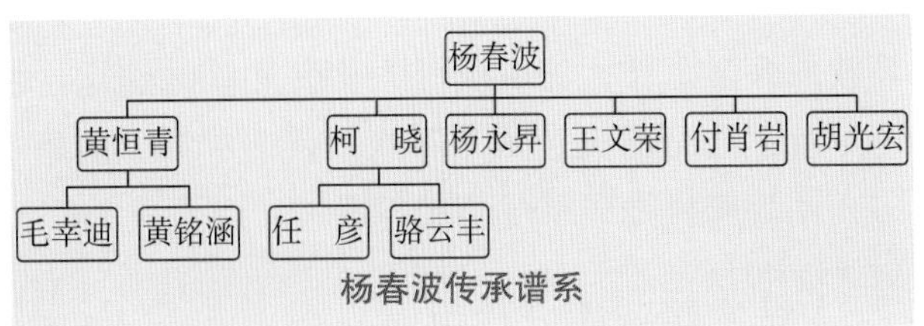

杨春波传承谱系

【成果转化】

院内制剂：

1. 清肠液；功能主治：清热散瘀、理气化痰，适用于肠热血瘀、气滞痰阻证。

2. 利胆排石合剂；功能主治：清热利湿、利胆排石，用于胆道结石肝胆湿热证。

3. 胃血宁合剂；功能主治：清热化湿、散瘀止血，用于消化道出血脾胃湿热证。

4. 益胃宁胶囊；功能主治：健脾益气、清热舒络，用于脾胃气虚、热郁络阻证。

【推广运用】

（一）诊疗方案

1. 胃脘痛

脾胃湿热证用清化饮；脾胃气虚证用益胃宁（党参、黄芪、白术、茯苓、炒白芍、砂仁、炙甘草等）；脾虚湿热证用健脾清化饮（党参、白术、枳壳、茵陈、黄连、豆蔻、佩兰、薏苡仁）；肝胃不和证用柴胡疏肝散加减。

2. 溃疡性结肠炎

湿热蕴肠证用清化肠饮；脾气虚弱证用健脾益肠散（党参、茯苓、白术、山药、白扁豆、莲子肉、砂仁、炙甘草、陈皮、赤芍等）；脾虚湿热证用健脾清肠饮（党参、茯苓、白术、赤芍、茵陈、黄连、厚朴、白豆蔻、仙鹤草、地榆炭等）；寒热错杂证用乌梅丸加减。中药灌肠治疗用清肠液保留灌肠。

3. 胃下垂

脾虚气陷证用补中益气汤合升陷汤加减；脾虚阴损证用参苓白术散合益胃汤加减；脾肾阳虚证用附子理中汤合苓桂术甘汤加减。

（二）运用及推广情况

以上诊疗方案已在福建省龙岩市中医院、宁德市中医院、武夷山市中医院、闽清县中医院、尤溪县中医院等医疗单位推广应用，疗效确切。

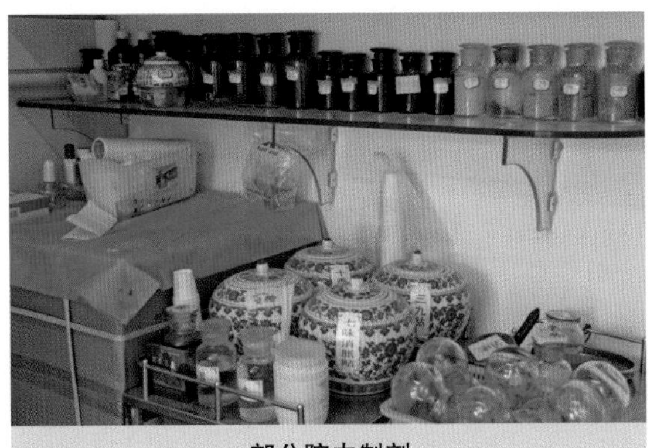
部分院内制剂

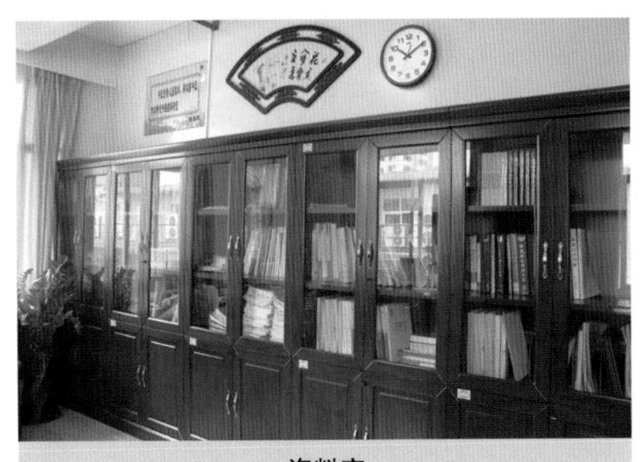
资料室

三、依托单位——福建中医药大学附属第二人民医院（见第382页）

福建省

康良石

全国名老中医药专家传承工作室

一、老中医药专家

【个人简介】

康良石（1919—2011年），男，汉族，福建永春人。家十世业医，1956年应招筹建厦门市中医院，任副院长；1960年创办中医肝病专科病房，是福建省中医肝病学科奠基、带头人之一。擅长内科肝胆、肺系病证诊疗，被誉为“肝病克星”，为国家首批500名名老中医之一，在中医肝病治疗领域素享有“南康（良石）北关（幼波）”之美誉。享受国务院特殊津贴。2003年荣获中华中医药学会“中医药学会成就奖”，成为中华中医药学会“终身理事”。2006年荣获中华中医药学会“首届中医药传承特别贡献奖”。

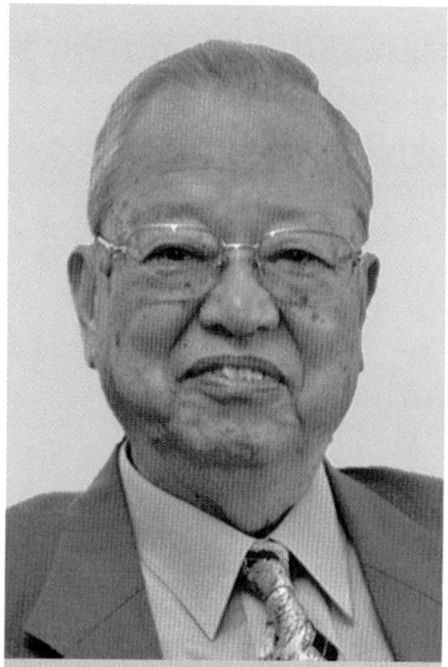

康良石

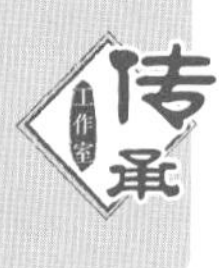

担任第一批全国老中医药专家学术经验继承工作指导老师。

继承人：①康俊杰，厦门市中医院肝病科，主任医师；②康素琼，厦门市中医院肝病科，主治医师。

编著和参与编著有《肝脏七病诊断与治疗》《肝炎辨证施治》《中国传统老年医学文化精华》等数部医学著作；先后撰写医学论文100多篇。

有“乙型肝炎合剂”等八项科研成果获得省、市人民政府科技成果进步奖。

【学术经验】

（一）学术思想

在肝病学说里，提出了“瘟疫分传”“湿热相因”“六郁相因”和“五行相因”等观点，创立康氏疫郁理论，用于认识肝胆系统疾病，不落前人窠穴。在治疗上，既分清虚实、表里、缓急，制定基本治则，又分别主证兼证，标本先后，随证施治；遣方用药除遵循传统的“方从法立，以法统方”外，还善于发掘民间验方草药，科学应用。

（二）临床经验

1. 创立康氏疫郁理论用于认识肝胆系统疾病

在继承吴又可《温疫论》的基础上，通过对病毒性肝炎的发病季节、人群传播、传染途径、发病类型、病情及传变方式等方面反复观察，认识到病毒性肝炎从感染到发病具有明显的温疫病变规律，又认识到人体感染病毒性肝炎后会出现脏腑气血失调、升降传化失常，具有郁证的病机表现，从而创立“疫郁”学说，阐述肝脏七病从感染到发病，从急性向慢性转化及肝炎后的一些常见疾患发展，符合温疫发病规律和郁证病机演变。

2. 采用“瘟疫（神、气、色、舌、脉）五辨”与“脏腑辨证”相结合进行辨证

临证以“疫郁”理论为指导，遵照中医望、

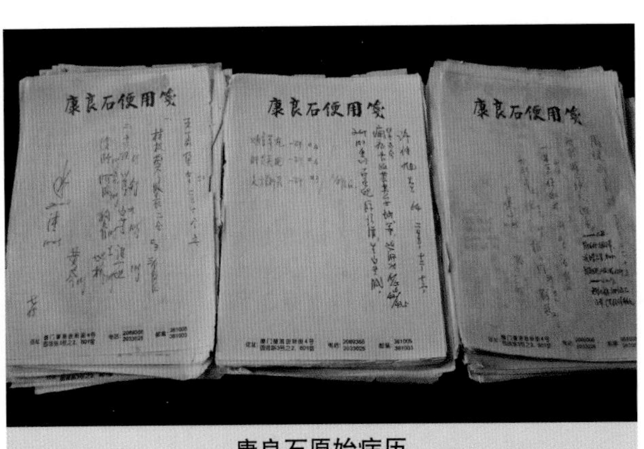
康良石原始病历

闻、问、切四诊的传统方法收集患者的病情，进行综合分析。审乏力症状，分肝区疼痛性质，辨脘腹胀满，析肿大肝脏质地，看黄疸色泽。查舌、诊脉、观神、望眼、看爪，综辨病情寒热虚实及预后。

3. 治疗肝胆疾病注重辨轻重、分虚实、明预后、善择法

临床辨证与治疗肝胆系统疾病，认为必须掌握以下要点：

（1）辨轻重：①同一发黄，肝脾湿热发黄、肝胆郁热发黄较轻，营血腐败发黄较重。②同一肝郁，初期在气为轻，久病及血者重。

（2）分虚实：①肝脾湿热，多属实证。②肝胆郁热，属实属热者多，若经转化，病情复杂，有轻有重。③肝经血郁，为虚中挟邪，病多较重。④正气虚损，多邪去正虚，病每缠绵，且易变化。⑤同一生风，火热生风、痰火生风与血虚生风，自有虚实之不同。

（3）明预后：①肝经血郁，如热清痰蠲而郁化，转为肝气郁结，属好转。②肝脾湿热，若热清湿化则向愈，肝胆郁热见郁解热清，亦是转愈。③肝经血郁，脉络瘀阻，转成单腹臌胀，是病情转重。④出现逆传心包，臌胀，大出血而昏迷不醒者，多见恶化，甚至造成死亡。

（4）善择法：中医治疗有汗、吐、下、和、温、清、补、消八法，治疗本病采用清、和、补、温法最多，但对四法的运用却有它一定的特点：①清邪务求出路；②和在调理肝脾；③补以甘平；④温必带润。

4. 制方遣药特点

所在厦门市乃肝炎高发区，从20世纪50年代开始即采用当地中草药治疗，所用药物重视就地取材。治疗各类肝炎好用、善用栀子根配合茵陈，酌用白花蛇舌草。

【擅治病种】

擅治肝胆系统疾病。

1. 急性肝炎

认为湿热疫毒为急性病毒性肝炎的病因，黄

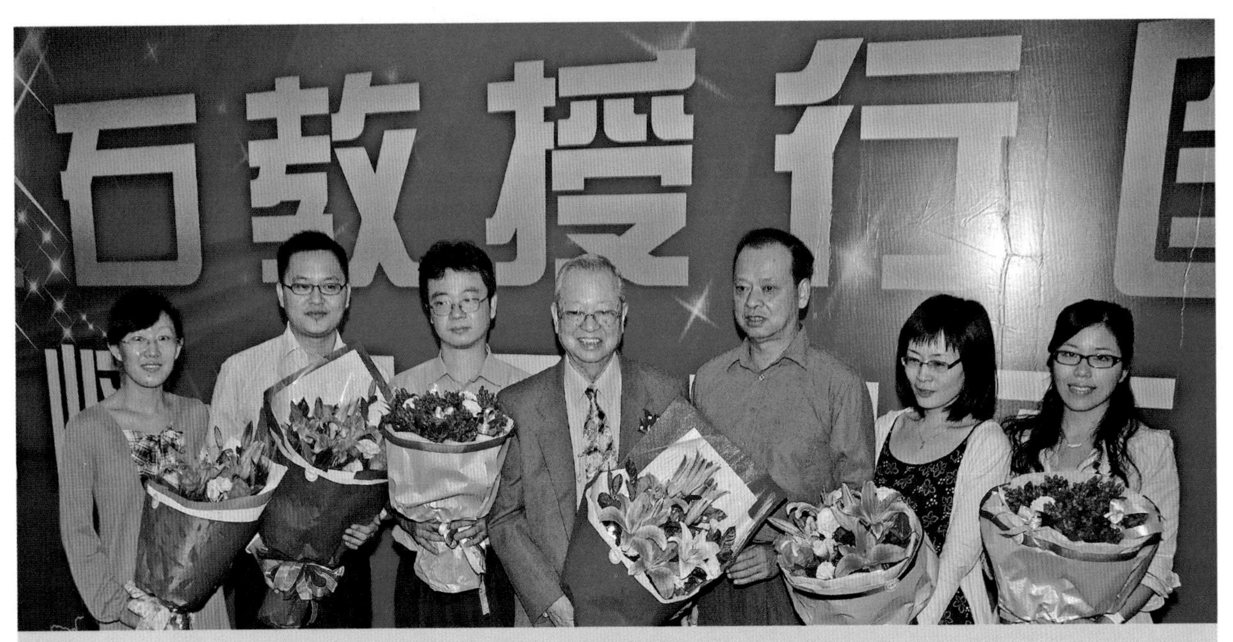

师徒合影

疸型和无黄疸型皆属湿热疫毒所致。治疗以清热利湿解毒为主，贯穿整个病程。创栀子根汤（栀子根 30 ～ 60g，郁金 10g，白花蛇舌草 30g，茵陈 30g）系列方。

2. 慢性肝炎

根据疫郁理论，认为本病虽因疫毒所感染，然而“因疫而致郁”，导致肝气郁结、紊乱，影响肝脏气液的宣通，进一步发生湿热蕴积或郁滞化火等。疏肝理气解郁的药物为主或作为辅，乃在所必用。临床喜用佛手、菜豆壳、橘叶、郁金等疏肝理气而不燥，更无伤阴之弊的药物。

3. 肝炎后肝硬化

肝硬化的治疗贵在早治，要抓住肝纤维化这一可逆时期。须着手于肝，放眼于脾肾。肝脾俱伤、虚滞相兼的肝硬化患者，常用逍遥散化裁，重用白术、茯苓、甘草、黄精补中益气、健脾和胃、消除痰饮；以柴胡配郁金、青皮、砂仁、鳖甲条达肝气、疏通血脉、散结化瘀；配合西洋参、当归、黄芪、三七及鸡血藤增强补气活血之力。

4. 肝癌

突出在辨病基础上进行辨证治疗，辨病使用近现代研究对肝癌有抑制作用清热解毒、活血祛瘀中药，并将原发性肝癌辨证分为毒瘀肝脾证、湿热瘀毒证、瘀毒伤损证三型，使用调理肝脾、清热利湿、益气健脾、滋阴降火中药，临床上常可取得满意疗效。

二、传承工作室建设成果

【成员基本情况】

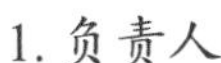

1. 负责人

陈国良，男，厦门市中医院肝病科，主任医师。

2. 主要成员

章亭，男，厦门市中医院中医肝病专业，副主任医师，工作室联系人。

蔡虹，女，厦门市中医院中医肝病专业，主任医师。

阮清发，男，厦门市中医院中医肝病专业，主任医师。

康素琼，女，厦门市中医院中医肝病专业，主治医师。

【学术成果】

1. 论著

（1）《肝脏七病诊断与治疗》，鹭江出版社 1997 年出版，康俊杰、康素琼主编。

（2）《康良石肝病指归》，中国中医药出版社 2015 年出版，康俊杰、吴剑华、陈进春主编。

2. 论文

（1）章亭 . 康良石教授病证结合治疗原发性肝癌经验 . 中华中医药杂志，2012，27（12）：3147 ～ 3149。

（2）康素琼 . 康良石教授治疗肝硬化要诀——谨以此悼念康良石教授逝世一周年 . 中医药通报，2011，10（12）：27 ～ 28。

（3）章亭 . 康良石教授治疗非酒精性脂肪肝经验 . 光明中医，2013，28（9）：1806 ～ 1807。

（4）阮清发 . 康良石教授治疗亚急性肝衰竭经验总结及应用 . 中国中医急症，2014，23（3）：458 ～ 459。

（5）阮清发 . 康良石教授治疗淤胆型肝炎的经

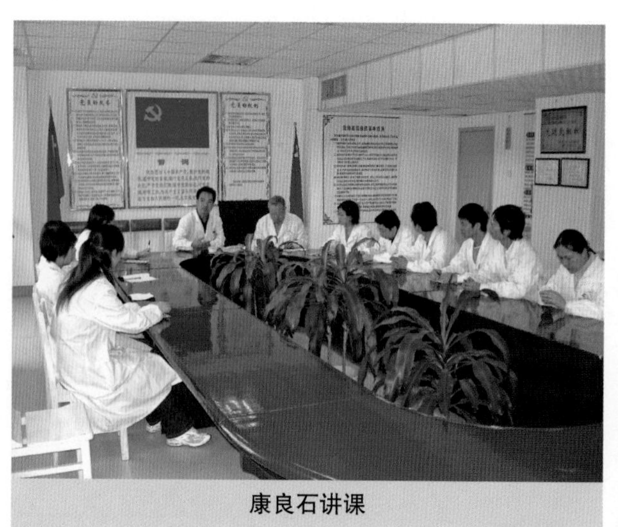

康良石讲课

验．中国中医急症，2014，23（2）：277～278。

【人才培养】

培养传承人8人；接受进修、实习6人。举办国家级中医药继续教育项目1次，培训108人次；举办市级中医药继续教育项目2次，培训100人次。

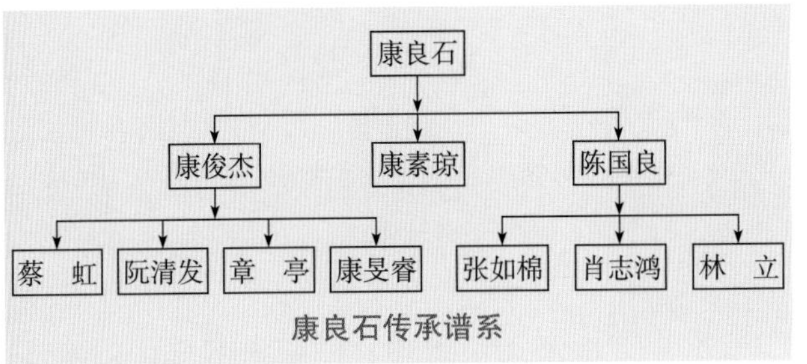

康良石传承谱系

【成果转化】

院内制剂：

1.复方芪蒡颗粒（无糖型）；功能主治：益气解毒，疏肝解郁，清热利湿；用于慢性乙型肝炎病毒携带者及各类乙型病毒性肝炎属气虚、肝郁气滞、湿热内蕴证。

2.复方栀子根颗粒（无糖型）；功能主治：益气活血，疏肝解郁，清热利湿，软坚散结；用于慢性肝炎肝纤维化，以及早期肝硬化属气虚血瘀、肝郁气滞兼有湿热证。

三、依托单位——厦门市中医院

【依托单位简介】

厦门市中医院为三级甲等中医院，创建于1956年11月，创建人为爱国侨领、全国著名老中医陈应龙先生。医院编制床位1200张，占地面积7.25万平米，建筑面积9.6万平米，年门诊量超过247万人次，年出院病人超过3.8万人次。

【特色优势】

医院临床科室齐全，综合功能完善，中医特色鲜明。医院有临床科室21个、医技科室11个、中医特色专病门诊39个、开放专科门诊67个。拥有2个国家临床重点专科建设单位（肝病科、儿科）；4个“十一五”国家中医药管理局重点中医专科（肝病科、肛肠科、儿科、脾胃科）；1个国家中医药管理局重点学科（肝病科），2个国家中医药管理局“十二五”重点专科建设单位（骨伤科、风湿病科）；8个福建省中医重点专科（病）；9个厦门市中医重点专科。拥有1个达到部颁二级标准的重点实验室。是国家中医药管理局中医药防治传染病重点研究室（临床基地）建设单位、全国远程病理会诊试点医院。

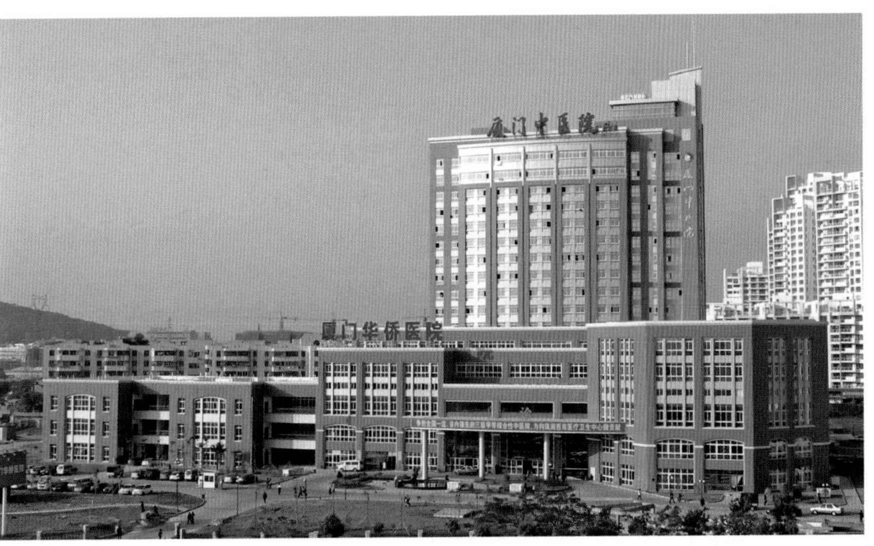

【联系方式】

本部地址：厦门市仙岳路1739号
联系电话：0592-5579627
南区肝病科地址：厦门市江头东路339号
联系电话：0592-5582068
网　　址：www.xmtcm.com

皮持衡

全国名老中医药专家传承工作室

一、老中医药专家

【个人简介】

皮持衡，1940年生，男，汉族，江西赣州南康人。江西中医药大学中医内科学专业教授、主任医师，博士研究生导师。1965年毕业于江西中医学院（六年制），毕业后主要从事中医临床、科研与教育工作，曾任江西中医学院副院长、院长、党委副书记。任江西省中医内科分会主任委员及肾病专业委员会主任委员，全国中医脾胃病、肾病专业委员会委员，国家中医药管理局重点学科建设专家指导委员会委员，全国普通高等教育中医药类规划教材编审委员会委员，第二届中医药学名词审定委员会委员，国家食品药品监督管理局新药审评专家。荣获国家级教学成果二等奖、首届全国中医药传承特别贡献奖，享受国务院政府特殊津贴。

皮持衡

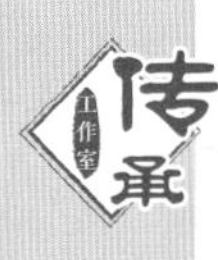

先后担任第2～4批老中医药专家学术经验继承工作指导老师。

第二批继承人：张慧，江西中医药大学附属医院内分泌科，主任医师。

第三批继承人：黄臻，广州市番禺中心医院康复医学科，主任医师。

第四批继承人：①付春梅，北京中医药大学期刊中心，教授、主任医师；②邱丽瑛，江西中医药大学附属医院，教授。

主编《中医内科急症手册》《中医急诊学》《药用动植物养殖加工与应用》《中成药名方药理与临床》等18部著作；发表“慢性肾衰病机之虚瘀湿毒论”“肾主气化的概念及其临床应用”等论文70余篇。

主持和指导科研课题“肾衰泄浊颗粒的研制及临床研究”等9项。

【学术经验】

（一）学术思想

学术上主张“循古拓今”“师宗不泥古”。强调博采众长、古为今用、洋为中用、重在发挥，尤其专注现代诊断技术在辨证基础上的“拿来”应用。制方用药上，善于相承相反地应用治则与方药，“以补配消、以塞配通、以温配清、以降配升”，力推古方新用，主张以辨证为基础结合现代药理运用方药。

（二）临证经验

1. 肾病治从“肾主气化”

慢性肾脏病是由肾气化不及或气化不利所导致，临床治疗以振奋、恢复肾主气化的功能为主。采用温肾阳、助肾气治法为主，方用肾气、右归之类。同时治以化湿泄浊、驱秽解毒、活血化瘀，

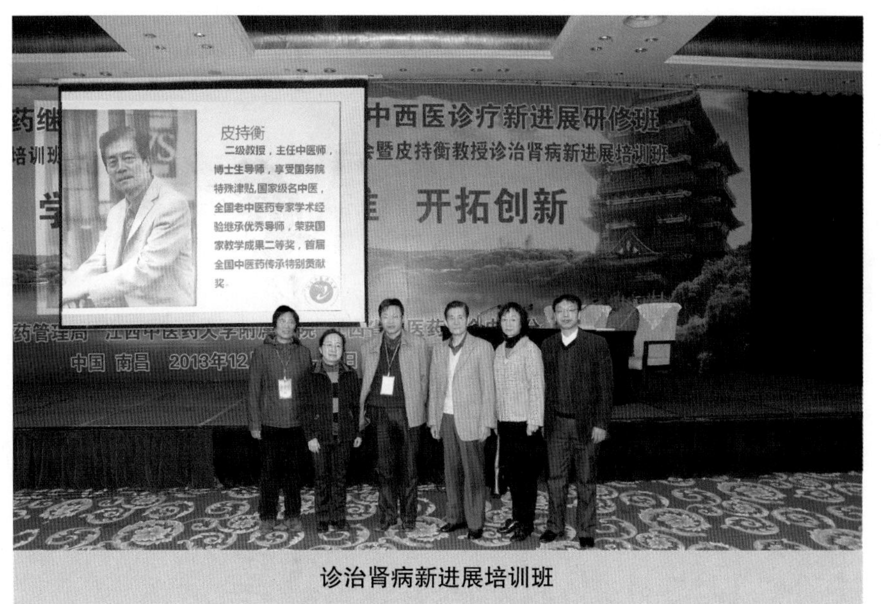

中西医诊疗新进展研修班
会暨皮持衡教授诊治肾病新进展培训班
开拓创新
皮持衡
二级教授，主任中医师，
博士生导师，享受国务院
特殊津贴,国家级名中医，
全国老中医药专家学术经
验继承优秀导师，荣获国
家教学成果二等奖，首届
全国中医药传承特别贡献
奖。
中国 南昌 2013年12
诊治肾病新进展培训班

方用肾衰泄浊汤（生大黄、生黄芪、生牡蛎、川芎、白豆蔻、猪苓、蒲公英、白马骨等）、肾药Ⅲ号（生大黄、槐花炭、巴戟天、煅牡蛎、蒲公英等）。

2. 肾病调理善后辨证应用中成药

当慢性肾小球肾炎、肾病综合征在临床症状消失，实现蛋白尿转阴后，可应用中成药调理善后，以巩固稳定疗效。常用参苓白术颗粒合五子衍宗丸补脾益肾，以归脾丸合六味地黄丸滋养脾肾、固摄精微。

【擅治病种】

1. 慢性肾小球肾炎（石水）

以“失通调、失运化、失开合”立论，以益肺健脾温肾为法，用化裁参苓白术散与自拟参芪四二汤交替使用治疗。常用方：①参苓白术散化裁：莲子改莲须15g，扁豆改芡实30g，加金樱子30g。②自拟参芪四二汤：党参、黄芪、补骨脂、肉豆蔻、芡实、金樱子、仙茅、仙灵脾、巴戟天、桑螵蛸、海螵蛸等。

2. 肾病综合征（肾水）

以脾肾精血立论，以温阳行水、益气养血为法，方用：①三仙春泽汤：仙鹤草、仙茅、仙灵脾，党参、茯苓、白术、泽泻、桂枝、炙甘草（方内泽泻白术散方按原方用药比例配伍）。②十全大补汤加味：重用川芎20g、茯苓30g，另加肉桂3g，用颗粒剂冲服（成人量）。两方交替使用。

3. 慢性尿路感染（劳淋）

以下焦湿热为主立论，以芳化淡渗、佐以益气泄浊立法。方用：①回毒银花汤合三仁汤加味：加白花蛇舌草30g，肿节风30g，白头翁15g。②加味四妙勇安汤：加生黄芪30g，五爪龙30g，白马骨30g，槐花15g。两方交替使用。

4 慢性肾衰竭

以脾肾虚衰、湿浊瘀毒蕴积立论，以健脾益肾、泄浊化瘀为法施治。验方：①肾衰泄浊汤（口服剂）；肾药Ⅲ号（灌肠用）。②泄浊化瘀三仁汤：三仁汤原方去厚朴、滑石，加当归20g、川芎20g、乌贼骨24g、茜草6g、土茯苓30g、威灵仙30g。以上两方交替使用（注：本项内方药用量均以成人量计，儿科用药按成人量1/3～1/2计）。

二、传承工作室建设成果

【成员基本情况】

1. 负责人

吴国庆，男，江西中医药大学附属医院肾病专业，主任医师。

2. 主要成员

张慧，女，江西中医药大学附属医院中医内科血液内分泌专业，主任医师。

王茂泓，男，江西中医药大学附属医院中医内科肾病专业，主任医师。

宋卫国，男，江西中医药大学附属医院中医内科肾病专业，主任医师。

晏子友，男，江西中医药大学附属医院中医

内科肾病专业，主任医师。

邱丽英，女，江西中医药大学附属医院中医内科，教授。

【学术成果】

1. 论著

《皮持衡肾病学术思想与临证经验》，江西省高校出版社 2014 年出版，皮持衡名医工作室主编。

2. 论文

（1）傅春梅，等. 皮持衡运用三仁汤为主辨治慢性肾病经验. 中医杂志，2010，（11）：973 ～ 975。

（2）饶克瑯，等. 皮持衡教授对激素毒副反应的中医病机探析及临证经验. 四川中医，2011，（08）：9 ～ 10。

（3）付春梅，等. 皮持衡教授辨治慢性肾病学术经验撷要. 北京中医药大学学报，2012，（12）：852 ～ 854。

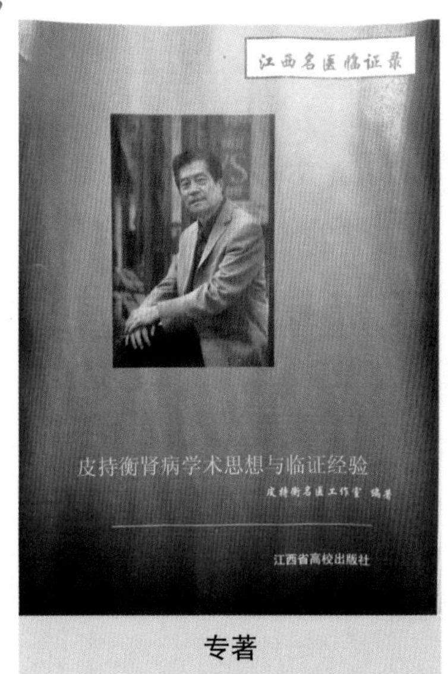

专著

（4）吴国庆，等. 皮持衡教授诊治糖尿病肾病的经验. 四川中医，2013，（01）：15 ～ 17。

（5）付春梅，等. 论湿浊与慢性肾病. 北京中医药大学学报，2014，37（10）：664 ～ 666。

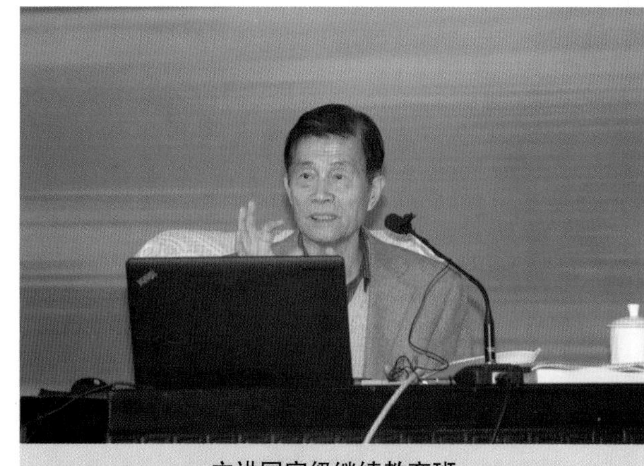

主讲国家级继续教育班

【人才培养】

培养传承人 14 人；接受进修 3 人、临床实习 36 人。举办省级中医药继续教育项目 1 次，培训 320 人次。

【成果转化】

院内制剂：

1. 肾衰泄浊汤（口服液）；功能主治：健脾益肾、泄浊解毒，适用于脾肾虚衰、浊毒内蕴型慢性肾衰早、中期患者。

2. 肾药Ⅲ号；功能主治：温肾通腑、泄浊排毒，用于各型慢性肾衰患者肠道排除浊毒。

【推广运用】

慢性肾衰诊疗方案（肾衰泄浊汤、化裁三仁汤交替使用）已在江西中医药大学附属医院、江西中医药大学第二附属医院推广应用。

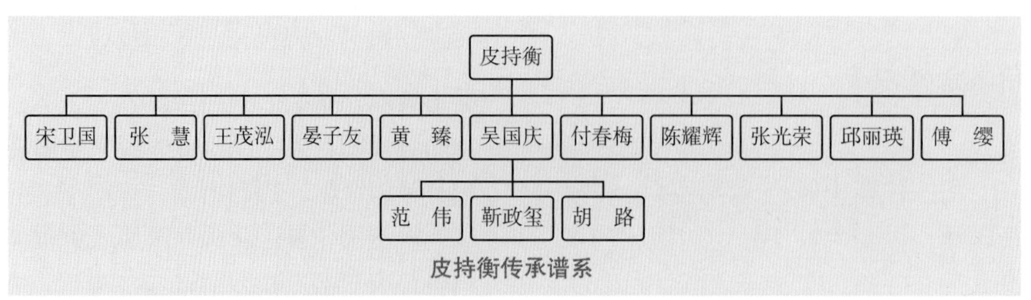

皮持衡传承谱系

三、依托单位——江西中医药大学附属医院

【依托单位简介】

原名江西省中医院，始建于1954年，2013年9月更名为江西中医药大学附属医院。现已发展成一所集医疗、教学、科研、预防保健、康复于一体的三级甲等综合性中医院，是江西省中医医疗、教学、科研、保健中心。医院编制床位1600张，设有内、外、妇、儿等45个临床（医技）科室，29个病区。

【特色优势】

医院有副高以上专业技术职称人员280人，其中享受国务院特殊津贴专家12人，省级名中医56人，博士生导师26人，硕士生导师257人，国家中医药管理局师承指导老师21人，国家中医药管理局学科带头人8人，全国优秀中医临床研修人才15人，省百千万人才工程人才5人，国家级教学名师1人，省级教学名师4人，省级中青年骨干教师7人，培育形成了一支临床业务能力较强、学术科研水平较高以及学历、学缘、年龄结构合理的高层次专业技术人才队伍。

医院拥有7个卫生部临床重点专科中医建设项目，8个国家中医药管理局重点建设学科，12个国家中医药管理局重点专科，13个省级重点专科，2个省级医学领先专业，基本形成了院有专科、科有专病、人有专长的发展局面。

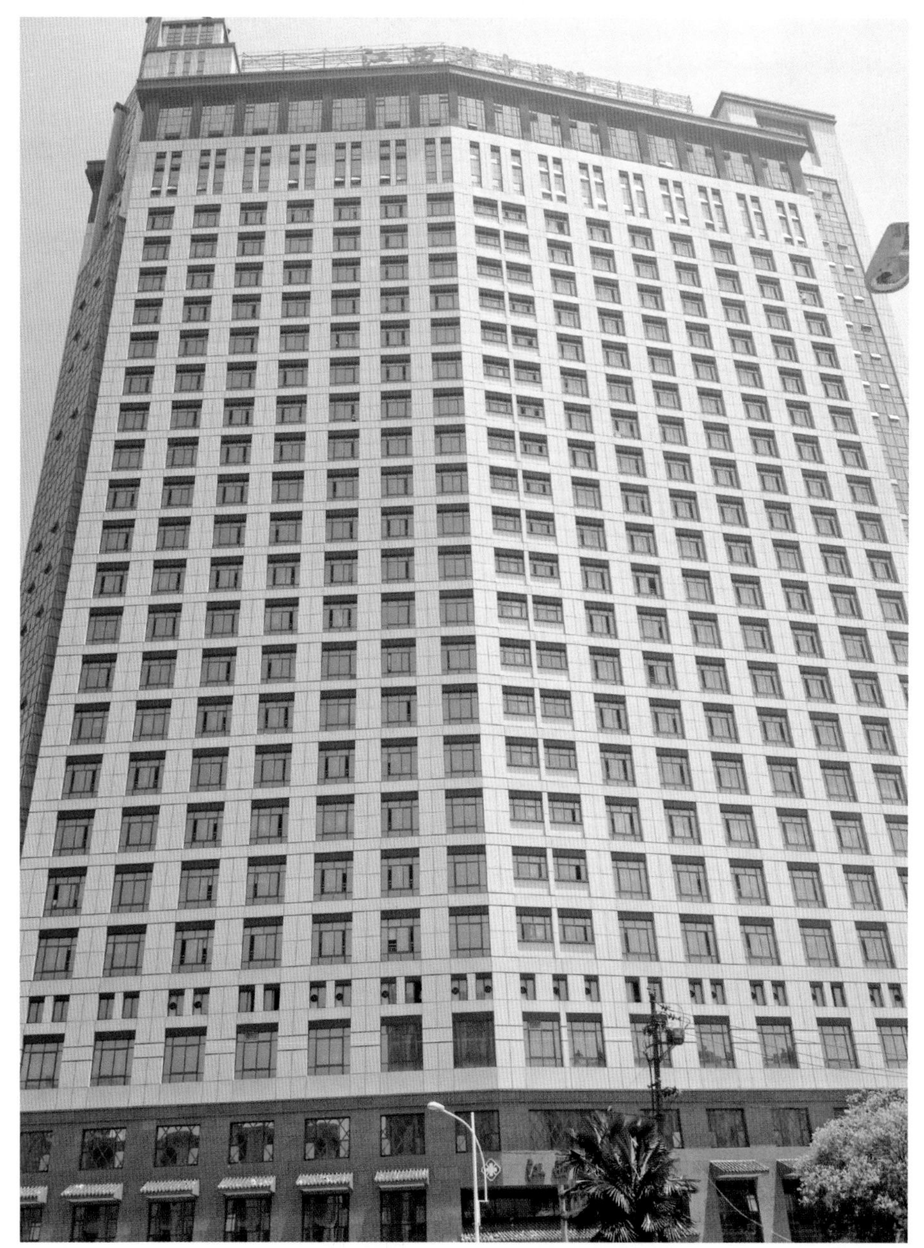

【联系方式】

地址：江西省南昌市八一大道445号
电话：0791-86363831
网址：www.jxszyy.com

江西省

陈崑山

全国名老中医药专家传承工作室

一、老中医药专家

【个人简介】

陈崑山，1936年生，男，汉族，江西省高安市人。江西中医药大学附属医院肝胆风湿专业，教授，主任医师。1962年毕业于广州中医学院首届本科，毕业后遴选分配到国家二机部湖南711医院工作。1985年2月调入江西中医学院附属医院工作至今。曾任中国中医风湿病学会委员，江西省中医药学会委员，江西省中医药学会肝病专业委员会主任委员，江西省中医风湿病专业委员会主任委员等职，现任江西省中医肝病学会和风湿病学会名誉主委。1999年被评为江西省首批名中医并享受国务院特殊津贴。

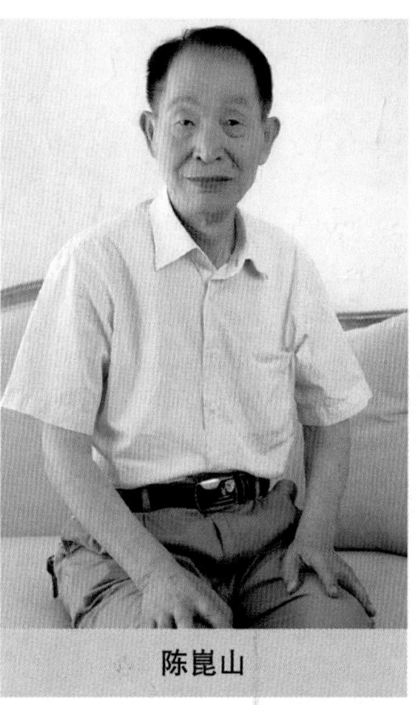

陈崑山

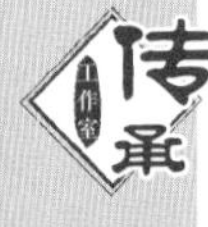

担任全国第二批老中医药专家学术经验继承工作指导老师。

继承人：①喻建平，江西中医药大学附属医院风湿科，主任医师。②戴琦，江西中医药大学附属医院脾胃肝胆科，副主任医师。

主编或参编有《实用肝炎学》《慢性病诊治与生活指南》《实用中医风湿病学》《中国风湿病学》等；发表论文30多篇。

【学术经验】

（一）学术思想

推崇中西医结合，主张以“中”为体，以“西”为用；强调辨证与辨病相结合，主张以辨证为主，辨病为辅；善取诸家之长，主张兼收并蓄，为我所用；勤于博采众方，主张随证加减，灵活运用；立足继承岐黄，主张遵古不泥古，发扬光大。

（二）临床经验

1. 治疗肝胆病经验

肝病以肝郁、肝火、肝风多见，多用疏肝、清肝、抑肝、滋肝、潜阳熄风法治疗。用茵陈蒿汤加味治疗阳黄，提出“清利为主，先清后调，不宜早补过补”的原则。对黄疸严重、久稽不退者重用赤芍。急慢性肝炎ALT升高与湿热的关系为“湿热增则酶升，湿热减则酶降”。治疗重型肝炎创制解毒退黄汤（茵陈、栀子、大黄、金钱草、海金沙、青黛、紫草、赤芍、茜草根、丹皮、丹参、生地、藏红花等），一般赤芍应重用，可多至100g；热毒内陷心包者选用温病“三宝”。治疗肝硬化腹水创益气活血利水方（黄芪、白术、云苓、当归、赤芍、田七、丹参、柴胡、郁金、车前子、陈葫芦壳、猪苓、泽泻、桂枝）。治疗胆道蛔虫症用自制乌茵驱蛔汤（乌梅、茵陈、大黄、枳实、厚朴、芒硝、槟榔、郁金、柴胡、黄芩、白芍、细辛、干姜）。

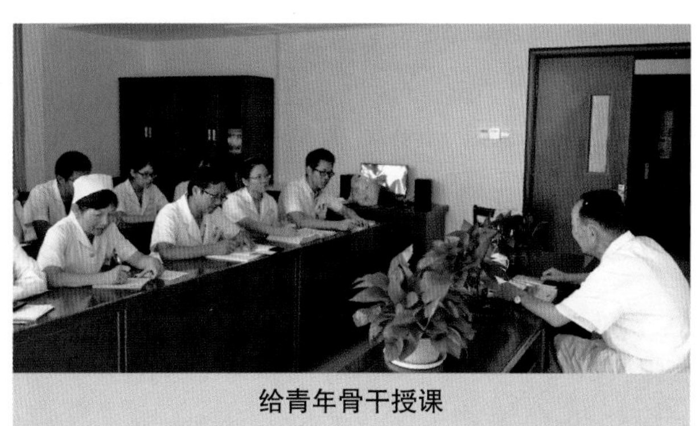

给青年骨干授课

2012年江西省第七届中医肝病、第二届脾胃病学术年会
陈崑山教授临床50周年学术思想交流会

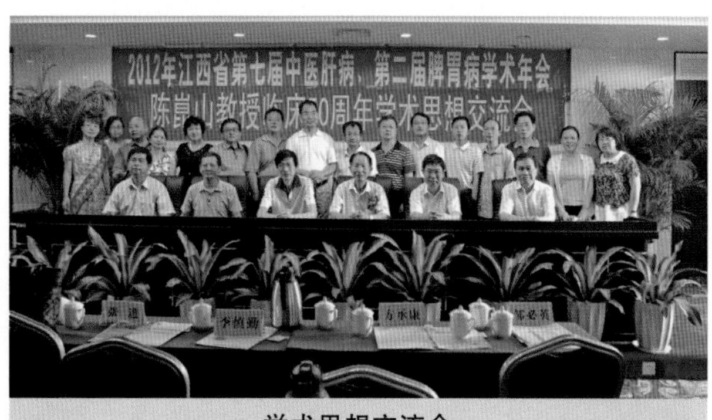

学术思想交流会

2. 治疗痹证经验

急性发作期湿热较多，常用桂枝芍药知母汤、乌头汤、四妙散等加减；慢性迁延期以正气不足为主要矛盾，独活寄生汤为代表方；肿胀变形期正气已虚，痰瘀闭阻经脉，甚至风寒湿热残留不去，用自制复方马钱子胶囊（马钱子、姜黄）治疗。颈椎痛症状明显者重用葛根。强直性脊柱炎、股骨头缺血坏死应加补气血和活血化瘀药。疑难痹证可先用中小剂量强的松、甲氨蝶呤控制症状，以中医辨证调理全身及反制激素副作用，可更好地使病情逐渐缓解。

3. 用毒药经验

对肺癌、肝癌、胃癌等病人常每日用生南星、生半夏 20 ～ 30g，有的病人连用 2 ～ 3 年均无毒性反应，且效果良好。方中配伍生姜、甘草煎 30 分钟以上即安全。

4. 经验方

自制泻心止血汤（大黄、黄芩、黄连、生地、丹皮、白芍、侧柏叶、生地榆、代赭石）是治疗急性上消化道大出血和支气管扩张症、肺结核咯血的良方，适用于肝硬化、消化性溃疡合并大出血、肺结核或支气管扩张大咯血。

【擅治病种】

1. 重型肝炎

多为湿热化毒，伴血热血瘀，用自拟解毒退黄汤。

2. 肝硬化腹水

多为气虚血瘀水停引起，用自拟益气活血利水汤，重用黄芪。

3. 急性上消化道大出血

用泻心止血汤，必要时加西洋参扶正，有凝血功能障碍者加服花生仁衣研末冲服。

4. 胆道蛔虫症

用安蛔利胆、攻里通下法，用自拟乌茵驱蛔汤，乌梅、茵陈均重用至 30g 以上。

5. 骨性关节炎、骨质疏松

多肾虚夹瘀，用自拟补肾壮骨汤（续断、杜仲、狗脊、骨碎补、熟地、白芍、当归、补骨脂、淫羊藿、葛根、姜黄、甘草、川牛膝、小茴香）加味。颈椎退变者重用葛根。

二、传承工作室建设成果

【成员基本情况】

1. 负责人

戴琦，女，江西中医药大学附属医院中医内科脾胃病专业，副主任医师、副教授。

2. 主要成员

喻建平，江西中医药大学附属医院风湿科，主任医师、教授。

徐卫东，江西中医药大学附属医院风湿科，副主任医师。

项凤梅，江西中医药大学附属医院脾胃肝胆科，副主任医师、副教授。

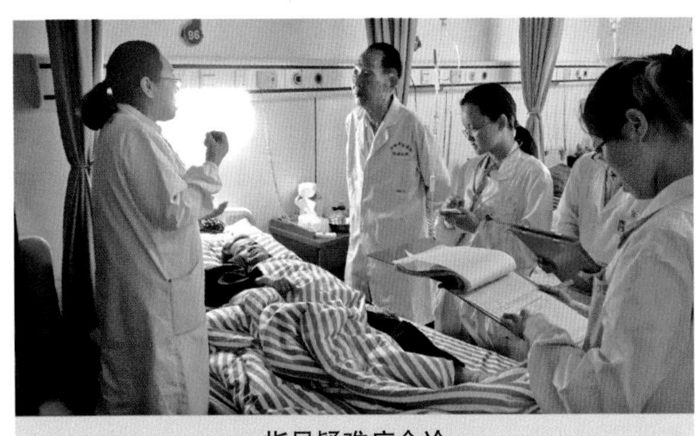
指导疑难病会诊

【学术成果】

1. 论著

《陈崑山学术思想与临床经验》，中国中医药出版社 2014 年出版，戴琦主编。

2. 论文

（1）戴琦 . 陈崑山治疗重型肝炎的经验 . 时珍国医国药，2012，（12）：3140 ～ 3141。

（2）戴琦 . 中西医结合治疗类风湿关节炎瘀血闭阻证 30 例 . 时珍国医国药，2012，（9）：2356 ～ 2357。

（3）戴琦 . 陈崑山治疗硬皮病临证体会 . 中华中医药杂志，2013，（10）：2953 ～ 2955。

（4）戴琦 . 陈崑山治疗肝硬化腹水的思路及临证经验，中国中医基础医学杂志，2013，（11）：1297 ～ 1298。

（5）戴琦 . 加味酸枣仁汤对肝血亏虚证失眠的临床疗效观察，2014，（11）：1577 ～ 1579。

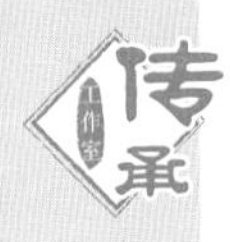

【人才培养】

培养传承人 4 人，传承培养硕士研究生 5 名。接受进修、实习 11 人，博士后出站 1 人。举办省级中医药继续教育项目 1 次，培训 100 余人。

【成果转化】

院内制剂：

1. 益气活血利水汤；功能主治：益气健脾、活血利水，用于肝硬化腹水。

2. 乙肝三阳汤；功能主治：益气养阴、清热解毒，用于乙肝病毒携带者

3. 陈氏健身膏；功能主治：补脾肾、益气血，用于脾肾亏虚、气血不足的亚健康者。

【推广运用】

（一）诊疗方案

1. 类风湿关节炎

风寒湿阻证用蠲痹汤加减。风湿热郁证用宣痹汤加减。痰瘀互结证用身痛逐瘀汤加减。肾虚寒凝证用真武汤加减。肝肾阴虚证用归芍地黄汤加减。气血亏虚证用黄芪桂枝五物汤加减。

2. 水臌

用益气活血利水汤加减。

3. 痛风

湿热痹阻证用三妙丸合宣痹汤加减。寒湿阻络证用乌头汤加减。痰瘀痹阻证用消核丸加减。脾肾阳虚证用温阳健脾汤加减。肝肾阴虚证用独活寄生汤合左归丸加减。

4. 吐血

用泻心止血汤加减。

5. 胃脘痛

胃失和降、肝胃不和证用小柴胡汤加减。脾胃虚弱证用补中益气丸加减。寒热错杂证用半夏泻心汤加左金丸加减。胃阴不足证用一贯煎加减。

（二）运用及推广情况

以上 5 种方案已在江西中医药大学附属医院肝胆脾胃科、风湿病科和江西中医药学会历届肝病、风湿病专业委员会学术会议上推广。

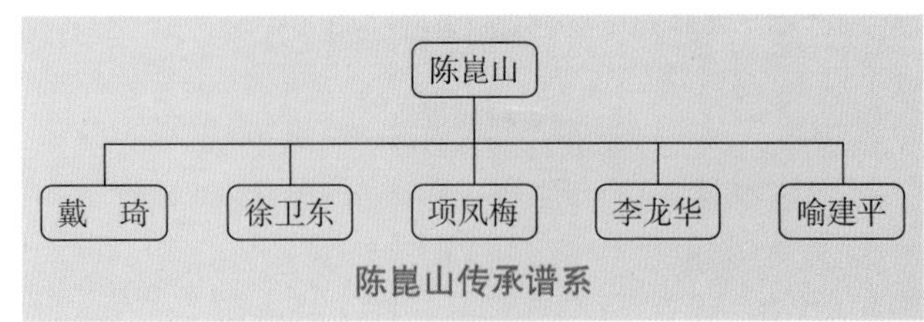

陈崑山传承谱系

三、依托单位——江西中医药大学附属医院（见第 401 页）

伍炳彩

全国名老中医药专家传承工作室

一、老中医药专家

【个人简介】

伍炳彩，1940年出生，男，汉族，江西省吉安县人。江西中医药大学二级教授、主任医师，博士研究生导师。1966年毕业于江西中医学院，留校任教至今。历任金匮教研室主任、中医临床基础学科组组长、学科带头人，江西中医药大学附属医院心血管科学术带头人。

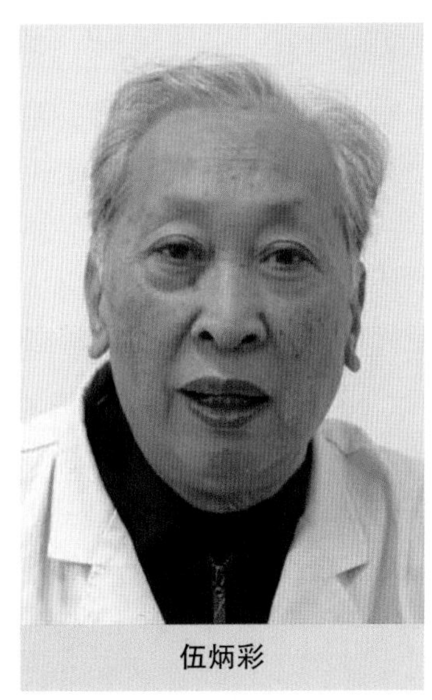

伍炳彩

先后担任第三、四批全国老中医药专家学术经验继承工作指导老师。

第三批继承人：①伍建光，江西中医药大学附属医院心病科，副主任医师；②周茂福，江西中医药大学，教授。

第四批继承人：①伍建光，江西中医药大学附属医院心病科，副主任医师；②曾建斌，江西中医药大学附属医院心病科，主任医师。

主要发表“解表法在肾炎中的运用”“谈谈《金匮》的诊脉部位及运用原则”“《金匮要略》脉法辨难”“试析《金匮要略》对血分湿热的论述及与气分湿热之异同”等论文。

【学术经验】

（一）学术思想

1. 重视脏腑经络

注重从五脏论治内伤杂病，从《金匮》的脏腑经络辨证理论为出发点，综合六经、三焦、卫气营血等方法进行辨证。

2. 疑难杂症多与湿有关

认为湿邪致病范围广泛，具有广泛性、隐蔽性、迁延性、弥漫性、滞着性、秽浊性、兼挟性、迷惑性、易于伤脾九大特点，可涉及人体五脏六腑和各组织器官，疑难杂症多与湿有关。

（二）临床经验

1. 湿病辨证经验

（1）辨小便清浊：凡小便混浊或尿有白色絮状沉淀者，多为湿阻下焦，膀胱气化失司。小便色白混浊为寒湿；小便色黄赤混浊或伴尿频、尿急、尿痛者，则为湿热。

（2）测汗出是否透彻：临床所见湿病之汗，或自汗疑似气虚，或盗汗状若阴虚，或大汗疑为里热，或微汗误为风热，但总以汗出不能畅达周身，不能透达下肢，常出现齐颈而还、齐腰而还、齐膝而还，这都是湿邪的辨证要点。

（3）辨舌苔厚薄：湿病不论邪在何处，多见舌苔厚，或白厚，或黄厚，或灰厚，若湿阻中焦，舌苔必厚。苔厚而润为水湿偏重；苔厚而燥为湿从热化；色白属寒，色黄、灰属热。舌苔厚薄的消长也往往提示湿邪之进退，可判明湿病的转归。

（4）辨身热足冷：湿病发热除具有身热不扬、

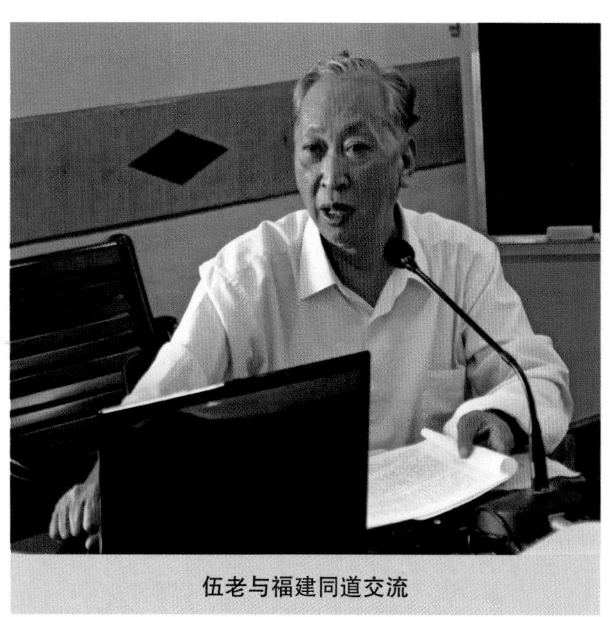

伍老与福建同道交流

午后热甚、汗出热不退等特点外，身热足冷是湿病发热的常见现象。

（5）辨口黏不爽：口中黏腻不爽，甚如口含浆糊，口涩甚如口含木屑，即使舌苔不厚，也是湿邪阻滞的表现。口黏而苦为湿热，口黏而淡为脾虚有湿或寒湿，口黏而甜为脾湿。

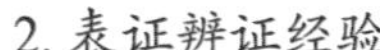

2. 表证辨证经验

杂病兼表，痼疾新感，表证往往不典型，无明显的鼻塞流涕、咳嗽吐痰、恶寒发热等表象，而表现为痼疾加重。痼疾在胃，如慢性胃炎、溃疡患者多见胃脘痛增、泛恶纳减；痼疾在肾，如慢性肾炎、肾病综合征等患者，则为水肿加剧、尿蛋白增加；痼疾在肠，如慢性结肠炎患者，则见腹痛加重、大便次数增多。此时须借助切脉，脉浮或寸脉浮，常为有表或兼有表证之象。表重当先治表，可按四时表证治之，表轻者可在治杂病的同时兼顾，胃痛、腹痛、胸痛等疾病常在治杂病方中加香附、紫苏。

3. 辨治肝炎经验

病毒性肝炎的病机大多属湿热或寒湿蕴结，熏蒸肝胆，侵入血分，病属气血同病。对于湿热黄疸或表现为转氨酶升高者，均以清热利湿解毒、活血透邪为法，常用茵陈蒿汤、甘露消毒丹化裁，常用药如茵陈、连翘、山栀、木通、滑石、藿香、大黄、白花蛇舌草、土茯苓、忍冬藤、紫草、茜草、丹皮、炒甲珠等。慢迁肝、慢活肝、肝硬化的治疗如治肝（疏肝、清肝、养肝等）不效，临证又见脾失所主、脾经所经过部位的表现，应从脾论治；或根据《内经》所说“厥阴不治，求之阳明”而从胃论治。

二、传承工作室建设成果

【成员基本情况】

1. 负责人

伍建光，男，江西中医药大学附属医院心病科，副主任医师。

2. 主要成员

周茂福，男，江西中医药大学，教授。

曾建斌，男，江西中医药大学附属医院心病科，主任医师。

胡子毅，男，江西中医药大学附属医院重症医学科，主治医师。

赖俊宇，男，江西中医药大学附属医院心病科，住院医师。

【学术成果】

1. 论著

《伍炳彩学术思想经验集》，上海科学技术出版社 2014 年出版，蒋小敏等编著。

2. 论文

（1）伍建光 . 伍炳彩教授从肝论治水肿经验简介 . 新中医，2010，42（11）：141 ～ 142。

（2）伍建光 . 伍炳彩应用防己黄芪汤的经验 . 江西中医药，2010，41（11）：16 ～ 17。

【人才培养】

培养继承人 36 人。接受进修生 12 人，研究生、实习生 60 人次。举办省级中医药继续教育项目 1 次，培训 200 人次。

【推广运用】

（一）诊疗方案

1. 产后风

太少同病用柴胡桂枝汤加减。气虚夹湿用李东垣清暑益气汤加减。表虚夹湿用防己黄芪汤加减。脏躁用甘麦大枣汤加减。肝郁用逍遥散加减。

2. 解表法治疗肾炎`

（1）风寒束肺：表实宜解表宣肺利水，方用麻黄加术汤加减；表虚宜宣肺固表除湿，方用防己黄芪汤加减。

（2）外寒内饮：方用小青龙汤加减。兼现烦躁，为有郁热，加石膏；表证减轻，可用射干麻黄汤。

（3）外寒里热：方用越婢汤加减。痰多呕吐加半夏，湿多肿甚加白术。

（4）风湿在表：方用麻黄杏仁薏苡甘草汤加减。肺气不宣加桔梗、前胡。

（5）风湿郁热兼入血分：方用麻黄连翘赤小豆汤加减。痒甚加紫荆皮、紫背浮萍。

（6）风热型：咽喉肿痛为主，方用银翘散。咳嗽明显用桑菊饮，秋燥而咳者用桑杏汤。

3. 心衰

心肺气虚证用养心汤。气阴两亏证用生脉散合炙甘草汤汤。气虚血瘀证用保元汤合丹参饮加减。阳虚水泛证用真武汤合苓桂术甘汤加减。痰饮阻肺证痰热者用清金化痰汤，寒饮甚者用小青龙汤合葶苈大枣泻肺汤。

4. 心痛

心气亏虚、血脉瘀滞证用保元汤合丹参饮加减。气阴两虚、心血瘀阻证用生脉饮合桃红四物汤加减。肝气郁结、心血瘀阻证用柴胡疏肝散合血府逐瘀汤加减。痰浊壅盛、心脉痹阻证用温胆汤合丹参饮、桃红四物汤加减。胸阳不振、痰瘀互结证用瓜蒌薤白桂枝汤合桃红四物汤加减。

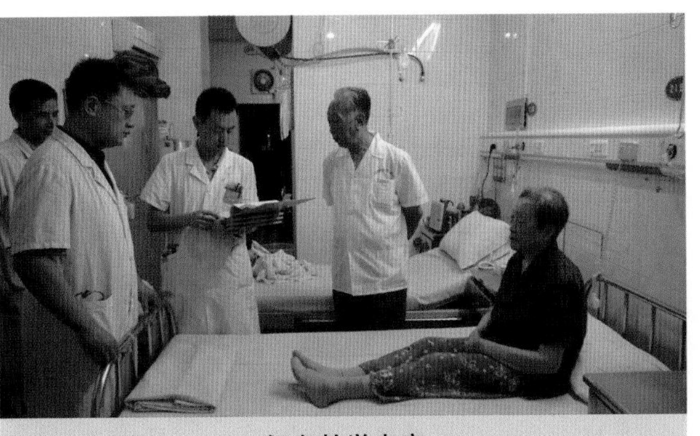

伍老教学查房

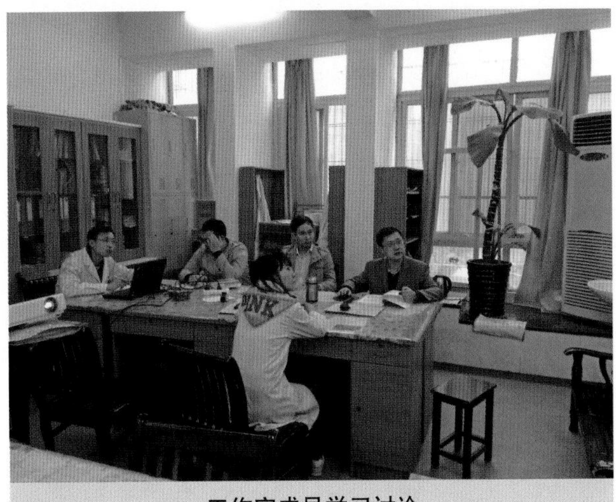

工作室成员学习讨论

5. 眩晕

痰浊中阻证用半夏白术天麻汤。瘀血阻窍证用通窍活血汤。风阳上扰证用天麻钩藤饮。气血亏虚证用归脾汤。肝肾阴虚证用左归丸。

（二）运用及推广情况

以上5个诊疗方案已在江西中医药大学附属医院心病科、南昌市第九医院中西结合肝病科、景德镇第三人民医院针灸康复科、江西中医药大学姚荷生研究室等医疗单位推广应用。

三、依托单位——江西中医药大学附属医院（见第401页）

周炳文

全国名老中医药专家传承工作室

一、老中医药专家

【个人简介】

周炳文（1916—2008年），男，汉族，江西吉安人。生于三代中医世家，幼时私塾、经馆攻读八载，16岁即随父——江西名医周念君先生学医，刻苦钻研，由浅入深。以《珍珠囊药性赋》《医学三字经》为启蒙，继读《神农本草经》《伤寒论》《金匮要略》《内经》《难经》《温病条辨》等典籍。在旁取各家之长的基础上随父侍诊、陪同临床，学辨证用药诀窍，尽得其传。期间博览群书，尤喜研读《景岳全书》《东垣医集》等医著。1936年自设中医诊所独立执业，直至1952年响应吉安市政府号召组织、参加联合诊所。1954年由吉安行署卫生行政部门邀调江西省吉安地区人民医院中医科工作，其后担任中医科主任，直至1993年退休。1979年晋升主任医师，曾任江西省政协第四、五届委员。

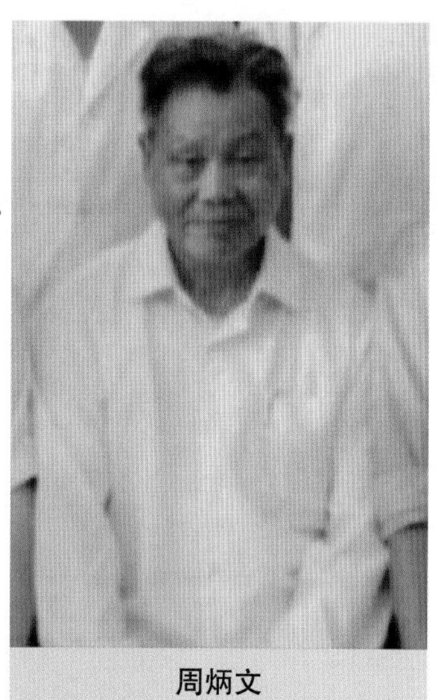
周炳文

担任第一批全国老中医药专家学术经验继承工作指导老师。

继承人：①古容芳，井冈山大学附属医院，主任医师；②熊秋英，吉安市中心人民医院，副主任医师。

【学术经验】

（一）学术思想

学术理论渊于仲景、景岳与东垣，师仲景用药而不偏于重峻，以《伤寒论》方治疗多种病证。受景岳“治五脏以安脾胃”之说和东垣“内伤脾胃，百病由生”的启发而提出“治脾胃以安五脏”，以及调理脾胃治诸脏重在“调”而不在“补”的“运脾转枢”的学术思想。认为脾胃以运动不息为正常，壅滞不畅为病象，即使对疑难杂病的诊治，也每以畅达枢机、鼓舞中州气化为要务。其“运脾转枢”实为多向调节之法，一法之中寓有多法，临床中往往虚从太阴、实从阳明论治。

（二）临床经验

1. 地黄饮子一方多用

《宣明论方》地黄饮子为补肾益精、宁心开窍之剂，除用于治疗中风失语，亦可用于治疗神经衰弱、呃逆、肾功能衰竭、尿毒症、颜面神经麻痹，以及水亏木旺之高血压头晕头痛、痰浊入经之高血脂眩晕、萎缩性鼻炎等。

2. 调补阴阳

在临床中，凡治阳虚者，温阳必兼固阴；治阴虚者，补阴之中佐入益火之味。临床多阴阳兼顾、气血互补，每见病情越重，疗效益著。补阳常以参、附、姜、桂、芪、术、茯神为主，补阴则以归、地、芍、首乌、黄精、麦冬、鳖甲、龟板之类。

3. 寒温并用

寒可胜热、凉血解毒，温能除寒、回阳达表，寒温并用，相反相成，相辅而行，每收出奇制胜之效。如细辛合石膏，再配芩、连、知、地、丹、栀、芍之类，用于气营两燔手足厥冷之温热病；桑菊饮加麻黄、葛根或银翘散合桂枝汤，用于冬瘟或春瘟初起，高热寒栗、呕吐、项强之征；附子配大黄，一温一寒，固泻并进，可收温脾下积之效。

4. 调理脾胃

调理脾胃以治五脏，重在“调”而不在“补”，常以生脉六君子汤治疗心悸，归芍六君子汤治疗肝病之眩晕，胃苓汤与香砂六君子汤治疗臌胀，四子（葶苈子、白芥子、苏子、莱菔子）六君子汤治疗喘证，实脾饮治疗水肿等。

【擅治病种】

1. 类风湿性关节炎

强调正气虚为主因，方治不同而补虚之法则一。常用方五圣煎（黄芪30g，石斛20g，银花20g，远志15g，川牛膝15g）、裕公蠲痹汤（寻骨风20g，桂枝10g，桑叶10g，桑枝10g，党参10g，黄芪20g，当归10g，川芎8g，熟地20g，白芍10g，杜仲10g，寄生10g，牛膝10g，山药20g，乌豆20g，白术10g，甘草5g）。

2. 再生障碍性贫血

治以清热凉血、养阴益气、填精补髓为法。常用方再障1号（党参10g，黄精10g，五味子10g，枸杞10g，莲子肉20g，白芍10g，元参10g，丹参10g，麦冬10g，丹皮10g）。

二、传承工作室建设成果

【成员基本情况】

1. 负责人

古容芳，男，井冈山大学附属医院，主任医师。

2. 主要成员

周洪彬，男，广州市白云区人民医院，副主任医师。

周绎彬，男，吉安市中心人民医院，副主任医师。

曾伟冈，男，井冈山大学附属医院，主任医师。

郭一民，男，井冈山大学附属医院，主任医师。

焦　敏，女，井冈山大学附属医院，副主任医师。

【学术成果】

1. 论著

（1）《周炳文医疗经验集》，新华出版社2011年出版，古容芳、周绎彬、周洪彬主编。

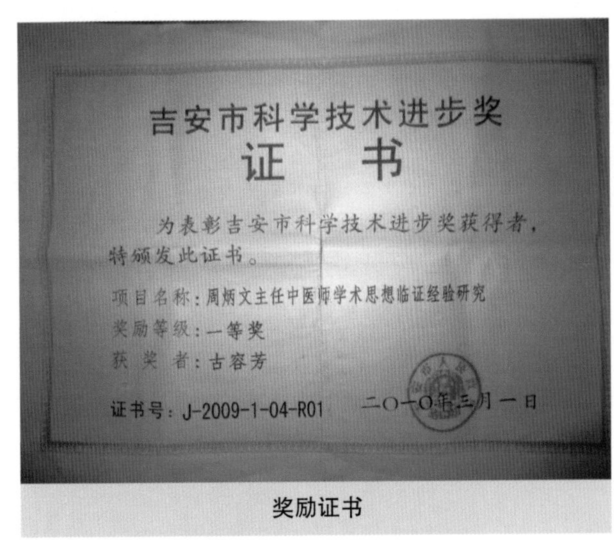

吉安市科学技术进步奖
证　书
为表彰吉安市科学技术进步奖获得者，特颁发此证书。
项目名称：周炳文主任中医师学术思想临证经验研究
奖励等级：一等奖
获 奖 者：古容芳
证书号：J-2009-1-04-R01
二〇一〇年三月一日

奖励证书

（2）《周炳文医疗经验集（妇科专集）》，江西高校出版社2012年出版，周绎彬、古容芳、周洪彬主编。

（3）《周炳文医疗经验集（儿科专集）》，江西高校出版社2012年初出版，周洪彬、古容芳、周绎彬主编。

2. 论文

古容芳. 名老中医周炳文的临床经验和思辨. 井冈山大学学报自然科学版，2012，31（2）：97～99。

【人才培养】

培养传承人9人。接收外单位进修学习人员10人，实习生27人。举办省级继续教育项目1次。

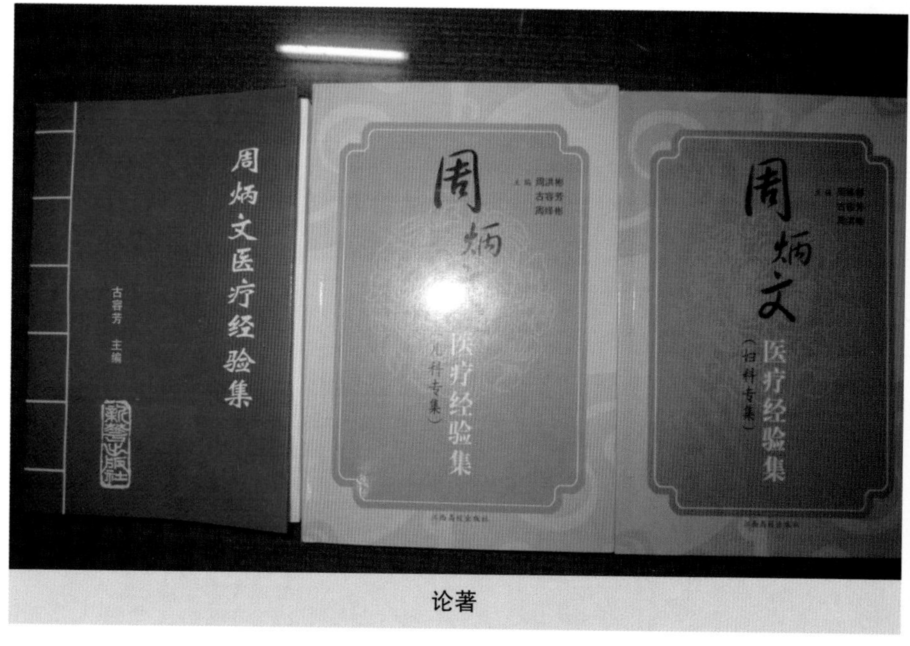

论著

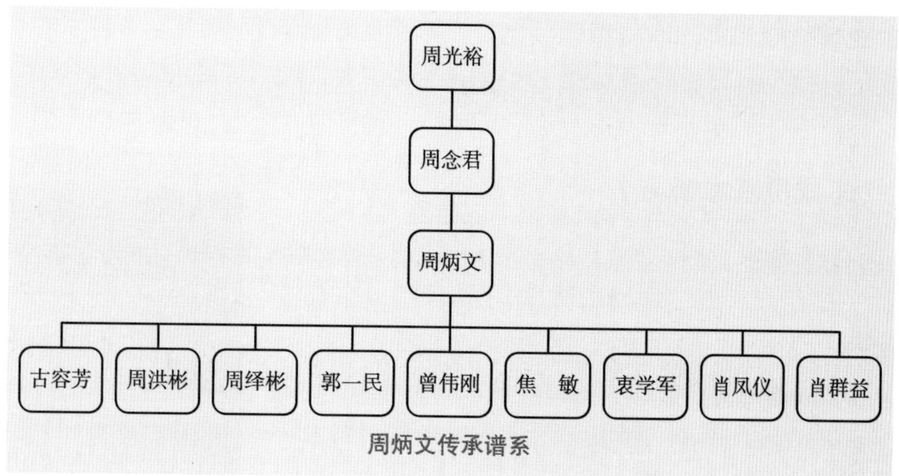

周炳文传承谱系

【推广运用】

（一）诊疗方案

1. 痛经（血虚气滞瘀阻证）

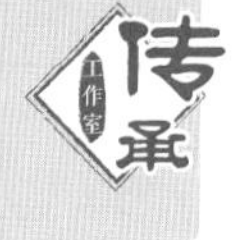

用痛经饮（熟地15g，当归10g，茯苓10g，牛膝10g，山楂10g，青皮8g，香附8g，台乌8g，泽泻8g，玄胡6g，肉桂5g）。

2. 小儿夏季热

新感暑热证用新加香薷饮加味；暑热伤津证用竹叶石膏汤加味；脾虚湿热伤津证用四苓汤加味。

3. 出血性肠炎

阳明邪热下血型用加味葛根芩连汤（加地榆、茜草）；厥阴风动气滞下血型用加味排气饮（乌梅、黄芩、白芍、厚朴、槟榔、陈皮、枳壳、木香、泽泻、台乌、藿香）；太阴脾虚失统便血型用归脾汤加熟地，或用加味寿脾煎（党参、白术、当归、甘草、枣仁、淮山、远志、莲子肉、熟地、乌梅、炮姜、地榆）。

（二）运用及推广情况

以上诊疗方案已在井冈山大学附属医院、吉安市中心人民医院、吉安市第二人民医院、广州市白云区石井人民医院等医疗单位推广应用。

三、依托单位——井冈山大学附属医院

【依托单位简介】

井冈山大学附属医院是一所集医疗、急救、教学、科研、预防保健、康复等功能为一体的三级甲等医院，始建于1974年，占地面积近16亩，编制床位1510张，多次获得国家、省、市卫生部门授予的荣誉称号。

【特色优势】

医院能开展全脑血管造影术、脑血管手术、脑肿瘤手术、冠状动脉成型术、支架植入冠状动脉造影术、肿瘤放疗技术、人工辅助生殖技术、腹腔镜下胃大部切除术、经尿道前列腺腔内剜除术、逆行胰胆管造影、自体干细胞移植等高难度手术。口腔科、眼科、中医科被确定为吉安市领先学科，耳鼻咽喉科为吉安市重点学科。

医院现有正高职称专业技术人员40人，副高职称专业技术人员76人；博士后、博士、硕士等高学历人才70余人，江西省卫生系统学术和技术带头人培养对象9人，江西省名中医3人，江西省名中医培养对象2人，吉安市卫生系统高层次学术技术带头人4人，吉安市卫生系统学术与技术带头人11人，吉安市新世纪学术和技术带头人3人，吉安市卫生系统第二批高层学术技术带头人培养对象4人，吉安市卫生局与县、市直医疗卫生单位共建高层次学术技术带头人培养对象1人。

【联系方式】

地址：江西省吉安市井冈山大道110号

电话：0796-8224718

网址：http://fsyy.jgsu.edu.cn

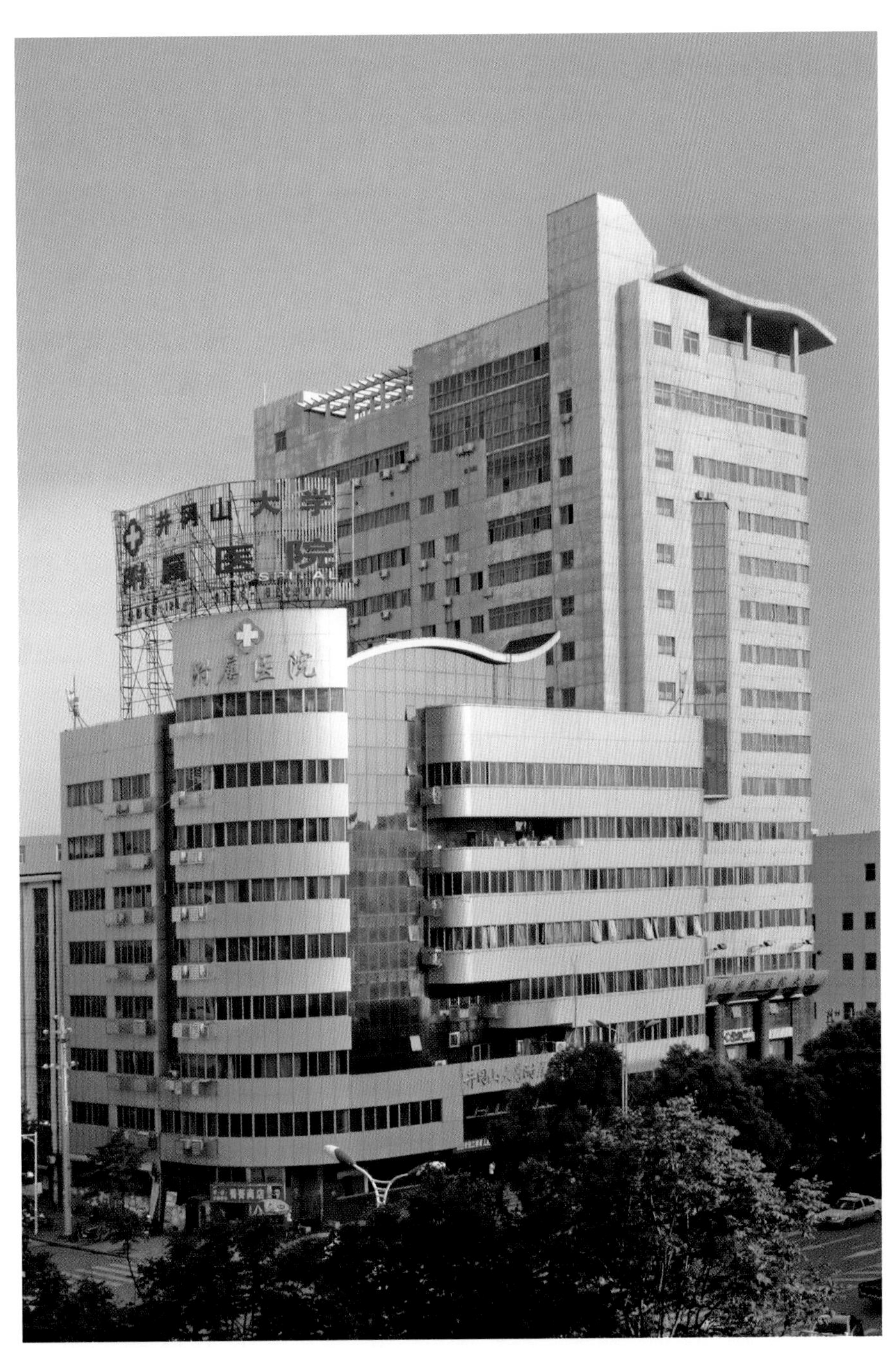

陈瑞春

全国名老中医药专家传承工作室

一、老中医药专家

【个人简介】

陈瑞春（1936—2008年），男，汉族，江西铜鼓人。江西中医药大学教授、主任医师。15岁随父习医，1958年考入江西中医学院，毕业后留校在伤寒教研室任教。曾师从江西名医万友生教授、姚荷生教授、张海峰教授。历任江西中医学院伤寒教研室主任，江西省中医院常务副院长，全国中医内科疑难病专业委员会副主任委员，江西中医药学会副会长等职。是首批江西省名中医，1993年起享受国务院政府特殊津贴。

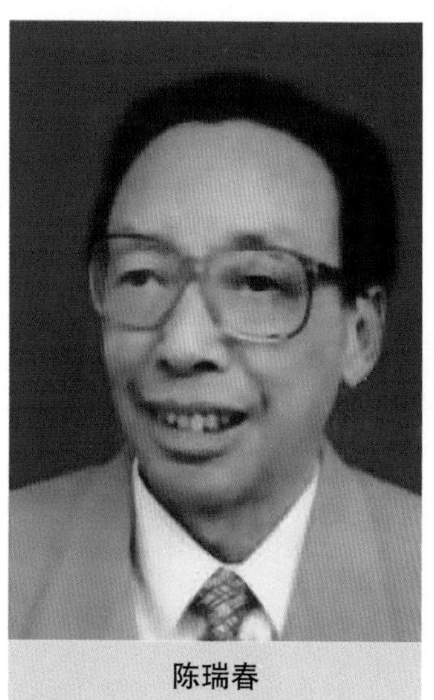

陈瑞春

担任第二、三批全国老中医药专家学术经验继承工作指导老师。

第二批继承人：梁云秀，江西大学第四附属医院中医科，主治医师。

第三批继承人：贾洪亮，江西中医药大学附属医院眼科，副主任医师。

主编《伤寒论教学参考》《喻嘉言医学之书校诠》《陈瑞春论伤寒》和《伤寒实践论》；发表学术论文100余篇。

【学术经验】

（一）学术思想

认为杂病多以气滞痰湿为病机，主张调理肝胆脾胃可以治疗多系统病症。认为仲师之方不仅是诊治之范例，而且是诊治的通则，学仲景方，不应只把它当作方来解读和应用，而应把它当作“法”来理解和研究，主张认真按法归纳类方，掌握代表方。主张临证治病处处以顾护病人正气为要，极少用破气破血、攻下逐水之品。

（二）临床经验

1. 对积证、鼓胀的治疗

对积证、鼓胀的治疗重在疏肝理气、调和肝脾，在临床上常用小柴胡汤与四逆散合方，方中去姜、枣，加郁金、青皮、香附、炒谷麦芽、鸡内金，人参常用太子参换之，党参用之较少，称之为柴胡四逆散。对肝脾肿大、肝硬化的治疗不可为求速效而采用破血动血、消坚散结之剂，如土鳖虫、桃仁、红花，尤应禁忌大剂久用，即使用活血药亦当选用丹参、田三七之类。

2. 汗证治疗

湿热内蕴是汗证不可忽视的重要病机之一，无论自汗、盗汗皆可因此而发。常用三仁汤、甘露消毒丹治疗，不止汗而汗自止。

3. 颈部淋巴结结核的治疗

治疗上以四逆散疏利肝胆，并加化痰软坚散结的浙贝母、夏枯草、生牡蛎等药，共奏解郁化痰之功。

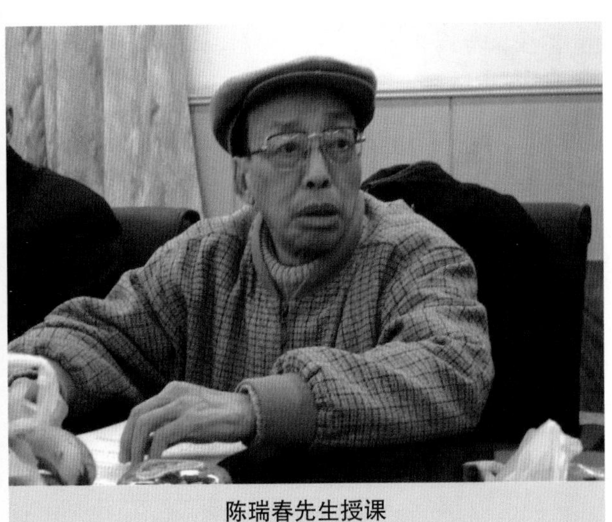

陈瑞春先生授课

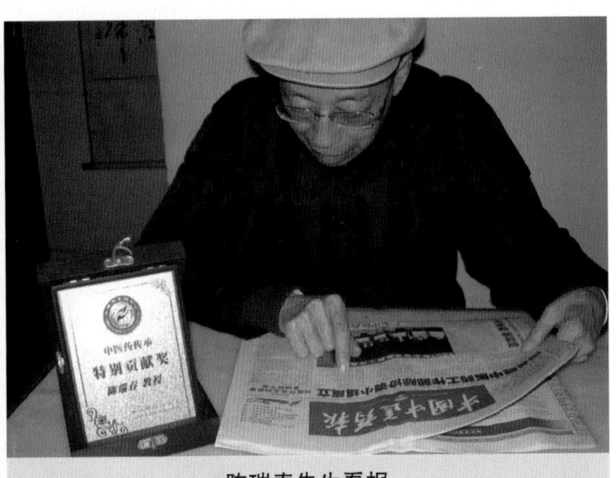

陈瑞春先生看报

4. 胸痛、胸闷的治疗

无论是胸部外伤还是胸膜炎、肋软骨炎、肋间神经痛，只要以胸闷、胸痛为主要临床表现，可用四逆散加川芎、丹参、郁金、瓜蒌壳、香附等行气活血之品。

5. 心脏疾病的治疗

以左胸闷、心前区闷痛为主要表现的心脏疾患，无论功能性的或器质性的，均可用四逆散加桔梗、丹参、郁金、瓜蒌壳等。冠心病若见舌苔白腻，有痰湿内阻者，合瓜蒌薤白半夏汤；若见舌苔黄腻，有痰热见症者，合小陷胸汤；兼心悸气短者，合桂枝甘草汤加生黄芪、党参等益气通阳。

6. 脾胃疾病的治疗

治慢性胃炎应肝脾胃同调、虚实同理，多投四逆散化裁加味。如胃窦炎、胆汁返流性胃炎、胃溃疡、十二指肠球部溃疡等，表现为胃脘部胀痛者，皆可用四逆散加佛手、香附、木香等行气之品，还可酌加炒谷麦芽、神曲等消导药；兼胃寒者可合良附丸；平素喜烟、酒、浓茶的患者，或见舌苔黄腻且有心下痞满者，合用小陷胸汤。

【擅治病种】

1. 遗尿

用五苓散通阳化气治遗尿，小儿夜间遗尿常加远志，年老兼有脾肾气虚者可酌加芡实、益智仁、金樱子等。

2. 胸痹

采用通阳益气之法，自创通阳益气汤（生黄芪、党参、桂枝、炙甘草）。如胸阳痹阻，阴寒凝滞较重者，可合用瓜蒌薤白白酒汤；阳虚明显者，可加制附片 10 ～ 30g；阴阳俱虚者，可合用炙甘草汤；血虚者加川芎、丹参。

3. 风心病

心肾阳衰、肺气不足证以参芪真武汤加味（党参或红参、生黄芪、制附片、茯苓、白术、白芍、汉防己、海桐皮、生姜）。

4. 高血压

肾阳不足、水气上凌证治以温阳利水，方用真武汤加减。常配合重镇药，如石决明、生牡蛎、生龙骨、灵磁石、代赭石、珍珠母等。

二、传承工作室工作成果

【成员基本情况】

1. 负责人

蒋小敏，女，江西中医药大学附属医院国医堂，主任医师。

2. 主要成员

刁军成，女，江西中医药大学附属医院，主任医师。

叶菁，女，江西中医药大学附属医院，主治

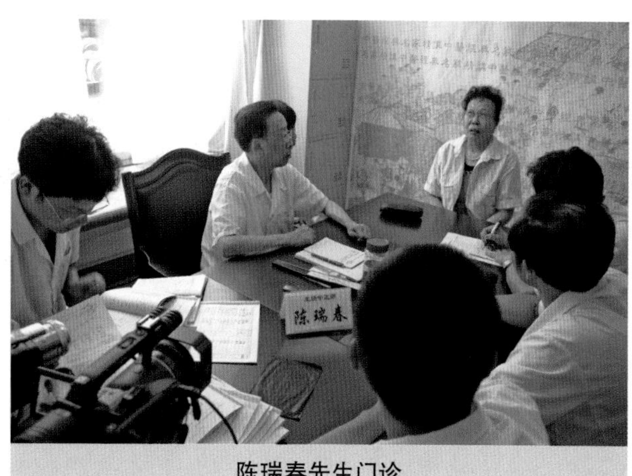

陈瑞春先生门诊

医师。

张光荣，男，江西中医药大学，主任医师。

陈樟平，男，江西省中医药研究院，研究员。

刘新亚，男，江西中医药大学，教授。

【学术成果】

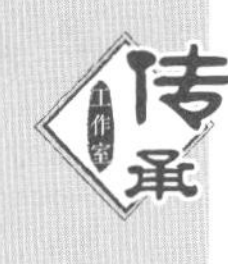

1. 论著

（1）《陈瑞春学术经验集》，科学出版社 2015 年出版，张光荣主编。

（2）《当代名老中医成才之路》（上下集），上海科技出版社 2013 年出版，刘英锋主编。

（3）《伤寒论研读与经义发微》，江西高校出版社 2010 年出版，蒋小敏主编。

（4）《骨关节疾病验方》，人民卫生出版社 2013 年出版，蒋小敏主编。

（5）《中医经典方证案例研究》，江西科学技术出版社 2013 年出版，蒋小敏参编。

2. 论文

（1）胡珂，等．陈瑞春教授从湿热论治汗证的经验．江西中医药，2011，42（5）：12 ～ 13。

（2）陈樟平，等．陈瑞春的经方思辨与应用．中国民族民间医药，2012，21（9）：155 ～ 156。

（3）孔洁，等．陈瑞春教授治疗慢性胃炎经验介绍．新中医，2011，（5）：171 ～ 172。

（4）陈樟平，等．陈瑞春论经方与时方的应用．江苏中医药，2011，43（7）：74 ～ 75。

（5）刘新亚，等．陈瑞春临证合用经方与时方经验举隅．西中医药，2013，（5）：25 ～ 26。

【人才培养】

培养传承人 11 人；接受进修生、实习生 300 余人。举办陈瑞春学术思想研讨会 1 次（省继教项目），培训 100 余人。

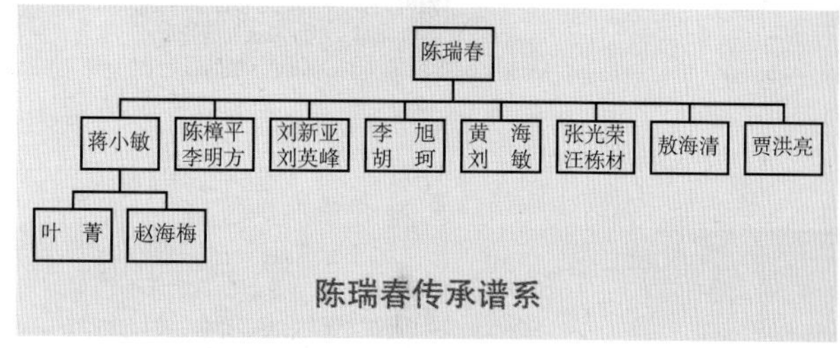

陈瑞春传承谱系

【推广运用】

（一）诊疗方案

1. 慢性咳嗽

寒邪滞肺证用麻黄汤加减；邪热伤肺证用银翘马勃散合桑杏汤加减；痰气阻肺证用前桔二陈汤加减；湿热郁肺证用麻黄连翘赤小豆汤加味。

2. 胃脘痛

肝胃不和证用小陷胸汤合四逆散加减；脾胃虚弱证用吴茱萸汤加减；湿热错杂证用半夏泻心汤加减治疗；胃阴不足证用胃痛四号方治疗。

3. 心衰

心肺气虚证用养心汤加减；气阴两亏证用生脉散合炙甘草汤；气虚血瘀证用保元汤合丹参饮加减；阳虚水泛证用真武汤合苓桂术甘汤加减；痰饮阻肺证痰热者用清金化痰汤，寒饮甚者用小青龙汤合葶苈大枣泻肺汤；阳气虚脱证用参附龙骨牡蛎救逆汤。

（二）运用及推广情况

以上诊疗方案已在江西中医药大学附属医院、南昌大学第四附属医院中医科等医疗单位推广应用。

三、依托单位——江西中医药大学附属医院（见第 401 页）

许鸿照

全国名老中医药专家传承工作室

一、老中医药专家

【个人简介】

许鸿照，1939年生，男，汉族，河南太县人。江西中医药大学附属医院教授、主任医师。1961年考入河南平乐正骨学院，1965年7月毕业后分配在江西中医学院附属医院从事中医临床和教学工作。曾任江西中医学院附属医院骨伤科主任、大骨科主任，江西中医学院针灸骨伤系副主任，江西省中医骨伤科学会主任委员，《中国中医骨伤科杂志》《中医正骨》《江西中医药》《江西中医学院学报》等期刊杂志编委。1992年起享受江西省政府特殊津贴。1999年被江西省卫生厅授予“江西省名中医”称号。

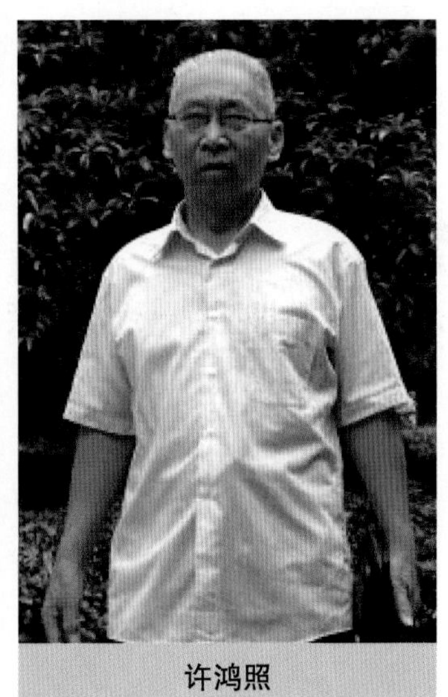
许鸿照

先后担任第二、三批全国老中医药专家学术经验继承工作指导老师。

第二批继承人：①杨凤云，江西中医药大学附属医院骨伤专业，教授、主任医师；②胡立敏，江西中医药大学附属医院骨伤专业，教授、主任医师。

第三批继承人：①郑甦，江西中医药大学附属医院骨伤专业，副教授、副主任医师；②王炜，江西师范大学体育医院运动医学专业，副主任医师。

主要著作有《骨伤名医23讲》等；发表“中医骨伤在发展中存在的问题和建议”等学术论文50余篇。

主持完成多项省级课题，发明的双爪固定器获第六届全国发明铜奖，髌骨复位加压固定器获全国华佗金像奖。获得江西省科技进步三等奖2项。

【学术经验】

（一）学术思想

1. 治骨重筋肉

治疗骨伤包含内治、外治两方面，侧重点在外治，包括正骨手法、固定和练功、外用药物等各个环节，主张充分利用“筋束骨，肉养骨”的生理功能，通过筋肉收缩运动，在动态中正骨、维位，促进骨愈合和恢复肢体功能。

2. 肿胀乃疼痛之根本

将损伤肿胀病机归结为两方面：一为脉络伤损，津血溢出脉外形成血肿；二为伤后气血流通受阻，气机障碍，运化失职，水湿停聚局部而形成水肿。认为尽管创伤肿胀既有瘀血水肿，也有气行郁滞，但因血水有形气无形，有形之邪治当速去，故倡导“治血重治水”这一治疗创伤的全新学术观，驱有形和无形，形动则气流，肿胀消退了，疼痛自然缓解了。

（二）临床经验

1. 内治法

重视泻、补二法，巧用经方治疗创伤并发症。如承气汤治疗腰椎压缩性骨折后的腹胀、便秘；半夏泻心汤治疗创伤后精神障碍；补阳还五汤治疗截瘫等。

2. 外治法

强调康复的重要性，基于传统练功手法自创了“颈椎操”“强脊操”等功能疗法。

【擅治病种】

1. 颈椎病

以黄芪桂枝五物汤为主方，随症加减。椎动脉型加川芎、白芷；单纯型佐以地龙，加强行气活血功效；交感神经型伴有植物神经功能紊乱症状，例如不寐、汗出、烦躁等，佐以酸枣仁、夜交藤养心安神，川楝子、郁金、柴胡加强疏肝理气之效。

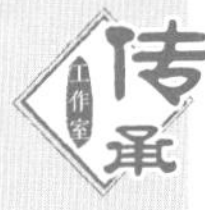

2. 腰椎间盘突出症

以疼痛、麻木、筋骨不利为主症者用失笑散合三味方为主方，如以疼痛为主，加入制川乌、制草乌；麻木为主佐以芍药柔肝、当归养血；筋骨不利佐以红花、地龙；下肢症状较明显者加以牛膝引药下行。

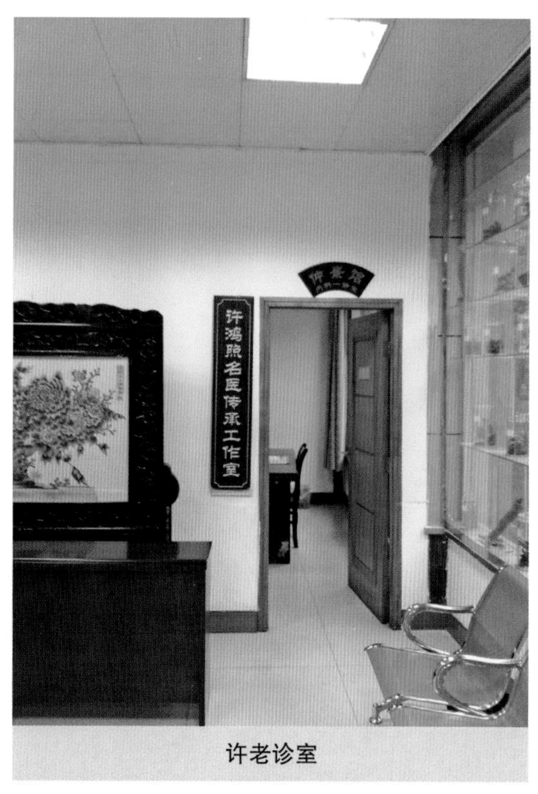

许老诊室

3. 痛风关节炎

用鸡蛇汤（丹参、鸡血藤、香附、透骨草、蛇草）加减，常合用五味消毒饮加强清热解毒之功效；若合并湿热者，与三妙合用；若合并湿瘀闭阻者，与防己、黄芪合用；若合并脾虚湿胜者，合参苓白术散。

二、传承工作室建设成果

【成员基本情况】

1. 负责人

杨凤云，男，江西中医药大学附属医院骨伤专业，主任医师。

2. 主要成员

陈岗，男，江西中医药大学附属医院骨伤专业，主任医师。

王丽华，女，江西中医药大学附属医院骨伤专业，主治医师。

王力，男，江西中医药大学附属医院骨伤专业，主任医师。

梅鸥，男，江西中医药大学附属医院骨伤专业，主治医师。

段裕庭，男，江西中医药大学附属医院骨伤专业，主治医师。

【学术成果】

1. 论著

《骨伤名医 23 讲》，人民卫生出版社 2008 年出版，孙树椿主编。

2. 论文

（1）陈岗，等；单纯手法治疗膝骨性关节炎的临床研究进展．江西中医药，2011，6：16～17。

（2）许鸿照，等；中医骨伤在发展中存在的问题和建议.江西中医药，2011，11：13～14。

（3）陈岗，等；活血利湿法治疗膝骨性关节炎关节镜术后肢体肿胀15例.江西中医药，2012，7：6～7。

（4）陈岗，等；桂枝加葛根汤治疗不同阶段颈肩综合征的临床疗效观察.实用中西医结合临床，2013，7：7。

【人才培养】

培养传承人9人；接受进修、实习10人。举办国家级中医药继续教育项目2次，培训350人次；举办省级中医药继续教育项目3次，培训400人次。

【成果转化】

院内制剂：丁苏桂热敷剂；功效主治：活血化瘀、散寒祛湿、行气止痛，适用于风寒湿痹之骨性关节炎、腰椎间盘突出症等。

【推广运用】

（一）诊疗方案

1.痹证（气血不足证）

方药：阳和汤加减。

随症加减：神疲、纳呆、大便稀溏者，加益气健脾之薏苡仁、党参、白术等，另加入陈皮化痰；口干重者加生地、知母；下肢沉重、膝部灼热、舌苔黄腻者加黄柏、薏苡仁、牛膝；痛重者加丹参、当归、制乳香、制没药。

2.强直性脊柱炎

急性期清热解毒、祛风除湿，方用清热消毒饮加减；早期祛风湿兼补肝肾，中期补肝肾兼祛风湿，后期补肝肾、益气血。临证以阴虚型多见，以六味地黄丸加味补肝肾；风湿型予独活寄生汤祛风湿；阳虚型予金匮肾气丸加减（血脉不利者以肉桂易桂枝），并加知母、玄参，防其温燥。

（二）运用及推广情况

以上2个诊疗方案已在江西省中医院、九江市中医院、进贤县中医院骨伤科等医疗单位推广应用。

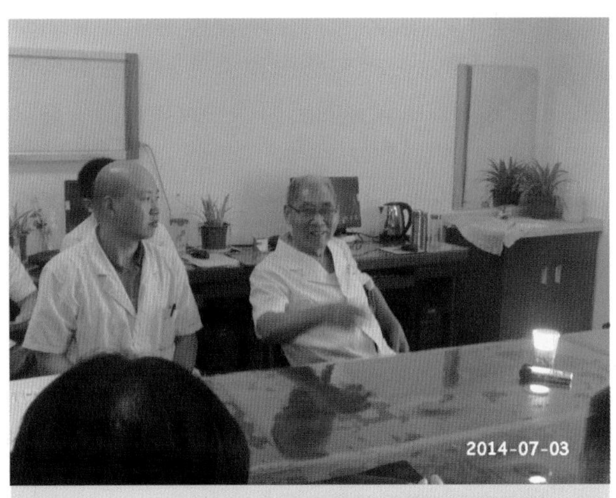

许老参加指导科室业务学习

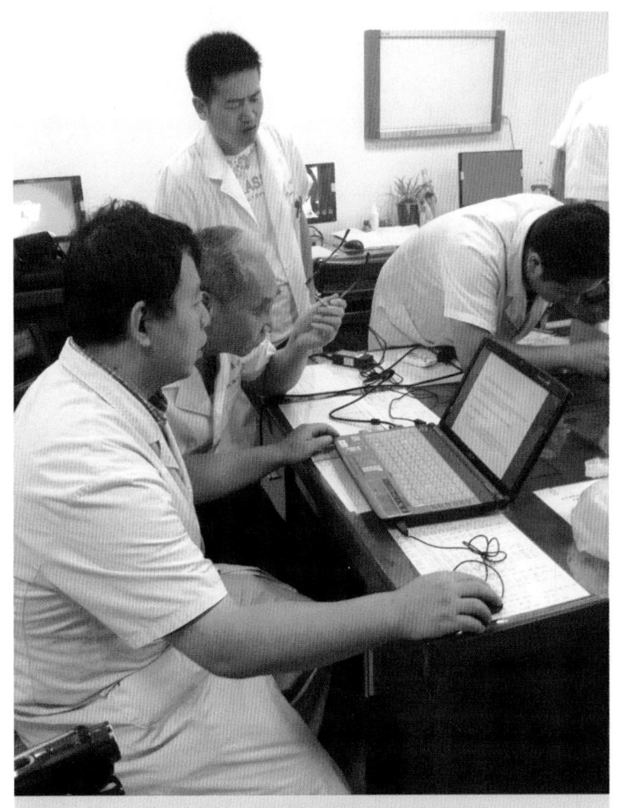

许老为工作室学生进行专业指导

三、依托单位——江西中医药大学附属医院（见第401页）

汤益明

全国名老中医药专家传承工作室

一、老中医药专家

【个人简介】

汤益明（1932—2014年），男，汉族，广东省蕉岭县人。原江西省中医药研究所副所长，主任医师（中西医结合）。1954年12月毕业于中山医科大学，1958年10月起参加“江西省首届西医离职学习中医班”三年，师承上海名中医夏理彬。20世纪70年代返回南昌后，先后在江西省第二人民医院、江西省中西医结合研究所、江西省中医药研究所、江西中西医结合医院及江西省中医院国医堂从事医疗、科研、教学工作。1980年晋升主任医师，1992年起享受国务院特殊津贴，1999年被授予“江西省名中医”称号，2006年获“首届中医药传承特别贡献奖”。曾任中华医学会内科学会委员、江西省中西医结合研究会副会长、江西省中西医结合学会心血管专业委员会主任委员等职。

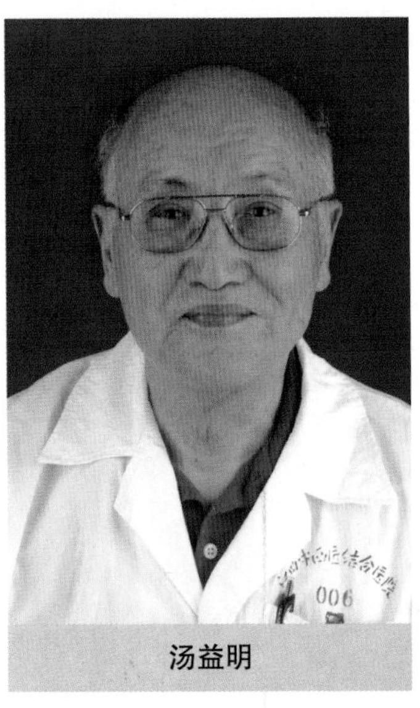
汤益明

担任第二批全国老中医药专家学术经验继承工作指导老师。

继承人：杨宁，江西中西医结合医院，研究员。

主要编著有《汤益明临床经验精粹》；发表“冠心病辨证论治的初步探讨”“中西医结合防治冠心病”“益气活血药物治疗心脏病的实验研究”“补气强心汤治疗心血管疾病”“调压益心胶囊治疗高血压左心室肥厚”等论文。

主持1991年度江西省科研计划项目“中医药防治老年人心舒张功能不全的临床及实验研究”，荣获1997年度江西省科学技术进步三等奖。

【学术经验】

（一）学术思想

从事中西医结合医疗、教学及科研已50余年，造诣颇深，尤其是中西医结合防治心血管疾病方面，认为气虚血瘀是心脑血管病的基本病理，气虚伤络是中老年心脑血管病的基本病理；本虚标实是心脑血管病的主要病机特点；心脑血管病的发生常由内外合邪所致；临床治疗心血管病既要重视心脏自身阴阳气血的病理变化，注意其本虚标实的病机特点，还应注意其他脏腑功能失调对心血管病的影响，究其所主，审因施治，才能充分发挥中医辨证论治之优势，从而提高临床疗效。

（二）临床经验

1. 知常达变，善用经方

经典方剂不仅疗效确切，且组方严谨，用药精良，只要辨证准确，往往可收立竿见影之效。但应用经方不可墨守成规，应知常达变、融会贯通。如依据经典和文献四逆散常用于治疗肝胆脾胃病，而临床上可用四逆散加减化裁治疗心血管病。对因肝失疏泄、枢机不利、阴阳失调、气血郁滞上焦而见头晕目眩、四肢欠温、胸闷心悸、心胸胁痛等症，治以四逆散理气宽胸、疏利气血、通达阴阳、解郁调心。

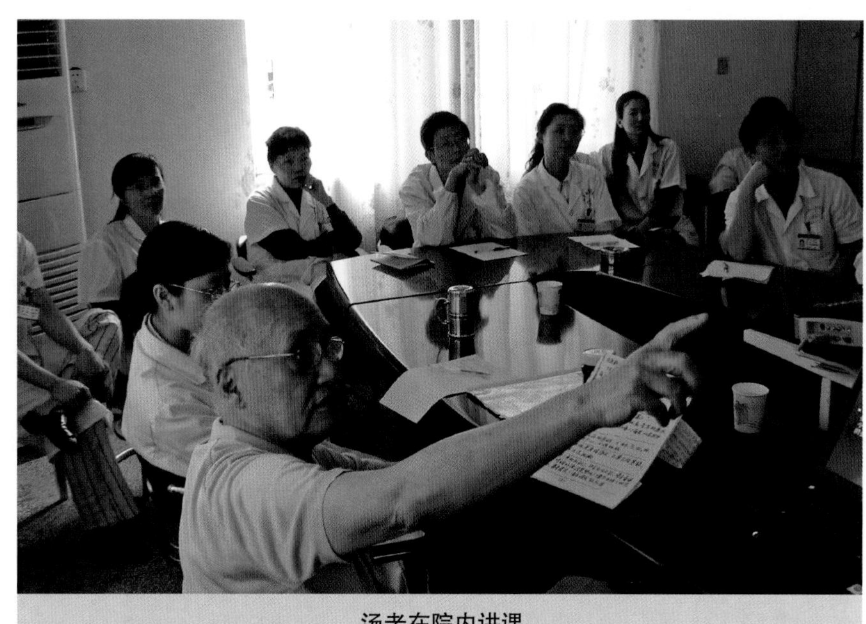
汤老在院内讲课

2. 同病异治，异病同治

对老年单纯收缩期高血压患者，采用滋肾平肝、育阴潜阳法；对形体肥胖、血压升高且伴有血糖和血脂升高的X综合征患者，采用平肝潜阳、化痰降逆法；对绝经前后因内分泌失调所致的更年期高血压患者，采用益肾平肝、调和阴阳法；对久患高血压而未经正规治疗，影响左室舒张功能，采用益气强心、活血通络法；对高血压左室肥厚而致心功能不全、心肌缺血或心律失常的正虚邪实证患者，采用补虚（改善心肾功能）化瘀为主，兼以益气强心、活血通络、平律定志等综合疗法。

病态窦房结综合征、窦房传导阻滞、房室传导阻滞等缓慢性心律失常，均属中医“心悸”及“沉迟脉”等范畴。以心肾阳亏、气虚血瘀为基本病理，多用麻黄细辛附子汤配伍益气活血之品，以通阳祛寒、增脉复律。

【擅治病种】

1. 高血压

根据不同的辨证分型，常用方剂有调压益心方（汉防己、钩藤、生地、山茱萸、黄芪、党参、丹参、川芎）、镇肝熄风汤或天麻钩藤饮、杞菊地黄丸等。

2. 冠心病

冠心病以气虚血瘀型为主，用益气活血法为主治疗，常用方剂有黄芪桂枝五物汤、保元汤合血府逐瘀汤、补气强心汤（黄芪、党参、丹参、川芎、红花、当归）、瓜蒌薤白半夏汤等。

3. 心律失常

分为邪毒犯心、耗气伤阴型，气阴两虚、心神失养型，心阳不足、气虚血瘀型，心肾阳虚、寒滞瘀阻型，与气机紊乱、心神不宁等五型。常用方剂有清心莲子饮、天王补心丹、失笑散、麻黄附子细辛汤、四逆散等。

二、传承工作室建设成果

【成员基本情况】

1. 负责人

吴跃进，男，江西省中医药研究院中医专业，研究员。

2. 主要成员

杨宁，男，江西中西医结合医院中医专业，研究员。

胡勤辉，男，江西中西医结合医院中医及计算机专业，主任医师。

胡建平，男，江西中西医结合医院中医专业，副主任医师。

哈志强，男，江西省中医药研究院中医专业，副主任医师。

郑震霄，女，江西省中医药研究院中医专业，主治医师。

张小艳，女，江西中西医结合医院中医专业，住院医师。

【学术成果】

（1）汤益明，等.中西医结合防治代谢综合征.实用中西医结合临床，2012，12（1）：58～60。

（2）汤益明，等.中西医结合解读血脂康CCSPS研究.中国社区医师，2010，（26）：16。

（3）杨宁，等.汤益明益气通络育阴潜阳治高血压病134例经验探讨.世界中医药，2013，8（3）：310～312。

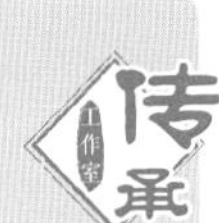

【人才培养】

培养传承人1人；接受进修、实习5人。举办省级中医药继续教育项目1次。

【推广运用】

（一）诊疗方案

1.充血性心力衰竭

（1）气虚血瘀、痰痹胸阳型：补气强心汤合豁痰通阳之品。

（2）阴虚阳亢、肾失开阖型：调压益心汤合济生肾气丸加减。

（3）寒凝少阳、阳虚水泛型：麻黄附子细辛汤合补气强心汤加减。

2.不稳定型心绞痛

（1）气虚血瘀、久瘀入络型：补气强心汤合破瘀通络的虫类药物加减。

（2）心气不足、痰痹胸阳型：瓜蒌薤白半夏汤合枳实薤白桂枝汤加减。

（3）心阳亏虚、寒凝少阴型：麻黄附子细辛汤合补气强心汤加减。

3.高血压

（1）气虚血瘀、阴虚阳亢型：调压益心方。

（2）气虚失运、瘀血阻络型：补阳还五汤加减。

（3）气虚失固、络脉损伤型：参附汤合地黄饮子加减。

（二）运用及推广情况

以上3个诊疗方案已在江西中西医结合医院、江西省国医堂中推广应用。

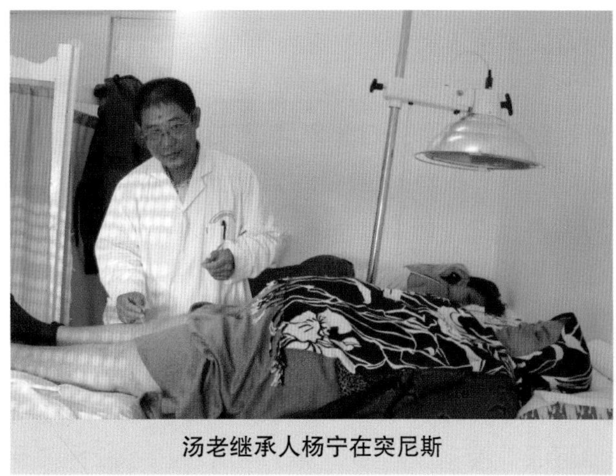

汤老继承人杨宁在突尼斯

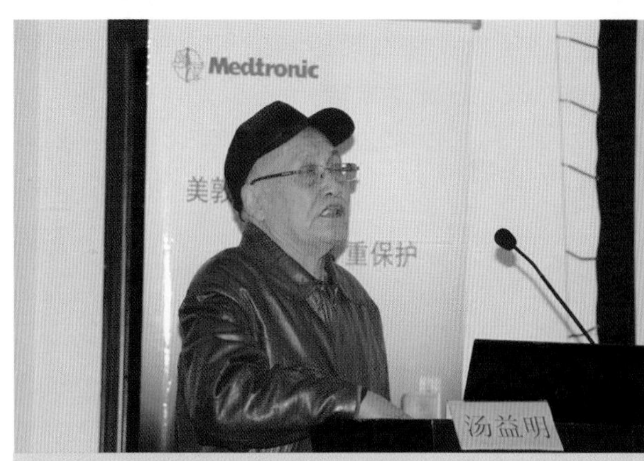

汤老在全省中西医结合心血管年会上做专题报告

三、依托单位——江西省中医药研究院

【依托单位简介】

江西省中医药研究院是江西省卫生与计划生育委员会直属单位。附属江西中西医结合医院成立于1996年，是二级甲等医院，占地面积0.3万平米，建筑面积0.5万平米，床位200张，年门、急诊量约4万人次，年收治住院病人约3千人次。医院集医疗、教学、科研为一体，历年来共承担国家自然科学基金课题、国家十五攻关课题以及卫生部、国家中医药管理局、江西省科技厅、江西省卫生厅课题50多项，获科技成果11项。

【特色优势】

医院拥有3个全国名老中医药专家传承工作室，肿瘤科是国家中医药管理局恶性肿瘤益气清毒重点研究室临床分部、江西省中医肿瘤重点专科建设单位、江西省中医肿瘤特色专科临床基地建设单位。中医骨伤科、针推康复科、肝病科为医院重点专科，在全省具有较大的影响力。

肿瘤科的优势领域是肺癌、胃癌、大肠癌、乳腺癌的中医、中西医结合治疗与康复，重在综合治疗，具有多靶点、多层次、多途径和个体化治疗的优势，在抑制病灶、减轻痛苦、改善症状、增强免疫力、提高生存质量、延长生存期等方面显示出较好的疗效。

【联系方式】

地址：江西省南昌市文教路529号

电话：0791-88511921

网址：www.jxszyyyjy.com

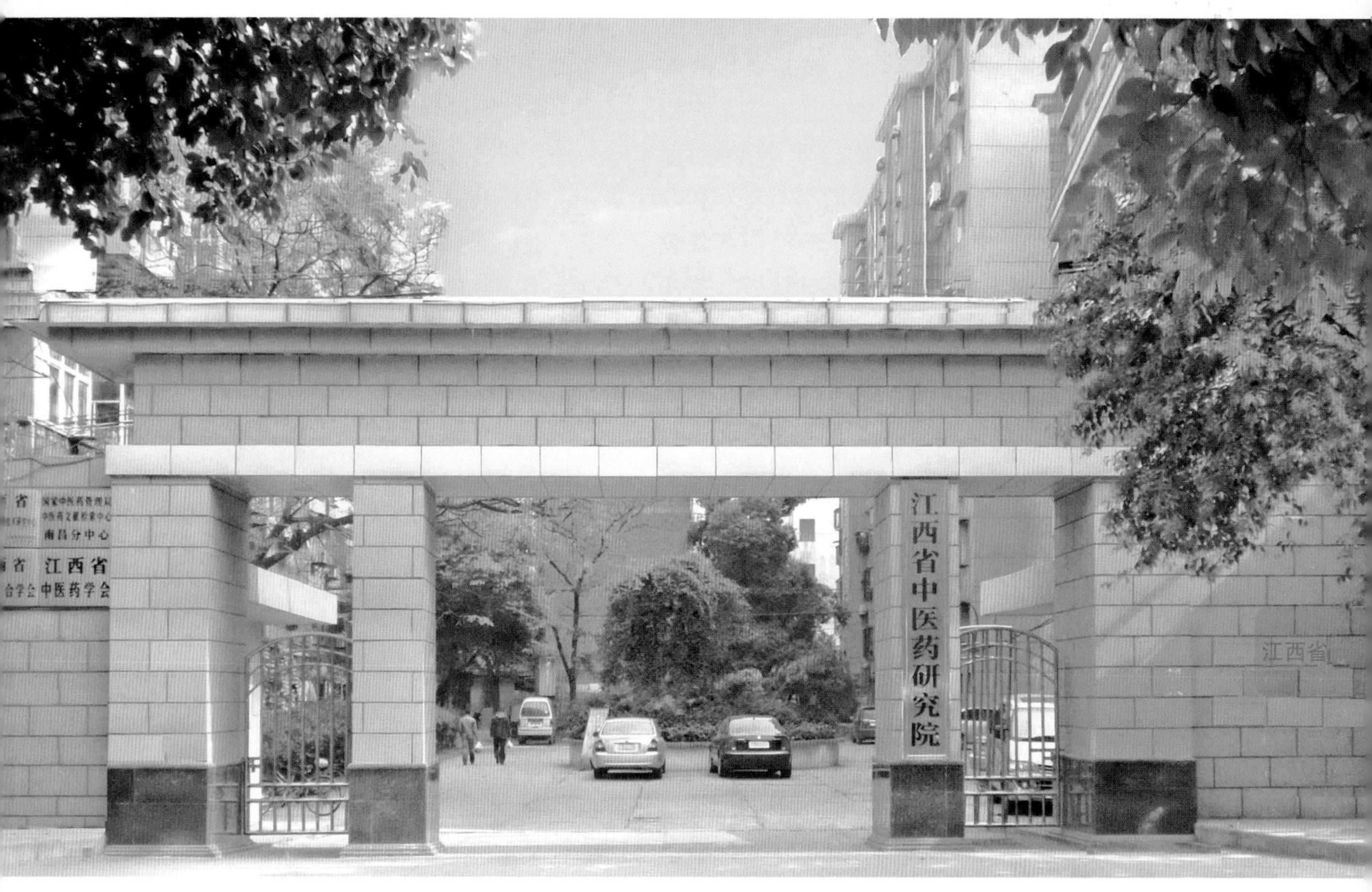

余鹤龄

全国名老中医药专家传承工作室

一、老中医药专家

【个人简介】

余鹤龄（1928—2006年），男，汉族，安徽歙县人。江西省中医药研究院中西医结合外科专业研究员。1951年毕业于江西医学院。1961年毕业于江西中医学院第一届西学中班，先后师承熊瑞庭、龚鹤鸣及张耀卿、沈楚翘、夏少农等名医。1992年起享受国务院政府特殊津贴。曾任中华医学会江西分会常务理事及中医外（伤）科学会主任委员，中国中西医结合研究会第一、二届全国理事。

余鹤龄

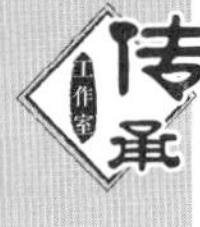

担任第二批全国老中医药专家学术经验继承工作指导老师。

继承人：邵桂娥，江西省中医药研究院附属江西中西医结合医院中医外科，主任医师。

主要编著有《新医药学》《中医基础学讲义》等著作；发表“艾灸至阴穴矫正胎位的临床规律及作用原理的探讨”“谈灸至阴穴矫正胎位的必要性、科学性和实用性”“也谈中医治疗急症”等论文。

主持研究的“艾灸至阴穴矫正胎位的临床规律及作用原理的探讨”于1987年获卫生部全国（部级）中医药重大科技成果甲级奖。

【学术经验】

（一）学术思想

1. 皮肤病治疗当重视调和营卫

皮肤病发生的关键乃体虚受风、营卫失和。在里则脏腑功能失常，营血化生敷布不利，肌肤失养；在表则卫阳不畅，风邪燥邪入于皮肤，不得疏散，内外搏结而发为皮肤干燥、瘙痒。治此当首存调和营卫之意，俾营卫协调，周流不息，则阴阳气血调和，瘙痒可止。

2. 外科与内科相结合

将疾病分为内、外科是随着医学事业的发展及专业向纵深发展的必然趋势，是相对的、人为的，不是绝对的。如消渴病是内科病，若并发痈疽则成了外科病；疔疮是外科病，若疔毒走黄，其毒由血分内攻脏腑，邪毒入心则昏迷，入肝则痉厥，入脾则腹疼胀，入肺则咳嗽，入肾则手足冷，此又与内科有关。因此认为内、外科没有绝对的界限，要做一名好的外科医生，首先要是好的内科医生。

（二）临床经验

1. 消托并用治外疡

疮疡消之不应，则应佐以托法扶正祛邪，治以补益脾胃、健脾益气，使气血生化有源，脓液载毒外出，促使疮疡愈合。自拟益气托毒汤（黄芪、党参、当归、淮山、金银花、连翘、蒲公英）加减。

2. “火郁发之”治疗颜面部疔疮

凡治火郁之证，当顺其性而扬之、升之、散之、解之。治疗颜面部疔疮应因势利导，采用“火郁发之”之法，在大剂清解和营之剂中加入适量辛温发散的防风、荆芥。

3. 用灸法治疗热毒之带状疱疹

湿热火毒蕴结肌肤经络所致带状疱疹可用灸法治疗。艾灸能通行十二经脉，行血中之滞，并非“以火济之”，而恰恰是热能行热，引热外出，拔毒泻热，疏通局部经络气血，化瘀止痛。

4. 药线祛腐，拔毒生肌

升药药线外用可治疗瘘管、窦道，祛除致病菌和坏死组织，有利于正常组织再生，促进创面愈合。

【擅治病种】

1. 疮疡疖肿

益气健脾、清热解毒。常用经验方为益气托毒汤（黄芪、党参、当归、淮山、金银花、连翘、蒲公英）。

2. 胆道感染、胆石症

行气化滞、利胆清热。常用经验方为余氏加减茵陈蒿汤（茵陈蒿、生山栀、黄芩、木香、郁金、白芍、枳壳、生大黄、芒硝）。

3. 附骨疽

清热解毒、顾护阴液。白虎汤加减。

4. 臀痈

清热解毒、和营化湿。五味消毒饮加减（紫地丁、赤芍、红花、蒲公英、金银花、黄柏、皂角刺、制乳香、制没药）。

二、传承工作室建设成果

【成员基本情况】

1. 负责人

余灵，男，江西省中医药研究院中医外科专业，主任医师。

2. 主要成员

金兰，女，江西省中医药研究院附属江西中西医结合医院中医内科、妇科专业，主任医师。

赖强华，男，江西省中医药研究院附属江西中西医结合医院中医内科专业，主任医师。

邵桂娥，女，江西省中医药研究院附属江西中西医结合医院中医外科专业，主任医师。

【学术成果】

1. 曹奕强，等. 生肌散油纱条促进肛肠病术后创面愈合的临床观察. 实用中西医结合临床，2011，11（4）：38 ～ 39。

2. 金兰. 热敏灸治疗剖宫产术后气血虚弱夹瘀型痛经 60 例. 实用中西医结合临床，2014，14（3）：68 ～ 69。

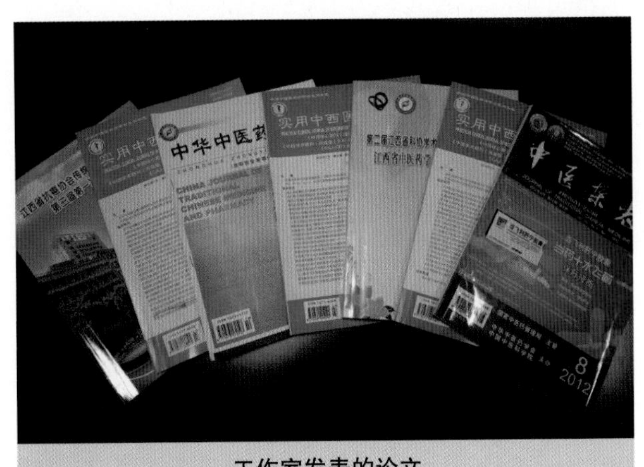

工作室发表的论文

【人才培养】

培养传承人 10 人；接受进修、实习 12 人。举办省级中医药继续教育项目 3 次，培训 210 人次。

江西省

【推广运用】

（一）诊疗方案

1. 带状疱疹

（1）肝经湿热证：龙胆泻肝汤加减。

（2）脾虚湿蕴证：除湿胃苓汤加减。

（3）气滞血瘀证：活血散瘀汤加减。

2. 肝胆管结石急性发作期

（1）肝郁气滞证：大柴胡汤合金铃子散加减。

（2）肝胆湿热证：余氏加减茵陈蒿汤。

3. 寻常型痤疮

（1）肺卫热盛证：枇杷清肺饮加减。便秘者加大黄；皮肤油腻者加侧柏叶、白花蛇舌草、生山楂、荷叶；皮疹色红者加凌霄花、生地、丹皮、紫草等。

（2）脾胃湿热证：茵陈蒿汤合泻黄散加减。

（3）痰瘀互结证：海藻玉壶汤合桃红四物汤加减。

（4）冲任不调型：二仙汤合知柏地黄丸加减。

（5）肝郁气滞型：柴胡疏肝散加减。脓疱较多者加紫花地丁、败酱草；皮肤油腻者加侧柏叶、生山楂、泽泻等；失眠多梦者加柏子仁、合欢皮；伴结节囊肿者加三棱、莪术、生牡蛎、夏枯草、浙贝、皂刺等。

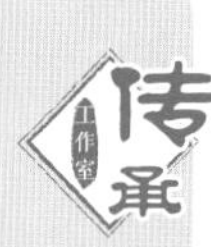

（二）运用及推广情况

以上3个诊疗方案已在江西中西医结合医院、江西省万载县中医院、江西省上高县中医院推广运用。

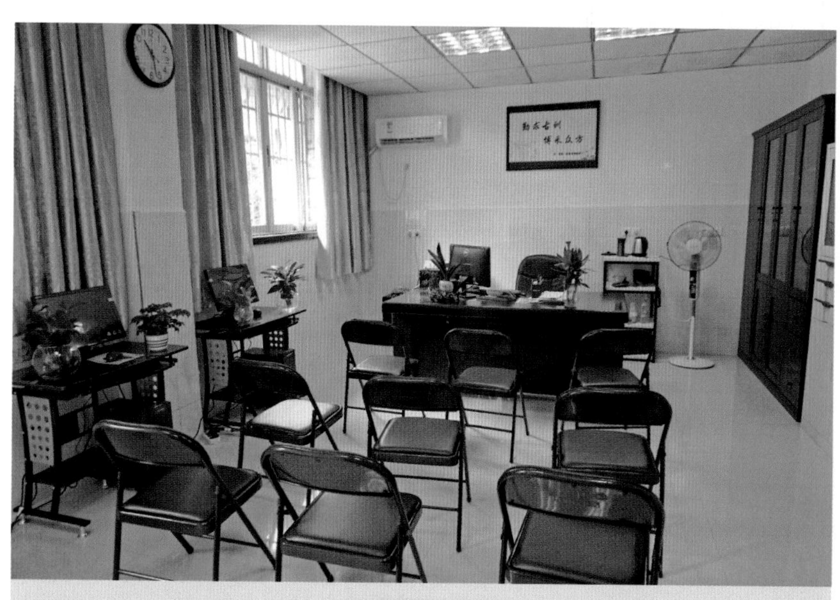

工作室示教室

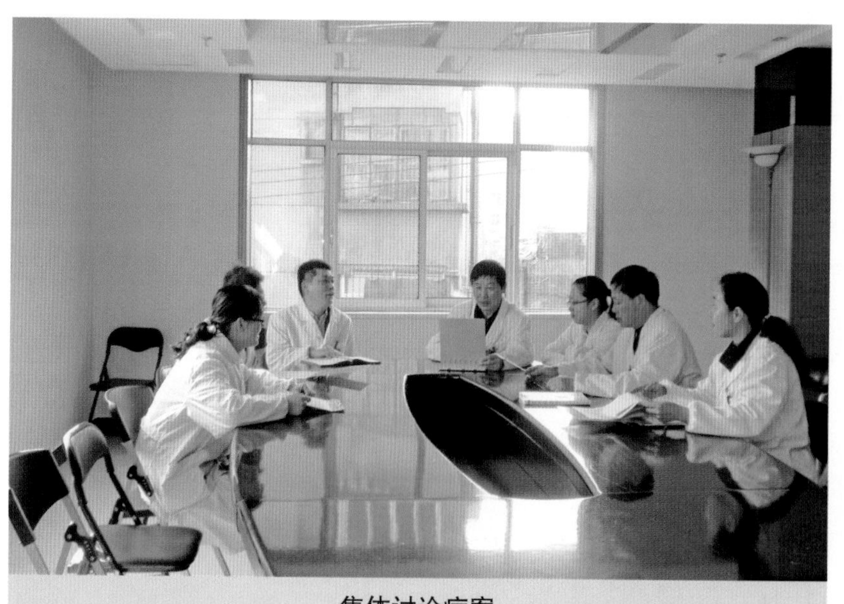

集体讨论病案

三、依托单位——江西省中医药研究院（见第421页）

丁书文

全国名老中医药专家传承工作室

一、老中医药专家

【个人简介】

丁书文，1941年生，男，汉族，山东单县人。山东中医药大学附属医院心血管病专业教授、主任医师、博士生导师。1964年毕业于菏泽医学专科学校，1970年参加山东省西学中班，1981年获山东中医学院中医内科硕士学位。曾先后师承肖珙、周次清等教授。为山东省名老中医药专家，享受国务院政府特殊津贴。担任山东省中医药学会心脏病专业委员会主任委员，山东省中医药学会第四届理事会常务理事，中国中西医结合学会活血化瘀专业委员会委员，是国家新药评审专家，国家食品药品监督管理总局药物评价专家、药品审评专家，国家自然科学基金生命科学部项目评审专家，山东省中药品种保护委员会委员，山东省慢性非传染性疾病防治专家委员会委员。曾担任山东省中医院国家中医药管理局“十五”老年病重点专科负责人，“十一五”全国老年病重点专科协作组负责人等职。

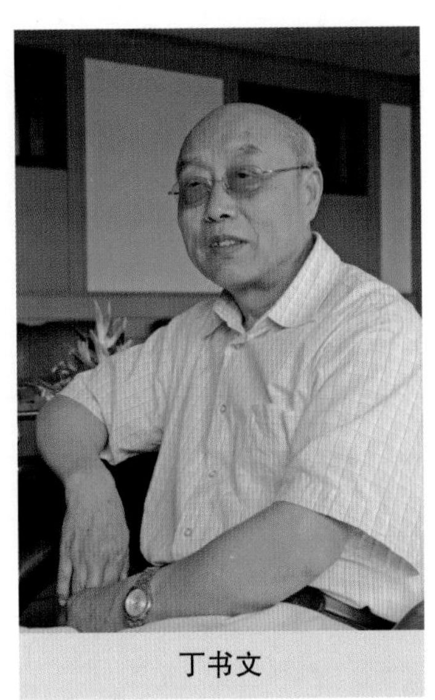
丁书文

担任第三、四批全国老中医药专家学术经验继承工作指导老师。

第三批继承人：李晓，山东中医药大学附属医院心血管病专业，主任医师。

第四批继承人：①卢笑晖，山东中医药大学附属医院心血管病专业，主任医师；②孔祥英，山东中医药大学附属医院心血管病专业，副主任医师。

主编及参编著作有《中医临床实践与进展》《现代新药与检查》等。发表论文70余篇。

主持“抗疟中药抗心律失常的研究”等国家自然基金课题2项，国家中医管理局课题1项。获山东省自然科学奖三等奖、山东省科技进步奖三等奖等各级奖项6项。

【学术经验】

（一）学术思想

1. 心系疾病的热毒学说

基于现代自然环境、社会环境、生活工作、饮食结构及疾病谱的变化，提出心系疾病的热毒学说，并在国内较早地将清热解毒治法及方药引入心血管系统疾病的治疗。

2. 冠心病的气虚血瘀热毒论

认为气虚是冠心病发生、发展变化的根本，血瘀是发病的病理因素，热毒是导致冠心病病情复杂、凶险易变、顽固难愈的关键原因和发病特征，提出益气活血解毒是治疗冠心病的大法。

3. 抗疟中药引入心律失常的治疗

认为心律失常多属痰火蕴伏体内，毒邪胶结

脉络，一遇诱因，痰随火生而导致心神不宁，将传统抗疟药物青蒿、常山用于心律失常的治疗，开创了以传统抗疟中药为特色的心律失常治疗方法。

（二）临床经验

1. 益气活血解毒是治疗冠心病的大法

临床诊治冠心病以益气活血解毒为治疗大法。补气是治本之法，临床常用的补气药物有西洋参、人参、红参、黄芪等；活血化瘀是治疗常规，常用药物有养血活血的丹参、当归、川芎、赤芍、红花等，破血通脉的三棱、莪术等，虫类药水蛭、地龙、全虫、僵蚕等，以及化瘀止痛效果较好的元胡、乳香、没药、三七；清热排毒是重要治法，常用药物有黄连、黄芩、栀子、冰片、蚤休、半枝莲、大黄、芦荟、连翘、防风、蝉蜕、青风藤等。

2. 以气虚痰火立论治疗早搏

辨治心律失常时以气虚痰火立论，缓解期以正虚为主，发作期以标实为急。益气药常用黄芪、人参、西洋参。活血化瘀药中常用的有元胡、夏天无、野葛根及水蛭、僵蚕等虫类药。清热解毒化痰药常用的有青蒿、常山、苦参、连翘、半枝莲等，其中抗疟中药青蒿、常山常作为药对使用。

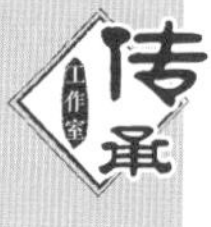

3. 清热解毒法治疗高血压

治疗高血压病除了常规使用补肾滋阴、活血化瘀法外，常用清热解毒法。常用药物有钩藤、黄连、黄芩，创制钩藤方（钩藤、黄连、黄芩、女贞子、仙灵脾等）。

4. 缺血性、扩张性心肌病责之心气不足

缺血性和扩张性心肌病的主要病机为心气不足，以补气收敛为主治疗，常用黄芪、人参、炙甘草、云苓补心气；麦冬、五味子、生地滋心阴、敛心气。调补心阳常用桂枝、附子、细辛、薤白等。

5. 治疗慢性心衰经验

治疗慢性心衰主张补气温阳不忘滋阴，补气用黄芪、人参、党参、云苓等；温阳用桂枝、附子、仙灵脾、仙茅等；用麦冬、沙参、石斛养阴生津；以知母、生地、玄参滋阴清热；用酸枣仁、柏子仁、百合等养阴安神；阴虚较甚者则予龟板、鳖甲、阿胶等血肉有情之品滋阴填精。

【擅治病种】

1. 冠心病

益气活血，清热解毒。常用经验方为黄芪一号方（黄芪、麦冬、五味子、当归、川芎、黄连、黄芩、三七粉、元胡等）。

2. 早搏

益气养阴，清热化痰。常用经验方为黄芪二号方（黄芪、麦冬、五味子、青蒿、黄连、黄芩、云苓等）。

3. 高血压

滋阴补肾，清热泻火。常用方为钩藤方。

4. 心力衰竭

益气活血，养心复元。常用方为人参健心胶囊（人参、黄芪、桂枝、云苓、泽泻、丹参等）。

二、传承工作室建设成果

【成员基本情况】

1. 负责人

李晓，男，山东中医药大学附属医院心内科，主任医师。

2. 主要成员

焦华琛，女，山东中医药大学附属医院心内科，副主任医师。

卢笑晖，女，山东中医药大学附属医院急症科，副主任医师。

彭波，男，山东中医药大学附属医院心内科，主治医师。

【学术成果】

1. 论著

《丁书文学术经验辑要》，山东科技出版社2014年出版，李晓主编。

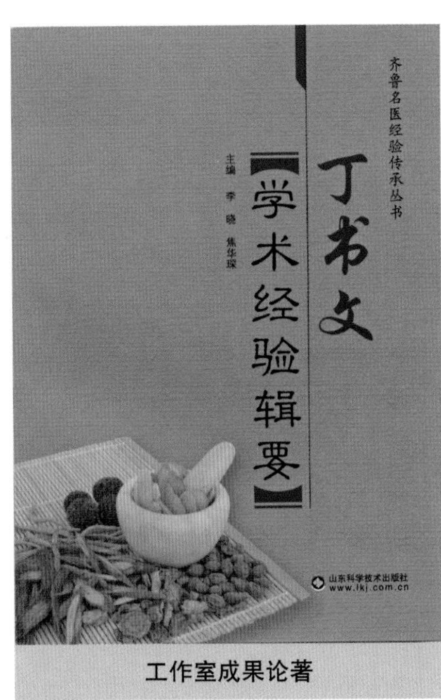

工作室成果论著

2. 论文

（1）姜萍，等. 从中药四气五味归经功效分析丁书文教授治疗高血压病用药特色. 中华中医药杂志，2013，28（7）：1951 ～ 1953。

（2）卢笑晖. 丁书文从热毒论治冠心病经验介绍. 中国中医急症，2011，20（10）：1597 ～ 1607。

（3）丁书文，等. 试论益气活血解毒是治疗冠心病的基本大法. 中华中医药杂志，2012，27（12）：3141 ～ 3144。

（4）焦华琛，等. 丁书文教授治疗早搏经验. 中国中医急症，2012，21（12）：1924 ～ 31。

（5）卢笑晖，等. 丁书文益气化瘀解毒法治疗冠心病经验. 山东中医药大学学报，2013，37（4）：294 ～ 296。

【人才培养】

培养传承人 10 人；接受进修、实习 300 多人次（心病科）。举办国家级及省级中医药继续教育项目 2 次，培训 300 人次。

【推广运用】

1. 诊疗方案

以益气活血解毒作为治疗冠心病的基本大法，调补正气为根本和关键，从源头上治本。活血化瘀作为治疗常规，清热排毒作为重要治法。

2. 运用及推广情况

在全国冠心病重点专科心绞痛临床诊疗方案中得到应用。在山东省泰安市、临沂市、青岛市、德州市等中医院推广，明显提高了有效率。

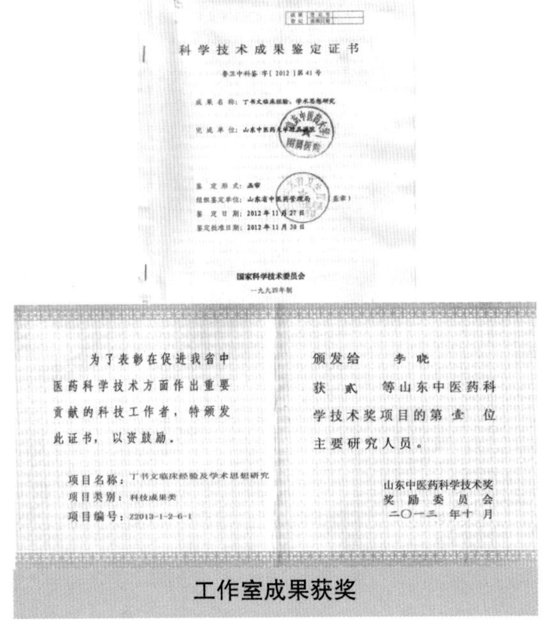

科学技术成果鉴定证书

鲁卫中科鉴 字[2012]第 41 号

成果名称：丁书文临床经验、学术思想研究

完成单位：山东中医药大学附属医院

鉴定形式：函审

组织鉴定单位：山东省中医药管理局（盖章）

鉴定日期：2012 年 11 月 27 日

鉴定批准日期：2012 年 11 月 30 日

国家科学技术委员会

一九九四年制

为了表彰在促进我省中医药科学技术方面作出重要贡献的科技工作者，特颁发此证书，以资鼓励。

项目名称：丁书文临床经验及学术思想研究

项目类别：科技成果类

项目编号：Z2013-1-2-6-1

颁发给 李晓

获 贰 等山东中医药科学技术奖项目的第 壹 位主要研究人员。

山东中医药科学技术奖

奖励委员会

二〇一三 年十月

工作室成果获奖

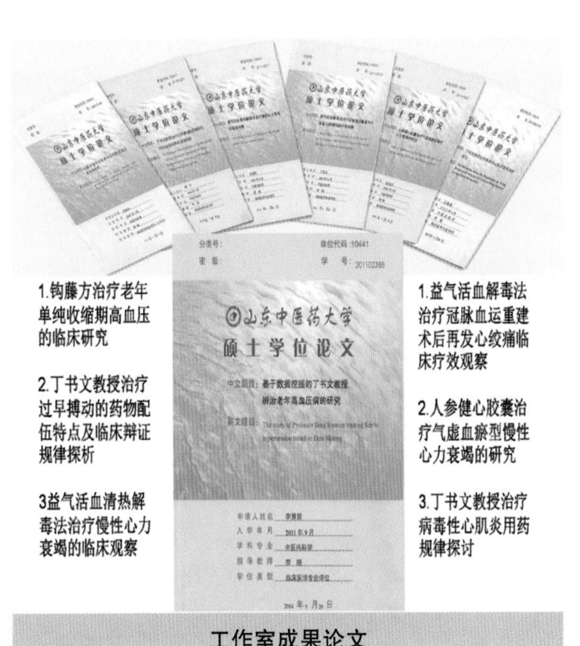

工作室成果论文

山东省

三、依托单位——山东中医药大学附属医院

【依托单位简介】

山东中医药大学附属医院（山东省中医院）成立于1955年7月，经过半个世纪的励精图治，现已成为省内规模大、科室设置全、业务水平高、教学实力强的一所集医疗、教学、科研、预防、保健、康复于一体的现代化综合性中医医院。医院是以中医为基础，中西医结合为特色的综合性三级甲等中医院，是国家食品药品监督管理总局新药临床研究基地、国家中医药考试工作基地、国家中医药管理局高血压病中医临床研究基地、山东省中医临床研究基地、山东省中医药继续教育中心、山东省医疗保险定点单位。医院分东、西两个院区，占地面积187亩，编制床位1600张，现有职工1126人，设有26个临床一级科室和18个二级科室，专病门诊40个，医技科室6个。医院先后荣获“全国卫生系统先进集体”“全省医德医风示范医院”等荣誉称号。

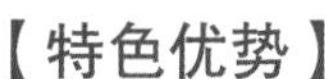

【特色优势】

医院有国家中医药管理局“十五”规划重点专科2个，国家中医药管理局“十一五”规划重点专科建设单位4个，教育部重点学科1个，国家中医药管理局重点学科5个（含中医肿瘤病学）。各临床科室都形成了自己的优势和特色。擅治病种如内科的心脑血管疾病、血液病、肿瘤、风湿类风湿病、糖尿病、脾胃病、肝病、呼吸系统疾病和肾病；骨科的脊柱病、创伤、显微骨科和小儿骨科病；中西医结合外科的疮疡、乳腺病、周围血管病、肛肠疾病；以及不孕不育和小儿消化系统、呼吸系统疾病、高热惊风、小儿多动症等。在推拿治疗小儿腹泻、椎间盘脱出症以及针灸治疗中风、胆石症、各类疼痛性疾病方面也具有较大优势。

医院名医云集，其中被确定为全国和省级老中医药专家学术经验继承导师有30余人。

【联系方式】

地址：山东省济南市经十路16369号
电话：0531-68616648
网址：http://www.sdzydfy.com

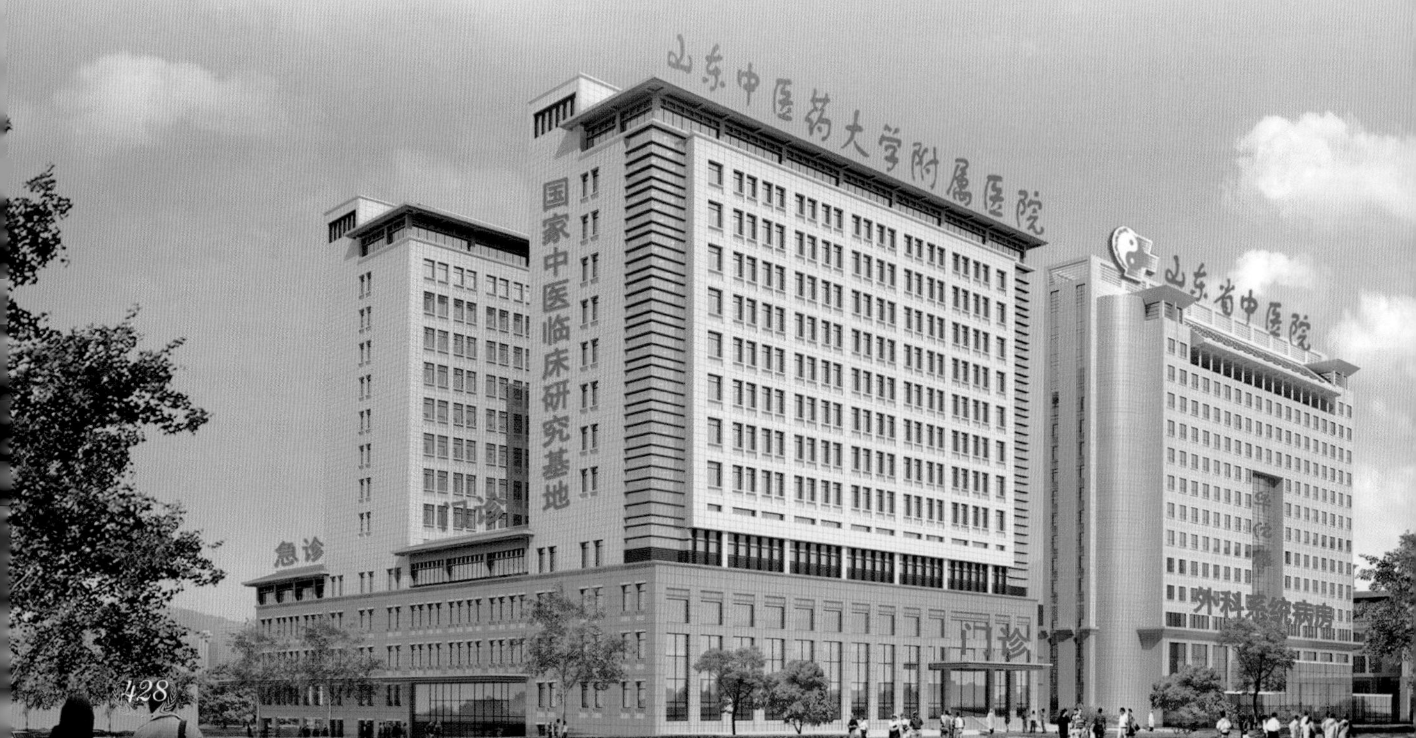

郑惠芳

全国名老中医药专家传承工作室

一、老中医药专家

【个人简介】

郑惠芳，1926年生，女，汉族，山东济南人。山东中医药大学附属医院妇科主任医师、教授。出身中医世家，早年随父学医，1950年进修西医。曾任山东省人民医院中医科医师兼妇产科会诊医师，1963年调至山东中医药大学附属医院妇科工作至今。1991年被国家人事部、卫生部、国家中医管理局确定为首批全国名老中医，1992年起享受国务院政府特殊津贴，1995年获老中医药专家学术经验继承工作优秀指导老师称号。

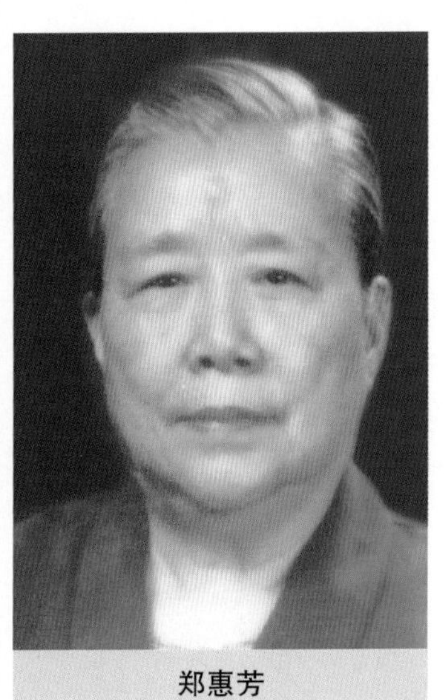
郑惠芳

担任首批全国老中医药专家学术经验继承工作指导老师。

继承人：①叶青，山东中医药大学附属医院妇科，主任医师；②李凤兰，山东中医药大学附属医院妇科，主任医师。

发表“中医治疗功能性子宫出血305例疗效总结”“桂枝茯苓丸在妇科临床的应用”等多篇论文。

【学术经验】

（一）学术思想

临床主张重视健脾，培补后天之本。认为脾胃运化功能强健则水谷之精微源源不断化生为气血，方能平时月经如期，孕后胎有所养，产后乳源充沛。若脾胃失于健运，气血化源不足，则血海匮乏，月经不调，或久不受孕，或孕后胎元不固，胎萎不长，或产后缺乳。因此主张妇科临证应时时注意健脾益气，扶正固本，对月经量少、后期、闭经等属脾虚化源不足者均采用健脾法，用圣愈汤、八珍汤加减治疗。

（二）临床经验

1. 辨证求因治崩漏

治疗崩漏注意结合年龄，灵活应用塞流、澄源、复旧治崩三法，或首重塞流，继之澄源、复旧；或塞流与澄源并举；或澄源与复旧同用。并结合兼证，协调脏腑。常用举元煎、右归丸、左归丸、六味地黄丸、桂枝茯苓丸等方剂，常用药物：黄芪、党参、白术以益气止血；生地炭、炒丹皮、地榆、旱莲草以清热止血；棕榈炭、生龙骨、赤石脂以固涩止血；蒲黄、三七、益母草祛瘀止血。

2. 补肾法治疗妇科疾病

推崇补肾法治疗妇科疾病，尤其是温肾补肾之法。治疗肾阳虚型崩漏首选张景岳的右归丸，酌加养血益阴之品以“阴中求阳”；治疗月经后期、闭经、不孕等属精血不足者，用鹿角胶、枸杞、熟地、当归等填精补血滋阴，佐以肉桂一味

山东省

鼓舞肾中阳气，以求阳助阴化。

3. 辨治痛经经验

子宫腺肌病导致的痛经多为气虚血瘀型，治以益气化瘀止血，用大量活血化瘀的药物如桃仁、赤芍、丹参配伍行气药香附、元胡之类，加益气药黄芪以“助水行舟”。痛经伴恶心呕吐多为脾胃虚弱，平素应常服用香砂养胃丸健脾和胃。用药时要注意药性，以不影响月经周期为前提。

4. 孕期治疗经验

孕早期出现胎漏、胎动不安，病机首推肾脾偏虚，以肾虚为主，确立益肾安胎、健脾固冲治法，自拟方药为：菟丝子 18g，续断 18g，杜仲 18g，熟地 12g，山药 30g，山茱萸 12g，枸杞子 15g，白术 15g，甘草 6g。妊娠病中后期的治疗总以健脾和胃为主，主张健脾益气、升提固涩，常用补中益气汤。治疗宫颈松弛的患者以升麻为首选药物，用量要大。孕中、后期常用胎元饮、泰山磐石散、圣愈汤、香砂六君子合八珍汤等方剂加减。

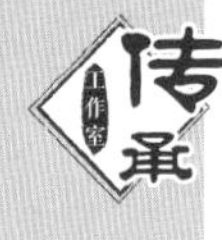

5. 分期逐步调治闭经

治疗闭经采用分期逐步调治的方法，补通兼施。先用八珍汤培补化源，益气养血；气血充足、血海充盈之后，再予以活血温通之品，如鸡血藤、桂心、牛膝等，引经下行。

6. 益气化瘀治疗癥瘕

治疗子宫肌瘤主张扶正与祛邪并举，活血与止血并举，化瘀与散结并举。自拟方剂参芪龙牡汤（党参、黄芪、白术、生龙骨、煅牡蛎、鸡内金、五味子、龟甲、玄参、黄芩）。

7. 用桂枝茯苓丸经验

临证可用桂枝茯苓丸温经活血，治疗瘀血所致的崩漏下血、经水不断、痛经等症，以及西医妇科疾病如慢性附件炎、盆腔炎、痛经、子宫肌瘤等属于血瘀且伴月经后期者。

【擅治病种】

1. 崩漏

健脾益气，升阳举陷。常用方为举元煎加味。常用药物有党参、白术、黄芪、升麻、生龙骨、生牡蛎、三七粉、仙鹤草、益母草。

2. 痛经

温经散寒，化瘀止痛。常用方为桂枝茯苓丸加减。常用药物有桂枝、桃仁、丹皮、赤芍、炮姜、乌药、元胡索、陈皮、砂仁、白术。

3. 胎漏、胎动不安

益肾健脾，固冲安胎。常用方为寿胎丸加减。常用药物有菟丝子、杜仲、桑寄生、续断、阿胶、党参、白术、砂仁。

二、传承工作室建设成果

【成员基本情况】

1. 负责人

叶青，女，山东中医药大学附属医院妇科专业，主任医师。

2. 主要成员

张建伟，女，山东中医药大学妇科专业，主任医师。

刘卉，女，山东中医药大学附属医院妇科专业，主任医师。

张萌，女，山东中医药大学附属医院妇科专业，副主任医师。

郭瑞华，女，山东中医药大学中医妇科文献专业，教授。

【学术成果】

1. 论著

（1）《郑惠芳妇科临证经验集》，人民卫生出版社 2013 年出版，叶青主编。

（2）《当代名老中医经验方汇萃》，人民卫生出版社 2014 年出版，叶青参编。

（3）《当代名老中医成才之路》，上海科学技术出版社 2014 年出版，叶青参编。

（4）《当代名老中医典型医案集》，人民卫生出版社 2014 年出版，叶青参编。

2. 论文

1. 叶青．儒学对郑惠芳名老中医养生及学术思想的影响．世界中医药，2013，8（4）：417～419。

2. 张建伟．郑惠芳老中医用健脾法治疗妇科病经验撷菁．光明中医，2013，28（5）：900～901。

3. 刘卉，等．郑惠芳应用桂枝茯苓丸经验．内蒙古中医药，2014，33（35）：149。

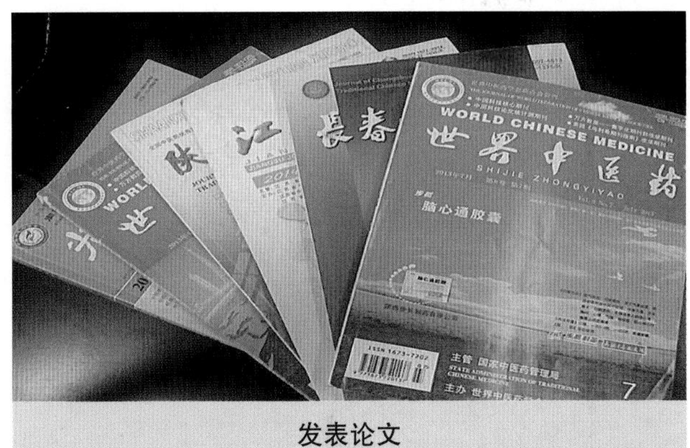

发表论文

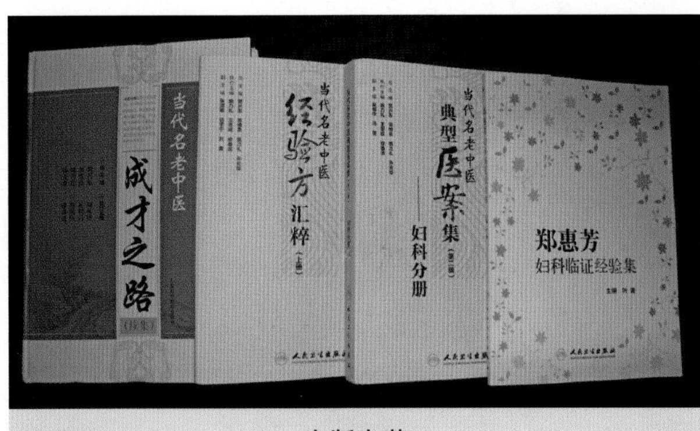

出版专著

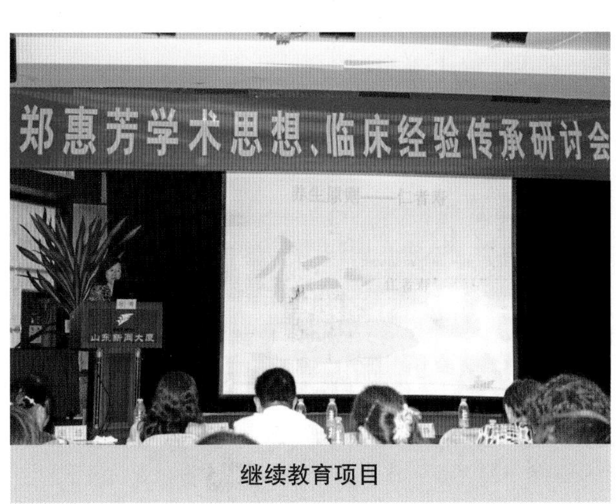

继续教育项目

【人才培养】

培养学术继承人 9 人；接受进修、实习生 42 人。举办国家级中医药继续教育项目 1 次，培训 128 人。

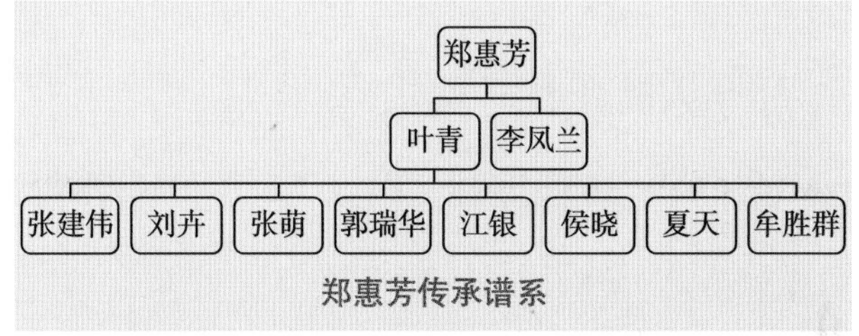

郑惠芳传承谱系

【推广运用】

（一）诊疗方案

1. 崩漏

辨证分脾虚证、肾阴虚证、肾阳虚证、血瘀证等，方药分别选举元煎、六味地黄丸合二至丸、右归丸、桂枝茯苓丸等。

2. 痛经

辨证分寒凝血瘀证、肾虚证、气虚血瘀证。方药分别选用桂枝茯苓丸合二陈汤、过期饮、自拟方（黄芪、党参、桃仁、丹参、灵脂、赤芍、三七、元胡、香附、茺蔚子）。

3. 先兆流产

辨证为肾脾两虚。治法以益肾健脾安胎为主，方药选用自拟方（菟丝子、川断、杜仲、熟地、山药、山萸肉、阿胶、枸杞子、苎麻根、莲房炭、白术、甘草）。

（二）运用及推广情况

以上三个诊疗方案已在山东中医药大学附属医院推广应用。

三、依托单位——山东中医药大学附属医院（见第 428 页）

焦中华

全国名老中医药专家传承工作室

一、老中医药专家

【个人简介】

焦中华，1937年生，男，汉族，河北临西人。山东中医药大学附属医院肿瘤血液专业教授、主任医师、博士研究生导师，享受国务院政府特殊津贴。1957～1965年就读于中国协和医科大学（八年制），毕业后留在中国医学科学院肿瘤医院工作8年，后于1973年调至山东中医药大学附属医院血液肿瘤科工作，1975年通过参加山东省第三期“西学中班”走上了西学中之路。曾任山东省政协六、七、八、九届委员，中华中医药学会肿瘤分会常委，中国中西医结合学会肿瘤专业委员会委员，国家新药评审委员会委员，山东抗癌协会常务理事。曾荣获中国中西医结合学会肿瘤专业委员会授予的中国中西医结合肿瘤防治特殊贡献奖，并被评为有突出贡献的名老中医药专家。

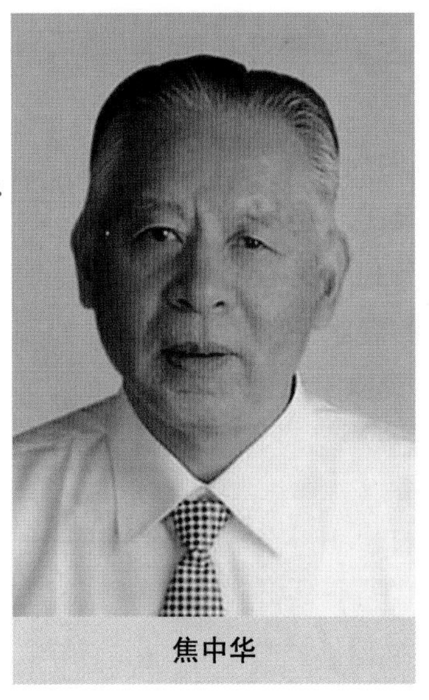
焦中华

先后担任第2～4批全国老中医药专家学术经验继承工作指导老师。

第二批继承人：①李芮，山东中医药大学附属医院血液肿瘤专业，主任医师；②张娟，山东中医药大学附属医院血液肿瘤专业，主任医师。

第三批继承人：刘朝霞，山东中医药大学附属医院血液专业，副主任医师。

第四批继承人：①李秀荣，山东中医药大学附属医院肿瘤专业，主任医师；②周延峰，山东中医药大学附属医院血液专业，主任医师。

主编《实用中医血液病学》，参编《中医内科学》等多部著作。发表“中西医结合治疗再障的临床与实验研究”等多篇论文。

主持多项科研课题，获山东省科学技术三等奖等多项奖励。

【学术经验】

（一）学术思想

1.“治瘤首健脾胃”

强调脾胃升降失常是肿瘤发病的核心，同时强调治疗肿瘤中后天之气的重要性，提出“治瘤首健脾胃”的观点，认为肿瘤的治疗以健脾胃为主，脾胃健，正气复，邪自消。

2.“络病与肿瘤转移”理论

认为肿瘤转移的主要机制之一是肿瘤血管生成，其应属于中医学“络病”范畴。络病贯穿肿瘤发生、发展、转移等各病理环节，络气郁滞或虚滞是肿瘤发生的始动因素，络息成积是肿瘤的关键病理环节。肿瘤血管形成促进肿瘤转移，则是络病系列病理表现的一个阶段，肿瘤的微血管生成过程即中医之“久病入络”而形成络脉病变的过程。

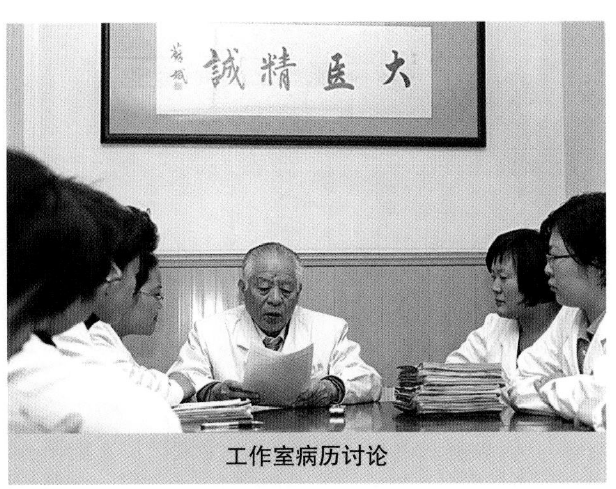

工作室病历讨论

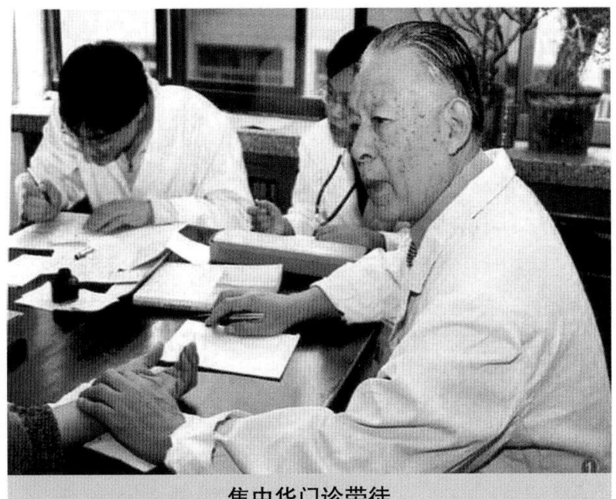
焦中华门诊带徒

（二）临床经验

1. 局部与整体相结合

把肿瘤看成是全身性疾病，肿瘤的发生、发展、复发、转移是其局部表现。在临证诊疗中，既注意消除外在致病因素，顾及局部病灶，又重视调动和提高人体自身的抗癌能力，充分利用中药多层次、多环节、多靶点的治疗优势进行整体调节，从而达到疗局部利整体、调整体促瘤消的综合作用。

2. 扶正与祛邪相结合

肿瘤的发生、发展、转移过程是人体正气与致癌邪气之间相互斗争的过程。临证治病的关键就在于扶助正气，祛除邪气，两者辨证并结合应用。

【擅治病种】

1. 肺癌

益气健脾、化痰散结；常用经验方“肺积方”（生黄芪、党参、炒白术、茯苓、全瓜蒌、浙贝母、猫爪草、白花蛇舌草、陈皮、清半夏、地龙、蜈蚣、鸡内金、砂仁、生甘草）。

2. 肝癌

疏肝健脾、解毒散结；常用经验方“肝积方”（生黄芪、炒白术、茯苓、党参、柴胡、田基黄、茵陈、八月札、莪术、陈皮、砂仁、白花蛇舌草、郁金、炒三仙、甘草）。

3. 乳腺癌

疏肝健脾、化痰散结；常用经验方“消岩方”（生黄芪、炒白术、茯苓、清半夏、漏芦、白芷、蒲公英、白花蛇舌草、炮山甲、蜈蚣、山慈菇、土贝母、石见穿、甘草）。

4. 再生障碍性贫血

补益气血、健脾益肾；常用经验方“益血方”（生黄芪、炒白术、茯苓、半夏、当归、菟丝子、枸杞子、鸡血藤、阿胶、甘草）。

5. 血小板减少性紫癜

补中健脾、益气摄血；常用经验方“止血方”（生黄芪、炒白术、茯苓、生地、丹皮、仙鹤草、藕节、女贞子、茜草、旱莲草、白茅根、三七粉、甘草）。

二、传承工作室建设成果

【成员基本情况】

1. 负责人

齐元富，男，山东中医药大学附属医院中西医结合肿瘤专业，教授、主任医师，。

2. 主要成员

李秀荣，女，山东中医药大学附属医院中西医结合肿瘤专业，教授、主任医师，。

李慧杰，女，山东中医药大学附属医院中西

医结合肿瘤专业，主治医师。

刘寨东，男，山东中医药大学附属医院中西医结合肿瘤专业，副主任医师。

【学术成果】

1. 论著

《焦中华医论医话医案》，山东科学技术出版社 2014 年出版，齐元富、李秀荣主编。

2. 论文

（1）李秀荣，等. 焦中华教授"治瘤首健脾胃"学术思想及临证思辨特点. 四川中医，2010，28（12）：7 ～ 9。

（2）李秀荣，等. 焦中华教授应用化积方治疗肿瘤经验. 中国中医药信息杂志，2011，18（1）：88 ～ 89。

（3）李慧杰，等. 焦中华教授治疗肿瘤相关性贫血经验. 辽宁中医杂志，2011，38（6）：1059 ～ 1060。

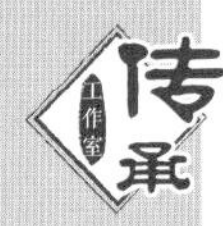

（4）刘朝霞，等. 焦中华治疗乳腺癌经验. 辽宁中医杂志，2010，37（12）：2295 ～ 2296。

（5）周延峰，等. 焦中华教授治疗再生障碍性贫血发热的经验总结. 辽宁中医药大学学报，2011，13（3）：12 ～ 13。

【人才培养】

培养传承人 15 人；接受进修生、实习生 72 人。举办国家级中医药继续教育项目 2 次，培训 150 人次。

【成果转化】

1. 院内制剂

扶正消瘤片；编号：Z01080485；功能主治：扶正祛邪、消瘤散结、祛瘀止痛，用于肺癌、胃癌、肝癌、肠癌、乳腺癌等各种恶性肿瘤。

2. 专利

（1）齐元富、李慧杰 . 耳穴压丸器，专利号：ZL201320685318.9。

（2）李秀荣、李慧杰 . 载玻片涂片器，专利号：ZL2014201316648.7。

【推广运用】

（一）诊疗方案

1. 恶性肿瘤气血亏虚、瘀毒内结证

益气健脾、解毒散结法，方药选化积方（生黄芪、白花蛇舌草、炒白术、茯苓、党参、砂仁、清半夏、猫爪草、陈皮、蜈蚣、黄连、甘草）加减。

2. 肺癌

辨证分气虚痰湿、痰热蕴结等证型，方药选自拟芪贞固本方（黄芪、女贞子、太子参、菟丝子、沙参、百合、薏米、白术、枳壳、甘草）、芩莲正积方（陈皮、清半夏、黄芩、半枝莲、莪术、重楼、浙贝母、薏苡仁、厚朴、甘草）等。

3. 胃癌

辨证分肝胃不和、脾胃虚寒、脾虚痰湿、气滞血瘀等证型，方药选柴胡疏肝散、理中汤、四君子汤加二陈汤、柴胡疏肝散合膈下逐瘀汤等。

4. 肝癌

辨证分肝郁脾虚、湿热蕴结、肝肾阴亏、气滞血瘀等证型，方药选柴胡疏肝散合六君子汤、鳖甲煎丸、一贯煎、柴胡疏肝散加大黄䗪虫丸等。

（二）运用及推广情况

以上诊疗方案在山东中医药大学附属医院运用推广，效果良好。

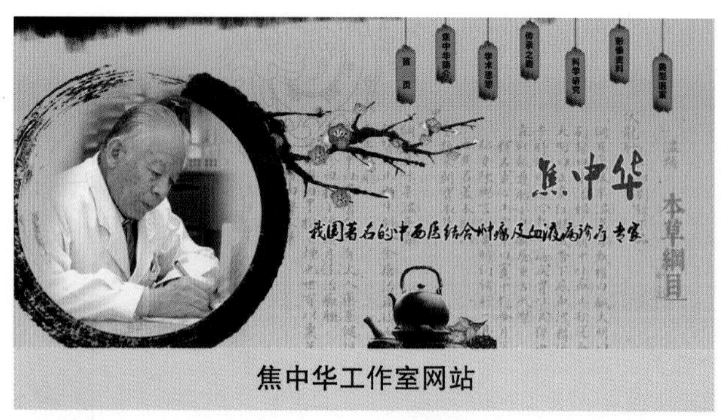

焦中华工作室网站

三、依托单位——山东中医药大学附属医院（见第 428 页）

冯宝麟

全国名老中医药专家传承工作室

一、老中医药专家

【个人简介】

冯宝麟（1928—2008年），男，汉族，天津市人。山东省中医药研究院（原山东省中医药研究所）中药炮制研究室研究员。1950年考入齐鲁大学药学系，1952年转入华东药学院药剂系继续学习，1954年毕业后分配至武汉制药厂工作，1956年调至山东省卫生厅实验药厂中药研究组工作，1958年调入山东省中医药研究所工作至今。1982年任山东省卫生厅医学科学委员会委员，1987年任中华中医药学会中药学会委员，兼任光明中药函授学院山东分院院务委员以及《中成药研究》和《山东中医杂志》编委工作。1991年被确定为首批全国名老中医药专家学术经验继承工作指导老师，1992年开始享受国务院政府特殊津贴。

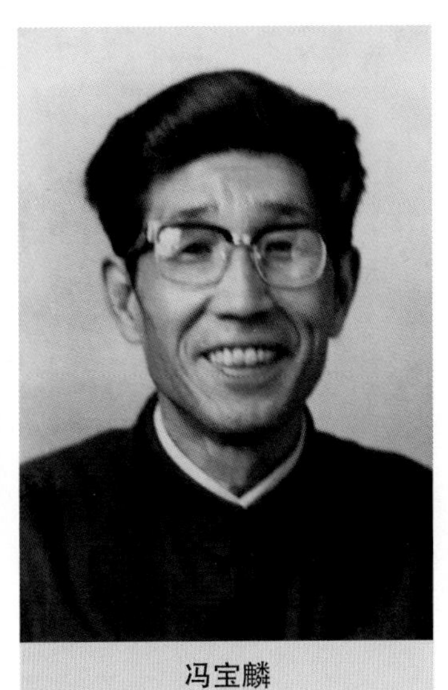
冯宝麟

先后担任第1～2批全国名老中医药专家学术经验继承工作指导老师。

继承人：吕文海，山东中医药大学，教授。

主编专著有《山东中药炮制经验汇编》《中草药加工炮制手册》《古今中药炮制初探》。发表“中药炮制研究规划设想”“对中药炮制研究的几点看法”“关于中草药炮制原理和改革途径的探讨”“中药炮制研究应重视历史沿革的整理”等论文。

主持研究“山东地区中药炮炙及加工方法备集”“马钱子炮制方法改革研究”“中药炮制研究规划设想”“巴豆霜的炮炙研究”等科研项目。制订《山东省中药炮制规范》（1975年版）。

【学术经验】

1. 学术思想

中药炮制学科应以传统中医药理论为指导，遵从中医药发展规律，在炮制历史沿革、炮制方法和工艺、炮制品质量评价标准、炮制作用和炮制原理五个方面深入研究，建立符合饮片自身特色的科学化的质量标准，解析炮制原理，丰富和完善中药炮制理论体系，更好地实现传统炮制的意图，提高中药饮片质量和疗效的稳定性和可靠性。

2. 中药炮制研究思路

（1）中药炮制研究应重视历史沿革的整理

（2）中药炮制研究可按炮制的基本技术分类研究

（3）中药炮制可按炮制品类别进行研究

（4）加强临床与炮制基础理论相结合的研究

（5）中药炮制应重点开展统一炮制工艺、质量标准研究

（6）创造新的炮制法和新型炮制品

（7）中药炮制应重点开展炮制原理和理论研究

（8）中药炮制生产应发展机械化和现代化

（9）中药炮制研究应全国统一规划，多学科配合，有计划、有步骤地研究

二、传承工作室建设成果

【成员基本情况】

1. 负责人

孙立立，女，山东省中医药研究院中药炮制专业，研究员。

2. 主要成员

石典花，女，山东省中医药研究院中药炮制专业，助理研究员。

戴衍朋，男，山东省中医药研究院中药炮制专业，助理研究员。

周倩，女，山东省中医药研究院中药炮制专业，助理研究员。

葛秀允，男，山东省中医药研究院中药炮制专业，副研究员。

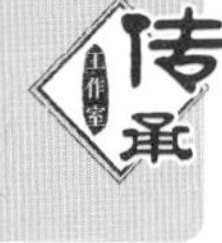

郭长强，男，山东省中医药研究院中药炮制专业，副研究员。

【学术成果】

1. 论著

（1）《冯宝麟中药炮制研究之路》，山东科学技术出版社 2013 年出版，孙立立主编。

（2）《当代名老中医成才之路》，上海科学技术出版社 2014 年出版，孙立立参编。

（3）《中药饮片炮制彩色图谱》，化学工业出版社 2011 年出版，郭长强主编。

（4）《新编实用中药彩色图谱》，化学工业出版社 2013 年出版，郭长强主编。

2. 论文

（1）孙立立，等 . 多指标正交试验法优选京大戟醋制工艺 . 中国中药杂志，2012，37（11）：1575 ～ 1578。

（2）于凤蕊，等 . 醋艾炭炮制工艺优选 . 中国实验方剂学杂志，2012，18（14）：23 ～ 26。

（3）石典花，等 . 有毒中药甘遂醋炙工艺研究 . 中成药，2012，34（7）：1324 ～ 1328。

（4）陈洁，等 .Box ～ Behnken 设计～效应面法优选甘草切制工艺 . 中草药，2013，44（12）：1579 ～ 1582。

（5）石典花，等 . 正交试验法优选郁金的醋制工艺 . 中国中药杂志，2011，36（10）：1291 ～ 1294。

（6）周倩，等 . 正交试验法优选蒸苦杏仁炮制工艺 . 中成药，2012，34（3）：532 ～ 534。

（7）张甜甜，等 . 艾叶及其炮制品挥发油成分 GC ～ MS 研究 . 中成药，2011，33（1）：

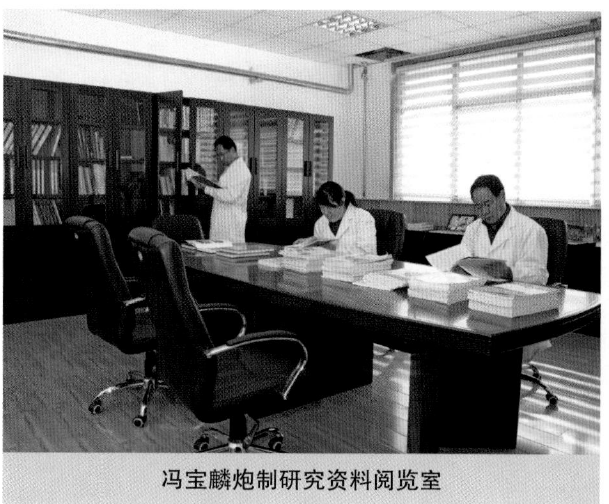

冯宝麟炮制研究资料阅览室

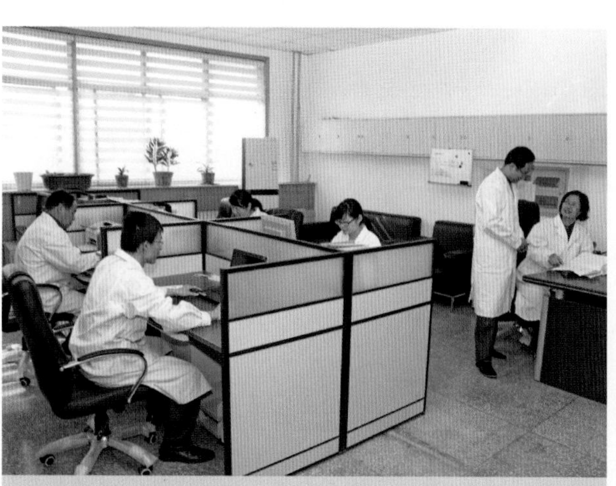

冯宝麟传承工作室办公室

87～92。

（8）苏本正，等．甘草饮片乙酸乙酯提取部位 HPLC 指纹图谱研究．中成药，2011，33（2）：203～207。

（9）戴衍朋，等．HPLC 测定不同炮制程度地榆炭中地榆皂苷元 Z 的含量．中国药学杂志，2011，46（5）：395～396。

（10）周倩，等．石榴皮、石榴瓤及石榴籽化学成分比较研究．中国中药杂志，2013，38（13）：2159～2162。

【人才培养】

培养传承人 9 人。举办国家级中医药继续教育项目 2 次，培训 182 人次；举办省级中医药继续教育项目 1 次，培训 80 人次。

【成果转化】

专利：

1. 孙立立．一种治疗结肠癌的药物及其制备方法，专利号：ZL200910231329.8。

2. 孙立立．一种治疗乳腺癌的药物及其制备方法，专利号：ZL201010563757.3。

3. 孙立立．一种治疗乳腺癌的药物及其制备方法，国家发明专利，专利号：ZL201010563760.5。

4. 孙立立．一种蜜炙甘草的炮制方法，专利号：ZL201010116338.5。

5. 孙立立．一种治疗乳腺癌的药物及其制备方法，专利号：ZL201010563758.8。

6. 孙立立．一种治疗结肠癌的药物及其制备方法，国家发明专利，专利号：ZL201010563761.X。

【推广运用】

（一）饮片质量标准的制定

工作室制定的升麻、蜜升麻、升麻炭、艾叶炭、燕苦杏仁、醋郁金、京大戟、醋京大戟、红大戟、延胡索颗粒、醋延胡索颗粒、盐槟榔、茵陈、盐吴茱萸、连吴茱萸等 15 种规格饮片质量标准已被收录至 2012 版《山东省中药炮制规范》。

工作室制定的地榆、地榆炭、石榴皮、石榴皮炭、升麻、蜜升麻、升麻炭、艾叶、醋艾炭、蔓荆子、炒蔓荆子、山楂叶、茵陈等 13 种规格饮片质量标准拟被收录到即将改版的《全国中药炮制规范》。

（二）运用及推广情况

收录在 2012 年版《山东省中药饮片炮制规范》的饮片质量标准可用于规范山东省内相关饮片的质量；收录在新版《全国中药炮制规范》中的饮片标准将用于规范全国范围内的相关饮片质量。

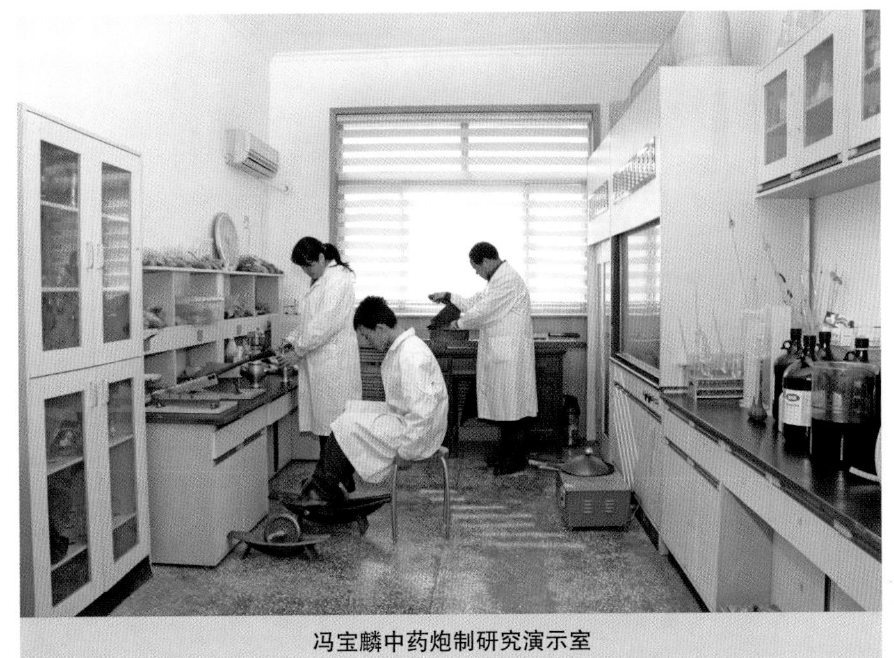

冯宝麟中药炮制研究演示室

三、依托单位——山东省中医药研究院

【依托单位简介】

山东省中医药研究所创建于1958年，2003年与山东省针灸学研究所合并成立山东省中医药研究院，隶属于山东省卫生和计划生育委员会，是集科研、临床、开发于一体的公益性全额事业单位。全院占地面积共60多亩，分东、西两个院，西院办公楼建筑面积0.8万平米，东院综合楼面积1.3万平米。

【特色优势】

山东省中医药研究院中医药研究特色鲜明，在中药炮制、中药分析、脉诊、中药药理等方面优势明显。曾参加全国大协作课题青蒿素及人工合成麝香酮的研究，是青蒿素提取工艺专利持有法人。青蒿素研究获国家发明奖；人工合成麝香酮研究获国家中医药管理局科技进步一等奖；国家重点攻关课题“常用中药饮片研究”获国家“八五”科技攻关重大科技成果奖；国家“十一五”科技支撑课题“山东大宗道地药材谱－效相关质量评价新模式”获山东省科技进步一等奖。

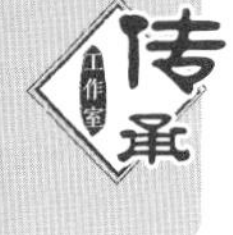

山东省中医药研究院是国家重大新药创制平台共建单位（山东省重大新药创制中心－中药创新药物研究单元技术平台承建单位）和省级研究生联合培养基地。拥有1个泰山学者岗，2个国家中医药管理局三级实验室，1个省工程技术研究中心，1个省重点实验室，1个国家中医药管理局重点学科，1个国家中医药管理局重点研究室，3个国家中医药管理局传承工作室，3个省医药卫生重点学科，3个省医药卫生重点实验室及符合GMP要求的中试基地，是山东大学、山东中医药大学、天津中医药大学等高校的教学实习基地。

【联系方式】

地址：山东省济南市燕子山西路7号
电话：0531-82949800。
网址：http://www.sacm.com.cn

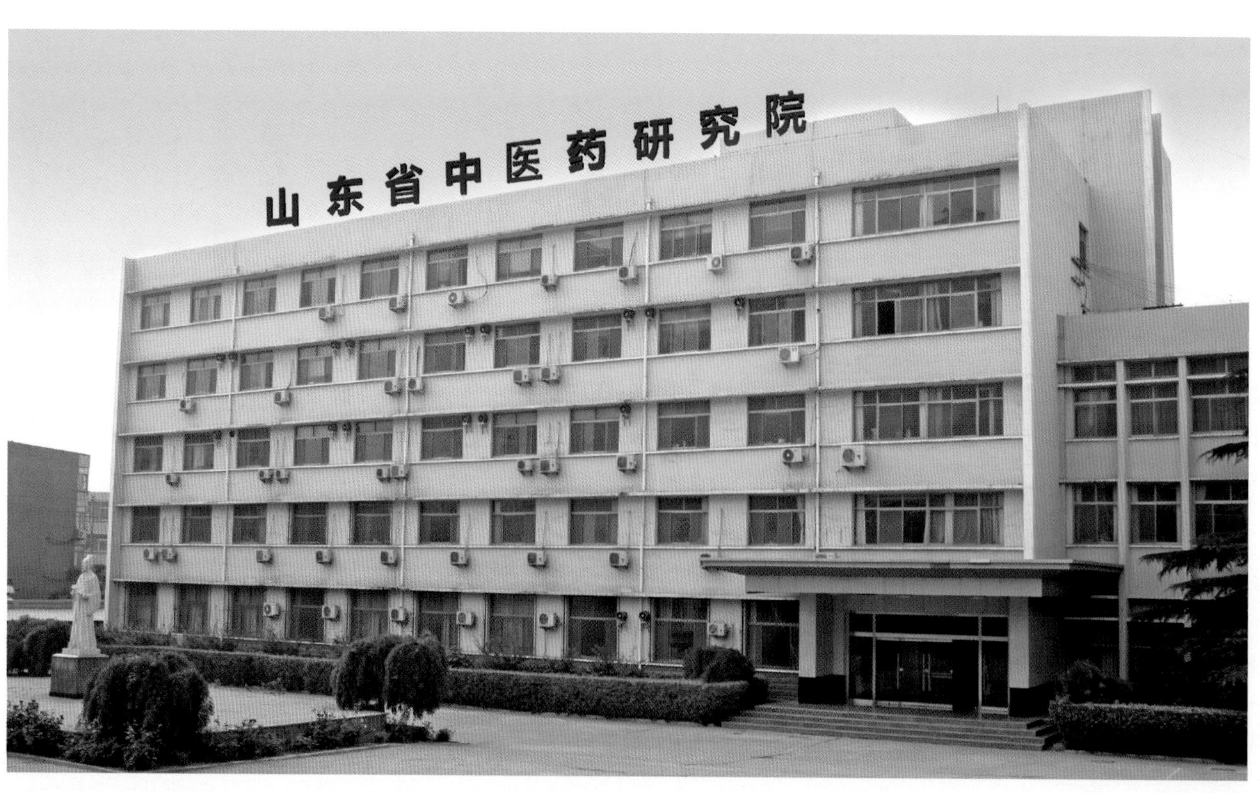

王国才

全国名老中医药专家传承工作室

一、老中医药专家

【个人简介】

王国才，1942年生，男，汉族，上海市人。山东中医药大学教授、主任医师。1961年毕业于上海中医学院附属推拿学校，师从朱春霆、王松山、钱福卿、丁季峰以及内功推拿名家马万龙等推拿前辈。1961～1979年在山东医学院附属医院（现齐鲁医院）针灸推拿科工作，1980年调至山东中医药大学工作至今。1993年起享受国务院政府特殊津贴。曾任国家职业技能鉴定高级考评员、《中华推拿疗法杂志》编委。先后荣获全国高等中医药对外教育优秀教师、山东省拔尖人才、山东省科技创新人才、山东省名中医药专家等荣誉称号。

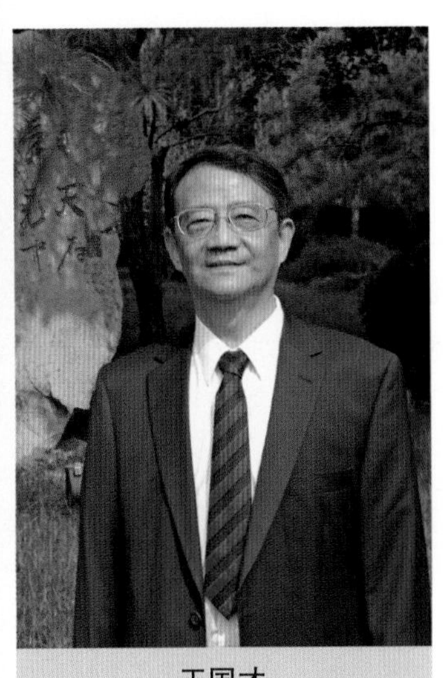
王国才

先后担任第三、四批全国老中医药专家学术经验继承工作指导老师。

第三批继承人：①季远，山东中医药大学附属医院推拿科，主任医师；②李华东，山东中医药大学附属医院推拿科，主任医师。

第四批继承人：①王强，山东省立医院推拿科，副主任医师；②王绍辉，山东中医药大学附属医院推拿科，主治医师。

主要编著有《中国推拿（中英对照）》《中国推拿手法学》《养生妙语》，以及普通高等教育“十五”“十一五”国家级规划教材《推拿手法学》《推拿治疗学》等著作；发表“推拿手法动态曲线的测定及应用”“伸屈伸踝法及其省力原理”等论文。

【学术经验】

（一）学术思想

重视手法的定量化研究，认为要最终揭示推拿的科学原理，其关键环节是首先要对推拿手法进行定量化研究，逐步研究清楚并控制推拿对人体的刺激量与刺激形式，提出了“运动关节类手法施术四大原则”，即关节运动轴面原则、关节运动区位原则、关节运动解剖结构学原则、省力原则。

（二）临床经验

1. 筋骨并治，理筋为先

认为“筋柔才骨正，骨正则筋柔”；对于整骨与理筋的关系，认为应先理筋后整骨，理筋为先，反对单纯整脊而不松筋的治疗方法。

2. 颈椎运动关节类手法

（1）颈椎扳法，包括传统瞬间暴发力扳法、抻展缓力扳法、纠正椎体旋转及棘突偏歪扳法。

（2）颈椎纵轴拔伸法。

（3）颈椎弧度拔伸法，包括坐位拔伸法、仰卧位拔伸法、颈椎生理曲度过大者拔伸法。治疗时应结合患者病情、身体条件辨证施治。

3. 治疑难杂病思路

对于疑难病，首先必须明确诊断，才能有的放矢。一些顽固的病症久治不愈时，应该重新详细查体，反思诊断和治疗思路，可能会有新的发现，一些容易被忽视的症状和体征很可能是提示疾病诊断的关键所在。

4. 整脊手法和经验效穴

运用运动生物力学原理，创造了压脊法、旋棘法、整肋法、提肩压胛法、旋肋整胸法、仰卧位腰椎斜扳法、卷腰法、㨰腰法等一整套独特有效的整脊手法，并创用诸如三陵、臀上、尺三里、桡三里等经验效穴。

山东2013推拿年会暨王国才学术思想临床经验推广研修班

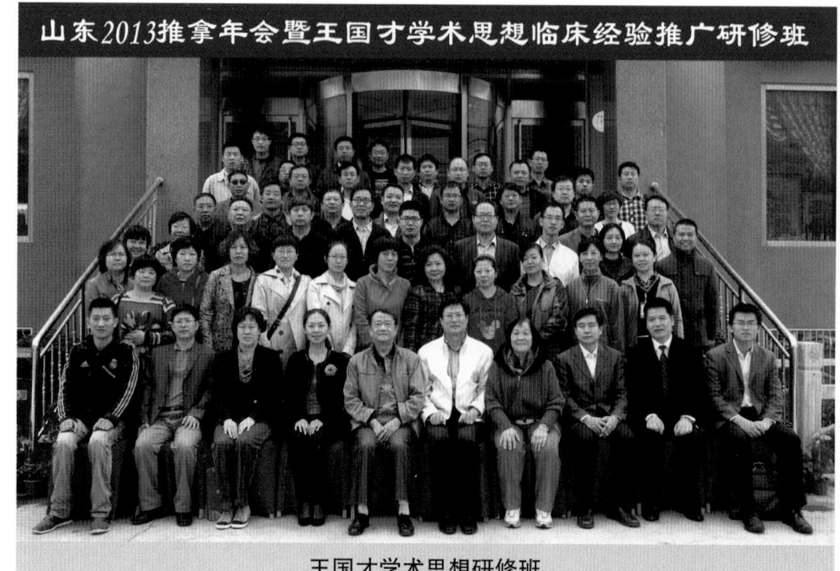

王国才学术思想研修班

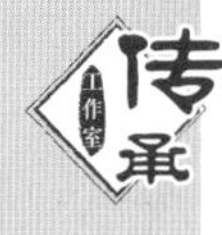

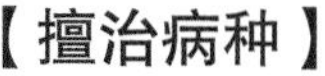

【擅治病种】

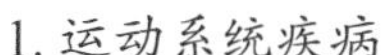

1. 运动系统疾病

善用传统推拿手法如㨰法、一指禅推法、整脊法配合禅针法治疗颈椎病、腰椎间盘突出症、膝关节炎等。治疗时强调辨证施法、筋骨并治。

2. 头面五官科疾病

擅用一指禅偏锋推法、点按法、颈椎扳法、颈椎拔伸法配合自创禅针法治疗耳鸣、头晕、头痛、鼻炎。

3. 内科杂病

重视脊柱与五脏的关系，通过调理脊柱调节脊神经，从而调理内脏。善用整脊疗法配合禅针法治疗胃肠疾病、心脏病等。

二、传承工作室建设成果

【成员基本情况】

1. 负责人

季远，男，山东中医药大学附属医院推拿专业，主任医师。

2. 主要成员

李华东，男，山东中医药大学附属医院推拿专业，主任医师。

毛树文，男，山东中医药大学附属医院推拿专业，主治医师。

曾庆云，女，山东中医药大学附属医院推拿专业，副主任医师。

王绍辉，男，山东中医药大学附属医院推拿专业，主治医师。

王强，男，山东省立医院推拿专业，副主任医师。

【学术成果】

1. 论著

（1）《推拿大师王国才》，山东大学出版社2015年出版，季远主编。

（2）《国医薪火，名师心传》，山东电子音像出版社2015年出版，季远主编。

2. 论文

（1）毛树文．王国才特色针法——禅针法探微．光明中医，2014，51（6）：491～494。

（2）王强．王国才推拿治疗小儿脑瘫经验浅析．山东中医药大学学报，2011，35(6)：511～513。

（3）赵菲．王国才推拿针刺并用治疗围绝经期综合征验案 2 则 . 江西中医学院学报,2012,24(4):25 ～ 27。

（4）王绍辉 . 王国才整脊手法治疗特发性脊柱侧弯的临床研究 . 中国医学创新，2011，8（34）：121 ～ 122。

【人才培养】

培养传承人 10 人；接受进修、实习 18 人。举办国家级中医药继续教育项目 2 次，培训 230 人次；举办省级中医药继续教育项目 1 次，培训 126 人次。

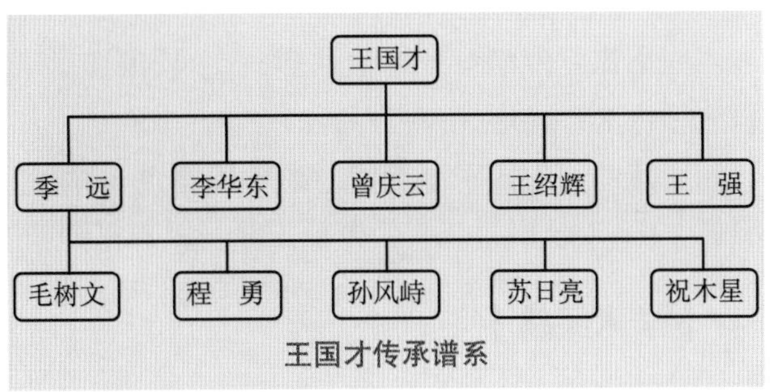

王国才传承谱系

【推广运用】

（一）诊疗方案

1. 腰椎小关节紊乱

针人中、承山、后溪、委中、承山等，侧卧位腰椎斜扳法，做髋关节的摇法，腰椎拔伸法。

2. 椎动脉型颈椎病

一指禅推法，配合扫散、拿五经等头面部操作，增加大脑供血，颈椎拔伸、抻展解除对椎动脉的压迫。有颈椎棘突偏歪者结合颈椎扳法；呕吐者按揉中脘，推天柱骨；虚证者加摩丹田，点关元，振百会，肝胆经头部循行处施以补益手法；实证者加推桥弓，点丰隆，肝胆经头部循行处施以清泻手法。

3. 脊柱侧弯

推拿处方：提肩压胛法，旋拨法，旋肋法，腰椎后伸扳法，腰椎仰卧位旋转扳法。

（二）运用及推广情况

以上 3 个诊疗方案已在山东省中医院、山东省立医院、山东中鲁医院等医疗单位推广应用。

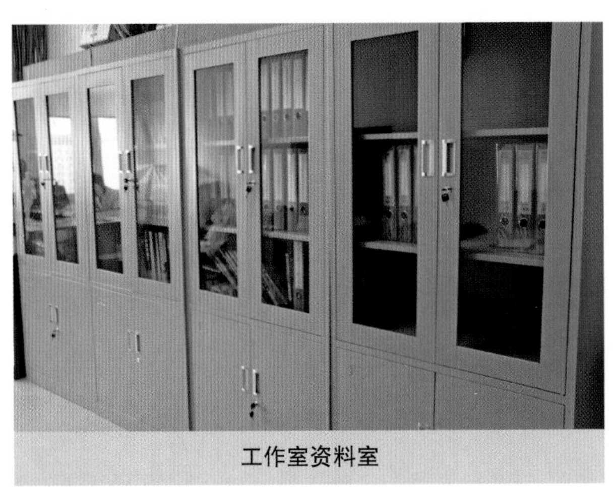
工作室资料室

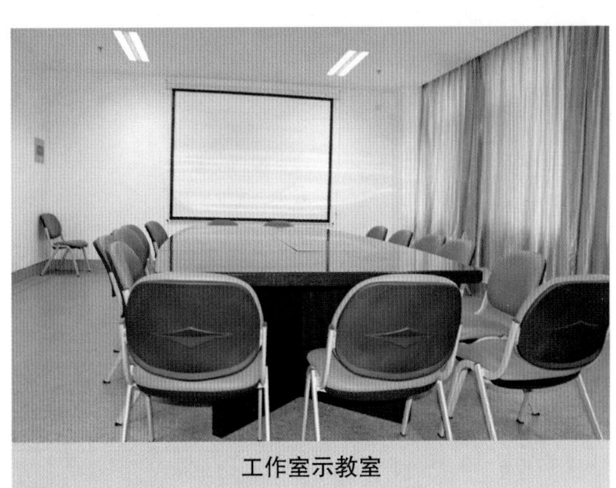
工作室示教室

三、依托单位——山东中医药大学附属医院（见第 428 页）

尚德俊

全国名老中医药专家传承工作室

一、老中医药专家

【个人简介】

尚德俊，1932年生，男，汉族，河南省济源人。山东中医药大学中医外科学教授。1955年毕业于山东医学院，1959年全国西医离职学习中医班（天津市中医研究班）毕业，并获得卫生部颁发的唯一金质奖章，1962年调入山东省中医院外科工作至今。曾任山东中医药大学中医外科教研室主任，创建中国中西医结合学会周围血管疾病专业委员会，担任四届全国政协委员，享受国务院政府特殊津贴，获得全国医学科研先进工作者等荣誉称号。2014年获第二届“国医大师”称号。

尚德俊

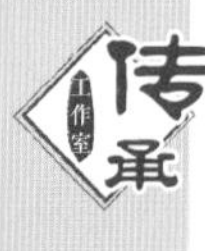

担任第二批全国老中医药专家学术经验继承工作指导老师。

继承人：①陈柏楠，山东中医药大学附属医院周围血管疾病专业，主任医师；②秦红松，山东中医药大学附属医院周围血管疾病专业，主任医师。

编著《中西医结合治疗周围血管疾病》《外科血瘀症学》《中西医结合周围血管疾病学》等；发表“周围血管疾病辨证论治的探讨”“周围血管疾病治疗八法”等论文80余篇。

主持的“中西医结合治疗血栓闭塞性脉管炎”项目1978年全国科技大会荣获国家一级成果奖。

【学术经验】

（一）学术思想

注重周围血管疾病的整体辨证与局部辨证相结合，认为周围血管疾病中的某一个疾病由于发病情况不同，临床表现和疾病发展阶段不同，证候各异，治疗上有区别（同病异证，同病异治）；而各种不同的疾病可以出现血瘀共性，均可应用活血化瘀法治疗（异病同证，异病同治）。

（二）临床经验

1. 治疗周围血管疾病经验

根据血栓闭塞性脉管炎的发病过程、证候变化，结合患者的体质强弱、气血虚实，将临床各期分为阴寒、血瘀、湿热下注、热毒炽盛和气血两虚证进行辨证论治。闭塞性动脉硬化症和糖尿病肢体动脉闭塞症患者多是中老年人，瘀血阻络、血脉闭阻是主要病机，可以出现阴寒证、血瘀证、湿热证、热毒证和脾肾阳虚证等，治疗既要重视改善肢体血液循环障碍的血瘀共性，又要注意解决证的个性。

下肢静脉疾病主要有静脉回流障碍和静脉血液倒流两大类疾病，共同特点是下肢静脉系统血液瘀滞、高压、缺氧，都可以用活血化瘀法治疗。对于下肢深静脉血栓形成采用期型结合的辨证论治方法，急性期辨证为湿热下注型，慢性恢复期辨证为血瘀湿重型，后遗症期辨证为脾肾阳虚型。下肢静脉曲张的主要病机是气滞血瘀，治宜行气活血；并发郁积性皮炎，局部红肿热痛者，辨证为湿热下注型；并发瘀血性溃疡者，根据局部疮面情况辨证分为阴虚内热型和气血两虚型。

2. 活血化瘀法的使用

虽然许多外科疾病可以应用活血化瘀法治疗，但有气滞血瘀、气虚血瘀、寒凝血瘀、热盛血瘀、痰血攻心等不同，临床上应根据病性灵活应用活血化瘀法。对瘀血重症，或慢性血瘀症，如肢体动脉闭塞性疾病、腹腔慢性炎块、肝脾肿大、颈椎病、淋巴结结核等，可应用虫类活血破瘀药（全蝎、蜈蚣、土元、水蛭、地龙等）。内治与外治疗法相结合可以促进瘀血消散，消肿软坚，流通血脉。

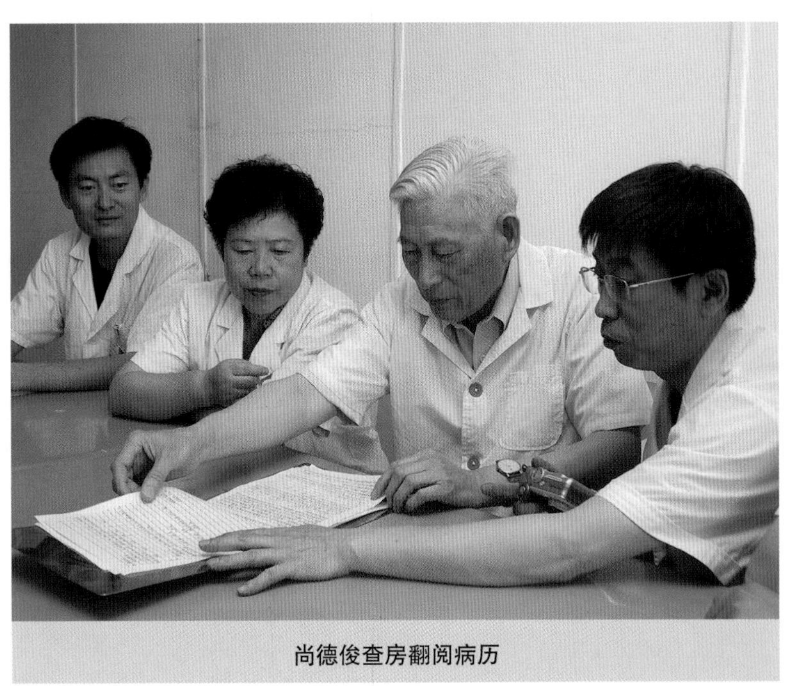

尚德俊查房翻阅病历

【擅治病种】

1. 血栓闭塞性脉管炎

创用四虫片（蜈蚣、全蝎、土鳖虫、地龙），与清热解毒法、温经散寒法、软坚散结法等结合应用，可以增强其解毒镇痉、活血化瘀、通络止痛作用，明显降低截肢率。

2. 动脉硬化闭塞症

根据肾主骨和瘀血证的理论，创用补肾活血汤（熟地、川断、怀牛膝、桑寄生、鸡血藤、山药、仙灵脾、破故纸、云苓、当归、川芎、威灵仙、丹参、赤芍、白术），常与四虫片结合应用。

3. 下肢深静脉血栓形成

常用活血通脉片（丹参、赤芍、土茯苓、当归、金银花、川芎）治疗。

4. 下肢静脉曲张

常用活血消肿洗药（刘寄奴、海桐皮、苏木、羌活、大黄、芒硝、当归、川芎、红花、白芷、丹参、鸡血藤、泽兰、甘草）熏洗治疗。

二、传承工作室建设成果

【成员基本情况】

1. 负责人

陈柏楠，男，山东中医药大学附属医院周围血管疾病专业，主任医师。

2. 主要成员

秦红松，男，山东中医药大学附属医院周围血管疾病专业，主任医师。

刘明，男，山东中医药大学附属医院周围血管疾病专业，主任医师。

【学术成果】

1. 论著

（1）《豫鲁名老中医临证录》，人民军医出版社 2012 年出版，陈柏楠副主编。

（2）《名老中医治疗优势病种诊疗方案选》，人民卫生出版社 2014 年出版，吴焕林主编。

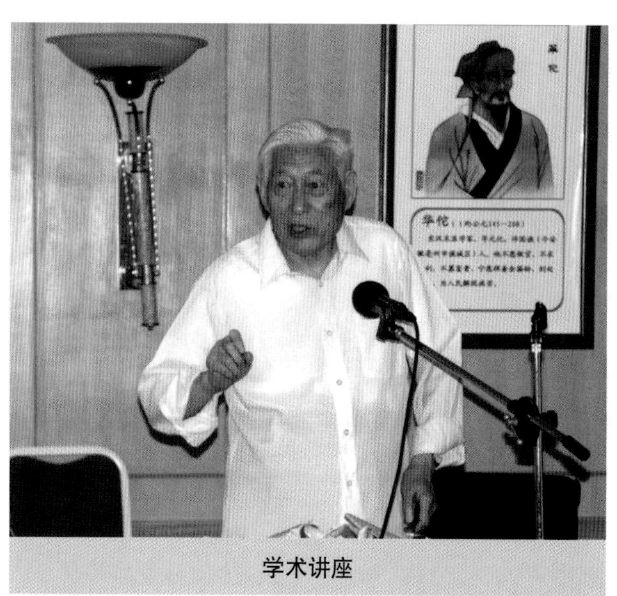

学术讲座

(3)《闭塞性动脉硬化症临床诊疗实践》，中国医药科技出版社 2014 年出版，陈柏楠主编。

2. 论文

（1）陈柏楠．急性期下肢深静脉血栓形成中西医结合治疗的多中心研究．山东中医药大学学报，2013，（4）：10 ～ 14。

（2）陈柏楠．糖尿病肢体动脉闭塞症不同中医证型炎症指标比较．中国中西医结合外科杂志，2013，（6）：41 ～ 43。

（3）陈柏楠．闭塞性动脉硬化症髂股动脉形态学表现与中医证型的相关性研究．中国中西医结合影像学杂志，2013，(3)：12 ～ 14。

（4）陈柏楠．糖尿病肢体动脉闭塞症中医证型与股总动脉内－中膜厚度的相关性研究．世界中西医结合杂志，2013，(2)：30 ～ 32。

【人才培养】

培养继承人 11 人，接受进修人员 13 人；先后举办国家级中医药继续教育项目 1 次，省级中医药继续教育项目 2 次，参加人员 250 人次。

【推广运用】

《股肿（下肢深静脉血栓形成）中医诊疗方案》在国家中医重点专科中医优势病种“股肿病”协作组中广泛应用，并作为组长单位制定完成了“股肿病”临床路径方案。2013 年度应用该诊疗方案治疗住院患者 193 例，总有效率达到 99.48%。

《脱疽（闭塞性动脉硬化症）中医诊疗方案》在济南市中医医院、山东大学第二附属医院、洛阳市人民医院等多家单位推广应用。2013 年度应用该诊疗方案治疗住院患者 231 例，总有效率达到 97.4%。

学术成就不是炒作出来的，
只有靠自己的勤奋和成果来证明。
尚德俊 2012年3月5日

三、依托单位——山东中医药大学附属医院（见第 428 页）

张珍玉

全国名老中医药专家传承工作室

一、老中医药专家

【个人简介】

张珍玉（1920—2005年），男，汉族，山东平度人。山东中医药大学中医基础理论专业教授，博士生导师。出身中医世家，16岁随父学医，20岁独立应诊，1952年入青岛中医进修学校学习，1956年入山东省中医进修学校学习，1958年选派赴南京参加卫生部主办的中医教学研究班深造，1959年入山东中医学院从事教学、临床、科研工作，是该校中医基础理论学科创始人和奠基者。历任山东省第四、五、六届政协委员。先后荣获“全国卫生系统先进工作者”“全国优秀教师”等称号，享受国务院政府特殊津贴。

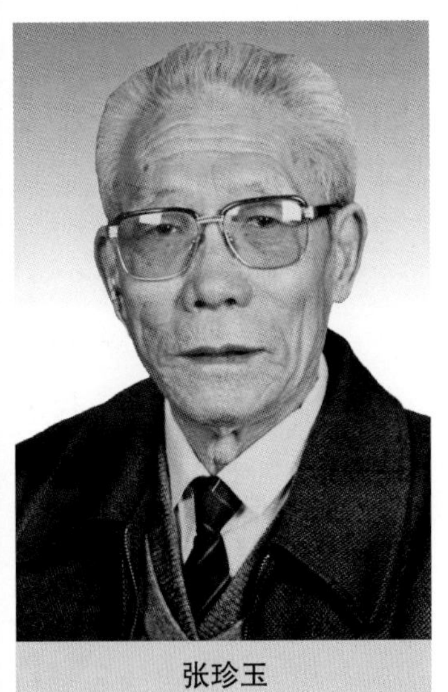
张珍玉

担任第三批全国老中医药专家学术经验继承工作指导老师。

继承人：①王小平，山东中医药大学中医基础理论专业，教授；②魏凤琴，山东中医药大学中医基础理论专业，教授。

编著有《实用中医基础理论学》等著作20余部；发表“治咳之要在宣降”等论文30余篇。主持“肝气逆肝气郁两证本质的动物模型及临床研究”等课题，并获得省级科技进步奖。

【学术经验】

（一）学术思想

1. 经典是中医理论的源头活水

认为中医学之所以富有生命力，在于它理想的临床疗效，而好的疗效源于中医理论的指导，中医理论的根基就是《黄帝内经》等经典之作，这是中医理论的源头活水。

2. 中医理论与临床相得益彰

重视理论对临床的指导，更强调总结临床，深化理论，提高疗效。从中医理论形成的自身规律而言，中医理论源于临床，其完善发展和创新离不开临床。反之，深化相关理论学习又能提高临床疗效，解决临床实际问题，两者相得益彰。

3. 中医现代化应坚持中医研究和研究中医“两条腿”走路

强调中医研究要站稳立场，立足于中医理论自身发生发展规律，用中医的思维方法开拓研究途径，自主发展，突出中医特色。研究中医的关键是借鉴方法思路，将多学科研究的成果回归到中医理论之中，发展创新中医学术，总结形成新概念，抽象上升为新学说。

（二）临床经验

1. 诸病皆可从肝治

认为五脏六腑，肝最为要，内伤杂病，肝病首当其冲，诸病皆可从肝治。临床擅长从肝论治

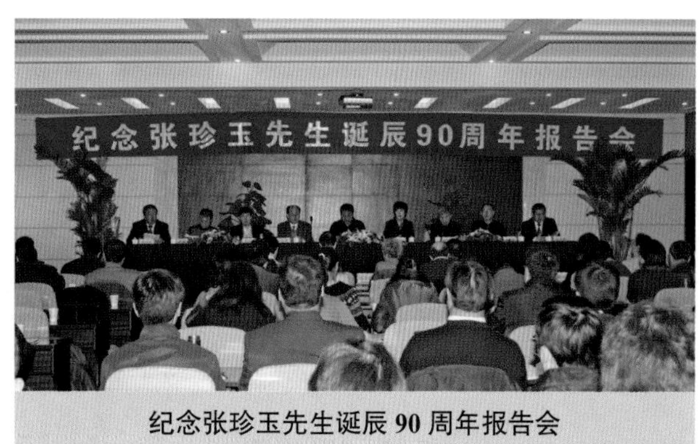

纪念张珍玉先生诞辰90周年报告会

经前期综合征、胃脘痛、头痛、遗精、痛经、子宫肌瘤、前列腺炎等诸多病种。

2. 治咳之要在宣降

咳嗽虽可由其他脏腑病变引起，但其病位在肺，其直接病机是肺失宣降。咳嗽的辨治当首分外感与内伤，失宣多由外邪所闭，不降常因内伤劳倦所为。究其治法，亦不外两途，即外感重在宣发，佐以肃降；内伤重在肃降，佐以宣发。

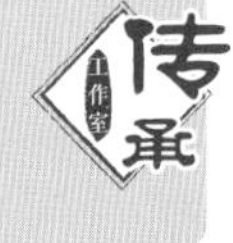

3. 脾胃分治论

脾胃虽同为后天，但两者生理病理特点有别，在治疗上亦应当区别对待。治脾胃病用药总以甘味为主，其中辛甘入脾，辛苦入胃；治脾当升，治胃宜降，脾胃同治，各有侧重。

4. 处方用药经验

一是药量适宜，重在配伍；二是处方简练，主攻明确；三是善用对药，长于调和；四是顾护脾胃，药偏温补；五是及时调方，护正辟邪。

【擅治病种】

1. 脾胃疾病

擅长从肝论治胃脘痛，以柴胡疏肝散、逍遥散、四逆散、芍药甘草汤、四君子汤为主方加减。泄泻的根本病机是脾失健运，与肝、肾关系密切，以自拟肠清汤为基本方化裁，主要药物有黄芪、人参、白术、茯苓、柴胡、白芍、山药、木香、砂仁、甘草等。

2. 肺系疾病

外感咳嗽多属风热咳嗽，以自拟桑薄清宣汤加减，主要方药有桑叶、薄荷、牛蒡子、板蓝根、桔梗、炒枳壳、紫菀、川贝、甘草。内伤咳嗽多为痰湿阻肺，以二陈汤加减治疗；外感发热的基本病机为外邪束表，卫气被郁，以风热束表多见，以银翘散加减组方。

3. 妇科疾病

女子以肝为先天，痛经患者以肝郁气滞证者最为多见。治宜疏肝理气，以图根本，方以逍遥散为主加减。

二、传承工作室建设成果

【成员基本情况】

1. 负责人

张安玲，女，山东中医药大学中医基础理论专业，教授。

2. 主要成员

王小平，女，山东中医药大学中医基础理论专业，教授。

魏凤琴，女，山东中医药大学中医基础理论专业，教授。

吴建林，男，山东中医药大学中医基础理论专业，副教授。

王玉芳，女，山东中医药大学中医基础理论专业，副教授。

张庆祥，男，山东中医药大学中医基础理论专业，教授。

马月香，女，山东中医药大学中医基础理论专业，教授。

【学术成果】

1. 著作

（1）《杏林传薪集——张珍玉》，山东科学技术出版社2010年出版，王小平、魏凤琴主编。

（2）《中华中医昆仑·张珍玉》，中国中医药出版社2011年出版，张镜源主编。

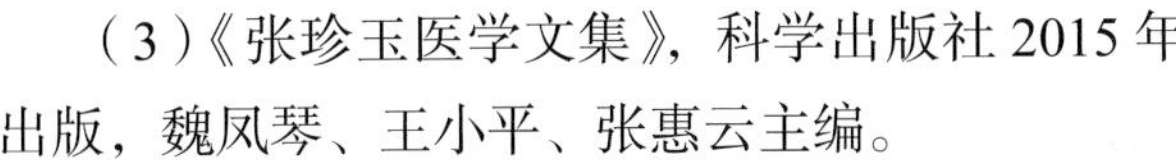

（3）《张珍玉医学文集》，科学出版社 2015 年出版，魏凤琴、王小平、张惠云主编。

2. 论文

（1）魏凤琴 . 张珍玉治疗胃脘痛用药特点统计分析 . 中华中医药学刊，2010，28（3）：550 ～ 551。

（2）王玉芳 . 张珍玉治小儿便秘验案 . 辽宁中医杂志，2010，37（增刊）：297。

（3）马月香 . 张珍玉教授从疏肝论治呃逆经验 . 河南中医，2010，30（7）：650。

（4）魏凤琴，等 . 经典是中医理论的源头活水：张珍玉学术思想研究，长春中医药大学学报，2014，12（6）：1027 ～ 1028。

（5）魏凤琴，等 . 张珍玉先生中医临床以脏腑辨证为核心学术思想研究，四川中医，2014，32（12）：8 ～ 9。

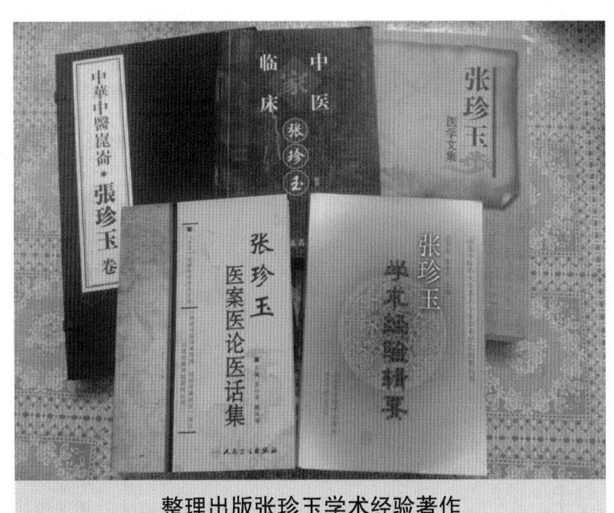

整理出版张珍玉学术经验著作

资料室一角

【人才培养】

培养传承人 2 人。举办国家级继续教育项目 1 次，培训 150 人次；举办省级继续教育项目 4 次，培训 500 人次。

【推广运用】

（一）诊疗方案

1. 胃脘痛

辨证以肝气犯胃证、肝胃不和证、肝脾不和证为主。治法以调肝气、健脾和胃为主，兼祛湿、清热、消食、化瘀等。以柴胡疏肝散、逍遥散、四逆散、芍药甘草汤、四君子汤为主方加减组合。

2. 泄泻

辨证以脾虚湿盛证、肝脾不和证、脾肾阳虚证为主。以健脾、疏肝、温肾、淡渗为常用治法。以自拟肠清汤为基本方化裁治疗。

3. 咳嗽

外感咳嗽多属风热咳嗽，以自拟桑薄清宣汤加减。内伤咳嗽多为痰湿阻肺，以二陈汤加减治疗。

4. 痛经

痛经患者以肝郁气滞证者最为多见。治宜疏肝理气。方以逍遥散为主加减。

（二）运用及推广情况

以上 4 个诊疗方案已在山东中医药大学中鲁医院、山东中医药大学校医院、济南市历城区社区卫生中心等医疗单位推广应用，取得了较好的疗效。

三、依托单位——山东中医药大学（见第 61 页）

张鸣鹤

全国名老中医药专家传承工作室

一、老中医药专家

【个人简介】

张鸣鹤，1928 年生，男，汉族，浙江嘉善人。山东中医药大学附属医院风湿病科教授、主任医师。1955 年毕业于山东医学院医疗系，1958 年参加山东中医学院西医学习中医班，1961 年留任山东省中医院工作至今。曾任山东中医药大学内科教研室主任兼附院内科主任，中华中医药学会风湿病分会副主任委员兼山东省中医风湿病专业委员会主任委员。2003 年获“山东省有突出贡献的名老中医药专家”荣誉称号，享受国务院政府特殊津贴。

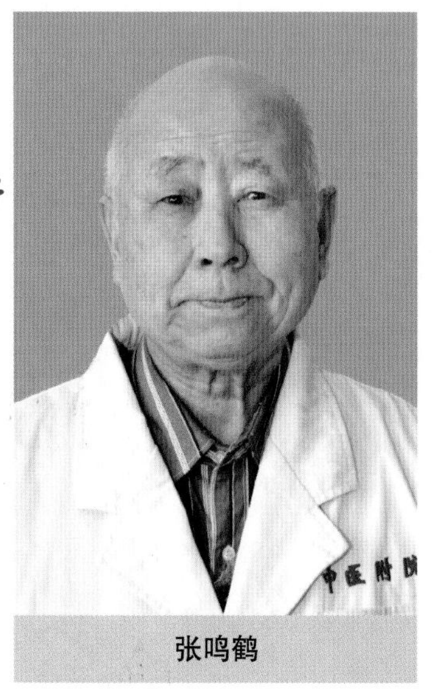
张鸣鹤

担任第二批全国老中医药专家学术经验继承工作指导老师。

继承人：①付新利，山东省中医院风湿免疫专业，主任医师、教授；②张立亭，山东省中医院风湿免疫专业，主任医师、教授。

主要有《中国风湿病学》《热痹证治新说》等著作；发表“强直性脊柱炎 358 例临床疗效分析”“清热解毒法治疗自身免疫性疾病的新思路”等论文。

主持“张鸣鹤学术思想及临证经验研究”“关节疾病牵拉矫形研究”等课题。

【学术经验】

（一）学术思想

倡导“热毒致痹”学说，衷中参西，把现代医学的研究成果融入中医辨证论治中，提出“清热解毒法可作为一切风湿性疾病治疗的基础”的观点，不仅在理论上完善创新，而且在实践中得到广泛验证和推广。

（二）临床经验

1. 治疗风湿病十八法

认为炎即有热，热与毒相伴，因此提出“因炎致痹”“因炎致痛”的观点，临床上注重运用清热解毒法，形成了治疗风湿病之十八法，分别为清热祛风解毒法、清热散寒解毒法、清热利咽解毒法、清热利湿解毒法、清热养阴解毒法、清热凉血解毒法、清热益气解毒法、清热养血解毒法、清热化痰解毒法、清热软坚解毒法、清热活血解毒法、清热通腑解毒法、清热补肾解毒法、清热固涩解毒法、清热明目解毒法、清热养肝解毒法、清热通淋解毒法、清热除疹解毒法。清热解毒十八法可单独或联合使用，灵活配伍，方能显效。

2. 中西医结合治疗风湿病

临床上对于系统性红斑狼疮、皮肌炎、血管炎、斯蒂尔病等系统性内脏损伤的患者，常根据病情轻重的不同使用大、中、小不等剂量的激素，控制急性病情，同时服用中药协同控制病情，并减少激素等西药所带来的不良反应；待急性期病情得以控制，中药发挥作用后，逐渐撤减激素，直至最小剂量维持，甚至停用激素。对于顽固性类风湿关节炎、干燥综合征，提倡酌情使用小剂量激素，但以中药治疗为主；对于疼痛明显者，则认为不可刻意检验中医药止痛效果，完全可以适量使用非甾体类抗炎药抗炎止痛，以缓解病人痛苦。

【擅治病种】

1. 类风湿关节炎

清热解毒利湿，活血化瘀。创风湿系列方，常用药物有黄柏、金银花、红藤、羌活、独活、虎杖、薏苡仁、川牛膝等。

2. 白塞病

首辨湿热与阴虚内热，治则为清热解毒或养阴清热，活血化瘀，健脾益气。常用方为黄连解毒汤与甘草泻心汤加减，常用药物有黄芩、黄连、黄柏、金银花、连翘、白花蛇舌草、半枝莲等。

3. 干燥综合征

首重清热解毒，次重滋养胃阴，三重调理脏腑，四重兼证处理，五重涤痰化瘀。清热解毒药多选用金银花、连翘、蒲公英、白花蛇舌草、玄参、蚤休、半枝莲等甘寒凉润之品。滋养胃阴药常选用乌梅、山楂、五味子、白芍等酸性之品。涤痰化瘀药常选用桃仁、红花、土元、白芥子、山慈菇、赤芍、王不留行、穿山甲、熟大黄、莪术等以改善机体微循环。

二、传承工作室建设成果

【成员基本情况】

1. 负责人

付新利，男，山东省中医院风湿免疫专业，主任医师、教授。

2. 主要成员

张立亭，女，山东省中医院风湿免疫专业，主任医师、教授。

宋绍亮，男，山东省中医院风湿免疫专业，主任医师、教授。

闫宗廷，男，山东省中医院风湿免疫专业，副主任技师。

【学术成果】

1. 雷雪姣，等. 清营汤在风湿免疫病中的应用. 长春中医药大学学报，2011，27（4）：580～581。

2. 苏海方，等. 张鸣鹤治疗类风湿关节炎经验浅析. 山西中医，2013，29（10）：7～8。

3. 陈广峰. 宋绍亮教授治疗复发性口腔溃疡经验. 四川中医，2012，30（5）：5～6。

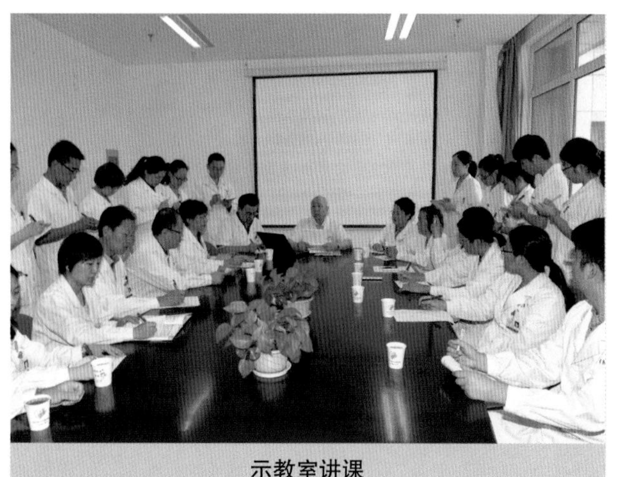

示教室讲课

张老门诊

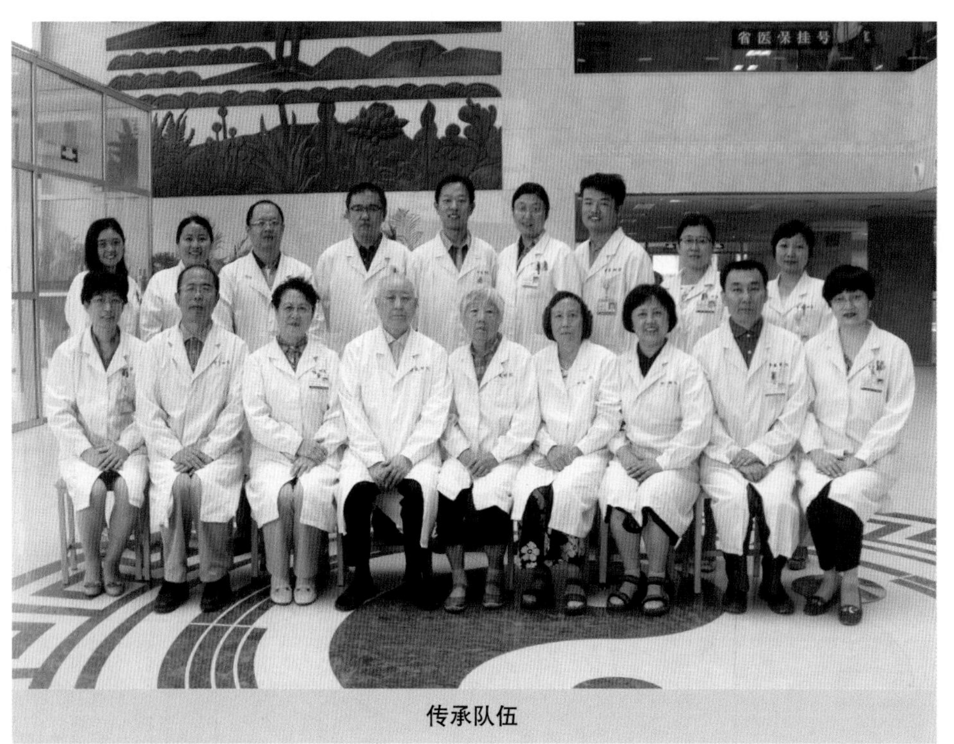
传承队伍

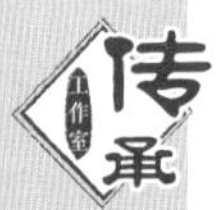

【人才培养】

培养传承人 15 人；接受进修、实习 100 多人次（风湿病科）。举办国家级中医药继续教育项目 1 次，培训 140 人次。

【成果转化】

院内制剂：清痹片；生产批号：鲁药制字 Z01080488；功能主治：消炎止痛、利水消肿，用于风湿、类风湿、痛风及增生性关节炎等。

【推广运用】

（一）诊疗方案

1. 类风湿关节炎

分为湿热痹阻证、寒热错杂证、肝肾亏虚证、痰瘀痹阻证。方药分别用四妙丸加减、桂枝芍药知母汤加减、独活寄生汤加减、身痛逐瘀汤加减。

2. 系统性红斑狼疮

分期论治系统性红斑狼疮，清热解毒法贯穿于治疗始终。临床分为热毒炽盛证、气阴两虚证、肝肾阴虚证、脾肾两虚证、瘀血内阻证。方药分别以清瘟败毒饮加减、生脉散加减、六味地黄汤合五子衍宗丸加减、济生肾气丸合五苓散加减、桃红四物汤加减。

3. 强直性脊柱炎

分期论治强直性脊柱炎，活动期以清热解毒为主，临床分为湿热痹阻证、热毒瘀滞证、寒湿阻滞证、痰瘀毒滞证、肾虚督空证。方药分别为四妙丸加减、清瘀汤加减、乌头汤加减、身痛逐瘀汤加减、肾痹汤加减。

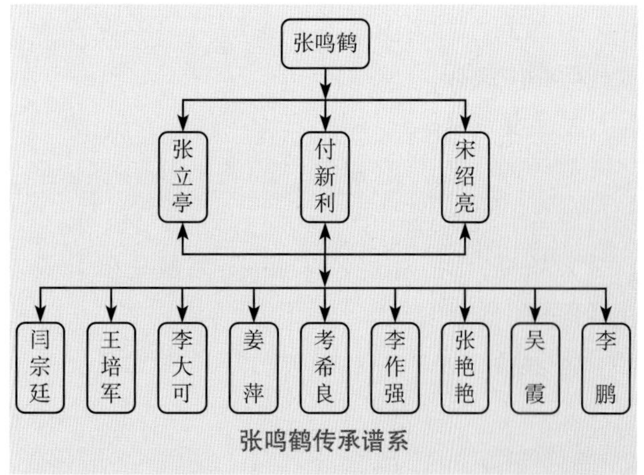

张鸣鹤传承谱系

（二）运用及推广情况

以上 3 个诊疗方案已在山东省中医药大学附属医院风湿免疫科、济南市中医院风湿科等医疗单位推广应用。

三、依托单位——山东中医药大学附属医院（见第 428 页）

朱惠芳

全国名老中医药专家传承工作室

一、老中医药专家

【个人简介】

朱惠芳，1934年生，男，汉族，山东省蓬莱市人。山东省文登整骨医院中医骨伤专业，主任医师。1948年参军入伍，历任卫生员、医助、军医。1958年转业到刚成立的文登整骨医院，师从骨伤科名医孙竹庭，先后在河南正骨学院、上海第一医学院附属中山医院骨科、华山医院手外科学习。1985～1994年任山东省文登整骨医院院长。1992年起享受国务院政府特殊津贴。曾获“全国优秀院长”“全国卫生精神文明先进工作者”等称号。曾任中华中医药学会第三届理事会理事、中华中医药学会骨伤分会第一、二届委员。

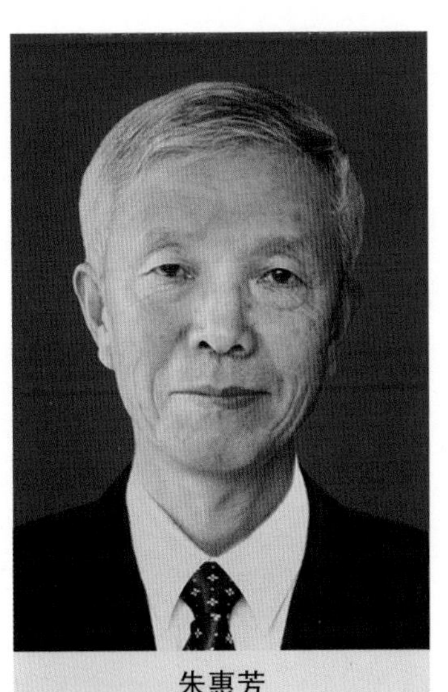
朱惠芳

先后担任第二、三批全国老中医药专家学术经验继承工作指导老师。

第二批继承人：①黄相杰，山东省文登整骨医院中医骨伤专业，主任医师；②杨茂清，山东省文登整骨医院中医骨伤专业，主任医师。

第三批继承人：隋海明，山东省文登整骨医院中医骨伤专业，主任医师。

编写《整骨手册》等著作3部；发表“手法整复小夹板固定治疗伸展型肱骨髁上骨折”“带血管蒂游离骨移植6例报告”等论文30余篇。

先后获得省级及以上科技进步奖9项，“经皮内固定治疗陈旧性肩锁关节全脱位的研究”获得山东省科技进步一等奖。

【学术经验】

（一）学术思想

推崇《医宗金鉴·正骨心法要旨》中的“手法者，诚整骨之首务哉”，并汇集整骨手法为“摸、接、端、提、按、摩、推、拿”八法。在继承传统中医骨伤科手法复位小夹板固定治疗骨与关节损伤的基础上，创新出“文登整骨十二法”和“闭合复位经皮穿针内固定治疗四肢骨与关节损伤技术”。

（二）临床经验

1. 特色整骨手法

（1）扣挤击打：主要用于矫正近关节骨折的侧向分离移位。

（2）牵抖屈伸：主要用于关节部位的整复。

（3）撬拨扩新：撬拨法主要用于关节内骨折或其他手法不易达到良好复位的骨折与脱位。

2. 倡导“筋骨并重”的指导思想

在骨损伤的同时均伴有筋的损伤，运用恰当的操作、精巧的骨折整复几乎对“筋”无损伤，使骨折移位得以整复归原。因此，治疗应筋与骨并重，切不可重骨而废筋。

【擅治病种】

1. 四肢各部位骨折和脱位（例如锁骨骨折）

采用钳持端提回旋手法复位、经皮穿针内固定术。早期给予消肿止痛、中后期给予接骨续筋等药物治疗。

2. 屈曲型胸腰脊柱骨折

采用充气式弹性脊柱固定牵引器治疗，早期引入中医康复干预并给予消肿止痛，中、后期给予接骨续筋等治疗。

3. 手指离断伤

使用手指离断伤再植术。术后按中医诊疗方案早期给予水蛭汤抗凝、抗痉挛，以防治微血管术后危象；中后期口服接骨药丸以接骨续筋。

二、传承工作室建设成果

【成员基本情况】

1. 负责人

黄相杰，男，山东省文登整骨医院中医骨伤专业，主任医师。

2. 其他主要成员

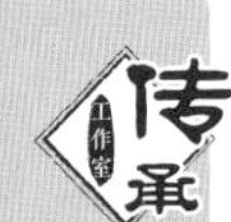

杨茂清，男，山东省文登整骨医院中医骨伤专业，主任医师。

隋海明，男，山东省文登整骨医院中医骨伤专业，主任医师。

姜红江，男，山东省文登整骨医院中医骨伤专业，主任医师。

毕宏政，男，山东省文登整骨医院中医骨伤专业，主任医师。

【学术成果】

1. 论著

《文登特色整骨：朱惠芳老中医整骨经验与传承》，中国中医药出版社2013年出版，黄相杰主编。

2. 论文

（1）黄相杰．人工髋关节翻修术72例探讨．中华关节外科杂志，2010，4（1）：69～73。

（2）黄明利．手法复位经皮穿针结合外固定支架外固定治疗青少年陈旧性胫腓骨骨折．中医正骨，2011，23（4）：49～51。

（3）高广凌．接骨药丸防治人工股骨头置换术后假体周围骨质疏松的疗效观察．中医正骨，2013，25（9）：19～21。

【人才培养】

培养传承人25人；接受进修51人。举办国家级中医药继续教育项目2次，分别培训121、145人次；举办省级中医药继续教育项目1次，培训129人次。

【成果转化】

1. 单纯性胸腰椎骨折的中医诊疗方案被国家中医药管理局医政司收录在《22个专业95个病种中医诊疗方案》（合订本）中。

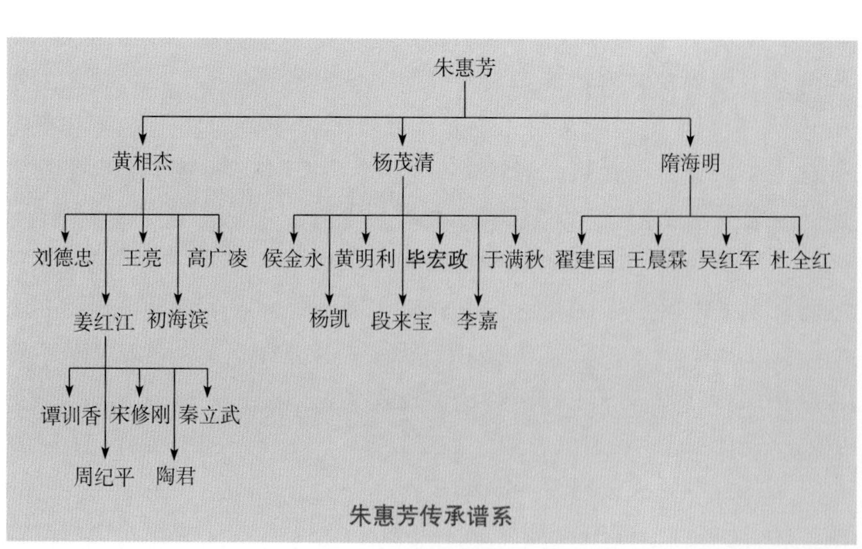

朱惠芳传承谱系

2. 外伤性髋关节后脱位的中医临床路径被国家中医药管理局医政司收录在《24个专业104个病种中医临床路径》（合订本 试行版）中。

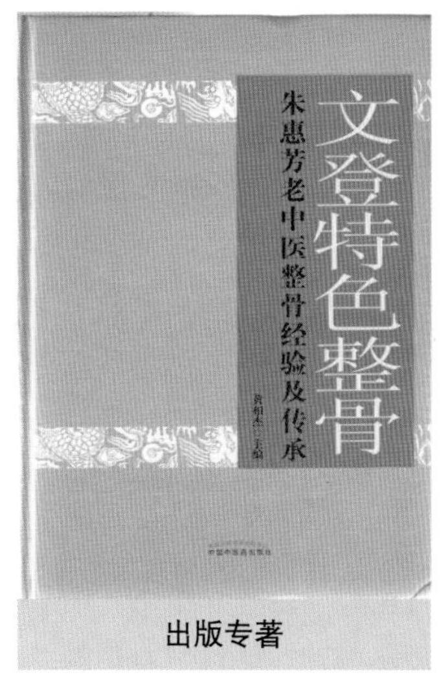

出版专著

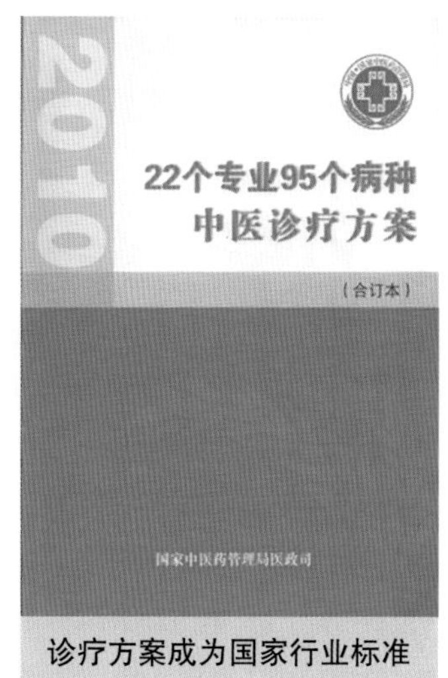

诊疗方案成为国家行业标准

【推广运用】

（一）诊疗方案

1. 单纯性胸腰椎骨折

（1）血瘀气滞证：①腰背部垫气囊托板，腰背功能锻炼。②理气化瘀、消肿止痛，用复元活血汤加减。③对于椎管内梗阻明显、指征明确的，可考虑切开复位、椎管减压、椎弓根螺丝钉内固定及其植骨融合等手术治疗方法。

（2）营血不调证：①骨盆牵引，垫气囊托板，佩戴充气式弹性脊柱固定牵引器，腰背肌功能锻炼。②和营生新、接骨续筋，用接骨紫金丹。

（3）气血两虚证：①充气式弹性脊柱牵引器外固定和腰背肌功能锻炼。②补益气血、强壮筋骨，用独活寄生汤加减、六味地黄丸。③用电脑骨伤愈合仪等治疗。

2. 无移位和轻度移位股骨颈骨折

（1）闭合复位内固定：骨牵引逐步复位、牵引床快速牵引复位、闭合复位空心钉加压内固定。

（2）中药治疗：①血瘀气滞证：活血化瘀、消肿止痛，用骨伤复元汤、消肿止痛胶囊。②营血不调证：和营止痛、接骨续筋，用舒筋活血汤加减、接骨药丸。③肝肾气血亏虚证：补益肝肾、强壮筋骨，用壮筋养血汤加减、正骨伸筋胶囊。

（3）其他治疗：可选择局部外用中药制剂、牵引治疗方法、超髋夹板外固定结合防外旋鞋固定法、骨折愈合治疗仪治疗、高压氧治疗等方法，并积极治疗原发疾病。

3. 锁骨骨折

（1）非手术治疗：青枝骨折或成人裂纹骨折采用颈腕带悬吊，4周后逐步进行功能锻炼。

（2）手术治疗：凡移位骨折均进行手术治疗，首选闭合复位（钳持端提回旋手法复位经皮逆行穿针固定术），术后颈腕带（或加上臂固定带）悬吊外固定。闭合复位失败者行切开复位钢针或钢板内固定。

（3）中药治疗：①血瘀气滞证：活血化瘀，用消肿止痛胶囊。②瘀血凝滞证：续筋接骨，用接骨药丸。③肝肾不足证：补益肝肾，舒筋通络，用正骨伸筋胶囊。

（二）运用及推广情况

前两个诊疗方案已被国家中医药管理局医政司收录，在全国范围内推广应用；锁骨骨折诊疗方案在山东省范围内推广应用。

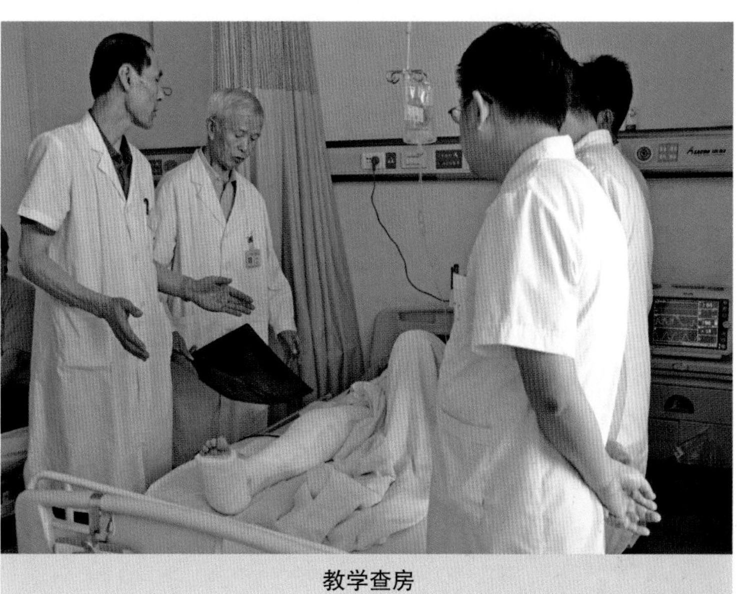
教学查房

三、依托单位——山东省文登整骨医院

【依托单位简介】

山东省文登整骨医院创建于1958年，目前是三级甲等中医骨伤专科医院，卫生部“十二五国家临床重点专科建设单位”，国家中医药管理局“全国骨伤医疗中心”“全国重点专科建设单位”“全国重点学科建设单位”，医院有“骨伤组织工程三级实验室”“骨伤整复重点研究室”“泰山学者岗位（骨外科）”，被评为“山东省特色专科A级”，是山东中医药大学附属医院、泰山医学院等6所院校的教学医院和博士、硕士研究生培养基地。医院占地总面积11.89万平米，建筑面积7.4万平米。

【特色优势】

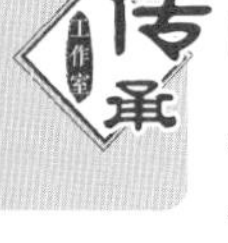

医院坚持突出中医特色，发挥专科优势，在四肢骨与关节损伤、矫形、功能康复及并发症、后遗症的防治等方面具有明显优势。手法复位闭合穿针技术是国家中医药管理局确定的中医临床适宜技术。目前已整理优势病种诊疗方案11种，其中7种制成了光盘并在山东省内推广。开展髋、膝、踝、肩、肘、腕关节置换及翻修以及上述关节镜技术，骨盆复杂骨折微创复位内固定技术，游离组织移植结合骨段牵伸移位成骨治疗四肢大范围软组织缺损合并大段骨缺损技术，手部大范围多元组织缺损急诊修复与功能重建技术，通过椎板回植技术治疗颈椎管内肿瘤技术，颈椎间盘突出症颈前路椎间盘置换技术，均达到了国内领先水平。

医院有享受国务院特殊津贴专家9人，国家及山东省突出贡献中青年专家4人，泰山学者岗位特聘专家1人。先后获得省级以上科研成果48项次，其中国家科技发明三等奖、国家科技进步二等奖、三等奖各1项；国家中医药管理局科技进步一等奖1项，二等奖6项，三等奖3项。主编或副主编专著40多部，每年在国内外公开刊物发表专业论文300余篇。

【联系方式】

地址：山东省威海市文登区峰山路1号
电话：0631-8452516，0631-8472004
网址：http://www.wdzgyy.com

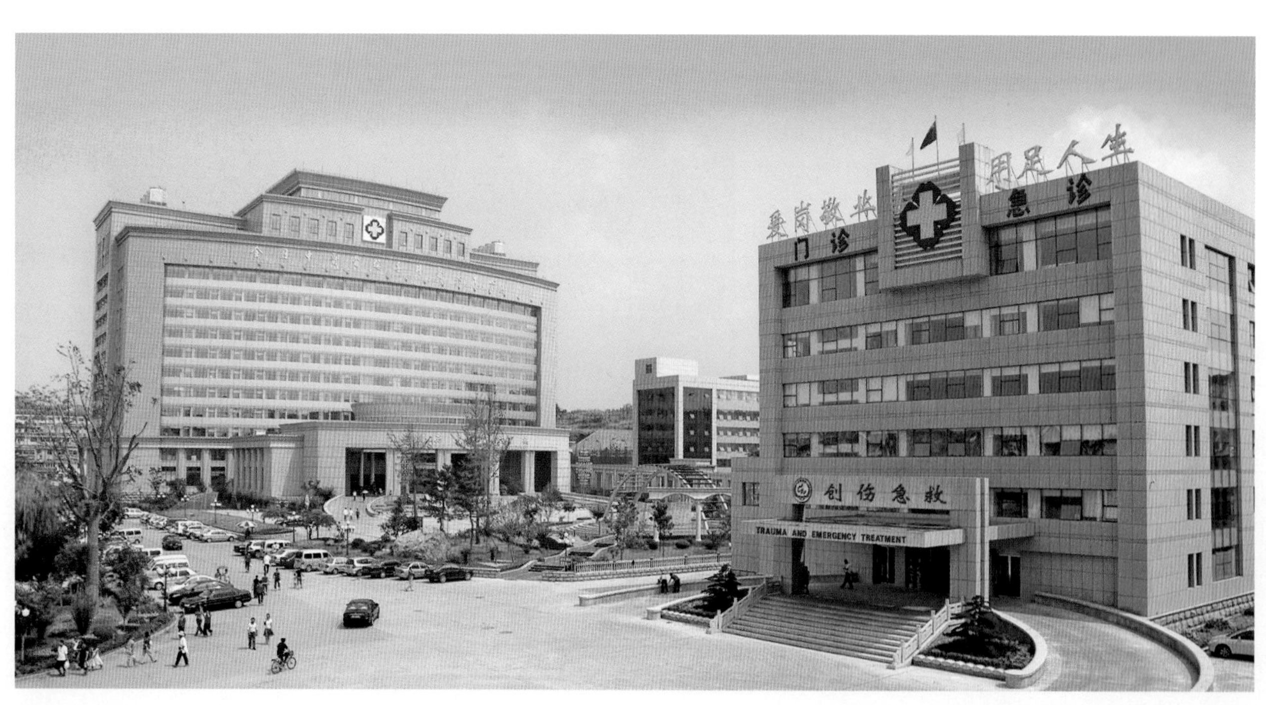

崔公让

全国名老中医药专家传承工作室

一、老中医药专家

【个人简介】

崔公让，男，1938年生，汉族，河南郾城人，河南中医药大学第一附属医院周围血管科主任医师、教授、硕士生导师。出身中医世家，1962年毕业于河南中医药大学，师承张望之、司万青等专家。1992年起享受国务院特殊津贴，2008年获河南省中医事业终身成就奖。曾担任中国中西医结合学会周围血管疾病专业委员会主任委员，中华中医药学会外科专业委员会顾问，河南省中医外科专业委员会名誉主任委员。

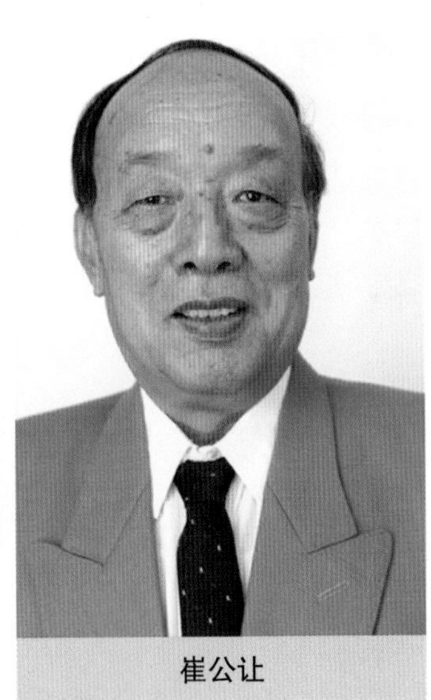
崔公让

先后担任第2、4批全国老中医药专家学术经验继承工作指导老师。

第二批继承人：崔炎，河南中医药大学第一附属医院周围血管病专业，主任医师。

第四批继承人：①周涛，河南中医药大学第一附属医院周围血管病专业，主任医师；②张玉镇，商丘市第三人民医院中医外科专业，主任医师。

主要编著有《脱疽》《动脉硬化闭塞症》《中西医结合周围血管疾病诊疗丛书》《不可不知的中华文化饮食与健康》等；发表“周围血管疾病与微量元素锌、铜、铁关系的研究”“动脉硬化闭塞症中西医结合诊疗的可行性与必要性”等70余篇论文。

主持“中医药治疗血栓闭塞性脉管炎临床研究”等省部级科研课题，曾获卫生部科技成果二等奖等。

【学术经验】

（一）学术思想

1. 忠恕之道，为医之本

为医者，首先要立德。主张“忠恕之道”作为医生的基本出发点，强调医者要施仁术，在治疗疾病时，将仁术贯穿于对患者认真体查、对症施药过程中。

2. 病症结合，衷中参西

主张“以国学为经，西学为纬，择善而从，权操自我”，以中医基本理论为指导原则，中医辨证为基础，不排除某个治疗阶段的西医切入。

3. 治瘀为纲，知常达变

化瘀是周围血管疾病的基本治则，结合病证，灵活应用。

（二）临床经验

1. 通络治疗脱疽

针对脱疽从脾肾阳虚→心阳心气虚→寒凝络阻→血瘀的病机发展演变过程，着重以通络为主，强调阳虚、寒凝、气虚为瘀的作用。采用“通脉丸”（当归、赤芍、黄芪、丹参、陈皮、两头尖、制马钱子、琥珀、洋金花、甘草）加减，以洋金

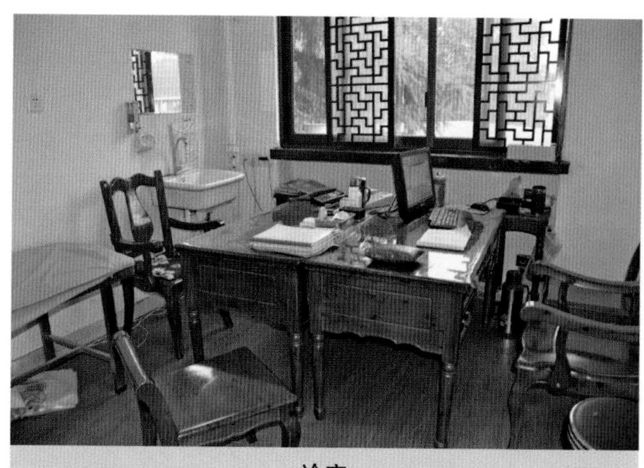
诊室

花为君药，温阳化瘀，通络止痛。

2.“蚕食”“鲸吞”外科清创法

主张对肢体侧支循环明显改善，局部感染控制后已形成的坏死组织，可采用“鲸吞”与“蚕食”方法将其清除。

3. 脱疽外科治疗原则

对脱疽外治提出十六字原则：“控制感染，改善循环，分离坏死，促进愈合”，其中控制感染是基础。

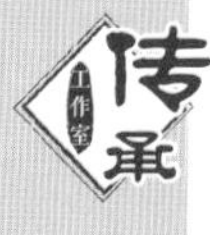

4. 注重外治，分期综合治疗

对周围血管疾病并发溃疡者，尤重外治，具体运用需进行分期辨证施治，根据疾病的不同发展阶段，合理选择应用干燥、祛腐、生肌、促愈等药物和方法。

5. 治疗周围血管疾病重在治“瘀”

对于肢体动脉血管缺血性疾病，治疗总原则为疏通气血，令其条达。自拟当归活血汤（当归、丹参、鸡血藤、甘草）、赤芍甘草汤（赤芍、陈皮、两头尖、当归、薏苡仁、甘草）加减治疗脱疽、股肿、脉痹。

【擅治病种】

1. 脱疽

认为脱疽发病之本为寒气客侵，阳气不足；发病之标为肉腐骨脱。治疗之法宜温阳散寒。辨证分为血脉瘀滞、阳虚寒凝、气血亏虚、热毒蕴滞4型，方用自拟当归活血汤、通脉丸、补气活血通脉丸（黄芪、党参、当归、牡丹皮、白蒺藜、赤芍、穿山甲、陈皮、鸡血藤）加减治疗。

2. 臁疮

以虚为本，关键在于“湿”和“瘀”。重外治，常用敷药法、湿敷疗法、熏洗疗法、缝扎疗法、蚕食疗法、缠缚疗法、植皮疗法，自拟疮疡外洗方（白矾、石榴皮、艾叶、椿根皮、黄柏）加减。

3. 痛风

“虚”为疾之本，“痰”“瘀”为病之变，“湿”“热”为之现，自拟祛痹痛风饮（两头尖、山慈菇、柴胡、葛根、甘草、黄芩、金果榄、大黄、木贼、薏苡仁）加减治疗。

二、传承工作室建设成果

【成员基本情况】

1. 负责人

崔炎，男，河南中医药大学第一附属医院周围血管疾病专业，主任医师，教授。

2. 主要成员

周涛，男，河南中医药大学第一附属医院周围血管疾病专业，主任医师，教授。

张玉镇，男，商丘市第三人民医院中医外科专业，主任医师。

马立人，男，平顶山市中医院中医外科专业，主任医师，教授。

张榜，男，河南中医药大学第一附属医院中医外科专业，主治医师。

【学术成果】

1. 论著

（1）《崔公让医案医话》，人民军医出版社2012年出版，崔炎主编。

（2）《不可不知的中华饮食文化与健康》，中原农民出版社2012年出版，崔公让主编。

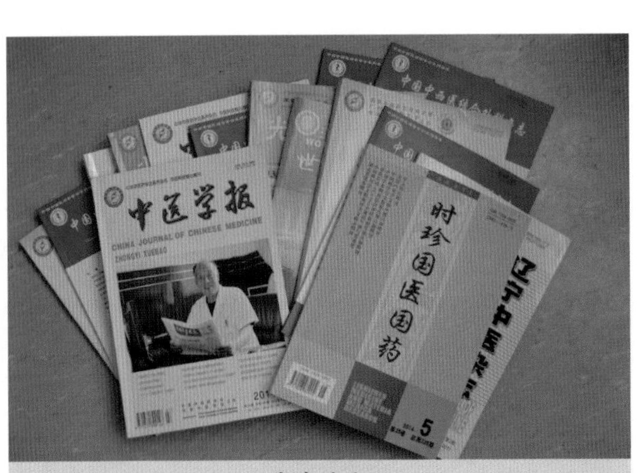

发表论文

2. 论文

（1）崔炎，等．崔公让对继发性红斑肢痛症的诊治经验．辽宁中医杂志，2011，38（2）：232～233。

（2）周涛．全国名老中医崔公让治疗臁疮经验．中医学报，2012，27（1）：38～39。

（3）崔炎，等．崔公让对多发性大动脉炎的治疗经验．辽宁中医杂志，2012，39（4）：628～629。

（4）张玉镇，等．崔公让教授对脱疽外科处理原则及方法的继承与创新．中医学报，2013，28（5）：669～671。

（5）张榜，等．"观手指诊痛风"的可行性探讨 [J]．中国中西医结合外科杂志，2014，（2）：157～159。

【人才培养】

培养传承人 10 人。接受进修人员 11 人次。举办国家级和省级中医药继续教育项目 3 次，培训 350 人次。

【推广运用】

（一）诊疗方案

1. 脱疽

方药：通脉丸加减。可与自拟方通脉活血汤、四妙活血汤配合应用。

2. 脉痹

（1）热毒阻络证：自拟通脉活血汤加减。

（2）阴虚内热证：青蒿鳖甲汤或镇肝熄风汤加减。

（3）阳虚寒闭证：黄芪桂枝五物汤或炙甘草汤加减。

（4）气血两虚证：八珍汤、十全大补丸、阳和汤、黄芪桂枝五物汤加减。

（5）脉痹瘀阻证：血府逐瘀汤或大黄蜜虫丸加减。

3. 臁疮

（1）湿热下注证：三妙汤、萆薢渗湿汤加减。

（2）脾虚湿盛证：香砂六君子汤或参苓白术散合三妙散加减。

（3）气虚血瘀证：补中益气汤合桃红四物汤加减。

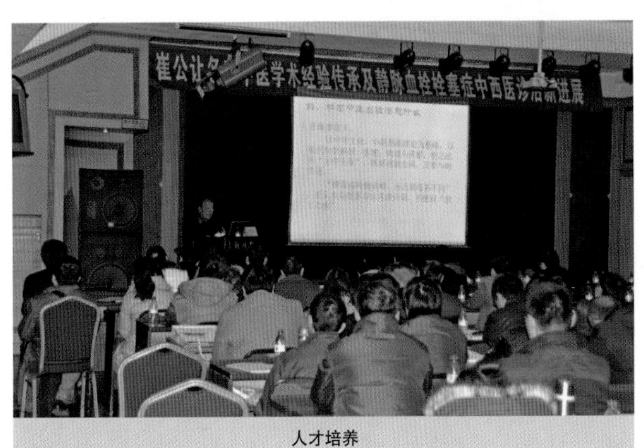

人才培养

（二）运用及推广情况

以上 3 个诊疗方案已在河南中医药大学第一附属医院周围血管科、商丘市第三人民医院中医外科、平顶山市中医院周围血管科等医疗单位推广应用。

三、依托单位——河南中医药大学第一附属医院（见第 41 页）

袁海波
全国名老中医药专家传承工作室

一、老中医药专家

【个人简介】

袁海波，1940年生，男，汉族，河南省郑州市人。河南中医药大学第一附属医院教授、主任医师。出生于中医世家，自幼随父袁子震教授学医，1967年毕业于河南中医药大学，历任河南中医药大学第一附属医院副院长、院长，兼任中华中医药学会理事、内科心病委员会常委，河南省中医药学会心病专业委员会副主委。1992年被授予国家有突出贡献专家称号，享受国务院政府特殊津贴；1993年被命名为河南省优秀专家，获河南省中医事业终身成就奖。

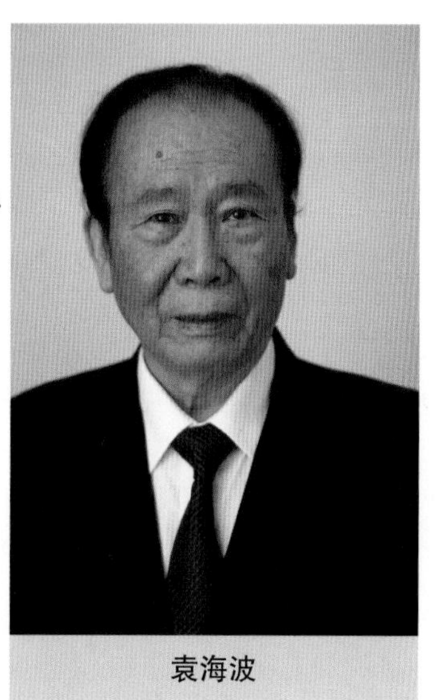
袁海波

担任第三批全国老中医药专家学术经验继承工作指导老师。

继承人：①袁智宇，河南中医药大学第一附属医院中医内科专业，副主任医师；②袁灿宇，河南老干部康复医院中医内科专业，主任医师。

主要编著有《冠心病证治与现代研究》；发表“袁氏心复康方案临床疗效评价”“袁氏心复康治疗缺血性心脏病的学术思想及疗效评定”等论文。

【学术经验】

（一）学术思想

在诊疗疾病上提出临证八则，即审察病因是根本、分析病机是关键、辨证论治是核心、治则治法要鲜明、选药组方要精当、临证加减要灵活、医嘱调护要明确、随访病人要经常。

在识病认证上提出“病多虚起，邪因虚乘”为病因病机总要。在治则上提出“调和平衡，补偏救弊”，主张调和平衡为医之大理，补偏救弊为治病大法。

在科学研究上倡导由单味药物向复方药物，由一病一方、一证一方向系列药物研究的发展方向，持续开展中医药防治心脏病的临床辨证方案与系列药物研究。

（二）临床经验

认为胸痹是在心脏阴阳气血亏损和肺、脾、肝、肾功能失调（本虚）的基础上，因气滞、血瘀、痰湿、阴寒等（标实）病邪所伤，致使气血运行障碍，心脉失养，形成以胸闷、心痛、气短、心悸等为主症的病证。其病理实质可概括为“阳虚阴盛”“损阳伤正”“本虚标实”。

1. 气阴两虚型

临症要点：心慌，气短，乏力，舌质淡红或偏红乏津，脉细数无力。治则：益心气、养心血。常用药：太子参、麦冬、玉竹、北沙参、黄精、葶苈子、全瓜蒌、赤芍、丹参、檀香、炙甘草、黄芪。

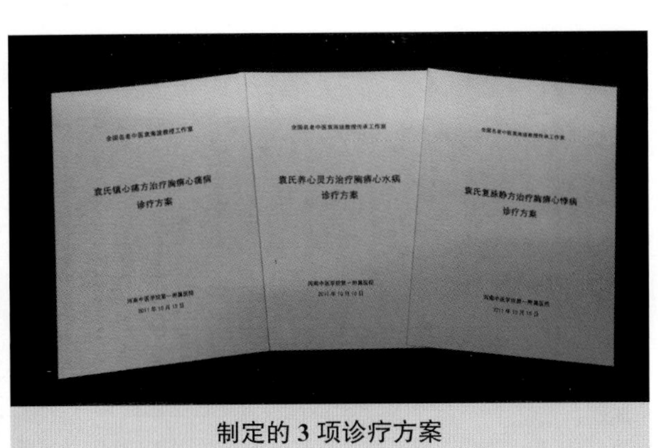
制定的 3 项诊疗方案

2. 痰湿阻滞型

临症要点：胸中憋闷隐痛，心悸气短，腹胀纳差，脉沉细无力或脉滑，舌质淡红或暗淡、舌苔滑腻等。治则：宽胸化痰、健脾强心，佐以化瘀。常用方药：全瓜蒌、葶苈子、薤白、陈皮、菖蒲、丹参、檀香、太子参、炙甘草。

3. 气滞血瘀型

临症要点：心前区剧烈疼痛，两胁胀痛，口唇暗紫，舌质紫暗或有瘀血斑点，舌苔薄白或薄黄，脉沉弦或涩或结代。治则：养血化瘀、理气止痛。常用方药：当归、黄芪、女贞子、赤芍、丹参、制乳没、川芎、红花、元胡、三七。

4. 心肾阳虚型

临症要点：心慌、胸闷、气急，甚至喘息不得平卧，神志淡漠或烦躁不安，脉微欲绝或促结代，舌质暗淡，舌苔薄白。治则：益气温肾、回阳救逆。常用方药：红参、麦冬、五味子、黄芪、肉桂、制附子、黄精、炙甘草。

【擅治病种】

1. 胸痹（冠心病心绞痛）

益气化瘀，祛痰宽胸，理气止痛；用经验方袁氏镇心痛方（党参、元胡、地龙、薤白、薄荷、炒葶苈子、桂枝、石菖蒲、炙甘草、三七）。

2. 心悸（冠心病心律失常）

益气养血，化瘀复脉；用经验方袁氏复脉静方（黄芪、党参、当归、白芍、桃仁、赤芍、葛根、杏仁、石菖蒲、炙甘草）。

3. 心水病（冠心病心功能不全）

益气化瘀，理气行水；用经验方袁氏养心灵方（人参、黄芪、香附、白茅根、地龙、泽泻、炒葶苈子、丹参）。

二、传承工作室建设成果

【成员基本情况】

1. 负责人

袁智宇，男，河南中医药大学第一附属医院中医内科专业，副主任医师。

2. 主要成员

袁晓宇，男，河南中医药大学第三附属医院中医内科专业，副主任医师。

袁灿宇，男，河南老干部康复医院中医内科专业，主任医师。

孙天福，男，河南中医药大学第一附属医院中医内科专业，主任医师。

【学术成果】

1. 论著

《管窥岐黄——袁海波教授医案》，中原农民出版社 2013 年出版，袁海波等主编。

2. 论文

（1）袁智宇，等.袁海波教授对心水病证辨证理论探讨.辽宁中医杂志，2011，38（12）：2342 ～ 2343。

（2）袁智宇，等.袁海波成才经验研究.世界中医药杂志，2012，7(1)：84 ～ 86。

（3）袁智宇，等.袁海波教授治疗胸痹心痛病用药规律探讨.中医研究，2014，12（27）：30 ～ 32。

【人才培养】

培养传承人 4 人；接受进修 12 人。开展总结研讨活动 27 次，典型病案讨论 30 次，工作室讲课 148 次。

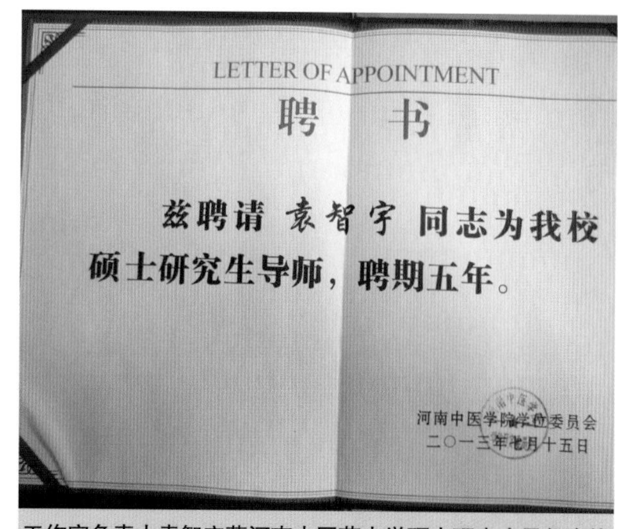

工作室负责人袁智宇获河南中医药大学硕士研究生导师资格

【成果转化】

院内制剂：

1. 镇心痛口服液；编号：豫药制字 Z20130286（郑）；功能主治：益气化瘀、祛痰宽胸、理气止痛，用于胸痹心痛（冠心病心绞痛）的治疗。

2. 复脉口服液；编号：豫药制字 Z20130287（郑）；功能主治：益气养血、化瘀复脉，用于气血虚弱、心脉瘀阻引起之胸痹心悸（冠心病心律失常）的治疗。

3. 养心口服液；编号：豫药制字 Z20140062（郑）；功能主治：益气化瘀、理气行水，用于心气虚弱、血瘀水停引起之胸痹心水（冠心病心功能不全）的治疗。

【推广运用】

（一）诊疗方案

1. 胸痹（冠心病心绞痛）

方药：袁氏镇心痛方加减。

随证加减：肝郁不疏，选加柴胡；痰湿内盛，选加陈皮；气滞血瘀，选加制没药；阳虚阴寒，选加制附子；肝肾阴虚者，选加焦生地。

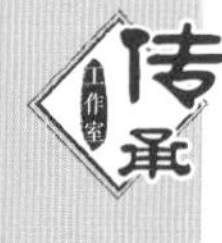

2. 心悸（冠心病心律失常）

方药：袁氏复脉静方加减。

随证加减：烦躁失眠多梦者，选加炒枣仁；肝阳上亢，头目眩晕者，选加夏枯草；阳虚阴寒，脉迟结代者，选加制附子。

3. 心水病（冠心病心功能不全）

方药：袁氏养心灵方加减。

随证加减：水肿明显者，选加赤小豆；胸闷气短明显者，选加薤白；胸痛明显者，选加檀香；咳嗽痰多者，选加杏仁；阳虚四肢畏冷者，选加制附子。

（二）运用及推广情况

以上 3 个诊疗方案已在河南中医药大学第一、第二、第三附属医院及河南老干部康复医院推广应用。

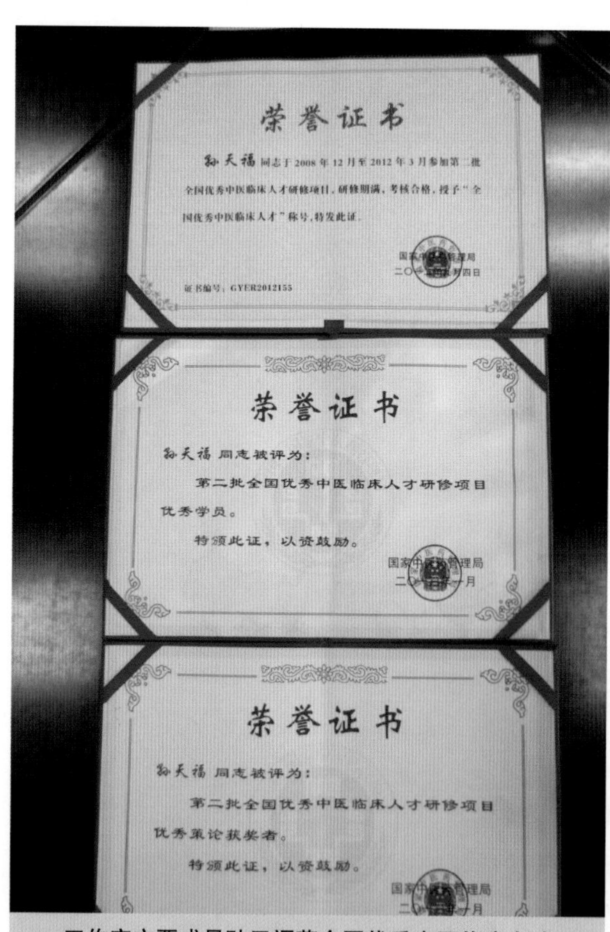

荣誉证书
孙天福同志于 2008 年 12 月至 2012 年 3 月参加第二批全国优秀中医临床人才研修项目，研修期满，考核合格，授予“全国优秀中医临床人才”称号，特发此证。
证书编号：GYER2012155
荣誉证书
孙天福 同志被评为：
第二批全国优秀中医临床人才研修项目优秀学员。
特颁此证，以资鼓励。
荣誉证书
孙天福 同志被评为：
第二批全国优秀中医临床人才研修项目优秀策论获奖者。
特颁此证，以资鼓励。
工作室主要成员孙天福获全国优秀中医临床人才

三、依托单位——河南中医药大学第一附属医院（见第 41 页）

高体三

全国名老中医药专家传承工作室

一、老中医药专家

【个人简介】

高体三（1920—2011年），男，汉族，河南省邓县人。河南中医药大学教授、主任医师。1933年随父习医，1958年于河南省中医进修学校学习，1959年留校任教，从事中医教学及临床工作。曾任中华中医药学会河南分会理事，中南五省中医系列教材编委、顾问等职。历任中国人民政治协商会议河南省第五、六届委员。

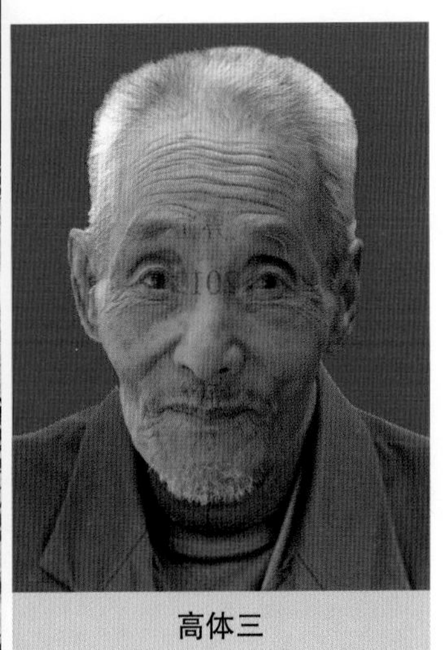
高体三

担任第二批全国老中医药专家学术经验继承工作指导老师。

继承人：高天旭，河南中医药大学，教授。

主要编著有《治法与方剂》《汤头歌诀新义》《中医方剂学讲义》等著作；发表“论伤寒三阴经生理病理关系”“论脾胃升降关系”“论乌梅丸的方义和运用”等论文。

【学术经验】

（一）学术思想

临证治疗疑难杂症多从足三阴经入手，承袭仲景《伤寒论》扶阳法，并在此基础上加以发展，提出了“水暖土和木达”的学术思想。

（二）临床经验

1. 治胃病重视调理肝胆

临床治疗慢性脾胃病，除按胃腑本经虚实寒热失调论治外，充分考虑脾胃与肝胆的密切关系。故在治疗脾胃药物组方时常配合疏理肝胆之药。常用方剂有小柴胡汤、桂枝汤、理中丸。

2. 治胸痹重视调肝

对胸痹除从心肺论治外，多配合调肝，以柴胡类方为主加减治疗。大便正常者以小柴胡汤为主；大便秘结或呈现一派实热证候者以大柴胡汤为主；心悸、气短者合生脉饮；胸闷窒痛者合《金匮要略》之橘枳姜汤、茯苓杏仁甘草汤、枳实薤白桂枝汤。

3. 风湿病以外散风寒湿、内补肝脾肾为治法

治疗风湿病选药配方时，当归四逆汤养血疏肝祛风，理中丸温阳健脾祛湿，四逆汤温肾壮阳散寒。对于热痹，则在温补三阴的同时，配合桂枝芍药知母汤及牡丹皮、生地黄、黄连、黄柏等清肝泻火类方药。

4. 乌梅丸治疗顽固性口疮溃疡

对于反复发作的口腔溃疡，多为肝、脾、肾功能失调所致，证属上热下寒，常用乌梅丸加减治疗。

5. 常用经验方

清胆和胃汤（柴胡、黄芩、桂枝、白芍、党参、干姜、附子、白术、生地炭、阿胶珠、茯苓、鳖甲、煅牡蛎、炙甘草）；姜辛五味止咳汤（党

参、麦冬、五味子、干姜、细辛、桂枝、白芍、柴胡、黄芩、茯苓、炙甘草）；解毒利咽汤（玄参、牛蒡子、射干、山豆根）；牙痛肿消汤（柴胡、升麻、石膏、谷精草）。

【擅治病种】

1. 胃脘痛

清疏肝胆，和胃止痛；常用方剂为柴胡桂枝鳖甲汤；常用药物有柴胡、桂枝、茯苓、鳖甲、干姜等。

2. 咳嗽

宣肺止咳；常用方剂有麻杏石甘汤、小青龙汤等；常用药物有麻黄、杏仁、干姜、细辛、五味子等。

3. 泄泻

健脾温肾，清疏肝胆；常用方剂有乌梅丸、黄土汤、痛泻要方等；常用药物有乌梅、附子、干姜、白术、桂枝、白芍等。

4. 月经不调

温补肝脾；常用方剂为温经汤；常用药物有当归、赤芍、桂枝、川芎、干姜、阿胶等。

二、传承工作室建设成果

【成员基本情况】

1. 负责人

高天旭，男，河南中医药大学中医内科专业，教授。

2. 主要成员

徐江雁，男，河南中医药大学中医内科专业，教授。

韦大文，女，河南中医药大学中医内科专业，教授。

梁润英，女，河南中医药大学中医妇科专业，教授。

彭新，男，河南中医药大学中医内科专业，副教授。

蒋时红，女，河南中医药大学中医内科专业，教授。

【学术成果】

1. 论著

《中国现代百名中医临床家丛书·高体三》，中国中医药出版社 2010 年出版，高天旭、赵玉瑶主编。

2. 论文

（1）韦大文．高体三教授养生调理立足肝木条达之阐微．中华中医药杂志，2010，25（10）：1610～1612。

（2）高天旭．高体三教授益火补土、疏木达郁治疗脾胃病之阐微．新中医，2011，43（6）：153～154。

（3）高天旭．高体三教授治疗痹症临床对药运用之阐微．中华中医药杂志，2012，27（7）：1829～1832。

（4）霍俊方．高体三教授运用真武汤治疗杂病临床辨析．中医学报，2013，28（176）：45～47。

（5）王漫漫．高体三教授从三阴论治哮喘病经验．中医学报，2013，28（177）：170～171。

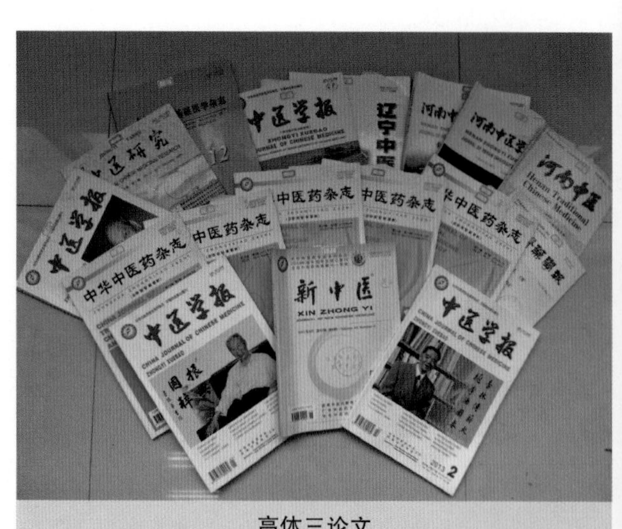

高体三论文

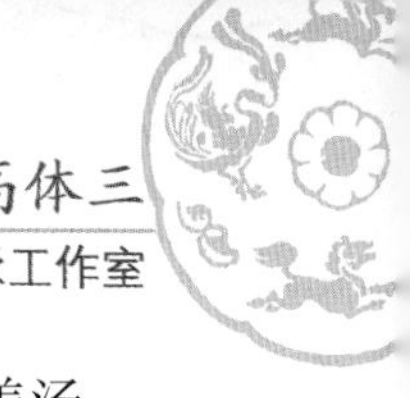

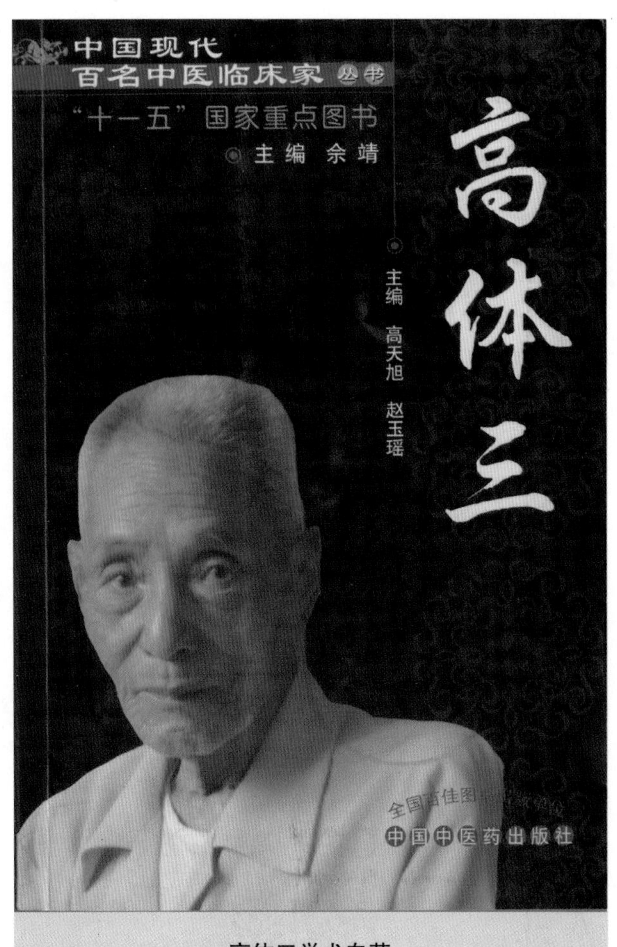

高体三学术专著

【人才培养】

培养传承人 12 人；接受进修、实习 15 人。举办省级中医药继续教育项目 3 次，培训 300 余人。

【成果转化】

专利：高天旭、蒋时红、韦大文、徐江雁、彭新、贾永艳. 一种治疗慢性肠胃疾病的中药，专利号：ZL201210024008.2。

【推广运用】

（一）诊疗方案

1. 咳嗽

方药：姜辛五味止咳汤加减。

随证加减：风寒偏盛，加苏叶、麻黄；风热偏盛，加金银花、公英、连翘；痰湿偏盛，加半夏、白术；伴胸闷、气喘心悸者，合橘枳生姜汤、茯苓杏仁甘草汤；伴热象者合麻杏石甘汤。

2. 痹证

方药：温阳祛湿汤（附子、干姜、茯苓、党参、桂枝、白芍、当归、通草、细辛、炙甘草）加减。

随证加减：畏寒明显者，加大干姜用量，并加入麻黄；肢体肿胀较重，加羌活、独活、白术、苍术；若局部红肿而为热痹者，加知母、生地。

3. 慢性胃病（胆胃不和证）

方药：清胆和胃汤加减。

随证加减：热盛舌苔黄厚而腻者，可加茵陈、黄连等；寒湿偏重者，加大附子、干姜用量；食欲不振、舌苔厚腻者，加陈皮、焦三仙；胃胀胃痛者，加木香、砂仁；恶心呕吐者，加竹茹、生姜。

（二）运用及推广情况

以上诊疗方案在河南中医药大学第三附属医院国医堂推广应用，疗效满意。

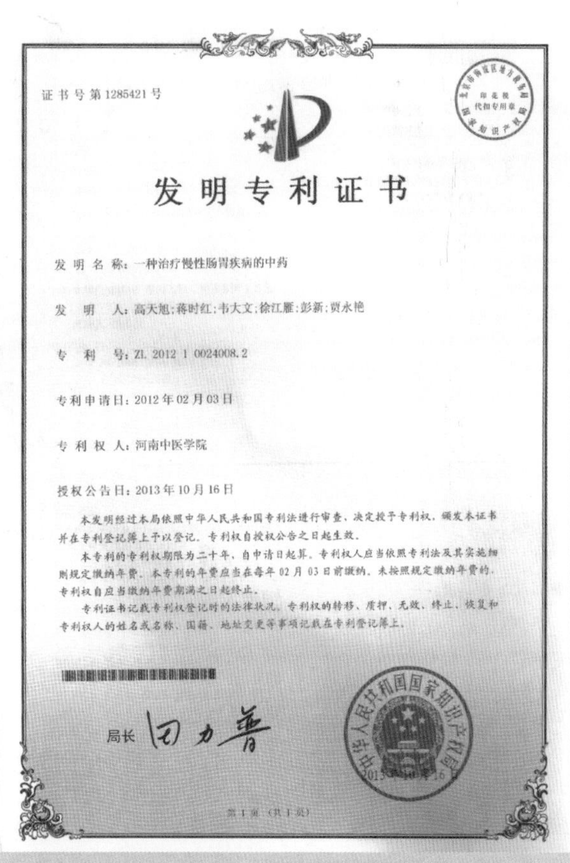

证书号第1285421号

发明专利证书

发明名称：一种治疗慢性肠胃疾病的中药

发明人：高天旭；蒋时红；韦大文；徐江雁；彭新；贾永艳

专利号：ZL 2012 1 0024008.2

专利申请日：2012年02月03日

专利权人：河南中医学院

授权公告日：2013年10月16日

本发明经过本局依照中华人民共和国专利法进行审查，决定授予专利权，颁发本证书并在专利登记簿上予以登记。专利权自授权公告之日起生效。

本专利的专利权期限为二十年，自申请日起算。专利权人应当依照专利法及其实施细则规定缴纳年费。本专利的年费应当在每年02月03日前缴纳。未按照规定缴纳年费的，专利权自应当缴纳年费期满之日起终止。

专利证书记载专利权登记时的法律状况。专利权的转移、质押、无效、终止、恢复和专利权人的姓名或名称、国籍、地址变更等事项记载在专利登记簿上。

局长 田力普

专利证书

三、依托单位——河南中医药大学第三附属医院

【依托单位简介】

河南中医药大学第三附属医院始建于 1984 年，2003 年更名为河南中医药大学第三附属医院，现已经发展成为一所集医疗、教学、科研于一体的综合性三级甲等中医医院。现有职工 912 人，编制床位 1000 张，目前实际开放床位 687 张。

【特色优势】

医院拥有国家首批“河南邵氏针灸流派传承工作室”1 个，“人类非物质文化遗产中医针灸针刺手法传承工作室”1 个，国家中医药管理局基层常见病、多发病中医药适宜技术推广省级基地 1 个，全国名老中医药专家传承工作室 7 个，国家中医药管理局重点学科 2 个（针灸学科、推拿学科）、重点专科 1 个、重点专科建设项目 3 个（肝病科、肿瘤科、心血管科）以及河南中医药大学针灸研究所、河南中医药大学推拿研究所、河南中医药大学气功研究室等 14 个研究所（室）。

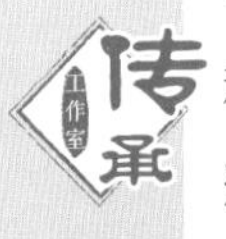

医院秉承“厚德和谐、精术敬业、承古拓新”的院训，打造引进了一大批中医临床优秀人才，其中有国医大师 1 人，河南中医事业终身成就奖获得者 7 人，河南省名中医 7 人，国家级重点学科 / 专科学术带头人 6 人，全国名老中医药专家、博士生导师、享受国务院政府特殊津贴专家 19 人，全国优秀中医临床人才研修项目培养对象 3 人，河南省教育厅学术技术带头人 4 人。

【联系方式】

地址：河南省郑州市东明路 63 号
电话：0371-65979292
网址：www.zysfy.com.cn

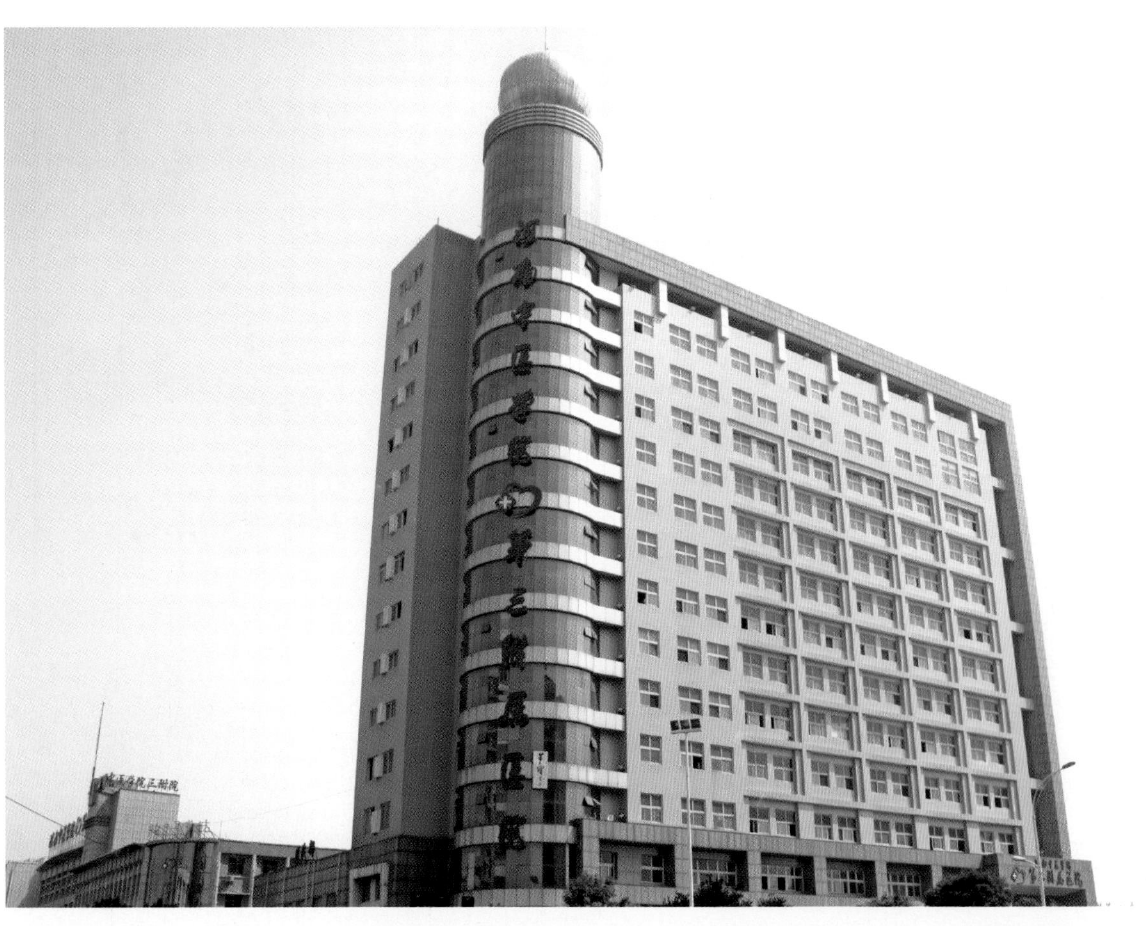

毛天东

全国名老中医药专家传承工作室

一、老中医药专家

【个人简介】

毛天东，1935年生，男，汉族，河南省宜阳县人。1959年进入河南省平乐正骨学院学习。1964年毕业后开始在河南省洛阳正骨医院工作，1965年跟随高云峰院长学习，1984年任洛阳正骨医院第六病区主任，1990年专职于平乐郭氏正骨经验整理研究。

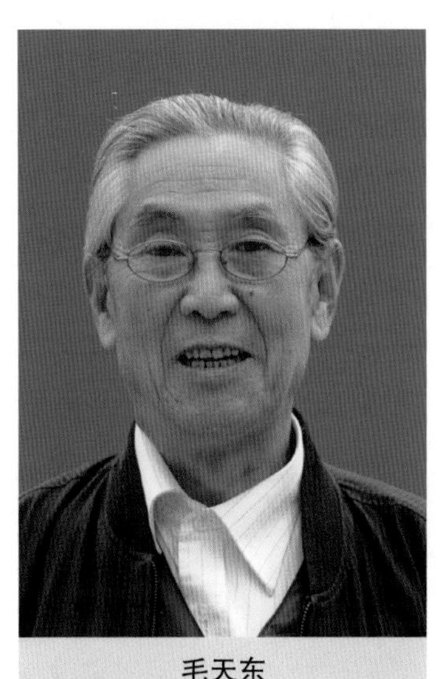
毛天东

担任全国第三批全国老中医药专家学术经验继承工作指导老师。

第三批继承人：①刘又文，河南省洛阳正骨医院髋部疾病研究治疗中心，主任医师；②时国富，河南省洛阳正骨医院小儿骨伤科，主任医师。

作为第一副主编出版《平乐正骨》，编导整理科教片《50例骨折脱位》；先后发表“中药治疗创伤骨折延迟愈合和不愈合42例”“肱骨外髁骨折的三轴变位与治疗”“平乐正骨八法十二则解析”等20余篇论文。

参与的“中西医结合手法整复肱骨外髁翻转骨折”研究项目1978年获全国科学大会重大科研成果奖。“骨愈宝治疗创伤骨折迟延愈合和不愈合的临床与实验研究”1998年获河南省中医药科技进步一等奖。《平乐正骨》2000年获河南省科技进步一等奖。

【学术经验】

（一）学术思想

系统总结并明确提出平乐正骨学术特征为“两大绝招、三个原则、四套方法”。其中两大绝招分别为中药和手法；三个原则是整体辨证、筋骨并重、内外兼治；四套方法是手法疗伤、器具固定、药物疗法、功能疗法。对其中的正骨手法归纳整理为八法十二则。

（二）临床经验

1. 以切摸为纲的检查八法

包括触摸、按压、对挤、推顶、旋扭、摇摆、叩击、二辅（方法是双手并列向相反方向用力，查骨与关节的异常活动和长骨骨折复位后的愈合情况）。

2. 以按摩为纲的三组治筋手法

（1）揉药法：将少量展筋丹（平乐祖传）置于大拇指指腹，作用于病变部位，顺时针轻揉，以不带动皮肤为宜，手法较轻柔缓和。

（2）推拿按摩法：有揉摩、捏拿、推按、弹拨、滚动、点穴、叩拍、击打等法。常用于筋肉轻伤、慢性劳损、闪腰岔气、关节疼痛等症。

（3）活筋法：常用手法有旋转法、屈伸法、收展法、侧屈法、牵抖法、拔伸法、弹按法等。以重手法为主，主要用于陈旧性关节脱位、骨折

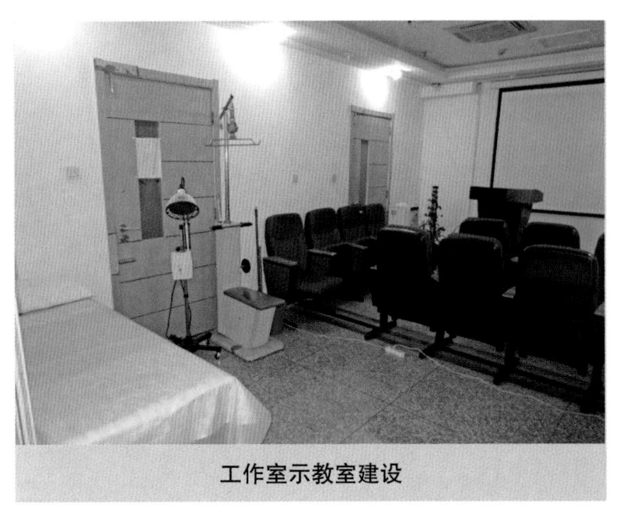
工作室示教室建设

后期关节黏连、肩凝症、寰枢椎半脱位、微动关节错缝等。

3. 正复骨折脱位八法

即拔伸牵引法、推挤提按法、折顶对位法、嵌入缓解法、回旋拔槎法、摇摆推顶法、倒程逆施法 、旋撬复位法，此八法包含十二则。

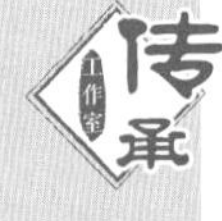

4. 药物疗伤

总结归纳骨折延迟愈合、不愈合的规律是“骨折日久→肝肾虚→脾胃虚→肾虚→精微少、骨髓空→骨折迟延愈合、不愈合”。筛选出疗效显著的固定方剂，以鹿茸、黄芪、人参、当归、熟地、枸杞、川续断、骨碎补、土元、三七、陈皮、甘草等中药加工为细末，炼蜜为丸内服。

【擅治病种】

1. 膝关节滑膜炎

活血祛瘀、清热利湿。常用方为滑膜炎汤（丹参、当归、赤芍、金银花、连翘、桑寄生、泽泻、生苡仁、白扁豆、木瓜、牛膝）。热重者，加用败酱草、大青叶；湿重者，加大生苡仁、白扁豆用量；膝关节畏寒怕冷者，加用防己；关节肿胀畸形明显、屈伸不利者，加用鸡血藤、忍冬藤等。

2. 骨折延迟愈合

补肾健脾活血。常用方为特制接骨汤或接骨丸（川续断、骨碎补、杜仲、锻自然铜、土元、党参、白术、茯苓、山药、三七、生黄芪、枸杞）。食少纳呆者加保和丸或健脾散等；有频繁遗精者可配用金锁固精丸。

3. 骨折后肿胀

活血清热利水。常用方为活血灵汤与解毒饮合方（当归、赤芍、桃仁、红花、木香、枳壳、川断、威灵仙、猪苓、薏苡仁、野菊花、柴胡、黄芩、公英、地丁、甘草）。

二、传承工作室建设成果

【成员基本情况】

1. 负责人

毛书歌，男，河南省洛阳正骨医院颈腰痛科，主任医师。

2. 主要成员

刘又文，男，河南省洛阳正骨医院髋部疾病研究治疗中心，主任医师。

李慧英，女，河南中医药大学第一附属医院骨伤科，主任医师。

时国富，男，河南省洛阳正骨医院小儿骨伤科，主任医师。

【学术成果】

1. 论著

《当代名中医成才之路》，上海世纪出版股份有限公司 2014 年出版，时国富参编。

2. 论文

（1）刘又文，等 . 股骨头坏死愈胶囊对兔激素性股骨头坏死血清骨钙素与降钙素的影响 . 世界中西医结合杂志，2014，03：248 ～ 250。

（2）毛书歌，等 . 等体重牵引下弹压手法治疗中央型腰椎间盘突出症的临床研究 . 医药论坛杂志，2010，07：111 ～ 112。

（3）刘又文，等 . 手法复位髓内钉微创固定治疗股骨转子间骨折 . 中医正骨，2010，05：24 ～ 26。

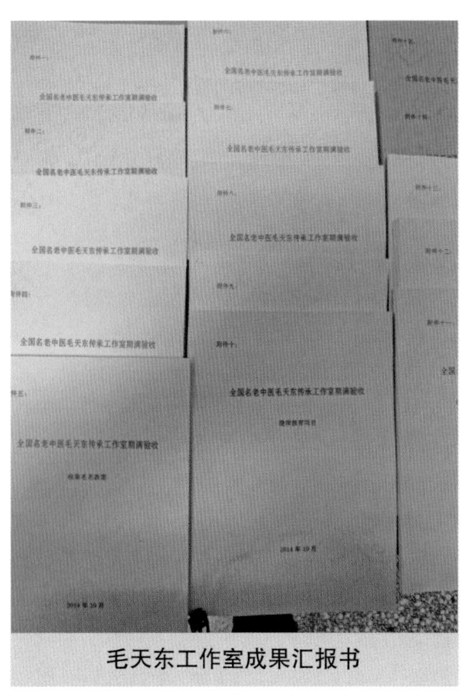

毛天东工作室成果汇报书

【人才培养】

培养传承人 11 人；接受进修、实习 200 多人次。举办国家级中医药继续教育项目 2 次，培训 400 多人次；举办省级中医药继续教育项目 1 次，共培训 200 多人次。

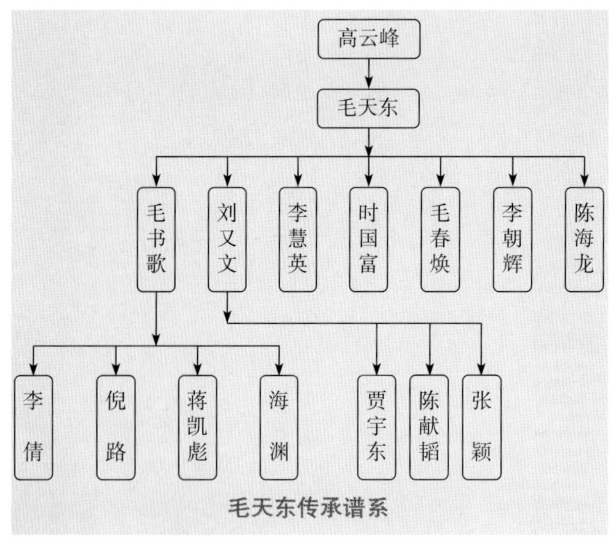

毛天东传承谱系

【成果转化】

中药新药：特制接骨丸；编号：豫药制字

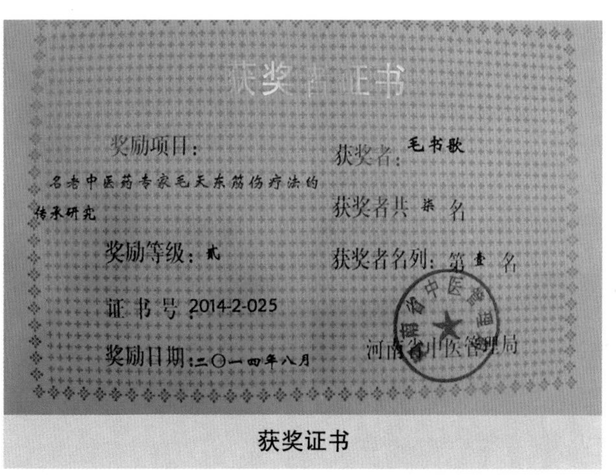

获奖证书

奖励项目：名老中医药专家毛天东筋伤疗法的传承研究

获奖者：毛书歌

获奖者共 柒 名

奖励等级：贰

获奖者名列：第 壹 名

证书号 2014-2-025

奖励日期：二〇一四年八月

河南省中医管理局

获奖证书

Z20120267（洛）；功能主治：理气血、壮元阳、益肝肾、填精髓、强筋骨，用于骨折中后期迟延愈合或不愈合。

【推广运用】

1. 膝关节滑膜炎

诊疗方案：治疗原则为活血祛瘀、清热利湿，方药选滑膜炎汤。

运用及推广情况：该诊疗方案在洛阳正骨医院颈肩腰腿痛治疗中心、骨关节病治疗中心推广，2012 年度共诊治患者 145 例，平均病程 2.5 个月，好转 134 例，无效 11 例，总有效率 92.4%。

2. 骨折延迟愈合

诊疗方案：治疗原则为补肾健脾活血，方药选特制接骨丸。

运用及推广情况：该诊疗方案已在洛阳正骨医院全院推广，2010 年至今已应用于 1000 多例病人，可明显缩短患者骨折愈合时间，获得良好临床效果。

3. 骨折后肿胀

诊疗方案：治疗原则为活血清热利水，基本处方为活血灵汤与解毒饮合方。

运用及推广情况：该方案在洛阳正骨医院髋部损伤治疗中心、小儿骨科、特色手法科推广，2013 年度共诊治患者 97 例，平均病程 3 日，好转 94 例，无效 3 例，总有效率 96.9%。

三、依托单位——河南省洛阳正骨医院

【依托单位简介】

河南省洛阳正骨医院（河南省骨科医院）是在国家级非物质文化遗产“平乐郭氏正骨”的基础上发展起来的一所省级医疗机构，是全国中医骨伤专科医疗中心、全国重点中医专科（专病）单位、国家重点学科（中医骨伤科学）建设单位、全国中医骨伤科医师培训基地、国家博士后科研工作站、国家临床药品研究基地。医院拥有白马寺院区、东花坛院区、郑州医院和传统医学中心两地四址，床位1369张。

【特色优势】

河南省洛阳正骨医院实行二级分科体系，现设有42个临床科室，5个医技科室，8个基础实验室，其中国家临床重点专科4个，国家中医重点专科6个，省级重点专科6个。建院50多年来，医院在挖掘、继承、创新平乐郭氏正骨医术的基础上，坚持依靠科技进步发展洛阳正骨的指导思想，走临床研究与实验研究相结合的道路，积极利用现代科学方法，加强对骨科疑难病、骨科中药新药、骨科医疗器械的研究，已成为一所集医疗、教学、科研、生产一体化的大型现代化专科医院。

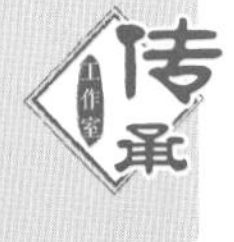

【联系方式】

地址：河南省洛阳市启明南路82号

电话：0379-63546956

网址：www.lyzhenggu.cn

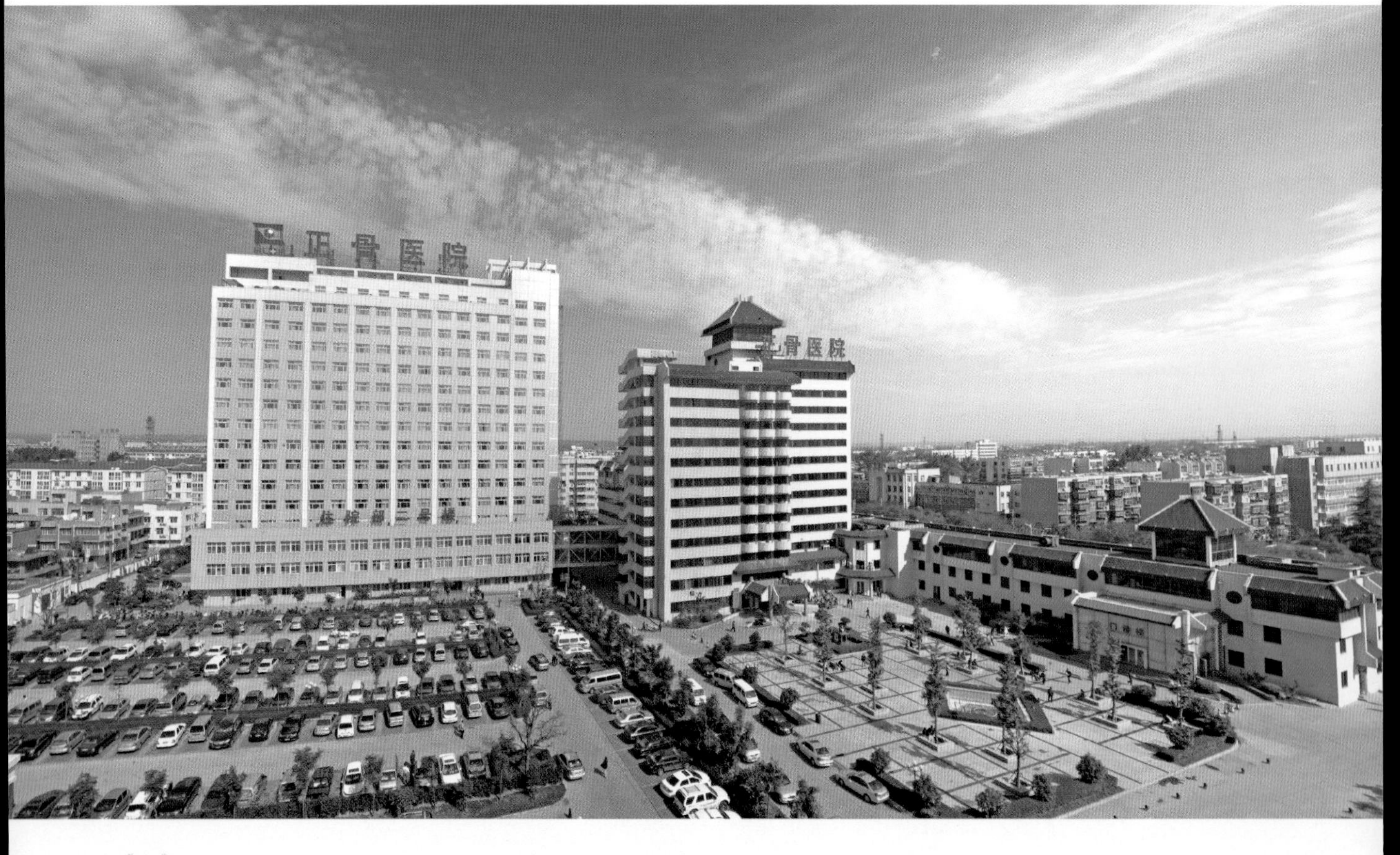

郭维淮

全国名老中医药专家传承工作室

一、老中医药专家

【个人简介】

郭维淮，1929年生，男，汉族，洛阳市孟津县平乐镇人。河南省洛阳正骨医院中医骨伤专业教授、主任医师。是平乐郭氏正骨第六代传人，1942年开始师从其母高云峰先生临床学习，1979年任河南省洛阳正骨医院院长、河南省洛阳正骨研究所所长。是第一批国家级非物质文化遗产“中医正骨疗法”代表性传承人，首批全国名老中医药专家，“国医楷模”“白求恩奖章”获得者，首批享受国务院政府特殊津贴专家，中华中医药学会终身理事。曾任中华中医药学会骨伤科专业委员会副主任委员，中华中医药学会理事，全国高等中医院校骨伤研究会副会长等职。

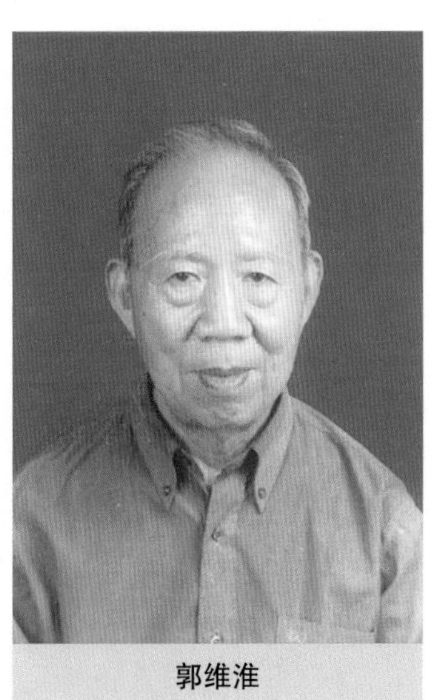
郭维淮

先后担任第一、二批全国老中医药专家学术经验继承工作指导老师。

第一批继承人：① 郭艳丝，河南省洛阳正骨医院，主治医师；②张梦环，河南省洛阳正骨医院，主任医师。

第二批继承人：①郭艳锦，河南省洛阳正骨医院，主任医师；②郭艳幸，河南省洛阳正骨医院，主任医师。

主要编著有《正骨学讲义》《简明正骨》《中医骨伤学》《中国骨伤科学》《平乐正骨》等。

【学术经验】

（一）学术思想

提出治疗骨伤疾病“四原则、四方法”，四原则即整体辨证、内外兼治、筋骨并重、动静互补，四方法即治伤手法、固定方法、药物疗法、功能疗法。在骨伤科疾病的治疗中对气血的调治有独特认识，在中医骨伤诊断方面提倡突出整体辨证，重视运用现代科学诊疗技术设备，有效提高临床诊断治疗准确率。

（二）临床经验

1. 调理气血为骨伤科疾病治疗的总则

气血学说是平乐郭氏正骨理论的核心，气血平衡则机体安，气血失衡则患生。损伤首犯气血，气血乱则伤病生。故伤科疾病的辨证论治核心就是调理气血平衡状态。

2. 骨折的药物治疗“破、活、补”三期用药原则

骨伤早期气血瘀滞，用药以破为主；中期气血不和，经络不通，用药以和为主；后期久病体虚，用药以补为主。

3. 治筋手法

总结出“点穴法”“揉药法”“理筋法”“活筋法”“通经活络法”等治筋方法。

4. 平乐正骨八法

在先辈基础上演化出复位“平乐正骨八法”，即：拔伸牵拉法、推挤提按法、折顶对位法、嵌入缓解法、回旋拔槎法、摇摆推顶法、倒程逆施法、旋撬复位法。

5. 动静互补

临床中根据每个病人的情况，把必要的暂时制动限制在最小范围和最短时间内；把无限的适当活动贯穿于防治伤科疾病的过程中。

【擅治病种】

1. 肩周炎

在通经活络的基础上加补肝肾及祛风寒湿邪之药。自拟益气养荣汤（熟地、桂枝、川芎、党参、白芍、茯苓、白术、甘草等）加减。

2. 股骨头缺血性坏死

在分型治疗的基础上常用益气健脾之法。自拟益气填髓汤（首乌、当归、补骨脂、川牛膝、桑寄生、川芎、秦艽等）加减。

3. 强直性脊柱炎

分为阳虚痹阻和阴虚痹阻两型，方药选附子汤加减，在治疗时尤其注意调理脾胃。

4. 骨折不愈合或延迟愈合

重视气血的作用，以理气为纲，以祛瘀、养血、培补肝肾为目的，方药选乙癸并荣汤（黄精、何首乌、当归、芡实、白芍、龙骨、牡蛎、枳壳、续断等）加减。

二、传承工作室建设成果

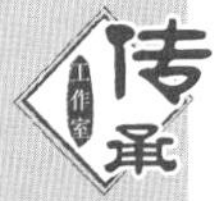

【成员基本情况】

1. 负责人

郭艳幸，女，河南省洛阳正骨医院，中医骨伤专业，主任医师。

2. 主要成员

郭艳锦，女，河南省洛阳正骨医院，中医骨伤专业，主任医师。

赵庆安，男，河南省洛阳正骨医院，中西医结合骨科专业，主任医师。

郭珈宜，女，河南省洛阳正骨医院，中医骨伤专业，副主任医师。

崔宏勋，男，河南省洛阳正骨医院，中西医结合骨科专业，副主任医师。

【学术成果】

1. 论著

（1）《中西医结合治疗股骨头坏死》，湖北科技出版社 2014 年出版，郭珈宜主编。

（2）《常见慢性病防治指南》丛书之《骨质疏松症》，湖北科技出版社 2012 年出版，郭珈宜主编。

（3）《临床骨科诊断与治疗》，吉林科技出版社 2014 年出版，崔宏勋副主编。

（4）《腕部损伤诊疗学》，广东科技出版社 2011 年出版，闻亚非主编。

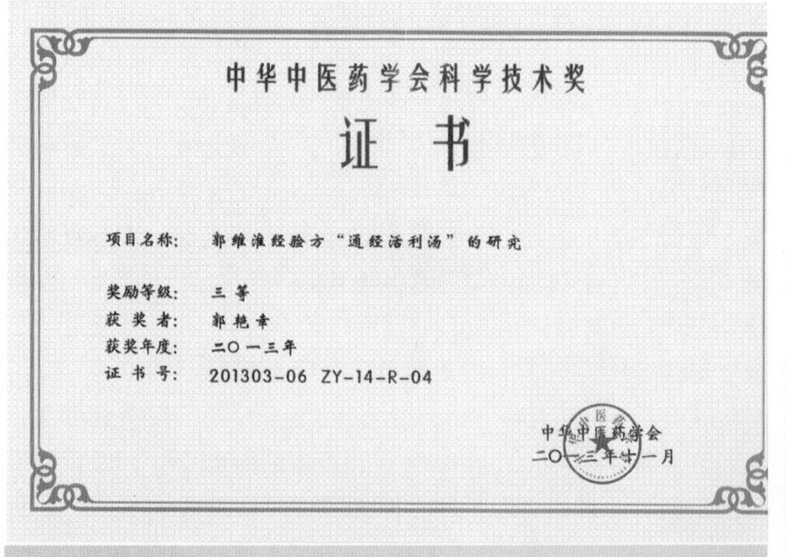
中华中医药学会科学技术奖

证书

项目名称：郭维淮经验方“通经活利汤”的研究

奖励等级：三等

获奖者：郭艳幸

获奖年度：二〇一三年

证书号：201303-06 ZY-14-R-04

中华中医药学会

二〇一三年十一月

研究获奖证书

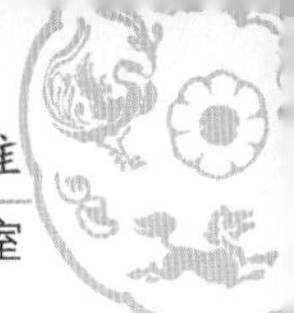

2. 论文

（1）郭珈宜．缝隙连接细胞间通讯在生长分化因子 5 诱导软骨分化中的作用研究．中华实验外科杂志，2014，31（5）：1098 ～ 1100。

（2）郭艳幸．平乐正骨理论体系之平衡理论研究系列论文共 10 篇．中医正骨，2012 ～ 2013 年。

【人才培养】

培养传承人 13 人；接受进修、实习 15 人。举办国家级中医药继续教育项目 2 次，培训 1500 人次；举办省级中医药继续教育项目 1 次，培训 500 人次。

【推广运用】

（一）诊疗方案

1. 颈椎病

辨证分风寒湿痹型、气滞血瘀型、痰湿阻滞型、肝肾不足型、气血两虚型，方药分别选独活寄生汤、化瘀通痹汤（当归、丹参、鸡血藤、乳香、没药、元胡、透骨草等加减）、指迷茯苓丸、左归丸、黄芪桂枝五物汤。

2. 腰椎间盘突出症

辨证分气滞血瘀型、寒湿侵袭型、肝肾亏虚型，方药分别选桃红四物汤、独活寄生汤、杜仲散加减。

3. 慢性骨髓炎

分急性发作期、慢性稳定期，方药分别选透脓散合五味消毒饮、神功内托散。

4. 骨性关节炎

分为早期和中后期，方药选养血止痛丸（生白芍、丹参、鸡血藤、秦艽、香附、乌药、生地、牛膝等）、加味益气丸（黄芪、党参、山药、当归、柴胡、升麻、黄芩、牛膝等）、风湿痹痛片等。

获奖者证书

奖励项目：《平乐正骨郭维淮》
获奖者：郭艳幸
获奖者共 叁 名
奖励等级：壹
获奖者名列：第 壹 名
证书号 2013-1-013
奖励日期：二〇一三年九月
河南省中医管理局

著作获奖证书

获奖者证书

奖励项目：平乐正骨平衡理论研究与应用
获奖者：郭艳幸
获奖者共 柒 名
奖励等级：壹
获奖者名列：第 壹 名
证书号 2014-1-023
奖励日期：二〇一四年八月
河南省中医管理局

平乐正骨平衡理论研究与应用获奖证书

5. 骨不连（骨折不愈合）

辨证分气血虚弱型、气滞血瘀型、肝肾不足型，方药分别选生血补髓汤、桃红四物汤、乙癸并荣汤等加减。

（二）运用及推广情况

以上 5 个诊疗方案已在河南省洛阳正骨医院推广应用。

三、依托单位——河南省洛阳正骨医院（见第 468 页）

张 磊

全国名老中医药专家传承工作室

一、老中医药专家

【个人简介】

张磊，1929年生，男，汉族，河南固始县人。河南中医药大学主任医师。幼上私塾，诵读经史，受儒学之熏陶，奠定了深厚的古文基础。18岁师事于当地老中医张炳臣门下，出师后悬壶故里，1952年加入联合诊所，1953年参加区卫生所工作。1958年考入河南中医药大学本科，毕业后留校任教，历任教研室主任、医教部副主任、教务处处长，河南省卫生厅副厅长，河南中医学会会长、中药学会会长，《河南中医》编委，《中医研究》顾问，河南省中药新药评审委员会委员。

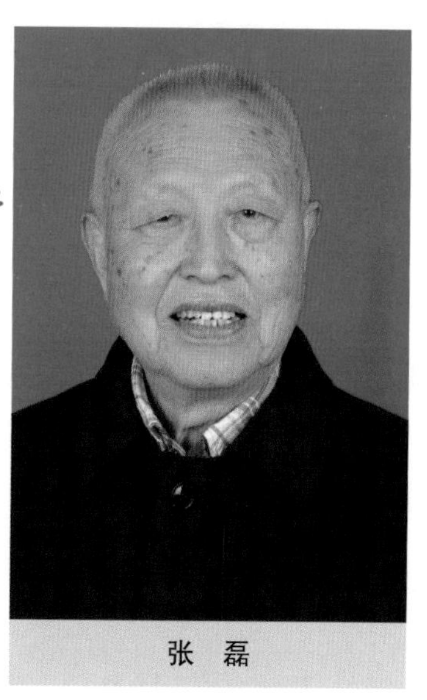

张 磊

担任第二批全国老中医药专家学术经验继承工作指导老师。

继承人：①孙玉信，河南中医药大学第三附属医院，主任医师；②张登峰，河南中医药大学第二附属医院，主任医师。

主要编著有《张磊临证心得集》《医馀诗声》《方剂大辞典》等著作，注释《产鉴》一书；先后发表多篇学术论文。

【学术经验】

（一）学术思想

提出动、和、平学术思想，主张用“动”的观念，“和”的方法，达到“平”的状态。即动态的生理病理观，和其不和的辨证施治观；以平为期的疾病痊愈观。认为人与自然、人体自身都处于不断运动、变化和发展下的“和态”，任何疾病都是机体和态被破坏的结果，并且是“动态”变化的，治疗目的在于纠正“失和”之态。因此，主张医生也要不断根据病证的变化而改变治法，机体、疾病、证候均是动态变化的，所以治疗也是动态随证变化。

（二）临床经验

1.“临证思辨六要”

辨证中之证与证外之证，注意其杂；辨静态之证与动态之证，注意其变；辨有症状之证与无症状之证，注意其隐；辨宏观之证与微观之证，注意其因；辨顺逆之证与险恶之证，注意其逆；辨正治之证与误治之证，注意其伤。

2. 创制新方

创制平痤汤（黄芩、黄连、板蓝根、僵蚕、升麻、元参、牵牛子、薄荷、桔梗、马勃、连翘、生薏仁、陈皮、赤芍、甘草）治疗痤疮，郁达汤（柴胡、白芍、炒枳实、炒苍术、制香附、草果、黄芩、栀子、蒲公英、防风、羌活、生甘草）治疗郁证。

【擅治病种】

1. 肝胆脾胃疾病

自拟“临证八法”（轻清法、涤浊法、疏利法、达郁法、运通法、灵动法、燮理法、固元法），并自拟涤浊汤（柴胡、枳壳、白芍、冬瓜仁、生薏仁、桃仁、茯苓、陈皮、焦山楂、丹参、苍术、郁金、甘草）治疗脂肪肝，运通方（焦山楂、焦神曲、炒麦芽、鸡内金、陈皮、半夏、茯苓、炒萝卜籽、炒二丑、槟榔、炙鳖甲、连翘、甘草）治疗功能性消化不良、便秘。

2. 郁证

根据《素问·六元正纪大论》“木郁达之，土郁夺之，火郁发之”之理，自拟郁达汤，治疗脏腑气郁、寒热交杂之证。

二、传承工作室建设成果

【成员基本情况】

1. 负责人

孙玉信，男，河南中医药大学第三附属医院内科，主任医师。

2. 主要成员

刘建平，女，河南中医药大学第三附属医院肝胆脾胃科，主任医师。

姜枫，男，广西医科大学艾滋病研究所，副主任医师。

蔡红荣，女，河南中医药大学第三附属医院肝胆脾胃科，副主任医师。

陶洁，女，河南中医药大学第三附属医院五官科，主任医师。

张西洁，男，河南中医药大学第三附属医院，医师。

【学术成果】

1. 论著

（1）《张磊临证心得集》，人民军医出版社2009年出版，张磊著。

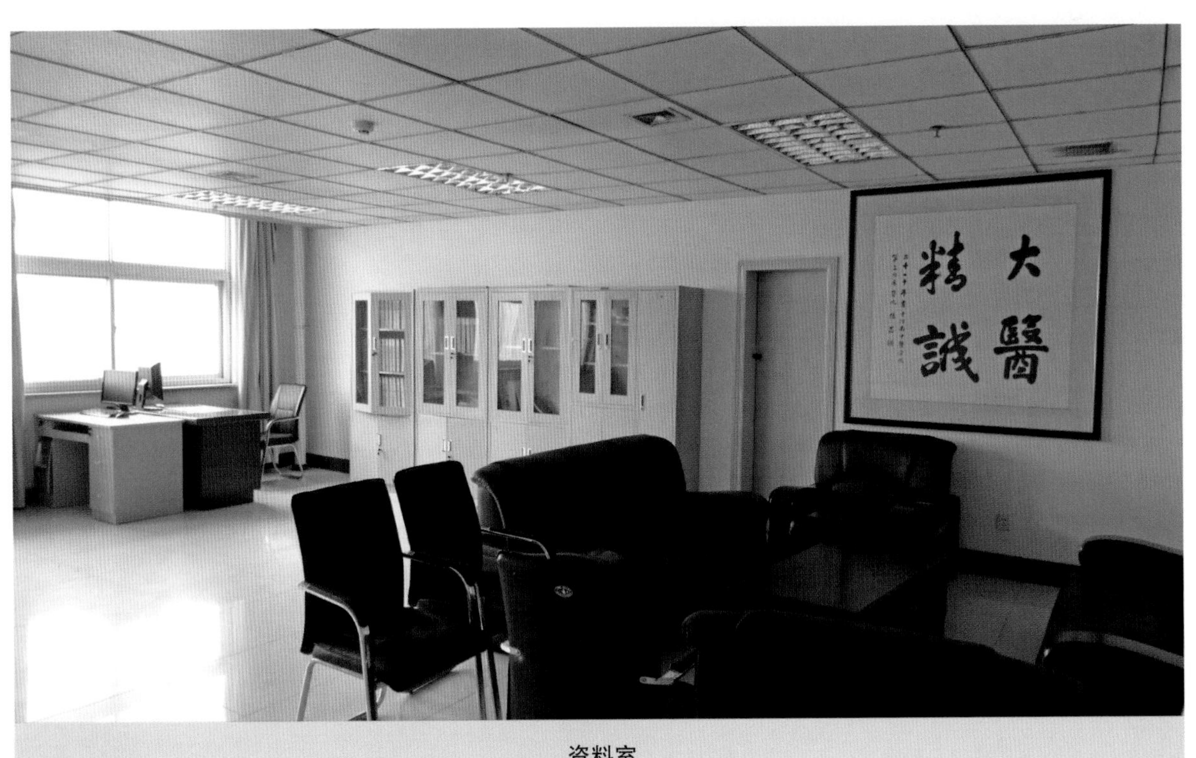

资料室

（2）《医馀诗声》，中医古籍出版社 2009 年出版，张磊著。

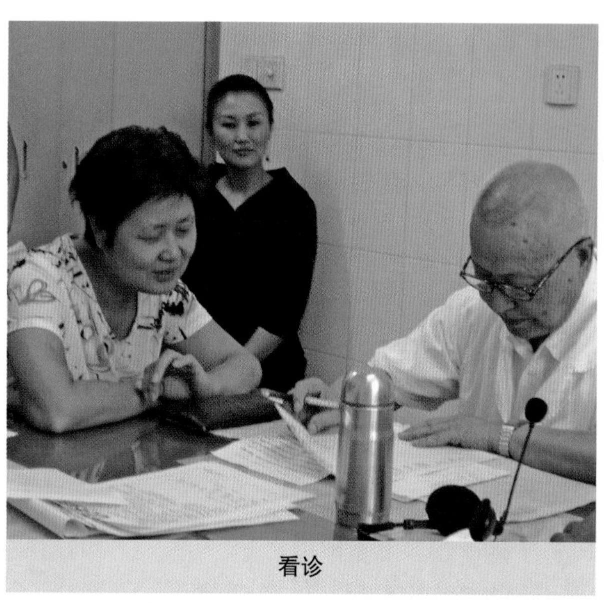
看诊

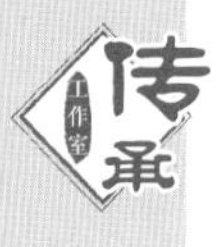

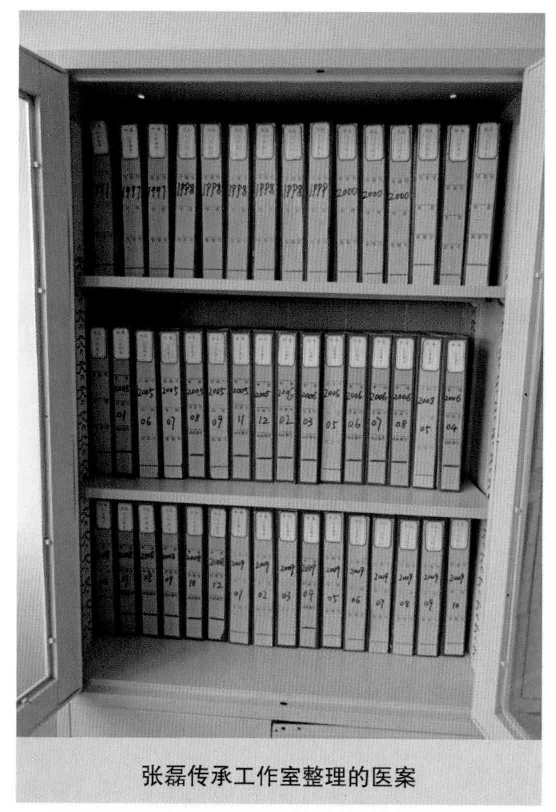
张磊传承工作室整理的医案

（3）《方剂大辞典》，山西科学技术出版社 2014 年出版，孙玉信主编。

2. 论文

（1）孙玉信．肝阳虚临证探微．中国中医基础医学杂志，2011，5：581。

（2）李彦杰，等．张磊运用血府逐瘀汤治疗疑难杂症举隅．中国中医基础医学杂志，2011，6：697。

（3）何华．张磊涤浊法在神经系疾病中的应用．中国中医基础医学杂志，2011，6：768。

（4）何延忠．内科疑难杂症验案四则．中医学报，2011，8：159。

（5）何延忠．张磊教授轻清法临床应用探讨．中医学报，2012，12：175。

【人才培养】

培养传承人 12 人；接收省内外进修 40 余人，带徒 10 余人，并带教实习、见习学生数十人。

【推广运用】

（一）诊疗方案

1. 偏头痛

风热上犯证用谷精汤（谷精草、青葙子、桑叶、薄荷、蔓荆子、夏枯草、酒黄芩、决明子、菊花、甘草）加减。

2. 不寐

肝火扰心证用眠安汤（百合、生地、炒枣仁、茯神、胆南星、生龙骨、生牡蛎、怀牛膝、小麦、甘草、竹叶、大枣、陈皮、半夏）加减。

3. 肝癖

浊邪中阻、脾失其运证用涤浊汤加减。

（二）运用及推广情况

以上诊疗方案被广泛应用于河南中医药大学第一、二、三附属医院。

三、依托单位——河南中医药大学第三附属医院（见第 464 页）

梅国强

全国名老中医药专家传承工作室

一、老中医药专家

【个人简介】

梅国强，1939年生，男，汉族，湖北黄陂人。湖北中医药大学教授、博士生导师。1964年毕业于湖北中医学院，师从湖北名医洪子云教授，后留校执教、行医至今。获中华中医药学会首届中医药传承"特别贡献奖""林宗扬医学教育奖"等荣誉。是湖北省有突出贡献的中青年专家、湖北中医大师，享受国务院政府特殊津贴。曾任中华中医药学会常务理事、中华中医药学会仲景专业委员会顾问、湖北省科协常委、《中医杂志》编委、湖北省《伤寒论》重点学科学科带头人等职。

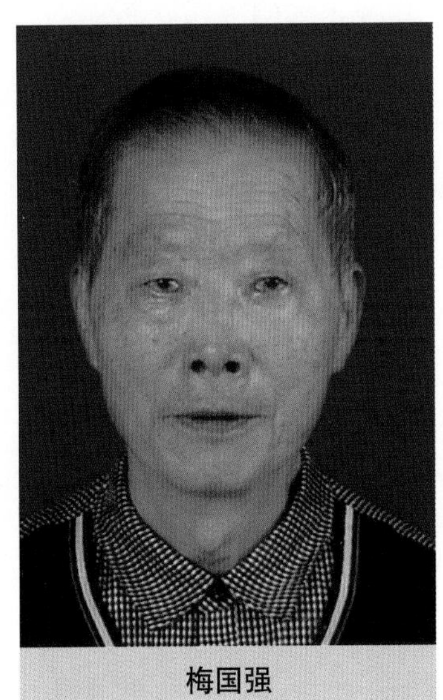
梅国强

担任第三、四批全国老中医药专家学术经验继承工作指导老师。

第三批继承人：①刘松林，湖北中医药大学，教授；②吕文亮，湖北中医药高等专科学校，教授。

第四批继承人：①程方平，湖北中医药大学，教授；②曾祥法，湖北中医药大学，副教授。

主编及参编多版《伤寒论》教材；发表"拓展《伤寒论》方临床运用途径""加减小柴胡汤临证思辨录""加减柴胡桂枝汤临证思辨录""增损柴胡加龙骨牡蛎汤临证思辨录"等论文50余篇。

主持湖北省自然科学基金"强心口服液治疗慢性充血性心力衰竭的临床及实验研究"等科研课题，通过省级鉴定，达到国内领先水平。

【学术经验】

（一）学术思想

1. 明辨六经辨证之要旨

主张理解六经之旨应以临证为依据，只有从临床实际出发，从整体把握，将各种学说有机地结合起来，正确地理解并灵活地辨证分析，才能够客观、准确地反映六经实质。

2. 遵仲景，拓展经方之临床运用

临证遵仲景之旨，执规矩以求方圆，且精于变化，触类旁通，提出了拓展经方运用之八大途径，即突出主证、参以病机，谨守病机、不拘证候，根据部位、参以病机，循其经脉、参以病机，斟今酌古、灵活变通，厘定证候、重新认识，复用经方、便是新法，但师其法、不泥其方等。

3. 明辨伤寒与温病的关系

认为伤寒与温病是源与流的关系，在临证中形成了以六经辨证为主、兼以卫气营血及三焦辨证的立体思辨模式。

4. 阐发"存津液"之微旨

认为《伤寒论》"存津液"之秘旨首在于"存"，"热邪不燥胃津，必耗肾液"，临证提出了四条护阴之途。

（二）临床经验

1. 活用小柴胡汤

临证活用经方，对小柴胡汤的加减应用尤为得心应手，如柴胡桂枝汤、柴胡四物汤、柴胡温胆汤等，具有和解枢机、调和气血之功，用于治疗枢机不利所致的胃痛、胃胀、反酸、呕吐、胸腹胀痛、心悸、痛经、痤疮、便秘等。

2. 重视“存津液”的思想

临证治疗疾病重视“存津液”的思想，在热病病程中若有胃津已涸而余热未尽者，当先救胃阴之枯涸，急用甘凉濡润之品，如生地、麦冬、玉竹、石斛、玄参、芦根、滑石等。

3. 喜用止痛对药

在辨证论治的过程中常常选用有较好止痛作用的药物进行配伍，从而发挥更好的治疗作用，如行气活血止痛之当归配川芎（即佛手散），祛风散寒止痛之羌活配白芷，搜风通络止痛之全蝎配蜈蚣，缓急止痛之白芍配甘草（即芍药甘草汤），疏肝泄热、活血止痛之炒川楝配玄胡（即金铃子散），祛风湿、止痛之徐长卿配刘寄奴，辛散温通、散寒止痛之川乌配草乌。

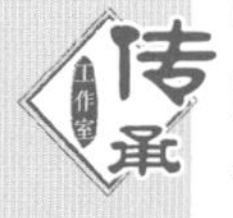

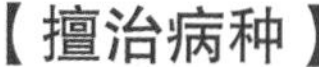

【擅治病种】

1. 心系疾病

常用方剂有小陷胸汤、栝蒌薤白半夏汤、黄芪生脉饮、血府逐瘀汤等。临证多辅以活血通络之品，如土鳖、红花、丹参、玄胡等，以增疗效。

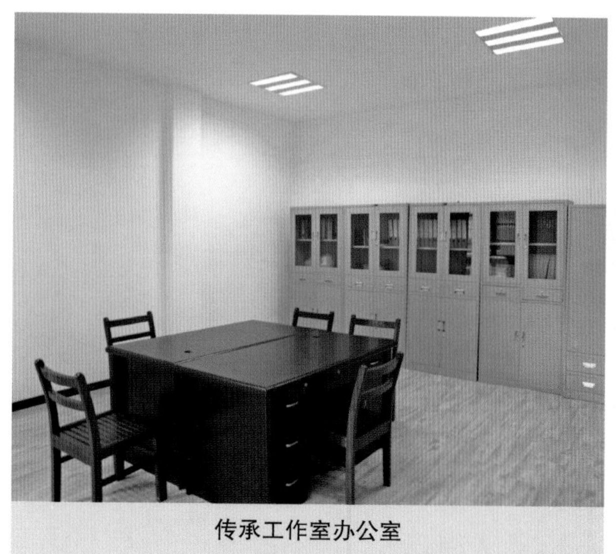

传承工作室办公室

2. 肺系疾病

常用方剂有麻杏甘石汤、射干麻黄汤、小青龙汤等。常酌情加宣肺、清肺、化痰之品，如桔梗、浙贝、苏子、炒黄芩、鱼腥草、紫菀、款冬花等。

3. 脾胃疾病

常用方剂有半夏泻心汤、小陷胸汤、平胃散、柴胡桂枝汤、乌梅丸等。胃痛明显者，常加入甘松、九香虫等以和胃止痛。

二、传承工作室建设成果

【成员基本情况】

1. 负责人

刘松林，男，湖北中医药大学中医临床基础专业，教授。

2. 主要成员

曾祥法，男，湖北中医药大学临床中药学专业，副教授。

吕文亮，男，湖北中医药高等专科学校中医临床基础专业，教授。

程方平，男，湖北中医药大学中医临床基础专业，教授。

张智华，女，湖北中医药大学中医临床基础专业，副教授。

【学术成果】

1. 论著

中医药学高级丛书《伤寒论》第2版，人民卫生出版社2011年出版，梅国强副主编。

2. 论文

（1）刘松林，等. 全国第一批名老中医药专家成才经验分析及对中医人才培养的启示. 中医教育，2010，01：12～15、75。

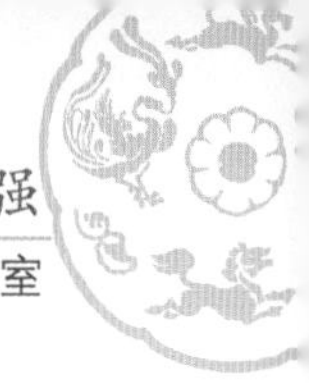

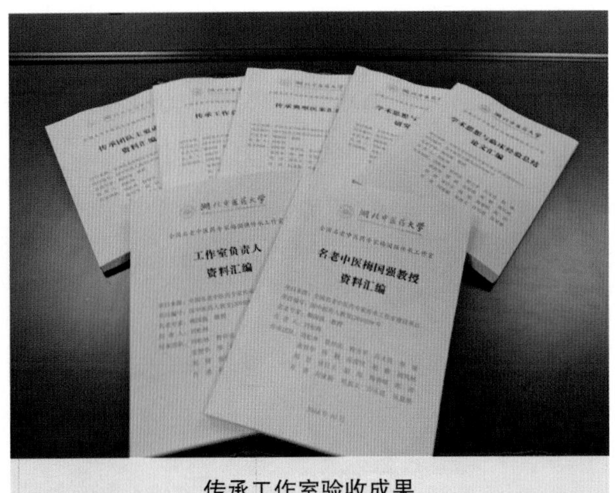

传承工作室验收成果

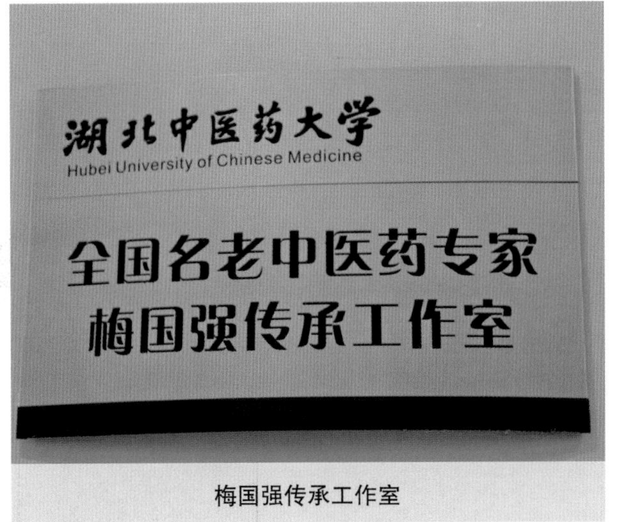

梅国强传承工作室

（2）曾祥法，等．梅国强运用化痰活血法治疗冠心病经验．中医杂志，2011，11：912～913。

（3）王海燕，等．梅国强教授运用柴胡陷胸汤辨治经验述要．新中医，2012，12：180～181。

（4）程方平．梅国强经方多维思辨临证辨治模式探析．中医杂志，2013，03：252～254。

（5）岳滢滢，等．疏肝和胃汤对抑郁模型大鼠延髓、脊髓及胃黏膜组织 5- 羟色胺表达的影响．世界华人消化杂志，2014，22：3251～3258。

【人才培养】

培养传承人 4 人；接受进修、研修人员 10 人。举办继续教育项目 1 次，培养 100 人。

【推广运用】

1. 胸痹

诊疗方案：痰热结胸证用小陷胸汤加味，痰浊内阻证用栝蒌薤白半夏汤加减，气滞血瘀证用血府逐瘀汤为主加减，气阴两虚证用黄芪生脉饮加味。

运用及推广情况：该方案在湖北中医药大学国医堂推广，2012 年度共收治胸痹患者 300 例，平均病程 7 天，好转 300 例，无效 0 例，总有效率 100%。

2. 胃痞

诊疗方案：痰热结胸证用小陷胸汤加减，肝胃不和证用疏肝和胃汤为主加减，脾胃气虚证用香砂六君子汤为主加减，寒热错杂证用半夏泻心汤加减。

运用及推广情况：该方案在湖北中医药大学国医堂推广，入组 200 例患者，痰热结胸证总有效率为 98%，肝胃不和证总有效率为 92%，脾胃气虚证总有效率为 95%，寒热错杂证总有效率为 90%。

3. 咳嗽

诊疗方案：肺寒气逆证用桂枝加厚朴杏子汤加减，外寒内饮证用射干麻黄汤（或小青龙汤）加减，肺热壅盛证用麻杏甘石汤加减，痰饮阻肺证用苓桂术甘汤加减，痰热阻肺证用小陷胸汤加味，肺阴亏虚证用沙参麦门冬汤加减。

运用及推广情况：该方案在湖北中医药大学国医堂推广，2012 年度共收治咳嗽患者 200 例，平均病程 6 天，好转 200 例，无效 0 例，总有效率 100%。

三、依托单位——湖北中医药大学

【依托单位简介】

湖北中医药大学的前身湖北中医学院创建于1958年，是湖北省唯一的中医药高等学府。2003年与湖北药检高等专科学校合并，成立新的湖北中医学院。2010年3月经教育部批准，正式更名为湖北中医药大学。学校占地1610亩，为国家教育部本科教学工作水平合格评估优秀学校。现有普通高校全日制在校生18000余人，其中研究生1100人，本科生14000人，职业技术学院2500人，港澳台学生及外国留学生540人，成人继续教育学生10000人。

【特色优势】

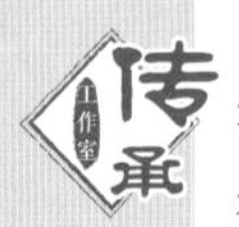

学校办学层次齐全，涵盖本科、硕士、博士生教育；目前以本科、研究生教育为主体，以海外留学生教育、成人继续教育、职业技术教育为辅，形成了“一主三辅”的办学格局。学校现有18个本科专业，涵盖医学、理学、工学、管理学、人文学科5个学科门类。拥有中医学、中药学一级学科博士学位授予权，涵盖13个二级学科博士点；拥有中医学、中药学、药学、中西医结合4个一级学科硕士学位授权点，23个二级学科硕士点。

学校拥有内经学、伤寒学、针灸学、中医肝病学、中医肾病学、中医脑病学、中医信息学7个国家中医药管理局重点学科，1个省级重点一级学科——中医学，14个省级重点二级学科。设有中医基础理论、针灸推拿学2个省级优势学科，中医临床基础、中药学2个省级特色学科。

【联系方式】

黄家湖校区地址：湖北省武汉市洪山区黄家湖西路1号

昙华林校区地址：湖北省武汉市武昌区昙华林188号

电话：027-68890088

网址：www.hbtcm.edu.cn

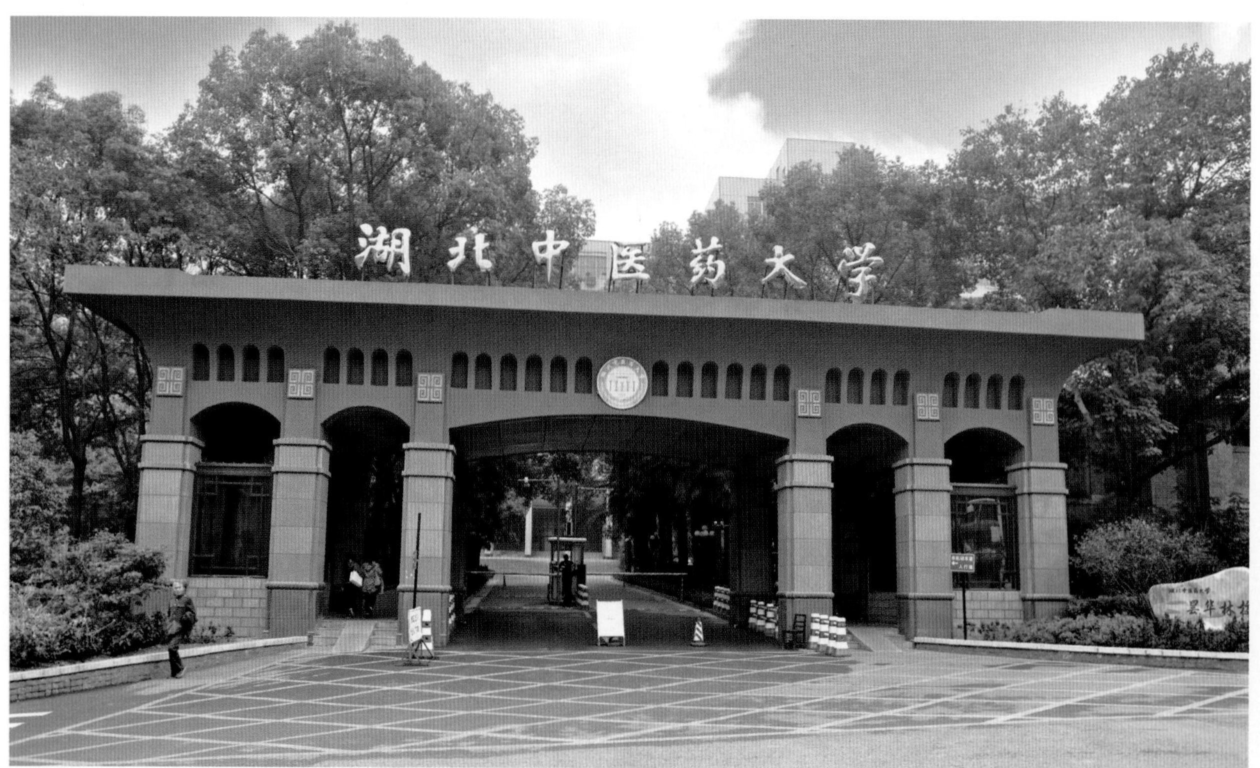

邵朝弟

全国名老中医药专家传承工作室

一、老中医药专家

【个人简介】

邵朝弟，1937年生，女，汉族，江西景德镇人。湖北省中医院肾病科主任医师、二级教授。1958～1964年就读于湖北中医学院，毕业后进入湖北省中医院从事临床、教学及科研工作至今。担任国家优秀中医临床人才指导老师，卫生部肾病重点专科、国家中医药管理局肾病重点学科、重点专科学术带头人，曾任中华中医药学会肾病分会副主任委员，中南六省中医肾病专业委员会主任委员，湖北省首届中医名师。

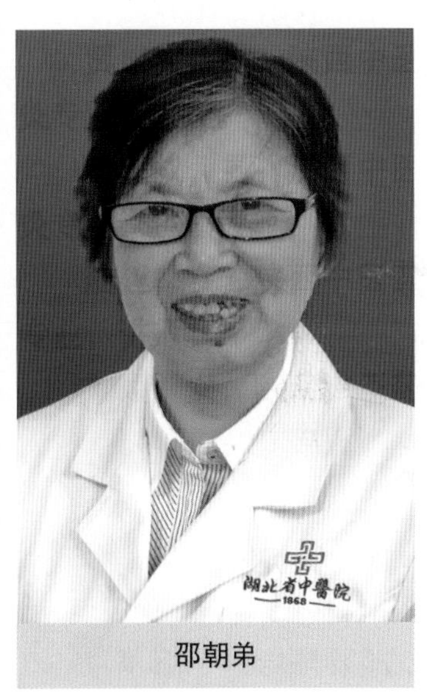

邵朝弟

担任第二、三、五批全国老中医药专家学术经验继承工作指导老师。

第二批继承人：①巴元明，湖北省中医院肾病专业，主任医师、二级教授；②王小琴，湖北省中医院肾病专业，主任医师。

第三批继承人：①金劲松，湖北省中医院肾病专业，主任医师；②高鸣，湖北省中医院肾病专业，副主任医师。

第五批继承人：①周慧兰，湖北省中医院肾病专业，副主任医师；②魏琴，湖北省中医院肾病专业，主治医师。

主编著作有《中医肾病学基础》《慢性肾衰竭》等10余部；发表"排石冲剂治疗尿路结石的临床研究""肾愈Ⅱ号颗粒治疗慢性肾炎的实验研究"等10余篇论文。

主持、参与国家及省部级科研项目7项。"肾愈Ⅱ号治疗慢性肾炎实验研究"获中华医学会科技奖一等奖。

【学术经验】

（一）学术思想

1. 肾病多虚，阴虚多见

依据"邪之所凑，其气必虚"，认为正虚是肾病发生的根本原因，外邪是发病的重要因素，而阴虚是肾病发生发展过程中的重要病因。其病之本在脾肾，湿、浊、瘀、毒等为标。然在病情演变过程中，多种原因均可导致津液耗损，营血亏虚，甚至肾阴（精）受损。

2. 水肿非尽肺脾肾，临证审机勿忘肝

水肿之病机固然多与肺、脾、肾三脏功能失调相关，依法治之往往可获良效，但临证审机之时勿忘于肝。水不自行，赖气以动，肝主疏泄，调畅气机，维持气机升降出入有序。肝为乙木，肾为癸水，肾精肝血，一损俱损，一荣俱荣，休戚相关。

3. 水肿温阳是常法，每从滋阴有奇功

虽然温阳利水是治疗水肿的常法，但水肿病

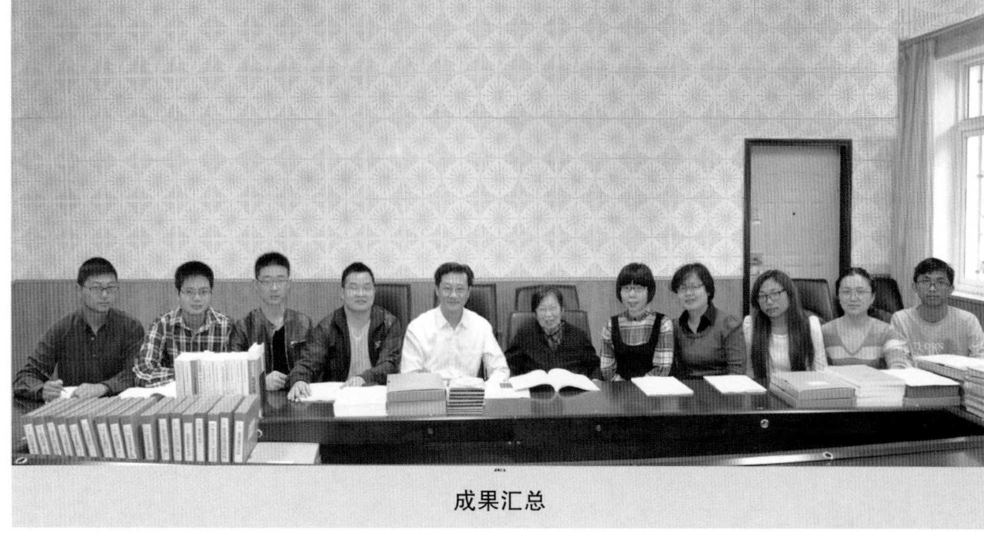
成果汇总

机复杂，切莫一见水肿即责之于肺脾肾，未予以考虑即定为脾阳虚、肾阳虚或脾肾阳虚，应不忘考虑阴虚。

4. 调理脾胃先行，顾护胃气尤重

肾病及脾或脾肾同病，其本在肾，但与脾胃关系密切。补肾之中加用健脾益气、调理脾胃之品可使纳化常，出入调，清气升，浊者降，湿浊得以运化，生化有源，精微化而气血生，阴精内藏，此更有利于助肾之气化能力。

（二）临床经验

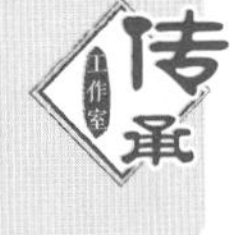

1. 善以六味地黄汤为基础方

认为肾病多阴虚，临床治疗多以六味地黄汤为基础方来加减运用。临床用之师其法而不泥其方，肝肾阴虚用杞菊地黄汤；气阴两虚用参芪地黄汤；阴虚火旺用知柏地黄汤等。

2. 难治性肾病综合征气血水同治

治疗难治性肾病综合征以理气行水、活血化瘀为主，标本兼顾，使气旺则血行，血行则水行，理气不碍邪，活血不伤正，共奏补气活血行水之功。

3. 治疗慢性肾衰竭通腑泄浊、活血化瘀贯始终

慢性肾衰竭的根本病机是本虚邪实，本虚包括气、血、阴、阳亏虚，且以脾肾亏虚为主；邪实为湿浊、瘀血、水气等，且以瘀血痹阻肾络为主。治疗以通腑泄浊、活血化瘀贯穿始终。

【擅治病种】

1. 顽固性肾病综合征

气、血、水同治，标与本兼顾。常用经验方为自拟多法行水汤（茯苓、车前子、赤小豆、益母草、木香、猪苓、白术、陈皮、桂枝、大腹皮、姜皮、桑白皮等），随症加减。

2. 慢性肾衰竭

固护胃气，通腑泄浊。常用经验方为自拟肾衰方（黄芪、当归、陈皮、法夏、酒制大黄等）。

3. 肾结石

常用经验方为自拟排石汤（金钱草、海金沙、鸡内金、白芍、甘草、玄胡等）。

二、传承工作室建设成果

【成员基本情况】

1. 负责人

巴元明，男，湖北省中医院肾病专业，主任医师、二级教授。

2. 主要成员

王小琴，女，湖北省中医院肾病专业，主任医师。

金劲松，男，湖北省中医院肾病专业，主任医师。

关冰，男，湖北省中医院肾病专业，主治医师。

邹新蓉，女，湖北省中医院肾病专业，副主

任医师。

邹慧兰，女，湖北省中医院肾病专业，副主任医师。

【学术成果】

1. 论著

《邵朝弟肾病临证经验实录》，人民军医出版社 2013 年出版，巴元明主编。

2. 论文

（1）巴元明，等. 邵朝弟运用“泌感方”治疗泌尿系统感染经验. 新中医，2014，26（2）：29 ～ 30。

（2）巴元明，等. 活血化瘀法治疗 CRF 的 meta 分析. 辽宁中医杂志，2014，41（2）：200 ～ 204。

（3）王林群，等.“肾其华在发”理论研究概况. 中医杂志，2014，55（7）：620 ～ 623。

【人才培养】

培养传承人 6 人；接受进修、实习 1000 多人次（肾病科）。举办国家级继续教育项目 4 次，省级继续教育项目 3 次，培训 700 余人次。

【成果转化】

院内制剂：

1. 六味维肾膏；编号：鄂药科试制 Z20080046；功能主治：滋阴养血、生津润燥，用于亚健康状态肾阴虚证。

2. 九味维肾膏；编号：鄂药科试制 Z20080045；功能主治：温阳益气，滋阴养血，用于亚健康状态肾阳虚证。

【推广运用】

（一）诊疗方案

1. 过敏性紫癜性肾炎

辨证分热毒内炽、湿瘀互结、气阴两虚证等证型，方药选犀角地黄汤、三仁汤合桃红四物汤等。

2. 急性肾小球肾炎

扶正与祛邪兼顾，祛邪以疏风解表、宣肺利水、清热解毒、活血化瘀、凉血止血，扶正以益气养阴、健脾益肾。

3. 慢性肾功能衰竭

分为正虚证及邪实证进行治疗，邪实分为湿浊、湿热、血瘀、浊毒，本虚分为脾肾气虚、脾肾阳虚、气阴两虚、肝肾阴虚、阴阳两虚。

（二）运用及推广情况

以上诊疗方案在湖北省中医院、河南省中医院、安徽省中医院、同济医院、协和医院、中南医院、湖北省人民医院等推广应用。

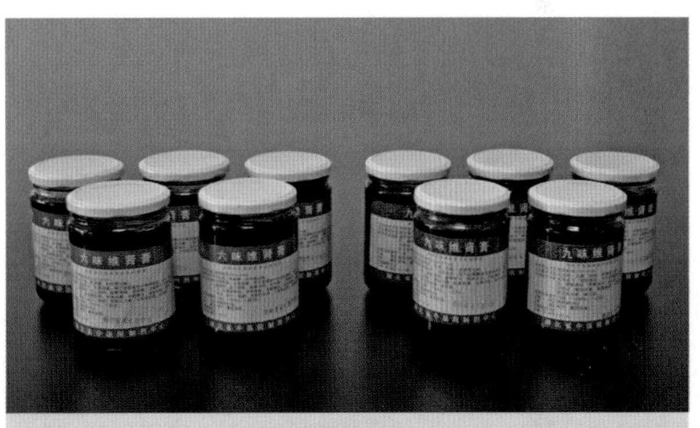

医疗机构制剂

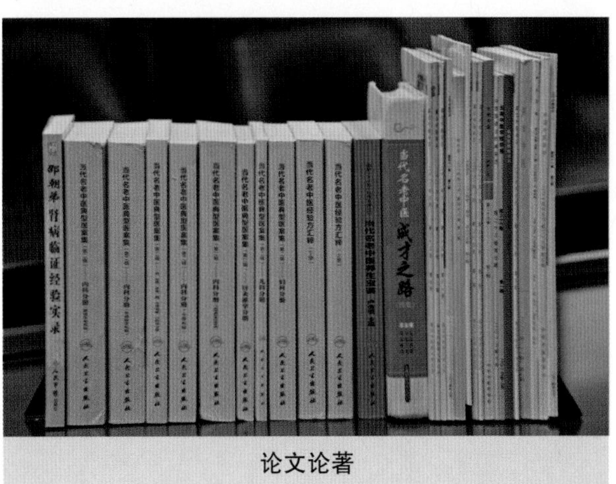

论文论著

三、依托单位——湖北省中医院

【依托单位简介】

湖北省中医院是三级甲等中医医院，始建于1868年。1994年命名为首批全国示范中医院、三级甲等中医院，现有在职职工1942人，病床2000张。2008年确定为国家中医临床研究基地建设单位。2013年评为湖北省省级最佳文明单位。

【特色优势】

医院拥有国家级名老中医27名，湖北中医大师8名，湖北中医名师15名，全国优秀中医临床研修人才21名。设有12个博士点、23个硕士点。5个卫生部重点专科，9个国家中医药管理局重点专科，6个国家中医药管理局重点学科，12个省级重点专科，6个省级重点学科，国家级名老中医药专家传承工作室7个，国家级中医学术流派传承工作室1个。国家中医药重点研究室和国家中医药管理局科研三级实验室各1个、二级实验室14个，现为国家药物临床试验机构。主持或参加国家“六五”至“十五”重大科技攻关项目、“973”及国家自然科学基金项目等国家及部省级科研课题400余项。

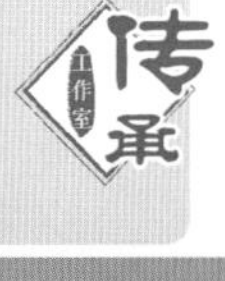

医院坚持中医药的特色优势，秉承“传承中医文化，服务大众健康”理念，同步提高综合医疗服务能力，2013年医院门急诊量突破150万人次，成为受百姓欢迎的大型综合性中医院。

【联系方式】

地址：湖北省武汉市武昌区花园山4号
电话：027-88929147
网址：www.hbhtcm.com

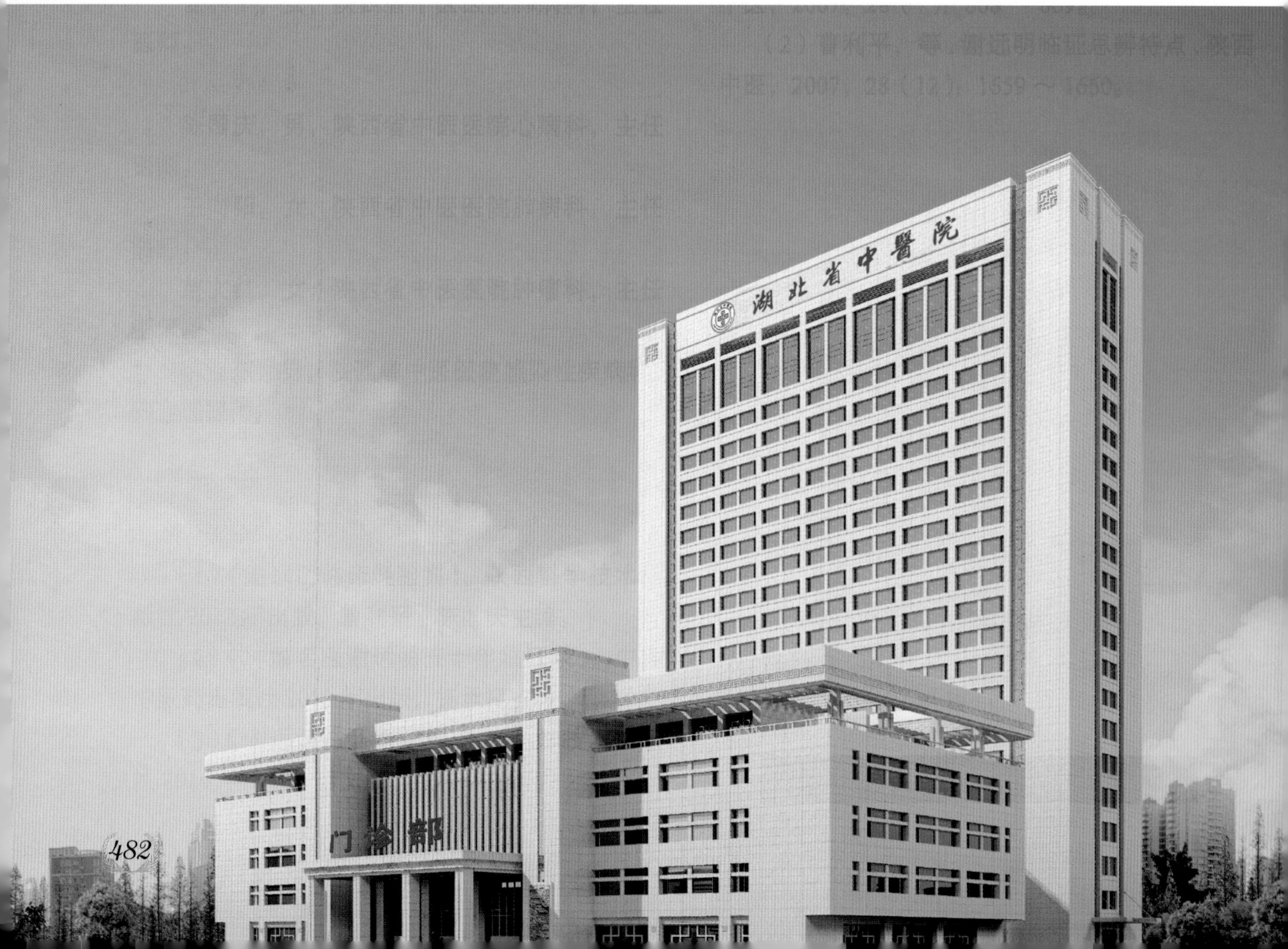

徐升阳

全国名老中医药专家传承工作室

一、老中医药专家

【个人简介】

徐升阳，1929年生，男，汉族，湖北浠水人。武汉市中医医院妇科主任医师，教授。1962 ～ 1964年师承曾少达老中医，20世纪70年代曾参与黄寿人老中医的医案整理工作，先后在佳木斯医学院附属医院、武汉产校、武汉市第一医院、武汉市中医医院工作，至今从事妇产科临床工作60余年。曾任湖北省中西医结合学会常务理事，武汉中西医结合学会、武汉性健康研究会副理事长。2011年1月被湖北省人力资源和社会保障厅、卫生厅授予“湖北中医大师”荣誉称号。

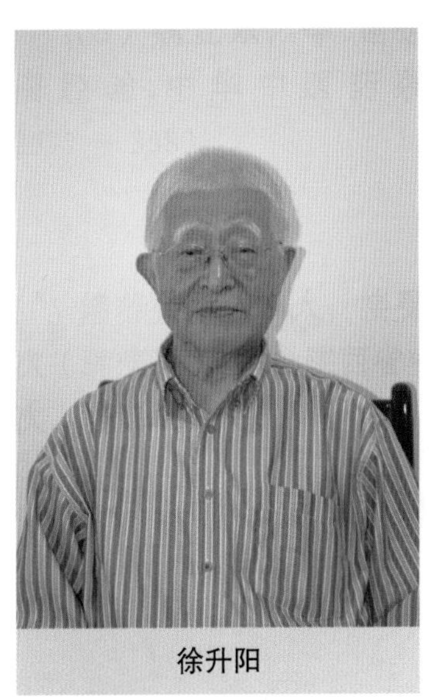
徐升阳

担任第二批全国老中医药专家学术经验继承工作指导老师。

继承人：①王克林，武汉市中医医院妇科，主任医师；②贺漪，武汉市一医院妇产科，主任医师。

主要编著有《妇科析症举例》《月经前后诸症》《徐升阳妇科医著选编》等；撰写“试论阴虚”“经前期综合征的辨证施治”等论文50余篇。

【学术经验】

（一）学术思想

主张把读经典与临床实践紧密结合起来；提出妇女青春期贵在“肾气盛”，生育期贵在“肾气平均”，更年期只求“低水平的阴阳平衡”；重继承，善用经方名方，提出“妇科桂枝汤证”的概念及治则；认为调肝补肾是治疗妇科病的根本。

（二）临床经验

1. 阴阳平补法

调和气血、平衡阴阳是妇科治病之要，自拟“调经助孕汤”（菟丝子、巴戟天、肉苁蓉、山萸肉、龟板、当归、熟地、白芍、枸杞子、丹参、白术、茺蔚子、香附、川芎 ）治疗妇女生殖之证，具气血双调、阴阳同补之功，临床加减可以用于妇科各种阴阳失衡病证的治疗。

2. “妇科桂枝汤证”

《伤寒论》桂枝汤加味可治疗妇科营卫不和证，以桂枝汤为基础，方中调节白芍用量，且用量大于桂枝。经期桂枝汤证伍以四物汤养血调经，恶阻桂枝汤证入橘皮、竹茹和胃降逆，产后桂枝汤证合生化汤佐理胞宫之瘀，更年期桂枝汤证伍左归丸、右归丸调补肾阴肾阳。

3. 治疗痛经的经验

原发性痛经大多属寒凝血瘀证，因此治疗大法是温经散寒、化瘀止痛。创制“温经止痛方”（玄胡、肉桂、蒲黄、吴茱萸、细辛、香附、广木香、当归、白芍、丹参、川芎），广泛用于寒凝血瘀引起的妇科痛证。

4. 治疗不孕症三部曲

治疗不孕症按照“补肾促进卵泡发育和排卵，调肝改善黄体功能”的原则。卵泡期以补肾为主，自拟“调经助孕汤”；排卵前以化瘀为主，自创“排卵汤”（红花、丹参、鸡血藤、香附、赤芍、牛膝、泽兰、益母草）；黄体期以疏肝解郁为主，运用滋肾调肝方（柴胡、郁金、橘叶、香附、川楝子、当归、白芍、地黄、枸杞子、山茱萸、覆盆子）辅以党参、白术、山药、木香等健脾之品调补脾土。

【擅治病种】

1. 月经病

补肾养血，调肝理气。常用药物有当归、白芍、川芎、熟地、香附、丹参、山药、菟丝子等。提出“补肾能促进卵泡的发育和排卵，调肝能改善黄体功能”的观点。

2. 产后病

养血和营，扶气固卫，活血化瘀。常用药物有党参、黄芪、白术、全当归、炮姜、桃仁、益母草等。

3. 不孕不育

补肾养血，益肾填精，调肝理脾。创调经助孕汤。常用药物有熟地、菟丝子、龟胶、鹿胶、香附、白术、山药等。

4. 滑胎

益气养血，补肾固冲，滋阴清热安胎。常用药物有黄芪、白术、太子参、阿胶、桑寄生、菟丝子、续断、砂仁、黄芩等。

二、传承工作室建设成果

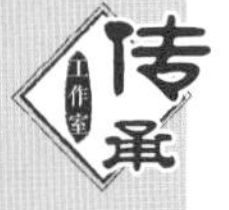

【成员基本情况】

1. 负责人

李红梅，女，武汉市中医医院妇科，主任医师。

2. 主要成员

丁枫，女，武汉市中医医院妇科，主任医师。

黄艳辉，女，武汉市中医医院妇科，副主任医师。

刘佳，女，武汉市中医医院妇科，主治医师。

徐琳，女，武汉市中医医院妇科，住院医师。

丑丹，女，武汉市中医医院妇科，住院医师。

【学术成果】

1. 论著

《徐升阳医论医案医话选》，科学出版社 2015 年出版，徐升阳主编。

2. 论文

（1）徐琳 . 徐升阳辨证治疗不孕症复杂案例 4 则 . 世界中医药，2011，6（1）：57 ～ 59。

（2）王静，等 . 徐升阳主任医师治疗不孕症经验 . 新中医，2012，44（9）：146 ～ 147。

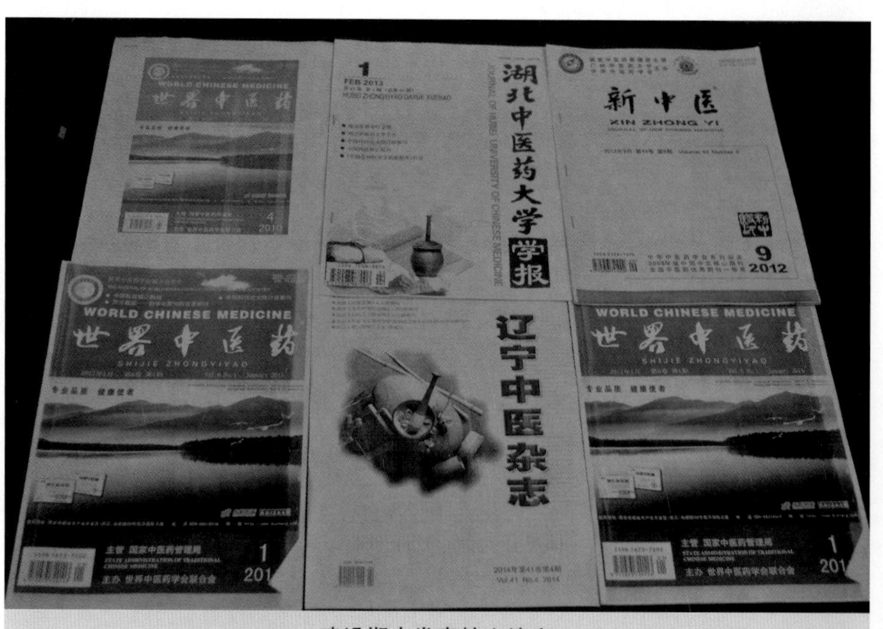

建设期内发表核心论文

（3）徐琳.中医参与试管婴儿治疗技术的现状及展望.湖北中医药大学学报，2013，15（1）：68～69。

（4）游方.徐升阳辨治黄体功能缺陷型反复性早期自然流产的方法和用药探析.辽宁中医杂志，2014，41（4）：636～639。

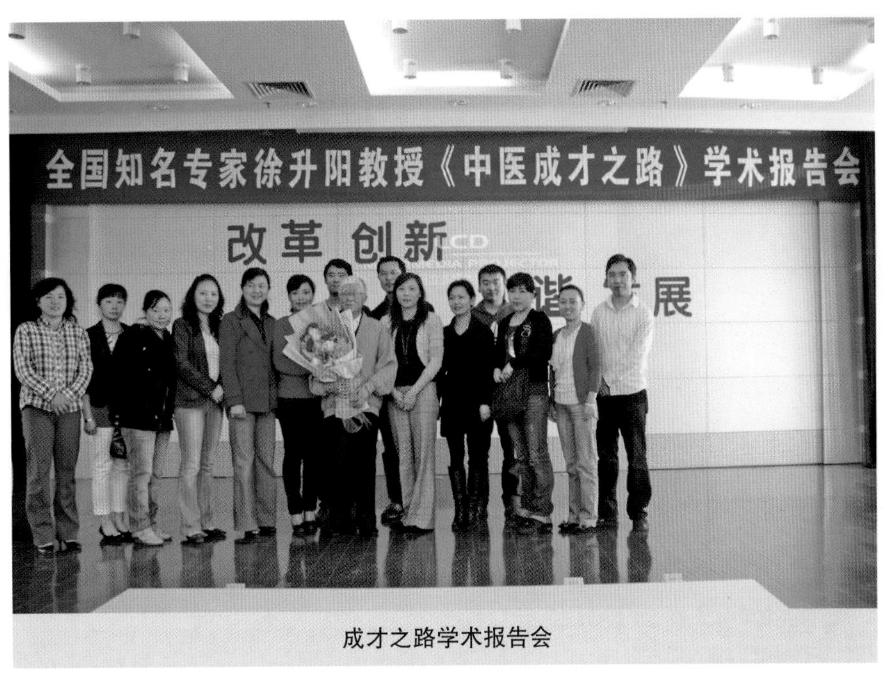

成才之路学术报告会

【人才培养】

培养传承人3人；接受进修11人次。举办国家级中医药继续教育项目1次，培训100人；举办省级中医药继续教育项目1次，培训100人。

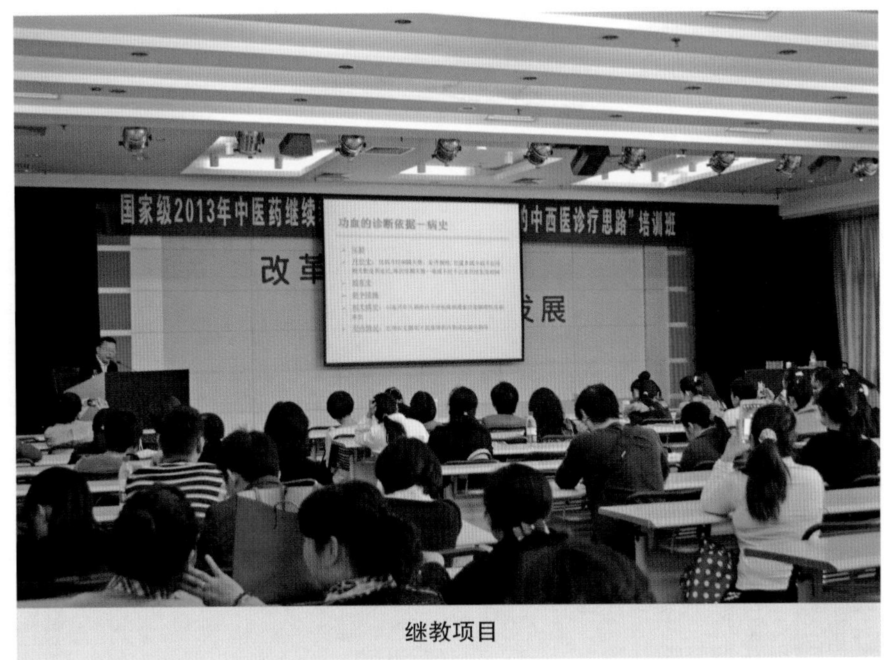
继教项目

【推广运用】

（一）诊疗方案

1. 不孕症（肾虚证）

以调经助孕汤 为主方。若虚寒较甚或子宫发育不良，选加紫石英、鹿角胶（霜）、肉桂、附片等；阴虚证则去川芎，加丹皮、女贞子、墨旱莲；经少闭经加桃仁、红花、益母草；性欲淡漠加阳起石、仙茅、淫羊藿等；脾胃虚弱或服数剂后纳减腹胀、大便不实者，宜入木香以助运化。

2. 痛经（寒凝胞宫、气滞血瘀证）

以温经止痛方为主方。呕吐者加姜半夏，口干加麦冬，腰痛选加川断、金毛狗脊，胁胀加郁金、川楝子，肛坠加槟榔，带多挟湿加苍术、茯苓。

3. 盆腔炎（气滞血瘀证）

用妇科灌肠液（三棱、莪术、红花、紫花地丁等制成药液100mL）保留灌肠，每日1次，月经期停用。

（二）运用及推广情况

以上3个诊疗方案已在武汉市中医医院妇科、红安县中医医院、上海街社区卫生服务中心等医疗单位推广应用。

三、依托单位——武汉市中医医院

【医院简介】

武汉市中医医院始建于1955年，前身为建于1910年的“万国医院”，至今已有百余年历史，是一所集医疗、教学、科研、预防保健于一体的三级甲等中医医院，编制床位1200张，实际开放床位676张，设有4个院区、1个中医药研究基地和1个社区卫生服务中心。

近年来，医院荣获全国卫生先进集体、全国卫生系统“创先争优”活动先进单位、全国首届中医药推广工作先进集体、国家中医药管理局中医药文化建设先进单位、全国中医医院总务后勤管理先进单位、湖北省三级优秀中医医院、湖北省中医药工作先进集体、湖北省卫生工作先进单位、武汉市“五一”劳动奖状先进单位、武汉市文明单位等多项殊荣。

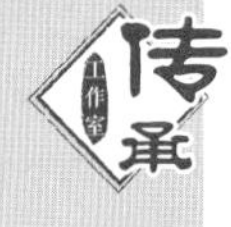

【特色优势】

医院特色优势明显，学术流派纷呈，涌现出陆继韩、黄寿人、刘达夫、黄纯古、章真如、张家声、张介安、徐升阳等一批在全国颇有影响的知名中医专家，并拥有核磁共振、大型CT、全自动生化仪、彩色超声等一流诊疗设备，设有ICU、CCU、血液净化室、腔镜中心等，形成了现代医学技术与中医药特色有机结合的技术优势。医院有2个国家临床重点专科，2个国家中医药管理局重点学科，2个国家级三级科研实验室，4个名老中医药学术研究室，7个国家中医药管理局重点专科和10余个省市级重点专科。

【联系方式】

地址：湖北省武汉市江岸区黎黄陂路49号

电话：027-82851910

网址：http://www.whtcm.com

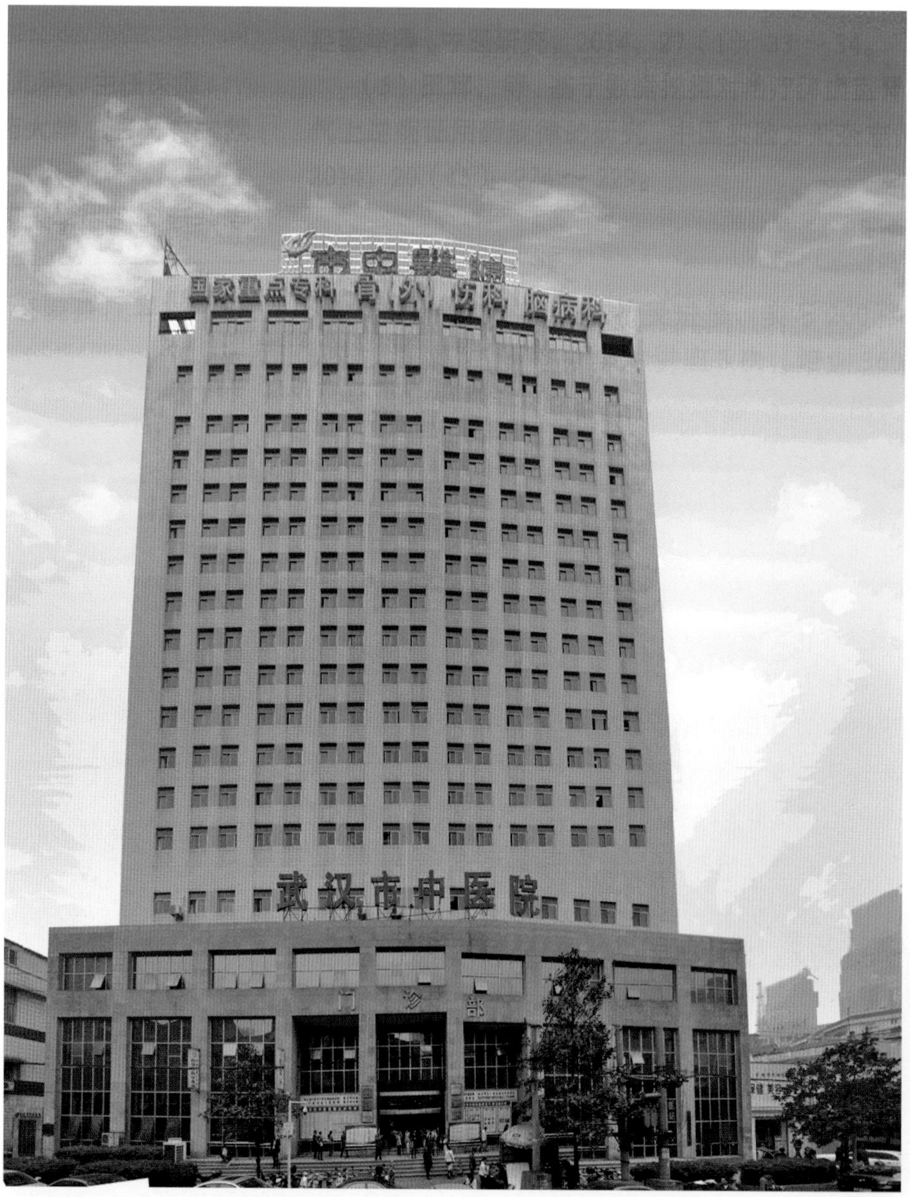

管竞环

全国名老中医药专家传承工作室

一、老中医药专家

【个人简介】

管竞环，1936年生，男，汉族，湖北武汉人。武汉市中西医结合医院中医内科专业（肾内科）主任医师、教授。1963年毕业于武汉中医学院，师从陆真翘、黄寿人、章真如、余青萍。曾在武汉市中医院、武汉市中西医结合医院从事医疗、教学、科研工作。1992年起在武汉市中西医结合医院任大内科主任、主任医师，兼任湖北中医药大学教授、硕士生导师。1992年起享受国务院政府特殊津贴。1994年获湖北省劳模称号，2002年获“湖北省知名中医”称号，2011年获“湖北中医名师”等荣誉称号。曾任全国中医肾病专业委员会委员，中南六省中医肾病学术委员会副主任委员，湖北省中医药学会理事，湖北省中医肾病专业委员会副主任委员等职。

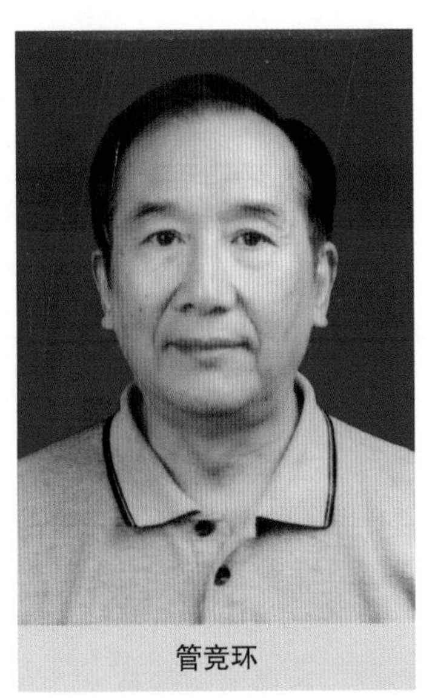
管竞环

先后担任第2～4批全国名老中医药专家学术经验继承工作指导老师。

第二批继承人：①马利，武汉市中西医结合医院肾病科，主任医师；②薛莎，武汉市中西医结合医院中医内科脾胃病专业，主任医师。

第三批继承人：①潘静，武汉市中西医结合医院风湿免疫科，副主任医师；②王彤，武汉市中西医结合医院肾病科，副主任医师。

第四批继承人：①周文祥，武汉市中西医结合医院肾病科，主任医师；②聂祥智，武汉市中西医结合医院肾病科，副主任医师。

主要编著有《中医药理论量化与微量元素》《陆真翘医案研究》《中药理论量化与应用研究》等专著；发表“归经在中医临床中的应用”“中药四性与元素”“元素与辨证论治”“肾脏病无症可辨时的中医药治疗”等论文。

【学术经验】

（一）学术思想

重视“天人合一”的整体观，利用自然界与人体共有的元素作为研究对象，对中医基础理论展开系列研究。首先用元素对中药的四性、五味、归经进行量化，继之寻找元素与药、证之间的吻合关系，研究如何达到辨证施治量化、选药组方优化的目的。提倡辨证论治精准，选药组方归经。

（二）临床经验

1. 遵循“三先”原则治肾炎

治疗慢性肾炎应遵循“先祛感染、先消水肿、先调脾胃”的“三先”原则，从外围入手，祛邪扶正，平衡阴阳，达到消除蛋白尿、血尿以及保护肾功能的目的。

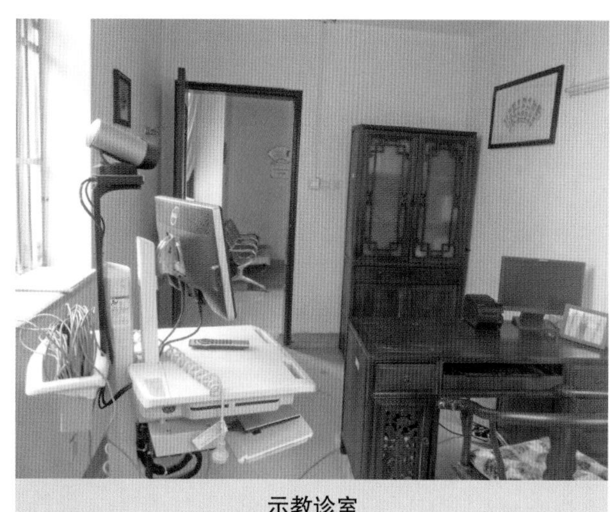

示教诊室

2. 巧用六个理念消水肿

根据肺、脾、肾三脏在人体水液代谢中的作用，提出治疗水肿的六个理念——“消肿当理气”“消肿宜活血”“消肿要提升”“消肿须温化”“消肿重培补”“消肿勿伤阴”。

3. 利用九种方法治尿路感染

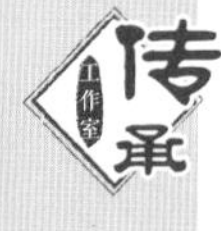

尿路感染按不同年龄、不同性别、不同体质、不同归经分别处治。小肠热盛者用导赤散加味；膀胱湿热者用八正散加味；肝胆湿热者用龙胆泻肝汤加味；阳明实热者用小承气汤加味；阴虚内热者用六味地黄汤加味；气阴两虚者用参芪地黄汤加味；阴虚火旺者用知柏地黄汤加味；气虚下陷者用补中益气汤加味；气化不利者用济生肾气丸加味。

4. 从咽论治慢性肾炎

根据经络理论，针对慢性肾炎患者多合并咽喉部疾患的特点，从咽论治慢性肾炎。自拟二半汤（黄芪、党参、半边莲、半枝莲、玄参、麦冬、甘草、桔梗、银花、连翘、地肤子、益母草、蝉蜕、辛夷花）治疗慢性肾炎合并咽喉部感染。临床加减可用于治疗各种病理类型的慢性肾炎所致蛋白尿、血尿。

【擅治病种】

1. 水肿

以自拟水肿汤（黄芪、党参、麻黄、桂枝、茯苓皮、白术、猪苓、泽泻、赤小豆、冬瓜仁、车前子）益气健脾、利水消肿。用于治疗急慢性肾炎、肾病综合征所致水肿。

2. 慢性肾衰竭

自拟经验方（黄芪、党参、白术、茯苓、地黄、当归、川芎、丹参、红花、益母草、枸杞、牛膝、木香、厚朴、大黄、蒲公英、龙骨、牡蛎）补益脾肾、益气养血、温肾健脾、活血化瘀、利湿化浊、清热解毒、滋阴潜阳，同时根据病情需要结合穴位敷贴、穴位注射、中药保留灌肠等外治法治疗慢性肾衰竭。

二、传承工作室建设成果

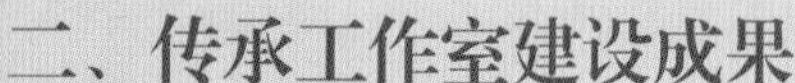

【成员基本情况】

1. 负责人

朱宏斌，男，武汉市中西医结合医院中医内科，主任医师。

2. 主要成员

马利，女，武汉市中西医结合医院中医肾病专业，主任医师。

周文祥，男，武汉市中西医结合医院中医肾病专业，主任医师。

潘静，女，武汉市中西医结合医院中医风湿病专业，副主任医师。

马威，男，武汉市中西医结合医院分子生物学专业，副主任技师。

【学术成果】

1. 论著

（1）《管竞环学术思想及肾病辑要》，湖北省科学技术出版社 2011 年出版，薛莎主编。

（2）《中药理论量化与应用研究》，人民军医出版社 2014 年出版，管竞环主编。

2. 论文

（1）吴文莉．疾病归经在中医临床中的

应用探讨.中华中医药杂志，2013，28（9）：2630～2631。

（2）王彤.中药归经与疾病归经相关探讨.中医杂志，2012，53（4）：356～357。

（3）马威.管竞环谈疾病归经在中医临床中的应用.湖北中医药大学学报，2014.16（3）：106～108。

（4）周文祥.管竞环治疗慢性肾炎经验举隅.辽宁中医杂志，2011，38（9）：1738～1740。

（5）潘静.管竞环益气固肾清热解毒法治疗慢性肾炎蛋白尿.中国中医基础医学杂志，2012，18（4）：396～397。

【人才培养】

培养传承人6人；接受进修、实习11人。举办省级中医药继续教育项目1次，培训125人。

【推广运用】

（一）诊疗方案

1.慢性肾小球肾炎蛋白尿（肺肾不足、风热伤肾证）

方药：二半汤加减。

随证加减：合并血尿，加旱莲草、当归、生地炭；合并水肿，加麻黄、桂枝、冬瓜仁；下焦湿热者加瞿麦、萹蓄、白茅根。脾虚湿盛者用参苓白术散合二半汤加减。

2.慢性肾小球肾炎水肿（肺脾气虚、水湿内停证）

方药：水肿汤加减。

随证加减：咽部感染，加玄参、麦冬、金银花、连翘；下焦湿热，加萹蓄、瞿麦、栀子；脾虚湿盛腹泻，加葛根、黄芩、黄连。

3.慢性肾小球肾炎血尿

热移下焦、扰动血室证用二半汤加减。脾肾不固、气阴受损证用小蓟饮子合参苓白术散加减。气滞血瘀、络阻血溢证用血府逐瘀汤合导赤散加减。

4.尿路感染

膀胱湿热证用八正散加减，肝胆湿热证用龙胆泻肝汤加减，小肠热盛证用导赤散加减，阳明湿热证用导赤散合小承气汤加减。

5.尿路结石

下焦湿热、气滞血瘀证用八正散加减，脾肾气（阴）虚证用补中益气汤加减。

（二）运用及推广情况

以上5个诊疗方案已在武汉市中西医结合医院肾病科、武汉市中西医结合医院汉西分院、武汉市硚口区古田街社区卫生服务中心等医疗单位推广应用。

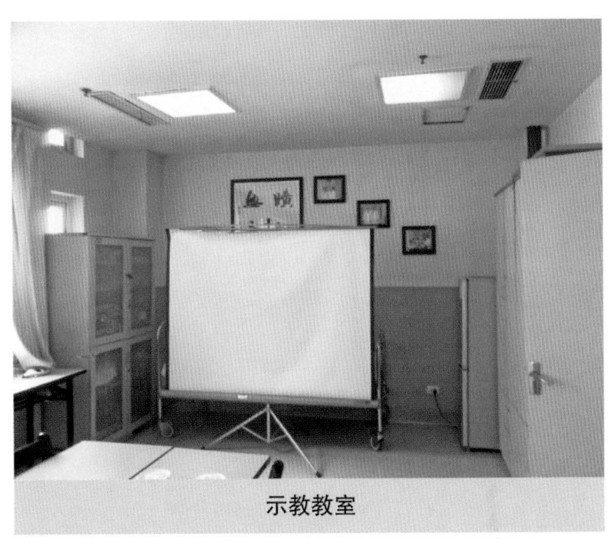

示教教室

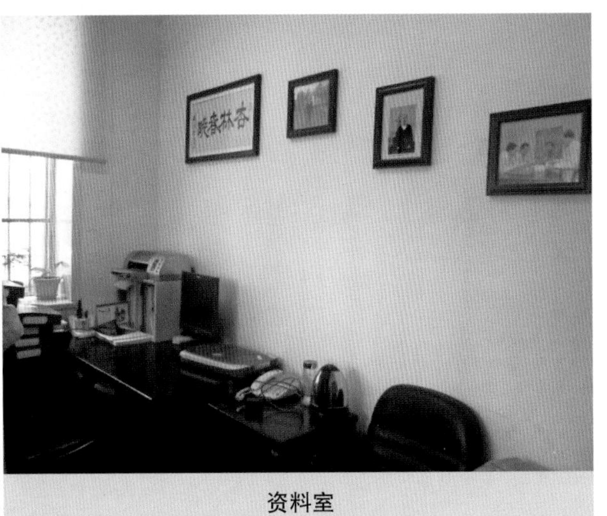

资料室

三、依托单位——武汉市中西医结合医院

【依托单位简介】

武汉市中西医结合医院前身为始建于 1927 年的“汉口国立医院”，目前已成为一所集医疗、科研、教学、制剂研发于一体的三级甲等中西医结合医院。医院总占地面积 175 亩，编制床位 3000 张，目前开放床位 1638 张，2013 年业务总收入 13.1 亿元，年门诊量 227 万人次，年出院量 7 万人次。医院坚持中西医结合的办院特色，先后被评为“全国首批重点中西医结合医院”“湖北省知名中西医结合医院”“国家中医药管理局优势学科继续教育基地”等。

【特色优势】

医院肾病科、皮肤科、脾胃病科、临床护理为国家临床重点专科（中医类），中医皮肤病学、中医脾胃病学、中西医结合临床、临床中药学为国家中医药管理局重点学科，另有省市级重点专科 20 个，全院重点专科总数达到 31 个。

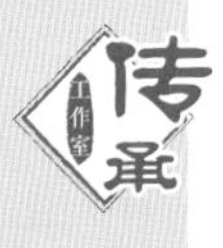

医院坚持中西结合办院特色，为湖北中医药大学附属中西医结合医院，现有兼职教授 64 名，硕士、博士生导师 51 名，享受国务院政府特殊津贴专家 10 名，湖北省、武汉市政府津贴专家 24 名。医院有全国名老中医工作室 4 个，全国名老中医师承指导老师 3 名，湖北省中医大师、名师 5 名，武汉市中医大师 2 人、中医名师 3 人。

【联系方式】

地址：湖北省武汉市中山大道 215 号

电话：027-85332367

网址：www.whyyy.com.cn

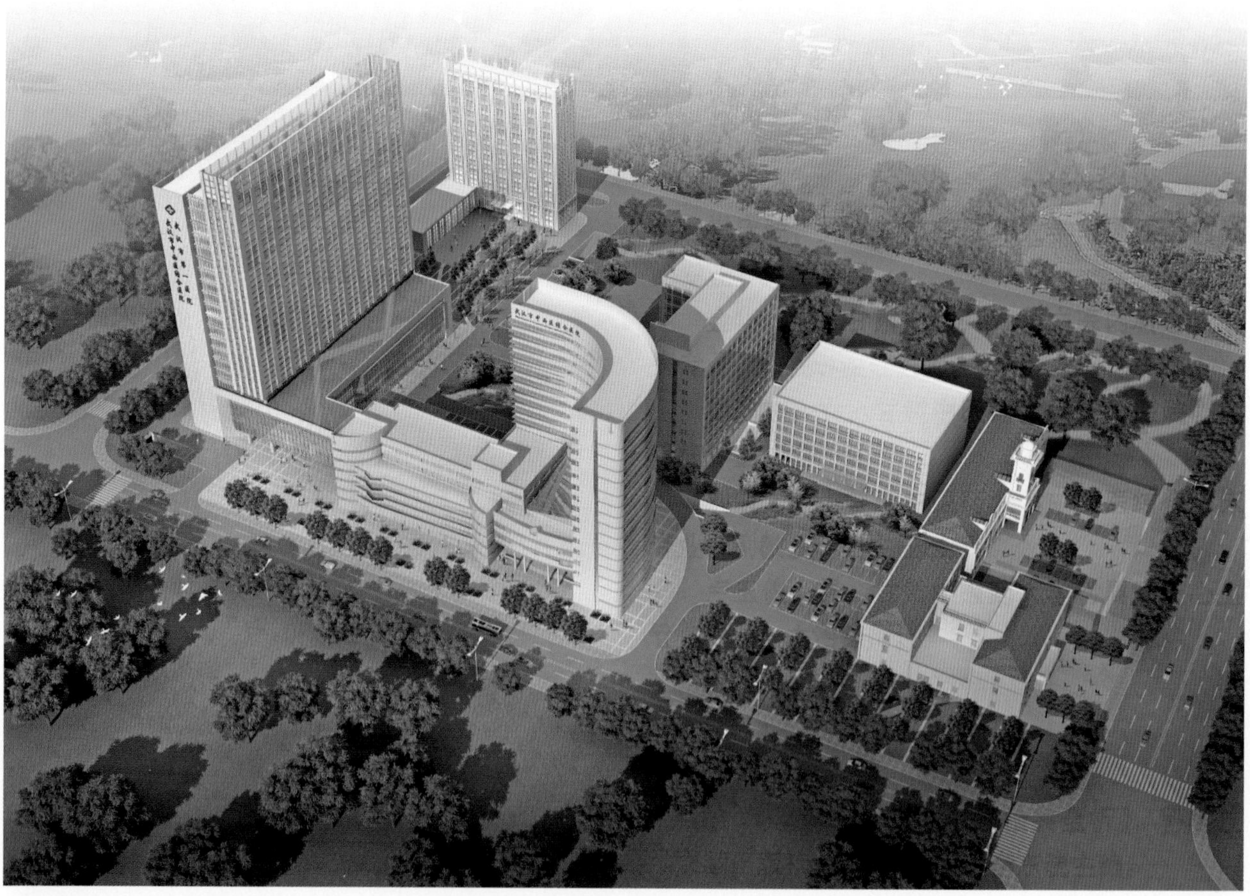

章真如

全国名老中医药专家传承工作室

一、老中医药专家

【个人简介】

章真如（1924—2010年）男，汉族，江西南昌人。武汉市中医医院中医内科教授、主任医师。18岁拜入江西名医许寿仁门下学习中医，1952年参加中南卫生部在武汉市开办的“中南针灸师资训练班”学习；1958年参加武汉市业余医学院学习，历时6年学完西医本科全部课程，获得毕业证书。从事中医临床60余载，历任武汉市中医医院业务副院长、名誉院长，中华全国中医学会第一、第二届理事会理事，中华全国中医学会湖北分会第一、第二届副理事长，中华全国中医学会武汉分会理事长、名誉理事长等职。

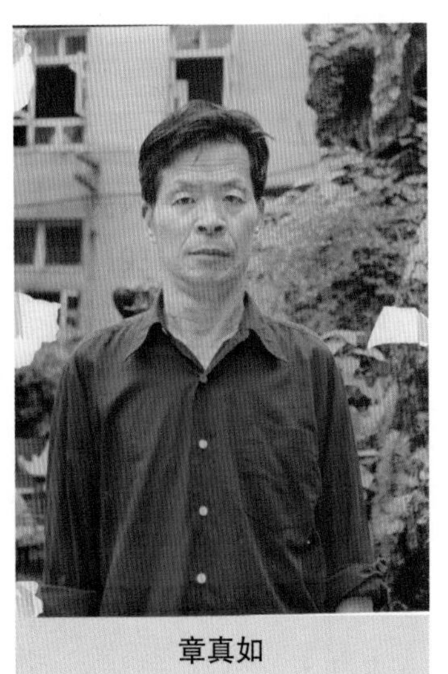
章真如

先后担任第一、二批全国老中医药专家学术经验继承工作指导老师。

第一批继承人：①郑翔，武汉市中医医院中医内科脾胃病、肝胆病专业，主任医师；②韩乐兵，武汉市中医医院中医内科糖尿病专业，主任医师。

第二批继承人：①刘惠武，武汉市中医医院中医内科脾胃病、肝胆病专业，主任医师；②章汉明，武汉市中医医院中医内科脾胃病、肝胆病专业，副主任医师。

主要编著有《滋阴论》《肝胆论》《风火痰瘀论》《调气论》《中医养老论》《章真如医学十论》等著作。

主持“消石利胆丸治疗胆石症及慢性胆道感染”等科学研究，获武汉市人民政府科技进步三等奖。

【学术经验】

（一）学术思想

1. 重视补阴

倡导朱丹溪“阳有余阴不足”学术思想，提出“阴精为人身之本”“阴虚为百病之因与果”“滋阴为临床常用之大法”等观点。

2. 强调详审病因病机，精于风火痰瘀证的研究

认为风火痰瘀既是常见致病因素，也是一些疾病的病理产物，其致病各有特点，提出“风火同气”“痰瘀同源”等观点。

3. 发挥升降出入理论，重视气机调理

认为百病的发生与发展皆与“气”有密切关系。调节气机之升降出入运动，使阴阳偏盛偏衰复归于相对平衡协调的状态，是调理气机的基本原则。认为调理气机不仅仅是药物与方剂的功能，且包括针灸、气功、太极拳等方法的作用。

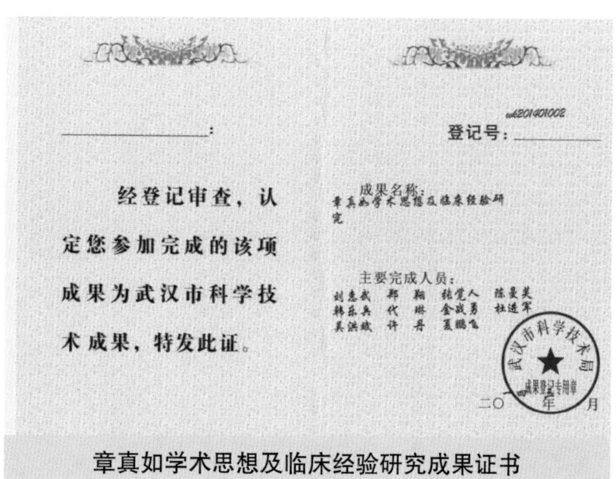

________:

经登记审查，认定您参加完成的该项成果为武汉市科学技术成果，特发此证。

wk201401002
登记号：________

成果名称：
章真如学术思想及临床经验研究

主要完成人员：
刘惠武 郑翔 张觉人 陈曼英
韩乐兵 代琳 金成勇 杜进军
吴洪斌 许丹 夏鹏飞

武汉市科学技术局 成果登记专用章

二〇 年 月

章真如学术思想及临床经验研究成果证书

（二）临床经验

1. 养阴疏肝法治疗慢性肝病

肝脏受邪最易耗血伤阴，治疗当顾护阴液，喜用自拟方加味一贯煎（一贯煎加郁金、白芍）养阴疏肝。

2. 养阴益胃法治疗胃痛

治疗阴虚胃痛临床常用自拟方香砂益胃汤（生地、麦冬、砂仁、广木香、沙参、玉竹、玄参、花粉、白芍、山药、石斛）养阴益胃治疗（便秘者加熟军）。

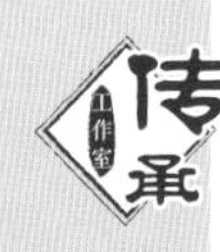

3. 疏肝利胆法治疗胆石症及胆道感染

胆石症及胆道感染以肝郁胆热证为常见，创疏肝利胆汤（柴胡、枳壳、赤芍、生甘草、木香、黄芩、黄连、内金、郁金、厚朴、山楂）治疗。

4. 养阴（血）通络法治疗阴（血）虚痹证

痹之为病，病势缠绵难愈，易于伤阴耗血，立四物五藤汤（熟地、当归、白芍、川芎、鸡血藤、海风藤、活血藤、络石藤、夜交藤）养血通络及甘寒通络饮（生石膏、知母、石斛、白芍、丹皮、麦冬、花粉、钩藤、生地、玄参、桑枝、甘草）养阴通络治疗。

5. 滋肾养肝法治疗眩晕

对肾水不足，不能涵养肝木，肝肾两虚之眩晕，立滋肾养肝汤（女贞子、旱莲草、熟地、当归、白芍、草决明、麦冬、白蒺藜、杜仲、生龙骨、生牡蛎、玄参）治疗。

【擅治病种】

1. 慢性肝病

辨证与辨病相结合治疗。常用方有逍遥散、加味一贯煎、宽中达郁汤（沉香、当归、白芍、柴胡、香橼皮、晚蚕砂、鸡内金、茅根、厚朴）等。

2. 脾胃病

脾胃病的调治首要在于调摄饮食，同时还须省思节虑，更应节制恼怒，保持乐观平和情绪。治疗需处理好燥与润、升与降的关系，常用方有柴胡疏肝散、香砂六君子汤、香砂益胃汤等。

3. 糖尿病

治疗糖尿病主张三消合治，自拟气阴固本汤（黄芪、山药、苍术、生地、熟地、麦冬、地骨皮、云苓、葛根、枸杞、五味子、玄参）益气养阴治疗。

二、传承工作室建设成果

【成员基本情况】

1. 负责人

刘惠武，男，武汉市中医医院脾胃病、肝胆病科，主任医师。

2. 主要成员

郑翔，男，武汉市中医医院脾胃病、肝胆病科，主任医师。

韩乐兵，女，武汉市中医医院内分泌科，主任医师。

曾浩，男，武汉市中医医院脾胃病、肝胆病科，副主任医师。

【学术成果】

1. 论著

（1）《章真如医论精选》，中国中医药出版社2011年出版，郑翔、刘惠武主编。

（2）《中国百年百名中医临床家丛书·章真如》，中国中医药出版社2012年出版，郑翔、韩

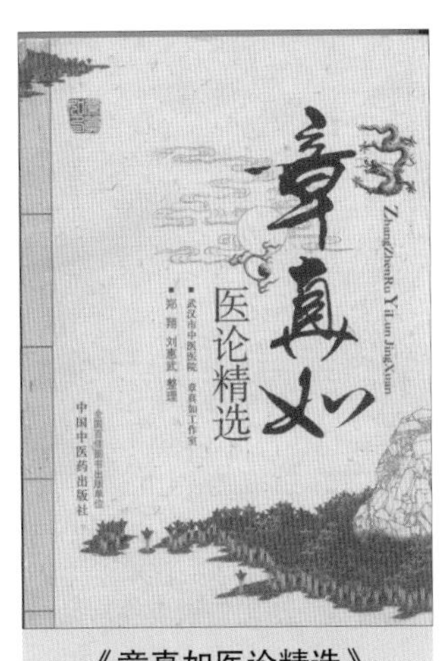

《章真如医论精选》

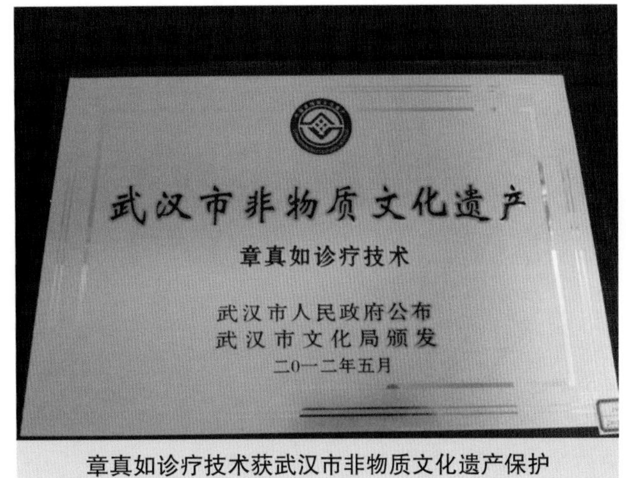

章真如诊疗技术获武汉市非物质文化遗产保护

乐兵、章汉明、刘惠武主编。

（3）《跟名师学临床·章真如》，中国医药科技出版社2010年出版，章汉明、刘惠武主编。

2. 论文

（1）代琳，等.章真如脾胃阴虚论治经验.上海中医药杂志，2012，46（4）：5～6。

（2）代琳，等.章真如论阴虚证经验.辽宁中医药大学学报，2012，14（3）：40～42。

（3）杜进军.肝病从脾论治.吉林中医药，2013，33（7）：663～664。

（4）杜进军，等.疏肝养阴法在肝病治疗中的应用探讨.吉林中医药，2012，32（9）：867～868。

（5）许丹，等.保肝复功丸水煎剂对大鼠急性肝损伤防护作用机制的研究.中西医结合肝病杂志，2013，23（1）：45～46。

【人才培养】

培养继承人10余人；接受进修12人次。举办国家级中医药继续教育项目3次，培训400余人次。

【成果转化】

院内制剂：

1. 消胀颗粒；功能主治：疏肝理气、和胃除痞，适用于慢性胃炎、功能性消化不良等引起的嗳气、胃胀、胃痛以及胸胁作胀等症。

2. 活源方；功能主治：健脾和胃、调气养阴、化瘀解毒，适用于慢性萎缩性胃炎、胃癌癌前期病变等。

【推广运用】

（一）诊疗方案

1. 胃痞（功能性消化不良）

辨证分脾虚气滞证、肝胃不和证、脾胃湿热证、脾胃虚寒证、寒热错杂证等。分别以香砂六君子汤、柴胡疏肝散、连朴饮、理中丸、半夏泻心汤加减治疗。

2. 胃脘痛（慢性胃炎）

辨证分肝胃气滞证、脾胃湿热证、胃阴不足证、胃络瘀阻证、脾胃气虚证等。分别以柴胡疏肝散、二陈汤、香砂益胃汤、桃红四物汤、香砂六君子汤加减治疗。

3. 鼓胀（肝硬化腹水）

辨证分气滞湿阻证、湿热蕴结证、气滞血瘀证、肝郁脾虚证、肝肾阴虚证、脾肾阳虚证等。分别以柴胡疏肝散合五苓散、茵陈五苓散、血府逐瘀汤、逍遥散或宽中达郁汤、加味一贯煎、桂附地黄丸加减治疗。

（二）运用及推广情况

以上诊疗方案在武汉市中医医院脾胃病、肝胆病科推广运用。

三、依托单位——武汉市中医医院（见第486页）

倪珠英

全国名老中医药专家传承工作室

一、老中医药专家

【个人简介】

倪珠英，1931年出生，女，汉族，福建福州人。湖北省中医院主任医师、教授、硕士研究生导师。1955年毕业于武汉中南同济医学院，就职于同济医院儿科。1959～1964年参加卫生部举办的“西医离职学习中医班”，师从宋之桢教授。1965年调至湖北省中医院儿科。1993年起享受国务院政府特殊津贴，2010年被评为全国名老中医药专家，2011年获湖北中医名师称号。

倪珠英

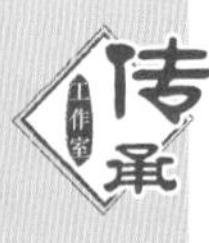

担任第二批全国老中医药专家学术经验继承工作指导老师。

继承人：①刘晓鹰，湖北省中医院儿科，主任医师；②张穗，湖北省中医院儿科，主任医师。

主要编著有《倪珠英中医儿科心鉴》《中西医结合防治流行性乙型脑炎》等；发表“儿科领域中的中医动物模型研究”“中西医结合治疗小儿肾病综合征146例”等10余篇论文。

主持及参与“小儿止泻口服液治疗婴幼儿秋季腹泻的研究”“小儿痰热壅肺证的临床与实验研究”“金水清口服液治疗小儿血尿的研究”等科研课题。

【学术经验】

（一）学术思想

1. 四诊合参审病情

小儿病难治，难在四诊难辨、病理难明而无从论治。倪教授临证首重望诊，更注重“四诊合参”，全面分析，乃可准确辨证，而不宜偏废。其中望诊强调望神，以断病之深浅轻重；望口舌咽，可知病位、病性。

2. 五脏辨治重理脾

强调人是有机整体，脏腑之间相互联系，临证尤其重视脾胃在小儿脏腑病变中的地位。土生万物，小儿如万物之芽，幼小娇嫩，更赖土以生养。脾胃为气血之海，位居中焦，联百脉而通五脏六腑。因此治疗小儿疾病，无论病变是否涉及脾胃，皆加健运醒脾之品，收效显著。

3. 祛邪务尽绝病根

临证诊治，立足小儿生理病理特点，把握正虚与邪实关系。小儿为稚阴稚阳之体，脏腑娇嫩，但倪教授指出小儿脏腑之虚，乃脏腑发育未臻，功能相对不足，必随小儿年龄增长而增强，非短时强补可得；而邪留日久，必影响生长发育及脏腑功能，故主张大剂祛邪；此大剂非强攻峻逐，而是轻清疏散，因势利导，务在祛邪必尽。

4. 中西融合论

中西医学体系各有长短，倪教授反对厚此薄

彼，提倡客观科学，从临床出发将二者有机结合。如临床诊断可运用理化检查作为四诊延伸，辨证更全面，辨病施治有依据。治疗选择中西医优势互补的最佳方案，系统治疗，强调用法正规，选药精良，疗效有力，疗法先进。

（二）临床经验

1. 小儿咳喘辨治关键——热、痰、气

小儿肺系病证病理关键在于热、痰、气，三者轻重有别，会表现出各种不同的临床证候，影响疾病预后转归。拟定痰热喘咳方（炙麻黄、杏仁、前胡、枳壳、瓜蒌皮、法夏、鱼腥草、钩藤、黄连、葶苈子、地龙、川芎、细辛、川椒、金银花、陈皮、黄芩、白果）、痰湿郁咳方（炙麻黄、杏仁、前胡、枳壳、瓜蒌皮、法夏、鱼腥草、钩藤、苏子、葶苈子、炒莱菔子、白芥子、青皮、陈皮、川芎、胆南星、石菖蒲）等方治疗。

2. 脾胃病治疗观——抑木扶土论、从脾胃论治五脏病

提倡“抑木扶土”根本大法，扶土是根本，抑木是兼治，常辨证施以健脾益气法、滋养胃阴法、温补脾阳法、运脾化湿法、理气和中法、清泻脾胃法、化积消食法等，兼以疏肝、泻肝、清肝。

3. 小儿血尿热因论

小儿血尿基本病因病机为“以热为先，因湿为重，因实致虚，先实后虚”，拟金水清方（漏芦、连翘、生甘草）治疗实（湿）热型血尿。

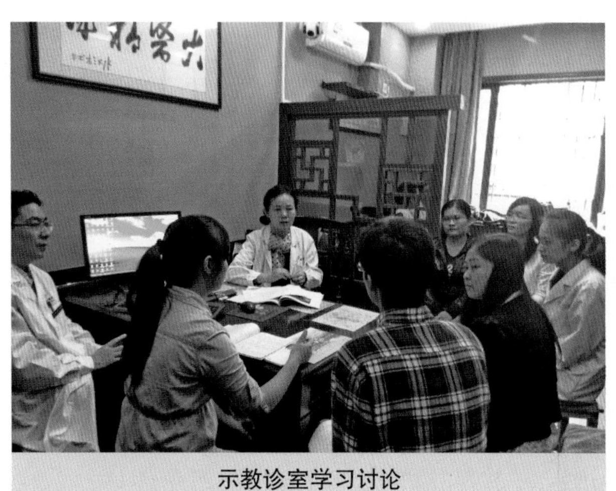

示教诊室学习讨论

【擅治病种】

1. 肺炎喘嗽

治疗肺炎喘嗽强调清热、化痰、理气，自拟麻杏化痰合剂。常用药物有前胡、枳壳、瓜蒌皮、法半夏、鱼腥草、钩藤等。

2. 血尿

擅用“清法”。自拟金水清方（漏芦，连翘，生甘草）清热解毒、利湿止血，用于湿热及实热证的小儿血尿。适用于急性肾炎、紫癜性肾炎、迁延性肾炎、肾炎型肾病、尿路感染等各种原因所引起的血尿。

3. 泄泻

善用祛湿和胃、健脾运脾法治疗小儿泄泻，自拟小儿止泻口服液，常用药物有苍术、陈皮、厚朴等。

二、传承工作室建设成果

【成员基本情况】

1. 负责人

刘晓鹰，女，湖北省中医院中医儿科专业，主任医师。

2. 主要成员

向希雄，男，湖北省中医院中医儿科专业，主任医师。

刘建忠，男，湖北省中医院中医儿科专业，主任医师。

鲁新华，女，广州富康来国医馆中医治未病专业，副主任医师。

张雪荣，女，湖北省中医院中医儿科专业，副主任医师。

【学术成果】

1. 论著

《倪珠英中医儿科心鉴》，科学出版社 2013 年出版，刘晓鹰主编。

2. 论文

（1）刘晓鹰，等．小儿血尿病证演变规律的回顾性验证研究．辽宁中医杂志，2013，40（5）：906 ～ 908。

（2）刘晓鹰．小儿肾小球性血尿中医诊疗方案初探．江苏中医药，2013，45（8）：9 ～ 11。

【人才培养】

培养继承人 25 人次。接受进修、实习生 69 人次。举办国家级和省级中医药继续教育项目 3 次，培训 400 人次。

【成果转化】

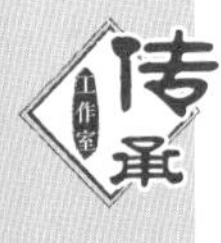

院内制剂：

1. 麻杏化痰合剂；编号：鄂药制字 Z20113142；功能主治：清热化痰，宣肺平喘；用于各种原因所致的痰热壅肺证。

2. 金水清合剂；编号：鄂药制字 Z20113149；功能主治：清热解毒，利湿止血；适用于湿热证及实热证的小儿血尿。

【推广运用】

1. 水肿

诊疗方案：①肺脾气虚证：防己黄芪汤合五苓散加减；②脾肾阳虚证：偏肾阳虚用真武汤合黄芪桂枝五物汤加减，偏脾阳虚用实脾饮加减；③肝肾阴虚证：知柏地黄丸加减；④气阴两虚证：六味地黄丸加黄芪；⑤外感风邪证：麻黄汤或银翘散加减；⑥水湿内盛证：防己黄芪汤合己椒苈黄丸加减；⑦湿热内侵证：上焦湿热用五味消毒饮加减；中焦湿热用泻黄散加减；下焦湿热用八正散加减；⑧血瘀证：桃红四物汤加减；⑨湿浊证：温胆汤加减。

运用及推广情况：在湖北省中医院、山东中医药大学附属医院、河南中医药大学附属第一医院运用推广，入组 294 例患者，愈显率为 90.54% ～ 98.60%。

2. 血尿

诊疗方案：①风热犯肺证：银翘散合金水清方加减；②热毒内盛证：五味消毒饮加减；③脾胃湿热证：泻黄散和金水清加减；④膀胱湿热证：六金通淋汤加减；⑤肺脾气虚证：补中益气汤或参苓白术散加减；⑥阴虚火旺证：清肾汤或双六味地黄汤加减；⑦气阴两虚证：清源饮加减；⑧脾肾阳虚证：桂附地黄丸加减；⑨瘀血内阻证：桃红四物汤加减。

运用及推广情况：在湖北省中医院、广东省第二中医院、广东省深圳市宝安区中医院、武汉市儿童医院、武汉市中西医结合医院推广运用，入组治疗 181 人次，治愈率 82.86% ～ 86.95%，有效率 93.75% ～ 95.35%。

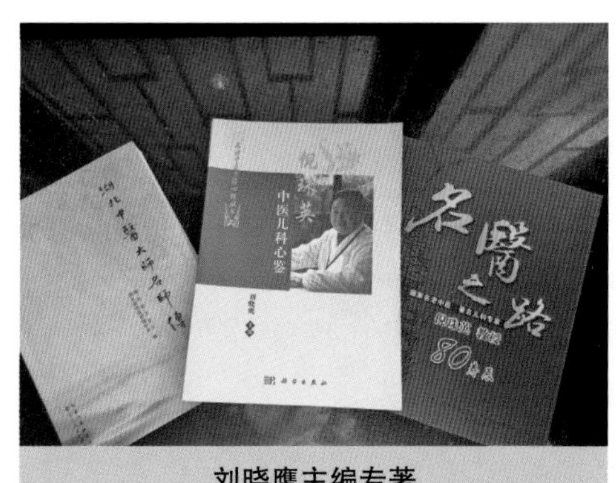

刘晓鹰主编专著

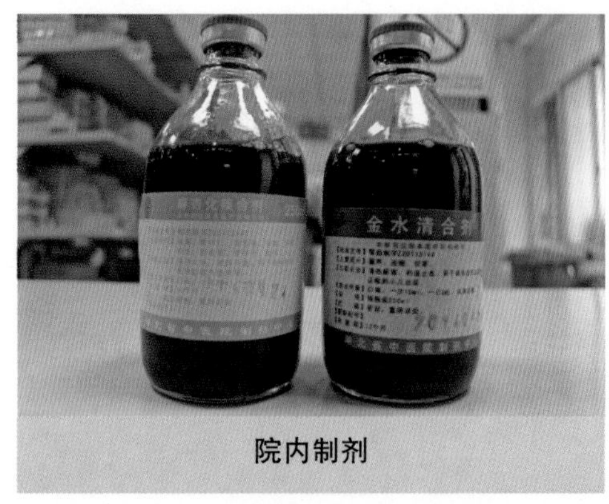

院内制剂

三、依托单位——湖北省中医院（见第 482 页）

李培生

全国名老中医药专家传承工作室

一、老中医药专家

【个人简介】

李培生（1914—2009年），男，汉族，湖北武汉汉阳县（现蔡甸区）人。湖北中医药大学教授、主任医师。出身中医世家，幼承家学。20世纪30年代初期师承上海名医恽铁樵。1957年考入湖北省中医进修学校第一届师资班，1958年湖北中医学院成立之初被选拔留校工作，一直从事教学、临床工作。1991年起享受国务院政府特殊津贴。1987年获湖北省教育系统劳动模范荣誉称号，1989年获全国优秀教师荣誉称号。曾任中华中医药学会仲景学说专业委员会顾问、高等医药院校中医专业教材编审委员会委员。

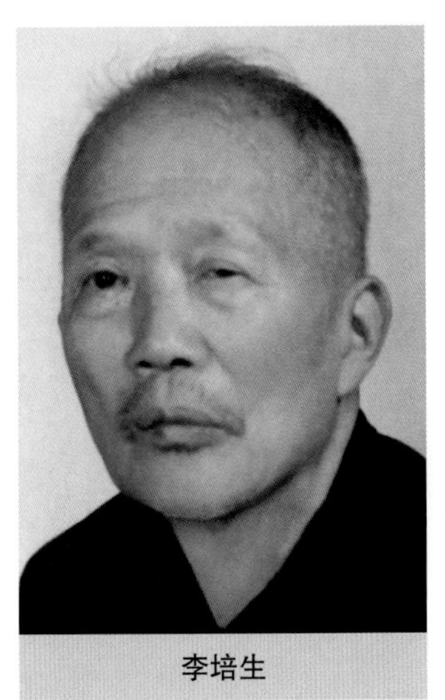
李培生

担任首批全国老中医药专家学术经验继承工作指导老师。

继承人：①李家庚，湖北中医药大学伤寒论专业，教授、主任医师；②王俊槐，湖北中医药大学伤寒论专业，教授、主任医师。

主要有《柯氏伤寒论翼笺正》《柯氏伤寒附翼笺正》《柯氏伤寒论注疏正》等著作。主编全国高等医药院校试用教材《伤寒论选读》、全国高等医药院校教材《伤寒论讲义》、全国高等中医院校函授教材《伤寒论讲义》、全国高等中医药院校教学参考丛书《伤寒论》、全国西学中教材《伤寒论》等教材；发表“伤寒十辨”“伤寒论方可治杂病论”“附子汤的临床运用”等论文。

【学术经验】

（一）学术思想

精研伤寒，旁参温病；崇尚仲景，师事百家。善用经方，不废时方；善用成方，不废单方、验方。用药轻灵平稳，寒温合一。药量不大，非大病重病不用大剂重剂。重视后天脾胃，反对大剂使用苦寒药物，慎用滋阴补气之药。临床诊病崇尚辨证论治，注重辨证施治与专方专药的结合，处方用药化裁灵活。

（二）临床经验

1. 清热滋阴、化痰散结治疗食管疾病

临床诊治食管疾病采用清热滋阴、化痰散结法，自拟清化解郁汤（黄芩、玄参、浙贝母、海蛤粉、炒牛蒡子、白僵蚕、昆布、牡蛎、夏枯草、制香附、青橄榄）加减。

2. 清热化痰、活血通络治疗头痛

临床诊治多种头痛采用清热化痰、活血通络法，自拟清上定痛汤（夏枯草、钩藤、苦丁茶、野菊花、明天麻、石决明、香附、槐实、全蝎、僵蚕、昆布、赤芍、当归尾、怀牛膝）加减。

3. 清热解毒、疏肝利胆治疗病毒性肝炎

临床诊治病毒性肝炎采用清热解毒、疏肝利胆法，自拟清肝败毒饮（软柴胡、炒黄芩、杏仁泥、厚朴、茯苓、茯神、生麦芽、茵陈、败酱草、车前草、白花蛇舌草）加减。

4. 清热凉血、化瘀止血治疗崩漏

临床诊治阳盛阴虚及血热偏重崩漏采用清热凉血、化瘀止血法，自拟寒凉止崩汤（黄芩、白芍、生地、丹皮、旱莲草、白茅根、乌贼骨、血余炭、茜草根）加减。

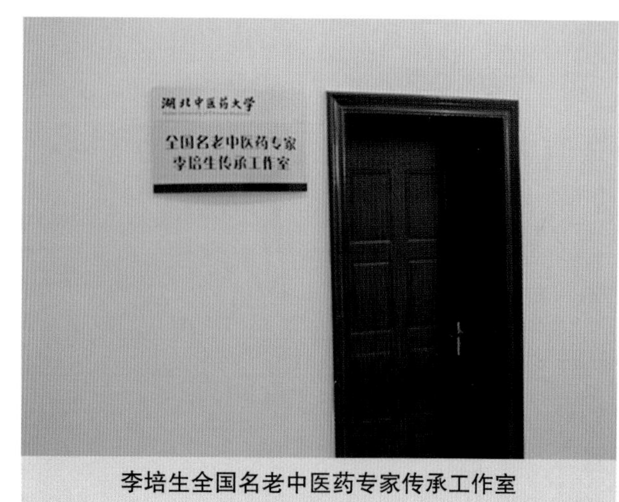

李培生全国名老中医药专家传承工作室

【擅治病种】

1. 心脑系统疾病

对冠心病、心律失常、脑梗塞等从气血阴阳及五脏功能失调论治，注重寒凝、热结、痰阻、气滞、血瘀等致病因素。常用方剂有瓜蒌薤白半夏汤、炙甘草汤、活络效灵丹、失笑散、生脉散、补阳还五汤等。

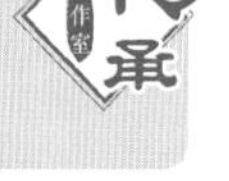

2. 呼吸系统疾病

从五脏论治，擅用经方治疗咳喘。常用方剂有小青龙汤、四逆散、小柴胡汤、补心丹、二陈汤、六味地黄汤合生脉散、止嗽散等。治疗时强调心、肝、脾、肾四脏与肺脏之关系，祛邪与扶正并举，宣肺肃肺相结合，邪去正安而使咳喘自止。

3. 消化系统疾病

认为脾胃燥湿失调、升降失职、肝气犯胃是消化系统疾病的主要病机，运脾化湿、调和脾胃、疏肝解郁是主要治法。常用方剂有香苏饮、益胃汤、黄芪建中汤、四逆散、半夏泻心汤等。

二、传承工作室建设成果

【成员基本情况】

1. 负责人

邱明义，男，湖北中医药大学伤寒论专业，教授、主任医师。

李家庚，男，湖北中医药大学伤寒论专业，教授、主任医师。

2. 主要成员

陶春晖，男，湖北中医药大学伤寒论专业，副教授。

樊讯，女，湖北中医药大学伤寒论专业，副教授。

蒋跃文，男，湖北中医药大学伤寒论专业，副教授。

陈雨，男，湖北中医药大学伤寒论专业，讲师。

【学术成果】

1. 论著

（1）《李培生伤寒论讲稿》，人民卫生出版社2010年出版，李培生著。

（2）《李培生医论医案》，科学出版社2012年出版，李培生、李家庚著。

2. 论文

（1）陶春晖．李培生教授治疗妇科病验案3则．新中医，2010，42（4）：120～121。

（2）陶春晖．李培生教授治疗脾胃病运用药对经验介绍．光明中医，2011，26（4）：676～677。

（3）李家庚．李培生教授用小方、单方、草药治大病经验介绍．新中医，2011，43（12）：136～137。

（4）邱明义．溯源发微，彰温病证治精粹——

读李培生先生《温病证治括要》有感．湖北中医药大学学报，2013，15（1）：80～81.

（5）陈秭林，等．李培生学术思想及临床经验探析．湖北中医杂志，2013，35（3）：22～23。

【人才培养】

培养传承人6人；接受进修、实习6人。举办国家级中医药继续教育项目2次，培训200人次。

【推广运用】

（一）诊疗方案

1. 心悸

方药：辨证分心气不足证、心血不足证、阴阳两虚证、痰湿阻络证、血瘀气滞证等。方药分别选生脉散合归脾汤、当归芍药散、炙甘草汤、瓜蒌薤白桂枝汤、桃红四物汤合生脉散等。

随证加减：兼肝气郁结，加柴胡、郁金、合欢皮；气虚夹湿，加泽泻、白术、茯苓；气虚夹瘀，加丹参、川芎、红花、郁金；兼心血不足，加合欢皮、夜交藤、五味子、柏子仁、莲子心；痰湿阻络兼脾虚，加党参、白术、谷芽、麦芽、砂仁。

2. 胃脘痛

方药：辨证分肝胃气滞证、脾胃湿热证、脾胃虚寒证、胃阴不足证。方药分别选柴胡疏肝散合金铃子散、半夏泻心汤合枳术汤、黄芪建中汤、益胃汤合芍药甘草汤等。

随证加减：胃纳不佳，加焦三仙、鸡内金；呃逆或嗳气明显，加旋覆花、代赭石；反酸较重，加煅瓦楞、吴茱萸、黄连；疼痛较剧，加制乳香、制没药、蒲黄、五灵脂；有痰热者，加小陷胸汤。

3. 泄泻

方药：辨证分寒湿内盛证、湿热伤中证、肝气乘脾证、脾肾阳虚证。方药分别用藿香正气散、加味香连丸、痛泻要方合香连丸、附子理中丸等。

随证加减：湿热泄泻挟食滞，加神曲、麦芽、山楂；兼口渴引饮，加白茅根、芦根、天花粉；肝气乘脾兼有湿热，加黄连、黄芩等清肠化湿；脾气虚弱，加参苓白术散等。

（二）运用及推广情况

以上3个诊疗方案已在湖北中医药大学国医堂等医疗单位推广应用。

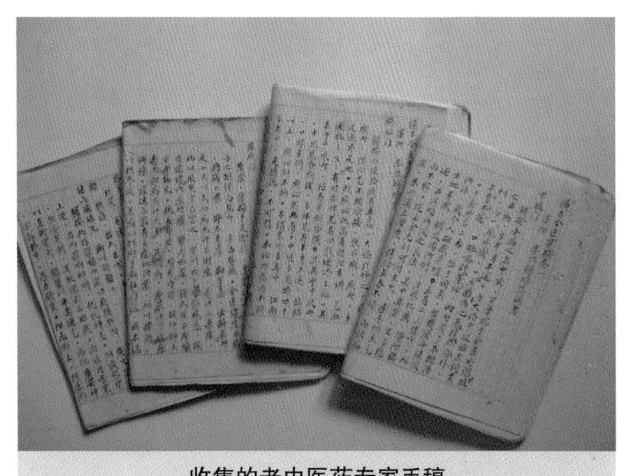
收集的老中医药专家手稿

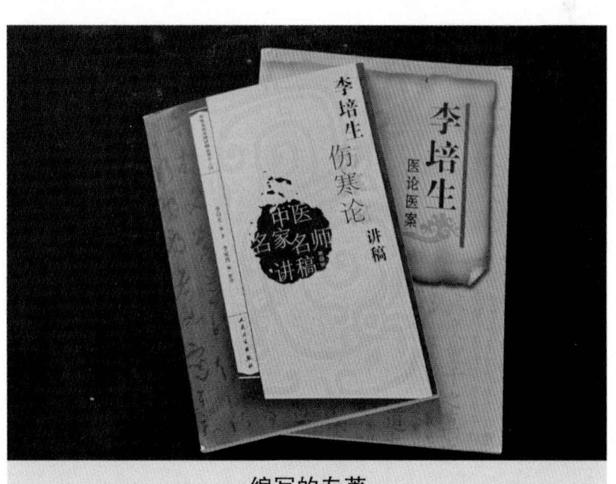

编写的专著

湖北省

三、依托单位——湖北中医药大学（见第478页）

郭振球

全国名老中医药专家传承工作室

一、老中医药专家

【个人简介】

郭振球（1926—2011 年），男，汉族，湖南长沙人。湖南中医药大学教授。曾师承长沙名医郭济南、李海滨，1947 年毕业于长沙精益中医学校，1957 年获临时中医师证书后开方行医，曾在湖南中医药大学、湖南中医药大学第一附属医院从事行政、医疗、教学工作。1986 年被聘为第一批博士研究生导师，1991 年起享受国务院政府特殊津贴，2000 年被英国皇家联盟科学院授予荣誉院士称号，2002 年被美国诺贝尔医学院聘任为院士。

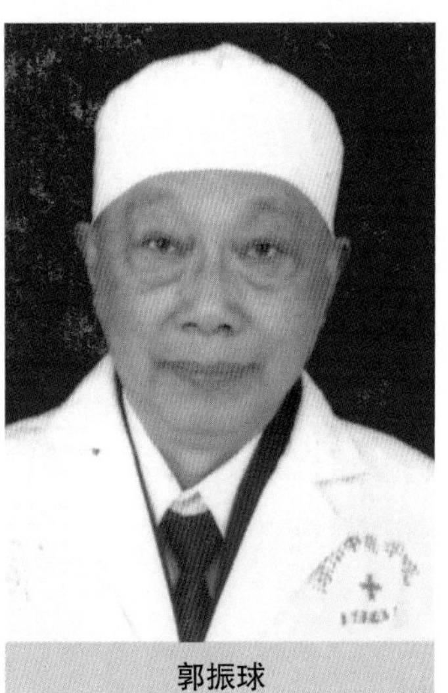

郭振球

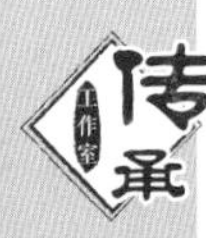

主要编著有《中医诊断学》《内科证治新诠》《妇科证治新诠》《儿科证治新诠》《中医临证学基础》《郭振球临床经验辑要》等专著；发表“潜熄宁抗高血压的临床研究与微观药证学”“五运六气，病机钩玄”等论文。

【学术经验】

（一）学术思想

在宏观辨证上提出“主诉辨治法”“十步辨证论治法”。强调临证时抓住主诉，结合微观辨证，根据外揣法、整体观、病传论三大原则，进一步推进询问病史、探讨病因、落实病位、阐明病机、分清病性、详悉病势、确定证名、依证立法、按法制方、验证疗效十个步骤，辨证论治。

提出了“微观辨证学”，构建了脏腑、神经、激素、免疫和代谢调节病机链的微观理论，建立了微观舌诊学、微观病机学、微观证治学、微观药证（效）学等的微观辨证体系；强调在临床上宏观与微观要结合，帮助疾病诊断、处方用药及预后判断。

（二）临床经验

1. 调治五脏以治老年性疾病

认为人类衰老的进程实际上就是五脏气血逐渐降低的过程，其发展与演变有着肝→心→脾→肺→肾的递进次序。抓住老年五脏病机的特点是治老年性疾病最为重要的一环。

2.“治风四法”论治心脑血管病

认为中风最主要病机是五脏亏虚，肝风自中而发，气血上奔，痰瘀壅阻，导致脑脉痹阻或血溢脑脉之外。自创降压息风、祛痰降脂、活血化瘀和降血糖“治风四法”。

3. 辨气血虚实抗肝纤维化及肝癌

从气虚血瘀、气滞血瘀立论创立验方抗纤灵Ⅰ方（黄芪、防己、莪术、牛膝等）、抗纤灵Ⅱ方（桃仁、䗪虫、枳壳、木通等），研发了国家三类新药肝纤宁。

【擅治病种】

1. 循环系统疾病

提出降压息风、祛痰降脂、活血化瘀和降血糖四个治疗法则；多用甘、凉、苦之药，归经以肝经关注程度最高，其次为脾、肺经，在中药功效上多用平肝、清热、息风定惊之品，同时常用陈皮、茺蔚子、川芎、丹参、鸡血藤等理气活血药物；常用天麻与钩藤、白菊与桑椹、陈皮与法夏、女贞与旱莲为药对。

2. 心脑系统疾病

从肝论治，降压息风、祛痰降脂、活血化瘀和补虚复脉并用。常用丹参饮、瓜蒌薤白半夏汤、血府逐瘀汤、潜息宁（天麻、钩藤、珍珠母、菊花、桑椹）、天龙定风珠、补阳还五汤、生脉散、参苏饮、半夏白术天麻汤、温胆汤、金铃子散、失笑散、加味乌药汤、涤痰汤、牵正散等随证组合，寓息风、化痰、消瘀于理虚剂之中，权衡风、痰、瘀与虚的虚实标本、先后缓急确定理法方药。

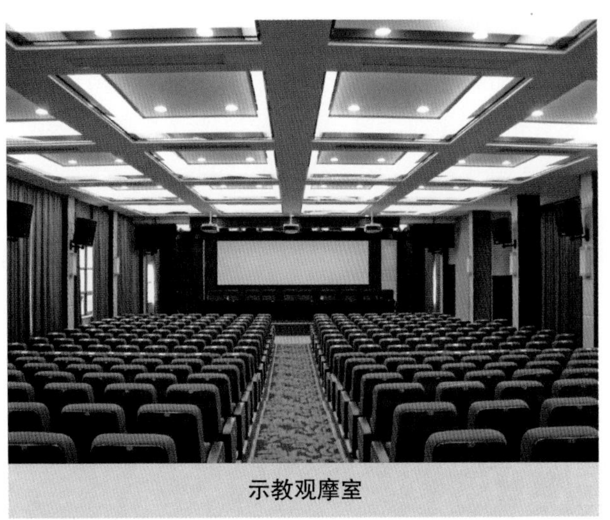

示教观摩室

二、传承工作室建设成果

【成员基本情况】

1. 负责人

黄政德，男，湖南中医药大学中医内科学专业，教授。

2. 主要成员

谭元生，男，湖南中医药大学第一附属医院，教授、主任医师，。

喻嵘，女，湖南中医药大学中医学院，教授。

周德生，男，湖南中医药大学第一附属医院，教授、主任医师。

谢雪姣，女，湖南中医药大学，副教授。

【学术成果】

1. 论著

（1）《中医入门一本通——名医教你学中医》，湖南科学科技出版社 2011 年出版，郭振球主编。

（2）《郭振球妇科证治新诠》，中国中医药出版社 2011 年出版，郭振球主编。

（3）《中西医结合冠心病学》，湖南科学技术出版社 2010 年出版，黄政德主编。

2. 论文

（1）郭振球．中医临证学的传承与创新——《中国现代百名中医临床家丛书－郭振球》．中华中医药学刊，2007，25（11）：2213 ～ 2215。

（2）谢雪姣，等．探讨郭振球教授对脑卒中辨病论治和辨证论治相结合的临床思维规律．甘肃中医，2011，24（6）：14 ～ 16。

（3）谢雪姣．郭振球教授运用茯苓导水汤治疗

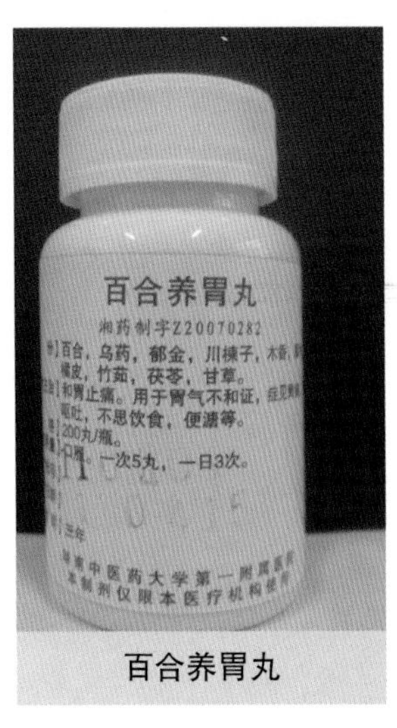

百合养胃丸

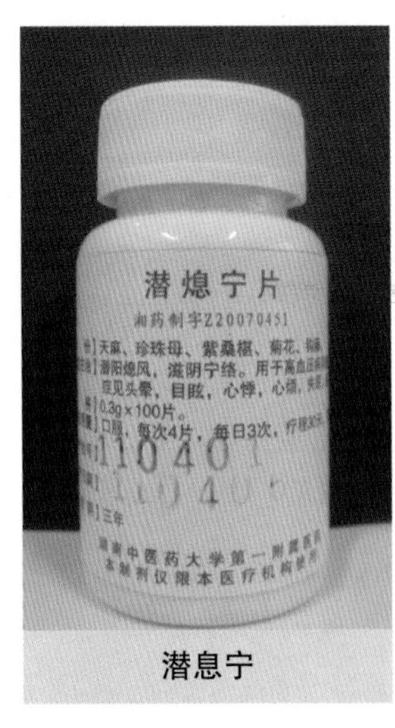

潜息宁

湖南省

肾病水肿经验 . 湖南中医药大学学报，2012，32（11）：47 ～ 48。

（4）谢雪姣，等 . 郭振球教授调五脏治老年诸疾学术思想探讨 . 中医药导报，2009，15（5）：1 ～ 3。

【人才培养】

培养传承人 14 人；接受实习生 41 人、进修生 10 人。承办及协办学术会议 2 次。

肉之类醒脾化食、开胃止痛。

2. 眩晕（肝阳上亢，阴虚阻络）

方药：潜息宁加减。

随证加减：肝气郁结甚者，可加香附、郁金、苏梗、橘叶、青皮之属。肝风初起、肝阳上亢，宜加羚羊角、玄参、丹皮、决明、白蒺藜等息风和阳。瘀血日久、痰浊内生，可配平胃散、涤痰汤等。瘀血甚者，可配通窍活血汤、水蛭、川芎、

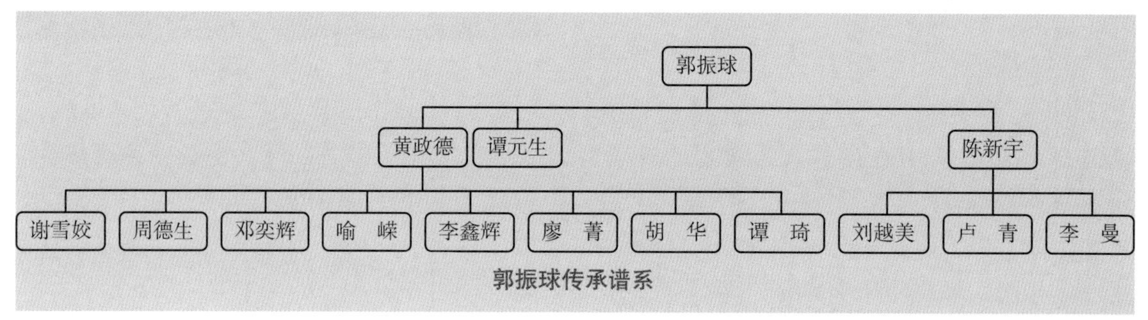

郭振球传承谱系

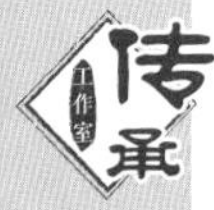

【成果转化】

院内制剂：

1. 潜息宁；功能主治：平肝熄风，用于高血压、中风后遗症、冠心病、头痛眩晕等肝阳上亢、肝风内动者。

2. 天龙定风珠；功能主治：平肝熄风、活血通络、育阴潜阳，用于阴虚阳亢、肝风内动、血瘀阻络之病证。

3. 百合养胃丸；功能主治：疏肝和胃、活血化瘀，用于肝胃不和、瘀阻胃络之慢性浅表性胃炎。

【推广运用】

（一）诊疗方案

1. 胃痛（肝胃不和、瘀阻胃络）

方药：百合养胃丸（百合、乌药、法夏、橘皮、竹茹、枇杷叶、麦冬、茯苓）加减。

随证加减：痰湿阻滞者，百合养胃丸合平陈散加减，加枳壳、大腹皮、淡竹叶祛痰化湿、行气和胃；甚则呕恶者，合橘皮竹茹汤加减；因肝气犯胃者，百合养胃丸合柴胡疏肝散加味，加厚朴疏肝解郁、行气和胃；因饮食不节，食滞中脘者，百合养胃丸合保和丸加减，可再加藿香、莲

红花等。合并高血压，加草决明、珍珠母、牛膝。合并血脂增高者，加山楂、麦芽、何首乌。

3. 臌胀（气滞血瘀和气虚血瘀）

气虚血瘀证用抗纤灵Ⅰ方，气滞血瘀证用抗纤灵Ⅱ方。

4. 胸痹（瘀血阻络）

方药：血府逐瘀汤。

随证加减：若心气不足，可用补阳还五汤、芪龙安脑宁煎剂；若心痛气虚，痰瘀互结，用参苏饮合丹参饮，可加半夏、瓜蒌、全蝎、地鳖虫、蝉蜕、僵蚕、石菖蒲等品；老年患者见大便秘结，常为风燥、血燥所致，可用东垣润肠丸；体弱易感冒者常用玉屏风散。

5. 脑动脉硬化（肝阳上亢，阴虚阻络）

方药：天龙定风珠（天麻、地龙、钩藤、女贞子、延胡索、菊花、僵蚕）加减。

随证加减：肝气郁结甚者，可加香附、郁金、苏梗、橘叶、青皮之属。肝风初起，肝阳上亢，宜加羚羊角、玄参、丹皮、决明、白蒺藜等。瘀血日久，痰浊内生，可配平胃散、涤痰汤等。瘀血甚者，可配通窍活血汤、水蛭、川芎、红花等。合并高血压，加草决明、珍珠母、牛膝。合并血脂增高者，加山楂、麦芽、何首乌。

（二）运用及推广情况

以上5个诊疗方案已在湖南中医药大学第一附属医院等医疗单位推广应用。

三、依托单位——湖南中医药大学第一附属医院

【依托单位简介】

湖南中医药大学第一附属医院创建于1963年，现已成为一所以医疗为中心，医、教、研三位一体，协调发展的湖南省首家三级甲等中医院和全国省级示范中医院，其中医特色和综合能力建设跻身全国中医医院先进水平。医院占地177.6亩，在职职工1295人，专业技术人员1112人。2008年12月成功入选国家中医临床研究基地建设单位。

【特色优势】

医院是国家中医临床研究基地，重点研究病种为肝病。医院目前有5个国家临床重点专科，11个国家中医药管理局重点专科，7个国家中医药管理局重点学科，1个卫生部中西医结合妇科腔镜培训基地，1个教育部省部共建重点实验室，2个国家中医药管理局三级中医药科研实验室，2个国家中医药管理局重点研究室，2个湖南省中西医结合医疗中心，2个省重点学科，7个省级重点中医专科。医院是卫生部批准成立的国家首批新药（中药）临床试验机构之一，同时也是国家级继续教育基地、省直全科医生临床培养基地。医院中药制剂中心可生产19种剂型的院内中药制剂124个，年销售量达2500万元。为提高中药饮片质量，医院自2006年7月1日起实施“放心中药”工程，在湖南省率先实行规范化、科学化的单剂量分装精优中药饮片供应，提高了中药临床疗效。

【联系方式】

地址：湖南省长沙市韶山中路95号
电话：0731-85600700
网址：http://www.hnzyfy.com

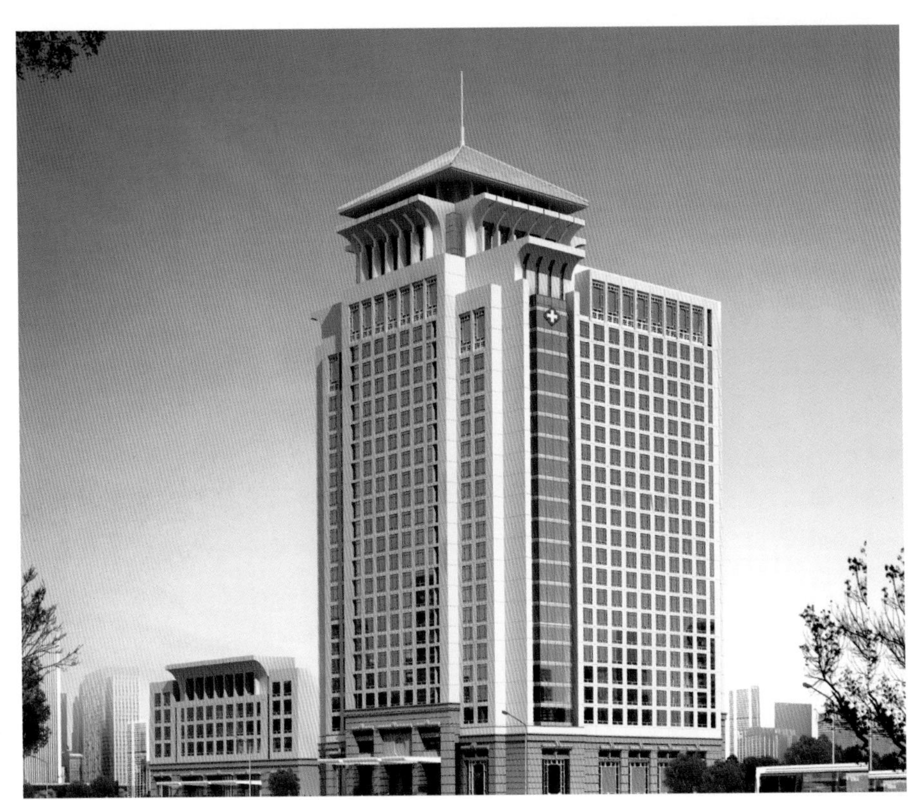

欧阳恒

全国名老中医药专家传承工作室

一、老中医药专家

【个人简介】

欧阳恒，1939年出生，男，汉族，湖南安仁县人。湖南中医药大学第二附属医院教授、主任医师、博士生导师。1964年毕业于广州中医学院，1964年就职于湖南省中医药研究院，1965年调入湖南中医药大学第二附属医院工作至今。1975年赴非洲援塞拉利昂医疗队，并获得卫生部颁发的“光荣证书”。1997年经国家批准为第二批带徒的名老中医，2008年被国家中医药管理局授予“全国中医药专家学术经验继承工作优秀指导老师”，享受国务院政府特殊津贴。

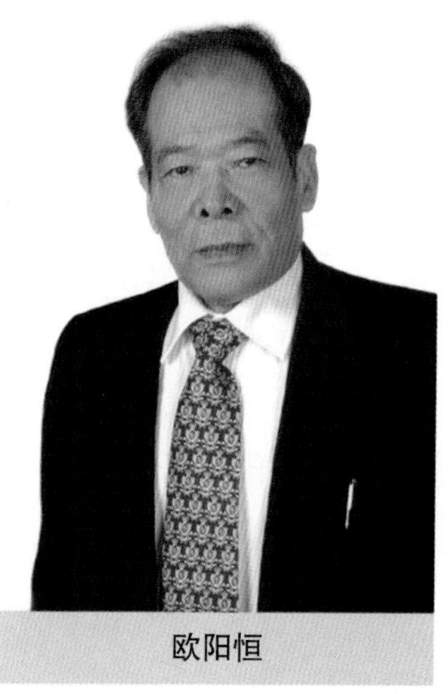
欧阳恒

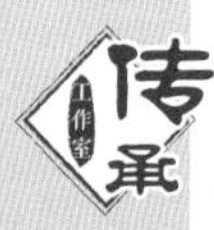

先后担任第2～4批全国老中医药专家学术经验继承工作指导老师。

第二批继承人：肖毅良，湖南省中医院中医外科专业，副主任医师。

第三批继承人：① 王建湘，湖南省中医院中医外科专业，主任医师；②朱明芳，湖南省中医院中医外科专业，主任医师。

第四批继承人：①李小莎，湖南省中医院中医外科专业，副主任医师；②刘翔，湖南省中医院中医外科专业，副主任医师。

主要编著有《银屑病的诊断与治疗》《白癜风的诊断与治疗》等著作11本。撰写“以毒攻毒法在皮肤疮疡科的应用”等论文47篇。

主持“竹黄颗粒剂治疗银屑病的临床与实验研究”“紫铜消白方治疗白癜风的临床应用”等科研课题10余项。

【学术经验】

（一）学术思想

遵照辨证论治之要义，运用取类比象法，在皮肤科临床实践中摸索出直观论治五法——“以色治色、以形治形、以皮治皮、寓搔意治瘙痒、以毒攻毒”，经过多年的临床应用和不断验证，确有良效，成为“取类比象”在皮肤科成功应用的典范。

（二）临床经验

1. 脓疱型银屑病分型论治

总以清热解毒之黄连解毒汤为主。高热危笃期合清热凉血之清营汤；缓解期合益气养阴之竹叶石膏汤；康复期合滋阴养胃之益胃汤。

2. 带状疱疹后遗神经痛分部论治法

总以活血化瘀、通络止痛为法则。根据疼痛部位的不同分别选用不同的方剂，在主方的基础上随心化裁。发于头面部用通窍活血汤；发于胸胁部用复元活血汤；发于下腹部用少腹逐瘀汤；发于四肢选用桃红四物汤。

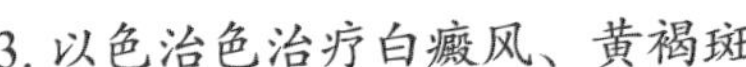

3. 以色治色治疗白癜风、黄褐斑

在中医传统辨证的基础上方药中多选用与病变皮损颜色相反的中药，从而达到以“白”反其“黑”，或以“黑”反其“白”的效应。

4. 制方遣药特点

治病处方谨守病机，巧思用药，配伍严谨，讲究用量，有攻有守，标新立异。善用药石虫类，创制紫铜消白方、竹黄颗粒方、抑痤汤、金土汤、软皮汤等几十首方。

【擅治病种】

1. 红斑鳞屑性疾病

清热解毒、益气养阴法治疗银屑病。常用方药为竹黄汤（石膏、竹叶、水牛角、麦冬、党参、凌霄花、槐花、黄连、黄芩、栀子、黄柏、漏芦、三七、甘草）。

2. 色素性疾病

活血化瘀、滋补肝肾法治疗白癜风。常用方药为紫铜消白方（铜绿、紫丹参、紫草、紫背浮萍、紫河车、紫苏、红花、核桃仁、郁金、鸡血藤、路路通）。

3. 结缔组织病

温阳除痹、益气散瘀法治疗硬皮病。常用方药为软皮汤（桂皮、五加皮、桃仁、红花、牡蛎、黄芪、当归、火麻仁、姜皮）。

二、传承工作室建设成果

【成员基本情况】

1. 负责人

杨志波，男，湖南中医药大学第二附属医院中医外科专业，主任医师。

2. 主要成员

向丽萍，女，湖南中医药大学第二附属医院中医外科专业，主任医师。

李小莎，女，湖南中医药大学第二附属医院中医外科专业，副主任医师。

肖毅良，女，湖南中医药大学第二附属医院，中医外科专业，副主任医师。

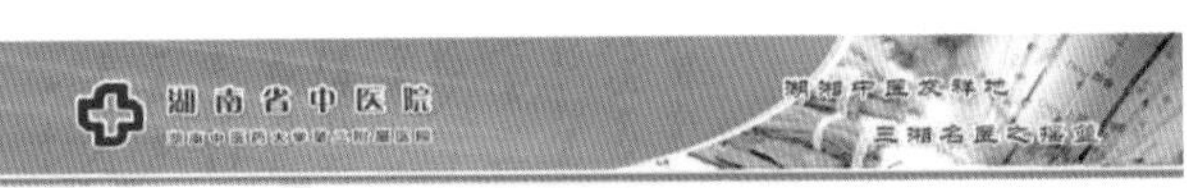

二、传承工作

- 建设期内发表名老中医药专家学术思想相关论文48篇
- 出版相关著作4本

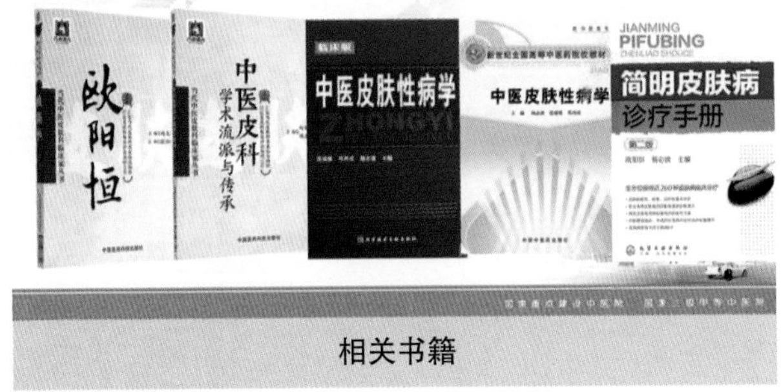

相关书籍

【学术成果】

1. 论著

（1）《中医皮肤性病学》，中国中医药出版社2010年出版，杨志波参编。

（2）《简明皮肤病诊疗手册》，化学工业出版社2010年出版，欧阳恒、杨志波参编。

（3）《当代中医皮肤科临床家丛书—欧阳恒》，中国医药科技出版社2014年出版，杨志波主编。

2. 论文

（1）刘翔，等.欧阳恒教授“以皮治皮”法初探[J].中国中西医结合皮肤性病学杂志，2010，9（4）：199～200。

（2）刘翔，等.欧阳恒教授临床经验及学术思想[J].中国中西医结合皮肤性病学杂志，2010，9（6）：335～337。

（3）李小莎.浅谈欧阳恒教授“给邪找出路”之论治[J].医学信息（中旬刊），2011,（6）：2850～2851。

（4）李小莎，等.大医精诚的典范——欧阳恒教授[J].中医药导报，2011，17（7）：6～8。

（5）李小莎.名老中医欧阳恒学术思想的

湖南省

继承总结[J].中国医学创新，2011，8（19）：187～189。

【人才培养】

培养传承人5人；接受进修、实习14人。举办国家级中医药继续教育项目2次，培训500余人次；举办省级中医药继续教育项目2次，培训300余人次。

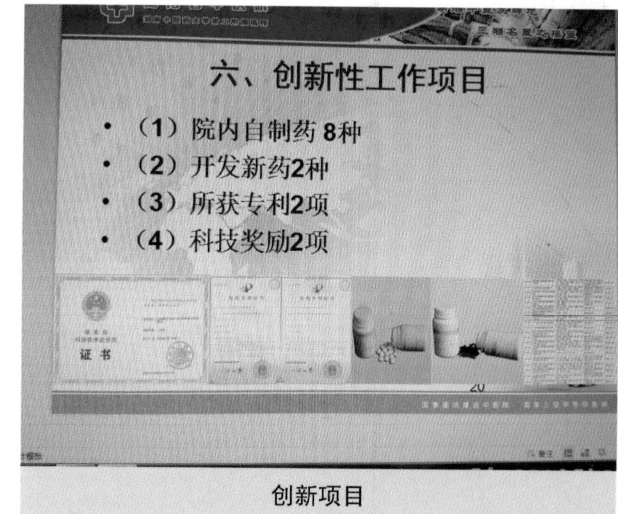

创新项目

【成果转化】

1. 院内制剂

（1）竹黄颗粒剂：编号：（湘）卫药剂（97）06第018号；功能主治：清热解毒、凉血活血、益气养阴，用于寻常型银屑病血热毒滞证。

（2）紫铜消白片：编号：（湘）卫药剂（97）06第008号；功能主治：活血化瘀、滋补肝肾、以色治色，用于白癜风。

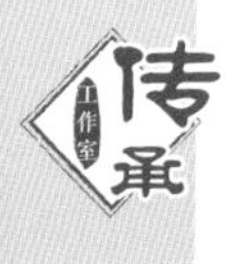

（3）菊藻丸：编号：（湘）卫药剂（97）06第108号；功能主治：益气扶正、软坚散结、活血化瘀，用于瘤、瘿、瘰疬。

2. 专利

（1）杨志波；湿疹纳米喷雾剂；专利号：1045867。

（2）杨志波；湿疹纳米乳膏；专利号：999494。

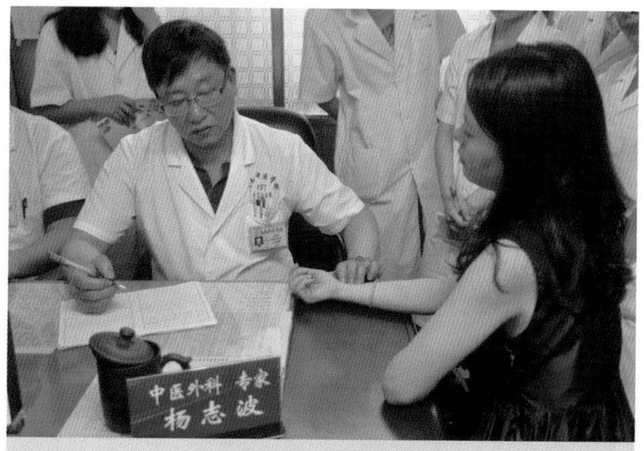

传承工作室负责人出诊

【推广运用】

1. 白疕

诊疗方案：辨证分毒热耗阴证、血热抑郁证、热毒瘀滞证，方药分别选竹黄汤、竹黄汤II号（竹黄汤加柴胡）、仙方解毒汤（金银花、漏芦、乳香、没药、当归尾、赤芍、天花粉、浙贝母、穿山甲、皂角刺、甘草、防风、白芷、陈皮）。

运用及推广情况：在湖南省中医院、重庆市一医院、武汉市一医院运用推广，治疗1504例患者，总有效率为94.6%。

2. 瘾疹

诊疗方案：辨证分风热蕴肤证、阳虚寒凝证、阴虚火旺证等，方药选消风导赤散（薄荷、黄连、牛蒡子、木通、白鲜皮、生地、水灯心、银花、淡竹叶、黄芩、茯苓、甘草）、当归四逆汤合玉真散（当归、桂枝、赤芍、甘草、大枣、生姜、白芷、天南星、天麻、羌活、防风、白附子）、知柏地黄汤和玉真散（知母、黄柏、熟地、山茱萸、羌活、防风、白芷等）。

运用及推广情况：湖南省中医院运用推广，治疗302例患者，总有效率为93.2%。

三、依托单位——湖南中医药大学第二附属医院

【依托单位简介】

湖南中医药大学第二附属医院（湖南省中医院）始建于1934年，现已发展为一所集医疗、教学、科研、康复保健于一体的三级甲等中医院，是国家药物临床试验基地、国家中医药管理局全科医生临床培训基地、中医特色骨伤救治中心。素有“湖湘中医发祥地、三湘名医的摇篮”之美誉。医院在职职工814人，开放病床606张，设置有36个临床、医技科室，46个专科专病门诊。

【特色优势】

医院有副高以上职称人员119人，享受国务院特殊津贴专家2人，博士生导师4人，硕士生导师41人。有卫生部国家临床重点专科4个，国家重点学科2个，国家三级实验室1个，国家中医药管理局重点专科9个。医院有3个学科具有博士学位授予权，7个学科具有硕士学位授予权。近年来，医院共承担国家自然科学基金课题、省重大科研项目、卫生厅科研课题百余项，获各级科研成果60余项。

2009年医院抢抓机遇，成功申报国家重点中医院建设项目，综合楼已于2014年5月21日顺利封顶，总建筑面积35664m^2，医院床位数达到1100张，医疗条件全面改善，临床学科发展更加充分，医院综合实力和服务水平大幅提升。

【联系方式】

地址：湖南省长沙市蔡锷北路233号
电话：0731-84917708
网址：http://www.hunanzy.com

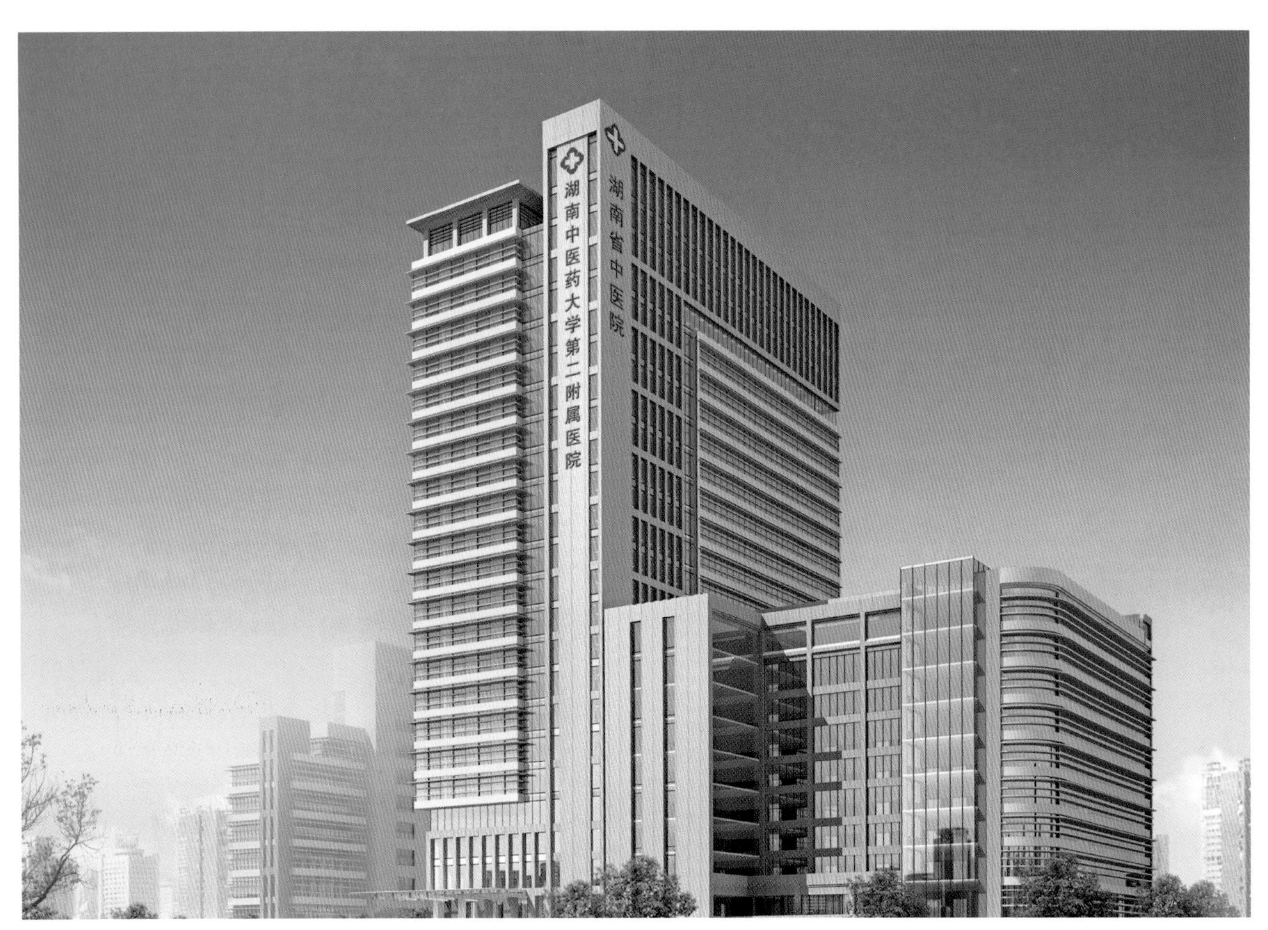

张崇泉

全国名老中医药专家传承工作室

一、老中医药专家

【个人简介】

张崇泉，1942年生，男，汉族，湖南邵东人。

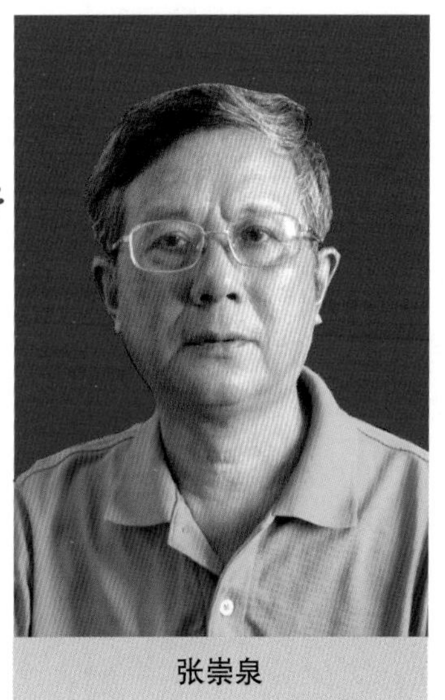
张崇泉

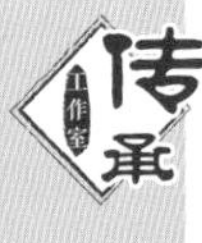

湖南省中医药研究院附属医院内科专业主任医师、博导。1966年毕业于湖南中医药大学，1983年毕业于湖南医科大学中医学习西医班。1993年起享受国务院政府特殊津贴，2006年获“湖南省名中医”称号。曾任湖南省中西医结合学会虚证与老年病专业委员会主任委员等职。

担任第三、四批全国老中医药专家学术经验继承工作指导老师。

第三批继承人：王风雷，湖南省中医药研究院附属医院内科专业，副研究员。

第四批继承人：①李志，湖南省中医药研究院附属医院心血管病专业，主任医师；②赵瑞成，湖南省中医药研究院附属医院脑病专业，主任医师。

主要著作有《张崇泉临床经验集》《张崇泉医案精华》《高血压病中医治疗》等；发表“冠心通络汤治疗对冠心病心绞痛患者生活质量影响及疗效观察”等50篇论文。

主持“健脑通络益智方治疗血管性痴呆的临床和实验研究”等科研课题。获省部级科技进步奖5项。

【学术经验】

（一）学术思想

1. 提倡中西医结合，病证结合

主张应用西医辨病、中医辨证的诊疗模式，先明确西医疾病诊断，再进行中医辨证论治。若患者西医诊断不明确或无西医诊断（如亚健康），而临床症状明显时，则可根据其证候表现和体质分析，进行中医辨证论治。

2. 强调临床与科研结合

主张临床实践是科学研究的基础，科研来源于临床并服务于临床，在临床医疗实践中要不断总结经验，提出课题，进行科学研究。

（二）临床经验

1. 慢性咳喘分清标本缓急论治

慢性咳喘急性发作期以咳、喘、痰标实证为主，先治其标，分清寒、热两证，寒证用小青龙汤，热证用自拟清肺平喘汤（炙麻黄、杏仁、黄芩、鱼腥草、桑白皮、陈皮、法半夏、炙枇杷叶、甘草）。缓解期以肺、脾、肾三脏虚证为主，治疗重在扶正补虚，以治其本。

2. 眩晕从肝分型论治

治疗眩晕主张从肝分四证论治：阴虚阳亢证治以滋阴平肝法（天麻、钩藤、生地、白芍、黄

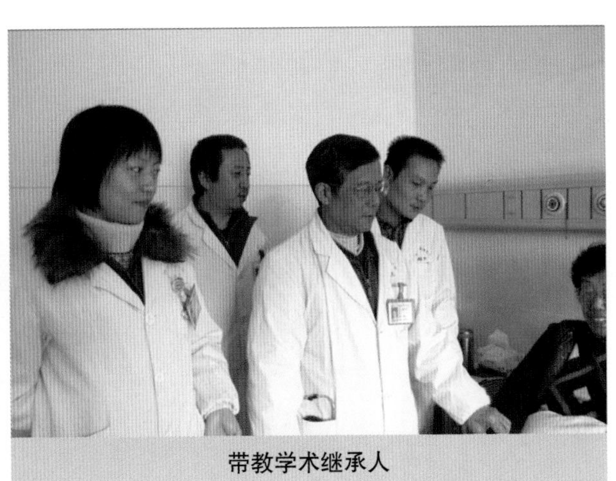
带教学术继承人

苓、怀牛膝、生牡蛎、泽泻、甘草）；肝虚风扰证治以益气养肝法（黄芪、人参、制首乌、天麻、枸杞、杭菊花、白芍、酸枣仁、甘草）；肝胃不和证治以平肝和胃法（天麻、白术、法半夏、茯苓、陈皮、苏梗、砂仁、石菖蒲、甘草）；阴虚风动证治以柔肝息风法（熟地、白芍、枸杞子、天麻、钩藤、白蒺藜、生牡蛎、炙龟板、炙鳖甲）。

3. 不寐从补虚泻实论治

治疗不寐遵循“虚者补之，实者泻之”的原则，虚证中心脾两虚证治以补益心脾、养血安神，用归脾汤加减；肾阴虚证治以滋阴降火、养血安神，用天王补心丹加减；气阴两虚证治以益气养阴、宁心安神，用自拟生脉养心安神汤（黄芪、参须、麦冬、玄参、桔梗、炒枣仁、茯神、五味子、陈皮、炙远志、夜交藤、合欢皮、胖大海、甘草）加减。实证中肝火上炎证治以清肝泻火、潜阳安神，用自拟夏栀清肝汤（夏枯草、炒栀子、蒺藜、黄芩、生白芍、生地黄、泽泻、生石决明、甘草）加减；痰热扰心证治以清化痰热、和胃安神，用温胆汤加减。

【擅治病种】

1. 冠心病

益气养阴活血；常用经验方为冠心通络汤；常用药物有黄芪、人参、丹参、红花、生地、麦冬、酸枣仁、瓜蒌皮、炙甘草。

2. 病窦综合征、窦性心动过缓

温阳益气、祛寒复脉；常用经验方为温阳复脉汤；常用药物有人参、黄芪、麦冬、制附片、丹参、细辛、炙麻黄、桂枝、五味子、红花、葛根、淫羊藿、炙甘草。

3. 类风湿性关节炎

祛风除湿、通络蠲痹；常用经验方为蠲痹通络汤；常用药物有防风、青风藤、苍术、忍冬藤、汉防己、全蝎、安痛藤、乌梢蛇、丹参、甘草。

4. 脑梗死恢复期

益气活血、祛瘀通络；常用经验方为益气活血通络汤；常用药物有黄芪、当归、川芎、丹参、葛根、天麻、赤芍、红花、地龙、豨莶草、甘草。

二、传承工作室建设成果

【成员基本情况】

1. 负责人

李志，女，湖南省中医药研究院附属医院心血管病专业，主任医师。

2. 主要成员

赵瑞成，男，湖南省中医药研究院附属医院脑病专业，主任医师。

张炜宁，男，湖南中医药大学附属深圳市第二（福田）中医院心血管病专业，主任医师。

卜献春，男，湖南省中医药研究院附属医院老年病专业，主任医师。

【学术成果】

1. 论著

（1）《张崇泉临床经验集》，湖南科学技术出版社 2012 年出版，张崇泉主编。

（2）《张崇泉医案精华》，人民卫生出版社 2014 年出版，张崇泉主编。

2. 论文

（1）张崇泉 . 胃肠疾病从肝脾论治经验 . 湖南中医杂志，2010，26（3）：42 ～ 43。

（2）袁华，等 . 张崇泉主任医师辨治外感咳嗽经验．湖南中医杂志，2011，27（3）：50～51。

（3）李志，等．张崇泉教授辨治疑难病验案．中华中医药学刊，2011，29（8）：1747～1749。

（4）张崇泉．益气通络法治疗中风恢复期经验．湖南中医杂志，2013，29（3）：21～23。

【人才培养】

培养继承人5人；接受进修、实习14人。举办省级中医药继续教育项目1次，培训102人次。

【成果转化】

院内制剂：健脑通络胶囊；批准文号：湘药制字Z20080771；功能主治：活血化瘀、通络益智、补肾健脑，用于瘀阻脑络、肝肾亏虚所致脑梗死、痴呆、脑萎缩、脑动脉硬化。

【推广运用】

（一）诊疗方案

1. 原发性高血压（阴虚阳亢、脉络瘀滞证）

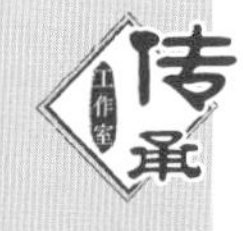

方药：滋阴平肝通络汤（钩藤、生白芍、干地龙、生地黄、葛根、川牛膝、泽泻、甘草）。

随症加减：眩晕较重，或头痛，加夏枯草、天麻；胸闷、胸痛，加丹参、瓜蒌；心悸失眠，加枣仁、夜交藤；腰膝酸痛，加杜仲、桑寄生；气虚疲乏，加黄芪。

2. 冠心病心绞痛（气阴两虚、心脉瘀阻证）

方药：养心通络汤（黄芪、人参、丹参、红花、麦冬、生地黄、炒枣仁、瓜蒌、炙甘草）。

随症加减：胸痛甚，加三七、葛根、郁金；心悸、脉结代（早搏），加苦参、北细辛；偏心阳不足，加薤白、桂枝；兼胃虚气滞，加广木香、砂仁、白术；头痛眩晕，血压升高，去人参，加天麻、白芍；大便干结，加大黄或草决明。

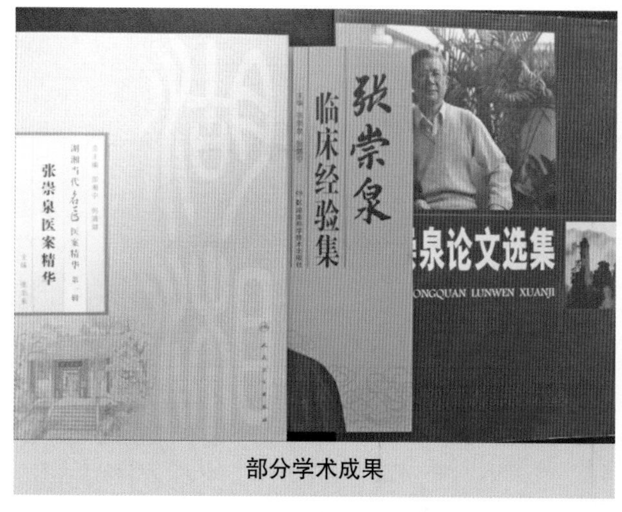

张崇泉
临床经验集
张崇泉医案精华

部分学术成果

湖南省
科学技术进步奖
证书
为表彰湖南省科学技术进步奖获得者，特颁发此证书。
获奖项目：转化医学用于张崇泉名老中医学术经验传承与推广应用研究
奖励等级：二等奖
获奖者：张崇泉（第2完成人）
证书号：20124200-J2-175-R02

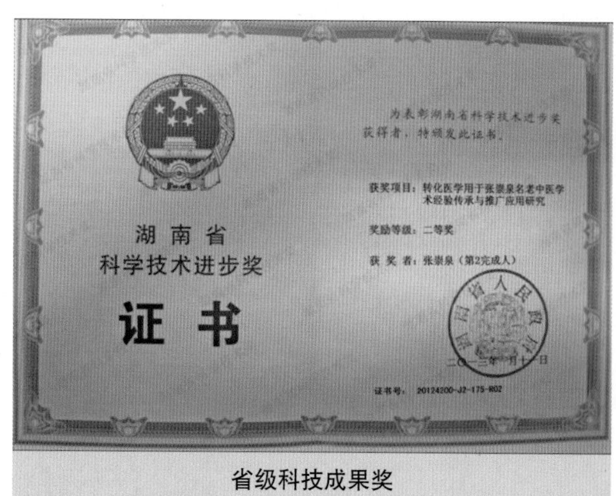

省级科技成果奖

3. 脑梗死恢复期（气虚血瘀证）

方药：益气活血通络汤；根据证候分型加减应用。

证候分型：①气阴两虚，瘀血阻络；②气虚血瘀，风痰阻络；③气虚络阻，阴虚阳亢；④气虚血瘀，心脾两虚。

（二）运用及推广情况

以上3个诊疗方案已在湖南省中医研究院附属医院心血管科、脑病科、老年病科和湖南省益阳市中医院、安化县中医院、宁乡县中医院，以及深圳市第二（福田）中医院等医院推广应用。

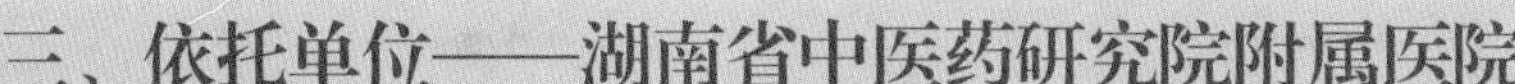

三、依托单位——湖南省中医药研究院附属医院

【依托单位简介】

湖南省中医药研究院附属医院是三级甲等医院，现有床位约600张，有国家重点学科4个，国家重点专科5个，国家卫生计生委中医临床重点专科3个，省重点专科5个，重点研究室1个，全国名老中医传承工作室4个，全国重点中医流派工作室1个，为国家食品药品监督管理局确定的中药新药临床研究基地。

【特色优势】

医院坚持“以中医为主、中西医结合”的办院方针和“名院、名科、名医、名术、名药”的品牌发展战略，形成了以中西医结合内科为主体优势，肿瘤、脑病、老年病、脊椎病、骨伤、心血管病、大肠肛门病及肾病、肝病为专科特色的办院风格和以特色诊疗、特色制剂为主体内容的专科专病特色。肿瘤科开展了中药介入治疗、放射性核粒子植入和中药配合体外高频透热疗法等特色诊疗；脑病科开展了脑病康复治疗以及脑循环检测等多项脑病诊疗技术；老年病科将针灸、按摩、推拿等传统技术与现代诊疗手段溶为一体，开展了多项诊疗新技术；心血管科开展了心脏介入成像技术、冠状动脉造影及冠脉支架安放技术，配合术后中药干预。其他科室还开展了针刺治疗周围性面瘫、穴位埋线治疗慢性胃病、中药敷贴防治支气管炎、支气管哮喘及其他慢性疾病等中医特色疗法。

【联系方式】

地址：湖南省长沙市麓山路58号

电话：0731-88863699

网址：www.zyyfy.com

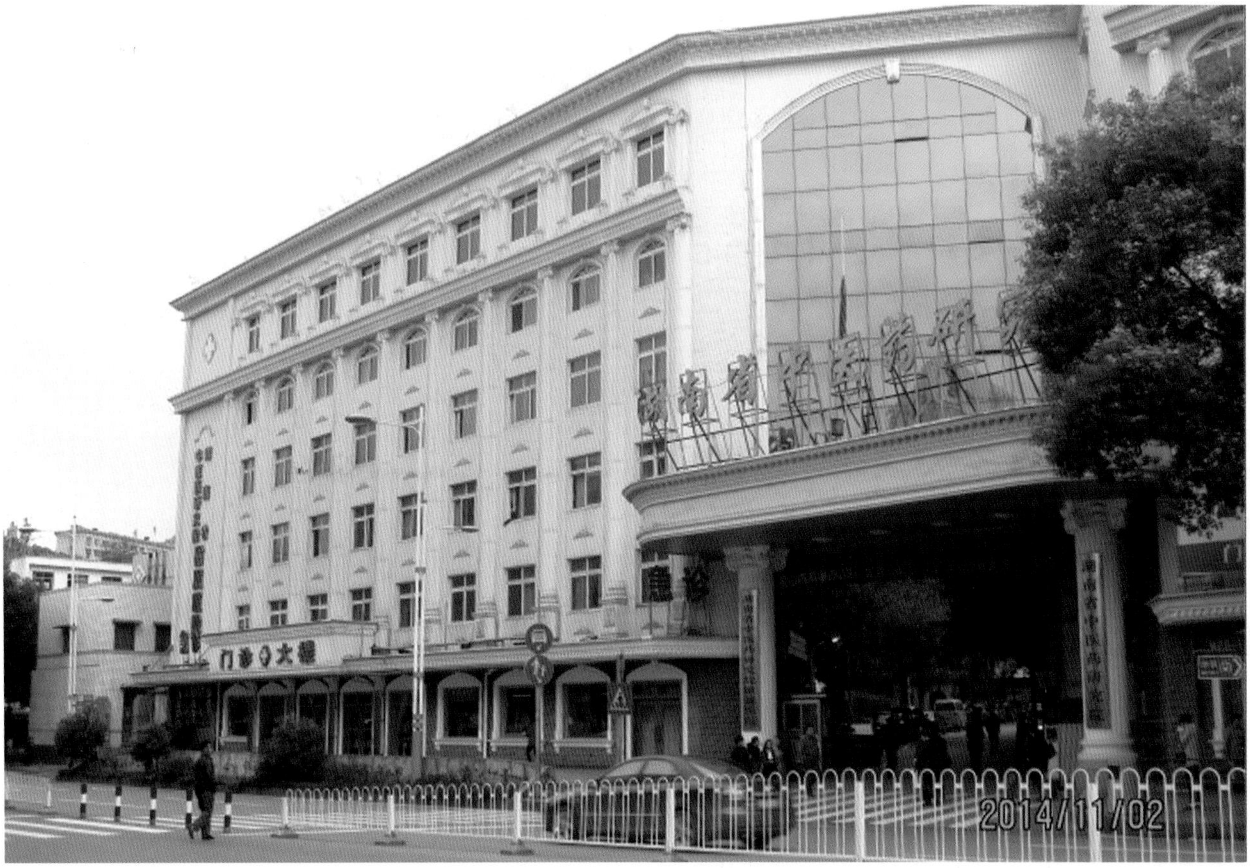

刘祖贻

全国名老中医药专家传承工作室

一、老中医药专家

【个人简介】

刘祖贻，1937年生，男，汉族，湖南省安化县人。湖南省中医药研究院附属医院研究员、主任医师。出生于湖南安化县冷市镇金门山刘氏中医世家，系第九代传人，师从全国著名中医学家李聪甫。曾任湖南省中医药研究院（所）院（所）长，历任国家中医药管理局中医药工作专家咨询委员会委员、卫生部及国家食品药品监督管理局药品审评委员会委员、国家中医药管理局及湖南省科技进步奖评审委员、湖南省中医药学会副理事长等职。为湖南省首批名中医，1991年起享受国务院政府特殊津贴，2014年被评为第二届国医大师。

刘祖贻

担任第一批全国老中医药专家学术经验继承工作指导老师。

继承人：①周慎，湖南省中医药研究院附属医院脑病科，主任医师；②卜献春，湖南省中医药研究院附属医院内分泌、老年病科，主任医师；③刘芳，湖南省中医药研究院附属医院，副研究员。

主要著作有《神经系统疾病的中医辨治》《刘祖贻临证精华》等；发表"益气温阳法对小鼠记忆行为和脑胆碱酯酶活性的影响"等论文。

【学术经验】

（一）学术思想

构建以"六辨七治"为核心、寓理论与临床于一体的刘氏脑病辨治体系。倡导杂病重脾，主张"理脾胃关键在于助化，畅元真气阳主用"。提出温病源流新说，力主先机而治。创造性地提出中医免疫学说的内核就是扶正祛邪，并强调了扶正祛邪调节人体免疫的观点。

（二）临床经验

1. 从肝肾、血瘀论治脑动脉硬化症

以丹参、生蒲黄、川芎、益母草、山楂组成基本方，再结合辨证加减。

2. 分三期论治脑震荡

早期瘀热阻络，治宜活血凉血，方用凉血通络汤（生地黄、丹皮、地骨皮、白芍、女贞子、丹参、蒲黄、川芎、全蝎、钩藤、山楂）加减；中期瘀血阻络，治宜活血通络，方用黄参通络汤（丹参、蒲黄、川芎、全蝎、延胡、黄芪、山楂）加减；晚期肾虚血瘀，治宜补肾活血，方用益肾通络汤（淫羊藿、枸杞子、山茱萸、沙苑子、丹参、蒲黄、川芎、山楂）加减。

3. 和胃五法论治胃脘痛

解郁和胃法适用于肝气犯胃证，常用自拟解郁和胃汤（柴胡、酒白芍、八月札、乌贼骨、蒲

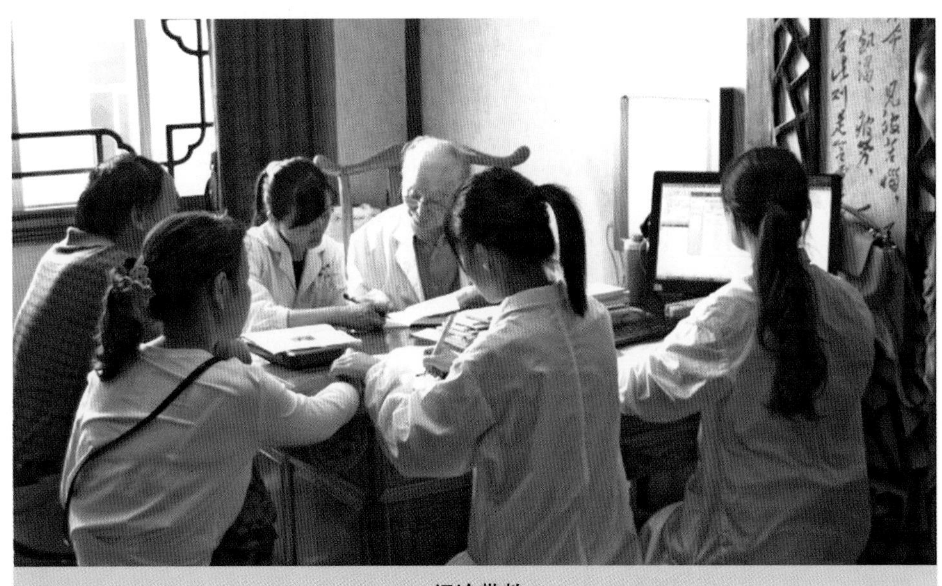
门诊带教

公英、青木香、乌药、酒制川楝子、薏苡仁、炒麦芽、甘草）加减；降逆和胃法适用于肝胃气逆证，常用自拟降逆和胃汤（旋覆花、代赭石、八月札、法半夏、竹茹、薏苡仁、鸡内金、炒麦芽、甘草）加减；化痰和胃法适用于肝郁痰滞证，用自拟化痰和胃汤（柴胡、炒枳壳、白芍、法半夏、竹茹、陈皮、蒲公英、酒川楝子、炒莱菔子、炙甘草）加减；养阴和胃法适用于阴虚气滞证，用自拟养阴和胃汤（生地黄、北沙参、麦冬、石斛、蒲公英、酒制川楝子、佛手、炙甘草）加减；温中和胃法适用于脾虚寒滞证，常用自拟温中和胃汤（黄芪、党参、八月札、乌药、高良姜、瓦楞子、薏苡仁、鸡内金、炒麦芽）加减。

4. 扶正解毒法治疗恶性肿瘤

自拟参蚤扶正解毒方（太子参、重楼、山药、石斛、薏苡仁、臭牡丹、白花蛇舌草、八月札）治疗各种恶性肿瘤。

【擅治病种】

1. 脑部疾病

主张从肝肾、血瘀论治脑部疾病。如脑震荡、脑损伤后综合征、脑动脉硬化症、血管性头痛可用活血安神汤（黄芪、丹参、生蒲黄、川芎、醋延胡、酸枣仁、夜交藤、白芍、钩藤、生龙骨、生牡蛎、全蝎、山楂）；肝风血瘀型头痛用平肝通络汤（白芍、石决明、天麻、钩藤、丹参、川芎、白蒺藜、全蝎、醋延胡、山楂、甘草）；肾虚血瘀型头昏或头痛用益肾通络颗粒。

2. 消化系统疾病

治疗消化系统疾病注意调理脾胃升降。如肝胃气逆之胃脘胀痛用降逆和胃汤；阴虚气滞之胃脘痛用养阴和胃汤。

3. 各科疑难杂症

湿热痹阻之历节、尪痹用五藤蠲痹汤（忍冬藤、络石藤、鸡血藤、海风藤、青风藤、威灵仙、秦艽、豨莶草、露蜂房、全蝎、桑枝）；绝经期前后诸证用益肾复冲汤（地黄、山茱萸、菟丝子、覆盆子、枸杞子、黄柏、仙茅、生牡蛎、生龙骨）；荨麻疹、银屑病、湿疹等所致皮肤瘙痒用凉血祛风止痒汤（生地黄、赤芍、牡丹皮、白鲜皮、地肤子）。

二、传承工作室建设成果

【成员基本情况】

1. 负责人

卜献春，男，湖南省中医药研究院附属医院老年病、内分泌科，主任医师。

2. 主要成员

周慎，男，湖南省中医药研究院附属医院脑病科，主任医师。

刘芳，女，湖南省中医药研究院附属医院，

副研究员。

伍大华，女，湖南省中医药研究院附属医院脑病科，主任医师。

刘春华，女，湖南省中医药研究院附属医院，主任医师。

【学术成果】

1. 论著

（1）《刘祖贻临证精华》，人民卫生出版社2013年出版，刘祖贻主编。

（2）《温病源流论》，人民军医出版社2013年出版，刘祖贻主编。

（3）《刘祖贻医案精华》，人民卫生出版社2014年出版，刘祖贻主编。

2. 论文

（1）卜献春，等．刘祖贻学术思想及临证经验集萃（一）——辨治脑病学术经验管窥．湖南中医杂志，2013，29（6）：20～23。

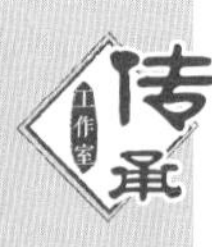

（2）卜献春，等．刘祖贻学术思想及临证经验集萃（二）——脾胃观探微．湖南中医杂志，2013，29（7）：23～26。

（3）刘芳．刘祖贻清热解毒利湿法治疗类风湿关节炎经验．上海中医药杂志，2014，48（4）：1～4。

（4）刘芳．刘祖贻运用温肾益精法治疗围绝经期综合征经验．中医杂志，2014，55（19）：1635～1637。

【人才培养】

培养传承人4人；接受进修、实习110人。举办学术会议4次，参会人员累计350人次。

【成果转化】

院内制剂：昇力合剂；功能主治：增补肾元、健脾益气，用于脾肾气虚所致慢性疲劳、白细胞减少。

【推广运用】

（一）诊疗方案

1. 中风

（1）中脏腑：痰热内闭证羚羊角汤加减，灌服或鼻饲安宫牛黄丸；痰蒙清窍证涤痰汤加减，灌服或鼻饲苏合香丸；元气败脱证急予参附汤加减频频服用。

（2）中经络：风火上扰证天麻钩藤饮加减；风痰阻络证化痰通络方加减或解语丹加减；痰热腑实证星蒌承气汤或大承气汤加减；阴虚风动证育阴通络汤或镇肝息风汤加减；气虚血瘀证补阳还五汤加减。

2. 眩晕

风痰络瘀证用息风化痰通络汤（天麻、钩藤、白蒺藜、生龙骨、生牡蛎、法半夏、茯苓、泽泻、白术、葛根、丹参、炒酸枣仁、山楂）加减；阴虚络瘀证用柔肝通络汤（制首乌、桑椹、枸杞子、天麻、蒺藜、牡蛎、丹参、葛根、蔓荆子、山楂）加减；气虚络瘀证用益气聪明汤加减。

3. 不寐

阴虚痰滞证用半百镇魂汤（法半夏、百合、陈皮、朱茯苓、生地黄、石菖蒲、郁金、酸枣仁、夜交藤、龙齿、磁石）加减；心肝血虚证用酸枣镇魂汤（酸枣仁、朱茯苓、知母、川芎、黄连、当归、白芍、夜交藤、龙齿、磁石、甘草）加减。

（二）运用及推广情况

以上3个诊疗方案已在湖南中医药大学第一附属医院、第二附属医院、邵阳市中医医院、益阳市中医医院、宁乡县中医医院等医疗单位推广应用。

三、依托单位——湖南省中医药研究院附属医院（见第511页）

谌宁生

全国名老中医药专家传承工作室

一、老中医药专家

【个人简介】

谌宁生，1933年出生，男，汉族，湖南临湘人。湖南中医药大学第一附属医院肝病科主任医师。1949年参加湘北建设学院第一期学习班，嗣后考入湖南省第二卫生学校。1956年调入广州中医学院本科六年制学习，1962年毕业于广州中医学院。1964年起在湖南中医学院（现湖南中医药大学）附一院工作至今。现任国家肝病中医医疗中心学术带头人，国家中医临床研究基地重点研究病种（肝病）专家委员会委员，中华中医药学会内科肝胆病学术顾问、感染病分会顾问委员，国家自然科学基金评审委员。

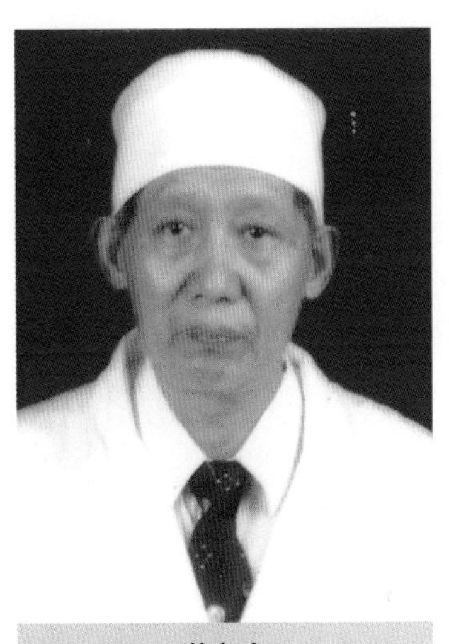

谌宁生

担任第一、二批全国老中医药专家学术经验继承工作指导老师。

第一批继承人：孙克伟，湖南中医药大学附一院中医内科学专业，主任医师。

第二批继承人：①陈斌，湖南中医药大学附一院中医内科学专业，主任医师；②伍玉南，湖南中医药大学附一院中医内科学专业，副主任医师。

主要编著有《谌宁生治疗病毒性肝炎的经验》等4部；发表“辨病与辨证治疗慢性肝炎规律的探讨”“试谈重型肝炎辨证论治之经验”等200余篇论文。

参与或主持“十一五”科技重大专项“慢性重型肝炎证候规律及中西结合治疗方案研究”“阴黄阴阳黄阳黄辨证论治模式对乙型肝炎相关性肝衰竭的干预作用及其预后的影响”等科研课题20余项。

【学术经验】

（一）学术思想

1.瘀毒痰互结是慢性重型肝炎的基本病机病理

认为慢性重型肝炎的病机为：毒热炽盛，湿浊内闭，痰火交攻，三焦不利，热迫心营，脉络瘀阻，清窍受蒙，正虚邪陷。其主病位在肝，横连于胆，克伐脾胃，上行于脑及心包，下涉于肾，血脉受损，三焦俱病。其基本病机病理可概括为“毒”“瘀”“痰”互结。

2.肝郁脾虚血瘀是慢性肝炎及肝纤维化的基本发病机理

首次提出“肝郁脾虚血瘀”是慢性肝炎及肝纤维化的基本发病机理，确立了慢性肝炎的基本治法为疏肝健脾、活血通络。

（二）临床经验

1.凉血解毒法及温阳法干预治疗慢性重型肝炎

创立凉血解毒化瘀汤（赤芍、丹参、郁金、田基黄、茵陈、白花蛇舌草、枳壳、大黄、小通草等）治疗慢性重型肝炎阳黄证患者。提出阴阳黄的病名及辨证论治标准，采用健脾温阳、凉血解毒法治疗慢性重型肝炎阴阳黄证，对黄疸持续不退者有较好疗效。

2. 免疫辨证治疗慢性乙型病毒性肝炎

补肾法有恢复HBV导致的免疫耐受和紊乱作用，以补肾解毒法为主要治则的参仙乙肝灵（仙灵脾、女贞子、枸杞、白花蛇舌草、党参、虎杖等）可促进核苷（酸）类药物和干扰素治疗慢乙肝的抗病毒疗效，提高HBeAg阴转率、HBeAg血清学转换率，恢复HBV导致的免疫耐受和紊乱作用，特别是能弥补核苷（酸）类似物抗病毒治疗的缺陷，增强其抗乙肝病毒免疫学应答。

【擅治病种】

1. 重型肝炎

解毒化瘀、健脾温阳。采用温阳化瘀方治疗慢性重型肝炎阴阳黄证，中医辨证为脾虚瘀黄者。处方组成：茵陈、白术、制附片、赤芍、丹参、苡米。

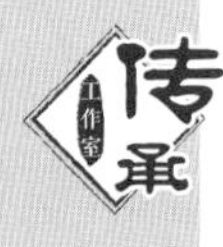

2. 慢性乙肝

疏肝健脾、活血通络。研制疏肝理脾片（柴胡、枳实、白芍、湘曲、鳖甲、白术、党参、茯苓等）和鳖龙软肝片（桃仁、莪术、柴胡、鳖甲、地龙、鸡内金、郁金、丹参），适用于慢性病毒性肝炎属肝郁脾虚血瘀证，或兼夹有肝郁、脾虚或血瘀的患者；参仙乙肝灵片适用于慢性乙型肝炎免疫耐受期患者，也可辅助用于慢性乙型肝炎抗病毒治疗。

3. 肝硬化

采用“攻、补、消”三法治疗难治性腹水。①消法：包括疏肝、行气、活血、利水、消胀等。常用柴胡疏肝散、逍遥散、龙胆泻肝汤、大小柴胡汤、胃苓汤等。②攻法：着重于利肠胃，包括逐水、攻下、破瘀、消坚等法。常用十枣汤、三承气汤、抵当汤、膈下逐瘀汤、血府逐瘀汤、舟车汤、鳖甲煎丸、大黄蟅虫丸等。③补法：着重于补益脾肾，包括益气健脾、温补脾肾、滋补肝肾等法。常用参苓白术散、归脾汤、实脾饮、右归丸、济生肾气丸、六味地黄丸、一贯煎等。

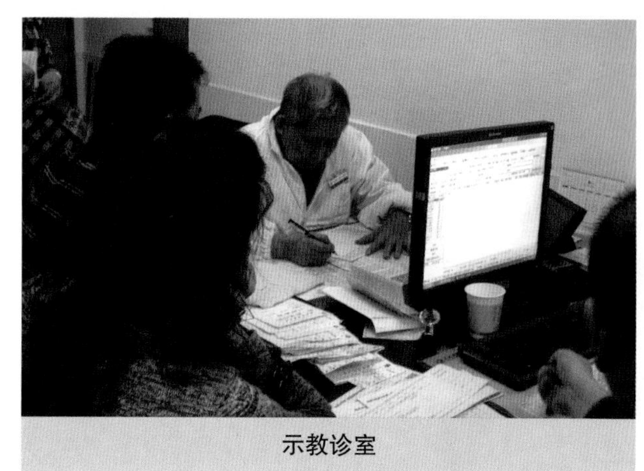

示教诊室

二、传承工作室建设成果

【成员基本情况】

1. 负责人

孙克伟，男，湖南中医药大学附一院中医内科学专业，主任医师。

2. 主要成员

陈斌，男，湖南中医药大学附一院中医内科学专业，主任医师。

伍玉南，女，湖南中医药大学附一院中医内科学专业，副主任医师。

陈兰玲，女，湖南中医药大学附一院中医内科学专业，主任医师。

黄裕红，女，湖南中医药大学附一院中医内科学专业，主任医师。

【学术成果】

1. 论著

（1）《中医治疗病毒性肝炎的研究与实践》，人民卫生出版社2011年出版，谌宁生主编。

（2）《谌宁生临床经验与理论探讨》，中医古籍出版社2013年出版，谌宁生主编。

（3）《中西医结合传染病学》，中国中医药出版社2012年出版，孙克伟参编。

鳖龙软肝片

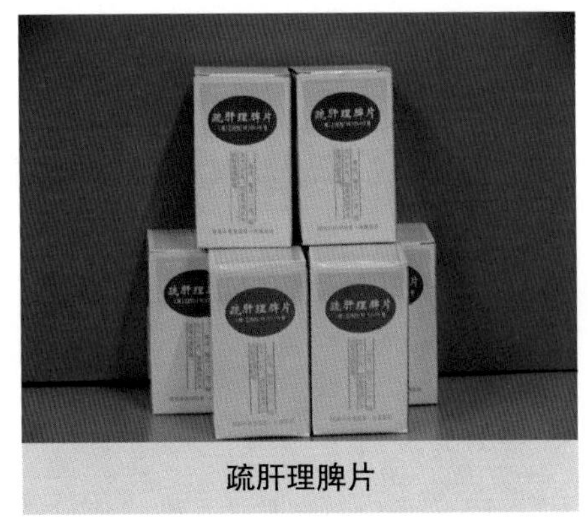

疏肝理脾片

2. 论文

（1）蒋伟，等. 谌宁生教授治疗慢加急性肝衰竭的经验. 中西医结合肝病杂志，2010，20（6）：363～364。

（2）谌宁生. 浅谈鼓胀论治之经验. 中西医结合肝病杂志，2011，21（3）：165～166。

（3）黄慧琴，等. 谌宁生教授治疗中晚期慢性重型肝炎经验. 湖南中医杂志，2012，28（2）：25～26。

【人才培养】

培养继承人13人次；接受进修生11人次。举办国家级和省级中医药继续教育项目4次，培训400余人次。

【成果转化】

1. 院内制剂

（1）参仙乙肝灵：补肾解毒。用于慢性肝炎，中医辨证为肾虚湿毒证者。

（2）温阳解毒化瘀颗粒：解毒化瘀、健脾温阳。用于慢性肝炎、肝衰竭、肝硬化黄疸症，中医辨证为脾虚瘀黄证者。

2. 专利

许畅、张涛、陈斌. 一次性中药直肠滴注器；专利号：ZL2012 2 0196245.2。

【推广运用】

1. 肝衰竭

诊疗方案：辨证分阳黄、阴阳黄、阴黄，方药分别选凉血解毒化瘀方、温阳解毒化瘀方（茵陈、白术、附片、赤芍、虎杖、丹参、郁金、葛根、薏苡仁等）、茵陈术附汤加减等。

运用及推广情况：肝衰竭诊疗方案通过国家中医药管理局中医肝病重点专科协作组会议审核，现已作为行业标准在全国推广使用。

2. 慢性乙型肝炎

诊疗方案：①湿热内蕴（中阻）证：清热解毒化浊汤（黄芩、连翘、茵陈、通草、石菖蒲、白花蛇舌草、虎杖等）或甘露消毒丹加减；②肝郁脾虚证：疏肝理脾汤或柴芍六君子汤加减；③瘀血阻络证：鳖龙软肝汤或膈下逐瘀汤加减；④肝阴不足证：一贯煎加减；⑤肾虚湿毒证：参仙乙肝汤加减。

运用及推广情况：肝着（慢性乙型肝炎）诊疗方案及临床路径作为国家中医药管理局重点专科行业标准推广实施。

3. 肝硬化

诊疗方案：①湿热内蕴（中阻）证：清热解毒化浊汤或甘露消毒丹加减；②肝郁脾虚证：疏肝理脾汤或柴芍六君子汤加减；③气滞血瘀证：柴胡疏肝散或血府逐瘀汤加减；④脾虚血瘀证：鳖龙软肝汤或金丹化瘀汤（黄芪、白术、党参、湘曲、鳖甲、茜草、莪术、地龙、丹参、郁金、鸡内金等）加减；⑤阴虚血瘀证：养阴活血汤（生地、淮山、丹参、郁金、赤芍、当归、莪术等）加减。

运用及推广情况：肝积/积聚（肝硬化）诊疗方案作为国家中医药管理局标准化规范进行研究。

湖南省

三、依托单位——湖南中医药大学第一附属医院（见第503页）

谢剑南

全国名老中医药专家传承工作室

一、老中医药专家

【个人简介】

谢剑南，1919年生，女，汉族，湖南新化人。湖南中医药大学第二附属医院（湖南省中医院）妇科教授、主任医师。1939年毕业于湖南省立助产学校，受业于妇产科专家李瑞林教授；1954年毕业于湖南省卫生厅妇医科大专班；1961年毕业于湖南中医学院。1954年于湖南省妇幼保健院开始从事医师工作；1964年调至湖南省中医院工作至今，师从欧阳锜教授、李新华教授。曾任湖南中医杂志社编委、湖南药政局新药评委、中医研究会咨询委员等。

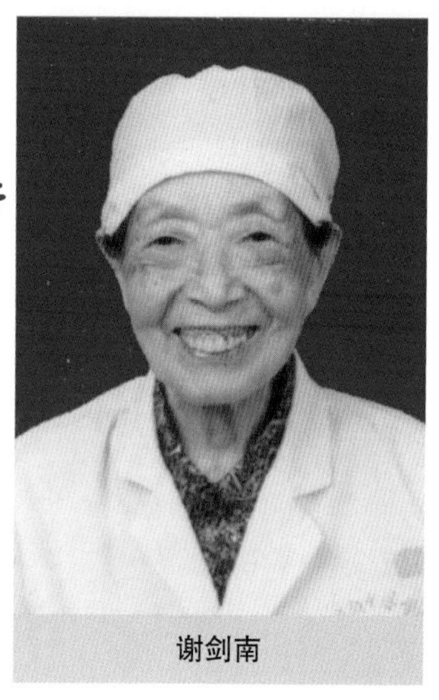
谢剑南

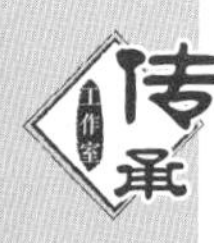

担任第三批全国老中医药专家学术经验继承工作指导老师。

继承人：匡继林，湖南中医药大学第二附属医院妇科，主任医师。

发表“105例不孕症的分型证治”“生化汤加味治疗慢性子宫内膜炎的体会”“痛经理论源流初探”等文章。

【学术经验】

（一）学术思想

注重病证结合，重视中西合参，将西医的诊断依据和中医的辨病辨证两者相结合来论治疾病；在处方用药方面主张中西结合治疗。在中医的遣方用药中强调先天之本与后天之本在妇女疾病的病因、病机、预后中的重要作用。注重气血的调养，以活血化瘀见长，形成了独具特色的中西医治疗方法。

（二）临床经验

1. 注重脾肾

妇科疾病当以调理脾肾为主，临床即使无证可辨，均可从辨病的角度归于肾虚脾亏。

2. 重视气血

妇女的经、带、胎、产、杂病常与气血相关，调理的关键在于使气血充盈、通畅，治疗方法主要是补益气血和活血化瘀。

【擅治病种】

1. 不孕症

尤擅输卵管炎性阻塞性不孕及排卵障碍性不孕的治疗。针对前者自创通管方[当归、赤芍、丹参、泽兰、香附、穿山甲粉（冲服）、三七、薤白、乳香、没药、茺蔚子、王不留行、路路通、穿破石、甘草]以活血化瘀、通经活络，促进输卵管的复通；对于后者则根据月经周期的不同时期自创月经周期三方，即促卵泡方（当归、淮山、菟丝子、首乌、肉苁蓉、熟地、枸杞），排卵汤

（当归、赤芍、泽兰、香附、桃仁、红花、鸡血藤、茺蔚子、菟丝子、川断），促黄体汤（当归、淮山、川断、首乌、熟地、菟丝子，枸杞）。进行中药人工周期治疗。

2. 盆腔炎

认为此病由于经行产后胞门未闭，外邪乘虚而入，与冲任气血相搏击，蕴积于胞宫，日久难愈，耗伤气血所致之虚实夹杂的病证，治以活血化瘀为主，自创盆炎方（当归、赤芍、泽兰、香附、三七、大血藤、鸡血藤、透骨草、虎杖、生蒲黄、败酱草、茯苓、牡丹皮、甘草）加减，配合中医综合治疗。

3. 先兆流产、滑胎

从脾肾论治，选用经方寿胎丸或胎元饮加味进行辨证论治。

二、传承工作室建设成果

【成员基本情况】

1. 负责人

匡继林，女，湖南中医药大学第二附属医院妇科，主任医师、教授。

2. 主要成员

匡丽君，女，湖南中医药大学第二附属医院妇科，主任医师。

胡华玲，女，湖南中医药大学第二附属医院妇科，副主任医师。

张晓红，女，湖南中医药大学第二附属医院妇科，副主任医师。

贺冰，女，湖南中医药大学第二附属医院妇科，副主任医师。

梁惠珍，女，湖南中医药大学第二附属医院妇科，副主任医师。

【学术成果】

1. 论著

（1）《谢剑南妇科经验集》，人民军医出版社2014年出版，匡继林主编。

（2）《现代名医临证心得》，山西科学技术出版社2013年出版，匡继林参编。

（3）《专科专病名医临证实录之围绝经期综合征》，湖南科学技术出版社2011年出版，马本玲参编。

（4）《当代名老中医成才之路》，人民卫生出版社2011年出版，匡继林副主编。

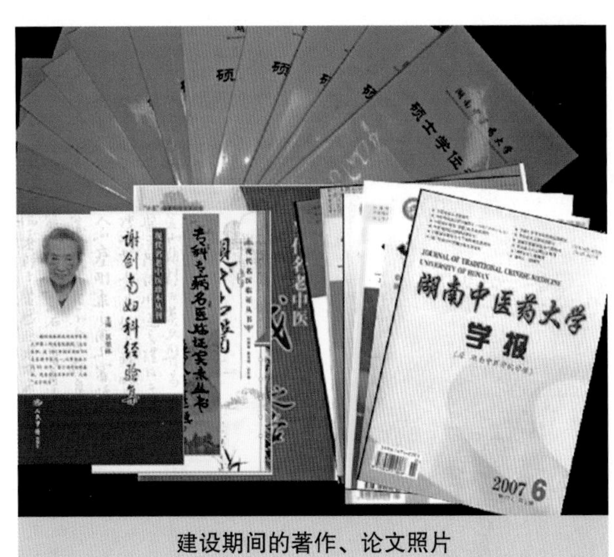

建设期间的著作、论文照片

2. 论文

（1）覃君玲，等.通管方对输卵管炎性阻塞性不孕大鼠模型血清IL-1、TNF-α含量的影响.上海中医药杂志，2012，（4）：69～72。

（2）匡丽君，等.克罗米芬联合中药人工周期治疗多囊卵巢综合征不孕症的疗效分析.中医临床研究，2012，（20）：15～16。

（3）胡华玲，等.中药保留灌肠治疗慢性盆腔炎近期临床疗效观察.中医临床研究，2013，（10）：31～32。

（4）贺冰，等.寿胎丸加减联合强的松治疗不明原因复发性流产的临床观察.中国民族民间医药，2013，（16）：75，78。

【人才培养】

培养传承人 10 人；接受实习生 200 余人次、进修 14 人。举办省级以上中医药继续教育项目 3 次，培训 400 余人次。

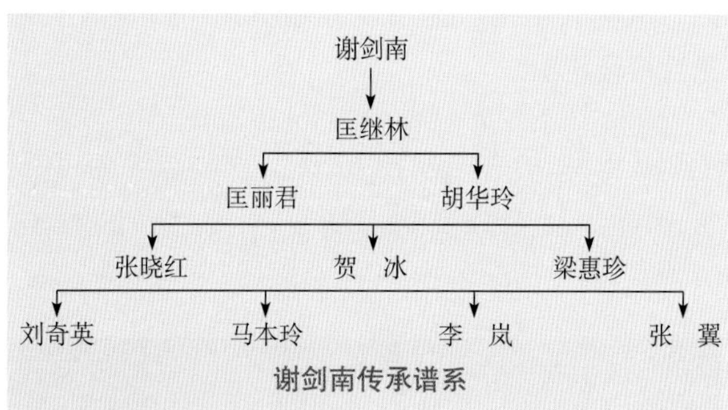

谢剑南传承谱系

【成果转化】

院内制剂：妇科五号粉（妇科治炎散）；编号：湘药 20080827；功能主治：清热解毒、活血止痛，用于急慢性外阴、阴道炎、慢性宫颈炎等。

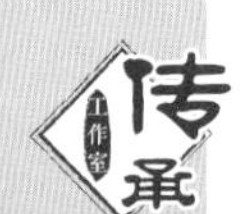

【推广运用】

（一）诊疗方案

1. 输卵管炎性阻塞性不孕

辨证分气滞血瘀证、肾虚血瘀证、气虚血瘀证等，以通管方为主方，加入疏肝理气、补肾填精、健脾益气药物进行治疗。

2. 排卵障碍性不孕

辨证以气滞和气虚为主，结合月经周期之经后期、经间期、经前期，使用月经周期三方（促卵泡方、排卵汤、促黄体汤）辨证加减治疗。

3. 盆腔炎

分为湿热瘀结证、寒湿瘀结证、气滞血瘀证、气虚血瘀证，以盆炎方为主，加入清热利湿化瘀、散寒化湿化瘀、行气止痛、益气行气等药物进行治疗。

4. 先兆流产及复发性流产

以脾肾虚为辨证重点，偏肾虚者选寿胎丸加减，偏脾虚者选胎元饮加减。

5. 妊娠剧吐

分为肝脾不和、脾胃虚弱、水湿内停证进行治疗，分别选用橘皮竹茹汤、香砂六君子汤、青竹茹汤加减治疗。

（二）运用及推广情况

以上诊疗方案在湖南中医药大学第二附属医院临床运用及推广，占妇科治疗总人数的 50% 以上，临床治疗有效率高于 90%。

谢剑南传承工作室2010年与2013年各项数据对比

2010年 2013年
17645 32813
门诊人次对比
同比增长85.96%

2010年 2013年
1213 2370
住院人次对比
同比增长95.38%

2010年 2013年
1241 2882
业务收入对比（单位：万元）
同比增长132.30%

建设期间各数据对比

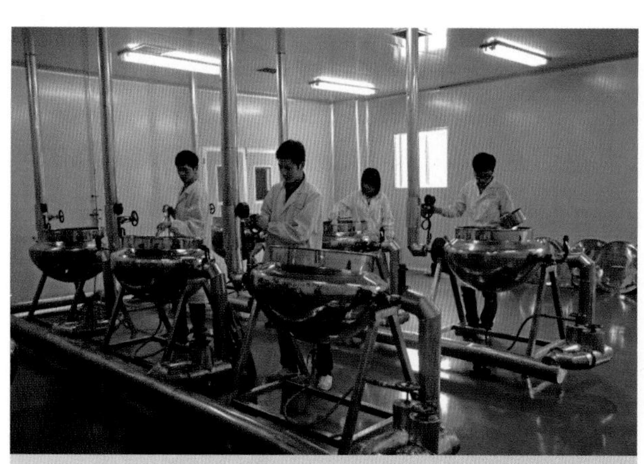
湖南中医药大学第二附属医院中药制剂室

三、依托单位——湖南中医药大学第二附属医院（见第 507 页）

谭新华

全国名老中医药专家传承工作室

一、老中医药专家

【个人简介】

谭新华，1936年出生，男，汉族，湖南炎陵人。湖南中医药大学第一附属医院中医外科教授、主任医师、博导。1955年拜师湘赣名医石基洪，1956年毕业于湖南中医学院，自1958年开始在湖南中医药大学第一附属医院工作至今。1991年起享受国务院政府特殊津贴，2001年被授予“湖南省首批名中医”称号，2003年获湖南省人民政府三等功嘉奖。

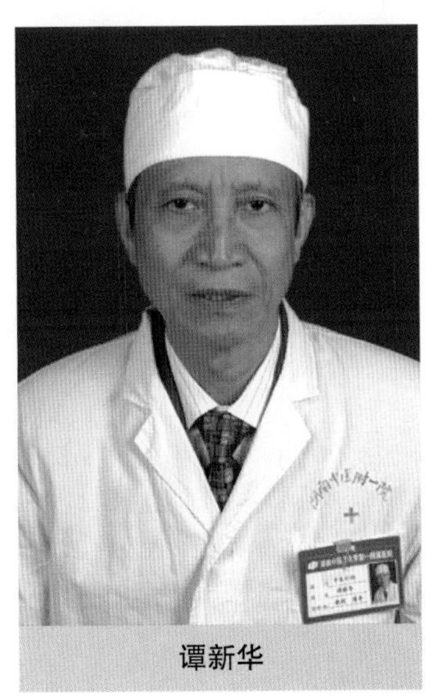

谭新华

先后担任第一、三批全国老中医药专家学术经验继承工作指导老师。

第一批继承人：贺菊乔，湖南中医药大学第一附属医院中医外科专业，主任医师。

第三批继承人：喻坚柏，湖南中医药大学第一附属医院中西医结合外科专业，主任医师。

主要编著有《中医药学高级丛书——中医外科学》（第1、2版）《毒蛇咬伤的急救与治疗》《湖湘名医典籍精华·外科卷》等；发表“慢性前列腺炎的中西医结合治疗”“中医药宝库的一枝奇葩——外科丹药”等30余篇论文。

主持完成省、厅级科研课题10余项，其中“前炎清治疗慢性前列腺炎的临床暨实验研究”获湖南省卫生厅科技进步一等奖。

【学术经验】

（一）学术思想

1. 重视脾肾，固护根本

认为外科病证多根于脾肾，脾肾功能之强弱与疮疡之顺逆转化休戚相关，外科疾病治疗中当时时处处兼顾固护脾肾。

2. 阴阳为纲，贵在明辨

外科病的辨证、处方、用药中首重阴阳，强调“外科之症，百千万态，首重辨别阴阳，阴阳无误，治必中肯”。

3. 执中致和，不偏不倚

认为外科病用药强调阴阳合和，不偏不倚，药用中和，不宜过峻过猛，此乃王者之道。

（二）临床经验

1. 分十证辨治精浊

精浊辨治灵活多变，分为湿热下注证、气滞血瘀证、脾虚气陷证、阴虚火旺证、肾虚不固证、湿浊内阻证、热毒内盛证、肝气郁滞证、心脾两虚证、奇经受损证等十证。

2. 补肾活血法治精癃

精癃的基本病机是肾虚血瘀，即肾虚气化不利和前列腺病理性增生引起的瘀血内阻构成精癃发病的两大关键。临床治疗以补肾祛瘀、通关利

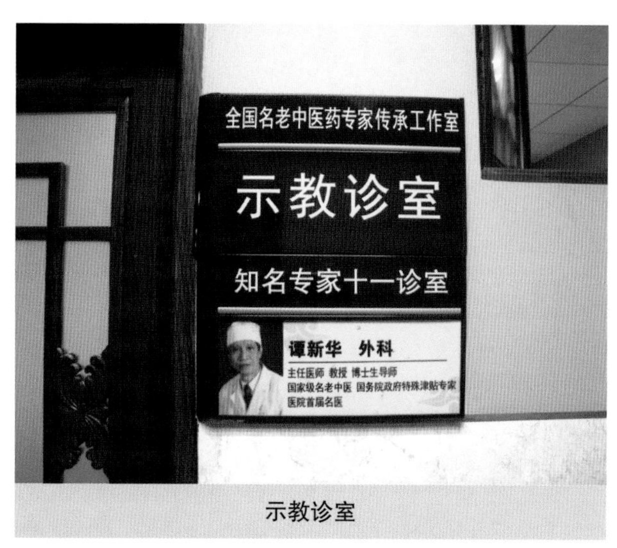

示教诊室

水为大法，用尿癃康方（熟地黄、山茱萸、菟丝子、山药、茯苓、丹皮、泽泻、赤芍、蒲黄、五灵脂、莪术、牛膝、益母草、丹参、穿山甲、黄芪、金钱草、地龙等）。

3. 常用经验方

前炎清方（黄芪、女贞子、旱莲草、萆薢、菟丝子、山茱萸、虎杖、紫花地丁、金钱草、穿山甲、延胡索、丹参、红藤、乌药、石菖蒲等）、三草安前汤（金钱草、白花蛇舌草、败酱草、益母草、丹参、黄柏、红藤、乳香、虎杖、甘草等）治疗慢性前列腺炎，尿癃康方、尿癃康丸治疗前列腺增生症，加减三金排石汤（金钱草、海金沙、鸡内金、石韦、枳壳等）治疗泌尿系结石症，舒胆浓缩液（柴胡、白芍、鸡内金、茵陈、金钱草、厚朴、茯苓、大黄、党参、丹参等）治疗慢性胆囊炎、胆石症术后等。

4. 临证常用药对

相调和药对：熟地黄－砂仁、柴胡－白芍、黄连－干姜、黄连－吴茱萸、黄柏－肉桂等；相协同药对：知母－黄柏、扁蓄－瞿麦、红藤－败酱草、女贞子－墨旱莲、菟丝子－茯苓、金樱子－芡实、知母－贝母、黄柏－苍术、黄芪－防风等。

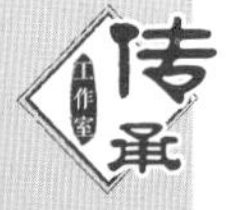

二、传承工作室建设成果

【成员基本情况】

1. 负责人

何清湖，男，湖南中医药大学中医外科专业，教授。

2. 主要成员

刘丽芳，女，湖南中医药大学第一附属医院中医外科专业，教授、主任医师。

陈其华，男，湖南中医药大学第一附属医院中医外科专业，教授、主任医师。

周青，女，湖南中医药大学第一附属医院中医外科专业，教授、主任医师。

刘朝圣，男，湖南中医药大学中医外科专业，副教授。

【学术成果】

1. 论著

（1）《中医药学高级丛书——中医外科学》

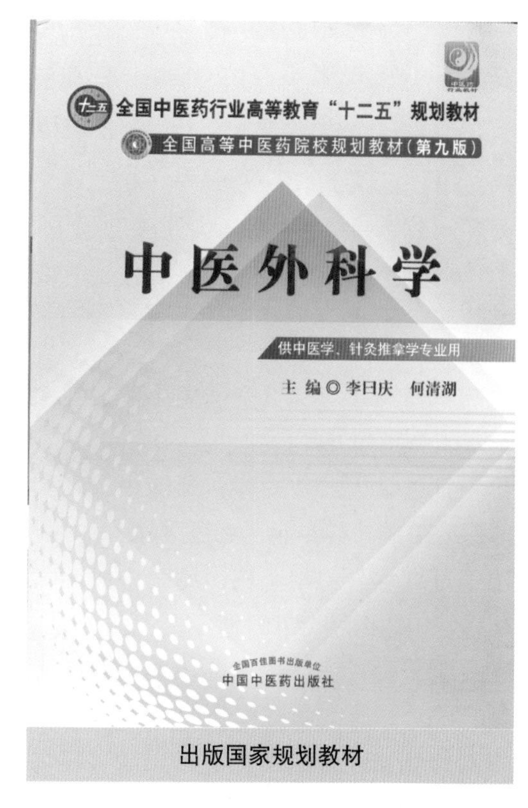

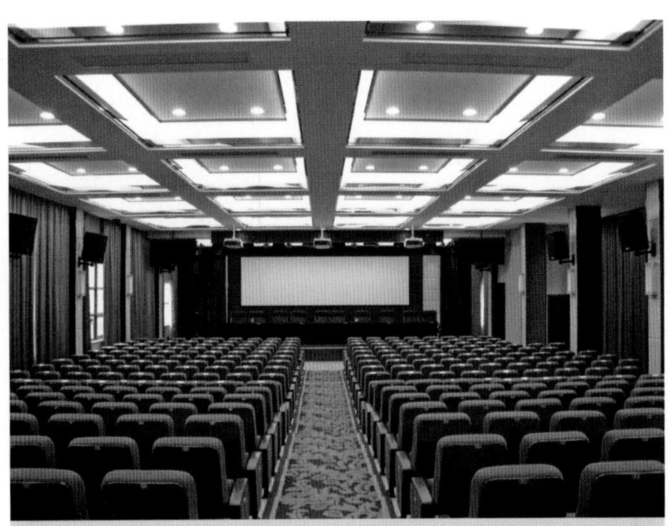
示教观摩室

（第2版），人民卫生出版社2011年出版，谭新华主编。

（2）《谭新华医案精华》，人民卫生出版社2014年出版，周青主编。

（3）《中医外科学》（全国中医药行业“十二五”规划教材），中国中医药出版社2012年出版，何清湖主编。

（4）《男性不育—专科专病名医临证实录丛书》，湖南科学技术出版社2011年出版，刘朝圣主编。

（5）《前列腺炎 前列腺增生—专科专病名医临证实录丛书》，湖南科学技术出版社2011年出版，何清湖主编。

2. 论文

（1）韩平，等.谭新华教授辨治精囊炎经验.湖南中医药大学学报，2014，34（5）：33～35。

（2）黎鹏程，等.谭新华教授男科学术思想探析.新中医，2014，46（2）：22～24。

（3）黎鹏程，等.谭新华教授治疗男科病遣方用药特色探讨.湖南中医药大学学报，2014，34（1）：27～30。

（4）孙相如，等.从前列腺增生验案探析谭新华教授临证辨治思路.中医药导报，2013，19（11）：24～25。

（5）郭军华，等.谭新华教授运用黄元御思想治疗慢性前列腺炎经验.新中医，2013，45（9）：181～183。

【人才培养】

培养传承人13人；接受进修13人。举办省级中医药继续教育项目3次，培训200余人次。

【成果转化】

院内制剂：前炎清片；编号：湘药制字Z20080463；功能主治：补肾固精、泄浊导滞，用于慢性前列腺炎见尿频、尿浊、少腹会阴部坠胀、遗精、早泄等症。

专利：含有冰片和白矾的复合纳米乳及其制备方法，专利号：2010101463746。

【推广运用】

（一）诊疗方案

1. 精浊（湿热瘀阻证）

方药：前炎清方、三草安前汤。

2. 精癃（气虚血瘀证）

方药：尿癃康方、前癃通方（黄芪、田三七、穿山甲、王不留行、丹参等）。

（二）运用及推广情况

以上诊疗方案已在湖南中医药大学第一附属医院内推广应用。

三、依托单位——湖南中医药大学第一附属医院（见第503页）

孙达武

全国名老中医药专家传承工作室

一、老中医药专家

【个人简介】

孙达武，1933年生，男，汉族，湖南常德石门县人。湖南省中医院中医骨伤专业教授、主任医师。师从湖湘张氏骨伤学术流派第五代传承人张紫赓先生，1954年行医，1958～1959年于湖南省中医进修学校学习，1959年至今在湖南省中医院从事中医骨伤科临床医疗工作。1999年获“湖南省名中医”荣誉称号；曾获全国卫生系统先进个人称号；被推选为第1、2批国医大师候选人。

孙达武

先后担任第2、3、5批全国老中医药专家学术经验继承工作指导老师。

第二批继承人：①孙绍裘，湖南省中医院骨伤专业，主任医师；②谭兴无，国外从医，主任医师。

第三批继承人：①王勇，湖南省中医院骨伤专业，主任医师；②吴官保，湖南省中医药研究院骨伤专业，主任医师；

第五批继承人：①董克芳，湖南省中医院骨伤专业，副主任医师；②谢义松，湖南省中医院骨伤专业，副主任医师。

主要有《中医伤科学》《中医实习医师手册》《现代老年骨科全书》《临床痛症诊疗学》《孙达武骨伤科学术经验集》《中医骨伤科发展简史》等著作；发表“略谈伤科内治法则”“椎源性疾病与按摩治疗”“伤科学派简论”等论文。

“丹紫康膝冲剂治疗膝关节退行性骨关节病临床及实验研究”获湖南省中医药科学技术进步二等奖。

【学术经验】

（一）学术思想

在正骨手法及固定方法方面主张以筋束骨、以骨张筋；治疗小儿骨折切忌粗暴；注意动静结合、重视功能、局整兼顾、筋骨并重；理伤推崇手法。

（二）临床经验

1. 特色手法

运用三步复位法（牵引、屈腕、尺偏）治疗桡骨远端骨折；四步复位法（拔伸牵引、折项回旋、屈伸收展、对扣捏合）加双塑形夹板固定治疗不稳定型踝部骨折；“一捶定音”（折握拳捶击桡骨头使其复位，通过桡骨头对尺骨的挤压使弯曲的尺骨得以纠正）手法整复小儿内收型孟氏骨折；折顶手法（在原有畸形的基础上向掌侧加大成角，待桡骨背侧远、近两端骨皮质相接触时，突然反折使桡骨复位）整复儿童前臂下1/4骨折。

2. 伤科内治法体会

先利二便，先散表邪，先服气药，顾护脾胃，

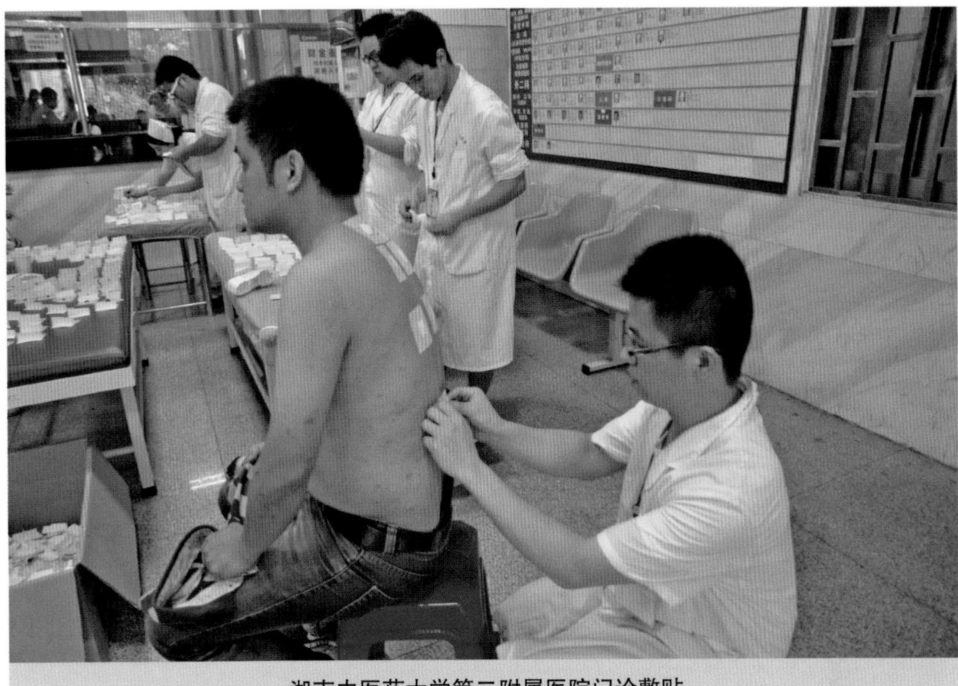
湖南中医药大学第二附属医院门诊敷贴

破勿太过。

3. 损伤一证，专从血论

善用活血药物，主要体现在：行气祛瘀法用于伤后气滞血瘀者，代表方剂如膈下逐瘀汤；攻下逐瘀法用于损伤瘀血实证、腹满便闭者，代表方剂如大成汤；清热化瘀法用于损伤瘀血兼有热证或开放性骨折、脱位及软组织创伤者，代表方剂如清心饮；解表化瘀法用于伤后感寒邪者，代表方剂如羌活乳香汤；养血活血法用于素血虚体弱而损伤血瘀者，代表方剂如桃红四物汤；活血续骨法用于骨折早期，代表方剂如续骨活血汤；和血止痛法用于跌打损伤积瘀肿痛较甚者，代表方剂如和营止痛汤。

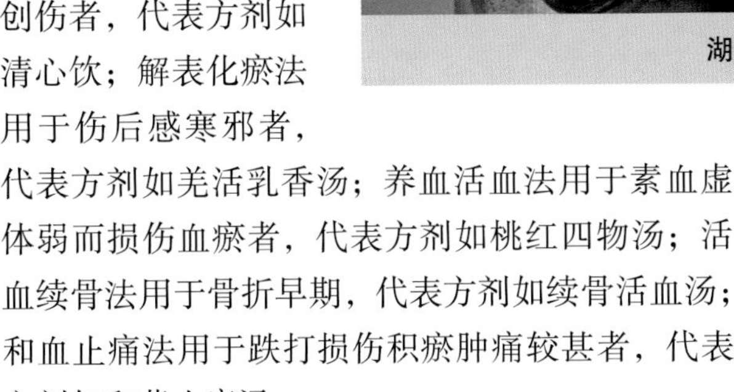

4. 伤后易感寒、新伤先发散

自拟经验方羌活五积散，使受伤时已感受风寒之邪的患者免受发病时寒热头身痛之苦。方用羌活、归尾、桂枝、木通、赤芍、香附、乌药、桃仁、防风、丹皮、苏梗、川芎、红花、细辛、生姜。

（三）擅治病种

1. 骨折脱位

擅长运用理筋手法复位桡骨远端骨折、不稳定型踝关节骨折脱位、小儿前臂骨折脱位等。运用弹性塑形夹板固定关节内或近关节的肱骨外科颈骨折、肱骨髁上骨折、踝部骨折等。

2. 膝关节退行性骨关节病

采用补肾活血法治疗，拟丹紫康膝冲剂，药用丹参、紫河车、乳香、没药、儿茶、鸡血藤、土鳖虫、血竭、骨碎补、牛膝、独活、茯苓、白术。

3. 腰痛（肾气不足）

拟健芪归附汤治疗，药用黄芪、千年健、白附子、熟地、当归、牛膝、山萸肉、茯苓、续断、杜仲、白芍。

4. 慢性骨髓炎

拟克炎健骨汤（胡秃子根、野南瓜、忍冬藤、黄芪、党参、白术、砂仁、当归、续断、骨碎补、牛膝、甘草）治疗，旨在健脾胃以治其本，清热活血以治其标，兼以补骨生髓。

二、传承工作室建设成果

【成员基本情况】

1. 负责人

孙绍裘，男，湖南省中医院骨伤科，主任医师。

2. 主要成员

王勇，男，湖南省中医院骨伤科，主任医师。

刘晓岚，男，湖南省中医院骨伤科，主任医师。

孙绍卫，男，湖南省中医院骨伤科，副主任医师。

周昭辉，男，湖南省中医院骨伤科，主任医师。

吴官保，男，湖南省中医研究院骨伤科，主任医师。

【学术成果】

1. 论著

（1）《孙达武骨伤科学术经验集》，湖南科学技术出版社 2014 年出版，孙达武主审。

（2）《中医骨伤科发展简史》，人民军医出版社 2014 年出版，孙达武主审。

2. 论文

（1）周昭辉．孙达武教授运用中医正骨手法治疗骨折经验．湖南中医杂志，2010，26（2）：47 ～ 71。

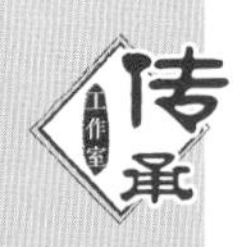

（2）于亮．孙达武教授运用活血化瘀法治疗骨伤科疾病经验．湖南中医杂志，2010，26（6）：32 ～ 33。

（3）孙绍裘，等．孙氏正脊手法配合腰背肌锻炼治疗腰椎间盘突出症 60 例．湖南中医杂志，2012，28（1）：35 ～ 36。

（4）周昭辉，等．跌打促愈片治疗桡骨远端骨折 54 例．湖南中医杂志，2011，27（4）：42 ～ 43。

【人才培养】

培养传承人 6 人；接受进修 11 人。举办省级中医药继续教育项目 5 次，培训 164 人次。

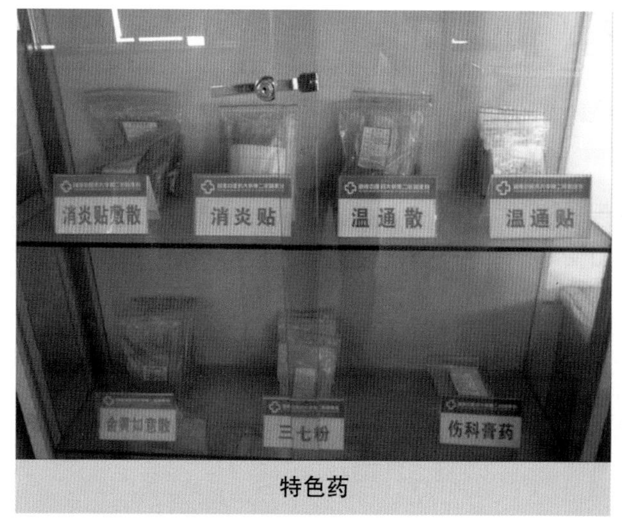

特色药

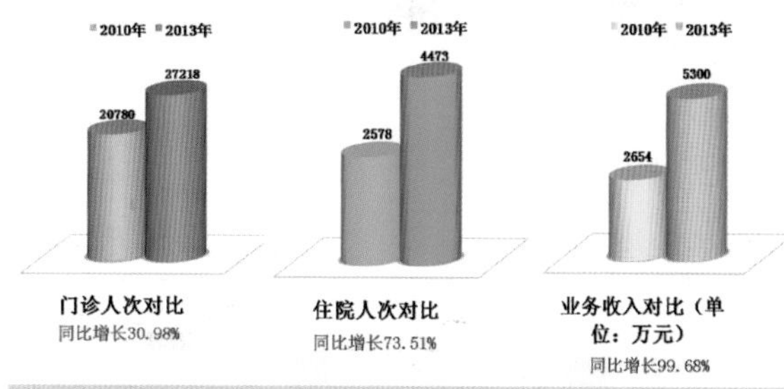

数据对比

【推广运用】

工作室形成的桡骨远端骨折中医诊疗方案、踝关节骨折脱位中医诊疗方案及腰痛病中医诊疗方案在湖南省中医院创伤骨科、脊柱科推广运用。2013 年度运用上述诊疗方案诊治患者千余例，其中桡骨远端骨折和踝关节骨折脱位有效率分别为 96.2% 和 91.7%，腰痛病总体有效率 91.4%。上述诊疗方案已在周边基层医院逐步推广运用。

三、依托单位——湖南中医药大学第二附属医院（见第 507 页）

贺执茂

全国名老中医药专家传承工作室

一、老中医药专家

【个人简介】

贺执茂，1937年出生，男，汉族，浙江黄岩人。湖南中医药大学第二附属医院主任医师。1963年毕业于湖北中医学院后进入湖南中医学院第二附属医院工作，曾任肛肠科主任、院长、党委书记。1992年起享受国务院政府特殊津贴，1999年被授予"湖南省名中医"称号，2005年被授予湖南省先进工作者称号；2007年被评为全国老中医药专家学术经验继承工作优秀指导老师。

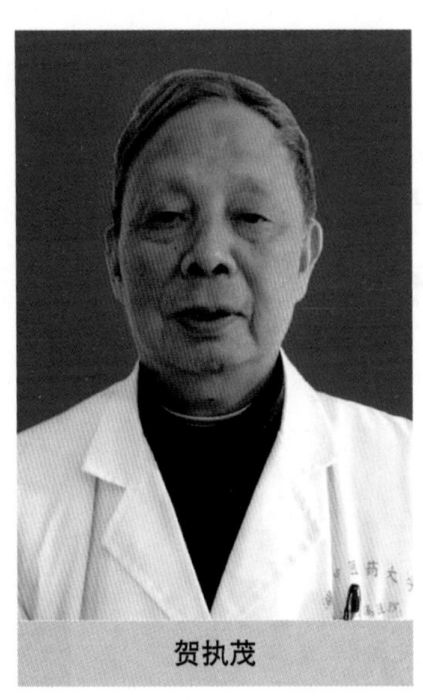

贺执茂

先后担任第二、三批全国老中医药专家学术经验继承工作指导老师。

第二批继承人：何永恒，湖南省中医院肛肠外科专业，主任医师。

第三批继承人：熊之焰，湖南省中医院肛肠外科专业，主任医师。

主要编著有《肛肠疾病的诊疗与预防》等；在国家级及省级医学杂志上发表"剪口结扎疗法治疗痔疮1898例报告"等论文30余篇。

主持参与科研课题10余项，其中"剪口结扎疗法治疗痔疮"获全国医药卫生科学大会奖。

【学术经验】

（一）学术思想

从整体出发论治肛肠疾病，强调局部检查的同时，重视四诊合参进行全面检查。强调辨证论治、辨疮下药，内服、熏洗、外敷三法合用。

（二）临床经验

1. 治疗痔强调辨证用药，手术独辟蹊径

痔的治疗强调辨证、辨疮下药，内服、熏洗、外敷合用。内治以清热凉血、疏通经络、消肿止痛、收敛止血为基本治法；熏洗坐浴力主中药乘热熏洗，用热力和药力的作用使患处经络疏通、气血流畅、水肿消退、炎症吸收、疼痛缓解或消失；外敷用药强调"辨疮下药"并研制"熏洗灌肠液"（白花蛇舌草、七叶一枝花、桑寄生、五倍子、生地榆、蒲公英、蛇床子、虎杖、苦参、乌梅、明矾、硼砂）、"酥胆麒麟膏"（蟾酥、猪胆汁、滑石粉、炉甘石粉、血竭、硼砂、冰片、黄连、桉叶油、白芷、凡士林）等系列中成药。在继承传统结扎方法的基础上，首创"痔剪口结扎疗法"，该术式操作简便、痛苦小、愈合快、复发率低，可有效避免肛门狭窄及直肠黏膜外翻等后遗症。

2. 治疗便秘审因论治，攻补兼施

便秘的病位虽在大肠，但与脏腑经络、气血津液、精神情志有密切关系，治疗分寒下、温下、润下及攻补兼施，处方用药时必须辨证求因，审因论治，不可一味攻下。对阴血不足、肠燥津枯便秘研制“生血通便颗粒剂”（何首乌、白术、生地黄、决明子、当归、桃仁、白芍、瓜蒌、枳壳、大黄）。

3. 治疗肛瘘手术是根本，换药是关键

治疗肛瘘唯一有效的方法是手术，应在分类基本明确之后正确选择不同术式。术后换药必须辨别阴阳、新旧、有无腐肉、胬肉、脓毒等，分别采用祛腐生新、清热利湿、生肌收口的方法。

【擅治病种】

1. 痔

强调辨证、辨疮下药，以传统中药的内服、熏洗、外敷三种方法合用，手术常用“痔剪口结扎疗法”。

2. 便秘

滋阴养血、润肠通便；常用生血通便颗粒剂。

二、传承工作室建设成果

【成员基本情况】

1. 负责人

何永恒，男，湖南省中医院中医外科肛肠专业，教授、主任医师。

2. 主要成员

熊之焰，女，湖南省中医院中医外科肛肠专业，教授、主任医师。

王真权，男，湖南省中医院中医外科肛肠专业，教授、主任医师。

李帅军，男，湖南省中医院中医外科肛肠专业，副主任医师。

吴志强，男，湖南省中医院中医外科肛肠专业，副主任医师。

【学术成果】

1. 论著

（1）《中医肛肠科学》第一版，清华大学出版社 2011 年出版，何永恒主编。

（2）《中医肛肠科学》第二版，清华大学出版社 2012 年出版，何永恒主编。

（3）《剪口结扎结合 PPH 术治疗混合痔》，人民卫生电子音像出版社 2011 年出版，何永恒主编。

（4）《分段开窗旷置结合切扩挂线置管引流术治疗复杂性肛瘘》，人民卫生电子音像出版社 2011 年出版，何永恒主编。

（5）《贺执茂临床经验集》，湖南科学技术出版社 2014 年出版，何永恒主编。

2. 论文

（1）何永恒，等．剪口结扎结合 PPH 治疗混合痔的安全性多中心临床研究．中国普外基础与临床杂志，2011，18（3）：276 ～ 280。

（2）何永恒，等．剪口结扎结合 PPH 术治疗混合痔的安全性临床研究．结直肠肛门外科，2010，16（1）：32 ～ 35。

（3）何永恒，等．分段开窗旷置结合切扩挂线置管引流术治疗复杂性肛瘘的多中心临床研究．中国普外基础与临床杂志，2010，17（12）：1270 ～ 1274。

【人才培养】

培养继承人 12 人；接受省内外进修人员 61 人次，研究生、实习生培养 300 余人次。举办国家级和省级中医药继续教育项目 4 次，培训 2000 余人。

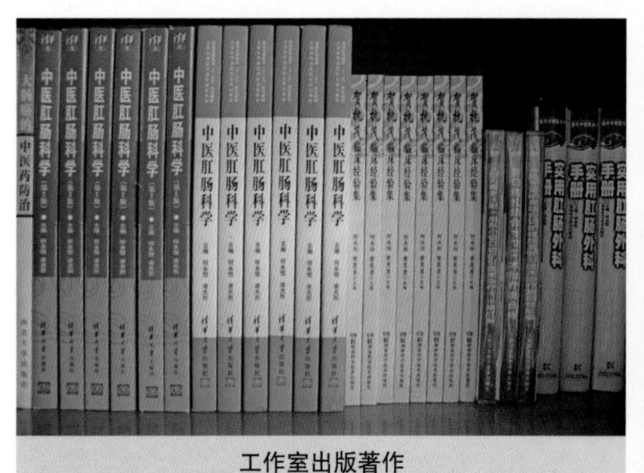

工作室出版著作

【成果转化】

专利：

1. 何永恒、刘丽兵、王晓燕等. 肛瘘或肛周脓肿冲洗引流管，专利号：ZL 2010 2 0647911.0。

2. 何永恒、刘丽兵、王晓燕等. 肛门直肠微创术后排气管，专利号：ZL 2010 2 0647885.1。

【推广运用】

（一）诊疗方案

1. 痔

（1）内治法：风伤肠络证用痔宁片，湿热下注证用凉血地黄汤合槐花散加减，气滞血瘀证用复方芩柏颗粒剂，脾虚气陷证用补中益气汤加减。

（2）外治法

①中药熏洗：复方芩柏颗粒剂、熏洗灌肠液、止痛如神汤等。

②栓剂塞肛和膏剂涂敷疗法：酥胆麒麟膏、九华膏、银灰膏药纱条等塞于肛门内，以充分引流、生肌敛疮。

（3）手术疗法：剪口结扎术、吻合器直肠黏膜环形切除钉合术（PPH 术）、剪口结扎结合 PPH 术、消痔灵注射术、混合痔外剥内扎术等。

2. 肛裂

（1）内治法：热结肠燥证用新加黄龙汤加减，阴虚津亏证用知柏地黄丸合增液汤加减，湿热蕴结证用四妙丸加减。

（2）外治法

①中药熏洗：复方芩柏颗粒剂、熏洗灌肠液、止痛如神汤等。

②栓剂塞肛和膏剂涂敷疗法：九华膏、银灰膏药纱条等塞于肛门内，以充分引流、生肌敛疮。

（3）手术疗法：A 型肉毒素内括约肌侧方注射 + 病灶扇形小切口切扩引流术、肛裂切除扩创术和部分内括约肌切断术等。

3. 肛漏

（1）内治法：湿热下注证用萆薢渗湿汤加减，正虚邪恋证用托里消毒饮加减，阴液亏虚证用青蒿鳖甲汤加减。

（2）外治法：中药熏洗、外敷。

（3）手术治疗：分段开窗旷置结合切扩 / 挂线置管引流术。

（二）运用及推广情况

以上 3 个诊疗方案已在湖南省中医院推广应用，治愈率达 95% 以上，总有效率 100%。

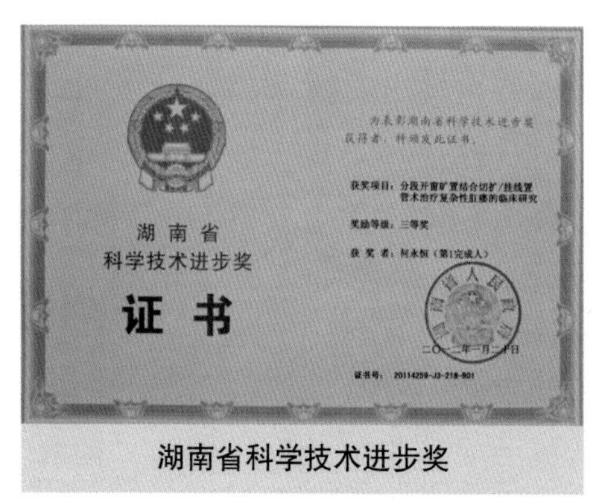

湖南省
科学技术进步奖
证书

为表彰湖南省科学技术进步奖获得者，特颁发此证书。

获奖项目：分段开窗旷置结合切扩/挂线置管术治疗复杂性肛瘘的临床研究

奖励等级：三等奖

获 奖 者：何永恒（第1完成人）

证书号：20114259-J3-218-R01

湖南省科学技术进步奖

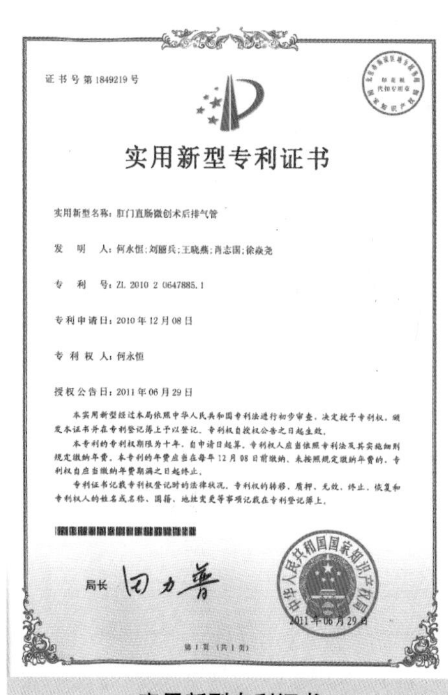

证书号第1849219号

实用新型专利证书

实用新型名称：肛门直肠微创术后排气管

发 明 人：何永恒;刘丽兵;王晓燕;肖志国;徐焱尧

专 利 号：ZL 2010 2 0647885.1

专利申请日：2010 年 12 月 08 日

专 利 权 人：何永恒

授权公告日：2011 年 06 月 29 日

本实用新型经过本局依照中华人民共和国专利法进行初步审查，决定授予专利权，颁发本证书并在专利登记簿上予以登记。专利权自授权公告之日起生效。

本专利的专利权期限为十年，自申请日起算。专利权人应当依照专利法及其实施细则规定缴纳年费。本专利的年费应当在每年 12 月 08 日前缴纳。未按照规定缴纳年费的，专利权自应当缴纳年费期满之日起终止。

专利证书记载专利权登记时的法律状况。专利权的转移、质押、无效、终止、恢复和专利权人的姓名或名称、国籍、地址变更等事项记载在专利登记簿上。

局长 田力普

2011 年 06 月 29 日

第 1 页（共 1 页）

实用新型专利证书

湖南省

三、依托单位——湖南中医药大学第二附属医院（见第 507 页）

周岱翰

全国名老中医药专家传承工作室

一、老中医药专家

【个人简介】

周岱翰，1941 年生，男，汉族，广东汕头市人。广州中医药大学肿瘤研究中心主任，广州中医药大学首席教授、主任医师、博士生导师。出生于医学世家，受家庭熏陶，自幼立志从医；1966 年毕业于广州中医学院医疗系，1968 年分配至广东省泗安医院，1976 年调入广州中医学院方药教研室并从事中医治癌研究。1978 筹建肿瘤研究室，1987 年在第一附属医院建立肿瘤科。是广东省名中医、中国中医科学院传承博士后导师、中华中医药学会肿瘤分会及广东省中医药学会肿瘤专业委员会名誉主任委员，享受国务院政府特殊津贴。曾获得“全国优秀科技工作者”“新南方教学奖励基金”优秀教师、“郭春园式好医生”等荣誉。

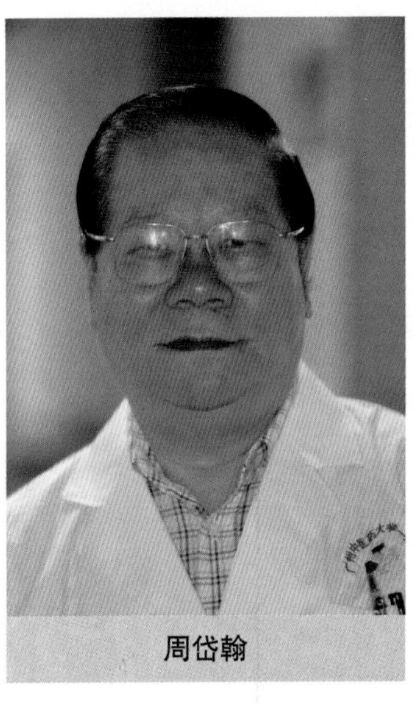
周岱翰

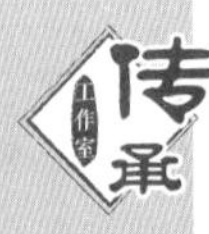

先后担任第 3 ～ 4 批全国名老中医药专家学术经验继承工作指导老师。

第三批继承人：林丽珠，广州中医药大学第一附属医院肿瘤中心中医肿瘤专业，教授、主任医师。

第四批继承人：①王雄文，广州中医药大学第一附属医院肿瘤中心中医肿瘤专业，主任医师；②刘展华，广州中医药大学第一附属医院肿瘤中心中医肿瘤专业，主任医师。

主编著作有《常用抗肿瘤中草药》《癌症的中医饮食调养》等 8 部；发表 100 余篇论文。

先后主持国家“八五”“十五”“十一五”课题 3 项及国家自然基金课题 1 项。获全国中医药重大科技成果乙等奖、教育部科技成果一等奖、广东省科学技术二等奖等多个奖项。

【学术经验】

（一）学术思想

重视整体观念与认病辨证，主张治疗“得病的人”，兼顾微观认病辨治“人得的病”。强调肿瘤有相对的独立性、自主性的时间概念。运用中医疾病发病学与预后学指导肿瘤综合治疗，衷中参西，用扶正祛邪的治则指导癌症中西医结合治疗的方药与方法。主张建立不同肿瘤、不同分期规范的中医、中西医治疗策略。创造性倡导和诠释肿瘤患者“带瘤生存”理念。重视食疗，促进肿瘤患者养生康复。

（二）临床经验

1. 遣方用药长于攻补兼施

恶性肿瘤是因虚致病，虚、瘀、痰、毒是其主要病机，随着肿瘤的生长不断消耗机体，正虚愈发加重，而邪实亦不断累积。对于肿瘤患者而言，祛邪可能伤正气，而扶正有可能助邪，所以治疗需平衡扶正与祛邪。

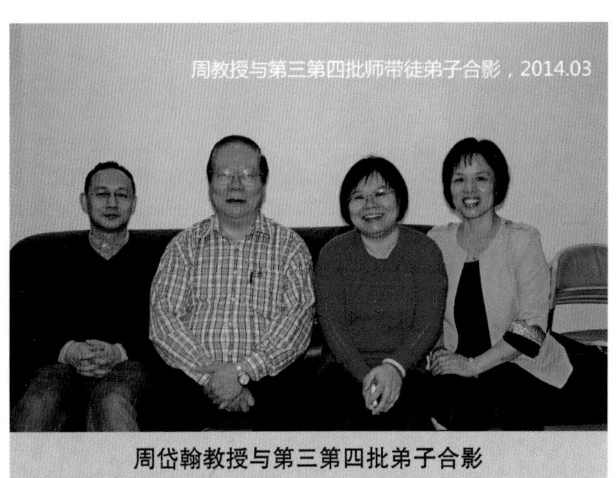

周教授与第三第四批师带徒弟子合影，2014.03
周岱翰教授与第三第四批弟子合影

中医药提高肺癌疗效和生存期的系列研究成果鉴定会
周岱翰教授成果鉴定

2. 扶正辨脏腑与气血阴阳，善用经方

治疗肿瘤扶正应根据肿瘤的病位，辨脏腑及气血阴阳亏损，还要注重脏腑的五行生克乘侮动态演变。扶正辨脏腑注重五脏的生理功能及特点，善用四君子汤、八珍汤、六味地黄汤、金匮肾气丸等经方。

3. 顾护脾胃

肿瘤治疗注重生存时间和生存质量。遣方用药应注重顾护脾胃，使气机条畅、升降有序。

【擅治病种】

1. 肺癌

病机不离痰、瘀、毒、虚，强调“痰”“虚”，立益气除痰大法，创立益气除痰方（人参、天冬、法夏、蟾蜍、南星、绞股蓝等）。

2. 肝癌

详辨初、中、末期，分期施治，着重顾护脾胃以保护及改善肝功能。治法强调清肝利胆，健脾祛瘀，滋肾消癥。注重保肝抑瘤，创立参桃软肝胶囊（生晒参、桃仁、冬虫夏草、仙鹤草、大黄、人工牛黄、蟾酥等）。

二、传承工作室建设成果

【成员基本情况】

1. 负责人

林丽珠，女，广州中医药大学第一附属医院肿瘤中心，教授、主任医师。

2. 主要成员

王雄文，男，广州中医药大学第一附属医院肿瘤中心，主任医师。

刘展华，女，广州中医药大学第一附属医院肿瘤中心，主任医师。

黄学武，男，广州中医药大学第一附属医院肿瘤中心，主任医师。

张恩欣，男，广州中医药大学第一附属医院肿瘤中心，副主任医师。

蒋梅，女，广州中医药大学第一附属医院肿瘤中心，副主任医师。

【学术成果】

1. 论著

（1）《中医肿瘤食疗学（第 2 版）》，贵州科技出版社 2012 年出版，周岱翰、林丽珠主编。

（2）《中医肿瘤学》，中国中医药出版社 2011 年出版，周岱翰主编。

（3）《古方今病 – 现代病的中医解读》，科学技术文献出版社 2012 年出版，林丽珠主编。

（4）《肿瘤中西医治疗学》，人民军医出版社 2013 年出版，林丽珠主编。

2. 论文

（1）刘展华 . 周岱翰教授运用活血祛瘀法治疗恶性肿瘤的临床经验撷要 . 广州中医药大学学报，2010，27（3）：427 ～ 429。

（2）刘展华 . 浅谈周岱翰教授从脾胃学说论

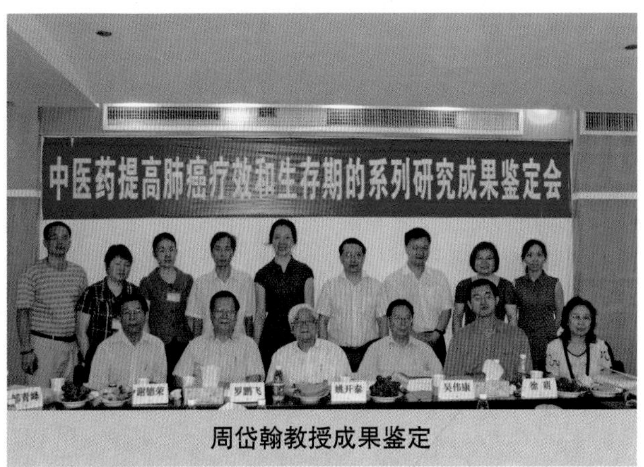

治肿瘤的临床经验.中医药信息，2011，28（3）：30～32。

（3）王树堂.周岱翰教授学术思想传承研究实践.新中医，2011，43（8）：183～184。

（4）刘展华.周岱翰治疗恶性肿瘤验案3则.中医杂志，2012，53（12）：1002～1004。

（5）李穗晖.周岱翰运用虫类药治疗肿瘤经验.中医杂志，2013，54（6）：472～474。

【人才培养】

培养传承人10人；接受进修、实习28人。举办国家级暨省级中医药继续教育项目4次，培训1630人次。

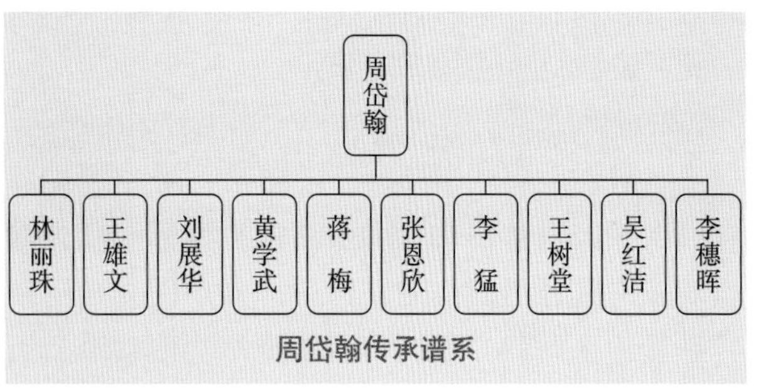

周岱翰传承谱系

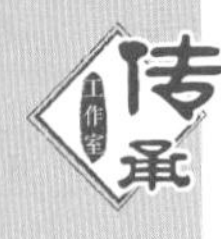

【成果转化】

1.院内制剂：清金得生片；功效：益气养阴、清肺解毒、扶正消瘤，用于治疗肺癌。

2.发明专利：一种治疗肺癌的药物组成物及其制备方法，专利号：201110002793.7；专利申请人：周岱翰。

【推广运用】

（一）诊疗方案

1.肝癌（肝热血瘀型）

方药：周氏莲花清肝汤（半枝莲、七叶一枝花、白花蛇舌草、蜈蚣、干蟾皮、柴胡、白芍、元胡、田七、人工牛黄）。

随症加减：腹块疼痛或胸胁痛甚者，加徐长卿、蒲黄、五灵脂；大便干结加知母、大黄。

2.肝癌（肝旺脾虚型）

方药：周氏健脾泻肝煎（党参、白术、茯苓、薏苡仁、半枝莲、七叶一枝花、干蟾皮、蜈蚣、绵茵陈、柴胡、厚朴、人工牛黄）。

随症加减：短期乏力者用生晒参易党参；腹胀顶甚加槟榔、木香；有腹水、黄疸去蜈蚣加蒲公英、徐长卿、泽泻。

3.肝癌（肝肾亏虚型）

方药：周氏滋肾养肝饮（女贞子、山萸肉、生地黄、西洋参、麦冬、白芍、生晒参、仙鹤草、七叶一枝花、半枝莲、五味子）。

随症加减：腹水胀顶加木香；肝性脑病神昏加羚羊角送服安宫牛黄丸；上下血溢加鲜旱莲草、鲜藕汁、水牛角。

（二）运用及推广情况

以上诊疗方案在广州中医药大学第一附属医院、顺德市中医院、中山市中医院、台山市中医院、兴宁市中医院推广运用；并作为国家中医药管理局“十二五”肿瘤重点专科肝癌协作分组组长单位，编制肝癌中医诊疗规范并制订临床路径，在全国推广应用。

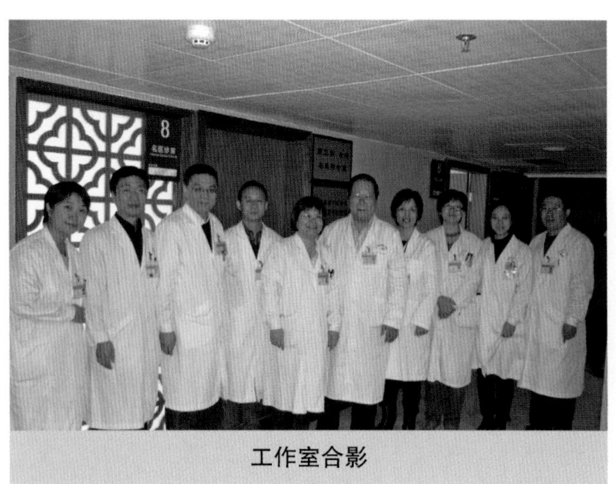
工作室合影

三、依托单位——广州中医药大学第一附属医院（见第17页）

禤国维

全国名老中医药专家传承工作室

一、老中医药专家

【个人简介】

禤国维，男，1937年生，汉族，广东佛山三水人。广东省中医院皮肤科教授、主任医师。1963年毕业于广州中医学院，1963～1976年在湖南中医学院一附院工作，1976年起在广东省中医院工作至今，师从岭南名中医黄耀燊。曾获"广东省名中医""和谐中国十佳健康卫士""当代大医精诚代表"等荣誉称号。2014年入选第二届国医大师。

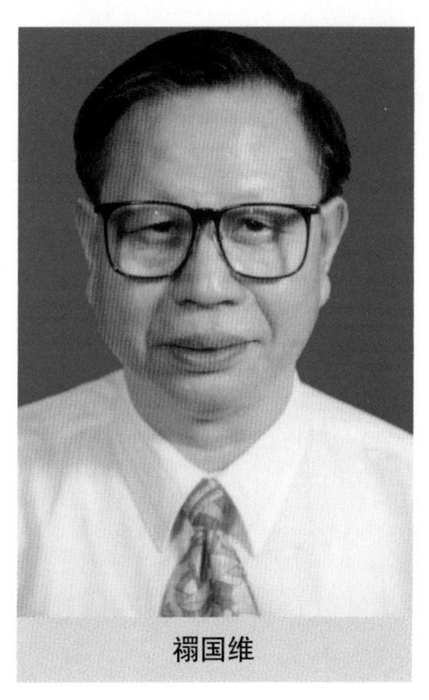
禤国维

先后担任第二、三、五批全国老中医药专家学术经验继承工作指导老师。

第二批继承人：①陈达灿，广东省中医院皮肤科，主任医师；②范瑞强，广东省中医院皮肤科，主任医师。

第三批继承人：李红毅，广东省中医院皮肤科，主任医师。

第五批继承人：①欧阳卫权，广东省中医院皮肤科，副主任医师；②刘炽，广东省中医院皮肤科，主治医师。

主编《中医皮肤病临证精粹：禤国维教授经验集》等20部专著；发表"补肾法治疗疑难皮肤病""平调阴阳，治病之宗"等140篇论文。

主持"中医药治疗难治性性病的系列研究"获中华中医药学会科学技术三等奖。"中药疣毒净治疗尖锐湿疣的临床与实验研究"获国家中医药管理局中医药科学技术进步三等奖。"中药'消痤灵'治疗寻常痤疮的研究"获广东省中医药科技进步奖。

【学术经验】

（一）学术思想

强调"治病必求于本"，即本于阴阳也。在长期的临床实践中提出"平调阴阳，治病之宗"治疗疑难皮肤病的核心学术思想。主张理论明辨阴阳；立法调和阴阳；方药平衡阴阳。并认为皮肤顽疾久必及肾，从肾从毒论治顽疴。全面系统地归纳总结了中医皮肤病外治法，并创立了皮肤科特色疗法截根疗法和划痕疗法，应用于顽固性、肥厚性皮肤病等。

（二）临床经验

1. 从肾论治痤疮

提出肾阴不足、冲任失调、相火过旺的痤疮发病机理，采取滋阴育肾、清热解毒、凉血活血之法，用二至丸合知柏地黄丸加减组成消痤汤（知母、黄柏、女贞子、生地黄、鱼腥草、旱莲草、蒲公英、连翘、丹参、甘草）。

2. 从肾论治斑秃

治疗斑秃常以滋补肝肾、填精生发为法，内

外结合，标本兼顾。补肾用钱乙六味地黄汤加减。松针、北芪、薄盖灵芝是治疗脱发病的经验用药，可促进毛发生长。

3. 从肾论治系统性红斑狼疮

认为阴虚火旺、虚火上炎是贯穿 SLE 全过程的主要病机，补肾滋阴为治疗前提，补虚泻实为治疗大法，应用六味地黄汤加味，以阴配阳，诸药配伍，补虚泻实，标本兼顾，补而不滞，泻而不虚。

4. 从毒论治顽固性皮肤病

治疗皮肤病提出“解毒驱邪，以和为贵”的理论，将解毒驱邪法与补肾法相结合，形成了独具特色的“和法”，创皮肤病解毒汤（乌梅、莪术、土茯苓、紫草、苏叶、防风、徐长卿、甘草）治疗顽固性皮肤病。

【擅治病种】

1. 痤疮

认为其根本原因为素体肾阴不足，肾之阴阳平衡失调和天癸相火过旺，治以滋肾泻火、凉血解毒，方以二至丸合知柏地黄丸加减。

2. 斑秃

肝肾不足是发病的中心环节，主张“补肾”，方以六味地黄丸加减，松针、薄盖灵芝、黄芪为经验用药，创梅花针合 TDP 神灯照射疗法配合穴位注射法加生发酊外用的综合疗法。

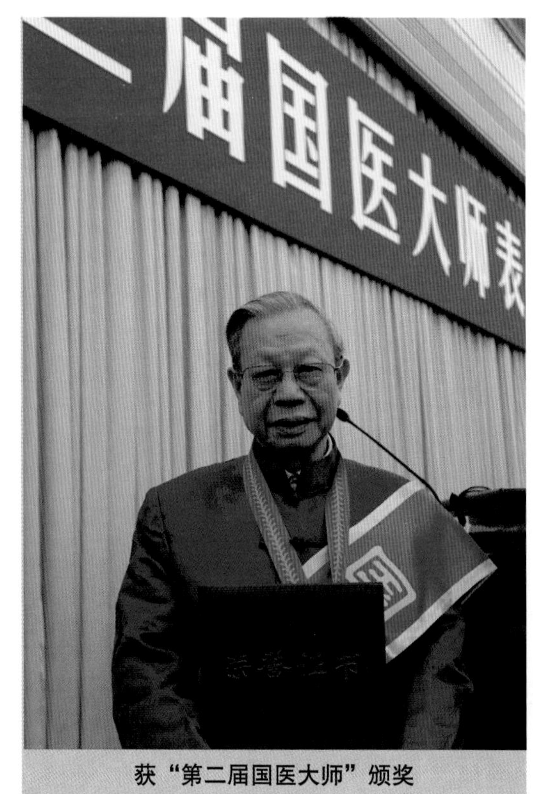

获“第二届国医大师”颁奖

3. 系统性红斑狼疮

肾阴亏虚而瘀毒内蕴是贯穿病程之主线，补肾滋阴为其治疗前提，补虚泻实为其治疗大法。方以六味地黄丸加减。

二、传承工作室建设成果

【成员基本情况】

1. 负责人

李红毅，女，广东省中医院皮肤科，主任医师。

2. 主要成员

陈达灿，男，广东省中医院皮肤病专业，主任医师。

范瑞强，男，广东省中医院皮肤科，主任医师。

卢传坚，女，广东省中医院皮肤病专业，主任医师。

欧阳卫权，男，广东省中医院皮肤科，副主任医师。

【学术成果】

1. 论著

（1）《岭南中医皮肤病名家：禤国维临床经验集》，广东科技出版社 2013 年出版，陈达灿主编。

（2）《皮肤病中医外治特色疗法精选》，广东科技出版社 2013 年出版，欧阳卫权主编。

（3）《当代中医皮肤科临床家·禤国维》，中国医药科技出版社 2014 年出版，李红毅、欧阳卫权主编。

2. 论文

（1）范瑞强 . 滋阴清热方对系统性红斑狼疮阴虚内热证患者 PBMC 基因表达谱的影响 . 中国皮肤性病学杂志，2011，25（3）：225 ～ 227。

（2）吴盘红 . 禤国维教授治疗斑秃临床经验介绍 . 新中医，2012，44（1）：134 ～ 136。

（3）梁家芬 . 禤国维教授应用黄芪的临床经验 . 广州中医药大学学报，2014，31（4）：650 ～ 652。

（4）陈修漾 . 益发口服液合乌发生发酊对肝肾不足型斑秃患者免疫功能的影响 . 广州中医药大学学报，2014，31（2）：201 ～ 204。

（5）欧阳卫权 . 禤国维教授补肾法治疗顽固性皮肤病经验 . 广州中医药大学学报，2014，31（3）：456 ～ 458。

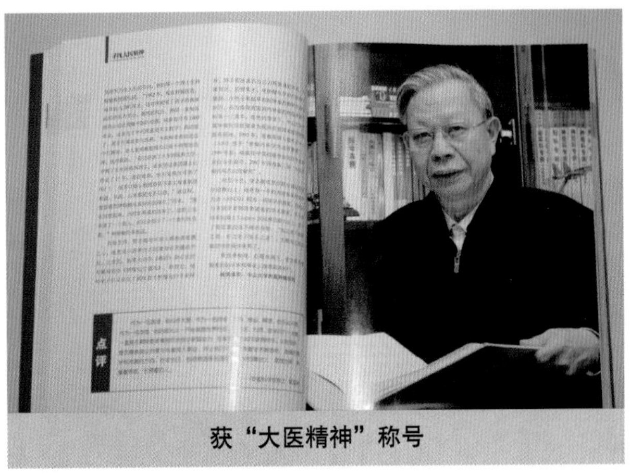

获“大医精神”称号

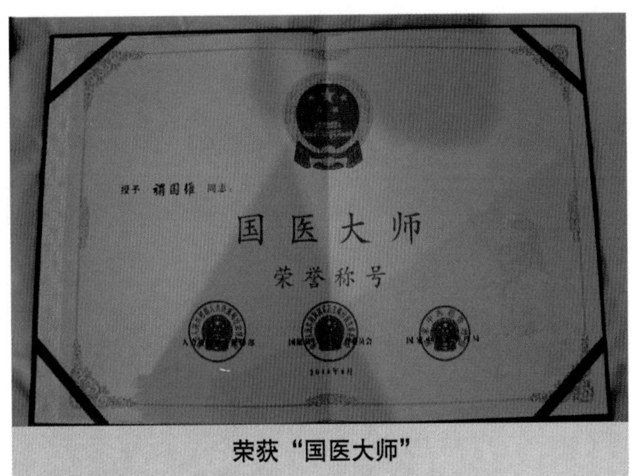

荣获“国医大师”

【人才培养】

培养继承人 9 人；接受进修 55 人次；举办国家级、省级中医药继续教育项目各 3 次，培训 400 人次。

【成果转化】

1. 院内制剂：银屑灵片；编号：Z20080123；功能主治：清热解毒，活血化瘀。

2. 发明专利：卢传坚、禤国维、赵瑞芝等 . 一种治疗银屑病的中药组合物及其制备方法，专利号：ZL200910091066.5。

【推广运用】

1. 特应性皮炎

诊疗方案：风湿热困证用消风散；心火脾虚证用清心培土方（太子参、白术、淮山、生薏仁、白茅根、连翘、生甘草、白鲜皮、珍珠粉）；脾虚湿蕴证用参苓白术散。

运用及推广情况：制定了特应性皮炎中医诊疗方案专家共识。

2. 系统性红斑狼疮

诊疗方案：热毒炽盛证用犀角地黄汤；阴虚内热证用六味地黄汤；气阴两虚证用补中益气汤合大补阴丸；肝郁血瘀证用膈下逐瘀汤；脾肾阳虚证用济生肾气丸、附子理中汤。

运用及推广情况：临床上配合皮质类固醇激素治疗 SLE 疗效确切，总有效率达 91.6%。获得了 4 项国家自然科学基金等科研项目。

3. 银屑病

诊疗方案：风热证用消风散合犀角地黄汤；血瘀证用桃红四物汤；血燥证用养血祛风润肤汤（当归、熟地黄、天门冬、麦门冬、黄芩、生黄芪、桃仁、红花、天花粉、甘草）；火毒炽盛证用皮肤解毒汤。

运用及推广情况：正研发中成药银屑灵片，获得了国家自然科学基金等科研课题，发表 SCI 等各级论文。

三、依托单位——广东省中医院

【依托单位简介】

广东省中医院（广州中医药大学第二临床医学院、广东省中医药科学院）是三级甲等医院，现为一院五址（广州大德路总院、广州二沙岛分院、广州芳村分院、珠海分院、广州大学城分院），2013 年门诊量超过 724 万人次。医院有床位超过 3000 张，拥有近 12 亿元的现代化医疗设备，是全国年服务患者人数最多、规模最大、实力最强的中医医院之一，是国家中医药临床研究基地建设单位。

【联系方式】

地址：广东省广州市越秀区大德路 111 号
电话：020-81887233
网址：http://www.gdhtcm.com

【特色优势】

医院形成了一百多个特色鲜明、疗效明显的专科专病群，其中多个专科是国家级和省级的重点专科，在国内和省内处于领先地位。拥有国医大师邓铁涛、禤国维等名老中医，在多个领域汇聚了全国乃至世界一流的医学专家，部分专家还荣获首届“中国青年女科学家”“中国中医药十大杰出青年”等荣誉称号。

医院拥有 5 个国家级基地、研究室、省部级重点实验室，主持一系列包括国家“863”计划、“973”计划、国家自然科学基金课题、国家“九五”“十五”攻关、“十一五”科技支撑计划等在内的国际合作项目、国家级重大项目数十项。医院检验科是国内第一家通过 ISO15189 医学实验室标准认可的综合实验室，检验结果得到了国际互认。

2002 年在国家中医药管理局的支持下，医院成为全国首家“国家中医适宜技术推广基地”，目前已成为全国中医特色外治法的集散地。

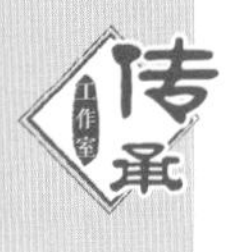

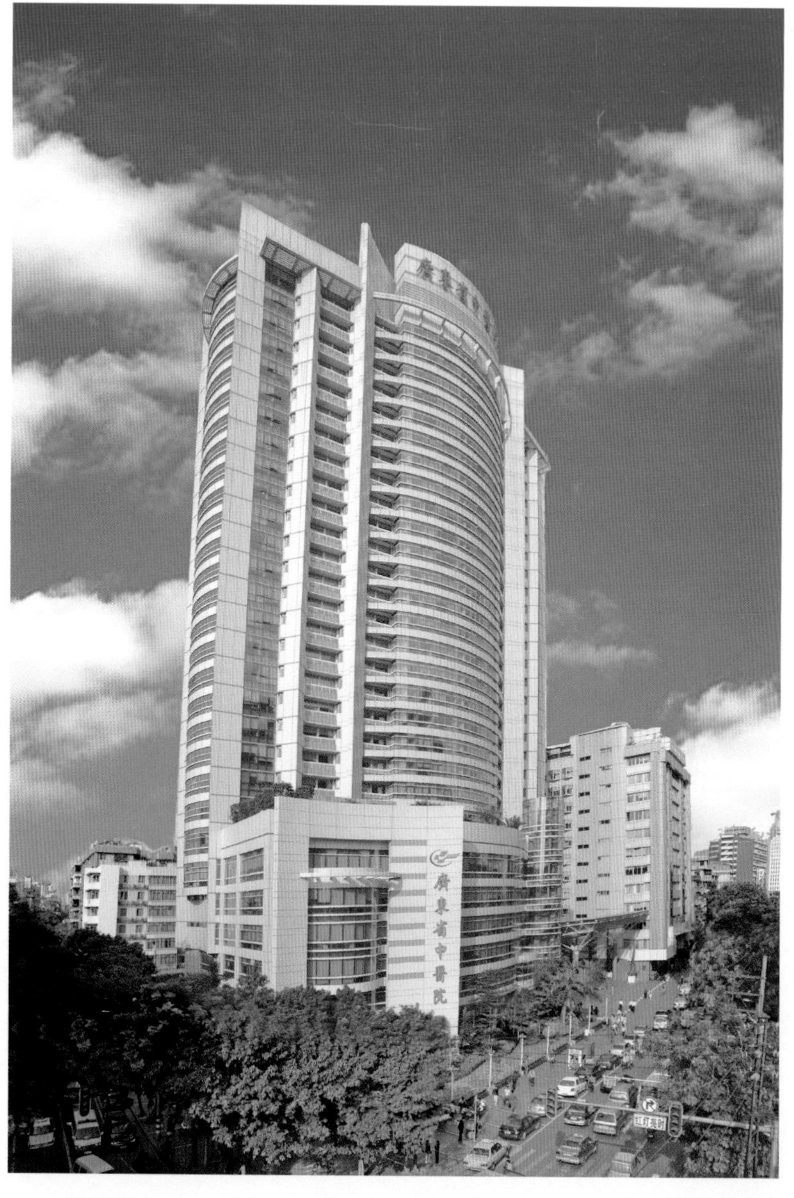

陈全新

全国名老中医药专家传承工作室

一、老中医药专家

【个人简介】

陈全新，男，1933年生，汉族，广州人。广东省中医院教授、主任医师。1955年毕业于广东中医药专科学校，同年于广东省中医院参加工作，从事针灸医、教、研工作。1958～1962年作为中国医疗专家组成员赴原也门王国从事医疗工作，业绩突出，获国家颁发的“援外乙级奖状”。现任广州中医药大学、广东省中医院针灸科学术带头人、中国针灸学会荣誉理事、广东省针灸学会终身名誉会长。曾被评为广东省卫生系统先进工作者、1993年被广东省人民政府授予“广东省名中医”称号。

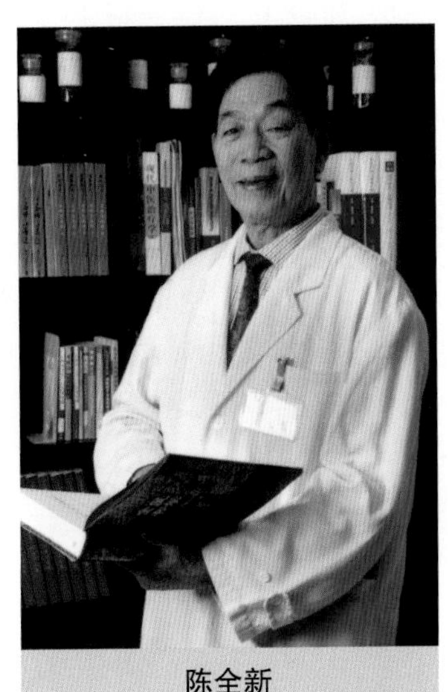
陈全新

担任第三批全国老中医药专家学术经验继承工作指导老师。

继承人：①陈秀华，广东省中医院传统疗法中心，教授；②郭元琦，香港中文大学中医学院，主任医师。

主编《临床针灸新编》等著作3部；撰有“面瘫分型与辨证施治”等学术论文81篇。

主持省部级课题4项，其中“不同针灸方法治疗颈椎病的临床研究和疗效评价”2006年获中国针灸学会科学技术二等奖。

【学术经验】

（一）学术思想

1. 推崇“阴阳互济、通调和畅”的学术思想

以“远近取穴通经络、俞募配穴调脏腑、上下配伍和阴阳、左右思变畅六经”为学术特点，近取治标，远取治本，远近相配，标本兼治，疏通经络；俞募相配，脏病取俞，腑病取募，脏腑同调；上病下治，下病上治，上下相配，阴阳和合；左升右降，左气右血，左右相配，调畅六经。

2. 针灸补泻分级

主张进针得气后，根据气至盛衰辨证施治，采用不同的运针强度、频率和持续时间，将补针和泻针分为轻、平、大三类，提出较规范化“分级补泻手法”。

3. 治神论

倡导针灸之要为调神治神，将调神、治神、守神贯穿于整个针刺过程中，从而调摄五脏，调神宁心和情志，调肝补肾疏情志，调脾养肺摄情志。

4. 养生观——慈俭和静、形神俱养、阴阳互济

注重修体养德，形神俱养康寿“慈”，恬淡虚无修德“俭”，动静结合气血“和”，颐养天年“静”养生。

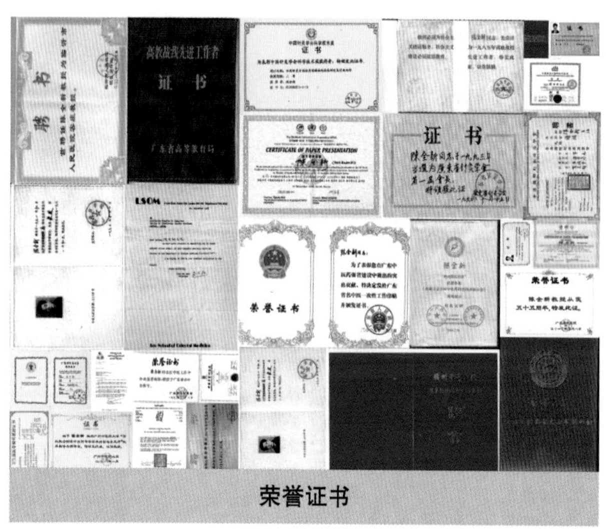

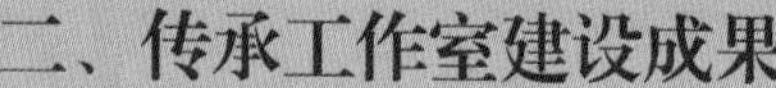
荣誉证书

（二）技术专长

1. 独创“岭南陈氏飞针”

通过对传统进针手法的继承与创新，首先提出无痛进针手法：“牵压捻点法”“压入捻点法”；其次发明了“透电压手法”；最后创造出无菌、无痛、准确、快速旋转进针法。

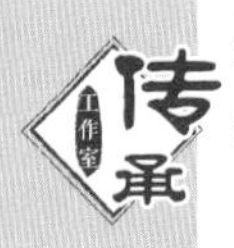

2. 规范化的“岭南分级补泻手法”

受明代杨继洲“刺有大小”之说启发，把补泻手法量化和操作规范化，将徐疾、捻转等补泻法加以提炼改进，执简驭繁，创立了以辨证施治为基础的分级补泻法，即根据病人不同的生理病理状态，将补泻手法各分为三级：轻补、平补、重补与轻泻、平泻、重泻。

3. 善用“岭南导气手法”

临证运针，以针向行气、按压关闭、捻转提插、循摄引导等行气导气手法，使经气循经感传，飞经走气、通关过节、气至病所，达到速效、高效的目的。

【擅治病种】

1. 失眠

治疗思路为宁心安神、调畅气血，经验方以神门、三阴交、安眠为主穴，辅以心理疏导。

2. 面瘫

治疗思路为从肝脾论治，认为面瘫主要因风热、热毒、风寒、血瘀等造成，病久气血亏虚，经验方以合谷、运动下区、足三里为主穴，配穴用肝俞、脾俞以调肝健脾。

针刺时均以岭南陈氏飞针进针，施分级补泻手法予以补虚泻实，以导气手法循经导气，令气至病所。

二、传承工作室建设成果

【成员基本情况】

1. 负责人

陈秀华，女，广东省中医院传统疗法科，主任医师。

2. 主要成员

艾宙，女，广东省中医院珠海分院针灸科，主任医师。

徐振华，男，广东省中医院针灸科，主任医师。

李颖，男，广东省中医院传统疗法科，主治医师。

奎瑜，男，广东省中医院传统疗法科，主治医师。

王聪，女，广东省中医院传统疗法科，主治医师。

【学术成果】

1. 论著

（1）《中医外治疗法治百病丛书》，人民卫生出版社 2014 年出版，陈秀华、陈全新总主编。

（2）《中国现代百名中医临床家丛书——陈全新》，中国中医药出版社 2013 年出版，陈秀华主编，陈全新主审。

（3）《岭南陈氏针法》，人民卫生音像出版社 2012 年出版，陈秀华主编，陈全新主审。

2. 论文

（1）陈秀华，等. 飞针针刺为主治疗睡眠障碍：临床随机对照研究. 中国针灸，2013，02:

97 ～ 100。

（2）艾宙，等 .“陈氏针法”治疗面神经炎临床研究 . 中国针灸，2013，10：881 ～ 884。

（3）王聪，等 . 调神宁心助睡眠——陈全新教授治疗失眠经验 . 中国针灸，2013，07：637 ～ 639。

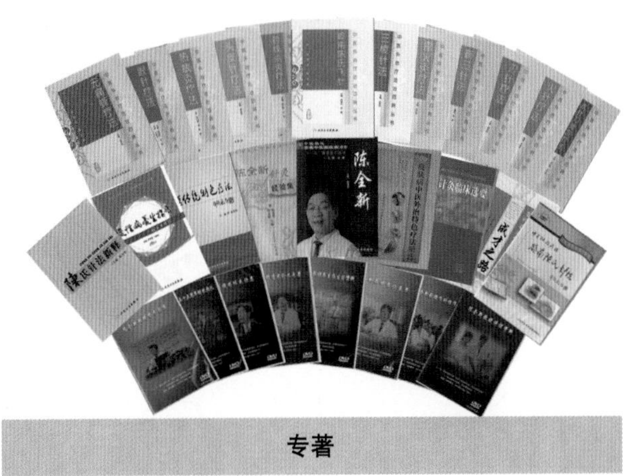

专著

【人才培养】

培养师承人才 18 人，接受国内外进修人员 279 人次。先后举办国家及省级继续教育培训班 14 次，培训专业人才 1700 多人次。

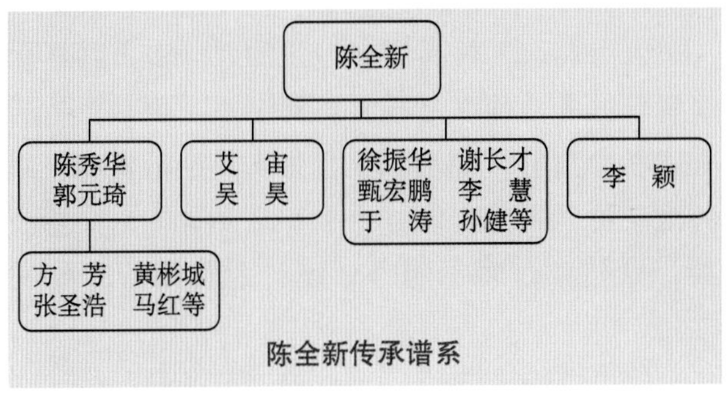

陈全新传承谱系

【成果转化】

1. 形成失眠、面瘫、颈椎病、特应性皮炎和多囊卵巢综合征 5 个疾病诊疗规范和技术操作规范。

2. 研发“一种艾灸室空气净化装置 ”，2014 年获中华人民共和国国家知识产权局发明专利和实用新型专利各 1 项。

【推广运用】

1. 失眠

诊疗方案：辨证分为心脾两虚、肝郁化火、心肾不交、痰火上扰等证型，主穴选用失眠、神门、三阴交。

运用及推广情况：该诊疗方案在广东省中医院、广东南海妇幼保健院推广，开展 315 例推广应用，临床疗效显著，总有效率达 81.8%。2011 年该项目入选国家局中医适宜技术推广项目（国中医局 2011(3) 号文）。

2. 面瘫

诊疗方案：辨证分为风寒型、风热型、热毒型、血瘀型，主穴选用合谷、颊车、太阳、运动下区等。

运用及推广情况：在广东省中医院开展以普通针刺组作为对照推广，其中陈氏飞针的总有效率为 95.8%，痊愈率 87.5%。

3. 颈椎病

诊疗方案：辨证分为寒湿型、气滞血瘀型，主穴为百劳、大杼、外关等。

运用及推广情况：2012 年 7 月，根据“国家中医药医政医局便函（2012（130 号）文”的通知，确定我院为颈椎病的牵头单位，在广东省中医院等多家医院开展 536 例推广应用，有效率达 97.8%。

三、依托单位——广东省中医院（见第 536 页）

邱健行

全国名老中医药专家传承工作室

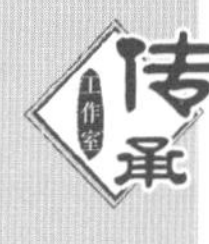

一、老中医药专家

【个人简介】

邱健行，1941年生，男，汉族，广东番禺人。广东省第二中医院主任医师。出身中医世家，1965年广州中医学院毕业分配到清远市中医院，1977年调到广州中医学院，1991年调到广东省中医研究所（广东省第二中医院）工作，1993年获“广东省名中医”称号。1997年当选第九届全国人民代表大会主席团成员。

邱健行

先后担任第2、3、4批全国老中医药专家学术经验继承工作指导老师。

第二批继承人：吕雄，广东省第二中医院内分泌专业，主任医师。

第三批继承人：戈焰，广东省第二中医院脾胃病专业，主任医师。

第四批继承人：①张伦，广东省第二中医院脾胃病专业，主任医师；②李桂明，广东省第二中医院肾脏病专业，主任医师。

主编《杏林健行——全国名老中医邱健行临证传薪录》；发表“调理脾胃在急、慢性肝炎治疗中的应用”等30余篇论文。

主持的“紫地合剂治疗上消化道出血研究”获卫生部中医药重大科研成果乙等奖。

【学术经验】

（一）学术思想

1. 胃病“从肝论治”

认为肝气疏泄不及、肝气疏泄太过或脾气本虚，均可导致胃病的发生。治以疏肝、调畅气机为要，认为疏肝为醒脾之法，善用四逆散加减治疗胃（肠）疾病。

2. 胃病“从热论治”

认为岭南气候高温高湿，加之岭南人群喜食海鲜等饮食习惯，易导致肠胃湿热；快节奏生活方式易导致肝胃郁热。故主张从热论治胃病，用药推崇清泄胃热，以甘寒平和之品为主，如蒲公英、夏枯草，而不用芩、连、大黄等苦寒伤胃之品。

（二）临床经验

1. 查舌验喉早知病

验舌之后必验喉，“唇比舌迟，舌比喉迟”，验喉在某些病症的诊断中，能更早更准确地反映真实病情，是一种独特的诊断方法。

2. 创“蒲夏四逆方”

胃脘痛或胃痞属急、慢性胃炎、消化性溃疡等病主张从热论治、从肝论治，拟“蒲夏四逆方”（蒲公英、夏枯草、柴胡、白芍、枳壳、海螵蛸、甘草），以清胃疏肝。

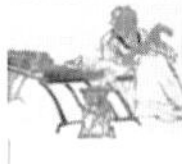

邱健行名医工作室

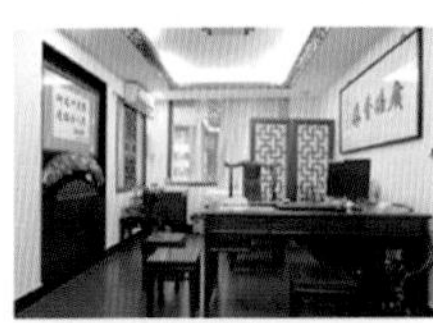
示教诊室

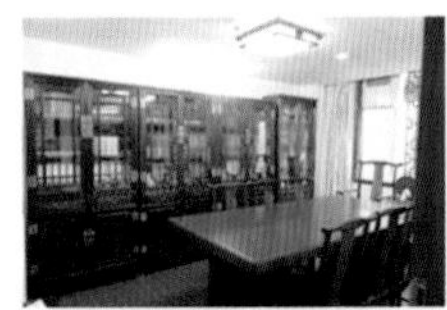
图书资料室

示教观摩室

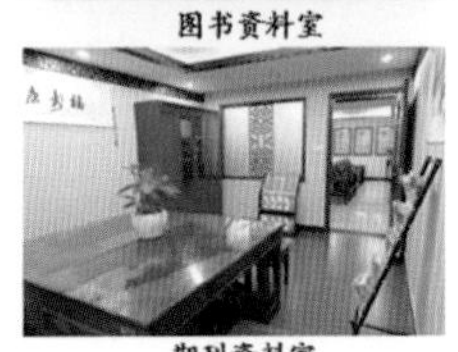
期刊资料室

名医工作室

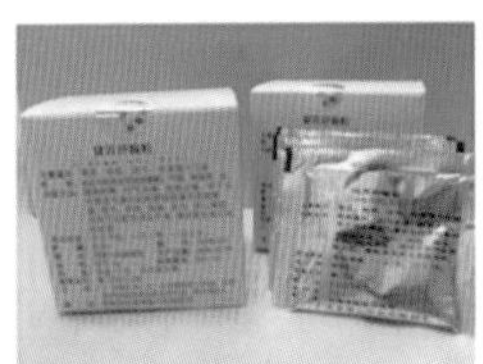
健胃舒颗粒

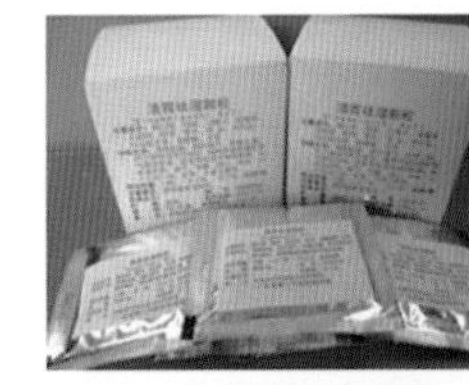
清胃祛湿颗粒

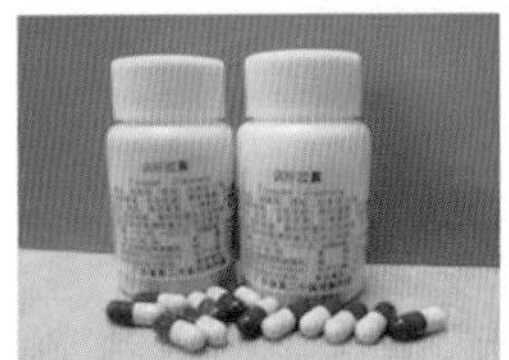
调肝胶囊

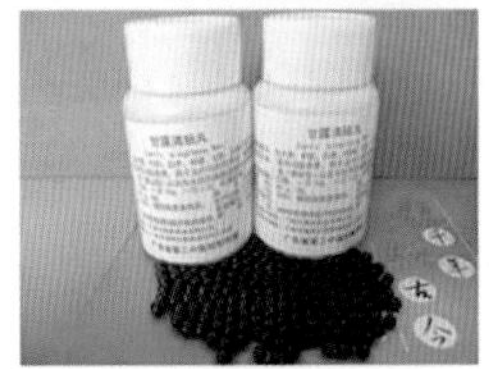
甘露清肠丸

院内制剂

3. 从肝论治肠易激综合征

对腹泻型肠易激综合征患者，用痛泻要方合四逆散，酌情加用“火凤”（火炭母、凤尾草），能抑木扶土、清热化湿，改善腹泻症状。

4. “五虎汤”治疗慢性乙肝

自拟“五虎汤”（溪黄草、鸡骨草、珍珠草、半枝莲、虎杖），功能清热解毒、利湿逐邪，配合四君子汤健脾益气以扶正，治疗慢性乙肝疗效独特。

5. 止血三件宝

鹿角霜、阿胶、三七是止血的“三件宝”，其中鹿角霜、阿胶均为血肉有情之品，有较好的止血生血功效，而三七止血不留瘀。临床辨证加减用于各种证型的出血。

6. 治原发性血小板减少性紫癜经验

以犀角地黄汤配合补中益气汤、二至丸为主治疗原发性血小板减少性紫癜，能够迅速提高血小板，减少或停用激素治疗，且疗效稳定。

【擅治病种】

1. 慢性胃炎

疏肝理气，清胃祛湿。以四逆散加减。

2. 慢性乙型肝炎

清热解毒、健脾利湿、活血化瘀，清热解毒利湿贯穿始终。常用“五虎汤”。

3. 乙型肝炎肝硬化

健脾益气为本，配合清热利湿、滋阴柔肝、祛瘀软坚。常用五指毛桃、太子参、郁金、丹参、三七、鳖甲。

4. 原发性血小板减少性紫癜

急性期以清热凉血为法，以犀角地黄汤加减。中后期注重填精生血。健脾益气则贯穿于始终，并佐以活血和血之药。

二、传承工作室建设成果

【成员基本情况】

1. 负责人

戈焰，女，广东省第二中医院脾胃病科，主任医师，教授，硕导。

2. 主要成员

张伦，女，广东省第二中医院脾胃病科，主任医师。

许书维，男，广东省第二中医院脾胃病科，副主任医师。

范明，男，广东省第二中医院脾胃病科，副主任医师。

申昌国，男，广东省第二中医院脾胃病科，主治医师。

【学术成果】

1. 论著

（1）《杏林健行——全国名老中医邱健行临证传薪录》，中医古籍出版社 2014 年出版，邱健行主编。

（2）《乙肝预防与治疗》，广东旅游出版社 1999 年出版，邱健行主编。

2. 论文

（1）徐秀梅，等．邱健行教授治疗慢性乙型肝炎经验介绍．辽宁中医药大学学报，2009，（10）：86～87。

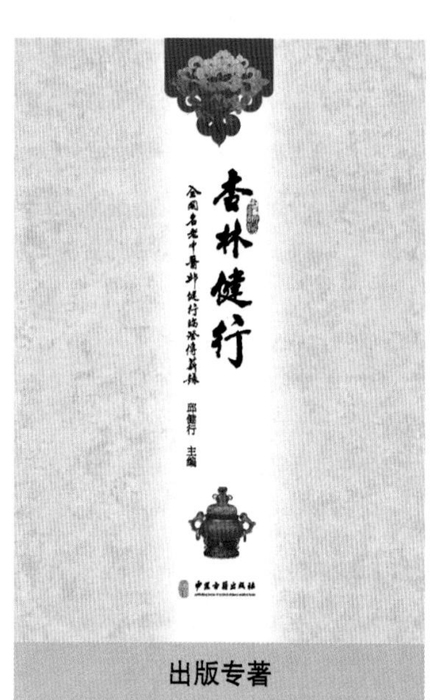

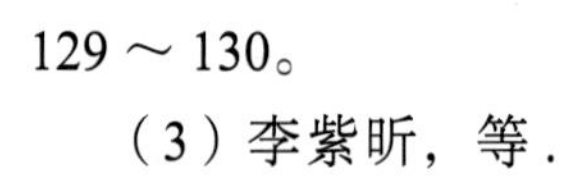
出版专著

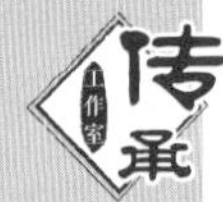

（2）戈焰，等．邱健行教授治疗血小板减少性紫癜经验介绍．新中医，2010，（07）：129～130。

（3）李紫昕，等．名老中医邱健行治疗慢性萎缩性胃炎经验．中医临床研究，2014，（02）：110～112。

（4）赖英哲，等．邱健行治疗慢性非萎缩性胃炎经验．广州中医药大学学报，2015，（01）：149～151。

【人才培养】

培养继承人 4 人；接受进修、实习生 30 余人次。举办国家级和省级中医药继续教育项目 3 次，共培训 1000 余人次。

【成果转化】

院内制剂：

（1）健胃舒颗粒（粤 Z20071342）；功效主治：健脾温中、疏肝活血、消滞止痛，用于功能性消化不良、慢性胃炎肝郁脾胃虚寒证者。

（2）清胃祛湿颗粒（粤 Z20110030）；功效主治：清胃祛湿、疏肝理气、和胃止痛，用于慢性胃炎脾胃湿热证者。

（3）甘露清肠丸（粤 Z20110034）；功效主治：清肠润燥、行气通腑、养阴通便，用于便秘燥热结肠、气阴不足证者。

（4）调肝胶囊（粤 Z20090016）；功效主治：清热解毒、活血化瘀、养肝健脾，用于慢性乙型肝炎属肝胆湿热证者。

【推广运用】

1. 慢性胃炎

诊疗方案：辨证分肝郁脾虚证、脾胃湿热证等，分别选四逆散合四君子汤、自拟清胃祛湿方（蒲公英、茵陈、薏苡仁、川楝子、延胡索、枳壳、鸡内金、甘草等）。

运用及推广情况：广东省第二中医院运用推广，100 例患者治愈 22 例（占 22%），显效 33 例（占 33%），有效 36 例（占 36%），无效 9 例（占 9%），总有效率为 91%。

2. 乙型肝炎肝硬化

诊疗方案：辨证为湿热蕴结证、脾虚水困证，分别选用茵陈蒿汤、调营饮加减，配合冰花蛋白冻食疗等。

运用及推广情况：广东省第二中医院运用推广，入组 60 例患者，总有效率 85%。

3. 非静脉曲张性上消化道出血

诊疗方案：①出血期：以止血为主，按辨证分型分别选用三黄泻心汤、地榆散等，配合胃镜下喷洒止血生肌散；②静止期：清胃养阴、凉血宁血，自拟仙珠汤（仙鹤草、紫珠草、蒲公英）加减；③恢复期：益气养血、和胃生肌，自拟参芪汤（党参、黄芪、仙鹤草、阿胶、三七、白及、海螵蛸、甘草）加减。

运用及推广情况：广东省第二中医院运用推广，治疗 92 例患者，总有效率达 97.8%。

三、依托单位——广东省第二中医院

【依托单位简介】

三级甲等中医医院，广东省卫生计生委直属的综合性中医医疗、科研机构，广州中医药大学非直属附属医院，医保定点三级甲等医院，广东建设中医药强省中医名院建设单位。医院开放病床1000多张，日均门诊量超过4000人次。

【特色优势】

医院注重发挥中医药特色优势，传承中医药理论和方法，形成了特色鲜明、疗效显著的专病专科30多个。现有国家级、省级重点专科及学科20多个，包括1个卫生部重点专科建设项目，6个国家重点专科建设或培育项目，3个国家级重点学科建设单位或培育项目，5个省重点专科建设单位。其中中医心病学、针灸康复学及中医药工程技术学已被评为国家级重点学科。心血管科、脑病科、骨伤科、肿瘤科、针康科、护理及临床药学等7个专科被评为国家级重点专科。脾胃病科、呼吸科、内分泌科、妇科、外科等为省级重点专科。拥有唯一的国家“中药配方颗粒生产关键技术重点研究室”、广东省中医药研究开发重点实验室和3个国家中医药管理局中医药科研三级实验室（中药分析实验室、中药制剂实验室、中药药理学实验室）。全院专业技术人员900多名，其中高级职称人员200多名，中级职称人员150多名，享受国务院特殊津贴专家7名，省名中医8名。

【联系方式】

地址：广东省广州市越秀区恒福路60号
电话：020-83482172，83494579
网址：http://www.gdzy5413.com

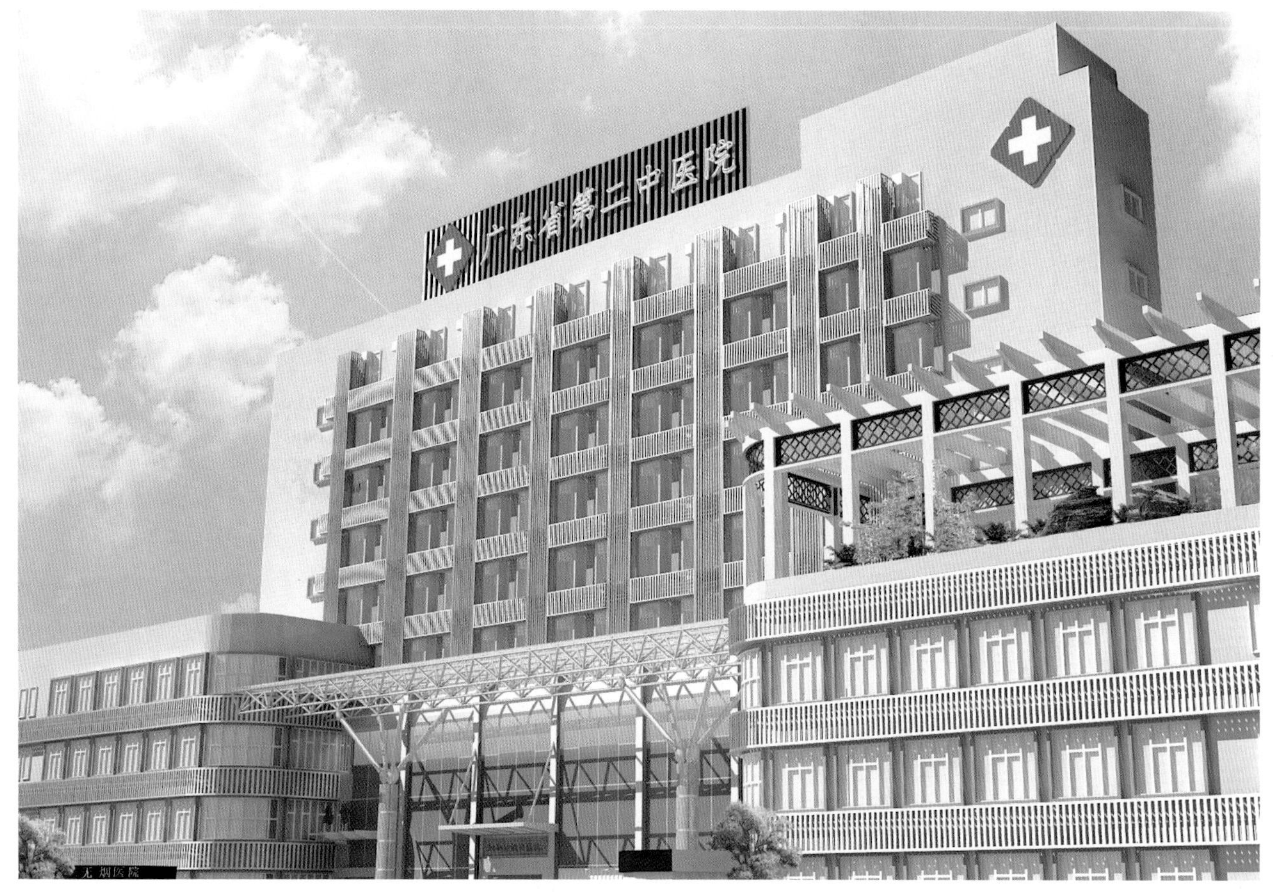

丘和明

全国名老中医药专家传承工作室

一、老中医药专家

【个人简介】

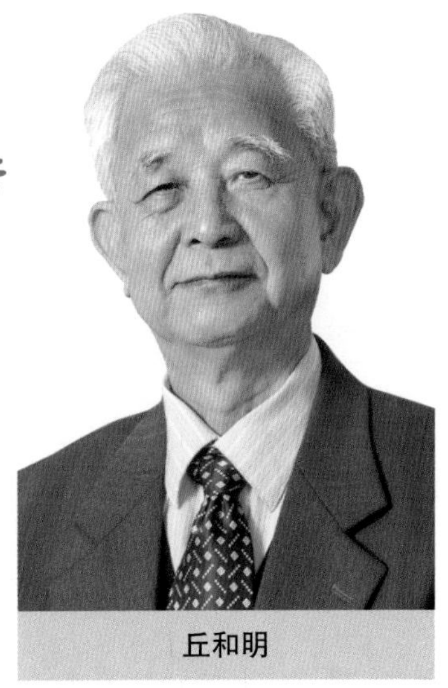
丘和明

丘和明，男，1936年生，广东梅县人。广州中医药大学首席教授、博士研究生导师。历任广州中医药大学第一附属医院院长、广州中医药大学副校长。享受国务院政府特殊津贴专家，全国名老中医，广东省名老中医。曾获得国家中医药管理局“突出贡献奖”，广东省中医药学会“特别贡献奖”。任广东省中医学会副理事长，广东省中医药学会终身理事。

先后担任第3～4批全国老中医药专家学术经验继承工作指导老师。

第三批继承人：①古学奎，广州中医药大学第一附属医院血液科，主任医师；②胡莉文，广州中医药大学第一附属医院血液科，副主任医师。

第四批继承人：①杨洪涌，广州中医药大学第一附属医院血液科，主任医师；②陈鹏，广州中医药大学第一附属医院血液科，副主任医师。

主要编著有《血证要览》等；发表“紫癜灵治疗原发性血小板减少性紫癜”等学术论文50余篇。

主持“血证急症研究”等科研课题。“紫地合剂治疗胃、十二指肠溃疡及胃炎所致急性上消化出血”获全国中医药重大科技成果乙级奖，主持的紫地合剂开发研究项目获国家科学技术进步奖三等奖，血证系列研究获广东省中医药科技进步奖一等奖。

【学术经验】

（一）学术思想

主张用“肝藏血”理论指导血证治疗，总结出“肝不藏血，血证由生”的血证新理念。认为“血证气盛火旺者十居八九”，在治疗血证时注重养阴与清热并重。认为多数血液病根本病机是阴精亏虚，治疗应首重滋养元精、壮命门之真水。认为邪毒是恶性血液病基本致病因素，正气虚弱是其内在因素，主张综合运用卫气营血、三焦及脏腑辨证方法，使阴分之邪毒透出于阳分，再行祛邪解毒之剂，方可收祛毒之功。

（二）临床经验

1. 治疗血证经验

对肝不藏血者，清肝、养肝、平肝、疏肝四法并用，初期以调肝为主，同时兼顾补肾；后期以补肾为主，同时兼顾调肝。创制“柔肝方”（柴胡、白芍、生地、麦冬、女贞子、旱莲草等）用于治疗紫癜证属肝不藏血者。针对肾精亏虚患者，创制“养阴止血方”（淮山、生地、山萸肉、丹皮、茜根、仙鹤草等），同时创制院内制剂“紫癜灵”（黄芪、党参、灵芝、丹皮、阿胶等）、“紫地合剂”（紫珠草、地稔等）治疗各类血证。创制“凉血止血方”（水牛角、生地、丹皮、紫珠草、地稔根等），用于治疗紫癜证属血分有热者。

2. 慢性再障治疗经验

处理好“补脾与补肾”“补肾阴与补肾阳”“扶正与祛邪”“补益与活血”四个关系。创制“养阴益髓方”（淮山、熟地、山萸肉、龟板、鹿角胶等）治疗证属真阴不足者。凉润滋阴药能改善症状，温阳补肾药可改善造血功能，创制“活髓片”（黄芪、酒黄精、枸杞子、补骨脂等），阴阳双补兼活血，治疗慢性再障。

3. 治疗恶性血液病经验

根据恶性血液病邪盛正虚的病机特点创制“清毒片”（重楼、白花蛇舌草等）、“养正片”（黄芪、红参、赤芝、补骨脂等），协同治疗恶性血液病。

【擅治病种】

1. 紫癜（ITP、过敏性紫癜）

用肝不藏血、阴虚火旺、肝肾同治理论指导血证治疗，创凉血止血方、柔肝方、养阴止血方等。

2. 髓劳（再生障碍性贫血）

用养阴益髓方法治疗慢性再障，创制“养阴益髓方”；并根据肾阴肾阳关系创制“活髓片”，阴阳双补兼活血。

3. 恶性血液病

针对正虚毒伏病机，创制“清毒片”“养正片”协同治疗恶性血液病。

二、传承工作室建设成果

【成员基本情况】

1. 负责人

古学奎，男，广州中医药大学第一附属医院血液科，主任医师。

2. 主要成员

陈志雄，男，广州中医药大学第一附属医院血液科，主任医师。

杨洪涌，男，广州中医药大学第一附属医院血液科，主任医师。

胡莉文，女，广州中医药大学第一附属医院血液科，副主任医师。

陈鹏，男，广州中医药大学第一附属医院血液科，副主任医师。

【学术成果】

1. 论著

（1）《中医名家学说与现代内科临床》，人民卫生出版社 2013 年出版，古学奎参编。

（2）《当代名老中医典型医案集 -- 内科分册》，人民卫生出版社 2014 年出版，古学奎参编。

（3）《当代名老中医成才之路》，上海科学技术出版社 2014 年出版，古学奎参编。

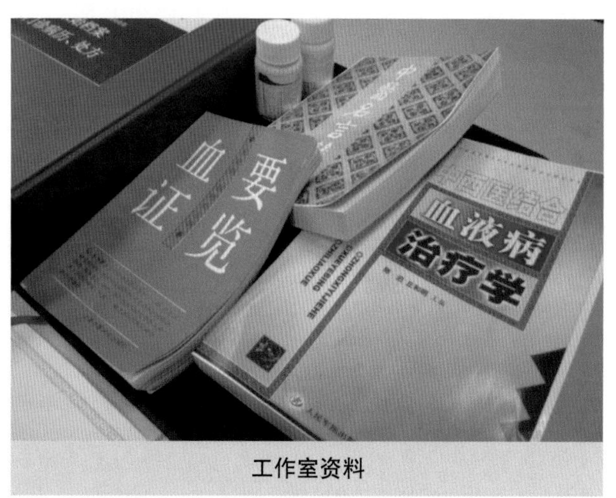

工作室资料

2. 论文

（1）陈鹏 . 试论肝藏血理论的临床意义 [J]. 新中医，2011，（2）：10。

（2）黄利华等 . 丘和明教授从肝肾论治血小板减少性紫癜经验介绍 [J]. 新中医，2010，11：127。

（3）胡莉文，等 . 丘和明诊治恶性血液病学术思想初探 [J]. 辽宁中医杂志，2010，8：1445。

（4）古学奎，等 . 分期辨治难治性原发性血小板减少性紫癜 57 例疗效观察 [J]. 新中医，2010，9：68。

【人才培养】

培养传承人 5 人；接受进修、实习 11 人。举办、协办省级以上中医药继续教育项目 3 次，培训 568 人次。

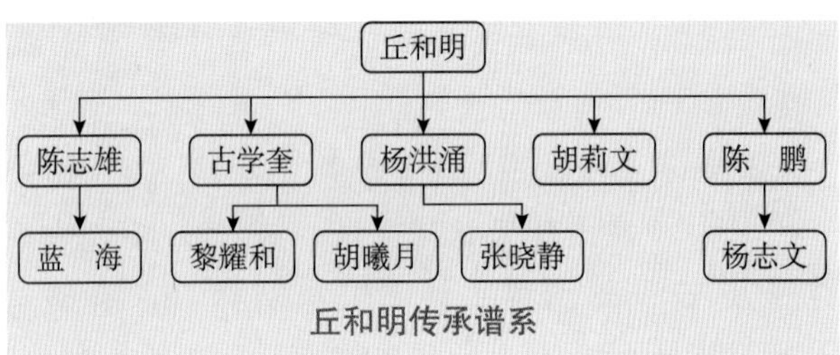

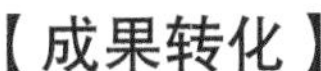

丘和明传承谱系

【成果转化】

院内制剂：

1. 紫癜灵：粤制药字 Z20071199；功能主治：健脾益气、滋养肝肾、活血化瘀，用于血小板减少性紫癜。

2. 紫地合剂：粤制药字 Z20071231；功能主治：清热凉血、收敛止血，用于血症如呕血、便血及其他出血。

3. 活髓片：粤制药字 Z20071190；功能主治：益气补血、填精生髓。主治白细胞减少症及再生障碍性贫血。

4. 清毒片：粤制药字 Z20071179；功能主治：清热解毒、化痰祛瘀。适用于血液病证属热毒内炽、痰瘀互结者。

5. 养正片：粤制药字 Z20071183；功能主治：补益气血、养阴填精、活血。用于血液病证属气血两虚、阴精亏、夹瘀血内阻者。

【推广运用】

（一）诊疗方案

1. 紫癜

热盛迫血证用凉血方加减；阴虚火旺证用养阴止血方加减；气不摄血证用归脾汤加减；肝不藏血证用柔肝方加减。

2. 髓劳

真阴不足证用养阴益髓方。

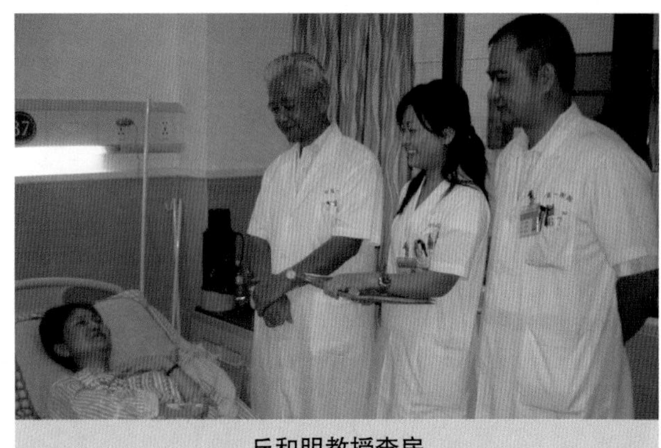

丘和明教授查房

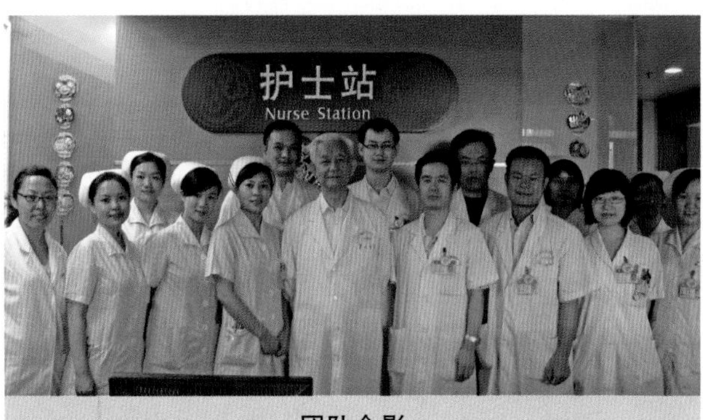

团队合影

3. 虚劳

邪热炽盛证用清瘟败毒饮加减；邪盛正虚证用黄连解毒汤合当归补血汤加减；痰瘀互结证用消瘰丸合桃红四物汤加减；阴虚内热证用青蒿鳖甲汤合二至丸加减；湿热蕴结证证用甘露消毒丹加减。

4. 骨蚀

肝肾亏虚证用知柏地黄汤加减；气血两亏证用八珍汤合左归饮加减；痰瘀痹阻证用安肾丸合二陈汤合活络效灵丹加减；热毒内伏证用清营汤合竹叶石膏汤加减；脾肾阳衰证用温脾汤合济生肾气丸加减。

（二）运用及推广情况

以上 4 个诊疗方案已在广州中医药大学第一附属医院推广应用，其中紫癜患者共 225 人次，好转率 98.3%；髓劳患者 125 人，好转率 90.7%；虚劳患者共 625 人次，好转率 91.2%；骨蚀患者共 286 人次，好转率 95.6%。

三、依托单位——广州中医药大学第一附属医院（见第 17 页）

何炎燊

全国名老中医药专家传承工作室

一、老中医药专家

【个人简介】

何炎燊，男，1922年生，汉族，广东东莞人。自学成医，1942年始以术问世，其后组建中医联合诊所，1958年东莞县中医院（现东莞市中医院）成立后，一直在该院工作至今。现任主任医师、教授，东莞市中医院名誉院长，东莞市中医学会终身名誉理事长，全国著名中医临床家，广东省名老中医，1991年被国务院批准为“有突出贡献中医药专家”，享受政府特殊津贴。

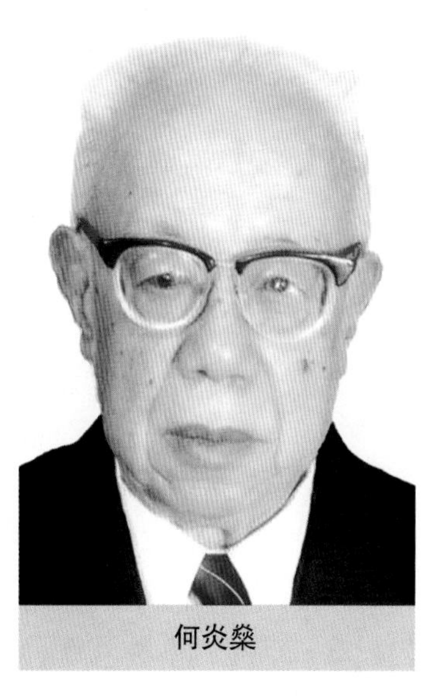
何炎燊

担任第一批全国老中医药专家学术经验继承工作指导老师。

继承人：①马凤彬，东莞市中医院中医内科学专业，主任医师；②刘石坚，东莞市中医院中医内科学专业，主任医师。

主要编著有《常用方歌阐释》《竹头木屑集》等6本专著；发表“浅谈学习伤寒温病的点滴体会和临床经验”“不囿寒温中病是求”等60余篇论文。

【学术经验】

（一）学术思想

主张伤寒与温病合流，提出了伤寒温病融合论，指出伤寒、温病之间并无明显界限，并善用各种古方化裁治疗疾病。集各家脾胃学说的精粹，提出固护脾胃不仅在于补益，还要注意恢复气机的升降、脾胃阴阳的平衡，并在治疗各种疾病时始终贯穿健脾养胃的思想。在治疗危急重症及慢性病时，更提出了“霸道”“王道”分施法的理论。善用急下存阴法、四面合围法、轻锐直捣法等“霸道”治急病；常用育阴潜阳法、培土生金法等“王道”治疗慢性病。

（二）临床经验

1. 融汇伤寒温病并有所创新

认为伤寒温病学说应合流。如治疗外感热病，张景岳的《新方八阵·散阵》中有正柴胡饮，是变桂枝汤辛温解表为辛平解表之法；而叶天士治温病初起的清心凉膈散则是辛凉解表邪、苦寒清里热之法；融汇两方加减成“撤热柴胡饮”（柴胡、防风、陈皮、白芍、甘草、连翘、栀子、黄芩、金银花），治外感热病邪在卫、气分者。

2. 治急病行“霸道”，治慢病行“王道”

主张治急病须行“霸道”才能拨乱反正。例如，用吴茱萸汤治疗寒邪上逆的头目暴痛，有立竿见影之效；运用下法治疗内科急症如乙型肝炎、中风、尿毒症等，常可得心应手。

对于慢性病，认为宜行“王道”。善于在内、妇、儿各科的多种疾病出现阴虚阳亢病机时，扩

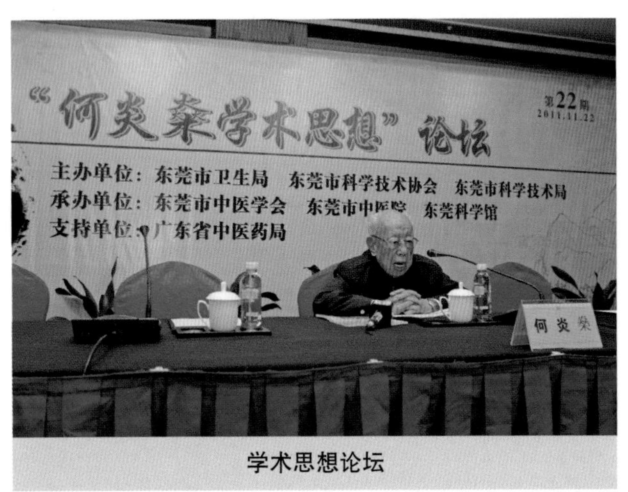

"何炎燊学术思想"论坛
第22期
主办单位：东莞市卫生局 东莞市科学技术协会 东莞市科学技术局
承办单位：东莞市中医学会 东莞市中医院 东莞科学馆
支持单位：广东省中医药局
何炎燊
学术思想论坛

展育阴潜阳法的应用范围。

3. 治癌症忌峻猛尅伐

癌症病机是正虚邪实，治法宜扶正袪邪。袪邪以清热解毒、活血化瘀法为主，通过辨证，酌加白花蛇舌草、半枝莲、八月札、蚤休等较平和的解毒抗癌药，而不采用峻猛尅伐之品（如虫类药斑蝥、马钱子等）；活血化瘀则以活血而不破血、化瘀而不伤阳为主，如选用四物汤加丹参、三七等，并选加鳖甲、穿山甲等以软坚消癥，缓图生效。

传
承

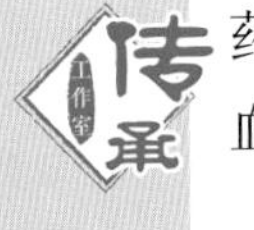

【擅治病种】

1. 慢性萎缩性胃炎

用《金匮要略》麦门冬汤合《千金要方》温胆汤为基础，加北沙参、石斛、百合之清养而避寒腻。内热明显者，加蒲公英、旱莲草之清化而远苦燥，药虽平淡，而收效甚宏。

2. 慢性肾病

善用枇杷叶煎方加减治疗急性肾炎、慢性肾炎、肾病综合征、慢性肾功能衰竭，均获显效。原方乃叶天士治疗喘胀之方，认为此方乃前贤宝贵经验之一，应予发掘，以为今用。

3. 冠心病

冠心病病机复杂，多是虚实错杂，其中又以气滞、血瘀、痰浊之标证为常见。运用温胆汤加丹参、三七平和活血之品为基础，再随证加味，制订"新订十味温胆汤"系列方，数十年来，用之屡效。

二、传承工作室建设成果

【成员基本情况】

1. 负责人

郑志文，男，东莞市中医院中医内科专业，教授、主任医师。

2. 主要成员

董明国，男，东莞市中医院中医内科专业，教授、主任医师。

马凤彬，女，东莞市中医院中医内科专业，教授、主任医师。

叶立昌，男，东莞市中医院中医内科专业，副主任医师。

【学术成果】

1. 论著

（1）《中国百年百名中医临床家丛书（第二版）内科专家卷——何炎燊》，中国中医药出版社2013年出版，何炎燊、马凤彬主编。

（2）《何炎燊临证试效方增补修订本》，羊城晚报出版社2010年出版，叶立昌、马凤彬主编。

2. 论文

（1）周正．何炎燊128例慢性非萎缩性胃炎中

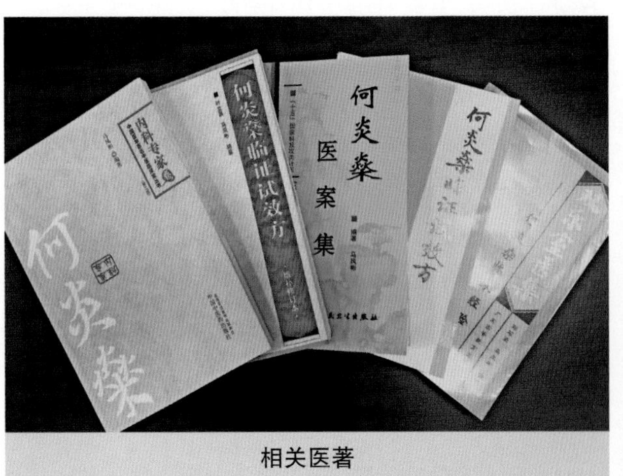

相关医著

医证候规律研究．现代消化及介入诊疗，2010，15（6）：346 ～ 347。

（2）叶立昌．名老中医何炎燊运用经方治疗慢性胃炎经验介绍．新中医，2010，42（9）：146 ～ 147。

（3）温广伟．何炎燊治疗重型乙型脑炎的临床体会．光明中医，2012，27（12）：2406 ～ 2407。

【人才培养】

培养继承人 3 人次。接受进修、实习 15 人次。举办省级中医药继续教育项目 2 次，培训 300 人次。

【成果转化】

院内制剂：

1. 人参胃康片；功能主治：补气养胃、和中消炎止痛，用于胃及十二指肠球部溃疡、各种急慢性胃炎等。

2. 降火清咽合剂；功能主治：清利咽喉、消炎散结，用于肺胃热盛所致的急性扁桃体炎、急慢性咽喉炎。

3. 撤热柴胡饮；功能主治：疏风解表、清热解毒，用于治疗外感发热、上呼吸道感染、急性扁桃体炎。

【推广运用】

（一）诊疗方案

1. 胃痞（功能性消化不良）

（1）脾虚气滞证：理气六君子汤（党参 20g，白术 15g，茯苓 15g，甘草 5g，半夏 12g，陈皮 5g，厚朴花 6g，柴胡 10g，枳壳 10g，白芍 15g，竹茹 15g）。

（2）肝胃不和证：健胃消胀方（大腹皮 15g，枳壳 15g，沉香 5g，内金 15g，莪术 10g，石斛 15g，太子参 15g，甘草 5g，佛手 15g，白芍 30g）或四逆散加减。

（3）脾胃虚寒证：加减黄芪建中汤（黄芪 30g，白芍 30g，桂枝 10g，党参 25g，炙甘草 5g，大枣 10g，山药 25g，炒麦芽 30g，陈皮 5g，煨生姜 5g）。

（4）脾胃湿热证：连朴饮加减。

（5）寒热错杂证：加减半夏泻心汤（法半夏 15g，黄芩 10g，黄连 5g，干姜 5g，党参 10g，甘草 5g，百合 15g，乌药 10g）。

2. 泄泻（腹泻型肠易激综合征）

（1）脾虚湿阻证：加味缩脾饮（砂仁 5g，草果 8g，煨葛根 20g，甘草 5g，炒扁豆 30g，乌梅肉 6g，白术 15g，车前子 15g）或参苓白术散加减。

（2）肝郁脾虚证：疏肝止泻方（柴胡 15g，白芍 18g，枳实 10g，炙甘草 5g，党参 20g，白术 15g，茯苓 15g，陈皮 5g，砂仁 5g，炒麦芽 25g，乌梅肉 10g，秦皮 12g）。

（3）脾肾阳虚证：加味四神丸（补骨脂 20g，肉豆蔻 15g，五味子 15g，吴茱萸 15g，大枣 10g，生姜 10g，党参 20g，熟附子 15g）。

（4）脾胃湿热证：葛根芩连汤加减。

3. 鼓胀（肝硬化腹水）

（1）肝脾两虚、气滞血瘀证（多见于肝硬化代偿期）：治以二甲调肝汤（黄芪 25g，太子参 25g，白术 15g，女贞子 15g，旱莲草 15g，糯稻根须 20g，白芍 15g，穿山甲 15g，鳖甲 25g，田基黄 30g，茵陈 20g，丹参 15g，三七 5g，桃仁 20g）。

（2）湿热瘀结证（多见于黄疸型活动性肝硬化）：治以清肝解毒汤（茵陈 30g，赤芍 30，丹皮 12g，水牛角 15g，丹参 15g，大黄 10g，白花蛇舌草 30g，连翘 20g，败酱草 20g，虎杖 20g，板蓝根 30g，五味子 15g，垂盆草 20g，甘草 10g）。

（3）脾肾两虚、气滞血瘀水停证（多见于肝硬化失代偿期伴见腹水形成）：治以消臌茵陈五苓散（茵陈 20g，肉桂 5g，白术 20g，茯苓 30g，猪苓 20g，泽泻 20g，黄芪 25g，海藻 30g，生姜皮 10g，牵牛子 15g，沉香 5g，木香 5g，大腹皮 20g，桃仁 15g，白茅根 30g）。

（二）运用推广

以上 3 个诊疗方案已在东莞市中医院脾胃病科、东莞市塘厦医院中医科、东莞市麻涌镇社区卫生服务中心等单位推广应用。

三、依托单位——东莞市中医院

【依托单位简介】

东莞市中医院为三级甲等医院，是广州中医药大学非直属附属医院。医院现为一院三址（总院、分院和中医堂），总占地面积约13万平米，床位1288张，年门（急）诊逾100万人次，年住院病人近2万人次，连续多年被评为广东省“文明中医医院”、市“文明单位”和“先进单位”，荣获“东莞市2011年度文明标兵单位”。

【特色优势】

医院的脾胃病科是国家中医药管理局“十一五”重点专科，2013年国家临床专科建设单位；骨科是国家中医药管理局“十二五”重点专科建设单位；另外拥有心血管科、脑病科、康复科等7个省级重点专科。医院始终坚持“传承岐黄、关爱生命、质量第一、信誉第一”的宗旨，赢得了广大群众的支持与信赖。

【联系方式】

地址：广东省东莞市松山湖大道22号
电话：0769–26385763
网址：http://www.dg–tcm.com

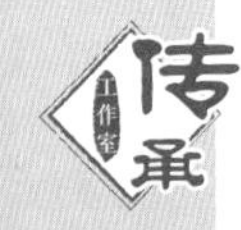

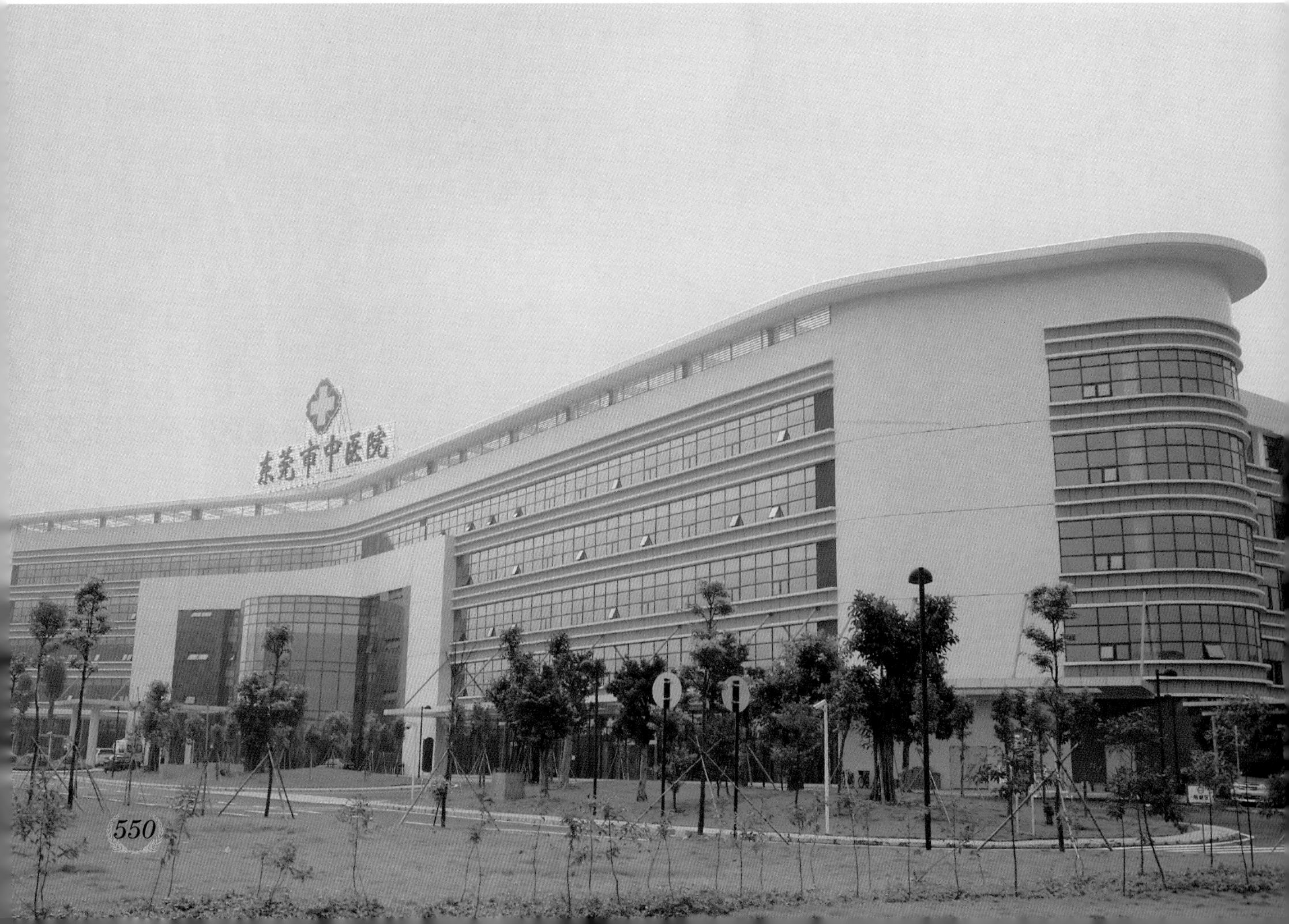

刘仕昌

全国名老中医药专家传承工作室

一、老中医药专家

【个人简介】

刘仕昌（1914—2007年），男，汉族，广东惠州人。广州中医药大学温病学终身教授。1938年毕业于广东中医药专门学校，1957年任广东省中医进修学校教师，尔后任教于广州中医学院。是广东省名中医，曾任中国中医药学会传染病分会与广东省热病专业委员会第二届顾问、广东省学位委员会委员。

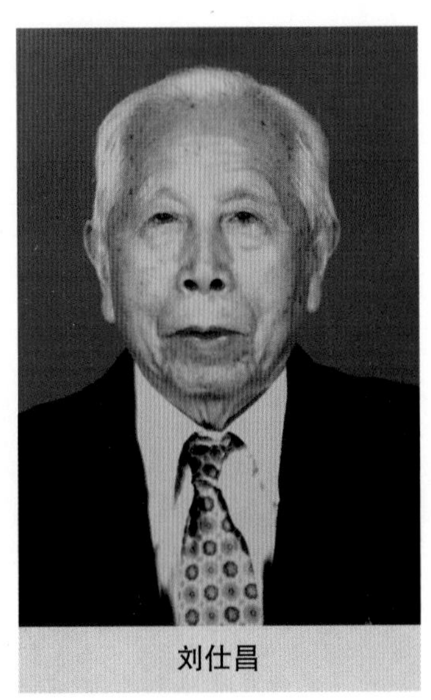

刘仕昌

担任第一批全国老中医药专家学术经验继承工作指导老师。

继承人：①钟嘉熙，广州中医药大学第一附属医院，主任医师；②史志云，广州中医药大学第一附属医院，主任医师。

主编《温病选读》，发表“叶天士学术思想及其对后世医学的影响”等论文。

主持广东省中医药管理局“岭南温病暑湿证规律的临床与实验研究”等课题。“岭南温病理论与临床系列研究”等成果获省级奖励2项。

【学术经验】

（一）学术思想

1. 学宗叶、吴，融汇创新

尊崇清代名医叶天士、吴鞠通辨治温病学术思想和特点，以卫气营血辨证为基本纲领，将三焦辨证密切结合脏腑的优点补充进去，使得温病辨证理论更加完善与实用。

2. 拓宽温病诊断方法——辨咽喉

咽喉为肺胃之门户，温邪侵犯人体，多从口鼻而入，咽喉首当其冲。咽喉又是全身经络行经之处，与五脏六腑之气相通，可直接观察到。独创辨咽喉法，以助了解邪正情况及津气存亡。

3. 温病治疗特点

用药轻清，处方灵活巧妙，注意服药方法；寒温合用，清化并举，顺遂温热开泄之性，使温热之邪由里外达；注重养阴生津。

（二）临床经验

1. 从暑论治病毒性脑膜炎

认为病毒性脑膜炎可归为温病中“暑湿”“伏暑”的范畴。辨治常用方药如蒿芩清胆汤、温病“三宝”；后期耗伤津气，常用太子参、石斛、花粉、麦冬等。

2. 从“疫”特点辨治登革热

认为登革热可归为温病学中“湿热疫”“暑燥疫”范畴。病程中以热毒壅盛、毒瘀交结为病机，治疗以清解疫毒为本。选方如银翘散加减、达原饮加减；对于毒瘀交结则选用清宫汤、犀角地黄汤加减；后期热伤阴液者运用沙参麦冬汤加减。

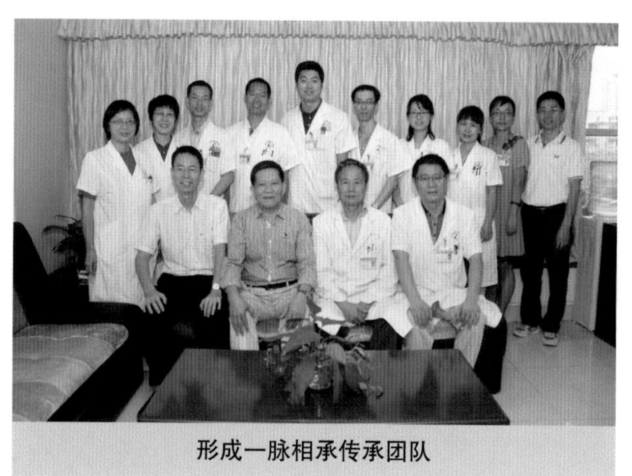
形成一脉相承传承团队

3. 清灵巧方辨治小儿温病

小儿纯阳，多患温病，首先犯肺；病程中易夹湿滞，证候多变；诊断时审察咽喉，细按胸腹；用药时清热勿忘顾护气津，常用太子参、石斛、天花粉；健脾化滞常用麦芽、山楂、鸡内金、厚朴、枳实等；用药平和，中病即止，常用薄荷、桑叶、金银花、连翘、菊花、竹叶等。

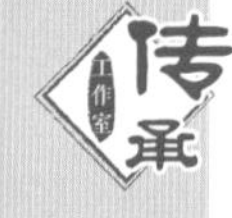

4. 健脾益胃辨治糖尿病

推崇《医学心悟》之“三消之治，不必专执本经”，认为关键在脾（胃），主张补脾养胃，滋养化源。养胃阴常用天花粉、山药、五味子、麦冬、生地黄、太子参；补脾气常用黄芪、党参、山药、玉米须、杜仲等。

5. 临床经验方

茵芩薏苡仁汤（茵陈、黄芩、薏苡仁、杏仁、茯苓、金银花、枳壳、厚朴），涤暑透湿汤（连翘、菊花、扁豆花、黄芩、竹叶、杏仁、青蒿、香薷、甘草、薏苡仁、葛根），平消渴方（天花粉、葛根、生地黄、麦冬、太子参、山药、五味子、山茱萸、甘草），头痛三宝（苍耳子、菊花、白蒺藜），刘氏湿热清（青蒿、防风、秦艽、藿香、连翘、黄芩、柴胡、苍耳子、大青叶），痹痛方（秦艽、独活、防风、牛膝、木瓜、威灵仙、薏苡仁、茯苓），健脑丸（红参、黄芪、龟甲、麦冬、益智仁等）。

【擅治病种】

1. 病毒性肝炎

早期清热化湿以泻肝；兼气机郁滞者，行气活血以疏肝，常用川楝子、秦艽、桃仁、枳壳、素馨花等；后期湿热化燥伤阴，治以滋阴柔肝，常用杞菊地黄丸加减。

2. 失眠

更年期妇女多见，治以疏肝解郁、养血宁心为法，方用逍遥散加减。午后低热、心烦者加丹皮、栀子，胁痛加郁金，月经不调者加益母草。

3. 头痛

多以散外风、息内风。常用苍耳子、菊花、白蒺藜搭配。风寒者配防风、白芷；风热者配连翘、黄芩；肝阳上亢者配钩藤、决明子、白芍、牛膝；气血亏虚者配太子参、党参、当归等。

二、传承工作室建设成果

【成员基本情况】

1. 负责人

钟嘉熙，男，广州中医药大学一附院中医内科，主任医师。

2. 主要成员

吴智兵，男，广州中医药大学一附院脑病科，主任医师。

林培政，男，广州中医药大学一附院中医内科，主任医师。

曾征伦，男，广州中医药大学温病学专业，高级实验师。

刘叶，女，广州中医药大学一附院脑病科，主治医师。

【学术成果】

1. 论著

《岭南中医药名家刘仕昌》，广东科技出版社2013年出版，钟嘉熙、林培政主编。

2. 论文

钟嘉熙 .Topical dihydroartemisinin inhibits suture–

induced neovascularization in rat comas through ERK1/2 and p38 pathways.INTERNATIONAL JOURNAL OF OPHTHALMOLOGY，2011，4（2）：150 ～ 155。

【人才培养】

培养传承人 11 人；接受进修 37 人。举办国家级中医药继续教育项目 2 次、省级学术会议 2 次，培训 353 人次。

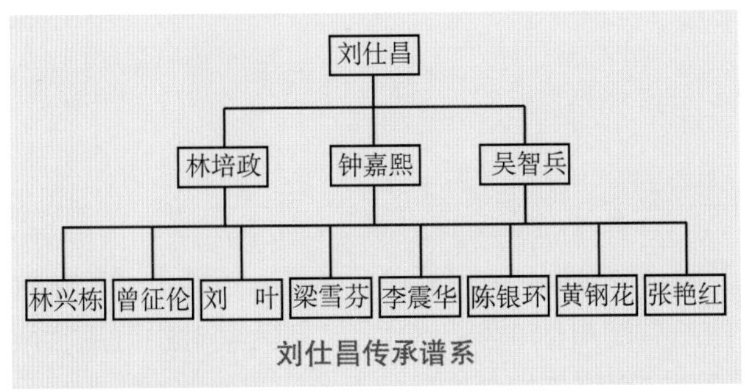

刘仕昌传承谱系

【成果转化】

院内制剂：

1. 翁花袋泡茶；编号：粤药制字 Z20071213；功能主治：宣肺解表，清热化湿；用于感冒发热，微恶风寒，头痛口渴，身倦纳呆，咳嗽咽痛等症。

2. 苓丹片；编号：粤药制字 Z20071175；功能主治：养阴透邪，解毒化瘀，益肝补肾；用于红斑狼疮及脱发。

【推广运用】

1. 登革热

诊疗方案：从“湿热疫”“暑热疫”辨证，把握热毒壅盛、毒瘀交结的病机，总以清解疫毒为治疗原则。

运用及推广情况：参与制定并更新登革热中西医结合防治指南。2014 年秋季，本院急诊病房共收治登革热患者 280 例，除对照病例外，运用诊疗方案辨证施治度达 80%。开展登革热诊疗临床研究工作，承担国家级课题子项目 1 项。

2. 流行性感冒

诊疗方案：先辨寒、热，注重夹暑、夹湿、夹燥特点，宣肺、疏风、祛湿、润燥诸法并用。

运用及推广情况：2009 ～ 2010 年流感流行期间，依据该方案制定流感预防协定处方，指导临床一线中西医结合治疗流感。

3. 病毒性脑膜脑炎

诊疗方案：从“暑湿”辨证，分初、中、后三期，以三焦分消、解暑豁痰开窍、补气生津为主要原则。

运用及推广情况：以该方案为基础，每年治疗病患约 30 例，有效率达 100%。已纳入专科病种临床管理路径。

4. 系统性红斑狼疮

诊疗方案：从“伏气”角度辨治，注重正气内虚，外感湿热毒邪，治以分消湿热、解毒化斑、健脾固肾为原则。

运用及推广情况：制定以“清、养、透”为主的中西医结合辨治系统性红斑狼疮的系统方案。每年辨治系统性红斑狼疮患者约一千例，较好地提升了患者生存质量，减少了并发症。研制了院内制剂苓丹片。

5. 慢性前列腺炎

诊疗方案：把握标本缓急，标以湿热蕴结、气滞血瘀为主，治以清利；本以脾肾亏虚为主，治以补益脾肾之气。

运用及推广情况：依据自拟治疗慢性前列腺炎验方，由广东省中医院制成“前列宝”片剂，应用于临床。

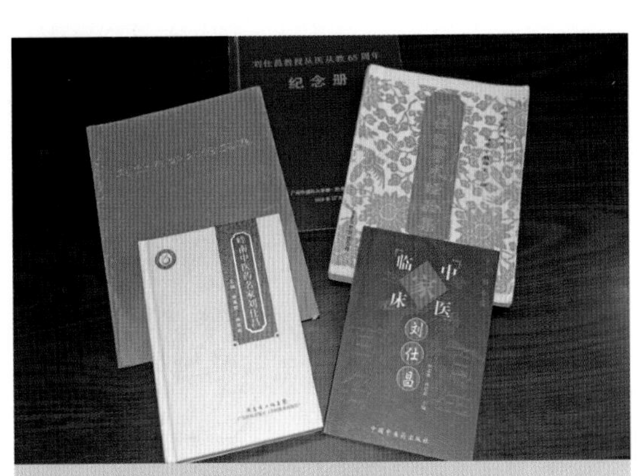

出版刘仕昌学术经验系列专著

三、依托单位——广州中医药大学第一附属医院（见第 17 页）

靳　瑞

全国名老中医药专家传承工作室

一、老中医药专家

【个人简介】

靳　瑞（1932—2010年），男，汉族，广东广州人。广州中医药大学第一附属医院针灸推拿学教授，博士生导师。出身于中医世家，1953年毕业于广东中医药专门学校，留校任教，并在中山医学院第二附属医院执业。期间师从韩绍康进修中医学。1960～1966年在广州周边地区救治乙型脑炎。1966年参加“523国家防治疟疾研究领导小组”救治疟疾。1979年调回广州中医学院，任广州中医学院首任针灸系主任，后被授予广州中医药大学首席教授、广东省名中医等称号。享受国务院政府特殊津贴，担任国务院第二、三届学位委员会学科评议组员，国务院学位委员会中医专家组员。

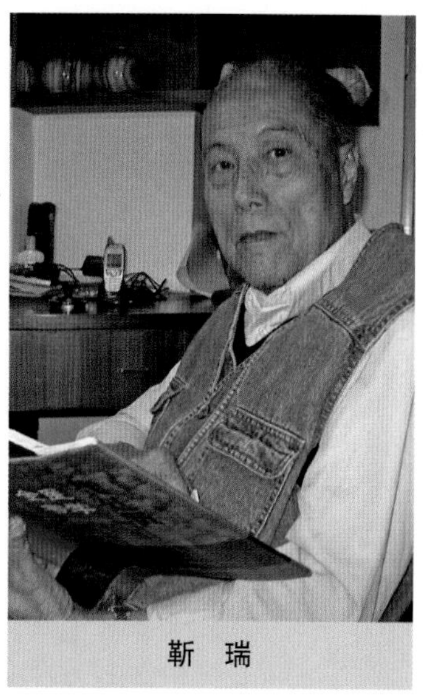
靳　瑞

担任首批全国老中医药专家学术经验继承工作指导老师。

继承人：①赖新生，广州中医药大学第一附属医院针灸推拿专业，教授、主任医师；②袁青，广州中医药大学第一附属医院针灸推拿专业，教授、主任医师。

著有《经络穴位解说》《针灸按摩补泻解说》《靳三针脑病研究》等19部著作；发表“治疗流行性乙型脑炎210例初步总结”“针刺对中风患者微循环与血液流变学作用的观察”等论文170余篇。

主持的“针刺颞部穴位治疗脑血管意外后遗症的临床与实验研究”获广东省科技进步奖，指导参与“靳三针治疗脑病系列研究”“靳三针治疗儿童自闭症临床规范化研究”等十余项课题，其中国家级课题“智三针为主治疗儿童精神发育迟滞的临床观察与实验研究”获国家中医药科技进步奖。“靳三针疗法”被列为国家继续教育项目予以推广。

【学术经验】

（一）学术思想

以“勤思笃行，古今结合，融汇提炼，实践创新”的治学精神，继承古典针灸心法和手法，临证强调治神得气，辨证补泻，三针取穴，直指病所。总结了治神“定、察、安、聚、入、合、和、实、养”九字诀。推崇先秦、明代补泻针道，融汇现代研究成果，形成独特的补泻观点。善用阴阳辨证论治脑病，活用分经辨证治疗常见病。钩玄时间疗法，深悟“子午流注”。不拘泥于古道，重视科研理论创新。

（二）临床经验

1. 脑病的思辨特点

改变脑病普通中医辨证分型，逐步形成以阴阳为纲分型论治脑病，将小儿脑瘫分为阴急阳缓、

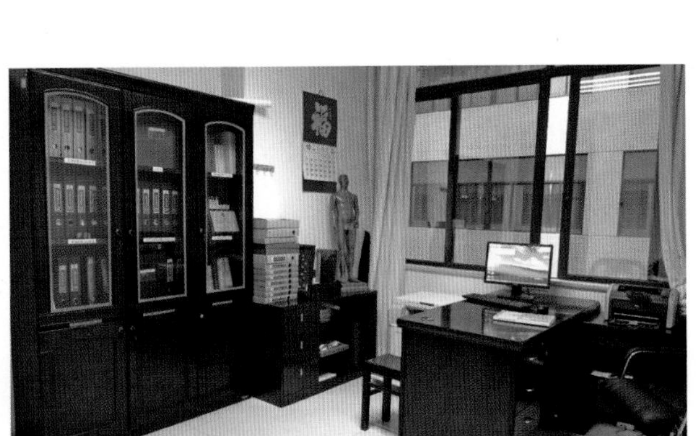
靳瑞工作室资料室一号室

阳急阴缓和阴阳俱虚三型，将中风恢复期分为硬瘫和软瘫两类，具有更强的实际指导意义。

2. 靳三针重点组方应用思辨特点

继承医籍经典，根据临床经验和科研实践，创立了靳三针最初的28组处方，包括头面五官类7组、关节肌肉类8组、脏腑类10组、美容类3组，广泛用于临床。

3. 靳三针的组方特点

靳三针处方的选取立足临床，讲求实用有效。处方以三针为主，辨证配穴，具有力专效宏、取穴简捷、分类主治、配穴有度的特点。每个处方中三针齐发，共性定式，相互为用，加强协同。

4. 合适的刺激量

提出应按照疾病需要，收放针灸刺激量。提倡如无治疗需要，取穴应少而精，以减轻患者针刺痛苦。若疾病需要，则应放胆以较强较重的刺激量，以达到治疗目的。

5. 重视手法和心法

认为针感和得气直接影响治疗效果，针刺时应按古法，注意进针、行针、候气、辨气、补泻、留针、针后调摄等环节，务求针灸达到最好的治疗效果。

6. 综合疗法配合

对于复杂疑难疾病，总结出以针刺为中心，融合了药物、家庭教育、康复训练、音乐疗法、自我锻炼、药浴、经络自血疗法、中西药穴位注射等多管齐下的综合治疗体系。

【擅治病种】

擅长治疗小儿脑病、老年脑血管意外后遗症、腰痹、眩晕、肥胖、妇科疾病等，内容涵盖内、外、妇、儿。

1. 儿童精神发育迟滞

以独创的“弱智四项”为主穴，以阴阳为纲辨证加减，应用手法补泻，辅以营养神经的中西药物穴位注射、中药真人益智宝颗粒内服和教育训练及护理等综合治疗。

2. 中风

根据急性期、恢复期和后遗症期的不同特点，运用不同的辨证方法，以靳三针为主，配合灸法、药物内服、穴位注射、皮肤针、中药熏蒸等综合治疗，结合调摄饮食、康复训练、推拿按摩，最大程度恢复脑功能。

二、传承工作室建设成果

【成员基本情况】

1. 负责人

赖新生，男，广州中医药大学第一附属医院针灸推拿专业，教授、主任医师。

2. 主要成员

陈兴华，男，广州中医药大学第一附属医院针灸推拿专业，主任医师。

庄礼兴，男，广州中医药大学第一附属医院针灸推拿专业，教授、主任医师。

冯淑兰，女，广州中医药大学第一附属医院针灸推拿专业，教授、主任医师。

余瑾，男，广州中医药大学第一附属医院针灸推拿专业，副教授、主任医师。

【学术成果】

1. 论著

（1）《靳三针疗法大全》，花城出版社2013年出版，赖新生主编。

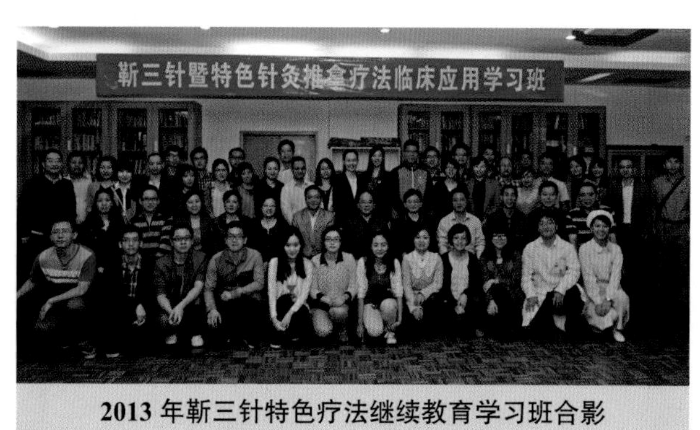

2013 年靳三针特色疗法继续教育学习班合影

（2）《靳三针速记手册》，化学工业出版社 2012 年出版，张东淑、王升旭、黄泳主编。

2. 论文

（1）黄燕彬，等 . 缓慢进针手法浅析 . 中国针灸，2012，09：807 ～ 809。

（2）贺君，等 . 靳三针对卒中后痉挛性瘫痪患者神经功能缺损和日常生活能力的影响——多中心随机对照研究 . 新中医，2011，06：99 ～ 101。

（3）袁青，等 . 头穴留针配合行为训练治疗儿童自闭症疗效观察 . 中国针灸，2013，07：609 ～ 613。

（4）崔韶阳，等 . 舌三针配合颞三针治疗中风失语症临床观察 . 中国中医急症，2013，08：1280 ～ 1282。

（5）林涵，等 . 靳三针疗法治疗卒中后肩手综合征随机对照研究 . 广州中医药大学学报，2012，04：389 ～ 391，401。

【人才培养】

培养传承人 5 人，优秀临床人才 10 人；接受进修、实习人员 10 人次。举办国家级继续教育项目 3 次，省级继续教育项目 1 次，培训人员 350 人次。

【推广运用】

1. 中风病

诊疗方案：以颞三针为主，注重综合疗法。急性期注重疏通经络、调和气血、益气扶正，恢复期以阴阳为纲，对于硬瘫、软瘫分别治疗，后遗症期益气活血、滋阴祛风。

运用及推广情况：该方案在河北省中医院、湖北省中医院、深圳市中医院推广，项目期间（2009 ～ 2011 年）三所医院共治疗中风患者偏瘫患者 10320 人。

2. 儿童精神发育迟滞

诊疗方案：以传统经络理论为基础，借鉴现代大脑皮层功能定位的研究成果，以四神针、智三针、脑三针等组成的“弱智四项”为主，辅以手三针、足三针等，融合药物、教育训练、康复治疗、经络自血疗法和穴位注射等综合疗法。

运用及推广情况：该诊疗方案被列为国家“新源计划”适宜诊疗项目，制成光盘在全国推广。

3. 腰痹

诊疗方案：针药并用。根据影像学资料，选病变椎间盘处腰夹脊穴为主，瘀血证加膈俞，配身痛逐瘀汤加减；寒湿证和湿热证加阴陵泉，分别配当归四逆汤和四妙散化裁；肾虚证加肾俞、腰阳关，配六味地黄丸化裁方。

运用及推广情况：该诊疗方案在广州中医药大学多所附属医院广泛使用。

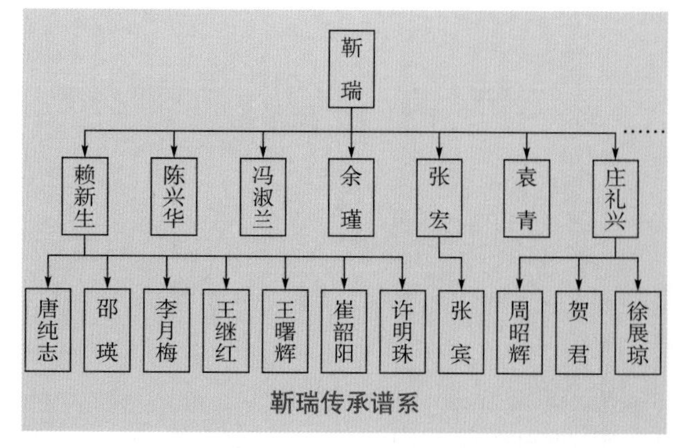

靳瑞传承谱系

三、依托单位——广州中医药大学第一附属医院（见第 17 页）

徐富业

全国名老中医药专家传承工作室

一、老中医药专家

【个人简介】

徐富业，1938年生，男，汉族，广西玉林市人。广西中医药大学附属瑞康医院中医内科学教授、主任医师。1965年毕业于广西中医学院。曾在北京中医学院、南京中医学院、重庆中医研究所进修学习，先后到美国、泰国、越南等国家进行学术交流。曾任广西中医学院临床医学系主任、广西中医药大学附属瑞康医院院长。曾获中国中西医结合学会“为中西医结合事业作出突出贡献者”、中华中医药学会“首届中医药传承特别贡献奖”等奖励。曾任广西中医药学会副会长、《广西中医药》编委会副主任委员、中华中医药学会内科分会委员、肝胆病学术委员会技术顾问、肺系病专业委员会常务委员等职。

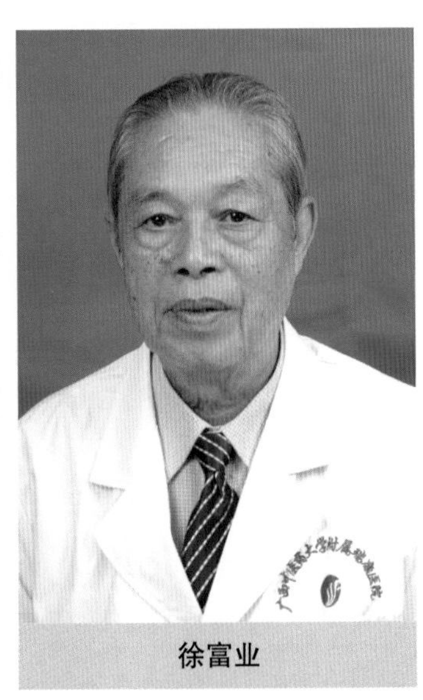

徐富业

担任第三批全国老中医药专家学术经验继承工作指导老师。

继承人：①庞学丰，广西中医药大学附属瑞康医院肾病风湿病、脾胃病专业，主任医师；②黄彬，广西中医药大学附属瑞康医院肝病、脾胃病专业，主任医师。

主要编著有《肝病论治学》《南方医话》等著作；发表“动静并治法治久泻”“动静并治老年病思路管见”等数十篇论文。

主持国家自然科学基金项目等多项课题，曾获“全国医药卫生优秀成果奖”。

【学术经验】

（一）学术思想

根据药物的性味、归经、功效，认为药物具有“动”与“静”两个方面，凡具有辛、散、泻、利、清热解毒、活血祛瘀等特点之药为“动药”；凡具有酸、涩、温、补、滋养特点之药为“静药”。主张动药和静药合理配方，协调人体相对“动静”平衡状态，调整人体的阴阳偏颇。该理论对选药组方具有指导作用，有临床使用价值，称为“动静并治法”。

（二）临床经验

1. 动静并治立新法

运用“动静并治”理论，探讨治疗疑难复杂病证。如治疗脾胃虚弱兼有大肠湿热证，不能单补不清，或只清不补，应考虑补清结合，选用“动”药、“静”药并治，方选香砂六君子丸（汤）合葛根芩连丸（汤）。

2. 临床经验方

创自拟肾病系列方金蒲饮（金银花、蒲公英、滑石、甘草）治疗泌尿系感染；消白复肾汤（1号方：黄芪、党参、白术、茯苓、山药、枸杞子、菟丝子、金樱子、芡实、蝉衣、紫苏叶、益母草；2号方：当归、鳖甲、桑螵蛸、莲须、杜仲、牛膝、玄参、麦冬、女贞子、旱莲草、益母草；3号方：太子参、沙参、麦冬、生黄芪、生地黄、山茱萸、山药、牡丹皮、茯苓、泽泻、积雪草、猫须草；4号方：制附子、干姜、白术、茯苓、大腹皮、熟地黄、山茱萸、山药、泽泻、牡丹皮、牛膝、仙茅、仙灵脾、益母草）治疗慢性肾炎；降糖康肾汤（黄芪、当归、茯苓、山药、苍术、白术、生地黄、熟地黄、山萸肉、枸杞子、金樱子、芡实、丹参、女贞子、旱莲草、益母草、制大黄）治疗糖尿病肾病等。运用“动静并治”理论指导研制治痹方药寒痹康汤（秦艽、黄芪、青风藤、防风、熟附子、麻黄、当归、淫羊藿、狗脊）、热痹康汤[秦艽、防风、桂枝、威灵仙、制川乌（先煎30分钟）、地龙、桑枝、葛根、忍冬藤、青风藤、黄柏、苍术]治疗风湿痹病。

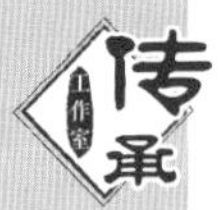

【擅治病种】

1. 消化系统疾病

擅用自拟胃肠系列方清胃饮（川黄连、川厚朴、法半夏、石菖蒲、芦根、白术、川楝子、延胡索、蒲公英、广木香、吴茱萸、甘草）、养胃饮（太子参、沙参、玉竹、麦冬、石斛、芦根、葛根、川楝子、广木香、甘草）、温胃饮[干姜、党参（或红参）、白术、广木香（后下，或沉香）、藿香、香附、丁公香、素馨花、台乌药、川厚朴、炙甘草]、健脾饮[党参（或人参）、白术、茯苓、山药、薏苡仁、陈皮、神曲、麦芽、鸡内金、玫瑰花、炙甘草]、胃肠合剂[党参、白术、茯苓、砂仁、法半夏、陈皮、广木香（后下）、川黄连、黄芩、葛根、神曲、白芍、玫瑰花、甘草]治疗慢性胃炎、消化性溃疡及慢性结肠炎等胃肠道疾病。用肝病系列方茵蒲退黄饮（茵陈蒿、蒲公英、大黄、山栀子、黄芩、郁金、麦芽、山楂、当归、生地黄、党参、茯苓、甘草）、芪蒲饮（黄芪、太子参、丹参、赤芍、鳖甲、莪术、贯众、垂盆草、蒲公英、白花蛇舌草、麦芽、山楂、炙甘草）、巴蒲饮（巴戟天、肉苁蓉、鸡血藤、赤芍、贯众、白花蛇舌草、垂盆草、蒲公英、胡黄连、山楂、木瓜、大枣、甘草）、一贯车苓饮（生地黄、沙参、当归、杞子、麦门冬、丹参、川楝子、郁金、车前子、赤茯苓）治疗慢性乙型肝炎。

2. 呼吸系统疾病

擅用自拟止咳系列方——止嗽1号（太子参、五味子、麦冬、炙甘草、荆芥、防风、前胡、桔梗、杏仁、牛蒡子、山芝麻）、止嗽2号（太子参、茯苓、五味子、川黄连、法半夏、瓜蒌仁、川贝母、桃仁、生甘草）、止嗽3号（党参、白术、云苓、诃子、炙甘草、橘红、制半夏、苏子、白芥子、桃仁、全瓜蒌）、止嗽4号（太子参、沙参、玄参、玉竹、百合、山药、不出林、穿破石、百部、山栀子）治疗慢性支气管炎、慢性阻塞性肺疾病、哮喘等病。

二、传承工作室建设成果

【成员基本情况】

1. 负责人

庞学丰，男，广西中医药大学附属瑞康医院中医内科肾病风湿病、脾胃病专业，主任医师。

2. 主要成员

黄彬，男，广西中医药大学附属瑞康医院中医内科脾胃病、肝胆病专业，主任医师。

陈斯宁，女，广西中医药大学附属瑞康医院中医内科呼吸内科专业，主任医师。

牛豫洁，女，广西中医药大学附属瑞康医院中医内科脾胃病专业，主任医师。

【学术成果】

1. 论著

《桂派名老中医·学术卷——徐富业》，中国中医药出版社2014年出版，徐富业主编。

2. 论文

（1）庞学丰，等.肾衰生血方配合西药治疗慢性肾衰竭贫血的临床研究 . 中国药房，2011，22（43）：4112 ～ 4113。

（2）秦祖杰，等 . 中西医结合治疗急性痛风性关节炎 56 例临床疗效观察 . 华夏医学，2012，25（1）：25 ～ 27。

（3）刘欢，等 . 热痹康汤对胶原诱导性关节炎大鼠血清 IL-1β 及 IL-4 的影响 . 江西中医药大学学报，2012，24（1）：55 ～ 56。

（4）庞学丰，等 . 热痹康汤对胶原诱导性关节炎大鼠血清 TNF-α 及 IL-6 的影响 . 广西中医药，2012，35（2）：51 ～ 52。

（5）庞学丰，等 . 寒痹康汤对实验性关节炎大鼠滑膜细胞凋亡的影响 . 风湿病与关节炎，2012，1（1）：42 ～ 44。

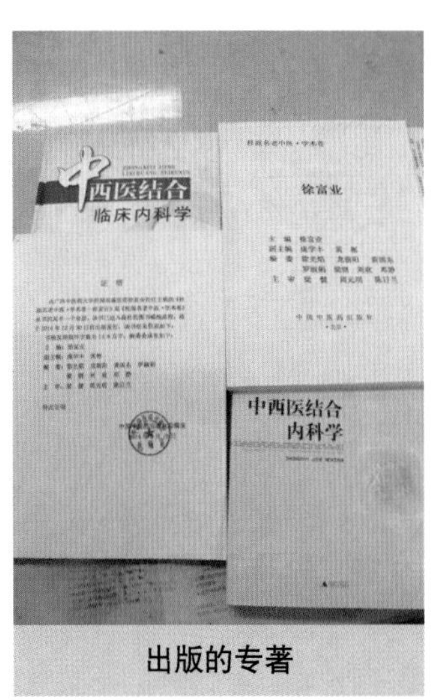

出版的专著

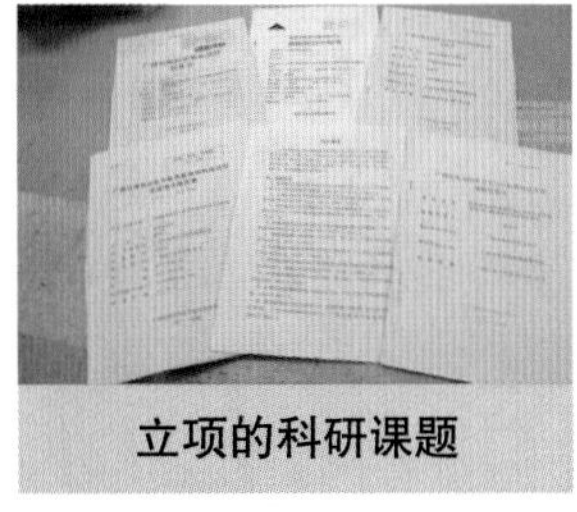
立项的科研课题

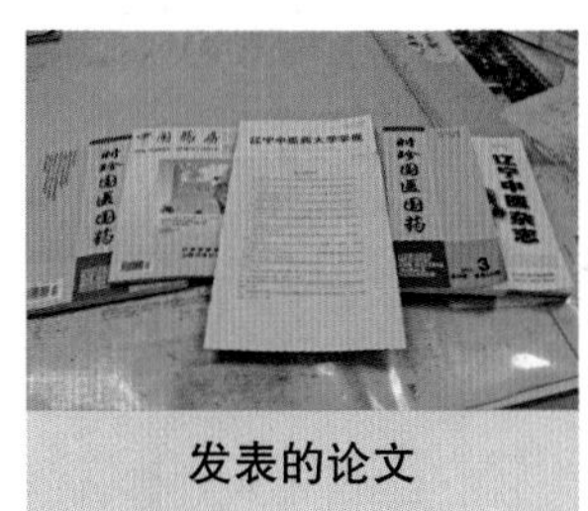
发表的论文

【人才培养】

培养传承人 8 人；接受进修、研修 10 人。参与举办国家级继续教育项目 1 次，培训 122 人；参与举办省厅级继续教育项目 2 次，培训 156 人次。

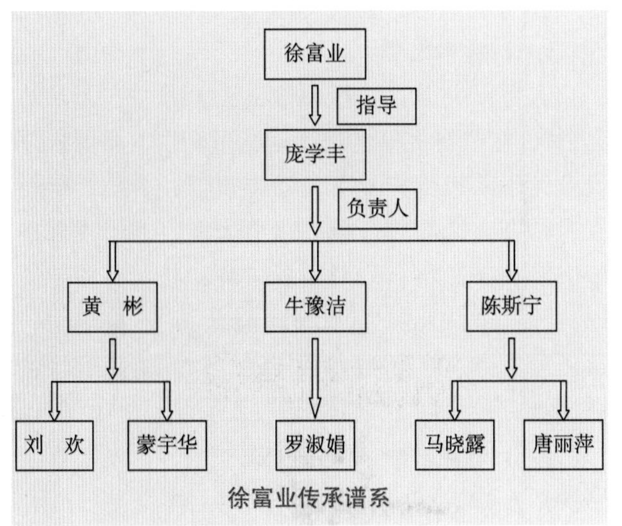

徐富业传承谱系

【推广运用】

（一）诊疗方案

1. 胃脘痛

脾胃湿热证用清胃饮加减，胃阴不足证用养胃饮加减，脾胃虚寒证用温胃饮加减，脾胃虚弱证用健脾饮加减。

2. 慢性乙型病毒性肝炎

肝胆湿热证用茵蒲退黄饮加减，肝郁脾虚证用芪蒲饮加减，阴虚湿困证用一贯车苓饮加减，肝肾两虚证用巴蒲饮加减。

3. 慢性肾炎

脾肾气虚证用消白复肾汤 1 号方加减，肝肾阴虚证用消白复肾汤 2 号方加减，气阴两虚证用消白复肾汤 3 号方加减，脾肾阳虚证用消白复肾汤 4 号方加减。

（二）运用及推广情况

以上诊疗方案已在容县都峤山医院、南丹县中医院、容县中医院等医疗单位推广应用。

三、依托单位——广西中医药大学附属瑞康医院（见第 86 页）

黄鼎坚

全国名老中医药专家传承工作室

一、老中医药专家

【个人简介】

黄鼎坚，1939年生，男，壮族，广西东兰县人。广西中医药大学第一附属医院针灸科教授、主任医师。1963年毕业于广西中医学院，毕业后留校从事针灸教学和临床工作。20世纪70年代随针灸大师朱琏临证学习、工作。1981年开设广西首家针灸病房，1983年被国家派往尼日尔援非医疗队。1986年任广西中医学院第一附属医院副院长。1992年晋升为主任医师。曾任广西针灸学会秘书长、副会长，《广西中医药》杂志编委等职。现任广西针灸学会荣誉会长。2012年被授予"桂派中医大师"称号。

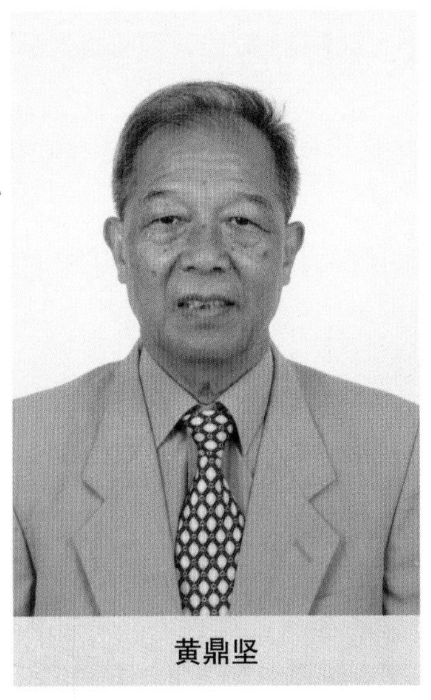
黄鼎坚

担任第二批全国老中医药专家学术经验继承工作指导老师。

继承人：①董江涛，广西中医药大学第一附属医院针灸科，副主任医师；②杜碧燕，广西中医药大学第一附属医院针灸科，副主任医师。

出版著作《点穴疗法》《穴位埋线疗法》《黄鼎坚针灸临证经验集要》《壮医药线点灸疗法》等9部。发表"针灸配穴规律与运用""针灸特色之思考""论毫针刺法""针灸临床思维"等论文20余篇。

主持和参加课题有"康泰增高鞋垫的研发"和"壮医药线点灸疗法与临床验证研究"，并分别获广西地方白花成果奖、广西科技进步一等奖和二等奖。2006年完成国家十五计划攻关课题——黄鼎坚学术思想、临证经验研究。

【学术经验】

（一）学术思想

认为针灸学是"理、诊、法、方、穴、术的集合"，在"有机整体观、动态平衡观、全面辨证观"的学术思想指导下，强调辨证、辨病、辨经三者结合，针灸治疗强调以平为期。善于挖掘本地区民族医药特色，形成针、灸、线、药独特诊疗技术。临床治疗上倡导"治宜杂"，提倡"一针、二灸、三用药"，重视手法，继承发扬缓慢进针手法。

（二）临床经验

1. 推崇缓慢进针

缓慢进针分层取气、得气为先，是广西针灸流派的特色手法。行针手法擅长搓捏复合行针手法。

2. 重视灸法，虚证、实热证均可灸

虚证善用温和灸、温针灸、艾炷灸。痛证用重灸灼烫至麻木，遵火郁发之、行气活血之法。外邪初感、疼痛等均可用壮医药线点灸以散风止痛。

3. 重视脾肾，重用灸法调补先后天

临床诸症，多以正虚为本，从脾肾先后天论治，灸神阙上补脾胃、下补肾，灸关元、肾俞补先天，灸足三里、三阴交健脾养血补益后天。

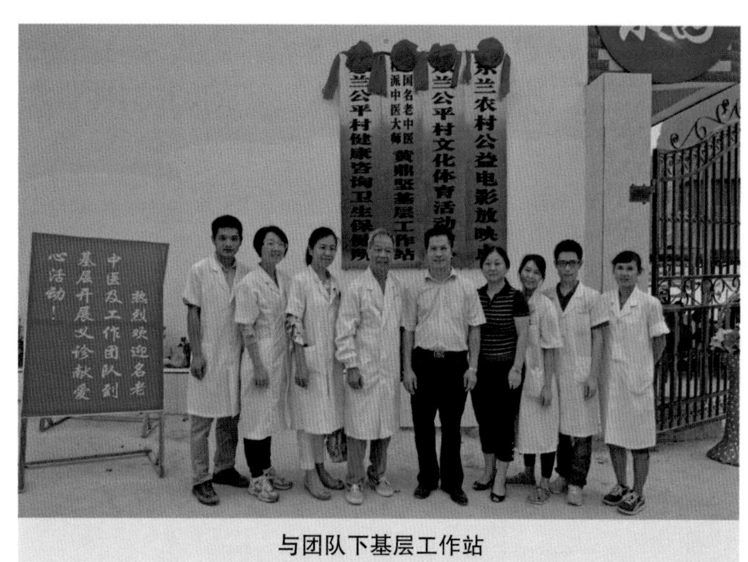

热烈欢迎名老
中医及工作团队到
基层开展义诊献爱
心活动!
与团队下基层工作站

【擅治病种】

1. 妇科疾病

重在调整脾肾先后天之本，兼调肝、心两脏。崩漏重灸隐白是止血的关键。痛经必用十七椎。更年期前后诸症重在调整阴阳平衡。耳穴为调整内分泌的良方。针灸处方：神阙，中脘，关元，隐白，足三里，三阴交，百会，承浆，内关，公孙。

2. 皮肤系统疾病

从血论治，重在养血（邪去则养）、祛风、泻热。背俞穴刺络拔罐，梅花针扣刺局部。膈俞、血海养血润肤；风池、肺俞、风市、风门祛风止痒；曲池、委中清血分之热；筑宾、阴维善治顽疾。配合外用中药：顽癣外用蒜泥解毒止痒；湿疹配鲜马齿苋、鲜旱莲草各半斤，加明矾少量外洗；疮疡久亏不敛，配用忍冬藤外洗。

3. 胃脘痛

从脾胃以及大小肠论治，善用“生命之根蒂”——神阙。或灸，或以附子、丁香末敷脐；至阳、鸠尾处运用皮内针对缓解胃脘痛亦有佳效。

4. 呼吸系统疾病

从肺、脾、肾三脏论治。灸神阙、关元以脾肾双补，背俞穴、任脉、胸部穴位俞募配穴，标本兼治，脏腑同治。壮医药线点灸、拔罐是驱散风邪止咳妙法。基本组方：神阙、关元、足三里、太渊、风门、肺俞、膏肓、脾俞、三阴交。外用配合吴茱萸末、附子末敷脐。

5. 神经系统疾病

面痛、面瘫选手、足阳明经为主，急则治标。痫证从督脉论治，按压或针刺五脏背俞穴是镇惊止搐的良方。中风后遗症为虚实夹杂的本虚标实之证，选局部穴疏通经络，虚证从肾、脾经调整，实证从肝经调整，注重补益气血、滋水涵木、健脾化痰。

二、传承工作室建设成果

【成员基本情况】

1. 负责人

庞勇，男，广西中医药大学第一附属医院针灸科，教授、主任医师。

2. 主要成员

赵利华，女，广西中医药大学第一附属医院仁爱分院针灸科，教授。

黄瑜，女，广西中医药大学第一附属医院针灸科，住院医师。

邹卓成，男，广西中医药大学第一附属医院针灸科，主治医师。

冯卓，女，广西中医药大学第一附属医院针灸科，主治医师。

【学术成果】

1. 论著

（1）《黄鼎坚－春华秋实》，中国中医药出版社 2011 年出版，黄南津、李冰主编。

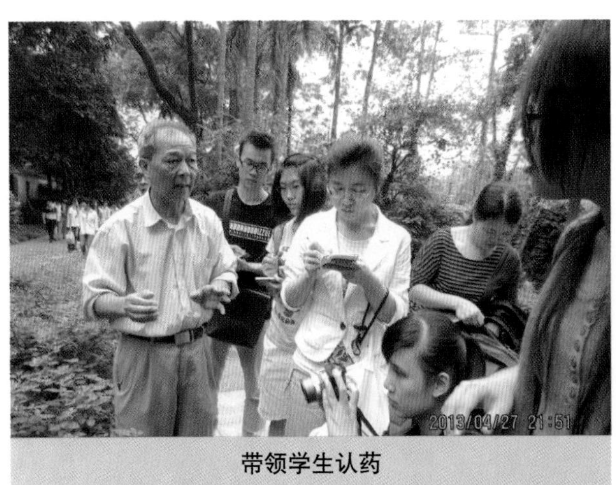

带领学生认药

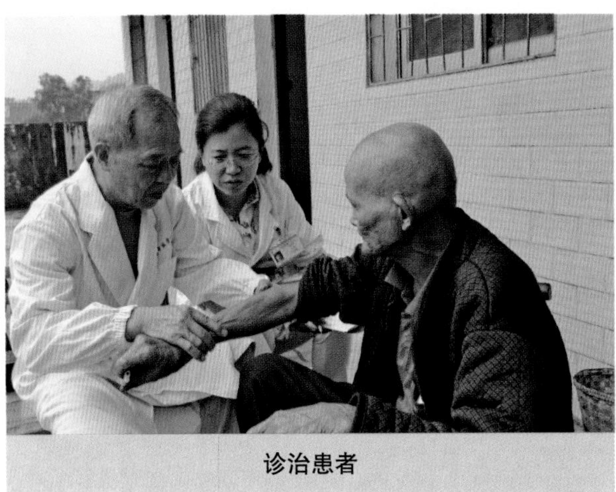
诊治患者

（2）《桂派名老中医·学术卷——黄鼎坚》，中国中医药出版社2014年出版，赵利华、庞勇、黄瑜主编。

2. 论文

（1）庞勇，等. 三伏天天灸调治阳虚质亚健康人群50例. 四川中医，2013，31（10）：140～141。

（2）赵利华，等. 中西医治疗围绝经期综合征的研究进展及易患体质调养的研究思路. 世界中医杂志，2013，8（11）：1372～1376。

（3）庞勇，等. 壮医药线点灸疗法对气虚质亚健康人群体质调养效果的观察. 辽宁中医杂志，2011，38（7）：1432～1433。

（4）赵利华，等. 朱琏针法在广西的传承和应用拾零. 上海针灸杂志，2010，29（6）：411～413。

（5）刘诗丹，等. 穴位埋药线结合康复疗法治疗脑卒中吞咽障碍的疗效观察. 中国康复医学杂志，2014，19（2）：170～172。

【人才培养】

培养传承人8人，接收进修、实习62人。举办广西壮族自治区级医学继续教育项目1次，培训95人。

【推广运用】

（一）诊疗方案

1. 骨痹

针灸处方：阿是穴。

随证选穴：肾虚髓减证配肝俞、肾俞、太溪；阳虚寒凝证配腰阳关、风池，重灸神阙；瘀血阻滞证配膈俞、血海。还可配合穴位注射、刮痧疗法。

2. 项痹

针灸处方：风池、天柱、新设、养老、阿是穴。

随证选穴：寒湿证配关元；血瘀气滞证配膈俞、太冲；痰湿证配丰隆；肝肾亏虚证配肝俞、肾俞。寒湿证加灸法；瘀血证局部加拔火罐。

3. 腰痛

针灸处方：肾俞、大肠俞、夹脊穴、环跳、阿是穴。

随证选穴：寒湿证配关元；血瘀证配膈俞、委中；湿热证配三焦俞、阴陵泉；肝肾亏虚证配肝俞、肾俞。寒湿证、血瘀证、肝肾亏虚证偏阳虚患者增加温和灸；血瘀证、湿热证患者配合阿是穴刺络拔罐。

（二）运用及推广情况

以上3个诊疗方案已在灵山中医医院、马山县中医医院、容县中西医结合医院、罗城中医医院、邕宁区中医院五家医院推广应用。

三、依托单位——广西中医药大学第一附属医院

【依托单位简介】

广西中医药大学第一附属医院为三级甲等医院，成立于1941年，是广西最大的综合性中医医院。医院占地面积16万平米，医疗用房面积达10万平米，在职职工2000余人，开放床位1316张，年门诊量220万人次，年出院病人4.4万人次。

【特色优势】

医院建设有脑病科、肝病科、心血管病科、儿科、脾胃病科等5个国家中医临床重点专科。脾胃病科、肾病科、耳鼻喉科为国家中医重点专科建设单位。有推拿学、中医儿科学、中医急诊学、中医耳鼻喉科学、中西医结合临床医学等5个国家中医药管理局中医药重点学科建设单位。有重症医学科、护理学科2个国家中医重点专科培育单位。有慢性重型肝炎解毒化瘀重点研究室和扶阳学术流派重点研究室（国家中医药管理局重点研究室）。医院拥有正高级职称88人，博士生导师10人，博士、硕士近400人，全国名老中医药专家21人，首批“桂派中医大师”15人，广西名老中医12人，广西名中医30人，全国名老中医药专家传承工作室7个。

【联系方式】

地址：广西南宁市东葛路89-9号
电话：0771-5862294，5848605
网址：http://www.gxzyy.com.cn

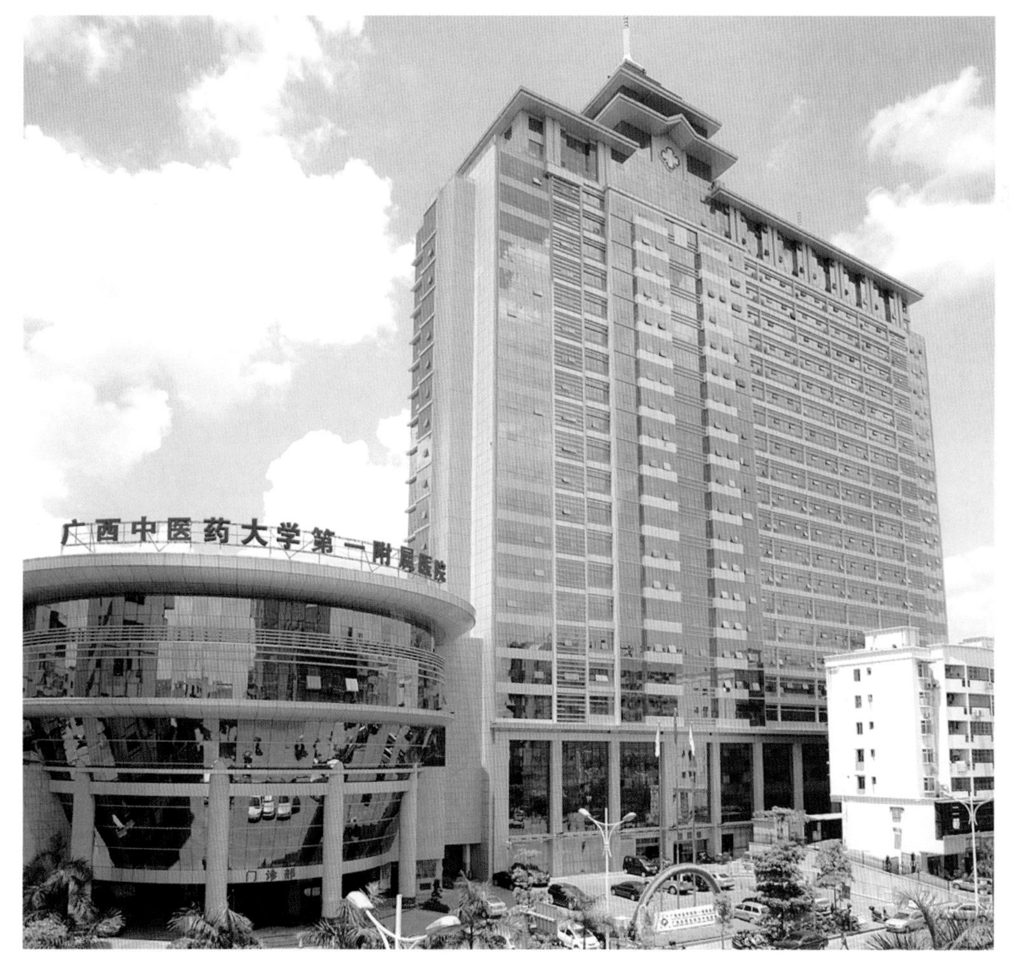

罗凌介

全国名老中医药专家传承工作室

一、老中医药专家

【个人简介】

罗凌介，1941年生，男，汉族，海南省万宁市人。海南省中医院主任医师、广州中医药大学兼职教授。1961年考入广州中医学院，1967年毕业并分配到海南安定县卫生院工作，1971年调到定安县卫生学校执教；1974年任《海南医学杂志》杂志社编辑；1980年开始在海南省中医院工作至今。1980~1983年担任海南省中医院四大经典教学组组长；1983~2001年担任海南省中医院急诊科主任；2001年退休后返聘入院，带头组建医院肝胆科。

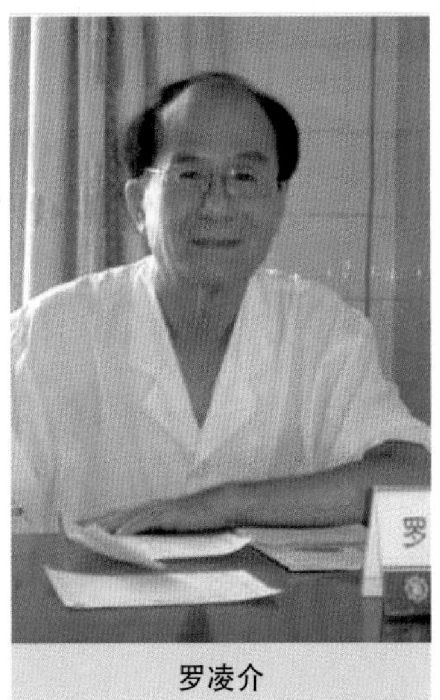

罗凌介

担任第三批全国老中医药专家学术经验继承工作指导老师。

继承人：①蔡敏，海南省中医院脾胃肝病专科，主任医师；②杨永和，海南省中医院脾胃肝病专科，主任医师。

主要参编专著有《中国当代名医秘验方精粹》；主要论文有“肾炎蛋白尿的中医治疗”“乙型肝炎中医治疗”等5篇。

【学术经验】

（一）学术思想

1. 治疗肝病柔肝实脾，“健脾”贯穿始终

主张“健脾”贯穿肝病治疗始终，认为对肝病的治疗要注重疾病传变，治肝重脾，以健脾益气扶正为主，顾护正气。治疗主张“宜补肝，不宜伐肝”，当顺其性而治之。

2. 治疗肾病调整阴阳，“化瘀”贯穿始终

认为脾肾气虚或阳虚者比较容易患肾炎，以肾虚者比较重，脾虚者比较轻。对肾病的治疗重视调整阴阳，从本论治，“化瘀”贯穿始终。

（二）临床经验

1. 肝病治疗经验

对肝病的治疗注重疾病传变，治肝重脾，防患于未然。肝病日久，正气已虚，应注意扶正并防止复发，根据各阶段特点随证施治。创制慢迁肝方（柴胡、当归、白芍、丹参、党参、白术、茯苓、神曲、甘草等）为治疗慢性肝病的基础方。该方疏肝健脾，充分体现了治疗肝病“健脾”贯穿始终的思想。

2. 肾病治疗经验

慢性肾病多出现正虚邪实症状，治疗用药应注意健脾护肾。另外，“久病入络非痰则瘀”，治疗上坚持“化瘀”贯穿治疗肾病始终。创制肾一方（知母、黄柏、生地、丹皮、泽泻、淮山药、山萸肉、茯苓、淫羊藿等）为治疗慢性肾病的基础方，具有滋阴益肾、利尿除湿的功效，根据患者临床辨证的不同，灵活加减变化，以起到驱邪

扶正的目的。

【擅治病种】

1. 脂肪肝

常用慢迁肝方为基础方来治疗脂肪肝。属肝郁脾虚型者以疏肝健脾为主，阻止该病向肝硬化方向发展。并在临床中自拟抗纤肝方（当归、丹参、郁金、田七、鳖甲、黄芪、白术等），以疏肝利胆、健脾、活血化瘀为法。

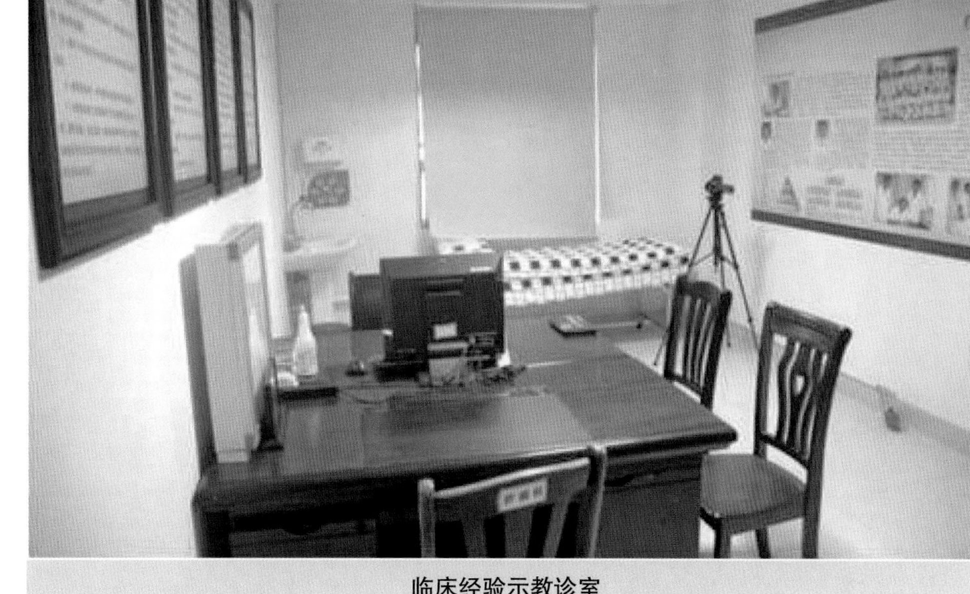

临床经验示教诊室

2. 肝硬化

提出了“疏泄不可太过，补脾不可太壅”“祛湿不可太燥，清热不可太寒”“祛瘀不可太破，养阴不可太腻”六大治疗原则。临床喜用蒲公英、白花蛇舌草、垂盆草、板蓝根等药性偏寒凉之品；少用大寒药物，如黄连、黄柏等，以免损伤脾胃阳气。临床中最常用活血药如赤芍、丹参等活血药；而破血之品如三棱、莪术等在临床中则少用，过用易出血，终伤肝脾。

3. 肾病综合征

对该病的诊疗首重辨证，辨脏腑之虚实。治疗方面以扶正祛邪、健脾益气、温阳利水、滋养肝肾、活血祛瘀为法。治疗过程若复感外邪，治当按“急则治其标”的原则而以祛邪为先，兼顾其本。出现危重变证时，宜审因立法，组织抢救。临床以自拟方肾一方为主方，注重调整肾之阴阳，据病情变化加减用药。治疗瘀血证益母草最为常用，一般用量较大，至少60g，可用至120g以上。

二、传承工作室建设成果

【成员基本情况】

1. 负责人

蔡敏，男，海南省中医院脾胃肝病专科，主任医师。

2. 主要成员

杨永和，男，海南省中医院脾胃肝病专科，主任医师。

吴仕文，男，海南省中医院脾胃肝病专科，副主任医师。

程亚伟，女，海南省中医院脾胃肝病专科，副主任医师。

蔡媛媛，女，海南省中医院脾胃肝病专科，主治医师。

舒盼，女，海南省中医院脾胃肺病专科，主治医师。

【学术成果】

1. 论著

《罗凌介名老中医临床经验集》，中国中医药出版社2015年出版，蔡敏、程亚伟主编。

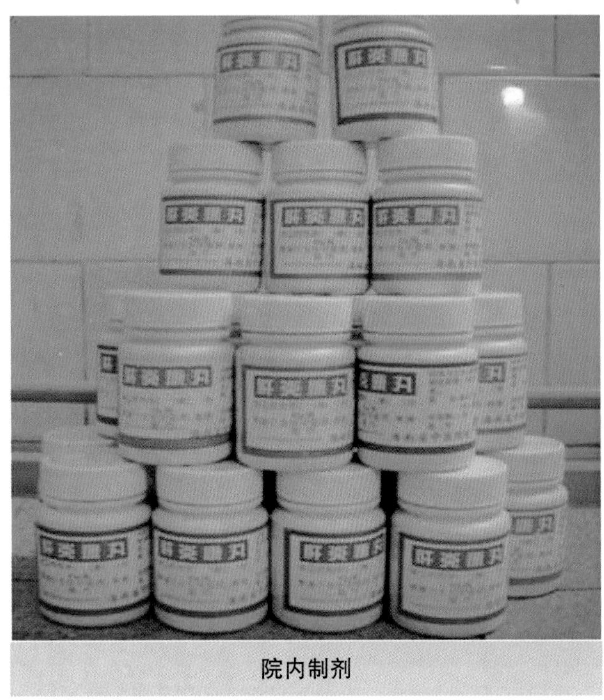

院内制剂

2. 论文

（1）杨永和，等 . 罗凌介教授调护肝病经验介绍 . 新中医，2010，9(42)：144 ～ 146。

（2）蔡敏，等 . 罗凌介治疗肝硬化经验 . 辽宁中医杂志，2010，37(11)：2102 ～ 2103。

（3）程亚伟，等 . 罗凌介“肝脾同治”治疗慢性乙型肝炎的学术思想研究 . 辽宁中医杂志，2013，40(2)：230 ～ 232。

（4）程亚伟，等 . 罗凌介“肝脾同治”治疗慢性乙型肝炎经验 . 广州中医药大学学报，2013，30(3)：416 ～ 418。

（5）程亚伟，等 . 罗凌介教授个人养生及临床调养思想和方法研究 . 世界科学技术—中医药现代化，2014，16（9）：2034 ～ 2037。

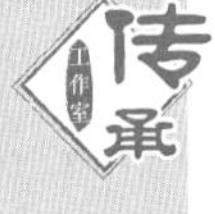

【人才培养】

培养继承人 16 人；接受进修 10 人。举办国家级和省级中医药继续教育项目 4 次，培训 626 人次。

【成果转化】

院内制剂：

1. 肝炎康；疏肝健脾，主治肝郁脾虚证。

2. 肾炎康；滋阴益肾、利尿除湿，主治肾阴亏虚证。

3. 乙肝解毒丸；清热利湿退黄，主治急性及亚急性黄疸型肝炎、慢性活动性乙型肝炎证属肝胆湿热熏蒸者。

名师带徒

【推广运用】

诊疗方案：慢性乙型肝炎辨证分湿热内蕴证、肝郁气滞证、瘀血阻络证、肝肾阴虚证等进行治疗。

运用及推广情况：分别在海南省琼中、屯昌、昌江、儋州、东方、乐东、文昌、临高、澄迈、定安、五指山等市县中医院进行推广。

三、依托单位——海南省中医院

【依托单位简介】

海南省中医院为大型综合性三级甲等中医院，创建于1954年，是广州中医药大学附属医院（非直属）。医院编制床位900张，实际开放床位675张，资产规模5.1亿元，先后获得“全国卫生系统先进集体”“全国环境优美十佳医院”“社会公认满意医院”“海南省最佳企业创新奖”等多项殊荣。

【特色优势】

医院现有在册人员1044人，卫生技术人员占89%，其中高级职称122人，中级职称173人，研究生导师6名，具有硕士、博士学位者97名，“软引进”包括国医大师石学敏院士在内的权威中医名家近20名。

医院临床专科齐全，有国家级重点专科7个，国家中医药管理局名老中医工作室及重点研究室5个，省级重点专科2个，形成“九大”中医专病专科品牌优势。医院设备齐全、功能完善，年平均开展诊疗新技术、新项目100余项。近年来，医院共承担国家和省级科研课题100余项，其中10余项获科技进步奖，“科技兴院”战略取得了显著成效。

医院坚持“院有专科、科有专长”的发展战略，充分发挥中医优势，并推行“以病人为中心”的“三贴近”服务模式，服务品质不断提升，可持续发展动力不断增强，始终为创建人民满意医院、建设现代化综合性中医院努力奋斗。

【联系方式】

地址：海南省海口市和平北路47号
电话：0898-66222705
网址：http://www.hizyy.com

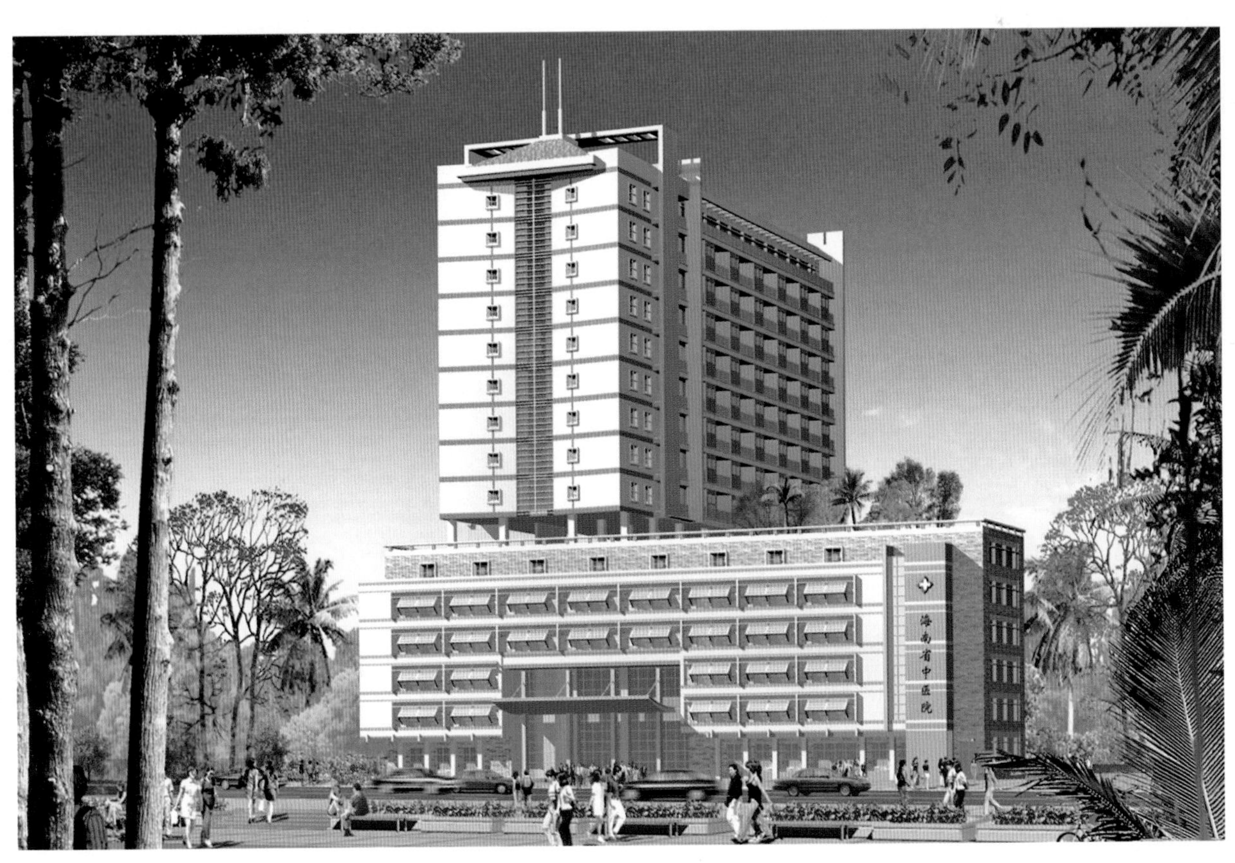

罗本清
全国名老中医药专家传承工作室

一、老中医药专家

【个人简介】

罗本清，1937年生，男，汉族，重庆巴县人。重庆市中医院内科主任医师，重庆市名中医。1964年毕业于成都中医学院医疗系，师承王希知、周伯川等。从医50年，历任重庆市中医研究所副所长、党委书记、正处级调研员，是渝中区第十二、十三届人大代表。曾担任国家食品药品监督管理局新药评审委员会委员，重庆市中医药学会副会长、内科专业委员会主任委员，重庆市抗癌协会理事。享受国务院政府特殊津贴。

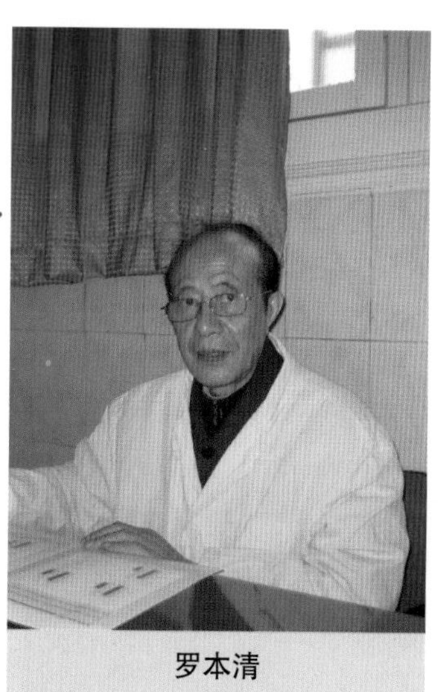
罗本清

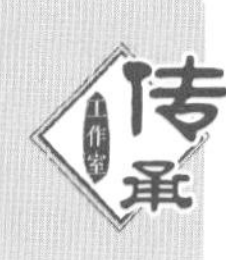

担任第三批全国老中医药专家学术经验继承工作指导老师。

继承人：陈新瑜，重庆市中医院中医内科肝病专业，主任医师。

编著《中西医诊疗方法丛书•急症内科分册》《中医急症大成》《中医内科急症证治》等。发表“豁痰化瘀开窍针剂为主治疗肺性脑病的临床研究，附102例观察分析”“中医药治疗乙型肝炎的研究”等论文。

【学术经验】

（一）学术思想

认为病毒性乙型肝炎的发生内因正气不足，外因湿热疫毒，病久正气更伤，沿湿—热—毒—瘀—虚的病机发展，治疗时既要注意祛除疫毒，更要重视整体调节，使其恢复“正气存内”的状态。

认为肝硬化的基本病理特征是虚、毒、瘀、痰、郁五者互相纠结，病机在于气机不畅、肝络瘀阻、体用失调，治疗时强调扶正祛邪贯彻始终，活血化瘀贯彻始终，清热利湿贯彻始终，调畅气机贯彻始终，脏腑自身特点与五脏一体观贯彻始终。在肝胆的关系上，罗老提出“治肝可以不治胆、治胆则必须治肝”的理论。

（二）临床经验

1. 治疗慢性乙肝经验

认为慢性乙肝属于正虚邪恋之证，正虚是因毒致虚，因实致虚，扶正要以解毒为主，解毒是最有效的扶正，只有毒解邪尽，正气才能恢复。治疗时综合运用清热解毒、利湿化瘀、益气健脾、滋肝补肾四法，自拟复肝汤（党参、柴胡、黄芪、菌灵芝、淫羊藿、虎杖、蚤休、白花蛇舌草、败酱草、龙胆草、贯众、野菊花、丹参、川芎、郁金、延胡、苍术、黄柏、茵陈）。

2. 治疗肝硬化经验

将肝硬化分为肝郁血虚、脾失健运之证以及肝脾血虚、内有郁热之证，分别用复肝汤1号方（逍遥散加黄芪、仙灵脾、鳖甲、丹参、郁金）和复肝汤2号方（丹栀逍遥散加黄芪、仙灵脾、鳖甲、丹参、郁金）。

3. 治疗慢性肝病经验

慢性肝病患者常见脾虚诸证，故既要治肝，又要实脾，疏肝解郁、益气健脾以治其本，以四君子汤合逍遥散为基本方加减（太子参、白术、茯苓、陈皮、半夏、黄芪、郁金、鸡内金、生麦芽、柴胡、当归、香附、白芍、木香、甘草），能显著改善肝硬化腹水病人临床症状，延长生存期。

4. 治疗鼓胀尿闭经验

鼓胀尿闭症见排尿困难，少尿或无尿，伴腹部胀满、绷急发亮，双下肢水肿明显，舌质淡红，苔白或白腻，脉弦滑或沉细或濡细等。拟升清降浊法治疗，用五苓散或真武汤合升降散加减。

5. 治疗鼓胀腹痛经验

治疗鼓胀腹痛重用清热解毒法，用中满分消丸或黄芪建中汤和黄连解毒汤合白头翁汤加减。

6. 治疗鼓胀神昏经验

治疗鼓胀神昏用清心开窍法，内服外用综合治疗，拟内服安宫牛黄丸、紫雪丹、至宝丹，外用白醋加中药保留灌肠。

【擅治病种】

1. 肺系病证

治疗感冒、咳嗽的常用方剂有麻杏石甘汤、小柴胡汤等；常用“组药”苏子（梗）、杏仁、前胡、柴胡、桔梗、枳壳、陈皮、桑白皮等，特点是辛开苦降联合应用。

2. 脾胃病证

重视“肝胃同治”，肝胃气滞型选用柴胡疏肝散，脾胃虚弱型用香砂六君子汤，肝脾不和型选用半夏泻心汤合逍遥散，胃阴虚型用沙参麦冬汤等。

3. 心系病证

在辨治胸痹时既重视痰浊、瘀血痹阻心脉的病理特点，又注重脏腑阴阳气血亏虚的病理基础，常用基础方为丹参饮合参麦散加味、炙甘草汤等。

4. 肝胆病证

针对肝硬化腹水表现出正虚邪恋的证候，以补益肝肾、疏肝健脾、软坚散结、清热除湿为主要治法，拟四君子汤合逍遥散为基本方加减。

二、传承工作室建设成果

【成员基本情况】

1. 负责人

刘华宝，男，重庆市中医院中医内科肝病专业，主任医师。

2. 主要成员

陈新瑜，女，重庆市中医院中医内科肝病专业，主任医师。

黄祎，女，重庆市中医院中医内科脾胃病专业，主治医师。

李梅，女，重庆市中医院中医内科肝病专业，住院医师。

廖宇，男，重庆市中医院中医内科肝病专业，主治医师。

宋翊，男，重庆市中医院中医内科肝病专业，主治医师。

【学术成果】

1. 论著

（1）《当代中医专科专病治验精华 • 肝胆病证卷》，中医古籍出版社 2013 年出版，黄祎主编。

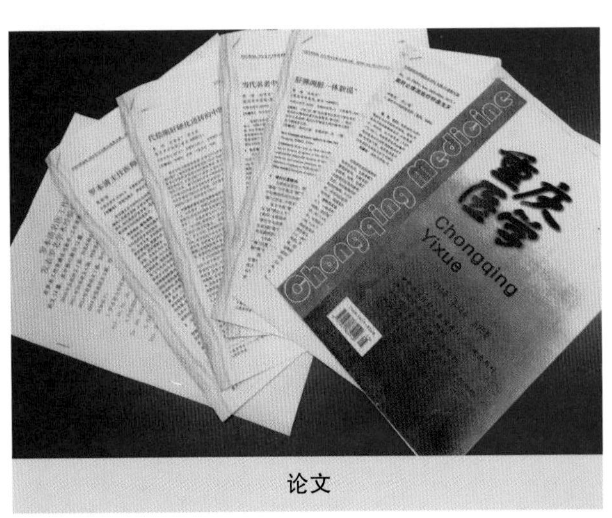

论文

（2）《中西医结合传染病学》，中医古籍出版社2014年出版，刘华宝副主编。

2. 论文

（1）陈新瑜．罗本清主任医师治疗肝硬化腹水经验拾零．中国中医急症，2010，19（10）：1717，1750。

（2）刘华宝，等．代偿期肝硬化逆转的中医治疗思路探讨．中国中医急症，2011，20（10）：1634～1636。

（3）刘华宝，等．肝脾两脏一体新说．中国中医急症，2013，22（4）：531～533。

【人才培养】

培养传承人16人次；接受进修、实习8人次。举办国家级中医药继续教育项目3次，培训637人次；举办市级中医药继续教育项目6次，培训850人次。

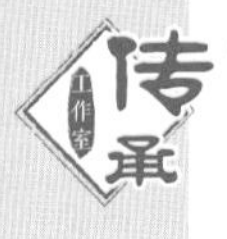

【成果转化】

院内制剂：

1. 保肝丸；编号：渝药制字Z20051153；功能主治：清热解毒、疏肝理气，用于急、慢性肝炎及乙型肝炎。

2. 三金清肝剂；编号：渝药制字Z20051139；功能主治：利胆退黄、清肝解毒，健脾除湿、活血化瘀，用于治疗婴幼儿巨细胞病毒性肝炎及各型肝炎。

【推广运用】

（一）诊疗方案

1. 慢性乙型肝炎

（1）湿热中阻证：清热化湿；茵陈蒿汤和（或）甘露消毒丹加减。

（2）肝郁脾虚证：疏肝健脾；逍遥散加减。

（3）肝肾阴虚证：滋养肝肾；一贯煎加减。

（4）瘀血阻络证：活血化瘀，散结通络；血府逐瘀汤或下瘀血汤、鳖甲煎丸。

2. 酒精性肝病

（1）肝郁脾虚证：疏肝理气，健脾化湿；柴苓汤加减。

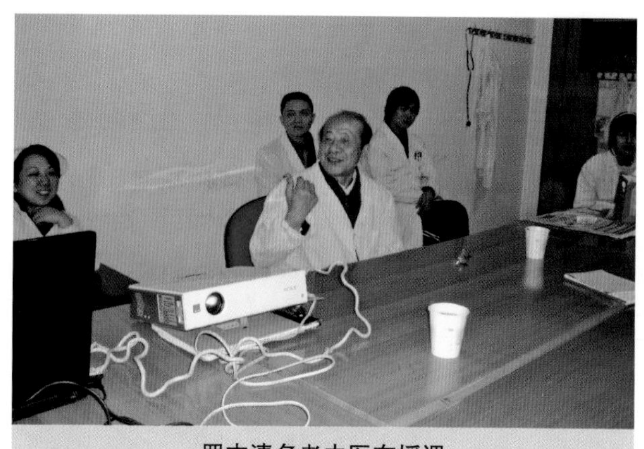

罗本清名老中医在授课

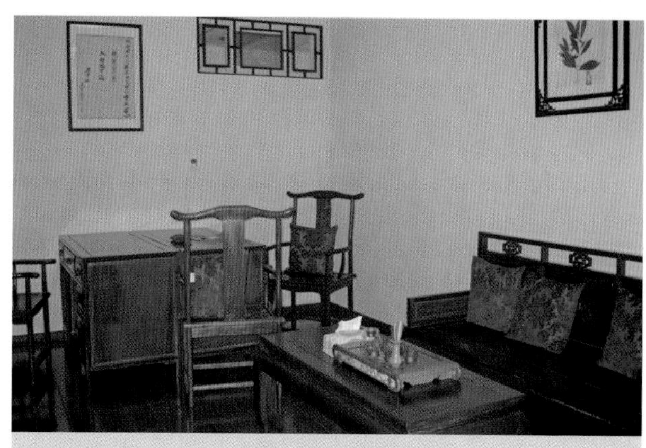

罗本清工作室

（2）痰湿内阻证：健脾利湿，化痰散结；二陈汤合三仁汤加减。

（3）湿热内蕴证：清热利湿，化痰散结；黄连温胆汤合三仁汤加减。

（4）肝肾不足证：滋补肝肾，化瘀软坚；一贯煎合膈下逐瘀汤加减。

（5）瘀血内结证：健脾化瘀，软坚散结；水红花子汤合三仁汤加减。

3. 代偿期肝硬化

（1）肝郁气滞证：疏肝健脾，理气和络；四逆散加减。

（2）湿热蕴结证：清热利湿，疏肝和络；甘露消毒丹化裁。

（3）瘀血阻络证：活血祛瘀，通络止痛；轻证用旋覆花汤加味或四逆散，重证用血府逐瘀汤或复元活血汤加减。

（4）肝络失养证：养阴柔肝；一贯煎加减。

（二）运用及推广情况

以上 3 个诊疗方案已在重庆市中医院肝病科、丰都县中医院肝病科、九龙坡区中医院脾胃病科等医疗单位推广应用。

三、依托单位——重庆市中医院

【依托单位简介】

重庆市中医院是集医疗、教学、科研和预防保健为一体的大型三级甲等中医院，现编制床位 1800 张，临床科室 32 个，医技科室 10 个。年门诊量 130 万人次，年出院病人约 4 万人次。2012 年医院成为北京中医药大学非直属附属医院。

【特色优势】

医院有国家临床重点专科 5 个，国家中医药管理局重点建设学科 1 个，国家中医药管理局重点专科及建设培育项目 10 个，国家中医药管理局重点研究室 1 个、二级实验室 2 个，卫生部诊断鉴定机构 1 个，重庆市中西医结合医疗中心 3 个，重庆市医疗质量控制中心 2 个，以及重庆市中医特色诊疗工程技术中心、重庆市博士后科研工作站、重庆市中医护理临床技术指导中心。医院设有中国中医药文献检索中心重庆分中心、全国针灸临床中心重庆分中心，办有《中国中医急症》杂志。

【联系方式】

南桥寺院部：重庆市江北区盘溪七支路 6 号
联系电话：023-67665886
道门口院部：重庆市渝中区道门口 40 号
联系电话：023-63841824
网址：http://www.cqszyy.com

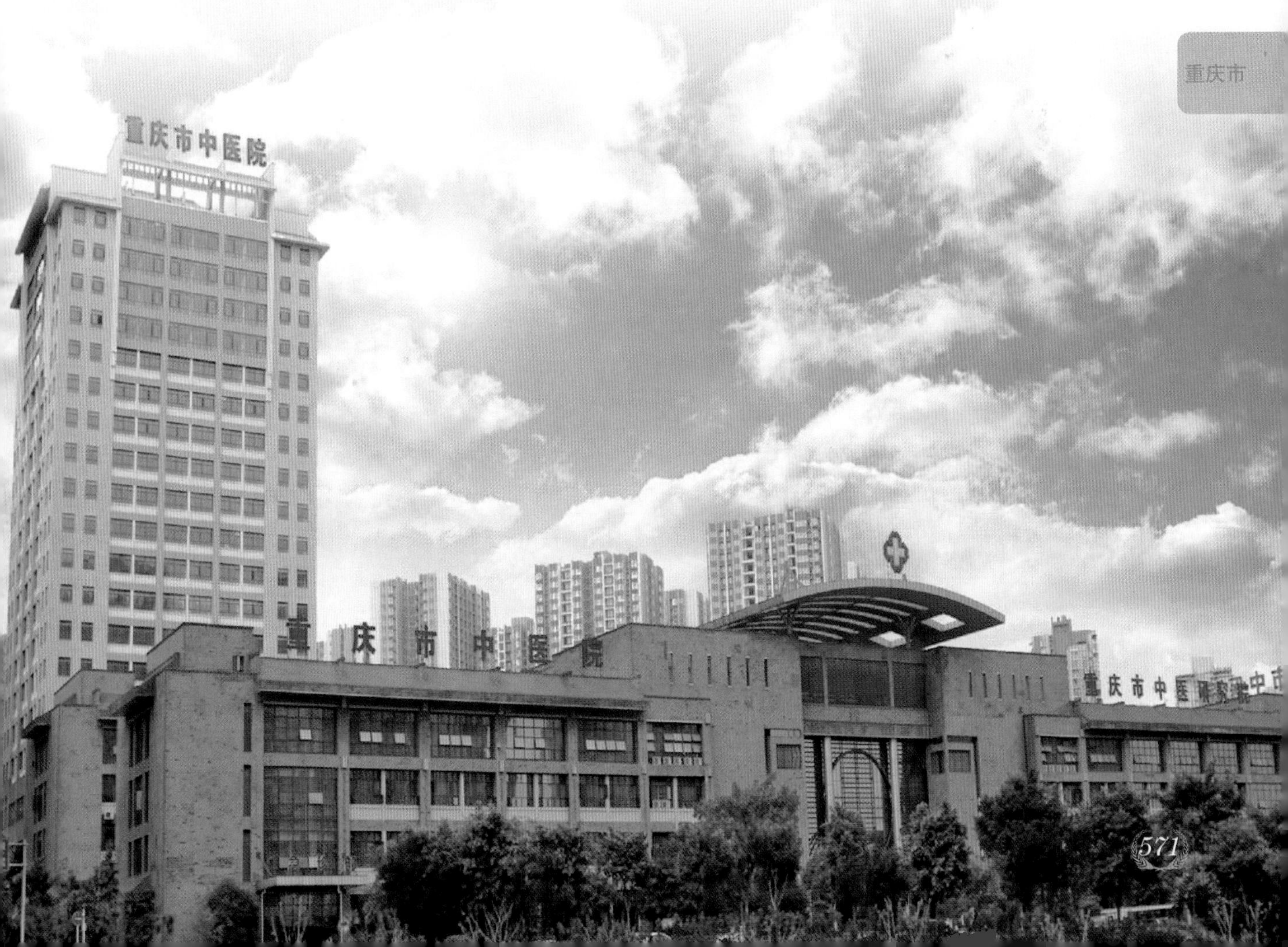

郑 新

全国名老中医药专家传承工作室

一、老中医药专家

【个人简介】

郑新，1925年生，男，汉族，河南省郑县人。重庆市中医院肾病科主任医师，成都中医药大学兼职教授。1947 ～ 1949年在河南大学医学院学习，1949年在西南财政部卫生科从事医疗预防工作，1952 ～ 1954年在西南军政委员会任医师、科员，1954 ～ 1957年在四川医学院医疗系学习，1957年任重庆市第九人民医院、重庆第一护校医师、教师，1958 ～ 1961年参加国家第二届西学中班学习。1961年起在重庆市中医院中医内科工作至今。曾任《新医学文摘（卡片）》中医分册编委，是《中国中医急症》杂志创刊人之一，《中医研究》首届编委及顾问。2014年获第二届“国医大师”称号。

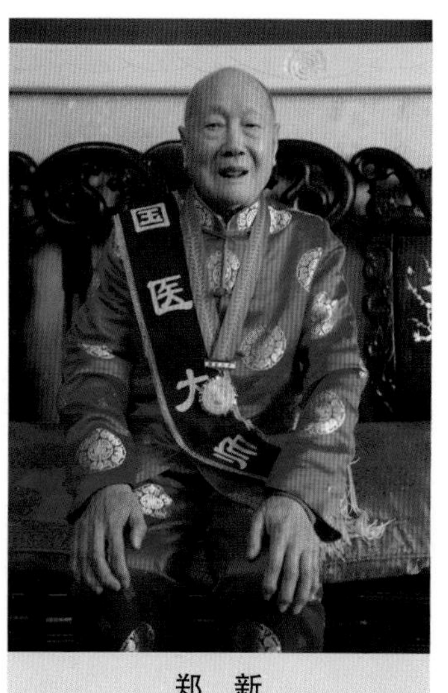

郑 新

担任第三批全国老中医药专家学术经验继承工作指导老师。

继承人：杨敬，重庆市中医院肾病科，副主任医师。

参编论著6部，撰写论文50余篇。

开展厅局级科研项目近10项，指导学术继承团队科研5项；分获重庆市卫生局中医药科技成果二、三等奖。

【学术经验】

（一）学术思想

认为感染性高热为外感六淫化火成毒，侵入机体，正不胜邪，蓄而蕴结所发，创新高热的“热毒学说”。认为中医急症中高热、伤阴、厥脱三者之间关系密切，是温病传变发展中的关键节点，从而提出“三关”（高热、伤阴、厥脱）学说。倡导“肾病多瘀论”，并认为活血化瘀是治疗肾脏疾病的重要方法之一。

（二）临床经验

1. 防治肾炎反复发作注重利咽

在临床诊治慢性肾脏病时注重询问患者最近是否有外感，注意观察咽喉是否充血。自拟利咽灵（板蓝根、玄参、蝉蜕、牛蒡子、鱼腥草等）加减，可清热利咽，防治急慢性病毒性感冒，避免肾病复发。

2. 柴芩汤加味治疗急性肾盂肾炎

急性肾盂肾炎因饮食劳倦、湿热侵袭所致者，以肾虚、膀胱湿热、气化失司为主要病机，以柴芩汤（柴胡、黄芩、茯苓、人参等）加味，可解表和里、利水渗湿，治疗肾虚湿热下注引起的尿频、尿急、尿痛等症。

3. 火把花根片治疗慢性肾脏病

以火把花根片治疗慢性肾脏病患者蛋白尿、血尿，副作用小，临床效果显著。

4. 肾脏疾病的诊治重视血瘀

在肾脏疾病的诊治过程中，辨证不忘血瘀，治疗不忘化瘀。在辨证的基础上，常加用活血利水的益母草，养血行瘀之丹参、当归，温经活血之川芎、红花，破血通瘀之桃仁、姜黄、莪术、水蛭，清热活血之大黄，通络活血之全虫、地龙等。

5. 肾脏病治疗注重“平衡阴阳、固本培元”

肾为水火之脏，内藏元阴元阳，治疗中当注意阴中求阳、阳中求阴。创立肾病Ⅰ号方（党参、白术、金樱子、鹿胶、黄芪、山药、熟地、枣皮、丹参、川芎等），功效温阳益气、活血化瘀；肾病Ⅱ号方（生地、山药、枣皮、女贞子、旱莲草、当归、阿胶、丹参、川芎、黄芪等），功效养阴益气、活血化瘀。在治疗慢性肾炎、慢性肾衰等过程中，依据患者体内阴阳损耗不同而分别选用，或同时并用。

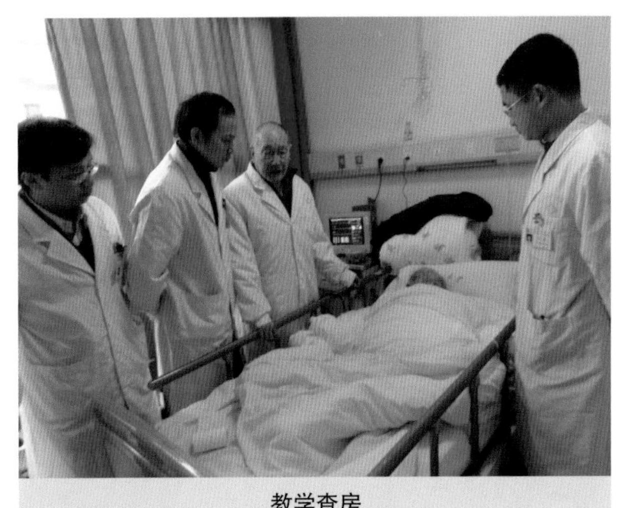

教学查房

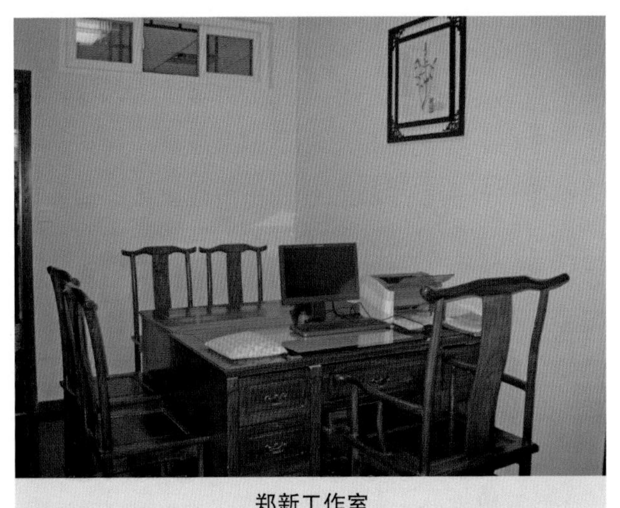

郑新工作室

【擅治病种】

1. 慢肾风（慢性肾小球肾炎）

慢肾风当遵“急则治其标，缓则治其本”和“间者并行”的原则进行治疗。肾脏疾病各期以肾虚为主，故补益之法为治疗的根本之法。由于心、肝、肺、脾也为肾脏疾病经常累及的脏腑，故在益肾的同时应根据合病的脏腑共同调理。

2. 消渴肾病

消渴肾病病程较长，病势缠绵。病变初期阴虚为主，涉及肝、肾，以肝肾气阴两虚、络脉瘀阻为主；病变中期伤阴耗气伤阳，波及脾、肾，以脾肾气阳两虚、络脉瘀阻为主；病变晚期气血阴阳俱虚，脏腑功能受损，浊毒内停，水湿潴留，变证蜂起。消渴日久，必有血瘀存在，常加用活血化瘀药。

3. 慢性肾衰竭

慢性肾衰竭为慢性肾脏疾病发展末期，肾、脾、肺功能虚衰，肾失封藏，脾失健运，肺失宣降，浊毒内蕴，可内服中药辨证施治，外用中药灌肠、熏蒸、穴位贴敷、药浴治疗等多种方法，减缓肾功能衰竭的发展。

二、传承工作室建设成果

【成员基本情况】

1. 负责人

熊维建，女，重庆市中医院肾病科，主任医师。

2. 主要成员

杨敬，女，重庆市中医院肾病科，副主任医师。

钟锦，女，重庆市中医院肾病科，副主任医师。

张玲，女，重庆市中医院肾病科，副主任医师。

【学术成果】

1. 论著

《重庆名医名方》，重庆出版社 2013 年出版，左国庆主编。

2. 论文

（1）刘洪，等. 郑新肾病专家阐述芪蛭汤治疗肾病综合征的心得体会. 中国中西医结合肾病杂志，2010，11（12）：1100～1101。

（2）刘洪，等. 芪蛭汤对肾病综合征患者血浆内皮素、一氧化碳及24h尿蛋白定量水平的影响. 中国中医急症，2011，20（12）：1905～1907。

（3）彭芹，等. 芪蛭汤对肾病综合征高凝状态的改善作用. 中国中医急症，2012，21（1）：10～12。

（4）钟华，等. 中药熏蒸治疗慢性肾功能不全皮肤瘙痒的护理体会. 中国中医急症，2012，32（7）：1201。

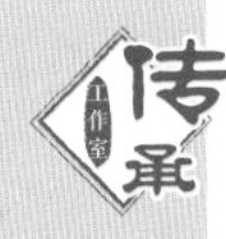

（5）熊维建，等. 肾衰灵结肠透析治疗慢性肾衰竭高磷血症临床观察. 中国中医急症，2014，23（6）：1040～1041。

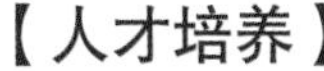

【人才培养】

培养传承人 1 人；接受进修、实习 11 人。举办国家级中医药继教项目 1 次，培训 142 人次；举办省市级继教项目 4 次，培训 530 人次。

【成果转化】

院内制剂：

1. 肾衰灵灌肠液：益气活血泻浊，用于慢性肾功能衰竭。

2. 补肾胶囊：补肾健脾、通络排毒，用于慢性肾功能衰竭。

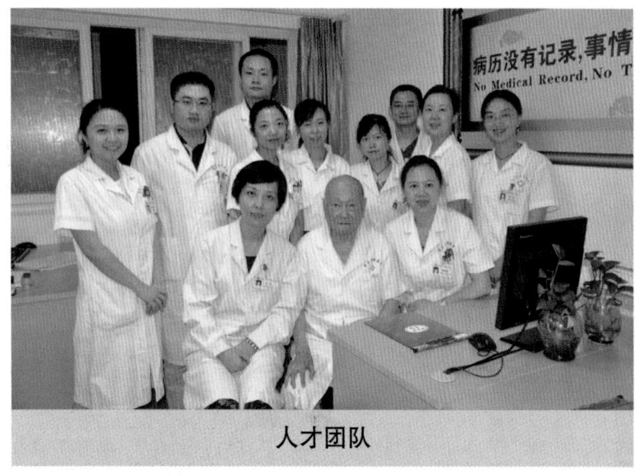

人才团队

【推广运用】

（一）诊疗方案

1. 慢肾风（慢性肾小球肾炎）

肾气虚用金匮肾气丸或知柏地黄汤加减；脾气虚用参苓白术散加减；肺气虚用玉屏风散加减。另用院内制剂肾心康胶囊、肾病 I 号方和肾病 II 号方。

2. 尿血（隐匿型肾小球肾炎）

注重尿血病人外感易复发情况，运用利咽方（含板蓝根、蝉蜕、牛蒡子等）治疗。

3. 慢性肾衰（肾功能衰竭）

用肾衰宁（含党参、黄芪、当归、丹参、红花、川芎等）加减。

（二）运用及推广情况

以上 3 个诊疗方案已在重庆市中医院肾病科推广应用。

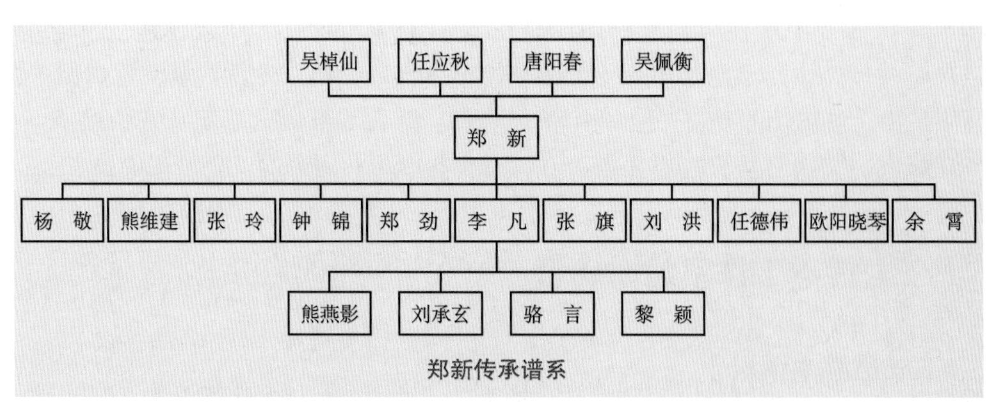

郑新传承谱系

三、依托单位——重庆市中医院（见第 571 页）

孙同郊

全国名老中医药专家传承工作室

一、老中医药专家

【个人简介】

孙同郊，1928年生，女，汉族，上海浦东人。泸州医学院附属中医医院中医内科（肝胆病专业）教授。1953年毕业于南京大学医学院，1956～1957年在中国中医研究院内科研究所学习中医，曾师承赵锡武等中医名家，1959年在南京中医学院全国温病师资班进修温病学。是首届四川省名中医、四川省十大名中医，曾担任中华中医药学会理事、四川省中医药学会常务理事等职，首批享受国务院政府特殊津贴。

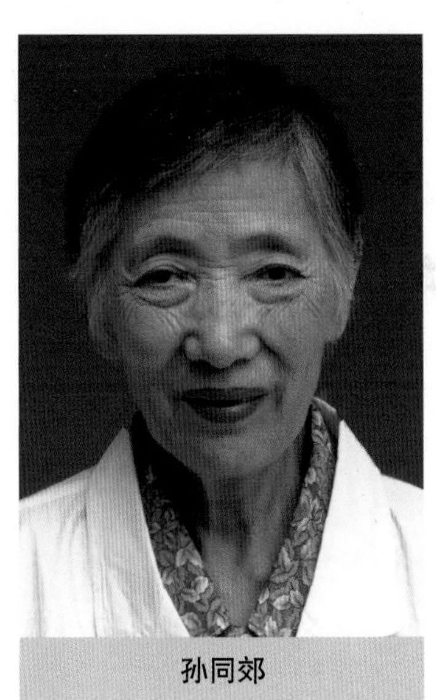

孙同郊

担任第三批全国老中医药专家学术经验继承工作指导老师。

继承人：汪静，泸州医学院附属中医医院肝胆病专业，主任医师。

主编著作有《孙同郊临证随笔》《中医学导论》《中医学》《现代中医治疗学》等5部；发表“解毒护肝冲剂治疗慢性活动性乙型肝炎85例疗效观察”等12篇论文。

主持国家“八五”攻关课题“解毒护肝冲剂治疗慢性活动性乙型肝炎临床及实验研究”等科研课题，获得四川省科技进步奖等省部级奖励6项。研制“解毒护肝颗粒”获新药证书并已转让。

【学术经验】

（一）学术思想

注重整体观，主张“和调”。和，即和解，和谐；调，即调整，调和。主张通过燮理阴阳、调和气血、疏肝健脾、健脾补肾、渗利三焦等治法，调整人体阴阳气血的偏盛偏衰，使之达到新的平衡。

（二）临床经验

1. 清热解毒治疗慢性肝病

治疗肝病擅长清热解毒法，并贯穿治疗始终，创茵陈解毒汤（茵陈、栀子、连翘、赤芍、丹参、白术、茯苓、薏苡仁、滑石、通草、蒲公英、虎杖、白花蛇舌草、甘草）、益气活血解毒汤（黄芪、白术、茯苓、薏苡仁、赤芍、丹参、当归、郁金、泽兰、佛手、蒲公英、白花蛇舌草、甘草）、养阴解毒汤（生地黄、山药、山茱萸、枸杞子、女贞子、黄精、赤芍、丹参、白茅根、蒲公英、白花蛇舌草、炒麦芽）、助阳解毒汤（巴戟天、菟丝子、仙茅、仙灵脾、黄芪、白术、枸杞子、女贞子、赤芍、丹参、佛手、蒲公英、白花蛇舌草、甘草）四方，治疗各阶段慢性肝炎。

2. 重视活血化瘀法在慢性肝病治疗中的作用

认为慢性肝病的本质主要是肝血瘀阻。血瘀证可出现于慢性肝炎的各个阶段，其病因多为气滞、湿热、正虚所致，因此在各个时期的治疗中，均需酌情加用活血化瘀药。瘀血有轻重程度的不同，在运用活血化瘀药时，还应依据具体病情选择恰当的活血化瘀药。

3. 长于补肾法

凡阳虚之证，无论心阳、脾阳虚均与肾阳虚有关，治疗都当滋肾之阳；凡阴虚之证，无论心阴、肺阴、肝阴虚均涉及肾阴虚，治疗当治肾之阴，并当注意阴阳互根，所谓“善补阳者必于阴中求阳，善补阴者必于阳中求阴”。

4. 制方遣药特点

因肝病为慢性病，主张用药应循序渐进，用量较轻，大多为 10 ～ 30g。用药多平和，不温不燥，不濡不腻，不攻不泄。通过药物使脾胃健运，肺气调畅，肝气和解，肾气充盈，五脏安康。

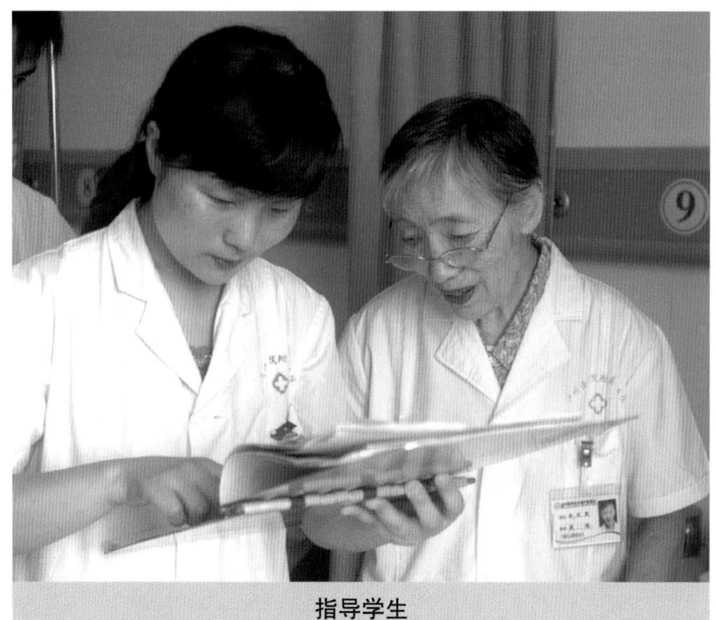

指导学生

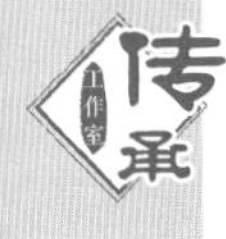

【擅治病种】

1. 慢性肝病

提出“湿热疫毒是慢性肝炎的始动因素，故清热解毒祛湿法须贯穿于治疗始终”“肝血瘀阻是慢性肝病的本质，故活血化瘀法亦须贯穿于治疗慢性肝病的始终”，自拟经验方茵陈解毒汤、益气活血解毒汤、养阴解毒汤、助阳解毒汤，并在每个阶段酌情加用活血化瘀药。

2. 慢性胆病

胆有“泻而不藏”的特性，治胆病以疏泄通降为主，配合清热解毒、利湿退黄、行气补虚法，常用加味四逆散、柴胡疏肝散、四逆四君子汤等加减治疗。

3. 脾胃病

治脾胃病强调脾胃虚弱是发病的根本，虚实夹杂、标本并见是脾胃病的特点，急则予以疏、通、温、清，缓则扶脾养胃为主，常用竹茹清胃饮、加味四逆散等。

4. 老年病

大凡年老之人，正气不足者多见，重在调补肾阴肾阳，归醇纠偏，祛邪扶正，中病即止，常用黄芪桂枝五物汤、二仙汤、知柏地黄丸、二至丸等。

二、传承工作室建设成果

【成员基本情况】

1. 负责人

汪静，女，泸州医学院附属中医医院肝胆病科，主任医师。

2. 主要成员

魏嵋，女，泸州医学院附属中医医院肝胆病科，主任医师。

刘鹏，男，泸州医学院附属中医医院肝胆病科，主任医师。

米绍平，男，泸州医学院附属中医医院肝胆病科，副教授。

【学术成果】

1. 论著

《孙同郊临证随笔》，四川科技出版社 2013 年出版，孙同郊、汪静主编。

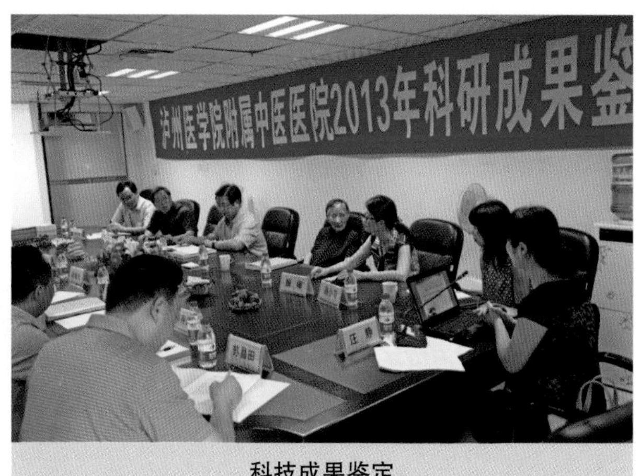

科技成果鉴定

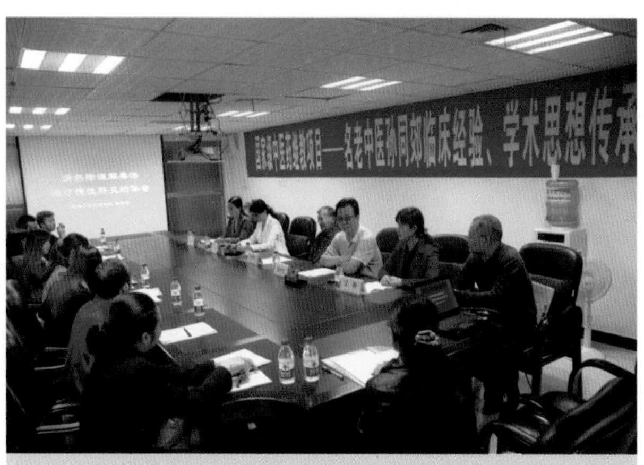

孙同郊临床经验、学术思想传承研修班

2. 论文

（1）汪静．孙同郊治疗肝硬化经验［J］．中医杂志，2011，03：189～191。

（2）米绍平．孙同郊用二仙汤加减治疗老年杂证经验［J］．中华中医药杂志，2011，03：518～519。

（3）汪静．孙同郊辨治骨质疏松症经验［J］．中医杂志，2013，05：376～378。

（4）魏嵋．孙同郊养生经验［J］．泸州医学院学报，2011，04：364～365。

（5）张光海．孙同郊治疗脂肪肝经验．泸州医学院学报，2013，04：372～373。

【人才培养】

培养传承人 10 人；接受进修 21 人次（传承工作室）。举办国家级中医药继续教育项目 2 次，省级中医药继续教育项目 1 次，培训 400 余人次。

【推广运用】

（一）诊疗方案

1. 肝癌

辨证分肝郁脾虚证、肝胆湿热证、瘀血内结证、脾肾阳虚证、肝肾阴虚证，方选逍遥散合四君子汤、茵陈蒿汤加味、膈下逐瘀汤、附子理中汤（或济生肾气丸）、一贯煎加味。在辨证论治的基础上，可以加用 2～4 味具有明确抗癌作用的中草药，如半枝莲、白花蛇舌草、三棱、莪术、蜈蚣、八月札、穿山甲、七叶一枝花、山慈菇、龙葵草等。

2. 肝着

辨证分湿热蕴结证、肝郁气滞证、肝郁脾虚证、肝肾阴虚证、脾肾阳虚证、瘀血阻络证，方选茵陈解毒汤、柴胡疏肝散、逍遥散、一贯煎、附子理中汤合金匮肾气丸、膈下逐瘀汤。酌情选用肝毒清颗粒、利肝舒颗粒、愈肝颗粒、参仁活血颗粒等专科制剂。

3. 鼓胀

辨证分气滞湿阻证、水湿困脾证、水热蕴结证、瘀结水留证、阳虚水盛证、肝肾阴虚血瘀证，方选柴胡疏肝散合胃苓汤、实脾饮、加味茵陈四苓汤、调营饮、附子理中汤或济生肾气丸、养阴益气活血利水汤。酌情选用愈肝颗粒、参仁活血颗粒等专科制剂。

4. 积聚

辨证分湿热蕴结证、肝脾血瘀证、肝郁脾虚证、脾虚湿盛证、肝肾阴虚证、脾肾阳虚证，方药选茵陈解毒汤、益气活血汤等。联合选用专科制剂参仁活血颗粒等。

5. 瘟黄

辨证分肝胆湿热证、脾阳亏虚证，方药选重肝方（茵陈、栀子、黄芩、滑石、薏苡仁、石菖蒲、赤芍、丹参、蒲公英等）、茵陈术附汤等。

（二）运用及推广情况

以上 5 个诊疗方案已在雅安市中医医院、南溪区中医医院等 8 家医疗单位推广应用，获得了较好的社会效益和经济效益。

三、依托单位——泸州医学院附属中医医院

【依托单位简介】

泸州医学院附属中医医院始建于1983年，是一所具有中西医结合特色的三级甲等综合性教学医院，直属于四川省中医药管理局、泸州医学院。医院现有编制床位2000张，荣获“中国百强品牌医院”“全国卫生系统先进集体”等荣誉称号。

【特色优势】

医院拥有享受国务院特殊津贴专家5人，省、市学术技术带头人及后备人选21人，国家级和省级师承导师18人，国家级名中医工作室导师5人，省优专家4人，四川省十大名中医1人，省市名中医17人，博士研究生导师7人，硕士研究生导师80余人，国家级、省级学术专业委员会委员以上专家60余人。

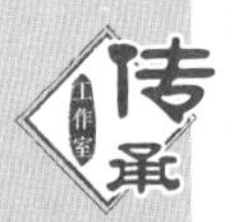

医院有脑病科、肾病科等国家临床重点专科建设项目，耳鼻咽喉科是国家级重点专科，有治未病中心、护理学、临床药学国家中医重点专科协作组成员单位，耳鼻咽喉科、心脑病科、脾胃病科、肝胆病科、肾病科、骨伤科、肺病科、皮肤科、肛肠科是四川省重点专科，有儿科、妇产科、肿瘤科等四川省重点建设专科。医院还拥有四川省中医药管理局二级实验室、四川省中医药重大疾病防治协作中心、四川省中医药治未病中心、全国师承名老中医传承教育工作室及四川省名中医工作室等。医院制剂室为四川省中药制剂能力建设单位。

【联系方式】

地址：四川省泸州市龙马潭区春晖路16号
电话：0830-8888999
网址：www.lzmctcm.com

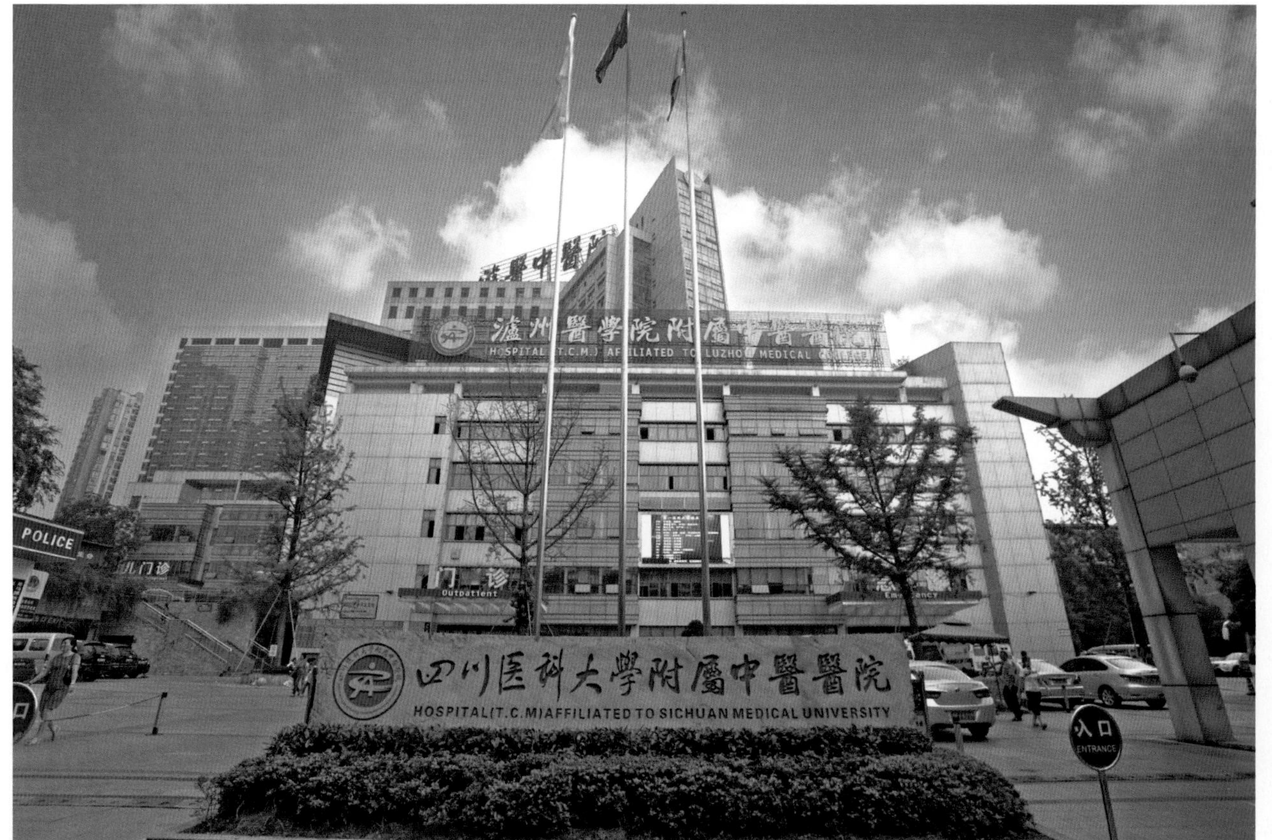

廖品正

全国名老中医药专家传承工作室

一、老中医药专家

【个人简介】

廖品正，1938年生，女，汉族，四川成都人。成都中医药大学眼科专业教授。1964年毕业于成都中医学院，师从著名中医眼科名家陈达夫。获四川省首届十大名中医、全国教育系统劳动模范、“人民教师”奖章等称号。为第二批全国优秀临床中医人才指导老师，首批全国中医药传承博士后合作导师。

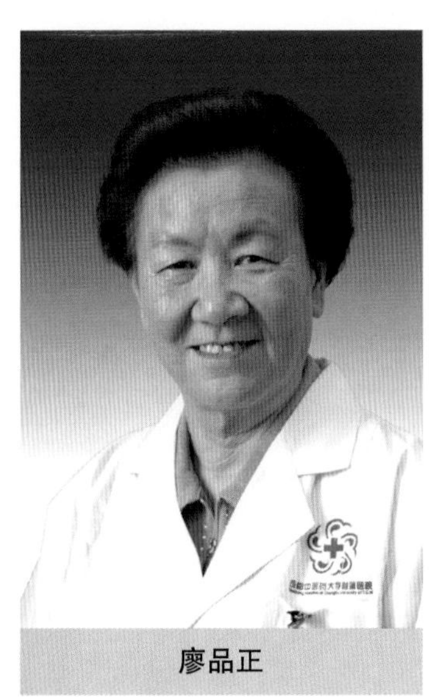
廖品正

主编《中医眼科学》《中华大典·医学分典》等10部著作；撰有20余篇论文。

承担国家重大科研项目4项，曾获四川省科技进步特等奖、一等奖以及教育部二等奖，新药芪明颗粒社会经济效益良好。

【学术经验】

（一）学术思想

根据《灵枢·大惑论》中“阴阳和抟而精明”的理论，力主治内障眼病矫枉不可过正。内眼组织结构精细脆弱，其阴阳较之外障眼病更易失衡，发病每每易虚易实，虚实夹杂，或虚多实少，或实多虚少，治疗上若稍有偏颇，则阴阳失衡，失于“和抟”。因而治疗内障眼病主张矫枉不可过正，既不宜过用滋补，又不任一味攻伐，当以攻邪为主，兼以扶正，或以扶正为主，兼以攻邪。治标攻邪中病即止，并当留意顾护正气。遣方用药力求恰到好处，即攻不伤正，补不滞涩，行不耗气，止不留瘀，寒不凝敛，热不伤阴动血。另外，用药剂量、疗程均要考虑，才能达到“阴阳和抟而精明”的目的。

（二）临床经验

1. 擅治“水血同病”证，常用活血利水法

擅治因血瘀络阻引起眼部水液停滞或水液停滞而致血瘀络阻的眼部病证。常用活血利水方有小蓟饮子、生蒲黄汤、桃红四物汤、补阳还五汤、血府逐瘀汤。常用活血利水药有蒲黄、血余炭、茺蔚子、泽兰、牛膝、王不留行、瞿麦、虎杖、地耳草、琥珀。

2. 对眼底出血性疾病有独特的认识

（1）眼底出血由单纯眼底疾病引起者，以治疗出血和眼底病为主。

（2）眼底出血由全身性疾病导致眼底病变引起者，当眼底出血急重时，应把治疗眼底出血放在首位；待急性出血期过后，则两者同治。

（3）眼底血管结构与性状正常者，宜活血化瘀通络。

（4）眼底血管结构与性状异常者，在各个阶段均应注意活血适度而不要太过，时时留意出血

四川省

部位有无增加。

（5）眼底出血病程阶段不同，治法各异。出血期宜止血为主；静止期宜化瘀止血；瘀血期宜活血化瘀散结。但三期很难截然划分，且与病种、自身体质密切相关，应灵活应用。

【擅治病种】

1. 糖尿病视网膜病变

益气养阴，补益肝肾，通络明目；常用经验方为优糖明1号方（黄芪、葛根、干地黄、枸杞子、决明子、茺蔚子、蒲黄、水蛭），已开发成新药芪明颗粒。若改为汤剂，可将水蛭换为地龙。

2. 年龄相关性黄斑变性

干性者以滋肾益脾、化瘀消滞为主，方用菟苓丹（菊花、菟丝子、枸杞、茯苓、白术、丹参、莪术、山楂、昆布、三七）；湿性者以滋养肝肾、实脾利水、止血化瘀为主，药用菊花、枸杞、女贞子、墨旱莲、茯苓、泽泻、地龙、山楂、生蒲黄、茜草、昆布、生三七粉等。

3. 干眼症

滋养肺肾，清热明目；常用养阴明目方（干地黄、石斛、麦冬、五味子、枸杞、丹皮、桑叶、菊花、蝉蜕、薄荷、白芍、甘草等）。

4. 甲状腺相关眼病

本病初以热、瘀为主，继而热邪伤阴、阴虚火旺，待“甲亢”控制，甚至变为“甲低”时，则可成阳虚水停之势，但活血利水消肿始终贯穿治疗全程。初期或以泻脑汤加减清热解毒、活血利水通络，或用知柏地黄丸加减滋阴降火、凉血活血、利水消肿；后期阳虚水停者，方用济生肾气丸加减温阳利水。

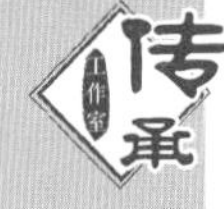

二、传承工作室建设成果

【成员基本情况】

1. 负责人

李翔，女，成都中医药大学附属医院眼科，主任医师。

2. 主要成员

路雪婧，女，成都中医药大学眼科专业，研究员。

周春阳，男，成都中医药大学眼科专业，讲师。

叶河江，男，成都中医药大学眼科专业，研究员。

周华祥，男，成都中医药大学附属医院眼科，主任医师。

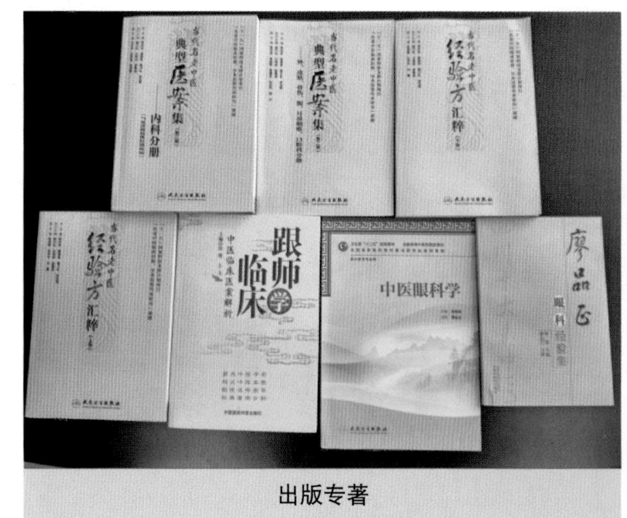

出版专著

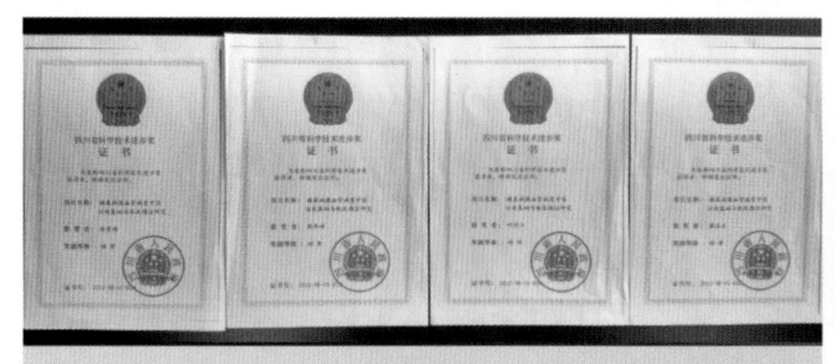
获奖证书

【学术成果】

1. 论著

（1）《四川省首届十大名中医经验丛书廖品正眼科经验集》，中国中医药出版社2013年出版，李翔主编。

（2）《跟师学临床·中医临床医案解析》，中国医药科技出版社 2013 年出版，周华祥副主编。

（3）《当代名老中医典型医案集》（第二集）外、皮肤、骨伤、眼、耳鼻咽喉、口腔科分册，人民卫生出版社 2014 年出版，李翔参编。

（4）《当代名老中医典型医案集》（第二集）内科分册，人民卫生出版社 2014 年出版，李翔参编。

（5）《当代名老中医经验方汇粹》，人民卫生出版社 2014 年出版，李翔参编。

2. 论文

（1）李翔，等 . 廖品正治疗糖尿病视网膜病变经验 . 辽宁中医杂志，2011，38（2）：228 ～ 229。

（2）李翔，等 . 廖品正教授辨治中医眼科疾病学术思想 . 辽宁中医杂志，2012，39（2）：225 ～ 226。

【人才培养】

培养传承人 8 人；接受进修 15 人。举办继续教育项目 3 次，培训 300 人次。

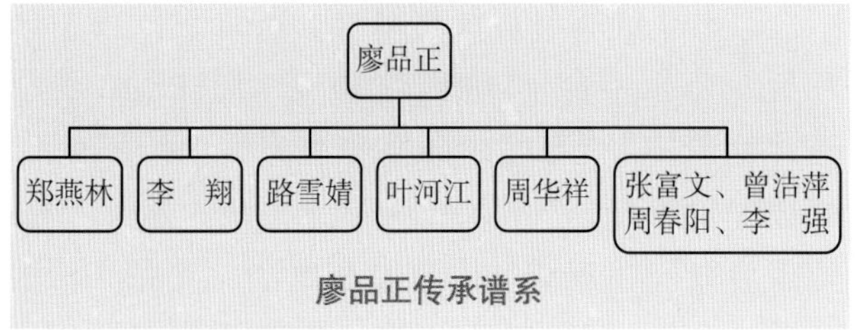

廖品正传承谱系

【成果转化】

中药新药：

1. 芪明颗粒；编号：33050206；功能主治：益气生津、滋养肝肾、通络明目，用于 2 型糖尿病视网膜病变单纯型气阴亏虚、肝肾不足、目络瘀滞证。

2. 芪灯明目胶囊；获二期临床批文（批号 2008L11200）；功能主治：益气生津、活血通络，用于 2 型糖尿病视网膜病变增殖型气阴亏虚、目络瘀滞证。

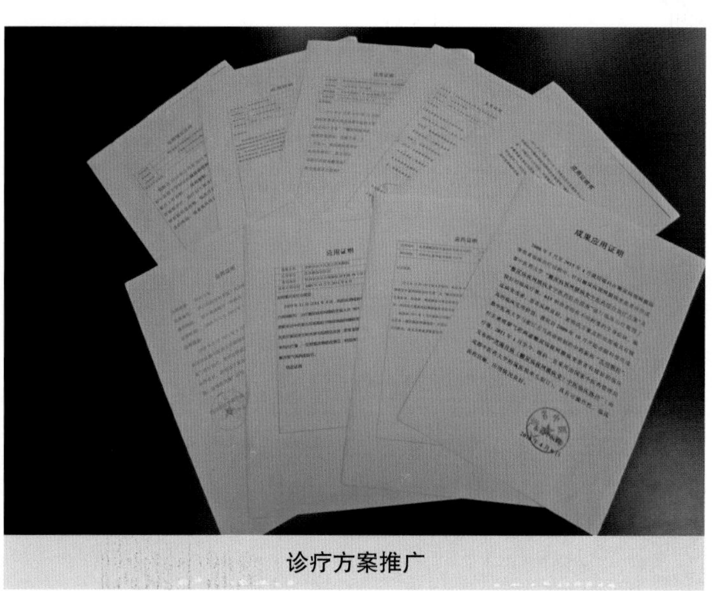

诊疗方案推广

【推广运用】

（一）诊疗方案

1. 糖尿病视网膜病变（气阴两虚、肝肾不足、目络瘀滞证）

方药：优糖明 1 号方加减。

加减：若为汤剂，将水蛭换为地龙。

2. 干眼症（肺肾阴虚、目失润养证）

方药：养阴明目方加减。

加减：腹胀便秘，加山楂、生麦芽、木香、陈皮、槟榔片；便溏，去生地、麦冬、丹皮，加太子参、茯苓、山楂、麦芽。

3. 干性年龄相关性黄斑病变（脾肾两虚、血瘀痰凝证）

方药：菟苓丹加减。

加减：若兼出血，去丹参、莪术、昆布，加旱莲草。

（二）运用及推广情况

以上诊疗方案已在中国中医科学院广安门医院以及广东省、江苏省等 8 个省市 9 个单位应用。

三、依托单位——成都中医药大学附属医院（见第 94 页）

李孔定

全国名老中医药专家传承工作室

一、老中医药专家

【个人简介】

李孔定（1926—2011 年），男，汉族，四川蓬溪县人。绵阳市中医医院主任医师，成都中医药大学兼职教授。1947 年拜师李全五、何成章学习中医，1951 年开始悬壶桑梓。1956 年考入重庆中医进修学校，受教于任应秋、胡光慈等名家。1958 年调蓬溪县卫校任教，1978 年调任绵阳中医学校副校长，1997 年调入绵阳市中医医院工作。曾担任四川省中医学会常务理事、《四川中医》副主编、绵阳地区（市）中医学会会长、绵阳市政协副主席、农工党绵阳市委主委等职务。被授予“四川省首届十大名中医”“四川省有突出贡献优秀专家”称号，获全国首届“中医药传承特别贡献奖”。

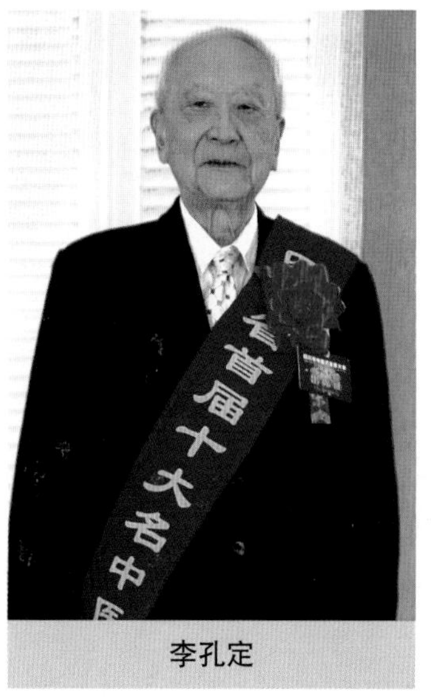

李孔定

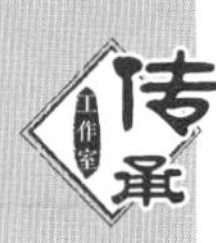

担任第一、二批全国老中医药专家学术经验继承工作指导老师。

第一批继承人：①张耀，绵阳市中医医院中医内科，主任医师；②景洪贵，绵阳市中医医院中医内科，主任医师。

第二批继承人：①谭亚萍，绵阳市中医医院中医内科，主任医师；②沈其霖，绵阳市中医医院中医内科，主任医师。

主编《李孔定论医集》等医著 8 部，参编《中医精华浅说》等医著 15 部；发表“我对厥阴病的看法”等学术论文 50 余篇。

主持“脱敏合剂临床应用研究”等科研课题，获省市科技进步奖 10 项。

【学术经验】

（一）学术思想

提出“辨病与辨证相结合，辨证论治与专病专药专方相结合”“临证内服与外用并重，药疗与食疗兼施”“急症用药宜重宜专”“诸般杂证，调理脾胃为先”“肝毒致热，治以清热透邪”“治肺需活血”等观点。尤重调和之法，主张“治法取乎中和”，强调补而不滞，攻而不伤，顾护正气，以平为期。

（二）临床经验

1. 诸般杂症，顾护脾胃

治疗脾胃疾病主张健脾理气兼调肝。治疗内科杂病，主张调养脾胃，健中央以运四旁。对于虚损之病，主张补不宜滞，调中为先。

2. 肺病多瘀，治肺需活血

实证常选桃仁、赤芍、莪术；虚证常选丹参、鸡血藤。血瘀痰滞者加红花、泽兰；胸部胀闷疼痛者，加香附、郁金、降香。宣肺活血治咳嗽，益气活血平虚喘，益气强心、活血利水疗肺胀。

3. 消渴施治，另辟蹊径

辨治消渴分四型：①中焦湿热、气阴耗伤型，用清热燥湿、益气养阴法；②热甚津伤、气虚血瘀型，用清热泻火、益气生津法；③气阴两虚、燥热血瘀型，用益气养阴、清热化瘀法；④阴阳气虚、兼瘀夹湿型，治以扶正固本、活血利水。

4. 治疗痹证，机圆法活

风寒湿痹，散寒逐湿兼祛风；阳虚寒痹，温阳散寒兼通滞；湿热痹证，清热利湿兼通络；顽痹兼瘀，搜剔燥湿兼化瘀；骨痹多虚，养血补肾壮筋骨。

【擅治病种】

1. 结核病

补虚杀虫。自拟“抗痨丸”（沙参、黄精、制首乌、山药、葎草、土茯苓、泽漆、夏枯草、鱼腥草、山楂、枳壳、神曲、甘草），对耐药结核病尤其是肺外结核效果良好。

2. 痹证

首重扶助正气，临证主辨寒热，治痹务必于“通”，久痹不已须涤痰化瘀、搜风通络。气虚者常选党参、黄芪、白术、茯苓等品；血虚者常用当归、熟地、鸡血藤之属；阳虚者习用鹿角片、肉桂、淫羊藿、巴戟天等味；阴亏者首选知母、白芍、生地黄。

3. 胃脘痛

首重调理气机，中焦宜健。胃病多夹瘀，治胃需活血，常加入丹参、郁金、红花等味。

二、传承工作室建设成果

【成员基本情况】

1. 负责人

沈其霖，男，绵阳市中医医院中医内科，主任医师。

2. 主要成员

张耀，男，绵阳市中医医院中医内科，主任医师。

景洪贵，男，绵阳市中医医院中医内科，主任医师。

谭亚萍，女，绵阳市中医医院中医内科，主任医师。

袁晓鸣，男，绵阳市中医医院中医内科，主任医师。

【学术成果】

1. 论著

（1）《大国医这样养生》，北京科学技术出版社2014年出版，沈其霖参编。

（2）《当代名老中医成才之路 》（续集），上海科学技术出版社2014年出版，沈其霖参编。

（3）《当代名老中医经验方汇粹 》，人民卫生出版社2014年出版，沈其霖参编。

（4）《当代名老中医典型医案集 》，人民卫生出版社2014年出版，沈其霖参编。

2. 论文

（1）沈其霖，等.李孔定成才之路及经验特点.山西中医，2010，26（6）：6～9。

（2）董正东.李孔定治癌学术经验总结.四川中医，2011，29（4）：9~10。

（3）高锋，等.李孔定用药点兵九味记.新中医，2010，42（5）：96～97。

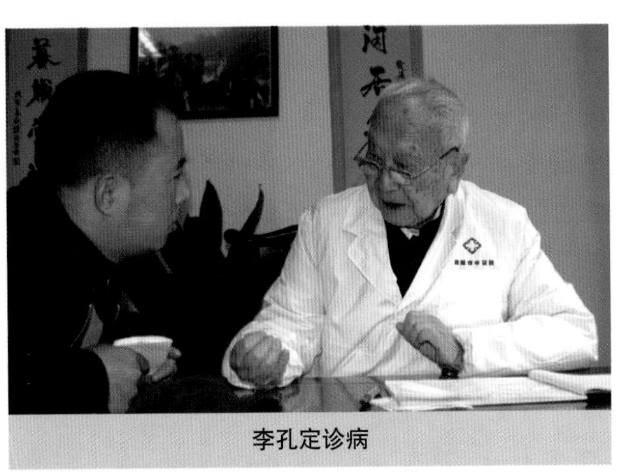

李孔定诊病

（4）高峰，等.李孔定治疗慢性咳嗽的经验.四川中医，2010，28（7）：6～7。

（5）董正东，等.景洪贵治疗肝硬化经验.四川中医，2011，29（3）：3～5。

（6）袁晓鸣.景洪贵治疗咳嗽变异性哮喘经验.河南中医，2012，32（8）：975～977。

（7）贺启英，等.沈其霖治疗慢性咳嗽经验.河南中医，2013，33（5）：664～665。

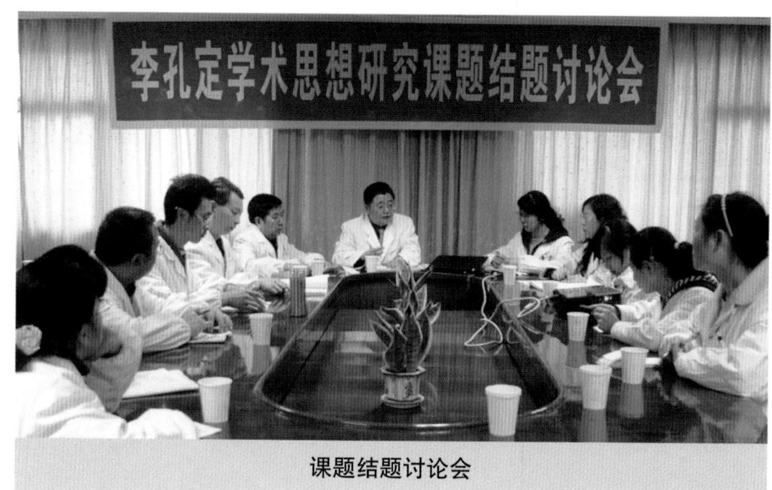

课题结题讨论会

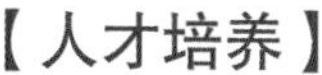
【人才培养】

培养传承人4人；带教进修实习生100余人次；举办省级继续教育项目1期，培训100余人。

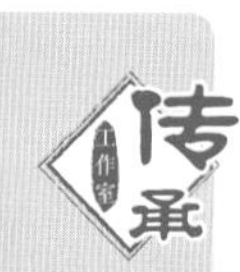

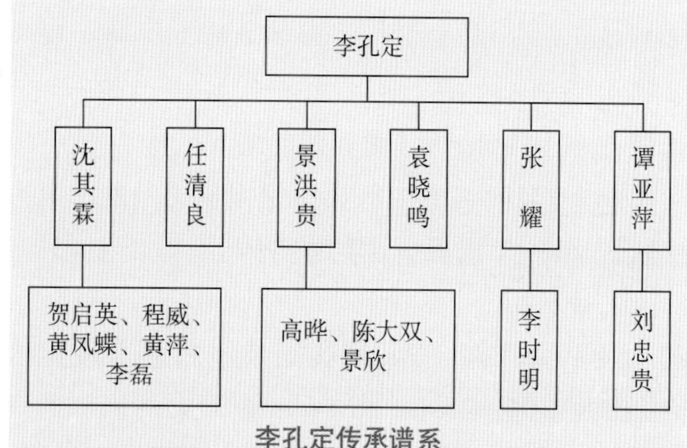

李孔定传承谱系

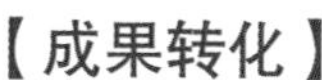
【成果转化】

院内制剂：

1.咳喘康复胶囊；功能主治：补肺健脾温肾、化痰活血平喘，用于慢阻肺、肺心病。

2.抗痨合剂；功能主治：健脾补肺、抗痨杀虫，用于治疗肺、肠淋巴、骨、皮肤等部位的各种结核。

【推广运用】

（一）诊疗方案

1.痛风

祛风化浊汤（苍术、黄柏、车前仁、萆薢、土茯苓、秦皮、威灵仙、豨莶草、马蹄金、红花、蜂蜜）加减。口渴心烦、舌红苔薄者去苍术，加知母、百合；剧痛难忍者重用鸡矢藤。

2.肺结核

抗痨丸加减。气虚舌淡润者，加黄芪、白术；阴虚舌红而燥者，加天冬、知母；咳嗽加浙贝母、苦杏仁；潮热加青蒿、知母；汗多加山药、牡蛎；咯血加白茅根、旱莲草。

3.慢阻肺

金水交泰汤（南沙参、黄精、苏子、赤芍、木蝴蝶、地龙、胆南星、葶苈子、黄芩、甘草、沉香、夜关门）加减。心悸气虚甚者重用南沙参、葶苈子；痰瘀阻滞而见唇绀者加桃仁、五加皮；面浮胫肿者加茯苓、附片；心气欲脱者加人参、附片、龙骨；痰蒙清窍者加石菖蒲。

（二）运用及推广情况

以上诊疗方案上传至“全国名老中医传承工作室信息平台”在全国推广。

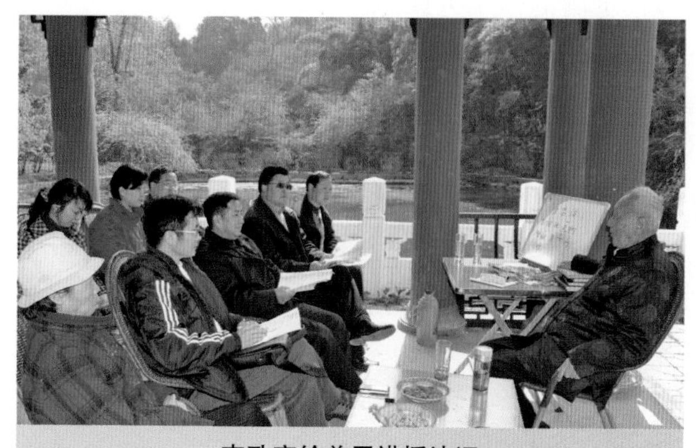
李孔定给弟子讲授诗词

三、依托单位——绵阳市中医医院

【依托单位简介】

绵阳市中医医院成立于1984年，是国家三级甲等中医院、成都中医药大学附属绵阳医院、成都中医药大学绵阳临床医学院、四川中医药高等专科学校附属医院、全国中医医院信息化建设示范单位、四川省博士后创新实践基地。医院下辖南桥眼科分院、机关分院、惠民帮扶医院、中医药研究所、中药饮片厂、中医健康城（在建）等分支机构。编制床位700张，开设临床医技科室31个及专病专科45个。

【特色优势】

医院现有在岗职工1000名，其中具有博士、硕士研究生学历者120余名，高级职称者130余名，中级职称者200余名。有博士生导师1人，硕士生导师7人；享受国务院津贴专家2人，国家老中医药专家学术经验继承工作指导老师3人，四川省学术技术带头人2人，四川省学术技术带头人后备人选1人，四川省卫生厅学术技术带头人2人，四川省中医药管理局学术技术带头人3人，四川省有突出贡献的优秀专家4人；还拥有四川省第二届十大名中医1人，四川省名中医8人，绵阳市名中医15人，绵阳市首届青年名中医5人。

医院诊疗设备齐全，医疗技术全面。针灸科、脾胃病科、眼科为国家重点专科，肺病科、骨伤科、心血管病科为省级重点专科，儿科、康复科、内分泌科、肛肠科为市级重点专科。有中药院内制剂品种40余个。1997年首创“中医高级研修班”传承模式，2007年建设“绵阳市中医名医馆”，得到推广应用。

【联系方式】

地址：四川省绵阳市涪城路14号
电话：0816-2222120，0816-2224469
网址：www.myzyy.com

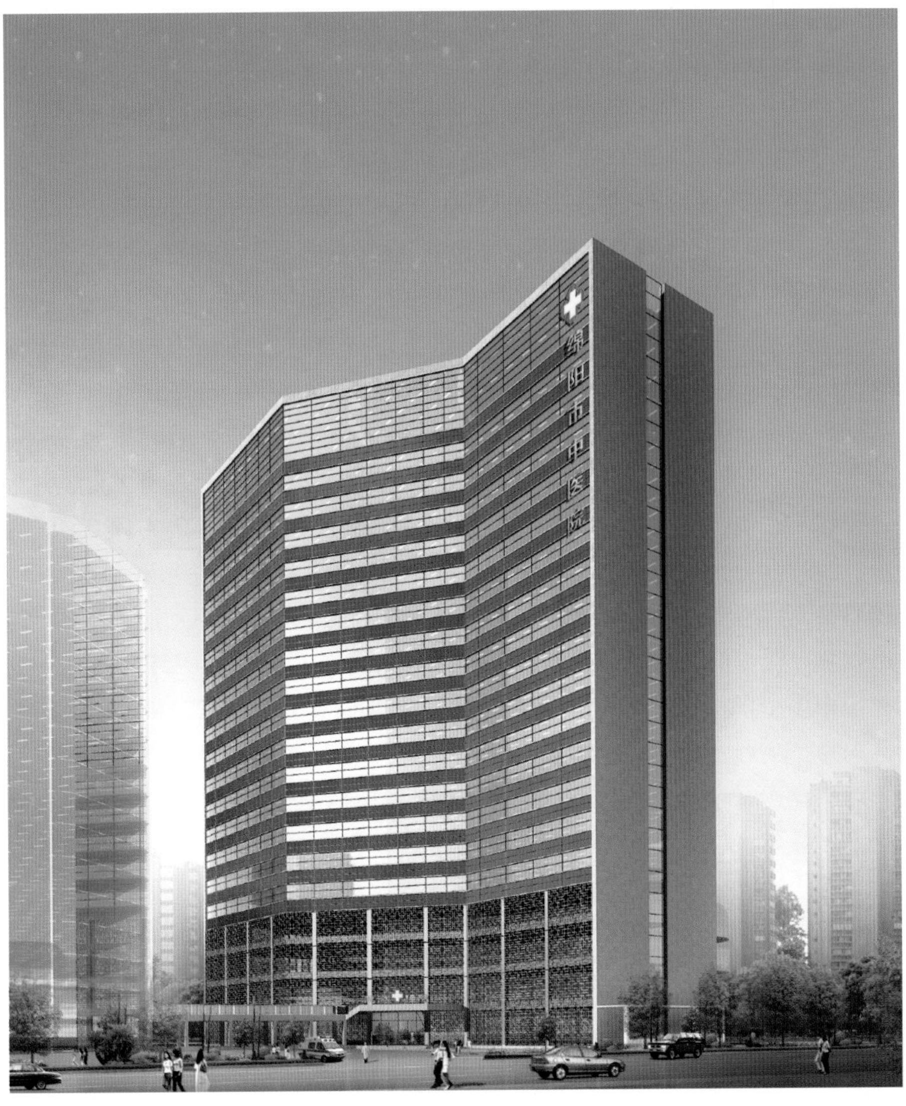

王成荣

全国名老中医药专家传承工作室

一、老中医药专家

【个人简介】

王成荣，1928年生，男，汉族，四川成都人。四川省第二中医院妇科主任医师、研究员。1954年毕业于四川医学院并留校附属医院妇产科工作，1959年毕业于成都中医学院第一届西学中班，曾获卫生部“发扬祖国医学遗产”金质奖章。1964～1979年调成都中医学院附属医院妇科工作。1980年开始在四川省第二中医医院工作至今。1993年起享受国务院政府特殊津贴，2006年获四川省政府授予的“四川省首届十大名中医”称号。曾任中国中西医结合学会四川省分会常务理事及学术委员会副主任、《中国医学文摘·计划生育和妇产科学分册》《实用妇产科杂志》《四川中医》等杂志编委。

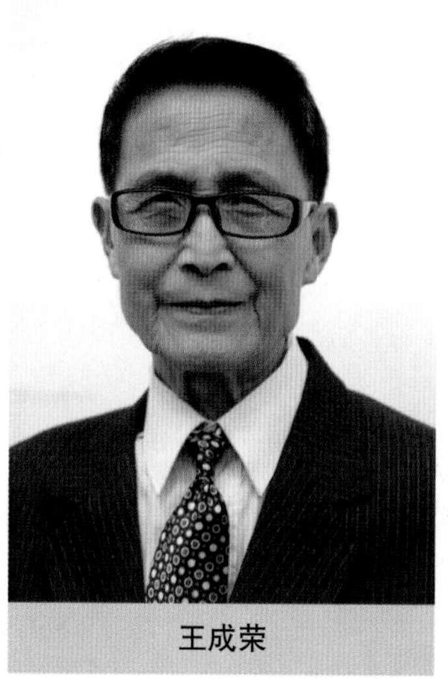
王成荣

担任第五批全国老中医药专家学术经验继承工作指导老师。

继承人：①严春玲，四川省第二中医院，副主任医师；②刘普勇，四川省第二中医院，副主任医师。

【学术经验】

（一）学术思想

1. 中西医学“合理结合”观

主张中西医学合理结合，避免无条件随意并用。中西医学优势互补，兼用于疾病诊察、诊断、治疗诸环节，不仅能有效应对复杂的病情，更有利于提高临床疗效，并减少医疗成本。

2. 中年女性之“冲任虚瘀”观

女性“二七”至“四七”是生长发育成熟至盛壮阶段，生理功能的衰退是始于“五七”“六七”，由“阳明脉衰”直至“三阳脉衰”，进而“任脉虚，太冲脉衰少，天癸竭”，终经断不能再生育，皆因冲、任二脉瘀阻而气血衰少之故。

3. 子宫内膜异位症之“火热瘀结”观

认为内生火热是子宫内膜异位症始发病因，其病机为火热致瘀、因瘀致热、热瘀互结，月经周而复始，致旧瘀未净，新瘀又生，故不仅热瘀互为因果，更是“热附血而愈觉缠绵，血得热而愈形胶固”，致终迁延难愈。

（二）临床经验

1. 辨证基础上结合月经周期生理论治妇科病

临床治疗妇科病根据月经周期冲任气血盈虚与阴阳消长理论遣方用药，经后（卵泡）期滋肾填精养血以助阴生；经间（排卵）和经期行气活血以促重阴转阳或因势利导以通经；经前（黄体）期益肾以固冲。

2. 从肝辨治妇科功能性疾病

根据肝喜条达而恶抑郁之特性，情志引发之妇科功能性疾病理当责之于肝。常用逍遥散、柴胡疏肝散、龙胆泻肝汤等。

3. 重视“疏其血气，令其调达”

遵照“有者求之，无者求之”的经旨，处方用药常选伍桃仁、川红花、鸡血藤、川芎、桂枝等二三味，以利经脉通畅，气血调达，尤适于已有经脉瘀滞、气血运行失畅之中年后女性。

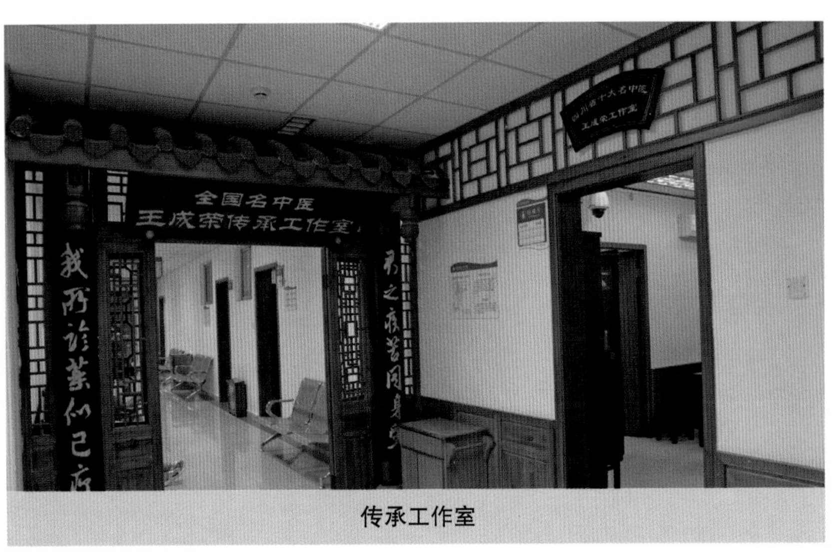

传承工作室

4. 喜用古方加减

临床喜用柴胡疏肝散、当归芍药散、少腹逐瘀汤、血府逐瘀汤、诸健中汤、当归六黄汤、龙胆泻肝汤、栀子柏皮汤、五味消毒饮等古方加减。

【擅治病种】

1. 继发性痛经

主以清热泻火散结法，予经验方白莲散结汤（半枝莲、白花蛇舌草、皂角刺、莪术、土鳖虫、仙茅、淫羊藿、猪苓），兼经多者于经期予清化汤（小蓟、马齿苋、黄芩、地榆、川牛膝、桃仁、枳壳）。前方肝肾功能异常者慎用，欲孕者监测 BBT。

2. 月经过少

治法为养血填精、活血化瘀，用经验方滋活汤（女贞子、墨旱莲、菟丝子、补骨脂、生地黄、牡丹皮、黄柏、茺蔚子）；或补益肝肾、养血填精，用滋和汤（即滋活汤合当归黄芪建中汤加减）。

3. 经漏

按出血发生时间分经前漏和经后漏，分别治以益肾固冲、滋肾固冲，前者予寿胎丸，后者予滋活汤。

4. 不孕症

针对排卵障碍、输卵管欠畅、生殖抗体异常，分别采用调经、通络、和血法，用滋活汤、白莲散结汤、泻火达衡汤（黄柏、栀子、茵陈、桃仁、石韦、甘草）等。

二、传承工作室建设成果

【成员基本情况】

1. 负责人

王辉皪，女，四川省第二中医医院妇科，主任医师。

2. 主要成员

严春玲，女，四川省第二中医医院妇科，副主任医师。

刘普勇，男，四川省第二中医医院妇科，副主任医师。

曹亚芳，女，四川省第二中医医院妇科，主治医师。

魏智慧，女，四川省第二中医医院妇科，主治医师。

李　苹，女，四川省第二中医医院妇科，主治医师。

【学术成果】

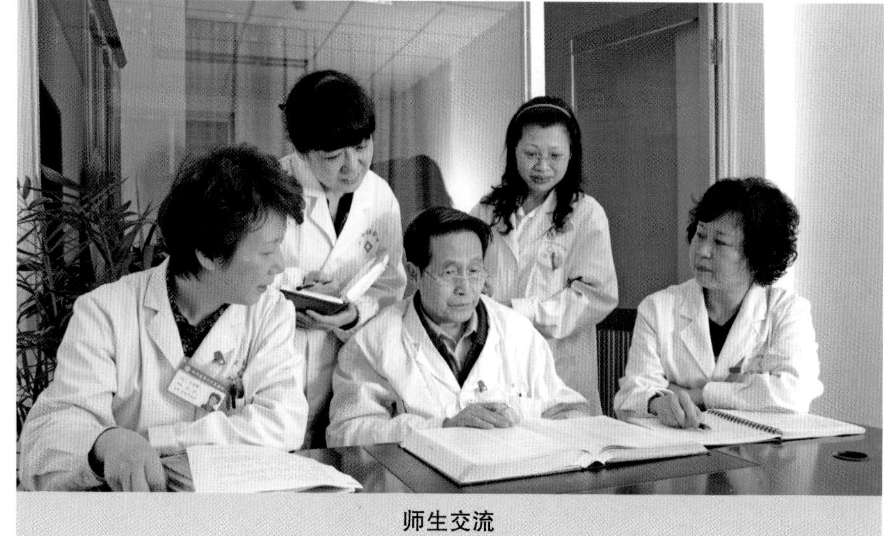
师生交流

1. 论著

《王成荣妇科经验集》，中国中医药出版社 2014 年出版，王辉皪主编。

2. 论文

（1）严春玲，等.王成荣妇科疾病“冲任虚瘀”理论探讨.上海中医药杂志，2011，45（5）：1 ～ 2。

（2）陈淑涛，等.王成荣从“地道通否”辨治不孕症.四川中医，2012，30（11）：1 ～ 3。

（3）王辉皪，等.王成荣中西医学结合临证思维模式.辽宁中医杂志，2012，39（4）：615 ～ 616。

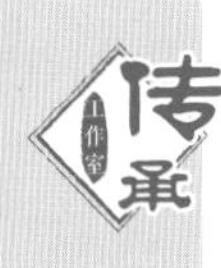

（4）王辉皪，等.王成荣辨治月经期量异常经验.辽宁中医杂志，2012，39（9）：1697 ～ 1699。

（5）曹亚芳.王成荣诊治妇科腹痛经验总结.辽宁中医杂志，2012，39（5）：800 ～ 801。

【人才培养】

培养继承人 8 人；接受进修 3 人、实习 8 人。举办省级继续教育项目 1 次，培训 120 人。

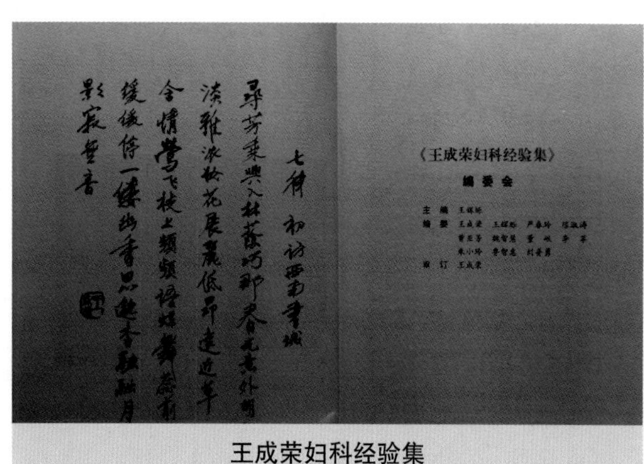

王成荣妇科经验集

【推广运用】

（一）诊疗方案

1. 不孕症

（1）月经失调（生殖内分泌异常）者予调经助孕法。辨证分冲任不固证、肝肾亏虚证、热瘀证、阳明郁热证，分别予寿胎丸或滋活汤、滋和汤、清化汤、白虎汤合五味消毒饮加减。

（2）地道不通（输卵管欠畅或盆腔轻度粘连）者予通络法。辨证分下焦瘀结证、气滞血瘀证，分别予白莲散结汤、血府逐瘀汤加减。

（3）气血阴阳失调（生殖免疫异常）者予和血法。血分郁热证用泻火达衡汤。

2. 更年期综合征

辨证分肝肾阴虚、水不涵木证与阴血亏虚、心肾失养证，分别予当归六黄汤、天王补心丹加减。

3. 慢性盆腔痛

辨证分肝郁气滞证、热毒壅滞证、火热瘀结证、寒凝瘀滞证、气虚血瘀证，分别予柴胡疏肝散、五味消毒饮、白莲散结汤、少腹逐瘀汤加减、圣愈汤合二仙汤加味。

（二）运用及推广情况

以上 3 个诊疗方案在四川省第二中医院、四川省中西医结合医院妇科推广应用。

三、依托单位——四川省第二中医院

【依托单位简介】

医院始建于上世纪60年代，隶属于四川省中医药管理局。前身系四川省中医研究所，2007年更名为四川省第二中医医院，目前占地面积约1.86万平米，编制床位800张，实际开放床位420张，是集医疗、科研、教学为一体的国家三级甲等医院、省级精品中医医院建设单位。

【特色优势】

医院中医特色鲜明，在中医药治疗妇科病、肾病、老年病、骨病、皮肤病、肛肠病等方面疗效显著。现有全省首届十大名中医2人，全国老中医药专家学术经验继承工作指导老师3人，四川省名中医10人，四川省学术技术带头人2人。目前建成国家级重点中医专科1个，在建国家级重点中医专科2个；建成省级重点中医专科3个，在建省级重点中医专科2个；省中医重点专病4个。设有药理、药剂、神经电生理、骨伤骨病和文献等9个研究室。拥有国家中医药科研二级实验室3个。已获得省级以上科研成果奖36项、专利5项。

医院建院来获科研成果奖41项，其中卫生部甲级成果奖1项、国家科委三等发明奖1项、国家中医药科技进步三等奖1项、省科技进步二等奖1项、三等奖8项，其他省局级以上奖励20余项；现有专利9项，获得中药新药临床试验批件3项；承担科研课题93项，其中省局级以上课题76项，包括“十一五”国家科技支撑计划和国家中医药管理局项目，院所级课题27项；单位连续五年获省先进科研单位三等奖。

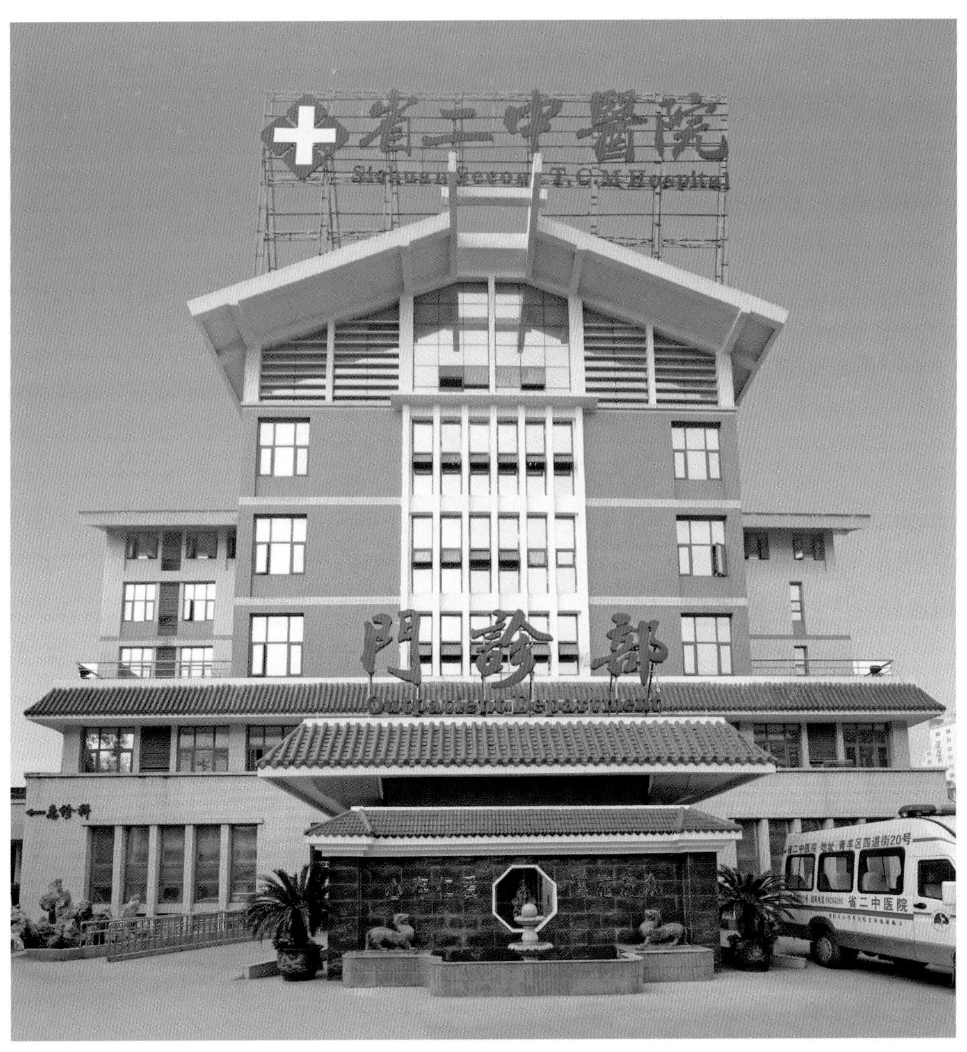

【联系方式】

地址：四川省成都市青羊区四道街20号
电话：028-86250180028-8615512
网址：http://www.sc2zyy.com

杨家林

全国名老中医药专家传承工作室

一、老中医药专家

【个人简介】

杨家林，1937年生，女，四川省乐山人。成都中医药大学附属医院主任医师、教授。1962年毕业于成都中医学院，从事中医妇科临床、教学、科研工作50余年，师承王渭川，并受卓雨农、唐伯渊等川派中医妇科名家影响至深。享受国务院政府特殊津贴，是四川省首届名中医、国家药品审评专家、全国中医妇科名家。曾任四川省中医妇科专业委员会主任委员，中华中医药学会妇科分会副主任委员，成都中医药大学附属医院妇科主任。

杨家林

担任第二、四批全国老中医药专家学术经验继承工作指导老师。

第二批继承人：魏绍斌，成都中医药大学附属医院中医妇科，主任医师。

第四批继承人：①彭卫东，成都中医药大学附属医院中医妇科，副主任医师；②刘艺，成都中医药大学附属医院中医妇科，副主任医师。

主要编著有《中国现代百名中医临床家丛书·杨家林》《专科专病临床诊治丛书·妇科专病》等专著13部；撰有“月经产生的重要环节—肾－天癸－冲任－胞宫轴心”、“四逆散在妇科临床的应用”等论文40余篇。

主持国家“十一五”科技攻关项目、国家新药基金、四川省科技厅、四川省中医药管理局课题共6项。获四川省、成都市政府科技进步奖6项。

【学术经验】

（一）学术思想

提出中医女性生殖轴理论“肾－天癸－冲任－胞宫”轴，认为该轴心是月经产生的主轴，脏腑、气血、经络的协调活动是月经产生的基础。强调冲任在妇科的重要作用，提出冲任九病（冲任未充、冲任损伤、冲任不固、冲任血虚、热扰冲任、冲气上逆、冲任不调、冲任阻滞及任脉湿热）和治冲任六法（补冲任、固冲任、调冲任、理冲任、安冲任、温冲任）。

（二）临床经验

1. 对月经不调分别以清、补两法调治

予清经二至失笑乌茜汤，即清热调经合剂（生地、丹皮、黄柏、地骨皮、白芍、女贞子、旱莲草等），以清热凉血、滋肾养阴、调经止血之法清其频多太过；予五子圣愈汤，即补益调经合剂（党参、黄芪、熟地、当归、白芍、川芎、枸杞子、菟丝子、覆盆子等），以补肾益精、养血益气之法补其稀少不及。

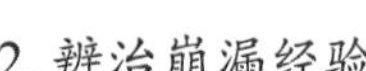

2. 辨治崩漏经验

治宜益气化瘀止血，常选用党参、黄芪、蒲黄、血余炭、益母草、三七等，重视“于补气之中行止崩之法”。

3. 辨治闭经经验

在补肾益精的基础上加养血益气之品，兼肝郁者治以补肾疏肝、活血调经，予五子逍遥四物汤（覆盆子、菟丝子、枸杞子、柴胡、当归、白术、茯苓、白芍、熟地、川芎）加减；兼痰湿阻滞者，予菟戟归芎薏苡汤（菟丝子、枸杞、当归、川芎、薏苡仁、鸡血藤等）加减。

4. 辨治子宫肌瘤经验

活血祛瘀为主，兼顾滋阴清热、凉血止血，攻、清、补三法并用，研制宫瘤清胶囊（熟大黄、地鳖虫、水蛭、桃仁、黄芩等）。

5. 治疗胎动不安、滑胎经验

拟补肾健脾法，方用寿胎四君芍甘汤（桑寄生、菟丝子、续断、南沙参、茯苓、白术、白芍、甘草）。

【擅治病种】

1. 月经失调

月经太过者治以清热止血调经，常用清经二至失笑乌茜汤；月经不及者治以补肾养血调经，常用五子圣愈汤。

2. 子宫肌瘤

活血化瘀，滋阴清热，消癥止血。常用宫瘤清胶囊。

3. 盆腔炎

清热利湿，止痛止带。常用清湿止痛汤（炒川楝、延胡索、柴胡、白芍、枳壳、苍术、黄柏、薏苡仁等）。

4. 痛经

疏肝理气，止痛调经。常用金铃四逆活络效灵丹（炒川楝、延胡索、柴胡、白芍、枳实、甘草、制乳香、制没药等）。

5. 外阴营养不良

养血润燥，祛风止痒。常用归芍首乌左归饮（熟地、淮山药、山茱萸、枸杞子、当归、何首乌、刺蒺藜、白鲜皮等），并配合外治缓解症状，改善局部体征。

二、传承工作室建设成果

【成员基本情况】

1. 负责人

魏绍斌，女，成都中医药大学附属医院妇科，主任医师、教授。

2. 主要成员

曾倩，女，成都中医药大学附属医院妇科，主任医师、教授。

谢萍，女，成都中医药大学附属医院妇科，主任医师、教授。

彭卫东，男，成都中医药大学附属医院妇科，主任医师、教授。

刘艺，女，成都中医药大学附属医院妇科，副主任医师、副教授。

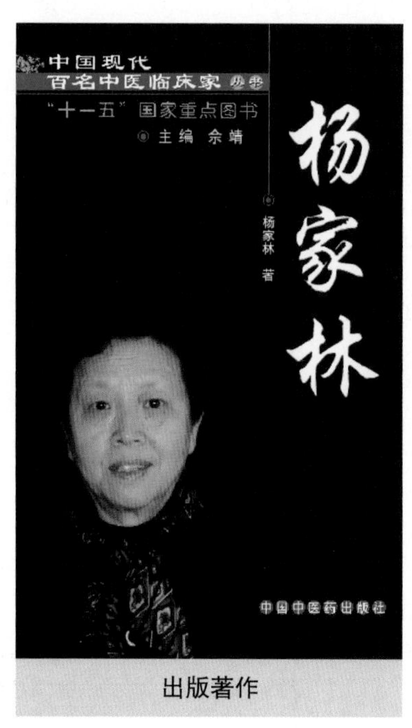

出版著作

【学术成果】

1. 论著

（1）《杨家林学术思想及临床经验辑要》，人民卫生出版社2015年出版，魏绍斌主编。

（2）《中国现代百名中医临床家丛书·杨家林》，中国中医药出版社2009年出版，杨家林主编。

2. 论文

（1）彭卫东.杨家林治疗月经后期、月经过少用药经验聚类分析.辽宁中医杂志［J］，2010，37（8）：1549～1550。

（2）刘艺.杨家林治疗多囊卵巢综合征的经验.四川中医［J］，2010，28（10）：9～10。

（3）魏绍斌.杨家林教授从“太过、不及”辨治月经不调.中华中医药杂志［J］，2011，26（6）：1348～1349。

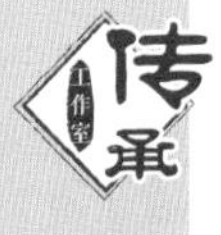

【人才培养】

培养传承人5名，接受进修、实习100多人次；举办国家级中医药继续教育项目2次，培训240余人次；举办省级中医药继续教育项目3次，培训180余人次。

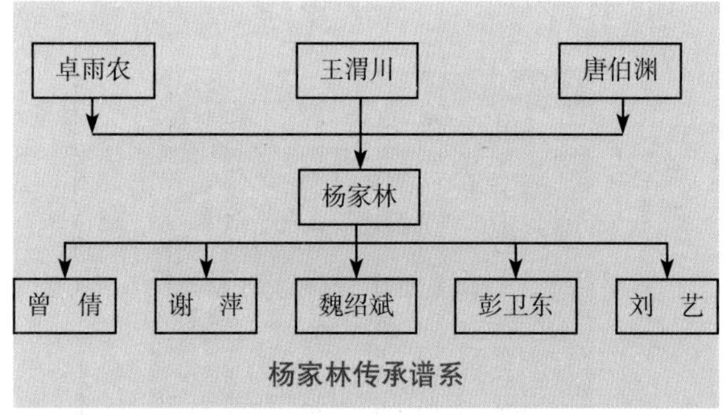

杨家林传承谱系

【成果转化】

1. 院内制剂

（1）补益调经合剂：补肾益精、益气养血、调经助孕。用于肾虚血亏之月经周期推后、量少或闭经、不孕症等。

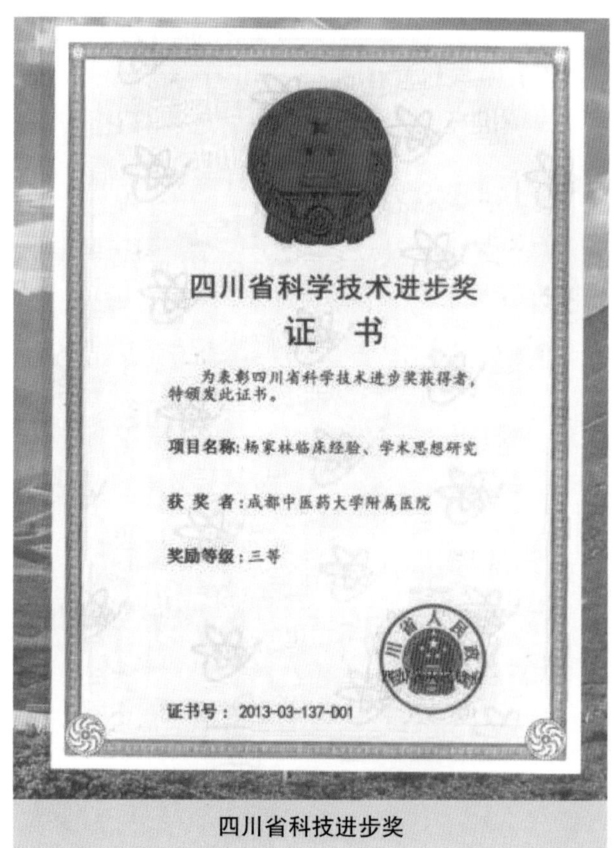

四川省科学技术进步奖
证 书
为表彰四川省科学技术进步奖获得者，特颁发此证书。
项目名称：杨家林临床经验、学术思想研究
获 奖 者：成都中医药大学附属医院
奖励等级：三等
证书号：2013-03-137-D01
四川省科技进步奖

（2）清热调经合剂：滋阴清热止血，用于血热型月经提前、量多，经期延长或崩漏等。

（3）养血愈风颗粒：滋阴润燥、祛风止痒，用于阴虚血燥型外阴白色病变。

2. 中药新药

（1）清经胶囊：编号：国药证字Z20090059；功能主治：滋阴、清热、止血，用于肾中水亏火旺、阳盛血热而经行先期量多者。

（2）补经胶囊：编号：国家药监局批件号2011L00822；功能主治：补肾益精、益气养血、调经助孕，用于肾虚血亏之月经周期推后、量少或闭经等。

（3）宫瘤清胶囊：编号：国药准字Z10980032；功能主治：活血逐瘀、消癥破积、养血清热，用于瘀血内停所致的小腹胀痛，经色紫黯有块，以及子宫壁间肌瘤及浆膜下肌瘤见上述症状者。

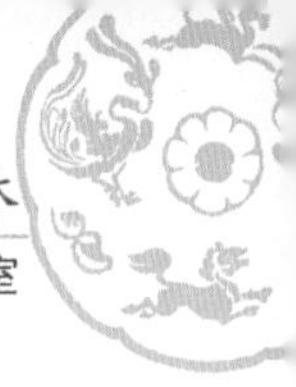

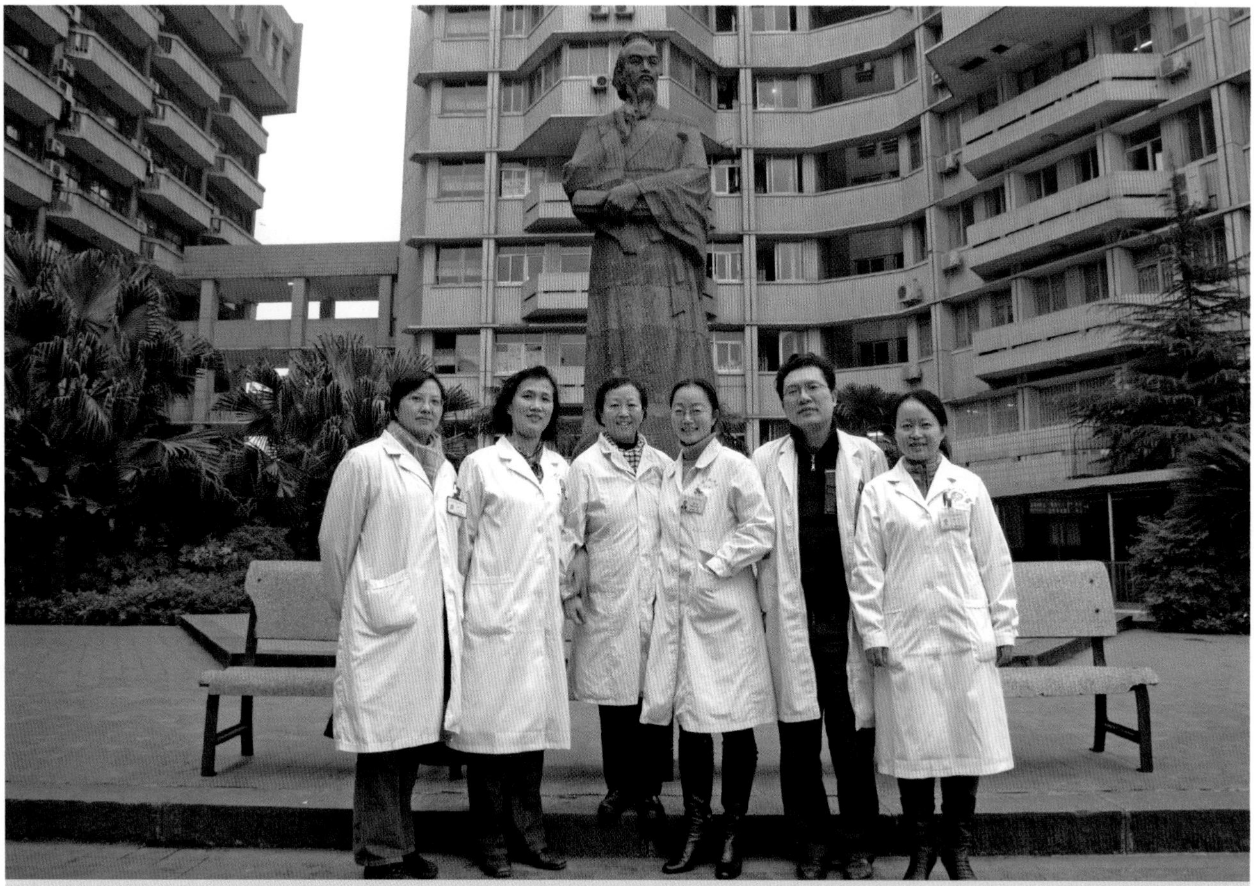

名老中医与学术继承人

【推广运用】

（一）诊疗方案

1. 盆腔炎性疾病（湿热瘀结证）

用清湿止痛汤。带下量多加土茯苓；尿频不适加琥珀；腰酸胀痛加杜仲、川断；月经提前加丹参。

2. 月经不调

（1）血分实热证：用清经二至失笑乌茜汤。肝郁血热者，加山栀易黄柏；血热经多有块者，去乌贼骨加炒蒲黄、炒槐花；失血日久加太子参。

（2）肾虚血亏证：用五子圣愈汤。精血亏虚加鹿角胶；乳胀、心情抑郁加香附；便溏者去肉苁蓉加砂仁。

3. 痛经（气滞血瘀证）

用金铃四逆活络效灵丹。体质壮盛、便结者用枳实易枳壳；月经提前量多者去当归加赤芍；月经推后量少者去丹参加鸡血藤；气滞甚腹胀者加广木香。

4. 子宫肌瘤（瘀血内停、郁而化热证）

用宫瘤清胶囊。阴道出血量多加炒地榆、阿胶；腰痛加川断；出血日久加西洋参、黄芪。

（二）运用及推广情况

以上诊疗方案在国家“十一五”“十二五”重点专科妇科协作组、北京中医药大学东方医院、河北医科大学中西医结合学院、泸州医学院附属中医院等医院推广应用。

三、依托单位——成都中医药大学附属医院（见第 94 页）

吴康衡

全国名老中医药专家传承工作室

一、老中医药专家

【个人简介】

吴康衡，1932年生，男，汉族，江苏宜兴人。四川省中医院肾病科教授、主任医师。毕业于江苏医学院，师从戴云波、刘安衢等名医。是首批享受国务院政府特殊津贴专家，四川省首届十大名中医。担任四川省中西医结合学会会长、中国中西医结合学会常务理事等。

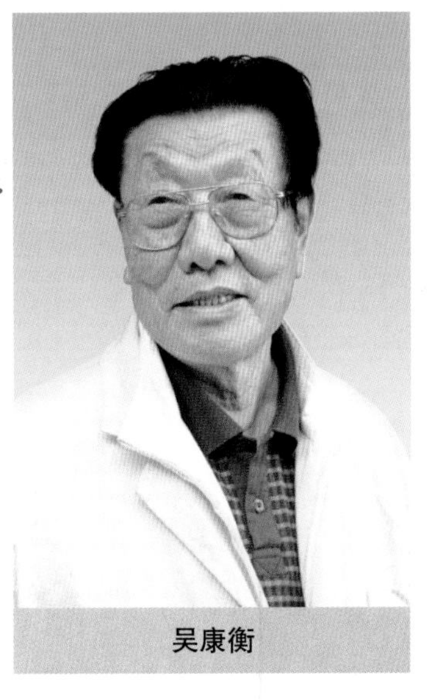
吴康衡

担任第二批全国老中医药专家学术经验继承工作指导老师。

继承人：①吴巍，四川省第二中医院中医内科，主任医师；②常克，四川省中医院儿科，主任医师。

主要编著有《内儿科学》《中医儿科学》《内科急重症抢救》《实用血瘀证学》等；发表“解热毒静脉注射液治疗小儿肺炎118例临床总结 ”等论文。承担国家“七五”“八五”攻关等项目20余项，并多次获得国家级和省级科技进步奖。

【学术经验】

（一）学术思想

1. 主张中医现代化，坚持古为今用，洋为中用，推陈出新，运用现代科研思维和方法研究传统中医学；注重将西医学的病理生理学与中医学的病机及临床实践相结合。

2. 对于外感热病的治疗推崇“寒温结合”，提出除因（阻断扭转）疗法、调整（利导顺势）疗法两大途径；在温病传统理论的基础上，创造性地提出了温病“泛精气神”（卫、气、津、营、血、精、神）七纲证治法。

3. 免疫性疾病的治疗从中医“顽证从痰”“怪病多痰”“久病入络”之理着眼，提出消痰软坚、化瘀通络的治疗思路，形成了“活血化瘀为基础，辨证论治为原则”的辨证理论体系。

（二）临床经验

1. 治疗外感热病经验

创立泛精气神七纲辨证说，采用“杀菌、解毒、扶正、温控”等手段治疗感染性外感热病（急性流行性疾病），常用药有石膏、大青叶、青蒿、菖蒲等。

2. 治疗免疫性疾病经验

免疫性疾病在病因上属“湿毒胶渍”，在病机上属“痰瘀互结”，在病理上属“脾肾衰败”。用三棱、莪术、地龙、水蛭等活血化瘀药物和虫类药物治疗。

3. 治疗顽固性水肿经验

治疗顽固性水肿以活血化瘀、利水消肿为主，用方如当归芍药散、桂枝茯苓丸等。

【擅治病种】

1. 难治性肾病综合征

以消痰软坚、化瘀通络、补肾填精为治则，拟定利肾口服液（石韦、木贼等）、安肾口服液（桂枝、白芍等）、滋肾口服液（山茱萸、熟地黄等）等六个系列方药。

2. 慢性肾衰

慢性肾衰既有正虚（气、血、阴、阳亏虚），又有邪实（外邪、湿毒、瘀血、痰浊、动风等），正虚贯穿整个病程始终。治疗总则为益肾为主、运脾为辅、利肺为佐，常用地黄丸系列方。

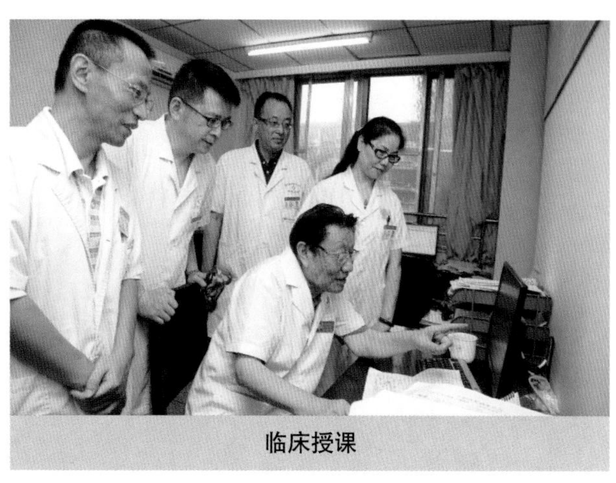

临床授课

3. 过敏性紫癜与紫癜性肾炎

治在祛邪安血、理气消瘀，以清胃化湿为治，以解毒化瘀为法，主以消风敛阴。常用方有消风散、泻黄散等。

二、传承工作室建设成果

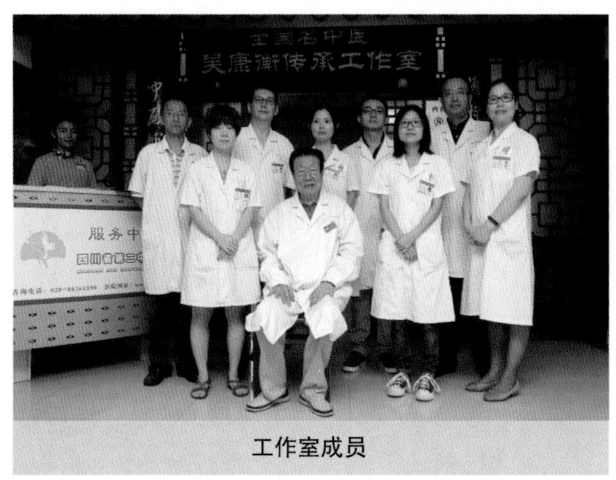

工作室成员

【成员基本情况】

1. 负责人

吴巍，女，四川省第二中医医院内科，主任医师。

2. 主要成员

钟森，男，成都中医药大学附属医院内科，主任医师。

常克，男，成都中医药大学附属医院，主任医师。

杨冰，女，四川省第二中医医院，副主任医师。

甘洪桥，男，四川省第二中医医院，主治医师。

【学术成果】

1. 论著

《中医儿科学》，人民卫生出版社2012年出版，常克副主编。

2. 论文

（1）钟森，等.吴康衡教授法治疗沙门氏菌感染引起的小儿腹泻1例.西部医学，2011，23，（1）：2323。

（2）杨冰，等.消痰软坚方治疗难治性肾病（痰瘀互结型）.中国实验方剂学杂志，2012，18（19）：294～295。

【人才培养】

培养继承人6人次；接受进修、实习生20人次。举办省级中医药继续教育项目2次，培训200人次。

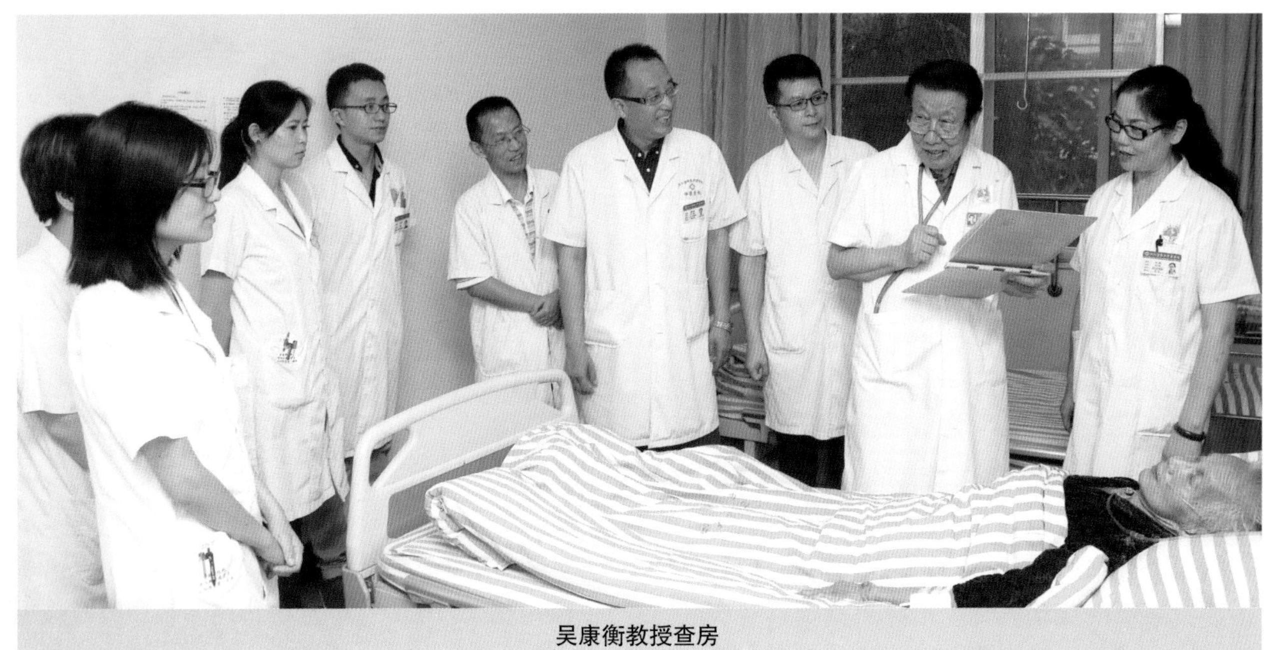

吴康衡教授查房

【成果转化】

1. 院内制剂

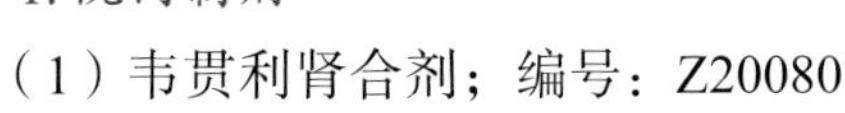

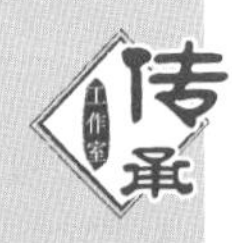

（1）韦贯利肾合剂；编号：Z20080784；功能主治：清热化湿，用于慢性肾病湿热证型者。

（2）地桂安肾合剂；编号：Z20080486；功能主治：温补脾肾，用于慢性肾病证属脾肾阳虚者。

（3）贞杞滋肾合剂；编号：Z20080485；功能主治：滋补肝肾，用于慢性肾病证属肝肾阴虚者。

2. 专利

吴康衡；利肾胶囊及其制备方法和用途；专利号：ZL201410119524.2。

【推广运用】

（一）诊疗方案

1. 肾病综合征

辨证分为湿热内蕴证、脾肾阳虚水停证、肝肾阴虚夹瘀证、痰瘀互结水停证等，方药分别选韦贯利肾合剂（石韦、贯众等）、地桂安肾合剂（熟地黄、桂枝等）、贞杞滋肾合剂（女贞子、枸杞子等）、肾Ⅴ方（三棱、莪术等）等。

2.IgA 肾病

辨证分为热毒扰肾证、心火炽盛证、肝肾阴虚证、脾肾阳虚证等，方药分别选银翘散合小蓟饮子加减、清心莲子饮合小蓟饮子加减、知柏地黄丸加减、真武汤加减等。

3. 慢性肾衰竭

辨证分为肝肾阴虚证、湿热互结证、脾肾气虚证、脾肾阳虚证、湿毒蕴结证、阴阳俱虚证等，方药分别选六味地黄汤、天麻钩藤饮合黄连温胆汤加味、归脾汤、实脾饮加减、温脾汤加味、金匮肾气丸加减等。

4. 2 型糖尿病

辨证分为阴虚热盛证、气阴两虚证、肝肾阴虚证、阴阳两虚证、湿热困脾证等，方药分别选白虎汤合玉女煎加减、玉液汤合地黄饮子加减、一贯煎合杞菊地黄丸加减、金匮肾气丸加减、清热渗湿汤加减等。

5. 紫癜性肾炎

辨证分为风邪内扰证、胃经湿热证、瘀毒内蕴证、脾气亏虚证等，方药分别选消风散加减、泻黄散加减、丹参饮加减、归脾汤加减等。

（二）运用及推广情况

以上诊疗方案在四川省第二中医医院、青白江中医院运用推广，均取得良好疗效。

三、依托单位——四川省第二中医院（见第 589 页）

王静安

全国名老中医药专家传承工作室

一、老中医药专家

【个人简介】

王静安（1922—2007 年），男，汉族，四川省成都市人。成都市中西医结合医院主任医师。9 岁开始学徒，师承蜀中多家名医，学习《内》《难》诸经与伤寒、温病，兼修书画，博采众家医道精华。1955 年考入四川省成都中医进修学校（成都中医药大学前身），毕业后被分配到成都市卫协中医门诊部（成都市中西医结合医院前身）担任内儿科医生，从医数十年。曾担任中华中医药学会终身理事、中华中医药学会儿科分会名誉会长、四川省中医药学会常务理事、四川省中医儿科学会名誉会长、成都中医药大学兼职教授。享受国务院政府特殊津贴，是中华中医药学会成就奖获得者，四川省名中医、成都市名中医。

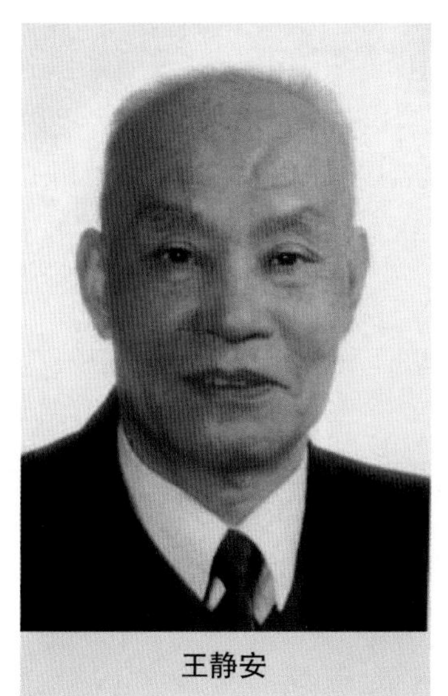
王静安

担任第一、二批全国老中医药专家学术经验继承工作指导老师。

第一批继承人：①刁本恕，成都市第七人民医院中医科，主任医师；②刘宇，成都市中西医结合医院中医儿科，主任医师。

第二批继承人：①李红，成都市中西医结合医院中医儿科，主任医师；②王泽函，成都市中西医结合医院，主任医师。

主编著作有《慈幼心书》《王静安临症精要》《王静安医学新书》；发表“防治小儿厌食证”等论文。

主持“十五”国家科技攻关项目名中医学术思想及临床经验研究课题。

【学术经验】

（一）学术思想

主张在临床上以八纲为常，兼及其他，临证求实效，辨治重病机。根据多年临床实践探索出治疗儿科疾病“湿热炎毒”学术观点，指导运用于临床。

（二）临床经验

1. 治疗小儿发热

发热是儿科最为常见的病症，多属肺热壅盛证。治疗以清热宣肺解毒之剂清宣导滞汤（苏梗、荆芥、黄芩、木通、柴胡、黄连、栀子、赤芍、青蒿、滑石、苇根、石膏、大青叶、神曲等）加减内服，配合辛温发散之剂外洗及推拿手法，内外合治。

2. 治疗小儿厌食

小儿厌食属脾胃疾患，多为脾胃不和之证。组方围绕“脾湿”“运化失调”，自拟和胃醒脾消食方（紫苏、荆芥、白薇、厚朴、川连、枯芩、银花、楂曲等）加减，以和胃醒脾为主，佐以消

四川省

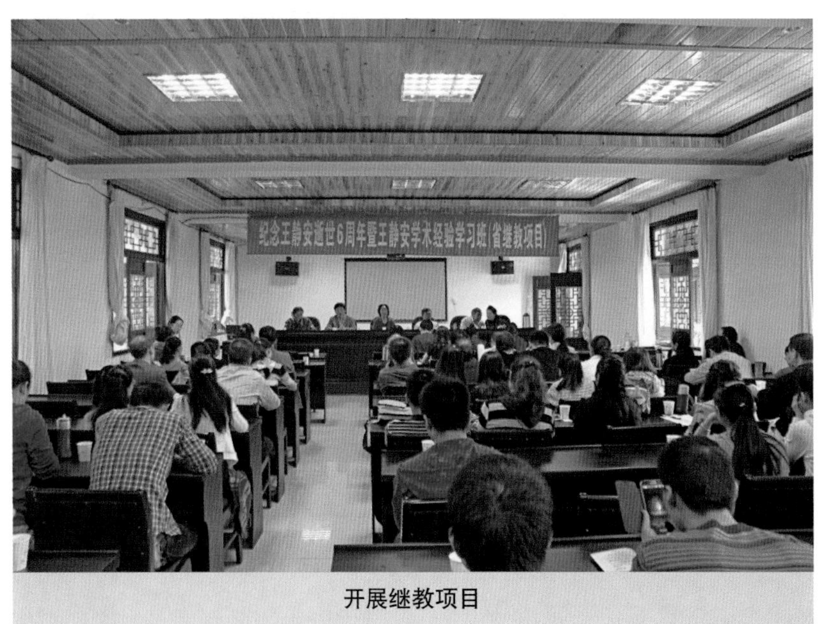

开展继教项目

导，内外合治，并贯穿疾病始终。

3. 治疗小儿湿热汗证

小儿汗证多为湿热所致，方用茵陈桑牡蛎汤（茵陈、桑叶、牡蛎、黄连、川木通、连翘等）加减。

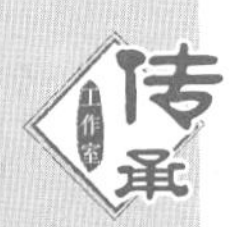

4. 治疗小儿鼻衄

小儿鼻衄与“火”的关系最为密切，方用荷叶茅仙汤（炒荷叶、炒仙鹤草、白茅根等），清肝泄热、凉血止血，合以外治捆扎压迫止血。

5. 治疗小儿痹证

小儿痹证主要为风、寒、湿、热等外邪在正气虚弱、营卫失和时入侵人体所致。但小儿患病在风寒湿热的偏胜之状往往并不明显，故不可拘泥。宜内外合治，内服方以清热祛湿、利尿通阳为主；外用自制验方祛寒温经活血汤（黄芪、防风、当归、炒川芎、川红花、细辛、苏木、草果仁等），专攻风寒湿气引起的痿软痹痛。

【擅治病种】

1. 小儿高热

小儿高热以清宣导滞汤治疗，方中除用宣散辛透、苦寒降火、清热凉血等直指病原的药物以外，复用苏梗、山楂、神曲等芳香醒脾和胃、消积导滞，可防苦寒之伤脾胃之气。

2. 小儿厌食症

先使用小儿推拿法，在患儿腹部与背部相关经脉与穴位推揉按摩 30 ～ 50 次，再内服健脾开胃方药。

3. 小儿咳嗽

症见烦哭吵闹，咳嗽频作，喉间痰鸣有声，舌红苔黄厚，脉浮滑数者。此系风热袭表，湿热内蕴，肺失清肃。治宜疏表宣肺、清热利湿，用自制宣肺化痰汤（苏叶、银花、炙旋覆花、橘络、荆芥、桔梗、木通、黄连、滑石、苇根、炙麻绒、石膏、炒谷芽、炒麦芽等）加减。

二、传承工作室建设成果

【成员基本情况】

1. 负责人

刘宇，男，成都市中西医结合医院中医儿科，主任医师。

2. 主要成员

李晓佳，女，成都市中西医结合医院中医儿科，主任医师。

刘宁，女，成都市中西医结合医院中医儿科，副主任医师。

刁本恕，成都市第七人民医院中医内科，主任医师。

【学术成果】

1. 论著

《王静安医学新书》，成都时代出版社 2008 年出版，王静安、王泽涵、王雪梅主编。

2. 论文

（1）刘宇．导赤散加减方治疗小儿手足口病

80 例观察 . 实用中医杂志，2010，23（1）。

（2）刘宇 . 麻杏石甘汤合二陈汤治疗小儿毛细血管支气管炎 58 例临床观察 . 现代临床医学，2011，33（2）。

【人才培养】

培养传承人 6 人；接受进修、实习 200 多人次（中医儿科）。举办国家级中医药继续教育项目 1 次，培训 120 人次。

【成果转化】

院内制剂：

1. 慢性咽炎颗粒；编号：Z20112244；功能主治：清热养阴、消炎止痛，适用于慢性咽炎、咽喉肿痛、口鼻干燥。

2. 连硼吹口散；编号：Z20112276；功能主治：清热敛疮、泻火解毒，适用于鹅口疮、口腔炎以及口腔溃疡、牙龈炎、牙周炎引起的口舌糜烂出血、流涎拒食、烦躁不安等。

【推广运用】

（一）诊疗方案

1. 小儿高热

辨证小儿高热属湿热挟滞兼外感所致者，方药以清宣导滞汤为主加减，配合推拿手法治之。

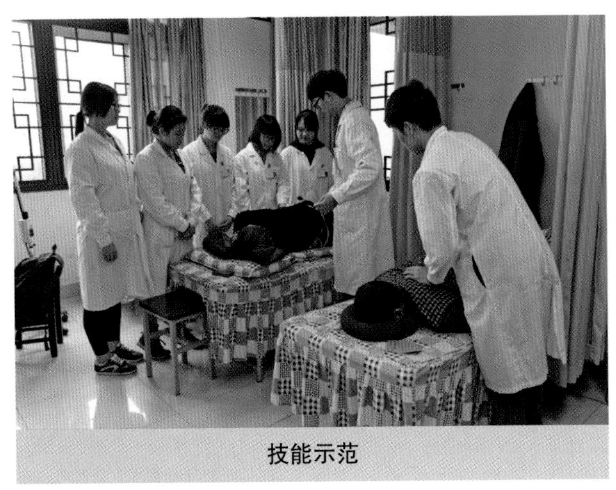
技能示范

2. 小儿厌食症

辨证湿困脾胃为主，兼有积滞、郁热者，方药选醒脾化湿汤加减，配合推拿手法治之。

3. 小儿咳嗽

辨证为风邪束肺、痰热袭肺混合型者，治宜宣肺解表、清肺化痰为主。方药选清宣宁嗽汤（青蛙草、肺经草、五皮草、兔耳风等）与清肺化痰汤（荆芥、苏叶、苇根、桔梗、黄连等）加减。

（二）运用及推广情况

以上 3 个诊疗方案已在成都市中西医结合医院儿科、成都中医名医馆、成都市高新区的数个社区卫生中心等医疗单位推广应用。

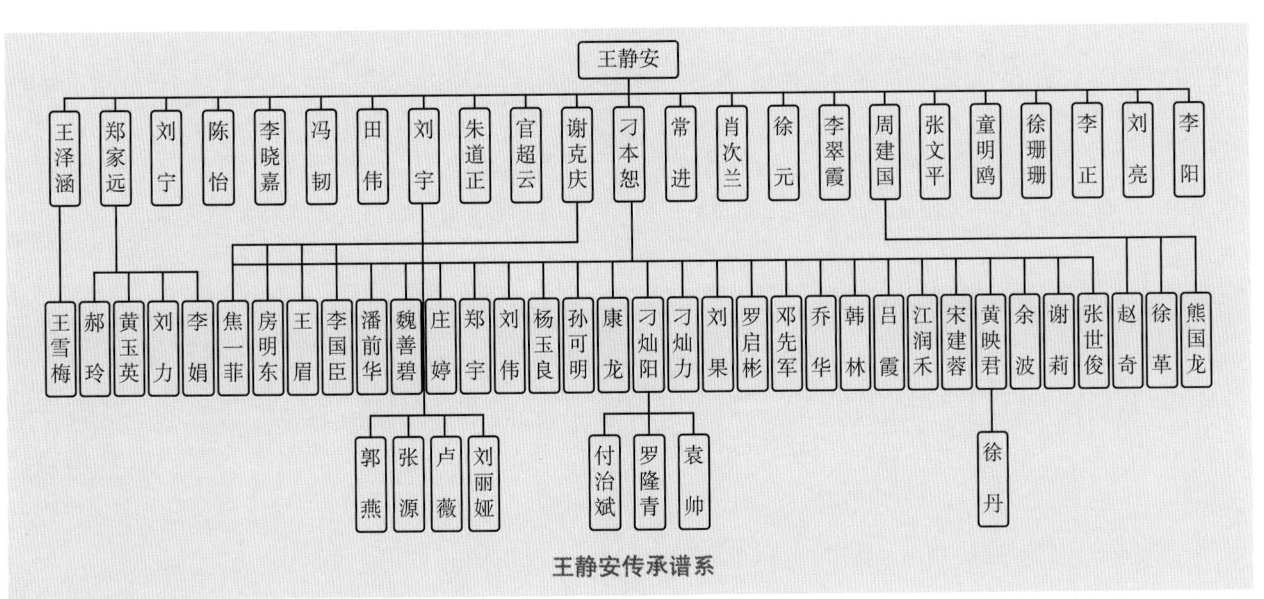

王静安传承谱系

三、依托单位——成都市中西医结合医院

【依托单位简介】

成都市中西医结合医院是三级甲等中西医结合医院，始建于1942年，占地138亩，建筑面积约26万平米，开放床位3000张，是首批全国重点中西医结合医院，建有国内最大的“成都中医名医馆”。

【特色优势】

医院中医特色鲜明，现有国家级重点专科4个，省级重点专科10个，市级重点学（专）科6个。医院成立有“成都市中医药研究所”，现建有国家级中医药科研（二级）实验室3个，设有呼吸病、高血压及相关疾病、中药剂型改革、针灸针麻、中西医结合内分泌代谢病、计算机应用等多个研究室。

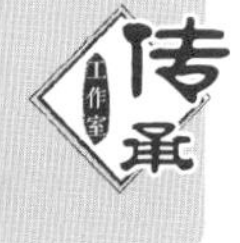

医院的儿童康复中心被四川省中医药管理局确定为“四川省中医药重大疾病防治中心（小儿脑瘫）”，已发展成为全国最大的小儿脑瘫防治中心。“四川省中医治未病中心（刮痧）”也在成都地区创下了品牌，赢得了广大患者的口碑。

医院多年来有全国老中医药专家学术经验继承工作指导老师16名，全国知名中医药专家及省市名中医29人，兼职研究生导师12人。医院承担了国家科技部和国家中医药管理局“十五”国家科技攻关项目名中医学术思想及临床经验研究课题、四川省中医药科技课题“川派名中医药名家学术思想及临床经验研究专项”等研究项目。

【联系方式】

地址：四川省成都市高新区万象北路18号
电话：028-85315215
网址：http://www.cdzxy.com

门诊部
Out-Patient
办服务最好的医院 办人民群众满意的医院

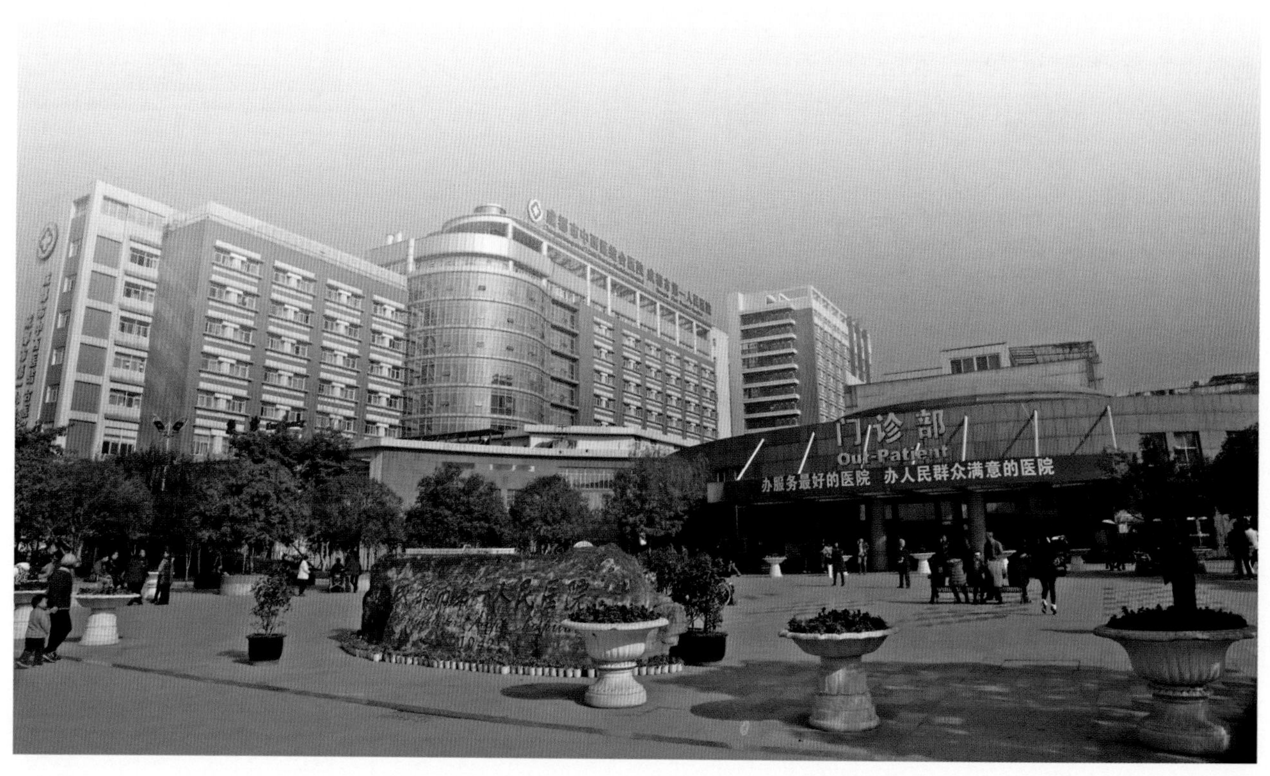

邓亚平

全国名老中医药专家传承工作室

一、老中医药专家

【个人简介】

邓亚平，1932年生，女，汉族，湖南常宁县人。成都中医药大学附属医院主任医师。1954年7月毕业于华西医科大学。曾先后师承罗文彬、陈达夫等专家。是四川省首届名中医，享受国务院特殊津贴。曾任四川省中西结合学会理事、四川省中西医结合眼科专业委员会副主任委员，成都市第九、十届政协常委等。

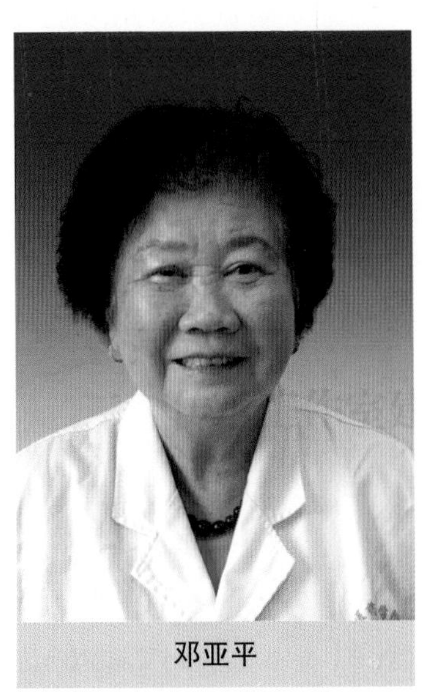
邓亚平

担任第三批全国老中医药专家学术经验继承工作指导老师。

继承人：袁晓辉，成都中医药大学附属医院眼科，主任医师。

主编或合编著作4部，其中合编的《中医眼科学》获1989年四川省科技进步二等奖；发表"国人眼球突出度及眶距的测量统计""视网膜中央静脉阻塞（附六例报告）"等学术论文32篇。

主持"活血化瘀治疗视网膜静脉阻塞的试验与临床研究"获国家中医药科技进步二等奖；主持"眼血康口服液治疗出血性眼病的新药开发研究"的成果——丹红化瘀口服液获国家新药证书；主持"针拨白内障的临床观察"获四川省科技进步二等奖。

【学术经验】

（一）学术思想

1. 眼病"万病皆瘀"论

强调养目之血必须"充和"，提出"万病皆瘀"的中医眼病的病因病机论，强调在眼科临证须注意活血化瘀的灵活运用，最常用的方为血府逐瘀汤。

2. 以气血辨证统领内障治疗

在治疗眼底病时尤其重视气血辨证，认为气血失调是贯穿整个眼底病病程的基本矛盾。因此，始终坚持眼底病的治疗不离调和气血的宗旨。

（二）临床经验

1. 治疗出血性眼病的经验

诊治出血性眼病必须注意以下几个问题：其一，必须注意止血而勿忘留瘀之弊，因瘀血不除，血行不畅，脉络不通，又可引发出血；而化瘀又须勿忘再出血之嫌，即须处理好止血与化瘀的关系，不可偏执。其二，必须重视血与水的关系，因为"血不利便化为水"，因此在出血性眼病的中期，在辨证治疗的同时常加用利水渗湿的五苓散，可减轻出血性眼病所致的视网膜水肿。其三，必须将辨病与辨证相结合，例如视网膜静脉周围炎、视盘血管炎等炎性出血的眼病，其出血是眼内血管因炎性刺激，血液的成分破壁而出所致，故初期以凉血止血为主，佐以清热泻火之品，药用丹皮、赤芍、生地、旱莲草等，出血停止再酌情调治。若为年龄相关性黄斑变性，其出血是因变性疾病使眼内组织血管脆性增加所致，此即中医“气不摄血”或“脾不统血”之故，故以补气摄血或补血止血为主，药用黄芪、人参、白芍、茯苓、阿胶等益气止血、补肾明目。若为外伤所致眼内出血，治疗早期应以凉血止血为主，选用生蒲黄、白茅根、荆芥炭、侧柏叶等；中期应以活血化瘀行气为主，选用桃仁、红花、丹参、郁金、牛膝等；后期应以益气活血、补益肝肾为主。

2. 治疗甲状腺相关性眼病的经验

甲状腺相关性眼病的治疗应注重气血同治、水血同治，可分为肝气郁结型和痰瘀互结型论治。前者治以疏肝解郁、行气活血之法，常以四苓散合四物汤加减；后者治以活血化瘀、化痰散结之法，常选用桃红四物汤合化坚二陈汤加减。

3. 治疗退行性眼底病的经验

治疗退行性眼底病时常重视补肾，常选用驻景丸加减方治疗。

【擅治病种】

1. 视网膜静脉阻塞

主张分期论治，早期凉血止血、佐以活血，中后期以行气活血化瘀治之，常用方剂为生蒲黄汤、血府逐瘀汤。

2. 糖尿病性视网膜病变

治疗重点是扶正祛邪，不宜用破血逐瘀之品，处理好扶正与祛瘀、活血与止血的关系。

3. 甲状腺相关性眼病

强调该病的发生多与肝脾有关，气滞血瘀、水湿内停或痰瘀互结为其主要病机，常用方剂为四苓散合四物汤加减，或桃红四物汤合化坚二陈汤。

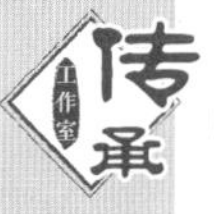

二、传承工作室建设成果

【成员基本情况】

1. 负责人

谢学军，成都中医药大学附属医院眼科，教授、主任医师。

2. 主要成员

袁晓辉，成都中医药大学附属医院眼科，主任医师。

黄秀蓉，成都中医药大学附属医院眼科，主任医师。

莫亚，成都中医药大学附属医院眼科，主任医师。

【学术成果】

1. 论著

（1）《中国现代百名中医临床家丛书——邓亚平》，中国中医药出版社 2013 年出版，谢学军主编。

（2）《当代名老中医典型医案集·五官科分册》，人民卫生出版社 2009 年出版，谢学军编委。

2. 论文

（1）蔡丹丹，等 . 邓亚平教授治疗眼底病的常用方总结 . 中医眼耳鼻喉科杂志，2012，2（1）：3 ～ 4。

（2）蔡丹丹，等 . 邓亚平教授眼科经验简介 . 中医眼耳鼻喉科杂志，2012，2（3）：123 ～ 124。

（3）谢学军，等 . 邓亚平教授治疗出血眼病的诊疗经验 . 中医眼耳鼻喉科杂志，2011，1（3）：123 ～ 125。

（4）谢学军，等 . 邓亚平治眼病的学术思想 . 世界中医药，2009，4（4）：232 ～ 234。

（5）袁晓辉，等 . 中西医结合治疗甲状腺相关眼病 中国中医眼科杂志，2006，16（1）：16 ～ 19。

【人才培养】

培养传承人 1 人；接受国内进修生 16 人、国外留学生 10 人；举办省级中医药继续教育项目 1

次，培训136人次。

【成果转化】

1. 中药新药

丹红化瘀口服液；批准号：国药准字Z10960051；功效主治：活血化瘀、行气通络，用于气滞血瘀引起的视物模糊、视网膜中央静脉阻塞症的吸收期。

2. 专利

（1）谢学军、邓亚平；“一种治疗甲状腺相关眼病的中药组合物及其制备方法”，专利号：201210054864.2 。

（2）谢学军、邓亚平；“一种医用眼科仪器装置”，专利号：201220078347.4。

（3）谢学军、邓亚平；“一种雾化熏蒸治疗仪”；权利人：成都中医药大学附属医院，专利号：201220177181.1。

【推广运用】

（一）诊疗方案

1. 年龄相关性黄斑变性

（1）肝肾不足证：杞菊地黄丸加减或驻景丸加减方加减。

（2）脾气虚弱证：参苓白术散加减。

（3）阴虚火旺证：宁血汤加减。

2. 暴盲（视网膜静脉阻塞）

（1）气滞血瘀证：血府逐瘀汤加减。中成药用丹红化瘀口服液。

（2）痰瘀互结证：四物汤合温胆汤加减。

（3）阴虚火旺证：滋阴降火汤加减。

3. 糖尿病性视网膜病变

（1）气阴两虚证：生脉散合生蒲黄汤加减。

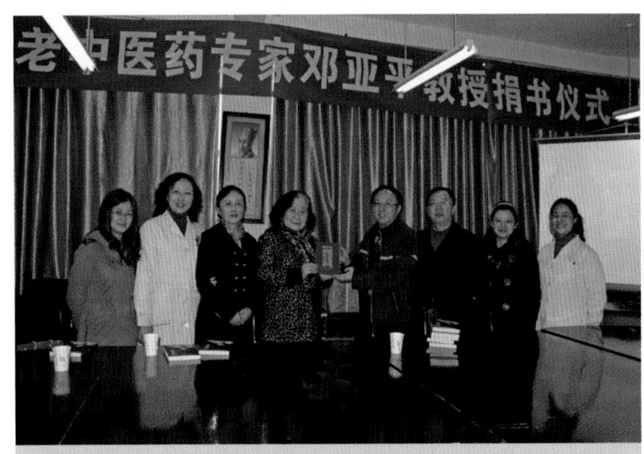

工作室向成都中医药大学图书馆赠送邓亚平专著200册

（2）肝肾亏虚证：杞菊地黄丸加味。

（3）阴阳两虚证：金匮肾气丸加减。

（二）运用及推广情况

以上3个诊疗方案已在湖南中医药大学附属医院眼科、福建中医药大学附属医院眼科、贵阳中医学院第一附属医院眼科等医疗单位推广应用。

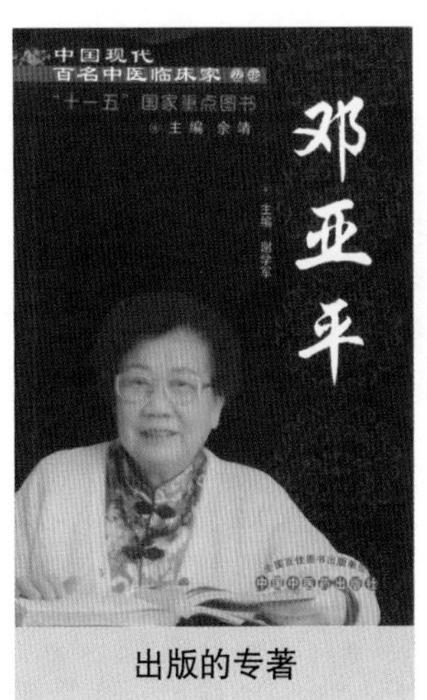

出版的专著

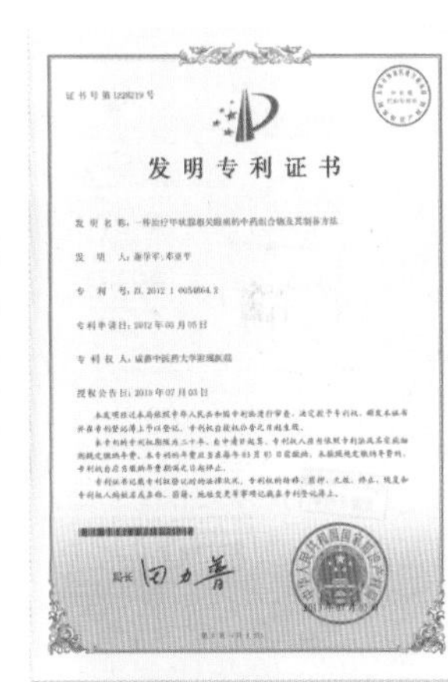

国家发明专利证书

三、依托单位——成都中医药大学附属医院（见第94页）

刘尚义

全国名老中医药专家传承工作室

一、老中医药专家

【个人简介】

刘尚义，1942年生，男，汉族，贵州大方人。贵阳中医学院第一附属医院教授、主任医师。1961年考入贵阳医学院祖国医学系，后转入新成立的贵阳中医学院，1962年拜师赵韵芬，1966年毕业于贵阳中医学院中医系。1985年获贵州省四化建设标兵称号、贵州省五一劳动奖章。1995年获全国卫生系统先进工作者称号。2006年获首届中医药传承特别贡献奖。2009年获第一批“贵州省名中医”称号。2014年获全国第二届“国医大师”称号。担任第一批贵州省名中医学术经验继承工作指导老师及全国中医药传承博士后合作导师。

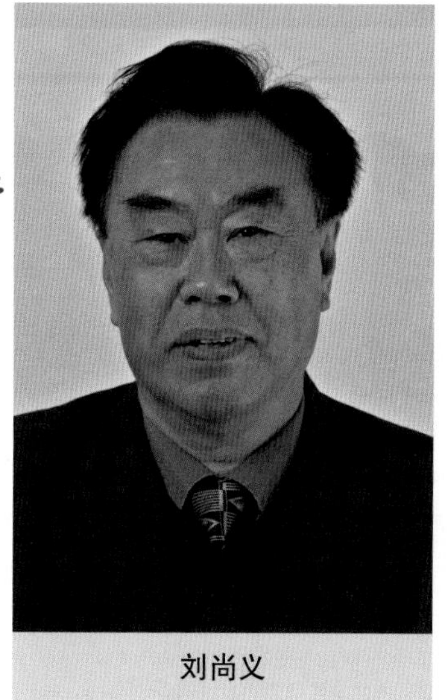
刘尚义

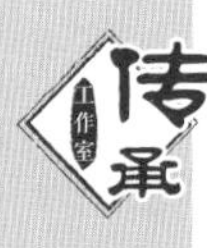

先后担任第3～5批全国老中医药专家学术经验继承工作指导老师。

第三批继承人：贾敏，贵阳中医学院第一附属医院中医皮肤病专业，主任医师。

第四批继承人：①卫荣，贵阳中医学院第一附属医院中医心病专业，主任医师；②刘华荣，贵阳中医学院第一附属医院中医肺病专业，副主任医师。

第五批继承人：①代芳，贵阳中医学院第一附属医院内分泌专业，主任医师；②邱兴磊，贵阳中医学院第一附属医院急危重症专业，主治医师。

主要编著《南方医话》等，发表“中国炼丹术发展史略”等多篇论文。主持“康尔寿软膏与杜冷丁镇痛作用的对比研究”等多项科研课题。

【学术经验】

（一）学术思想

1. 引疡入瘤

将葛氏疡科对“九子疡”的治疗理念融会贯通，推陈出新，大胆运用于肿瘤诊治，引疡入瘤，形成了“疡理诊瘤，疡法治瘤，疡药疗瘤”的学术思想。

2. 从膜论治

认为“在内之膜，如在外之肤”，提出“肤膜同位”“肤药治膜”的诊疗理念，形成“从膜论治”的学术思想，并总结出膜痒、膜疮、膜烂出血等病症的诊断治疗规律。

（二）临床经验

1. 重视气化

临证重视气化，强调气机的升降出入，人体的虚实盈亏。临证立足于“升”“降”“出”“入”“虚”“实”“盈”“亏”八个字，论方处药无不基于此。

2. 久病治肾

强调不要等到图穷匕见之时才关注肾，贵在知微见著，在疾病早期就要顾护肾气。

3. 百病生于风

倡导“百病生于风”。风邪致病尤多，诸如中风、眩晕、头痛、震颤、痉病、痹证、咽痒咳嗽、迎风流泪、口腔溃疡、胃溃疡、肠鸣、泄泻、尿血、瘾疹、脱发等，无不由风邪所致。

4. 怪病不离痰瘀

百病生于风、气、痰、瘀，虚邪责之于气与风，实邪非痰则瘀。

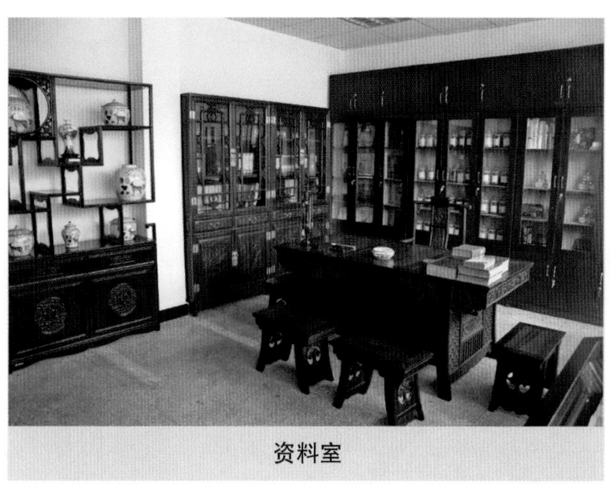
资料室

【擅治病种】

1. 恶性肿瘤

恶性肿瘤的发生是“瘀毒”为患。手术、放化疗伤及气血，有“药毒”之虞，热毒叠加，气阴两伤，舌干或色绛，脉细无力。应按照温病卫气营血进行辨证，为热入营血，血液受劫，当以滋阴养血为主。常用一甲复脉汤、二甲复脉汤、三甲复脉汤随症加减，或用大定风珠养阴固液。

2. 慢性肾病

此类疾病乃邪正相搏，水液停留，日久则痰瘀热毒互结、气血虚损，而湿热贯穿于慢性肾病的全过程。治肾病常用方有萆薢分清饮、二至丸、二丁汤、实脾饮、真武汤、济生肾气丸、猪苓汤、桃核承气汤等，随症加减酌用。

3. 消化系统疾病

重视脾胃之升降、纳运、润燥，善治脾胃病，尤其是胃病治验颇丰，疗效显著。治胃痛特色是治胃必治肝。木本克土，稍有情志失调，肝气不舒，最易犯胃，故每方首贯以佛手、郁金、香附、广木香。

4. 生殖系统疾病

治男病用女药，佐以养阴之品如熟地黄、山萸肉、黄精、当归，补肾生精，取“阴中求阳”之义。治女病用男药，佐以补阳之品如淫羊藿、仙茅、巴戟天、肉苁蓉、蛇床子，以助胞宫生长之机，促阴血滋生，取“阳中求阴”之义。

5. 外科疮疡

善用丹药、线药治外科疮疡，常用自制外敷药膏或药线治疗危重急险之外科痈疡，每获奇效。

二、传承工作室建设成果

【成员基本情况】

1. 负责人

贾敏，女，贵阳中医学院第一附属医院中医皮肤病专业，主任医师。

2. 主要成员

杨柱，男，贵阳中医学院中医基础理论专业，教授。

李燕，女，贵阳中医学院第一附属医院妇科专业，教授。

代芳，女，贵阳中医学院第一附属医院内分泌专业，主任医师。

刘华蓉，女，贵阳中医学院第一附属医院中医肺病专业，副主任医师。

邱兴磊，男，贵阳中医学院第一附属医院急危重症专业，主治医师。

【学术成果】

1. 论著

（1）《橘井春回——刘尚义学术思想和医疗经验》，高等教育出版社 2011 年出版，贾敏主编。

（2）《当代名老中医成才之路》，人民卫生出版社 2011 年出版，刘尚义参编。

（3）《中国中成药优选》，人民军医出版社 2014 年出版，刘尚义主编。

（4）《当代名老中医经验方荟萃》，人民卫生出版社 2014 年出版，贾敏参编。

（5）《当代名老中医典型医案集》，人民卫生出版社 2014 年出版，贾敏参编。

2. 论文

（1）卫蓉，等．刘尚义慢性肾病诊治经验［J］．中医杂志，2013，54（20）：1730 ～ 1731。

（2）刘华蓉．辨证论治肺癌 60 例［J］．贵阳中医学院学报，2010，32（4）：2 ～ 4。

（3）贾敏，等．国家名老中医刘尚义教授成才之路研究报告［J］．贵阳中医学院学报，2010，32（2）：17 ～ 19。

（4）卫蓉．刘尚义教授巧用对药抗肿瘤的体会［J］．贵阳中医学院学报，2011，33（4）：2 ～ 4。

（5）卫蓉，等．刘尚义教授经验方运用［J］．贵阳中医学院学报，2011，（2）：3 ～ 5。

【人才培养】

培养传承人 16 人；接受进修、实习 30 余人。举办省级中医药继续教育项目 2 次，培训 360 人次。

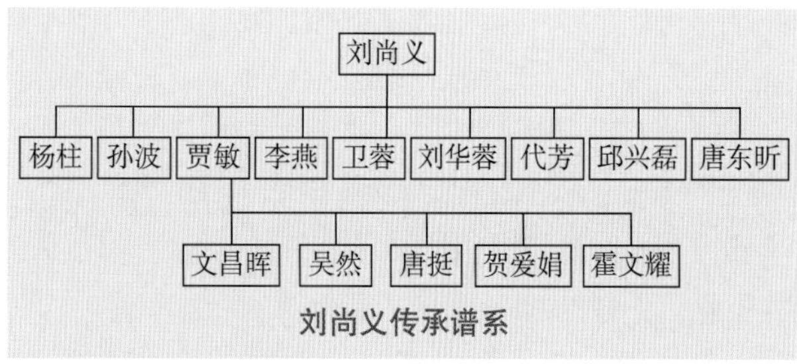

刘尚义传承谱系

【推广运用】

（一）诊疗方案

1. 蛇串疮（带状疱疹）

辨证分肝胆湿热证、阴虚火旺证、气滞血瘀证。方药分别选用龙胆泻肝汤、二至丸、逍遥散合桃红四物汤加减。

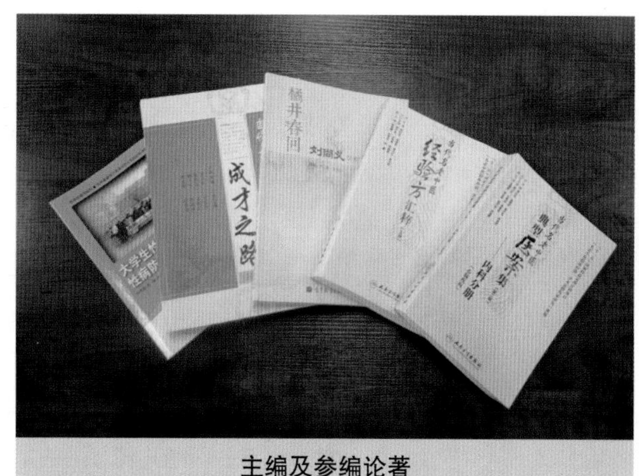
主编及参编论著

2. 浸淫疮（湿疹）

辨证分湿热蕴肤证、风热证、血虚风燥证。方药分别选用龙胆泻肝汤、消风散、当归饮子加减。

3. 白疕（银屑病）

辨证分湿热聚肤证、阴虚火热证、热毒火盛证。方药分别选银翘散、二至丸、白虎汤加减。

（二）运用及推广情况

以上 3 个诊疗方案已在贵州省中医医院、贵州省平坝中医院、广州皮肤病医院、云南省曲靖市第一人民医院等医疗单位推广应用。

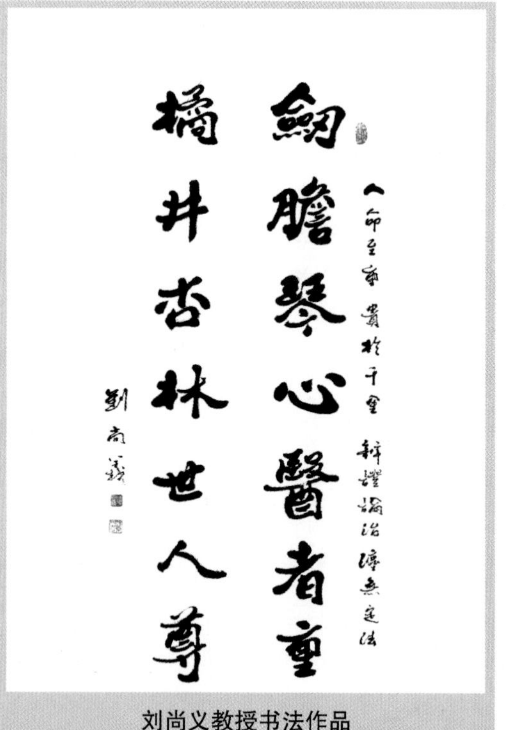
刘尚义教授书法作品

三、依托单位——贵阳中医学院第一附属医院

【依托单位简介】

贵阳中医学院第一附属医院成立于1956年，是贵州省规模最大的集医疗、教学、科研、预防、康复为一体的三级甲等中医医院。医院编制床位1000张，有临床、医技科室32个，年门诊70余万人次，年出院2万余人次。

【特色优势】

医院中医特色优势突出，现有“全国老中医药专家学术经验继承工作指导老师”5批共20人，“贵州省名中医”23人，全国名老中医工作室13个。有卫生部临床重点专科4个，国家中医药管理局重点学科9个，“十一五”重点专病项目3个，省级专科医院（贵州省肛肠病医院、贵州省脑病医院、贵州省骨伤医院、贵州省针推医院）4个，省级诊疗中心2个，贵州省第一批中医药民族医药临床重点学科3个，贵州省中医药管理局重点专科建设项目10个。医院是国家食品药品监督管理总局临床药物试验机构、第三批治未病预防保健服务试点单位、第一批中医药标准研究推广基地建设单位和第一批全国中医学术流派传承工作室建设单位。2008年医院成为全国重点中医院项目建设单位，2012年被贵州省卫生厅命名为“贵州省中医医院”。

【联系方式】

地址：贵州省贵阳市宝山北路71号
电话：0851-5609789
网址：http://www.gyzyyfy.com

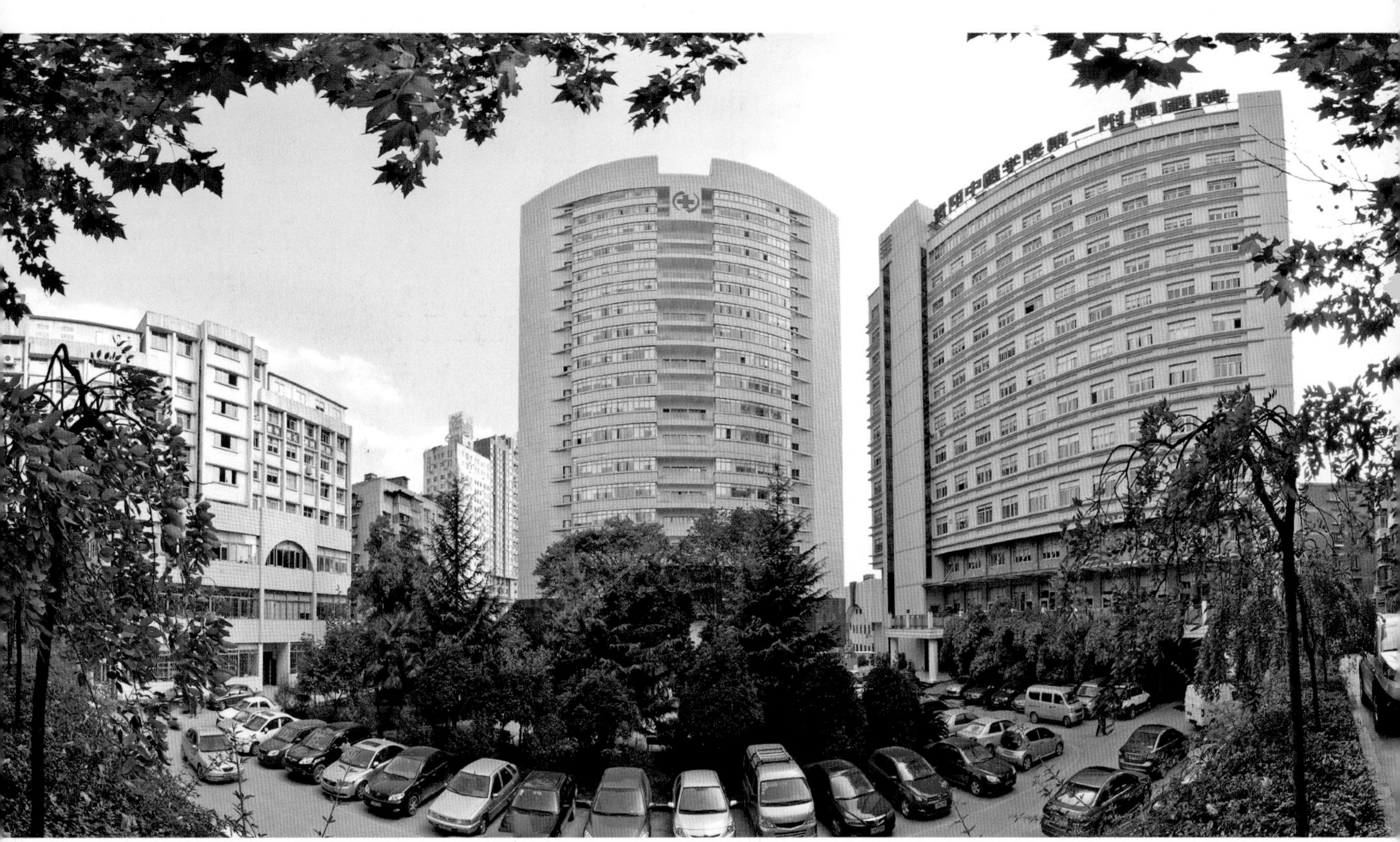

黄建业

全国名老中医药专家传承工作室

一、老中医药专家基本情况

【个人简介】

黄建业（1937—2011年），男，汉族，贵州福泉人。贵阳中医学院儿科教授、主任医师。1956年考入贵阳医学院西医医疗专业，1958年转入祖国医学专业，矢志岐黄，1961年毕业后留校任教并坚持临床，曾师承贵州省名医许玉鸣教授、黄树曾教授；1965年调至刚成立的贵阳中医学院任教，并在贵阳中医学院第一附属医院、贵州省人民医院等从事中医儿科、西医儿科临床工作；1984年受聘为贵阳中医学院教务处副处长、处长；1987年任教授、主任医师、硕士生导师。2009年获首批“贵州省名中医”荣誉称号；曾任全国高等中医教育管理研究会理事、中国医学教育学会贵州省分会副主任委员、贵州省中医儿科专业委员会主任委员、全国中医药学会儿科委员会理事等职务。

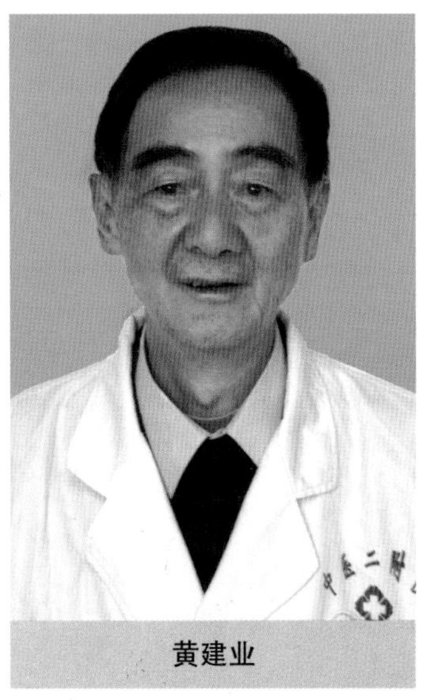
黄建业

担任第二批全国老中医药专家学术经验继承工作指导老师。

继承人：彭玉，贵阳中医学院第二附属医院儿科，教授、主任医师。

主编《中医儿科学》，参编《中国名老中医药专家学术经验集》等；发表“《小儿药证直诀》治疗脾胃疾病方剂初探”“钱乙辨证论治规律的探讨”等论文。

【学术经验】

（一）学术思想

1. 明晰小儿辨证辨病思路

主张将中医“证”与西医“病”有机结合，形成“中西医结合四种分类诊治儿科疾病”辨证辨病方法。

2. 察咽喉，辨山根，重望诊，辨识小儿体质虚实

认为察咽喉可知小儿病证寒热属性转变，察山根形色可知气血盛衰和肺脾虚损，察肉轮形色可知脾病变化。

3. 治小儿病主张“理脾为先”

认为小儿肺、脾、肾三脏常虚，治疗主张“理脾为先”，即顺应脾胃气机升降，恢复脾胃转枢之机，脾土旺盛，则肺气自盈，肝气自调，达到培土生金、调养肺脾目的，同时可消灭疾病于萌芽之中，免生变证。

（二）临床经验

1. 辨治小儿脾运失健经验

辨治小儿脾运失健重在理顺脾胃气机升降，理脾即运脾，创立“运脾散”（苍术、炒白术、茯苓、山药、薏苡仁、陈皮等），用于治疗脾运失

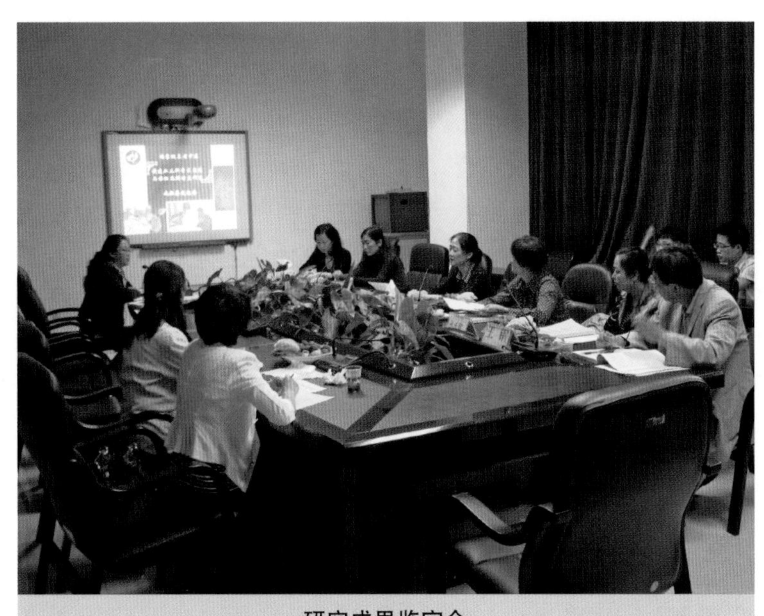
研究成果鉴定会

健、脾虚失健之厌食、疳证、泄泻、痰证、食积等。

2. 健脾泻肺化痰、寒温并用辨治小儿哮喘与久咳

治哮喘、久咳难愈之法不在肺而在脾，主张不要一味去化痰，关键是治脾和温化痰饮，创立“清气化痰汤”（胆星、全瓜蒌、黄芩、浙贝、法夏、杏仁、焦楂等）。

3. 益气固表、培土生金防治小儿复感

认为小儿复感“不在邪多，而在于正气不足”，治疗重在益气祛邪、培土生金、固表，创立“益气固表汤”（黄芪、白术、防风、党参、桂枝、茯苓、苡仁、白芍等）。

4. 辨治小儿肾脏疾病经验

治疗小儿肾病以补肾健脾、益气养阴为基本法则，扶正固本法贯穿始终，创立“肾病Ⅰ号方”（黄芪、炒白术、山茱萸、仙灵脾、熟地、知母、灵芝、黄精、覆盆子等），分四个阶段辨治肾病。

5. 疏肝补肾养血论治妇人病

创立“和肝散”（柴胡、香附、香橼皮、黄芩、白芍、乌梅、当归、熟地、山萸肉等），调气机，和肝脾，补肾养肝，用于治疗月经不调、经前期水肿、更年期综合征、植物神经功能紊乱等疾病。

【擅治病种】

1. 小儿哮喘、久咳

擅用经方麻杏石甘汤，化裁古方清气化痰丸为“清气化痰汤”，健脾泻肺化痰，使胶固之痰从生痰之源化解，以治其本。常用药物有杏仁、法夏、茯苓、槲片、焦楂、枳实、胆星、全瓜蒌、黄芩、浙贝等。特点是升降并行，寒热并用。

2. 小儿厌食、腹泻

创立“理脾七法”，代表方“运脾散”，治疗小儿厌食、食少、泄泻、腹胀等脾运失健之证，常用药有苍术、藿香等。

3. 小儿肾病

根据“正虚邪实”与标本缓急及激素使用阶段（使用前、足量、减量、维持）与证候变化，将肾病分为四个阶段论治。代表方“肾病Ⅰ号方”。

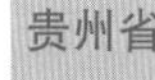

二、传承工作室建设成果

【成员基本情况】

1. 负责人

彭玉，女，贵阳中医学院第二附属医院儿科专业，教授、主任医师。

2. 主要成员

陈竹，女，贵阳中医学院第二附属医院儿科专业，副教授。

吴泽湘，男，贵阳中医学院第一附属医院儿科专业，副主任医师。

余江维，男，贵阳中医学院图书馆，中医儿科专业，副教授。

吴筱枫，女，贵阳中医学院中医基础教研室，

中医文献专业，讲师。

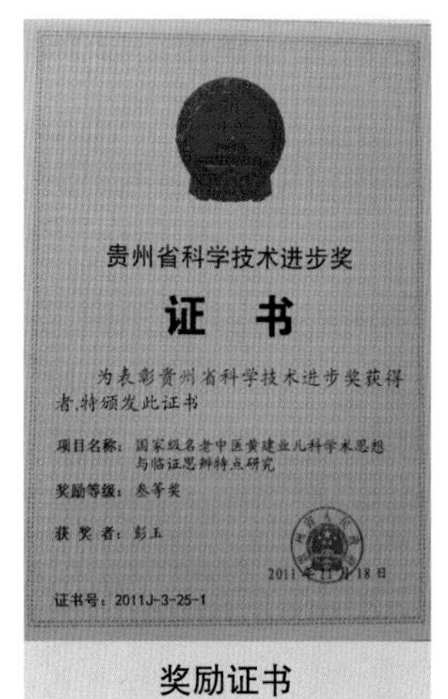

奖励证书

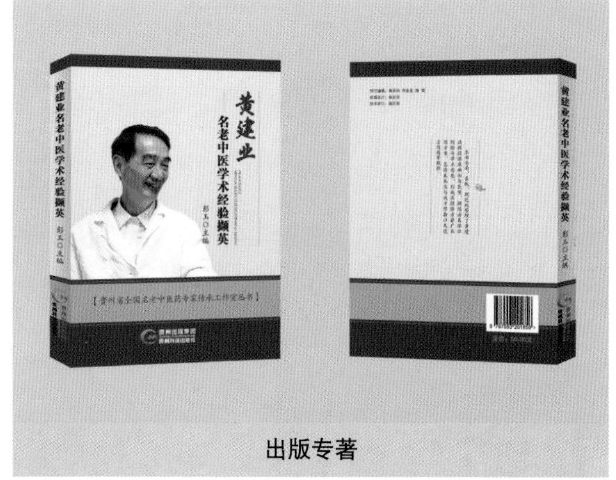

出版专著

【学术成果】

1. 论著

《黄建业名老中医学术经验撷英》，贵州科技出版社2014年出版，彭玉主编。

2. 论文

（1）彭玉，等.黄建业名老中医专家临床经验传承研究整理初探.贵阳中医学院学报，2010，32（6）：10～11。

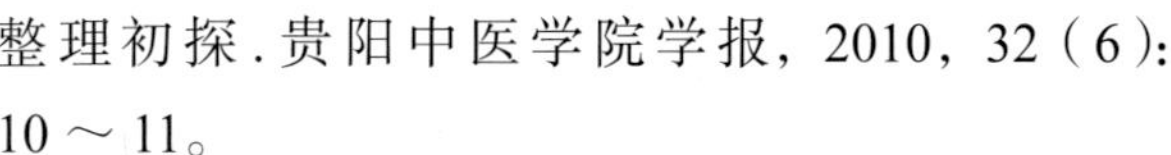

（2）彭玉，等.黄建业教授中西医结合儿科辨证与辨病思维模式探索.新中医，2011，47（4）：145～147。

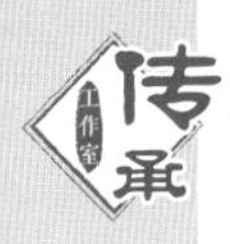

（3）彭玉，等.黄建业名老中医“理脾为先”学术思想临证应用经验.新中医，2011，47（4）：145～147。

（4）陈竹，等.黄建业教授治疗痰热咳嗽经验介绍.贵阳中医学院学报，2012，34（1）：4～5。

【人才培养】

培养继承人14人次；接受进修、实习16人。举办国家级中医药继续教育项目1次，培训238人次；举办省级中医药继续教育项目3次，培训335人次。

【成果转化】

院内制剂：运脾颗粒（黔药制字Z20130006）；功能主治：健脾益气、行气助运、消食开胃，用于小儿厌食症脾失健运证。

【推广运用】

（一）诊疗方案

1. 反复呼吸道感染

发作期（或急性期）按照所患疾病辨证治疗；迁延期用益气上感汤（防风、荆芥、蝉衣、黄芪、泡参、银花、连翘、黄芩、牛蒡子、薄荷、前胡等）加减；缓解期以益气固表汤加减。

2. 厌食

脾运失健证用运脾散加减；脾胃虚弱证用加减参苓白术散；脾胃阴虚证用理脾阴正方（山药、太子参、北沙参、花粉、石斛）加减。

3. 腹泻

风寒泻用藿香正气散加减；湿热泻用葛根黄芩黄连汤加减；伤食泻用运脾散加减；脾胃虚泻用运脾散加减；脾肾阳虚泻用四神丸加减。

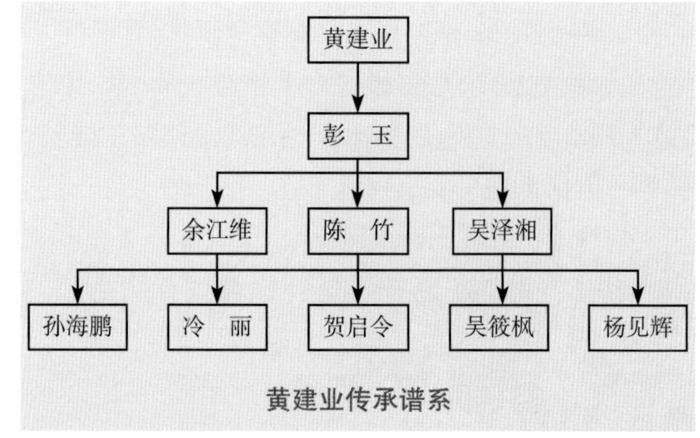

黄建业传承谱系

（二）运用及推广情况

以上3个诊疗方案已在贵阳中医学院第二附属医院、贵阳中医学院第一附属医院等医疗单位推广应用。

三、依托单位——贵阳中医学院第二附属医院

【依托单位简介】

贵阳中医学院第二附属医院为三级甲等中西医结合医院，是贵阳中医学院第二临床医学院，贵州省高等医学院校中西医结合临床教学基地及教育部特色专业建设点、中西医结合高级人才的主要培养基地和中西医结合一级学科硕士点，贵州省研究生教育创新基地及全科医学医师培训基地、国家中医药管理局农村适宜技术人才培养基地。医院占地面积1.3万平米，建筑面积5万平米，编制床位1200张，设置临床科室24个，医技科室9个。

【特色优势】

医院目前拥有国务院特殊津贴专家1人，省管专家2人，国家级名中医9人，省级名中医15人，省级教学名师2人。现有国家中医药管理局重点学科建设单位4个、国家临床重点专科2个，国家中医药管理局重点专科6个，国家级重点专科培育项目1个，国家级名老中医传承工作室建设项目6个；省级重点学科4个，省级重点专科11个，省级科技创新团队1个，省级教学团队1个。医院坚定不移走中西医结合的学科发展道路，进一步强化巩固发挥中医药特色优势措施，依靠大量临床实践经验的积累，积极推广使用具有专科特色制剂及中医特色疗法，研发了补肺胶囊、运脾颗粒、通脉糖眼明胶囊、吉贝咳喘胶囊等制剂，以及温肺背心、穴位注射、中药雾化、中医穴位苗药磁贴敷等特色疗法，临床疗效显著、操作简便、安全且收费低廉，得到了患者的广泛认可和好评。

【联系方式】

地址：贵州省贵阳市飞山街32号
电话：0851-85282687
网址：http://www.gyzyefy.com

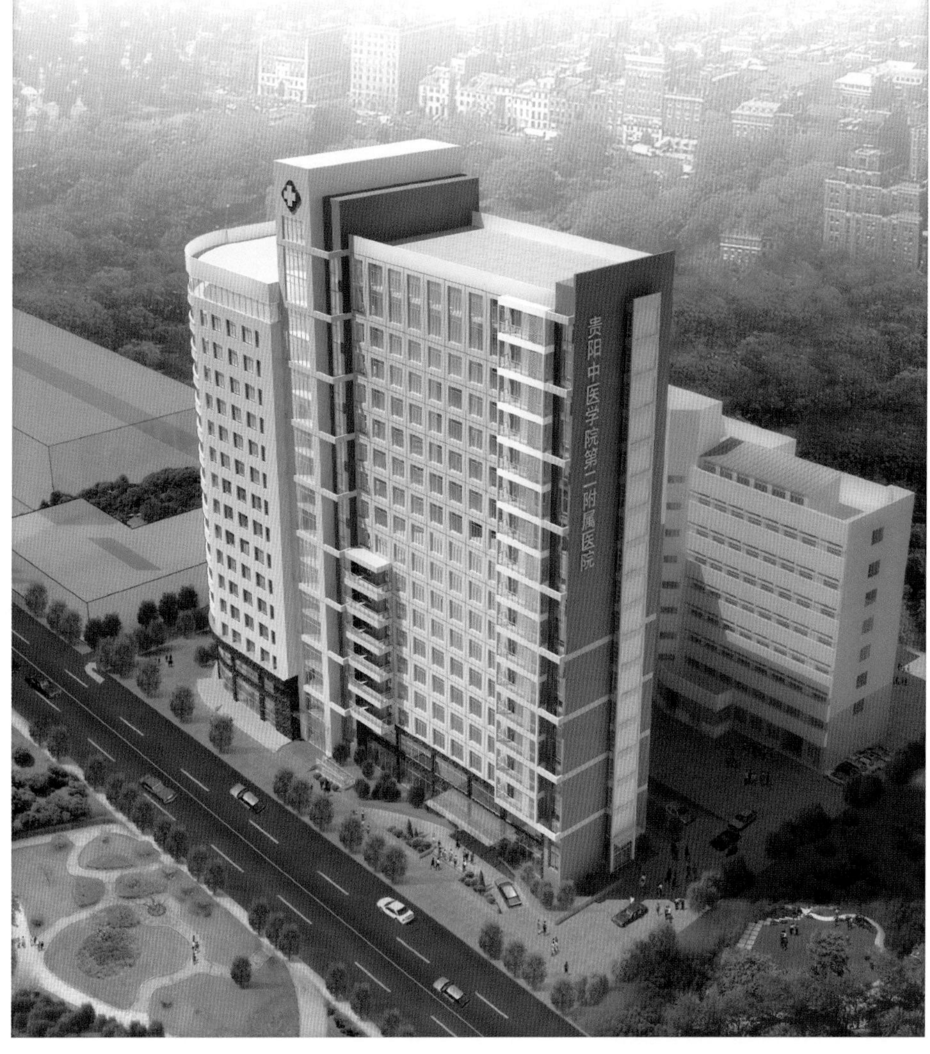

丁启后

全国名老中医药专家传承工作室

一、老中医药专家

【个人简介】

丁启后(1924—2005 年)，男，汉族，贵州省瓮安县人。贵阳中医学院教授。出身于有近 300 年历史的中医药世家，为黔贵丁氏妇科流派第九代传人，幼承家训，14 岁辍学从医，从医从教 68 年。1952 年创办瓮安县草塘联合医院，1954 年毕业于贵州省中医进修班，1955 年奉调贵州省中医研究所。1960 年毕业于南京中医学院高级师资研究班，师承名医王聘贤先生。1965 年调贵阳中医学院执教。曾任贵阳中医学院中药教研室主任，药学系副主任，贵州省中医药学会常务理事，贵州省第六届人大代表，第七届、八届人大常委。是首批国家级名老中医。

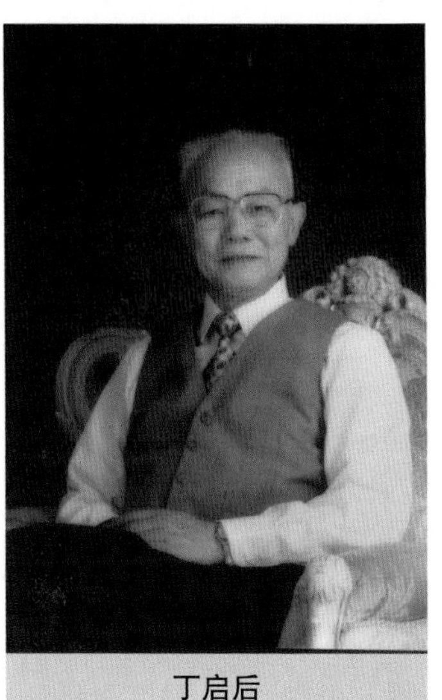

丁启后

担任第一批全国老中医药专家学术经验继承工作指导老师。

继承人：丁丽仙，贵阳中医学院第一附属医院，主任医师、教授。

主编《伤寒论考评》并参编多部学术著作。

【学术经验】

（一）学术思想

总结了“阴血留存论”“解郁化滞论”及与之相关的辨证体系等中医妇科学术精华。认为肾精肝血的损亏是导致妇女诸多疾病的基本病理基础；妇女血气失调要首推肝之疏泄失常，气机郁滞是导致妇科疾病的重要因素。提出“留得一分阴血，尚存一分生机”及“祛除一分郁滞，调和一分血气”的理论。

（二）临床经验

1. 妇科临证以“盛”为用、以“通”为要

在妇科疾病的治疗上重在“盛”“通”。“盛”指阴精气血充盛，血海满盈，胞脉得养，即“太冲脉盛”之说。“通”者指气血流畅，气机调达，胞脉通利，血海盈溢有度，即“任脉通”之说。

2. 遣方用药，灵活施治

妇科临证选方用药特点是“善用古方，不泥古方；加减有法，运用灵活；药力精专，药用平缓；一药多功，祛补皆宜；润燥适量，刚柔相济；对证施治，中病即止；滋而不腻脾，疏而不伤阴；慎用燥烈峻攻，维护脾胃阴血”。

（三）擅治病种

1. 月经先期、月经量多、经期延长、崩漏下血证

擅用“固冲汤”治疗月经先期、月经量多、经期延长、崩漏下血证。属气虚不摄，冲任不固，加荆芥炭、赤石脂、党参、升麻炭、艾叶炭等；属肾阳不足，冲任不固，加鹿角霜、炮姜炭、艾

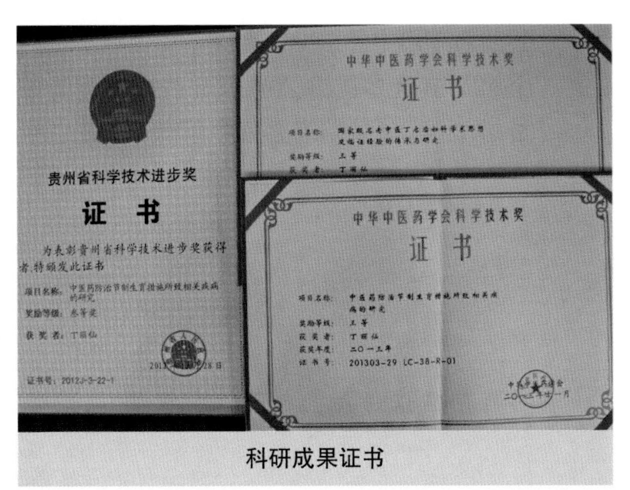

科研成果证书

叶炭等暖宫止血；属实热崩漏，血热妄行，加炒山栀、黄柏炭、地榆、槐花炭等凉血止血；属阴虚血热，热扰冲任而致，加生地、地骨皮、阿胶、龟板胶、仙鹤草等滋阴止血；属瘀阻胞脉，血不归经而致经来淋漓不断，加花蕊石、血余炭、蒲黄炭、三七化瘀止血。

2. 不孕症

擅用“促排卵助孕方”（熟地、山萸肉、山药、枸杞子、菟丝子、当归、川芎、覆盆子、阿胶、香附、川楝子）治疗因肝肾亏虚、精血不足、气机不畅引起的排卵功能障碍或黄体功能不全所致不孕症。如畏寒肢冷，带下清稀如水，加鹿角霜、巴戟天、淫羊藿；手足心热，夜寐不安，加龟板、酸枣仁、炙远志；月经量少延后，神疲乏力，面色苍黄，加紫河车、黄芪、党参；体胖不孕，加陈皮、法夏、胆南星、桂枝；情绪抑郁，面长黯斑，加柴胡、丹参、桃仁。

3. 胎漏下血证

擅用“寿胎丸”治疗胎漏下血证。属肾气不足，胎元不固，加杜仲、黄芪、仙鹤草等补肾益气、止血安胎；属气血虚弱，胎元不固，加党参、熟地、枸杞、砂仁、仙鹤草等益气养血、止血安胎；属血热胎漏，冲任不固，加白芍、旱莲草、苎麻根、仙鹤草以滋阴清热、止血安胎；如热重加炒山栀、黄芩，以清热泻火、凉血止血；胎漏下血并恶阻，加砂仁、法夏、陈皮、生姜等和胃止呕之品。

4. 产后病

擅用“生化汤”治疗产后病。如产后恶露不绝属瘀血阻滞胞宫者，加血竭、益母草、蒲黄炭、三七、山楂炭等；如产后发热属产后瘀血停滞胞宫，营卫失调而致者，加生蒲黄、益母草、贯众炭等；如产后腹痛属寒凝血瘀，或胎盘、胎膜残留所致瘀滞胞宫证，加三七、生蒲黄、艾叶、益母草、肉桂等；如产后身痛属产后瘀阻经脉、气血不足者，加炙黄芪、桂枝、秦艽、羌活、独活等；如药流、人流不全致流血时间长，下腹疼痛，属瘀滞胞宫证，加益母草、丹参、桃仁、冬葵子、花蕊石等。

5. 绝经综合征

擅用经验方“参麦黄连阿胶汤”（太子参、麦冬、生地、五味子、黄连、黄芩、阿胶珠、白芍、枣仁、鸡子黄、甘草）治疗绝经综合征。如潮热盗汗明显，该方加龟板、鳖甲、生龙牡、青蒿；如头晕耳鸣，加钩藤、菊花、天麻、石决明；如神疲乏力，加黄芪、党参、大枣；如大便干结，食后腹胀，加玉竹、玄参、火麻仁、郁李仁、瓜蒌仁、桃仁；如虚烦不寐，加柏子仁、炙远志、珍珠母；如腰膝酸软，加川断、桑寄生、怀牛膝；如面浮肢肿，小便黄少，加茯苓皮、桑白皮、泽泻；如眼睛干涩，加石斛、决明子、菊花、枸杞子；如乳房胀痛，加川楝子、八月札、柴胡。

二、传承工作室建设成果

【成员基本情况】

1. 负责人

丁丽仙，女，贵阳中医学院第一附属医院，中医妇科专业，主任医师、教授。

2. 主要成员

李琼，女，贵阳中医学院第一附属医院，中医妇科专业，副主任医师。

翟婷婷，女，贵阳中医学院第一附属医院，

中医妇科专业，副主任医师。

孟昱琼，女，贵阳中医学院第一附属医院，中医妇科专业，主治医师。

【学术成果】

1. 论著

（1）《丁启后妇科经验》，中国中医药出版社 2014 年出版，丁丽仙主编。

2. 论文

（1）丁丽仙 . 丁启后教授妇科典型医案析 . 贵阳中医学院学报 .2011，33（1）：6 ～ 12。

（2）丁丽仙 . 丁启后辨证与辨病结合治疗崩漏经验 . 山东中医杂志 .2012，12（3）：901 ～ 902。

（3）丁丽仙 . 名老中医丁启后治疗多囊卵巢综合征导致不孕案例举隅 . 光明中医，2013，28（12）：2626。

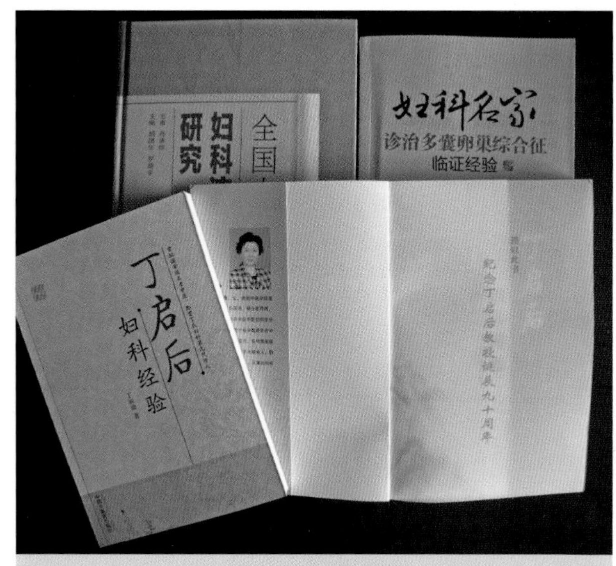

主编及参编著作

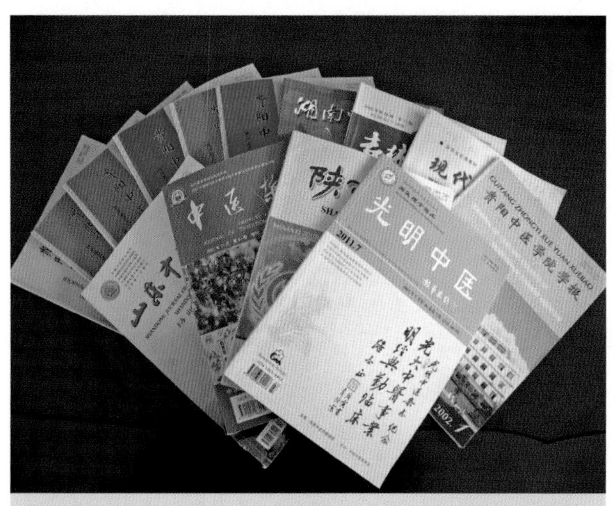

发表论文

【人才培养】

培养传承人 4 人；接受进修生 18 人。举办省级中医药继续教育项目 1 次。

【推广运用】

（一）诊疗方案

1. 绝经综合征

用经验方参麦黄连阿胶汤治疗肝肾阴虚、心肾不交为主的绝经综合征。

2. 原发性痛经

用经验方益气养血止痛汤（炙黄芪、熟地、当归、川芎、香附、白芍、炙甘草、延胡索、乌药、吴茱萸、生蒲黄、五灵脂、小茴香）治疗气血亏虚、瘀阻胞宫为主的原发性痛经。

3. 节育器副反应

用经验方宫环宁汤（生地、茜草、山药、白芍、白头翁、地榆、生龙牡、白芷、乌贼骨、椿根皮、仙鹤草、甘草）治疗环置宫腔、瘀热内生为主的节育器副反应。

（二）运用及推广情况

以上诊疗方案已在贵阳中医学院第一附属医院、贵阳市妇幼保健院、贵阳市第一人民医院、深圳市中医院得到推广应用。

三、依托单位——贵阳中医学院第一附属医院（见第 607 页）

孟　如

全国名老中医药专家传承工作室

一、老中医药专家

【个人简介】

孟如，1937年生，女，汉族，上海静安人。云南省中医医院内科教授、主任医师。1962年12月毕业于成都中医学院医学系，毕业后就职于云南省中医医院；1964年4月调入云南中医学院任教，先后担任《内经》《金匮要略》及《中医内科》教研室主任。为云南省名中医，曾任云南省中医药学会副会长，云南省高校督学，云南省药品评审委员会委员，中国民主同盟中央委员，云南省政协常委，民盟云南省委常务副主委，云南省妇联常委等职。

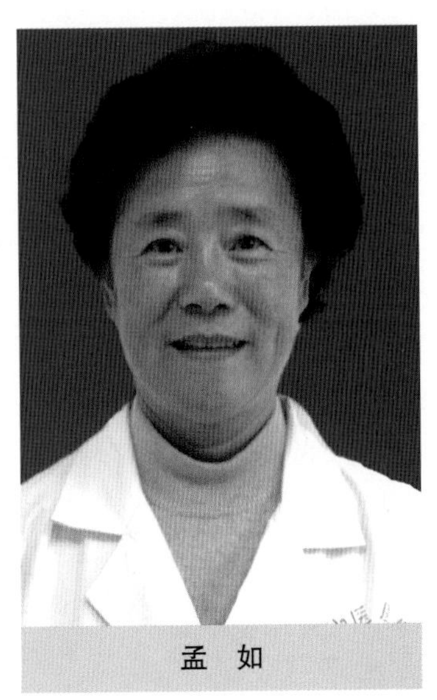

孟　如

担任第二批全国老中医药专家学术经验继承工作指导老师。

继承人：①林丽，云南中医学院，副教授；②曹惠芬，云南中医中药研究所，主任医师。

主要编著有《临床中医内科学》《中医基础与临床》《金匮要略》《难治病中医证治精华》《孟如中医之路》等；发表“对异病同治的初步探讨”“试论《金匮要略》的学术成就和思想方法”等50余篇论文。

曾获云南省科技成果奖和云南省卫生厅中医药科技成果奖。

【学术经验】

（一）学术思想

1. 西医辨病，中医辨证

中医辨证即采用中医传统的辨证施治思维方式；西医辨病为着眼于疾病自身的病理变化和病情演变规律。主张借助于西医学对病的分析基础，在确立诊断的前提下，两者相互联系，相互补充。

2. 注重体质因素

疾病的发生、发展与机体先天因素、后天环境因素及精神情志因素等密切相关。先天禀赋不足则正气不足，外邪易于乘虚而犯；后天失养或感受邪毒及情志所伤均可导致机体脏腑阴阳失衡，气血亏损而发病。故在临证中注重体质因素在疾病发生发展中的作用。

（二）临床经验

1. 方剂配对治疗疾病

某些内科疑难杂病由于病情复杂，单投一方显得力量单薄，难以取得满意疗效，此时需要将方剂配合使用。或者相须为用，把具有同类功效的方剂合用配成对，使原有作用增强；或者相使为用，把功效不同的方剂合用配成方对，各取所长。最常用的方对主要有六味地黄丸合二至丸、生脉散合二至丸、生脉散合温胆汤等。

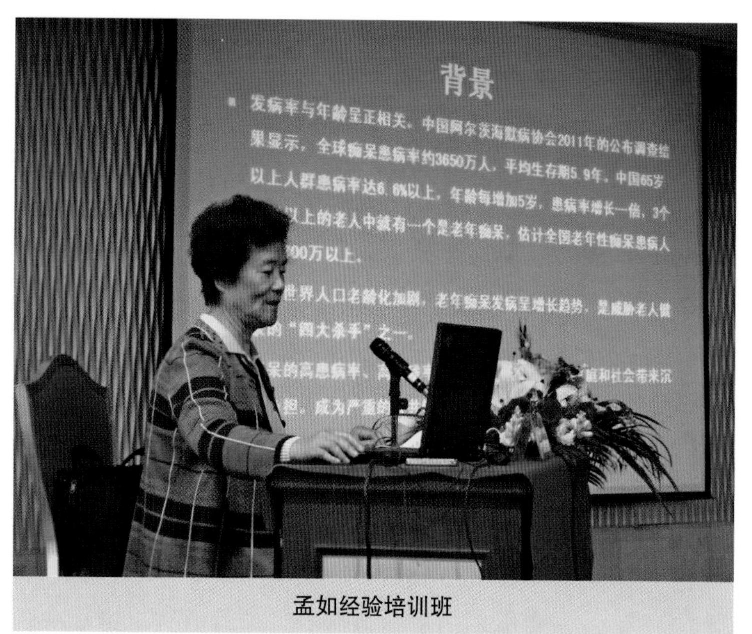

孟如经验培训班

2. 善用药对治疗

荷顶配怀牛膝升清降浊，山药配车前子善治脾虚腹泻，鸡内金配莪术破血消瘀，威灵仙配生麦芽疏肝理气。

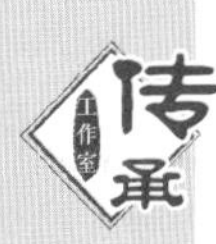

3. 辨证分型为主，结合专病专药

辨证论治是基本治法，结合专病专药更可提高疗效。如治疗狼疮肾可根据情况加用专药，消斑用青蒿，自汗重用桑叶，黄芪、益母草、小蓟可消蛋白。

4. 治疗疾病重视顾护脾胃

辨证论治的同时特别强调顾护胃气，在用药上经常加用健脾益气、和胃降逆等法。常用方剂有平胃散、香砂六君子汤、半夏泻心汤、枳术丸等。

5. 双处方治疗慢性疾病

慢性病的治疗采用两个处方交替服用，两方针对不同的病理环节采用不同治法，两方针对虚实夹杂的病机采用一补一泻，两方针对相同的病理因素采用相似治法，两方针对疾病的新久采用不同治法，能全面照顾病机，可以兼顾新病久病，在一定程度上缩短治疗周期。

【擅治病种】

1. 慢性肾衰

益气健脾补肾、清热利湿泄浊。常用方为六味地黄汤、黄连温胆汤。常用药有山药、泽泻、茯苓、黄连、陈皮、半夏、姜竹茹等。

2. 狼疮肾

清热解毒凉血、益气养阴。常用方为小蓟饮子合犀角地黄汤、生脉散合二至丸。常用药物有小蓟、生地、杭芍、牡丹皮、白茅根、蒲公英、紫花地丁等。

3. 紫癜肾

疏风清热凉血、疏肝解郁凉血。常用方为银翘散、过敏煎。常用药物有金银花、连翘、牛蒡子、荆芥、桔梗、仙鹤草、柴胡、防风、乌梅、板蓝根、绿豆等。

二、传承工作室建设成果

【成员基本情况】

1. 负责人

吉勤，女，云南省中医医院中医肾病专业，教授、主任医师。

2. 主要成员

张春艳，女，云南省中医医院中医肾病专业，副主任医师。

王清，女，云南省中医医院中医肾病专业，副主任医师。

李娜，女，云南省中医医院中医肾病专业，主治医师。

【学术成果】

1. 论著

《孟如中医之路》，云南科技出版社 2013 年出版，吉勤主编。

2. 论文

（1）吉勤，等. 孟如教授治疗慢性肾衰竭临床

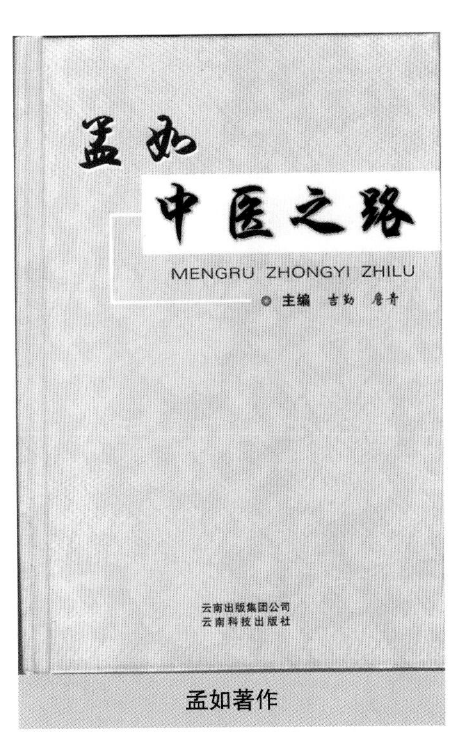

孟如著作

经验.中国中西医结合肾病杂志，2013，14（1）：6～8。

（2）王清.孟如教授应用中医双处方治疗慢性杂病的经验介绍.中华中医药学刊，2012，(6)：10～11。

（3）张春艳.孟如教授运用活血化瘀法治疗慢性肾脏疾病.河南中医，2013，4（33）：299。

【人才培养】

培养继承人2人；接受进修17人次，实习生200人次。举办国家级和省级中医药继续教育项目6次，培训550人次。

【推广运用】

1.慢性肾衰

诊疗方案：①湿热蕴结证：黄连温胆汤合平胃散加减；②脾肾气虚证：黄芪六味地黄汤合四君子汤加减；③气阴两虚证：黄芪六味地黄汤合生脉饮加减；④瘀水互结证：当归芍药散合五皮饮加减。

运用及推广情况：在云南省中医医院、文山州中医院、禄劝县中医院运用推广，108例患者显效14例（占13.0%），有效24例（占22.2%），稳定52例（占48.1%），无效18例（占16.7%），总有效率为83.3%。

2.狼疮肾

诊疗方案：①热毒炽盛证：小蓟饮子合犀角地黄汤加味；②热毒夹瘀证：犀角地黄汤加味；③气阴两虚证：黄芪生脉散合二至丸加味；④阴虚阳亢证：知柏地黄汤合青蒿鳖甲汤加减；⑤脾肾阳虚证：真武汤合五皮饮加减；⑥瘀水互结证：当归芍药散合五苓散或猪苓汤。

运用及推广情况：在云南省中医医院、文山州中医院、禄劝县中医院运用推广，入组90例患者，临床缓解13例（占14.4%），显效22例（占24.4%），有效38例（占42.2%），无效17例（占18.9%），总有效率为81.1%。

3.紫癜肾

诊疗方案：①风热搏结证：银翘散加减；②热伤血络证：犀角地黄汤合小蓟饮子加减；③肝经郁热证：过敏煎加减；④瘀热壅滞证：当归芍药散合小蓟饮子加减；⑤气阴两虚证：生脉饮合六味地黄丸加减；⑥脾肾气虚证：六味地黄丸合六君子汤加减。

运用及推广情况：在云南省中医医院、文山州中医院、禄劝县中医院运用推广。

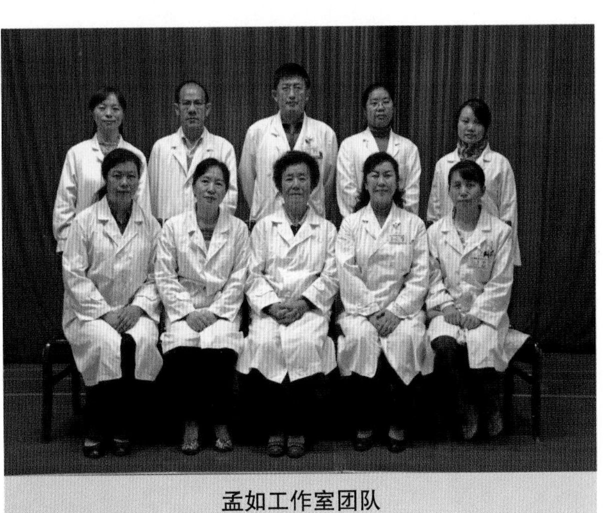
孟如工作室团队

三、依托单位——云南省中医医院

【依托单位简介】

云南省中医医院（云南中医学院第一附属医院）是三级甲等医院，是集云南省102家省、州（市）、县（区）中医院和相关单位为一体的云南省中医医疗集团总医院，现有编制病床742张，年门诊量约103万人次。医院2007年被评为云南省中医名院，2009年被授予全国医药卫生系统先进单位称号。

【特色优势】

医院设有32个临床及医技科室、1个治未病中心、10个临床教研室、4个社区门诊部及1个能生产14种剂型80多个品种的现代化中药制剂中心。目前有建成和在建的国家临床重点专科4个和国家中医药管理局重点学科10个、重点专科10个、重点研究室1个、国家级名医工作室12个、国家中医药特色优势学科继续教育基地3个、全国中医学术流派传承工作室1个，以及云南省名医工作室5个、中医名科8个、重点专科（专病）27个；有国家级特色专业1个、国家教育质量工程建设项目2个、省级特色专业2个、硕士研究生学位授予点8个，省级重点学科2个、省级研究中心10个、研究所1个，有云南省高校科技创新团队、教学团队、重点实验室建设项目各1个。医院坚持中医特色优势，同步提高综合医疗服务能力，现已发展成为一所具有深厚的中医文化底蕴，夯实的人才技术力量基础，先进的诊疗设备，集医、教、研及预防保健于一体的现代化综合性中医医院。

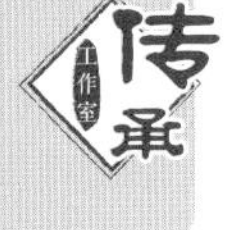

【联系方式】

地址：云南省昆明市光华街120号
电话：0871-63635714
网址：www.yn-tcm-hospital.com

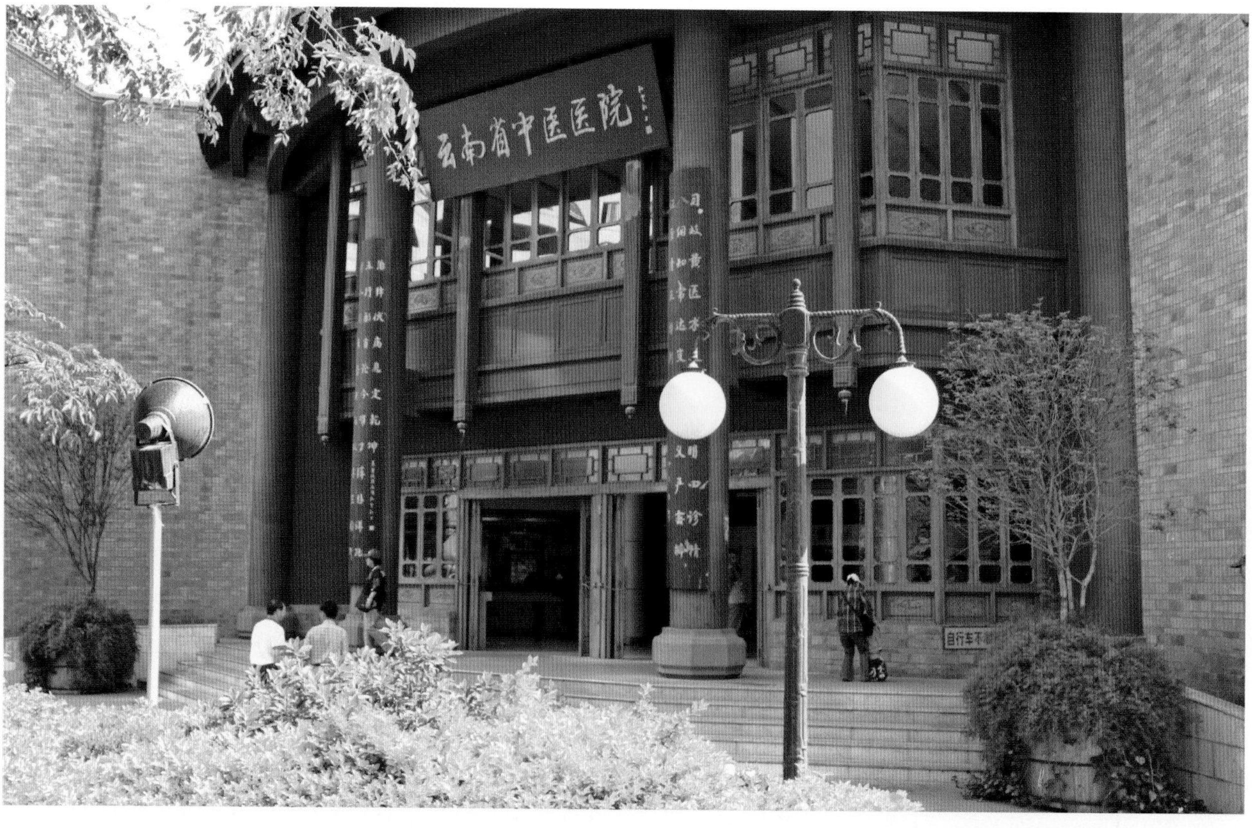

刘复兴

全国名老中医药专家传承工作室

一、老中医药专家

【个人简介】

刘复兴（1939—2009年），男，汉族，广东梅县。云南省中医医院主任医师、教授。1978年起在云南省中医医院皮肤科任科主任、主任医师，兼任云南中医学院教授。曾获云南省名誉名中医，中华中医药学会美容分会常委、云南中医药学会皮肤专业委员会主任委员等职。

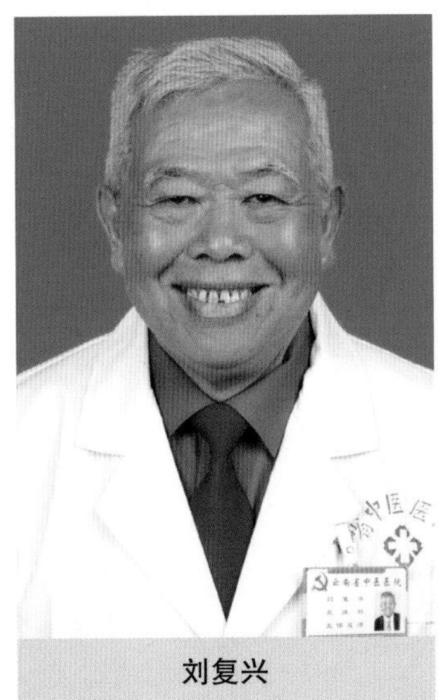

刘复兴

担任第三批全国老中医药专家学术经验继承工作指导老师。

继承人：①欧阳晓勇，云南省中医院皮肤科，主任医师；②黄虹，云南省中医院皮肤科，副主任医师。

主要编著有《中医基础与临床证治》《难治病中医证治精华》等；发表"外科疮疡的辨证论治""中医学对皮肤病的认识及治疗法则""活血化瘀法治疗皮肤病"等论文。

【学术经验】

（一）学术思想

强调"外病实从内发"，提出气血、脏腑及失调是外科皮肤疮疡病的主因；"湿、热、痰、瘀"是外科皮肤疮疡疾病的根本；"风、寒、湿、热、燥、火、虫、毒"是外科皮肤疮疡疾病的外因。临证重辨证论治，用药在精不多。擅用虫类药如蜈蚣、乌梢蛇、全蝎、僵蚕、水蛭、地龙、地鳖虫、守宫、九香虫等及云南地区草药治疗顽疾。

（二）临床经验

1. 在辨证的基础上结合现代药理处方用药

主张在辨证的基础上结合现代药理处方用药，才能取得更理想的临床疗效。如重用薏苡仁治疗扁平疣，用八角枫外洗以止痛，茵陈内服和外洗治疗浅表真菌感染等，都是在现代药理研究成果指导下辨证用药的经验。

2. 清热利湿是皮肤科的首要之法

主张"虽无明征亦祛湿"，对病程长、病势缠

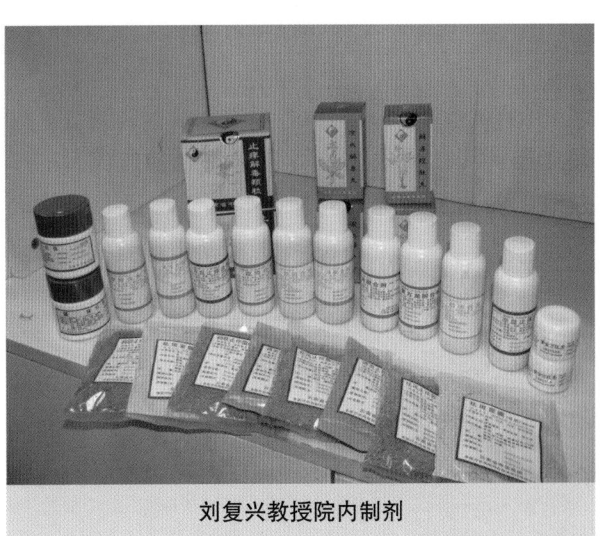

刘复兴教授院内制剂

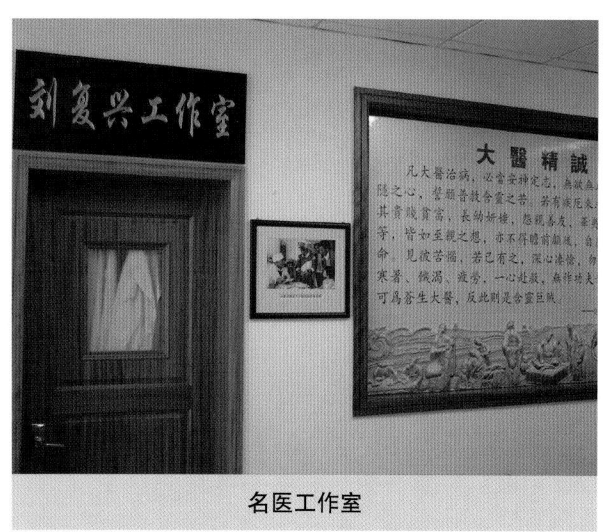

名医工作室

绵难愈者，或夜间痒甚，或皮疹发于下肢，虽无渗出、糜烂流滋或水疱者，应辨为“无形之湿”。根据湿热的不同部位和程度以三个处方为基础：湿热郁盛选自拟龙胆汤（龙胆草 10g、黄芩 15g、车前子 30g、川木通 12g、苦参 15g、土茯苓 30g）加味；三焦湿热或气血不足兼湿热内郁者，选三仁汤；中焦湿热或脾虚湿困者用茵陈五苓散加减。

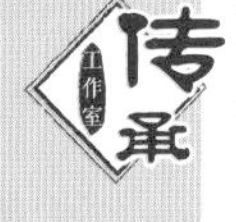

3. 清热祛风、凉血活血治疗瘙痒

认为皮肤瘙痒的病理关键是“湿热”和“瘀热”互结，拟清热祛风、凉血活血的治法，自创中药处方“荆芩汤”（荆芥、黄芩、生地、丹皮、赤芍、紫草），广泛应用于瘀热互结之瘙痒性皮肤病。

【擅治病种】

1. 银屑病

主要分血热型、毒热型、血瘀型、血燥型，分别常用自创荆芩汤、黄连解毒汤、补阳还五汤、清燥救肺汤。擅用云南地区草药小红参、土茯苓、滇重楼等和僵蚕、乌梢蛇、蜈蚣等虫类药，同时注重饮食宜忌。

2. 白癜风

总结出七证七法七方，肝郁气滞型用丹栀逍遥散加减；表气虚弱型用玉屏风散加味；血热风热型用自拟荆芩汤加味；风湿型用三仁汤加减；脾胃气虚型用香砂六君汤加味；肝肾阴虚型用六味地黄汤加味；气虚血瘀型用补阳还五汤加减。各型患者均选用刺蒺藜、煅自然铜和蜈蚣，且重用刺蒺藜至 60g；除血热风热型外，均选用沙苑子。

3. 瘙痒性皮肤病

认为“无风不作痒”，致病的过程中常兼有寒、热、湿、毒、虫等邪，常用方剂有自创荆芩汤、自创龙胆汤、三仁汤、当归饮子等。

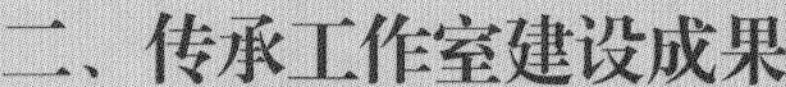

二、传承工作室建设成果

【成员基本情况】

1. 负责人

叶建州，男，云南省中医医院中医皮肤病专业，主任医师。

2. 主要成员

欧阳晓勇，男，云南省中医医院中医皮肤病专业，主任医师。

黄虹，女，云南省中医医院皮肤科，副主任医师。

李丽琼，女，云南中医学院中医皮肤病专业，副教授。

【学术成果】

1. 论著

《擅用虫药攻克皮肤疮疡顽症——刘复兴学术思想与临床经验集》，中国中医药出版社 2014 年出版，秦国政主编。

2. 论文

（1）欧阳晓勇 . 基于《内经》理论的治痒验案 . 四川中医，2012，30（1）：43 ～ 44。

（2）欧阳晓勇 . 活用古方治疗痛证 4 例报告 . 山东医药，2011.51（33）：107 ～ 108。

（3）欧阳晓勇 . 润法治疗特应性皮炎浅议 . 中国中医药现代远程教育，2013，11（11）：126 ～ 127。

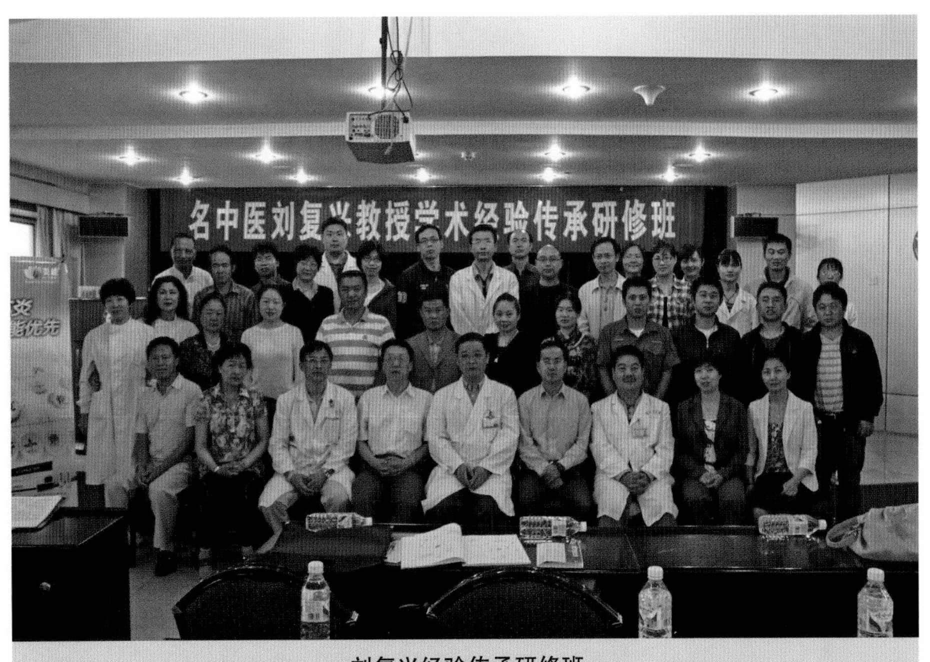

刘复兴经验传承研修班

（4）欧阳晓勇．云昆水榆汤治疗湿热蕴毒型银屑病476例．中国中医药科技，2013，20（5）：554～555。

（5）欧阳晓勇等．刘复兴教授学术思想发微．云南中医学报，2013，36（3）：49～51。

【人才培养】

培养传承人4人；接收外单位进修人员80名。举办国家级继续教育项目2项，培训110人；举办省级继续教育项目2项，培训100人。

【推广运用】

（一）诊疗方案

1. 带状疱疹

辨证分为肝胆湿热证、脾虚湿盛证、气滞血瘀证、肝阴不足证，分别用龙胆泻肝汤、三仁化湿汤（杏仁、飞滑石、白通草、白蔻仁、竹叶、厚朴、生薏仁、半夏）、补阳还五汤、一贯煎。

2. 湿疹

辨证分为湿热内蕴证、血热风燥证、脾虚湿蕴证、血虚风燥证，分别用龙胆汤、荆芩汤、除湿胃苓汤、当归饮子。

3. 银屑病

辨证分为血热风燥证、血虚风燥证、气滞血瘀证、湿热蕴毒证、热毒炽盛证，分别用荆芩汤、养血润肤汤（生地黄30g、丹皮15g、天冬30g、麦冬30g、白芍30g、赤芍30g 、生黄芪30g、当归6g、小红参30g、防风30g）、桃红四物汤、龙胆汤、黄连解毒汤。

（二）运用及推广情况

以上3个诊疗方案在云南省中医医院皮肤科门诊及住院部长期使用，并向云南省其他中医院推广使用。可明显减轻患者症状，缩短病程。

三、依托单位——云南省中医医院（见第618页）

康朗腊

全国名老中医药专家传承工作室

一、老中医药专家

【个人简介】

康朗腊（1930—2008年），男，傣族，云南景洪人。西双版纳州民族医药研究所（西双版纳州傣医医院）傣药主管药师。1943 ～ 1952年按照傣族习俗在缅寺学习傣族文化，曾师承大佛爷祜巴单。1978年调入西双版纳州民族医药研究所，从事傣医科研临床工作。曾担任《中医杂志》编委会委员、云南省中医学会理事、中华全国中医学会理事、政协西双版纳州委员等职。

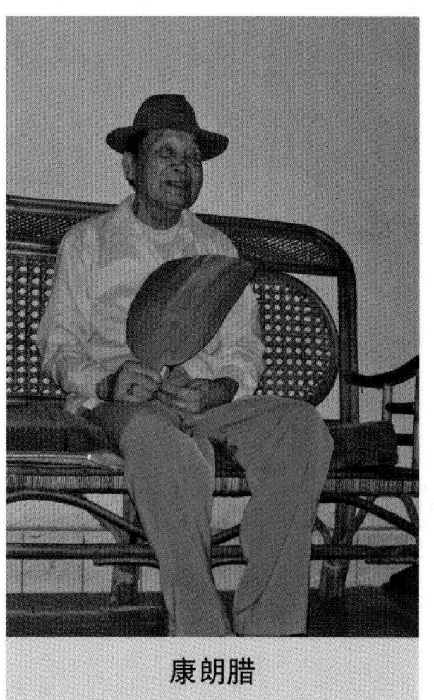

康朗腊

担任第一批云南省老中医药专家学术经验继承工作指导老师。

继承人：①赵应红，西双版纳傣族自治州傣医医院傣药制剂中心，傣药主任药师；②岩罕单，西双版纳傣族自治州傣医医院教学科，傣药副主任药师。

主要编著有《档哈雅龙》《傣医四塔五蕴的理论研究》《傣族传统医药方剂》等多部著作。

【学术经验】

（一）学术思想

注重年龄、季节气候、地理环境对人类健康与疾病的影响，因人、因地、因时辨病，注重季节、环境与年龄差别用药。主张治病先治风，以风辨病，以病辨风，辨清了风就可以按风治病，风平则病自愈。

（二）临床经验

1. 按年龄用药

“巴他麻外”（1 ～ 20岁）易患“拢沙力坝”（热风病），治疗时选用甜咸之味的药物；麻息麻外（21 ～ 40岁）易患头目昏胀、口干舌燥、烦躁易怒、发热等病症，治疗时选择酸苦之味的药物；巴西麻外（40岁以上）气血水湿运行渐不畅，易停留于体内而产生水湿不化之类疾病，治疗时选择甜、温、咸之味的药品。

2. 按季节用药

雨季水湿盛，易导致阿波塔（水、血）失调而致病，应多用收涩、芳香化浊、解毒之药；冷季气候寒冷，其病多为爹卓塔（火）失调，应服偏辣味性温而润燥之药；热季气候炎热，人易感受热邪而发生热性疾病，应选用性凉而解毒、凉血除风之药。

3. 按肤色用药

肤色白的人血淡胆苦，体质差。若患病一般应用苦味、辣味药治之；热季多选用甜味的药物；雨季多选用苦味的药物；冷季多选用咸味的药物。

肤色白黄的人血淡胆苦微甜，体质较弱。患

病时一般应用咸味药治之；热季多选用甜味的药物；雨季多选用苦味的药物；冷季多选用咸味的药物。

肤色黑者血苦胆苦，体质壮实。患病时一般应用酸、甜味药治之；热季多选用苦味的药物；雨季多选用涩味的药物；冷季多选用辣味的药物。

肤色黑红者血咸辣胆苦，体质较好。患病时一般应用淡味药治疗；热季选用甜味的药物；雨季选用涩味的药物；冷季选用咸味的药物。

【擅治病种】

1.“拢匹勒”（月子病）

治疗注重调补水血，解毒，除风。常用方剂为雅叫哈顿（五宝药散）、“雅解匹勒”（月子病解药）；主要用药有广好修（青竹标）、文尚海（竹叶兰）、雅解龙勐腊（奶子藤）、邓嘿罕（定心藤）、娜罕（羊耳菊）、宾亮（红花臭牡丹）、宾蒿（白花臭牡丹）、芽敏龙（益母草）等。

2.“拢梅兰申”（冷风湿病）

除风散寒，通血止痛。内服常用药有更方（苏木）、哈管底（蔓荆子根）、更哈习列（黑心树心）、更拢凉（腊肠树心）、光冒呆（黑皮跌打）、怀咪王（钩藤）、故罕（当归藤）等；外搽追风镇痛酒、祛风除湿酒；外包以除风草、鱼子兰、蔓荆叶、青牛胆、姜黄等为主，随症加减。

3.“案答勒”（黄疸病）

清火解毒、利疸退黄为主。首选“雅拢西占波”（十风方），其次以“雅叫哈顿”（五宝药散）入食疗；常用药物有十大功劳、大黄藤、定心藤、山大黄、羊耳菊等。

4.“拢牛贺占波”（六淋病）

清火解毒，利尿化石。首选方剂“雅拢牛哈占波”（五淋化石方）；常用药物有野芦谷根、盾翅藤、肾茶、圆锥南蛇藤、灰灰叶树心、蛤蟆花等。

二、传承工作室建设成果

【成员基本情况】

1. 负责人

赵应红，女，西双版纳州傣医医院制剂中心，傣药主任药师。

2. 主要成员

岩罕单，男，西双版纳州傣医医院教学科，傣药副主任医师。

曾君，女，西双版纳州傣医医院质控科，中药副主任药师。

黄勇，男，西双版纳州傣医医院风湿病科，中医副主任医师。

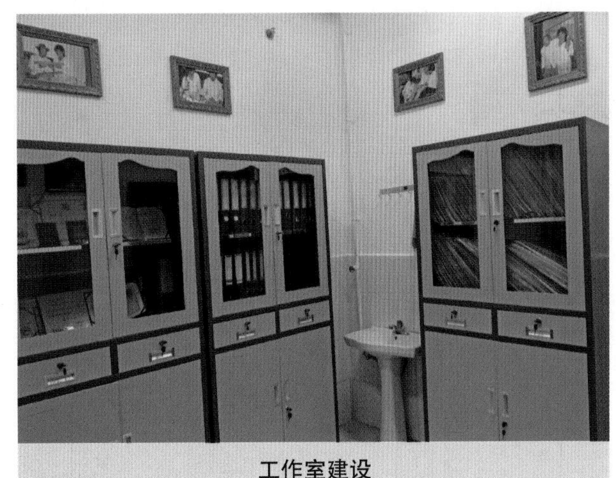

工作室建设

【学术成果】

1. 论著

《康朗腊专家常用药物采收加工与应用》，云南民族出版社 2015 年出版，赵应红主编。

2. 论文

（1）赵应红 . 名老傣医康朗腊治疗拢匹勒（月子病）方药介绍 . 中国民族医药杂志 .2011，17（11）：26 ～ 28。

（2）岩罕单，名老傣医康朗腊治疗拢梅兰申的经验方药介绍，中国民族医药杂志 .2011，17（11）：29 ～ 30。

（3）刀云，等 . 傣医治疗拢梅兰申（寒性风湿性关节炎）的护理 . 中国民族医药杂志，2013，19（1）：79 ～ 80。

（4）杨鸿，等．傣药五淋化石胶囊治疗泌尿系结石 41 例临床疗效观察．中国民族医药杂志，2012，18（6）：13～14。

（5）黄勇，等．康朗腊专家治拢梅兰申诊疗方案及应用．中国民族医药杂志，2012，18（11）：21～22 。

【人才培养】

培养传承人 2 人；接受进修、实习 450 人次。举办省级中医药继续教育项目 2 次，培训 162 人次。

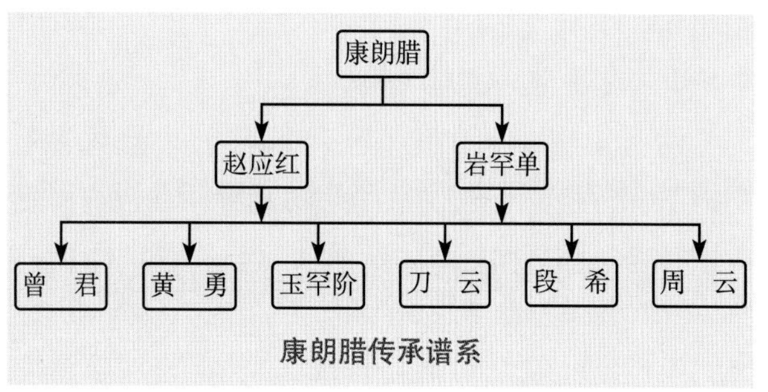

康朗腊传承谱系

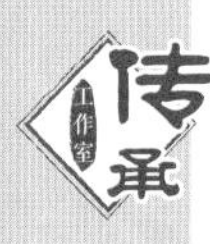

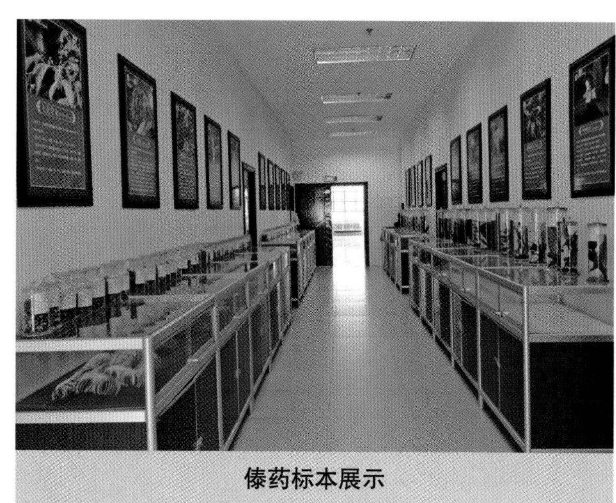

傣药标本展示

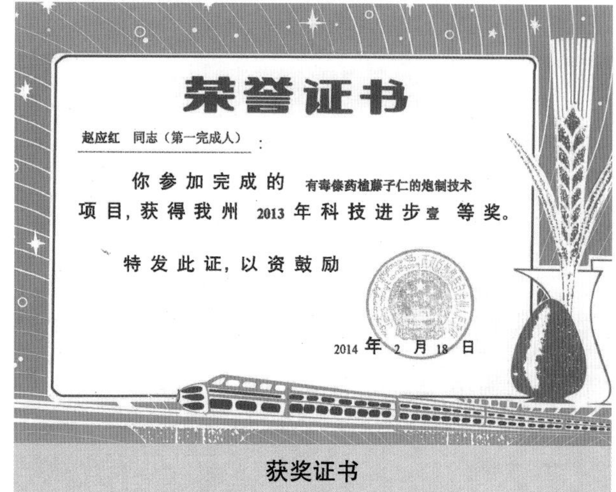

荣誉证书

赵应红　同志（第一完成人）：

你参加完成的 有毒傣药植藤子仁的炮制技术 项目，获得我州 2013 年科技进步壹 等奖。

特发此证，以资鼓励

2014 年 2 月 18 日

获奖证书

【成果转化】

院内制剂：

1. 哈宾袋泡饮片；功能主治：解药，清火解毒，用于预防和治疗酒精肝、脂肪肝、药物性肝损伤。

2. 嘿盖贯袋泡饮片；功能主治：清热解毒、利水排石，用于治疗六淋证、水肿病、产后恶露不尽。

3. 祛风除湿泡脚粉；功能主治：祛风除湿、舒筋活络、活血止痛，用于治疗风湿病所致的肢体疼痛、屈伸不利，骨质增生或关节退行性病变引起的疼痛。

4. 除风止痛散；功能主治：除风活血、消肿止痛，用于治疗风湿病（寒性风湿性关节炎），颈腰椎病等引起的肢体关节炎、肌肉筋骨酸麻冷痛或痉挛剧痛，中风偏瘫，风寒感冒周身疼痛等病症。

5. 妇康熏蒸散；功能主治：除风解毒、养颜润肤，用于防治月子病。

【推广运用】

（一）诊疗方案

1. 拢玫兰申（风湿病）

（1）火塔不足型（寒痹）：嘿罕盖（通血香）、哈管底（蔓荆根）、腊肠树、更习列（黑心树）、竹扎令（宽筋藤）、更方（苏木）、嘿柯罗（青牛胆），水煎服。

（2）土塔不足型（湿痹）：哈管底（蔓荆根）、嘿罕盖（通血香）、毫命（姜黄）、补累（黄姜）、竹扎令（宽筋藤），水煎服。

（3）风塔不足型（行痹）：皇旧（旱莲草）、波波罕（山乌龟）、嘿柯罗（青牛胆）、哈管底（蔓荆根）、嘿罕盖（通血香）、埋哦答亮（芦苇），共煎汤，以酒为引内服。

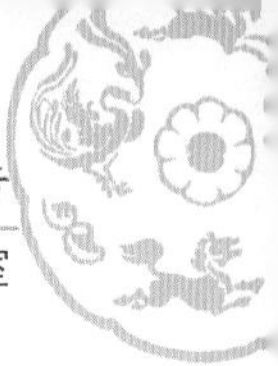

2. 拢匹勒（月子病）

（1）产后气血不足型：楠沙（毛瓣无患子树皮）泡服。

（2）产后双下肢痿软不能行走（多见于低钾血症的）、肢体关节陈发性痉挛性疼痛（多见于低钙血症）型：通血香、荷包山桂花、蔓荆叶根、艾纳香叶、红蓖麻根，煎服。

（3）产后气血瘀滞型：益母草、通血香、十大功劳、砂仁、香附，水煎服。

（4）产后浮肿型：粗叶木、粉葛根，煎服。

（5）产后经血过多、淋漓不净或恶露不净型：灯台叶、火焰花根，煎汤服。

3. 拢牛（淋证）

（1）拢牛尤勒（泌尿道感染，黄尿）：芽糯秒（肾茶）、嘿盖广（倒心盾翅藤）、淡竹叶，水煎服。

（2）拢牛斤、拢牛勒（泌尿系感染、尿血、血尿）：雅拢牛接腰（黄白解毒利尿汤）加减。

（3）拢牛暖（泌尿系感染，脓尿）：咪火哇脓尿汤加减。

（4）拢牛亨牛晒（肾石病）：盖贯累牛化石汤加减。

（二）运用及推广情况

以上 3 个诊疗方案已在西双版纳州傣医医院推广应用。

三、依托单位——西双版纳州傣医医院

【依托单位简介】

西双版纳州傣医医院于 1988 年建院，2007 年 12 月被国家中医药管理局批准为国家重点建设的 10 家民族医院之一。医院于 2011 年 11 月乔迁至曼弄枫，2014 年被评为二级甲等医院。医院总占地面积 3.33 万平米，建筑面积 1.9 万平米，床位 250 张。

【特色优势】

医院傣医特色鲜明，在傣医药治疗风湿病、月子病、骨伤、肾结石、带状疱疹等方面疗效显著。现有职工 275 人，高级职称 16 人，中级职称 49 人，本科学历 78 人，云南中医学院任教老师 28 人，硕士研究生导师 3 人，师带徒指导老师 2 人。医院有临床科室 15 个，其中有国家临床重点专科 3 个、省级临床重点专科 2 个。傣医药（睡药）已被列入国家非物质文化遗产。

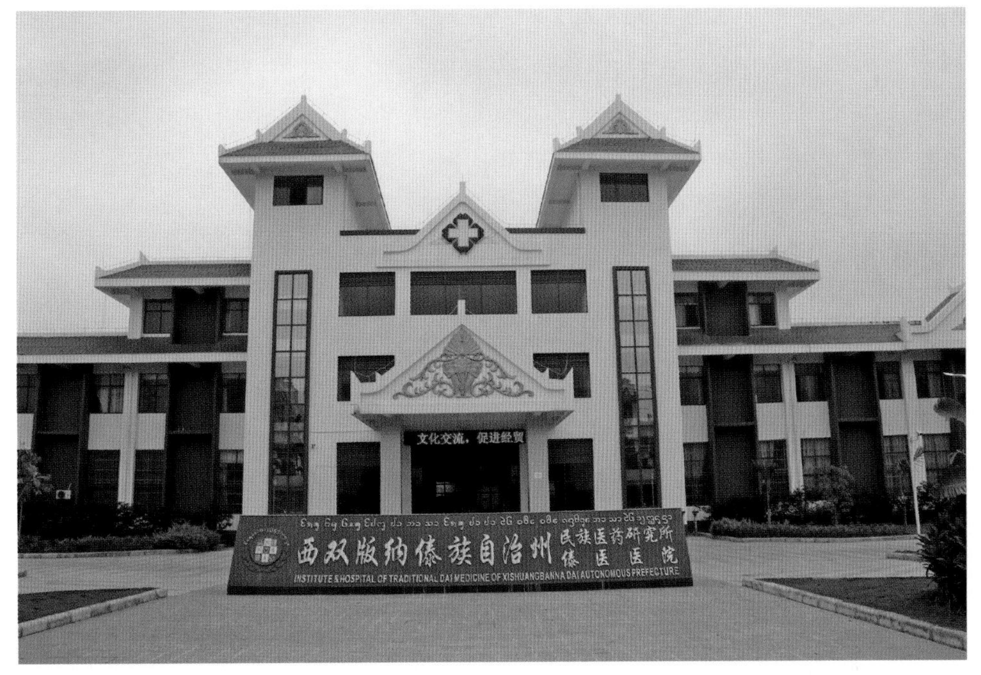

【联系方式】

地址：云南省景洪市曼弄枫 2 号路

电话：0691-2127034

张沛霖

全国名老中医药专家传承工作室

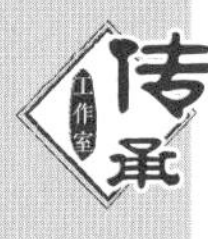

一、老中医药专家

【个人简介】

张沛霖，1927年生，男，汉族，上海人。昆明市延安医院针灸科主任医师。出生于中医针灸世家，自幼随其父学习中医及针灸理论。1942年进入上海新中国医学院学习，期间师从章次公、朱小南。1945年始随父行医。1954年进入上海华东医院工作，与外科合作开展急性阑尾炎的针灸抗炎研究工作。1965年调上海市第一结核病医院针麻基地工作，1970年随医院整体迁往云南，在昆明市延安医院工作至今。历任中国针灸学会理事，云南针灸学会副会长及《云南中医中药杂志》副主编等职。2004年被确定为"十五"国家科技攻关计划"名老中医学术思想、经验传承研究"对象。2006年获中华中医药学会"首届中医药传承特别贡献奖"。2009年获中华中医药学会"中华中医药学会成就奖"，并被聘为"中华中医药学会终身理事"。

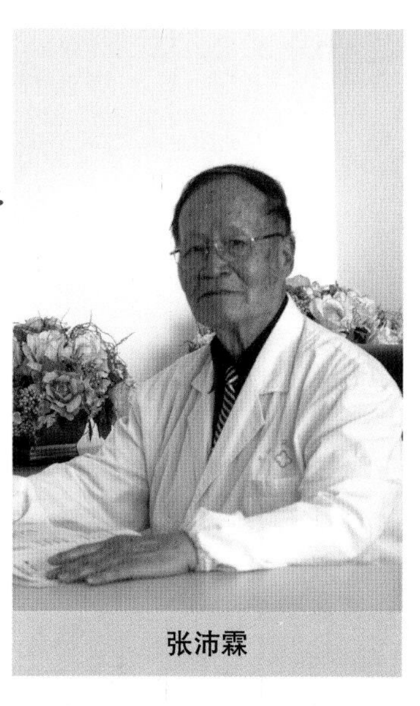

张沛霖

先后担任第一、三、四、五批全国老中医药专家学术经验继承工作指导老师。

第一批继承人：韩厉兵，昆明市中医医院针灸科，主任医师。

第三批继承人：①段晓荣，昆明市中医医院针灸科，主任医师；②何梅光，云南中医学院科技处，副教授。

第四批继承人：①张建梅，昆明市延安医院康复医学科，副主任医师；②吕云华，昆明市延安医院康复医学科，主治医师。

第五批继承人：①尹剑文，昆明市延安医院康复医学科，副主任医师；②施静，云南省中医医院针灸科，主任医师。

主编著作有《简明针灸学》《注重脉诊 贯穿针灸全过程——张沛霖学术思想与临床经验集》等；发表"针灸辨病与辨证辨经脉辨补泻""论跷脉"等论文。

主持《红外测温仪对穴位特异性的研究》，成果获卫生部优秀软件奖与云南省卫生厅科技进步三等奖。

【学术经验】

（一）学术思想

主张在诊疗中详查四诊，以常衡变，揆度奇衡，找出太过或不及的异常的、病理的阳性体征，作为辨经脉、辨补泻的依据。同时，将阳性体征视为证据保留，通过远端取穴，观察阳性体征在针刺前后的即时变化，从而判断辨证与治疗方案的正确与否，了解穴位的特异性，验证经络穴位的存在。注重观察腕、踝关节周围软组织的肿胀，以辅助判断经络的虚实。主张辨病、辨经脉、辨补泻，因势利导，调和阴阳。注重穴位的特异性，以专穴为向导直达病所。崇尚“针灸不过数处”的取穴原则，针刺手法执简去繁。

（二）临床经验

1. 脉诊经验

将脉象归纳为宗脉：浮、沉，迟、数，滑、涩，虚、实。其中，虚实为总脉，为脉的充盈度，用来为经气定性；浮沉定表里；迟数定寒热；滑涩为脉的流利度。比较太阳脉、耳门脉、大迎脉、寸口脉、神门脉、合谷脉、趺阳脉、太溪脉、太冲脉的充盈度、流利度，为经络辨证提供依据。

2. 望诊经验

望腕、踝周是否有隆起或凹陷，并根据外踝周隆起或凹陷的位置，判断何经阻滞。将腕、踝关节视为手、足经脉的一个微缩观测点。观察足大趾短筋强痉的趋向，若足大趾痉急向上翘，为邪犯足厥阴，宜泻；若足大趾向下屈，为足太阴经气不足，宜补。观察冲阳穴周是否有隆起，若隆起则判断为足阳明经气阻滞，宜泻。

3. 触诊经验

注重触摸颈部风府、天柱、风池有无拘挛，以判断风象之有无。触扪颞区有无肿胀、结节，以判断血络有无阻滞以及阻滞于何经。触诊腕关节的尺侧与桡侧，比较两侧厚薄，以判断手阳明、手太阳经气不足或经气阻滞。触诊穴位压痛、结节、肌肉的隆起、凹陷、张力、寒温，以判断经气的虚实。

【擅治病种】

1. 中风

以左右脉象持平为度，用阴阳缓急治疗中风后痉挛性瘫痪。上盛下虚者，满则泄之，虚则补之。对左右耳前脉、寸口脉比较，确定虚实，明确补泻。

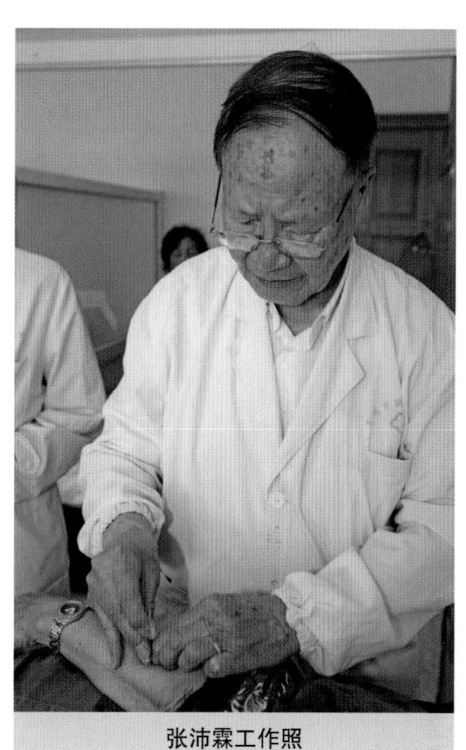

张沛霖工作照

2. 梨状肌综合征

在经络诊查与辨证的基础上，运用“实则泻之、虚则补之”的原则，以循经选穴为主进行治疗。先取远端具有特异性作用的腧穴，待病灶梨状肌拘挛松解后，再取近端局部腧穴。远端与近端取穴相配。

3. 急性基底节区脑梗塞

以“经脉所通，主治所及”理论为指导，精炼地选取具有特异性作用的手足少阳经穴（完骨、天冲、率谷、浮白、承灵、阳溪、中渚、悬钟、足临泣）为主，采用上下、远近相结合的配穴方法，行气活血，疏导少阳经络。

二、传承工作室建设成果

【成员基本情况】

1. 负责人

张沛霖，男，昆明市延安医院针灸科，主任医师。

2. 主要成员

高敏，男，昆明市延安医院康复医学科，主任医师。

韩厉兵，女，昆明市中医医院针灸科，主任

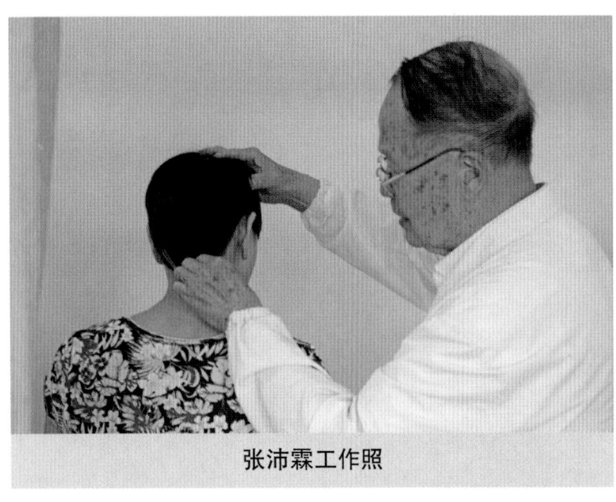
张沛霖工作照

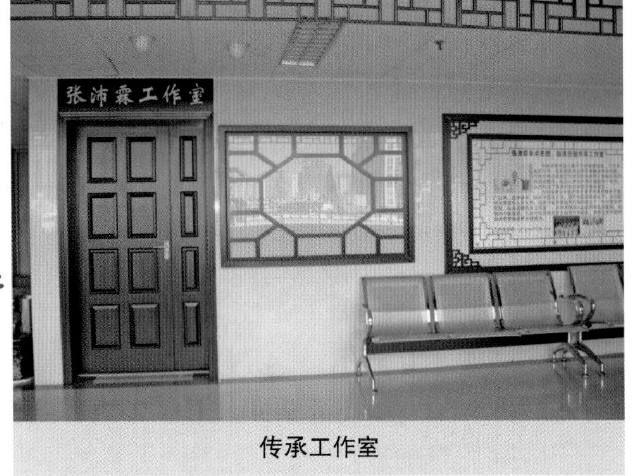

传承工作室

医师。

段晓荣，女，昆明市中医医院针灸科，主任医师。

何梅光，男，云南中医学院科技处，副教授。

吕云华，男，昆明市延安医院康复医学科，主治医师。

【学术成果】

1. 论著

《注重脉诊 贯穿针灸全过程——张沛霖学术思想与临床经验集》，中国中医药出版社 2015 年出版，张沛霖主编。

2. 论文

（1）张建梅，等 . 张沛霖主任治疗呃逆经验 . 针灸临床杂志，2010，26（6）：59 ～ 60。

（2）吕云华，等 . 张沛霖主任治疗痛风的经验，云南中医中药杂志，2010，31（6）：1 ～ 2。

（3）段晓荣，等 . 张沛霖导师脉诊学术经验介绍，云南中医中药杂志，2010，31（12）：1 ～ 2。

（4）吕云华，等 . “外承山”穴在治疗单侧腰椎间盘突出症增效作用的临床观察，针灸临床杂志，2013，29（1）：40 ～ 42。

（5）吕云华，等 . 张沛霖主任诊治疾病特色介绍，云南中医中药杂志，2011，32（7）：5 ～ 7。

【人才培养】

培养传承人 9 人；接受进修、实习 100 多人次（针灸科）。举办国家级中医药继续教育项目 1 次，培训 80 人。

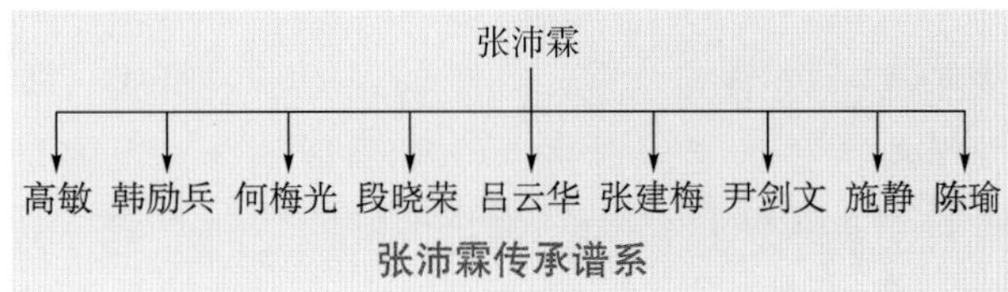

张沛霖传承谱系

【推广运用】

1. 震颤麻痹

诊疗方案：辨证辨经脉，分四期，治以滋补肝肾、育阴熄风、活血化瘀，选六阳经、督脉、跷脉经穴。

运用及推广情况：在院内推广，90 例患者经 2 个疗程治疗后，痊愈 16 例，占 17.78%；显效 29 例，占 32.22%；好转 34 例，占 37.78%；无效 11 例，占 12.22%，总有效率为 87.78%。

2. 急性基底节区脑梗塞

诊疗方案：选取具有特异性作用的手足少阳经穴（完骨、天冲、率谷、浮白、承灵、阳溪、中渚、悬钟、足临泣）为主，采用上下、远近相结合的配穴方法，行气活血，疏导少阳经络。

运用及推广情况：在本院针灸科推广，66 例患者经 2 个疗程治疗后，痊愈 30 例，占 45.45%；显效 29 例，占 43.94%；好转 5 例，占 7.58%；无效 2 例，占 3.03%，总有效率为 96.97%。

3. 梨状肌综合征

诊疗方案：以循经选穴为主，选取具有特异性作用的腧穴（下巨虚、丰隆、阳陵泉、阳交、飞扬、跗阳）针刺。待病灶梨状肌拘挛松解后，再取近端局部腧穴（居髎、环跳），深刺病灶局部筋肉之分，以直达病所。

运用及推广情况：在本院针灸科推广，共收治梨状肌综合征患者87例，治愈52例，好转35例，无效0例，总有效率100%。

三、依托单位——昆明市延安医院

【依托单位简介】

昆明市延安医院的前身是上海市延安医院，1970年从上海整体内迁。经过40余年的建设，医院目前已发展成为学科门类齐全，师资力量雄厚，医疗技术精湛，诊疗设备先进，科研实力强大的综合性临床及科研教学医院。2012年在云南省首家通过卫生厅三甲医院复核验收。医院现有编制床位1302张，分支机构6家。

【特色优势】

医院1993年被卫生部评为国家三级甲等医院，是全国百姓放心示范医院、全国百佳医院、全国先心病介入技术培训基地、全国冠心病介入诊疗技术培训基地、中国红十字基金会“天使阳光基金”定点医院、卫生部“全科医师培训基地”、国家级药物临床实验机构、云南省“住院医师规范化培训基地”、昆明市“基层医师培训基地”、昆明医科大学附属医院、昆明医科大学“专业学位硕士研究生培养基地”、昆明市延安医院博士后工作扶持站、云南心血管病医院。现有国家临床重点专科2个，省、市级重点科室20个，省、市研究机构和技术中心17个，省、市创新团队4个，市级质量控制中心13个，云南省专科护士培训基地3个。

【联系方式】

地址：云南省昆明市人民东路245号
电话：0871-63211132
网址：http://www.kmyayy.com

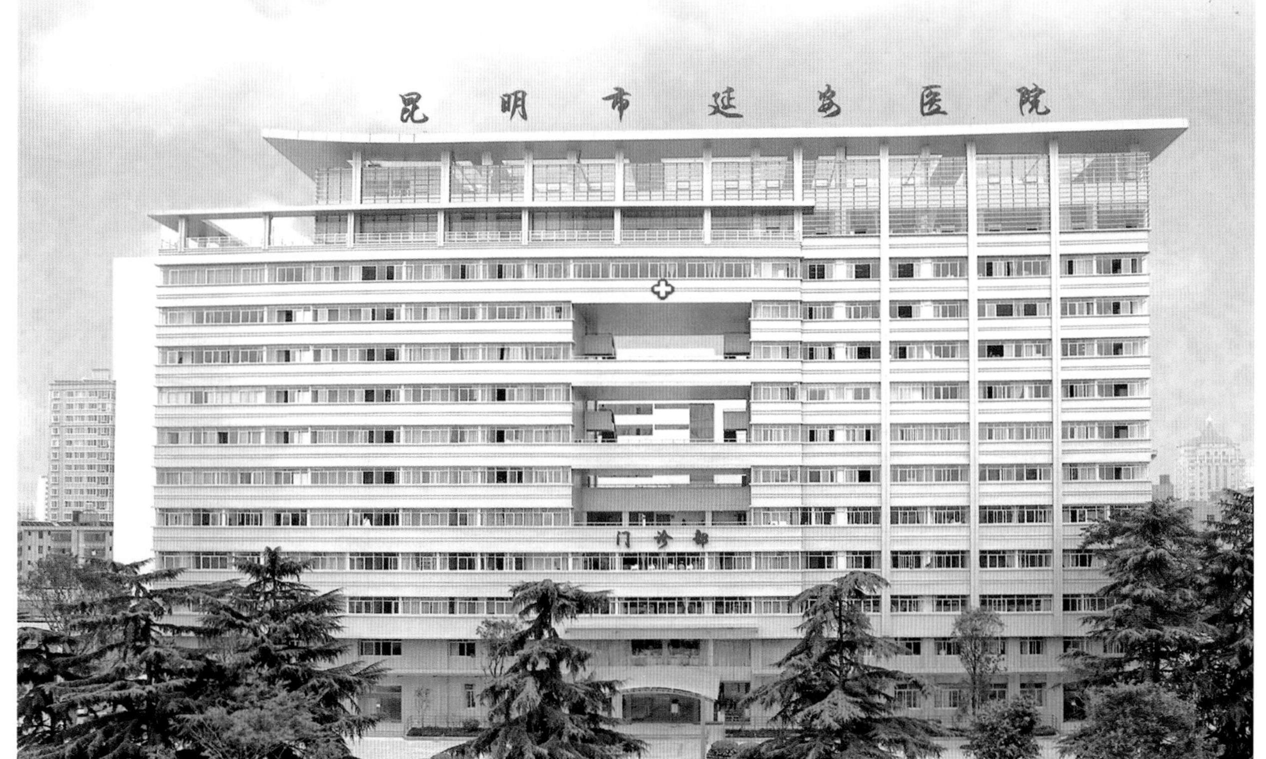

黄保中

全国名老中医药专家传承工作室

一、老中医药专家

【个人简介】

黄保中（1932—2013年），男，汉族，陕西西安人。西安市中医医院内科主任医师。出身中医世家，17岁正式随父黄钟山学习中医。1951年起先后在秦岭中医学校、陕西省中医进修学校学习。1955年进入西安市中医医院，曾跟随名老中医顾惺夫、沈反白、王懋如学习。先后担任内科秘书、内科主任、院长、技术顾问，为陕西省名老中医。曾任陕西省、西安市中医药学会副会长、《陕西中医》编委会副主任委员、陕西省中西医结合学会肝病委员会主任委员。

黄保中

担任第2～4批全国老中医药专家学术经验继承工作指导老师。

第二批继承人：①李晓燕，中国中医科学院望京医院中医内科肝病专业，主任医师；②雷成阳，陕西省肿瘤医院中医内科肿瘤专业，主任医师。

第三批继承人：刘素香，西安市中医医院中医内科呼吸病专业，主任医师。

第四批继承人：①吴文平，西安市中医医院中医内科肝病专业，主任医师；②黄小正，西安市第八医院中医内科传染病专业，副主任医师。

发表“热性病的证治统一规律的探讨”“肝炎诊治的几点体会”等论文。

【学术经验】

（一）学术思想

对于病毒性肝病提出“肝瘟”的中医病名；主张辨病与辨证相结合，分期治疗疾病；认为伤寒与温病是一统的，主张寒温一统，提出“三段诊治、护阴存津、清气扭转”论；重视“平衡疗法”，标本兼治，祛邪与扶正并进；注意顾护脾胃之气，主张“见肺之病，当先实脾”；重视饮食调养，注重多方调护。

（二）临床经验

1. 分期辨治急慢性肝病

在辨病的基础上进行辨证施治，以辨别不同阶段的不同病因病机为法，灵活加减。临证把本病分为肝潜、肝温、肝痹、肝积、鼓胀、肝癌六期进行治疗。

2. 三阶段治疗外感热病

按照热病的全过程划分为邪在表、邪在半表半里、邪入里三个病程阶段，每个阶段又分为几个不同证型进行治疗。

3. 实脾以治肺

治疗肺系疾病注意顾护脾胃之气，主张“见肺之病，当先实脾”。善于应用党参、黄芪、白术、苍术、陈皮、半夏曲以及二陈汤、枳术丸、六君子汤等。

4. 肾衰治疗

首先调理脾胃、化浊降逆，常用黄连温胆汤加紫苏叶，或小半夏加茯苓汤合吴茱萸汤加陈皮。继而健脾补肾，养后天补先天，同时兼以化浊、利湿、活血等，常用温脾汤加生黄芪、茯苓、益母草，或杞菊地黄汤加怀牛膝、白芍、益母草。最后以济生肾气丸加生黄芪、生大黄、益母草等长期调理。

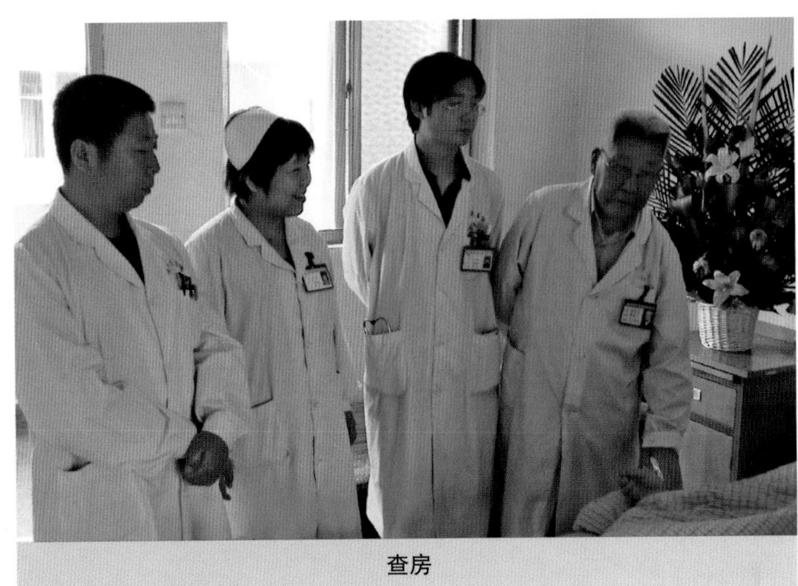

查房

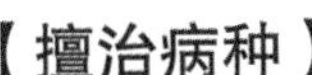

【擅治病种】

1. 急慢性肝病

肝潜期和肝理脾、凉血活血，自拟和肝理脾丸（赤芍、白芍、冰片、肉桂、薄荷、连翘、厚朴、香附）；肝温期清热燥湿、解毒利尿，自拟肝温汤（苍术、龙胆草、茵陈、车前草、升麻）加减；肝痹期调和肝脾、清热利湿解毒，自拟肝痹汤（柴胡、枳壳、赤芍、白芍、生甘草、升麻、土茯苓、川芎）加减；肝积期和肝理脾、软坚活血，自拟肝积汤（鳖甲、枳壳、白术、丹参、川芎、赤芍、白芍、川牛膝、怀牛膝、车前草）加减；鼓胀期化瘀利水、扶正补虚，自拟鼓胀汤（肝积汤加桂枝、二丑）加减；肝癌期攻补兼施，扶正祛邪，方用肝积汤（或鼓胀汤）合十全大补汤或仙方活命饮或阳和汤加减。

2. 阻塞性肺病

辨病辨证相结合，分急性发作期与缓解期，按证候表现特点分型论治。自拟“蒌贝枳桔二陈汤”（全瓜蒌、浙贝母、枳壳、桔梗、陈皮、茯苓、半夏），以宽胸化痰、调畅气机、平衡肺气逆乱。

3. 高热

分在卫、在气、入营血之不同，分别用银翘散加减、重剂白虎汤加清热解毒之品及清营汤和犀角地黄汤之类频服（或鼻饲）。总结出三联退热疗法（柴胡液滴鼻、背部刮痧、承气汤通下），治疗各种感染性、非感染性急症高热。

二、传承工作室建设成果

【成员基本情况】

1. 负责人

吴文平，男，西安市中医医院肝病科，主任医师。

2. 主要成员

吕文哲，女，西安市中医医院肝病科，主任医师。

刘素香，女，西安市中医医院肺病科，主任医师。

黄小林，男，西安市中医医院肝病科，主治医师。

【学术成果】

1. 论著

《黄保中学术经验精粹》，中国中医药出版社2013年出版，吴文平等编著。

2. 论文

（1）李晓燕，等. 黄保中辨治病毒性肝病经验.中医杂志，2011，52（16）：1360～1363。

（2）吴文平，等.黄保中治疗肝硬化腹水经验.河北中医，2011，33（7）：967～968。

（3）黄小正，等.黄保中擅用通腹泻热法治疗急重症医案举隅.陕西中医，2011，32（5）：586～588。

（4）刘素香.黄保中主任诊治肺系疾病经验介绍.新中医，2012，44（6）：210～211。

（5）吴文平.黄保中主任医师治疗肝炎、肝硬化用药经验.云南中医中药杂志，2012，33（12）：7～9。

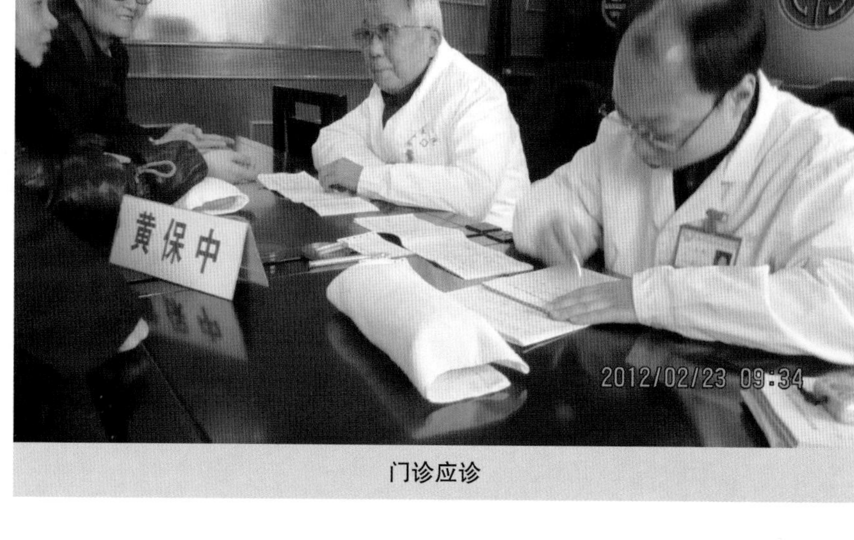

门诊应诊

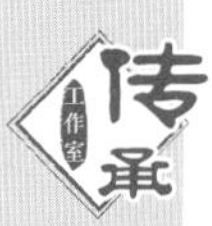

【人才培养】

培养传承人8人；接受进修11人。举办国家级中医药继续教育项目1次，培训229人次；举办省级中医药继续教育项目2次，培训327人次。

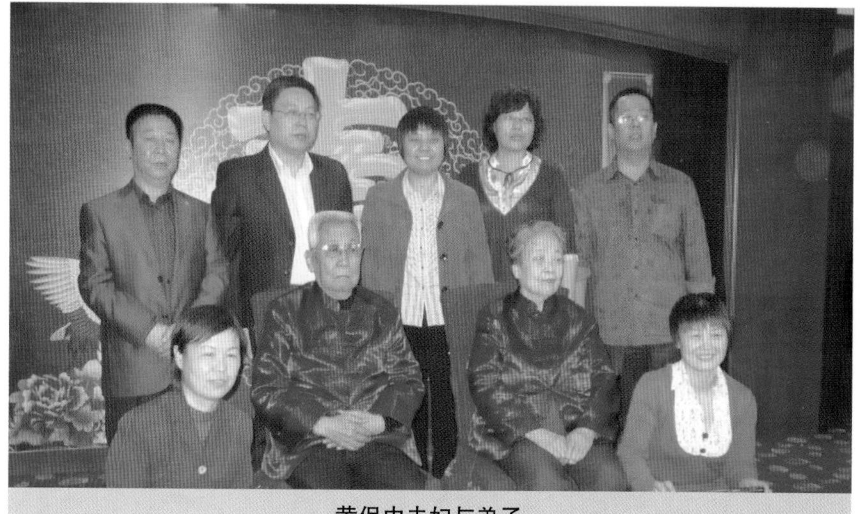
黄保中夫妇与弟子

【成果转化】

院内制剂：丹术化瘀软坚颗粒（肝积汤加味）；功能主治：和肝理脾、益肾化瘀、软坚散结，用于各种原因引起的肝脾肿大，辨证属气虚血瘀型。

【推广运用】

1.肝炎、肝硬化

诊疗方案：分为肝潜、肝温、肝痹、肝积、鼓胀、肝癌六期进行治疗，方药分别选用和肝理脾丸、肝温汤、肝痹汤、肝积汤、鼓胀汤等加减。

运用及推广情况：在西安市中医医院肝病科、周至县中医院、阎良区中医院及陕西省多家基层医院推广应用。

2.慢性阻塞性肺疾病

诊疗方案：按证候表现特点分期分型论治，用自拟“蒌贝枳桔二陈汤”为主加减治疗。

运用及推广情况：在西安市中医医院肺病科推广应用。

3.高热

诊疗方案：分在卫、在气、入营血之不同，分别用银翘散加减、重剂白虎汤加清热解毒之品及清营汤和犀角地黄汤之类频服（或鼻饲）。

运用及推广情况：在西安市中医医院肺病科、肝病科等推广应用。

三、依托单位——西安市中医医院

【依托单位简介】

西安市中医医院始建于 1955 年，是西安市卫生局主管的三级甲等中医医院，也是陕西中医药大学西安附属医院、全国示范中医医院，先后获得全国文明行业先进单位、全国支援农村卫生建设先进集体等荣誉称号。医院有 33 个临床科室，开设具有中医特色的专病门诊 37 个。

【特色优势】

医院有在岗职工 1100 余人，具有博士、硕士学位者 113 人，高级职称 179 人，享受国务院政府特殊津贴的突出贡献专家 3 名，省、市突出贡献专家 4 名，硕士研究生导师 23 人，担任全国学术专业委员会委员、常委、副主委等职位者 40 余人，国家名老中医学术继承指导老师 6 名，陕西省名（老）中医 14 人，国家级、省级优秀中医临床研修人才 10 人。医院有国家、省、市级重点专科、学科 12 个，其中肛肠科、脑病科、脾胃病科、肝病科为国家中医药管理局重点专科。肛肠科共 4 个病区 160 张床位，为国家级中医肛肠病专业肛瘘协作组副组长单位，在手术治疗高位复杂瘘方面有独特优势；脑病科共 2 个病区 100 张床位，为国家级中医脑病专业中风病协作组成员，在中西医结合、手术与药物联合、治疗与康复一体综合治疗脑中风及其后遗症方面具有明显优势。

【联系方式】

地址：陕西省西安市凤城八路 69 号
电话：029-87273564
网址：http://www.xazyy.com

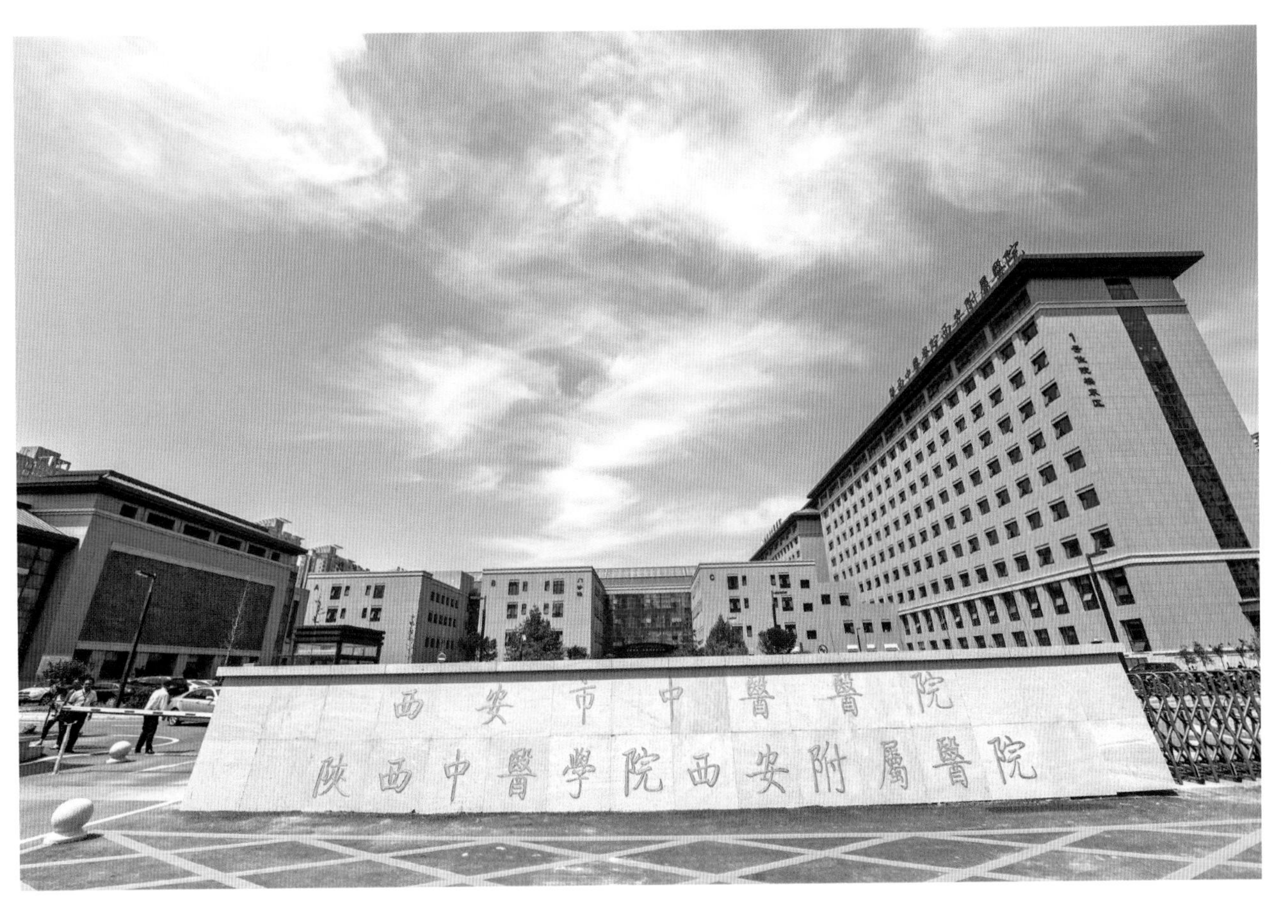

张瑞霞

全国名老中医药专家传承工作室

一、老中医药专家

【个人简介】

张瑞霞，女，1935 年生，西安市人。陕西省中医医院中西医结合内科主任医师。出身中医世家，1953 年就读于西北医学院（现西安交大医学院）医疗专业，1965 年参加陕西中医药大学西学中班学习，1980 年起在陕西省中医医院内科任科主任。2013 年任国家临床重点专科建设项目学术带头人，1995 年起享受国务院特殊津贴，2008 年获陕西省首届“名老中医”称号。

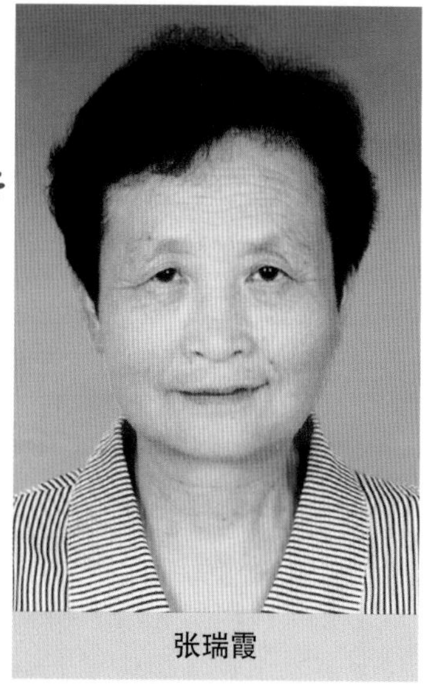

张瑞霞

先后担任第 2 ～ 3 批全国老中医药专家学术经验继承指导老师。

第二批继承人：薛敬东，陕西省中医医院中医内科肝胆病专业，主任医师。

第三批继承人：李粉萍，陕西省中医医院中医内科肝胆病专业，主任医师。

发表“肝悦片Ⅰ号、Ⅱ号治疗慢性活动性肝炎 136 例疗效分析”“乙转灵治疗慢性乙型肝炎 314 例”“乙型肝炎的临床研究”“乙型肝炎的的中医论治”等论文。

所主持课题“肝悦片 1 号治疗慢性活动性肝炎的临床和实验研究”于 1983 年获陕西省医药卫生科学技术研究成果三等奖；“乙转灵治疗慢性乙型肝炎的临床和实验研究”于 1993 年获陕西省人民政府科技进步三等奖；主持研制治疗慢性肝炎的中药制剂“肝悦片”“乙转灵”，分别转让安康中药厂和深圳南方制药厂。

【学术经验】

（一）学术思想

根据“见肝之病，知肝传脾，当先实脾”“肝肾同源”“肾生骨髓，髓生肝”的理论，提出慢性肝病的治疗应重视脾肾两脏。

（二）临床经验

1. 疏肝与养肝结合

“疏肝”与“养肝”是中医治疗学动静观的体现。擅用“四逆散”（柴胡、白芍、枳壳、甘草），该方具有疏肝理脾、养肝解郁、调达气机之用，临床加减治疗各种慢性肝病。

2. 疏肝不应，重调脾胃

“见肝之病，知肝传脾”，治疗时擅用“柴芍六君子汤”（柴胡、白芍、陈皮、半夏、党参、白术、茯苓、甘草），该方具有疏肝柔肝、健脾和胃之用，临床加减治疗慢性乙型肝炎无西医抗病毒指征者。

3. 病久护肾

“五脏之真，惟肾为根”“五脏之伤，穷必归肾”。临床擅用金匮肾气汤（熟地、山药、山萸肉、茯苓、泽泻、丹皮、附子、桂枝)，该方具有补肾助阳之用，体现了“益火之源，以消阴翳”之理，临床加减治疗各型肝硬化腹水者。

【擅治病种】

1. 肝着(慢性乙型病毒性肝炎)

善用柴胡疏肝散、四逆散加味，以疏肝解郁、健脾和胃。

2. 鼓胀(肝硬化腹水)

湿热型用五苓散加茵陈；阴虚型用五苓散加阿胶；阳虚型用五苓散加附子；脾虚型用五苓散合五皮饮；血瘀型用五苓散合桃红四物汤。

3. 积聚(肝硬化代偿期)

气虚血瘀型以益气养血、活血化瘀为法，方用参芪桃红四物汤加味；血虚血瘀型以养血补肝、活血软坚为法，方用补肝汤加味。

4. 黄疸病(原发性胆汁性肝硬化)

肝郁血瘀型以疏肝解郁、活血退黄为法，方用桃红四物汤加味；脾胃虚弱型以健脾利湿退黄为法，方用六君子汤加味；肝胆湿热型以清热利湿退黄为法，方用茵陈五苓散加味。

5. 肝积(原发性肝癌)

肝郁脾虚兼血瘀证以疏肝健脾、活血软坚为法，方用柴芍六君子汤加味；肝胆湿热兼血瘀证以清热利湿、活血解毒为法，方用茵陈蒿汤加味；肝肾阴虚兼血瘀证以养阴清热、软坚散结为法，方用滋水清肝饮加味；肝脾血瘀证以活血化瘀、软坚散结为法，方用膈下逐瘀汤加味。

二、传承工作室建设成果

【成员基本情况】

1. 负责人

薛敬东，男，陕西省中医医院肝病科，主任医师。

李粉萍，女，陕西省中医医院肝病科，主任医师。

2. 主要成员

丁辉，男，陕西省中医医院，主任医师。

杨跃青，男，陕西省中医医院肝病科，主治医师。

何瑾瑜，女，陕西省中医医院肝病科，主治医师。

【学术成果】

1. 论著

(1)《张瑞霞学术思想及临证经验荟萃》，陕西科学技术出版社2011年出版，薛敬东、李粉萍主编。

(2)参编撰写《当代名老中医典型医案集第二辑内科分册(脾胃肝胆疾病)》，人民卫生出版社2014年出版。

(3)参编撰写《当代名老中医成才之路》(续集)，上海科学技术出版社2014年出版。

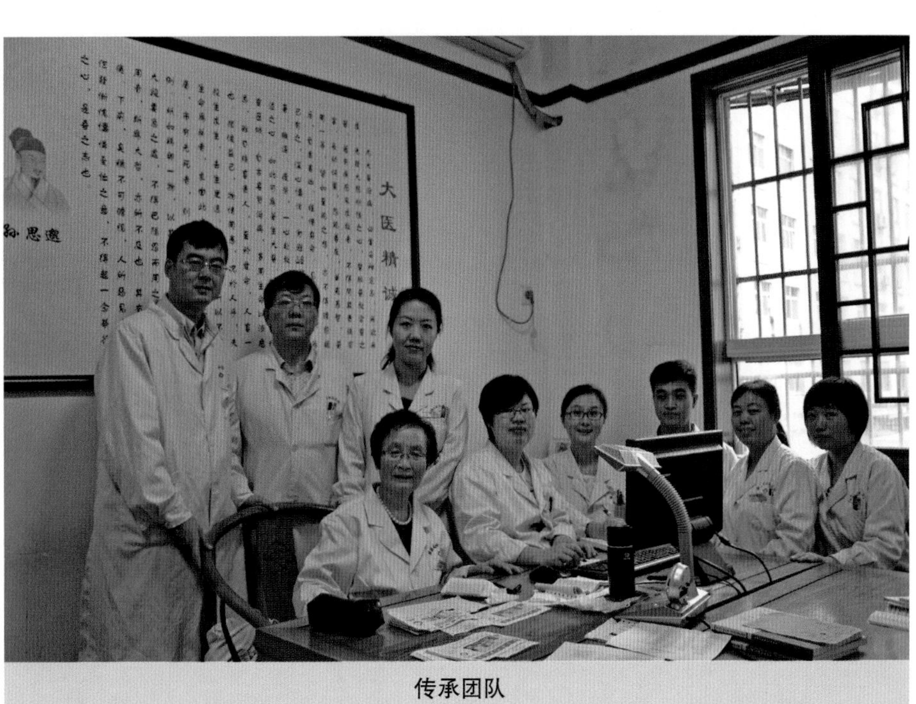

传承团队

2. 论文

（1）李粉萍，等. 名老中医张瑞霞疏肝健脾法治疗慢性肝炎简介. 中西医结合肝病杂志，2011，21（6）：366。

（2）李粉萍，等. 名老中医张瑞霞学术思想研究. 陕西中医，2011，32（11）：1523。

（3）薛敬东，等. 张瑞霞对慢性乙型肝炎中医治疗经验. 世界中医药，2012，7（2）：113。

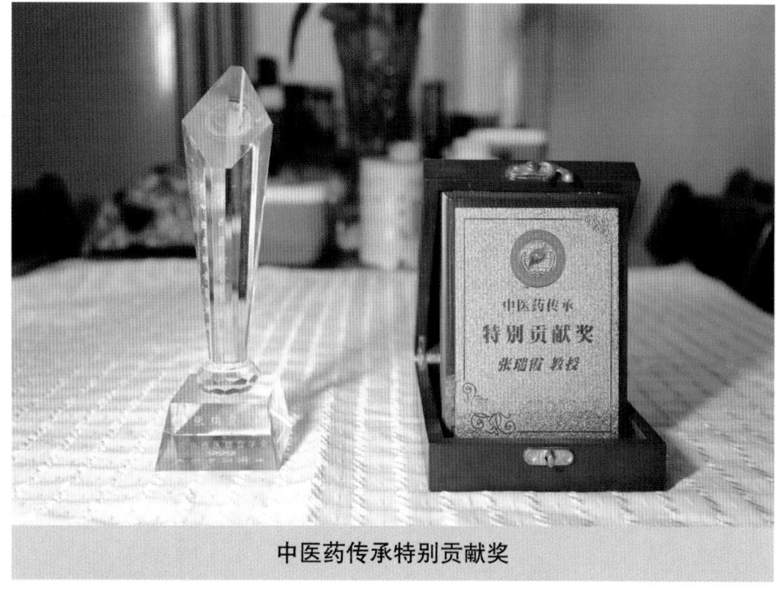

中医药传承特别贡献奖

【人才培养】

培养继承人2人；接受进修20人次。举办省级中医药继续教育项目1次，培训123人次。参与中医药继续教育项目6次。

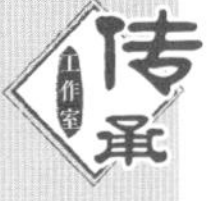

【成果转化】

院内制剂：

1. 乙转灵片：编号：陕药管制字001D0029；功效：滋补肝肾、健脾活血，适用于慢性乙型肝炎。

2. 肝悦片：编号：国药准字Z200Z25100，功效：疏肝健脾、化瘀解毒，适用于慢性活动性肝炎肝郁脾虚、气滞血瘀型者。

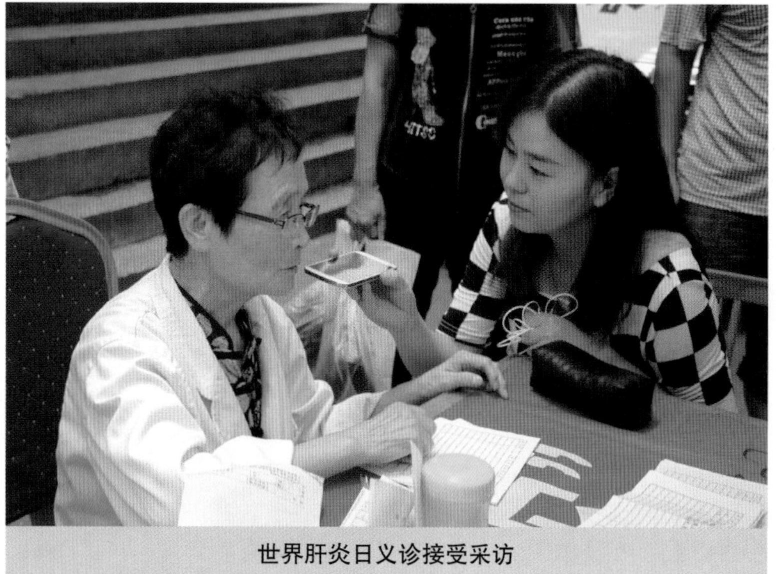
世界肝炎日义诊接受采访

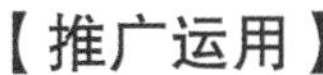

【推广运用】

（一）诊疗方案

1. 肝着病（慢性乙型肝炎无抗病毒指征）

基本处方：柴芍六君子汤。

临证加减：肝区疼痛明显者加香附、郁金；大便稀加苍术、薏仁、扁豆、山药、芡实；湿热重者加佩兰、藿香、白花蛇舌草、忍冬藤；血瘀加丹参饮；黄疸加茵陈、金钱草、白茅根；肝脾肿大加鳖甲、荔枝核；血虚加黄芪、当归；阴虚加太子参；妇女月经不调加益母草；男子阳痿加桂枝、刺猬皮等。

2. 鼓胀病（肝硬化腹水）

方药：五苓散。

加减：湿热型者加茵陈；阴虚型者加阿胶；阳虚型者加附子；脾虚型者合五皮饮；血瘀型者合桃红四物汤。

（二）运用及推广情况

以上诊疗方案已在陕西省中医医院肝病科、西安市中医医院肝病科、榆林北方医院肝病科、渭南市中心医院中医科等医疗单位推广应用。

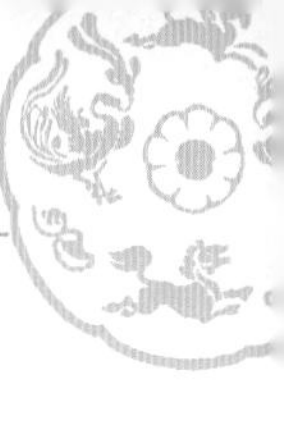

三、依托单位——陕西省中医医院

陕西省中医医院是三级甲等综合性中医院，省级中医药临床研究机构，全国重点中医医院项目建设单位。医院始建于1956年9月，目前建筑面积81183m^2，编制床位1200张。医院拥有大中型医疗设备700台（件），总价值7200多万元，有专病门诊40余个。年门诊65万人次，出院1.8万人次。

【特色优势】

医院肝病科、肾病科、针灸科、皮肤病科、中医护理等5个科室为国家临床重点专科；中医肾病学、针灸学、中医文献学为国家重点学科；肝病科、针灸科、肾病科为国家“十一五”重点专科；肺病科、皮肤病科、内分泌科、中医护理为国家“十二五”重点专科；卒中康复、神志病为国家重点专病。医院有职工1083人，具有博士、硕士学位者138人，高级职称178人，享受政府特殊津贴、国家和省有突出贡献专家44人，学科带头人14人。医院成立了31个名中医工作室，其中13个入选全国名老中医药传承工作室建设项目，形成了“以名中医工作室为中心，全方位传承名老中医经验”的中医药传承平台。在中医药防治肾病、中风、肝病、糖尿病、心脑血管疾病、皮肤病、男性病、骨伤疾病等方面独具特色和优势。研制中药自产制剂44种，完成科研课题477项，获得科技成果奖139项，出版专著253部，发表论文3100余篇。医院是陕西中医药大学的研究生教学点，陕西省中医药继续教育基地，每年接收省内外进修实习人员200余人次。

【联系方式】

地址：西安市莲湖区西华门4号
电话：029-87386750
网址：http://www.sxatcm.com

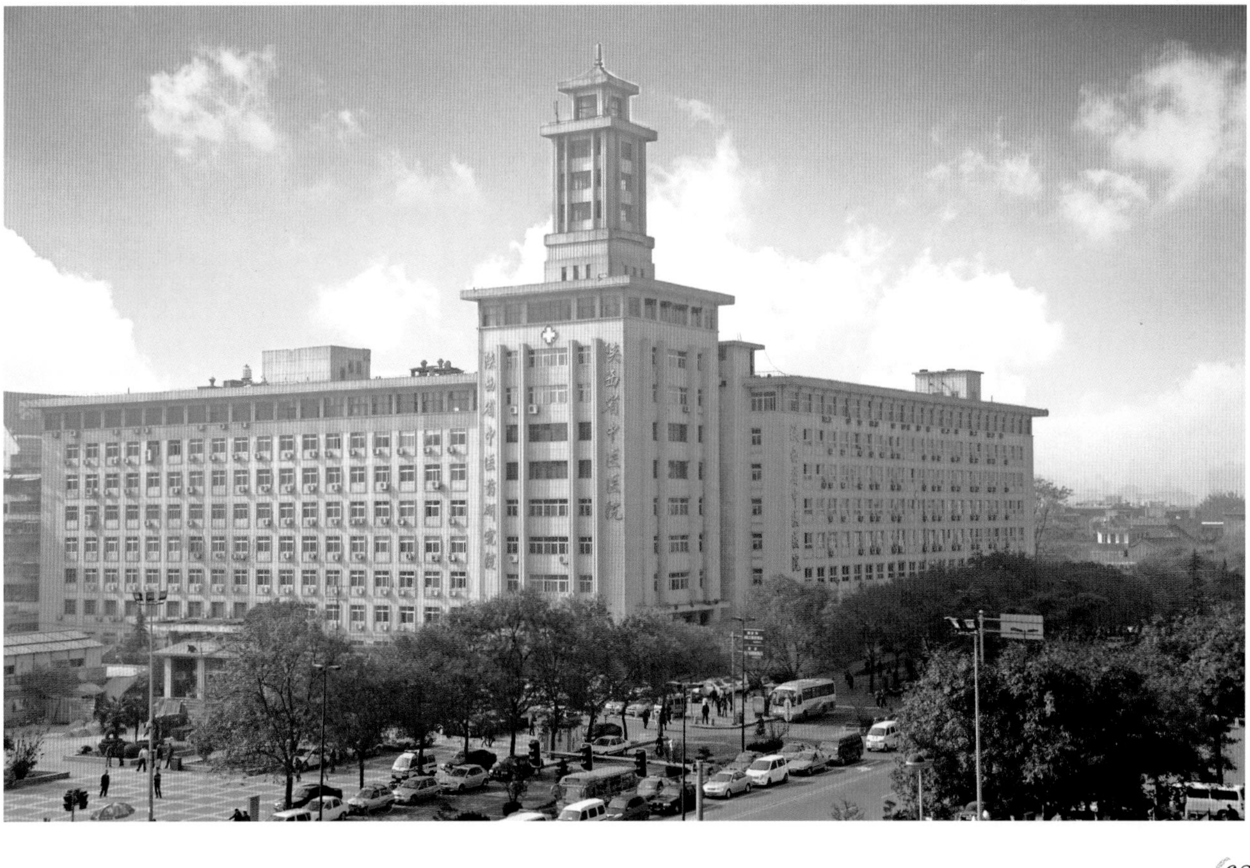

郭诚杰

全国名老中医药专家传承工作室

一、老中医药专家

【个人简介】

郭诚杰，1921 年生，男，汉族，陕西富平人。陕西中医药大学主任医师、教授，硕士研究生导师。1937 年参加工作，1946 年开始跟师学习中医，1949 年于西安秦岭中医学校毕业后开始行医，1953 年陕西省中医进修学校中医专业毕业。曾在富平县医院从事临床工作，1959 年起在陕西中医药大学针灸系从事针灸临床、教学及科研工作，曾任系主任。是中华中医药学会终身理事，中国针灸学会针灸临床分会第二届委员会顾问，第一批全国老中医药专家学术经验继承工作指导老师，第一批中医药传承博士后合作导师，享受国务院政府特殊津贴。2010 年被联合国教科文组织确定为“人类非物质文化遗产”——中国针灸代表传承人之一。

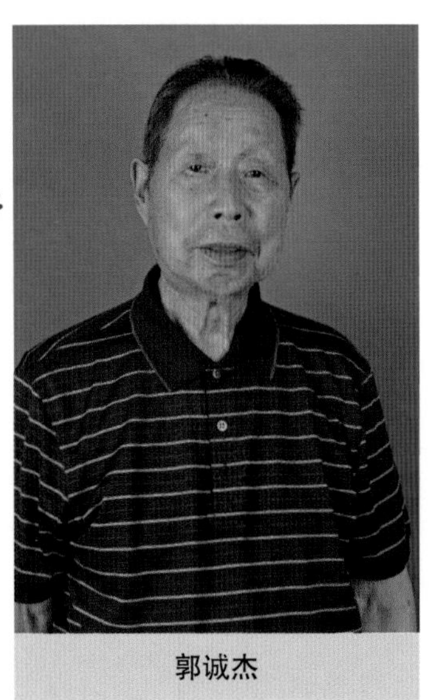

郭诚杰

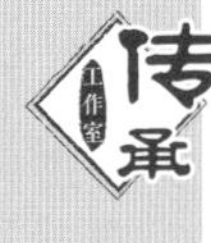

主要编著有《乳腺增生病的针灸治疗》《针药并治乳房病》等；发表“乳癖的辨证与针灸治疗”“针刺治疗乳腺增生临床疗效及机理探讨”等论文。

【学术经验】

（一）学术思想

秉承中医“实者泻之，虚则补之”原则，形成了“疏”“通”“补”“调”治疗特色及辨病与辨证相结合的学术思想。借鉴张仲景调肝以治四脏的思想，创新性地提出了“疏肝和胃，滋肝肾，调冲任”治疗乳癖的学术思想。

（二）临床经验

1. 以肝为疏，论治乳腺病

提出乳癖“肝火、肝郁、肝肾阴虚、气血双虚”的辨证分型。临床选穴以疏肝健脾、畅阳明之气为主，并随症加减补泻之。方药常用圣愈汤加减、逍遥散加减或归脾汤加减。

2. 调肝为先，辨治杂病

临床治疗杂病强调“调肝为先”，不论病症归属何经，常配以肝经原穴太冲和募穴期门，以理肝气、平肝风、调肝血。

3. 畅通经脉、疏散风邪论治面瘫

面瘫的治疗初期“以通为先”是其关键，以取面部局部腧穴为主来实现。在此基础上再辅助以“疏”法，即疏散风寒或风热之邪。对于年高体弱或久病脉络空虚难以恢复者，则强调补益气血而通养经脉。

【擅治病种】

1. 乳腺疾病

以疏肝健脾、畅阳明之气为主，并随证加减而补泻之。取穴甲组穴：屋翳、合谷、乳根，均

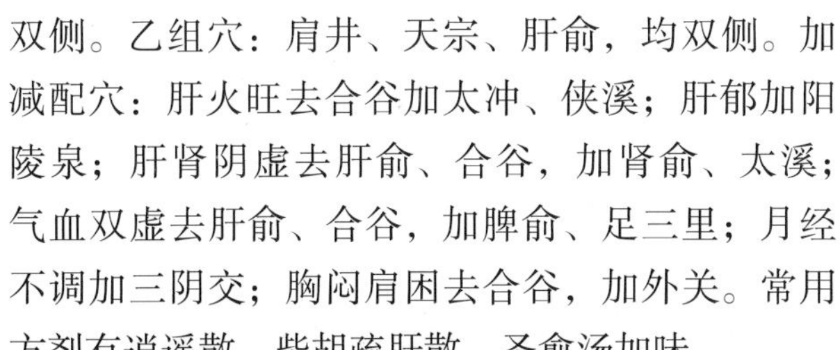

双侧。乙组穴：肩井、天宗、肝俞，均双侧。加减配穴：肝火旺去合谷加太冲、侠溪；肝郁加阳陵泉；肝肾阴虚去肝俞、合谷，加肾俞、太溪；气血双虚去肝俞、合谷，加脾俞、足三里；月经不调加三阴交；胸闷肩困去合谷，加外关。常用方剂有逍遥散、柴胡疏肝散、圣愈汤加味。

2. 心脑系统疾病

一方面调理脏腑气机，以养心安神为基本治法，根据辨证分析，或兼以健脾，或兼补肝肾，或兼疏肝解郁，或兼和胃等，以达到心与他脏共治，使脏腑气机和顺的目的。另一方面多用补益之法，使心有所养，则心神自安，睡眠改善。

二、传承工作室建设成果

【成员基本情况】

1. 负责人

张卫华，男，陕西中医药大学针灸推拿系针灸专业，教授。

2. 主要成员

贾成文，男，陕西中医药大学针灸推拿系针灸专业，教授。

雷正权，男，陕西中医药大学针灸推拿系针灸专业，主任医师。

陆建，女，陕西中医药大学针灸推拿系康复专业，讲师。

刘娟，女，陕西中医药大学针灸推拿系针灸专业，讲师。

【学术成果】

1. 论著

《著名针灸学家郭诚杰教授临床经验精粹》，西安交通大学出版社 2013 年出版，张卫华编。

2. 论文

（1）张卫华，等. 博学笃行 业精于专——记名老中医郭诚杰教授的治学方法. 中国中医药报，2010，11。

（2）陆健，等. 郭诚杰教授养生经验介绍. 新中医，2010，42（10）：142 ～ 144。

（3）张卫华，等. 电针对乳腺增生病患者乳块参数、痛阈及血清 IL-2 含量的影响. 四川中医，2011，29（10）：118 ～ 119。

（4）赵娴，等. 郭诚杰教授针药并用治疗乳腺增生病经验介绍. 新中医，2011，43（5）：166 ～ 167。

（5）艾炳蔚，等. 针灸大家郭诚杰. 中医学报，2012，27（171）：953 ～ 954。

【人才培养】

培养传承人 9 人；接受进修、实习 36 人，全省全科医生和适应技术研修 200 人次。举办国家级中医药继续教育项目 2 次，培训 192 人次；举办省级中医药继续教育项目 1 次，培训 114 人次。

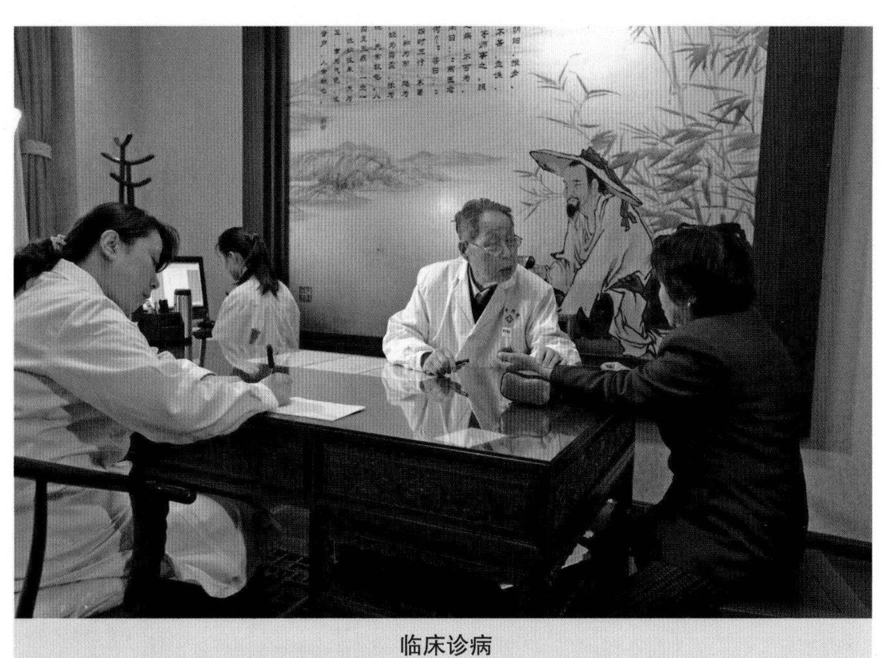

临床诊病

陕西省

【推广运用】

（一）诊疗方案

1. 乳腺增生病

（1）针刺治疗主穴

第一组穴：屋翳、合谷、期门，均双侧。

第二组穴：天宗、肩井、肝俞，均双侧。

针法：两组穴交替使用，每日1次，留针30分钟。

（2）辨证配穴加减：肝郁加阳陵泉；肝火旺去合谷，加太冲、侠溪；肝肾阴虚去肝俞，加肾俞、太溪；气血双虚去肝俞、合谷，加脾俞、足三里；月经不调加三阴交；胸闷加外关。配穴均取双侧。

2. 痹证

（1）针灸

①局部取穴：肩部：肩髃、臑俞。肘部：天井、尺泽、少海、小海。腕部：阳池、外关、阳溪、腕骨。脊背：大椎、身柱、腰阳关、夹脊。髀部：环跳、居髎、秩边。股部：伏兔、承扶、风市。膝部：膝眼、梁丘、阳陵泉、委中。踝部：申脉、照海、昆仑、丘墟。

②辨证配穴加减：行痹加膈俞、血海以养血调血；痛痹加肾俞、关元温阳散寒；着痹加阴陵泉、足三里健脾除湿；热痹加大椎、曲池清泻热邪；各部位均可加刺痛点或压痛点阿是穴。

③操作：各部腧穴常规针刺。大椎、曲池可点刺出血；肾俞、关元用灸法或温针灸法。

（2）方药：行痹、痛痹、着痹以独活寄生汤加减，热痹以白虎加桂枝汤加味。

3. 面瘫

（1）针刺治疗：以患侧局部取穴为主，根据辨证分型加减配穴。

①局部取穴：甲组：阳白透鱼腰、地仓透颊车（透刺的针刺角度为15°）、合谷。乙组：鱼腰透丝竹空、下地仓透颊车（透刺的针刺角度为15°）、三间。

②针法：两组穴交替使用，每日1次，留针30分钟。初病者1～7日不宜用电针，可单一针刺，急性期可配合西药。

③辨证配穴加减：风寒客络型加翳风、风池、太冲、牵正。风热入络型加风池、外关、太冲。风痰阻络型加丰隆、中脘、足三里、内关。

（2）中药：以牵正散为基本方辨证加减。

（二）运用及推广情况

以上3个诊疗方案在陕西中医药大学附属医院、陕西中医药大学第二附属医院、西安市中医医院、户县中医医院、西安市济仁医院、泾阳县永安医院等医院推广应用。

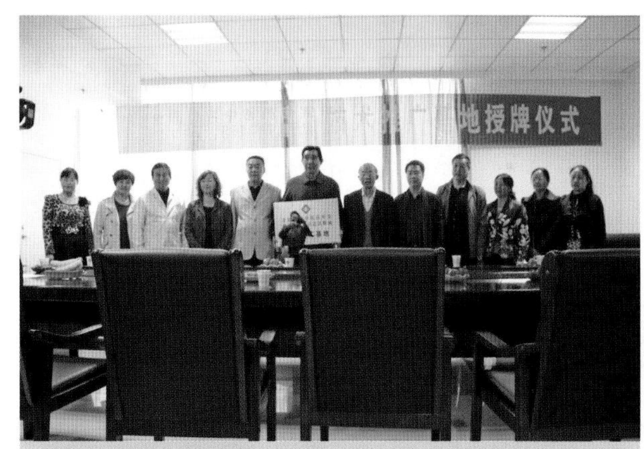

乳腺病诊疗技术推广基地成立（泾阳永安医院）

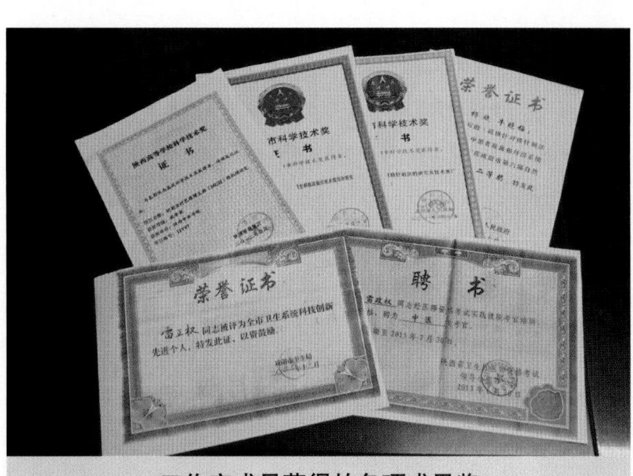

工作室成员获得的各项成果奖

三、依托单位——陕西中医药大学附属医院（见第65页）

谢远明

全国名老中医药专家传承工作室

一、老中医药专家

【个人简介】

谢远明（1932—2007年），男，汉族，陕西南郑人。陕西省中医医院中医内科专业（肿瘤方向）主任医师。1947年开始学习中医，师从当地名医陈元奎先生，1961年毕业于陕西中医药大学师资班。历任中华全国中医学会陕西分会常务理事，陕西省中医药学会肿瘤专业委员会主任委员，中国抗癌协会陕西分会常务理事，中国中医药学会临床药物评审专家委员会委员，陕西省新药评审委员会委员，1992年起享受国务院政府特殊津贴。

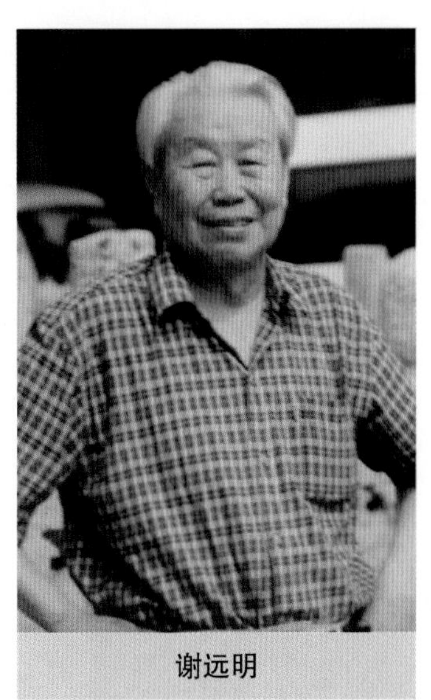
谢远明

担任第二、三批名老中医药专家学术经验继承工作指导老师。

第二批继承人：①曹利平，陕西省中医医院中医内科呼吸病、肿瘤病专业，主任医师；②杨承祖，陕西省中医医院中医内科呼吸病专业，主任医师。

第三批继承人：①王向阳，陕西省中医医院中医内科呼吸病专业，主任医师；②郭军，陕西省中医医院中医内科脾胃病专业，副主任医师。

主编《中药方剂近代研究及临床应用》《陕西验方选编》《脱发的中医防治》；发表“加味一贯煎治疗肺癌106例”“健脾化瘀法治疗中晚期肝癌25例”等30余篇论文。

【学术经验】

（一）学术思想

倡导辨证辨病相结合，强调治病以扶正为本，活血化瘀为标。在中医肿瘤临床基本理论上发展了肿瘤“舌诊、脉诊”的内容，对肿瘤及内科疑难杂证的诊断和治疗有重要的指导意义。

（二）临床经验

1. 擅长应用益气健脾法

源于先贤李东垣脾胃论，重视调理后天之本的理论，提出益气健脾重在健运脾胃的观点，自拟“枳朴六君子汤”（枳壳、厚朴、党参、白术、陈皮、半夏、茯苓、炙甘草）治疗肿瘤脾虚痰湿之证。

2. 对“滋阴润肺法”有独到见解

提出“滋肺阴、润肺燥、解肺毒”的观点，深化了对“滋阴润肺法”的认识，拓宽了应用范围，创制了“新一贯煎”（当归、生地、麦冬、沙参、枸杞子、川楝子、白僵蚕、浙贝母），广泛应用于肺阴亏虚之肺癌。

【擅治病种】

1. 肺癌

补益肺脾，活血化瘀，滋阴润肺，解毒散结；

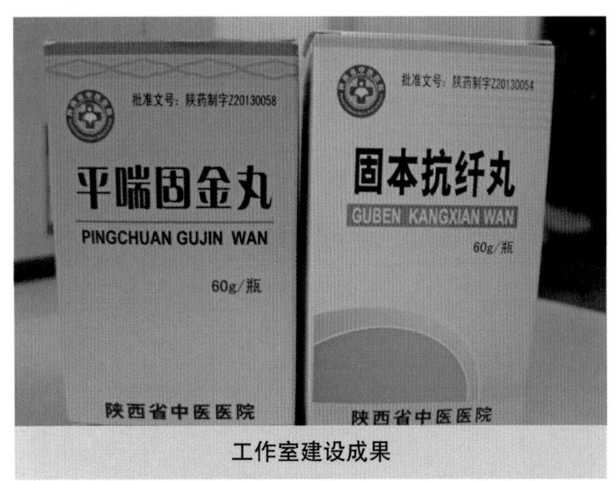

工作室建设成果

常用方为枳朴六君子汤、新一贯煎；常用药物有枳壳、厚朴、党参、白术。根据辨证，偏于阴虚者加用一贯煎养阴；偏于痰热者加用清金化痰汤清热化痰；偏于瘀毒内阻者加用全蝎、蜈蚣等虫类药物解毒散结。

2. 胃癌

扶正培本，健脾益气，佐以解毒散结。常用经验方枳朴六君子汤加减治之。

3. 支气管哮喘

温阳散寒，平喘止咳；常用方为苏沈九宝汤（炙麻黄、杏仁、桂枝、紫苏叶、苏子、大腹皮、甘草）。

4. 乳腺癌

疏肝理气，解毒散结；常用方为疏肝解郁汤（当归、白芍、柴胡、茯苓、白术、土贝母、牡蛎、夏枯草）。

二、传承工作室建设成果

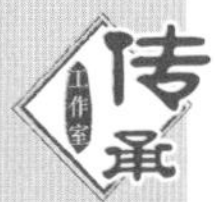

【成员基本情况】

1. 负责人

曹利平，女，陕西省中医医院肺病科，主任医师。

2. 主要成员

陈国庆，男，陕西省中医医院心病科，主任医师。

王向阳，女，陕西省中医医院肺病科，主任医师。

苗文红，女，陕西省中医医院肿瘤科，主任医师。

魏亚东，男，陕西省中医医院感染性疾病科，副主任医师。

【学术成果】

1. 论著

（1）《谢远明临床经验集》，陕西科学技术出版社 2012 年出版，曹利平、陈国庆主编。

（2）《肿瘤名医谢远明五十年临证录》，中国中医药出版社 2013 年出版，杨承祖主编。

（3）《谢远明临证精华》，陕西科学技术出版社 2014 年出版，苗文红、曹利平主编。

2. 论文

（1）曹利平，等 . 谢远明学术思想述要 . 陕西中医，2007，28（7）：868 ～ 869。

（2）曹利平，等 . 谢远明临证思辨特点 . 陕西中医，2007，28（12）：1659 ～ 1660。

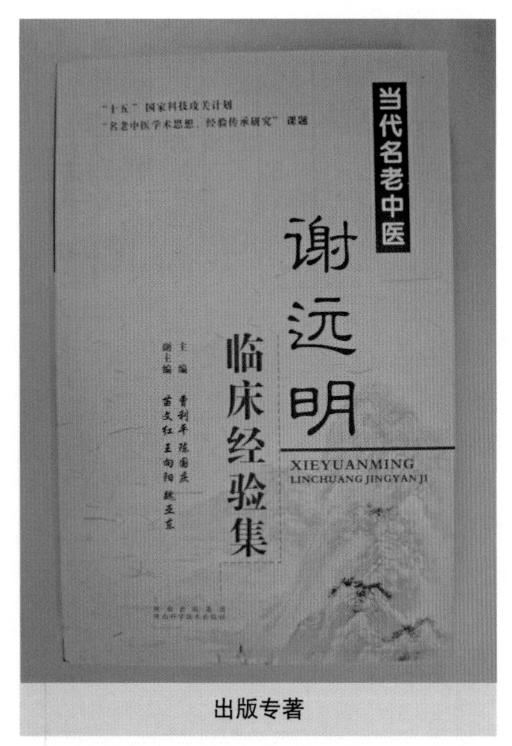

出版专著

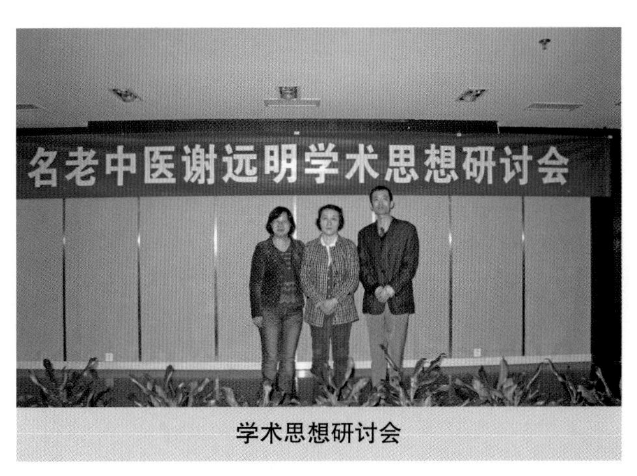

学术思想研讨会

（3）曹利平，等.肺癌放、化疗后中医诊治思路.现代中医药，2012，32（3）：69～71。

（4）魏亚东，等.谢远明活血化瘀法治疗脑瘤经验.陕西中医，2012，33（9）：1194～1195。

（5）魏亚东，等.谢远明治疗多发性骨髓瘤经验.中华中医药杂志，2013，28（12）：3577～3580。

【人才培养】

培养传承人9人；接受进修、实习200多人次（肺病科）。举办陕西省中医药继续教育项目1次，培训193人。

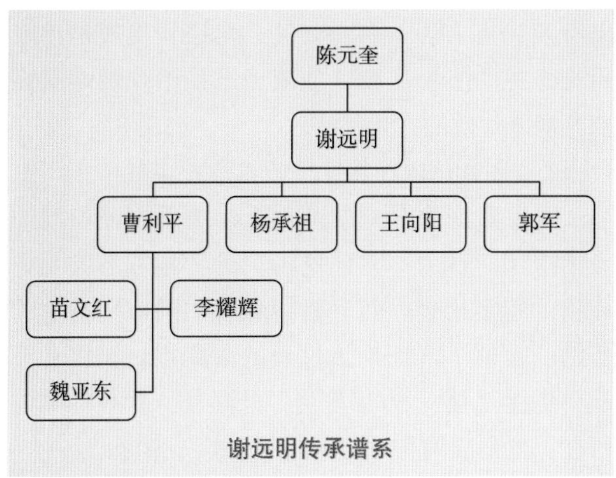

谢远明传承谱系

【成果转化】

院内制剂：

1. 固本抗纤丸；功能主治：益气活血、调补肺肾，用于肺间质纤维化缓解期、慢性迁延期属肺肾气虚兼痰瘀内阻证。

2. 平喘固金丸；功能主治：补肺益肾、健脾化痰、降气平喘，用于慢性阻塞性肺疾病稳定期的虚寒证、痰湿内停证。

【推广运用】

（一）诊疗方案

1. 肺癌

辨证分为肺脾气虚、阴虚内热、气血双虚、气阴双虚证，方药选枳朴六君子汤、一贯煎、参芪地黄汤（党参、黄芪、熟地、山药、山茱萸、丹皮、泽泻、茯苓）、参芪女贞子汤（党参、黄芪、女贞子、枳壳、厚朴、陈皮、半夏、茯苓、甘草）。

2. 胃癌

脾胃亏虚证，兼肝胃不和、胃阴亏虚、脾胃虚寒、瘀毒内阻者，方药选枳朴六君子汤，酌加疏肝理气、调理脾胃、滋阴清热养胃、暖胃补阳、祛瘀化痰等药。

3. 骨转移瘤

肾气阴两虚，兼气虚血瘀、肾虚血瘀者，用参芪地黄汤加减。

4. 脑瘤

血瘀证，兼气虚血瘀、肾虚血瘀者，用补阳还五汤、六味地黄汤、血府逐瘀汤加减。

（二）运用及推广情况

以上4个诊疗方案已在陕西省中医医院名老中医传承工作室广泛推广，使广大患者改善了生活质量，延长了生存期。

三、依托单位——陕西省中医医院（见第637页）

王道坤

全国名老中医药专家传承工作室

一、老中医药专家

【个人简介】

王道坤，1941年生，男，汉族，山西和顺县人。甘肃中医药大学教授，主任医师，博士生导师。1967年毕业于北京中医学院，在校得到著名中医学家任应秋、董建华、刘渡舟、王绵之、颜正华等教授的亲切指导。毕业后到酒泉地区工作，1982年到甘肃中医药大学从事教学、医疗与科研工作，曾任医史各家学说教研室主任、中医系副主任、教务处处长、科技开发处处长、甘肃省第八届政协委员、甘肃省政府参事等职务。1996年起享受国务院政府特殊津贴。2004年被评为甘肃省首届名中医，2006年被评为甘肃省第二届教学名师，同年获“中华中医药学会首届中医药传承特别贡献奖”。

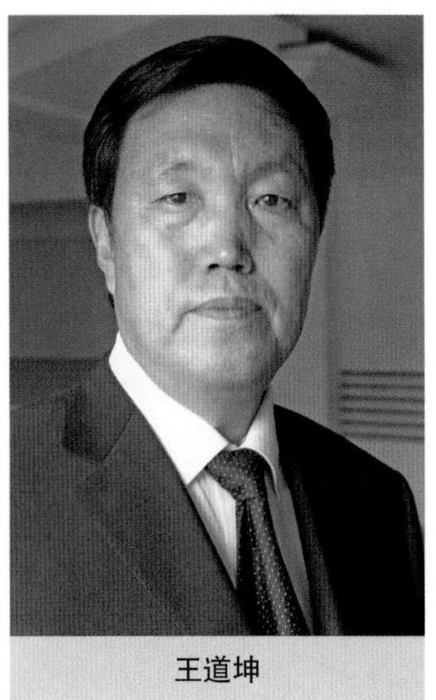
王道坤

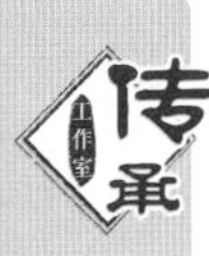

先后担任第三、五批全国老中医药专家学术经验继承工作指导老师。

第三批继承人：李应存，甘肃中医药大学附属医院内科，主任医师。

第五批继承人：①段永强，甘肃中医药大学，副教授；②王凤仪，甘肃中医药大学，教授。

主要编著有《医宗真髓》《决死生秘要》《中医各家学说》《现代中医内科学》《新脾胃论》《王道坤诊疗经验集锦》等；发表“敦煌医学初探”“浅论中医成才之道”等论文。

【学术经验】

（一）学术思想

1.活用“风、火、痰、瘀”理论辨证施治疑难病症

认为风、火、痰、瘀是疑难病症的主要病因病机，风、火、痰、瘀相互为患是疑难病症的突出特点、行（活）血、调气、化痰、祛瘀是治疗疑难病症的主要法则，加减经方是治疗疑难病症取得显著疗效的主要秘诀。

2.“方证论治”贯穿于临床诊疗实践

在注重四诊合参的基础上，更重方证论治的灵活应用。认为“方证论治”的“方”不仅是指药物的特定组合，而且是指具有明确应用指征的药物，是整个辨证论治过程的落脚点。抓住和抓准“主症”，是“方证论治”凸显临床疗效的关键所在，也是准确有效地运用成方的一条捷径。

（二）临床经验

1.善于分型治疗萎缩性胃炎

在萎缩性胃炎的治疗中，主要贯穿着“分型明晰、虚实必辨、痰瘀细审、汤丸结合”的主导思想，其将萎缩性胃炎分型论治，主要有中虚气滞型，用自拟化瘀消痞汤（化瘀散、枳实、黄连、黄芪、党参、白术、甘草、干姜、厚朴等）加

减；脾胃阴虚型用自拟枳壳益胃汤（枳壳、白芍、北沙参、玉竹、生地、白术、槟榔等）加减；湿热阻络型用《温病条辨》三仁汤加减；肝胃不和型用自拟疏肝和胃汤（柴胡、白芍、枳壳、陈皮、半夏、茯苓、炙甘草等）加减。

2. 治疗慢性肾炎补、清、利、消并用

认为肾气不足，外感六淫及疮毒等病邪乘虚而入是本病的主要病因，疏风宣肺、补肾利湿、凉血消瘀、益气解毒是本病治疗的关键。常以济生肾气汤或济生肾气汤合防己黄芪汤加减治疗，常用枸杞子、川牛膝、车前子、泽泻等以补肾利湿、行水消肿；生地、白茅根等以凉血消瘀止血；黄芪、白花蛇舌草等以益气解毒；若有表证者加少量麻黄疏风宣肺；若大便不通加大黄以通腑排毒。

3. 治疗肠黏连化瘀疏肝通腑

认为肝郁气滞、瘀阻少腹是本病的主要病因，化瘀止痛、疏肝理气、柔肝缓急、通腑降气是治疗的关键。运用少腹逐瘀汤加减治疗，常用化瘀散（全蝎粉、三七粉）；常用药有赤芍、桃仁、红花、川牛膝、乳香、没药、五灵脂、蒲黄等化瘀止痛；柴胡、香附疏肝理气；白芍、甘草柔肝缓急；厚朴通腑降气。

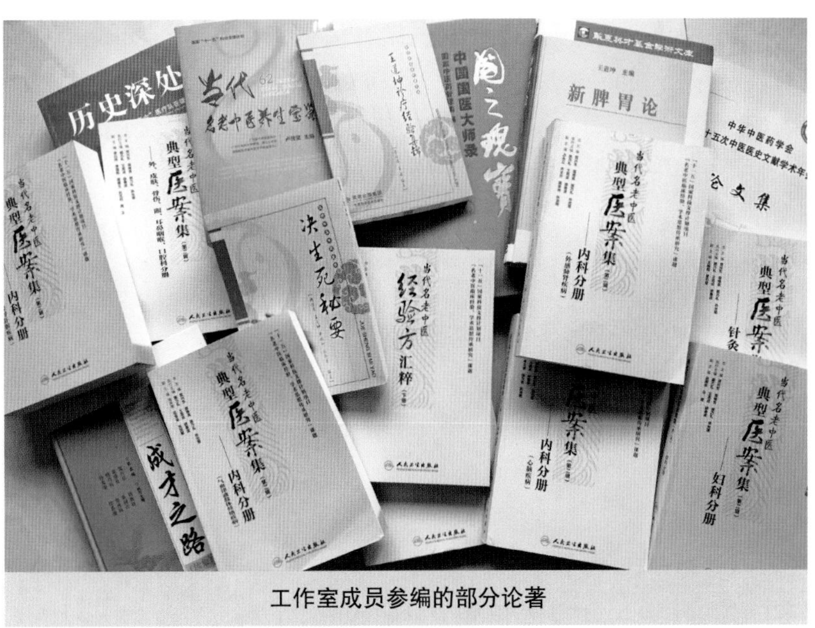

工作室成员参编的部分论著

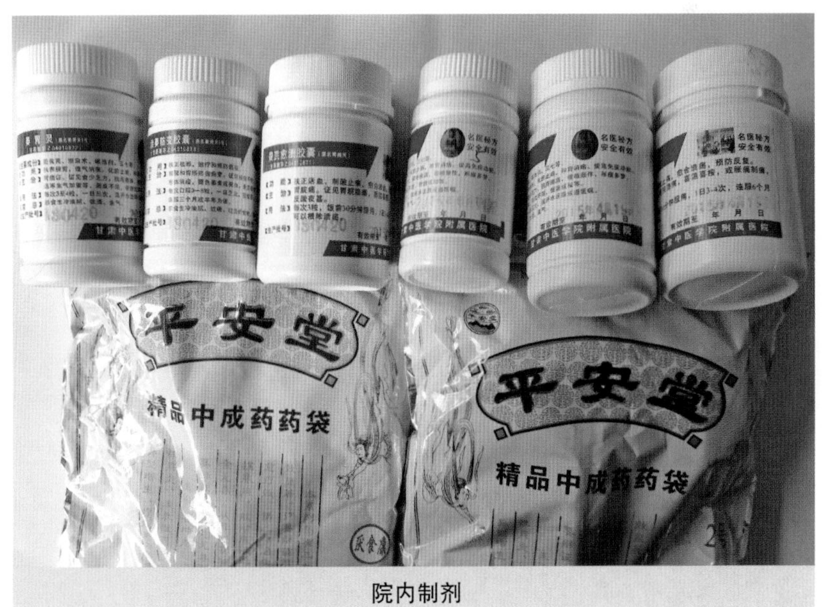

院内制剂

4. 治疗结肠炎症健脾补肾消滞

认为感受寒湿之邪、多食生冷、脾胃本身虚弱及肾阳不足是本病的主要病因，健脾利湿、补肾清毒、化瘀消滞是治疗的关键，运用胃苓汤加减，用苍术、厚朴、陈皮、茯苓、猪苓、泽泻健脾利湿，杜仲、菟丝子、黄芩、败酱草补肾清毒，化瘀散、槟榔化瘀消滞。

【擅治病种】

1. 慢性萎缩性胃炎

根据慢性萎缩性胃炎“本虚标实，痰瘀互阻”的病机特点，从敦煌医学文献中发掘出萎胃灵系列医方，常用方剂有平胃丸方（大黄、当归、附子、干姜、人参、玄参、桔梗等），攻补兼施，寒热并用，气血并调。

2. 乳腺增生病（乳癖）

认为肝郁气滞、痰凝血瘀、冲任不调是本病

的主要病因，疏肝理气、化痰散结、活血消肿、调理冲任是治疗的关键。常用逍遥散加减治疗。

3. 月经后期

认为病变主要在胞宫、肾、肝、脾和冲任二脉，冲任虚寒、寒凝血脉是主要病因，调理冲任、益气补肾、疏肝理气、活血化瘀是治疗的关键。多用少腹逐瘀汤化裁治疗。

二、传承工作室建设成果

【成员基本情况】

1. 负责人

李应存，男，甘肃中医药大学附属医院内科，主任医师。

2. 主要成员

史正刚，男，甘肃中医药大学附属医院儿科，主任医师。

王君，女，中日友好医院儿科，主任医师。

段永强，男，甘肃中医药大学中医医史文献专业，副教授。

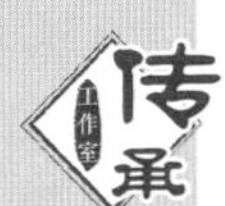

王凤仪，女，甘肃中医药大学中医诊断学专业，教授。

贾育蓉，女，甘肃省中医院皮肤科，主任医师。

【学术成果】

1. 论著

（1）《新脾胃论》，科学出版社2008年出版，王道坤主编。

（2）《王道坤诊疗经验集锦》，甘肃科学技术出版社2012年出版，李应存、王君编著。

2. 论文

（1）张春燕，等.王道坤教授治疗脾胃病临证经验探析.甘肃中医药大学学报，2010，27（2）：1～2。

（2）杨晓轶，等.王道坤治疗面肿经验.中医文献杂志，2011，（6）：33～35。

（3）杨晓轶，等.王道坤教授治疗少年慢性萎缩性胃炎举隅.中医儿科杂志，2012，8（2）：3～4。

（4）常建平，等.王道坤教授运用枳壳益胃汤经验举隅.中医研究，2014，27（1）：33～34。

（5）田茸，等.基于数据挖掘对治疗脾虚型胃气上逆病证用药规律的研究.中国实验方剂杂志，2014，20（15）：224～229。

【人才培养】

培养传承人44人；接受进修、实习200多人次（脾胃科）；举办学术讲座3次，培训360人次。

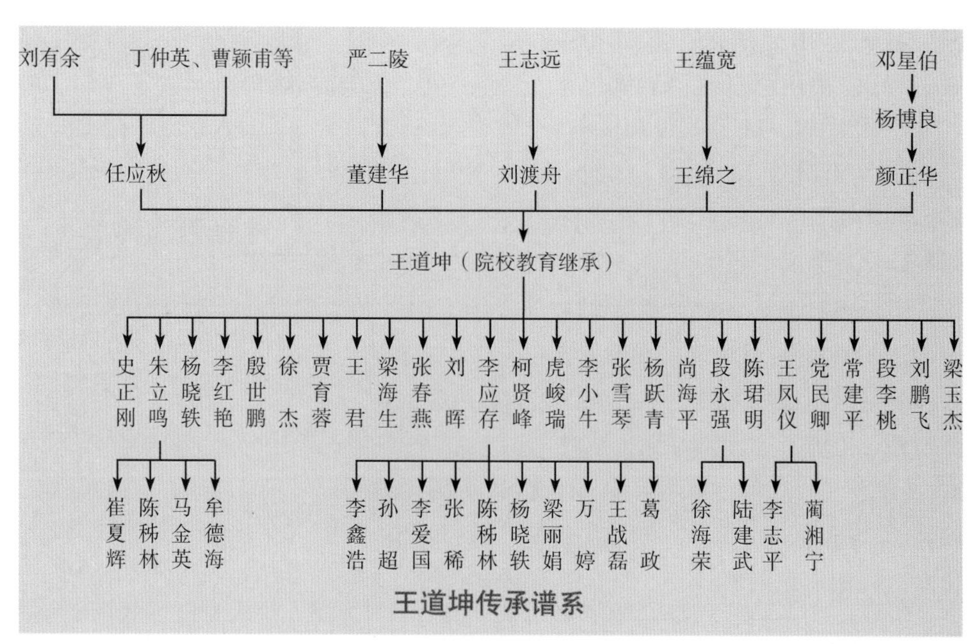

王道坤传承谱系

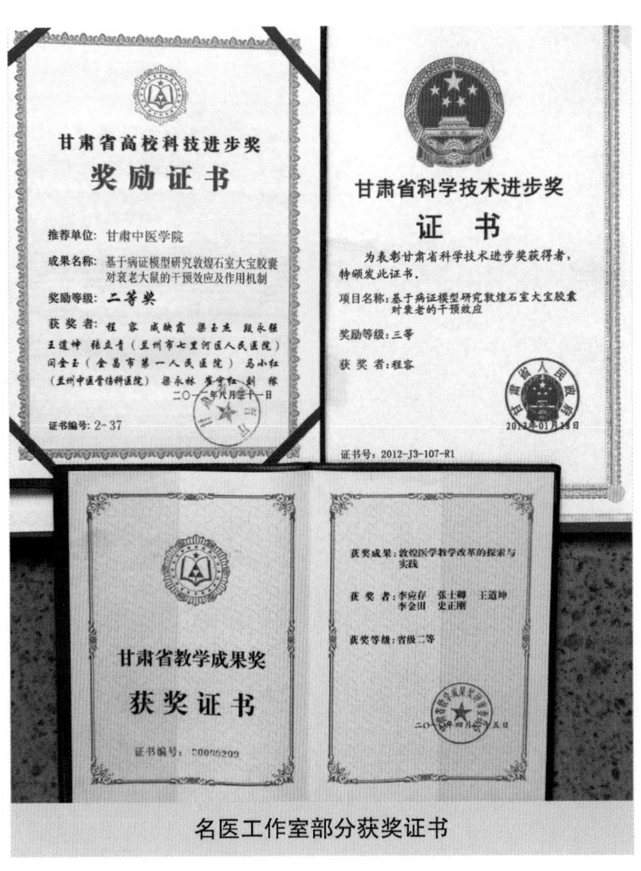

名医工作室部分获奖证书

【成果转化】

院内制剂：

1. 萎胃灵系列方；功能主治：和胃止痛、预防癌变、通络消痞、温阳益气。适用于慢性萎缩性胃炎，消化系统非典型性增生，胃及十二指肠溃疡，消化系统癌变等。

2. 景芪愈溃胶囊；功能主治：温中益气、和胃愈溃。适用于胃及十二指肠溃疡属中焦气虚、脾胃虚寒者。

【推广运用】

（一）诊疗方案

1. 慢性萎缩性胃炎

（1）肝胃不和证：自拟疏肝和胃汤加减。

（2）脾胃气虚、气滞络瘀证：自拟化瘀消痞汤加减。

（3）胃阴不足证：自拟枳壳益胃汤加减。

（4）湿热内蕴、气机受阻证：三仁汤加减。

（5）瘀血内停、脉络受阻证：自拟辛香通络汤（桂枝、当归、五灵脂、蒲黄、元胡、乳香等）加减。

2. 消化性溃疡

（1）脾胃虚弱、气血失调证：自拟温中愈溃汤（黄芪、白芍、桂枝、浙贝母、和胃散、甘草等）加减。

（2）肝郁气滞、胃失和降证：自拟疏肝愈溃汤（柴胡、白芍、枳实、陈皮、半夏、甘草、瓦楞子、海螵蛸等）加减。

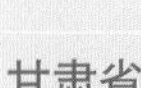

（3）阴虚胃痛证：自拟养阴愈溃汤（北沙参、当归、麦冬、白芍、甘草、生地、浙贝、海螵蛸等）加减。

（4）阳虚感寒证：自拟散寒愈溃汤（黄芪、桂枝、干姜、炙甘草、煅瓦楞子、当归、海螵蛸、良姜等）加减。

（5）瘀血内停证：自拟化瘀愈溃汤（生蒲黄、五灵脂、刘寄奴、黄芪、山药、血竭、煅瓦楞子、鸡内金等）加减。

3. 幽门螺旋杆菌感染

（1）湿热内蕴、气机受阻证：三仁汤加减。

（2）肝郁气滞、胃失和降证：自拟疏肝和胃汤加减。

（3）瘀血阻络、气血不和证：自拟化瘀通络汤（五灵脂、蒲黄、丹参、檀香、三七、香附等）加减。

（4）脾胃虚寒证：自拟温补脾胃汤（黄芪、干姜、桂枝、白芍、红参、白术、茯苓、甘草等）加减。

（5）胃阴不足证：一贯煎加减。

（6）寒热错杂证：半夏泻心汤加减。

（7）湿热中阻、升降失常：自拟除螺愈溃汤（黄连、吴茱萸、蒲公英、黄芩、海螵蛸、白及、白芍、桂枝、黄芪、甘草等）加减。

（二）运用及推广情况

以上3个诊疗方案已在甘肃中医药大学附属医院脾胃科、兰州平安堂诊所等医疗单位推广应用。

三、依托单位——甘肃中医药大学附属医院

【依托单位简介】

甘肃中医药大学附属医院是三级甲等中医医院，创建于1991年，2010年、2012年被评为全国医药卫生系统先进集体。医院现开放病床660张，设置30个临床科室，11个医技科室和36个专病门诊。

【联系方式】

地址：甘肃省兰州市嘉峪关西路732号

电话：0931–8635008

网址：http://www.zyxyfy.com

【特色优势】

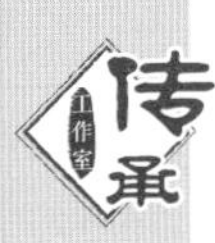

医院针灸科、中西医结合临床、中医骨伤学科分别为国家中医药管理局重点学科建设单位、甘肃省教育厅重点学科及甘肃省卫生厅重点学科，拥有全国名老中医传承工作室、甘肃省名中医工作站、甘肃省针灸推拿临床医学中心、甘肃省针灸临床研究基地、甘肃省中药炮制及质控研究技术工程中心、李可中医药学术流派甘肃省传承基地。医院有甘肃省优秀专家2人，博士生导师8人，硕士生导师46人，省级重点学科带头人5人，国家名老中医、甘肃省名中医21人，甘肃省第一层次“领军人才”3人，省卫生厅学科带头人5人，卫生系统领军人才10人，4人入选甘肃省“555”“333”人才库，获批国家自然科学基金项目5项、吴阶平医学基金项目7项，建成有10万级的符合国家GPP标准的制剂室，拥有中医药特色明显和疗效显著的中药院内制剂39种。

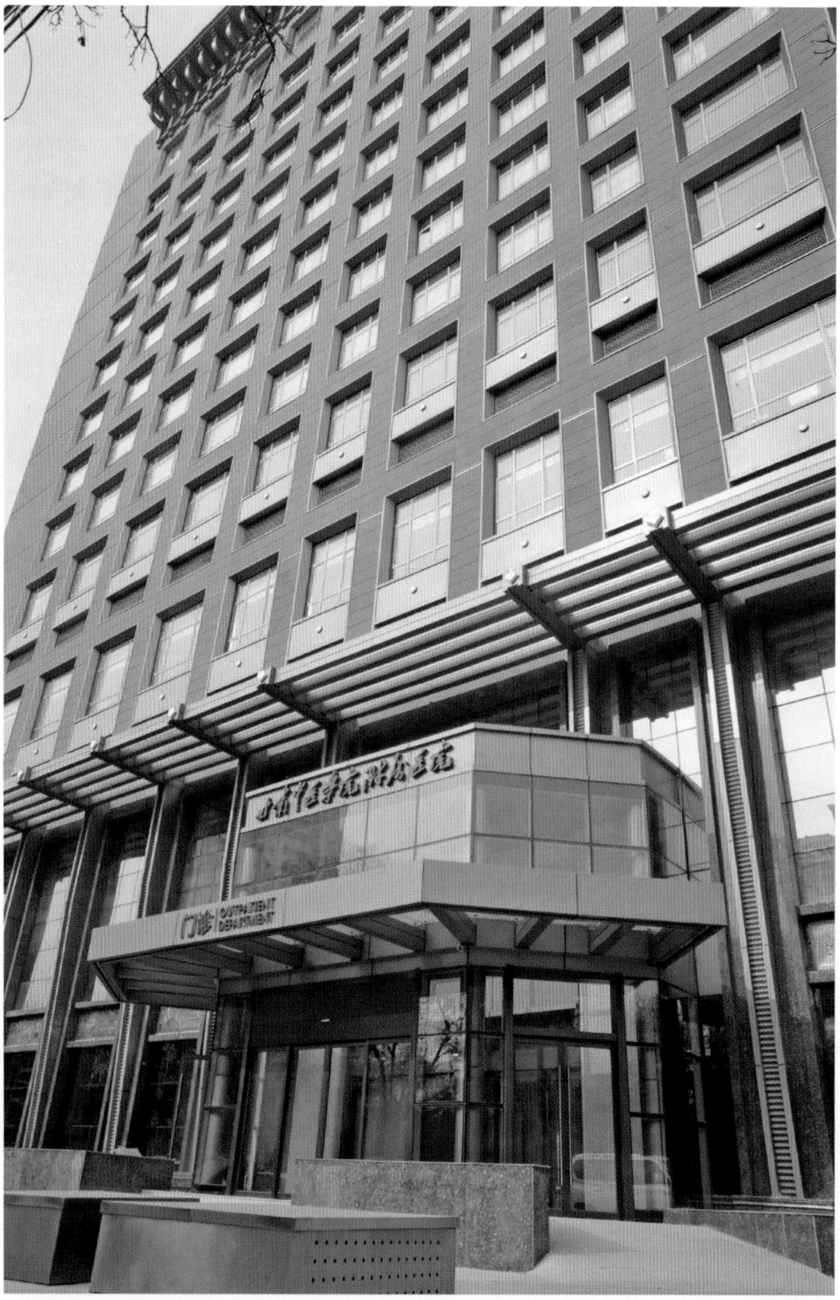

曹玉山

全国名老中医药专家传承工作室

一、老中医药专家

【个人简介】

曹玉山，1938年生，男，汉族，籍贯北京。甘肃中医药大学教授、主任医师。1958考入兰州医学院，毕业后在甘肃张掖专区医院内科从事医疗工作，并任心内科主任。1972～1974年在甘肃省西医离职学习中医班学习。1982年调至甘肃中医药大学工作至今。曾任甘肃中医药大学中医系主任、附属医院心脑血管科主任。2008年获甘肃省名中医称号。

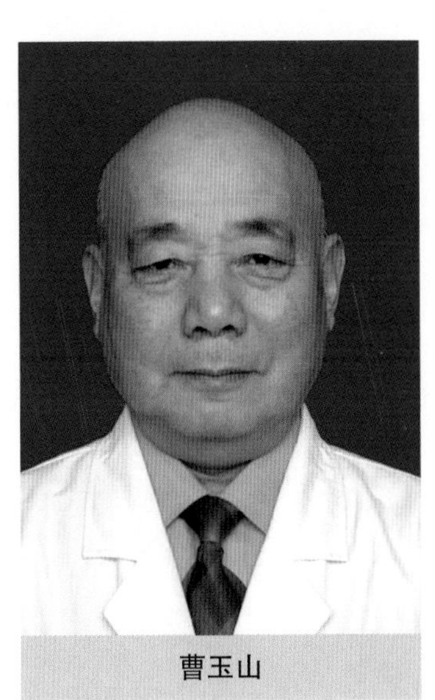
曹玉山

先后担任第3～5批全国老中医药专家学术经验继承工作指导老师。

第三批继承人：①滕政杰，甘肃中医药大学附属医院心血管病专业，主任医师；②张瑜，甘肃中医药大学附属医院脑病专业，主任医师。

第四批继承人：①金华，甘肃中医药大学中医内科心脑血管病专业，教授、主任医师；②刘凯，甘肃中医药大学中西医结合临床专业，副教授、副主任医师。

第五批继承人：①余臣祖，甘肃中医药大学附属医院糖尿病专业，主治医师；②张朝宁，甘肃中医药大学附属医院老年病肺病专业，主治医师。

【学术经验】

（一）学术思想

主张病证互参，辨证辨病；整体调治，顾护阳气；痰瘀同治，调理气血盛衰；潜方用药师古不泥，贵在创新；未病先防，有病早治。

（二）临床经验

1. 化痰祛瘀治胸痹

治胸痹以益气化痰祛瘀之法为主，拟定瓜蒌薤白苏梗汤（黄芪、太子参、黄精、川芎、红花、茜草、佛手、薤白、瓜蒌、苏梗、丹参）。胸痛胸闷发作以邪实为主时，祛邪为主，兼以扶正；缓解期以正虚为主时，治以扶正为主，兼以祛邪。

2. 开瘀散结治心衰

心衰治以温阳益气、活血利水、痰瘀同治之法，使用经验方复方苓桂术甘汤（茯苓、桂枝、白术、甘草、葶苈子、玉竹、泽泻、泽兰、葫芦巴、车前子）加减。

3. 痰瘀并举治中风

对闭脱重证中西药并用，治以醒脑开窍，神志转清后给予潜阳熄风、涤痰化瘀、通腑泄浊。出血性中风以化痰熄风、醒脑开窍为主，出血止后配合活血化瘀之法；缺血性中风为痰瘀阻络，治疗当痰瘀并举。

4. 痰瘀并治调心悸

缓慢型心律失常属心阳虚、心脉阻，治以益

气温阳、温阳化痰、祛瘀复脉为主，以甘仙丹（甘松、淫羊藿）调治；快速型心律失常属心阴虚、心血瘀，治以滋阴养血、理气活血复脉为法，以一甲、二甲、三甲复脉汤加减。

5. 祛痰降浊治高脂血症

脂质在血管壁上的沉积是导致血压升高的重要因素，高脂血症的脂质即为中医广义之痰。若痰湿蕴于脉络管道，堵塞于脑，会形成脑梗死、脑萎缩。化痰（类似于西药降脂）是预防高血压及心、脑、肾等并发症的关键。

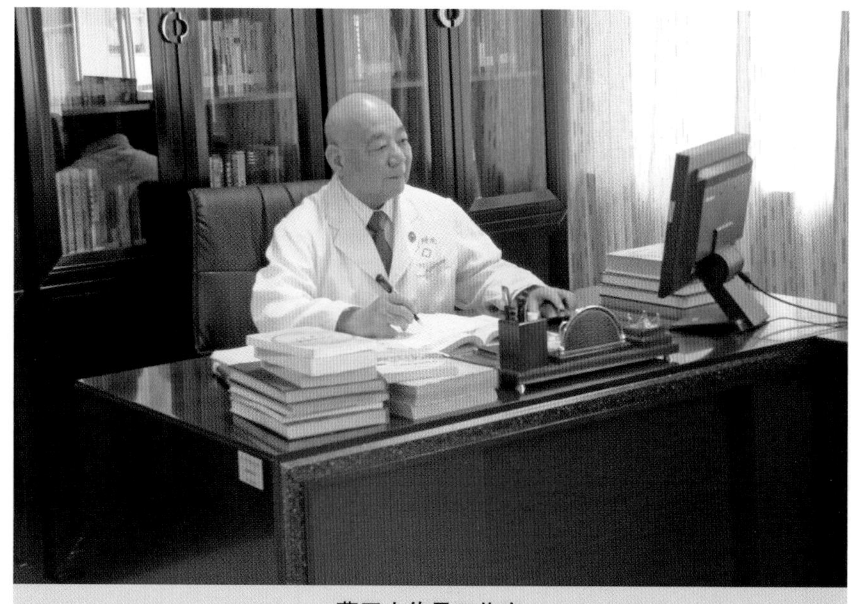

曹玉山传承工作室

【擅治病种】

1. 冠心病心绞痛

采取通补兼施、标本兼顾的治疗原则，用益气化痰祛瘀之法，方用瓜蒌薤白苏梗汤。

2. 慢性心衰

用温阳益气、活血利水之法，选复方苓桂术甘汤加减。

3. 慢性支气管炎、肺气肿、肺心病

急性期以祛除邪实为主，方选四子养亲汤。

二、传承工作室建设成果

【成员基本情况】

1. 负责人

李应东，男，甘肃中医药大学附属医院中西医结合临床专业，主任医师。

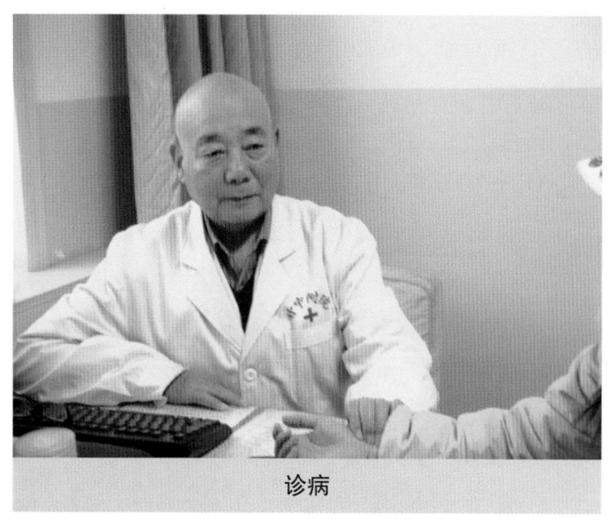

诊病

2. 主要成员

崔庆荣，男，甘肃中医药大学附属医院内分泌专业，主任医师。

金华，男，甘肃中医药大学中医内科心血管病专业，教授、主任医师。

滕政杰，女，甘肃中医药大学附属医院心血管病专业，主任医师。

刘凯，男，甘肃中医药大学中西医结合临床专业，副教授、副主任医师。

卢玉俊，男，甘肃中医药大学附属医院心血管病专业，主治医师。

【学术成果】

1. 论著

（1）《胸痹心痛古今名家验案全析》，科学技术文献出版社 2004 年出版，李东晓主编。

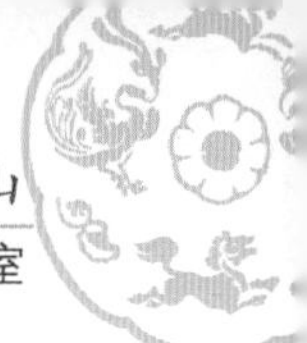

（2）《高血压病：中医诊疗养护》，人民军医出版社 2007 年出版，沈勇、肖文琴主编。

2. 论文

（1）曹玉山，三普心脑欣治疗短暂性脑缺血发作观察，中西医结合心脑血管病杂志，2005，09（3）：839 ～ 840。

（2）曹玉山，痰瘀同治与温阳利水并治心衰，中华中医学刊，2007，01（25）：36。

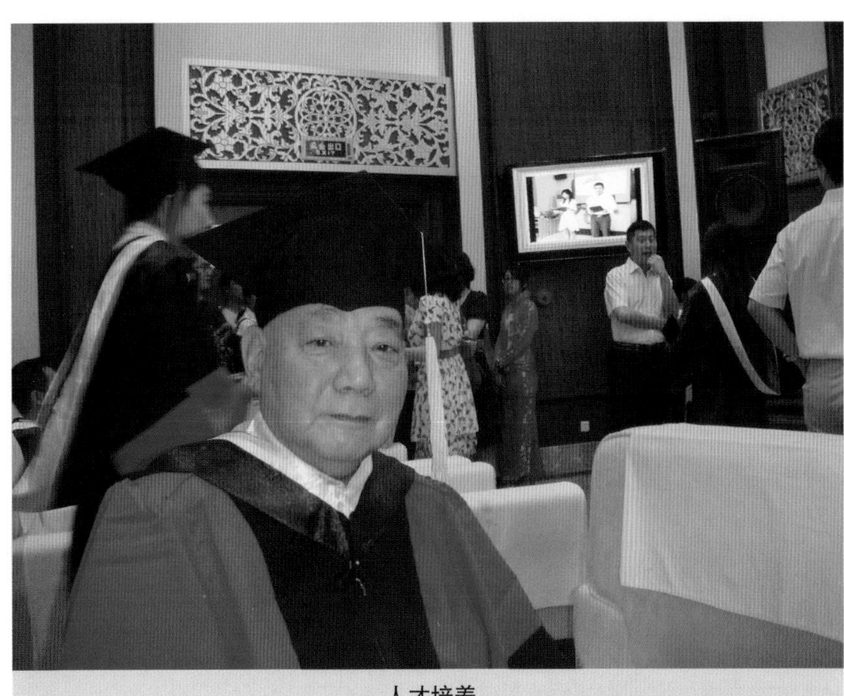

人才培养

【人才培养】

培养传承人 6 人；接受进修、实习 8 人。

【成果转化】

院内制剂：黄芪扶正颗粒；编号：甘药制字 Z09011931；功能主治：补气扶正、补血活血，适用于接触辐射人员的防治。

【推广运用】

（一）诊疗方案

1. 高血压（阴虚阳亢证）

用曹氏降压方（豨莶草、夏枯草、杜仲、天麻、钩藤、葛根、牛膝）加减。

2. 冠心病心绞痛（痰瘀互结证）

用瓜蒌薤白苏梗汤加减。

3. 慢性心功能不全（阳气虚衰、血瘀水停证）

用瓜蒌薤白苏梗汤、复方苓桂术甘汤加减。

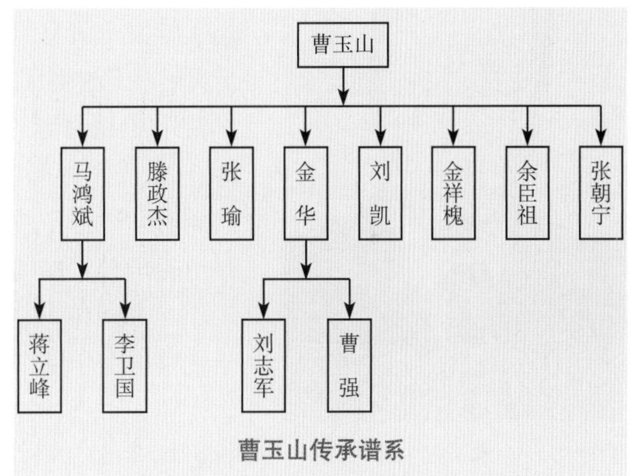

曹玉山传承谱系

（二）运用及推广情况

以上诊疗方案已在甘肃中医药大学附属医院、皋兰县中医院、兰州铝厂职工医院、陇西县文峰镇卫生院等医疗单位推广应用。

三、依托单位——甘肃中医药大学附属医院（见第 648 页）

王自立

全国名老中医药专家传承工作室

一、老中医药专家

【个人简介】

王自立，1936年生，男，汉族，甘肃省泾川县人。甘肃省中医院中医内科专业主任医师、甘肃中医药大学博士研究生导师、中国中医科学院（中医师承）博士后合作导师。1954年毕业于兰州卫生学校后参加工作，1964年毕业于北京中医学院中医专业，一直在甘肃省中医院工作，先后师承其父王子隆、甘肃省名医席梁丞。1992年被卫生部、人事部、国家中医药管理局授予“全国卫生系统模范工作者”，1993年起享受国务院颁发的政府特殊津贴，1994年被甘肃省人民政府授予“甘肃省优秀专家”称号，2004年获首届“甘肃省名中医”称号。

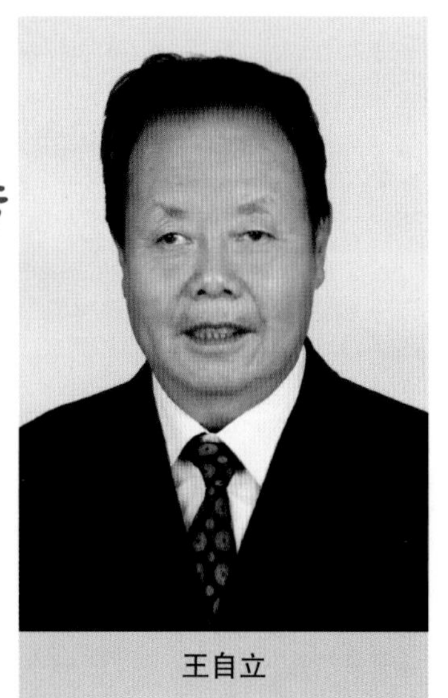
王自立

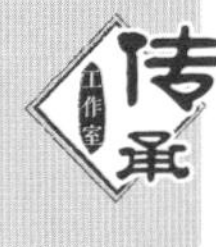

先后担任第1～5批全国老中医药专家学术经验继承工作指导老师。

第一批继承人：①廖志峰，甘肃省中医院中医内科脾胃病专业，主任医师；②赵川荣，甘肃省中医院中医内科肾病专业，副主任医师。

第二批继承人：靳锋，甘肃省中医院中医内科肾病专业，主任医师。

第三批继承人：张参军，甘肃省中医院中医内科急诊专业，主任医师。

第四批继承人：①王煜，甘肃省中医院中医内科脾胃病专业，副主任医师；②张竹君，甘肃省中医院中医内科肾病专业，副主任医师。

第五批继承人：①柳树英，甘肃省中医院中医内科脾胃病专业，副主任医师；②安玉芬，甘肃省中医院中医内科呼吸病专业，主治医师。

主要编著有《生殖疾病的中医治疗》《中医胃肠病学》《中医痰病学》《病毒性疾病中医诊疗全书》《古代中医急救医书全集》等著作；发表“辨证治疗风温肺热病的临床研究”“重用细辛治疗痹证的临床体会”“从衰老与肾的关系谈老当益肾”等论文多篇。

【学术经验】

（一）学术思想

1. 运脾思想

认为脾胃病的病机关键是脾运失健，升降失常。治疗脾胃病不能单纯考虑“补”，而应该以运行脾气、调整升降为要，总结出“脾以运为健，以运为补”的指导思想，确立了健脾促运、调气和胃的治疗原则，创立运脾汤（党参、白术、茯苓、麦芽、石菖蒲、佛手），并形成了运脾系列方。

2. 柔肝思想

治疗肝病不可一味疏泄、清解、攻伐，否则肝之阴血受损而病势反增，当以养肝为第一要务，提出“治肝必柔肝，柔肝先养肝”的肝病治疗大法。

（二）临床经验

1. 治疗外感

对于外感日久不愈提出一看虚、二看湿。虚证当分气虚、阴虚之不同。外感挟湿证宜用轻清宣散之剂，方用清气饮子（藿香、银花、连翘、陈皮、半夏、茯苓）使表邪外解，湿从内化，湿去邪解而不伤正。

2. 治疗热淋运用清上达下法

认为热淋与肺密切相关，故治疗上倡清上达下法，创立清利通淋汤（银花、连翘、竹叶、生地黄、白茅根、车前草），清上源、行气化、利水道以通淋。

3. 治疗习惯性便秘

便秘当分虚实论治，应攻补兼施，寓攻于守，不宜峻攻，倡“补而通之”，创运肠润通汤（白术、枳壳、当归、肉苁蓉、郁李仁）缓图取效。

4. 用药经验

临证之时，常重用白术治疗肝硬化腹水及便秘；重用川贝、浙贝治疗各种胃炎及消化性溃疡；重用细辛治疗各种顽痹痛证；重用仙鹤草治疗血证、虚证；常用葛根、川芎治疗头痛、项背强痛；用马齿苋治疗腹泻。

【擅治病种】

1. 消化系统疾病

擅用运脾法治疗多种胃肠疾病，脾虚不运之胃痞、胃脘痛以运脾汤、运脾颗粒治疗；肝胃不和之嘈杂以萸连运脾汤（吴茱萸、黄连、党参、白术、茯苓、麦芽、石菖蒲、佛手）治疗；肝气犯胃之呃逆以香砂运脾汤（香附、砂仁、党参、白术、茯苓、麦芽、石菖蒲、佛手）治疗。

2. 呼吸系统疾病

对于慢性咳喘，遵“冬病夏治”及“春夏养阳，秋冬养阴”之经旨，创补肺固本合剂（熟地黄、巴戟天、肉桂、黄芪、党参）、补肺益寿合剂（熟地黄、太子参、女贞子、麦冬、女贞子）治疗；认为“损其肺者益其气”，运用补中益气汤从脾论治久咳；常用小陷胸汤、三子养亲汤合二陈汤治疗痰湿咳嗽；善用清气饮子论治外感夹湿。

3. 心脑系统疾病

论治失眠须分清新久、虚实，新患多属实证，常用龙胆泻肝汤、黄连阿胶鸡子黄汤；久患多虚，常用归脾汤、酸枣仁汤，并均宜酌加重镇潜阳、养心安神之品。

甘肃省

二、传承工作室建设成果

【成员基本情况】

1. 负责人

王煜，男，甘肃省中医院中医内科脾胃病专业，副主任医师。

2. 主要成员

张参军，甘肃省中医院中医内科急诊专业，主任医师。

张竹君，甘肃省中医院中医内科肾病专业，副主任医师。

柳树英，甘肃省中医院中医内科脾胃病专业，副主任医师。

安玉芬，甘肃省中医院中医内科呼吸病专业，主治医师。

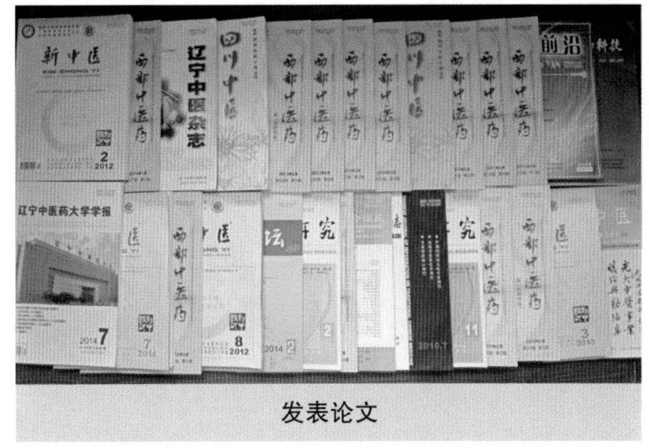

发表论文

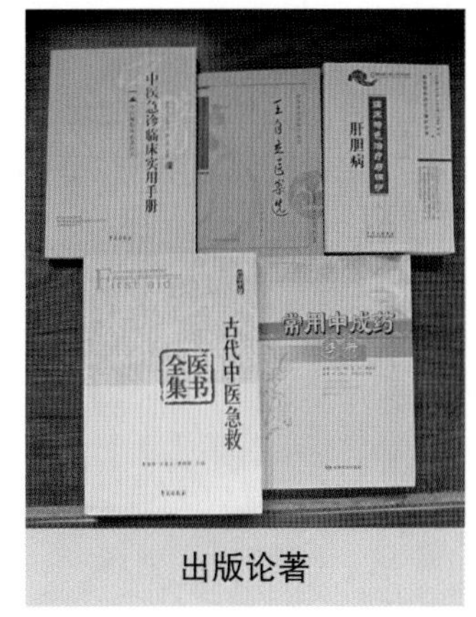

出版论著

【学术成果】

1. 论著

（1）《王自立医案选》，甘肃科技出版社2010年出版，王煜主编。

（2）《古代中医急救医书全集》，学苑出版社2011年出版，李顺保、王自立主编。

（3）《常用中成药手册》，甘肃民族出版社2012年出版，王炯、王煜主编。

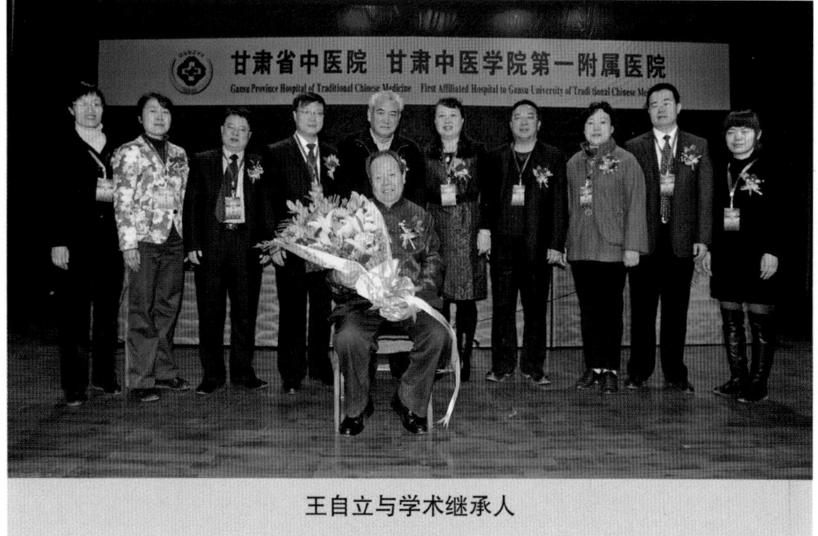

王自立与学术继承人

2. 论文

（1）王煜．王自立主任医师学术思想撷萃．西部中医药，2014，27（2）：47～50。

（2）王煜．王自立主任医师运脾思想探悉．西部中医药，2014，27（3）：50～52。

（3）王煜．王自立主任医师柔肝思想探悉．西部中医药，2014，27（4）：24～25。

（4）王煜．王自立主任医师温阳思想探悉．西部中医药，2014，27（5）：27～28。

（5）王煜．王自立主任医师辨湿思想探悉．西部中医药，2014，27（6）：28～30。

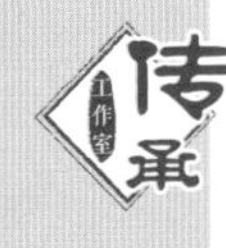

【人才培养】

培养传承人11人；接受进修学习人员12人；举办省级中医药继续教育项目1次，国家级中医药继续教育项目2次，共培训500人次。

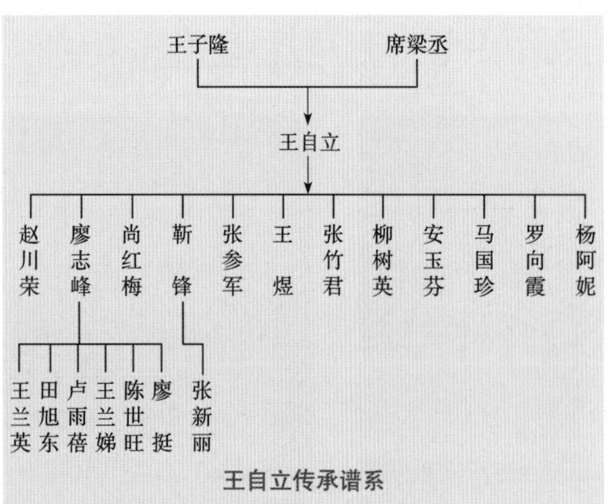

王自立传承谱系

【推广运用】

（一）诊疗方案

1. 胃痞

（1）脾虚不运证：运脾汤加减。

（2）脾胃虚寒证：良附运脾汤加减。

（3）肝胃不和证：归芍运脾汤加减。

（4）饮食停滞证：保和汤加减。

2. 泄泻

（1）脾胃虚弱证：加减六神汤。

（2）脾阳不足证：理中汤加减。

（3）肾阳虚衰证：四神汤或四逆汤加减。

（4）肠道湿热证：芍药汤加减。

3. 口疮

（1）脾胃虚弱证：补中益气汤加减。

（2）肾阳不足证：桂附地黄丸加减。

（3）少阴不足、阳明有余证：玉女煎加减。

（二）运用及推广情况

以上3个诊疗方案已在甘肃省中医院脾胃病科推广应用。

三、依托单位——甘肃省中医院

【依托单位简介】

甘肃省中医院创建于1953年，是集中医医疗、教学、科研、康复、保健和急救于一体的三级甲等中医院，为甘肃中医药大学第一附属医院。医院占地面积108亩。2007年医院托管甘肃省中医药研究院，2012年托管白银市中西医结合医院，并更名为甘肃省中医院白银分院。先后开设了临夏分院、通渭分院，目前正在白银新区兴建占地100亩的医院制剂中心。

【特色优势】

医院骨伤科为卫生部、国家中医药管理局重点专科、重点学科及甘肃省骨伤科临床医学中心。脑病科为卫生部、国家中医药管理局重点专科。脾胃病科为国家中医药管理局重点专科。药剂科、老年病科、内分泌科、中医护理为国家中医药管理局重点专科建设单位。

骨伤科目前是甘肃省骨伤科临床医学中心，也是西北地区目前最大的骨伤科临床基地，拥有16个亚专科，12个亚专业，600张床位，形成了较为全面的骨伤科临床体系。

脾胃病科中医特色突出，科室把萎缩性胃炎的癌前病变、肝纤维化、肝硬化、消化性溃疡、消化道大出血、溃疡性结肠炎的中医治疗作为主攻目标，已经形成了一整套有特色优势的诊疗方案。科室成功研制出了系列专科用药，如“制萎扶胃丸”“清宁胶囊”“运脾颗粒”“健胃消食合剂”“健胃止泻合剂”等，临床疗效显著。

肾病科中西医并重，开展了慢性肾衰的中药结肠透析疗法、慢性肾脏病（CKD）中医营养饮食疗法、慢性肾脏病保肾排毒中医一体化疗法（离子导入、针灸、穴位贴敷、中药涂擦、药浴）等方法；注意借鉴国际上治疗肾脏疾病、内分泌疾病的标准方案，丰富治疗手段，提高临床疗效。

【联系方式】

地址：甘肃省兰州市七里河区瓜州路418号
电话：0931-2687109
网址：www.gszyy.com

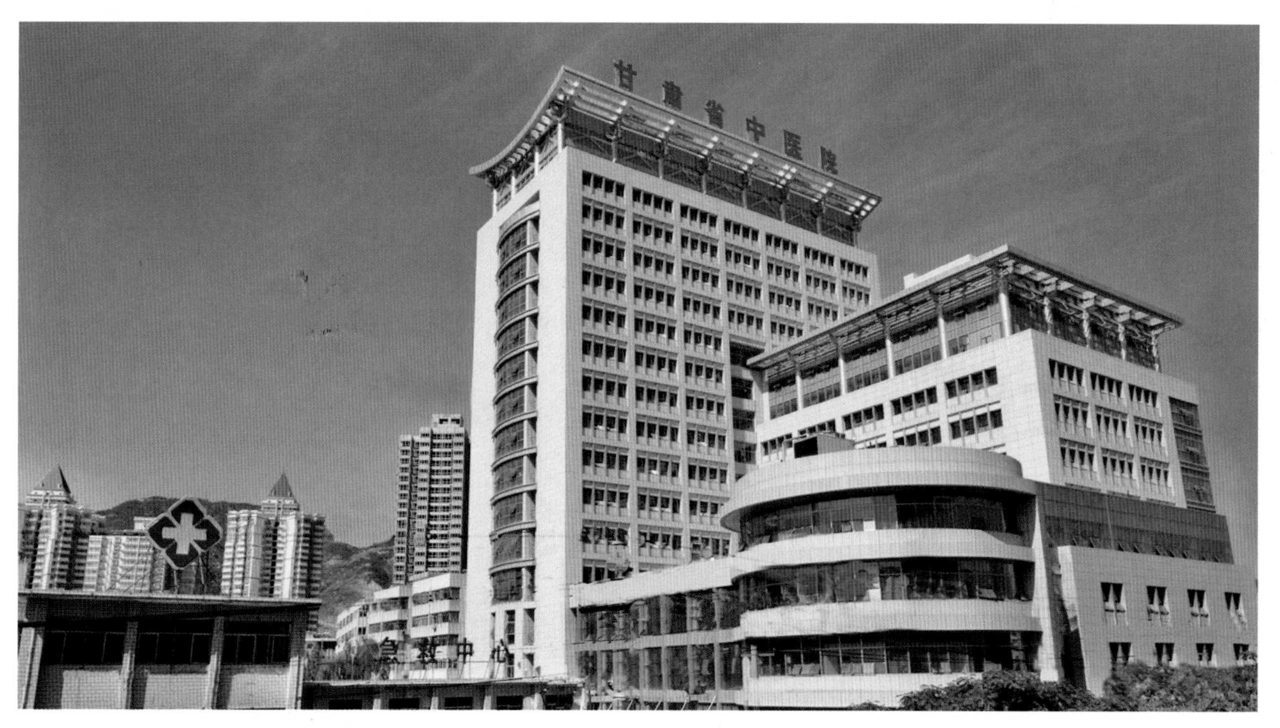

王文春

全国名老中医药专家传承工作室

一、老中医药专家

【个人简介】

王文春，1926年出生，男，汉族，北京人。甘肃中医药大学中医外科教研室主任。1952年毕业于山西医学院医疗系，1954年调进中国中医研究院西苑医院外科，期间师从名老中医朱仁康。1970年下放甘肃礼县医院，1982年调至甘肃中医药大学，历任全国肛肠学会理事，中国肛肠杂志编辑部编委，甘肃省肛肠分会副理事长。1984年获甘肃省老中医药人员荣誉证书。

王文春

先后担任第1～2批全国老中医药专家学术经验继承工作指导老师。

第一批继承人：①沈敏娟，甘肃中医药大学附属医院中医外科专业，主任医师；②夏智波，甘肃中医药大学，教授。

第二批继承人：①王思农，甘肃中医药大学中医外科专业，教授；②左进，甘肃省中医院中医外科专业，主任医师。

著有《肛门直肠常见病》《实用中西结合皮肤性病学》等；发表“压扎疗法治疗痔核374例疗效总结”等学术论文20余篇。

【学术经验】

（一）学术思想

1. 注重整体观

推崇明代汪机《外科理例》所述“然外科必本乎内，知乎内，以求乎外……治外遗内，所谓不揣其本而齐其末”的思想。临诊时从患者整体出发，遵循古人在诊断疾病时应掌握“天时气候，人事环境，脏腑盛衰，神色脉象”的原则，强调天人合一的整体观思想。

2. 注意辨病与辨证的有机结合

在诊断上充分利用西医学的先进设备明确诊断。在辨证上强调局部辨证与全身辨证、辨证与辨病的密切结合，在治疗上强调中、西医结合，择其优势，避其不足。

3. 治疗上推崇朱丹溪“阳有余阴不足”思想

认为现代人工作节奏加快，社会竞争激烈，精神负担加剧，常暗耗阴血，表现为阴常不足，在临床治疗时对杂证应时刻注意顾护其阴。

（二）临床经验

1. 引经药物的运用

项后、头枕部的病变常用引经药物羌活；面部、乳部的病变常用白芷、升麻、石膏、葛根；耳之前后的病变常用柴胡、青皮和地骨皮（上）、青皮（中）、附子（下）；上肢病变常用姜黄、桑枝、桂枝；下肢病变常用牛膝；足跟部病变常用独活、桂枝、知母、细辛等。

2. 祛风药物的运用

大多数皮肤病患者瘙痒是最痛苦的症状，其原因不外乎血热夹风和血虚、血瘀生风，治风是治痒的关键。在治疗上以成方为主，疏风清热以消风散为主方加减；血虚、血瘀生风多治以当归饮子、地黄饮子。

【擅治病种】

1. 多形性红斑

常以风寒湿型和风湿热型辨证论治。风寒湿型治以温经散寒、养血通脉，方用当归四逆汤加减；风湿热型治以清热凉血、解毒除湿，方用自拟鸡血藤除湿汤（鸡血藤、紫草、白茅根、生地、丹皮、板蓝根、连翘、丹参、赤芍、党参、桑枝、纯姜黄）加减。

2. 疔疮

治以清热解毒为总则，用疔毒复生汤（金银花、连翘、地骨皮、牛蒡子、牡蛎、大黄、皂角刺、天花粉、乳香、没药、木通、山栀）加减，全方清热泻火解毒而不过于苦寒，又注意使用活血祛瘀散结之品，疗效明显优于单用苦寒之剂。

3. 前列腺增生症

临证分型主要有膀胱湿热型、气滞血瘀型。膀胱湿热型治以清热利湿，方用八正散。气滞血瘀型治以化瘀通便，方用沉香散加减。

二、传承工作室建设成果

【成员基本情况】

1. 负责人

王思农，男，甘肃中医药大学中医外科教研室，教授、主任医师。

2. 主要成员

左近，男，甘肃省中医院中医外科学专业，主任医师。

张小元，男，甘肃中医药大学附属医院中医外科学专业，主任医师。

赵党生，男，甘肃中医药大学中医外科学专业，教授、主任医师。

刘彦平，女，甘肃中医药大学附属医院中医外科学专业，主任医师。

【学术成果】

1. 论著

《实用中西结合皮肤性病学》，兰州大学出版社 2012 年出版，王文春主审。

2. 论文

（1）陈敬德，等 . 王文春治疗过敏性紫癜经验 . 中医杂志，2014，55（12）：1066 ～ 1067。

（2）周文丽，等 . 王文春治疗玫瑰糠疹经验 . 中医药导报，2014，20（16）：100。

（3）张博，等 . 王文春主任医师治疗血虚风燥型银屑病的经验总结 . 中医药学报，2013，41（3）：134 ～ 135。

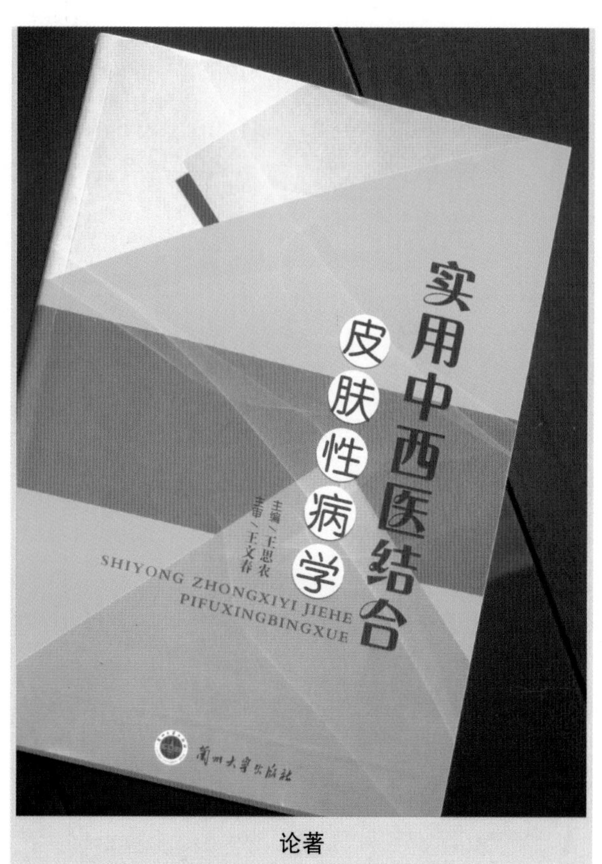

论著

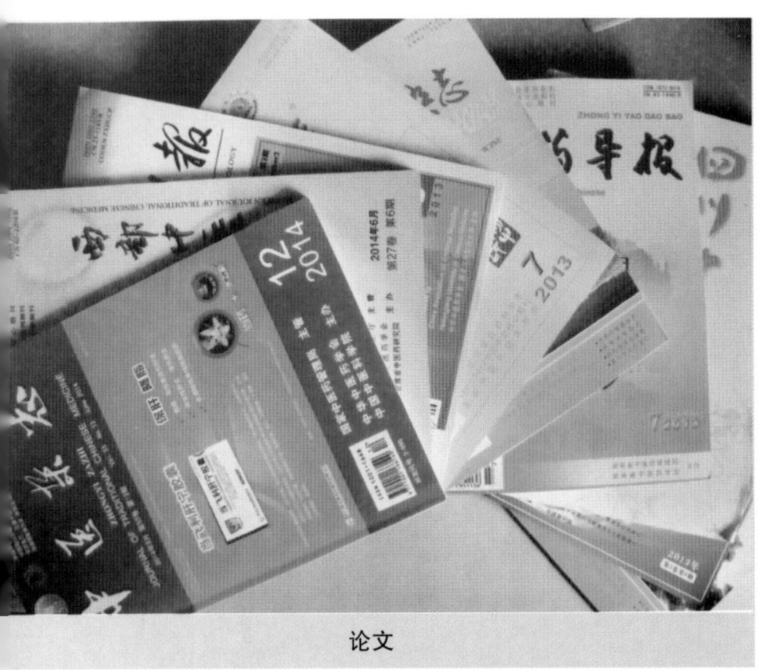

论文

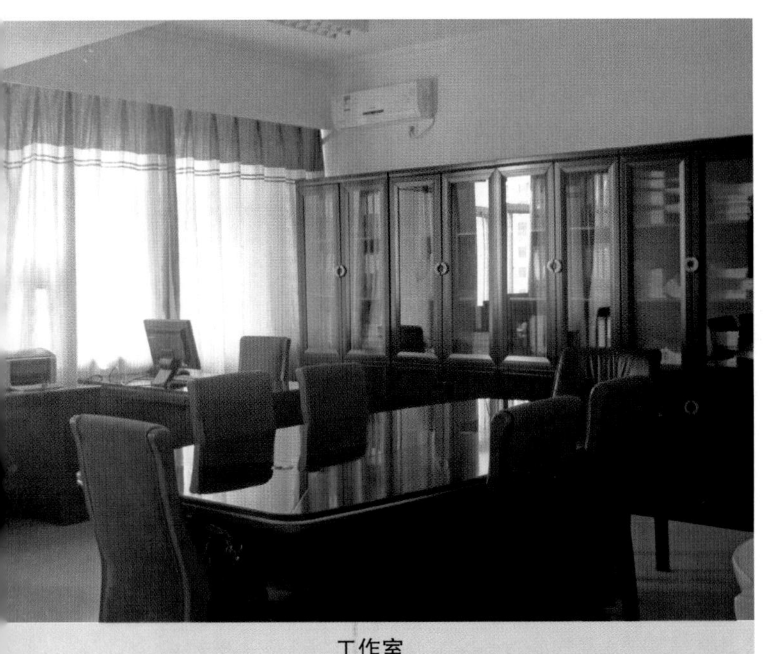

工作室

（4）杨鹏斐，等.王文春治疗多形性红斑经验.实用中医药杂志，2013，29（4）：284～285。

（5）李程，等.王文春主任医师治疗肛瘘的临床经验介绍.陕西中医，2013，34（5）：579～580。

【人才培养】

培养继承人15人次，接纳外单位及地方进修医务工作人员15名。

【成果转化】

院内制剂：

1.生肌白玉膏；功能主治：痤疮及外伤、感染后组织修复，适用于痤疮、外伤后感染。

2.红油膏；功能主治：体表外科感染后组织修复，适用于外科体表组织感染。

【推广运用】

（一）诊疗方案

1.多形性红斑

辨证分风寒湿型和风湿热型。分别用当归四逆汤加减、自拟鸡血藤除湿汤加减。

2.疔疮

治以清热解毒。方用疔毒复生汤加减。

3.前列腺增生症

辨证分膀胱湿热型、气滞血瘀型。方用八正散、沉香散加减。

（二）运用及推广情况

以上3个诊疗方案在甘肃中医药大学附属医院、甘肃省中医院及广大基层医院推广。

三、依托单位——甘肃中医药大学附属医院（见第648页）

郑魁山

全国名老中医药专家传承工作室

一、老中医药专家

【个人简介】

郑魁山（1918—2010年），男，汉族，河北安国人。甘肃中医药大学针灸专业教授、主任医师。16岁师从其父郑毓琳先生学习中医经典著作，20岁时学成后行医于安国、保定等地，1943年赴北平行医，1947年考取中医师，1951年从卫生部中医进修学校毕业。1982年进入甘肃中医药大学创办针灸系，任系主任至退休。1993年起享受国务院政府特殊津贴。是甘肃省首届名中医、号称“西北针王”“中国针灸当代针法研究之父”，曾任中国针灸学会理事、中国针灸学会针法灸法分会顾问、甘肃郑氏针法研究会会长、甘肃省卫生厅中医药人员高级职务评审委员会评委等职。

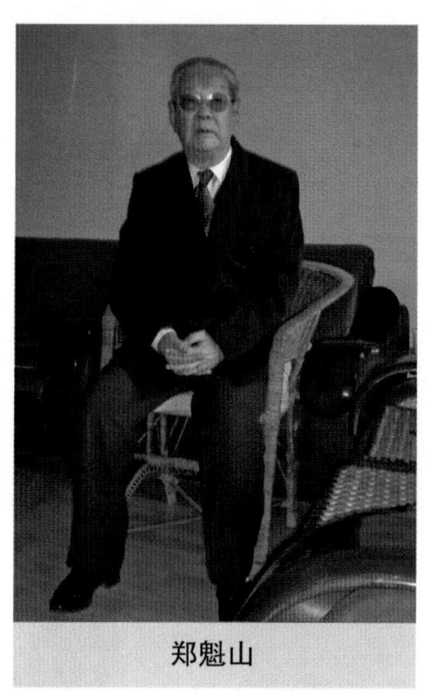
郑魁山

担任全国首批老中医药专家学术经验继承工作指导老师。

继承人：①方晓丽，甘肃中医药大学针灸学教授、主任医师；②郑俊江，甘肃中医药大学副教授、副主任医师。

主编著作有《针灸集锦》《针灸问答》《子午流注与灵龟八法》《郑氏针灸全集》《郑魁山－针灸临床经验集》等13部；发表论文66篇。

其“传统针灸取穴法”“传统针刺手法”录像片获甘肃省高校优秀成果奖；《中国针灸精华》获甘肃省教学成果二等奖。

【学术经验】

（一）学术思想

1. 创“针灸治病八法体系”

以中医八纲辨证、八法治病的理论原则为指导，创立了汗、吐、下、和、温、清、消、补的“针刺治病八法”配穴和处方。

2. 温通论

创用“温通针法”治疗各种疑难杂证。该手法突出“温”“通”“补”的作用，补泻兼施，能激发经气并通过推弩守气，推动气血运行，使气至病所，具有温经通络化痰浊、祛风散寒、行气活血、扶正祛邪的作用。

3. 保持传统，精研针法

认为中医针灸的基本功是硬本领，要天天练，不断地练，并总结出一套与气功相结合的独特“练针法”，严格要求习练基本功。

（二）临床经验

1. 善用左手，立“揣穴法”

注重双手操作，重用左手揣穴，右手辅助；右手进针，左手候气；左手关闭，气至病所；以及“守气法”等。提出了分拨、旋转、摇滚、升降等“揣穴法”。

2. 精简创新操作手法

把传统的“烧山火”“透天凉”手法加以改进，删繁就简，创立出独特的“热补”“凉泻”两种操作手法。创立了“温通法”“关闭法”“穿胛热”“过眼热”等特殊针刺方法。

3. 倡导择时选穴

为继承古代“子午流注”“灵龟八法”理论精髓，根据个人临证经验，改革旧图，首创袖珍“子午流注与灵龟八法临床应用盘”。

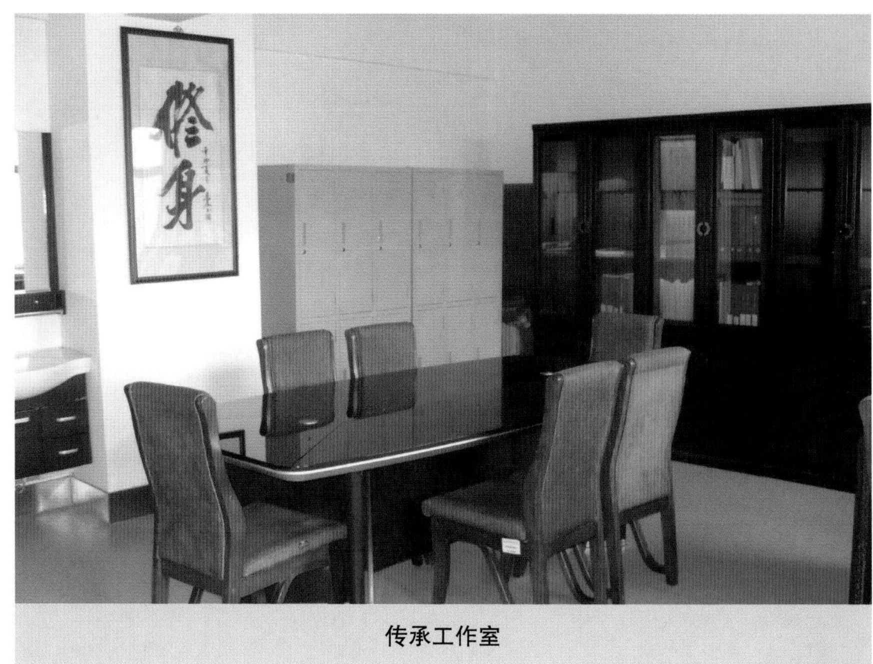

传承工作室

【擅治病种】

临床擅长用针刺手法治疗疑难杂症，对针灸学经典理论和传统针刺手法研用颇彰。其擅治病种涵盖内、外、妇、儿科。

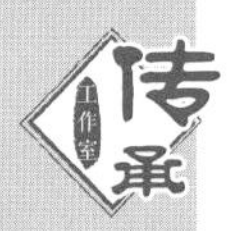

1. 呼吸系统疾病

擅用传统针法治疗各类呼吸系统疾病，常用温通针法治疗外感风寒证；用凉泻针法治疗外感风热、内火亢盛等证。

2. 消化系统疾病

擅用“透天凉”泻热通便，主治胃火炽盛、肠道有热等消化功能异常者。

3. 心脑系统疾病

擅用温通针法治疗中风后遗症。

二、传承工作室建设成果

【成员基本情况】

1. 负责人

方晓丽，女，甘肃中医药大学针灸推拿学院，教授、主任医师。

2. 主要成员

严兴科，男，甘肃中医药大学针灸推拿学院，教授。

刘强，男，甘肃中医药大学针灸推拿学院，副教授。

杜小正，男，甘肃中医药大学针灸推拿学院，副教授。

赵耀东，男，甘肃中医药大学针灸推拿学院，副教授。

【学术成果】

1. 论著

（1）《传统针刺手法治疗学》，兰州大学出版社 2013 年出版，方晓丽主编。

（2）《微针诊疗学》，兰州大学出版社 2013 年出版，严兴科主编。

2. 论文

（1）方晓丽 . 郑魁山教授创新针法“热补法”与“凉泻法”. 中国针灸，2012，32（1）：35 ～ 36。

（2）严兴科 . 温通针法与电针治疗膝骨性关节炎的临床对照研究 . 中国医学康复杂志，2010，25（5）：448 ～ 449。

（3）杜小正 . 热补针法镇痛后效应的观察及

其对外周 PGE_2、SP 含量变化的影响．中医研究，2010，23（1）：18～19。

（4）杜小正．热补针法对关节炎兔的镇痛后效应及其脑脊液中 β-EP 和 CCK-8 含量的影响．中医研究，2011，24（6）：18～19。

【人才培养】

培养传承人 20 人；接受进修、实习 300 多人次（针灸科）；举办国家级中医药继续教育项目 1 次，省级中医药继续教育项目 3 项，培训 600 人次。

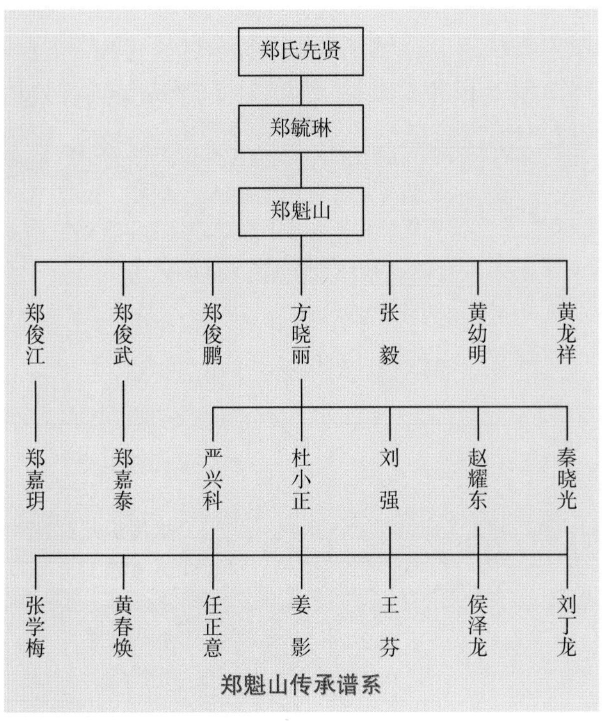

郑魁山传承谱系

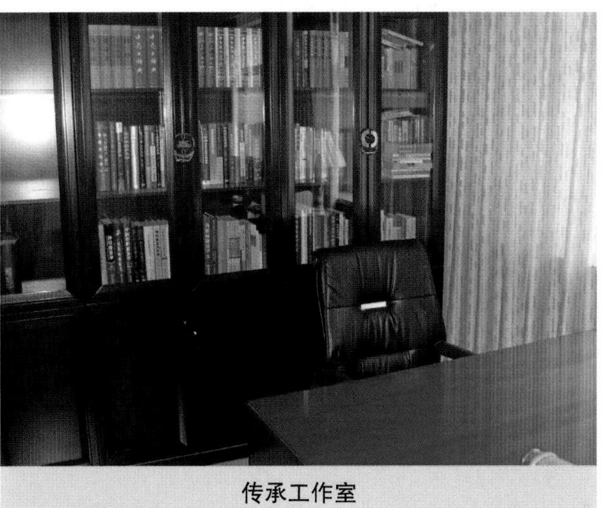
传承工作室

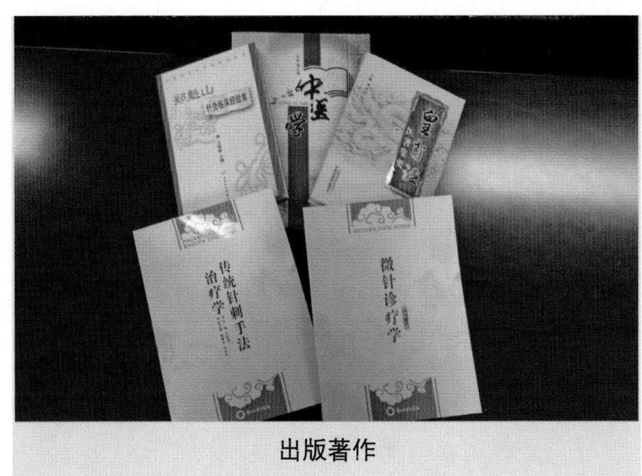

出版著作

【推广运用】

1. 干眼症

诊疗方案：主穴选双侧风池，枕上正中线，双侧枕上旁线，攒竹下、内关、光明、双侧太冲；随症配穴选复溜、三阴交。双侧风池运用“过眼热”针法，其余穴位普通针刺。

运用及推广情况：运用“过眼热”针法治疗干眼症在甘肃省 5 个市 20 家定点医院推广，共收集 200 例病例，疗效确切。

2. 偏头痛

诊疗方案：主穴选患侧风池、太阳、头维、合谷、百会、阿是穴；痰湿中阻加足三里、丰隆，肝血虚加膈俞、气海、血海，肝肾亏虚加太冲、涌泉。刺风池使用温通针法，刺太阳、头维平补平泻，刺合谷、膈俞、足三里、丰隆和太溪用提插泻法，刺百会、气海、血海用提插补法，刺太冲透涌泉用补法。

运用及推广情况：运用温通针法治疗偏头痛在甘肃省 6 个市 15 家定点医院推广，共收集 165 例病例，疗效确切。

三、依托单位——甘肃中医药大学

【依托单位简介】

甘肃中医药大学是甘肃省内唯一一所省级直属医学本科院校，现有4个校区、2所直属医院，占地面积878.5亩，建筑面积27.5万平米，共有教职工及医护人员2847人，在校生13000余人，具有较强的教学、科研、医疗等能力，每年为社会输送4000余名本、硕士医学高级人才。

【特色优势】

学校共有3个国家特色专业，4个省级特色专业，5个省级教学团队。建有17个省部级重点学科，9个省医疗卫生重点学科，以及1个科研实验中心。有1个教育部重点实验室，3个国家中医药管理局中医药科研三级实验室，4个甘肃省重点实验室，2个甘肃省高校省级重点实验室，是国家基本药物所需中药材种子种苗繁育基地建设甘肃省牵头指导单位。

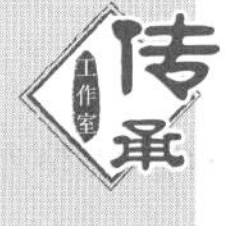

学校有专任教师629人，有双聘院士3人，博士研究生导师32人，硕士研究生导师249人，14人享受国务院政府特殊津贴，2人被评为“卫生部突出贡献专家”，3人被评为“全国优秀教师”，42人荣膺“甘肃省名中医”称号，8人被评为“甘肃省优秀专家”，4人获“甘肃省高校教学名师奖”，12人获“甘肃省园丁奖”，20人获“甘肃省高校青年教师成才奖”，23人入选甘肃省“333”“555”人才工程，7人入选甘肃省高校跨世纪学科带头人，16人被选拔为甘肃省领军人才，27人被选拔为甘肃省卫生厅领军人才。

【联系方式】

地址：甘肃省兰州市定西东路35号
电话：0931-8765555
网址：httP://www.gszy.edu.cn

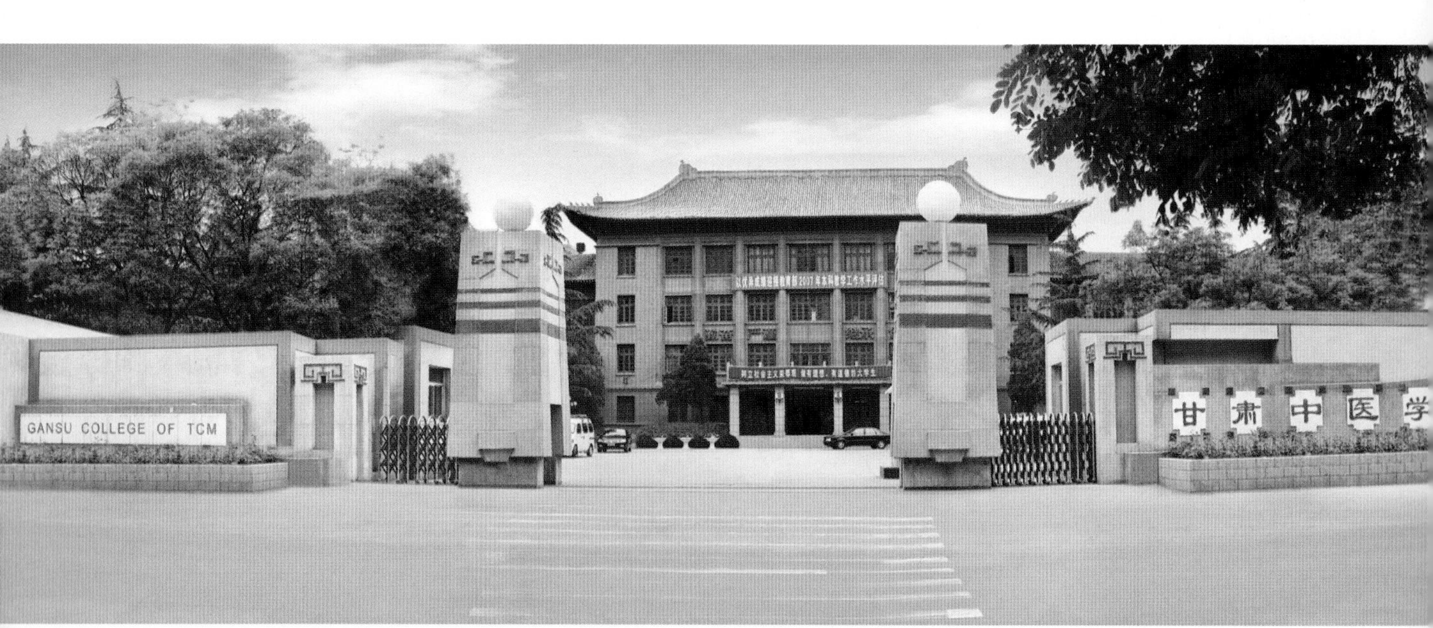

于己百

全国名老中医药专家传承工作室

一、老中医药专家

【个人简介】

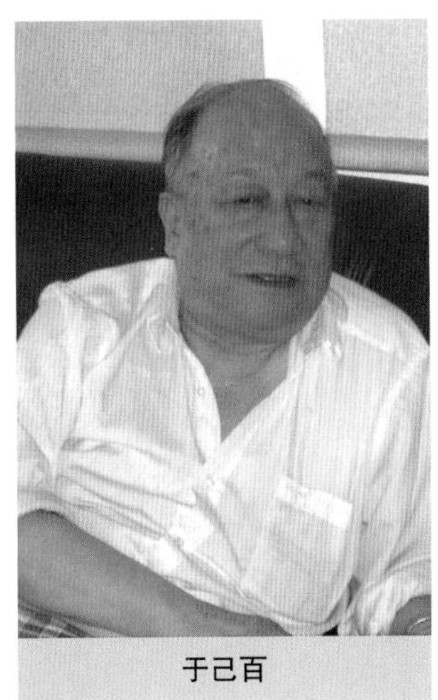
于己百

于己百（1920—2012年），男，汉族，山东省牟平县人。甘肃中医药大学教授。师承其父甘肃名医、伤寒学家于有五，1947年获中医师资格，1955年毕业于兰州大学医学院。曾在甘肃省中医院、甘肃省新医药研究所从事医疗、教学、行政工作。1978年调入甘肃中医药大学，历任副院长、院长等职务。2004年获“甘肃省名中医”称号。先后被收入《甘肃省医药卫生志》《甘肃省教育志》《中国当代教育名人传略》等志书中。曾任甘肃省第五届人大常委会委员、甘肃省中医学会会长等职。

先后担任第一、二批全国老中医药专家学术经验继承工作指导老师。

第一批继承人：张士卿，甘肃中医药大学中医儿科专业，主任医师。

第二批继承人：①邓沂，安徽中医药高等专科学校中医内科专业，教授；②于善哉，中国人民解放军第一医院中医内科专业，主任医师。

主要编著《新编中医入门》《中医简易方选》《中医基础理论》《伤寒论讲义》《中医内科学讲义》等著作；发表“《伤寒论》六病辨证提要”“热病证治”“2000年中医理论体系的发展”“谈谈中西医结合”等论文。

主持甘肃省卫生厅科研课题“内科热病专家系统诊疗程序”等。

【学术经验】

（一）学术思想

1. 熟谙《伤寒》学说，学识独具匠心

总结《伤寒论》六病证治规律，提出“六病”以太阳病、少阳病、阳明病、太阴病、厥阴病、少阴病为顺序，形成《伤寒论》集症为证，以证立法，依法处方，见此证即用此方，用此方即用此药，理、法、方、药一线贯穿辨治疾病的观点。

2. 强调科学诊断，力倡病证结合

认为审证求因、辨证论治、科学诊断、病证结合是中医学的特点和精华，也是中医学今后发展不可忽视的研究方向。

3. 诊病善抓主证，治疗喜用经方、擅用对药组药

师古不泥，博采众长，用经方治今病，师其意、循其法而不泥其方，遣其方、用其药而不拘其量；主证用经方，兼证、伴证用时方及对药组药。

（二）临床经验

1. 从“痰饮”论治胃下垂

提出胃下垂当属中虚不运、饮停中焦的“痰

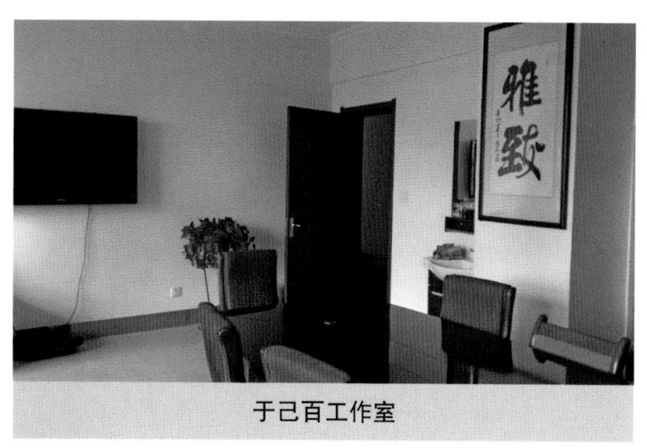
于己百工作室

饮”病，当以“中气不足，气滞水停”立论，治疗贵在“补中益气助运，温阳行气化饮”，选用苓桂术甘汤合枳术汤加味治疗。

2. 制方遣药特点

临证组方采用“经方头，时方尾”的方式，主证用经方，兼证、伴证用时方，尤其重视味少力专、疗效确实的时方及对药组药的使用。

3. 常用经验方

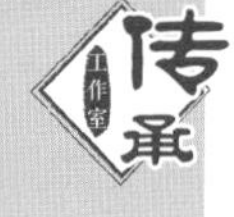

胃炎宁胶囊（半夏、黄芩、黄连、党参、炙甘草、干姜、芍药、枳实、代赭石、莱菔子）、萎胃宁蜜丸（半夏、黄芩、黄连、党参、炙甘草、干姜、芍药、枳实、代赭石、莱菔子、三棱、莪术）、胃溃宁胶囊（半夏、黄芩、黄连、党参、炙甘草、炮姜、芍药、木香、白芷、川楝子、元胡、煅瓦楞子、海螵蛸、枳实、槟榔、陈皮）、结肠炎丸（半夏、黄芩、黄连、党参、炙甘草、炮姜、芍药、白芷、桂枝、焦山楂、白术、茯苓、椿根皮、乌梅、补骨脂、吴茱萸）、清胃增食煮散（黄芩、黄连、焦栀子、砂仁、鸡内金、焦山楂、炒麦芽、神曲、莱菔子、枳实、槟榔、炙甘草）、健脾增食煮散（党参、白术、茯苓、炙甘草、陈皮、砂仁、焦山楂、炒麦芽、神曲、鸡内金）、小儿解热止咳煮散（麻黄、杏仁、石膏、炙甘草、葶苈子、大枣、胆南星、地龙、鱼腥草）、更年宁（黄芩、黄连、丹皮、栀子、白薇、苦参、生地、百合、麦冬、炒枣仁、炙甘草、炒麦芽）等。

4. 常用对药组药

常用对药有陈皮与砂仁，代赭石与莱菔子，煅瓦楞与海螵蛸，炮姜与焦山楂，胆南星与地龙。常用组药有白芍、木香、白芷、炙甘草，浙贝母、瓜蒌、生牡蛎等。

【擅治病种】

1. 呼吸系统疾病

分型证治，善用经方。感冒分五型（风寒、风热、半表半里、表寒里热及兼证型），治咳喘分六法（解表宣肺、清热宣肺、清燥润肺、补脾化痰、滋肾益肺及温肾纳气法）。常用经方柴胡桂枝汤、小柴胡汤、小青龙汤、麻杏石甘汤等。常用对药有：胆南星与地龙；海螵蛸与地龙；茯苓与杏仁；葶苈子与大枣等。

2. 消化系统疾病

脾胃升降失职是关键，法以辛开苦降、平调寒热、燮理升降为最要，擅用半夏泻心汤、黄连汤合旋覆代赭汤加减治疗慢性胃炎、溃疡病、溃疡性结肠炎等。

3. 小儿厌食症

常由胃热、脾虚引起，立清胃、健脾之法。方用清胃增食煮散（黄连、焦栀子、鸡内金等），健脾增食煮散（党参、茯苓、白术等）。

二、传承工作室建设成果

【成员基本情况】

1. 负责人

李金田，男，甘肃中医药大学附属医院肺病专业，教授。

2. 主要成员

陈光顺，男，甘肃中医药大学附属医院中医内科脾胃病专业，副主任医师。

崔庆荣，男，甘肃中医药大学附属医院中医内科糖尿病专业，主任医师。

赵鲲鹏，男，甘肃中医药大学附属医院中医内科肝病专业，副主任医师。

张弢，男，甘肃中医药大学附属医院中医内

科儿科专业，副主任医师。

张晶，男，甘肃中医药大学附属医院中医内科脾胃病专业，副主任医师。

【学术成果】

1. 论著

《于己百——百年百名内科专家卷》，中国中医药出版社 2013 年出版，张世卿、邓沂、于善哉、李金田主编。

2. 论文

（1）陈光顺 . 于己百教授对中医教育的几点思考 . 卫生职业教育，2011，29（24）：23。

（2）曹卫鹏 . 于己百教授治疗小儿厌食症二法 . 中国中医药现代远程教育，2010，8（14）：5 ～ 6。

（3）吴丽萍 . 小儿增食灵合剂对小儿厌食症大鼠促胃液素水平的影响 . 中国中西医结合消化杂志，2010，5（18）：297 ～ 299。

（4）邓沂 . 萎胃宁浓缩丸质量标准研究 . 中成药，2010，32（5）：1641 ～ 1644。

【人才培养】

培养传承人 3 人；接受进修、实习 6 人；举办国家级中医药继续教育项目 2 次，培训 196 人。

【成果转化】

院内制剂：小儿增食灵口服液；功能主治：健脾消食开胃，用于小儿厌食症。

【推广运用】

（一）诊疗方案

1. 胃痞

半夏泻心汤合旋覆代赭汤加减。寒偏盛者，加细辛、川椒；热偏盛者，去干姜，加玉片、公英；阴虚者，去干姜，加沙参、麦冬、石斛；瘀重者，去干姜，加丹参、生山楂。

2. 小儿厌食症

胃热型用清胃增食煮散，脾虚型用健脾增食煮散。

3. 感冒

（1）风寒型：风寒表实证用麻黄汤，兼项背强痛者用葛根汤，挟湿者用荆防败毒散。风寒表虚证用桂枝汤，兼项背强痛者用桂枝加葛根汤，兼咳喘者用桂枝加厚朴杏子汤。

（2）风热型：热甚者用银翘散；咳重者用桑菊饮。

（3）半表半里型：用小柴胡汤，兼风寒表虚证用柴胡桂枝汤，兼内热实证用大柴胡汤。

（4）表寒里热型：外寒内饮证用小青龙汤，兼烦躁用小青龙加石膏汤。外有表证、肺有邪热证用麻杏石甘汤。外有表证、里有郁热证用大青龙汤。

（5）兼证型：感冒挟湿用藿香正气散。感冒挟暑用新加香薷饮。

（二）运用及推广情况

以上 3 个诊疗方案已在甘肃中医药大学附属医院、兰州市嘉峪关路社区门诊、兰州市畅家巷社区门诊等医疗单位推广应用。

甘肃省

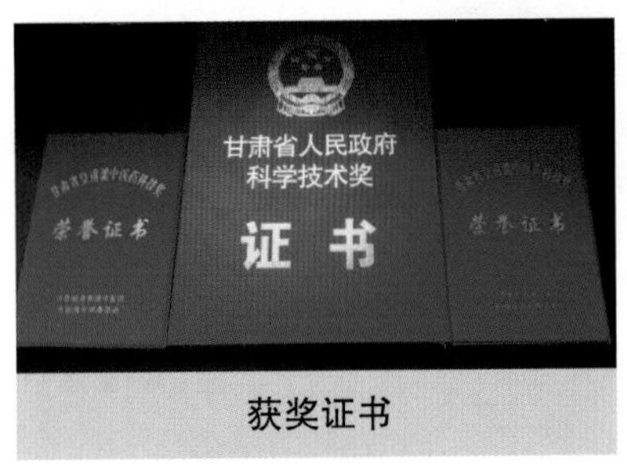

获奖证书

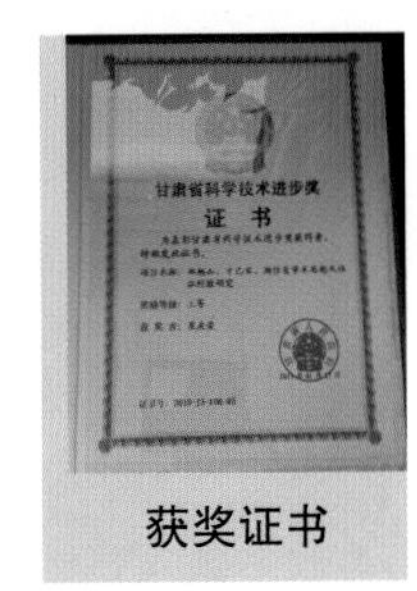

获奖证书

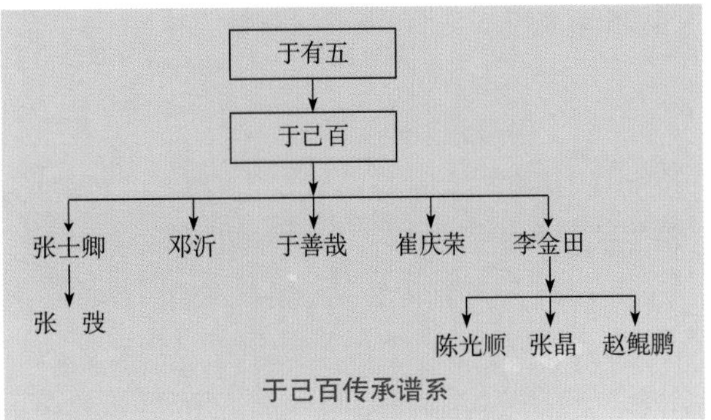

于己百传承谱系

三、依托单位——甘肃中医药大学附属医院（见第 648 页）

周信有

全国名老中医药专家传承工作室

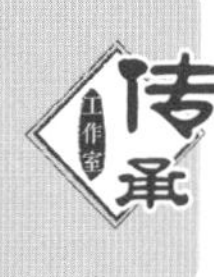

一、老中医药专家

【个人简介】

周信有，1921年生，男，汉族，山东牟平人。15岁开始习医，师从当时安东名医李景宸、顾德有名下。1941年挂牌行医，1960年调北京中医学院任教，1970年调甘肃临夏州医院工作。1978年甘肃中医药大学成立时调该校任教，曾任内经教研室主任及教务长等职，并一直从事临床诊疗工作。

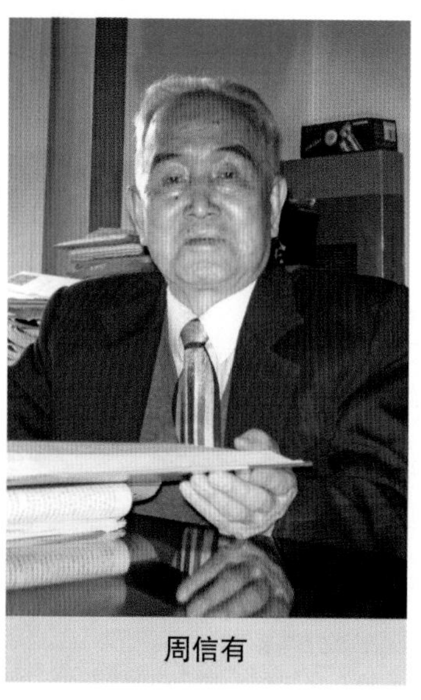

周信有

担任第二批全国老中医药专家学术经验继承工作指导老师。

继承人：①何建成，上海中医药大学，教授；②申秀云，福建中医药大学，教授。

出版有《内经讲义》《内经类要》《内经精义》《决生死秘要》《周信有临床经验辑要》《中医内科急症证治》《老年保健》等专著。发表“慢性乙型肝炎辨治体会与舒肝消积丸的研制”“冠心病的辨治体会与心痹舒胶囊的研制”等学术论文近百篇。

【学术经验】

（一）学术思想

主张临床辨证当重视现代医学检查检验结果，并作为中医症状的合理补充，将中医传统的“宏观辨证”与现代医学的“微观辨证”有机结合，在中医理论指导下，进行临床辨证施治。

（二）临床经验

1. 乙肝分四型，本质湿、虚、瘀

乙型肝炎可分为湿热未尽型、肝郁脾虚型、气阴两虚型和虚瘀癥积型，病机以湿、虚、瘀为主，正虚邪实、虚实夹杂，治则不外清解、补虚、祛瘀三法，治疗按证型的不同，以舒肝化癥汤（柴胡、茵陈、板蓝根、当归、丹参、莪术、党参、炒白术、黄芪、女贞子、五味子、茯苓）随证加减。

2. 冠心病虚实夹杂、本虚标实

冠心病可分为气虚血瘀、痰浊阻滞型，气阴两虚、心脉瘀阻型，阴虚阳亢、血脉瘀滞型，心肾阳虚、寒滞血瘀型四种。主要为虚实夹杂、本虚标实，而且贯穿于疾病的全过程。常用芳香开窍、活血化瘀、宣阳通痹、益气补肾四种治则。

3. 肺心病分型论治

肺心病基本病机为本虚标实。急性发作期首当清热化痰、控制感染；慢性缓解期应以调补脾肾、培本补虚为主；肺病及心，气虚血涩、心脉瘀阻，活血化瘀尤为首要；水气凌心、上逆迫肺，重在温阳利水、祛瘀消肿；肾虚不纳、气虚阳脱，急予益气敛阴、回阳固脱。

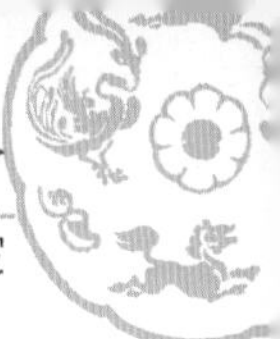

4. 慢性萎缩性胃炎分型论治

慢性萎缩性胃炎的病机主要为气虚、气滞、寒凝、血瘀，治疗以健脾、益气、理气、温中、祛瘀为主，即调气法与活血化瘀法并用，以益胃平萎汤（党参、炒白术、黄芪、陈皮、姜半夏、香附、砂仁、鸡内金、炒白芍、莪术、蒲公英、甘草）为主方。

【擅治病种】

1. 乙型肝炎

运用清解、补虚、祛瘀三法。治疗以自拟方舒肝化癥汤按证型的不同随证加减。常用药物有柴胡、茵陈、板蓝根、当归、丹参、莪术、党参、炒白术、黄芪、女贞子、五味子、茯苓。

2. 冠心病

治疗以芳香开窍、活血化瘀、宣阳通痹、益气补肾四法合用。方用自拟方心痹一号方（瓜蒌、川芎、赤芍、丹参、郁金、延胡索、生山楂、桂枝、细辛、荜茇、黄芪、淫羊藿）、二号方（瓜蒌、赤芍、丹参、郁金、延胡索、生山楂、黄芪、生地、元参、黄芩、夏枯草、茺蔚子、首乌藤）和三号方（黄芪、党参、黄精、淫羊藿、桂枝、降香、赤芍、丹参、郁金、当归、延胡索）。常用药物有瓜蒌、川芎、赤芍、丹参、郁金、延胡索、生山楂、桂枝、细辛、荜茇、黄芪、淫羊藿。

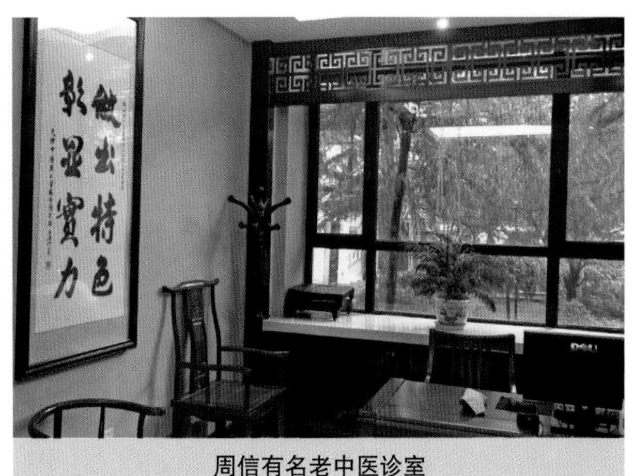

周信有名老中医诊室

3. 慢性萎缩性胃炎

治疗以健脾益气、理气祛瘀、温中为主。方用益胃平萎汤。常用药物有党参、炒白术、黄芪、陈皮、姜半夏、香附、砂仁、鸡内金、炒白芍、莪术、蒲公英、甘草。

二、传承工作室建设成果

【成员基本情况】

1. 负责人

周语平，男，甘肃中医药大学中医临床基础学科，教授。

2. 主要成员

汪龙德，男，甘肃中医药大学附院脾胃病科，主任医师。

刘光炜，男，甘肃中医药大学中医临床基础学科，副教授。

李永勤，男，兰州市公安局医务所，主治医师。

【学术成果】

1. 论著

（1）《内科专家——周信有》，中国中医药出版社 2013 年出版，周信有主编。

（2）《内经精义》，中国中医药出版社 2012 年出版，周信有主编。

2. 论文

（1）田苗. 周信有教授治疗消化性溃疡的临证经验. 光明中医，2014，29（1）：35。

（2）何永强. 周信有教授高血压病辨治经验. 光明中医，2012，27（11）：2182 ～ 2184。

（3）李琼. 周信有治疗慢性萎缩性胃炎经验及用药特点. 内蒙古中医药，2012，11：61。

（4）薛盟举. 周信有治疗胆囊炎、胆结石的临床经验. 世界中医药，2011，6（1）：72。

【人才培养】

培养传承人 12 人；接受进修、实习 320 人次。举办国家级中医药继续教育项目1次，培训180多人次。

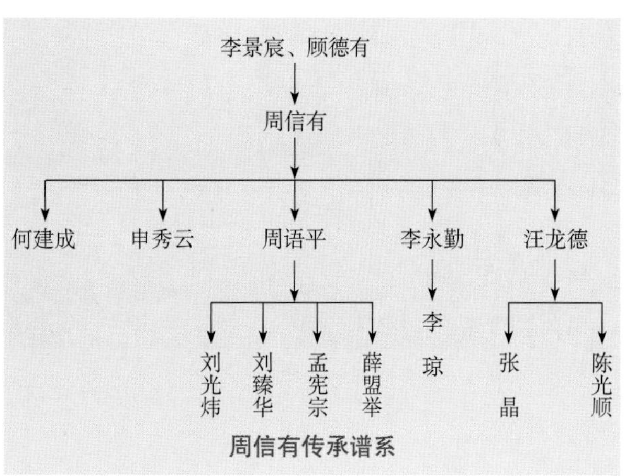

周信有传承谱系

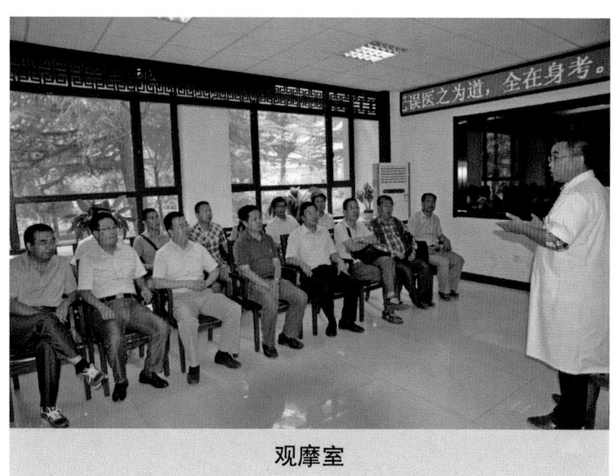

观摩室

【推广运用】

（一）诊疗方案

1. 乙型肝炎

辨证分为湿热未尽型、肝郁脾虚型、气阴两虚型和虚瘀癥积型，方选舒肝化癥汤加减。

2. 冠心病

辨证分为气虚血瘀、痰浊阻滞型，气阴两虚、心脉瘀阻型，阴虚阳亢、血脉瘀滞型，心肾阳虚、寒滞血瘀型，常用心痹一号、二号和三号方加减运用。

3. 慢性萎缩性胃炎

诊疗方案：辨证分气虚、气滞、寒凝、血瘀四型，治疗以益胃平萎汤为主方。

（二）运用及推广情况

以上诊疗方案在甘肃省推广，疗效显著。

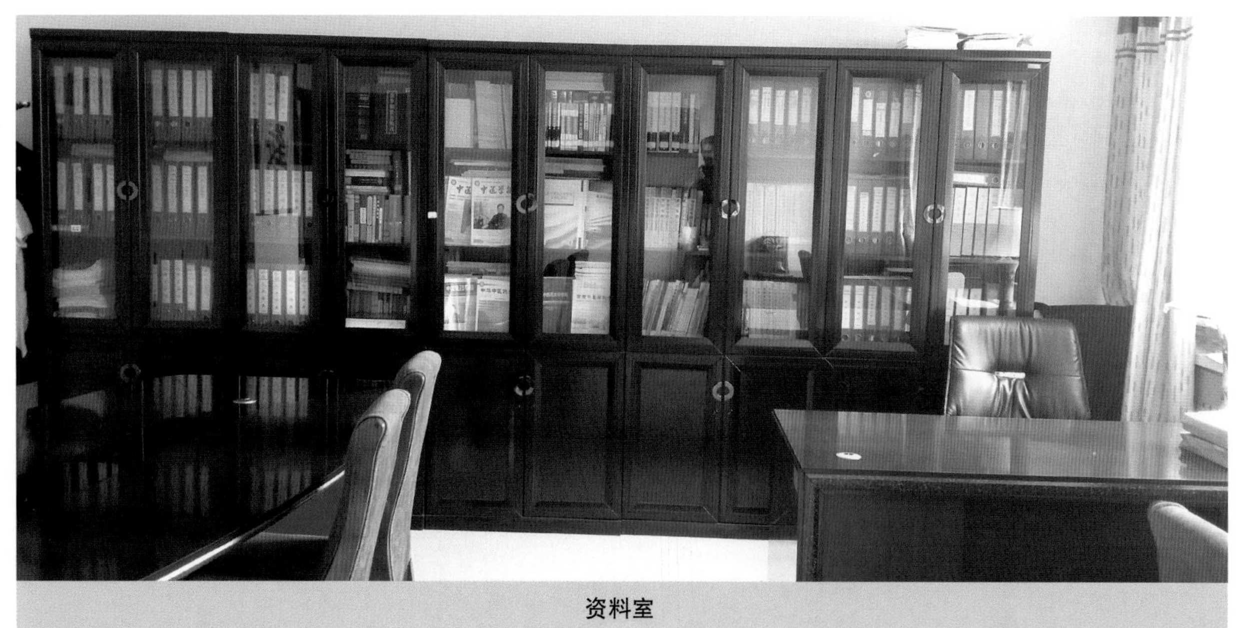

资料室

三、依托单位——甘肃中医药大学附属医院（见第648页）

郭焕章

全国名老中医药专家传承工作室

一、老中医药专家

【个人简介】

郭焕章，1927年出生，男，汉族，河南省洛阳市孟津县平乐村人。出身中医世家，自幼随叔郭氏正骨传人系统学习中医骨伤理论和手法，继承和发展了手法治疗骨伤疾病的技术。曾任青海省中医院骨伤科主任，中华中医药学会青海分会骨伤专业委员会主任委员、常务理事。1990年被评为全国500名名老中医专家之一，享受国务院政府特殊津贴。

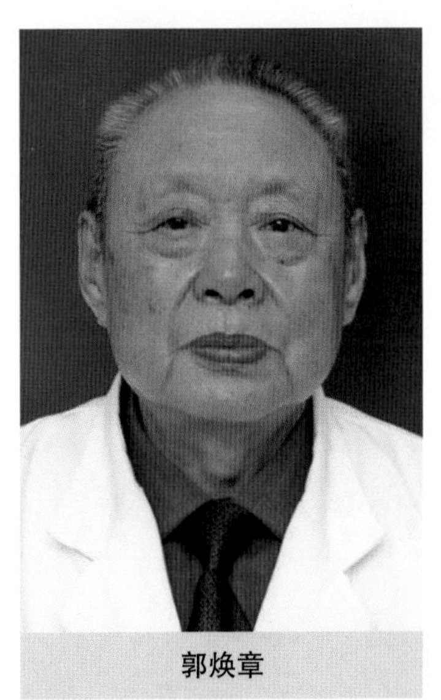
郭焕章

先后担任第一、三、四批全国老中医药专家学术经验继承工作指导老师。

第一批继承人：黄应当，青海省中医院骨伤科，副主任医师。

第三批继承人：郭景哲，青海省中医院骨伤科，副主任医师。

第四批继承人：①李平，青海省西宁市第三人民医院，副主任医师。②郭永忠，青海省中医院骨伤科，副主任医师。

主要编著有《伤科一百方》，参编《当代名老中医典型医案集》《中医骨伤二十三讲》等。

【学术经验】

（一）学术思想

1. 整体辨证

虽专攻正骨，以手法见长，但非常重视全身情况，强调整体观念。

2. 筋骨并重

人体筋与骨是相互依赖、相互为用的。骨骼是人体的支架，为筋提供了附着点和支干，筋有了骨的支撑才能收缩，才能产生力，才有运动；而骨正是有了筋的附着和收缩，骨才能表现支撑作用。人体骨为里，筋附其外，寒湿等外邪侵及人体，首先损及筋脉，后伤骨。无论单一受伤或两者皆伤均出现两者功能协同障碍，故强调治伤要筋骨并重。

3. 内外兼治

筋骨损伤，势必连及气血。轻则局部肿胀、疼痛，重则筋断骨折，甚则波及内脏或致脏腑失调，或致阴阳离绝而丧命。必须全面观察和掌握病情，进行内外兼治，双管齐下，既治外形之伤，又治内伤之损；既用外敷药物，又用内服药辨证施治，并注意以手法接骨续筋。重视劳损、骨折、脱位的手法复位，推拿、按摩、理筋又注重内外药物的应用。

（二）临床经验

善以手法治疗各种骨折伤筋，临床中细分为“触、摸、按”，触之可知肢体病变处之凉热润燥；

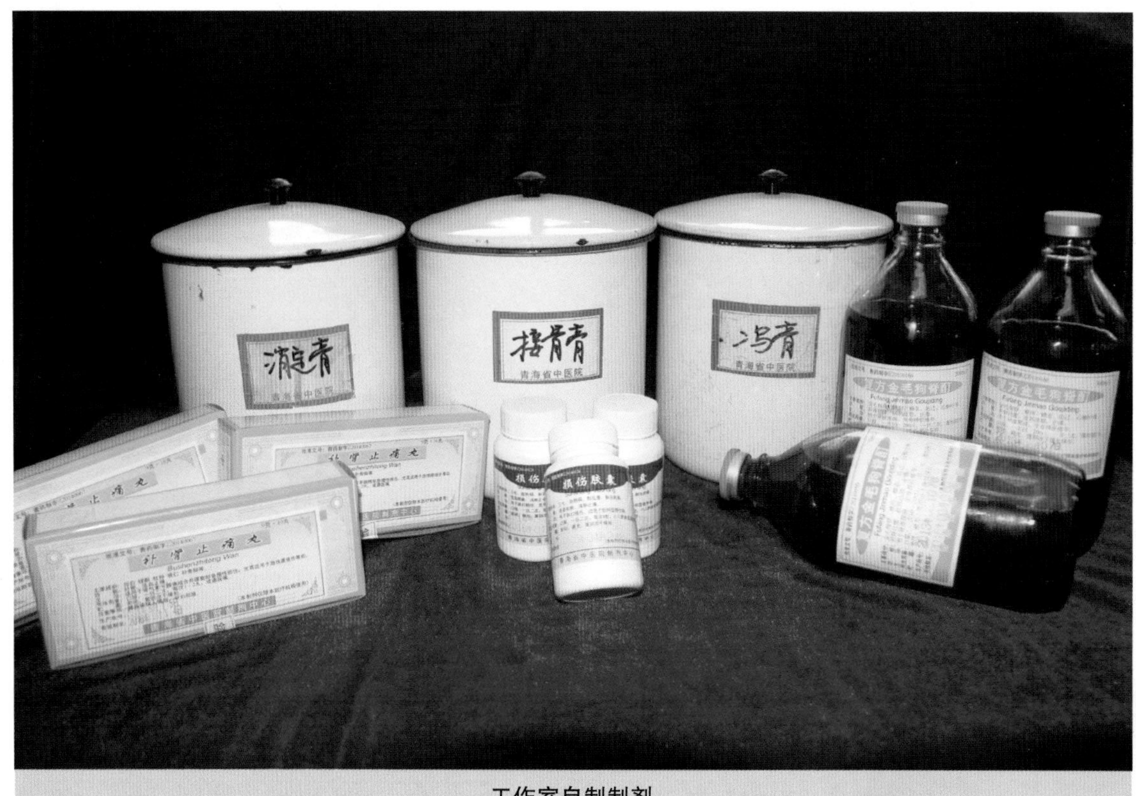

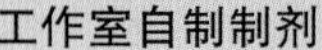
工作室自制制剂

摸之可探明局部之感觉情况；按之即知患处有无疼痛、痛之多少，肿之大小、软硬。结合四诊及现代影像学技术辨证施以手法，使断骨接正、脱位复原，同时筋络理顺，可使其痛大减。损伤处瘀血积聚肿痛明显者可利用手法增进静脉和淋巴循环，则肿胀自消。如损伤引起筋络扭曲、挛缩粘连，常以关节活动受限、组织硬肿为主，则以手法推动壅滞之气，使筋络舒展顺和，筋脉出槽得以复正，可使瘀肿消散，疼痛减轻甚或消失，关节活动如常。

【擅治病种】

1. 颈椎病

依据症状、影像学检查，结合舌脉，分为痹证型、肝阳上亢型、痿痹型等。常用手法配合中药治疗，手法以舒筋为主，配合点压、拿捏、弹拨、按摩，以达到舒筋活络止痛的效果。

2. 腰痛

临证时依据外伤史、腰痛之缓急，并结合舌脉相参来诊断该病。肾亏之人易受劳损，腰部必痛；久有劳损亦耗肾气而致肾气不足。腰部损伤的治疗不仅需活血化瘀，亦必时时以肾虚为念。治宜益肾强腰，活血止痛。

二、传承工作室建设成果

【成员基本情况】

1. 负责人

宋鹤龄，男，青海省中医院骨伤科，主任医师。

2. 主要成员

李选民，男，青海省中医院骨伤科，主任医师。

郭永忠，男，青海省中医院骨伤科，副主任

医师。

郭景哲，男，青海省中医院骨伤科，副主任医师。

李平，男，西宁市中医院骨伤科，副主任医师。

党彦峰，男，青海省中医院骨伤科，副主任医师。

【学术成果】

1. 论著

《郭焕章临床经验集》，青海人民出版社2013年出版，陈卫国主编。

2. 论文

（1）郭永忠，等.二消膏外敷配合沙蒺藜汤治疗高原膝骨关节炎67例.四川中医，2013，4（33）：251～252。

（2）郭永忠，等.足跟痛方治疗足跟痛120例.陕西中医，2012，6（30）：158～159。

（3）李选民.探讨中医综合治疗膝关节骨关节炎的临床效果.中国中医基础医学杂志.2012，3（40）：39～40。

（4）李选民.观察中医内外合治痛风性关节炎的疗效.中国中医基础医学杂志，2011，5（12）：214～215。

【人才培养】

培养传承人4名，接受进修10名，实习60余人。

【成果转化】

院内制剂：

1. 损伤胶囊，活血化瘀、补肾续骨，用于跌打损伤、骨折延迟愈合。

2. 复方金毛狗脊酊，通经活络、祛痹止痛，用于风湿痹痛、腰椎间盘突出症。

3. 补肾止痛丸，补肾止痛，用于肾虚腰痛。

4. 消定膏，活血化瘀、消肿定痛，用于伤筋瘀血肿痛。

5. 二乌膏，祛风湿、止痹痛，用于风寒痹阻之关节炎。

6. 接骨膏，接骨续筋，用于跌打骨折、组织肿胀、骨折不愈合。

【推广运用】

（一）诊疗方案

1. 项痹症（风寒痹阻证）

治法：祛风散寒，除湿止痛。

方药：羌活胜湿汤加减。风寒偏胜加制川乌，风湿偏胜者加薏苡仁等。配合颈部通络手法。

2. 锁骨骨折、桡骨远端骨折、胸腰椎压缩骨折（血瘀气滞证）

治法：活血祛瘀，消肿止痛。

方药：桃红四物汤加减。

3. 膝关节痹病（风寒湿痹）

治法：祛风散寒，除湿止痛。

方药：防己黄芪汤合防风汤加减。伴肝肾亏虚者加仙灵脾、骨碎补等；痹阻明显者加秦艽、鸡血藤、鹿含草、全蝎粉（冲）等。

（二）应用及推广情况

以上诊疗方案在青海省各县级中医院推广应用。

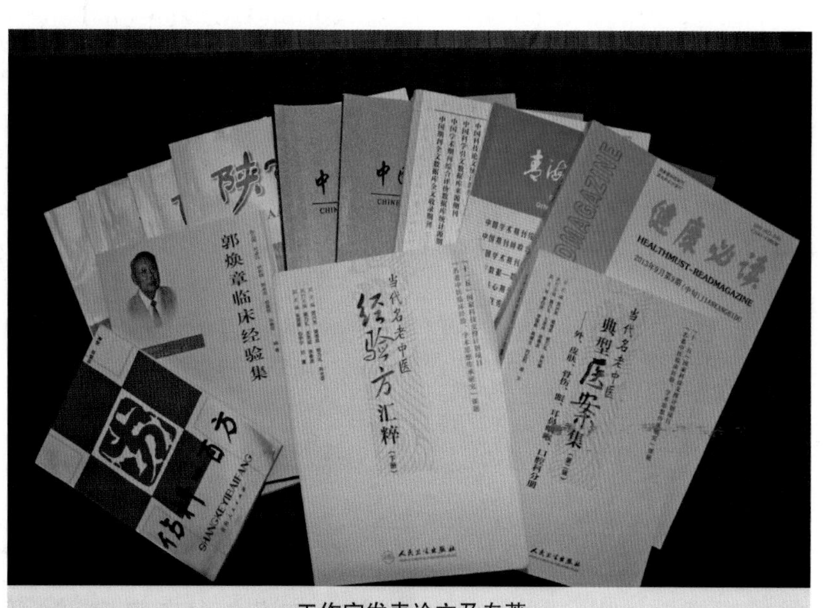

工作室发表论文及专著

三、依托单位——青海省中医院

【依托单位简介】

青海省中医院为三级甲等中医医院，青海大学医学院非直属附属医院，甘肃中医药大学、陕西中医药大学、青海省卫生技术职业学院教学医院。医院占地面积30000m²，床位606张，年门急诊量约43万人次，年收治住院病人1.7万余人次，手术约5000余例。

【特色优势】

拥有国家临床重点专科1个（肝病科），国家级重点建设学科2个（中医内分泌学、急诊科），国家中医药管理局重点专科4个（肝胆科、肛肠科、糖尿病科、妇科），省级重点专科8个（急诊科、妇科、肛肠科、疮疡科、糖尿病科、肝胆科、肾病科、针灸推拿科），省级特色专科5个（肛肠科、肾病科、糖尿病科、妇科、骨科），省级名科7个（糖尿病科、妇科、肝病科、肛肠科、骨科、肺病科、肾病科），省级医学中心2个（乳腺病诊疗中心和肛肠病诊疗中心）。

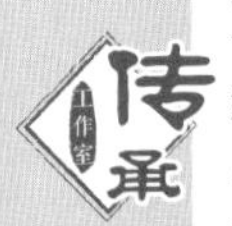

医院骨伤科为青海省省级名科、特色科室，擅长运用闭合复位、小夹板固定、中药内服外用，配合理疗、按摩、针灸等中医治疗手段，治疗膝关节骨性关节炎、股骨头缺血性坏死、肩周炎、滑膜炎、关节畸形、腰椎间盘突出症、骨与关节损伤等疾病，在骨感染、骨坏死、骨不连等疑难病的治疗方面取得较多经验及良好疗效。

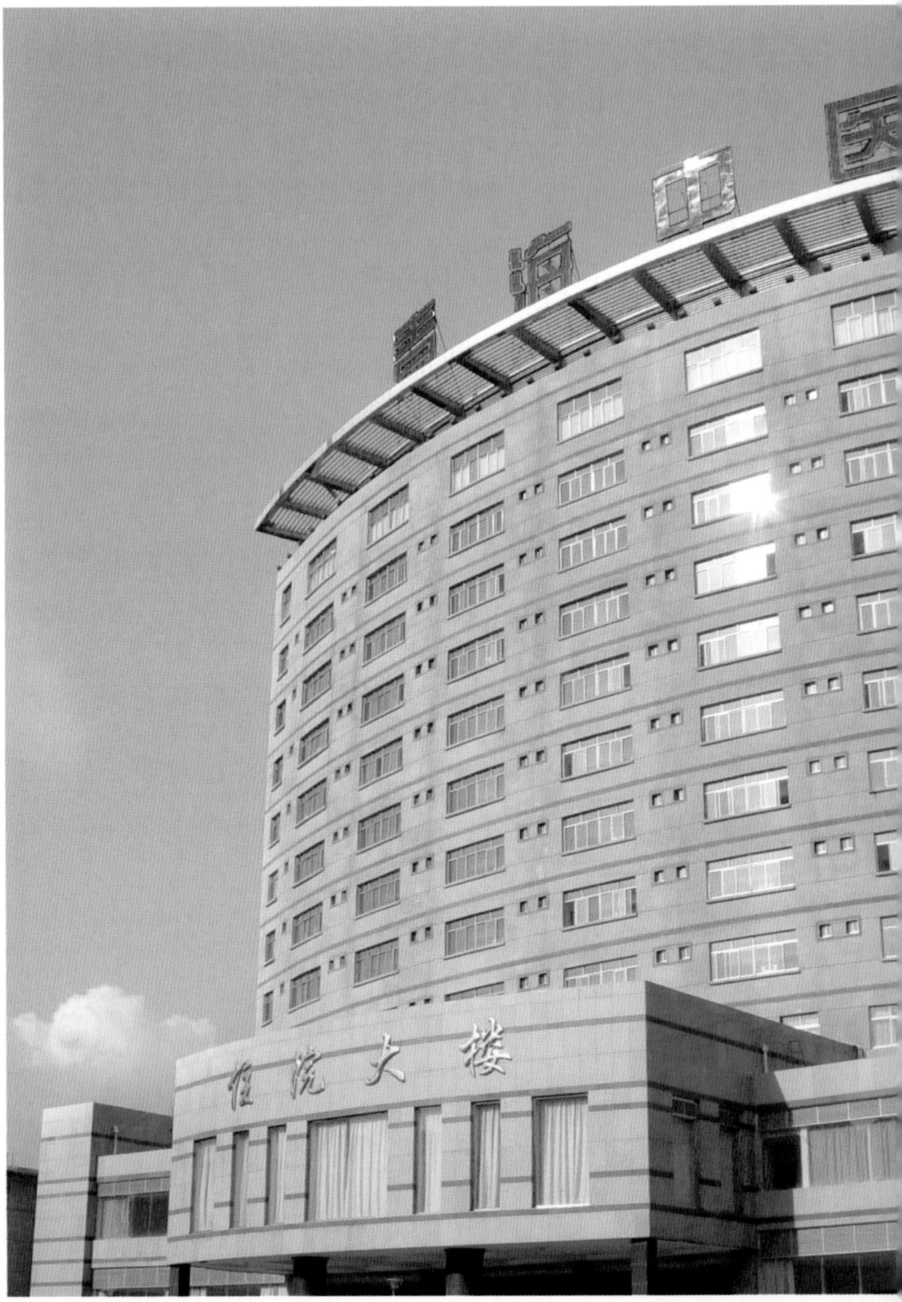

【联系方式】

地址：青海省西宁市七一路338号
电话：0971–8298508
网址：http://www.qhzyy.com.cn

陆长清

全国名老中医药专家传承工作室

一、老中医药专家

【个人简介】

陆长清，1930年生，男，汉族，河北人。青海省中医院儿科主任医师。毕业于武汉医学院医疗系，1947年11月参加工作，1993年起享受国务院政府特殊津贴，2001年批准为青海省医学首席专家，2002年被授予青海省名医称号。

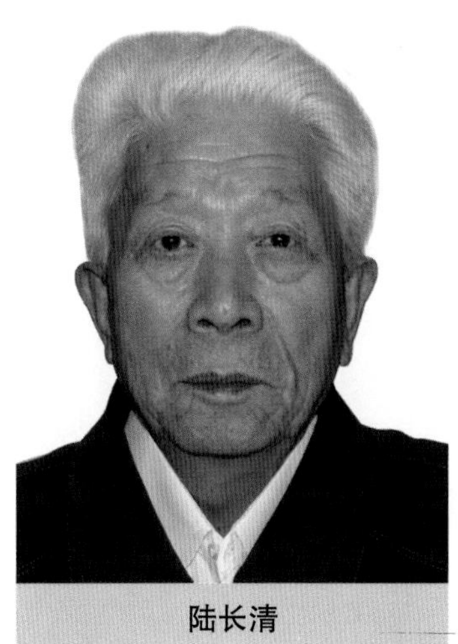

陆长清

先后担任第1～3批全国老中医药专家学术经验继承工作指导老师：

第一批继承人：刘钧，青海省中医院儿科，主任医师。

第二批继承人：张永霞，青海省中医院肝胆科，主任医师。

第三批继承人：李琴，青海省中医院心肾科，主任医师。

【学术经验】

（一）学术思想

1. 整体调整为主

主张在辨证论治时，不论外感时病，还是内伤杂症，都要以整体观念出发，宏观调控，微观调治。整体调理过程中重视治病求本，主张辨证与辨病相结合。注重扶持病人之正气，并认为扶助正气不是一味蛮补，邪实时总以祛邪为第一要义，对内伤虚证调其阴阳，疏其气血，令其条达，以平为期。

2. 调理气机为先

重视人体气机升降出入的平衡，认为凡病之寒热虚实，症之胀满疼痛，无不因气所致。在临床实践中将调气之法几乎贯穿于治疗各种疾病的过程中，以药物升降开阖之性顺其脏腑升降开阖之能，使其高者抑之，陷者举之，惊者平之，结者散之，郁者发之，滞者达之，使升降逆乱之气各安其宅，各按其序，则脏腑协调，气血平和，诸病可除。

3. 调护脾胃为本

对李东垣脾胃学说崇尚备至，认为人体胃气旺盛则生化无穷，精神充沛；若胃气一衰，则元气渐弱，百病丛生。在临证中对诸多病证常从调治脾胃入手，善用补中益气、升阳益胃之法治疗久疾沉疴。

（二）临床经验

1. 脾胃病诊疗经验

认为脾胃保持正常生理活动应具备的三个条件是：充足的阳气，消化道畅通无滞，气机升降协调。治疗脾胃病之大法以补脾阳、畅脾胃、调气机为主。常用的治疗脾胃病八法为：补脾消积法、运脾化湿法、调中降逆法、补中益气法、温脾健中法、益脾护胃法、调肝理脾法、滋养胃阴法。

2. 小儿发热的诊疗经验

（1）先证而治：小儿外感发热邪在卫分时以解表为主，兼清气分；邪在气分时采用重剂清气，佐以凉营；邪入营血时，在清营凉血的同时适当加入开窍护阴的药物。

（2）温凉并施：小儿外感易成寒热夹杂之证，单用辛凉往往汗出不透，单用辛温又往往汗出而热不解，应辛温辛凉同用，使风寒，风热两解。偏于表寒者用荆芥、紫苏、薄荷、白芷、僵蚕、柴胡、黄芩、甘草，偏于表热者用桑叶、菊花、金银花、牛蒡子、大青叶、黄芩、木贼等，兼夹湿邪者加藿香、苍术。

（3）表里同治：青海省地处高原，气候以燥寒为特征，小儿感寒者多。但因燥气偏盛，感寒后化热极速，故高原地区小儿外感发热以表寒里热、表里燥热之证为多。临床表现除表证外，尚兼口渴唇干裂，烦躁较著，咽喉肿痛，腹胀腹痛，便秘，痰多而黄，舌质较红，舌苔黄燥，脉数。可在解表方的基础上加生石膏、知母；口疮、小便短赤加导赤散，热盛便结加生大黄、番泻叶等以逐邪外出；若热邪郁而成毒，则重用紫花地丁、板蓝根、连翘、黄连、蒲公英之类。

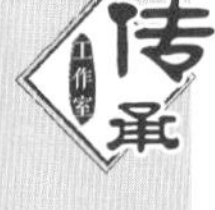

【擅治病种】

1. 小儿外感咳嗽

疾病初起邪在表，治以疏散，用药不外辛温、辛凉两类，但因实证、热证居多，故辛凉清宣最为常用。又由于小儿咳嗽大多因寒温不适，受凉所致，因而属热者病初也常夹寒，故辛凉中需少佐温散，常以辛温与辛凉相配，宣肺与肃肺同用，可取得迅速退热止咳的效果。

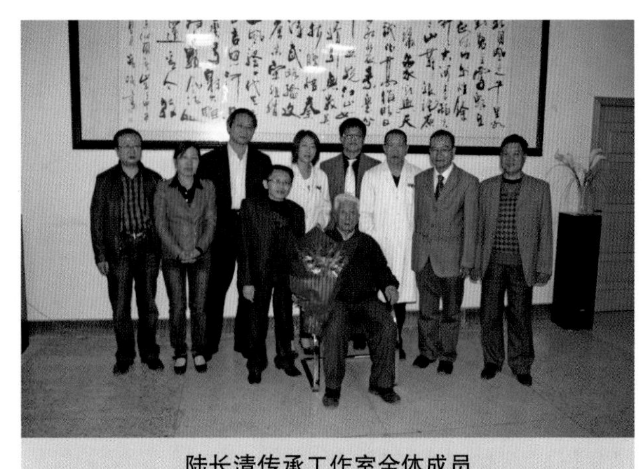

陆长清传承工作室全体成员

2. 小儿内伤咳嗽

痰湿咳嗽常见于因急性上呼吸道感染治疗不彻底或者治疗不当，发展为支气管炎。用加味九宝散（桑白皮、大腹皮、紫苏、炙麻黄、杏仁、鱼腥草、黄芩、陈皮、地龙、甘草、葶苈子、炒莱菔子）治疗。气虚咳嗽治宜益气固表、健脾化痰，常用方药为：黄芪、白术、防风、太子参、茯苓、姜半夏、陈皮、款冬花、杏仁、川贝。阴虚咳嗽治宜润肺止咳化痰，常用沙参麦冬汤合二冬二母汤加味。

二、传承工作室建设成果

【成员基本情况】

1. 负责人

赵玲，女，青海省中医院儿科，主任医师。

2. 主要成员

张永霞，女，青海省中医院肝胆科，主任医师。

李琴，女，青海省中医院肾病科，主任医师。

代晶，女，青海省中医院儿科，主治医师。

【学术成果】

1. 论著

《陆长清临床经验集》，陕西科学技术出版社2009年出版，陈卫国等编著。

2. 论文

（1）白焕强．陆长清诊治汗症医案三则．四川中医，2012，30（12）：103。

（2）白焕强．陆长清治疗危重症癫痫的病案三则．四川中医，2013，31（10）：108。

（3）李琴．升降散在肾病中的应用．陕西中医，2012，33（4）：489。

（4）李琴．化瘀祛浊通络法在尿路感染治疗中的应用．陕西中医，2012，33（5）：619～620。

【人才培养】

培养传承人10人；接受进修学习20余人。举办国家级及省级中医药继续教育项目3次，培训1000余人次。

【成果转化】

院内制剂：

1. 小儿止泻合剂；功能主治：运脾化湿、健脾止泻，主要用于小儿脾虚湿滞。

2. 小儿消食合剂；功能主治：健脾开胃、醒脾消食，主要用于小儿纳呆、有积不食或纳食不消等。

3. 小儿清热合剂；功能主治：疏风散邪、清热解肌，主要用于小儿外感发热。

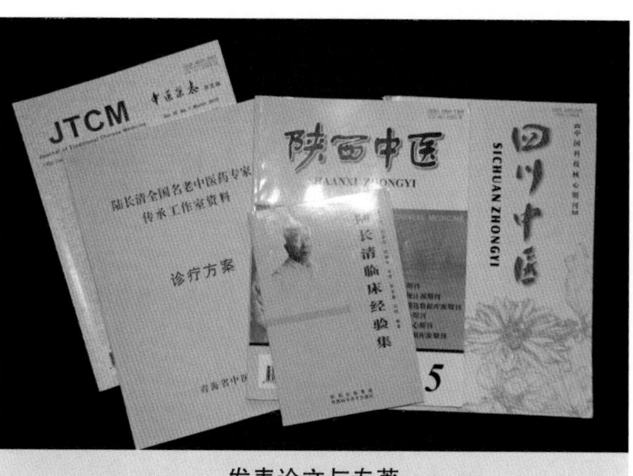

发表论文与专著

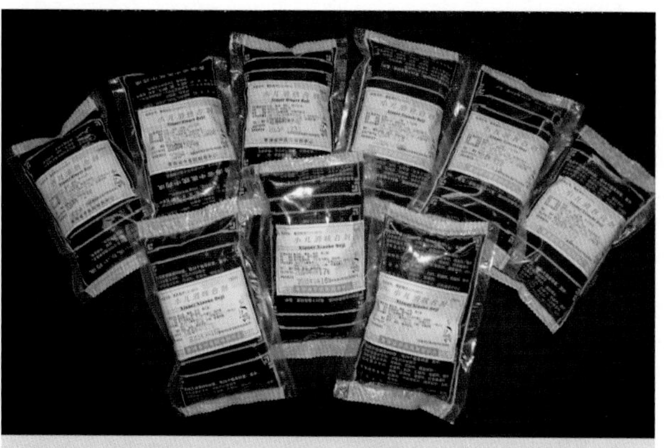
自制制剂

【推广运用】

（一）诊疗方案

1. 癫痫

风痰闭阻证用定痫丸加减，痰火内盛证用逍遥散或柴芍六君子汤加减。

2. 小儿厌食

脾胃气虚证用参苓白术散加减，脾胃阴虚证用养胃增液汤加减。

3. 胃脘痛

肝气郁结证用柴胡疏肝散加味，气滞血瘀证用失笑散合丹参饮加味。

4. 小儿外感高热

风热袭表证用银翘散加减，风寒束表证用荆防败毒散加减，腑实热结证用大承气汤加减。

5. 小儿积滞

乳积者选消乳丸加减，食积者选保和丸加减，脾虚夹积证用七味白术散加减，脾胃阴亏证用黑白消食散（槟榔、二丑、山楂、乌梅、麦芽、炒枳壳、砂仁、太子参、炒扁豆、薄荷、甘草）加减。

（二）运用及推广情况

以上诊疗方案已在青海省中医院及基层医院推广应用。院内制剂室制成适合小儿服用的小包装制剂，广泛应用于临床，对小儿腹泻、发热、咳嗽、纳呆等小儿疾病起到良好的疗效，受到患者的好评。

三、依托单位——青海省中医院（见第672页）

卢化平

全国名老中医药专家传承工作室

一、老中医药专家

【个人简介】

卢化平，1944年出生，男，汉族，河南焦作人。银川市中医医院内科主任医师。1966年毕业于宁夏中医学校中医学徒班，先后师从陈育鸣、顾厥中、雷声远等名老中医，从事中医医疗、教学工作至今。曾任银川市中医医院副院长、中华中医药学会第四届理事及内科分会委员、中国中西医结合学会活血化瘀专业委员会委员、宁夏中医药学会副会长。

卢化平

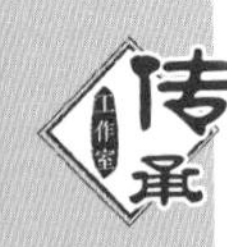

先后担任全国第三、四批老中医药专家学术经验继承工作指导老师。

第三批继承人：①王辉，银川市中医医院，副主任医师；②李淑芳，银川市中医医院，副主任医师。

第四批继承人：①张敏，银川市中医医院，副主任医师；②于晓宁，银川市中医医院，副主任医师。

主要编著有《冠心病证治与现代研究》《碥石集—著名中医学家经验传薪》；发表“降糖饮治疗糖尿病”“柴胡龙骨牡蛎汤治疗癫痫”等论文。

【学术经验】

（一）学术思想

1. 治病重在调理脾胃气机

主张治病即是用调理的思想和方法使人体之脏腑、气血、阴阳达到平衡协调的状态，尤其着重于调整人体气机的升降出入。调理气机的关键是脾胃的气机，枢机一转，则周身之气得以通顺。此思想源于李东垣“内伤脾胃，百病由生”“善治病者，惟在调和脾胃”之论。

2. 治病用药重视脾胃

在多种疾病的治疗中，主张治病用药勿伤脾胃，必须时时顾护脾胃；通过调理脾胃以鼓舞运转体内阳气，使正气旺盛，祛邪外出；调理脾胃为补虚关键；调理脾胃是预防多种疾病传变的基础；注意脾胃与其他脏腑的依存制约关系，在调理脾胃时不忘养心、宣肺、疏肝、益肾。调理脾胃用药宜动静结合，润燥相宜；升降结合，以通降为主；多用温运，少用凉遏。

（二）临床经验

1. 调理脾胃十二法

调理脾胃常用健脾益气、健脾和胃、健脾化湿、温中健脾、温胃散寒、疏肝和胃、和胃导滞、通腑泻热、化瘀通络、养阴通降、补中益气、辛开苦降等十二种治法。喜用健脾化湿的七味除湿汤（苍术、白术、茯苓、陈皮、藿香、厚朴、半夏）及自拟的以辛开苦降为法的调胃清热饮（藿

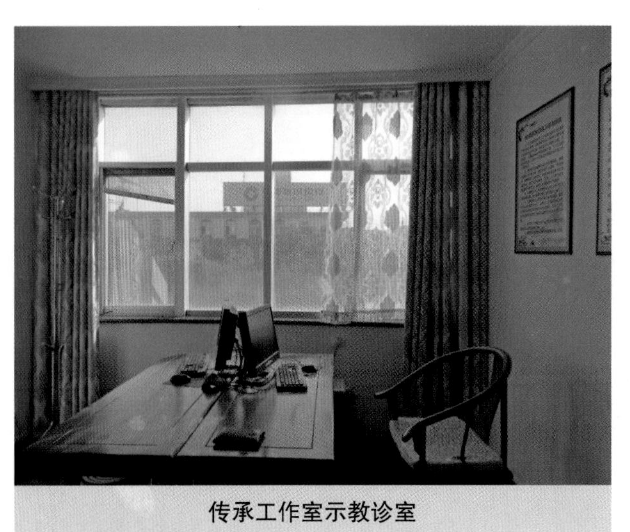
传承工作室示教诊室

香、苏梗、瓜蒌、枳实、吴茱萸、黄连、栀子、浙贝母、槟榔、香附、炙甘草）。

2. 治咳喘重视肺气的宣发

咳喘之发虽然原因甚多，但最终责之于肺气上逆之故，虽然肃肺降肺是治疗咳喘的大法，但必须考虑肺气的宣发，宣降相宜，肺气方可宣达通畅。因此在治咳喘时必随证加用麻黄，以利于宣发肺气，祛除病邪，止咳平喘。

3. 和中安心治心悸、怔忡

治疗心系疾病时过用行气活血、养阴清热可致中阳受损、脾胃大伤、湿浊内停，逼迫心神可见怔忡、心悸，以自拟和中安心饮（茯苓、桂枝、薏苡仁、菖蒲、白蔻仁、藿香、厚朴、枳实、通草）治之。

4. 遣方用药特点

临证虽善用经方、小方，但也喜用效验时方，常因证选药，自制新方。如麦茯苏贝饮（麦冬、茯苓、苏子、贝母）治喉痹、咳嗽、失音；菖菊芎麻饮（石菖蒲、菊花、川芎、天麻）治头痛、眩晕；藿薄苍辛饮（藿香、薄荷、苍耳子、细辛）治鼻窒、鼻渊、鼻鼽等。善用风药治脾虚湿遏之胃痞、腹泻，治脾胃郁热所致的口疮以散发郁火，用药如防风、荆芥、羌活等。

【擅治病种】

1. 脾胃病

擅用调理脾胃十二法。代表方有七味除湿汤、自拟调胃清热饮、加味理中汤（党参、白术、茯苓、干姜、肉桂、藿香、苏叶、丹参、薏苡仁、炙甘草）。

2. 咳喘

治以宣肺肃肺，兼顾和降胃气。代表方有自拟温化痰饮方（炙麻黄、厚朴、姜半夏、橘红、茯苓、炙甘草、干姜、细辛、苏子、白芥子、莱菔子）、苏贝六君子汤（姜半夏、橘红、茯苓、白术、浙贝母、苏子、党参、厚朴、枳壳、生姜、炙甘草）加减。

3. 复发性口疮

以自拟方泻脾甘露饮（藿香、防风、生石膏、栀子、天花粉、苍术、黄连、黄柏、生地、茵陈、枳实、枇杷叶、薄荷、生甘草）加减；病久不愈，溃疡色浅者随法加入肉桂、干姜、仙灵脾之属。

4. 慢喉痹

健脾润肺、理气化痰、利咽散结。自拟方麦茯苏贝饮加减。

5. 不寐

常用加味柴胡龙骨牡蛎汤（柴胡、黄芩、法半夏、党参、茯苓、桂枝、酒军、生地、百合、枳实、生龙骨、生牡蛎、生姜、炙甘草）加减。

二、传承工作室建设成果

【成员基本情况】

1. 负责人

王辉，女，宁夏银川市中医医院心病科，副主任医师。

2. 主要成员

张敏，女，宁夏银川市中医医院医务科，副主任医师。

于晓宁，男，宁夏银川市中医医院糖尿病科，副主任医师。

【学术成果】

1. 论著

（1）《卢化平学术经验集》，黄河出版传媒集团阳光出版社 2014 年出版，王辉、张敏、于晓宁主编。

2. 论文

（1）张敏．卢化平运用调气治疗胃痛的经验．江苏中医药，2011，43（4）：15 ～ 16

（2）于晓宁．卢化平老师宣降相宜论治咳嗽经验．陕西中医，2011，32（7）：880 ～ 881。

（3）张敏．肾康合剂配合西药治疗早期糖尿病肾病疗效观察．陕西中医，2011，32（4）：412 ～ 413。

（4）王辉．解毒化瘀法治疗动脉粥样硬化性疾病的临床疗效观察．宁夏医学杂志，2013，35（12）：1250 ～ 1252。

（5）张敏．卢化平主任医师治疗胃脘痛用药规律研究．医学理论与实践，2014，27（18）：2490 ～ 2491。

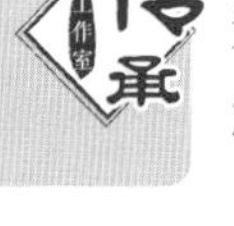

【人才培养】

培养传承人 14 人；接受外单位进修 2 人。举办省级中医药继续教育项目 4 次，培训 544 人次。举办市级中医药继续教育项目 2 次，培训 249 人次。

【推广运用】

（一）诊疗方案

1. 胃脘痛

肝胃郁热证用自拟调胃清热饮；脾胃湿热证用七味除湿汤加减；脾胃虚寒证用自拟加味理中汤加减；脾胃阴虚证用自拟健脾益胃汤或竹叶石膏汤合益胃汤加减。

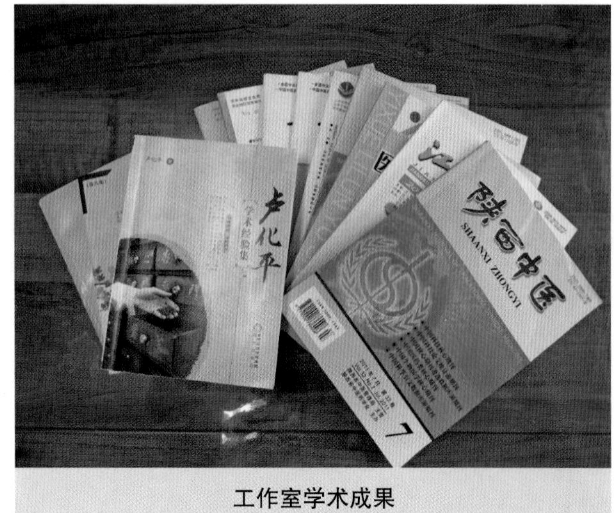

工作室学术成果

2. 咳喘病

寒热夹杂证用自拟加味旋覆花汤；肺窍不利证用自拟宣肺通窍饮。

3. 水肿脾肾两虚证

用肾康合剂。

4. 胸痹

气滞血瘀、阴虚内热证用枳实栀子豉汤合百合地黄汤加味；胸阳失展证用枳实薤白桂枝汤加减。

5. 不寐

用加味柴胡龙骨牡蛎汤加减。

（二）运用及推广情况

以上 5 个诊疗方案已在银川市中医医院、社区卫生服务中心等医疗单位推广应用。

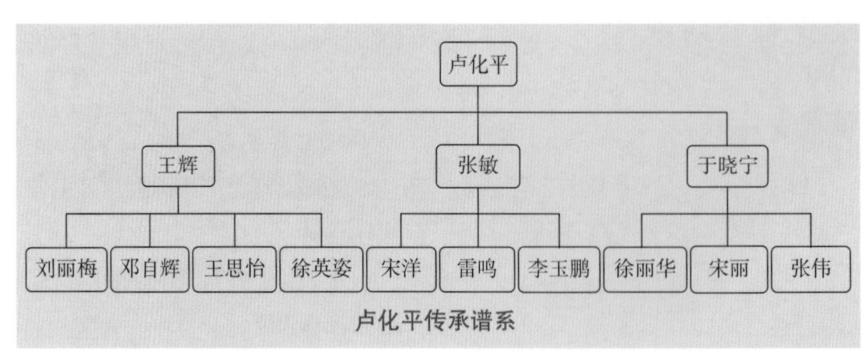

卢化平传承谱系

三、依托单位——银川市中医医院

【依托单位简介】

银川市中医医院为三级甲等中医医院，创建于1958年。是宁夏医科大学附属中医医院、陕西中医药大学附属教学医院、银川市级中医类别人员培训基地。医院建筑面积1.6万平米，开放床位410张，年总诊疗量48万人次，门、急诊量32万人次。

【特色优势】

医院注重特色科室建设。肛肠科为国家中医药管理局"十一五"重点专科；心病科为国家中医药管理局"十一五"中医重点学科；内分泌科、康复科为国家中医药管理局"十二五"重点专科；康复科为国家中医药管理局"十二五"重点学科；肛肠科为国家临床重点中医专科建设单位、自治区级重点专科；妇科为自治区中医优势专科；骨伤科为银川市级首批重点专科；治未病中心为自治区级"治未病"预防保健服务试点单位。

近年来医院承担国家、自治区、银川市、校级科研项目80余项，取得科技成果10余项，其中自治区科技支撑计划项目2项，宁夏自然科学基金5项，自治区重点科研计划课题3项，银川市应用研究开发计划项目2项，宁夏医科大学校级项目11项。获得银川市科研成果2项，自治区科研成果2项。

【联系方式】

地址：宁夏银川市兴庆区解放西街231号
电话：0951-5045191
网址：http://www.ycszyyy.com

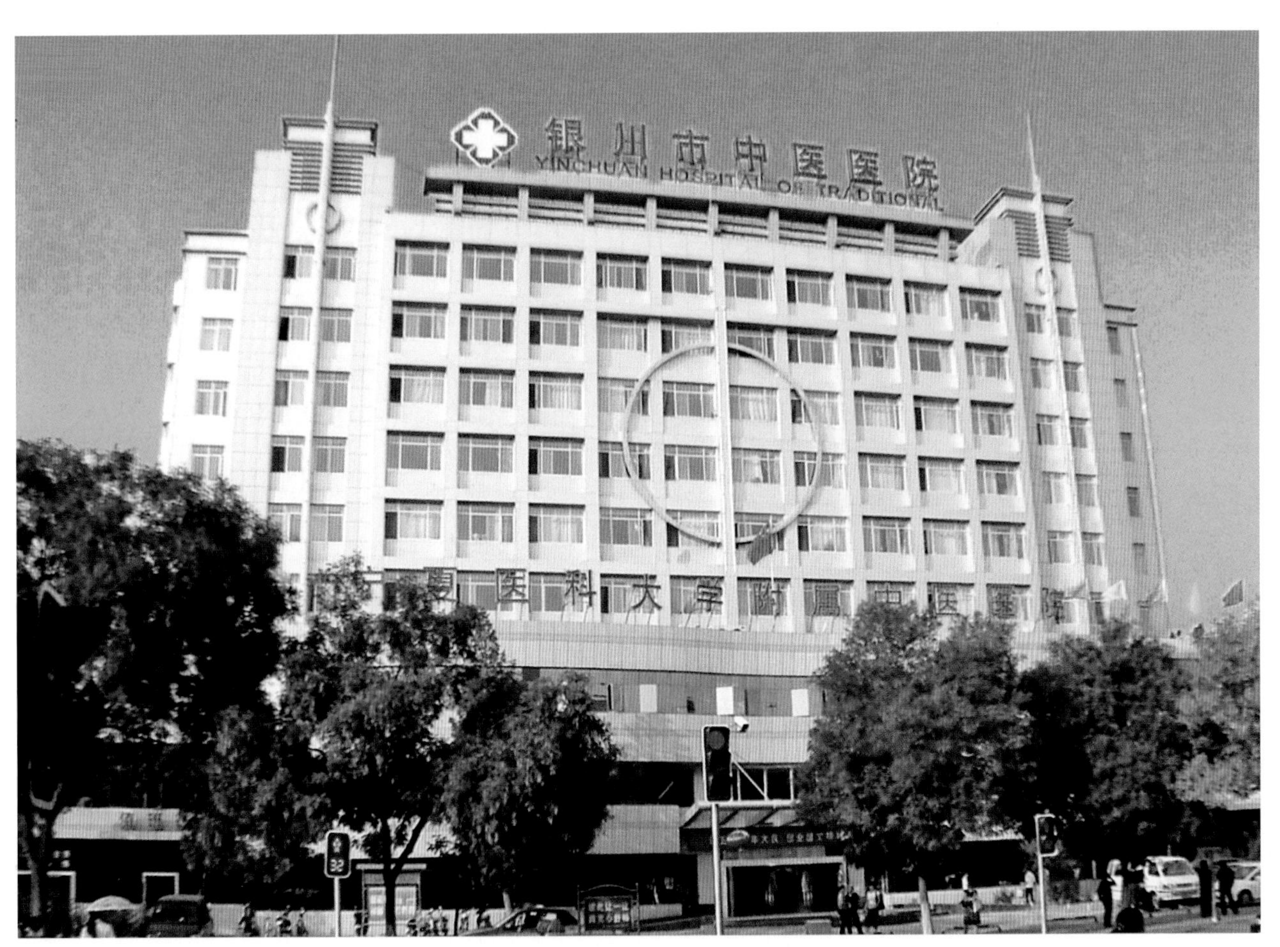

刘继祖

全国名老中医药专家传承工作室

一、老中医药专家

【个人简介】

刘继祖，1939年生，男，汉族，河南陈留人。出生于中医世家，1958年考入北京中医学院，得陈慎吾、秦伯未、任应秋、祝谌予等医界巨擘拨障解惑。毕业后悬壶江西，又幸随江西名医胡继恒坐诊，作为1964年我国第一批名师带徒的学员随胡老临证，尽得其旨奥。20世纪80年代中期移诊新疆，学术以及诊技名扬天山南北，其门生徒弟亦在新疆各地名声赫然。曾任职于新疆维吾尔自治区中医医院20余年，担任新疆中医药学会内科分会主任委员，新疆卫生系列高级评审委员会2～5届委员等。

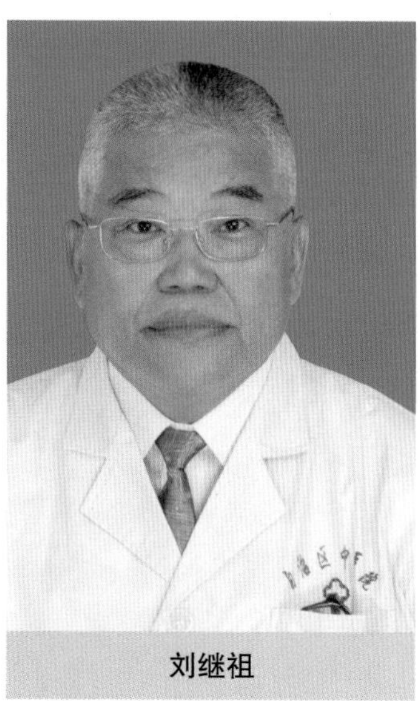
刘继祖

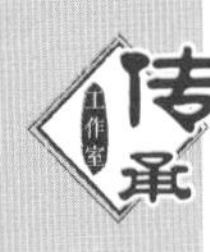

担任第二、三批全国老中医药专家学术经验继承工作指导老师。

第二批继承人：①曾斌芳，新疆医科大学中医学院，教授、主任医师；②张帆，上海中医药大学曙光医院儿科，主任医师。

第三批继承人：①吕全胜，新疆医科大学附属中医医院急诊科，副主任医师；②安乐君，新疆医科大学附属中医医院高血压科，副主任医师。

参与编著《子午流注传真》《医学入门》《藏经大法疏论》《玉函宝鉴》等著作。

【学术经验】

（一）学术思想

主张治疗外感热病旨在燮理阴阳，重在扶阳，辅在助阴；治疗杂病之精髓为方药对症、重视纳痹、异病同治、重视脾胃、振奋中阳治胃病以及调升降枢纽治上下四肢百骸之病。

（二）临床经验

1. 把握病机，纲举目张

法从仲景三因学说，重视各种病因造成机体局部或整体功能的亢进(热)或减退(虚)，以及病理产物痰、瘀(郁)、滞气等造成的各种症状。只要针对热、虚、痰、瘀等采取应对措施，则大可减少审证求因和对症治疗中的困难，简化过程，抓住主要矛盾。

2. 舍舌从脉，务求其真

舌象受多方面因素影响，有时本象被掩盖，或产生假象，往往不能准确反映病情的本质，因此脉象较舌象准确，在舌、脉不一致时舍舌从脉。

3. 重视运气推演

重视五运六气的推演，并运用于临床实践中，作为处方的主要依据之一。如长夏太阴用事，可不分病症，迳处以理中辈和不换金正气散；在冬春之交厥阴用事，逢外感病，迳处以桑菊饮。

【擅治病种】

1. 腰痛

以经验方二术汤（炙甘草、干姜、白术、茯苓、莪术、川牛膝、怀牛膝、炒杜仲、炙乳香、炙没药、川断、赤芍）暖土胜湿、化瘀通络止痛治疗腰痛。

2. 不寐

从“内伤”和“有邪”论治。不寐内伤者以治肝为捷，以酸枣仁汤滋阴补肝血为上；而有邪之不寐则当以解毒透邪为法，取清热解毒之银花、连翘、丹皮、地丁、焦栀子等清利排毒，毒排则不寐自愈。

3. 咳喘

外感风热者常以桑菊饮为主方加减；无明显热象者则多用止嗽散加减。内伤咳嗽当治脏腑，肺胃阴伤者常予麦门冬汤；久咳脾肾两伤以苏子降气汤加减；素有喘证、遇寒即喘当以桂枝汤加减。

4. 肿瘤

认为肿瘤的治疗非重剂猛攻其毒不得解，非急去其邪而正不能复。用经验方蠲毒消瘤饮（白花蛇舌草、半枝莲、半边莲、夏枯草、贝母、山慈菇等）消瘤抑瘤。

二、传承工作室建设成果

【成员基本情况】

1. 负责人

曾斌芳，男，新疆医科大学中医学院，主任医师，教授。

2. 主要成员

安乐君，女，新疆维吾尔自治区中医医院中医内科，副主任医师。

白永江，男，新疆维吾尔自治区中医医院中医内科，副主任医师。

胡金霞，女，新疆维吾尔自治区中医医院中医内科，副主任医师。

马丽，女，新疆维吾尔自治区中医医院中医内科，副主任医师。

李海宏，女，新疆乌鲁木齐市红山中医医院，主治医师。

【学术成果】

1. 论著

（1）《玉函宝鉴》，新疆人民出版社 2011 年出版，刘继祖编著。

（2）《鹤草御神》，中国文化出版社，2014 年出版，刘继祖主审。

（3）《当代名老中医经验方汇粹》，人民卫生出版社 2014 年出版，曾斌芳参编。

2. 论文

（1）白永江 . 高血压从心论治初探 [J]. 新疆中医药，2014，32（4）：3 ～ 5。

（2）李海宏 . 跟师刘继祖临证辨治有感 [J]. 新疆中医药，2013，31（5）：59 ～ 60。

（3）安乐君 . 刘继祖急症用方心得 [J]. 新疆中医药，2013，31（6）：38 ～ 39。

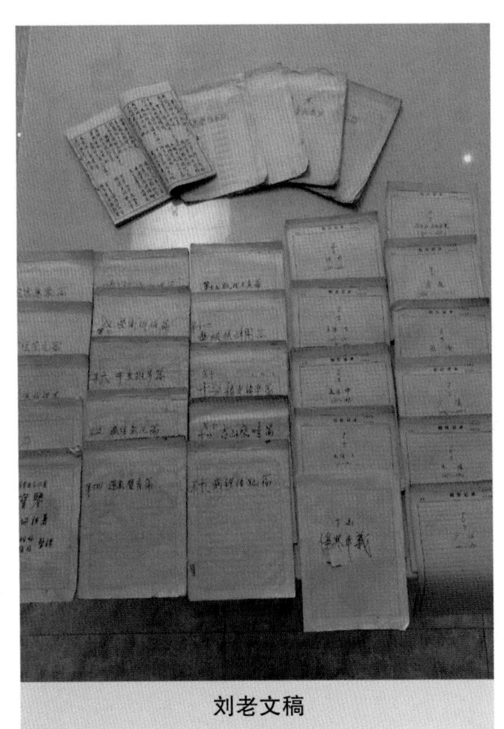

刘老文稿

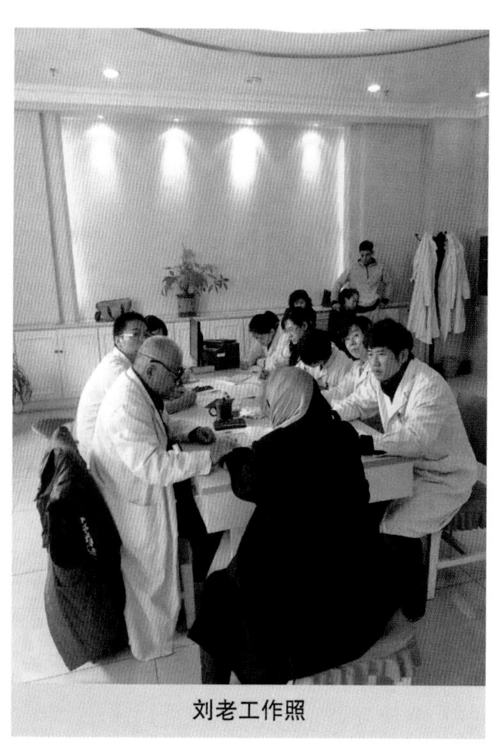

刘老工作照

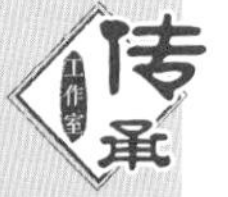

【人才培养】

培养传承人 7 人；接受进修、实习 19 人。举办国家级中医药继续教育项目 1 次，培训 149 人次；举办省级中医药继续教育项目 2 次，培训 354 人次。

【成果转化】

专利：刘松林．治疗及预防肿瘤的中药物及其生产方法；专利号：ZL 2010 1 0602508.0。

【推广运用】

（一）诊疗方案

1. 失眠

心肾不交证用交泰丸加减；阴虚火旺证用天王补心丹加减；心脾两虚证用归脾汤加减；心胆气虚证用孔圣枕中丹加减；肝郁化火证用丹栀逍遥散加减；痰热内扰证用温胆汤加减；瘀血扰神证用血府逐瘀汤加减；胃气不和证用香砂六君子汤合保和汤加减。

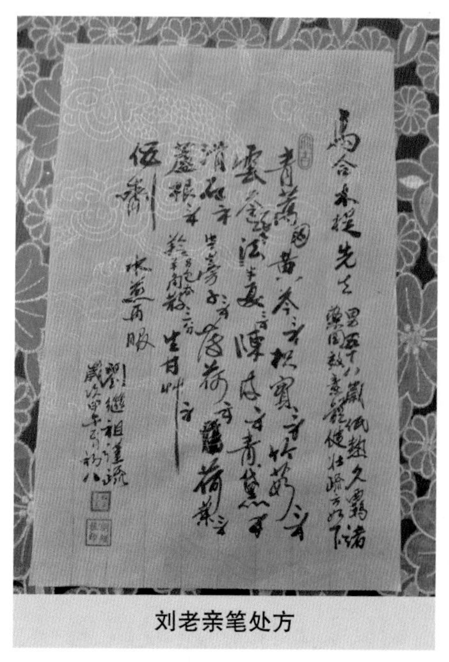

刘老亲笔处方

2. 眩晕

阴虚阳亢证用刘氏镇肝熄风汤（白芍、天冬、麦冬、玄参、龟板、代赭石、茵陈、生龙骨、生牡蛎、炒麦芽、川牛膝、川楝子、炙甘草）加减；痰瘀互阻证用半夏白术天麻汤加减；心阴虚证用天王补心丹加减；上实下虚证（肝肾阴虚夹痰）用地黄饮子加减。

3. 瘿病

气郁痰阻证用半夏厚朴汤加减；气郁化火证用丹栀逍遥散加减；心肝阴虚证用天王补心丹加减；气津耗伤证用竹叶石膏汤加减。

4. 胃痛

寒邪客胃证用良附丸或藿香正气散加减；湿热型用黄连汤加减；肝胃失和证用小柴胡汤合平胃散或越鞠保和丸加减；脾胃虚弱证用七味白术散加减；脾胃阳虚证用黄连理中汤加减；阴虚血瘀证用茅根鸡枳散加减；饮食积滞证用保和丸加减。

（二）运用及推广情况

以上 4 个诊疗方案已在新疆维吾尔自治区中医医院高血压科、老年病科、脾胃病科以及乌鲁木齐市中医院等医疗单位推广应用，疗效颇佳。

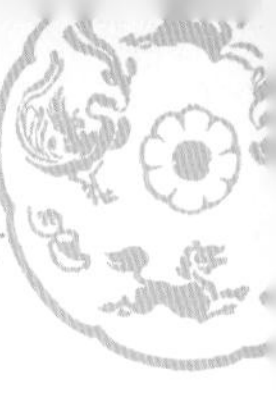

三、依托单位——新疆维吾尔自治区中医医院

【依托单位简介】

新疆维吾尔自治区中医医院成立于1959年，现编制床位2600张，设置有70余个临床、医技科室，有博士后科研工作站，已发展成为集医疗、教学、科研、预防保健和康复于一体的三级甲等中医医院。获得“全国卫生系统先进集体”“全国卫生系统行风建设先进单位”“全国文明单位”“中医药科技管理工作先进集体”“全国百家改革创新医院”等称号。

【特色优势】

医院现有高级职称人员321人，教授16人，副教授62人；博士研究生导师15名，硕士研究生导师102名；博士38人，硕士394人；享受国务院特殊津贴专家6人。全国老中医药专家学术经验继承工作指导老师10名；全国名老中医药传承工作室建设项目6个。

医院以病人为中心，发挥中医药特色优势，开展中医诊疗技术项目达100余项，针灸、推拿、小针刀、火疗、溻渍、贴敷、熏洗、浸浴等项目深受广大患者的欢迎，并且在中医药治疗皮肤病、心血管病、肺病、内分泌病、脾胃病、骨伤疾病等方面疗效显著。医院年门急诊量突破157.7万人次，年收治住院病人8.8万余人次，手术约2.2万余例次，平均住院日11.3天。

医院有4个国家临床重点专科，7个国家中医药管理局重点学科，10个重点专科及培育项目，10个自治区重点学科。医院作为国家中医临床研究基地，负责中医药防治“慢性阻塞性肺病”和“艾滋病”研究，同时也是国家“中医药国际合作基地”“全国心血管疾病介入诊疗培训单位 ”“关节镜诊疗技术培训基地”，还是新疆维吾尔自治区中医药研究院和新疆中医名医名方研究开发中心。

【联系方式】

地址：新疆乌鲁木齐市黄河路116号
电话：0991-5848747、18999207101
网址：http://www.xjtcm.com

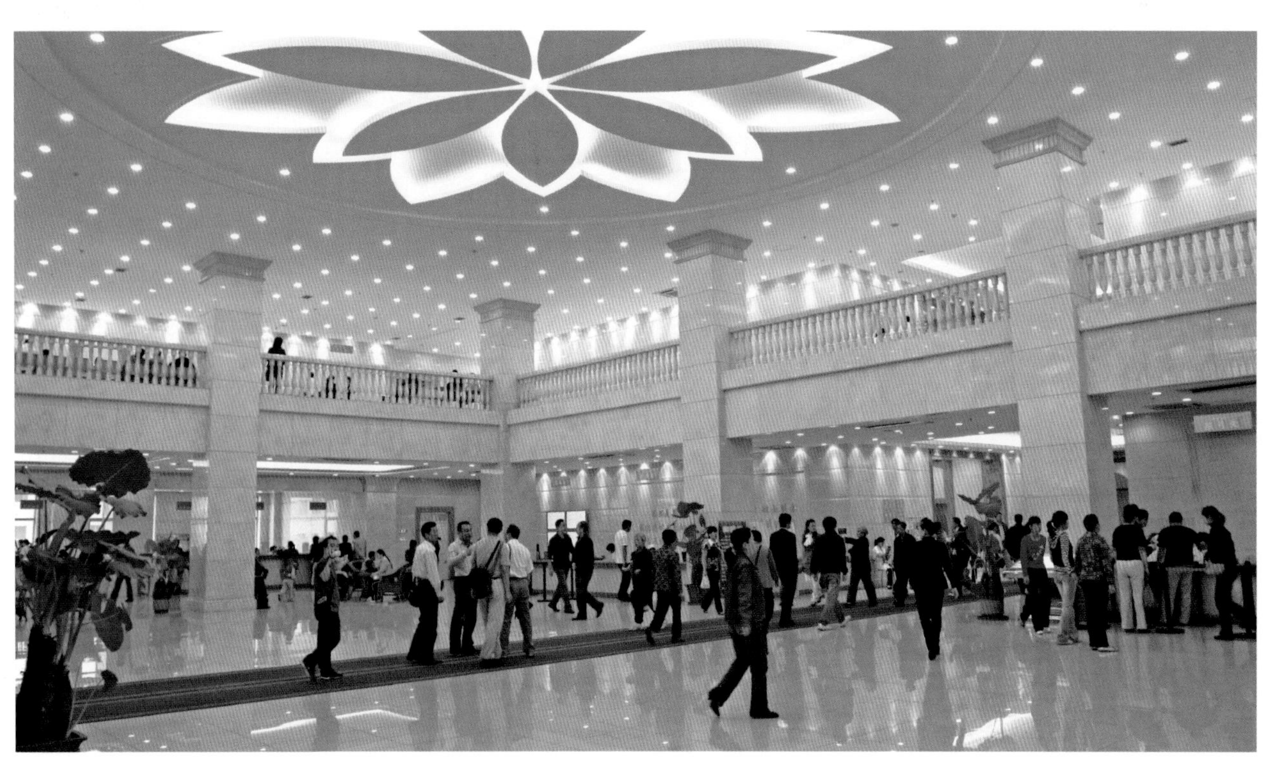

沈宝藩

全国名老中医药专家传承工作室

一、老中医药专家

【个人简介】

沈宝藩，1935年出生，男，汉族，上海市人。新疆维吾尔自治区中医医院内科教授、主任医师、首席专家。1960年毕业于原上海第一医学院临床医学专业，参加“全国第二届西医离职学习中医班”学习中医，结业后来疆工作至今。1970年拜师名医赵锡武、魏龙骧、成孚民。为全国中医药传承博士后合作导师，全国突发公共事件中医药应急专家委员会委员，获中华中医药学会授予的传承传统医学特别贡献奖，连续2次被国家中医药管理局评为优秀指导老师，连续3次被新疆自治区党委评为有突出贡献的优秀专家，享受国务院政府特殊津贴。

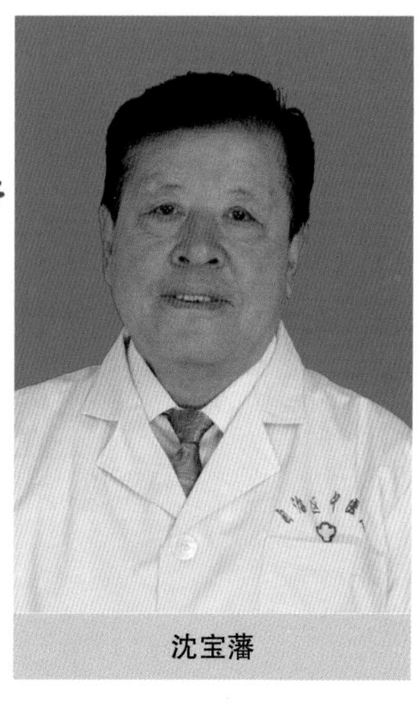
沈宝藩

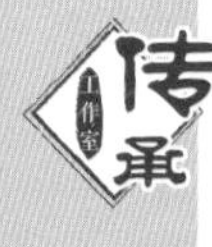

担任第2～4批全国老中医药专家学术经验继承工作指导老师。

第二批继承人：①王晓峰，新疆自治区中医医院心内科，教授、主任医师；②胡晓灵，新疆自治区中医医院老年病科，研究员、主任医师。

第三批继承人：①洪军，新疆自治区中医医院干部科，主任医师；②王静，新疆自治区中医医院心内科，主任医师。

第四批继承人：①李永凯，新疆自治区中医医院针灸科，副教授、副主任医师；②玛依努尔·斯买拉洪，新疆自治区中医医院干部科，副主任医师。

主要编著有《国家级名医名方》《中医脑病学》等。

主持国家自然科学基金项目“新疆维汉民族冠心病秽浊痰阻证基因组学分析及与地域因素交互作用研究”及省部级课题多项。曾获乌鲁木齐市和新疆自治区科技进步奖。

【学术经验】

（一）学术思想

主张把握中西医结合科学内涵，病症结合，中西合璧，择优而从，提高疗效。对心脑疾病提倡心脑同治，痰瘀同治，甘温并用，甘缓补中，苦辛通络。用药主张纯正轻灵，药忌峻猛。

（二）临床经验

1. 治疗脑出血后经验

主张用活血化瘀、祛痰、熄风、醒脑开窍法，创醒脑开窍方（三七粉、当归、丹参、红花、川芎、郁金、贝母、远志、代赭石、牛膝、陈皮、麦芽）加减治疗。

2. 治疗病毒性心肌炎经验

辨证分毒邪犯心、气阴两虚、正虚邪恋、阳虚欲脱四型，分别处以银翘散加减、甘露消毒丹合三仁汤加减、生脉饮合归脾汤加减、参附龙牡汤加味，对邪盛、正虚、阳脱等分而治之。

3. 治疗心衰经验

按病程阶段分为气阴两虚、心肾阳虚和水瘀互结三型，分别以生脉散合炙甘草汤加减、真武汤合四逆汤加减以及黄芪防己汤、苓桂术甘汤、血府逐瘀汤合方加减治疗。

4. 防治冠心病介入术后再狭窄经验

提倡中医药早期干预，标本兼治；认为“术后必伤气”“术后必留瘀”，痰瘀同病者需用益气养血、祛瘀化痰通络之法，创立养心通络汤（当归、丹参、红花、川芎、新塔花、黄芪、葛根、生地、瓜蒌、薤白）加减预防再狭窄。

【擅治病种】

1. 老年呆病

滋肾益气，祛瘀化痰，开窍通络。创益智治呆方（熟地黄、山茱萸、益智仁、鹿角胶、黄芪、石菖蒲、远志、郁金、当归、川芎、酒大黄）。

2. 冠心病心绞痛

用心痛宁方（当归、丹参、红花、川芎、瓜蒌、薤白、元胡、厚朴、桔梗）治疗气血郁滞、痰瘀交阻、虚实夹杂之冠心病心绞痛；该方加入具有痰瘀同治功效的维吾尔药辛塔花、阿里红等组成加味心痛宁方。

二、传承工作室建设成果

【成员基本情况】

1. 负责人

王晓峰，女，新疆自治区中医医院中医内科心病专业，研究员、主任医师。

2. 主要成员

胡晓灵，女，新疆自治区中医医院中医内科老年病专业，教授、主任医师。

刘远新，男，新疆自治区中医医院中医内科脑病专业，主任医师。

【学术成果】

1. 论著

（1）《沈宝藩临证经验集》，人民卫生出版社2010年出版，王晓峰主编。

（2）《沈宝藩临证治验辑要》，西安交通大学出版社2014年出版，胡晓灵主编。

（3）《沈宝藩临床经验辑要》，中国中医药出版社2000年出版，阿提卡、胡晓灵主编。

2. 论文

（1）王晓峰．沈宝藩通瘀化痰辨治肺胀经验．中国实验方剂学杂志，2010，16（12）：224～225。

（2）玛依努尔·斯买拉洪．沈宝藩运用天麻钩藤饮治疗心脑血管疾病经验．中西医结合心脑血管病杂志，2010，8（7）：863～864。

（3）王晓峰．沈宝藩教授通瘀化痰论治心悸经验．四川中医，2011，29（8）：16～17。

（4）王晓峰，阿娜尔汗，居来提．沈宝藩治疗心衰经验．中国中医基础医学杂志，2011，17（4）：399～400。

（5）胡晓灵．沈宝藩教授治疗脑血管疾病方药研究．中国实验方剂学杂志，2011，17（18）：292～295。

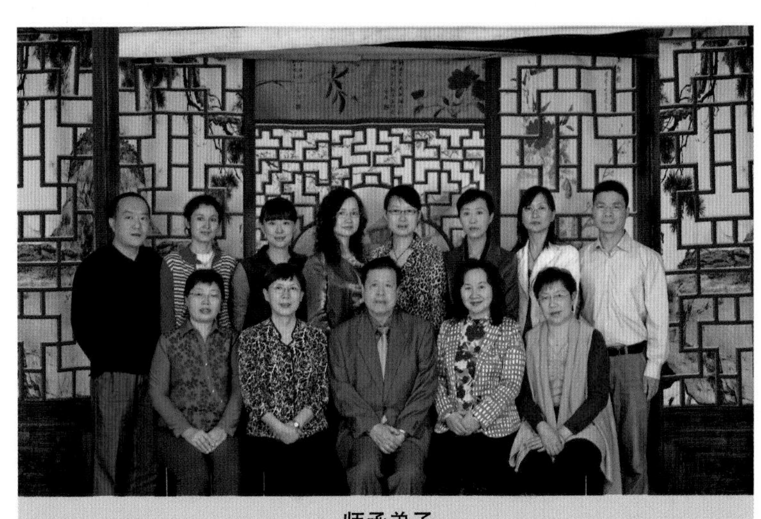

师承弟子

【人才培养】

培养继承人6人；接受进修医师30人次、实习生500余人次。举办国家级和省级中医药继续教育项目5次，培训300余人次。

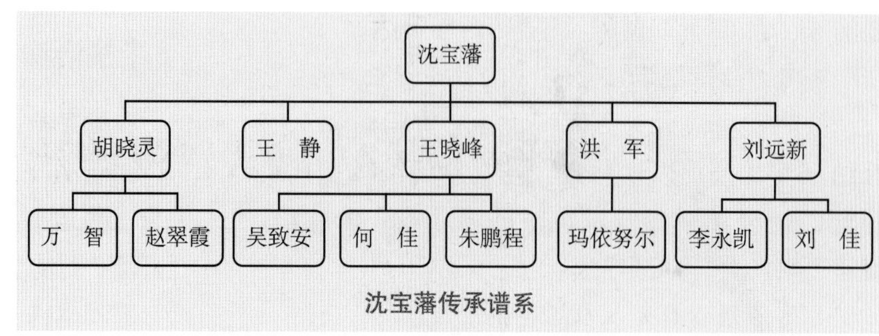

沈宝藩传承谱系

【成果转化】

1. 院内制剂

（1）芪红散：编号：新药制字Z20110862；功能主治：益气温阳、活血化瘀、利水通络，用于气虚血瘀所致心力衰竭。

（2）芪鹰颗粒：编号：新药制字Z20120006；功能主治：活血化瘀、利水通络，用于糖尿病周围神经病变的防治。

2. 专利

（1）王晓峰、沈宝藩；芪红散，一种治疗心力衰竭的中药；专利号：201110082149.5。

（2）胡晓灵、沈宝藩；复方芪鹰颗粒，一种治疗糖尿病周围神经病变的中药；专利号：ZL201010168151.X。

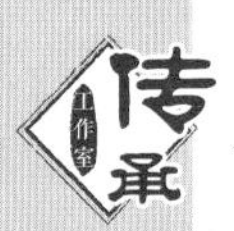

【推广运用】

（一）诊疗方案

1. 胸痹心痛（冠心病）

辨证分寒邪凝滞证、心血瘀阻证、心（阳）气欲脱证、气阴两虚证等，方药分别选心痛宁方、心痛宁方合血府逐瘀汤加减、心痛宁方合独参汤加减、心痛宁方合生脉散加减等。

2. 心衰

辨证分气阴亏虚证、气虚血瘀证、肺肾两虚证、痰浊壅肺证、急性加重期等，方药分别选芪红汤合生脉散加味、芪红汤合心痛宁方加减、芪红汤合苏子降气汤加减、芪红汤合真武汤加减、芪红汤合参附汤加减等。

3. 中风病（脑梗死）

对于中经络者，风痰阻络证用化痰脉通片（新药制字Z20040809）或半夏白术天麻汤加减；风火上扰证用平肝脉通片（新药制字Z20040805）或天麻钩藤饮加减；气虚血瘀证用补气脉通片（新药制字Z20040825）或补阳还五汤加减；阴虚风动证用镇肝熄风汤加减；中脏腑者，痰热内闭证鼻饲羚羊角汤或安宫牛黄丸；痰蒙清窍证用涤痰汤加减或苏合香丸；元气败脱证急予参附汤加减频频服用等治疗。

（二）运用及推广情况

上述诊疗方案在新疆维吾尔自治区中医院心脏中心、神经内科应用，并推广至阿克苏地区人民医院、乌鲁木齐市中医医院、米东区中医医院、阜康市中医医院、吉木萨尔县人民医院等多家基层医院。

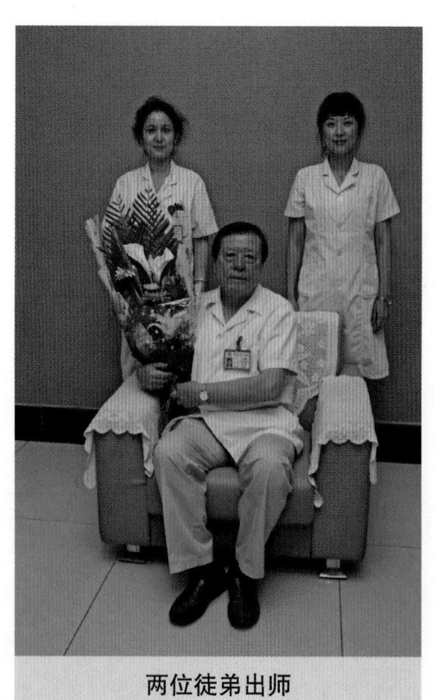
两位徒弟出师

三、依托单位——新疆维吾尔自治区中医医院（见第683页）

金洪元

全国名老中医药专家传承工作室

一、老中医药专家

【个人简介】

金洪元，1936年出生，男，回族，江苏省南京市人。现任新疆医科大学教授、主任医师，新疆医科大学附属中医院首席专家。1962年毕业于成都中医学院，响应国家号召来疆工作。1976年被选派参加卫生部委托中医研究院主办的全国中医研究班学习。1986年始任新疆维吾尔自治区中医医院院长，1993年兼任党委书记。曾先后担任新疆中医药学会会长，新疆中医、民族医药评审委员会副主任委员，新疆维吾尔自治区政协委员，新疆维吾尔自治区人民政府专家顾问团成员。获中华中医药学会授予的传承传统医学特别贡献奖，连续2次被新疆维吾尔自治区评为有突出贡献的优秀专家，享受国务院政府特殊津贴。

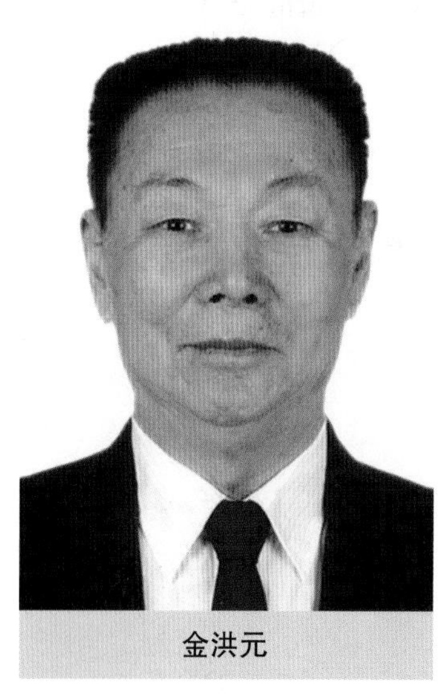
金洪元

先后担任第1～4批全国老中医药专家学术经验继承工作指导老师。

第一批继承人：何江英，新疆维吾尔自治区中医医院肾病科，主任医师。

第二批继承人：①王亚平，上海市第一人民医院分院中医内科肝病专业，主任医师；②倪卡，新疆维吾尔自治区中医医院肝病专业，主任医师。

第三批继承人：彭万枫，新疆维吾尔自治区中医医院脾胃病专业，副主任医师。

第四批继承人：①袁忠，新疆维吾尔自治区中医医院肾病专业，副主任医师；②马丽，新疆维吾尔自治区中医医院内分泌专业，副主任医师。

主要编著有《现代中医治疗学》《当代名老中医典型医案集》等著作；发表“胃及十二指肠溃疡的中医病理本质探讨”“一例尿毒症合并心包炎的治验”等学术论文 。

【学术经验】

（一）学术思想

主张将西医指标纳入中医辨证体系，延伸中医传统四诊。分析理解西医学病因、病理，以中医思维方式去体会认识西医学病因、病理，进而归纳成中医病因病机。并主张临床以西医学病名为纲，中医证型为目，认为专病必有主方。

（二）临床经验

1. 治疗胃病重在调和肝脾

调和肝脾治疗多种胃病，常用柴胡疏肝散加减化裁。

2. 治疗肝病重视分期

根据肝病演变规律分早、中、晚期，早期重在驱邪外出，清热解毒为主；中期扶正祛邪，疏肝健脾、清热解毒为主；晚期重视扶正，滋养肝肾，辅以解毒化瘀为主。

3. 治疗肾炎用滋肾解毒化瘀法

常用主方金氏肾炎汤（生地、黄柏、知母、车前草、地榆、槐花、炒白术、银花、连翘、白茅根），每重用生地作君药达20g以上，使阴血充沛，肾络遂无干枯瘀阻之虞。再合以解毒化瘀利水，辅以运脾收工。

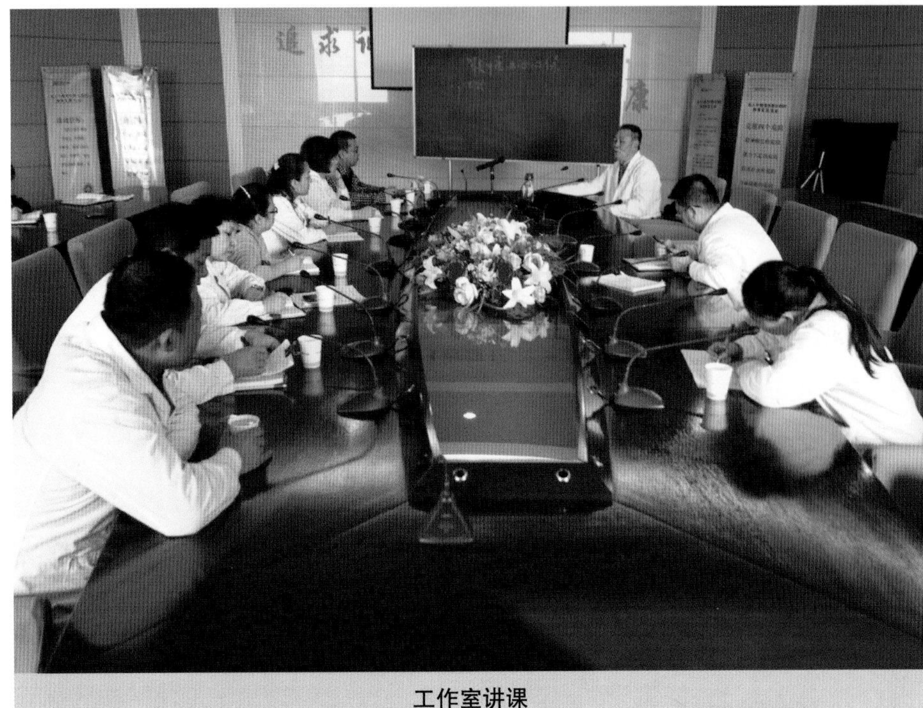

工作室讲课

【擅治病种】

1. 肝病

早期疏肝扶脾、清热解毒、养血柔肝，自拟益肝转阴汤（柴胡、郁金、赤芍、白芍、党参、白花蛇舌草）为主方；后期用益肝软坚汤（沙参、郁金、赤芍、白芍、牡蛎、鸡内金、丹参）。

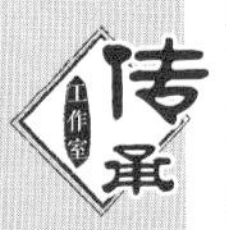

2. 脾胃肠病

擅用柴胡疏肝散、四逆散、痛泻要方加减化裁调和肝脾，良附丸加味治疗虚寒胃痛，左金丸加味治疗胃食管反流病，乌梅丸治疗溃疡性结肠炎等。

3. 肾病

运用清热解毒法、滋肾利咽法、活血化瘀法、滋肾固精法、温阳利水法、健脾益肾法等治疗各种肾病。有表证时用麻黄连翘赤小豆汤，无表证时多用金氏肾炎汤。早期滋肾为主，后期阳衰者以温阳为主，病程中多佐以化瘀通络。

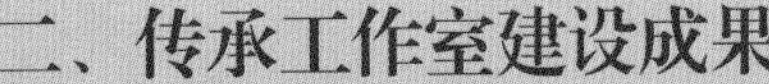

二、传承工作室建设成果

【成员基本情况】

1. 负责人

彭万枫，男，新疆维吾尔自治区中医医院脾胃病专业，副主任医师。

2. 主要成员

马丽，女，新疆维吾尔自治区中医医院内分泌专业，副主任医师。

袁忠，男，新疆维吾尔自治区中医医院肾病专业，副主任医师。

百合，女，新疆维吾尔自治区中医医院肝病专业，副主任医师。

迪丽努尔，女，新疆维吾尔自治区中医医院

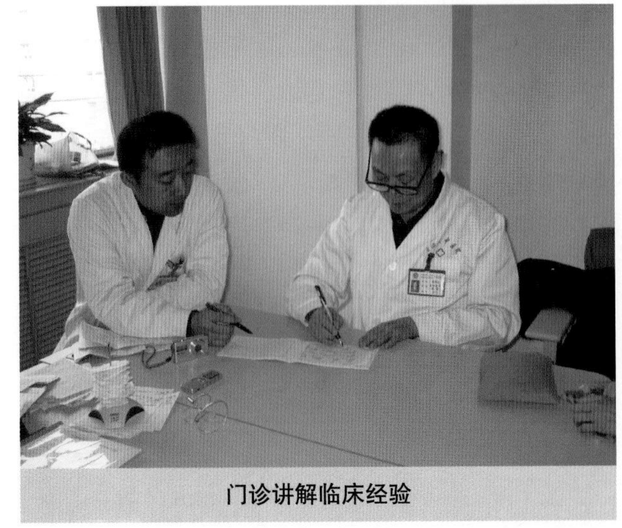

门诊讲解临床经验

肾病专业，副主任医师。

龚理，女，新疆维吾尔自治区中医医院老年病专业，主治医师。

【学术成果】

1. 论著

《金洪元内科临床经验集》，人民卫生出版社2014年出版，马丽主编。

2. 论文

（1）迪丽努尔．吐尔洪，等．金洪元治疗狼疮性肾炎经验[J].河南中医，2012，32（12）：1602～1603。

（2）胡西百合提，等．金洪元妙用逍遥散临床经验[J].辽宁中医杂志，2012，39：26～27。

（3）马丽，等．运脾滋肾、化瘀利湿通络法辨证施治糖尿病肾病[J].新疆中医药杂志，2014，29（8）：2517～2520。

（4）龚理，等．金洪元治疗慢性萎缩性胃炎临症经验[J].时珍国医国药，2013，24（11）：2784～2785。

（5）袁忠．金洪元教授中西医结合方案治疗慢性乙型肝炎临床研究[J].健康必读，2011，（6）：39～40。

【人才培养】

共培养传承人11人。接受进修、实习15人。举办省级中医药继续教育项目2次，培训102人次。

【推广运用】

（一）诊疗方案

1. 慢性胃炎

中虚气滞证用小建中汤或黄芪建中汤加减；肝胃不和证用柴胡疏肝饮加减；胃阴不足证用沙参麦冬汤或一贯煎加减。

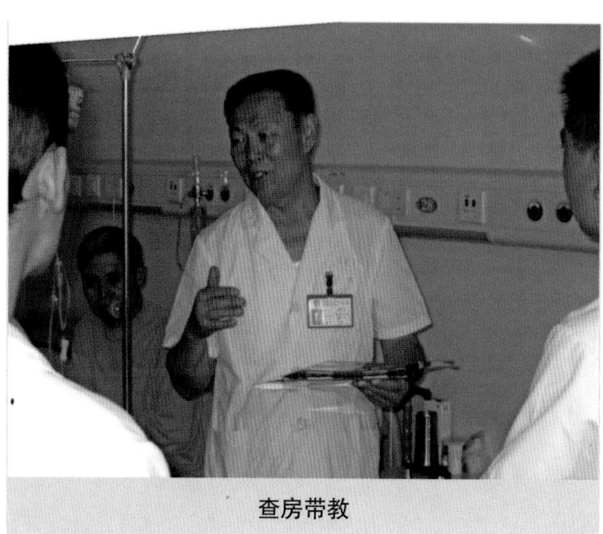

查房带教

2. 慢性乙肝

肝郁脾虚证用益肝转阴汤加减；湿热内蕴证中热重于湿者用益肝转阴汤加茵陈蒿汤加减，湿重于热者用益肝转阴汤加减；肝郁气滞证用益肝转阴汤加柴胡疏肝散加减；肝肾阴虚证用益肝转阴汤加一贯煎加减；瘀血阻络证用益肝转阴汤加减。

3. 慢性肾炎

以金氏肾炎汤加味为基本治疗方。尿常规有白细胞加川萆薢、土茯苓、鱼腥草；尿常规见红细胞加生藕节、大小蓟、益母草、三七粉；有不同程度蛋白尿加炙黄芪、桑寄生、鹿含草、冬虫夏草；水肿明显者加生黄芪、防已、泽兰；咽喉肿痛者加元参、板蓝根、山慈菇；体虚易外感者加冬虫夏草；外感咳嗽加大力子、杏仁、冬瓜子、鱼腥草；大便秘结加全瓜蒌、生大黄；血压增高者加桑寄生、杜仲、玉米须；见水肿伴有乏力、纳少、咳嗽、咽红疼痛、尿短赤者，宜解表清理，可加用麻黄、连翘、赤小豆。

（二）运用及推广情况

以上3个诊疗方案已在新疆维吾尔自治区中医医院脾胃病科、肾病科、肝病科推广应用，临床疗效满意。

三、依托单位——新疆维吾尔自治区中医医院（见第683页）

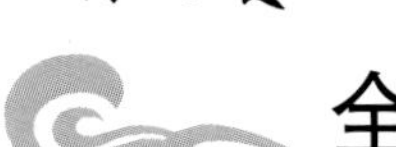

全国名老中医药专家传承工作室

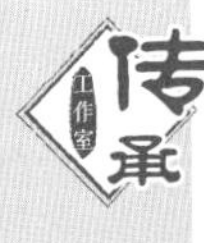

一、老中医药专家

【个人简介】

谢海洲（1921—2005年），男，汉族，河北秦皇岛人。中国中医科学院广安门医院风湿病科主任医师。1942年就读于燕京大学，后转入北京大学农学院生物系攻读植物学，拜赵燏黄为师，从事本草学研究。1945年毕业于天津河北专门学校，1947年考取中医师。1948年在陈慎吾、胡希恕中医汇通讲习所任中药方剂教师，后任北京市卫生学校高级教师。1949年拜江南名师徐衡之为师。1955年受业于章次公先生名下。1956年任北京中医学院中药方剂学教师、教研组副主任、中药系主任，兼中国药学会《中药通报》编辑。1965～1971年在北京、河北等地巡回医疗。1972～1974年在协和医科大学西学中班担任中药方剂教师及临床辅导老师。1976年调入中国中医研究院，1978年起担任研究生导师，1986年起担任北京中医药大学名誉教授，1990年起享受国务院政府特殊津贴，2000年起担任中国中医研究院资深研究员。曾任中国药学会理事，中华中医药学会内科分会、中国保健食品协会、中华中医药学会风湿病分会、北京市制药总厂、北京同仁堂药厂、天津达仁堂药厂顾问以及北京市人民政府第二、三届顾问等。

谢海洲

担任第一、三批全国老中医药专家学术经验继承工作指导老师。

第一批继承人：王承德，中国中医科学院广安门医院风湿病专业，主任医师。

第三批继承人：①赵冰，中国中医科学院广安门医院呼吸病专业，主任医师；②张华东，中国中医科学院广安门医院风湿病专业，主任医师。

著有《谢海洲医学文集》等19本，发表学术论文200余篇。

【学术经验】

（一）学术思想

主张将外科用药引入内科病的治疗，将药食两用的药物用于脑病及其他慢性难治病的调理。吸取现代药理研究成果，与辨证用药相结合。认为在组方配伍中，除注意君臣佐使等组方原则外，还应根据治法要求，处理好散与收、攻与补、温与清、升与降、静与动五个辩证关系。这五个关系相互渗透、互相联系，其间含有丰富的辩证法思想，可补君臣佐使组方原则之不足。

（二）临床经验

在八法基础上，以扶正培本、活血化瘀、清热解毒三法为习用之法。应用扶正培本法的关键点是：益气血重在补脾；补阴阳应当益肾；补脏腑注意生克制化。应用时应注意明辨虚实，根据

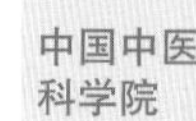

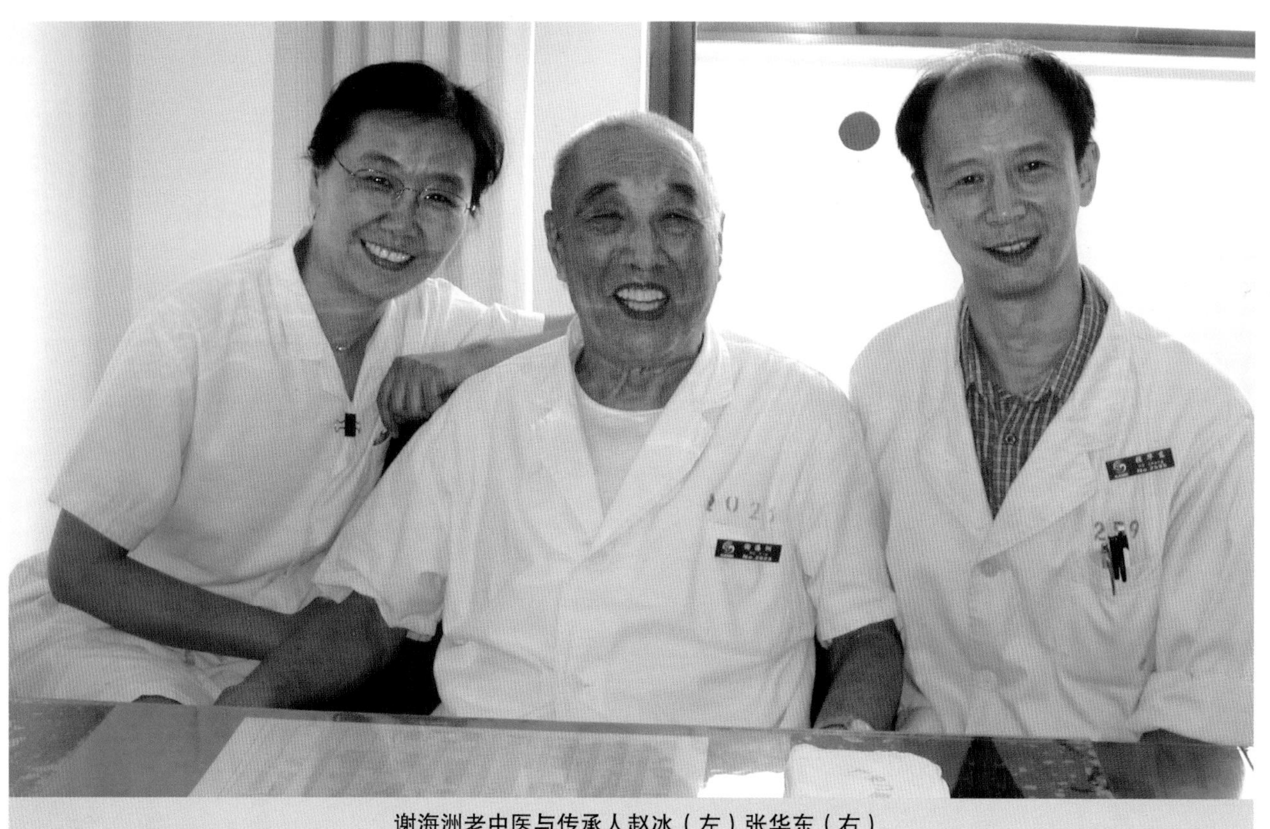

谢海洲老中医与传承人赵冰（左）张华东（右）

病情分别选择不同补法，防止补药之弊，注意虚不受补，注意时令剂型，注意食养摄生，扶正培本不可专恃药饵。

活血化瘀法主要用于外伤后遗症、痛证、风证、血证、久病、癥瘕积聚、妇人病。应用时应注意气血关系，辨明虚实，分清寒热，明确部位以及瘀血轻重，视病情配合其他治法。

清热解毒法主要用于痈疡，热毒伤及脏腑、气血，以及癌症。应用时要注意分清热毒轻重，注意顾护脾胃，正确对待炎症。

【擅治病种】

1. 风湿病

寒痹宜温肾，用乌头汤或麻黄细辛附子汤加味；热痹宜养阴，用白虎加桂枝汤、苍术白虎汤等加味；寒热错杂宜通，选用桂枝、桑枝、路路通、丝瓜络、老鹳草、徐长卿等；久病入络宜活血搜剔，选虫类药全蝎、蜈蚣、僵蚕、地龙、山甲、蜂房、乌蛇、蕲蛇、白花蛇、水蛭、土鳖虫等。脾胃虚弱者健脾益气、化湿和中；气血不足者益气养血；肝肾阴虚者滋补肝肾；肝肾阳虚者温补肝肾。祛湿健脾用防己茯苓汤或四君子汤、平胃散、胃苓汤之属加味。在治痹剂中加入玄参、麦冬、桔梗利咽解毒。

2. 脑髓病

（1）补肾荣脑法：用河车大造丸、五子衍宗丸、首乌延寿丹、自创补肾荣脑汤（紫河车、龙眼肉、桑椹、熟地、当归、赤芍、白芍、丹参、茯苓、太子参、生蒲黄、菖蒲、郁金）。

（2）醒脑开窍法：用安宫牛黄丸、紫雪丹、至宝丹。

（3）化瘀开窍法：用桃红四物汤、通窍活血汤、补阳还五汤、七厘散等。

（4）涤痰开窍法：用涤痰汤、白金丸、温胆汤、礞石滚痰丸、定痫丸等。

（5）升清降浊法：用补中益气汤、八珍汤和升降散等。

（6）芳香开窍法：用苏合香丸、十香返生丸等。

二、传承工作室建设成果

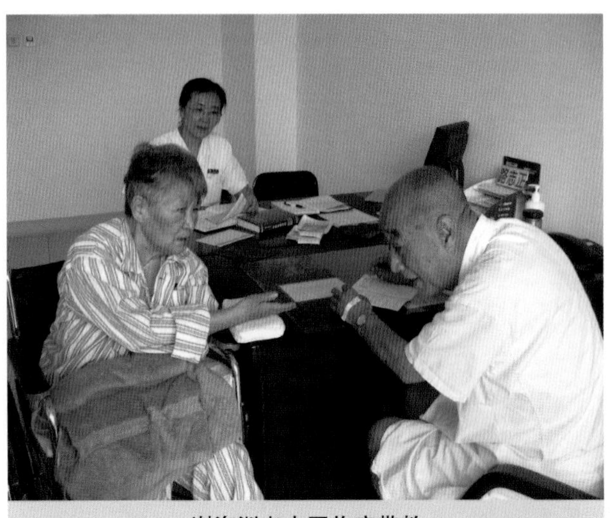
谢海洲老中医临床带教

【成员基本情况】

1. 负责人

朱建贵，男，广安门医院内科老年病专业，主任医师。

2. 主要成员

赵冰，女，广安门医院内科呼吸病专业，主任医师。

张华东，男，广安门医院内科风湿病专业，主任医师。

张润顺，男，广安门医院内科脾胃病专业，主任医师。

田琳，女，广安门医院内科老年病专业，副主任医师。

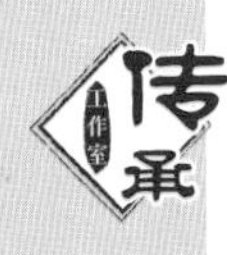

【建设成果】

1. 论著

（1）《谢海洲临证妙法》，人民军医出版社2010年出版，杨增良主编。

（2）《谢海洲论治脑髓病》，人民军医出版社2010年出版，杨增良、许庆友主编。

2. 论文

（1）赵冰，等.谢海洲运用开窍法论治脑髓神志病的经验.北京中医药，2010，11：821～822。

（2）张华东，等.从肝论治周痹临证体会.江苏中医药，2010，06：27～28。

（3）葛琳，等.类风湿关节炎继发骨质疏松症病机探析.中华中医药杂志，2011，01：100～102。

（4）姜泉，等.78例原发性干燥综合征患者中医证候分析.中华中医药杂志，2011，10：2402～2404。

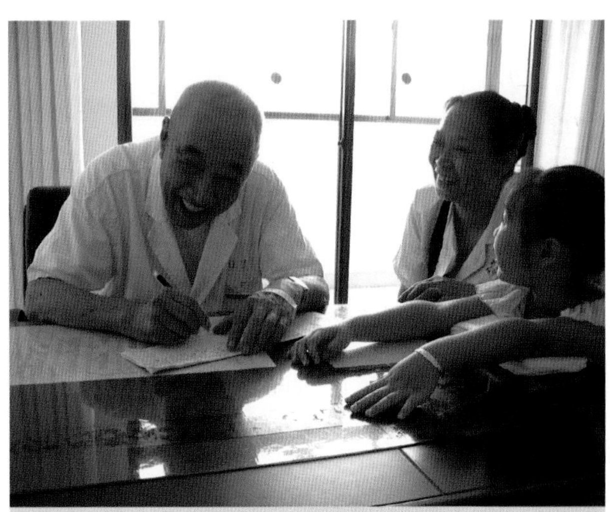
谢海洲老中医在临证

（5）张华东，等.析“高梁之变”；足生痛风.中国中医基础医学杂志，2012，10：1075～1076。

【人才培养】

培养传承人11人；接受全国各医疗单位进修生37人。举办国家级中医药继续教育项目1次，培训13人次。

三、依托单位——中国中医科学院广安门医院（见第114页）

陈可冀

全国名老中医药专家传承工作室

一、老中医药专家

【个人简介】

陈可冀，1930年生，男，汉族，福建福州人。中国中医科学院西苑医院中西医结合专业（心血管病中心）教授、主任医师。1954年毕业于福建医学院（现福建医科大学）。1956年奉调到中国中医研究院，参加北京市西医学习中医班学习，获一等奖。师从已故名老中医冉雪峰及岳美中。现为中国中医科学院首席研究员及终身研究员。1991年当选为中国科学院学部委员（院士），曾任第七、八、九届全国政协委员，WHO传统医学顾问。现任中国科协荣誉委员，中华医学会及中国医师协会常务理事，中国中西医结合学会名誉会长，中华中医药学会顾问，世界中医药学会联合会高级专家顾问委员会主席等职。2007年被评为国家级非物质文化遗产传统医学项目代表性传承人。先后荣获爱因斯坦世界科学奖、中华中医药学会终身成就奖等奖项。2014年被授予全国杰出专业技术人才及国医大师称号。

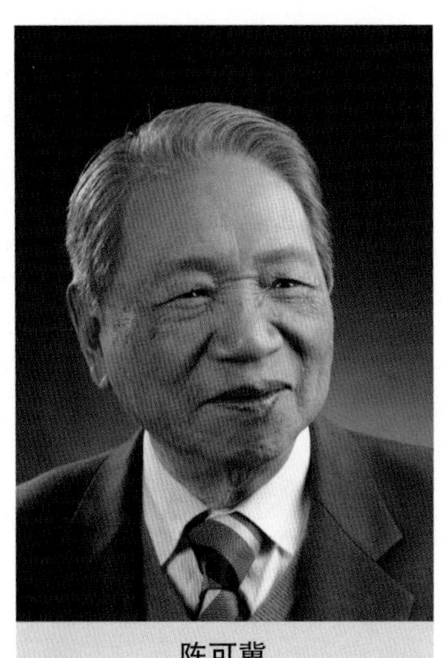
陈可冀

担任第二、三批全国老中医药专家学术经验继承工作指导老师。

第二批继承人：①徐凤芹，中国中医科学院西苑医院，主任医师；②马晓昌，中国中医科学院西苑医院CCU，主任医师。

第三批继承人：①李立志，中国中医科学院西苑医院心血管一科，主任医师；②张京春，中国中医科学院西苑医院心血管一科，主任医师。

主要编著《血瘀证与活血化瘀研究》《清宫医案集成》等著作40余部；发表论文300余篇。

主持“血瘀证与活血化瘀研究”等国家级重大研究课题8项。获国家科技进步奖一等奖、二等奖及中国政府出版奖等。

【学术经验】

（一）学术思想

重视气血相关理论，推崇人身以气血为本，认为气血辨证具体、实用，可充实八纲辨证。主张临诊时厚古而不薄今，融汇中西，注重辨病与辨证相结合，创新病证结合的临床诊疗模式。注重辨证论治与专病专方相结合，主张经方、古方、时方并用。

（二）临床经验

1.“三通”“两补”治疗胸痹心痛

治疗胸痹心痛提倡详辨标本虚实寒热，倡导“三通两补”治法。三通指芳香温通、宣痹通阳、活血化瘀；两补指补肾、补气血。

2. 真心痛分期治疗

心肌梗死病急重期治当以益气活血、行气通腑为主；变化期病情渐稳，正虚未复，多用益气活血、化痰降浊法；恢复期痰浊渐清，正气渐复，气虚血瘀仍在，可见舌红光净无苔，多呈气阴两虚之候，治以益气养阴、活血化痰浊法。

3. 治疗心脏病临床经验

应用活血化瘀方药干预冠心病介入治疗（PCI）后再狭窄，可降低介入后再狭窄发生率，预防心绞痛的复发。治疗病态窦房结综合征以温通心阳、温运脾阳和温补肾阳法分别辨证施治，并倡导辨证选方基础上加用单味温阳散寒药以提高心率。久病瘀滞之心衰难以纠正者，选用补心肾、利水兼活血化瘀之法治疗。

4. 治老年病六法

一是侧重补虚；二是扶正宜用调补；三是祛邪慎用攻伐；四是攻补兼施；五是治疗应缓急得当；六是老人用药应慎重，不宜药量过大。

【擅治病种】

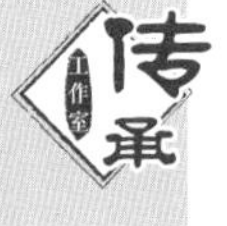

1. 冠心病心绞痛

倡导“三通两补”治法。常用方剂有冠心Ⅱ号（《中国药典》名称为精制冠心片或颗粒，由丹参、川芎、赤芍、红花、降香组成）或血府逐瘀汤、宽胸丸（荜茇、细辛、檀香、元胡、冰片、高良姜）等。

2. 急性心肌梗死

益气活血，化痰降浊。用经验方愈梗通瘀汤（生晒参、生黄芪、丹参、当归、元胡、川芎、藿香、佩兰、陈皮、半夏、生大黄）。

3. 高血压

清肝热，平肝阳，益肝肾。用经验方清眩降压汤（苦丁茶、天麻、钩藤、黄芩、川牛膝、生杜仲、夜交藤、鲜生地、桑叶、杭白菊）。

4. 缓慢型心律失常

益气补阳，温通复脉。用经验方温阳复脉汤（党参、黄芪、柴胡、干姜、升麻、肉桂、白术、当归、陈皮、净麻黄、细辛、制附子、炙甘草）。

5. 冠脉介入术后再狭窄的预防

活血益气化浊。用赤芍、川芎、黄芪、黄连、虎杖或芎芍胶囊。

二、传承工作室建设成果

【成员基本情况】

1. 负责人

徐凤芹，女，中国中医科学院西苑医院中西医结合心血管病专业，主任医师。

2. 主要成员

史大卓，男，中国中医科学院西苑医院中西医结合心血管病专业，研究员。

徐浩，男，中国中医科学院西苑医院中西医结合心血管病专业，主任医师。

张京春，女，中国中医科学院西苑医院中西医结合心血管病专业，主任医师。

马晓昌，男，中国中医科学院西苑医院中西医结合心血管病专业，主任医师。

李立志，男，中国中医科学院西苑医院中西医结合心血管病专业，主任医师。

【学术成果】

1. 论著

（1）《中西医结合思考与实践》，人民卫生出版社 2013 年出版，陈可冀主编。

（2）《实用血瘀证学》，人民卫生出版社 2013

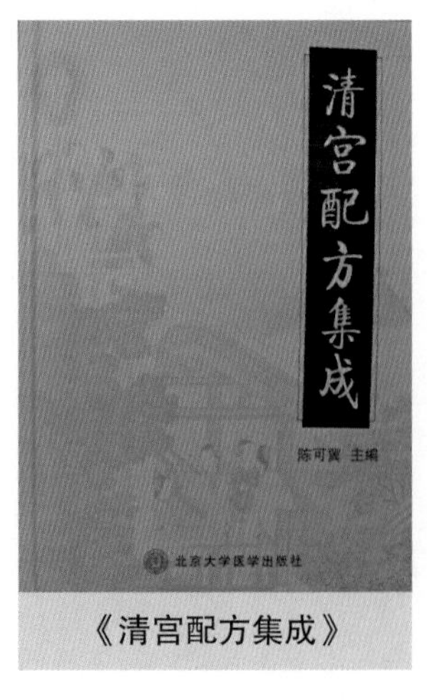

《清宫配方集成》

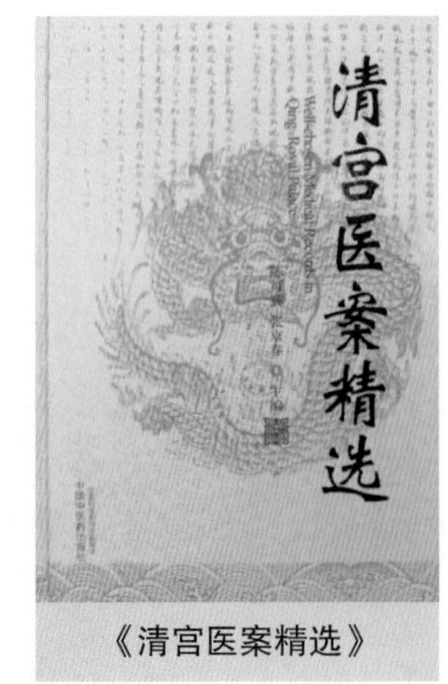

《清宫医案精选》

年出版，陈可冀、史载祥主编。

（3）《清宫配方集成》，北京大学医学出版社2013年出版，陈可冀主编。

（4）《清宫医案精选》，中国中医药出版社2013年出版，陈可冀、张京春主编。

（5）《清宫外治医方精华》，人民卫生出版社2012年出版，陈可冀主编。

2. 论文

（1）陈可冀. 病证结合治疗观与临床实践［J］. 中国中西医结合杂志，2011，08：1016～1017。

（2）陈可冀，等. 冠心病稳定期因毒致病的辨证诊断量化标准. 中国中西医结合杂志，2011，31（3）：313～314。

（3）CHEN ke-ji. Blood stasis syndrome and its treatment with activating blood circulation to remove blood stasis therapy. Chin J Integr Med.2012，12：891～896。

（4）Ke-ji Chen，Ka Kit Hui，Myeong Soo Lee，et al. Potential benefits of Chinese Herbal Medicine for elderly patients with cardiovascular diseases. Evid Based Complement Alternat Med.2012，Article ID 125029。

（5）XU Hao and CHEN Ke-ji. Complementary and alternative medicine：Is it possible to be mainstream? Chin J Integr Med.2012；18（6）：403～404。

【人才培养】

培养传承人8人；接受进修、实习1000多人次。举办各类中医药继续教育项目23次，培训1000余人次。

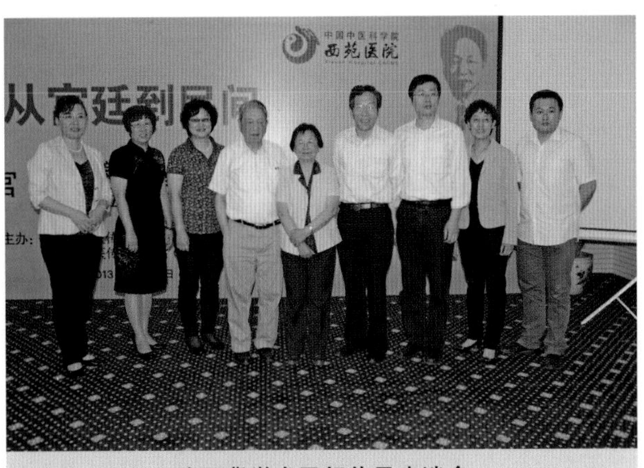

陈可冀学术思想传承座谈会

【成果转化】

1. 专利

（1）陈可冀，马晓昌. 一种抗心律失常的制剂及其制备方法；专利号CN201280036247。

（2）Keji Chen，Shouying Du，Xiaochang Ma.PREPARATION USED FOR ANTI-TACHYARRHYTHMIA AND ITS PREPARATION METHOD；专利号US8993007B2（美国）。

2. 技术标准

制定冠心病血瘀证诊断标准（草案）、介入术后冠心病中医证候诊断标准（试行）、冠心病稳定期因毒致病的辨证诊断量化标准。

【推广运用】

（一）诊疗方案

1. 冠心病心绞痛

辨证分心血瘀阻证、痰浊壅塞证、气阴两虚证，方药选冠心Ⅱ号方、瓜蒌薤白半夏汤、生脉散等。

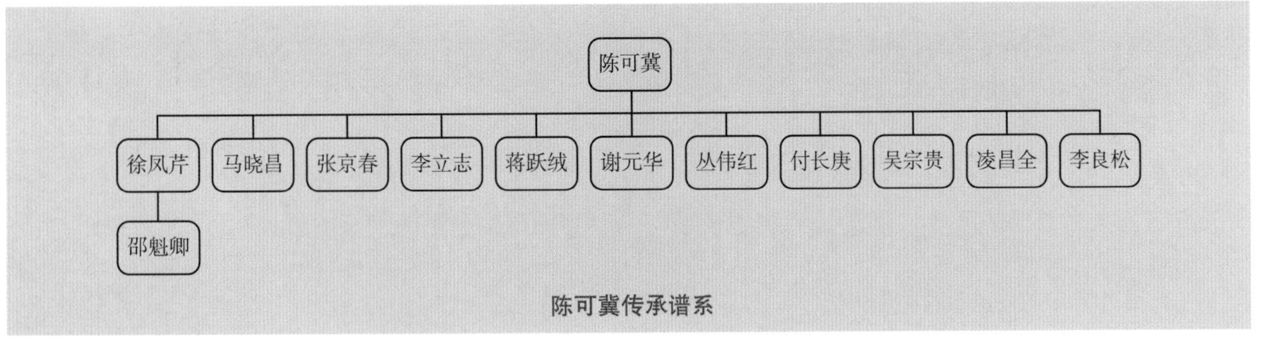

陈可冀传承谱系

2. 急性心肌梗死

辨证分气虚痰瘀互阻证、气虚血瘀证、阳虚寒凝证，方药选愈梗通瘀汤、抗心梗合剂（黄芪、丹参、党参、黄精、郁金 、赤芍）、宽胸丸等。

3. 慢性心力衰竭

辨证分血瘀饮停证、气阴两虚证、阳气亏虚证，方药选桃红四物汤、生脉散、五苓散等。

4. 高血压

辨证分肝火亢盛证、肝肾阴虚证、痰湿壅盛证，方药选清眩降压汤、杞菊地黄汤、半夏白术天麻汤等。

（二）运用及推广情况

以上诊疗方案在中国中医科学院西苑医院推广，临床效果良好。

三、依托单位——中国中医科学院西苑医院

【依托单位简介】

中国中医科学院西苑医院是三级甲等中医院，隶属于国家中医药管理局，始建于1955年12月，是中华人民共和国成立后由中央政府建设的第一所大型中医院，为全国示范中医医院。医院设有业务科室45个。

【特色优势】

医院注重医疗与科研的协调发展，在多发病及难治性疾病的中医和中西医结合治疗方面积累了丰富的经验，取得了良好的疗效。医院在中医药基础和临床研究方面取得了丰硕的成果。近10年来，医院先后承担国家“973”“863”“国家自然基金”以及国际合作等课题200余项，与国内外100多家科研机构和企业建立了良好的科研协作关系。“血瘀证与活血化瘀研究”获得2003年度国家科技进步一等奖。

医院现有中国科学院、中国工程院院士各1名，国医大师1名，首都国医名师3名，享受国务院政府特殊津贴专家36人，全国名老中医药专家学术经验继承工作指导老师17人，全国优秀中医临床人才11人，“百千万人才”4名。

【联系方式】

地址：北京市海淀区西苑操场1号

电话：010-62835678，010-62835252

网址：http://www.xyhospital.com

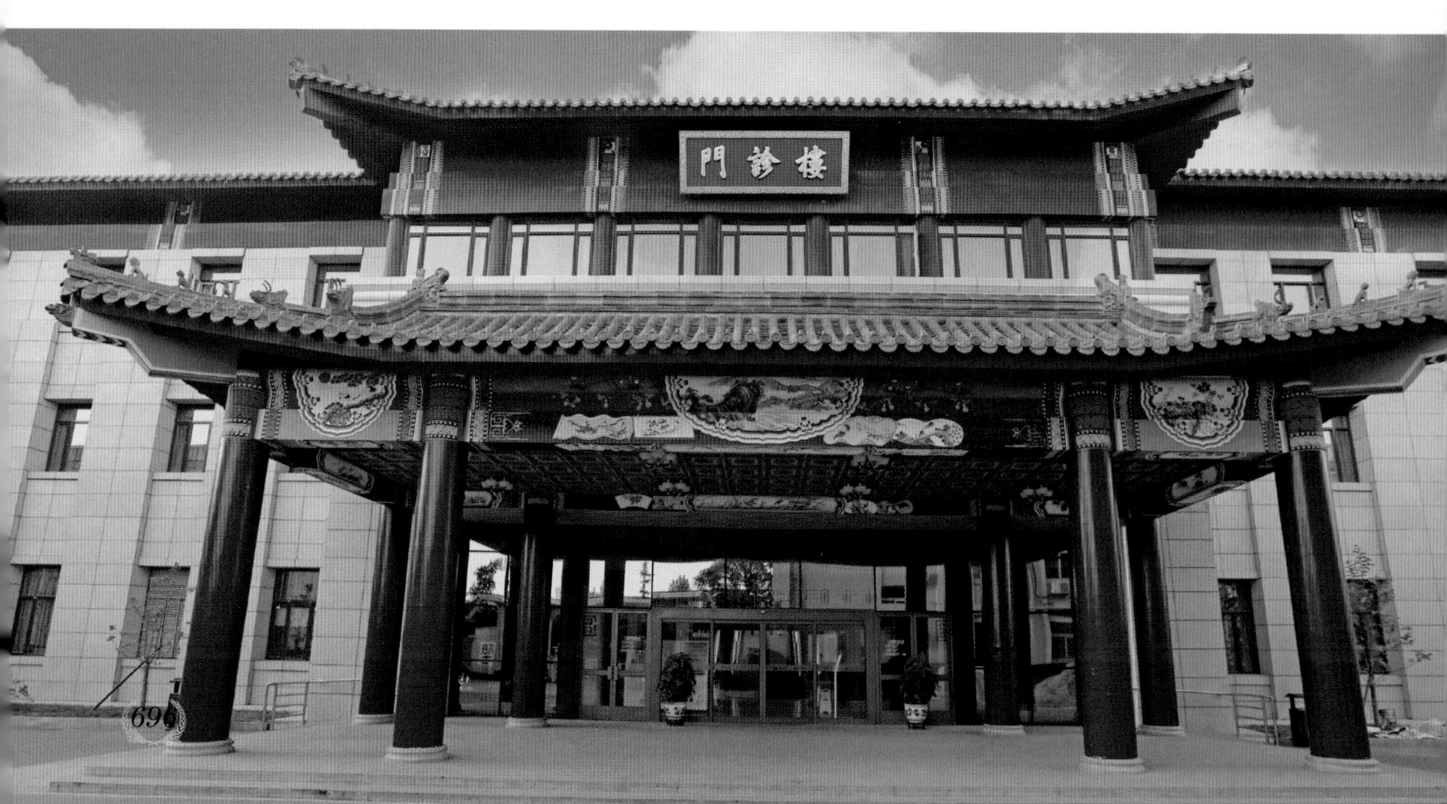

马继兴

全国名老中医药专家传承工作室

一、老中医药专家

【个人简介】

马继兴，1925年出生，男，回族，山东济南人。中国中医科学院中国医史文献研究所资深研究员。1945年毕业于华北国医学院，曾师从京城名医施今墨先生。自1955年建院初期即来到当时的中国中医研究院，此后在针灸研究所和医史文献研究所工作。曾任中华中医药学会文献分会首届主任委员、中国药学会药学史专业委员会主任委员，中医文献学科学术带头人。为中国中医科学院首届博士生导师，国家首批突出贡献专家，享受国务院政府特殊津贴，荣获全国民族团结进步模范、全国先进工作者称号。

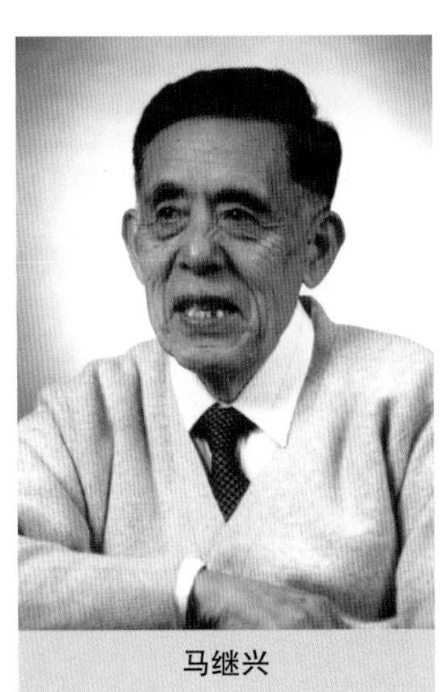
马继兴

担任第三批全国老中医药专家学术经验继承工作指导老师。

继承人：万芳，中国中医科学院中国医史文献研究所，研究员。

【学术研究与成果】

马继兴从事中医药历史与文献研究70余年，开辟了针灸史与针灸文献、本草史与本草文献、出土中医药文献、佚失中医药文献辑复、海外收藏中医药文献研究诸多新领域，创建中医文献学科。学术著作170余种（著作、论文），荣获国家与部局级、院级科研成果奖22项。主要代表著作《神农本草经辑注》获国家科技进步三等奖。《中医文献学》获第六届全国优秀科技图书一等奖。《敦煌古医籍考释》《敦煌医药文献辑校》获新闻出版署国家图书奖。《马王堆古医书考释》获国家中医药管理局中医药基础研究著作类一等奖。2009年“《桐君采药录》考察”获得第六届中国科协期刊优秀学术论文一等奖，此为中医界唯一获奖作品。

20世纪80年代初期，马继兴积极筹措，争取有关部门的支持，两次举办全国中医文献进修班，与医史文献研究所其他专家学者共同制定教材，参加授课，带领学员进行具体文献研究工作，进

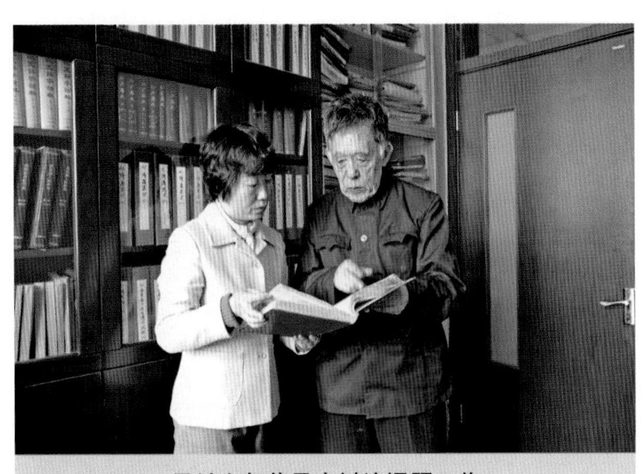
马继兴与传承人讨论课题工作

行专业培训。这批进修学员后来成为全国中医文献研究骨干力量。数十年间，马继兴带教进修生、硕士生、博士生数十名。在他的潜移默化熏陶之下，学生们在各自的专业领域取得许多喜人成就。

二、传承工作室建设成果

【成员基本情况】

1. 负责人

万芳，女，中国中医科学院中国医史文献研究所中医医史文献专业，研究员。

2. 主要成员

杨峰，男，中国中医科学院针灸研究所针灸文献专业，副研究员。

【学术成果】

1. 论著

（1）《神农药学文化研究》，人民卫生出版社2012年出版，马继兴著。

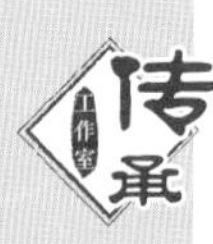

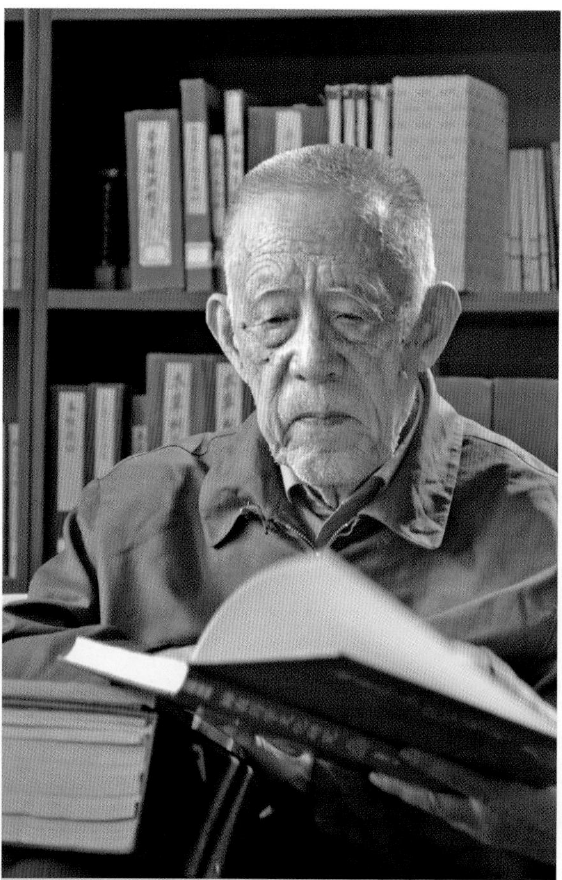

马继兴90华诞阅读古籍

（2）《针灸学通史》，湖南科学技术出版社2013年出版，马继兴著。

2. 论文

（1）万芳．南宋《全婴方论》溯源考．北京中医药大学学报，2010，(5)：313～316。

（2）万芳．脏腑证治图说人镜经之传承考析．中医文献杂志，2010，(5)：3～5。

（3）杨峰．既立其真，更穷流变——“血络”考论．中国针灸，2010，30（4）：329～335。

（4）杨峰．从《素问》杨王注看针灸理论解释的思路．辽宁中医杂志，2010，37（7）：1229～1230。

（5）杨峰．经典注释与针灸理论传承——以《素问》杨王注比较为中心．辽宁中医杂志，2010，37（8）：1490～1493。

（6）杨峰．《内经》针灸理论分部思想探讨．辽宁中医杂志，2010，37（10）：1939～1940。

（7）万芳．中医古籍版本研究与思考——兼谈马继兴与中医古籍版本研究[J]．北京中医药，2011，30（4）：278～280。

（8）赵林冰，等．《御纂医宗金鉴》药引运用探析[J]．中华中医药杂志，2011，(4)：660～662。

（9）杨向真，等．清末奉天府名医庆云阁与张奎彬从医办学事记[J]．中医文献杂志，2011，29（3）：55～封底。

（10）万芳，等．西风东渐影响下的中药变革[J]．北京中医药大学学报，2012，35（7）：437～440，444。

（11）杨向真，等．近代费县名医左国楫[J]．中医文献杂志，2012，30（4）：40～41。

（12）李楠，等．刘民叔神农古本草经探析[J]．中国中医基础医学杂志，2013，19（4）：369～370。

（13）李楠，等．民国时期中药辞典的编纂及其对中药学发展的影响 [J]．北京中医药大学学报，2013，36（9）：586 ～ 588，594。

（14）万芳．马继兴学术研究再论 [J]．中医文献杂志，2013，31（6）：49 ～ 51。

（15）李楠，等．民国时期的北平中药讲习所 [J]．北京中医药，2013，32（12）：954 ～ 956。

（16）万芳，等．关于民国中医医籍研究的思考 [J]．中国中医药图书情报杂志，2014，38（1）：41 ～ 43。

（17）李楠，等．陈存仁《中国药学大辞典》述评 [J]．中国中医基础医学杂志，2014，20（3）：307 ～ 308。

（18）杨峰．针灸医学史研究的思路与方法：以马继兴老先生为例．中国针灸，2014，34（3）：303 ～ 307。

3. 获奖情况

“马继兴新世纪学术成果与传承研究”获得2012 年中国中医科学院科学技术奖一等奖、2013 年中华中医药学会科学技术奖二等奖，项目内容包括《针灸学通史》《神农药学文化研究》《马继兴医学文集》及其学术讲座视频等。

《针灸学通史》获得 2013 年国家新闻出版广电总局第三届中国出版政府奖，同时入选国家新闻出版广电总局第四届“三个一百”原创图书出版工程。

马继兴研究员获得中国中医科学院、北京岐黄中医药科学发展基金会颁发的 2010 年度“岐黄中医药基金会传承发展奖”。

【人才培养】

培养本院传承博士后 1 名，中医文献专业硕士 2 名，博士 2 名。举办国家级继续教育项目“马继兴中医古代文献研究培训班”，培训 60 余人。

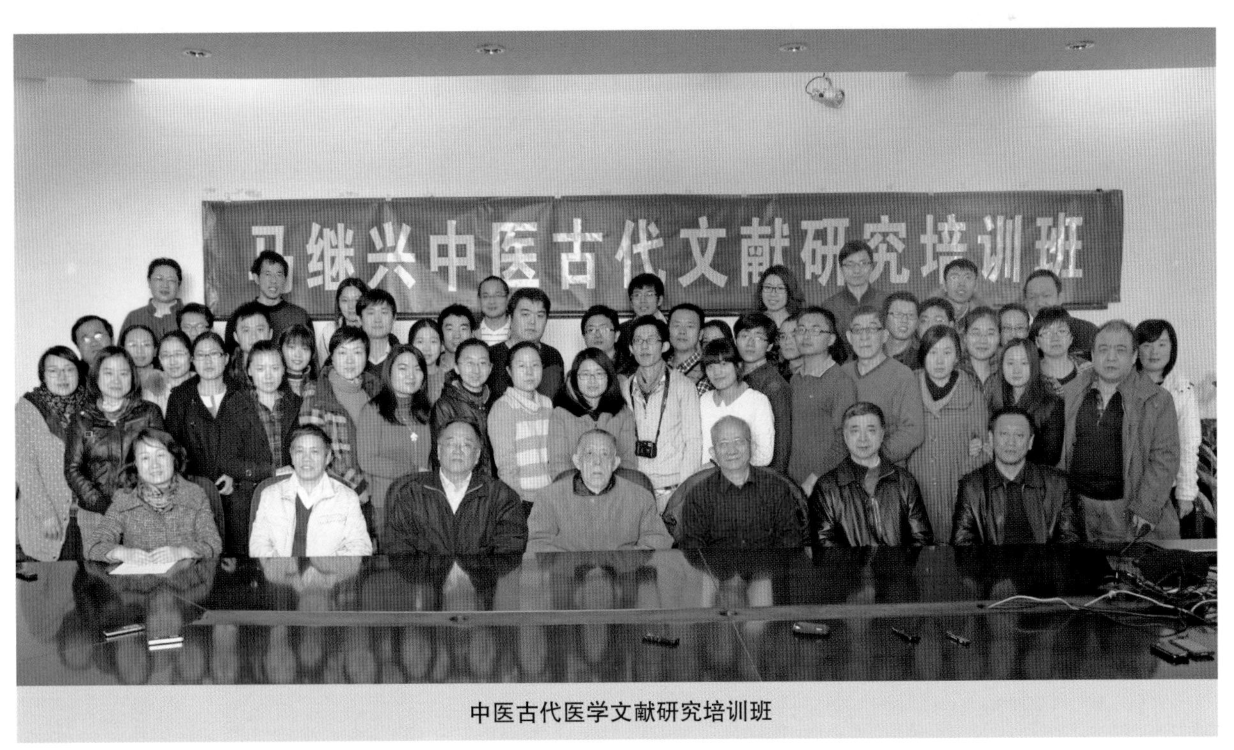

中医古代医学文献研究培训班

三、依托单位——中国中医科学院中国医史文献研究所

【依托单位简介】

中国中医科学院中国医史文献研究所成立于1982年，是国家级公益性科研机构，国家中医药管理局中医史学、中医文献学、中医文化学重点学科建设单位，国家卫生和计划生育委员会指定的医史文献教育基地。研究所下设所办公室、科研教育办公室、医学史研究室、中医文献研究室、中医古籍数字化研究室、民族医学研究室、术语与工具书研究室、医药文物研究室、民间传统医药研究室、中国医史博物馆、《中华医史杂志》编辑部。

【特色优势】

建所以来，先后承担并完成国家各级课题100余项，出版著作600余部，发表论文2000余篇，获得各级奖励60余项，形成了一支高水平的老、中、青研究团队。1978年起开展研究生教育，是第一批博士、硕士授权点。目前有博士研究生导师7名，硕士研究生导师11名，已培养博士研究生75名，硕士研究生122名，学位论文获奖15项。2002年接受博士后进站工作。研究所目前形成了以医史文献研究为基础，以中医古籍数字化、中医名词术语规范化、中医药传统知识保护和传统医药非物质文化遗产研究引领前沿的局面。

【联系方式】

地址：北京市东直门南小街16号

电话：010-64089118

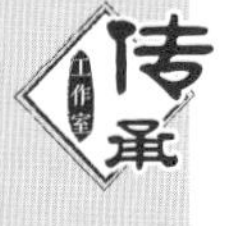

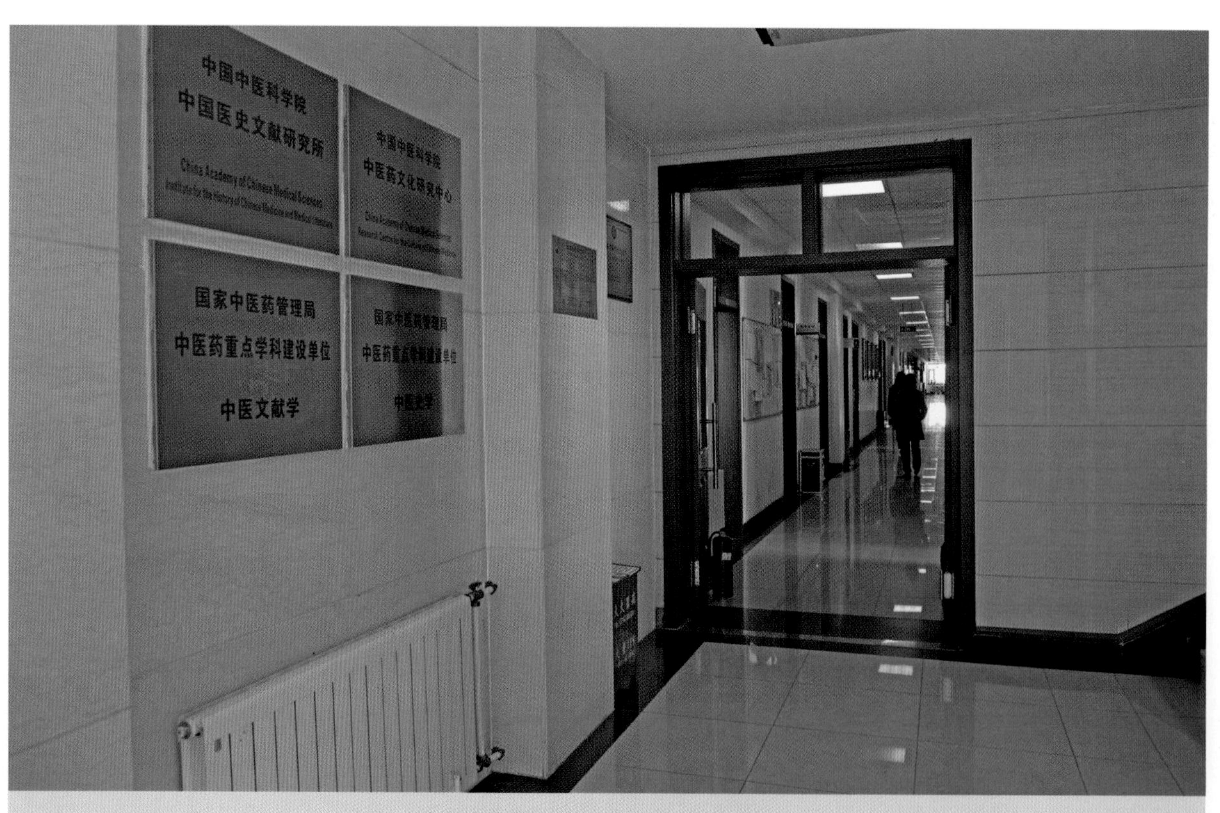

中国中医科学院中国医史文献研究所

孙树椿

全国名老中医药专家传承工作室

一、老中医药专家

【个人简介】

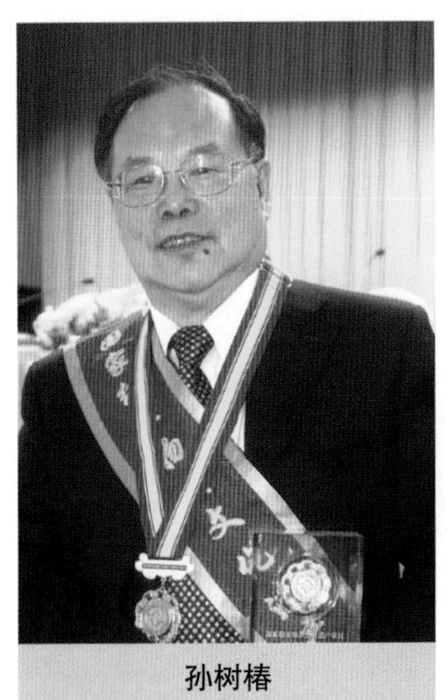

孙树椿

孙树椿，1939年生，男，汉族，河北省蠡县人。中国中医科学院首席研究员、主任医师、博士生导师。1964年毕业于北京中医学院，分配至北京东直门医院，师从北京骨伤名医刘寿山先生，得其亲授真传，后在中国中医科学院骨伤科研究所、中国中医科学院望京医院工作至今。现任中华中医药学会副会长，世界中医药学会联合会骨伤专业委员会会长，中华中医药学会骨伤科分会主任委员，北京中医药学会骨伤专业委员会主任委员，《中国骨伤》杂志副主编，《中国中医骨伤科》杂志主任委员、执行主编，《中医正骨》杂志副主任委员、副主编。是第一批国家级非物质文化遗产“中医正骨”传承人。曾任国家发明奖医药卫生组委员、中国中医研究院骨伤科研究所所长、北京针灸骨伤学院骨伤系负责人等职，1993年开始享受国务院政府特殊津贴。

先后担任第3～5批全国老中医药专家学术经验继承工作指导老师。

第三批继承人：①朱立国，中国中医科学院望京医院中医骨伤专业，主任医师；②张军，中国中医科学院望京医院中医骨伤专业，主任医师；③罗杰，中国中医科学院望京医院中医骨伤专业，主任医师。

第四批继承人：①高景华，中国中医科学院望京医院中医骨伤专业，主任医师；②范东，北京中医药大学附属东直门医院中医骨伤专业，副主任医师。

第五批继承人：①王尚全，中国中医科学院望京医院中医骨伤专业，主任医师；②陈兆军，北京中医药大学第三附属医院中医骨伤专业，主任医师。

主编著作有《临床骨伤科学》《中医骨伤科学》《中医筋伤学》《刘寿山正骨经验》等10余部，发表论文30篇。

【学术经验】

（一）学术思想

提倡内治与外治相结合，尤其重视骨伤手法治疗，临证突出手摸心会，讲究“轻、巧、柔、和”；辨病、辨证相结合，临床诊治病证合参，选用适当的方药、恰当的手法。治疗骨伤疾病主张动静结合，重视功能锻炼。

（二）临床经验

博采大江南北诸家名医之长，积累自己近五十余载临床经验，传承和发展了“清宫正骨流派手法”。强调治疗骨伤科疾病应在中医理论指导下辨证论治，在临床诊治时既要辨病，又要辨证，只有病、证合参才能选用适当方药、恰当的手法。

明确提出骨伤疾病无论伤筋还是伤骨，离经之血形成的“瘀”才是病机之初的根本；骨伤科疾患辨证不应是“气滞血瘀”，而应是“血瘀气滞”。在手法运用上讲究轻巧柔和、外柔内刚，真正体现了“机触于外、巧生于内、手随心转、法从手出”的正骨手法要旨，使患者在没有痛苦感觉的情况下获得疾病的缓解或痊愈。

临床运用手法治病必须根据疾病因势利导，轻重结合，灵活掌握，方能最大程度地解除患者痛苦

【擅治病种】

1. 颈椎病

强调对颈椎病病变部位、程度、性质等进行判断，为手法施术和药物应用确立正确方案。强调找到“筋结”，待松解后再用旋转法松解关节粘连。

2. 耻骨联合分离症

耻骨联合分离症目前国内外没有特效治疗方法，而清宫正骨手法疗效明确，治疗一次患者就有明显轻松感，一般 3 ～ 5 次治愈。

3. 尾骨骨折

尾骨骨折往往因治疗不当或延迟治疗而遗留尾痛症。用清宫正骨手法治疗，患者一般当时即可缓解疼痛，蹲起较自如，行走轻松，治疗 2 周左右可使全部症状消失。

4. 踝关节扭伤

踝关节扭伤一般采用冰敷、固定，不主张手法治疗，治疗不当会遗留后遗症。利用清宫正骨摇摆戳板的独特手法治疗该病有特色，效果明显，疗程大大缩短。

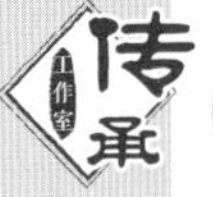

二、传承工作室建设成果

【成员基本情况】

1. 负责人

张军，男，中国中医科学院望京医院中医骨伤专业，主任医师。

2. 主要成员

朱立国，男，中国中医科学院望京医院，中医骨伤专业，主任医师。

刘秀芹，女，中国中医科学院望京医院，中医骨伤专业，主任医师。

王尚全，男，中国中医科学院望京医院，中医骨伤专业，主任医师。

高景华，男，中国中医科学院望京医院，中医骨伤专业，主任医师。

罗杰，男，中国中医科学院望京医院，中医骨伤专业，主任医师。

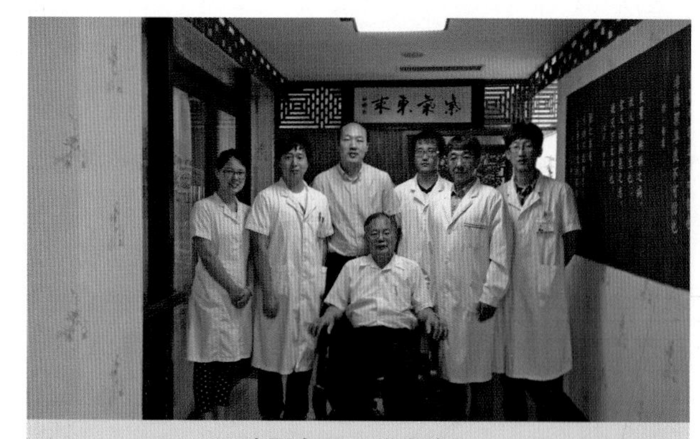

沈阳名医工作室成立

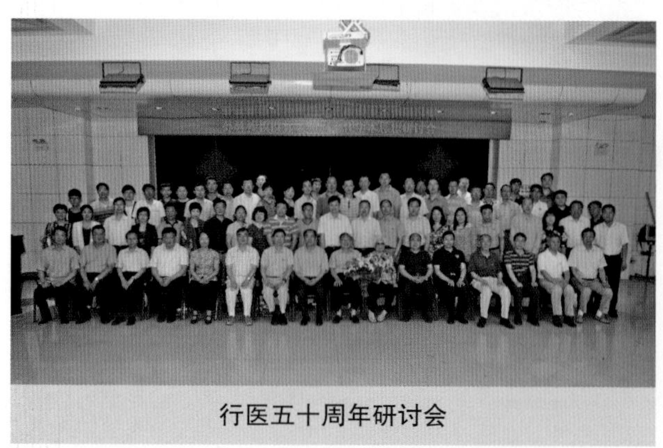

行医五十周年研讨会

【学术成果】

1. 论著

（1）《清宫正骨手法图谱》，中国中医药出版

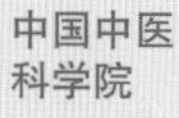

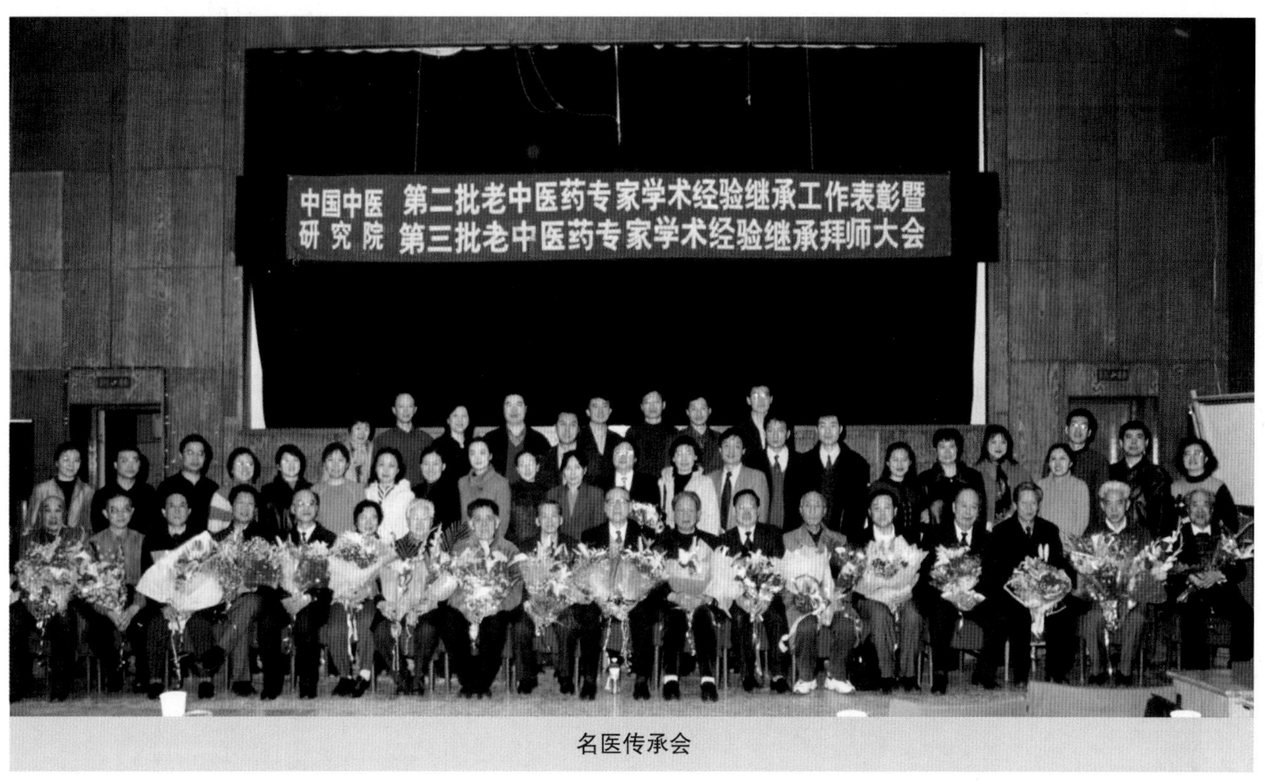

名医传承会

社2012年出版，孙树椿主编。

（2）《孙树椿筋伤手法经验集》，中国中医药出版社2014年出版，高景华、张军主编。

2. 论文

（1）张军. 浅析孙树椿筋伤理论指导下手法治疗颈椎病，中国中医骨伤科杂志，2011，19（4）：58。

（2）高景华，等. 旋提手法治疗椎动脉型颈椎病的临床研究. 中国中医骨伤科杂志，2011，19（7）：17～19。

（3）高景华，等. 摇拔戳手法治疗陈旧性踝关节扭伤34例. 世界中医药杂志，2011，6（3）：214～215。

（4）张军，等. 筋出槽骨错缝理论在脊柱源性疾病中的认识，中国中医骨伤科杂志，2012，20（10）：72。

（5）朱立国. 孙树椿教授学术思想及临床经验研究，国际中医中药杂志，2013，10：17。

【人才培养】

培养传承人7人；接受进修、实习58人。举办国家级中医药继续教育项目2次，培训160人次；举办省级中医药继续教育项目1次，培训67人次。

【推广运用】

整理出5种优势病种（神经根型颈椎病、腰椎间盘突出症、退行性腰椎滑脱症、膝骨性关节炎、腰椎管狭窄症）诊疗方案，前4种已经制定临床路径，已在中国中医科学院、北京中医药大学、广东省中医院、甘肃省中医院、河南中医药大学第一、第二附属医院、黑龙江中医药大学等医疗单位推广应用。

三、依托单位——中国中医科学院望京医院

【依托单位简介】

中国中医科学院望京医院建院于1997年，由原中国中医研究院骨伤科研究所、北京针灸骨伤学院附属医院和骨伤系合并组建。经多年建设，现已发展成一所以中医骨伤科为重点，其他学科同步发展，集医疗、科研、教学为一体的三级甲等中医医院。

医院占地面积78亩，建筑面积67870 m^2，开放床位701张。设有17个职能处室、34个临床科室、9个医技科室、20个病区、2个三级实验室、13个教研室。设有社区卫生服务站和120望京急救站。

【特色优势】

医院现有职工1102人，其中高级职称158人，博士生导师13人，硕士生导师21人，北京中医药大学七年制本硕连读导师74人；医学博士47人，医学硕士157人；享受国务院政府津贴专家17人；国家级名老中医2人，北京市名老中医5人；中国中医科学院首席研究员2人，学科带头人7人。医院中医骨伤科是国家临床重点专科、国家中医药管理局重点学科、重点专科、国家中医药管理局筋伤治疗手法重点研究室，是国家中医药管理局骨伤重点专科协作组组长单位。建院以来承担各级课题260项，包括“863”计划、“973”专项、国家“十五”攻关计划、“十一五”科技支撑计划、中医药行业专项、国家自然科学基金等国家级课题83项。获得国家科学技术二等奖3项，省部级科研奖37项，其他科研奖22项；获国家专利19项，在核心期刊发表学术论文1168篇，主编出版著作116部。承办中国科技核心期刊《中国骨伤》。

【联系方式】

地址：北京市朝阳区望京中环南路6号
电话：010-84042347
网址：www.wjhospital.com.cn

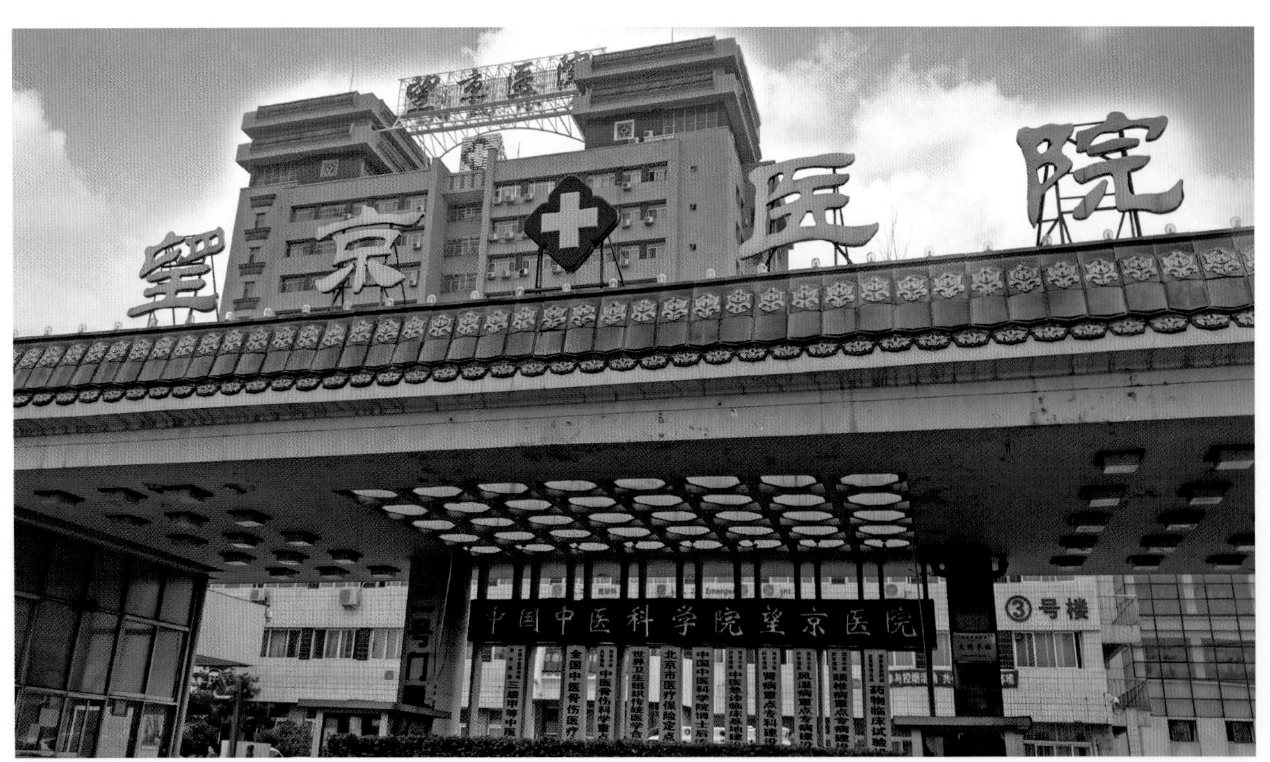

许建中

全国名老中医药专家传承工作室

一、老中医药专家

【个人简介】

许建中，1930年出生，男，汉族，福建莆田县人。中国中医科学院西苑医院中医内科专业教授、主任医师。1954年山西医学院毕业后任职于山西医学院内科，1955 ～ 1958年参加首届西学中班学习，并获得卫生部颁发的西医学中医一等奖章。1965年调入中国中医研究院西苑医院，1978年组建呼吸科、呼吸病研究室，并担任科室主任及研究室主任，兼中国中医科学院研究生部教授。历任中国中西医结合学会呼吸专业委员会副主任委员、主任委员、名誉主任委员；1992年起享受国务院政府特殊津贴；2013年获北京市第二届“首都国医名师”荣誉称号。

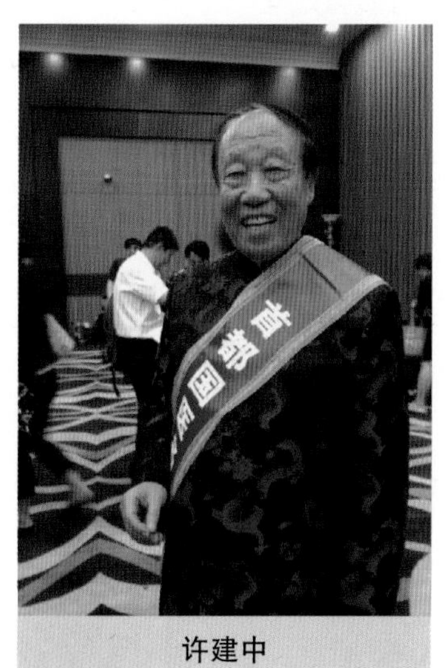

许建中

担任第二批全国老中医药专家学术经验继承工作指导老师。

继承人：①冯德华，男，中国中医科学院西苑医院肺病科，主任医师；②唐玲华，女，中国中医科学院西苑医院肺病科，副主任医师。

主要编著有《实用中西医结合哮喘病学》《实用中西医结合诊断治疗学》《白话中医四部经典·灵枢》《呼吸病研究专辑》，发表论文100余篇。

主持的研究获得中国科学大会成果奖、卫生部科技大会科研成果奖、卫生部乙级科研奖等。

【学术经验】

（一）学术思想

主张遵循“急则治标，缓则治本”“标本兼治”的理论治疗呼吸系统疾病。效法张元素的脏腑用药法式，明辨阴阳、表里、寒热、虚实；取法李东垣补土治法，认为慢性呼吸病应重视脾胃升运，强调健脾固本治法；从朱丹溪的“阳常有余，阴常不足”得到启示，对慢性呼吸病注重养阴润肺。

（二）临床经验

1. 治疗慢阻肺经验

慢阻肺急性期外感风热和风寒之邪是诱因，治疗用辛凉解表及辛温解表法，强调“祛邪务尽”。对缓解期及迁延期脾肺两虚、肾肺虚喘者，用益气固表、健脾补肺、补肾纳气之法。

2. 肺间质疾病治疗经验

肺间质疾病早期应以泻实为主，治当以祛风豁痰、宣肺止嗽为主，晚期应以健脾益气、补肾纳气为法。由于气血痹阻贯穿于疾病的始终，故无论早期、晚期均可兼以活血通络之法，但用药要平和，切忌峻猛而伤及脾胃。

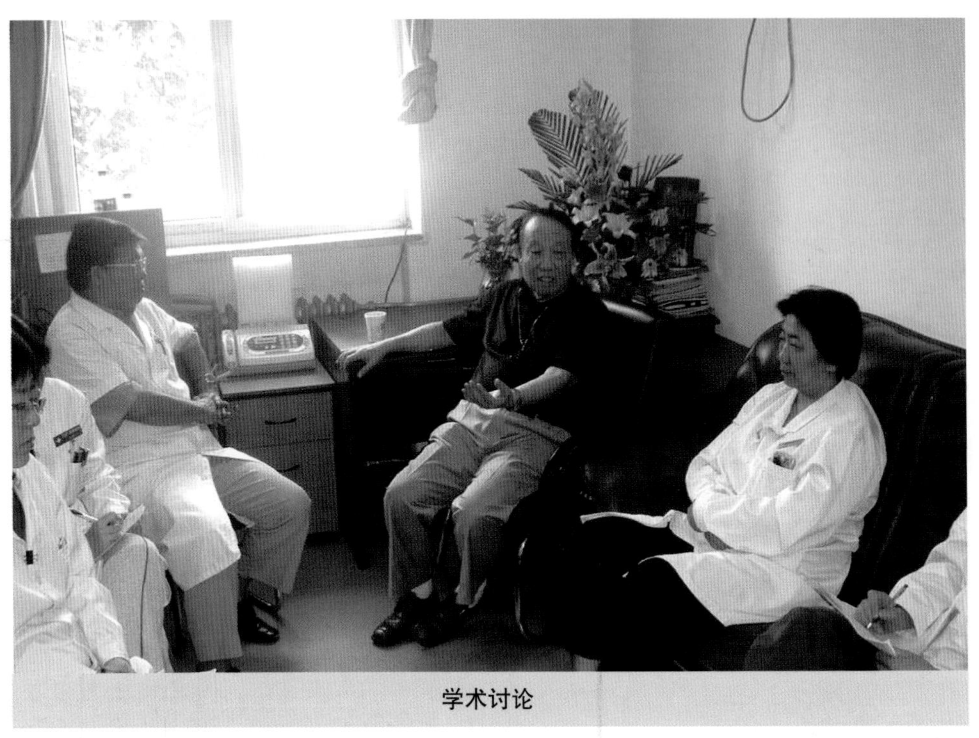
学术讨论

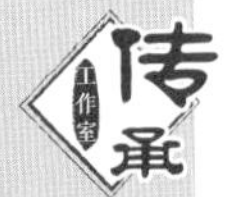

【擅治病种】

1. 咳嗽

首辨外感和内伤，内伤咳嗽则以辨病为主，脏腑为纲，以虚实为目，明辨脏腑虚实。外感咳嗽用药宜轻清灵动之品以开达之，不主张药量过大，应避免过早妄用酸敛收涩镇咳，若外邪未消，也不可过投养阴润肺之品。例如浙贝和川贝，两者都有清肺、润肺止咳之功，但浙贝性味偏辛，有宣散之功，故多用于外感咳嗽；川贝偏润而多用于燥咳、久咳，不可过早使用。外感咳嗽无论寒热，均可使用辛温之品，以利于肺气的宣发。

2. 慢性阻塞性肺病

应分期辨证治疗。急性期应适当配合西医方法，如抗感染、解痉、糖皮质激素等。应根据患者痰的色度、黏稠度、气味，结合舌脉以及整体状态辨证。急性期应先散尽外邪，继以辨证采取清肺利痰、温化寒痰、燥湿化痰等法，并结合宣肺止咳平喘；缓解期则根据证型分别采取益气、养阴、固表、健脾、补肾纳气等法，防止 COPD 复发或延长复发间隔时间。对于危重患者应适时应用机械通气以利康复。

3. 支气管哮喘

有表证者以解表为治疗哮病的第一准则，麻黄为治哮方中第一要药，风寒表实者用麻黄汤、小青龙汤等化裁，风寒表虚者用桂枝汤，风湿困表用越婢汤加味，常用防风、荆芥、薄荷、羌活、葛根等祛风散邪药物，风热犯肺常用银翘散、桑菊饮，风燥犯肺则用桑杏汤、杏苏散等方化裁。缓解期多用玉屏风散。

4. 支气管扩张

治疗初期强调清热祛邪，尤其重视相兼表证的治疗，常用千金苇茎汤合银翘散、桑菊饮等方加减，酌加桔梗、鱼腥草、金荞麦等消痈排脓祛痰药物；若热毒炽盛，则常用蒲公英、鱼腥草、板蓝根、川贝、浙贝、葶苈子等清热解毒药物；若伴有咯血症状，则加入大小蓟、地榆炭、生地、白茅根等凉血止血之品；若日久累及脾脏，出现肺脾两虚症状，常用六君子汤加减。

5. 肺纤维化

强调祛血瘀、化痰浊、通肺络，常选麻黄、杏仁、射干、穿山龙、款冬花、贝母、百部、紫菀、三棱、莪术、丹参、川芎、红花、赤芍等。偏于肺气虚者常选玉屏风散；偏于肺阴虚者常选生地黄、玉竹、百合、麦冬、元参、太子参，久咳者可加五味子；偏于肾阴虚者常选六味地黄丸；阴虚火旺者予知柏地黄丸。此外，常在治疗中少佐解毒之品，常选板蓝根、鱼腥草等。

二、传承工作室建设成果

【成员基本情况】

1. 负责人

苗青，男，中国中医科学院西苑医院肺病（呼吸）科，主任医师。

2. 主要成员

张琼，女，中国中医科学院西苑医院，中医内科专业，主任医师。

张文江，男，中国中医科学院西苑医院，中医内科专业，副主任医师。

樊茂蓉，女，中国中医科学院西苑医院，中医内科专业，副主任医师。

樊长征，男，中国中医科学院西苑医院，中医内科专业，主治医师。

崔云，男，中国中医科学院西苑医院，中医内科专业，副主任医师。

【学术成果】

1. 论著

（1）《名中医门诊》，人民军医出版社 2014 年出版，苗青主编。

（2）《呼吸病验方妙用》，科技文献出版社 2010 年出版，苗青、赵兰才主编。

2. 论文

（1）崔云，等. 许建中教授治疗外感咳嗽经验. 北京中医药，2010，29(7)：513 ～ 514。

（2）樊茂蓉，等. 许建中教授治疗缓解期支气管哮喘学术经验. 时珍国医国药，2010，21（6）：1506 ～ 1507。

（3）苗青，等. 许建中治疗肺痿验案 1 则. 北京中医药，2010，29(5)：375 ～ 376。

（4）许宗伟，等. 许建中治疗哮喘病经验. 中医杂志（增刊），2010，51（6）：92 ～ 93。

（5）张文江，等. 许建中治疗支气管扩张症经验. 四川中医，2010，28(9)：5 ～ 6。

【人才培养】

培养传承人 2 人；接受进修 30 多人次。举办国家级中医药继续教育项目 1 次，培训 130 人次；举办省级中医药继续教育项目 2 次，培训 232 人次。

【成果转化】

1. 闫小平、唐旭东等；一种冬病夏治的贴膏剂；专利分类号：A61K36/9068；A61P11/06；A61P11/14。

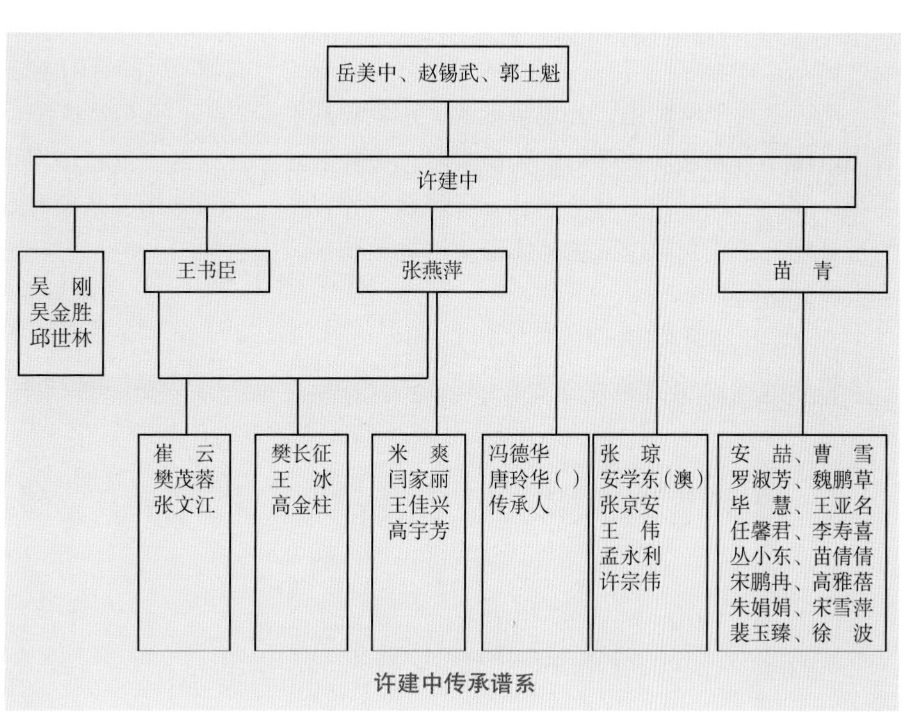

许建中传承谱系

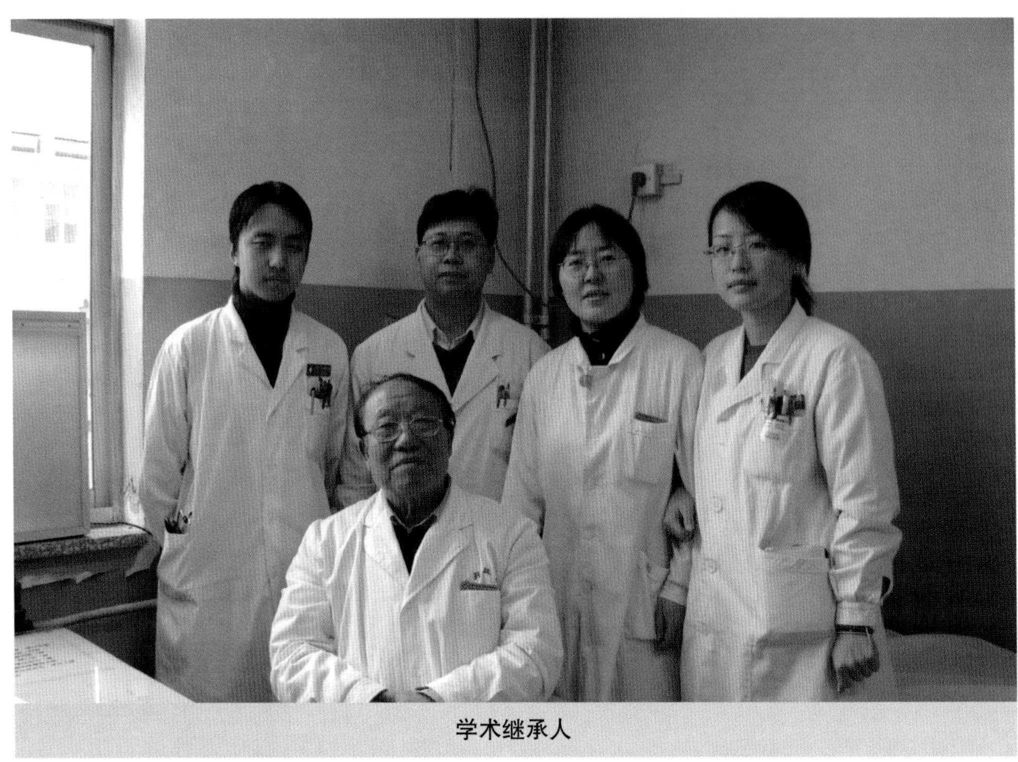
学术继承人

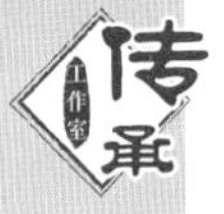

2. 刘建勋、王书臣等；一种用于平喘、镇咳、抗炎的中药组方、其制备方法及其用途；专利分类号，A61K36/85；A61P11/06；A61P11/14；A61P29/00；A61P11/10；A61P37/04；A61P31/04；A61P31/12；A61P31/16；A61P31/14；A61P31/22。

【推广运用】

（一）诊疗方案

1. 支气管哮喘

寒哮用射干麻黄汤，若表寒里饮、寒象较甚者，可用小青龙汤。热哮用定喘汤或麻杏石甘汤加减。脾肺气虚证用六君子汤合玉屏风散。肺肾两虚证用二仙汤加味。阴虚肺燥证用清燥救肺汤合生脉饮加减。

2. 特发性肺间质纤维化

阴虚肺燥证用清燥救肺汤加减，肺络痹阻、气阴两虚证用肺纤通方（旋覆花、红景天、威灵仙、海浮石、三棱、莪术、生黄芪、生地黄、甘草）加减，肝肾亏虚、气虚血瘀证用六味地黄丸加减。

3. 慢性阻塞性肺病

痰热蕴肺证用麻杏石甘汤加减，痰饮伏肺证用小青龙汤加减，肺脾两虚证用六君子汤、玉屏风散加减，肺肾阴虚证用六味地黄丸、百合固金丸加减，肺肾阳虚证用肾气丸加减。

4. 支气管扩张

风热犯肺证用桑菊饮加减，痰热郁肺证用千金苇茎汤、桔梗甘草汤，燥热伤阴证用沙参麦冬汤加减。

（二）运用及推广情况

以上 4 个诊疗方案已在中国中医科学院西苑医院等医疗单位推广应用。

三、依托单位——中国中医科学院西苑医院（见第 696 页）

周霭祥

全国名老中医药专家传承工作室

一、老中医药专家

【个人简介】

周霭祥，1926年出生，男，汉族，江西樟树市人。中国中医科学院西苑医院主任医师、研究员，博士研究生导师。1954年湘雅医学院医疗系本科毕业，1955～1958年参加卫生部中医研究院全国第一期西医离职学习中医研究班系统学习中医，毕业后留中国中医科学院西苑医院工作至今。1962年和同事创建西苑医院血液病研究室，并任科室主任20余年。历任中国中西医结合学会血液学专业委员会主任委员，中国中医科学院荣誉首席研究员，享受国务院政府特殊津贴。

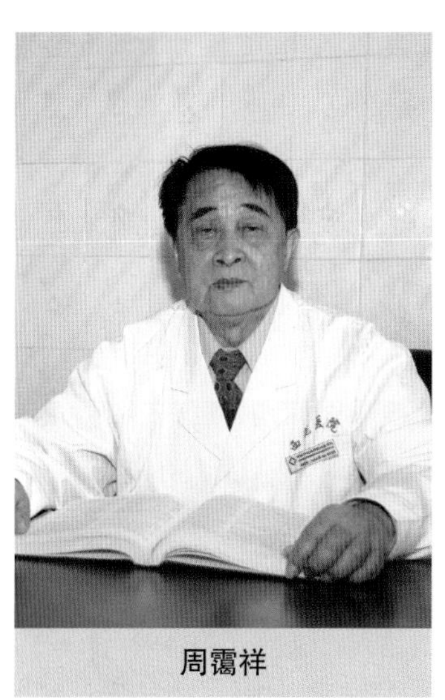

周霭祥

担任第二批全国老中医药专家学术经验继承工作指导老师。

继承人：胡乃平，中国中医科学院西苑医院血液科，主任医师。

主要编著有《当代中西医结合血液病学》等25部著作；发表“大菟丝子饮为主治疗慢性再生障碍性贫血169例的临床观察和实验研究”“青黄散治疗慢性粒细胞白血病86例临床观察”等论文100余篇。

主持“中西医结合治疗慢性再生障碍性贫血84例疗效观察”获1978年全国医药卫生科学大会奖；“大菟丝子饮为主治疗慢性再生障碍性贫血的临床和实验研究”获1986年度全国中医药重大科技成果乙级奖。

【学术经验】

（一）学术思想

对再生障碍性贫血主张采用补肾法治疗，注重辨肾阴阳的偏衰，予以滋肾及温阳法治疗。对慢性粒细胞性白血病及某些类型的急性白血病主张采用解毒、化瘀、消积聚的青黄散治疗，并开创了在国内采用含砷中药治疗急、慢性白血病的先河。

（二）临床经验

1. 益肾生血片治疗再生障碍性贫血

再障的发生是肾虚精亏在前，气血亏虚在后；以肾虚为核心进行辨证分型论治，在补肾经方“大菟丝子饮”基础上研制成益肾生血片（熟地、补骨脂、黄芪、当归、旱莲草、仙鹤草等）。

2. 青黄散治疗白血病

毒和瘀是白血病主要的病理因素，治疗应解毒化瘀。根据病情及患者个体差异，将青黛与雄黄分别按9∶1、8∶2、7∶3三种比例制成青黄散胶囊，治疗白血病。

3. 解毒凉血汤治疗紫癜

自拟解毒凉血汤（银花、连翘、栀子、黄

苓、土茯苓、生地、赤芍、丹皮、女贞子、旱莲草、紫草、白茅根、仙鹤草、生甘草、大枣、水牛角片），主治过敏性紫癜和血热型血小板减少性紫癜。

4. 化瘀消癥汤治疗骨髓增生性疾病

骨髓增生性疾病多合并腹中癥积，乃气滞血瘀所致。治疗用行气、活血、化瘀、消痞之品组成方剂，创化瘀消癥汤（桃仁、红花、当归、赤芍、川芎、丹参、鸡血藤、三棱、莪术、青黛、香附、郁金、鳖甲）。

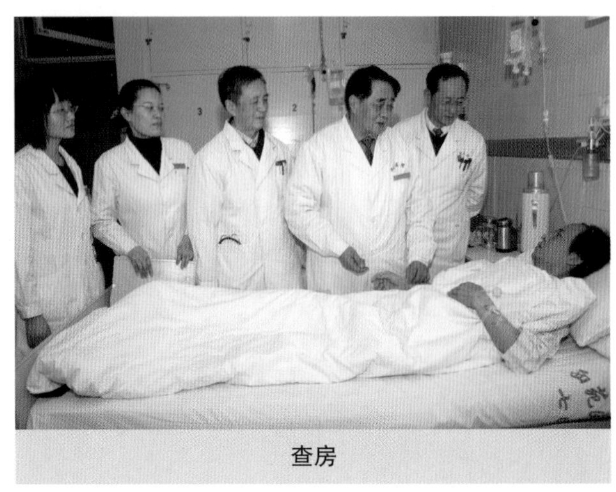

查房

【擅治病种】

1. 再生障碍性贫血

以肾虚为核心辨证分型论治；在辨证分型的基础上，根据病情分期论治；根据并发症的轻重，重点论治；结合现代药理研究，精选药味。经验方有十四味建中汤、大菟丝子饮、益肾生血片。常用药有菟丝子、女贞子、肉苁蓉、当归、桑椹、人参、白术、茯苓、甘草、当归、白芍、熟地、黄芪、肉桂、附子、麦冬、肉苁蓉。

2. 白血病

毒和瘀是主要病理因素，治疗当解毒化瘀。常用经验方为青黄散。常用药有青黛、雄黄。

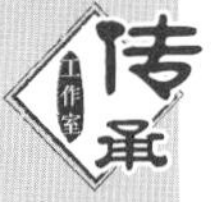

二、传承工作室建设成果

【成员基本情况】

1. 负责人

胡晓梅，女，中国中医科学院西苑医院血液科，主任医师。

2. 主要成员

全日城，男，中国中医科学院西苑医院血液科，主治医师。

李柳，女，中国中医科学院西苑医院血液科，主任医师。

张姗姗，女，中国中医科学院西苑医院血液科，副主任医师。

肖海燕，女，中国中医科学院西苑医院血液科，副主任医师。

郭小青，女，中国中医科学院西苑医院血液科，主治医师。

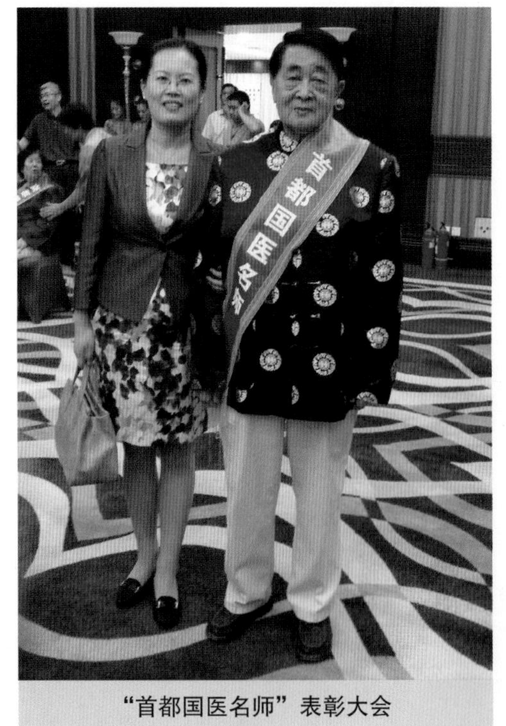

“首都国医名师”表彰大会

【学术成果】

1. 论著

（1）《周霭祥血液病诊治精要》，中国中医药出版社2011年出版，胡乃平、胡晓梅、刘锋主编。

（2）《血液病名家周霭祥学术经验及临证精

粹》，浙江科学技术出版社2014年出版，胡晓梅、全日城、胡乃平、刘锋主编。

2. 论文

（1）周庆兵，等. 从方证相应探析周霭祥辨治再生障碍性贫血经验. 上海中医药杂志，2011，45（6）：1～2。

（2）周庆兵，等. 周霭祥教授治疗恶性血液病经验简介. 新中医，2011，43（4）：137～138。

（3）李柳，等. 周霭祥研究员治疗紫癜病临证经验介绍. 新中医，2011，43（3）：170～172。

（4）胡晓梅，等. 周霭祥运用青黄散治疗白血病的经验. 中医杂志，2011，52（14）：1187～1189。

（5）胡晓梅，等. 周霭祥诊治再生障碍性贫血的学术思想. 中医杂志，2011，52（9）：731～734。

【人才培养】

培养传承人37名；接受外单位进修学习13人。举办国家级中医药继续教育项目3次，培训360人次。

【成果转化】

院内制剂：益肾生血片；编号：京药制字20063060；功能主治：补肾生血，适用于再生障碍性贫血以及其他骨髓造血衰竭。

【推广运用】

（一）诊疗方案

1. 再生障碍性贫血

肾阴虚型用大菟丝子饮加减，肾阳虚型用十四味建中汤加减，肾阴阳两虚型用益肾生血汤加减。

2. 白血病

急性髓细胞性白血病（不能耐受化疗者）以青黄散为主加减。

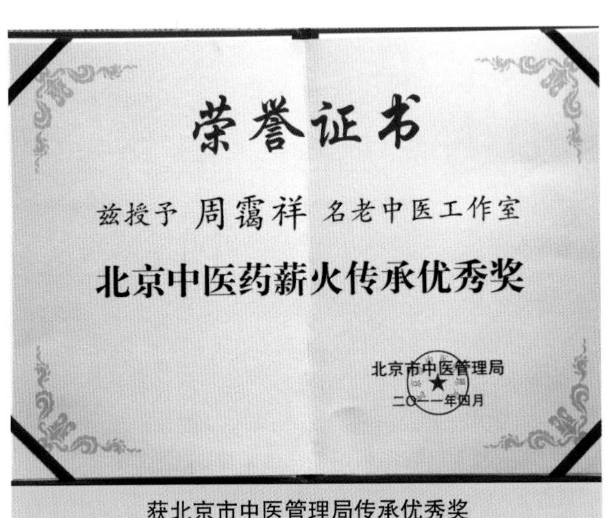

获北京市中医管理局传承优秀奖

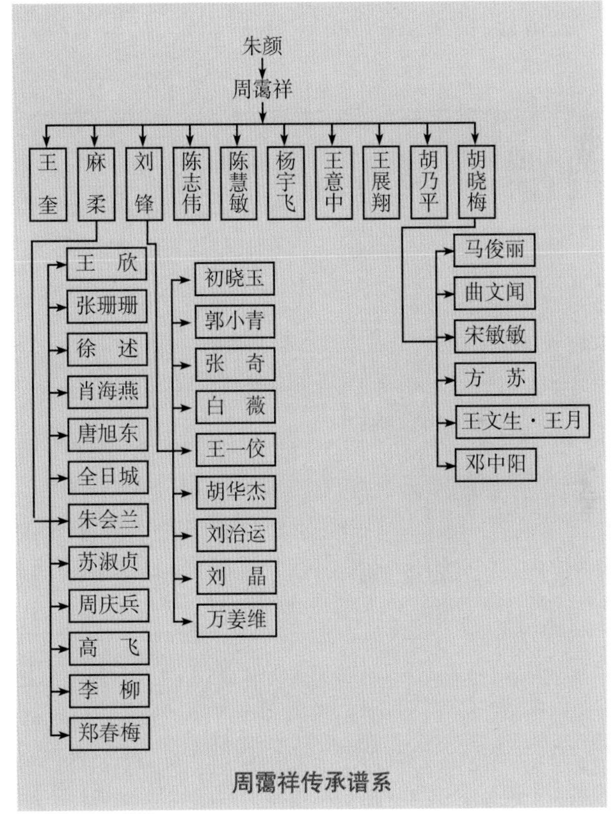

周霭祥传承谱系

（二）运用及推广情况

中医治疗再生障碍性贫血的诊疗方案在全国中医血液病重点专科协作组11家成员单位得到推广；急性髓细胞性白血病的诊疗方案在全国中医血液病重点专科协作组9家成员单位得到推广。

三、依托单位——中国中医科学院西苑医院（见第696页）

田从豁

全国名老中医药专家传承工作室

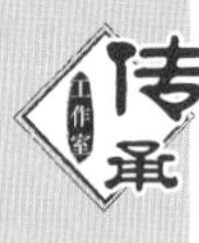

一、老中医药专家

【个人简介】

田从豁，1930年生，男，汉族，河北人。中国中医科学院广安门医院主任医师、研究员。1951年中国医科大学毕业，同年开始在北京针灸研究所从事针灸医疗、科研、教学工作；1955年始于中国中医研究院广安门医院工作至今。曾任北京国际培训中心教授，中国针灸学会常务理事兼副秘书长，北京市针灸学会常务理事，中国中医研究院针灸研究所研究室副主任、北京国际针灸培训中心副主任。现为中国针灸学会理事会顾问、北京中医药学会首届师承工作委员会顾问、北京针灸学会理事会顾问。2014年获“首都国医名师”称号。

田从豁

先后担任第二、五批全国老中医药专家学术经验继承工作指导老师。

第二批继承人：①李其英，北京崇文中医院针灸专业，主任医师；②邵淑娟，中国中医科学院广安门医院针灸专业，主治医师。

第五批继承人：①杨涛，中国中医科学院广安门医院针灸专业，副主任医师；②王蕊，中国中医科学院广安门医院针灸专业，主治医师。

主要编著有《中国灸法全书》《中国灸法集萃》《中国贴敷治疗》《田从豁临床经验》《田从豁治疗皮肤病效验集》《针灸医学验集》等著作；发表“针灸对42例十二指肠溃疡患者胃酸分泌影响的研究”“针灸治疗慢性气管炎”等论文。

【学术经验】

（一）学术思想

在针灸治疗中强调中医辨证施治，注重理、法、方、药、穴、术。主张当针则针，当药则药，或针药并用。倡导中西医结合治疗，以病人为本，主动与被动治疗相配合。强调灸法能治疗热证、急症。

（二）临床经验

1. 培补脾土

在临床中十分重视调理中焦脾胃，培补脾土。常用腧穴主要有中脘、足三里、丰隆、三阴交、脾俞、胃俞。

2. 调和气血

总结出膈俞、肝俞、脾俞、肾俞（简称“背俞四穴”）作为调和气血的配穴组方。四穴共奏调和气血、温健脾肾之功能。

3. 平衡阴阳

临床治疗应注意两方面：一是注意协调人体内的阴阳平衡关系，在补阴时注意补阳，补阳时注意养阴；二是在针灸治疗中应用腧穴的特性和作用，达到“从阴引阳，从阳引阴”的效果，取穴：中脘、期门、足三里、三阴交。

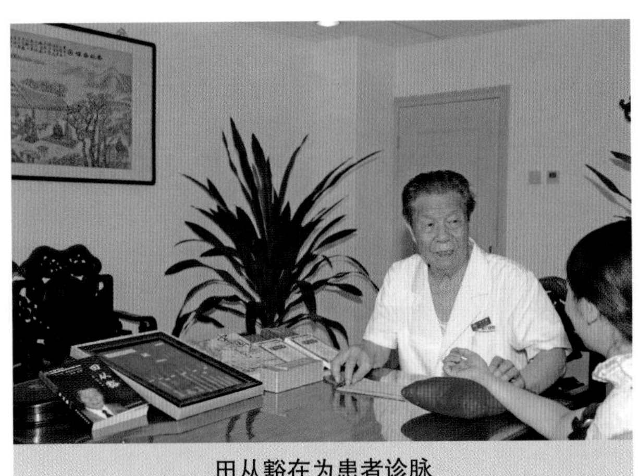
田从豁在为患者诊脉

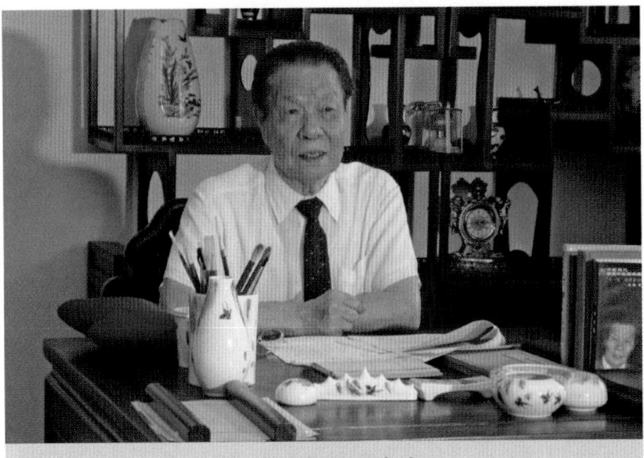
田从豁名医研究室

4. 针药并用

对暴病急症，或神经、精神系统疾患且身体强壮者，以针灸为主；对重病危症或身体过度衰弱者，则以药物治疗为主；对一般慢性病多针药并用。

【擅治病种】

1. 呼吸系统疾病

在针刺治疗的基础上，常用自拟方（陈皮10g、法夏6g、云苓10g、白术10g、生甘草10g、五味子6g、川芎10g、当归10g、杏仁6g、川贝6g）治疗肺脾肾气虚、痰湿内生所致的过敏性鼻炎、发作性哮喘、过敏性哮喘、慢性支气管肺炎、支气管哮喘等。

2. 骨关节炎

治疗肝肾不足、气血两虚、风寒湿邪稽留日久所致关节疼痛、腿脚无力冷痛、屈伸不利者，在针刺治疗的基础上，常用自拟方（羌活、独活各10g，桑寄生10g，熟地10g，杜仲10g，牛膝10g，当归10g，川芎10g，桂枝10g，甘草10g），意在补益肝肾、通络宣痹。

3. 面神经麻痹

在针刺治疗的基础上，辅以疏风祛邪、活血通络药物。常用牵正散化裁而来的自拟方（僵蚕6g，全蝎3g，地龙10g，蝉蜕3g，羌活10g，防风10g，荆芥穗10g，丹参15g，当归10g，川芎10g）。

二、传承工作室建设成果

【成员基本情况】

1. 负责人

王寅，女，中国中医科学院广安门医院针灸专业，主任医师。

2. 主要成员

杨涛，女，中国中医科学院广安门医院针灸专业，副主任医师。

张维，男，中国中医科学院广安门医院针灸专业，副主任医师。

林海，男，中国中医科学院广安门医院针灸专业，副主任医师。

王蕊，女，中国中医科学院广安门医院针灸专业，主治医师。

【学术成果】

1. 论著

（1）《中国贴敷治疗学》，中国中医药出版社2010年出版，田从豁等编著。

（2）《田从豁教授针灸治疗皮肤病效验集》，中国中医药出版社2014年出版，王寅等主编。

（3）《外治大师田从豁》，中国中医药出版社2014年出版，杨涛主编。

2. 论文

（1）王寅．田从豁的养生保健经验．北京中医药，2010，29（8）：594～597。

（2）林海，等．田从豁教授治疗耳鸣耳聋经验．中华中医药学刊，2010，28（7）：1365～1366。

（3）王寅．田从豁教授治疗退行性膝骨关节病临床经验的验证性研究．国际中医中药杂志，2012，34（4）：309～312。

（4）韩静，等．田从豁教授治疗特发性面神经炎经验．四川中医，2013，31（11）：11～12。

（5）夏文丽，等．田从豁“调理中焦，顾护脾胃”针灸治疗经验．中国中医基础杂志，2014，20（8）：1159～1175。

【人才培养】

培养继承人4人；接受进修、实习生30人次。举办国家级和省级中医药继续教育项目4次，培训400人次。

【推广运用】

1. 呼吸系统疾病（咳喘、急慢性气管炎）

诊疗方案：冬病夏治消喘膏贴敷，针药并用方法治疗本病。

运用及推广情况：在北京市及全国各地均广泛使用，疗效显著、稳定，有效率达70%以上。

2. 退行性膝骨关节病

诊疗方案：针灸处方的主要穴位为犊鼻、内膝眼、鹤顶、大椎、肓俞、水分、阴交、曲池、

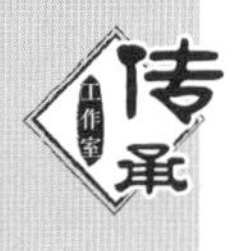

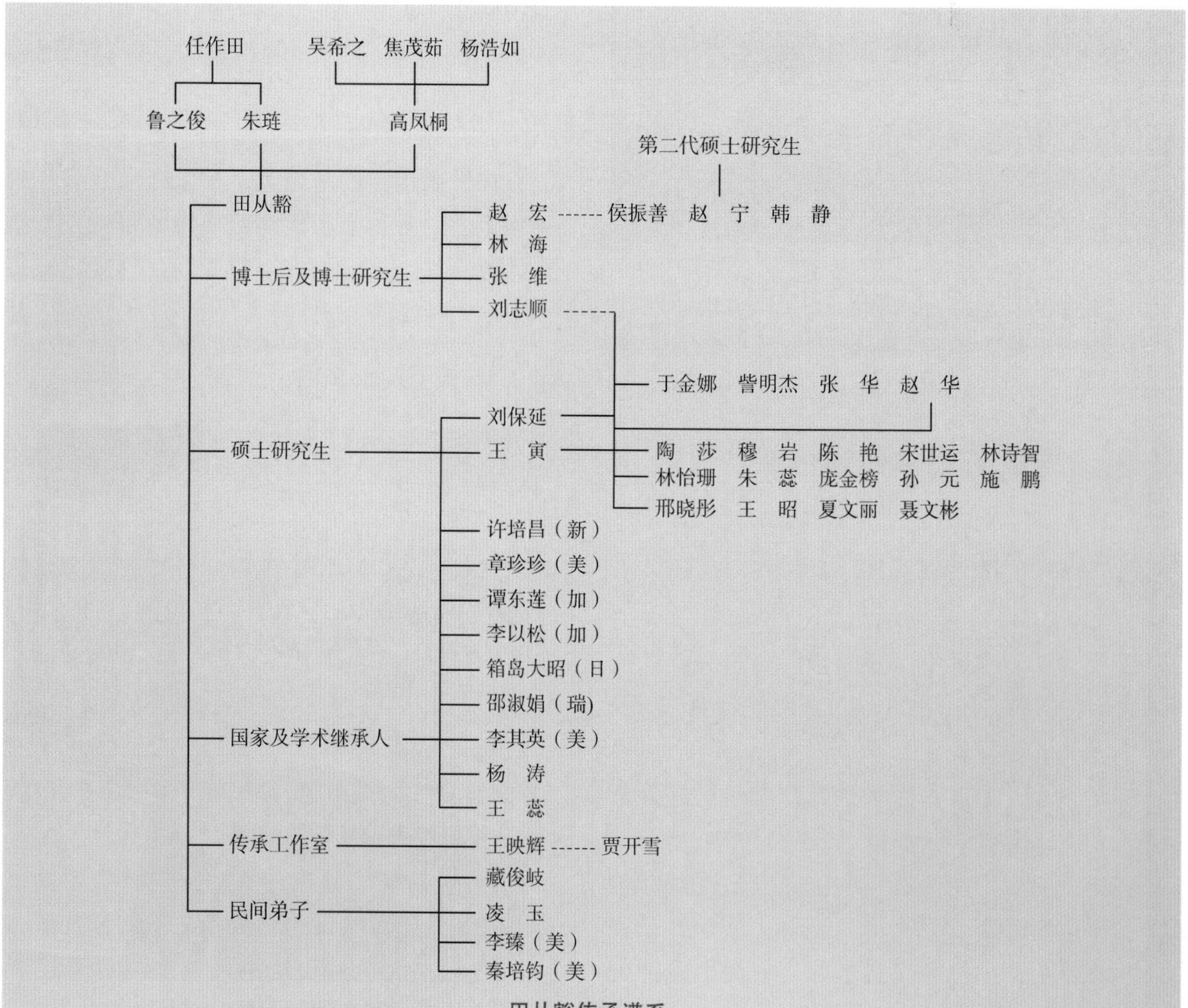

- 任作田 → 鲁之俊、朱琏
- 吴希之、焦茂茹、杨浩如 → 高凤桐
- 鲁之俊、朱琏、高凤桐 → 田从豁
- 田从豁
  - 博士后及博士研究生
    - 赵宏 ------ 侯振善 赵宁 韩静（第二代硕士研究生）
    - 林海
    - 张维
    - 刘志顺 ------
  - 硕士研究生
    - 刘保延
    - 王寅
    - （刘志顺、刘保延、王寅）→ 于金娜 訾明杰 张华 赵华；陶莎 穆岩 陈艳 宋世运 林诗智；林怡珊 朱蕊 庞金榜 孙元 施鹏；邢晓彤 王昭 夏文丽 聂文彬
  - 国家及学术继承人
    - 许培昌（新）
    - 章珍珍（美）
    - 谭东莲（加）
    - 李以松（加）
    - 箱岛大昭（日）
    - 邵淑娟（瑞）
    - 李其英（美）
    - 杨涛
    - 王蕊
  - 传承工作室
    - 王映辉 ------ 贾开雪
  - 民间弟子
    - 藏俊岐
    - 凌玉
    - 李臻（美）
    - 秦培钧（美）

田从豁传承谱系

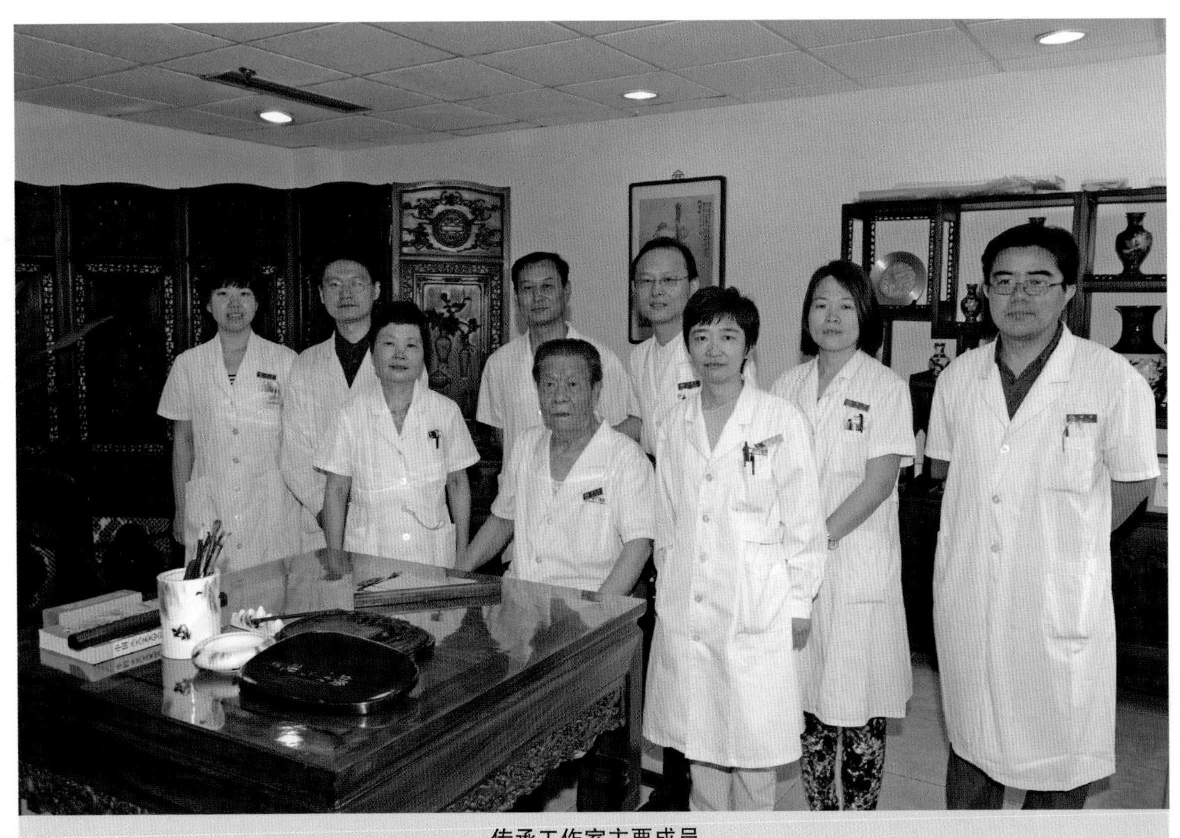

传承工作室主要成员

足三里、三阴交、阳陵泉、阴陵泉。体现出骨关节病采用脐旁四穴先后天同调的特点。

运用及推广情况：在北京护国寺中医院、中国中医科学院广安门医院推广应用，患者症状缓解率达 80% 以上。

3. 面神经麻痹

诊疗方案：治以疏风祛邪、活血通络，常以牵正散化裁治疗。同时在针刺治疗的基础上，采用自制苇管灸法治疗患侧面部及耳、颈旁。

运用及推广情况：在华北地区针灸学术交流会上介绍推广，多家医院学员学习采用，能明显提高疗效，缩短病程。

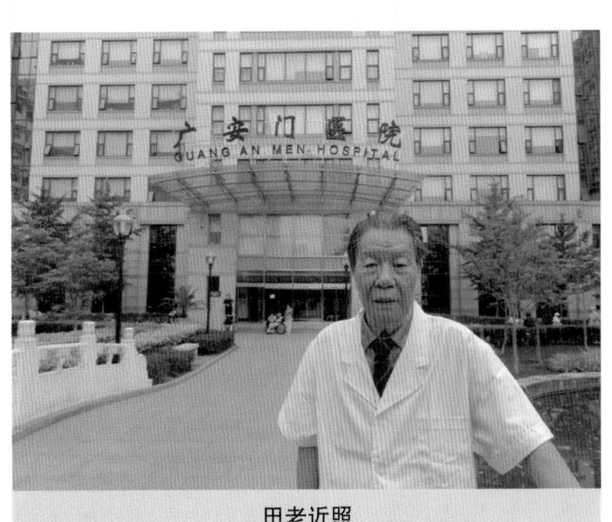

田老近照

三、依托单位——中国中医科学院广安门医院（见第 114 页）

周绍华

全国名老中医药专家传承工作室

一、老中医药专家

【个人简介】

周绍华，1937年生，男，汉族，北京人。中国中医科学院西苑医院脑病专业，研究员。1963年于北京中医学院毕业后在中国中医科学院西苑医院从事中医临床、科研及教学工作。1977年北京宣武医院神经内科进修返院后开始组建西苑医院神经科，并担任神经科主任。是中国中医科学院中医脑病学术带头人，中国中医科学院首届学术委员会委员，中国中医科学院西苑医院专家委员会委员，中央保健局会诊专家，1992年起享受国务院政府特殊津贴。

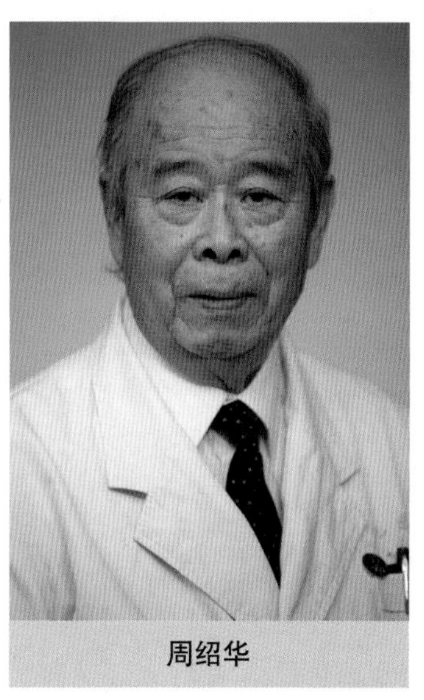
周绍华

先后担任第二、三批全国老中医药专家学术经验继承工作指导老师。

第二批继承人：吴小明，中国中医科学院西苑医院脑病专业，副主任医师。

第三批继承人：①毛丽军，中国中医科学院西苑医院脑病专业，主任医师；②宁侠，中国中医科学院西苑医院脑病专业，副主任医师。

主要编著有《神经系统常见疾病中医诊疗》《神经系统疾病中医证治精要》等著作；发表“水蛭治疗高血压脑出血脑内血肿10例”“缺血性中风中医药治疗概况”等论文。

研制新药“秦归活络口服液”获1995年国家中医药管理局科技进步三等奖，新药“脑血康口服液”获1996年国家中医药管理局中医药科技进步三等奖，参加的“血瘀证与活血化瘀研究”获2003年国家科技进步一等奖。

【学术经验】

（一）学术思想

主张病证结合治疗神经系统疾病，辨西医的病和辨中医的证相结合。主张破血逐瘀法治疗脑出血，对中风治疗提倡“风血同治”，治疗脑系顽疾主张使用虫类药，提倡从心论治中医情志病，从痰论治各种脑病。

（二）临床经验

1. 首创破血逐瘀法治疗脑出血

对于脑出血的治疗，最早提出采用破血逐瘀法的新观点，并发明了以水蛭为主要成分的新药脑血康口服液。

2. 血虚风中，发为中风；祛风养血，风血同治

认为中风病发病以血虚为主要病理基础，治疗提倡“风血同治”，以养血活血、熄风通络为法，善用大秦艽汤加减治疗，并在此基础上发明了新药秦归活络口服液。

3. 痿证当脾肾双补

提出“治痿当脾肾双补”，常选用右归丸合生

脉饮加减。

4. 痰致脑病，脑病治痰

认为“脑病多关乎痰”，提出“痰致脑病，脑病治痰”，善用二陈汤、温胆汤等方剂，并创立了柴芩温胆汤（柴胡、黄芩、半夏、橘红、茯苓、甘草、枳实、竹茹、胆星）、人参温胆汤（人参、黄芩、半夏、橘红、茯苓、甘草、枳实、竹茹、胆星）、当归温胆汤（当归、黄芩、半夏、橘红、茯苓、甘草、枳实、竹茹、胆星）、竹叶温胆汤（竹叶、黄芩、半夏、橘红、茯苓、甘草、枳实、竹茹、胆星）等变方。

5. 从心论治中医情志病

中医情志病提倡从心论治，创立从心论治四法，以养心安神为主，配合滋补心阴、补益心脾、交通心肾、补心胆之气等法，善用天王补心丹、归脾汤、酸枣仁汤合交泰丸、安神定志丸加减。

【擅治病种】

1. 缺血性中风病

在养血活血基础上合用祛外风药物。常选用大秦艽汤加减，其他常用的方剂还有补阳还五汤、温胆汤合小承气汤、温胆汤合四物汤、天麻钩藤饮、一贯煎等。

2. 偏头痛

多用四物汤养血活血、通络止痛；对顽固性偏头痛常合用全蝎、蜈蚣、僵蚕等虫类药物搜风通络止痛。注重六经辨证，不同部位选用不同引经药物，如两颞侧痛加柴胡，前额痛加白芷，巅顶痛加藁本及吴茱萸，后枕部痛加羌活、葛根。

3. 痿证

对于痿证的治疗当脾肾双补，选用十全大补汤、四君子汤、右归丸等加减，常加用紫河车、鹿角胶、龟板胶等血肉有情之品。

4. 帕金森病

帕金森病为本虚标实之证，本虚为肝肾阴虚、气血不足，标实为肝风、痰火和瘀血。常见证型为肝肾阴虚、肝风内动证，气血两虚证，虚风内动证，血虚夹痰证，以及风痰阻络证。分别选用大定风珠、当归补血汤、金水六君煎、四物汤、止痉散加减。

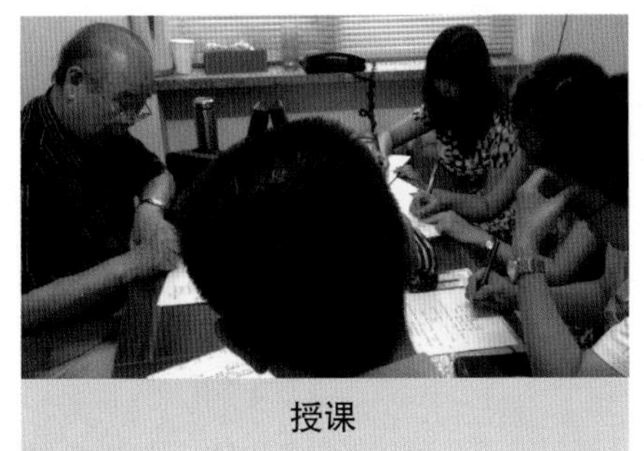
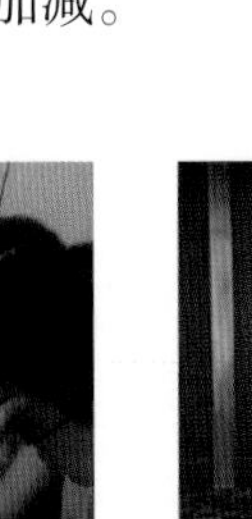
授课

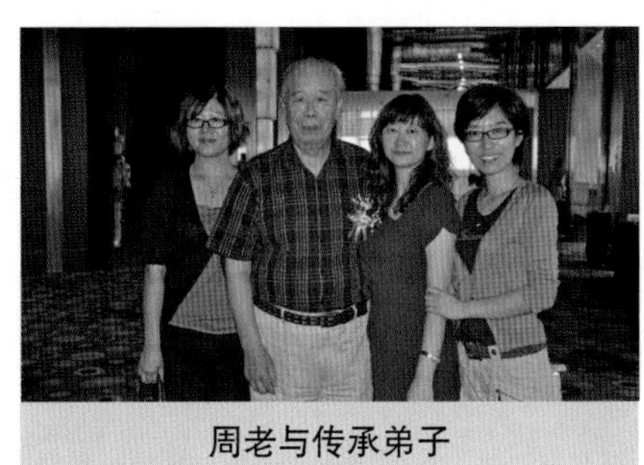
周老与传承弟子

二、传承工作室建设成果

【成员基本情况】

1. 负责人

毛丽军，女，中国中医科学院西苑医院中医脑病专业，主任医师。

2. 主要成员

宁侠，女，中国中医科学院西苑医院中医脑病专业，副主任医师。

洪霞，女，中国中医科学院西苑医院中医脑病专业，副主任医师。

鲁岩，男，中国中医科学院西苑医院中医脑病专业，副主任医师。

郭春莉，女，中国中医科学院西苑医院中医脑病专业，副主任医师。

司维，女，中国中医科学院西苑医院中医脑病专业，副主任医师。

【学术成果】

1. 论著

（1）《周绍华神经科方药心得》，科学出版社2010年出版，毛丽军、宁侠、鲁喦主编。

（2）《当代名老中医成才之路》，上海科学技术出版社2014年出版，贺兴东主编。

（3）《当代名老中医典型医案集——内科分册（心脑疾病）》，人民卫生出版社2014年出版，贺兴东主编。

2. 论文

（1）洪霞，等.周绍华中医药治疗抑郁证经验[J].中西医结合心脑血管病杂志，2010，05：624～625。

（2）洪霞，等.周绍华教授抑郁症医案数据挖掘分析[J].陕西中医，2010，12：1571～1573。

（3）司维，等.周绍华运用虫类药治疗神经系统疾病经验总结[J].北京中医药，2011，08：585～588。

（4）洪霞，等.周绍华教授脑梗塞证治特点数据挖掘[J].陕西中医，2011，09：1203～1205。

（5）鲁嵒，等.周绍华疏肝解郁经验方治疗肝郁气滞型抑郁症临床观察[J].辽宁中医杂志，2011，10：2024～2026。

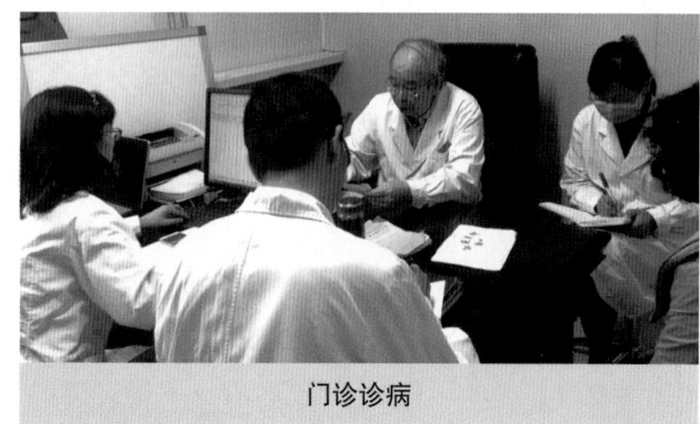

门诊诊病

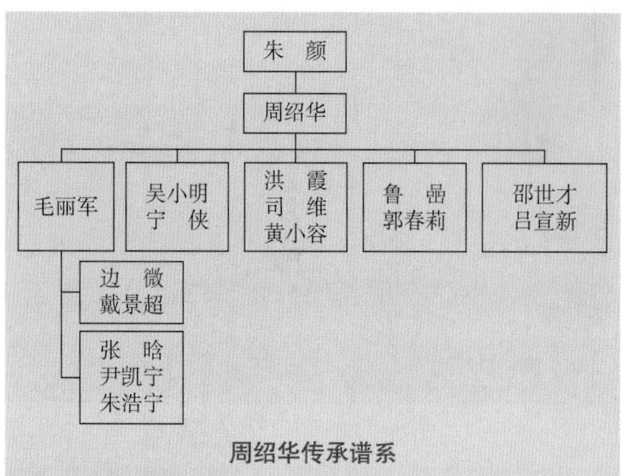

周绍华传承谱系

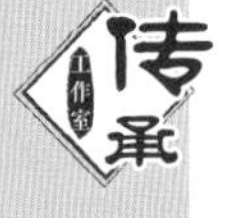

【人才培养】

培养传承人6人；接受进修学习10人。

【成果转化】

院内制剂：郁舒颗粒；功能主治：疏肝解郁、安神定志，用于焦虑症或抑郁症属肝郁气滞型。

【推广运用】

（一）诊疗方案

1. 郁证

肝郁脾虚证用逍遥散合半夏厚朴汤加减，痰热内扰证用柴芩温胆汤加减，心阴不足证用天王补心丹加减，心脾两虚证用归脾汤加减，心肾不交证用酸枣仁汤合交泰丸加减，心胆气虚证用安神定志丸加减。

2. 瘘证

血热毒郁证以凉血、清热、解毒为法，用凉血四物汤加减；肝经郁毒证以疏肝祛毒为法，用四逆散加味；寒凝经络证以温阳通络为法，用右归丸加减。

3. 中风

气虚血瘀证用补阳还五汤加味，痰热腑实证用涤痰汤或温胆汤合三化汤加减，脉络空虚、风热瘀阻证用大秦艽汤加减，肝肾阴虚、肝阳上亢证用镇肝熄风汤加减，肝肾阴虚证用一贯煎加减。

（二）运用及推广情况

以上3个诊疗方案已在中国中医科学院西苑医院脑病科、北京海淀中医院内科、北京康复医院神经科、河北省泊头市中医医院脑病科等医疗单位推广应用。

三、依托单位——中国中医科学院西苑医院（见第696页）

房定亚

全国名老中医药专家传承工作室

一、老中医药专家

【个人简介】

房定亚，1937年生，男，汉族，河南省南阳邓州人。中国中医科学院西苑医院教授、主任医师。1958年考入北京中医学院，1964年毕业后留校金匮教研组任教，1966年调入附属东直门医院内科教研组，曾任内科负责人、心血管研究组组长。1978年调入中国中医研究院西苑医院工作，历任副院长、院长。1999年建立西苑医院风湿免疫科，任学术带头人。1993年被国务院授予“有突出贡献的医学专家”称号，享受国务院政府特殊津贴。1985年至今兼任中华中医药学会理事，世界中医药学会联合会风湿病专业委员会顾问，中央保健委员会会诊专家等职。

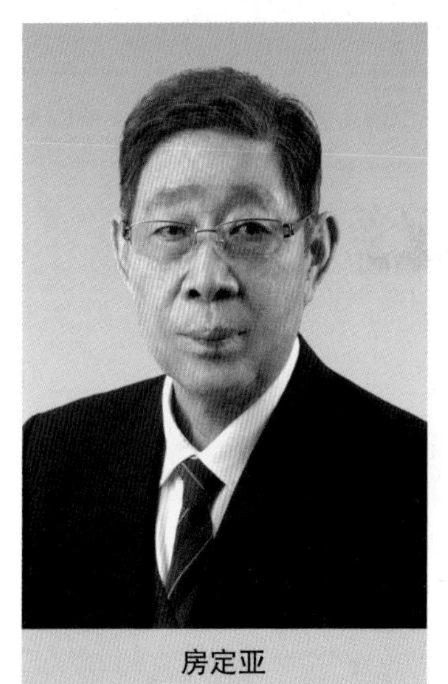
房定亚

担任第二批全国老中医药专家学术经验继承工作指导老师。

继承人：①周彩云，中国中医科学院西苑医院风湿病科风湿病专业，主任医师；②寇秋爱，中国中医科学院西苑医院保健中心风湿病专业，主任医师。

主编《中成药临床应用指南》《老年肾脏病防治》等；发表“四妙勇安汤治疗类风湿关节炎”“对岳美中教授所谈专病专方的体验”等论文50余篇。

主持科研课题“益气活血治疗陈旧性心肌梗塞50例及临床体会”等；获中国中医研究院科学技术进步奖、中华中医药学会科学技术进步奖、五部委产品展览奖等奖项。开发院内制剂2种，上市新药2种。

【学术经验】

（一）学术思想

推崇辨病与辨证相结合，主张专方治专病，对于病证既明的情况，专方收效快、药味少、用法简便。

（二）临床经验

1. 痹证治疗经验

认为“热毒”是风湿免疫病发生的决定因素，“络脉损伤”是病理基础，“热毒伤络”是弥漫性结缔组织病的病机关键。治疗强调清热解毒祛瘀法，临证善用四妙勇安汤加减化裁。

2. 治杂病重视调和气血

认为内伤杂病尤其是老年病多因气血失和而致，尤以气虚血瘀证多见，如冠心病、糖尿病、骨关节病等。应从调和气血、补气活血论治，临证善用逐瘀汤类方加生黄芪治疗。

3. 治疗风湿免疫病尤重脾肾调理

认为脾肾亏虚在风湿免疫病患者中普遍存在，

主张治疗中无论祛邪、扶正，均不忘顾护脾肾。健脾补肾法还可在联合西药治疗中起到减毒增效的作用。

4. 提倡辨病用药，用药精准

提倡辨病用药，例如应用活血化瘀法治疗糖尿病足，应用二仙汤治疗更年期综合征等。用药时重视功效上一药多用，注意结合实验室指标、现代病理药理研究选择药味，力求用药精准，药少而精。

5. 专方治专病

创制四妙消痹汤（银花、玄参、当归、生甘草、萆薢、豨莶草、威灵仙、土茯苓、白花蛇舌草、山慈菇等）治疗类风湿关节炎，解痉舒督汤（葛根、白芍、生甘草、川牛膝、生薏仁、威灵仙、蜈蚣等）治疗强直性脊柱炎，加味四神煎（金银花、生黄芪、远志、石斛、川牛膝、白芍、生甘草等）治疗急性膝关节炎等。

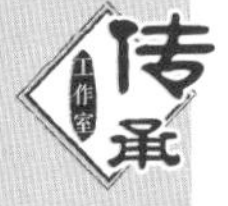

【擅治病种】

1. 风湿病

用四妙消痹汤治疗类风湿关节炎活动期；用解痉舒督汤治疗强直性脊柱炎；用缓急舒痹汤（葛根、白芍、生甘草、生薏仁、威灵仙、羌活、苏木、钩藤等）治疗颈、腰椎病；用加味四神煎治疗急性膝关节炎；用润燥解毒汤（金银花、玄参、当归、生甘草、白芍、枸杞子、北沙参、生地、麦冬等）治疗干燥综合征；用痛风方（葛根、马齿苋、海金沙、金钱草、滑石、车前子、萆薢、豨莶草等）治疗痛风性关节炎。

2. 肾脏病

“补肾保心”治疗慢性肾功能不全，心肾同治防止心血管并发症、改善预后，研制“仙草颗粒”（人参、冬虫夏草、黄芪、麦冬、五味子等）。

3. 缺血性心脏病

以益气活血法为主，用“益气活血片”（党参、桂枝、红花、檀香、山楂、赤芍等）、“养阴清心饮”（生地黄、沙参、麦冬、赤芍、川楝子、川牛膝、珍珠母等）治疗冠心病和高血压。

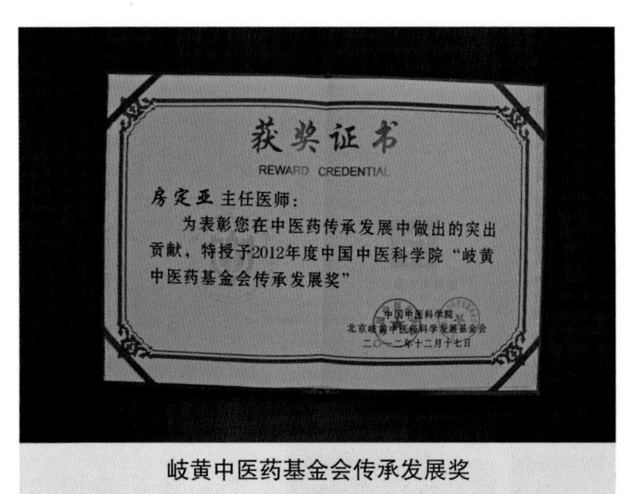

岐黄中医药基金会传承发展奖

二、传承工作室建设成果

【成员基本情况】

1. 负责人

周彩云，女，中国中医科学院西苑医院风湿病科，主任医师。

2. 主要成员

唐今扬，男，中国中医科学院西苑医院风湿病科，副主任医师。

马芳，女，中国中医科学院西苑医院风湿病科，副主任医师。

潘峥，女，中国中医科学院西苑医院风湿病科，副主任医师。

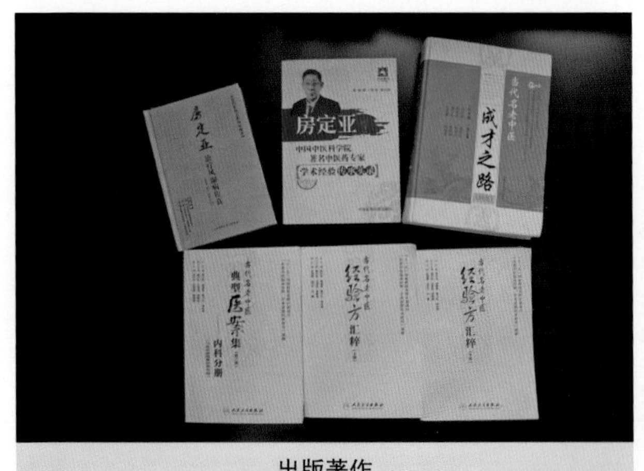

出版著作

李斌，男，中国中医科学院西苑医院风湿病科，主治医师。

王鑫，女，中国中医科学院西苑医院风湿病科，主治医师。

【学术成果】

1. 论著

（1）《房定亚治疗风湿病传真》，北京科学技术出版社 2012 年出版，周彩云主编。

（2）《房定亚——中国中医科学院著名中医药专家学术经验传承实录》，中国医药科技出版社 2014 年出版，张颖、曹玉璋主编。

2. 论文

（1）周彩云，等. 房定亚成才之路 [J]. 世界中医药，2010，5（2）：144 ～ 146。

（2）周彩云. 房定亚学术思想探析 [J]. 北京中医药，2013，32（11）：814 ～ 815。

（3）周彩云，等. 房定亚治疗类风湿关节炎经验 [J]. 中医杂志，2010，51（10）：877 ～ 878、880。

（4）唐今扬，等. 房定亚治疗干燥综合征及合并症经验 [J]. 辽宁中医杂志，2013，40（5）：869 ～ 871。

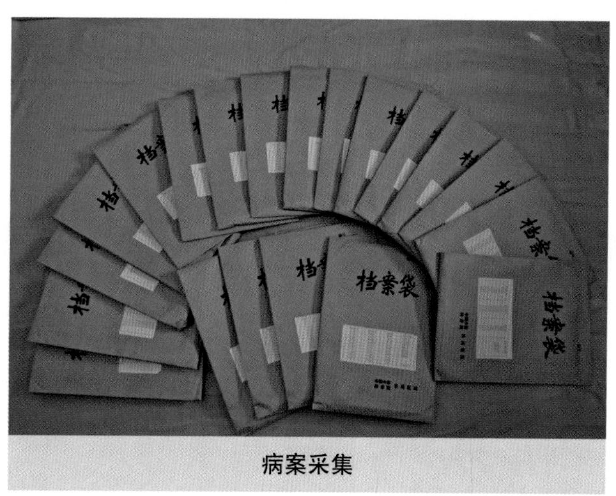

病案采集

（5）王鑫，等. 房定亚运用专方治疗风湿病经验 [J]. 上海中医药杂志，2012，46（3）：1 ～ 3。

【人才培养】

培养传承人 3 名。主办国家级继续教育项目 1 次，培训 200 余人；合办国家级中医药继续教育项目 3 次，培训 1000 余人；合办省级中医药继续教育项目 2 次，培训 300 余人。

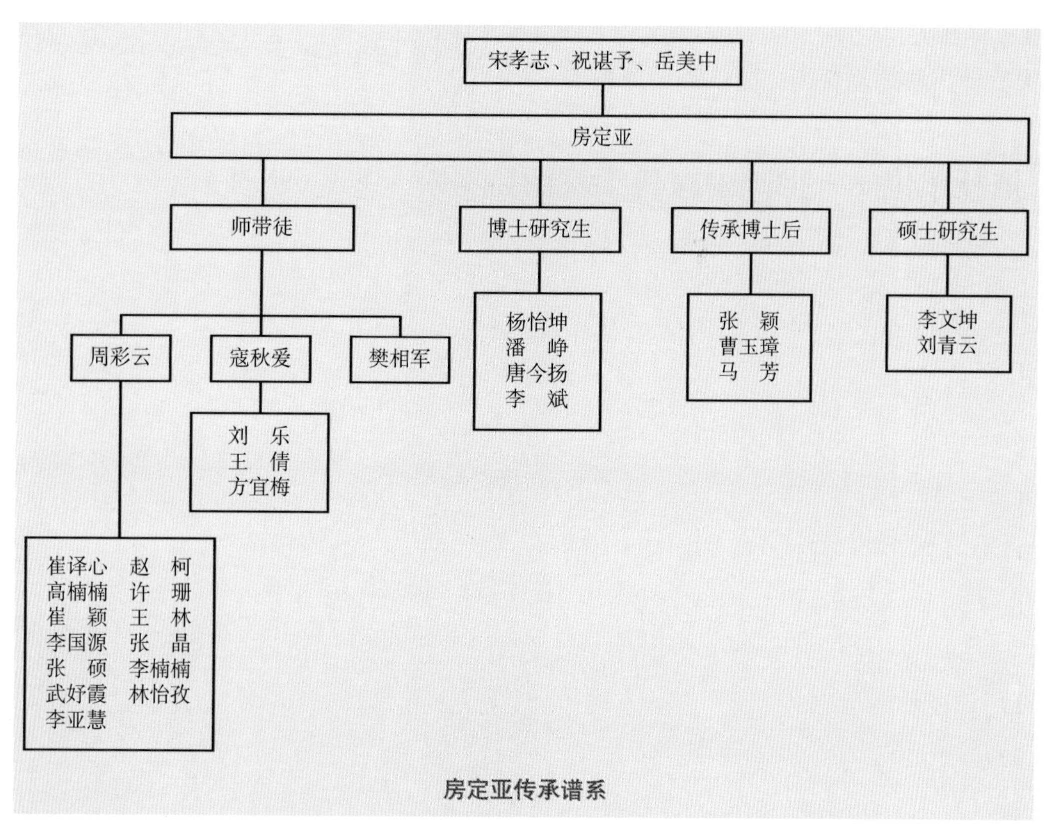

房定亚传承谱系

【成果转化】

1. 中药新药

金藤清痹颗粒；国药准字 Z20080675；功能主治：清热解毒、活血消肿、通痹止痛，适用于类风湿关节炎活动期（急性期）毒热内蕴、湿瘀阻络证。

2. 院内制剂

（1）四妙消痹颗粒；京药制字 Z20063017；功能主治：清热解毒、利湿消肿、通痹止痛，用于湿热毒痹。

（2）仙草颗粒；京药制字 Z20063026；功能主治：温肾养心、通腑泄浊，主治狼疮性肾炎、肾功能不全心肾气虚证。

【推广运用】

（一）诊疗方案

1. 类风湿关节炎

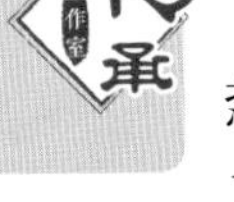

湿热毒痹证用四妙消痹汤，鹤膝风（湿郁化热、气阴不足证）用加味四神煎，阴阳不和证用二仙汤，瘀血阻络证用血府逐瘀汤，寒湿痹阻证用乌头汤，肝肾不足证用独活寄生汤。

2. 强直性脊柱炎

筋脉拘挛证用解痉舒督汤，湿热蕴结证用四妙勇安汤加味，肾阳亏虚证用补肾活血汤（麻黄、桂枝、鹿角胶、炮姜、熟地黄、生甘草、白芥子、补骨脂、桃仁、红花、穿山甲等），瘀血阻络证用血府逐瘀汤加减。

3. 骨性关节炎

鹤膝风（湿郁化热、气阴不足证）用加味四神煎，气虚血瘀证用血府逐瘀汤加味，肝肾不足证用独活寄生汤加减，项背拘挛证用缓急疏痹汤。

4. 痛风性关节炎

湿热蕴结证用痛风方，湿瘀互结证用桃红四物汤合二妙散，湿浊内停、脾肾不足证用四妙丸合六味地黄汤。

5. 干燥综合征

内毒化燥证用润燥解毒汤，热毒蕴结证用散结解毒汤（蒲公英、夏枯草、蛇蜕、黄药子、土贝母、玄参、生地、石斛、柴胡、牡丹皮、赤芍、僵蚕、金银花等），气阴两虚证用生脉散加味，瘀血阻络证用血府逐瘀汤加味。

（二）运用及推广情况

以上 5 个诊疗方案已在中国中医科学院西苑医院、甘肃省府谷县中医院、北京海淀区树村社区卫生院等医疗单位推广应用。

三、依托单位——中国中医科学院西苑医院（见第 696 页）

刘志明

全国名老中医药专家传承工作室

一、老中医药专家

【个人简介】

刘志明，1925 年生，男，汉族，湖南湘潭人。中国中医科学院广安门医院中医内科教授、主任医师。出身岐黄世家，自幼师承湘潭名师杨香谷，1943 年开始独立行医，1954 年来京参加中国中医研究院建院筹备工作，后在广安门医院工作至今，是中国中医科学院第一批医疗科研人员，曾负责“传染病组”的创立和建设。是首届“首都国医名师”、第二届“国医大师”，首批全国五百名老中医药专家，全国首批博士生导师、博士后指导老师，首批中医药传承博士后导师，首批享受国务院政府特殊津贴的中医药专家，中央保健专家，中国中医科学院资深研究员。曾任中国中医科学院学术委员会、学位委员会委员，中国中医科学院广安门医院学术委员会副主任委员，北京中医药大学、中国中医科学院研究生院客座教授，多届中华中医药学会副会长，中国人民政治协商会议第六、七、八届全国委员会委员。

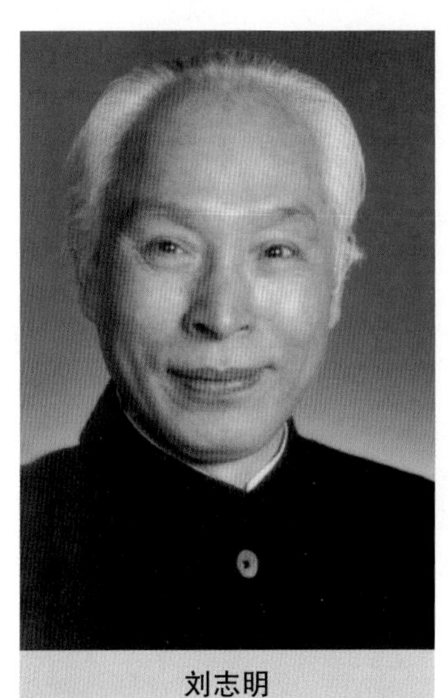
刘志明

担任第一批全国老中医药专家学术经验继承工作指导老师。

继承人：刘如秀，中国中医科学院广安门医院心血管内科专业，主任医师。

主要编著有《中医内科学简编》《中医学》《刘志明医案精解》《中华中医昆仑·刘志明卷》等；发表“功能性水肿与胃扭转治验”“治疗痹证的体会”“冠心病辨证论治的认识及体会”等 80 余篇论文。

主持指导“刘志明老中医通阳活血法治疗病态窦房结综合征的临床与基础研究”等科研课题 10 余项。

【学术经验】

（一）学术思想

学宗岐黄，崇尚仲景，擅长内科。主张治外感热病务在迅速驱邪，“治外感如将”；对内伤杂证的治疗重在调理，“治内伤为相”，治之要有方有守，缓图其本；治病重视先天，强调补肾，同时注意调理后天脾胃，以资化源。

（二）临床经验

1. 治疗心系疾病经验

心病的发生责之于年老正气亏虚，尤以肾元匮乏为要，肾病及心。治疗以补为主，通补兼施，标本兼顾，佐以祛邪；但老年久病脾胃虚弱，不任重补，故应平补，最忌蛮补。凝炼出“补肾”“通阳”“祛邪”三法，兼补五脏，创制院内制剂冠心爽合剂（制何首乌、瓜蒌、薤白、三七等），用于治疗肾阴亏虚、心阳瘀阻型冠心病。

2. 治疗发热病证经验

强调"热病初起，表里双解"，善用升降散等十五方；对于壮热不恶寒一派阳热者，大胆使用辛凉重剂白虎汤为基础方；低热缠绵者注重虚中夹实，不可忽视实证，常以柴胡剂佐以栀子、连翘等；长期高热多为脾虚及阳虚发热，常予附子理中丸加减。

3. 治疗慢性肾炎经验

强调"扶正之时，勿忘祛邪"，创立清热、利湿、化瘀、活血、宣肺、补虚六法以辨证施治。"实邪致病，湿热为重"，常用猪苓汤加减化裁，以清利湿热、调和阴阳。治疗本病补益脏腑当以肾为主。

4. 治疗老年病经验

提出"老年病治在肝肾"，"扶正祛邪，攻补适度"，原则为"补不留邪，攻不伤正"；"方药平正，缓缓图之"，主张用药当选性味平和之品，补阴不可滋腻、温阳不可辛燥，补益气血不可壅滞，攻邪不可峻猛，老年病用药剂量宜轻。

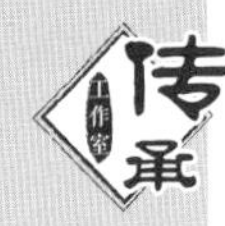

5. 经验用方

强调"热痹治疗，首辨虚实"，常以当归拈痛汤与宣痹汤为基本方加减；"湿热致咳，轻以祛实"，用药多选轻灵之品，"治上焦如羽，非轻不举"，临证善用千金苇茎汤加减；"胁痛之治，重在疏利"，常以大、小柴胡汤、四逆散为基本方。

【擅治病种】

1. 冠状动脉粥样硬化性心脏病

对于肾阴亏虚、心阳瘀阻型胸痹，治以滋肾活血、通阳化浊。常以制何首乌滋肾养阴，配合瓜蒌薤白半夏汤通阳宣痹。

2. 病态窦房结综合征

益阳活血，强心复脉。常用方为参附汤加减。常用药物有生黄芪、红参、制附片、当归等。

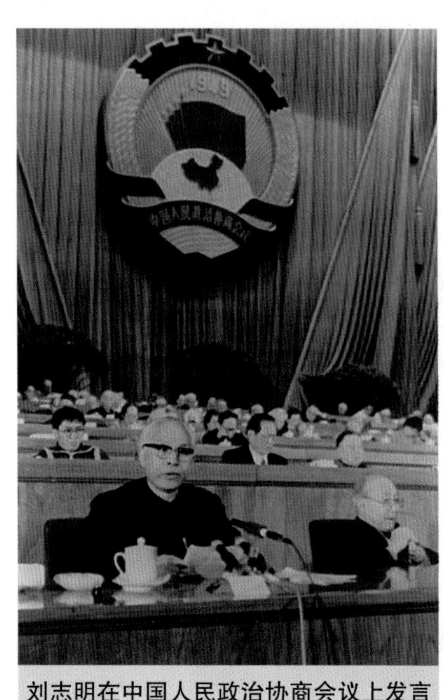

刘志明在中国人民政治协商会议上发言

二、传承工作室建设成果

【成员基本情况】

1. 负责人

刘如秀，女，中国中医科学院广安门医院，心血管内科专业，教授、主任医师。

2. 主要成员

马龙，男，河南省中医药研究院附属医院，中医内科专业，主治医师。

胡东鹏，男，中国中医科学院广安门医院，内分泌专业，副主任医师。

吴敏，女，中国中医科学院广安门医院，心血管内科专业，副主任医师。

刘金凤，女，中国中医科学院广安门医院，心血管内科专业，主治医师。

汪艳丽，女，中国中医科学院广安门医院，心血管内科专业，主治医师。

【学术成果】

1. 论著

（1）《刘志明医案精解》，人民卫生出版社2010年出版，刘如秀主编。

（2）《中华中医昆仑·刘志明卷》，中国中医药出版社2011年出版，刘如秀主编。

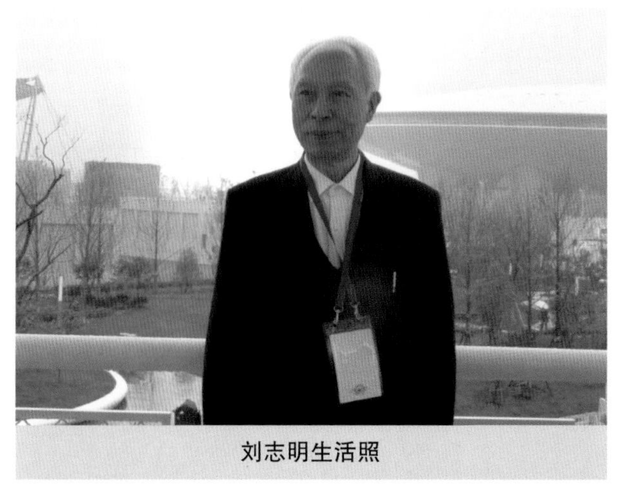
刘志明生活照

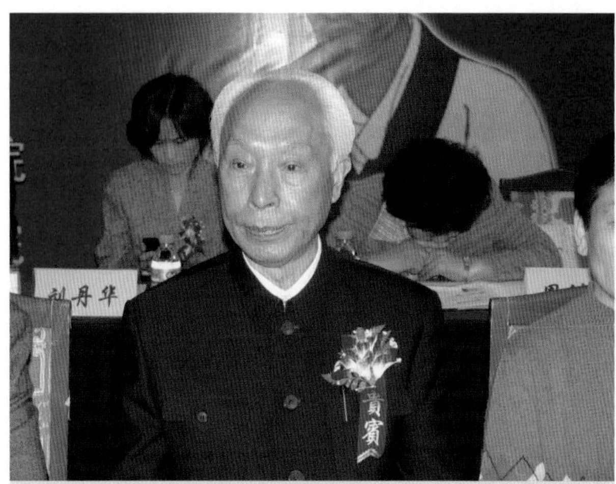

刘志明参加首批中医药传承博士后工作启动仪式

（3）《刘志明名老中医经验集》，人民卫生出版社 2014 年出版，刘如秀主编。

2. 论文

（1）刘如秀，等 . 刘志明辨治慢性腹泻验案 4 则 . 上海中医药杂志，2010，44（7）：19 ～ 20。

（2）周小明，等 . 刘志明教授辨治小儿病毒性肺炎经验撷菁 . 辽宁中医药大学学报，2011，13（6）：33 ～ 35。

（3）刘宇，等 . 刘志明老中医从肾论治冠心病的机制探析 . 中西医结合心脑血管病杂志，2012，10（11）：1376 ～ 1378。

（4）刘如秀，等 . 刘志明从肾论治胸痹 . 四川中医，2013，31（2）：1 ～ 3。

【人才培养】

培养继承人 4 人；接受进修、实习生 10 人次。举办国家级医药继续教育项目 1 次，培训 40 人次。

【成果转化】

1. 院内协定处方

（1）强心复脉合剂：益阳活血，强心复脉。用于缓慢性心律失常病态窦房结综合征证属阳虚血瘀者。

（2）冠心爽合剂：滋肾活血，通阳化浊。用于冠心病证属肾阴亏虚、心阳瘀阻者。

2. 专利

（1）刘如秀，刘志明；用于治疗缓慢性心律失常病态窦房结综合征的药物；专利号：ZL200910079261.6。

（2）刘如秀，刘志明；一种用于治疗冠心病心绞痛的中药组合及其用途；申请号：20111026887.6。

（3）刘如秀，刘志明；一种兔窦房结慢性损伤模型的建立方法及其专用电极；申请号：201210410971.4。

【推广运用】

1. 病态窦房结综合征

诊疗方案：辨证为阳虚血瘀证者给予强心复脉合剂。

运用及推广情况：在中国中医科学院广安门医院、北京市中西医结合医院、株洲市一医院、湖南省安乡县人民医院运用推广，入组 231 例患者，治疗组总有效率 98.7%。

2. 冠状动脉粥样硬化性心脏病

诊疗方案：辨证为肾阴亏虚、心阳瘀阻证者给予冠心爽合剂。

运用及推广情况：在中国中医科学院广安门医院运用推广，入组 146 例患者，治疗组总有效率为 96.7%。

三、依托单位——中国中医科学院广安门医院（见第 114 页）

原思通

全国名老中医药专家传承工作室

一、老中医药专家

【个人简介】

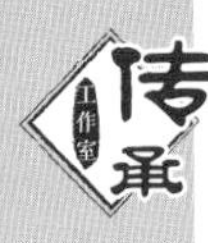

原思通（1937—2012 年），男，汉族，河南武陟人。中国中医科学院中药研究所研究员，博士生导师。1963 年毕业于河南中医药大学中药系，曾在广西中医学院、河南中医药大学从事教学工作，历任广西中医学院中药炮制制剂教研室主任、药学系副主任、系党总支副书记，河南中医药大学中药炮制制剂教研室主任、中药系副主任、系党总支委员，中国中医科学院中药研究所炮制研究室主任、中药所党委书记兼副所长、所长等职务。曾任中药所学术委员会主任委员、中药所高级专业技术职务评聘委员会主任委员、中国中医研究院高级专业技术职务评聘委员会委员、《中国中药杂志》副主编、《家庭中医药》杂志编委会主任、《中草药》杂志编委、中国药学会理事、全国中药与天然药物专业委员会副主任、中华中医药学会中药炮制分会主任委员及名誉主任委员、北京市中药炮制分会主任委员等。1995 年开始享受国务院政府特殊津贴。

原思通

担任第四批全国老中医药专家学术经验继承工作指导老师。

继承人：王祝举，中国中医科学院中药研究所，研究员。

主要编著有《医用中药饮片学》《中药炮制学辞典》《中华本草》《全国中药炮制规范》《历代中药炮制法汇典》《临床中药炮制学》等 10 余部。发表科研及学术论文 100 余篇。

主持国家级攻关课题多项，先后获得国家级、省部级科技进步奖、科技成果奖多项。

【学术经验】

1. 关于中药的毒性问题

认为“是药三分毒。善用，毒药可起沉疴痼疾；误用，补药亦可伤人害命”。从严格意义上讲，不存在绝对无“毒”的药物，“毒性”和“药效”是同时存在的药物属性。用药对证，剂量及用法恰当，“毒性”可以变为药效，祛病健身。相反，药不对证，剂量及用法不当，“药效”（偏性）亦可变为“毒性”，甚至损害人体健康。

2. 强调“饮片入药，生熟异治”是中医用药的基本特色

中医临床上用以治病的药物是汤药和中成药，而汤药和中成药的原料均是处方标明的生、熟中药饮片，并非中药材。即使中药配方颗粒，其原料亦是“严格按照中药炮制规范生产的中药饮片”。严格地讲，各种中药书上所言中药的性味、归经、功能主治、用法用量等，实为中药饮片的属性。饮片

生熟功效不同，通过炮制不仅可以减毒、增效，有的药物还可以转变药性，产生新的药效。

3. 关于中药炮制科学研究问题

推崇“继承不泥古，发扬不离宗”的理念。强调中药炮制研究应在中医药理论指导下，紧密结合中医的用药经验，严密设计实验方案，选择好实验指标。提出了中药炮制工艺研究中的“多指标考察综合评价”方法。认为炮制过程中各成分或多或少地发生着质或量的变化，在中药有效成分不清楚时，研究中药的炮制工艺，不能以一个或几个成分的变化来评判炮制工艺的优劣，一定要多学科、多指标相结合，进行综合评价。在此基础上进行中试验证，考察新工艺的可行性和稳定性。只有这样，才能公正、客观地评价不同炮制工艺的优劣，筛选出最佳炮制工艺。

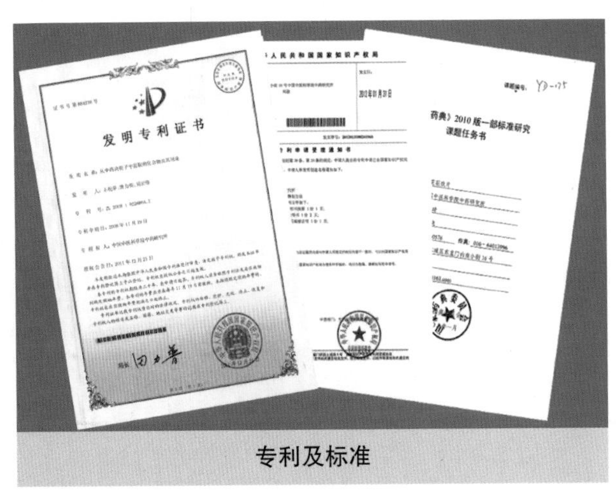

专利及标准

在炮制科研实践中，他首创并运用“单体化学成分模拟炮制法”。认为炮制后药效的改变实质上是成分的改变引起的，成分变化是药效变化的物质基础。

二、传承工作室建设成果

【成员基本情况】

1. 负责人

王祝举，男，中国中医科学院中药研究所，研究员。

2. 主要成员

张志杰，女，中国中医科学院中药研究所，副研究员。

李娆娆，女，中国中医科学院中药研究所，副研究员。

唐力英，女，中国中医科学院中药研究所，助理研究员。

【学术成果】

1. 王祝举，等 . 原思通的中药人生 . 世界中医药，2010，5（6）：440 ～ 442。

2. 李娆娆，等 . 近 60 年中药毒副作用及不良反应文献分析 . 中国实验方剂学杂志，2010，16（15）：213 ～ 215。

3. 张志杰，等 . 基于物相与成分分析的中药炉甘石基源研究 . 光谱学与光谱分析，2011，31（11）：3092 ～ 3097。

4. 唐力英，等 . 天南星炮制减毒机制探讨（Ⅰ）. 中国实验方剂学杂志，2012，18（24）：28 ～ 31。

5. 唐力英，等 . 天南星炮制减毒机制探讨（Ⅱ）. 中国实验方剂学杂志，2013，19（3）：1 ～ 4。

【人才培养】

培养传承人 3 人；接受进修、实习 14 人。举办国家级中医药继续教育项目 2 次。

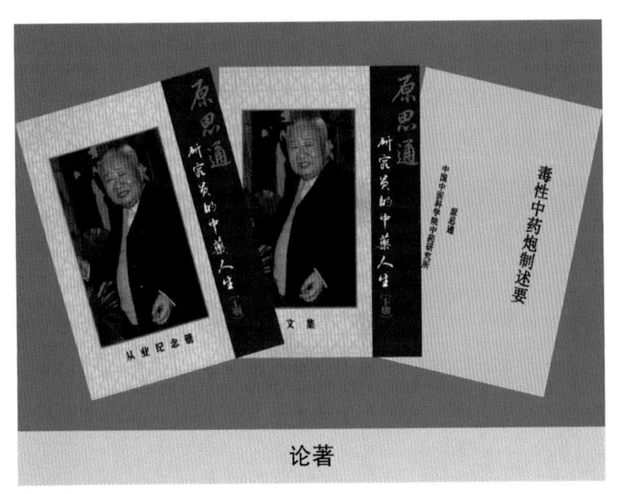

论著

【成果转化】

1. 专利

（1）王祝举，唐力英，吴宏伟；从决明子中提取的化合物及其用途；专利号：ZL 2008 1 0226864.X。

（2）张志杰，黄璐琦；中药雄黄粉末的显微及光性即时鉴别；专利号：ZL 2012 1 0021297.0。

2. 国家标准

（1）芫花药材质量标准。

（2）醋芫花饮片质量标准。

（3）槐花炭饮片质量标准。

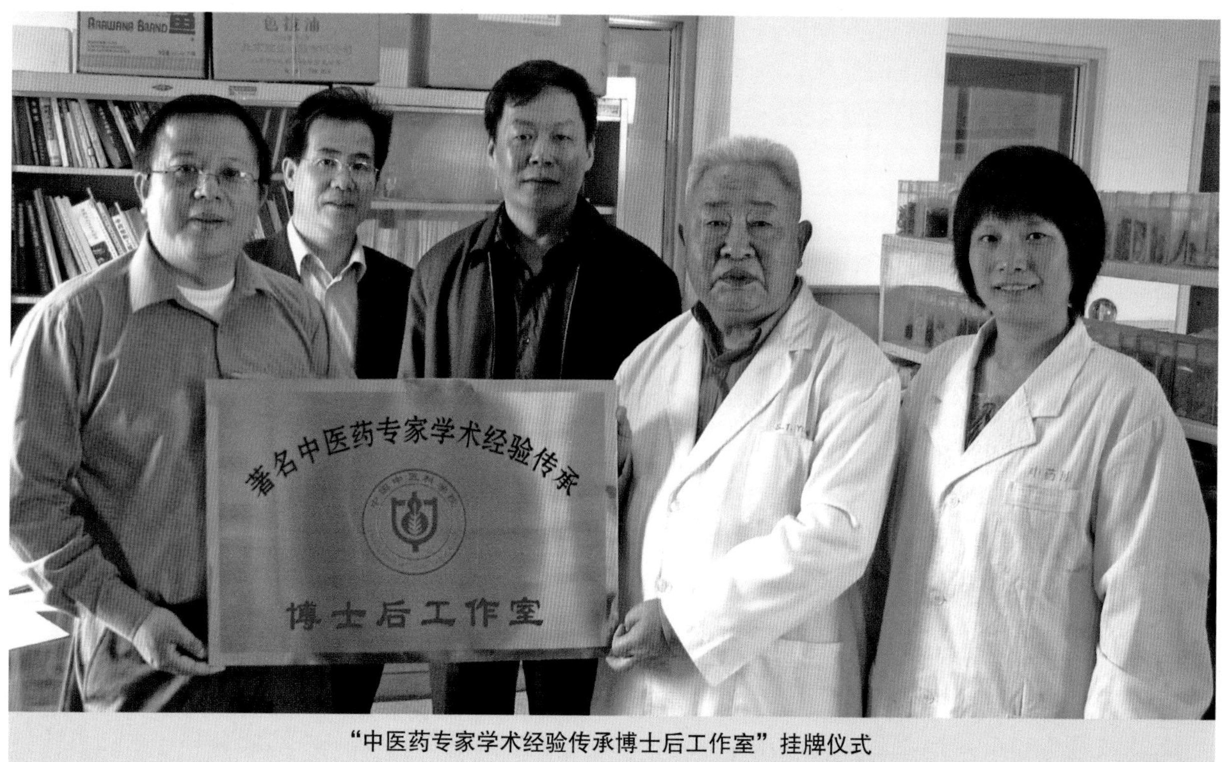

“中医药专家学术经验传承博士后工作室”挂牌仪式

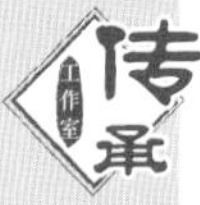

三、依托单位——中国中医科学院中药研究所

【依托单位简介】

中国中医科学院中药研究所是我国成立最早的一所国家级从事中药研究的专门机构，自 1983 年起被世界卫生组织确认为传统医学合作中心。现有建筑面积 1.4 万平米。拥有中药鉴定、制备工艺、生物技术、质量控制、药理毒理等现代实验研究的专业仪器设备。主办国家级专业学术期刊《中国中药杂志》《中国实验方剂学杂志》及科普期刊《家庭中医药》。设有中药学、中西医结合基础硕士研究生、博士研究生培养点及中西医结合基础、中药学博士后流动站。

【特色优势】

构建了中药理论、中药产业关键技术、中药创新药物关键技术等完善的中药基础和应用基础研究、中药新药研发的技术平台。中药理论研究重点进行中药药性理论、方剂配伍原理、炮制原理等研究。中药产业关键技术研究主要围绕中药产业发展中的瓶颈问题，重点进行中药鉴别与质量控制、中药炮制、中药制药工程化以及中药资源的可持续利用等研究，为中药产业现代化提供技术支撑。中药创新药物关键技术研究主要围绕中药新药创制的核心环节，重点进行中药信息与数据挖掘、活性筛选与药效评价、化学提取与分析、中药制剂、中药代谢及安全性评价等共性关键技术的研究。

目前承担国家自然科学基金重点课题、国家“十二五”科技支撑计划课题、国家重大基础性研究计划（“973”项目）、国家高技术研究发展计划（“863”计划）、国家重大新药创制课题等187项，获科研成果国家级奖19项，部局级奖62项，院级奖175项；开发新药32个；出版中医药著作182部；发表论文4275篇。2011年，中药所屠呦呦研究员由于在青蒿素研究中的杰出贡献，被授予拉斯克临床医学研究奖。

【联系方式】

地址：北京市东直门内南小街16号
电话：010-64032658
网址：http://www.icmm.ac.cn

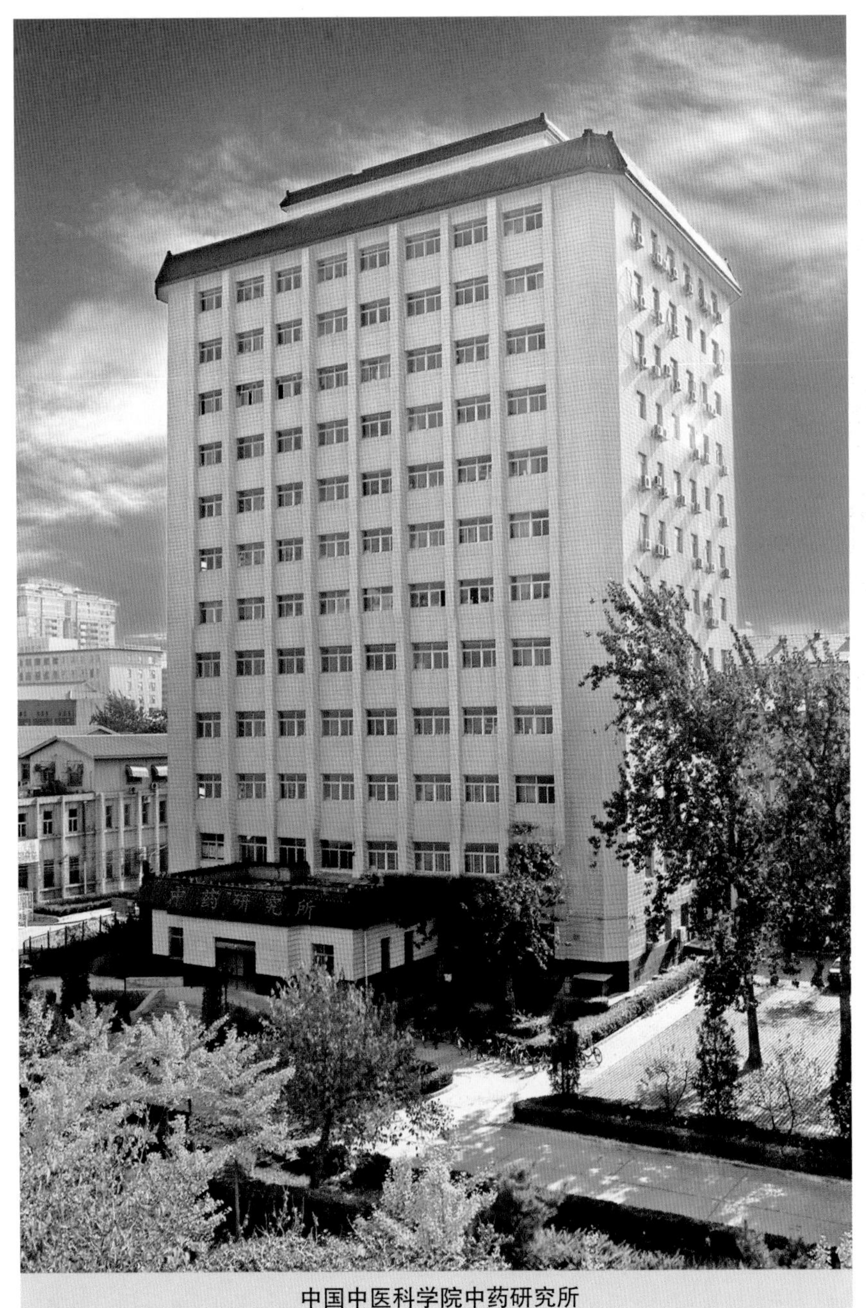

中国中医科学院中药研究所

刘弼臣

全国名老中医药专家传承工作室

一、老中医药专家

【个人简介】

刘弼臣（1925—2008年），男，汉族，江苏扬州市人。北京中医药大学教授、主任医师。14岁师从其姑父孙谨臣先生，曾先后师承张赞臣、钱今阳等名家。1951年毕业于上海复兴中医专科学校，1956年毕业于江苏省中医学校（现为南京中医药大学）首批师资培训班。1957年调入北京中医学院执教于方剂教研室，后调到东直门医院儿科工作。曾任中华中医药学会儿科分会名誉会长，全国中医药高等教育学会儿科分会终身名誉理事长，全国高等中医药院校教材编审委员会委员等职，是首批享受国务院政府特殊津贴专家。

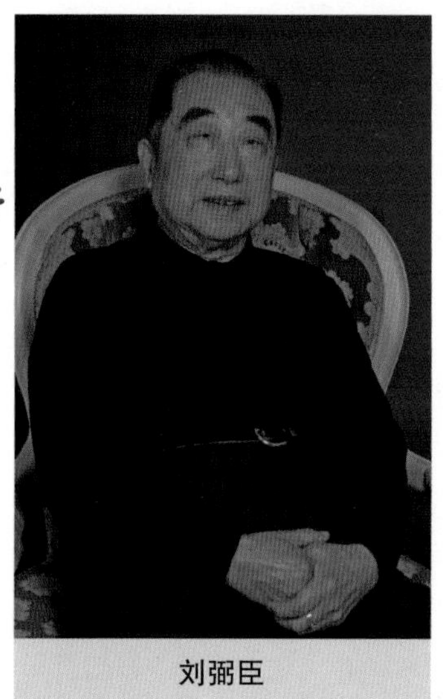

刘弼臣

担任第一批全国老中医药专家学术经验继承工作指导老师。

传承人：王素梅，北京中医药大学东方医院儿科，主任医师。

主编著作有《医宗金鉴·幼科心法要诀白话解》《中医儿科经典选释》《刘弼臣临床经验辑要》《幼科金鉴刘氏临证发挥》等10余部；发表“小儿眼肌型重症肌无力对照治疗分析”“调肺养心颗粒治疗小儿病毒性心肌炎60例临床观察”等百余篇论文。

主持国家“七五”攻关课题“小儿眼肌型重症肌无力的临床研究”等科研课题。获国家中医药管理局科技进步奖三等奖等省部级奖励4项。

【学术经验】

（一）学术思想

1. 重视从肺论治

发展钱乙五脏为纲、五脏分治的内容和理论，重视诊察小儿苗窍变化，提出小儿病应重视从肺论治，采用调肺利窍、益气护卫诸法，安内宅，截传变。

2. 提出少阳学说

在精辟概括和总结小儿生理、病理特点的基础上，提出少阳学说，从理论上全面解析了小儿“纯阳”和“稚阴稚阳”学说，为诊治小儿各种疾病提供了科学依据，对儿科临床具有指导意义。

（二）临床经验

1. 重视审查苗窍

重视小儿鼻咽等头面部苗窍变化，并将其作为从肺论治的依据，创立辛苍五味汤（辛夷、苍耳子、玄参、板蓝根、山豆根），祛邪护肺以安内宅，免伤其他脏。

2. 补脾益肾、疏通经络治疗小儿眼肌型重症肌无力

运用五轮学说，提出小儿眼肌型重症肌无

力“病在肌肉，症在无力”，脾虚为本病主因，创立复力冲剂（党参、黄芪、当归、柴胡、马钱子等）。

3. 治心不止于心，调理他脏以治心

提出肃肺祛邪、清热利咽、疏风通窍、宣肺通腑、护卫止汗五法，从肺论治小儿病毒性心肌炎，创立调肺养心颗粒（黄芪、玄参、苦参、紫丹参）。

4. 肝肺同调，治疗儿童抽动障碍

提出从肺论治儿童抽动障碍的观点，创立熄风静宁汤（辛夷、苍耳子、玄参、板蓝根、山豆根、天麻、钩藤、伸筋草、木瓜、半夏、石菖蒲、白芍、甘草）。

5. 从肺论治小儿肾炎、肾病

主张用辛苍五味汤调肺，同时配合鱼腥草汤（鱼腥草、车前草、倒扣草、灯心草、益母草、半枝莲、白茅根）清热利湿，并根据疾病的不同阶段及证候特点，酌情选用活血通络、养阴清热、补益脾肾、滋阴潜阳、利水渗湿之品，以消除尿浊、水肿、血尿。

6. 分期论治肺病

小儿肺炎痰热闭肺阶段应予清热化痰，用麻杏石甘汤加味；外邪、痰浊闭肺，咳喘剧烈，面白唇青，予辛开苦降，用半夏泻心汤合苏葶丸、莱菔子散加减；马脾风重症，胸高撷肚，面青便闭，采用攻下疗法，方用牛黄夺命散合五虎汤加减。

7. 出疹性疾病喜用荆翘饮

取法外清表热、内凉里热，创立荆翘饮（荆芥、连翘、蝉衣、牛蒡子、赤芍、白蒺藜、淡竹叶、木通、灯心草），治疗湿疹、荨麻疹、风疹、水痘等儿科出疹性疾病。

8. 擅用辛开苦降法

脾胃是湿热病的病变中心，以祛除脾胃湿热立法，创立苦辛汤，治疗小儿湿热病。其中小苦辛汤（黄芩、黄连、干姜、半夏）治疗上、中二焦湿热；大苦辛汤（黄芩、厚朴）治疗下焦湿热。

9. 补肾健脾法治疗小儿生长发育迟缓

肾主骨生髓，小儿生长发育迟缓根本在肾，主张从肾论治，法以补肾，化裁六味地黄丸，创立小儿健美增智口服液。

10. 从肝肾论治病毒性脑炎后遗症

运用异病同治理论，取法补肾健脑益智、养血柔肝舒筋，创立健脑散（石菖蒲、郁金、熟地、山药、山茱萸、茯苓、丹皮、泽泻、丹参、当归、赤芍、黄芪、牛膝、地龙、兔脑），治疗病毒性脑炎后遗之智力低下、语言及运动障碍诸症。

【擅治病种】

1. 小儿眼肌型重症肌无力

益气升提，养血通络；常用经验方为复力冲剂。

2. 儿童抽动障碍

从肺论治；常用经验方为熄风静宁汤。

3. 病毒性心肌炎

从肺论治；常用经验方为调肺养心颗粒。

4. 肾炎、肾病

从肺论治；常用经验方为鱼腥草汤。

二、传承工作室建设成果

【成员基本情况】

1. 负责人

王素梅，女，北京中医药大学东方医院儿科，主任医 师。

2. 主要成员

吴力群，女，北京中医药大学东方医院儿科，主任医师。

张虹，女，北京中医药大学东方医院儿科，主任医师。

郝宏文，女，北京中医药大学东方医院儿科，副主任医师。

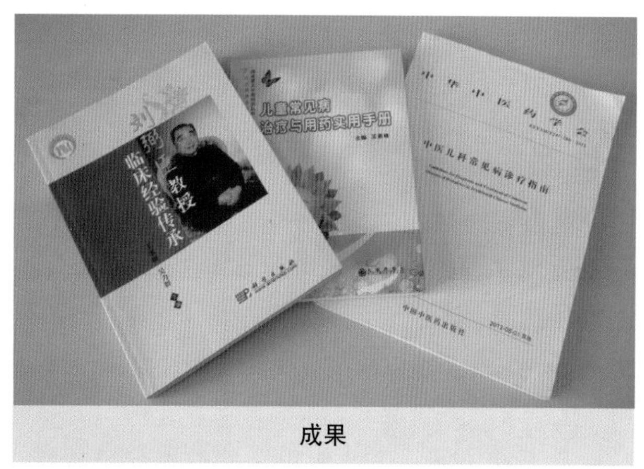
成果

【学术成果】

1. 论著

（1）《刘弼臣教授临床经验传承》，科学出版社2009年出版，王素梅、吴力群主编。

（2）《儿童常见病治疗与用药实用手册》，九州出版社2011年出版，王素梅主编。

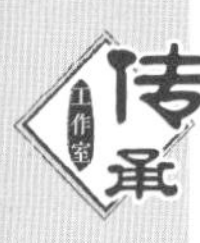

（3）《国医大家刘弼臣学术经验集成》，中国中医药出版社2013年出版，于作洋、王素梅主编。

2. 论文

（1）崔霞，等.刘弼臣应用“体禀少阳”学说治验举隅.北京中医药，2010，29（12）：936～937。

（2）杨蕾，等.刘弼臣教授用“角药”治疗肺系疾病经验.中医儿科杂志，2010，6（1）：6～8。

（3）郝宏文，等.757例次小儿多发性抽动患儿证候要素分布特征及分析.辽宁中医杂志，2013，40（8）：1520～1523。

（4）王素梅，等.复方中药对多发性抽动症模型鼠行为的影响.北京中医药，2010，29（1）：65～66。

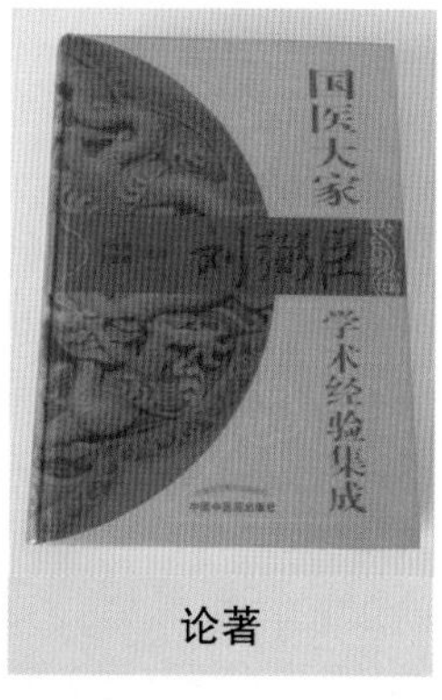
论著

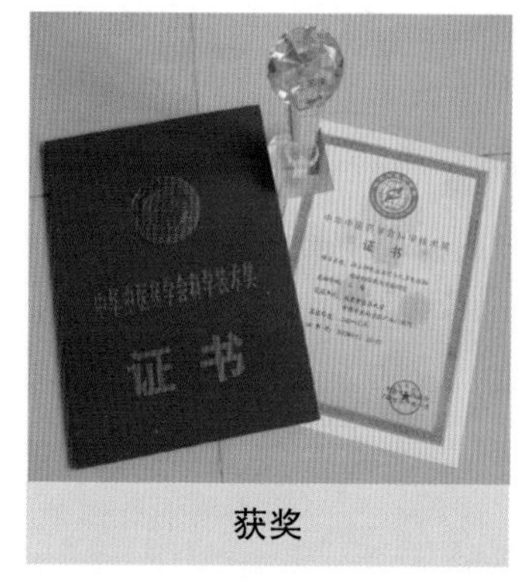
获奖

【人才培养】

培养传承人1人；接受进修5人，实习400多人次（儿科）。举办远程继续教育项目11次，培训120人次。

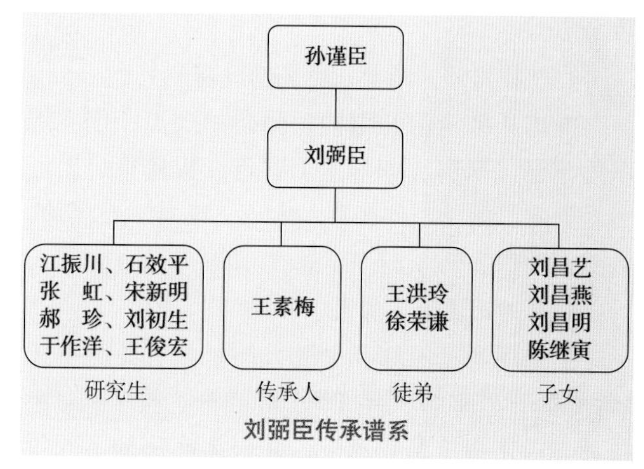

刘弼臣传承谱系

【推广运用】

（一）诊疗方案

1. 多发性抽动症

肝亢风动证用天麻钩藤饮加减；痰火扰神证用黄连温胆汤加减；气郁化火证用清肝达郁汤加减；脾虚痰聚证用十味温胆汤或六君子汤加减；脾虚肝亢证用钩藤异功散加减；阴虚风动证用大定风珠加减。

2. 注意力缺陷多动障碍

肝肾阴虚证用杞菊地黄丸加减；心脾两虚证用归脾汤合甘麦大枣汤加减；痰火扰心证用黄连温胆汤加减；脾虚肝亢证用逍遥散加减；肾虚肝亢证用知柏地黄丸加减。

3. 流行性乙型脑炎

（1）初期、极期：卫气同病者，偏卫分证用新加香薷饮，偏气分证用白虎汤加减；气营两燔证用清瘟败毒饮加减；热入营血证用犀角地黄汤加味；内闭外脱证用参附龙牡救逆汤加味。

（2）恢复期、后遗症期：阴虚内热证用青蒿鳖甲汤合清络饮加减；营卫不和证用黄芪桂枝五物汤加减；痰蒙清窍证用涤痰汤加减；痰火内扰证用龙胆泻肝汤加减；气虚血瘀证用补阳还五汤加减；风邪留络证用止痉散加味。

（二）运用与推广情况

以上 3 个诊疗方案已在全国中医医疗单位推广运用。

三、依托单位——北京中医药大学东方医院

【依托单位简介】

北京中医药大学东方医院于 1999 年 12 月成立，为三级甲等中医医院，是北京中医药大学第二临床医学院。医院占地面积 4.62 万平米，床位 1175 张。是国家中医临床研究基地建设单位，国家中医药管理局重点研究室、北京市重点学科建设单位。

【特色优势】

北京中医药大学东方医院重视发展中医，特色鲜明，优势明显。医院以近百种中医特色治疗方法为主，辅之以现代化诊疗手段，在治疗各种常见病、疑难病等方面均有丰富经验和独特疗效。目前拥有国家卫生计生委临床重点专科中医建设项目 6 个，国家中医药管理局重点专科项目 14 个，北京市中医特色诊疗中心 8 个，北京中医药管理局重点专科 5 个。医院是北京市“薪火工程”名老中医工作室建设单位，国家食品药品监督管理总局药物临床试验机构，国家中医药管理局标准研究推广基地，国家卫生计生委国家脑卒中筛查与防治基地，北京中医类别全科医生规范化培训基地，北京市中医住院医师规范化培训基地，北京市中医病案质控中心，北京市中医技术质控中心。医院拥有教育部重点二级学科 1 个，重点三级学科 6 个，国家中医药管理局重点学科 9 个，博士学位授权点 8 个，硕士学位授权点 11 个，研究生导师 95 名，全国老中医药专家学术经验继承工作指导老师 8 名，北京市老中医药专家学术经验继承工作指导老师 9 名。

【联系方式】

地址：北京市丰台区方庄芳星园一区六号

电话：010-67689655

网址：http://www.dongfangyy.com.cn

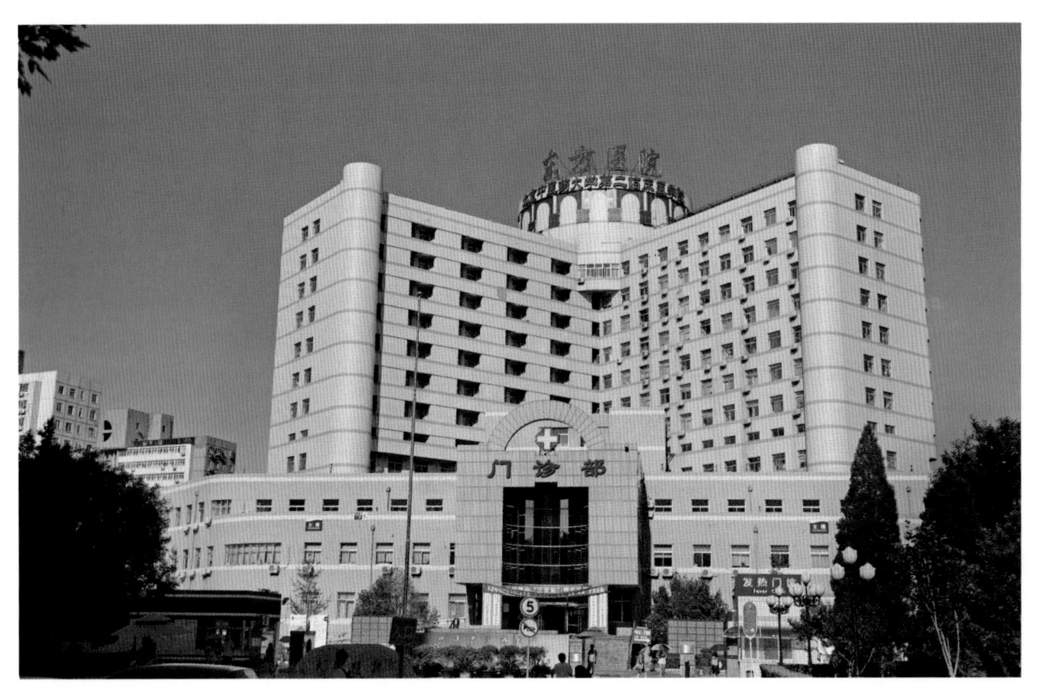

吕仁和

全国名老中医药专家传承工作室

一、老中医药专家

【个人简介】

吕仁和，1934年生，男，汉族，山西原平人。北京中医药大学东直门医院主任医师、教授、博士生导师。1962年毕业于北京中医学院，毕业后在东直门医院从事医疗、教学、科研工作，师从施今墨、秦伯未、祝谌予先生。历任内科副主任、副院长等职。现为国家中医肾病重点专科、国家中医药管理局内分泌重点学科和肾病重点专科学术带头人。兼任世界中医药学会联合会糖尿病专业委员会会长、《中华糖友》名誉主编。创建中华中医药学会糖尿病分会、世界中医药学会联合会糖尿病专业委员会、北京中医学会糖尿病专业委员会、肾病专业委员会。2013年被北京市评为第二届“首都国医名师”。

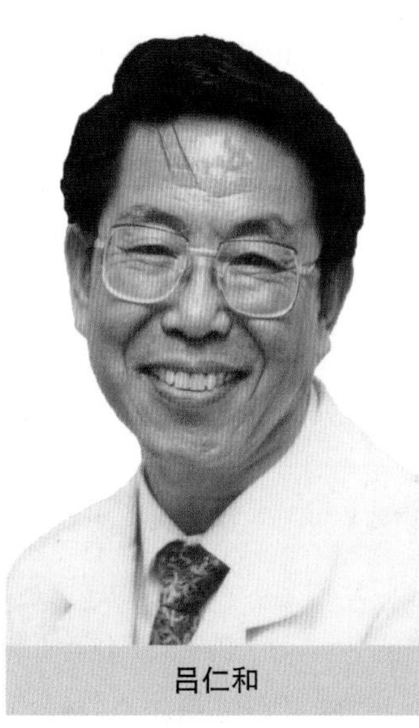

吕仁和

担任第三批全国老中医药专家学术经验继承工作指导老师。

继承人：①赵进喜，北京中医药大学东直门医院内分泌专业，主任医师、教授；②杨晓晖，北京中医药大学东方医院内分泌专业，主任医师、教授。

主编《糖尿病及其并发症中西医诊治学》等学术专著9部；发表学术论文、科普文章共127篇。

曾先后主持“七五”“九五”和“十五”国家科技攻关计划项目等部级以上科研课题9项，研究成果获得部级科技进步奖7项，获国家新药专利2项。

【学术经验】

（一）学术思想

遵照施今墨先生“古为今用”突出能用、“洋为中用”力求好用的思想，秦伯未先生注重中医阴阳平衡学说，以及祝谌予教授重视钻研《内经》的师训，尊崇《内经》，发掘出糖尿病分期辨证思想，提出糖尿病微血管并发症“微型癥瘕”病理学说，以及糖尿病、肾病化结消癥治法，使糖尿病及其并发症活血化瘀治法得到进一步拓展。

（二）临床经验

1.“二、五、八”方案

倡导糖尿病及其并发症防治的“二、五、八”方案：将健康和长寿作为糖尿病治疗的两个目标；将血糖、血脂、血压、体重、症状作为五项观察指标；将辨证饮食、辨证运动、辨证施教、口服西药、注射胰岛素、口服中药、针灸和按摩、气功作为糖尿病治疗的八种措施。

2.“六对论治”方法

“六对论治”是吕仁和教授在长期诊治疾病的实践中逐渐形成的六种辨证论治方法。包括对病分期辨证论治、对症治疗、对症辨证论治、对症辨病与辨证论治相结合、对病论治、对病辨证论治。如把糖尿病分为脾瘅期（糖尿病前期）、消渴期（临床期）、消瘅期（并发症期）分别进行辨证论治，即为对病分期辨证论治；如糖尿病患者症见皮肤瘙痒，应用白鲜皮、地肤子、白蒺藜，即为对症论治；如症见视物模糊，辨证为肝肾亏虚证，药物常用枸杞子、菊花，辨证为肝火上犯证，药物常用夏枯草、决明子，辨证为风热外袭证，药物常用菊花、木贼草，即为对症辨证论治。

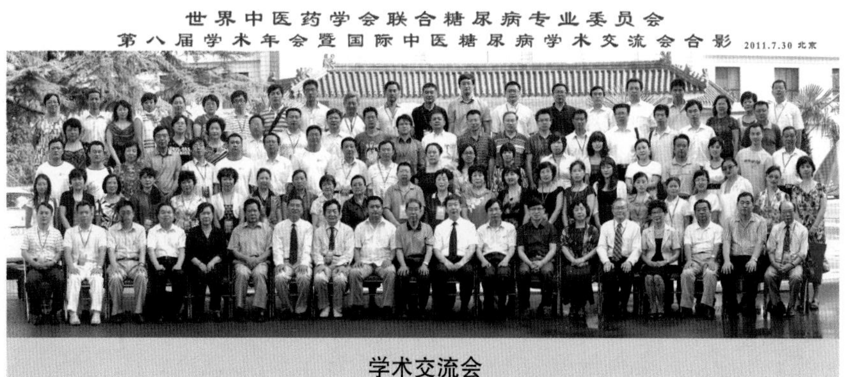

世界中医药学会联合糖尿病专业委员会
第八届学术年会暨国际中医糖尿病学术交流会合影
2011.7.30 北京
学术交流会

3. 三自如意表

设计出“三自如意表”，包括患者自查病因、自找问题、自我调整，为糖尿病患者制定了简单易行、行之有效的自我防治方法。

4. 从风论治慢性肾炎

强调风邪在慢性肾炎发病中的重要性，主张慢性肾炎“从风论治”，重视散风解表治法。如针对过敏性紫癜性肾炎皮肤紫癜、血尿，常用荆芥炭、防风、炒山栀、蝉衣、女贞子、墨旱莲、赤芍、丹皮疏风清热、凉血止血。

【擅治病种】

1. 糖尿病肾病

主张分早、中、晚三期分期辨治，早中期辨证分气阴两虚血瘀证、阳气虚血瘀证、阴阳俱虚血瘀证，方药分别选参芪地黄汤、肾气丸、五子衍宗丸等方加减；晚期辨证分气阴虚血瘀湿浊、阳气虚血瘀湿浊、气血阴阳俱虚血瘀湿浊证，方药选当归补血汤、升降散、温胆汤等方加减。

2. 慢性肾脏病

常用“六对论治”方法治疗慢性肾脏病。治疗慢性肾衰主张分期辨证，以本虚定证型，如阳气虚、阴气虚、阴阳两虚；以标实定证候，如气滞、血瘀、湿浊、湿热、热结等。重视益气养血、泄浊解毒、化结消癥治法，药物常用生黄芪、当归、太子参、灵芝、红景天、赤芍、丹皮、川芎、丹参、土茯苓、鬼箭羽、大黄、枳实。

3. 其他代谢性疾病

对代谢综合征、高尿酸血症等代谢性疾病主张“从浊毒论治”“从郁瘀论治”，临床重视化浊解毒、活血解郁治法，方用茵陈蒿汤、四逆散、四妙丸，药物常用茵陈、炒栀子、柴胡、枳实、枳壳、赤芍、白芍、苍术、黄柏、川牛膝、生薏米。

二、传承工作室建设成果

【成员基本情况】

1. 负责人

赵进喜，男，北京中医药大学东直门医院内分泌专业，主任医师、教授。

2. 主要成员

王耀献，男，北京中医药大学东直门医院肾病专业，主任医师、教授。

王世东，男，北京中医药大学东直门医院内分泌专业，主任医师。

肖永华，女，北京中医药大学东直门医院内分泌专业，副主任医师、副教授。

李靖，女，北京中医药大学东直门医院肾病

专业，副主任医师。

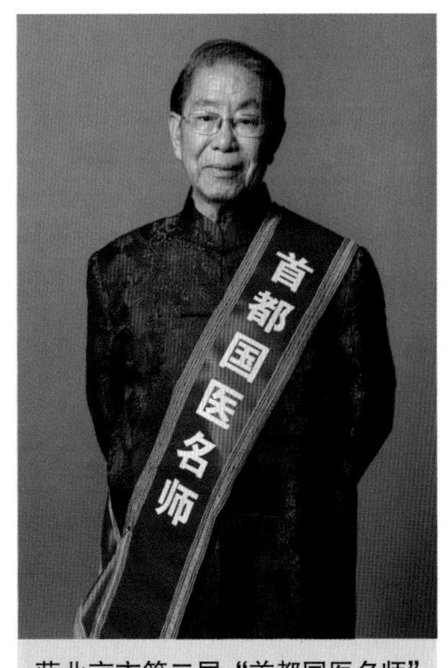

获北京市第二届“首都国医名师”

【学术成果】

1. 论著

（1）《明医之路 道传薪火》（第三辑），北京出版社 2013 年出版，晁恩祥主编。

（2）《糖尿病肾病中医基础与临床》，北京科学技术出版社 2014 年出版，王耀献主编。

2. 论文

（1）肖永华，等. 吕仁和辨治糖尿病医案病因、病机和病位解析 [J]. 北京中医药大学学报，2010，33（8）：524 ～ 528。

（2）肖永华，等. 吕仁和辨治糖尿病医案症状、证候和治则解析 [J]. 北京中医药大学学报，2011，34（8）：560 ～ 564。

（3）郭永红，等. 吕仁和治疗慢性肾脏病“八郁证”的用药经验 [J]. 北京中医药，2012，31（2）：93 ～ 95。

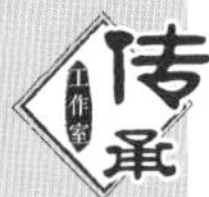

（4）李靖，等. 糖尿病患者出现蛋白尿的诊治 [J]. 世界中医药，2013，8(9)：994 ～ 997。

（5）庞博，等. 基于循证的名老中医经验传承方法学研究 [J]. 北京中医药，2012，31（06）：408 ～ 411。

【人才培养】

培养传承人 4 人；接受进修、实习 400 多人次（肾病内分泌科）。举办国家级中医药继续教育项目 3 次，培训 360 人次。

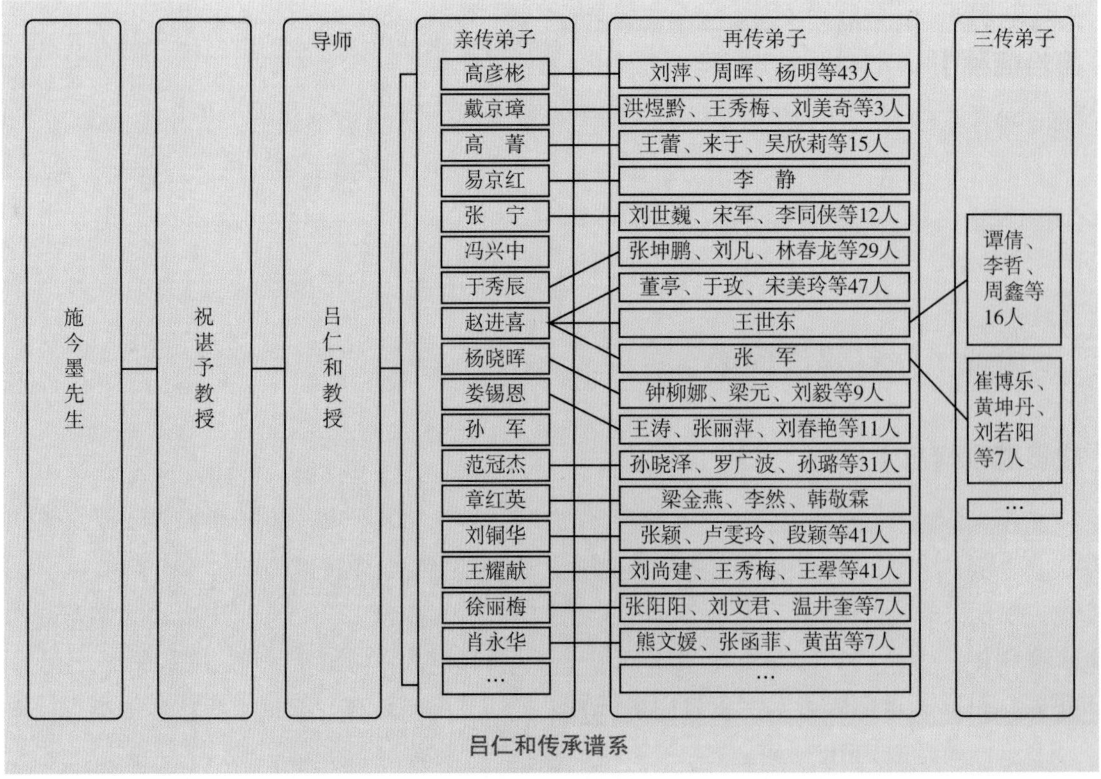

吕仁和传承谱系

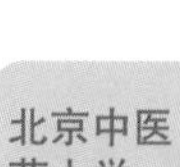

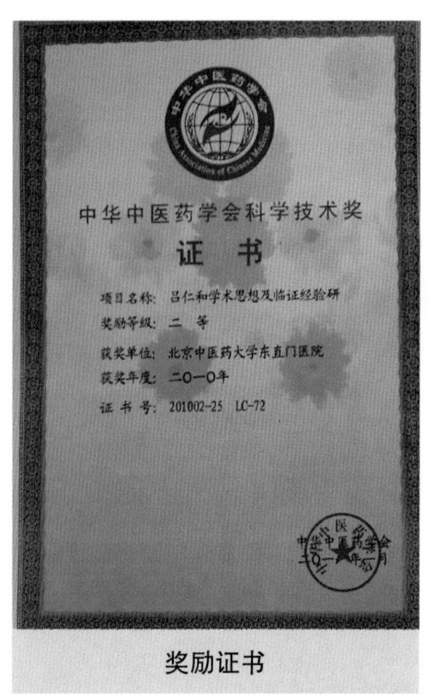
中华中医药学会

中华中医药学会科学技术奖

证 书

项目名称：吕仁和学术思想及临证经验研

奖励等级：二 等

获奖单位：北京中医药大学东直门医院

获奖年度：二〇一〇年

证书号：201002-25 LC-72

奖励证书

【推广运用】

（一）诊疗方案

1. 糖尿病肾病早中期

辨证分气阴两虚血瘀证、阳气虚血瘀证等，方药分别选参芪地黄汤、肾气丸等方加减。

2. 糖尿病肾病晚期

辨证分气阴虚血瘀湿浊、阳气虚血瘀湿浊等证型，方药选当归补血汤、升降散等方加减。

（二）运用及推广情况

以上方案已被国家中医药管理局医政司发布并在全国推广应用。

三、依托单位——北京中医药大学东直门医院

【依托单位简介】

北京中医药大学东直门医院创建于 1958 年，是一所集医疗、教学、科研为一体的大型综合性中医院，是全国唯一一所进入国家“211 工程”建设的高等中医药院校——北京中医药大学的第一临床医学院，率先成为全国示范中医医院、三级甲等中医院、国家中医临床研究基地建设单位和国家食品药品监督管理局认定的国家药物临床试

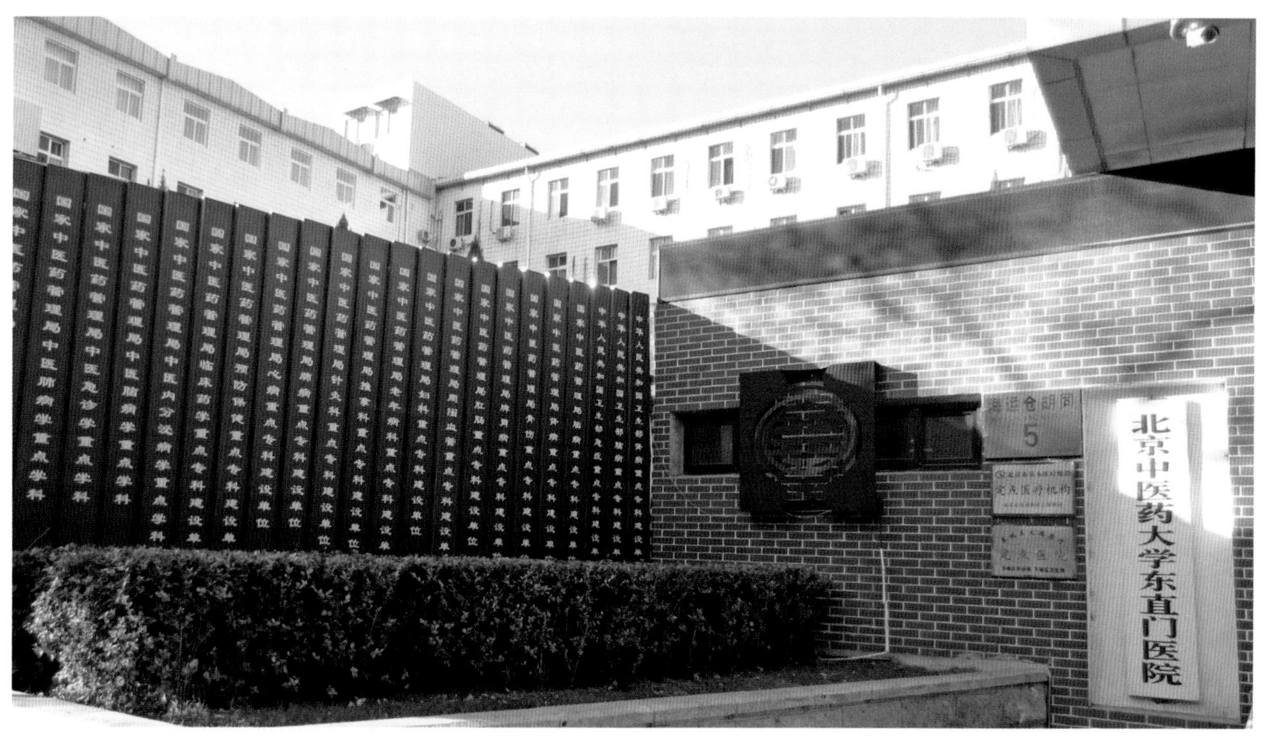

验机构，是“2014年度中国医院影响力50强排名榜”中唯一一家上榜中医院。医院现为一院两区，即本部和东区（原通州区中医医院）。医院还开创性地于1991年在欧洲最先建立了分院——德国魁茨汀医院。

【特色优势】

东直门医院历史悠久，自1958年建院以来名医辈出，以秦伯未先生、胡希恕先生、于道济先生为代表的第一代东直门人勤求博采，首开中医高等教育之先河；以董建华院士、杨甲三教授、刘弼臣教授、宋孝志教授为代表的第二代东直门人厚积薄发，开医院科研先河，将医院引入辉煌时期；以王永炎院士、吕仁和教授为代表的第三代东直门人肩负起新时期医教研三位一体跨越发展的使命与责任，引领着当代中医学术的发展。医院拥有国家重点专科6个，国家中医药管理局重点专科15个、重点学科9个，教育部重点学科1个，北京市重点学科1个，北京市中医诊疗中心5个，是国家中医肾病重点专科、国家中医药管理局内分泌重点学科和肾病重点专科、国家中医药管理局糖尿病肾病“微型癥瘕”重点研究室、北京市中医内分泌重点专科建设单位。医院拥有国家级中医学实验教学示范中心、教育部临床技能综合培训中心，目前在院本科生、研究生、留学生总数达到1700余人，为全国输送了上万名高级人才，被称为中医界“协和医院”。

【联系方式】

地址：北京市东城区海运仓5号
电话：010-84013212
网址：http://www.dzmyy.com.cn

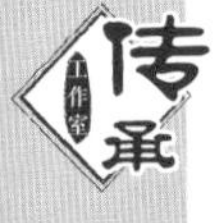

施汉章

全国名老中医药专家传承工作室

一、老中医药专家

【个人简介】

施汉章（1922—2011年），男，汉族，江苏启东人。北京中医药大学东直门医院中医外科专业教授、主任医师。1938年师从江南名医陆景文先生，1940年在江苏启东东南联合诊所行医。1958年毕业于南京中医学院医科师资班，毕业后分配至北京中医药大学。1962年起任北京中医药大学东直门医院中医外科主任、主任医师、教授、硕士研究生导师。1991年被确定为第一批继承老中医药专家学术经验指导老师，1993年起享受国务院政府特殊津贴。2011年被授予北京市“同仁堂杯”中医药特别贡献奖。曾任中华中医药学会外科专业委员会副主任委员、中华中医药学会肛肠专业委员会理事、北京中医杂志常务编委等职。

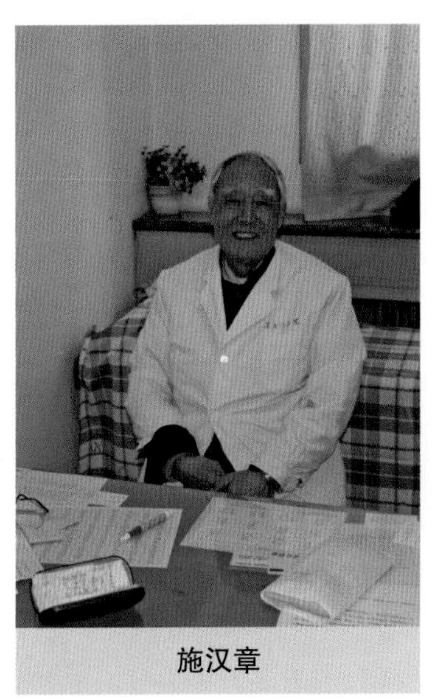
施汉章

担任第一批全国老中医药专家学术经验继承工作指导老师

第一批继承人：①张燕生，北京中医药大学东方医院外科，主任医师、教授；②赵树森，北京中医药大学东直门医院外科，主任医师、教授。

主要编著有《中医外科学读本》《临床治疗正误举例》等教材；发表“消渴脱疽治验”“中医治疗血栓闭塞性脉管炎”“中药灌肠治疗溃疡性结肠炎”等论文。

【学术经验】

（一）学术思想

认为中医外科学理论既重视中医内科学理论中气血调和、阴阳平衡之内涵，又重视具备外科特点的局部病理变化特征，外科疾病的治疗同样以阴阳平衡为核心。以《内经》为理论基础，汲取中医外科“正宗、全生、心得三派”之精华，形成了中医外科的整体治疗观。

（二）临床经验

1. 谨守病机，治病求本

外科疾病大多以气血壅遏为标，脏腑虚弱为本。为医者须先明脏腑、气血、经络、骨脉之理，纵有奇脉怪疾，千态万状，无不尽识其因。得其本，知邪之所处，正之何虚，则宜凉宜温，宜攻宜补，用药庶无差错，效如桴鼓。外科病的治疗，不外调阴阳、和脏腑、疏经络、活气血。

2. 强调痰瘀致病

痰浊瘀血互为因果，在一定的条件下胶融凝聚某处，可形成一些怪症或疑难杂症。医者治痰勿忘祛瘀，祛瘀必须顾痰，将活血化瘀药与祛痰药物互相配伍应用。如对前列腺增生症、瘿瘤、呃逆不止、黑色素瘤、瘰疬等病人，在常用方剂的基础上加入祛瘀化痰之品，可达事半功倍之效果。

3. 长于运用消法

外科病证虽多形之外，必根于内，因而内治初起以消为要，纵有多法，贵乎于早。在内消药物的具体应用上，清火、解郁、败毒药物中的苦寒、峻泻、攻下之品的运用要审慎，以防伤及脾胃。疾病转归全赖于脾胃，脾胃不固则毒易内攻。

4. 外治法是必要的手段

刀圭之法是治疗痈疽、疔疮、脱疽、瘰疬的常用方法，尤以治疗肛肠疾病最为应手，如肛瘘、肛裂、内外痔、脓肿、息肉、直肠脱垂等。开创了用线状刀侧切方法治疗肛裂，具有简易方便、痛苦极小、愈合较快等优点。

【擅治病种】

1. 各种难治性创面

擅治外科各种难愈性溃疡，研制了系列中药外用制剂，如清热解毒的溃疡油，温阳生肌的阳和散，活血生肌的生肌散。

2. 周围血管疾病

擅用经方治疗周围血管疾病，如血栓闭塞性脉管炎、动脉硬化闭塞症、糖尿病足等，常用的方剂有清热解毒、通络止痛的四妙勇安汤，益气活血的补阳还五汤，温阳通脉的阳和汤，活血滋阴的顾步汤等。

3. 肛肠疾病

治疗肛肠疾病多用手术法治疗，有肛瘘的挂线治疗、混合痔的外剥内扎术、肛裂的线状刀侧切术、血栓外痔的结扎疗法等。

4. 泌尿男科疾病

从五脏论治前列腺炎、前列腺增生和男性不育等泌尿男科疾病，注重五行生克关系的运用。常用方剂有清热利湿的八正散、滋补肾阴的知柏地黄丸、温补肾阳的金匮肾气丸等。

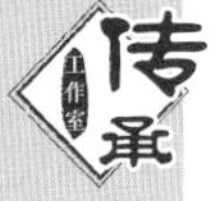

二、传承工作室建设成果

【成员基本情况】

1. 负责人

杨博华，男，北京中医药大学东直门医院中医外科周围血管专业，主任医师。

2. 主要成员

鞠上，男，北京中医药大学东直门医院中医外科周围血管专业，副主任医师。

林冬阳，男，北京中医药大学东直门医院周围血管科，副主任医师。

刘凤桐，男，北京中医药大学东直门医院周围血管科，主治医师。

李友山，男，北京中医药大学东直门医院周围血管科，主治医师。

北京中医药大学东直门医院
"北京中医药薪火传承'3+3'工程 施汉章名医工作室"揭牌仪式
工作室合影

【学术成果】

1. 论著

（1）《中医外科临床技能实训》，人民卫生出版社 2013 年出版，杨博华主编。

（2）《下肢静脉曲张的诊断与治疗》，中国协和医科大学出版社 2013 年出版，杨博华主编。

2. 论文

（1）杨博华．中西医对糖尿病肢体血管病变的认识和治疗．北京中医药大学学报，2013，20（3）：10 ～ 12。

（2）林冬阳，等．施汉章教授的外科气血阴阳学术思想．时珍国医国药，2014，25（4）：71 ～ 73。

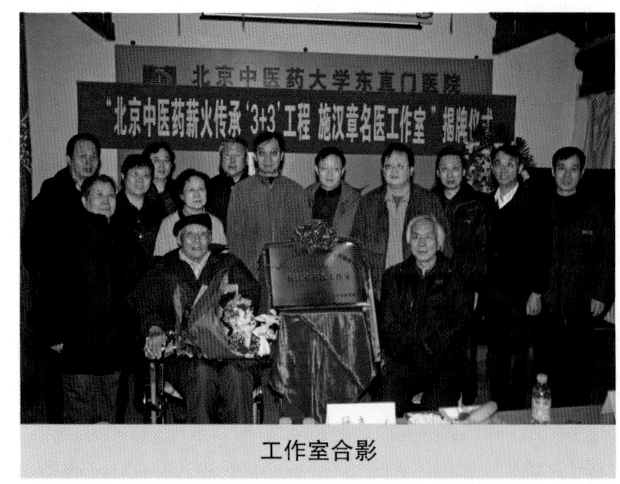

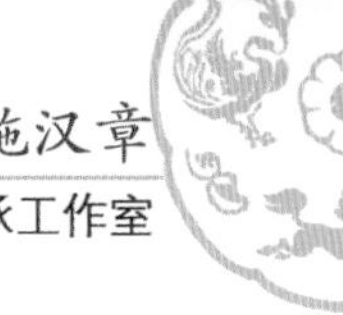

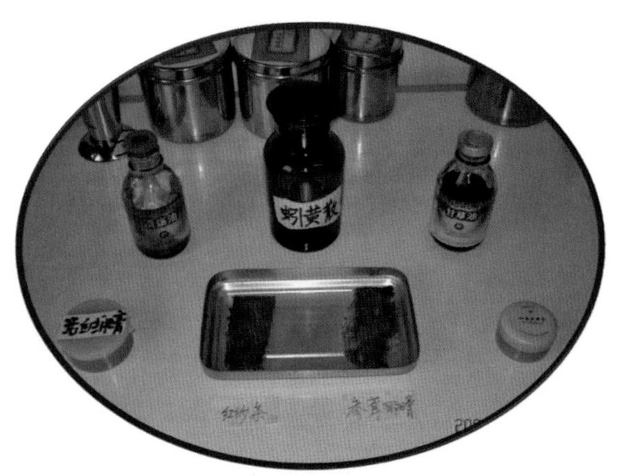

自制药

（3）林冬阳，等．施汉章教授外科临床用药和经验．环球中医药，2013，6（9）：692 ～ 694。

（4）李友山，等．解毒通脉汤干预闭塞性动脉硬化症及对 ABI、CRP、TCPO2 的影响．世界科学技术－中医药现代化，2014，（4）：743 ～ 748。

【人才培养】

培养传承人 3 人；接受进修、实习 12 人。举办国家级中医药继续教育项目 3 次，培训 512 人次；举办北京市级中医药继续教育项目 3 次，培训 415 人次。

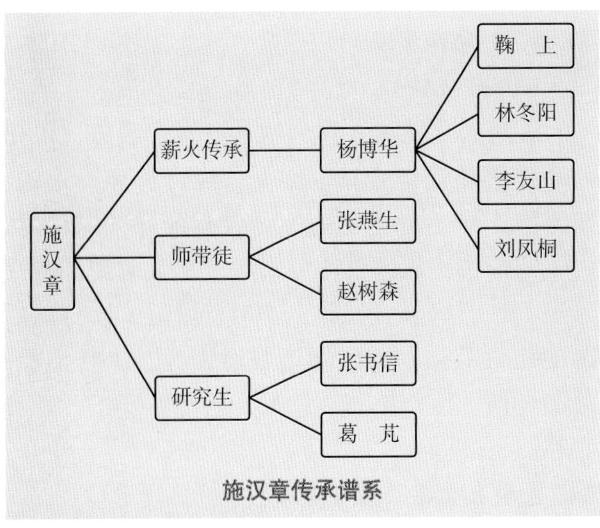

施汉章传承谱系

【成果转化】

院内制剂：溃疡油；编号：京药制字 20053157；功能主治：清热解毒、生肌收口、滋润肌肤，用于溃疡久不收口、皮肤干燥皲裂。

【推广运用】

（一）诊疗方案

1. 脱疽（动脉硬化闭塞症未溃期）

寒凝血瘀证用温经通脉汤（生黄芪、桂枝、白芥子、元胡、地龙、白芍、当归等）加减；血脉瘀阻证用活血通脉汤（丹参、鸡血藤、生黄芪、赤芍、桂枝、地龙、川牛膝）加减；气血亏虚证用补阳还五汤加减。

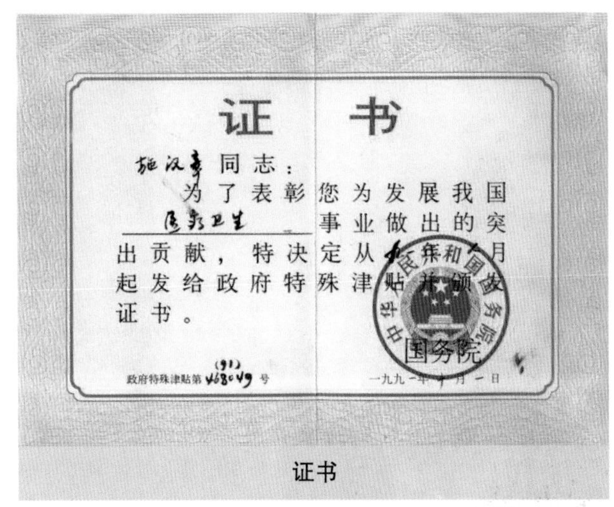

证　书

施汉章 同志：

为了表彰您为发展我国医药卫生事业做出的突出贡献，特决定从　年　月起发给政府特殊津贴并颁发证书。

国务院

政府特殊津贴第　号　　一九九一年　月一日

证书

2. 痔病

风热肠燥证用槐花连翘汤（槐花、连翘、白芍、枳壳、黄芩、生地、荆芥等）加减；湿热下注证用清热通利汤（黄柏、苍术、金银花、萆薢、牡丹皮、大黄等）加减；气滞血瘀证用行气活血汤（川芎、赤芍、香附、当归、元胡、红花等）加减；脾虚气陷证用益气固脱汤（黄芪、党参、白术、陈皮、升麻、柴胡、当归等）加减。

3. 股肿

湿热下注证用四妙汤加萆薢渗湿汤加减。

（二）运用及推广情况

以上 3 个诊疗方案均列入国家中医药管理局第一批推广的 95 个重点病种目录中在全国范围内推广。

三、依托单位——北京中医药大学东直门医院（见第 737 页）

王子瑜

全国名老中医药专家传承工作室

一、老中医药专家

【个人简介】

王子瑜，1921年生，男，汉族，江苏滨海人。北京中医药大学东直门医院妇科主任医师、教授。1938年师从江苏名中医徐子盘先生，1942年开始独立行医，1956年在江苏省中医学校医科师资班学习，1957年开始在北京中医药大学中药教研室及东直门医院妇科工作至今。曾任中国中医药学会妇科委员会华北分会副主任委员、北京市中医学会妇科委员会副主任委员。是“首都国医名师”，享受国务院政府特殊津贴。

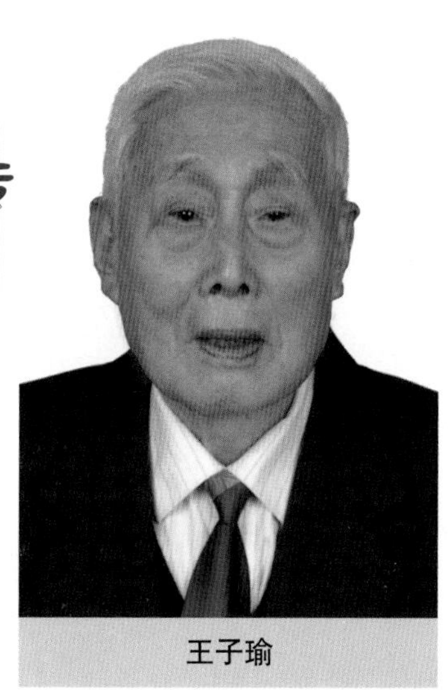
王子瑜

担任首批全国老中医药专家学术经验继承工作指导老师。

继承人：贺稚平，北京中医药大学东直门医院妇科，主任医师。

发表“活血化瘀法于妇科临床治验”“更年期综合征治验”“试述从肾论治妇科病”“治疗子宫内膜异位症痛经经验”等论文20余篇。

【学术经验】

（一）学术思想

提出“肝肾不足、冲任受损为月经失调的根本原因”，认为妇科病都与肝肾功能失调有关，治疗重在调肝肾。继承叶天士的“治用治体治阳明”的治法，提出治肝要“体用并重”，“治用”即调理肝的功能，重视舒其肝气；“治体”即调补肝血、肝阴的亏损，滋水涵木、养血柔肝是治体的常用方法。主张治疗妇科病要时时顾护气血，益气养血、行气活血有机结合运用。

（二）临床经验

1. 用方经验

活用六味地黄丸作为滋补肝肾代表方，可化裁治疗更年期综合征、崩漏、经行鼻衄等疾病。四逆散不单治疗少阴病，只要有肝胃气滞证候，内、外、妇、儿各科均可用此方化裁应用，治疗月经不调、痛经、崩漏、赤带、泄泻、经行前后诸证疗效甚佳。用四物汤养血调经，治疗痛经、月经先期、经行感冒、胎漏、胎动不安、产后身痛等。

2. 补气化瘀，虚实兼顾

对于虚实夹杂的月经病、产后病，在补益气血的同时用行气活血法，常用圣愈汤、当归补血汤、桃仁汤、生化汤、桃红四物汤等。

3. 常用对药

临床常用对药有：赤芍与白芍、青皮与陈皮、天冬与麦冬、生黄芪与炙黄芪、枳壳与益母草、桃仁与红花等。

【擅治病种】

1. 子宫内膜异位症（痛经）

重在活血化瘀，常用自行研制的院内制剂乌丹丸（丹参、桃仁、元胡、莪术、水蛭、乌药、乳香、没药、肉桂、川断等）治疗。

2. 不孕症

补肾气、调冲任、益精血为基础，不孕先调经，经调则易于成孕。分5种方法治疗不孕症：①温肾益精、调理冲任法，常用五子衍宗丸、河车大造丸、定坤丹加减；②养血调经、调补肝肾法，常用四物汤配合血肉有情之品如鹿角胶、紫河车、龟甲等；③疏肝解郁、养血调冲法，用逍遥散、开郁种玉汤加减；④温肾壮阳、化痰祛湿法，常用苍附导痰丸合五子衍宗丸加减；⑤活血化瘀、软坚散结法，用桂枝茯苓丸、失笑散加减。

3. 更年期综合征

天癸已绝者从少阴论治，天癸未绝者需调经，常用自行研制的院内制剂更年妇康合剂（生地、枸杞子、女贞子、百合、白芍、太子参、五味子、天冬、麦冬、菊花、珍珠母、生牡蛎、丹参等）。

4. 产后身痛

治疗以补气血为主，常用黄芪桂枝五物汤、独活寄生汤、八珍汤加减。

5. 慢性盆腔炎

多分为湿热瘀结、肝郁气滞、脾虚湿阻、肾虚失荣四种证型，以湿热瘀结证最多见。常用薏苡红藤败酱散、四妙丸、血府逐瘀汤、四逆散、柴胡疏肝散等加减。常配合中药保留灌肠。

二、传承工作室建设成果

【成员基本情况】

1. 负责人

陈艳，北京中医药大学东直门医院妇科，主任医师。

2. 主要成员

贺稚平，北京中医药大学东直门医院妇科，主任医师。

王阿丽，北京中医药大学东直门医院妇科，主任医师。

王燕霞，北京中医药大学东直门医院妇科，副主任医师。

马秀丽，北京中医药大学东直门医院妇科，副主任医师。

【学术成果】

1. 论著

（1）《王子瑜妇科临证经验集》，人民卫生出版社2008年出版，王阿丽、陈艳整理。

（2）《中华中医昆仑·王子瑜卷》，中国中医药出版社2011年出版，何卫宁、陈艳撰稿。

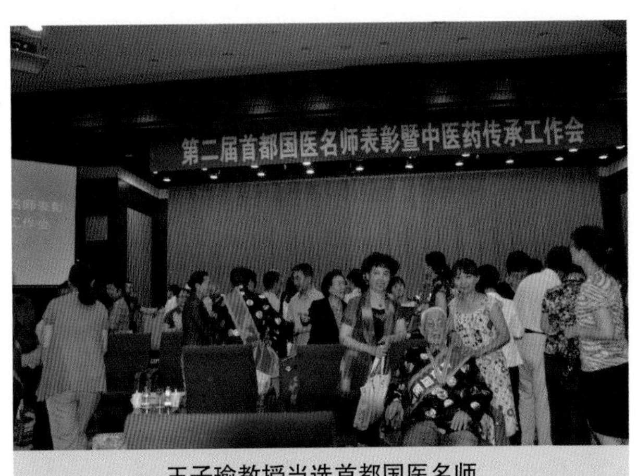

王子瑜教授当选首都国医名师

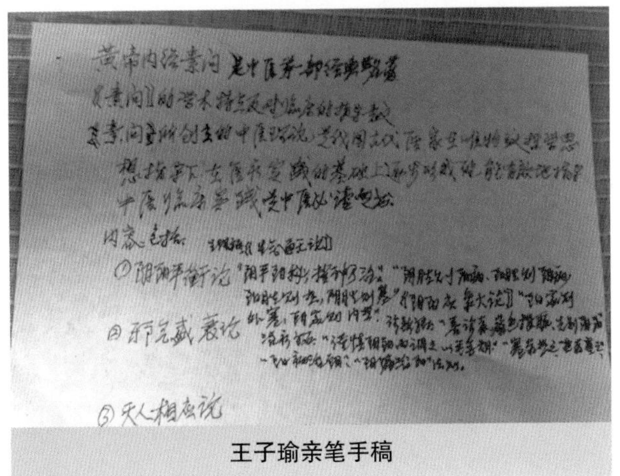

王子瑜亲笔手稿

2. 论文

⑴ 郑爱军. 王子瑜教授治疗滑胎的临床经验. 北京中医药杂志，2012，31（9）：664～665。

⑵ 王燕霞，等. 王子瑜教授治疗子宫内膜异位症经验. 中华中西医临床杂志 2010，10（5）：485～487。

徐子盘　王慎轩
王子瑜
研究生：魏爱萍　钱敏　赵雯　来艳芳
学术继承人：王阿丽（→谌海燕）　贺稚平（→许娟　张丽）
学术传承人：陈艳（→赵聪玲　邵丽君　周夏芝　杨素琴　王亚娟　郭飞飞　史征　段佳易　张梅）
工作室成员：王燕霞　马秀丽　刘小丽

王子瑜传承谱系

【人才培养】

培养传承人 1 人，接纳外单位人员进工作室进修学习 38 名。

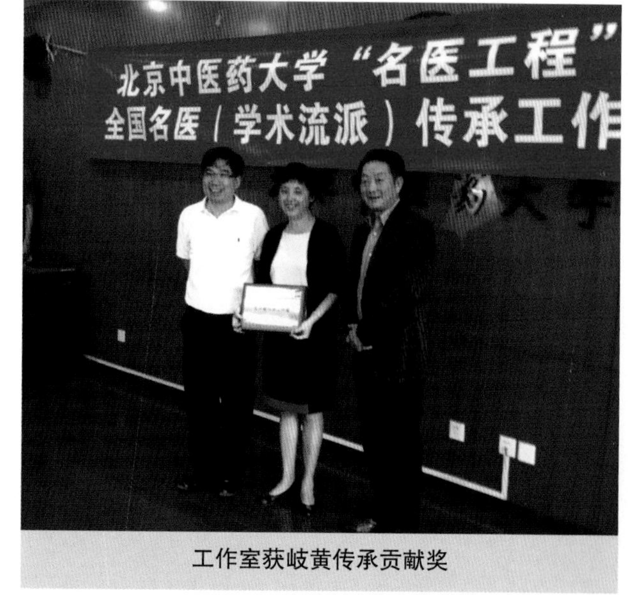

工作室获岐黄传承贡献奖

【成果转化】

院内制剂：

1. 妇科痛经丸；功能主治：温经散寒、化瘀止痛，主治寒凝气滞血瘀引起的经前或经期下腹疼痛拒按，或冷痛喜暖，甚则畏寒肢冷，恶心呕吐，经色暗红，夹有血块。

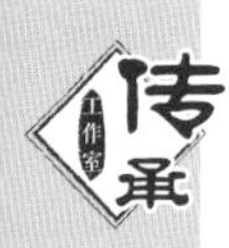

2. 乌丹丸；功能主治：活血化瘀、消癥软坚、理气止痛，主治气滞血瘀引起的子宫内膜异位症，症见小腹疼痛拒按，经行腹痛，盆腔包块，月经色紫黯有块，舌紫黯或有瘀斑、瘀点。

3. 桂苓消癥丸；功能主治：温经活血、化瘀散结，主治盆腔炎伴见少腹结块，腹痛拒按，舌暗，脉弦或涩。

【推广运用】

（一）诊疗方案

1. 痛经（子宫内膜异位症）

分为气滞血瘀、寒凝血瘀、气虚血瘀、湿热瘀结等证。主要从瘀论治，以乌丹丸、妇科痛经丸加减化裁治疗。内治法配合针灸、理疗，癥瘕形成者配合手术治疗。

2. 输卵管性不孕症

分为气滞血瘀、寒凝血瘀、气虚血瘀、肾虚血瘀、湿热瘀阻等证。内治法以桂苓消癥丸为底方加减化裁，加外治法如中药灌肠、离子导入等辅助，中医疗法联合西医手术。

3. 更年期综合征

分肝肾阴虚、肾阳虚衰、阴阳俱虚等证。用六味地黄丸、甘麦大枣汤、左归丸、右归丸、归肾丸加减，配合情绪疏导、心理治疗。

（二）运用及推广情况

上述优势病种诊疗方案已在北京中医药大学东直门医院推广应用。

三、依托单位——北京中医药大学东直门医院（见第 737 页）

孔光一

全国名老中医药专家传承工作室

一、老中医药专家

【个人简介】

孔光一，1927年生，男，汉族，江苏泰兴人。北京中医药大学教授、主任医师，研究生导师，全国首届师承博士后导师。1947～1950年师从泰州名医孙瑞云，1958年毕业于江苏省中医学校（现为南京中医药大学），1958年到北京中医学院执教至今，1973～1984年担任中医系副主任。是享受国务院政府特殊津贴专家，中央保健局会诊专家，全国500名名老中医之一。1989年被评为全国优秀教师、优秀教育工作者，1991年被评为北京市优秀共产党员，1998年获首都劳动奖章，2008年被评为全国学术继承工作优秀指导老师，2013年被评为“首都国医名师”。

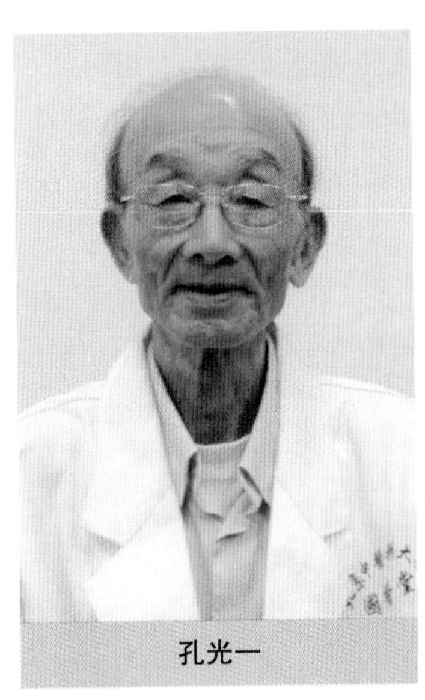

孔光一

担任全国第一、三、四批全国名老中医药专家学术经验继承工作指导老师。

第一批继承人：宋乃光，北京中医药大学温病教研室，教授、主任医师。

第三批继承人：①严季澜，北京中医药大学医史文献教研室，教授、主任医师；②孔德舜，北京中医药大学国医堂门诊部内科、针灸推拿专业，主治医师。

第四批继承人：①赵岩松，北京中医药大学温病教研室，教授；②潘芳，北京市鼓楼中医医院，主治医师。

主要编著有《温病学》《中医经典百题精解·温病条辨百题精解》《孔光一临证实录》。发表“湿热阴伤口疮治验”“卫分证浅论”“少阳三焦膜系病机探讨”等论文。

【学术经验】

（一）学术思想

1. 创立“少阳膜系学说”

创新性提升三焦的认识，使之形象化，易于理解，从而更深入地应用于临床，称之为“少阳膜系学说”。其含义为人体的五脏六腑、四肢百骸、血脉筋骨皆包含于三焦膜系之中，这些脏腑组织功能间的相互联系，邪气的感受、伏藏与排泄也是通过膜系来完成的，膜系分布于三焦之中。三焦膜系可分为外通性膜系和内通性膜系。以此指导各种内伤杂病、外感病的辨治。

2. 拓展了伏邪学说的认识，使之应用于内伤病的辨治中

多从伏邪认识疑难杂症的反复性和迁延性。认为六淫皆可伏藏，伏邪亦可内生，如情志、劳倦、饮食、伤堕、虫疾等因素导致机体气血阴阳失调，痰湿瘀热等内生，但常因邪势轻浅、正气尚旺而不得为患，故伏而不发，属广义伏邪范畴。

伏邪既发，伏处脏腑、阴阳、气血各异，所发之病亦有内、外、妇、儿之分。用此思想指导某些慢性疾病的诊治取得了疗效，如糖尿病、免疫性疾病、心脑血管疾病、肿瘤等。

（二）临床经验

1. 提出辨治发热常用五法

临床辨治发热常用轻清宣透法、宣上调中法、两清肝肺法、开达膜原法、行经泄热法。

2. 擅用温病学的辨治思路指导临床各科的疾病诊疗

（1）儿科病：认为小儿体质易感，证多温热；以肺胃为中心，易夹食兼湿。用药轻清上扬，并随证肺脾同治、肺胃同治，清热不滞气，解毒不碍胃，始终注意使用宣透之法。

（2）脾胃病：注重使用辛开苦降法辨治脾胃湿热证，如呕吐、痞满。

（3）妇科病：提出了“调治妇科，以肝为先天、以脾胃为枢、根于肾气”。重视妇人经带，巧妙利用月经周期分期治疗妇科诸病，提出“病可由经带而致，亦可借经带而去”。

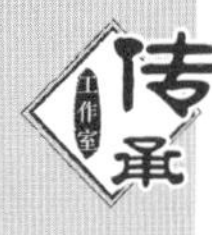

（4）风湿热痹：注重从少阳角度论治湿热痹。少阳为痹热之渊薮，若素体脾肾不足，则三焦气化失司而致风暑湿热相结，流注经络筋节。治以益气养血、清泄少阳为主。

3. 拓展温病诊法

除察舌按脉，还注重查咽喉，看黏膜，观察皮肤斑点，肌肉对称充盈与否，颈部是否濡胀等。

4. 临床擅用药对

太子参与南沙参；白茅根与芦根；柴胡与前胡；赤芍与白芍；青皮与陈皮；法半夏与陈皮；苍术与白术；苏子与苏梗。

【擅治病种】

1. 儿科病

儿科病以肺胃为中心，易夹食兼湿，治疗主张内清积热、肺胃两调。常用药物：连翘、黄芩、炒山栀、玄参、前胡、桔梗、苏子梗、白术、枳壳、半夏、神曲、砂仁、沙参、麦冬、僵蚕、牛蒡子、赤芍。

2. 妇科病

重视以“通”法治疗妇科病。只要能使气血经络畅通之法，皆可称为通法。常用方为平调气血方（柴胡、赤芍、白芍、青皮、陈皮、黄芩、当归、白术、茯苓、半夏、麦冬等）。

3. 脾胃病

治脾胃注重辛开苦降，以半夏泻心汤为代表方加减，常用药物有：半夏、陈皮、黄芩、黄连、栀子、砂仁、厚朴、枳壳、茯苓、白术。

4. 风湿热痹

从少阳角度论治湿热痹，治法为益气养血、清泄少阳，创制经验方芪胆通痹汤（黄芪、熊胆、苍术、黄柏、黄芩、牛膝、穿山龙等）。

二、传承工作室建设成果

【成员基本情况】

1. 负责人

谷晓红，女，北京中医药大学，温病学专业，教授、主任医师。

2. 主要成员

宋乃光，女，北京中医药大学，温病学专业，教授。

严季澜，男，北京中医药大学，中医医史文献专业，教授。

赵岩松，女，北京中医药大学，温病学专业，教授。

于河，女，北京中医药大学，温病学专业，副教授。

刘铁钢，男，北京中医药大学，温病学专业，讲师。

【学术成果】

1. 论著

《孔光一临证实录》，中国中医药出版社 2013 年出版，严季澜、谷晓红主编。

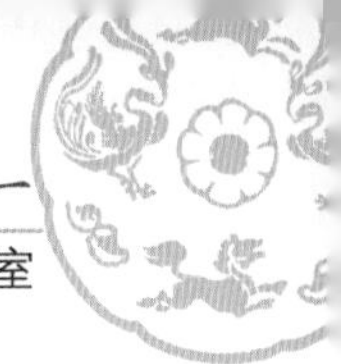

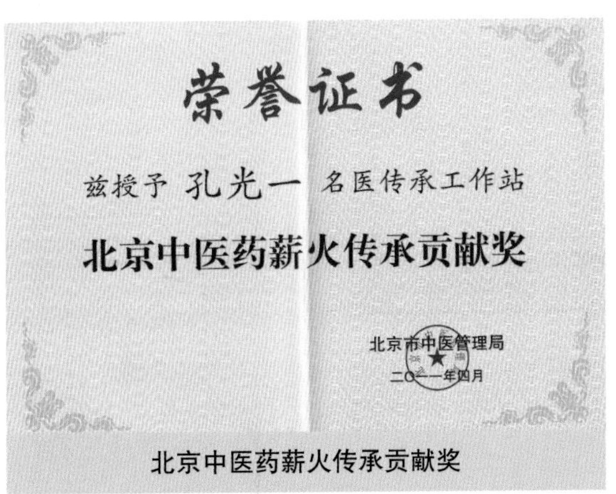

荣誉证书

兹授予 孔光一 名医传承工作站

北京中医药薪火传承贡献奖

北京市中医管理局

二〇一一年四月

北京中医药薪火传承贡献奖

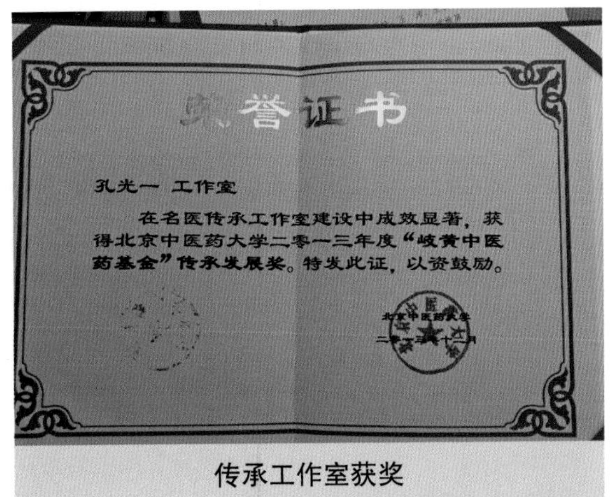

荣誉证书

孔光一 工作室

在名医传承工作室建设中成效显著，获得北京中医药大学二零一三年度"岐黄中医药基金"传承发展奖。特发此证，以资鼓励。

传承工作室获奖

2. 论文

（1）孔光一，等．少阳三焦膜系病机探讨．北京中医药大学学报，2011，34(3)：149 ～ 150，158。

（2）赵岩松，等．孔光一治疗强直性脊柱炎经验介绍．北京中医药，2010，29(1)：21 ～ 22。

（3）容志航，等．孔光一教授运用升阳除湿、益气调脾法治疗慢性泄泻经验．中医研究，2011，23(11)：70 ～ 71。

（4）谷晓红，等．孔光一教授治疗月经病特点探讨．中华中医药杂志，2011，26（9）：2009 ～ 2011。

（5）刘铁钢，等．基于复杂系统熵方法的孔光一教授治疗月经病经验数据挖掘研究．中医杂志，2013，54（6）：481 ～ 483。

【人才培养】

培养传承人 5 人；接受进修 3 人。举办国家级中医药继续教育项目 2 次，培训 150 余人次。

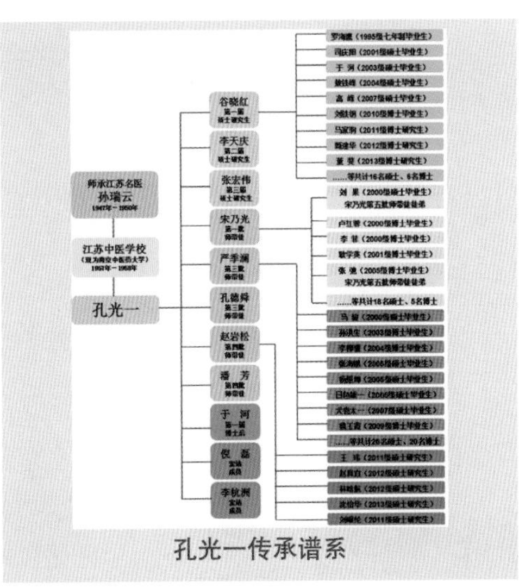

孔光一传承谱系

【推广运用】

（一）诊疗方案

1. 小儿发热咳嗽

方药：儿科解热止咳方（银花、连翘、桔梗、黄芩、前胡、薄荷、莱菔子等）加减。

随症加减：若鼻衄加白茅根；大便干结加瓜蒌仁；尿黄加车前子；热伤阴津口干者加沙参、麦冬；扁桃体及颈、颌下淋巴结肿大者加僵蚕、牛蒡子、赤芍、浙贝。

2. 妇科病

方药：平调气血方。

随症加减：若气郁明显，可加香附，甚则可加元胡；若血瘀明显，可加川芎；若血瘀兼见水肿，可加益母草；若积滞明显，可加莱菔子；若肝热明显，可加丹皮等。

3. 风湿热痹

方药：芪胆通痹汤。

（二）运用及推广情况

以上诊疗方案在北京中医药大学国医堂中医门诊部和北京中医药大学第三附属医院进行推广。

三、依托单位——北京中医药大学（见第 119 页）

聂惠民

全国名老中医药专家传承工作室

一、老中医药专家

【个人简介】

聂惠民，1935年出生，女，汉族，北京市人。北京中医药大学教授、主任医师、博士生导师，首批中医师承博士后指导老师。1962年毕业于北京中医学院中医专业，被分配到黑龙江中医学院伤寒教研室任教，同时在附属医院内科做临床医生；1979年调至北京中医学院伤寒教研室工作至今。1996年起享受国务院政府特殊津贴。曾担任中华中医药学会第三、四届理事，中华中医药学会仲景学术分会副主任委员兼秘书长。2013年获“首都国医名师”称号。

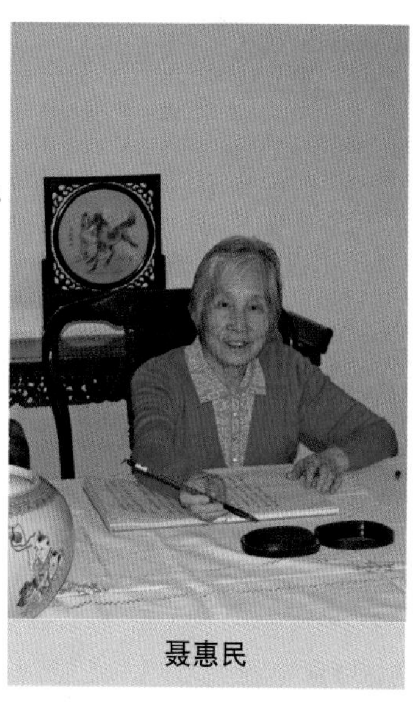

聂惠民

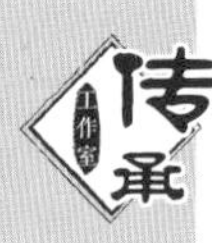

先后担任第2～4批全国老中医药专家学术经验继承工作指导老师。

第二批继承人：韩刚，北京中医药大学教授，主任医师。

第三批继承人：①郭华，北京中医药大学教授，主任医师；②李献平，北京中医药大学教授，主任医师。

第四批继承人：①张秋霞，首都医科大学副教授，副主任医师；②路广林，北京中医药大学教授，副主任医师。

主要著作有《聂惠民论伤寒临证医书十种》《三订聂氏伤寒学》等；发表“论六经病辨证论治方法与临证意义”“论《伤寒杂病论》‘合方’法则的优势”等160余篇论文。

主持“《伤寒论》四理汤（健脾金丹）改善小儿体质的临床及实验研究”等科研课题数项。

【学术经验】

（一）学术思想

1. 创立“四因制宜”

在“三因制宜”的基础上加入“因病制宜”。认为疾病在不同阶段会有不同的规律和特点，“因病制宜”既要从宏观角度掌握疾病发展的总规律，也要注重疾病发展过程中的具体特征与变化。

2. 提出“六八结合辨证”

提出临床将六经辨证与八纲辨证相结合的辨证法。掌握好“六八结合辨证法”，用之于临床，是对辨证方法的提高与发展，有助于应用经方得到优良疗效。

3. 提出“动态辨证”

主张从疾病演变中辨证，即“动态辨证”法。疾病的发展过程中出现各种变化，必须谨守病机。应用“动态辨证法”，掌握疾病的发展变化，指导、论治疾病，对临床具有十分重大的实用价值，为中医诊疗创新了技术经验。

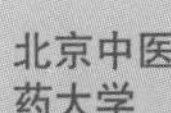

（二）临床经验

1. 擅长调理脾胃，治疗消化系统疾病

常用半夏泻心汤加减化裁治疗胃脘痛、腹泻等中焦寒热错杂、升降失调的脾胃病。水饮食滞者加生姜；虚利甚重用甘草；兼咳嗽加桔梗、贝母；有胸闷、咳痰与小陷胸汤合方；兼肝郁合四逆散；痛泻甚合痛泻要方；呕逆嗳气甚加旋覆花、苏子；有纳呆、腹胀加入内金、薏苡仁；湿浊较重加藿香、佩兰；脘腹疼痛明显加元胡、佛手。

2. 注重调畅气机，擅用解郁法

运用解郁益气、解郁活血、解郁通阳、解郁利水、解郁行经、解郁种子、解郁通便、解郁安神、解郁定悸、解郁定狂等方法，治疗气机郁滞的内、妇、儿科疑难杂病，如抑郁症、慢性疲劳综合征、更年期综合征、多种心血管系统疾病。常用小柴胡汤、柴胡加龙骨牡蛎汤、四逆散加减化裁。

3. 治疗小儿外感咳嗽经验

特别重视察咽喉、辨舌象，用药轻灵，常用桂枝加厚朴杏子汤、小柴胡汤、桔梗汤、小青龙汤、麦门冬汤加减化裁。

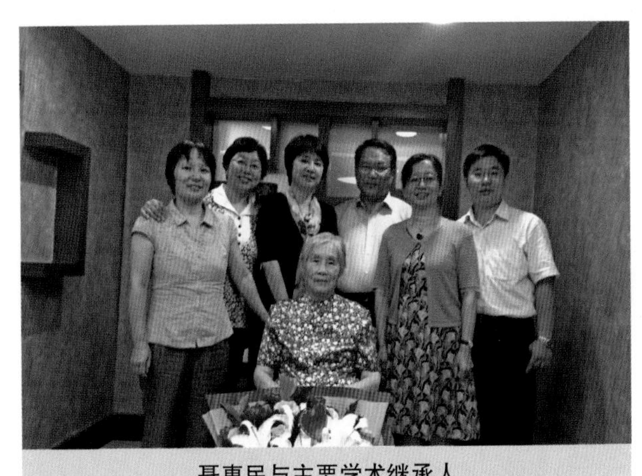

聂惠民与主要学术继承人

【擅治病种】

1. 外感发热

症见邪郁身热、咽喉疼痛者，方用柴胡解热汤（柴胡、黄芩、半夏、金银花、连翘等）。

2. 抑郁症、神经官能症

症见失眠、健忘、心烦者，方用解郁养神汤（柴胡、黄芩、半夏、生龙骨、生牡蛎、炙甘草、炒枣仁、茯苓、知母、川芎等）。

3. 急慢性肠炎、菌痢

症见表里俱热的协热下利者，方用葛根清利饮（葛根、黄连、黄芩、白芍、炙甘草等）。

4. 胃和十二指肠溃疡、慢性胃炎、慢性肠炎

症见心下痞闷者，方用和胃汤（党参、半夏、黄连、黄芩、干姜、炙甘草、香橼等）。

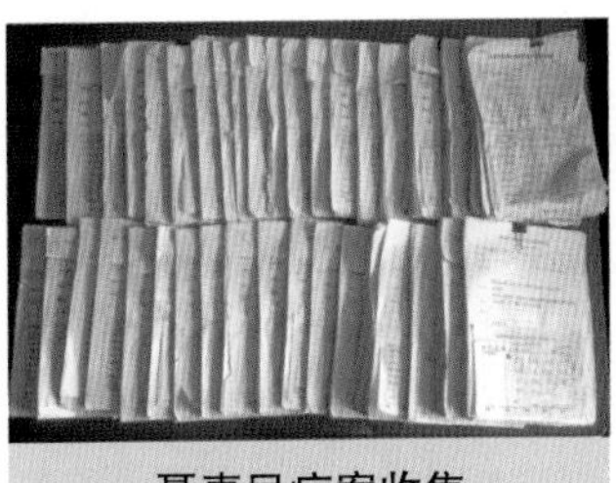

聂惠民病案收集

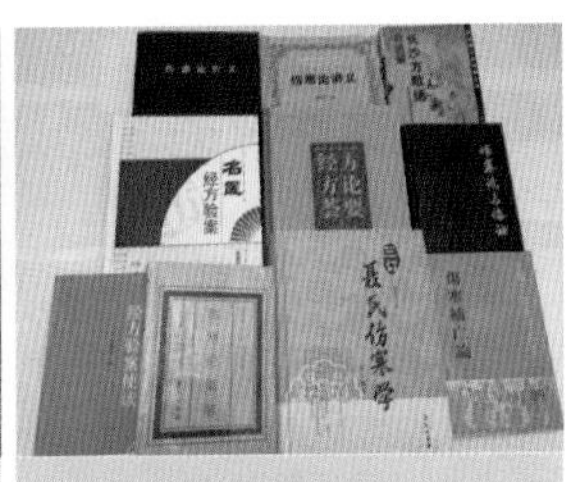

聂惠民著作

二、传承工作室建设成果

【成员基本情况】

1. 负责人

郭华，女，北京中医药大学，教授、主任医师。

2. 主要成员

张宁，女，中国中医科学院望京医院，主任医师。

李献平，男，北京中医药大学，教授、主任医师。

张秋霞，女，首都医科大学副教授、副主任医师。

路广林，女，北京中医药大学，教授、副主任医师。

周刚，男，北京中医药大学，讲师、主治医师。

【学术成果】

1. 论著

（1）《聂氏伤寒学经方验案便读》，学苑出版社 2014 年出版，聂惠民著。

（2）《长沙方歌括白话解》，人民卫生出版社 2013 年出版，聂惠民主编。

2. 论文

（1）张秋霞，等 . 聂惠民从郁论治疑难杂病的临证经验探究 . 中华中医药杂志，2011，26（11）：2591 ～ 2594。

（2）路广林，等 . 聂惠民教授辨治胸痹临床经验探究 . 北京中医药大学学报，2011，34（4）：274 ～ 276。

（3）路广林，等 . 聂惠民教授治疗肠易激综合征的经验 . 北京中医药大学学报，2011，34（9）：637 ～ 638。

（4）张秋霞 . 聂惠民教授治疗抑郁症的临证经验 . 世界中医药，2014，9（08）：1034 ～ 1035。

（5）郭玉娜，等 . 聂惠民运用泻白散与经方合方治疗肺热咳喘验案 . 辽宁中医杂志，2014，41（01）：160 ～ 161。

【人才培养】

培养继承人 5 人；接受进修、实习生 34 人次。

【推广运用】

（一）诊疗方案

1. 慢性胃炎

气滞证用小柴胡汤或四逆散加减；郁热证用大黄黄连泻心汤或小陷胸汤加减；虚寒证用小建中汤加减；寒热错杂证用半夏泻心汤加减。

2. 溃疡性结肠炎

湿热蕴结证用白头翁汤加减；脾胃虚寒证用理中汤合四君子汤加减；肝气犯胃证用痛泻要方合理中汤加减；脾肾阳虚证用茯苓四逆汤合四神丸加减。

3. 冠心病

肝气郁结证用小柴胡汤合四逆散加减；阳虚水泛证用真武汤加减；痰浊闭阻证用瓜蒌薤白半夏汤加减；心阴阳两虚证用炙甘草汤加减。

4. 慢性支气管炎

风寒犯肺证用桂枝加厚朴杏子汤加减；邪热壅肺证用麻杏甘石汤加减；脾虚水停证用苓桂术甘汤加减；阳虚水泛证用真武汤加减。

（二）运用及推广情况

以上 4 个诊疗方案已在北京中医药大学国医堂门诊部、北京市朝阳区弘医堂中医院、中国中医科学院望京医院等医疗单位推广应用。

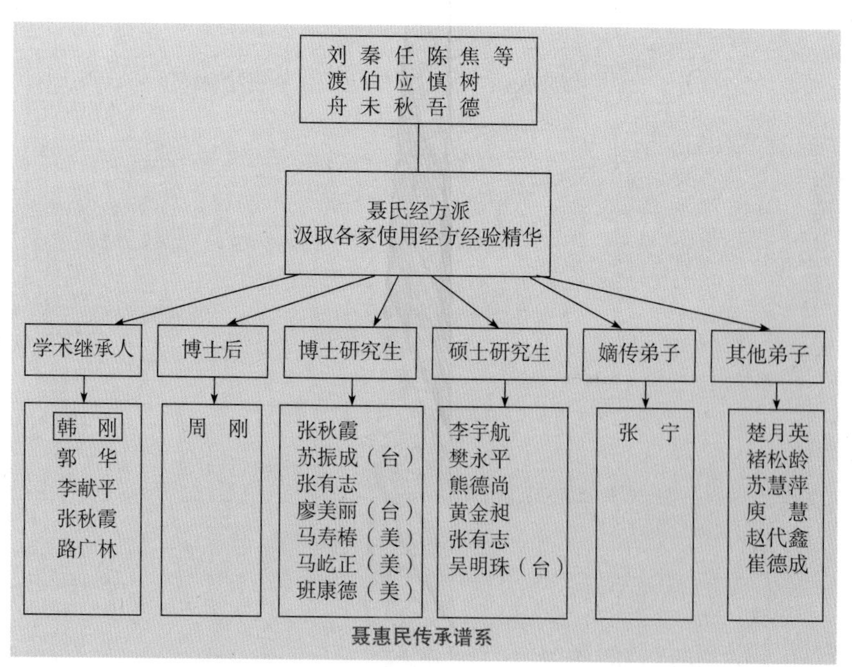

聂惠民传承谱系

三、依托单位——北京中医药大学基础医学院（见第 6 页）

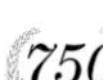

焦树德

全国名老中医药专家传承工作室

一、老中医药专家

【个人简介】

焦树德（1922—2008年），男，汉族，河北省束鹿县（现辛集市）人。中日友好医院教授、主任医师。自幼随其祖父学习中医，1940年考入天津“中国国医函授学院”学习中医。1958年在北京中医学院工作，1981年在东直门医院组建痹病研究组，并设置专科病房。1984年开始在中日友好医院工作，任中医内科主任。1986年荣获卫生部“全国卫生文明先进工作者”称号。1990年开始享受国务院政府特殊津贴。获首届“全国名老中医”称号。

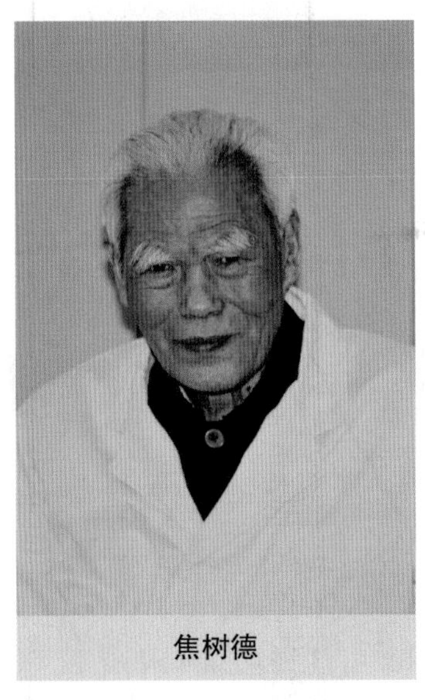
焦树德

担任第一批全国老中医药专家学术经验继承工作指导老师。

继承人：阎小萍，中日友好医院中医风湿病科，主任医师。

主要编著有《用药心得十讲》《方剂心得十讲》《焦树德临床经验辑要》《医学实践录》等著作；发表“治咳七法”“心绞痛的辨证论治”“中药临床运用”等论文。

【学术经验】

（一）学术思想

1. 辨证观——四必须，五强调

主张必须运用整体观念认识、治疗疾病；必须运用“动变制化思想”和“从化学说”深入分析各种证候变化；必须遵循循证求因、治病求本的要求诊治疾病；必须注意治养结合。

强调“三因制宜”；强调明辨主证及其特性，并辨别证候的转化与真假；强调结合运用同病异治、异病同治的原则；强调据证立法、立法统方、依方选药；强调在传承四诊的基础上进一步发展。

2. 提出并发展了燮枢理论

强调协调枢机、调和治理、燮理阴阳、斡运正气等，通过燮理枢机方法恢复枢机失调。

（二）临床经验

1. 从肾虚寒侵论治尪痹（类风湿关节炎）

提出尪痹的内涵，总体治疗原则以补肾祛寒为主，辅以化湿散风、养肝荣筋、活瘀通络、强壮筋骨。

2. 脾胃病五大特点、六种治法

强调脾胃病的特点为元气不足、水湿不化、食纳乖常、痰浊阻滞、木横乘土，提出脾胃病的六种治法——升阳、柔润、和降、调肝、祛湿、活络。

3. 精研治咳七法

提出治咳七法——宣、降、清、温、补、润、收，要灵活运用，可两个或多个法则合并使用，如宣降合用、润收并举、清中加润，需斟酌用量，合理搭配，如三分润七分收等。

【擅治病种】

1. 呼吸系统疾病

提出治咳七法和治喘两纲六证三原则，创拟麻杏二三汤（麻黄、杏仁、法半夏、莱菔子、苏子、化橘红、茯苓、炙甘草、白芥子）、麻杏苏茶汤（麻黄、杏仁、苏子、桔梗、茶叶、干姜、诃子、炙甘草）等六个治喘效方。调治肺、脾、肾治疗悬饮，创“源堤归壑汤”（瓜蒌、川椒目、杏仁、枳壳、化橘红、茯苓、冬瓜皮、猪苓、车前子、泽泻、桂枝）。

2. 消化系统疾病

用理气活血、散寒通滞之法治疗胃痛。自拟“三合汤”（高良姜、香附、百合、乌药、丹参、檀香、砂仁）、“四合汤”（即在三合汤基础上加蒲黄、五灵脂）治疗胃炎、胃溃疡、十二指肠溃疡、胃黏膜脱垂、胃神经官能症、胃癌等所致的胃痛。用“燮枢”理论治疗肝胆疾患，自拟“燮枢汤”（柴胡、黄芩、川楝子、制半夏、草红花、白蒺藜、皂角刺、片姜黄、刘寄奴、焦四仙、莱菔子、泽泻）治疗肝炎、早期肝硬化、慢性胆囊炎、慢性胆道感染等。

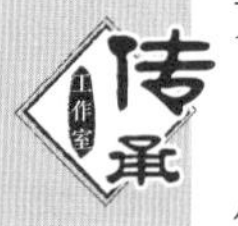

3. 风湿病（尪痹）

分肾虚寒盛证、肾虚督寒证、肾虚标热轻证、肾虚标热重证。创拟补肾祛寒治尪汤（川断、补骨脂、熟地、淫羊藿、制附片、骨碎补、桂枝、白芍、知母、防风、麻黄、苍术、威灵仙、伸筋草、牛膝、炙山甲、地鳖虫）、补肾强督治尪汤（生地、酒浸黄柏、络石藤、桑寄生、生苡米、补骨脂、川断、知母、威灵仙、制附片、桂枝、地鳖虫）、加减补肾治尪汤（川断、炒黄柏、地骨皮、赤芍、桑枝、秦艽、忍冬藤、威灵仙、羌活、独活、白僵蚕、制乳香、制没药、地鳖虫、红花、透骨草）、补肾清热治尪汤（骨碎补、川断、怀牛膝、黄柏、苍术、地龙、秦艽、青蒿、豨莶草、络石藤、青风藤、防己、威灵仙、银柴胡、茯苓、羌活、独活、炙山甲、生薏米、忍冬藤，泽泻）四个方药。

二、传承工作室建设成果

【成员基本情况】

1. 负责人

阎小萍，女，中日友好医院中医风湿病科，教授、主任医师。

2. 主要成员

陶庆文，男，中日友好医院中医风湿病科，副教授、主任医师。

孔维萍，女，中日友好医院中医风湿病科，副教授、副主任医师。

张英泽，女，中日友好医院中医风湿病科，主任医师。

徐愿，男，中日友好医院中医风湿病科，主治医师。

金笛儿，男，中日友好医院中医风湿病科，主治医师。

【学术成果】

1. 论著

（1）《常见风湿病诊治手册》，中国医药科技出版社 2011 年出版，阎小萍主编。

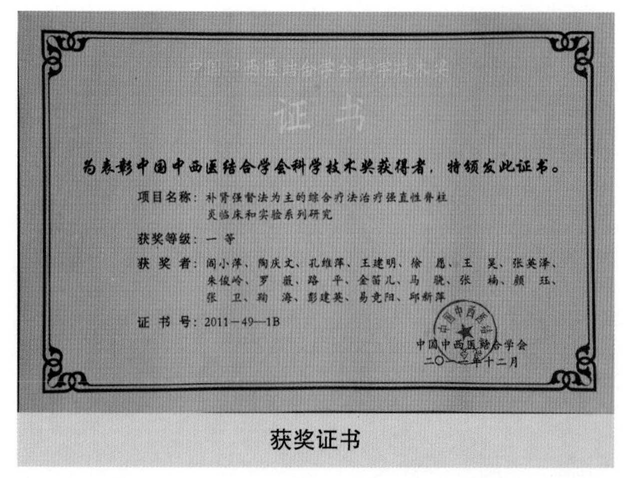

证书

为表彰中国中西医结合学会科学技术奖获得者，特颁发此证书。

项目名称：补肾强督法为主的综合疗法治疗强直性脊柱炎临床和实验系列研究

获奖等级：一等

获 奖 者：阎小萍、陶庆文、孔维萍、王建明、徐 愿、王 昊、张英泽、朱俊岭、罗 薇、路 平、金笛儿、马 骁、张 楠、颜 珏、张 卫、鞠 海、彭建英、易竞阳、邱新萍

证 书 号：2011—49—1B

中国中西医结合学会

二〇一一年十二月

获奖证书

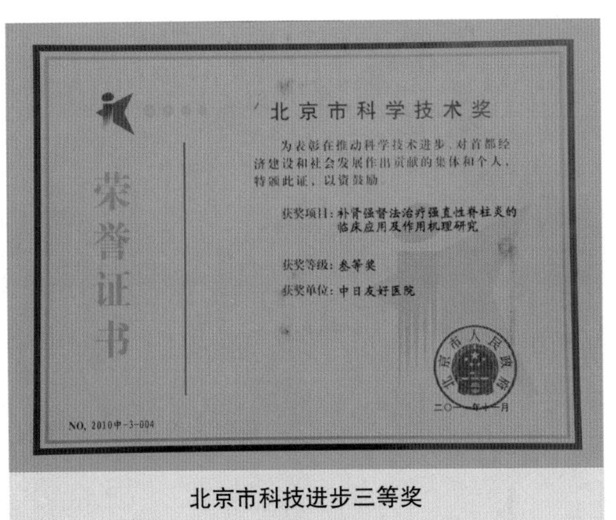

荣誉证书

北京市科学技术奖

为表彰在推动科学技术进步、对首都经济建设和社会发展作出贡献的集体和个人，特颁此证，以资鼓励

获奖项目：补肾强督法治疗强直性脊柱炎的临床应用及作用机理研究

获奖等级：叁等奖

获奖单位：中日友好医院

NO, 2010中-3-004

北京市科技进步三等奖

（2）《类风湿关节炎与强直性脊柱炎合理用药300问》，中国医药科技出版社2013年出版，阎小萍主编。

2. 论文：

（1）张楠，等. 阎小萍教授外用方法在强直性脊柱炎治疗中的应用. 中国临床医生，2013，（2）：75～76。

（2）陶庆文，等. 基于名老中医经验传承寒热辨治强直性脊柱炎的临床研究 [J]. 世界中西医结合杂志，2013，8（7）：730～733。

（3）张英泽，等. 焦树德教授根据“动变制化思想”和“从化学说”分型论治尪痹 [J]. 中医研究，2012，25（12）：45～48。

（4）李宏艳，等. 补肾强督寒热辨治强直性脊柱炎的体会 [J]. 北京中医药，2012，31（4）：290～291。

（5）杨学青，等. 阎小萍教授对“和法”治疗强直性脊柱炎的认识及组方特色 [J]. 中国临床医生，2012，40（11）：70～73。

【人才培养】

培养传承人8人；接受进修学习34人，实习150余人；举办国家级中医药继续教育培训5次，培养450余人。

【成果转化】

1. 院内制剂

（1）补肾舒脊颗粒：功能主治：补肾强督、祛风除湿、活血通络，用于强直性脊柱炎属肾虚寒湿证者。

（2）清热舒脊浓缩丸：功能主治：补肾强督、清热化湿、活血通络，用于强直性脊柱炎属肾虚湿热证者。

2. 专利

阎小萍；陆进；鞠海. 一种治疗强直性脊柱炎的中药及其制备方法；专利号：201010123680.8。

【推广运用】

（一）诊疗方案

1. 强直性脊柱炎

肾虚寒湿证用补肾强督祛寒汤（狗脊、熟地、制附片、鹿角霜、骨碎补、杜仲、桂枝、白芍、知母、独活、羌活、续断、防风、威灵仙、川牛膝、炙山甲等），肾虚湿热证用补肾强督清化汤

焦树德教授九十周年诞辰暨学术思想和临床经验研讨会
2012.5.26 北京·人民大会堂

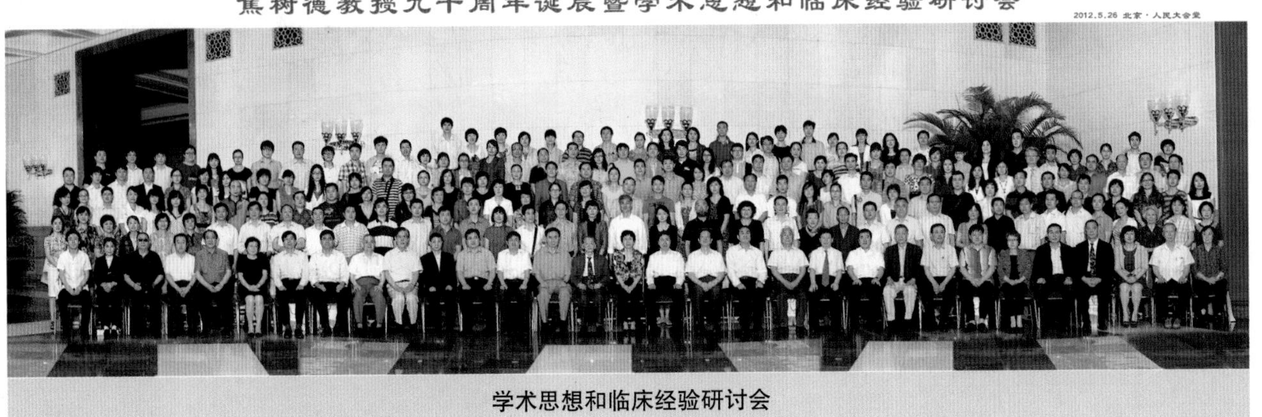

学术思想和临床经验研讨会

（狗脊、苍术、炒黄柏、牛膝、苡米、忍冬藤、桑枝、络石藤、白蔻仁、藿香、防风、防己、萆薢、泽泻、桑寄生、炙山甲等）。

2. 类风湿关节炎

肾虚寒湿证用补肾驱寒治尪汤，肾虚标热轻证用加减补肾治尪汤，肾虚标热重证用补肾清热治尪汤，肾虚湿热证用补肾治尪清化汤。

3. 肌痹

风热客表证用银翘散合清燥救肺汤，湿热瘀阻证用四妙丸合薏苡仁汤，热毒炽盛证用黄连解毒汤合清营汤，脾肾两虚证用济生肾气丸合四物汤。

4. 周痹

发作期风湿热痹用白虎加术汤合二妙散，缓解期肝肾阴虚证用知柏地黄丸合二至丸，缓解期脾肾阳虚证用金匮肾气丸。

（二）运用及推广情况

以上4个诊疗方案已在国家中医药管理局重点专科建设项目中进行验证，并在全国范围内推广应用。

三、依托单位——中日友好医院

【依托单位简介】

中日友好医院是国家卫生和计划生育委员会直属三级甲等医院，创建于1984年10月。医院集医疗、教学、科研、康复和预防保健等多项功能为一体，同时承担中央保健医疗康复任务、涉外医疗任务，以及国家卫生应急队伍基地医院中央本级单位建设的重任，还是国家卫生计生委远程医疗管理培训中心。医院为北京中医药大学、北大医学部临床教学医院，北京市医疗保险A类定点医疗机构。医院建筑面积逾20万平米，床位1500张，年门急诊量约255.6万人次，年收治住院病人5万余人次，手术约3.39万余例次。

【特色优势】

现设有68个临床、医技科室，附设中日友好临床医学研究所及培训中心。呼吸内科专业、老年病科专业、急诊医学科专业、内分泌代谢病中心内分泌科、胸外科、风湿免疫科专业、疼痛科专业、中医风湿病科、中西医结合肿瘤内科、中医肺病科、临床护理专业、肛肠科等12个科室及专业先后被评为“国家临床重点专科建设项目”。

【联系方式】

地址：北京市朝阳区樱花东路2号

电话：010-84205566

网址：http://www.zryhyy.com.cn

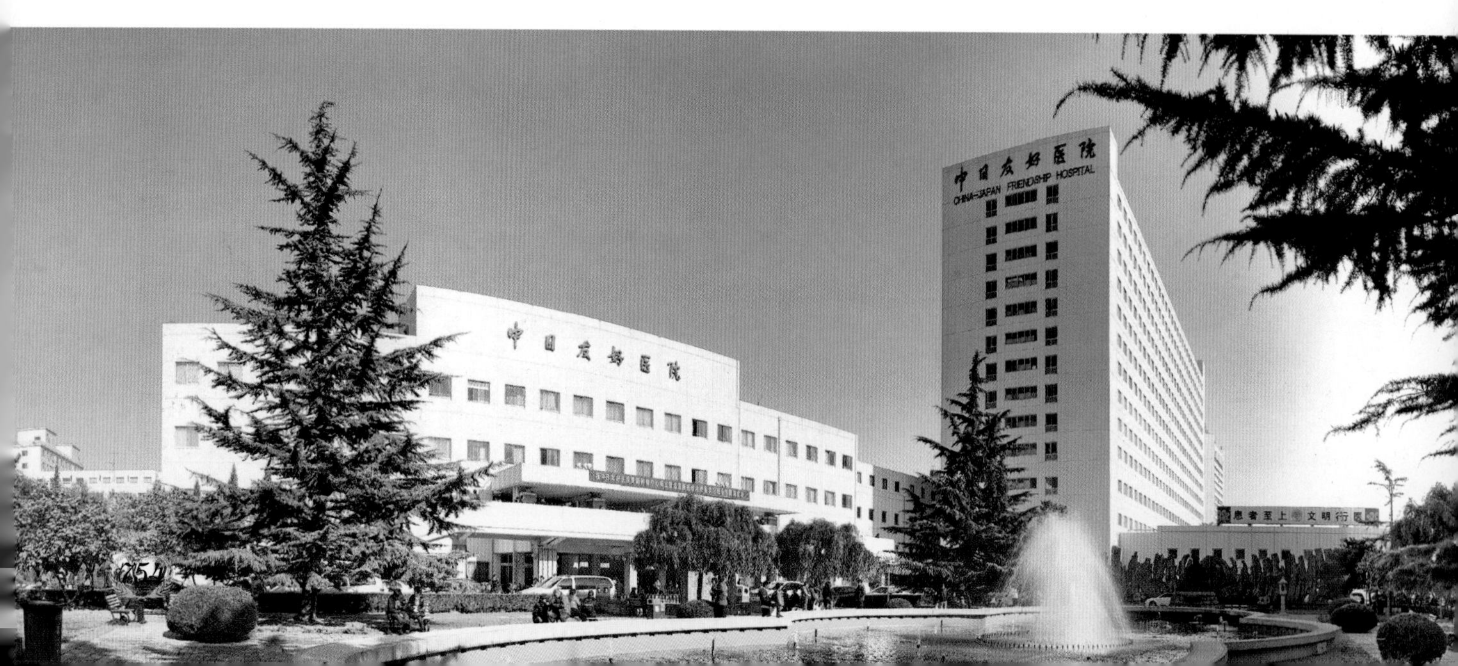

许润三

全国名老中医药专家传承工作室

一、老中医药专家

【个人简介】

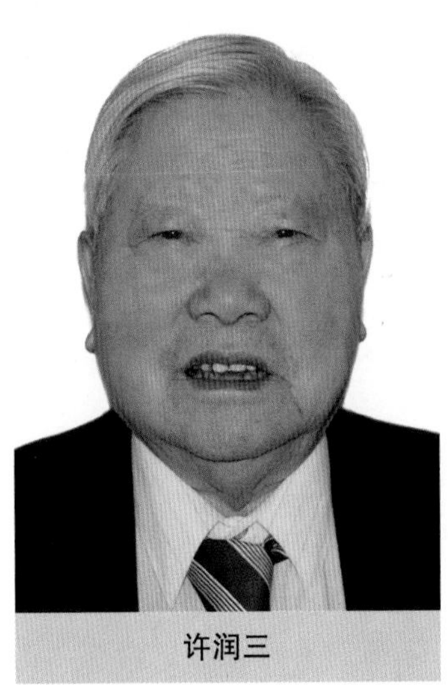
许润三

许润三，1926年生，男，汉族，江苏省阜宁县人。中日友好医院主任医师，教授，硕士生导师。师承名医崔省三，1949年授业期满后自立诊所。1956年考取南京中医学院医科师资班系统学习1年，1957年在北京中医学院任教，1984年调至中日友好医院任中医妇科主任。1990年被人事部、卫生部、国家中医药管理局列为首批师带徒老中医。1992年开始享受国务院政府特殊津贴。2006年获中华中医药学会“首届中医药传承特别贡献奖”。2013年获第二届“首都国医名师”称号。

先后担任第1～3批全国老中医药专家学术经验继承工作指导老师。

第一批继承人：①胡秀荣，中日友好医院中医妇科，主任医师、教授；②李鸿芝，中日友好医院中医妇科，副主任医师、教授。

第二批继承人：经燕，中日友好医院中医妇科，主任医师、教授。

第三批继承人：①辛茜庭，中日友好医院中医妇科，主任医师、教授；②王清，中日友好医院中医妇科，主任医师、教授。

主要编著有《中医妇产科学》《中医症状鉴别诊断学》《中医证候鉴别诊断学》；发表“克痛汤治疗外在性子宫内膜异位症”等33篇论文。

主持“四逆散加味治疗输卵管阻塞”等多项科研课题，获科研成果奖。

【学术经验】

（一）学术思想

1. 冲任督带理论是诊治妇科病证的基础与纲要

重视冲、任、督、带四脉，认为它们是论述女性生理功能特点和妇科疾病病理机制的理论基础，也是妇科疾病诊治的纲要。认为对于冲、任、督、带的作用，不能单纯用经络理论去理解，而应把它看成是与女性性周期有关的神经内分泌系统，其所涉及的器官包括垂体、卵巢、子宫及其附属器官。

2. 辨证论治与方证对应相结合

临床上主张辨证与辨病相结合，辨证论治与方证对应相结合。推崇张仲景“有是证用是方”的方法，方剂包括经方、时方、民间验方，临床症状只要与方剂中典型适应证相符（有时但见一症便是），即可信手拈来，而不受八纲、脏腑、病因等辨证方法的限制。

（二）临床经验

1. 治疗妇科病补肾贯穿始终

治疗妇科病重在从肾论治，补肾之法贯穿于

治疗的始终。自拟“调冲方”(仙灵脾、仙茅、熟地、紫河车、菟丝子、柴胡、当归、白芍、鸡血藤、羌活)。

2. 重视脾胃功能，时时固护胃气

临证尤为重视脾胃情况，若遇妇科病伴有脾胃功能低下或抵抗力低而易感冒、体质虚弱患者，均以调理脾胃为先。常用调理脾胃的方剂有参橘煎(太子参、橘叶、砂仁、谷麦芽等)、理中汤、藿朴夏苓汤加味(藿香、厚朴、半夏、茯苓、陈皮、甘草、薏仁、白蔻仁、滑石、神曲等)。

【擅治病种】

1. 输卵管阻塞性不孕症

治疗以全身辨证与局部辨病相结合，以理气活血、化瘀通络为大法。选用四逆散加味方(柴胡、枳实、赤芍、生甘草、丹参、穿山甲、生黄芪等)。

2. 排卵障碍性月经不调、不孕症

治疗以补肾调肝养血为法，选用调冲方(仙茅、仙灵脾、川断、菟丝子、柴胡、当归、白芍、熟地等)。

3. 子宫内膜异位症与子宫腺肌病

治疗以补肾活血、化瘀止痛为主，选用内异煎(生芪、首乌、水蛭、三七粉、泽兰、急性子、黄柏)为主方。

4. 盆腔炎性后遗症

治疗大法为温经活血、化瘀止痛。选用桂枝茯苓丸、附子薏仁败酱散、小建中汤等加减。

5. 功能失调性子宫出血

气虚证用傅青主年老血崩方加味，血热证用犀角地黄汤加味。

6. 更年期综合征

治疗以补益脾肾、调理冲任、平衡阴阳为主。处方以二仙汤加减。

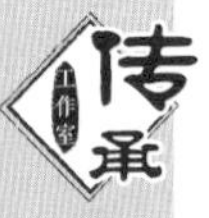

二、传承工作室建设成果

【成员基本情况】

1. 负责人

赵红，女，中日友好医院中医妇科专业，主任医师。

2. 主要成员

经燕，女，中日友好医院中医妇科专业，主任医师。

辛茜庭，女，中日友好医院中医妇科专业，主任医师。

刘弘，女，中日友好医院中医妇科专业，副主任医师。

杨舫，女，中日友好医院中医妇科专业，主治医师。

王乾平，男，中日友好医院中医妇科专业，住院医师。

【学术成果】

1. 论著

(1)《中国百年百名中医临床家丛书——许润三》，中国中医药出版社2006年出版，王清、经燕编著。

(2)《当代中医妇科临床家——许润三》，中国医药科技出版社2014年出版，经燕主编。

2. 论文

(1)辛茜庭，等. 许润三治疗闭经的经验. 北京中医药，2010，29(2)：94～96。

(2)辛茜庭，等. 许润三治疗排卵障碍性不孕的经验[J]. 中日友好医院学报，2011，25(4)：247，255。

(3)王清，等. 许润三妇科学术思想形成初探[J]. 北京中医药，2012，31(7)：469～497。

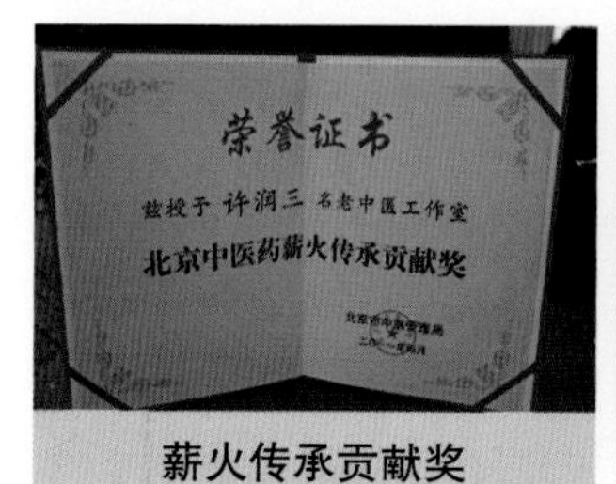

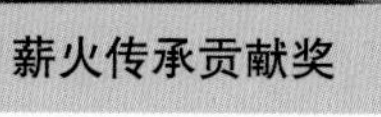
薪火传承贡献奖

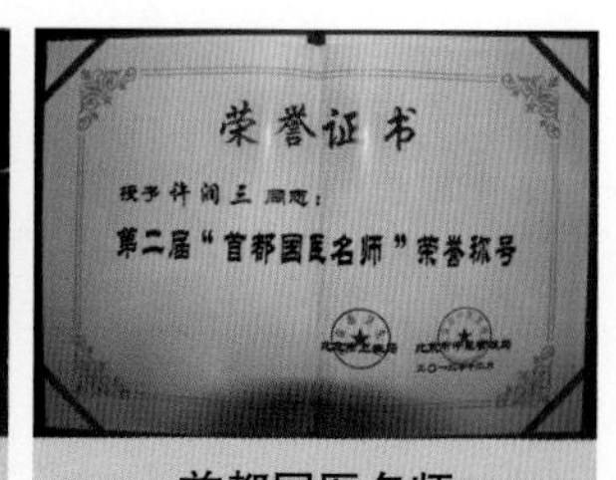

首都国医名师

（4）李仁杰，等.许润三治疗输卵管积水性不孕症35例的回顾性分析[J].中日友好医院学报，2012，26(6)：367～368。

（5）辛茜庭.许润三运用虫类药治疗妇科疾病的经验[J].中日友好医院学报，2012，26(4)：248，250。

【人才培养】

培养继承人6人；接受各地进修人员12名。举办国家级和省级中医药继续教育项目2次。

【成果转化】

院内制剂：

1.慢炎宁颗粒；功能主治：温经活血、化瘀散结，用于盆腔炎、输卵管阻塞、子宫肌瘤、子宫内膜异位症、盆腔粘连等属于寒凝血瘀证者。

2.益坤内异丸；功能主治：补肾活血、化瘀止痛，用于子宫内膜异位症、子宫腺肌病引起的痛经。

【推广运用】

(一)诊疗方案

1.输卵管因素性不孕

以经方“四逆散”为主方加味，形成“五联疗法”，采用中药口服、灌肠、热敷、离子导入及丹参注射液静点等综合治疗。

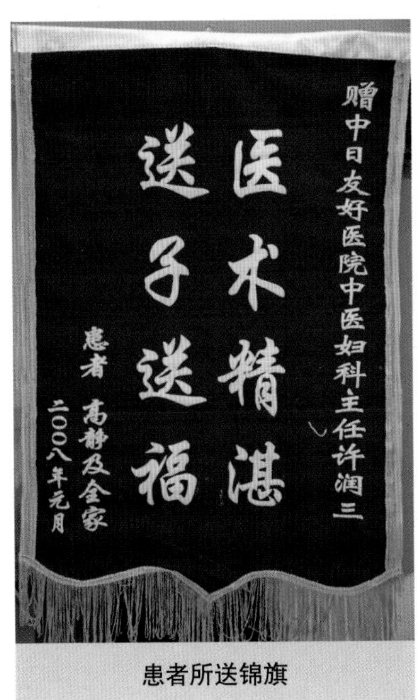

患者所送锦旗

2.盆腔炎性疾病后遗症

根据患者情况辨证选用桂枝茯苓丸、附子薏仁败酱散、小建中汤等加减。同时配合中药灌肠、热敷、离子导入、足浴、中药静脉输液等综合治疗。

3.子宫腺肌病

以自拟“内异煎”为主方加味。病证结合，分因论治，根据病人年龄、体质、形体、月经、症状等情况选方用药。

（二）运用及推广情况

以上三个方案已在中日友好医院推广运用10余年，获得业内专家和患者肯定，创立了盆腔炎、痛经及宫颈专病门诊。

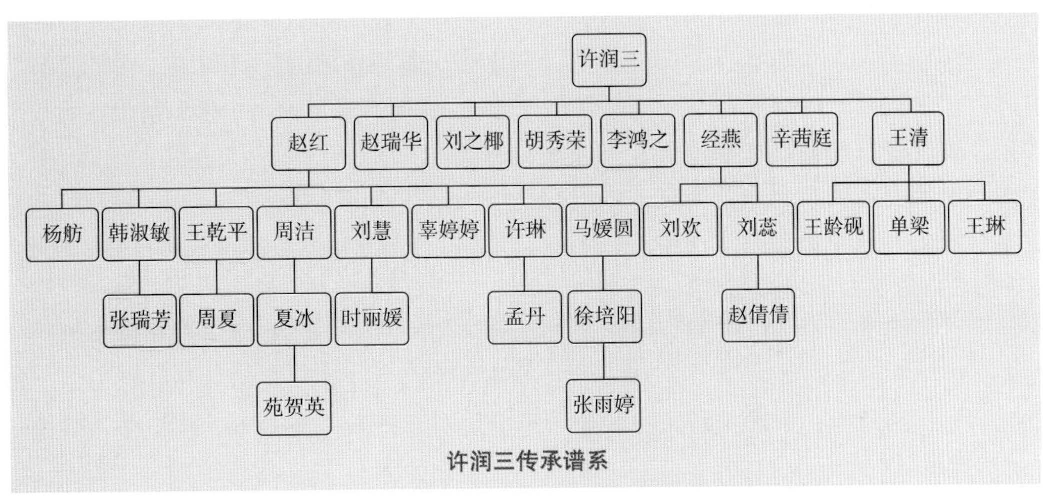

许润三传承谱系

三、依托单位——中日友好医院（见第754页）

张代钊

全国名老中医药专家传承工作室

一、老中医药专家

【个人简介】

张代钊，1929年生，男，汉族，四川自贡人。1955年毕业于山西医学院医疗系，1955～1958年参加全国第一期西医学习中医研究班。1958～1983年在中国中医研究院内外科研究室及广安门医院肿瘤科工作，1983年至今在中日友好医院肿瘤科工作，一直从事中西医结合肿瘤临床。历任科主任、北京中医药大学教授。1992年起享受国务院政府特殊津贴。曾任中国癌症研究基金会常务理事兼传统中医药肿瘤专业委员会主任委员，中国中西医结合学会肿瘤专业委员会副主任委员，中国抗癌协会肿瘤传统医学委员会副主任委员等职。

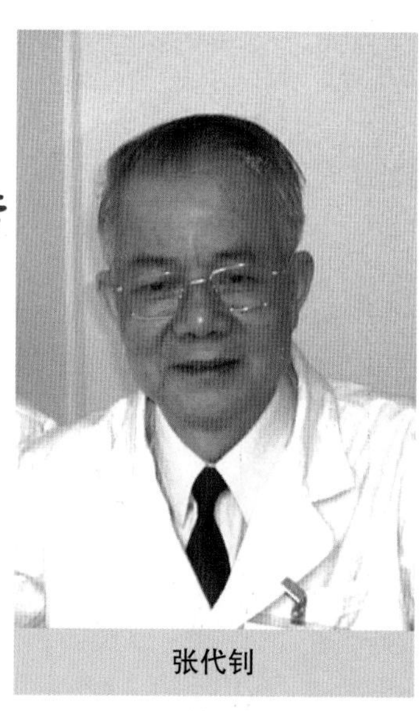
张代钊

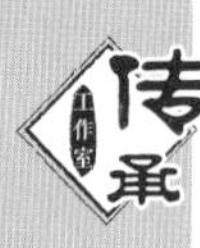

先后担任第二、四批全国老中医药专家学术经验继承工作指导老师。

第二批继承人：郝迎旭，中日友好医院肿瘤科，主任医师、教授。

第四批继承人：①崔慧娟，中日友好医院肿瘤科，主任医师、教授；②张培宇，中国中医科学院广安门医院肿瘤科，主任医师。

著有《中西医结合治疗癌症》《中西医结合治疗放化疗毒副反应》《张代钊治癌经验辑要》等著作；发表“中西医结合治疗癌瘤促进中医学术思想的发展”等论文50余篇。

主持并参加国家“六五”“七五”“八五”攻关课题等10余项。荣获国家中医重大科技成果乙级奖等。

【学术经验】

（一）学术思想

率先提出中西医结合治疗癌瘤是最佳治疗方案；遵循治病求本的思想，强调正气为本、扶正以祛邪的治疗观；总结出癌症的病因病机是“气、血、痰、毒、虚”，从而研究探索出治疗肿瘤八大原则（补气养血、健脾和胃、滋补肝肾、活血化瘀、通络止痛、化痰利湿、软坚散结、清热解毒）；在国内最早提出中医药防治放化疗毒副反应的治则，总结出一套行之有效的中医治疗方法。

（二）临床经验

1. 中医药减轻、防治放化疗副反应的治则

放疗后以清热解毒、生津润燥、凉补气血、健脾和胃、滋补肝肾和活血化瘀为主；化疗后以补气养血、健脾和胃和滋补肝肾为主。研制新药健脾益肾颗粒（潞党参、枸杞子、菟丝子、女贞子、补骨脂）、扶正解毒冲剂（生黄芪、生地、银花、黄连、麦冬、玄参、陈皮、鸡内金、竹茹、枸杞子、女贞子等）、扶正增效冲剂（生黄芪、太子参、茯苓、白术、鸡内金、石斛、沙参、银花、

枸杞子、鸡血藤、红花、苏木)。

2. 中医肿瘤外治

研发中药消水膏(生薏米、车前子、龙葵、牛膝、桂枝、大腹皮、厚朴、冰片等)外敷治疗癌性腹水;痛块灵膏(金铃子、元胡、台乌药、徐长卿、白芍、罂粟壳等)外用治疗癌性疼痛。

3. 长于运用补法,重视先后天之本

补气养血重在健脾和胃,补阴益阳应当滋补肝肾,自拟"五宝茶"(西洋参、冬虫夏草、灵芝、枸杞子、大枣)治疗五脏虚衰之证,具有气血双补、脾肾两滋之力,临床加减可以用于各种虚证的治疗。

【擅治病种】

1. 肺癌

辨证分型主要有阴虚毒热型、脾肺两虚型、痰湿蕴肺型、气血瘀滞型、肺肾两虚型,常用方剂有百合固金汤、养阴清肺汤、止嗽散、利肺汤、生脉饮等。

2. 胃肠癌

辨证分型主要有肝胃不和型、湿热瘀毒型、脾肾阳虚型、肝肾阴虚型、气血双亏型,常以益气健脾补肾、利湿化瘀解毒法治之,常用药物是:益气健脾用黄芪、党参、太子参、白术、薏米、山药;补肾用枸杞子、补骨脂、肉豆蔻、诃子肉;利湿用茵陈、泽泻、猪苓;化瘀用山慈菇、土鳖虫、莪术;解毒用藤梨根、白花蛇舌草、败酱草、半枝莲、蛇莓、八月札。

3. 肝癌

肝郁脾虚型用柴胡疏肝散、逍遥丸加减;气滞血瘀型用桃红四物汤和大黄蟅虫丸加减;湿热瘀毒型用茵陈蒿汤合龙胆泻肝汤加减;肝肾阴虚型用滋水清肝饮合麦味地黄丸加减。

4. 脑瘤

治疗以祛风化痰、清窍利湿、健脾补肾为主。常用药:①祛风药:钩藤、天麻、僵蚕等;②化痰药:青礞石、制南星、贝母等;③清窍药:杭白菊、珍珠母、菖蒲等;④利湿药:猪苓、泽泻、龙葵、车前子等;⑤化瘀散结药:山慈菇、白花蛇舌草、蛇莓、石见穿等;⑥健脾补肾药:薏仁、核桃、枸杞子、桑寄生等;⑦引经药:藁本、川芎等。

二、传承工作室建设成果

【成员基本情况】

1. 负责人

郝迎旭,女,中日友好医院肿瘤科,主任医师、教授。

2. 主要成员

崔慧娟,女,中日友好医院肿瘤科,主任医师、教授。

张培宇,男,中国中医科学院广安门医院肿瘤科,主任医师。

黄金昶,男,中日友好医院肿瘤科,主任医师、教授。

【学术成果】

1. 论著

(1)《中医肿瘤辨治十讲》,中国中医药出版社2012年出版,黄金昶主编。

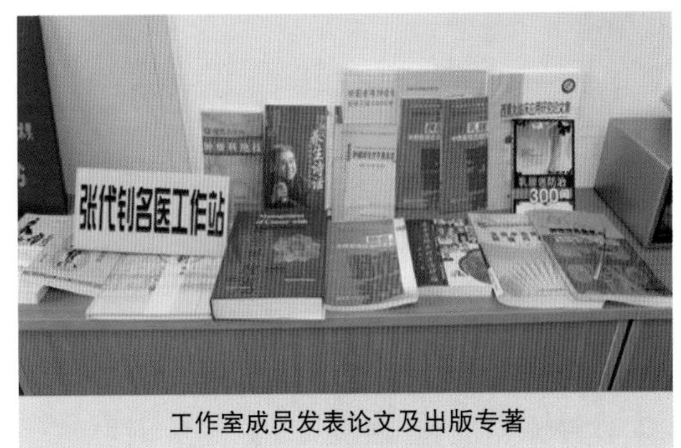

工作室成员发表论文及出版专著

(2)《中医肿瘤外治心悟》,中国中医药出版社2014年出版,黄金昶主编。

2. 论文

(1)郝迎旭.肿瘤治疗重在提高患者的生存质

量．中国当代医学，2011，18（14）：1～4。

（2）崔慧娟．应用数据挖掘技术分析张代钊对肺癌病机的认识．中医杂志，2011，55（2）：114～116。

（3）崔慧娟，等．张代钊教授治疗肺癌经验．中日友好医院学报，2011，25（1）：57～58。

（4）崔慧娟，等．张代钊治疗食管癌经验．中医杂志，2011，52（10）：821～823。

（5）黄金昶．肺癌患者的运气初探．中华中医药杂志，2010，25（12）：2025～2027。

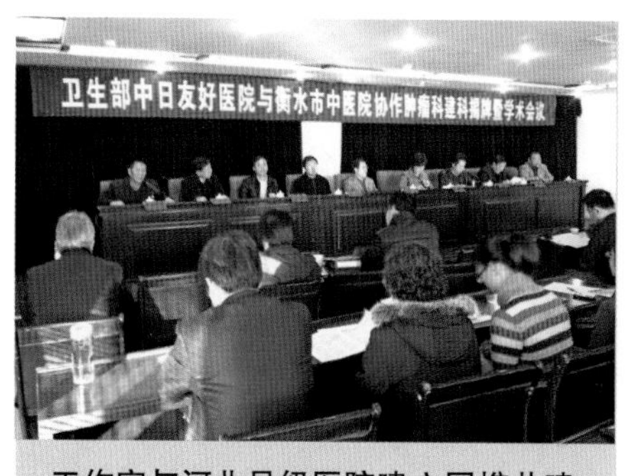

工作室与河北县级医院建立网携共建

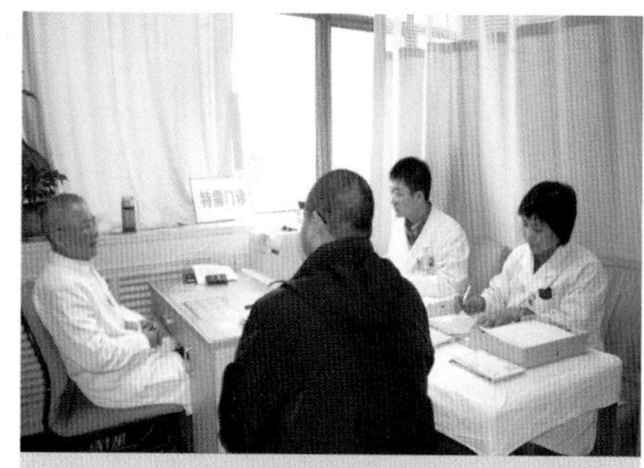

继承人系统跟师临证学习

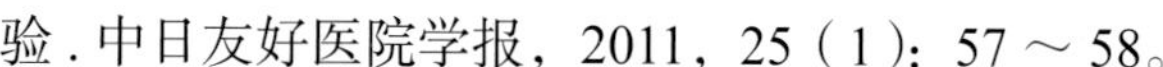

【人才培养】

培养传承人12人；接受进修、实习32人。举办国家级中医药继续教育项目6次，培训1300多人次；举办省级中医药继续教育项目2次，培训500余人次。

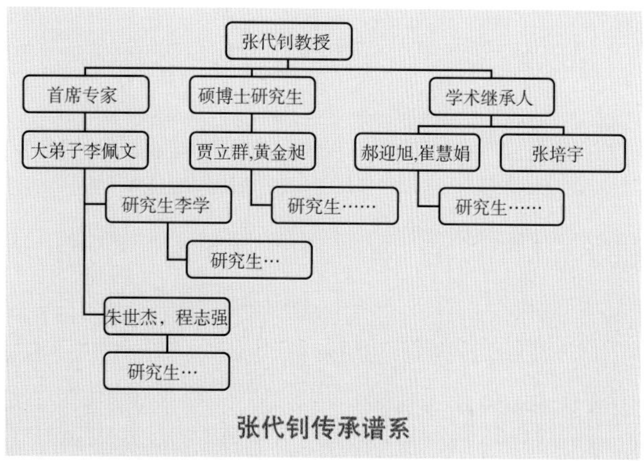

张代钊传承谱系

【推广运用】

（一）诊疗方案

1. 肺癌

分为气虚痰湿、阴虚热毒、气阴两虚、气血瘀滞证。常用六君子汤、生脉饮、沙参麦冬汤、百合固金汤等加减。常用鳖甲、瓜蒌、半枝莲、山海螺、石见穿、猫爪草、土茯苓等解毒化痰、散结化瘀。

2. 胃肠癌

分为湿热内蕴、瘀毒内阻、脾胃气虚、气血双亏、脾肾阳虚证。常用参苓白术丸、白头翁汤、芍药汤、桃红四物汤、八珍汤、香砂六君丸、补中益气丸、四神丸、附子理中丸等加减。

3. 肝癌

分为肝郁脾虚、气滞血瘀、湿热瘀毒、肝肾阴虚证。常用柴胡疏肝散、逍遥散、桃红四物汤、大黄蟅虫丸、茵陈蒿汤、五苓散、滋肾清肝饮、麦味地黄丸等加减。

4. 乳腺癌

分为肝郁痰凝、冲任失调、气血两虚、毒邪蕴结、脾虚痰湿证。常用逍遥散、二仙汤、八珍汤、香砂六君子汤加减。常用蛇莓、黄药子、山慈菇、南方红豆杉、土贝母、夏枯草、蒲公英、荔枝核等化痰散结、解毒化瘀。

（二）运用及推广情况

以上诊疗方案已在北京中医药大学三附院、北京市密云县中医院、天津静海中医院、北京水锥子医院、北京市朝阳区平房社区卫生中心及兴隆中医院、衡水市中医院、灵寿中医院等医疗单位推广应用。

三、依托单位——中日友好医院（见第754页）

晁恩祥

全国名老中医药专家传承工作室

一、老中医药专家

【个人简介】

晁恩祥，1935年生，男，汉族，河北唐山市人。中日友好医院内科首席专家，主任医师，博士生导师。1962年毕业于北京中医药大学，毕业后分配到内蒙古中蒙医院工作；1976～1977年在北京全国中医高级研究班学习研究中医1年半；1984年至今任职于中日友好医院，曾任中医处处长、脾肺科主任、中医大内科主任。是全国“优才研修项目”指导老师，中国中医科学院中医药传承博士后合作导师及临床医学（中医师承）博士学位导师，北京市首届复合型中医药学术带头人研究班特聘教授；获“北京市中医药薪火传承贡献奖”及中华中医药学会“中医药传承教育特别贡献奖”，享受国务院政府特殊津贴；是北京市第二届“首都国医名师”，全国第二届“国医大师”。

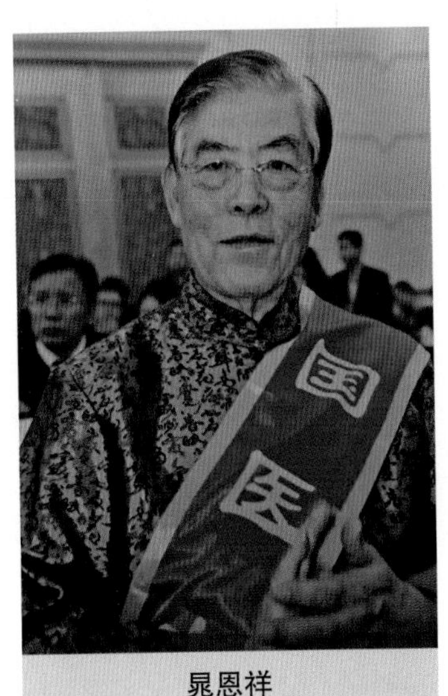

晁恩祥

先后担任第3～5批全国老中医药专家学术经验继承工作指导老师。

第三批继承人：①陈燕，中日友好医院，主任医师；②吴继全，中日友好医院，副主任医师。

第四批继承人：王辛秋，中日友好医院，副主任医师。

第五批继承人：①韩桂玲，中日友好医院，主治医师；②屈毓敏，北京宣武区中医医院，副主任医师。

主要编著有《明医之路，道传薪火》《中国现代百名中医临床家丛书——晁恩祥》等；发表“慢性咳嗽、风咳及其新药研发”等100余篇论文。

主持“十一五”国家科技支撑计划“重大疑难疾病中医防治研究”等8项科研课题。“风咳、风哮理论及临床应用”项目获得中华中医药学会一等奖和北京市科技进步三等奖。获中日友好医院重大贡献奖。获中华中医药学会中医药学术发展终身成就奖。

【学术经验】

（一）学术思想

1. 创立风咳风哮理论

首次对风哮、风咳的内涵和外延进行了系统的研究，提出风咳、风哮病证名，阐明了“风邪犯肺，气道挛急”致咳、致哮的重要发病机理，提出“从风论治”，创立“疏风宣肺，解痉平喘”及“疏风宣肺，止咳利咽”的治疗方法，创立苏黄止咳与黄龙舒喘方。

2. Ⅱ型慢性呼吸功能衰竭从“肺衰”治

对于Ⅱ型慢性呼吸功能衰竭明确提出了“肺衰”的概念，认为其主要病机为本虚标实，本虚为肺肾气衰，标实为痰浊、瘀血内阻。治疗当泻浊纳气，醒神开窍。

（二）临床经验

1. 苏黄止咳汤治疗风咳

风咳致病以“风邪”为主要病因，治疗时应注重祛风、缓急、解痉，用苏黄止咳汤（炙麻黄、杏仁、紫苑、苏子、苏叶、炙杷叶、前胡、地龙、蝉蜕、牛蒡子、五味子）治疗。若风盛伤津，气道失于濡润，可酌加沙参、麦冬等清润生津之品。

2. 黄龙舒喘汤治疗风哮

疏风解痉法是治疗风哮的根本治法。用黄龙舒喘汤（麻黄、地龙、蝉蜕、白果、苏子、白芍、石菖蒲、五味子）治疗，可祛风解痉、宣肺化痰平喘。

3. 调补肺肾方、冬病夏治片治未病

治疗慢阻肺缓解期用调补肺肾、冬病夏治法。调补肺肾方主要有西洋参、冬虫夏草、山萸肉、枸杞子、女贞子、淫羊藿、丹参、茯苓等；“冬病夏治片”主要由黄芪、黄精、补骨脂、陈皮、沙棘、百部、赤芍等药物组成，多选择在夏季暑伏服药。

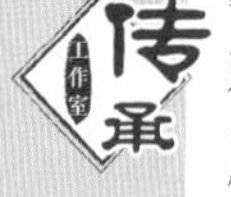

【擅治病种】

1. 风咳（咳嗽变异型哮喘等）

从风论治，以疏风宣肺、缓急解痉、利咽止咳为主。自拟苏黄止咳方治疗，对气急、兼寒、兼热等随证加减。

2. 风哮（支气管哮喘）

从风论治，治以疏风宣肺、解痉平喘。自拟黄龙舒喘汤治疗，兼寒、兼热、兼痰者随证加减。

3. 慢性阻塞性肺疾病

急性期用自拟方（麻黄、桔梗、前胡、炙杷叶、杏仁、厚朴、紫菀、苏子、五味子、山萸肉、白芍）；阵咳挛急者加蝉蜕、地龙、僵蚕、全蝎等；脾虚湿盛者加白术、茯苓、白扁豆、薏苡仁等。缓解期用自拟方（淫羊藿、补骨脂、枸杞、太子参、山萸肉、巴戟天等）；痰热者加瓜蒌、黄芩、金荞麦、枳实等；寒痰者加三子养亲汤、干姜。

4. 肺间质纤维化

提出肺纤维化按肺痿论治。治以养阴益气、调补肺肾、纳气平喘，兼以疏风宣肺、止咳化痰、祛瘀通络。用自拟肺痿方（太子参、麦冬、五味子、杏仁、紫菀、山萸肉、枸杞、仙灵脾、百合、三七等）加减。

5. 肺心病Ⅱ型呼衰

治以调补肺肾，泻浊纳气，醒神开窍。常选用太子参、麦冬、五味子、杏仁、紫菀、地龙、山茱萸、仙灵脾、枸杞子、菖蒲、葶苈子、丹参、茯苓等。

二、传承工作室建设成果

【成员基本情况】

1. 负责人

张洪春，男，中日友好医院，中医内科专业，教授、主任医师。

2. 主要成员

陈燕，女，中日友好医院，中医肺病科，主任医师。

张纾难，男，中日友好医院，中医肺病科，教授、主任医师。

杨道文，男，中日友好医院，中医肺病科，教授、主任医师。

韩桂玲，女，中日友好医院，中医肺病科，主治医师。

【学术成果】

1. 论著

（1）《中国现代百名中医临床家丛书——晁恩祥》，中国中医药出版社2011年出版，晁恩祥主编。

（2）《晁恩祥临床方药心得》，科学出版社2012年出版，晁恩祥主编。

（3）《明医之路，道传薪火》（第一、二辑），

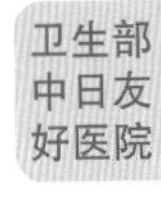

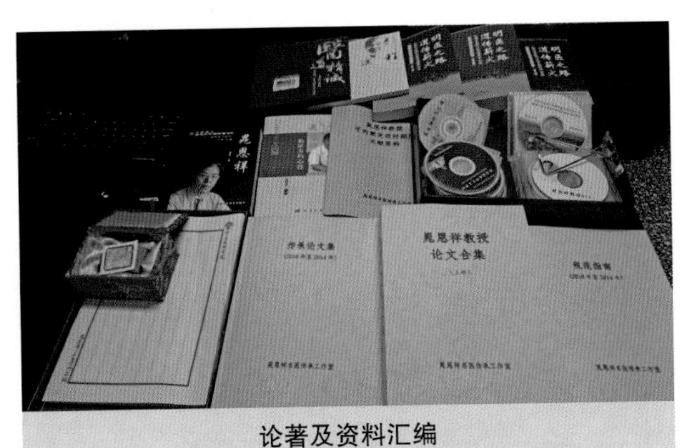
论著及资料汇编

北京出版社 2011 年出版，晁恩祥主编。

（4）《明医之路，道传薪火》（第三辑），北京出版社 2013 年出版，晁恩祥主编。

（5）《今日中医内科·上卷》（第二版），人民卫生出版社 2011 年出版，晁恩祥等主编。

2. 论文

（1）晁恩祥，等．中医急诊学科发展报告［J］．中国中医药现代远程教育，2010，8（10）：164～166。

（2）王辛秋，等．晁恩祥辨治“风咳”经验介绍．北京中医药，2010，29（9）：667～668。

（3）陈燕，等．晁恩祥个体化治疗肺间质纤维化的思路与经验［J］．天津中医药，2012，29（5）：423～426。

（4）李际强，等．晁恩祥教授治疗急症及急性热病学术思想初探［J］．中国中医急症，2011，20（1）：67～68。

【人才培养】

培养继承人 21 人；接受进修及实习生 10 人次以上。举办国家级和省级中医药继续教育项目 8 次。

【成果转化】

专利：晁恩祥等；一种治疗小儿感冒或感冒后咳嗽的药物组合物及其制备方法；专利号：ZL20101055836.X。

【推广运用】

1. 风咳风哮（咳嗽变异型哮喘、感冒后咳嗽、哮喘）

诊疗方案：风咳选用苏黄止咳方治疗，风哮选用黄龙舒喘方治疗，并灵活随证加减。

运用及推广情况：风咳风哮理论已列入教材《中医内科学》并通过传承教育、讲座、学术会议等得到广泛推广，组方开发的苏黄止咳胶囊在全国广泛应用于临床。

2. 肺间质纤维化

诊疗方案：急性期益气润肺、化瘀解毒，缓解期补益肺肾、纳气化瘀。用肺痿方调治。

运用及推广情况：该方案通过拟定肺痿的临床诊治路径等在全国推广。

3. 慢性阻塞性肺疾病

诊疗方案：急性期宣肺平喘、调理肺肾；平稳期调补肺肾、纳气平喘。选用调补肺肾汤加减。

运用及推广情况：该方案通过形成临床实践指南在全国推广应用。

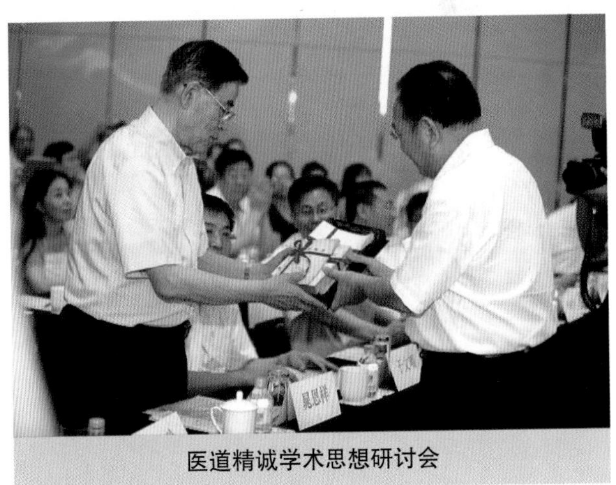

医道精诚学术思想研讨会

三、依托单位——中日友好医院 （见第 754 页）

李佩文

全国名老中医药专家传承工作室

一、老中医药专家

【个人简介】

李佩文，1942年生，男，汉族，辽宁沈阳人。中日友好医院中西医结合肿瘤内科教授、主任医师。1967年本科毕业于北京医科大学，1981年硕士毕业于中国中医科学院，师从余桂清教授。1984年调入中日友好医院。曾任第九、十、十一届全国政协委员、中央保健委员会中央保健会诊专家、中国中西医结合学会第四届肿瘤专业委员会副主任委员，享受国务院政府特殊津贴。

李佩文

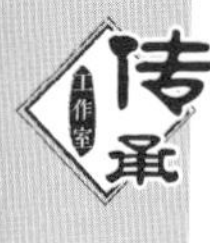

先后担任第3～5批全国老中医药专家学术经验继承工作指导老师。

第三批继承人：①李学，中日友好医院中西医结合肿瘤内科，主任医师；②万冬桂，中日友好医院中西医结合肿瘤内科，主任医师。

第四批继承人：①程志强，中日友好医院中西医结合肿瘤内科，主任医师；②李园，中日友好医院中西医结合肿瘤内科，副主任医师。

第五批继承人：①朱世杰，中日友好医院中西医结合肿瘤内科，主任医师；②李仁杰，中日友好医院中医妇科，副主任医师。

主要编著有《中西医临床肿瘤学》《恶性肿瘤术后治疗》《乳腺癌综合诊疗学》《恶性肿瘤放化疗调护》等26部著作；发表"河北涉县156例食道癌8年追踪""肺癌患者100例舌象分析""中医诊治肿瘤的现状与展望"等几十篇论文。

曾主持及参与课题多项，1989年"六味地黄丸预防食管癌的实验与临床研究"获全国中医药科技成果二等奖，2006年"提高肺癌中位生存期治疗方案的研究"获中国中西医结合学会科技进步一等奖。

【学术经验】

（一）学术思想

认为肿瘤的发病是内因外因共同作用的结果，痰、瘀、毒、虚是主要的病机特点。扶正祛邪为主要治则，中药治疗可以贯穿于肿瘤治疗的各个阶段。晚期患者完全消除肿瘤已不可能，需要长期伴随治疗而不要因过度攻伐缩短寿命，"与瘤共存"是常态。

（二）临床经验

1. 化疗及放疗期间应用中药减毒增效

化疗及放疗期间应用中药可达到减轻毒副反应、增加疗效的目的。如八珍汤加减防治骨髓抑制、白细胞下降；橘皮竹茹汤减轻恶心呕吐；清燥救肺汤预防放射性肺炎等。

2. 扶正培本

放化疗结束的患者，以扶正为主，兼顾祛邪，通过软坚散结、活血化瘀等治则，达到控制肿瘤以及减少转移复发机会。

3. 病症兼顾

认为恶性肿瘤的治疗不仅需要辨证施治，还要辨病施治，更能达到控制肿瘤、延长生存的目的。如乳腺癌加用山慈菇、夏枯草抗瘤，食管癌加用威灵仙、石见穿、石上柏，肺癌加用金荞麦、木蝴蝶，肠癌加用土贝母、藤梨根等。

4. 擅长应用中药外治

对恶性胸腹腔积液使用实脾消水浸膏，癌性疼痛使用痛块消外用膏，放射性皮肤损伤使用溃疡油等，积极应用中药外治。

【擅治病种】

1. 肝癌

肝癌始于肝气郁结，终于脾虚、肝肾阴虚。治疗上病证兼顾，病证同治。常用方剂如小柴胡汤、柴胡疏肝散等。重视引经药物的使用，如水红花子、八月札、凌霄花、鳖甲等，以增强疗效。

2. 乳腺癌

乳腺癌发病与肝脏密切相关，情志内伤、忧思郁怒是发病的重要因素。肝郁痰凝证使用柴胡疏肝散合海藻玉壶汤加减；邪蕴结证用桃红四物汤合银华汤加减；冲任失调（含肝肾亏损）证以二仙汤合逍遥散加减；气血两虚（含肝郁脾虚）证以八珍汤加减。

3. 大肠癌

初期以清热利湿、行气活血为主；后期以温补脾肾、补益气血为基本法则。常用中药有败酱草、白花蛇舌草、藤梨根、半枝莲、草河车、夏枯草、土茯苓、马齿苋、苦参、黄连、黄柏、白头翁、土贝母、红藤、白英等。

4. 宫颈癌

治疗大法为调理冲任气血，补肾疏肝健脾，解毒散结。主要使用左归丸、安老汤、五味消毒饮加减。

5. 癌性疼痛

研制痛块灵口服液，由香附、川芎、苍术、神曲、栀子、党参、茯苓、菊花、玫瑰花、甘草、白芍、白花蛇舌草等组成，有疏肝解郁、益气健脾、养血柔肝、通络止痛之效。

二、传承工作室建设成果

【成员基本情况】

1. 负责人

贾立群，男，中日友好医院中西医结合肿瘤内科，主任医师。

2. 主要成员

李园，女，中日友好医院中西医结合肿瘤内科，副主任医师。

程志强，男，中日友好医院中西医结合肿瘤内科，主任医师。

万冬桂，女，中日友好医院中西医结合肿瘤内科，主任医师。

娄彦妮，女，中日友好医院中西医结合肿瘤内科，主治医师。

李利亚，女，中日友好医院中西医结合肿瘤内科，主任医师。

【学术成果】

1. 论著

（1）《李佩文教授治疗肿瘤临床经验集》，北京出版社 2011 年出版，程志强、李园主编。

（2）《乳腺癌防治 300 问》，化学工业出版社 2012 年出版，万冬桂主编。

（3）《百姓防癌手册》，人民军医出版社 2013 年出版，贾立群、李佩文主编。

（4）《胃癌的中医诊治》，中国中医药出版社 2014 年出版，贾立群、姚瑄主编。

（5）养生科普书 3 本（《养病要运动》《养病先养心》《与肿瘤病人谈吃喝》），人民卫生出版社 2013 年出版，李佩文主编。

2. 论文

（1）李园 . 李佩文治疗原发肝癌经验 . 中医杂

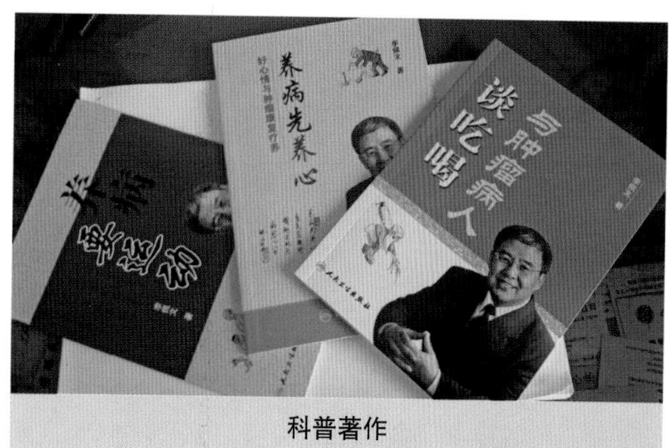

科普著作

志，2009，（7）：594 ～ 595。

（2）闫迪，等 . 便秘的中医分型及治疗 . 中日友好医院学报，2010，（1）：57 ～ 58。

（3）宋俊生，等 . 李佩文诊疗经验及学术思想的文献研究 . 辽宁中医杂志，2010，37（1）：40 ～ 42。

（4）程志强 . 西黄丸在恶性肿瘤治疗中的临床应用 . 中药新药与临床药理，2010，（2）：193 ～ 194。

（5）高寅丽，等 . 益气润肠法治疗阿片类药物所致便秘临床研究 . 中国中医急症，2010，19（4）：585 ～ 586。

【人才培养】

培养传承人 6 人；接纳进修 39 人。举办国家级继续教育 4 次，培训 1210 人；举办省部级继续教育 4 次，培训 558 人。

【成果转化】

1. 院内制剂

（1）痛块消Ⅰ号：理气活血、散结止痛，用于乳腺癌及肝癌、胰腺癌等消化系统恶性肿瘤。

（2）平肺口服液：清肺化痰止咳、解毒散结止血，用于肺部肿瘤引起的胸痛、咳痰、咳血等症状。

（3）实脾消水膏：益气活血、渗湿利水，用于癌性胸腹水。

2. 发明专利

贾立群；治疗化疗药引起周围神经毒性的外用药；专利号：ZL 2007 1 0143569.3。

【推广运用】

（一）诊疗方案

1. 乳腺癌

肝郁痰凝型用柴胡疏肝散合海藻玉壶汤加减；邪蕴结型用桃红四物汤合银花汤加减；冲任失调型用二仙汤合逍遥散加减；气血两虚型用八珍汤加减。

2. 肝癌

肝郁脾虚型用逍遥散、柴胡疏肝散加减；气滞血瘀型用化肝煎、膈下逐瘀汤加减；肝胆湿热型用茵陈蒿汤、龙胆泻肝汤加减；肝肾阴虚型用知柏地黄丸、一贯煎加减。

3. 大肠癌

湿热内蕴型用白头翁汤合芍药汤加减；瘀毒内阻型用桃红四物汤加减；气血双亏型用八珍汤加减；脾肾阳虚型用四神丸合附子理中汤加减。

4. 宫颈癌

肝脾不足、冲任瘀毒型用安老汤合五味消毒

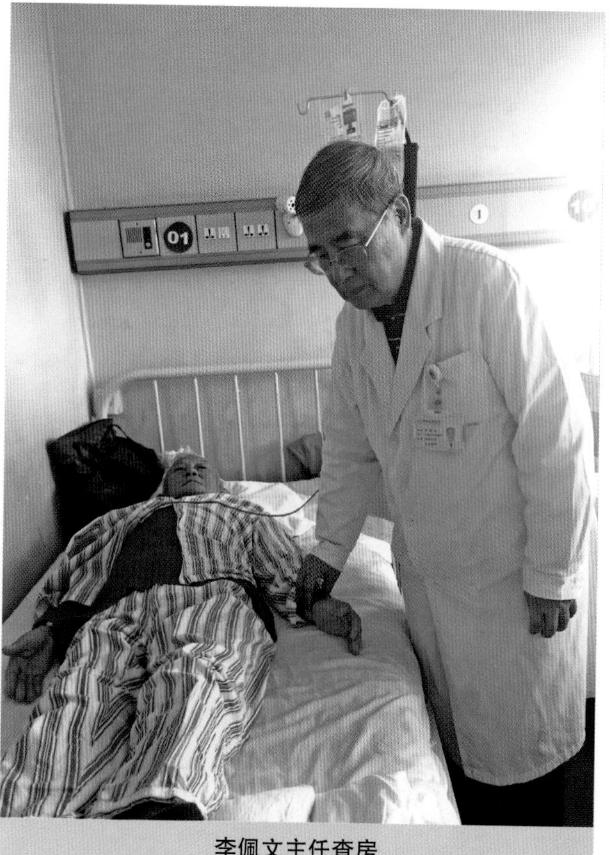

李佩文主任查房

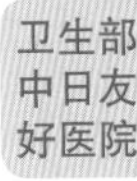

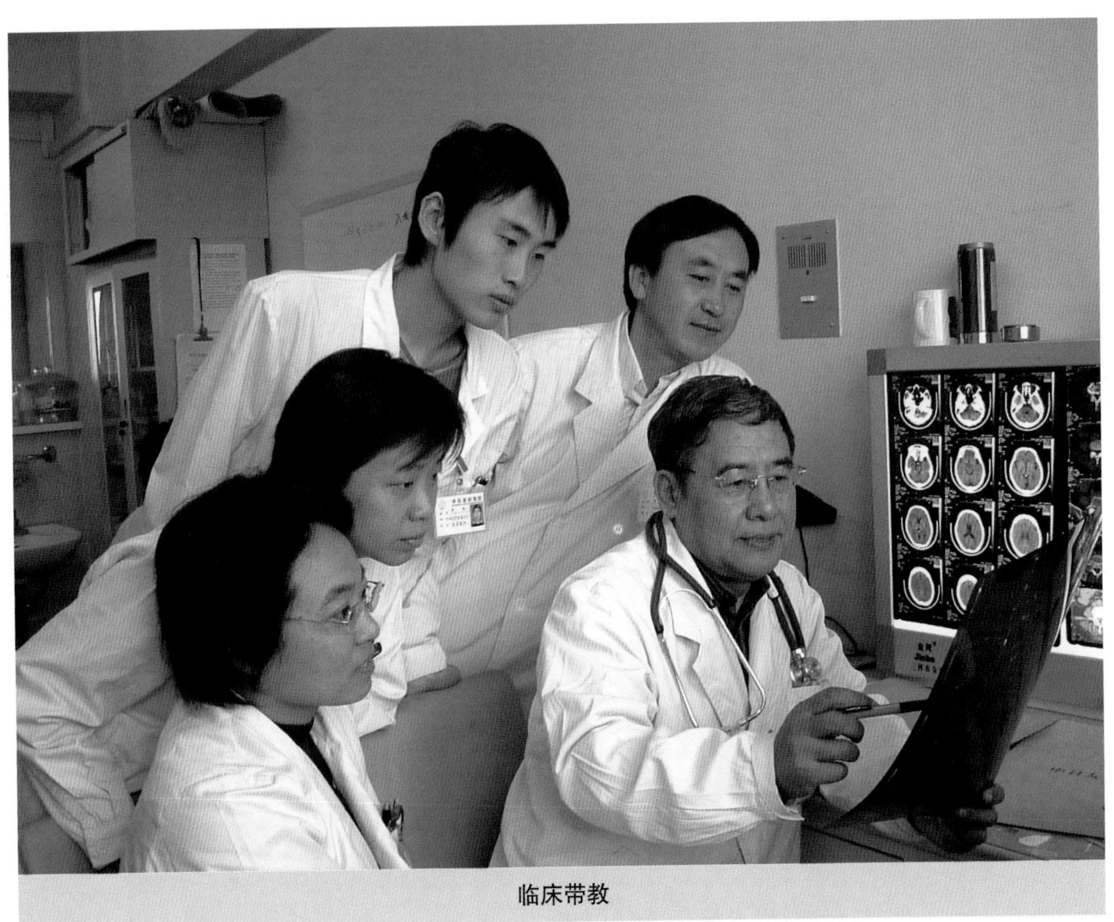

临床带教

饮化裁；肝肾阴虚、冲任瘀毒型用左归丸合五味消毒饮化裁。

5. 癌性疼痛

风寒痹阻证用小活络丹合消风散；气滞血瘀证用柴胡疏肝散合复元活血汤；热毒凝结证用龙胆泻肝汤合如意金黄散；阳虚寒痛证用桂枝加芍药汤或人参加芍药汤。

（二）运用与推广情况

以上诊疗方案在中日友好医院以及内蒙古克什克腾旗中蒙医院、河北磁县肿瘤医院等基层单位广泛运用，收到良好效果。

三、依托单位——中日友好医院（见第 754 页）